UFLACKER'S
ATLAS of Vascular Anatomy
AN ANGIOGRAPHIC APPROACH

血管解剖及造影图谱

第3版
(3rd edition)

〔美〕安德烈·乌夫拉克（Andre Uflacker）
〔美〕马塞洛·吉马拉斯（Marcelo Guimaraes） **编　著**
肖湘生　孙　钢 **主　审**
陶晓峰　董伟华 **主　译**
袁　瑛　朱　凌　孙志超　孟小茜 **副主译**

北京科学技术出版社　Wolters Kluwer

著作权合同登记号　图字：01-2022-5889

图书在版编目（CIP）数据

血管解剖及造影图谱 : 第3版 / (美)安德烈・乌夫拉克, (美) 马塞洛・吉马拉斯编著 ; 陶晓峰, 董伟华主译. — 北京 : 北京科学技术出版社, 2023.3
书名原文: Uflacker's Atlas of Vascular Anatomy: An Angiographic Approach, Third Edition
ISBN 978-7-5714-2650-7

Ⅰ. ①血… Ⅱ. ①安… ②马… ③陶… ④董… Ⅲ. ①血管疾病—影像诊断—人体解剖学 Ⅳ. ①R543.04

中国版本图书馆CIP数据核字(2022)第226970号

策划编辑：尤玉琢
责任编辑：秦笑赢　尤玉琢
责任校对：贾　荣
图文制作：申　彪
责任印制：吕　越
出 版 人：曾庆宇
出版发行：北京科学技术出版社
社　　址：北京西直门南大街16号
邮政编码：100035
电　　话：0086-10-66135495（总编室）　0086-10-66113227（发行部）
网　　址：www.bkydw.cn
印　　刷：北京捷迅佳彩印刷有限公司
开　　本：889 mm × 1194 mm　1/16
字　　数：1000 千字
印　　张：68.25
版　　次：2023年3月第1版
印　　次：2023年3月第1次印刷
ISBN 978-7-5714-2650-7

定　　价：880.00元

变异是生命的基本特征之一。

——Sir William Osler

感谢Curry和Hugo。

感谢我的父亲Renan和母亲Helena，以及Barbara和Duke给予我的馈赠。

——Andre

致Julia 和 Mateus：

人生是一段美妙的旅程，希望你们带着真诚、创造力、勇气、奉献精神、热情、坚持和耐心不断前行。

未来无法预知，但可大胆创造！

一切取决于你们的选择！

致我的妻子Rossana：

非常感谢你无私的爱与支持。

致我的父母 Marilene 和 Allan：

感谢你们，你们是最优秀的父母。

——Marcelo

译者名单

主　审

肖湘生　孙　钢

主　译

陶晓峰　上海交通大学医学院附属第九人民医院放射科
董伟华　海军军医大学第二附属医院介入诊疗科

副主译

袁　瑛　上海交通大学医学院附属第九人民医院放射科
朱　凌　上海交通大学医学院附属第九人民医院放射科
孙志超　浙江省中医院医学影像科
孟小茜　海军军医大学第二附属医院介入诊疗科

译　者（按姓氏汉语拼音排序）

樊　奇　上海交通大学医学院附属第九人民医院放射科
黄立宇　海军军医大学第二附属医院介入诊疗科
江海林　海军军医大学第二附属医院介入诊疗科
廖华强　海军军医大学第二附属医院介入诊疗科
鲁　煜　上海交通大学医学院附属第九人民医院放射科
任继亮　上海交通大学医学院附属第九人民医院放射科
孙冰冰　上海交通大学医学院附属第九人民医院放射科
吴庆龙　上海交通大学医学院附属第九人民医院放射科
许立超　复旦大学附属肿瘤医院介入治疗科
杨功鑫　上海交通大学医学院附属第九人民医院放射科
朱　丹　上海交通大学医学院附属第九人民医院放射科

秘　书

方丽萍　上海交通大学医学院附属第九人民医院放射科

译者简介

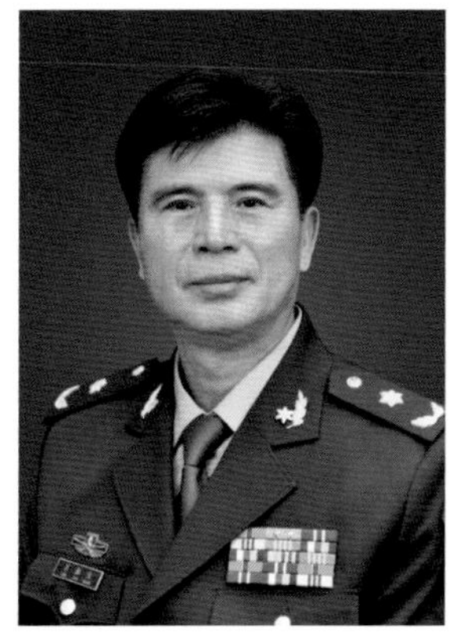

肖湘生

教授，国家重点学科负责人，全军肺癌研究中心主任。1963年大学毕业，1978年考入上海第一医学院（复旦大学上海医学院）研究生院，师从放射学界泰斗荣独山教授，专攻肺癌早期诊断，分别于1981年和1985年获得硕士学位和博士学位，是国内放射学界的第一位博士。1985年进入海军军医大学第二附属医院（上海长征医院）影像科工作，1990年起担任该科室主任。2001年，肖湘生教授作为负责人带领该科室成为国家重点学科。先后担任40多个学术职务，包括国家卫生部专家组成员、中华心胸放射学会主任委员、中华介入放射学会主任委员和中国肿瘤介入放射学会主任委员、全军放射学会主任委员，2014年被评为全军科学技术一代名师。

肖湘生教授培养了硕士研究生、博士研究生和博士后共106人，大部分已在相关领域有所建树，其中中科院院士1人，医院院长7人、科主任43人，正教授41人，博士研究生导师33人；中华医学会放射学分会主任委员1人，副主任委员2人；中华介入放射学会主任委员3人，副主任委员5人；省级主任委员十余人。

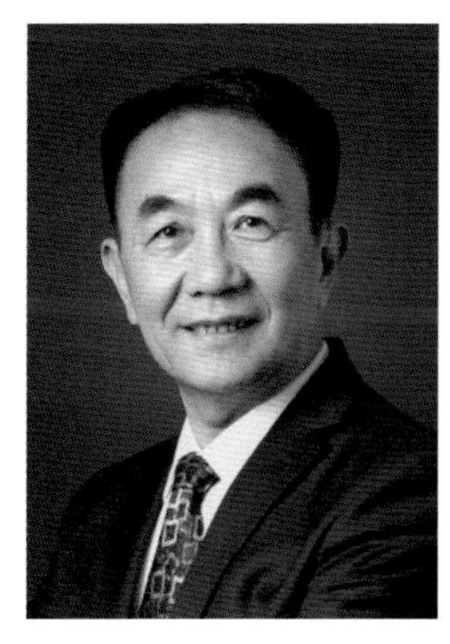

孙　钢

医学博士，主任医师、教授，博士研究生导师，享受国务院政府特殊津贴专家，全国优秀科技工作者、中国医师奖获得者。现任解放军放射医学专业委员会主任委员、解放军放射诊断设备质量安全控制专业委员会主任委员、中国医师协会放射医师分会副会长、《中华消化病与影像杂志》总编辑、《介入放射学杂志》副主编、《实用放射学杂志》副主编、*Journal of Interventional Medcine*副主编、《医学影像学杂志》副主编。作为课题负责人承担国家863计划重点项目、国家重点研发计划、国家自然科学基金、省部级科研基金等多项课题。以第一作者或通讯作者在国内外期刊发表SCI学术论文100余篇，主编专著2部，主译专著2部，副主编专著3部。以第一完成人获省部级科技进步一等奖1项、省部级科技进步二等奖4项，获国家国防发明专利2项、国家发明专利4项。

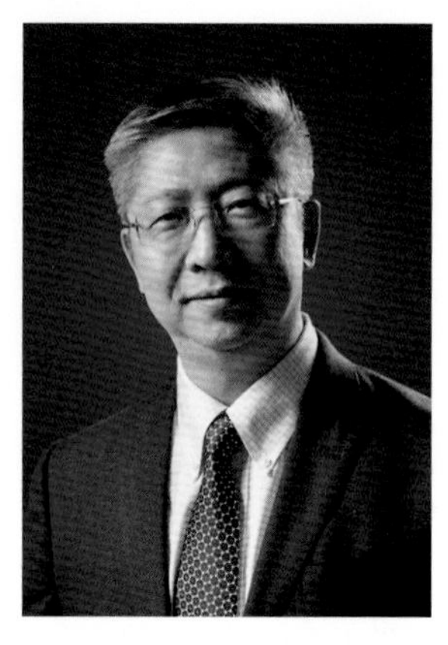

陶晓峰

主任医师、教授，博士研究生导师。现任上海交通大学医学院附属第九人民医院放射科主任、分子影像及影像组学实验室主任。担任上海市医学会放射科专科分会候任主任委员、上海市医师协会放射医师分会会长、中华医学会放射专委会全国委员兼头颈学组组长、中国医师协会放射医师分会委员、中华口腔医学会口腔颌面放射专业委员会副主任委员，《实用放射学杂志》副主编以及《中华放射学杂志》《磁共振杂志》和《中国医学影像技术杂志》等多家杂志的编辑委员。主持国家自然科学基金项目7项，包括国家自然科学基金重大研究计划重点支持项目1项，省部级及局级项目近20项。以第一作者或通讯作者发表SCI学术论文100余篇，收录于*Nano Letters*、*Radiology*、*Medical Image Analysis*、*ACS Applied Materials & Interfaces*等期刊。牵头获得上海市科学技术进步奖二等奖、上海医学科技奖二等奖、华夏医学科技奖三等奖，获发明专利2项。

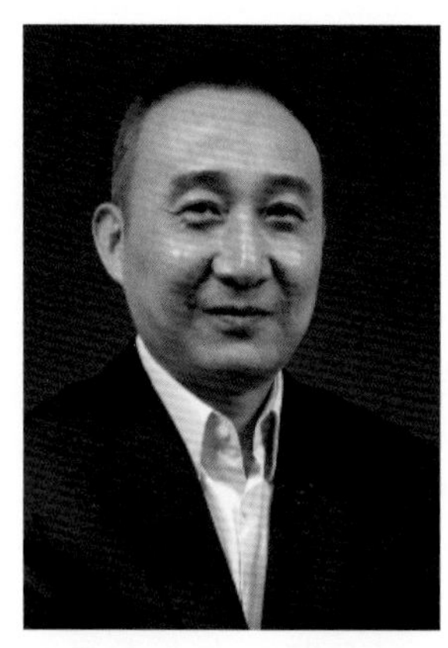

董伟华

医学博士。现任海军军医大学第二附属医院（上海长征医院）介入诊疗科主任。担任中华医学会放射学分会介入学组委员，中国医师协会介入医师分会委员，上海市医学会放射科专科分会委员、介入放射学组组长，上海市医师协会影像与核医学分会委员。

从事介入放射工作30余年，在外周介入诊疗方面有丰富的经验。承担国家自然科学基金项目1项、上海市浦江人才计划项目1项，上海市自然科学基金项目1项，参与“九五”国家科技攻关计划项目2项、“十一五”国家科技支撑项目1项、上海市科学技术委员会重点项目1项、海外合作项目3项。获军队医疗成果奖三等奖1项，作为成员获中华医学科技奖三等奖、军队科学技术进步奖二等奖、上海市科学技术进步奖二等奖、军队医疗成果奖二等奖各1项，获专利6项；以第一作者或通讯作者发表论文30篇，主编专著4部，参编5部。

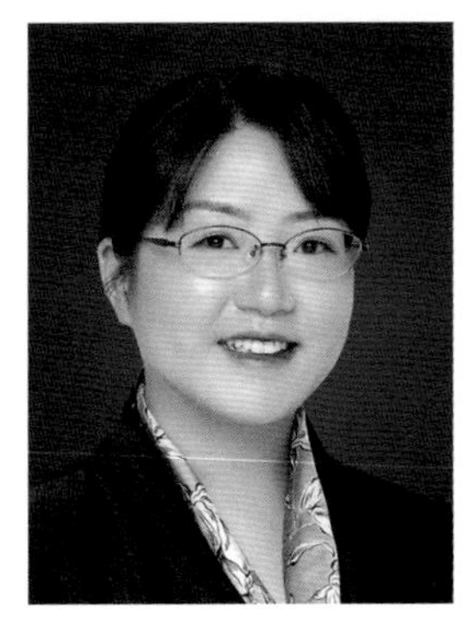

袁　瑛

副主任医师，硕士研究生导师，现任上海交通大学医学院附属第九人民医院放射科副主任，曾作为访问学者赴美国MD安德森癌症中心学习。担任中华医学会放射学分会大数据与科学研究工作组委员，中国医师协会放射医师分会急诊学组委员，中华口腔医学会口腔颌面放射专业委员会委员，上海市口腔医学会口腔颌面放射专业委员会委员，上海市中西医结合学会医学影像专业委员会神经放射学组委员等。主持国家自然科学基金面上项目及青年项目，以及上海市卫生和计划生育委员会和上海市教育委员会的多项科研及人才项目等。以第一作者或通讯作者发表论文45篇、SCI学术论文35篇。作为成员获得上海市科技进步奖二等奖、上海医学科技奖二等奖及华夏医学科技奖三等奖等。

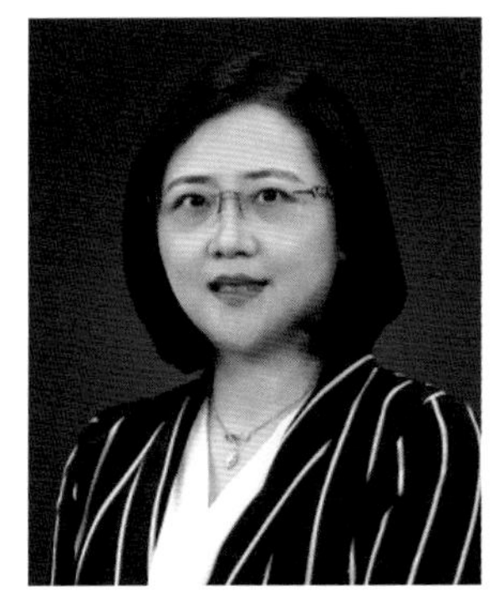

朱　凌

博士、主任医师，硕士研究生导师，现任上海交通大学医学院附属第九人民医院放射科副主任、影像教研室副主任，口腔颌面放射基地教学主任，曾作为访问学者赴美国Temple大学学习。担任中华口腔医学会口腔颌面放射专业委员会常务委员，上海口腔颌面放射专业委员会副主任委员，中华医学会放射学分会头颈科学组委员，中国医师协会放射医师分会头颈学组委员，上海市医学会放射科专科分会第十届委员会青年委员、头颈组副组长，上海市抗癌协会肿瘤影像专业委员会常务委员，上海中西医结合学会放射学分会委员。多次在亚太经合组织领导人非正式会议、亚洲年会、国际年会大会发言。以第一作者或通讯作者发表SCI学术论文20余篇，参编（副主编）书籍12部。

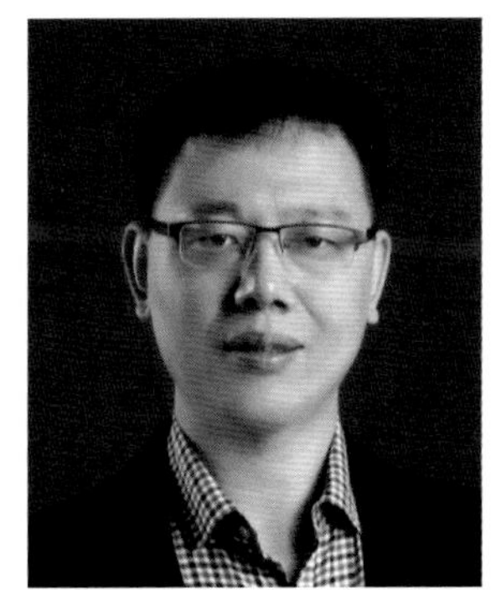

孙志超

医学博士、主任医师，硕士研究生导师，浙江省中医院血管介入科主任、医学影像科副主任，曾以访问学者身份赴美国斯坦福大学医学中心、德国汉堡大学埃彭多夫医学中心学习。担任浙江省医学会放射学分会介入学组组长、中华中医药学会周围血管病分会委员、中华医学会放射学分会介入学组青年委员、中国医师协会介入医师分会急诊介入专委会委员、中国医师协会放射医师分会青年委员等职务。

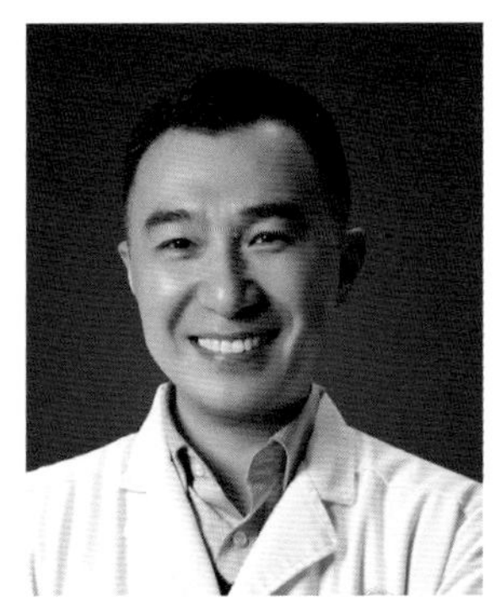

孟小茜

2002年本科毕业于华中科技大学同济医学院，2009年硕士毕业于原第二军医大学，现在为海军军医大学附属上海长征医院介入诊疗科主治医生，一直从事临床介入诊疗工作。以第一作者发表核心期刊论文20余篇，其中SCI论文5篇，参编参译专著8部，参与国家及上海市自然基金4项，获军队科技进步三等奖1项，专利3项。受聘为《中华介入放射学电子杂志》、*European Radiology* 通讯编委。

撰稿者

Illustrations by

José Falcetti

Director, Center for Medical Arts,
Hospital das Clinicas
Faculdade de Medicina da Universidade
de São Paulo
Functional Neurosurgery
São Paulo, SP, Brazil

Body Scientific International

Grayslake, Illinois
Andre Uflacker, MD
Assistant Professor
Vascular and Interventional Radiology
Medical University of South Carolina
Charleston, South Carolina

With Contributions by

Arindam Chatterjee, MD

Assistant Professor of Radiology
Division of Neuroradiology
Medical University of South Carolina
—Arteries of the Head and Neck
—Veins of the Head and Neck

Pal Spruill Suranyi, MD, PhD, FNASCI

Professor of Radiology and Medicine
Department of Radiology and Radiological Science
Divisions of Cardiovascular and Thoracic Imaging
Department of Medicine, Division of Cardiology
Medical University of South Carolina
—The Heart and Coronary Arteries
—The Heart Venous Circulation

序

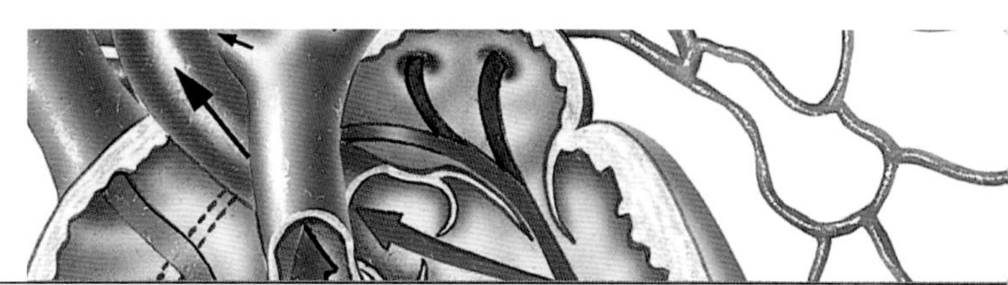

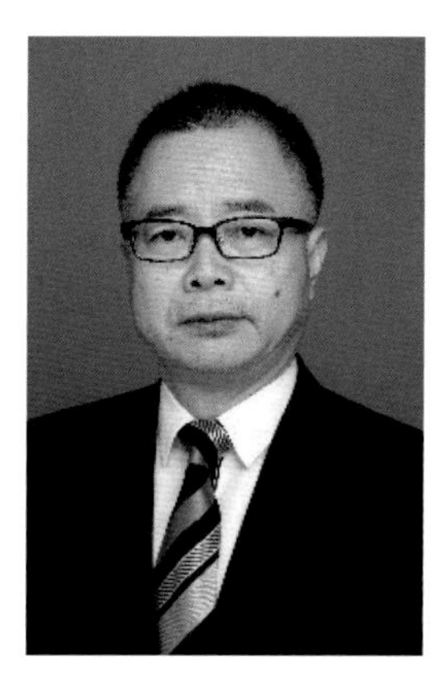

近年来，介入放射学发展迅速，已成为临床诊疗过程中不可或缺的重要学科。介入放射学因其微创、高效、适应证广、并发症少等特点，深受医师和患者的青睐，越来越多不同专业背景的医师进入该领域从事介入诊疗工作。欲成为一名合格的介入医师，熟悉和掌握人体血管解剖学是至关重要的。

Uflacker R. 教授编写的《血管解剖及造影图谱》一书，共分24章，从血液循环系统的发育出发，对人体各部位脏器的动脉、静脉及淋巴系统的生长发育、正常解剖、变异及血流动力学情况进行了详细的描述，书中加入了大量的血管解剖示意图和血管造影图片，并做了详尽的标注和说明，将血管介入治疗的解剖学基础与临床紧密联系起来，引导读者逐步完成血管解剖学的学习，是一本不可多得的好书，特别对于青年介入医师而言，是从事血管介入工作中提升能力、少走弯路的重要辅助材料。本书在国际上得到了介入医师和相关专业医师的广泛好评。本书第3版剔除了第2版中的陈旧内容，并增加了部分血管解剖学研究的新进展。

上海交通大学医学院附属第九人民医院的陶晓峰主任和海军军医大学第二附属医院（上海长征医院）的董伟华主任及其团队此前翻译了本书的第2版，此次历时一年有余，对第3版进行了认真的翻译和校对，并对第2版中存在的争议和错误进行了修改。相信译者兢兢业业的付出，一定会获得回报，将助力我国介入医师的成长，并最终惠及患者。

我愿将本书推荐给不同专业背景和不同阶段的介入医师！

滕皋军

中国科学院院士

东南大学附属中大医院

放射学教授、主任医师

译者前言

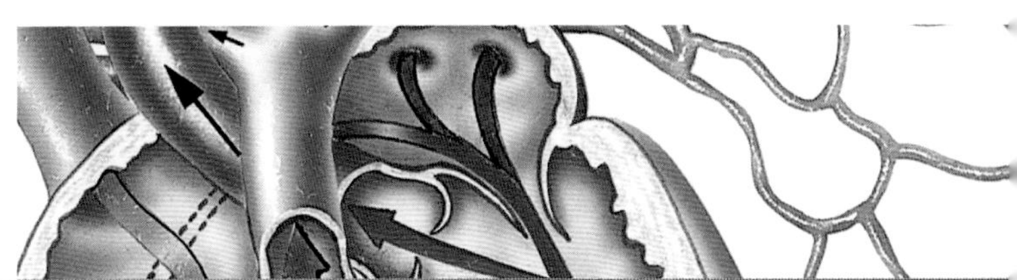

介入放射学是近些年迅速发展起来的一门集影像诊断和临床治疗于一体的新兴学科。介入治疗全程在影像设备的引导下，能够准确地到达病变局部，且不会造成大的创伤，具有准确、安全、高效、适应证广、并发症少等优点，现已成为一些疾病的首选治疗方法，常用于经导管动脉灌注化疗、动脉栓塞疗法、血管成形术、经血管心脏溶栓术和脑血管溶栓术等,诊疗范围涉及全身各部位血管，因此要求介入医师和临床专家掌握人体血管解剖学的相关知识。

Uflacker R.教授所著的《血管解剖及造影图谱》一书几乎囊括了人体所有的血管，提供了血管正常解剖、空间分布和血管变异的详尽说明，随书配备了大量精美的血管解剖和造影图像，方便读者更好地理解血管复杂的解剖结构。本书面世的几十年间，受到了医学生、临床医师和研究学者的广泛欢迎，此后根据新兴的成像技术和最新的研究进展，分别于2008年和2020年更新了第2版和第3版。

鉴于本书的重要性，且介入放射学是新发展的技术，应用于临床的时间不长，国内缺乏较为全面的相关专著，笔者和董伟华教授及我们的团队对《血管解剖及造影图谱》第2版进行了翻译。该译本自2009年出版以来，获得了包括医学生以及临床专家、血管外科医师、介入医师和影像科医师等同行的关注、认可和大力支持。此次再版对原书第3版进行了严格的翻译和校对，并结合新版对本书第2版译本中的疏漏和争议之处进行了修改。感谢参与第3版译本的各位编委和出版社工作人员!感谢各位读者，如果书中有不妥和错漏之处，敬请提出宝贵意见。

第3版前言

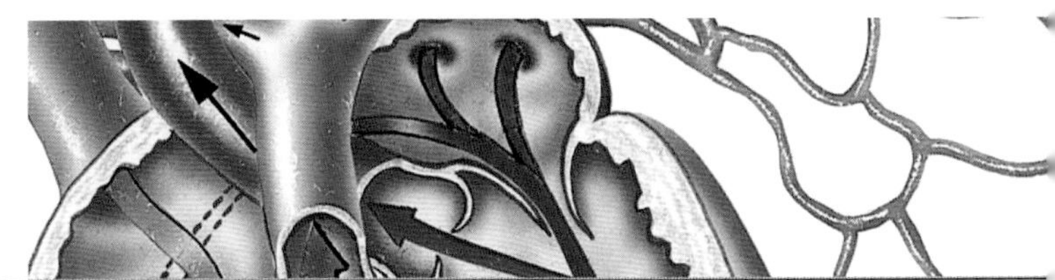

很高兴迎来了《血管解剖及造影图谱》的第3版。这部作品起源于成堆的手稿、胶片和José Falcetti的原始插图，笔者的父亲Renan Uflacker为这些插图添加了注释。正是因为前人的付出以及技术的发展，笔者才能站在巨人的肩膀上完成第3版的撰写工作。

三维容积重建技术能够打印出最准确和最高质量的影像学材料。希望本书提供的三维容积重建图像有助于血管解剖学的教学和读者对其的理解，以及激发学生、临床医师、研究人员和学者对血管解剖学的热忱。感谢笔者的工作单位美国弗吉尼亚大学提供了充足的时间和资源，以及笔者的同事对使用软件创建复杂图像的指导，没有他们的帮助，笔者无法制作出本书中精美的重建图像。

随着解剖学和相关技术的不断发展，血管解剖学知识的临床应用有时会出现在令人惊讶的领域。例如，前列腺动脉栓塞术的出现重新点燃了人们对盆腔血管解剖学的兴趣。本书提供了关于盆腔动脉的最新研究，笔者也在编写相关内容的过程中对其难以置信的复杂性有了新的认识。

成像技术的发展使人们可以在解剖实验室和手术室之外观察和研究人体。本书的几个章节引入了三维重建技术。希望这些图像有助于读者更好地理解这些系统的复杂解剖结构，其渲染通常类似虚拟人体标本解剖。

最后，笔者要感谢Renan Uflacker 和 José Falcetti，感谢他们完成了本书的第1版并使其不断完善。 2011年Renan 的去世令本书的撰稿者们悲痛万分，他对医学和解剖学的无限热爱将一直指导着撰稿者们在血管解剖学的道路上不断前行。我们永远怀念和铭记他。

José是一位伟大的艺术家和医学插画家，他为《血管解剖及造影图谱》的第1版创作了插图，这对本书的第1版及此后的修订十分重要。笔者请求 José 在 2017 年为第3版创作新的插图，他得知本书仍在不断完善后很是高兴。不幸的是，在第3版出版之前，José于2018 年5月因白血病永远离开了我们。他的原创插图不但严谨，而且提高了本书的艺术性。他的艺术才能会被大家永远铭记。

感谢Lippincott Williams & Wilkins的工作人员在制作本书时的耐心和对细节的关注。同时，还要感谢您，亲爱的读者，您可能是学生、实习生、经验丰富的临床医师、研究人员或艺术家。最后，感谢广大患者，本书最终是为他们而制作的，没有他们，就不可能有这本书的创作。

Andre Uflacker, MD
联合主编

Renan Uflacker直接或间接培训了数百名血管介入学医师，他们遍布世界各地。《血管解剖及造影图谱》是他在2011年留给未来几代血管介入学专家的众多宝贵资源之一。Renan 是一位知识渊博的父亲，笔者在永远感激他的同时有一种冲动——要继续他在血管解剖学方面的工作。笔者相信人生的使命之一是以真诚的方式表达感激，因此，邀请Andre Uflacker（Renan的儿子）参与本书的制作是一个极其自然的选择。

Andre不仅是本书的联合主编，更是保证第3版完整性和质量的基石。Andre同样是一位才华横溢的艺术家，第3版的多幅插图都是他创作的。

如果没有Andre的奉献和辛勤工作，没有Lippincott Williams & Wilkins工作人员的大力支持，第3版难以面世。笔者感激所有人的努力，让Renan的血管解剖学项目能够继续下去，并让他的智慧和科学精神发扬光大。

Marcelo Guimaraes，MD, MBA, FSIR
联合主编

致谢曾经的撰稿者

感谢曾在本书第1版和第2版工作中做出贡献的撰稿者们，他们为本书的后续版本提供了质量标准。很荣幸能够在他们的基础上锦上添花，笔者将永远感激。

Carlos Jader Feldman, MD
Chief, Department of Radiology
Hospital Hernesto Dornelles
Porto Alegre, RS, Brazil
—Vascular Anatomy of the Lower Genital Tract

Ronie L. Piske, MD
Interventional Neuroradiologist
Med–Imagem Hospital
Beneficência
Poruguesa, São Paulo, SP, Brazil
—Arteries of the Head and Neck
—Veins of the Head and Neck

Francisco J.B. Sampaio, MD, PhD
Professor of Anatomy and Urology
Head, Department of Anatomy
State University of Rio de Janeiro
Rio de Janeiro, RJ, Brazil
—Kidney Arterial Vascularization
—Kidney Venous Drainage
—Lymphatic Drainage of the Kidney
—Periprostatic Venous Plexus

J. Bayne Selby, MD
Professor of Radiology
Medical University of South Carolina
Charleston, SC
—The Heart and Coronary Arteries
—The Heart Venous Circulation
—Pulmonary Arterial Circulation
—Pulmonary Venous Circulation

Luiz Maria Yordi, MD
Chief, Department of Hemodynamic and Cardiovascular Radiology
Hospital São Francisco
Porto Alegre, RS, Brazil
—The Heart and Coronary Arteries
—The Heart Venous Circulation

目 录

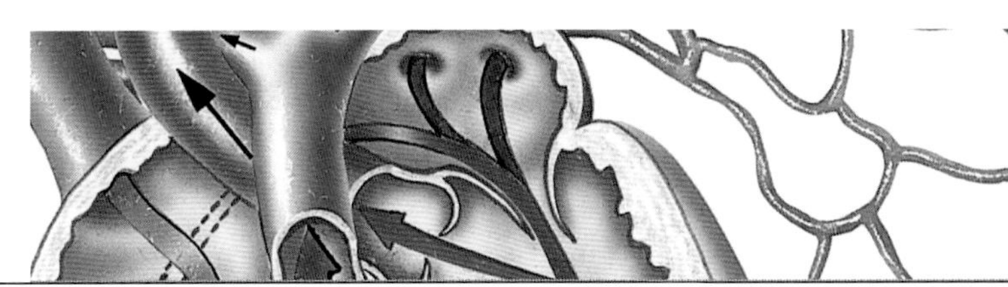

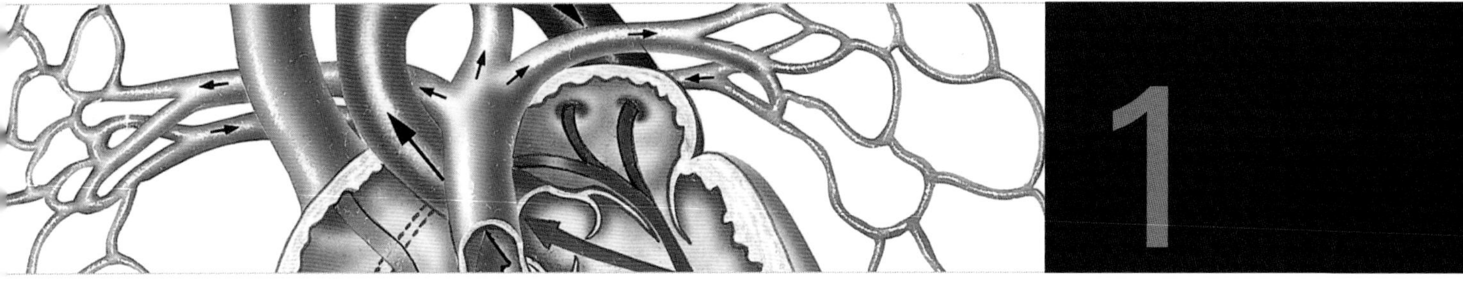

第1章 胎儿血液循环

在胎儿早期，胎儿的血液通过两条脐动脉到达胎盘，并经两条脐静脉回流至胎儿。之后，右侧脐静脉消失，左侧脐静脉存留成为单独的回流静脉。胎儿血液通过和胎盘内的母体血液密切联系接受氧气和营养物质。脐静脉（永存的左侧脐静脉）在脐部进入腹部，并且沿肝脏面的镰状韧带边缘走行，在此发出分支至肝左叶，并连接门静脉左支。在这些血管汇合处的相反方向发出静脉导管，此静脉汇入下腔静脉，输送来自胎盘母体部分富含氧气的血液。胎儿的门静脉细小，其右支及左支也作为静脉导管的分支，运输氧合血液至肝脏。在下腔静脉内，氧合血液与少量来自胎儿尾部的乏氧血液混合。在下腔静脉瓣膜引导下，下腔静脉和静脉导管的血液一同进入右心房，至心房内膜处通过卵圆孔直接进入左心房。在左心房内，氧合血液与一部分来自肺静脉的乏氧血液混合。氧合血液中的小部分，不进入卵圆孔，汇入来自上腔静脉的血流，通过右心房后进入右心室。来自上腔静脉的血流加上少量来自脐静脉的血液转向流入肺动脉，并供应肺。上述血流，经过动脉导管分流后直接注入降主动脉,并同时接受来自左心室的血流。大部分由左心室泵出的氧合血液到达心脏和大脑的血管，在这些脏器内血液的含氧量要高于对血液含氧量要求相对较低的腹部和四肢。降主动脉内血液含氧量更低，并且部分分流至下肢、腹部内脏和盆腔，但是其中的血液大部分通过髂内动脉的分支——脐动脉回流至胎盘（图 1.1）。

出生后，动脉导管迅速关闭并转化为静脉韧带，在闭塞的脐静脉处与圆韧带连接。圆韧带和脐韧带（脐动脉残留物）延伸至髂内动脉。静脉导管和脐静脉闭合后，肝脏的血供经腹腔干和门静脉，由腹主动脉的氧合血液供应。

随着第一次呼吸，肺血管床的阻力显著减小，压力的改变导致左、右心房内的压力及血流的重新分配，不再有血流通过卵圆孔。大多数人在出生后一年内卵圆孔即闭合，首先通过对合方式，之后通过动脉内间隔融合。在成人中，卵圆窝提示了卵圆孔所在的位置。动脉导管通过肌性收缩闭合，并通过内膜的增生闭合。动脉导管残存的结缔组织称为动脉韧带。

动脉循环系统的发育

动脉循环系统的胚胎发育是复杂的，并且远远超出了本章范畴，本章仅根据人体的解剖形态对动脉系统做了一个简要的描述。

动脉干止于动脉囊，在此之后发出对称性的主动脉弓，其伸出成对的背主动脉。最后，6 对主动脉弓发育，但并不是在任何时间内同时出现。这些动脉弓的一部分可退变和消失（图 1.2）。主动脉囊成为升主动脉，而其左右角分别成为头臂动脉和近端主动脉弓。第一和第二弓对成人结构的贡献很小，而第三弓成为颈总动脉和颈内动脉近端。颈总动脉发出颈外动脉，而第四弓成为右锁骨下动脉的近端，在左侧，远端主动脉弓位于左颈动脉和左锁骨下动脉之间（左侧第七节间动脉）。第五弓完全没有衍生成为成人结构。第六弓成为右肺动脉和左肺动脉，左侧第六弓的远端成为动脉导管。右侧第六弓远端部分常消失；如果它持续存在，可能发展成动脉导管未闭。在主动脉发育的过程中，形成了 7 对动脉弓，其中最重要的是第七对。第七弓成为上肢动脉和椎动脉。

遗留的动脉弓如下。

- 第一弓：上颌动脉的部分。
- 第二弓：镫骨动脉的部分。
- 第三弓：颈总动脉。
- 第四弓：主动脉弓和右锁骨下动脉的部分。
- 第五弓：无分支发出。
- 第六弓：左肺动脉基底部、左动脉导管远端（末梢）及右肺动脉基底部。其右侧远端部分常消失；如果存在，则代表右侧动脉导管未闭。

在胚胎发育早期，两条背主动脉开始在腹部融合，在融合的同时向胸部发展。在胸部的右背主动脉逐渐退化，仅遗留下左背主动脉成为降主动脉胸段。主动脉的几种解剖变异及其相应的病因学见图 1.3。

神经血管的发育

供应脑和脊髓的血液来自背节间动脉。4 mm 胚胎发育成成对的丛状纵向神经动脉，通过三叉动脉和耳动脉与原始颈动脉吻合，并与原始 C1 节段动脉吻合。正是这些早期的吻合导致了颈动脉－椎体的变异吻合出现（图 1.4A）。在 5 ～ 6 mm 的胚胎中，耳动脉和舌下动脉退化（图 1.4B）。在这个阶段，原始颈内动脉的尾部开始形成后交通动脉的前体。在 7 ～ 12 mm 的胚胎中，原始的颈节段动脉与椎动脉融合，椎动脉与基底动脉仍有丛状连接，这使得小脑下动脉有多种变异。在此阶段之后，前循环和后循环通常是明显的。一个或多个这样的颈动脉－椎动脉吻合的持续存在可能导致图中所示的变异体（图 1.5）。

内脏动脉的发展

发育第 4 周，成对的背主动脉在尾部融合形成降主动脉，以及外侧、腹段动脉和背节间动脉。降主动脉的远端发展为骶正中动脉。外侧段动脉供应膈肌、肾脏、肾上腺和性腺。这些原始的血管继续发育形成膈动脉、肾动脉、肾上动脉和性腺动脉。

腹段动脉形成卵黄动脉、脐动脉和绒毛膜动脉。卵黄动脉供应卵黄囊和原始肠。腹腔动脉供应前肠；肠系膜上动脉供应中肠；肠系膜下动脉供应后肠。在发育过程中，这些血管的节段性可能导致解剖上的变异，如腹腔肠干和这 3 个主要动脉干之间的不同类型的吻合。

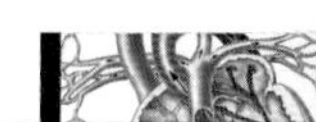

周围动脉的发展

大约有30对原始动脉在体节段水平连续出现。在胸段，这些动脉成为肋间后动脉。在腹区，原始的背动脉成为第一至第四腰动脉。在盆腔区域，背动脉成为骶动脉。

在下肢（图1.6A），下肢轴向动脉从第五腰段节间动脉的髂内动脉延伸。第五节间动脉与脐动脉连接形成髂总动脉。妊娠36天时，起源于脐动脉的坐骨动脉作为供给下肢动脉的主要分支肢芽出现。髂外动脉和股动脉已经从髂总动脉分支出来了，髂总动脉又发展成股总动脉、股浅动脉、股深动脉近端。坐骨动脉与膝上的腘动脉相通，并且开始盘绕离开腘动脉，成为供给远端肢芽的主要动脉。剩余的坐骨动脉节段形成腘动脉、股深动脉和腓动脉的一部分（图1.6B）。位于骨盆的坐骨动脉近段形成臀下动脉。腘动脉起源于腘深动脉和腘浅动脉，它们分别起源于坐骨动脉和股动脉。远端腘深动脉后退，而近端腘深动脉和腘浅动脉在腘肌后汇合。远端深层腘窝的持续性腘肌前动脉可导致腘窝卡压综合征。坐骨远端动脉作为腓动脉存在，并产生一个分支成为胫前动脉。有些作者描述隐动脉是股动脉的一个分支，其近端后退，远端与腓动脉吻合，产生胫后动脉。胫后动脉也被描述为发展中的髂股系统的腘动脉的延续。

在上肢（图1.7），动脉供应来自第七颈节间动脉，该动脉产生供应上肢芽的轴动脉。轴动脉变成肱动脉，然后变成掌深弓。妊娠41天时，上肢芽的动脉供应由骨间动脉、中位动脉和发育中的尺动脉提供。第46天，骨间动脉开始后退，桡动脉从肱动脉开始发育，正中动脉和尺动脉是供应手部发育的主要动脉血管。桡动脉和尺动脉从轴动脉发展成为分支，并作为桡骨间动脉和中位动脉供应前臂。中位动脉可能在12%的人群中持续存在。桡动脉可能起源于近端肱动脉，这在14.2%的人群中可见。

静脉循环系统的发育

在发育的第4周，胚胎开始形成多个成对的静脉前体，这些前体返回并发展成体循环静脉。静脉窦是血液从这些前体流出的常见结构，它的左角最终形成冠状静脉窦，接收来自左前主静脉的血液。成对的前主静脉发展为颈静脉、锁骨下静脉、头臂静脉、左肋间上静脉及上腔静脉（从右前主静脉开始）。左、右卵黄静脉继续形成肝静脉和下腔静脉的肝段，以及门静脉和肠系膜静脉。成对的脐静脉直接流入左、右静脉窦角，直到右脐静脉和左脐静脉后退、脐静脉与卵黄静脉融合，形成心肌通道，与右枢机下静脉吻合。这种吻合形成了肝静脉和肾静脉之间的下腔静脉。左、右下主静脉融合形成下腔静脉的肾旁段，双侧肾静脉、右侧性腺静脉和右侧肾上腺静脉都流入该段。下腔静脉来自基底静脉和骶静脉的吻合，而髂静脉就是从这里产生的。后主静脉后退时，被锁骨上静脉所取代，这些静脉形成奇静脉、半奇静脉、副奇静脉、右上肋间静脉和肋间静脉（图1.8）。

门静脉循环的发育

到妊娠第3周结束时，胚胎具有两个胚外静脉系统（卵黄静脉配对和脐静脉配对）和一个胚内系统（主静脉），并形成静脉窦，这是3个系统的共同汇合点（图1.9A）。

在此阶段，脐静脉成对并从胎盘通过肝原基分支引回氧合血液，这些分支直接排入正在发育的肝脏，并通过沿肝脏延伸的双侧分支进入静脉窦。到妊娠第 4 周结束时，卵黄静脉和脐静脉发生了重大变化。

左、右卵黄静脉之间形成了 4 个卵黄静脉吻合口，双侧卵黄静脉穿过胎儿肝脏，形成与肝窦相连的小血管丛。右脐静脉几乎完全流出，只有一部分排入左脐静脉持续存在于前腹壁。左脐静脉的末端分支与静脉窦吻合、消退；而左脐静脉的肝分支扩大并与胎儿肝脏中的卵黄静脉吻合。在这一点上，所有从胎盘返回的氧合血液都经过肝脏，直到此后不久形成静脉导管。

第 5 周，门静脉从卵黄系统中出现，形成静脉导管，肝下卵黄间隙吻合持续形成门静脉窦，门静脉窦将脐静脉与新形成的门静脉吻合。主门静脉终止于肝下卵黄间吻合的直角。随后出现两个大的肝内血管，在左侧称为角膜上支。分支从门静脉主干和门静脉窦支中出现，最终与窦状静脉网络相通。肝实质内的门静脉分支被间质的边缘包裹，这将形成门间隙和肝动脉床的肝内分支。在这一点上，脐静脉仍是发育中的肝脏的主要血液供应源，通过门静脉窦将氧合血液输送到窦状静脉网络。

门静脉窦的左角形成了静脉导管，该导管与下腔静脉相连。静脉导管是无分支的通道，其壁富含弹性纤维和平滑肌，一般认为其是由连接肝下和隔下卵黄间吻合的小血管形成的。当左、右肝内卵黄质静脉消退时，整个脐带循环转移到肝脏，并且该血管迅速扩大，成为静脉导管。在妊娠第 6 周结束时，肝循环的宫内模式已完成。在此阶段，大约 80% 的肝脏血流来自脐静脉，左叶从脐静脉接收 100% 的血流；右叶从脐静脉接收大约 50% 的血流，从门静脉接收大约 50% 的血液。出生时，静脉导管和左脐静脉迅速退化，分别变为静脉韧带和圆韧带。总之，主要的门静脉来自右卵黄静脉和中间的卵黄间吻合。肠系膜上静脉起源于左侧卵黄静脉。右门静脉部分来源于右门静脉、卵黄静脉和肝内分支，在肝下卵黄间吻合处成直角。左侧门静脉源于门静脉窦（肝下卵黄间吻合）和角膜上皮的持久存在，位于左脐静脉与左卵黄静脉汇合处的左角。

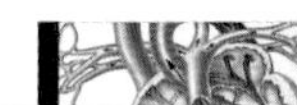

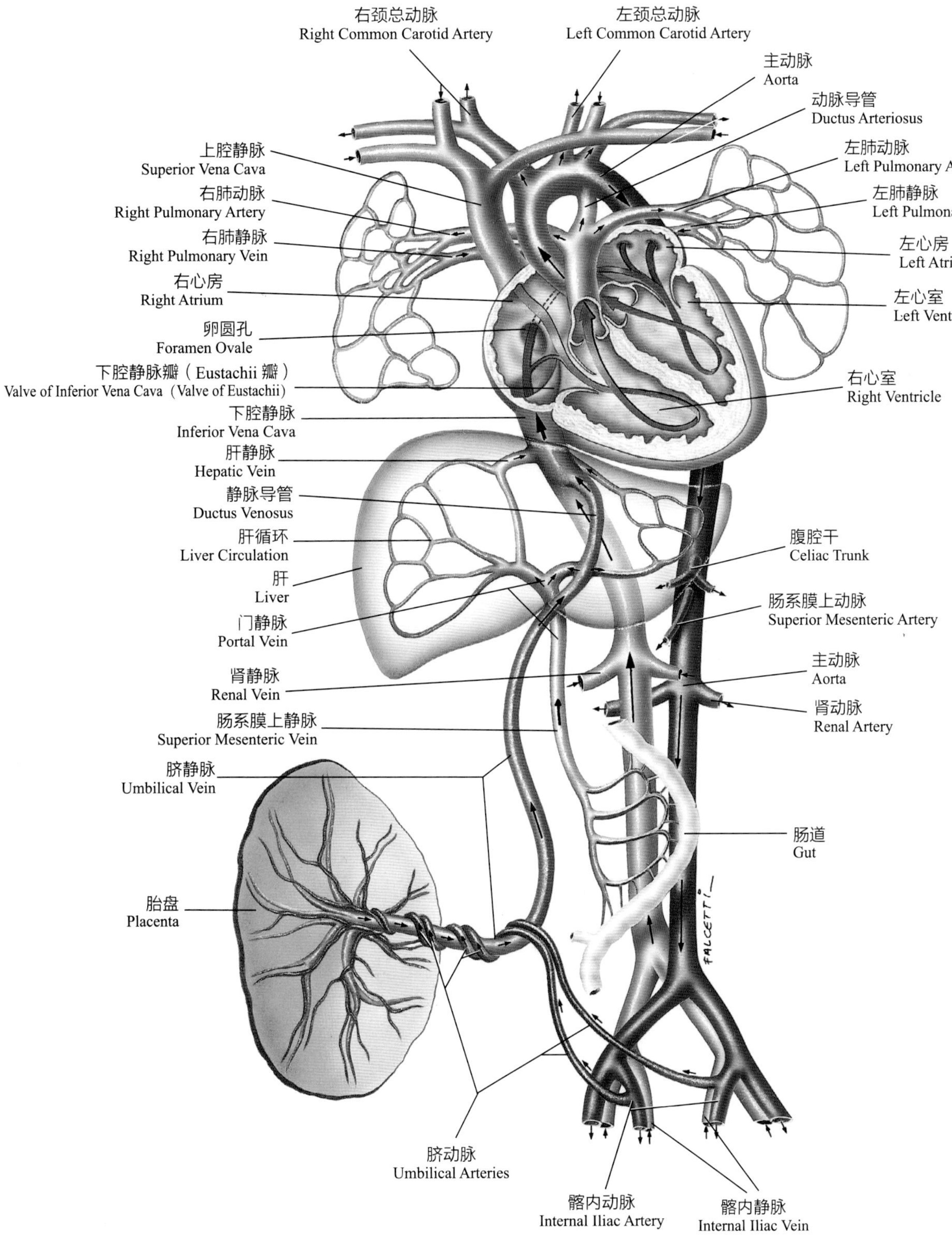

右颈总动脉
Right Common Carotid Artery
左颈总动脉
Left Common Carotid Artery
主动脉
Aorta
动脉导管
Ductus Arteriosus
上腔静脉
Superior Vena Cava
左肺动脉
Left Pulmonary Artery
右肺动脉
Right Pulmonary Artery
左肺静脉
Left Pulmonary Vein
右肺静脉
Right Pulmonary Vein
左心房
Left Atrium
右心房
Right Atrium
左心室
Left Ventricle
卵圆孔
Foramen Ovale
下腔静脉瓣（Eustachii 瓣）
Valve of Inferior Vena Cava（Valve of Eustachii）
右心室
Right Ventricle
下腔静脉
Inferior Vena Cava
肝静脉
Hepatic Vein
静脉导管
Ductus Venosus
肝循环
Liver Circulation
腹腔干
Celiac Trunk
肝
Liver
肠系膜上动脉
Superior Mesenteric Artery
门静脉
Portal Vein
主动脉
Aorta
肾静脉
Renal Vein
肾动脉
Renal Artery
肠系膜上静脉
Superior Mesenteric Vein
脐静脉
Umbilical Vein
肠道
Gut
胎盘
Placenta
FALCETTI
脐动脉
Umbilical Arteries
髂内动脉
Internal Iliac Artery
髂内静脉
Internal Iliac Vein

图1.1　胎儿的血液循环。胎儿通过脐静脉从胎盘接受氧合血液，部分血流会经过肝窦，在那里绝大部分血液会通过静脉导管直接进入下腔静脉瓣。在下腔静脉瓣中，来自胎盘的氧合血液会和胎儿尾部的乏氧血液混合在一起，混合的血流会进入右心房，并横跨房间隔通过卵圆孔进入左心房。在左心房中，血液再次和来自髂内静脉的乏氧血液混合在一起，通过左心房进入动脉导管。来自上腔静脉的血液和少部分下腔静脉的血液会转向到肺动脉。在那里，血液会通过动脉导管分流到降主动脉，混合的血液会进入腹主动脉，再到达内脏循环及下肢末端，最终通过脐动脉进入胎盘供氧

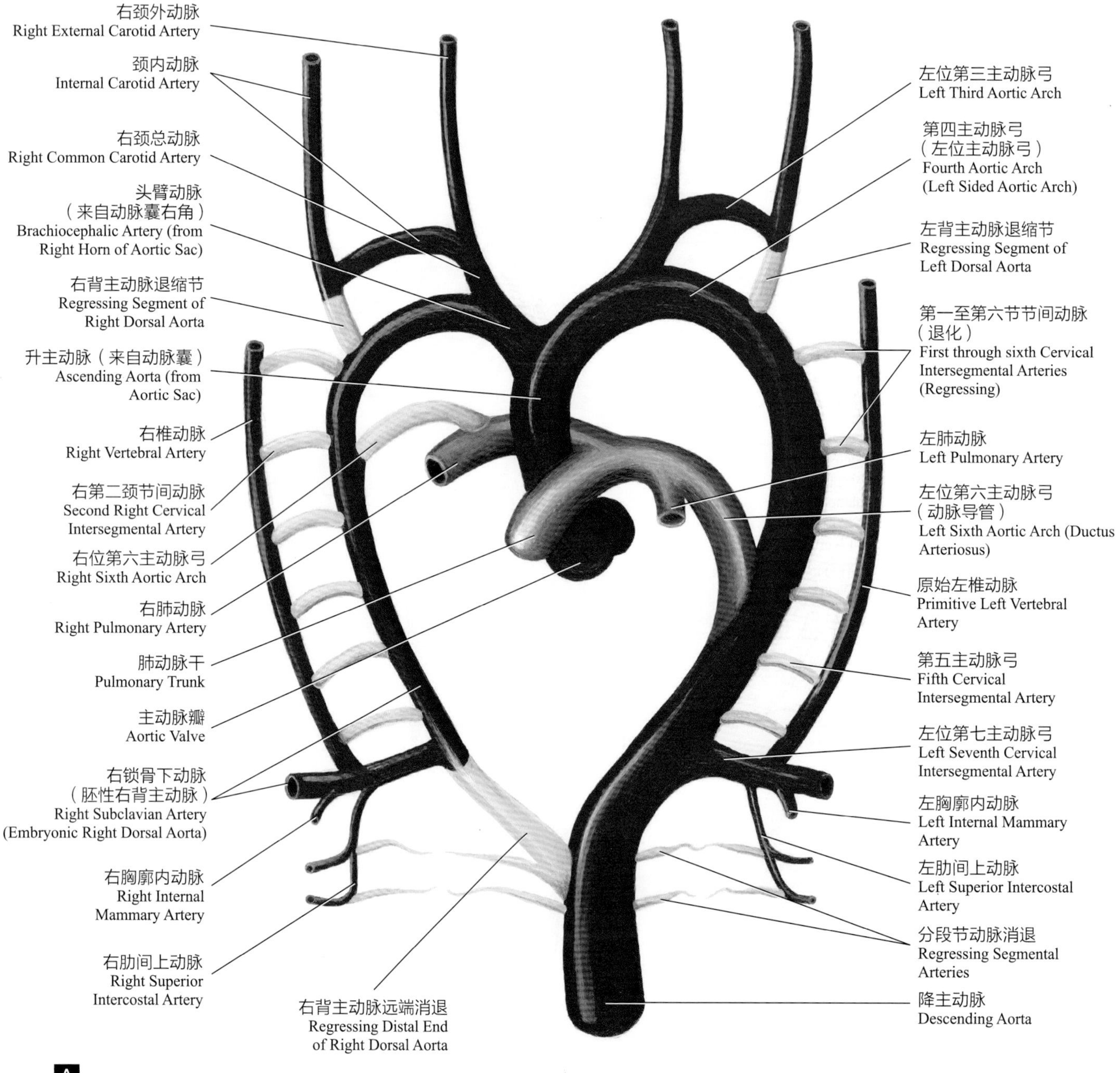

右颈外动脉
Right External Carotid Artery

颈内动脉
Internal Carotid Artery

右颈总动脉
Right Common Carotid Artery

头臂动脉
（来自动脉囊右角）
Brachiocephalic Artery (from Right Horn of Aortic Sac)

右背主动脉退缩节
Regressing Segment of Right Dorsal Aorta

升主动脉（来自动脉囊）
Ascending Aorta (from Aortic Sac)

右椎动脉
Right Vertebral Artery

右第二颈节间动脉
Second Right Cervical Intersegmental Artery

右位第六主动脉弓
Right Sixth Aortic Arch

右肺动脉
Right Pulmonary Artery

肺动脉干
Pulmonary Trunk

主动脉瓣
Aortic Valve

右锁骨下动脉
（胚性右背主动脉）
Right Subclavian Artery (Embryonic Right Dorsal Aorta)

右胸廓内动脉
Right Internal Mammary Artery

右肋间上动脉
Right Superior Intercostal Artery

右背主动脉远端消退
Regressing Distal End of Right Dorsal Aorta

左位第三主动脉弓
Left Third Aortic Arch

第四主动脉弓
（左位主动脉弓）
Fourth Aortic Arch (Left Sided Aortic Arch)

左背主动脉退缩节
Regressing Segment of Left Dorsal Aorta

第一至第六节节间动脉
（退化）
First through sixth Cervical Intersegmental Arteries (Regressing)

左肺动脉
Left Pulmonary Artery

左位第六主动脉弓
（动脉导管）
Left Sixth Aortic Arch (Ductus Arteriosus)

原始左椎动脉
Primitive Left Vertebral Artery

第五主动脉弓
Fifth Cervical Intersegmental Artery

左位第七主动脉弓
Left Seventh Cervical Intersegmental Artery

左胸廓内动脉
Left Internal Mammary Artery

左肋间上动脉
Left Superior Intercostal Artery

分段节动脉消退
Regressing Segmental Arteries

降主动脉
Descending Aorta

A

图1.2 动脉循环系统的产生。A. 正常回归的细分为黄色，紫色表示肺动脉和动脉导管。双侧主动脉弓起源于主动脉囊，并向后穿过背主动脉。第一（Ⅰ）和第二（Ⅱ）弓已渐开化（未显示）。第三（Ⅲ）弓的分支形成颈内动脉。左位第四（Ⅳ）弓作为主动脉弓，第六（Ⅵ）弓作为动脉导管。右第四（Ⅳ）弓近端和部分右背主动脉形成右锁骨下动脉。锁骨下动脉来自第七颈节间动脉。出生后，正常的主动脉弓和肺动脉干持续存在。动脉导管仍然是第六（Ⅵ）弓的唯一残余部分

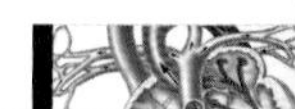

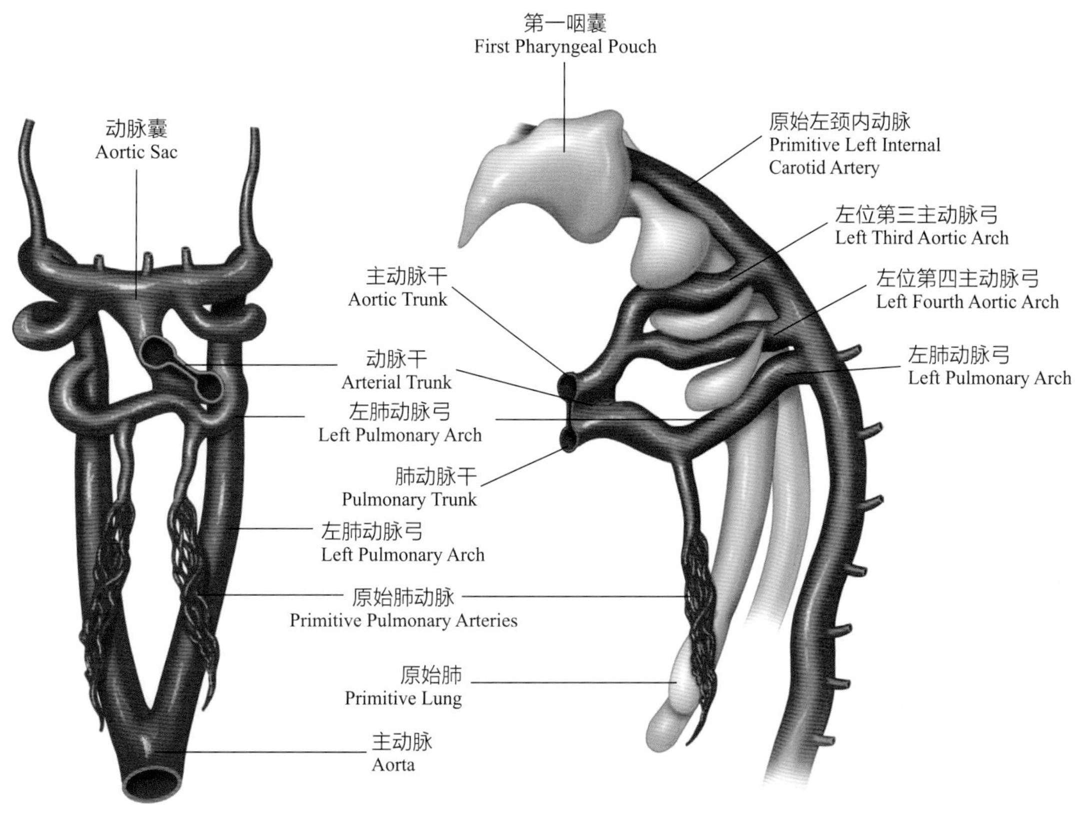

图1.2（续）　B. 正在发展的主动脉弓的前视图和侧视图。可见动脉弓与11 mm胚胎中的咽囊和发育中的肺的关系。动脉干分化为肺主动脉干和主动脉主干。第一主动脉弓、第二主动脉弓和第五主动脉弓已经退化

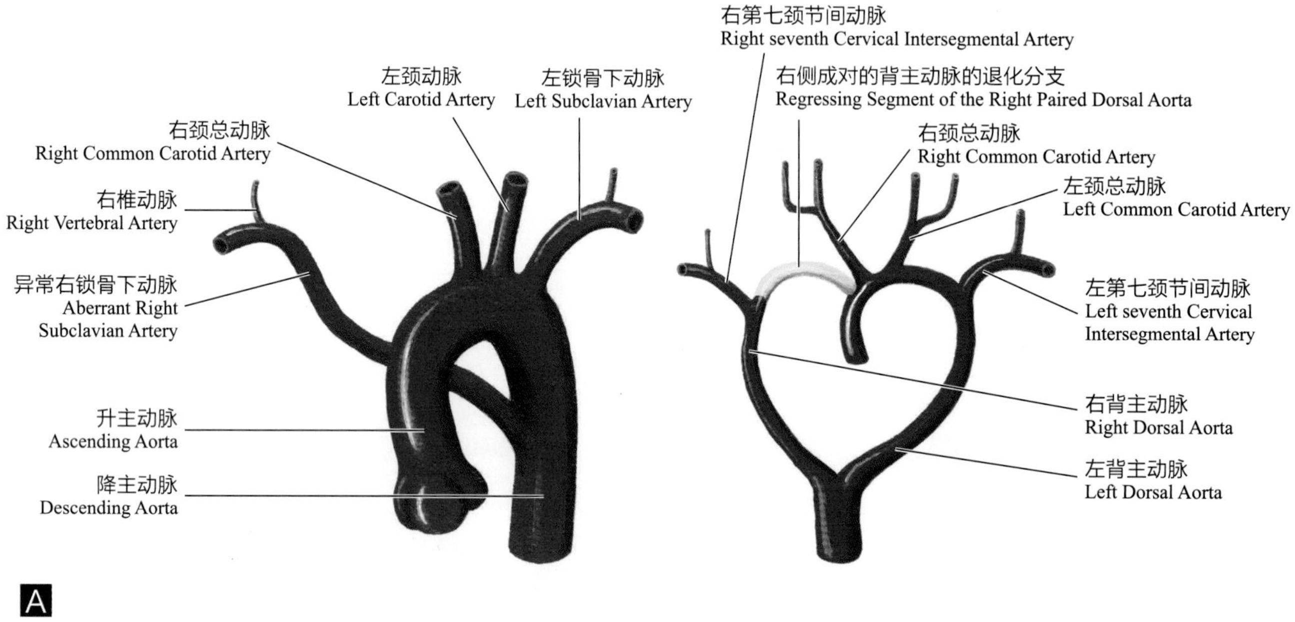

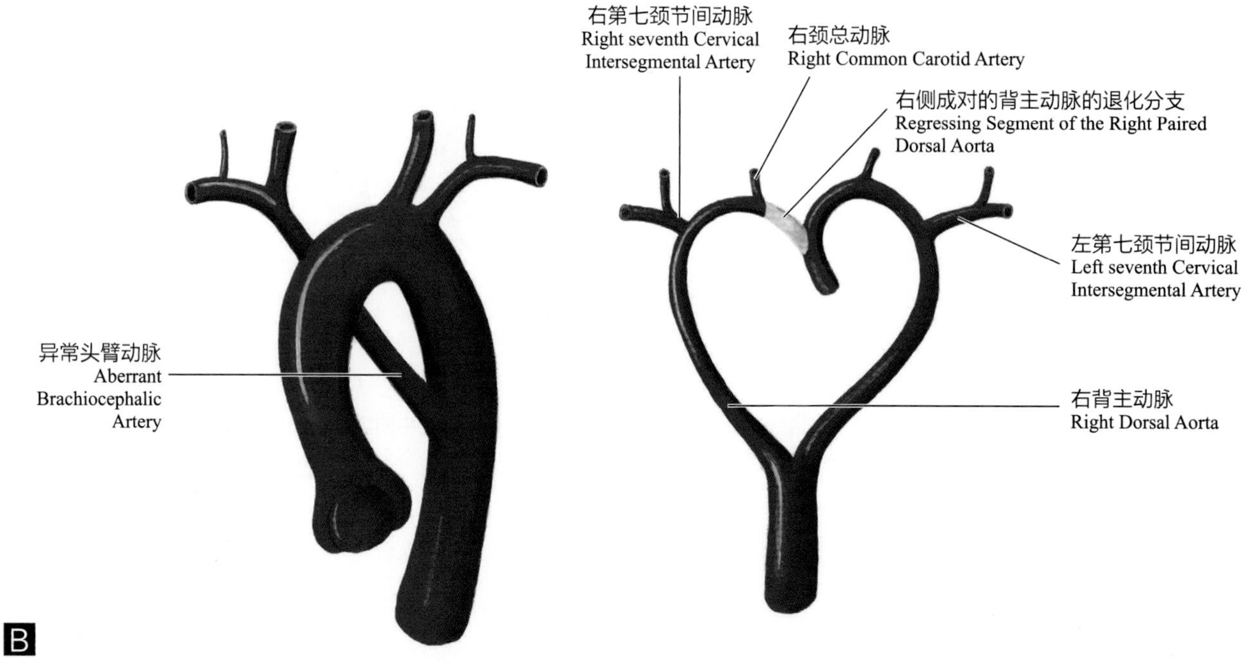

图1.3 主动脉分支变体及其相应的胚胎学起源。A. 胚胎右锁骨下动脉异常，是由于胚胎右动脉的中断形成的右第七颈节间动脉近端的一对背主动脉异常造成的。B. 在右颈总动脉近端的右背主动脉的中断导致头臂动脉异常

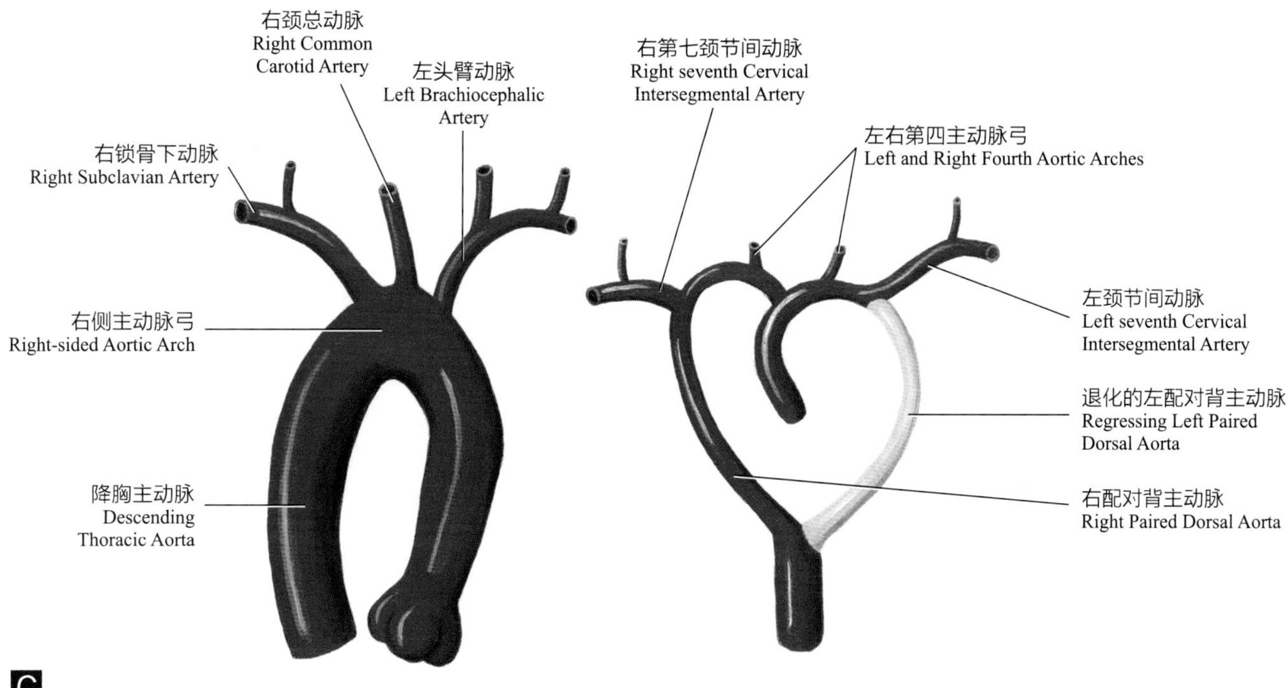

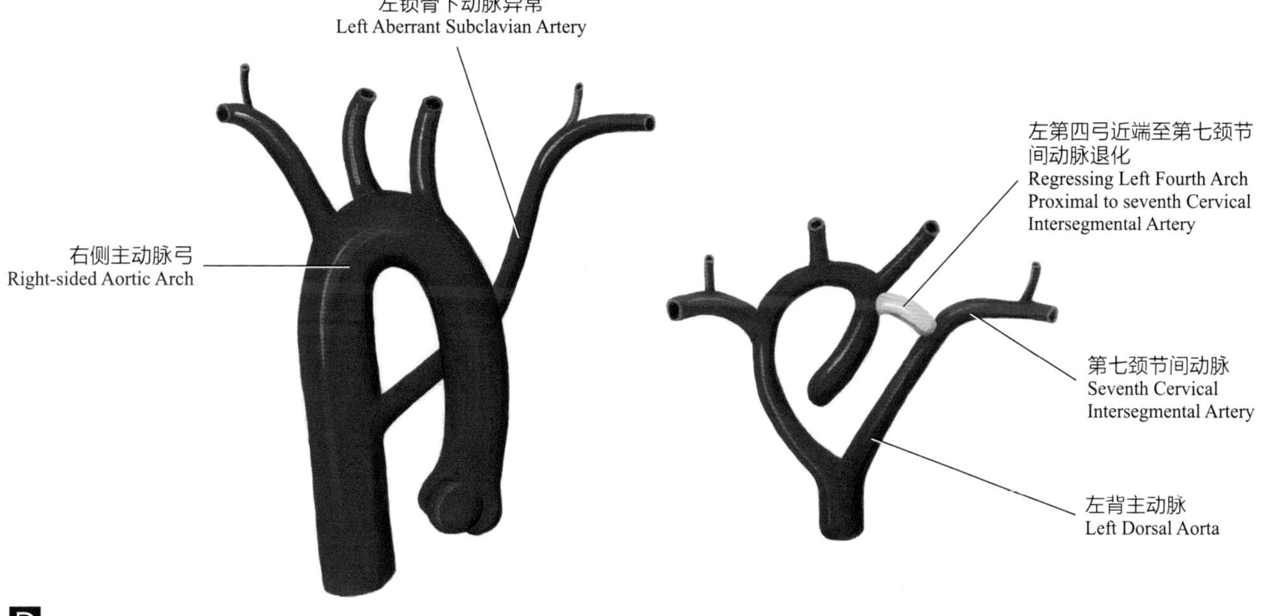

图1.3（续） C. 右侧主动脉弓呈镜像分支，源于左主动脉背侧远端向第七颈段间动脉的退化。D. 向左颈段间第七动脉的近侧左第四弓的退化产生具有左锁骨下动脉异常的右侧主动脉弓

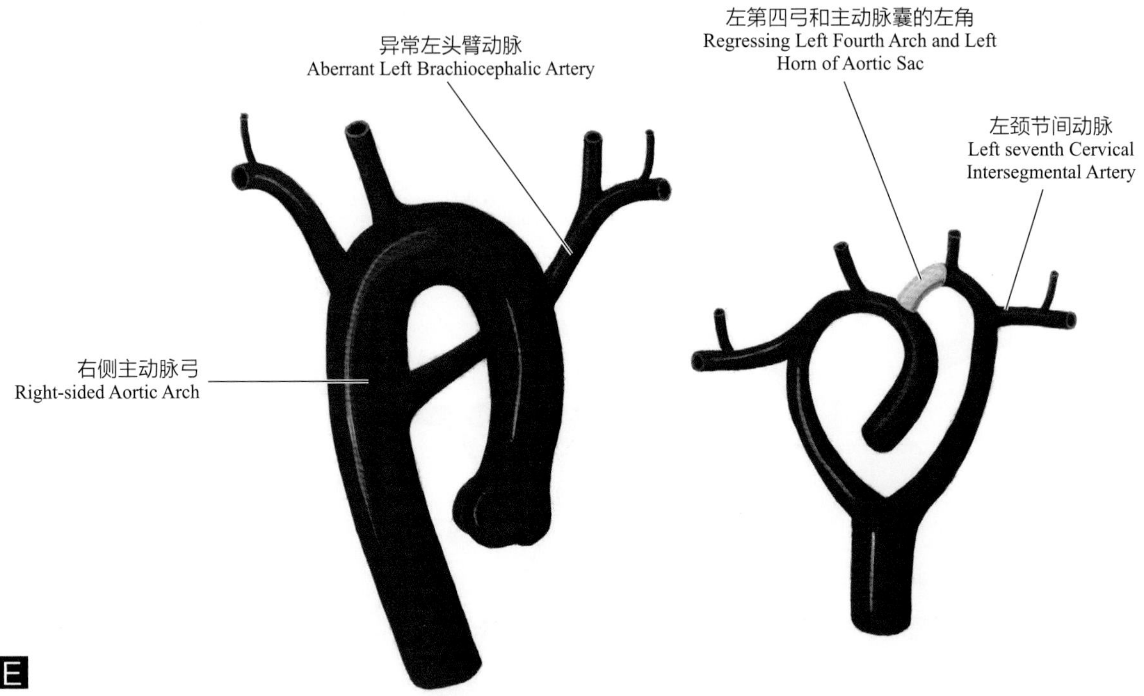

图1.3（续） E.左第四弓在主动脉囊的左角处退行，导致右主动脉弓和异常的左头臂动脉

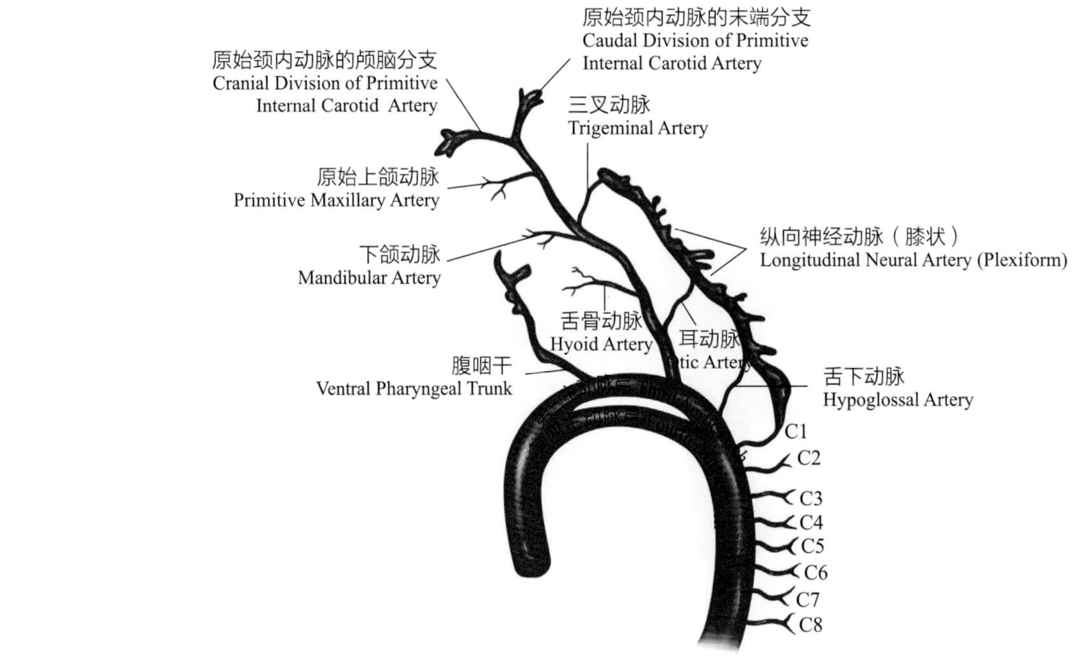

图1.4 神经血管的发展，伴随前循环和后循环的发展。A. 一个4 mm的胚胎在发育中的颈内动脉和纵向神经动脉之间有多个连接，包括三叉动脉、耳动脉和舌下动脉。在此阶段，椎动脉依然发育不全

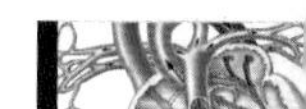

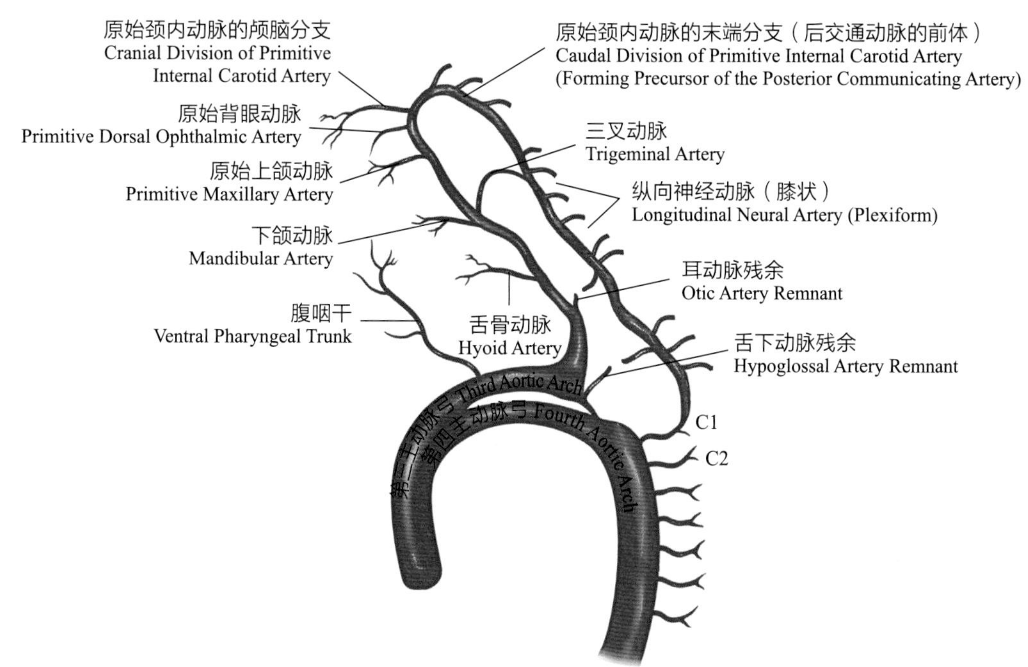

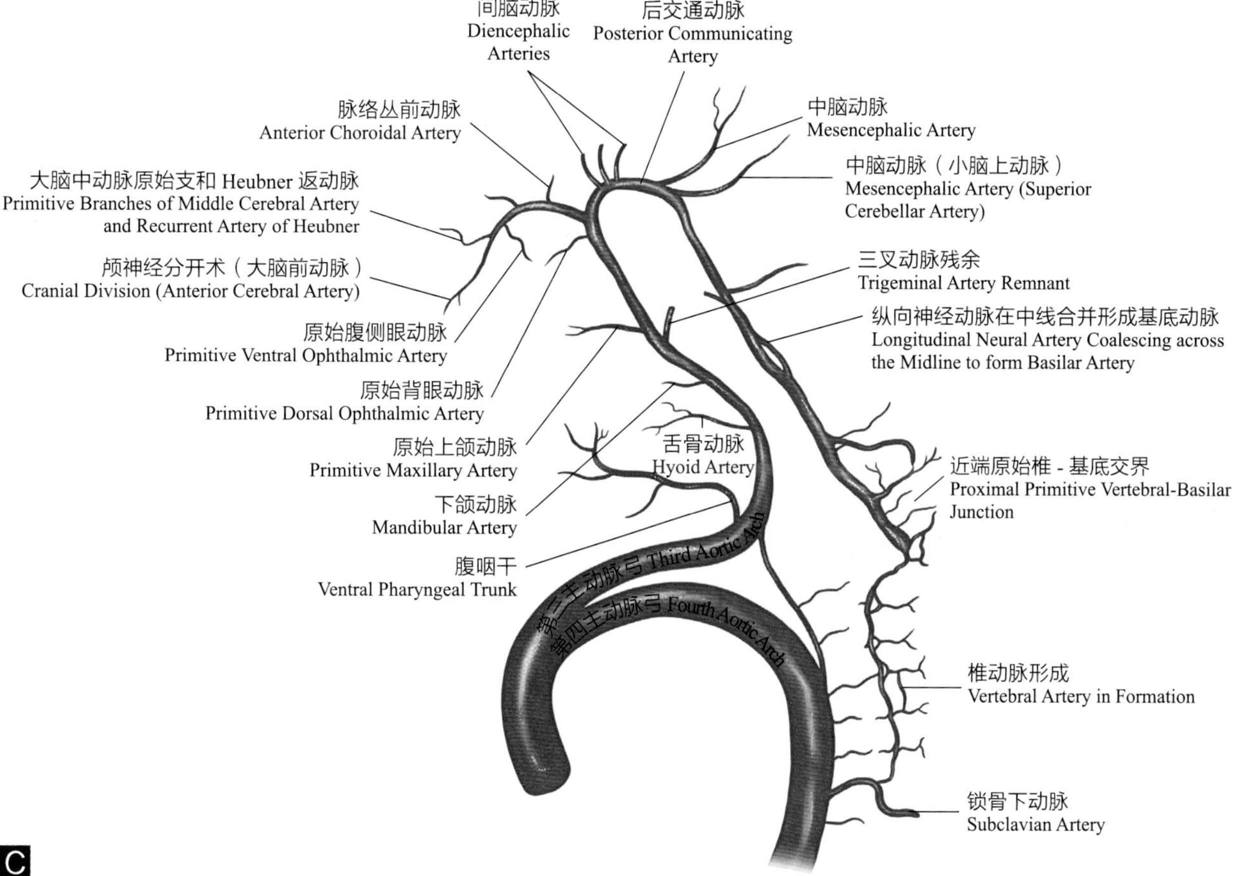

图1.4（续） B. 到6 mm阶段，耳动脉和舌下动脉已开始退化，原始颈内动脉与纵向神经动脉吻合，形成后交通动脉的前体。C. 三叉神经已经后退了12 mm，椎动脉已经开始形成。除第七节间动脉外，所有的颈动脉都发生了退化，形成了锁骨下动脉。在此阶段，纵向神经动脉合并形成基底动脉。椎基底动脉交界处仍是丛状的，允许小脑下动脉的不同形态

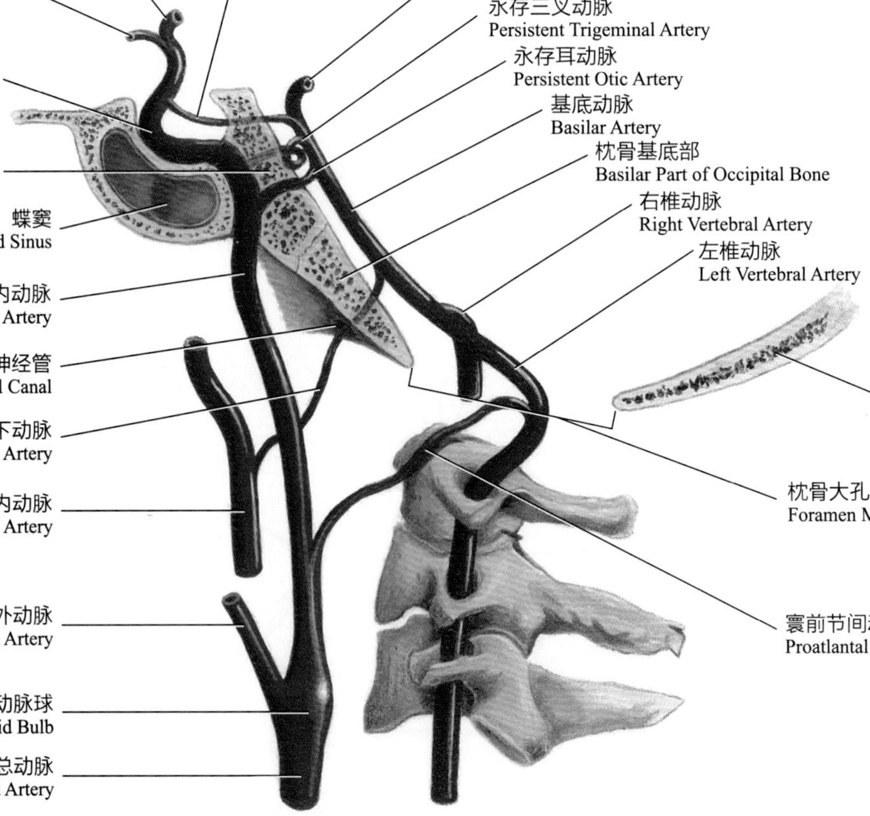

大脑中动脉
Middle Cerebral Artery
后交通动脉
Posterior Communicating Artery
大脑前动脉
Anterior Cerebral Artery
大脑后动脉
Posterior Cerebral Artery
永存三叉动脉
Persistent Trigeminal Artery
颈内动脉海绵状节段
Cavernous Segment of Internal Carotid Artery
永存耳动脉
Persistent Otic Artery
基底动脉
Basilar Artery
斜坡
Clivus
枕骨基底部
Basilar Part of Occipital Bone
蝶窦
Sphenoid Sinus
右椎动脉
Right Vertebral Artery
左椎动脉
Left Vertebral Artery
左颈内动脉
Left Internal Carotid Artery
舌下神经管
Hypoglossal Canal
枕骨
Occipital Bone
永存舌下动脉
Persistent Hypoglossal Artery
枕骨大孔
Foramen Magnum
右颈内动脉
Right Internal Carotid Artery
寰前节间动脉
Proatlantal Intersegmental Artery
左颈外动脉
Left External Carotid Artery
左颈动脉球
Left Carotid Bulb
左颈总动脉
Left Common Carotid Artery

图1.5　图示4种可能的变异颈动脉–椎动脉吻合

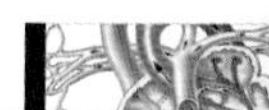

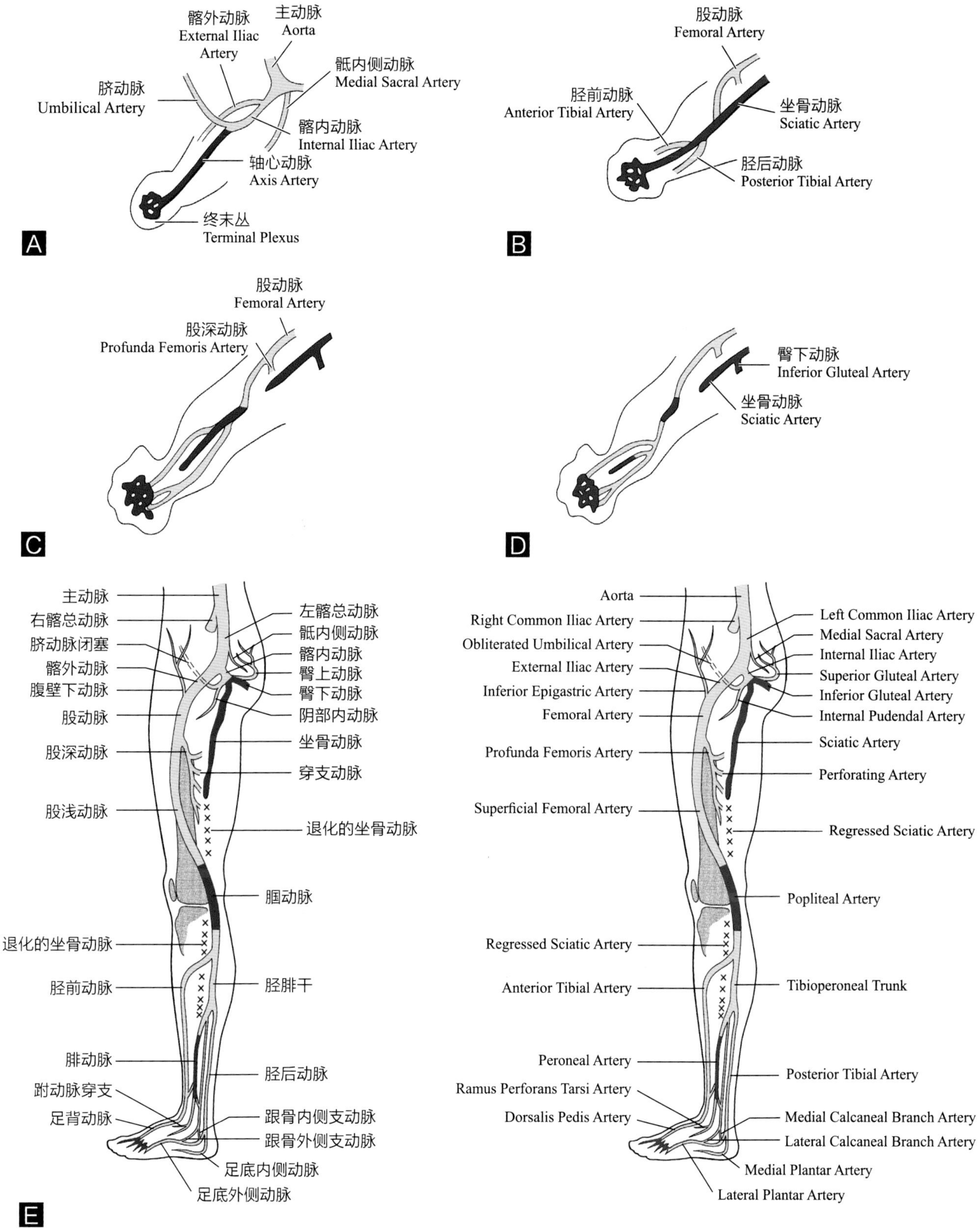

图1.6 下肢动脉的发展。下肢芽是起源于脐动脉的坐骨动脉血管化（A）。髂外动脉和股动脉已经从髂总动脉分支出来，髂总动脉继续发展成股总动脉、股浅动脉和股深近端动脉（B）。坐骨动脉后退，其主要残余是臀下动脉和腓动脉远段（C、D），其他坐骨动脉残余是股深动脉段和腘动脉（E）

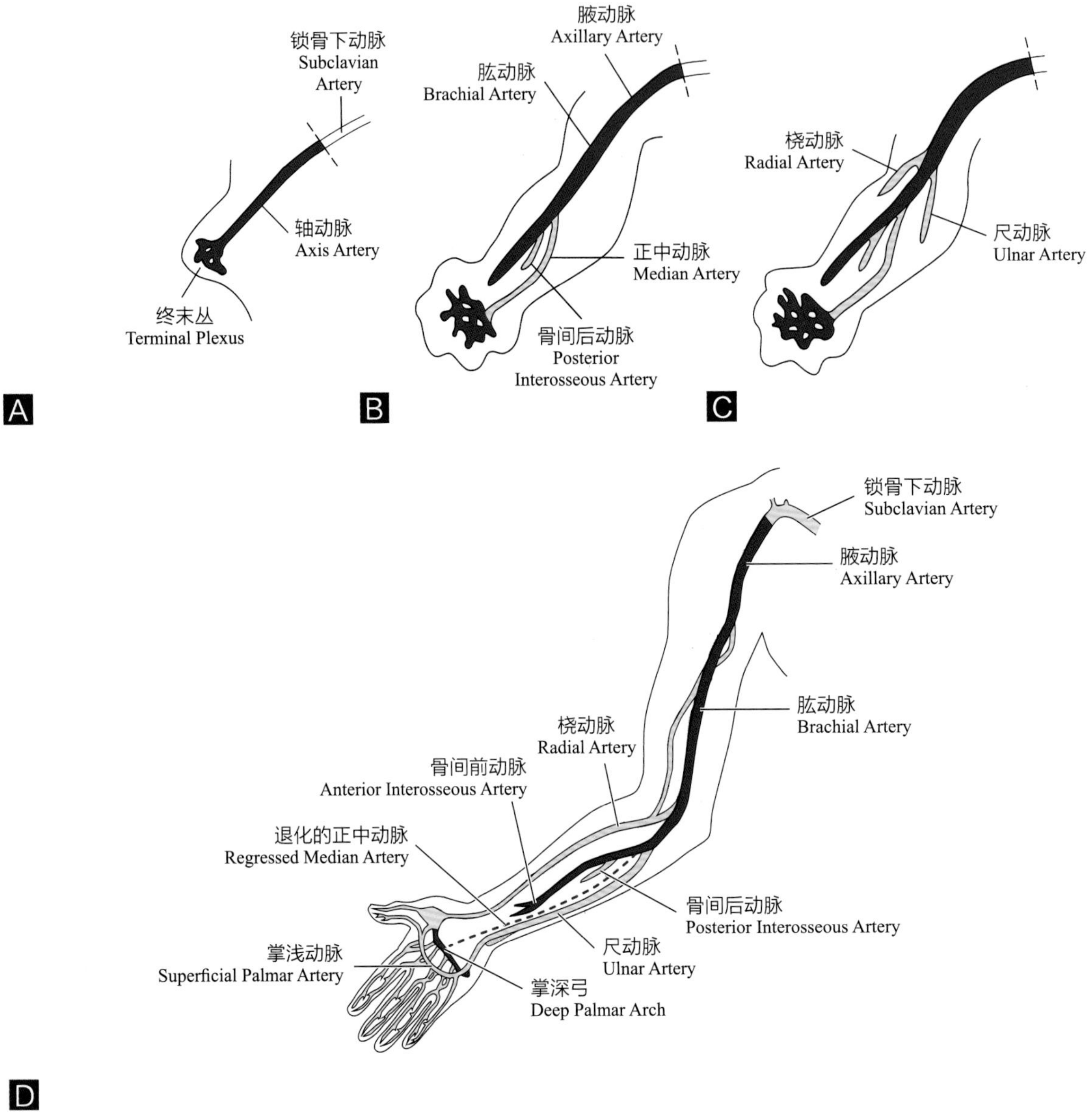

图1.7 上肢动脉的发展。A、B. 上肢血管系统起源于第七颈节间动脉。上肢芽的轴动脉发育为肱动脉、骨间动脉、尺动脉和正中动脉。C、D. 桡动脉起源于肱动脉，而骨间动脉、正中动脉退化

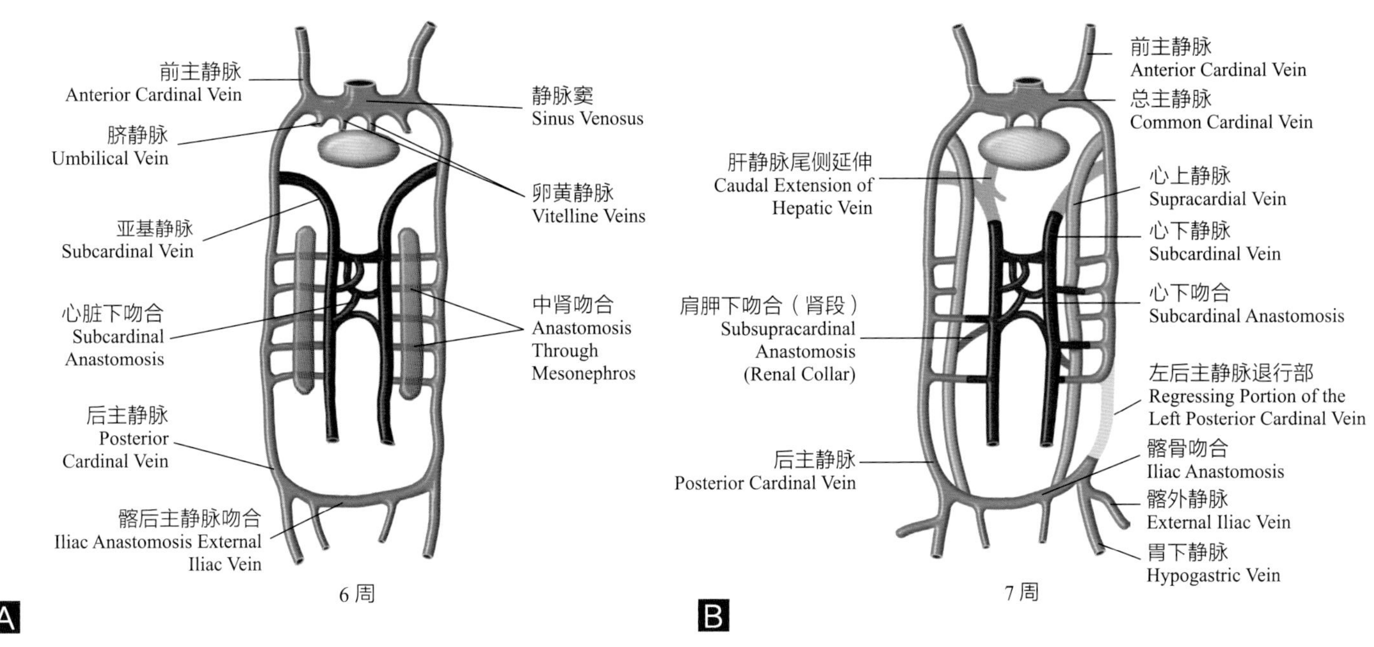
前主静脉
Anterior Cardinal Vein
脐静脉
Umbilical Vein
亚基静脉
Subcardinal Vein
心脏下吻合
Subcardinal Anastomosis
后主静脉
Posterior Cardinal Vein
髂后主静脉吻合
Iliac Anastomosis External Iliac Vein
静脉窦
Sinus Venosus
卵黄静脉
Vitelline Veins
中肾吻合
Anastomosis Through Mesonephros
6 周
A
前主静脉
Anterior Cardinal Vein
总主静脉
Common Cardinal Vein
肝静脉尾侧延伸
Caudal Extension of Hepatic Vein
心上静脉
Supracardial Vein
心下静脉
Subcardinal Vein
心下吻合
Subcardinal Anastomosis
肩胛下吻合（肾段）
Subsupracardinal Anastomosis (Renal Collar)
左后主静脉退行部
Regressing Portion of the Left Posterior Cardinal Vein
后主静脉
Posterior Cardinal Vein
髂骨吻合
Iliac Anastomosis
髂外静脉
External Iliac Vein
胃下静脉
Hypogastric Vein
7 周
B

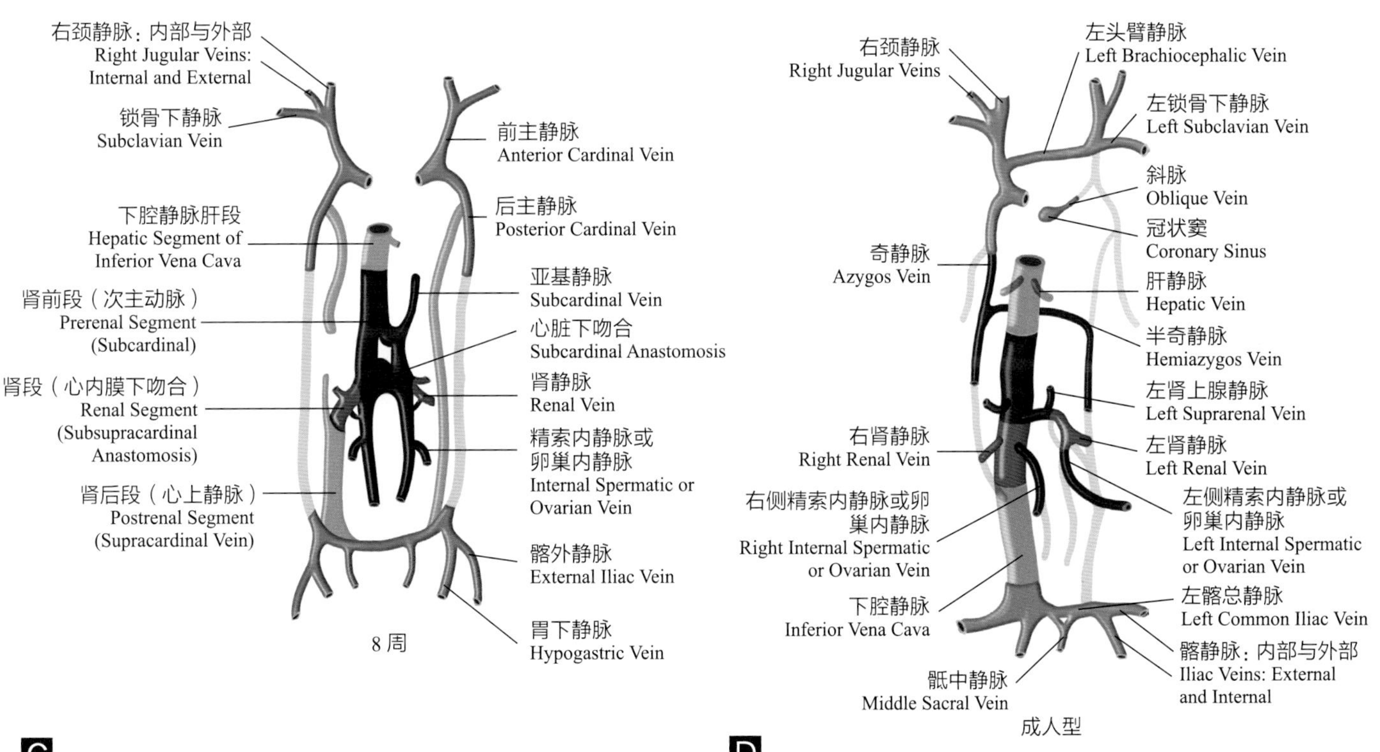
右颈静脉：内部与外部
Right Jugular Veins: Internal and External
锁骨下静脉
Subclavian Vein
前主静脉
Anterior Cardinal Vein
后主静脉
Posterior Cardinal Vein
下腔静脉肝段
Hepatic Segment of Inferior Vena Cava
亚基静脉
Subcardinal Vein
肾前段（次主动脉）
Prerenal Segment (Subcardinal)
心脏下吻合
Subcardinal Anastomosis
肾静脉
Renal Vein
肾段（心内膜下吻合）
Renal Segment (Subsupracardinal Anastomosis)
精索内静脉或卵巢内静脉
Internal Spermatic or Ovarian Vein
肾后段（心上静脉）
Postrenal Segment (Supracardinal Vein)
髂外静脉
External Iliac Vein
胃下静脉
Hypogastric Vein
8 周
C
右颈静脉
Right Jugular Veins
左头臂静脉
Left Brachiocephalic Vein
左锁骨下静脉
Left Subclavian Vein
斜脉
Oblique Vein
冠状窦
Coronary Sinus
奇静脉
Azygos Vein
肝静脉
Hepatic Vein
半奇静脉
Hemiazygos Vein
左肾上腺静脉
Left Suprarenal Vein
右肾静脉
Right Renal Vein
左肾静脉
Left Renal Vein
右侧精索内静脉或卵巢内静脉
Right Internal Spermatic or Ovarian Vein
左侧精索内静脉或卵巢内静脉
Left Internal Spermatic or Ovarian Vein
下腔静脉
Inferior Vena Cava
左髂总静脉
Left Common Iliac Vein
髂静脉：内部与外部
Iliac Veins: External and Internal
骶中静脉
Middle Sacral Vein
成人型
D

图1.8 体循环静脉的发展。A. 在第6周，静脉窦是前主静脉、脐静脉、后主静脉和卵黄静脉的共同汇合。主静脉通过中线的主静脉吻合，后主静脉通过发育中的中肾吻合。B. 第7周，锁骨上静脉发育，锁骨上下吻合。C. 到第8周，后主静脉开始退化。在成人中，下腔静脉是一条从髂静脉到右心房的连续通道。浅蓝色表示退化的结构

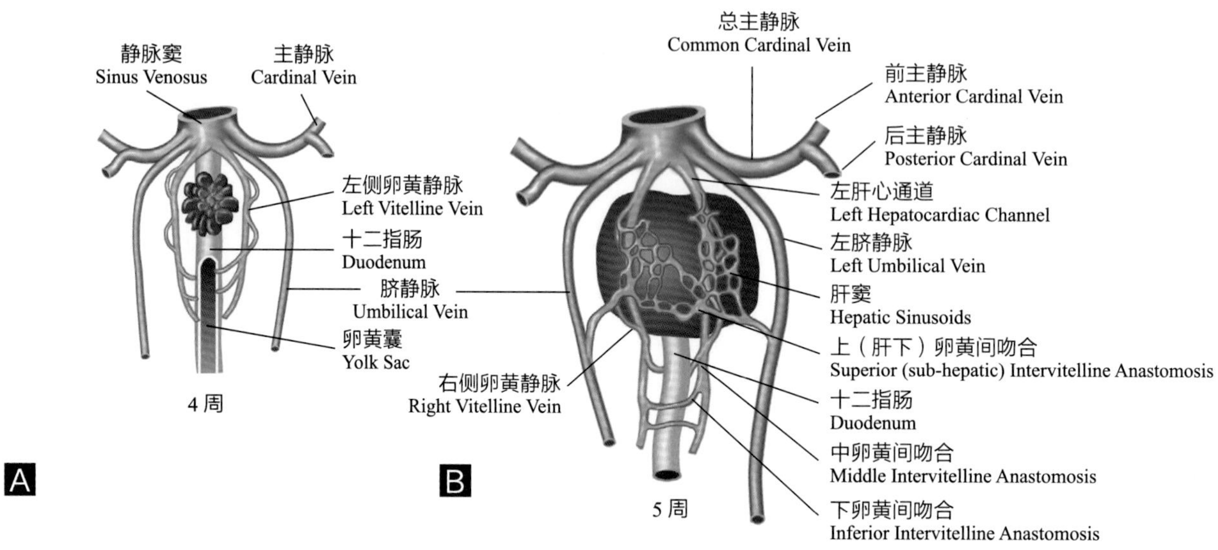

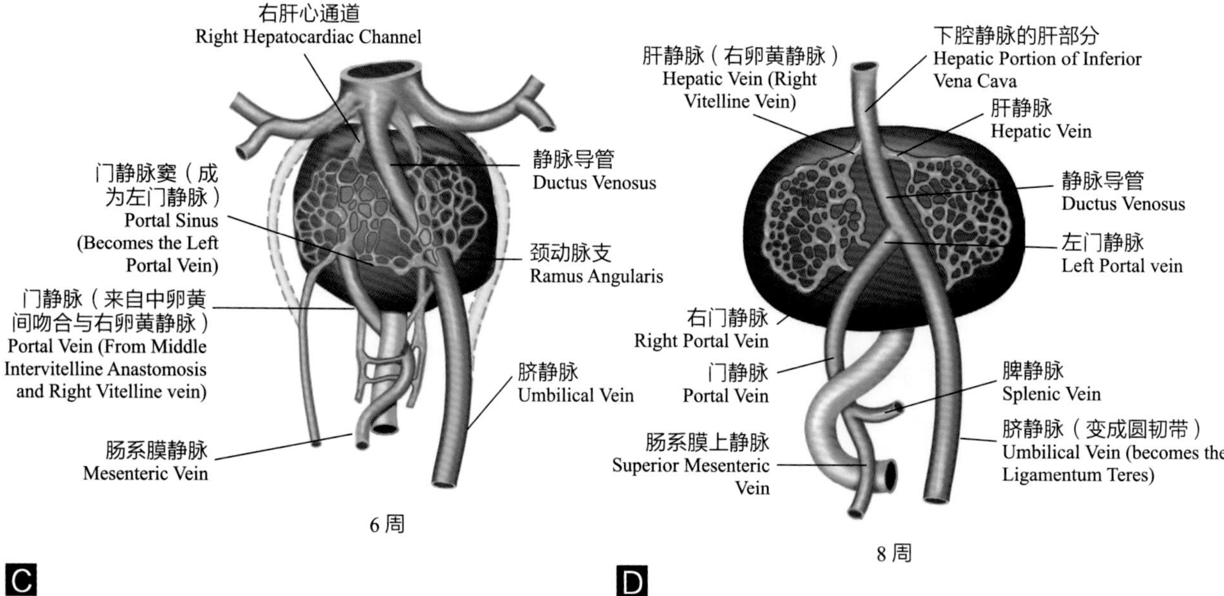

图1.9 门静脉发育。A. 左、右卵黄静脉通过肝原基到达静脉窦开始发育。在这个阶段，脐静脉流入左右静脉窦角，并与肝原基吻合。B. 在妊娠第4周结束时，孕周胚胎已进入“对称期”，右脐静脉和左脐静脉肝外段逐渐对折。有4个卵黄膜间的吻合，连接左、右卵黄静脉，现在被发育中的窦状静脉网络打断。C. 在第6周时，胎儿最终循环已经发育，静脉导管连接脐静脉和下腔静脉。上（肝下）和中卵黄间的吻合存在。门静脉终止于肝下吻合口的直角处，成为肝窦中间部（门户窦）。左卵黄静脉中央和周围的右卵黄静脉后退化，中间窦左侧可见角支发育，在中间窦右侧形成相应的大肝内静脉。D. 出生时门静脉已发育成熟，存在静脉韧带和圆韧带。门静脉右支来源于中间窦直角的肝内分支。左门静脉来自肝下卵黄间吻合（中间窦）和角支。门静脉主静脉和肠系膜上静脉来源于左、右卵黄静脉和中卵黄间吻合

（译者：鲁 煜）

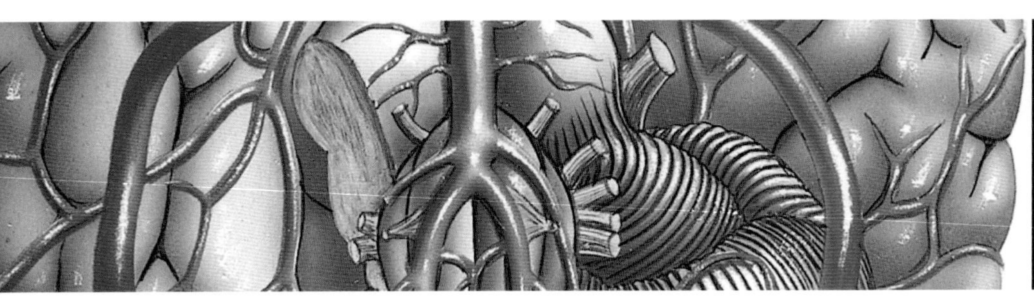

2

第2章 头颈部动脉

头颈部血管来自主动脉弓的 3 条主要动脉。大约 70% 的人存在标准的主动脉弓模式，有 3 条大血管：无名动脉（也称为头臂干），左颈总动脉和左锁骨下动脉。较短的无名动脉末梢分支形成右锁骨下动脉和右颈总动脉。椎动脉为锁骨下动脉的分支（图 2.1）。这种标准的主动脉弓模式有许多变异。在 13% 的人的无名动脉和左颈总动脉有一个共同的起源（图 2.2A），大约 9% 的人的左颈总动脉以无名动脉近端分支的形式出现（图 2.2B）。“Bovine arch”在历史上被用来描述这两种情况，但现在被认为是用词不当。术语“变异弓与共同起源的无名动脉和左颈总动脉”或“左颈总动脉起自无名动脉”是更具体的分支描述模式。其他不太常见的变异包括左椎动脉直接起源于主动脉弓（图 2.2C）和一条穿过食管后方的异常的右锁骨下动脉（图 2.2D）。

颈总动脉

颈总动脉与迷走神经和颈静脉一起被封闭在颈动脉鞘内。胸颈总动脉起源于气管前主动脉弓。颈总动脉继续上行到气管外侧（图 2.1B，2.3）。颈总动脉通常没有分支，但偶可为椎体、甲状腺上动脉或其喉支、咽升动脉、甲状腺下动脉或枕动脉的起源（图 2.3）。

颈总动脉在分叉处终止于颈外动脉和颈内动脉。颈总动脉分叉位置可变，可以远低于环状软骨水平或舌骨水平，但通常在 C2 ~ 3 椎体水平（图 2.4，2.5，2.13，2.16）。

颈外动脉

颈外动脉起自颈内动脉的前内侧（图 2.3 ~ 2.5），是颈总动脉较小的末端分支。偶尔可起自颈内动脉的外侧，特别是在年长的个体中。慢性高血压可能导致颈内动脉进行性延长和过度弯曲。颈外动脉为几乎所有头颈部结构供血，除了脑和眼部。

颈外动脉的分支（图 2.4 ~ 2.8）

- 前支
  - 甲状腺上动脉

- 舌动脉
- 面动脉

- 后支
  - 咽升动脉
  - 枕动脉
  - 耳后动脉
- 终末支
  - 颞浅动脉
  - 上颌动脉

甲状腺上动脉（图 2.4 ~ 2.6）

甲状腺上动脉起自颈外动脉，是前支的第一个分支，位于舌骨大角水平下方，在甲状腺腺叶的顶部分出终末支，此动脉也可起自颈总动脉。

甲状腺上动脉的分支

- 前支或上缘支（与对侧动脉通过峡部吻合）
- 后支（与甲状腺下动脉吻合）
- 侧支（位置不固定）
- 舌骨支（在舌骨下缘与甲状腺周围的喉血管系统吻合，在舌骨上缘与舌面的血管系统吻合）
- 胸锁乳突肌动脉
- 喉上动脉（与对侧动脉和喉下动脉吻合）
- 环甲动脉（也称甲状腺上动脉环甲肌支，与对侧动脉吻合）

咽升动脉（图 2.8 ~ 2.12）

咽升动脉最常见于颈外动脉的第 2 支，但也可能起源于枕动脉的同一个干（图 2.6）或颈内动脉（图 2.12）。这条直径为 1 mm 的动脉在颈动脉鞘外垂直上行，位于颈内动脉和咽侧之间，一直延伸到颅底，有助于鼻咽、口咽、中耳、咽鼓管、颈静脉球周围的硬脑膜和舌下管的血管化。它分出一个咽前段和一个脑膜后段，与一些邻近的椎动脉、脊髓前动脉和颈内动脉吻合。

咽前段发出咽支（上、中、下）（图 2.9）和鼓室下动脉（图 2.10），鼓室下动脉可能是一个单独的分支。脑膜后段远端发出颈静脉支（进入颈静脉孔，供应第Ⅸ、Ⅹ和Ⅺ对脑神经）和舌下神经支（进入舌下管供应舌下神经，到达颅后窝脑膜）。

舌下神经支可发出齿状弓，其分支血管至齿状突邻近的脑膜（图 2.11）。脑膜后段的两个分支与脑膜垂体干的斜坡支在颈内动脉吻合（图 2.11）。脑膜后段的另一个分支是肌肉脊髓动脉，向下和向后走行，供应副颅神经和上交感神经节。

脑膜后段与第 2 和第 3 颈椎节段的椎动脉（图 2.9，2.11）和脊髓前动脉（图 2.9）有重要的吻合。在诊断或治疗颈外动脉栓塞的过程中，无意中堵塞侧支血管可能导致破坏性脊髓梗死或脑神经功能障碍。

咽升动脉与颈内动脉吻合的前支与鼓室下动脉和颈鼓动脉相连（图 2.10）。颈内动脉高位段发育不全的患者通过这种吻合形成代偿侧支血管，导致“颈内动脉异常”，可见中鼓室中有血管覆盖在耳蜗岬上，耳镜检查可见鼓膜后有搏动性红色肿块，表现为搏动性耳鸣。

舌动脉（图 2.4, 2.5, 2.13 ~ 2.15）

舌动脉是颈外动脉的第 3 支，是舌肌和舌下腺的主要供应动脉。它起自颈外动脉近端的前内侧，在咽升动脉和面动脉之间。在 10% 的人中，它可能与具有舌面主干的面动脉有共同起源。这条动脉向斜上方和内侧延伸，向下和向前弯曲，形成

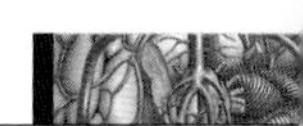

一个典型的“U”形环（图 2.5，2.13）。它向前延伸，最后在舌面下向上延伸。

舌动脉可分为 3 部分。第一部分在颈动脉三角。第二部分穿过舌骨上缘，深入舌下膜和下颌下腺。舌下动脉供应舌下腺以及口腔和牙龈的邻近肌肉与黏膜。它与起源于面动脉的颏下动脉相吻合。下颌内侧支供应下颌骨的前外侧表面。根据该区域的血流动力学平衡，舌动脉可通过其吻合支为腺体和下颌骨供血，偶尔也可以供应颏下部分区域（图 2.14，2.15）。舌下膜将舌动脉与舌下神经及舌静脉分离。舌动脉的第 3 部分是舌背动脉，它沿舌神经延伸，直到舌尖与对侧动脉吻合（图 2.14，2.15）。

舌动脉的分支

- 舌骨上支（小，与对侧动脉吻合）
- 舌下动脉（与面动脉的颏下动脉吻合）
- 舌背动脉（供应舌的最大分支）

面动脉（图 2.5, 2.6, 2.8, 2.13, 2.16 ~ 2.21）

面动脉为颈外动脉的第 4 分支，起自颈外动脉的前方，仍在颈动脉三角内，恰位于舌动脉和舌骨大角上方。沿下颌支的内侧走行，并在下颌下腺的后缘形成一凹槽。随后，转向下、向前，到达下颌骨的下缘，成为皮下动脉和表浅动脉。在此处，面动脉主干可有两种不同路径，偏向侧后方走行的称为颧骨路径，偏向前内侧方走行的称为唇路径。（图 2.13，2.16，2.17）。面动脉向颅脑方向走行至鼻侧，止于睑内侧连合，供应泪囊，并与眼动脉的鼻背侧分支吻合。

腭升动脉靠近面动脉的起点，沿着扁桃体往咽侧向上走行，分为两个分支：一支为腭帆提肌和软腭动脉（图 2.9），与腭降动脉的一支吻合；另一支穿透咽上缩肌，供应扁桃体和咽鼓管。吻合口位于扁桃体、副脑膜和咽升动脉，另一侧与之对应。腭升动脉或软腭动脉可直接来自颈外动脉（图 2.19，2.20）、咽升动脉（图 2.9）或脑膜副动脉。

面动脉供应面部组织、下颌下腺、扁桃体和软腭。这些分支可在颈、面处分离。面动脉有丰富的吻合，不仅包括与对侧血管分支的吻合，还有颈部的吻合（可分别与舌动脉的舌下分支和上颌骨的腭支吻合）、面部的吻合（可分别与下牙槽动脉的颏支、颞浅动脉的面部横支、上颌骨的眶下支和眼动脉的鼻背侧分支吻合）。面动脉的血管形成的区域与面动脉供血区内的邻近血管处于血流动力学平衡（图 2.17 ~ 2.20）。

面动脉的分支

- 颈支
  - 腭升动脉（图2.20）
  - 扁桃体动脉（供应扁桃体和舌根）（图 2.18，2.19）
  - 腺体支（3～4支分支供应下颌下腺、淋巴结及邻近的肌肉、皮肤）（图 2.17～2.19）
  - 颏下动脉［最大的颈支，支配下颌骨的肌皮区，并与舌动脉的舌下分支和下牙槽动脉的舌骨肌相吻合。它分为浅支和深支（图 2.14）。当颏下动脉发育不良时，有可能取代整个面动脉干］。
- 面支（图 2.17 ~ 2.19）
  - 下唇动脉（在口角处发出，延伸至下唇边缘的肌肉和黏膜间，与对侧的动脉和颏下动脉的颏支吻合）（图 2.19）

    - 上唇动脉（在上唇边缘的肌肉和黏膜间走行，与对侧动脉吻合。它可以发出间隔支走行至鼻中隔的下部和前部，以及翼支至鼻翼）
    - 鼻外侧支（又称内眦动脉，此血管在鼻旁向上延伸，供应鼻翼动脉和鼻背部的鼻弓，与对侧动脉、上唇动脉的间隔支和翼支、眼动脉的鼻背侧支、腭动脉的眶下支吻合）
    - 下咬肌动脉（由面动脉在经过下颌骨下后发出，与中、上咬肌动脉吻合）
- 面颊干（包括两种不同的功能单位）
    - 颊咬肌系统或颊支（与面动脉和下颌动脉在翼腭窝的上部吻合，供应深部肌肉–黏膜结构，并构成两个系统之间的优先旁路）
    - 后面颊动脉（在浅部走行，连接下颌骨下缘和眶下管的外口；在此与眶下动脉、上牙槽动脉、颈前支和颈中支吻合）
    - 中颏动脉（在下颌骨体部的侧面中部向上发出）
    - 前面颊动脉（颈前动脉支配颈前区，与颈后动脉和颈中动脉吻合）

上颌动脉（图 2.5, 2.8, 2.16, 2.21 ~ 2.27）

上颌动脉是颈外动脉两个终末分支中较大的一个。自下颌骨颈部后方发出，其近端埋入腮腺，接着通过翼外肌下缘，在翼外肌两头之间进入翼腭窝的深部。其分为 3 个部分：下颌节、翼状肌节和翼腭（窝）节。

下颌节（颈后下颌骨）的分支

- 耳深动脉（小，可能是鼓室前动脉的一个分支，供应鼓膜的外侧面和颞下颌关节）
- 鼓室前动脉（供应鼓膜的中间面，并与茎乳动脉的鼓室后支吻合）
- 脑膜中动脉［最大的脑膜动脉（图 2.22，2.24 ~ 2.27），此动脉经蝶骨的棘孔进入颅腔。在颞骨切迹内向前侧方走行，供应幕上大部分区域的脑膜，与其他脑膜分支和眼动脉吻合。它可发出眼动脉或其腺体支和肌支（脑膜泪腺动脉）（图 2.26）。该动脉是眼动脉的一个重要的常见变异起源。在上颌远端内动脉分支栓塞术中，对眼动脉的无意栓塞可导致不可逆的失明，因为视网膜中央动脉是没有侧支供应的末端动脉］
- 脑膜副动脉［可能是上颌动脉（图 2.22，2.25，2.26）或脑膜中动脉（图 2.22B）的一个分支，经卵圆孔进入颅骨。该动脉有颅外分支，在咽鼓管水平进入颅腔内，其他的颅内分支与颈内动脉、眼动脉和脑膜中动脉的分支吻合］
- 下牙槽动脉（图 2.22，2.24）［起自上颌（内）动脉的末梢，向下走行。在下颌骨的内面与神经和下牙槽静脉一起进入下颌管，与起自下颌舌骨肌支的面动脉的分支——颏下动脉相吻合］

翼状肌节（位于颞窝内翼外肌的浅表或深部）的分支

- 深颞支（图2.27）（分为前、中、后部，供应颞肌。这些血管之间的区别在于它们的走行路线是否笔直。事实上，它

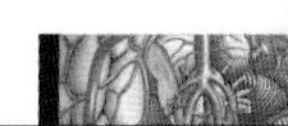

们在颅底的走行是不会变化的，前支穿过颧骨和颞骨与泪腺动脉吻合）

- 翼支（供应翼状肌）
- 咬肌动脉（图 2.22）（供应咬肌，即一咀嚼肌，该肌肉由4组血管供应：上、中、下和深咬肌动脉）
- 颊动脉（图 2.22，2.24）（沿颊神经走行至颊肌，与面动脉及眶下动脉的分支吻合，这一分支构成上颌动脉和面动脉系统之间的联系。由上颌动脉的远端部分发出，垂直下降至上颌结节的后方）

翼腭（窝）节（图 2.21 ~ 2.23）的分支

此部分进入翼腭窝后终止，分为数支，分别根据各自离开翼腭窝的方向命名。

- 上牙槽动脉（起自上颌动脉，进入翼腭窝处，发出部分分支至牙槽管，其他分支至牙槽突供应牙龈）
- 眶下动脉（是上颌动脉位于最前部的分支。它是上颌窦的上界，也是眼眶的最下界。它进入眶下裂后与面部的眶下神经一起通过眶下孔，在面部，此动脉与面动脉的终末分支、眼动脉的鼻背侧支、面横动脉、颊动脉吻合）
- 腭大动脉（通过腭大管，发出2 ~ 3支更细小的腭动脉至软腭和扁桃体。与腭升动脉和蝶腭动脉的分支吻合）
- 咽支（非常小，分布于鼻、咽和蝶窦的黏膜及咽鼓管）
- 翼管动脉（是腭大动脉的一个分支，供应上咽部、咽鼓管和鼓室）
- 蝶腭动脉（是上颌动脉真正的终末支。穿入上鼻道的后部，分支为鼻后外侧支，与筛骨动脉和腭大动脉的鼻支吻合。蝶腭动脉作为后间隔支在鼻中隔处终止，与筛骨动脉、腭大动脉的终末升支和上唇动脉的间隔支吻合）

枕动脉（图 2.4, 2.6, 2.7, 2.16, 2.21, 2.27, 2.29 ~ 2.31）

枕动脉是颈外动脉的后支，起自面动脉水平。此动脉向后、向上走行，穿过颈内动脉、颈内静脉以及舌下神经、迷走神经、副神经。动脉末端达到寰椎的横突与颞骨的乳突之间的间隙，然后沿着颞骨上的枕沟，延伸在乳突内侧和胸锁乳突肌的附着处。在远端其转向上走行分为数个小分支。

枕动脉的分支

- 胸锁乳突肌支（上下分支供应肌肉）
- 乳突支（通常较小，有时缺如；进入乳突孔，供应乳突气房和小脑脑桥角水平的硬脑膜，与脑膜中动脉吻合）
- 耳支（供应耳郭的背侧，与耳后动脉吻合）
- 肌支（有数支无名肌支；它们的重要性由椎间隙决定。对每个后间隙，旁矢状分支发出后吻合根支和侧支。它们与前3个颈椎间隙内的椎动脉吻合）（图 2.31）
- 脑膜支［有两个分支供应后颅窝的脑膜：①小脑镰的动脉（图2.30），此动脉由第1颈椎间隙内的吻合支发出；②乳突支］

耳后动脉（图 2.4, 2.6, 2.22, 2.27）

耳后动脉为一小动脉，直接由颈外动脉的后方发出，供应腮腺的腺体和肌肉。有 3 条主要的分支。与枕动脉和颞浅动脉之间存在血流动力学平衡。

耳后动脉的分支

- 茎突动脉（进入茎乳孔，供应鼓室、乳突窦、乳突气细胞和半规管。在生命早期，鼓室后动脉在鼓膜周围形成一个血管弓）
- 耳支（供应耳后神经、耳后肌）
- 枕支（与枕动脉吻合）

颞浅动脉（图 2.5 ~ 2.7, 2.16, 2.21, 2.25 ~ 2.27, 2.29）

颞浅动脉是颈外动脉的终末分支之一。在邻近腮腺处发出，位于上颌骨的颈部，分为前支和后支。此动脉供应腮腺、颞下颌关节、咬肌、耳郭、面部皮肤及头皮。

颞浅动脉的分支

- 面横动脉（图2.22A，2.24，2.25）（由腮腺内的载瘤动脉发出，分出大量分支，延伸至腮腺及其导管、咬肌和皮肤。与面动脉、咬肌动脉、颊动脉、泪腺动脉和眶下动脉吻合）
- 耳前支（供应耳垂、耳郭的前部和外耳道）
- 颧眶动脉（图 2.6，2.25）（通常是颞中动脉的一个分支，供应眼轮匝肌，与眼动脉、泪腺动脉及眼睑动脉吻合）
- 颞中动脉（图 2.6，2.25）（与下颌动脉的分支——颞深动脉吻合）
- 额（前）支（向上、向前经过额骨，呈扭曲状与对侧动脉吻合）
- 侧（后）支（在头部的一侧向上、向后走行，与耳后动脉和枕动脉吻合）

颈内动脉

颈内动脉起自颈总动脉分叉处，如前文颈总动脉部分所述。它通常位于颈外动脉的后部和外侧，但也可能在颈外动脉的前部和内侧。在颈动脉分叉处，血管在颈动脉窦向后扩张，这是颈内动脉的起源（图 2.1B，2.3，2.5，2.6，2.13，2.16，2.21）。颈动脉窦神经是舌咽神经的一个小分支，它支配颈动脉窦和颈动脉体的血管壁压力感受器，脑干中的血管舒缩中枢与迷走神经和交感神经干交流，有助于对血压的升高和降低做出反应。

颈内动脉可分为 3 个主要部分：颈段、岩骨段和颅内段。

颈段（图 2.1B）

在颈段，从起始部到颅底的颈动脉管，颈内动脉几乎都是垂直的。它位于颈动脉鞘以及颈内静脉和迷走神经后，与后两者形成一个神经血管束。伸长、环状和弯曲可能是老年人的后天变化，特别是在高血压的背景下。病变血管会因颈部的屈曲而加重，伸展而变直。

岩骨段（图 2.32, 2.33, 2.37, 2.38, 2.40）

岩骨段包括垂直部和水平部。垂直部进入岩骨大约 1 cm 后转而向前内侧方延伸。水平部走行于岩骨的前内侧，出现在岩骨尖。

颅内段（图 2.28, 2.32, 2.34, 2.37）

颈内动脉的颅内段可分为 3 部分：海绵窦前段、

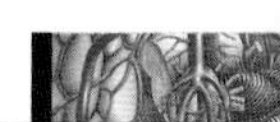

海绵窦段和床突上段。

进入海绵窦前，海绵窦前段从颞骨岩部向上，向前内侧延伸至蝶鞍的下方和后方。因其与三叉神经节相接触，又被称为神经节段，位于颈内动脉的外侧。

海绵窦段位于海绵窦内，向上走行一小段距离后终止在蝶鞍的侧后下方。在颈动脉沟内，此段从蝶鞍的侧下方的前方通过，并向上、向内侧弯曲至前床突。在海绵窦内，展神经在动脉的外侧，动眼神经、滑车神经、眼神经和上颌神经与海绵窦的外侧壁相邻。

床突上段在进入硬脑膜后向上延伸，位于前棘突的内侧，在其末端分叉的后方和外侧。视神经位于此段下部的内侧。

颈内动脉的分支

- 下颌动脉
- 颈鼓动脉
- 脑膜垂体干
    - 小脑幕支
    - 斜坡支
    - 垂体下动脉
- 下侧干
    - 小脑幕缘支（至三叉神经节，第Ⅳ、第Ⅴ、第Ⅳ对脑神经和海绵窦壁的分支，以及至眼眶的分支）
    - 垂体上支
    - 眼动脉
    - 后交通动脉
    - 脉络丛前动脉
    - 中颏动脉
    - 大脑前动脉（颈内动脉的终末分支）
    - 大脑中动脉（颈内动脉的终末分支）

下颌动脉

起自岩骨段，位于破裂孔或者颈动脉管的水平位置。

颈鼓动脉

起自颈内动脉垂直的岩骨段后部远端。该小分支穿过鼓室，与咽升动脉的鼓室下动脉（图 2.10）、下颌动脉的前鼓室支及茎突动脉吻合。

脑膜垂体干（图 2.37, 2.38）

脑膜垂体干的分支起自颈内动脉的后方；小脑幕支、斜坡支和垂体下动脉起自背侧主干。

脑膜垂体干的分支

小脑幕支［在岩骨尖前进入小脑幕，在邻近岩骨的小脑幕附着处延续，供应邻近的小脑幕或小脑幕的游离缘（小脑幕缘）］

斜坡支（供应鞍背和斜坡的硬脑膜，与对侧相应的动脉吻合）

垂体下动脉（供应垂体后叶）（图 2.42）

下侧干（图 2.37）

下侧干起自颈内动脉的外侧和下方的稍前部，向下、向外侧经过第Ⅵ对脑神经的侧面或第Ⅴ对脑神经的下面和外侧，也发出分支至三叉神经节及第Ⅳ、第Ⅴ、第Ⅵ对脑神经和海绵窦壁。大的血管供应颅中窝的硬脑膜，与脑膜中动脉和脑膜副动脉的分支吻合，同时其他小的分支向前走行，经过眶上裂或直接通过蝶骨大翼至眼眶，与眼动脉的分支吻合。

垂体上支（图 2.37A）

垂体上支为颈内动脉在床突上段水平或后交通动脉的分支，供应垂体柄和垂体前叶。

眼动脉（图 2.3，2.26，2.28，2.37，2.38）

眼动脉起自海绵窦上界的上方。是颈内动脉的第一主要分支。在 83% 的人中，眼动脉的起点位于颈内动脉离开海绵窦水平的硬膜下间隙，后穿过硬脑膜。在 6.5% 的人中，眼动脉起点可比上述位置远 1 mm 左右。在 7.5% 的人中，眼动脉可能在硬膜外，起自颈内动脉的海绵窦内部分（图 2.38）。在 2% 的人中，眼动脉可起自颈内动脉穿过硬脑膜的水平。

眼动脉还有一些其他起源和吻合。眼动脉的起源变异取决于胎儿时期此动脉和邻近血管建立的胚胎发育。其中一种可能的胚胎排列变得明显，取代了至眼动脉的血流。在 90% 的人中，颈内动脉和眼动脉闭塞后，同侧供应眼眶的血流足以防止发生永久性失明。

在功能学和胚胎学上，有两组动脉供应眼眶：一组供应视神经和眼球，起自大脑前动脉和颈内动脉（背侧眼动脉）；另一组供应眼眶其他结构（如肌肉、眼睑、泪腺和起自镫骨系统的脑膜），也供应脑膜中动脉和下颌内动脉（腹侧眼动脉）。

脑膜中动脉（图 2.26）是眼动脉最常见的异常起源，见于大约 1% 的人中。由于背侧眼动脉的胚胎性退化，眼动脉部分或全部起自脑膜中动脉。

起自颈内动脉的海绵窦内部分（图 2.38）为通过眶上裂的眼动脉和颈内动脉间吻合的异常发育，这是由脑膜泪腺段和背侧眼动脉退化导致的。

起自咽升动脉的分支称为咽脑膜泪腺动脉。

眼动脉的路径

颅内路径

小管内路径

眶内路径

颅内路径和小管内路径 可分为 5 个不同的部分。

（1）短支

（2）A 角（90° ~ 135°）

（3）长支

（4）B 角（90° ~ 210°）

（5）远侧部分（上至眶尖）

眶内路径 眼动脉在视神经的外下方走行，直至穿过或位于视神经的下方，后继续向内走行，可分为 3 个部分。

（1）第一部分：眼动脉角（120° ~ 135°）在第一部分和第二部分之间。

（2）第二部分：穿过视神经或位于其下方，眼动脉弯在第二和第三部分之间。

（3）第三部分：视神经内侧。

眼动脉的终末段

眼动脉在眶口上内侧角处终止。

眼动脉的分支

- 眼组
  - 视网膜中央动脉
  - 睫前（睫内侧、后外侧和睫前动脉）
  - 眼球脉络丛（由睫状动脉供血）
- 眼眶组
  - 泪腺动脉

 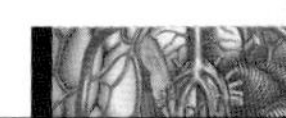

    - 眼肌动脉
    - 眶骨膜和蜂窝组织动脉
- 眼眶外组
    - 筛后动脉
    - 筛前动脉
    - 眶上动脉
    - 睑内侧动脉
    - 鼻背动脉（终末分支）
    - 滑车上动脉

后交通动脉（图 2.1A, 2.3, 2.32B, 2.37B, 2.38, 2.40C）

后交通动脉连接大脑后动脉和颈内动脉，代表了颈动脉系统的胚胎尾部。在胎儿发育后期，后交通动脉逐渐退化，基底动脉系统代替颈动脉系统供应大脑后动脉。后交通动脉起自颈内动脉后方，在动眼神经（第Ⅲ对脑神经）上方走行，与大脑后动脉吻合。后交通动脉和大脑后动脉 P1 段的口径处于平衡状态，以供应更远端的 P2 段。后交通动脉的后半部有几个小的中央分支，贯穿后穿质，并供应丘脑的内侧表面和第三脑室的壁。在后交通动脉的预期起源处，颈内动脉轻微向后扩张，如果扩张小于 3 mm，并且具有锥体形状，则该段血管被归类为漏斗（图 2.40B）。

脉络丛前动脉（图 2.37B，2.41，2.45，2.47）

脉络丛前动脉起源于颈内动脉的后侧，距后交通动脉的起点几毫米，在颈内动脉分叉之前。此动脉也可起自后交通动脉、大脑中动脉或后交通动脉前方（图 2.45）。此动脉向后下方和内侧走行，位于视神经束下方，随后在后方、下方从内侧至外侧通过视神经束。该动脉横向穿过周围脑池的翼进入脉络膜裂孔，并在锁骨上裂孔内连接脉络丛。

脉络丛前动脉分为脑池段和丛段两部分。

脑池段有 3 ~ 10 个分支。近支较小，穿支供应视神经束的后 2/3、间穿质、苍白球和内囊（图 2.47）。外侧支和下支供应梨状皮质和颞叶的钩回（图 2.45）。内侧支进入中脑，供应大脑脚的中部，其中包括皮质脊髓束。远端的分支供应内囊后肢的下半部分、内囊的晶状体后纤维和外侧膝状体核。这些远支与大脑后动脉的脉络丛外侧支的分支吻合。

丛段自这些血管进入颞角的上凹处发出，仅供应颞角的脉络丛，但偶尔也可供应整个颞角和侧脑室的脉络丛。其分支的大小和延伸范围与同侧大脑后动脉的脉络丛后支平衡。脉络丛后支的一些分支可起自脉络丛前动脉。大脑后动脉的分支可起自脉络丛前动脉，并供应相应区域（图 2.45）。

大脑前动脉（图 2.3，2.32 ~ 2.35，2.37，2.38，2.43，2.46，2.47）

大脑前动脉复合体，由大脑前动脉、前交通动脉、胼周动脉及其眼支、额极支和胼胝体额上回支构成。大脑前动脉的水平部分向前走行，作为颈内动脉的两个终末分支。其在大脑纵裂的前内侧走行，跨过视神经和视交叉，在内侧嗅纹下方，略向后弯曲。在大脑纵裂，其经过大脑前动脉与对侧的前交通动脉相连。大脑前动脉可发育不全，在此情况下对侧的大脑前动脉可经前交通动脉供应两侧的胼周动脉。水平段和 A1 段可经动脉开窗术复制。

大脑前动脉发出两组小分支：下组和上组。下组的小分支供应视神经和视交叉的上面，上组由内侧纹状动脉形成，包括 Heubner 动脉。5 ～ 10 条小分支供应下丘脑的前部、透明隔、前连合的内侧及穹隆柱和纹状体的前下部。Heubner 返动脉（图 2.46）起自大脑前动脉的水平段或邻近前交通动脉的 A2 段的起始部分。它有一条与前方穿孔物质的水平段平行的路线，供应基底核。当其完全发育后，可到达大脑中动脉的供血区域，并接收大脑中动脉的一些分支，因此被认为是大脑副中动脉。

前交通动脉（图 2.46）

前交通动脉非常短小（长度为数毫米），在大脑纵裂内与两支大脑前动脉之间相通（图 2.46）。它构成了 Willis 环的前部。前交通动脉通常为 1 支，但也可能为 2 ～ 3 支，其可发育不全或非常宽大，看似一动脉瘤。

前交通动脉可发出数支小分支至漏斗、视交叉和下丘脑的视前区。偶尔，大脑中动脉前部或胼胝体中动脉可起自前交通动脉。

胼周动脉（图 2.3, 2.47）

胼周动脉是前交通动脉远端的大脑前动脉复合体的一部分，其在终板前方，沿大脑纵裂上行，在胼周池内形成一弧形围绕胼胝体（图 2.47）。

胼周动脉的分段

- 胼胝体下段（在终板前方上行至胼胝体膝部水平）
- 胼胝体前段（胼胝体膝部周围动脉的弯曲部分）
- 胼胝体上段（位于胼周池内，向下走行通过胼胝体压部，通常沿着胼胝体上表面走行）

胼周动脉后部的长度取决于胼胝体缘动脉和大脑后动脉的胼胝体背侧支的大小。有时胼胝体背侧支可能为胼周动脉的终末部分，而不是起自大脑后动脉。一些大的皮质支起自胼周动脉的凸面，供应眶回、直回、嗅球和嗅束前部的白质，额叶和顶叶的内面及条状外面。多数小分支从胼周动脉的凸面发出，供应胼胝体、透明隔和穹隆柱。大脑前动脉的分布有多种变异类型，有时候无法从一支孤立动脉的起源精确辨认此动脉，但可根据分布情况进行识别。

胼周动脉的分支（图 2.47）

- 眶动脉（额基底动脉）（是胼周动脉的第一分支。通常起自胼周动脉的胼胝体下段或起自与额极动脉的共干。眶动脉向前的路径位于额叶的内侧面或下面，供应额叶的内侧底区域，包括直回、内侧回的内侧、嗅球和嗅束）
- 额极动脉（通常为胼周动脉的第二分支，从胼胝体下段发出。可与额基底动脉一起形成共干或发自胼胝体缘动脉。此动脉在额极的方向略呈弧形，沿大脑半球的内侧面向前走行，供应额上回的外侧面和内侧面的前部）
- 胼胝体缘动脉（可以是一支血管或是起自胼周动脉的数支上升的血管。在扣带回上方的扣带沟内走行。当其分支为一支主干时，此动脉在胼周动脉旁大致呈平行走行。胼胝体缘动脉的分支在半球的内侧面向上走行，并继续向外侧凸面走行约2 cm，供应运动前区、运动区和感觉区）

胼胝体缘动脉的分支

- 额中前动脉

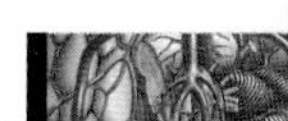

- 额中内动脉
- 额后内动脉
- 旁中央动脉

大脑前动脉的皮质支

根据大脑前动脉皮质支的分布，确定了供血的 8 个区域（图 2.3）。

- 眶额
- 额极
- 额中前
- 额中内
- 额后内
- 旁中央
- 顶中上
- 顶中下

大脑前动脉皮质支的分布与大脑半球内侧面的解剖结构有关。内侧面由大脑前动脉供应，被一些脑沟裂划分。这些脑沟裂为额下沟（额极动脉）、扣带沟（胼周动脉）、扣带沟边缘支［旁中央动脉和（或）顶中上动脉］、旁中央沟（额后内动脉）、中央沟（旁中央动脉）、顶下沟和顶枕裂。

额下沟总是存在，位于额上回的内界。直回在额下沟的正下方。位于额下沟上方的是大的额上回，被许多不稳定的和未命名的脑沟分割。旁中央沟标志着额上回的后界及其与旁中央小叶的分界。旁中央小叶的大小常有变异,在上部被中央沟分隔,中央沟从外侧面延伸至大脑半球。扣带沟的边界将旁中央小叶与楔前叶分隔开,此血管下界为顶下沟,后界为顶枕沟。

皮质动脉起自胼周动脉或胼周动脉的边缘干。胼周动脉的大小与胼胝体干的大小呈反比关系。皮质动脉根据其供应的区域命名。

眶额动脉（图 2.43）　大脑前动脉的第一分支。从胼周动脉独立发出，在大多数人中，其与额极动脉有共同的起源，或是与 2 ~ 3 支其他的皮质动脉一起作为胼胝体缘干的一个分支。眶额动脉供应直回和额叶下面的内半侧。眶额动脉与“H”形脑沟区域内的大脑中动脉的眶额支吻合。此分支血管造影的侧面投影在眼动脉水平或眼动脉下方水平（图 2.47）。

额极动脉（图 2.47）　由胼周动脉或胼胝体缘干在胼胝体膝部的相反方向发出，沿额下沟内或在额下沟的前方走行。在 50% 的人中，此动脉的起源可能与眶额动脉、额中前动脉及额中内动脉相同。一般情况下，一支动脉中有两支主要的分支，供应额上回的下部分。

额中前动脉　在 40% 的人中，此动脉直接起自胼周动脉。可能与除顶内动脉外的其他皮质支有共同的起源，也可能与额极动脉和额中内动脉有共同起源。在大脑半球的 3/4 内，其表现为一支动脉分为两支或更多分支。额中前动脉供应额上回内侧面的前 1/3。

额中内动脉　通常起自胼周动脉。与其他额内动脉联合起自胼胝体缘干的情况比较少见。供应额上回内侧面的中 1/3。

额后内动脉　在 50% 以上的人中，此动脉是胼胝体缘干的一支分支，最多见的是与额中内动脉和旁中央动脉共干。在另一部分人中，此动脉为胼周动脉的分支。在离开大脑半球内侧面之前，额后内动脉发出分支分布于旁中央沟；供应额上回内侧面的后 1/3。

旁中央动脉　可能管径较小，但总是存在。在大约 50% 的人中，它起自胼周动脉，可能与额后内动脉和（或）顶中上动脉共干。在扣带沟边缘支内侧走行,偶可在旁中央沟内。供应中央旁小叶，并从中央沟内的大脑内侧面发出分支。

顶中上动脉　该动脉通常是大脑前动脉最大的皮质支。顶中上动脉在 75% 的人中直接起自胼周动脉；在余下的 25% 的人中，与额后内动脉、旁中央动脉或顶中下动脉有共同的起源。在扣带沟边缘支内侧走行。该动脉供应楔前叶的上 2/3。供血区域可向后延伸至该动脉与大脑后动脉的顶枕支吻合处，为约 80% 的楔前叶供血。

顶中下动脉　该动脉是大脑前动脉最后的皮质支，在胼胝体压部的周围、胼周动脉前发出。起源可能较复杂，供应楔前叶的下 1/3 和向后延伸至顶中上动脉以远。

大脑中动脉（图 2.1A, 2.32 ~ 2.35, 2.37, 2.43, 2.48, 2.49)

大脑中动脉起自颈内动脉，比大脑前动脉大约粗 20%，位于前穿质内侧部的下方、大脑外侧裂的内侧。副大脑中动脉可见于 3% 的人，位于颈内动脉的分叉下方。副大脑中动脉很少起自大脑前动脉，它的胚胎起源可能与 Heubner 动脉有关。脉络丛前动脉罕可起自大脑中动脉。

大脑中动脉可被分为 3 段：水平段（M1）、外侧裂池段（M2）、皮质段（M3）。水平段供应基底节、额叶的眼眶表面和颞极。外侧裂池段供应岛叶。皮质段供应大脑的外侧凸面。

大脑中动脉的水平段

大脑中动脉的水平段或 M1 段起自颈内动脉分叉，在大脑外侧沟内走行，止于进入大脑外侧裂之前。水平段并不总是水平的，可能在进入大脑外侧裂之前向下或向上走行。水平段的末端和外侧裂池段的起始之间的连接部被称为大脑中动脉的“膝部”。在大多数患者中，大脑中动脉的水平段在接近 Reil 岛处分叉或分成 3 支。然而，通常有一个更早的分支（图 2.46）。

水平段的分支

- 豆纹动脉
- 眶额支
- 颞叶前动脉

豆纹动脉（图 2.43）　大脑中动脉水平段的后上部通常发出 6 ~ 12 个分支，进入前穿质。它们通常被分为外侧组和内侧组，从 M1 段和 A1 段远端发出。它们偶尔起自大脑中动脉的前部分支。豆纹动脉供应尾状核的大部分、壳核的大部分、苍白球的外 1/3 和内囊前支的上半部分。Heubner 的回归动脉是较大的内纹动脉，罕见发出眼眶支，供应额叶的部分。

眶额支　此动脉起自大脑中动脉水平段的前面，向前、向上和沿外侧走行，供应额叶的下面和外侧面。此动脉的大小与胼周动脉的额极支的大小呈反比。

颞叶前动脉　这些动脉起自水平段的前面，与豆纹动脉相反，越过颞叶。它们可与眶额动脉或颞叶后动脉共干。颞叶前动脉通常有两个分支。小分支向下、向前供应颞极；回归支在外侧裂或颞叶的外侧面向外、向后走行。这些分支的管径与颞叶后动脉的管径相平衡。

大脑中动脉外侧裂池段（图 2.32A, 2.33, 2.34, 2.43, 2.49）

岛叶是大脑皮质构成的一个三角形区域，位于外侧裂的底面，被岛盖遮蔽。在它们通过外侧裂供应大脑凸面皮质之前，为大脑中动脉的分支（升支或额升动脉组）所勾勒。额升动脉组包括岛额或分支状动脉组和中央沟动脉。岛叶内动脉的外侧观呈三角形。三角形的上点为大脑中动脉水

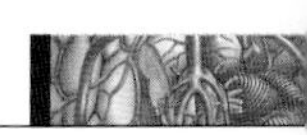

平段；前上点为岛叶内的最前动脉开始向内侧弯曲离开外侧裂处；后上点又称为外侧裂点。三角形的上界为上界沟内动脉开始向内侧弯曲处与离开外侧裂处的连线。

在额叶的投影中，大脑中动脉岛叶分支略向外弯曲直到上界沟（图 2.43 和 2.49A）。岛叶的前部位于后部的更内侧。

分支状动脉组在其远端可对称性地分出 2 ～ 3 支。这些动脉供应布罗卡区。后支通常供应运动前区，并可能辅助供应运动带。

大脑中动脉皮质段（图 2.37B，2.47 ～ 2.49B)

大脑中动脉的皮质段供应额叶、颞叶、顶叶和枕叶的全部的外侧表（浅）面。可辨认出大脑中动脉的 12 个分支。这些分支分别出现于大脑中动脉的 M2 分段，呈分叉或三分叉的分裂模式。

皮质段的分支

- 眶额动脉
- 额前动脉
- 中央前动脉
- 中央动脉
- 顶叶前动脉
- 顶叶后动脉
- 角回动脉（终末动脉）
- 颞枕动脉
- 颞叶后动脉
- 颞叶中动脉
- 颞叶前动脉
- 颞极动脉

眶额动脉　此动脉直接从大脑中动脉水平段或与额前动脉的共干发出。当大脑中动脉较早分出 2 ～ 3 支时，眶额动脉起自大脑中动脉更前的动脉干。供应额中回和额下回的眶面，有时也供应额下回的眼眶的下部。

额前动脉　组成岛额或分支状动脉组的前部。供应外侧裂三角前方的额叶的外侧面，包括额下回的边缘部、眶部、额下回的岛盖部。此动脉可与眶额动脉或中央前动脉共同发出。在额下回的眶部水平的外侧裂内出现。它在血管造影片侧位上走行倾斜，向前、向上跨越外侧裂的前部。它可分为两个动脉干，并进一步分成 4 ～ 6 支分支供应额中回和额下回。

中央前动脉　当大脑中动脉分叉时，中央前动脉起自前干。当大脑中动脉分为 3 支时，起自前干或中干。中央前动脉和额前动脉可从单个主干发出。中央前动脉从外侧裂出现，在额下回的岛盖部或其后方几乎呈垂直走行，大脑中动脉的最垂直的分支通常沿中央前沟走行。供应额下回的岛盖部、额中回的后部和中央前回的下 2/3。

中央动脉　根据在大脑中动脉的部位类型，中央动脉有多种起源变异。当大脑中动脉为 1 支时，它可能与顶叶前动脉共干发出。当大脑中动脉为 2 支时，它起自前干。当大脑中动脉为 3 支时，它起自中间干。中央动脉在 66.6% 的人中可为单支血管，在 33.3% 的人中为两支血管。中央动脉在 Rolando 裂附近走行，作为两分支环绕岛盖，供应中央前回及中央后回，从此裂出现后呈略斜向后上走行。

顶动脉　顶动脉分为两支，即前支和后支。顶叶前动脉多有变异，此动脉可与中央动脉或顶叶后动脉一起发出。从中央后回的基底部、大脑外侧裂的后 1/3 处出现，向上、向后走行直至中央后沟，供应中央后回、中央沟的上部、最前支的两个顶回的前部。顶叶后动脉是大脑中动脉最后部的上升支。它的大小和起源均有变异，可能起自大脑中动脉分叉处的前干或后干。如果 M2 段分为 3 支，则它起自中干。它在顶盖水平出现在外侧裂内，在顶叶的后部向后并向上通过。供应第一和第二顶回的后部和缘上回。

角回动脉　是大脑中动脉的最大分支及终末分支之一。当 M2 段分为 2 支时，角回动脉起自 M2 段的后干；当 M2 段分为 3 支时，角回动脉起自中干或后干。此动脉在外侧裂的末端出现，在颞上回向上走行。在侧位血管造影图像上，角回动脉是大脑中动脉中走行最为水平的分支；在 Towne 位血管造影图像上，角回动脉是外侧裂内最后面的分支。供应颞上回的后部、缘上回、角回和最前面两个枕回。

颞枕动脉　颞枕动脉可与角回动脉共干发出，有时被认为是角回动脉的分支。此动脉的大小与颞叶后动脉的大小成反比。通常供应颞叶后动脉供血区的后部和上部。此动脉从外侧裂发出后向后及向下弯曲。

颞叶后动脉　当大脑中动脉分为 2 ~ 3 支时，颞叶后动脉起自大脑中动脉的后干。在大多数人中为单支，在外侧裂的后部走出，通过颞上回的外侧面。通过颞上沟，穿过颞中回，在枕前裂的反面终止。供应颞上回的中、后部，颞中回的后 1/3 和颞下回的后部。

颞叶中动脉　通常为一小动脉，从在额下回的岛盖部的反面或偏后方离开外侧裂。与颞叶后动脉的走行方向相近，供应颞叶后动脉供血区前方的颞回。

颞叶前动脉　供应颞叶前部余下的部分。此血管勾勒出岛盖颞部。在颞回的后方下降，终止于颞极的后方颞中沟水平。颞叶前动脉起自 M1 段。

颞极动脉　此动脉为一相对恒定的血管，向前通过颞叶尖的前面和下面，供应颞上回、颞中回、颞下回的前部。

大脑后动脉（图 2.32B ~ 2.35，2.37B，2.40B、C，2.41，2.43，2.50，2.51，2.53，2.54）

大脑后动脉通常接收来自基底动脉的血流。此动脉位于小脑幕上，胚胎学上起自颈内动脉。在胚胎发育的最后阶段，大脑后动脉的起源从颈动脉系统转移至基底系统。并且，最终的起源是位于脚间窝的基底动脉分叉部。在 25% 的病例中，胎儿型患者通过单侧或双侧颈内动脉后部的强健的后交通动脉供应大脑后动脉（图 2.37B，2.40C，2.41，2.45）。

大脑后动脉更典型的是通过大脑后动脉 P1 段（图 2.32B ~ 2.34，2.50 ~ 2.53）与基底动脉相通。大脑后动脉在中脑周围池内向后走行至中脑周围。其终末皮质支供应枕极、枕叶的内部和下部以及颞叶的内部。

大脑后动脉的远干分为脚间段、环池段、四叠体段，与这些血管通过的相应脑池相对应。

脚间段

此段是大脑后动脉的远端，起自基底动脉，与中脑脚的前内部关系密切。后交通动脉与脚间段的中部相连。脚间段的远端部分与动眼神经关系密切。脚间段通常为水平走行，但当基底动脉较短且伴一较低分叉时，脚间段直立向上呈“V”样形态（图 2.51）。随着基底动脉的延伸，脚间段向前、向内走行至大脑脚的表面。在 50% 的人中，脚间段是不对称的。

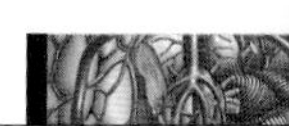

环池段

此段是大脑后动脉的第 2 个脑池段，位于中脑和海马回之间，在海马沟内向后走行。它与位于其上的基底静脉平行，行经滑车神经至小脑幕的游离缘。小脑上动脉在环池段的下方。此段与小脑幕游离缘的关系存在变异。如果大脑后动脉起源位置低，则环池段在小脑幕游离缘的下方通过；如果起源位置高，则在小脑幕上的海马沟内向后走行。

四叠体段

此段是大脑后动脉在四叠体池侧面的延续。在该水平，四叠体段互相接近，继续在胼胝体压部下方向后走行，终止于皮质支处。

大脑后动脉的分支（图 2.49 ~ 2.51）

- 中脑支和丘脑支
  - 中脑支
    - 脚间穿支
    - 大脑脚支
    - 环中脑支
  - 丘脑支（图2.54）
    - 前丘脑穿通动脉
    - 后丘脑穿通动脉
      - 脚间丘脑穿通支
      - 丘脑膝状体穿通支
- 脉络丛后支（图2.44，2.54）
  - 脉络丛内后支
  - 脉络丛外后支
- 海马支
- 脑膜支
- 后胼周动脉
- 皮质支
  - 颞叶前动脉
  - 颞叶后动脉
  - 顶枕动脉
  - 距动脉

中脑支和丘脑支

中脑支

脚间穿支起自大脑后动脉最初的后表面，共有 3 ~ 6 支穿支，经后穿支穿过脚间窝的底侧。供应动眼神经核、滑车神经核、中脑网状结构、前顶盖和第四脑室的中间底板。

大脑脚支起自大脑后动脉，穿过大脑脚，供应皮质脊髓束和皮质延髓束通路，以及黑质、红核和其他被盖（脑桥背侧部）结构（动眼神经）。

环中脑支是一组长度不一的小血管，起自环绕中脑的脑后动脉的支蒂段。小穿支供应大脑脚和黑质，以及被盖后部结构。

丘脑支

丘脑穿通动脉被分为前、后两组。

前丘脑穿通动脉由 7 ~ 10 支动脉组成，起自大脑后动脉的侧面，供应视交叉后部、视束、下丘脑后部和大脑脚的部分。

后丘脑穿通动脉由两组动脉构成。

脚间丘脑穿通支起自大脑后动脉脚间段的近端，经后穿质的旁内侧面，穿过丘脑。

丘脑膝状体穿通支起自大脑后动脉的环池段，有 3 ~ 6 支动脉穿过丘脑的基底和膝状体。

脉络丛后支

脉络丛内后支　此动脉通常起自大脑后动脉的近端，与大脑后动脉平行走行，并插入动脉和中脑之间，发出分支。它进入四叠体池的外侧部，供应四叠体板和松果体，到达中脑，向前至第三脑室顶，毗邻颈内静脉。此动脉的多个小分支到达孟氏孔水平，供应第三脑室脉络丛及丘脑的背内侧核。

脉络丛外后支　起自大脑后动脉的环池段，起源点变异常见。超过 50% 的人可能仅有 1 支脉络丛外后支，其余可能有多支。前支供应侧脑室颞角的脉络丛前部，后支供应三角区和侧脑室的脉络丛。脉络丛外后支也供应穹隆脚、穹隆连合、穹隆体和穹隆前柱的一部分，以及丘脑。这些血管的大小与脉络丛前动脉大小呈反比，它们的分支与脉络丛前动脉和脉络丛后内动脉的分支吻合。

海马支

这些动脉在邻近脉络丛外侧动脉的大脑后动脉干处发出至海马。每一侧各有 1 ~ 4 支。

脑膜支

脑膜支细小，起自大脑后动脉的脚间段。它们沿中脑走行，供应小脑幕下面的正中带（正对大脑镰和小脑幕的连接处）。

后胼周动脉

通常在四叠体池水平，自大脑后动脉的顶枕支发出，也可起自大脑后动脉、脉络丛后动脉或颞叶后动脉。通常为一小血管丛，而非一条血管。此动脉在胼胝体压部绕过，在胼胝体上池内向前走行，与前胼周动脉的远端分支吻合。

皮质支（图 2.44，2.49）

大脑后动脉有 4 支主要的皮质支。

颞叶前动脉　起自大脑后动脉环池段的近端，有一个或多个分支。在海马回下方，向外侧、向前走行，供应颞叶前部的下面，与大脑中动脉的颞叶前支吻合。

颞叶后动脉　起自大脑后动脉的环池中段，80% 为单支，可能发出颞叶前支。沿海马回后方、外侧走行。数个小分支起自此动脉，沿颞叶后部的下面和邻近的枕叶走行。远端血管可与距状沟后 1/3 内的距动脉吻合。在 22.5% 的人中，该动脉供应初级视皮质。

顶枕动脉　既可在环池水平从大脑后动脉独立发出，也可在距状沟近端 1/3 的后大脑干分叉处与距动脉共同发出。此动脉起自四叠体段的占 22%，起自基底部的约占 40%。95% 的人为单支。分支包括脉络丛外后支，分布于海马、丘脑后结节以及内、外侧膝状体的分支。作为副支供应视皮质的占 35%。顶枕动脉的主干通常分为许多皮质支，供应顶枕叶内侧、楔前叶，并深入顶枕沟内。侧位投影血管造影图像显示顶枕分支向后、向上走行，作为大脑后动脉的最上部的 3 支后皮质支。在顶枕动脉近端前面的投影通常是最内侧的 3 支后皮质支，围绕顶枕叶的内侧面。

距动脉　起自距状沟边缘 1/3 处的大脑后主干分叉部。在其发出处，此动脉位于顶枕支的外侧。沿距状沟深部弯曲向后走行。距动脉的起源变异与动脉干的数量有关。40% 的人为单支，60% 的人为两支。供应视皮质的一部分。

椎动脉（图 2.1 ~ 2.3，2.32 ~ 2.35，2.40，2.50，2.51，2.55）

在 80% 以上的人中，椎动脉作为锁骨下动脉最近端和最大的分支，起自锁骨下动脉第 1 段的后上面。最常见的变异是其起源点更靠近近端。在左侧，约有 5% 的人的椎动脉起自左颈总动脉和左锁骨下动脉之间的弓部（图 2.2C）。在这些人中，椎动脉进入第 5 颈椎横突孔，而不是通常的第 6 颈椎

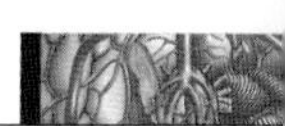

横突孔。其他的变异（如左椎动脉末端到达左锁骨下动脉，椎动脉来自左颈总动脉或颈外动脉）均非常罕见。右椎动脉起自右颈总动脉或主动脉弓的病例少于1%。椎动脉的双叉起源同样非常少见。椎动脉的大小有变异但左侧优势动脉更为多见。在左锁骨下动脉梗阻的病例中，左、右椎动脉的扩张及左椎动脉内血流的转向可导致盗血现象（图2.56）。同时还存在大脑后部循环血流的倒转，导致失衡或崩溃，特别是当左上臂负重时。与右上臂相关的右锁骨下动脉梗阻和盗血很少见。

椎动脉

椎动脉的分段

在87%的人中，椎动脉的第1段通常从进入第6颈椎横突孔起开始延伸。它直接向上、向后走行至椎外段。该血管被颈交感神经丛所围绕，并且在前方与椎静脉、颈静脉和甲状腺下动脉相邻。甲状腺下动脉（图2.57）和肋颈干罕见起自椎动脉的起始部。

椎动脉的第2段通过横突孔向颅内走行，直至枢椎的横突孔。此动脉在内侧与椎体的钩突关系密切，在后方与颈神经腹侧支关系密切。在此段内其被颈静脉丛所围绕。

第3段在枢椎到其椎管的出口处延伸。当离开枢椎横突孔后，它向外、向后走行穿过寰椎的横突孔。在通过寰椎的横突孔后，此动脉在寰椎后弓上面的水平沟内向后内方走行。当它到达中线后，转向头侧，穿过寰枕后膜进入椎管。在此水平，胚胎前寰枕节间动脉的存在，可能导致颈内或颈外动脉和椎动脉之间产生一少见但高度增生的交通。枕动脉可能偶尔作为椎动脉的第3段分支发出（图2.31）。V3段与V4段的连接处是血管进入硬脑膜的相对固定点。血管流动性的下降导致血流的轻微湍急，以及局灶性颅内动脉粥样硬化性钙化在交界处积聚。枕动脉作为椎动脉第3段的分支可能很少出现。

椎动脉的第4段穿过硬脑膜，向前内侧走行通过枕骨大孔。在此水平，动脉位于延髓的前方，与对侧的椎动脉汇合形成基底动脉。0.2%的椎动脉不能在一侧和基底动脉汇合，而终止于小脑下后动脉（PICA）。

椎动脉的分支

- 肌支
- 脑膜支
- 脊支
- 根支
- 寰前节间动脉
- 小脑下后动脉

肌支

在每个椎间隙，椎动脉都会发出1支根支，沿着腹侧（前面）和背侧（后面）的神经根走行，其肌支与来自颈深动脉、枕动脉（后面）、颈升动脉和咽升动脉（前面）的肌支形成吻合网。此吻合网通过3条腹侧轴（前方为颈升动脉和咽升动脉，中央为椎动脉，后方为颈深动脉和枕动脉）构成了纵向血管轴。肌支和根支一起，发出一些分支至邻近的脑膜。一些根支还发出脊髓脊神经支（前或后）。

脑膜支

后脑膜支　在枕骨大孔下方、寰椎的椎弓水平上方发出，供应后颅窝硬脑膜的前部及小脑镰。它可向颅内延伸供应小脑幕和小脑镰，可起自咽升动脉（神经脑膜干）的后部（图 2.9）或枕动脉（图 2.30）。

前脑膜支　起自椎动脉第 2 段的末端，向内、向颅侧走行进入椎管，供应枕骨大孔水平的延髓。

齿状动脉弓（图 2.9，2.11，2.52）　每一支椎动脉通过一动脉弓供应齿状突后部的脑膜。齿状动脉弓可起自咽升动脉或与咽升动脉吻合。

脊支

脊髓前动脉（图 2.1，2.58）　脊髓前动脉起自两支椎动脉形成基底动脉的交汇处附近。这些分支在中线处汇合，通常在起点后 2 cm 处。脊髓前动脉延伸大约脊髓的长度后，与前内侧沟关系密切，根据实测呈现出不同的大小。

脊髓后动脉　脊髓后动脉可起自小脑下后动脉或椎动脉的硬膜内部分。它们沿延髓和脊髓的后外侧面向足侧走行。

根支

数支小的后根支通过神经孔进入脊髓，与脊髓动脉吻合。前部有 1 ~ 6 支动脉，后部有 0 ~ 8 支动脉。

寰前节间动脉（图 2.40）

此动脉是罕见的成年后仍可存在的胚胎性原始颈段动脉。当其存在时，椎动脉的近段可能闭锁。它通常连接颈内动脉或颈外动脉至远端椎动脉。

小脑下后动脉（图 2.50 ~ 2.52，2.54，2.55）

小脑下后动脉（PICA）是椎动脉最大和最远端的分支。PICA 在大约 57% 的人中起自枕骨大孔以上；在 4% 的人中，起自枕骨大孔水平；在 18% 的人中，则见于枕骨大孔以下。PICA 偶尔缺如（20% 以上），此时其供血区由小脑下前动脉（AICA）供应。这两支动脉之间的吻合很常见。一支血管可取代 AICA 和 PICA（图 2.51）。

PICA 的路径变异有许多类型，可分为数段。分段与其供应及相邻的结构有关，包括延髓、第四脑室下部、小脑下蚓部、扁桃体和小脑半球（延髓前段下面、延髓外侧段、延髓后段、扁桃体上段以及其他分支）。

（1）延髓前段。PICA 在延池内向后走行，在延髓橄榄的下端回转，邻近二腹小叶，称为延髓前段，也称为脑池近段。

（2）延髓外侧段。PICA 继续沿延髓的外侧面、延髓小脑沟向后走行，称为延髓外侧段，与尾侧环对应。

（3）延髓后段。当 PICA 到达延髓的后缘，在第 9 ~ 10 对脑神经根后方上升至下髓帆后部、扁桃体上极的前面，称为延髓后段，也称为延髓段。

（4）扁桃体上段。PICA 继续在扁桃体上极上方后侧走行，称为扁桃体上段，也称为颅内袢或脉络丛段。基底上段的尾端点总是与第四脑室平行，并为第四脑室的脉络膜供血。

小脑下后动脉的分支

- 穿支（有多支小动脉分支起自PICA的延髓前段、延髓外侧段、延髓后段，供应延髓的后外侧面。当PICA发育不全或缺如时，这些分布于延髓的分支起自椎动脉。PICA的小分支可向上外方延伸至扁桃体，也可供应小脑的齿状核）
- 终末支［在大多数病例中，PICA在颅内

 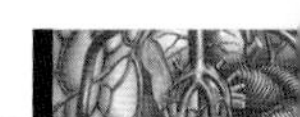

袢的顶部远端分为两支主要的终末支：扁桃体半球支（外侧）和小脑蚓部支（内侧）]

- 扁桃体半球支（沿扁桃体内侧面的后缘下降，分为扁桃体支，向前延伸；半球支向下，向后外侧走行。通常半球支和AICA或小脑上动脉之间有吻合。半球支若没有起自PICA，可能起自AICA或小脑上动脉）
- 小脑蚓部支（这些分支在下蚓部的内面通过，位于小脑半球和下蚓部之间。在此处向下方和外侧凸出形成一环路。在一些病例中所有的小脑蚓部支均起自单支PICA）
- 脑膜支（后脑膜支偶然可见起自PICA，而不是椎动脉）

基底动脉（图 2.1, 2.3, 2.32, 2.33, 2.35, 2.50, 2.51, 2.53 ~ 2.55）

基底动脉由双侧椎动脉在延髓脑桥沟水平汇合形成。沿浅沟向上走行，与脑桥的前部相邻。此动脉可见于斜坡后方桥前池内。此动脉的远端经常向后弯曲，在通过两条动眼神经之间后，分为两条小脑后动脉。有时候基底动脉的走行扭曲，偏离中线。

基底动脉的分支

- 脑桥支
  - 内支
  - 横支
- 小脑下前动脉
- 小脑上动脉
- 脑桥支

脑桥和中脑的基底支均为起自从主要动脉的外侧及后侧发出的小动脉。它们可分为内支（或旁内侧支）和横支（或旋支）。

内支

许多小动脉起自基底动脉后部，在内侧沟进入脑桥。这些动脉在脑桥深部穿过，到达第四脑室底。

横支

横支通常为 4 ~ 6 对，常起自基底动脉的外侧面，围绕脑干的前、外界。这些动脉发出数个小穿支，在右角穿过脑桥至主干。

小脑下前动脉（图 2.50，2.51，2.54）

小脑下前动脉（AICA）起自基底动脉的近端或中 1/3 处。此动脉分为主干和回归支，并且再分为主要的两分支——外侧支和内侧支。AICA 的大小与 PICA 的大小呈反比。当其中一支动脉缺如或发育不全时，其同侧的动脉更大，并代替 AICA 或 PICA 输送血液至其正常营养区域。

AICA 的主干向外、向下走行，在展神经的背侧或腹侧接触。在小脑脑桥角内，近端动脉干通常位于面神经、中间神经和听神经根的腹侧或内侧。这些神经之间的距离非常近，与 AICA 有关并被认为是一个单位。AICA 的主干发出小分支至脑桥的外侧面，从中 1/3 延伸至延髓上部。

AICA 的回归支起自内耳道区域，向内侧走行到达小脑脑桥角，延伸至小脑背侧。

外侧支向后走行，在小脑的上、下半月小叶

之间的水平沟内，回转向小脑绒球小叶，此动脉发出半球支至上、下半月小叶，远端半球支与小脑上动脉和 PICA 的分支吻合。

AICA 的内侧支向内、向下走行至小脑的内界和前界，供应二腹小叶，此分支也与 PICA 吻合。

在 95% 的人中，内耳动脉起自 AICA 的近段，或可起自 AICA 的基底动脉起源的上方。此动脉供应内耳道内的结构（包括神经根和内耳）。

小脑上动脉（图 2.50 ~ 2.52，2.54）

小脑上动脉（SCA）在小脑后动脉的起点近端起自基底动脉，也可起自大脑后动脉。SCA 的近端干在中脑环池内向后走行，围绕上脑桥和下中脑。它供应部分中脑、小脑半球的上面、小脑上蚓部和小脑核。

SCA 的近端干（中脑周围）或脑池段分为 3 段：脑桥前段、环池段、四叠体段。它有皮质支和穿支。

脑桥前段

此段是 SCA 的近端部分，在脑桥前面向后走行，呈弓形。它出现于动眼神经根的下部，并在大脑后动脉的近段离开此神经。此动脉可发出 2 ~ 3 条分支（图 2.52），发出小脑蚓部边缘支和上支。

环池段

此段是 SCA 的第 2 部分，从脑桥的外界发出，向后转过脑桥臂或小脑中脚，在环池段的幕下部分内向后走行。此段与滑车神经的路径平行。

四叠体段

此段为 SCA 的远段，位于四叠体池的外侧面。在此处，两条 SCA 在中线处互相接近，发出吻合支。

皮质支

外侧支（边缘支） 边缘支是 SCA 最大的分支，在环池内自 SCA 的第 2 段发出，更少见的是自脑桥前段发出的。此动脉可到达小脑的前外侧缘，并在水平裂区域内向后外侧延伸。以此区别上、下小脑叶。

半球支 半球支起自 SCA 的边缘支。当此动脉在脑干的后面绕行时，有 2 ~ 3 支分支自 SCA 的环池段或第 2 段的边缘支起点的远端发出。这些分支向上走行，在水平沟方向呈放射状分布于小脑的上面。它们除供应齿状核外，还供应皮质区四叠体的内侧、上半月小叶和小脑蚓部的上半部分。

上蚓部支（图 2.53） 此动脉是 SCA 的终末支，起自四叠体段或第 3 段。在 SCA 的每一侧都有 1 ~ 2 支上蚓部支。在四叠体池内它们互相接近，这些分支之间，以及这些分支和 PICA 发出的下蚓部支之间可见吻合。它们越过小脑蚓部接近中线。

穿支 许多小分支起自 SCA 主干并穿过脑干。这些分支在脚间和四叠体段常见。这些至脑桥和中脑的分支起自 SCA 的脑桥前段。一些从 SCA 脑池段发出的分支也穿过脑桥，供应脑桥的外面。四叠体下丘由来自 SCA 四叠体段的小分支供应。一些 SCA 环池段远端的较大分支供应齿状核，并走向小脑上脚下方。

侧支循环

在大脑血管栓塞后，如果建立了良好的侧支循环，受影响区域的血供就可以被充分替代。脑的侧支血流可来自颅外，从颈外动脉至颈内动脉；也可能来源于颅内，来自蛛网膜下腔或软脑膜的吻合。

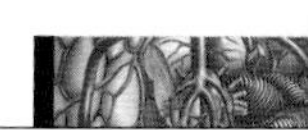

颅内蛛网膜下腔侧支化通过大脑动脉环（Willis 环）发生，在大脑动脉的终末分支内以及基底动脉和颈动脉之间的胚胎性连接处。

最常见的颅内侧支通路是 Willis 环，前部由大脑前动脉的 A1 段、颈内动脉的床突上段和前交通动脉构成；外侧由后交通动脉构成；后部由大脑后动脉的 P1 段构成。当 Willis 环主要动脉的其中一支阻塞，血流从压力正常处流至低压力区域，使缺血问题最小化。但不幸的是，大多数情况下 Willis 环是不完整或异常的。

当 Willis 环不完整，同时颈内动脉阻塞时，颈外动脉可给颅内循环供血。正常顺行的血流通过颈外动脉及吻合支，在眼动脉的逆行血流可在颈内动脉的末端再通。可由来自脑膜动脉的血管网（流至大脑表面的皮质支）提供额外的血流。当椎动脉系统阻塞，而后交通动脉发育不良时，椎动脉的肌支可发育并使远端椎动脉再通。

大脑表面的大脑前、中、后动脉存在幕上皮质吻合。同样，在幕下小脑表面，小脑的后下动脉、前下动脉和上动脉的皮质支之间也存在皮质吻合。延髓深穿支动脉起自此网络，但并不与其中的血管吻合，因此这些血管的阻塞会导致梗死。

Willis 环（图 2.1，2.32 ~ 2.34，2.36）

颅内大部分区域由两条颈内动脉和它们之间的中央吻合供血，此吻合称为 Willis 环，连接颈内动脉和供应余下大脑部分的椎基底动脉系统。Willis 环呈多边形而不是环形。

它位于脚间池内，此池环绕视交叉、脑垂体的下丘脑漏斗和其他在脚间沟内的神经结构。大脑前动脉在前面通过前交通动脉相连。基底动脉在后面发出分支和两条大脑动脉，每条动脉均通过后交通动脉与同侧的颈内动脉相连。上述情况仅见于少数的病例。Willis 环血管管径多变，经常发育不良甚至缺如。在大约 60% 的病例中，此环显示出一些变异。大脑前、后交通动脉，可能缺如、发育不良、双重或三重。在 90% 的病例中，可见颈内动脉、大脑后动脉与大脑前动脉之间存在一些完整的环状动脉通路，但在大多数病例中血管太小或狭窄，弱化了侧支循环的能力。长度上最大的变异见于前交通动脉，直径上最大的变异则见于后交通动脉。在前面，大脑前动脉第 1 段的发育不全或缺如常多于前交通动脉的变异。

胚胎性交通（图 2.40）

在颈内动脉和基底动脉之间最常见的胚胎性交通是永存三叉动脉（图 2.40B）。此胚胎性动脉与颈内动脉和基底动脉的海绵窦前段相通。永存舌下动脉在通过舌下神经管后，连接颈内动脉颈段部分和基底动脉的近端。寰枕前节间动脉通过第 1 颈间隙（Ⅰ型）或第 2 颈间隙（Ⅱ型）连接颈内动脉或枕动脉与椎动脉。最罕见的是位于颈内动脉岩段的永存颈动脉（图 2.40C）。

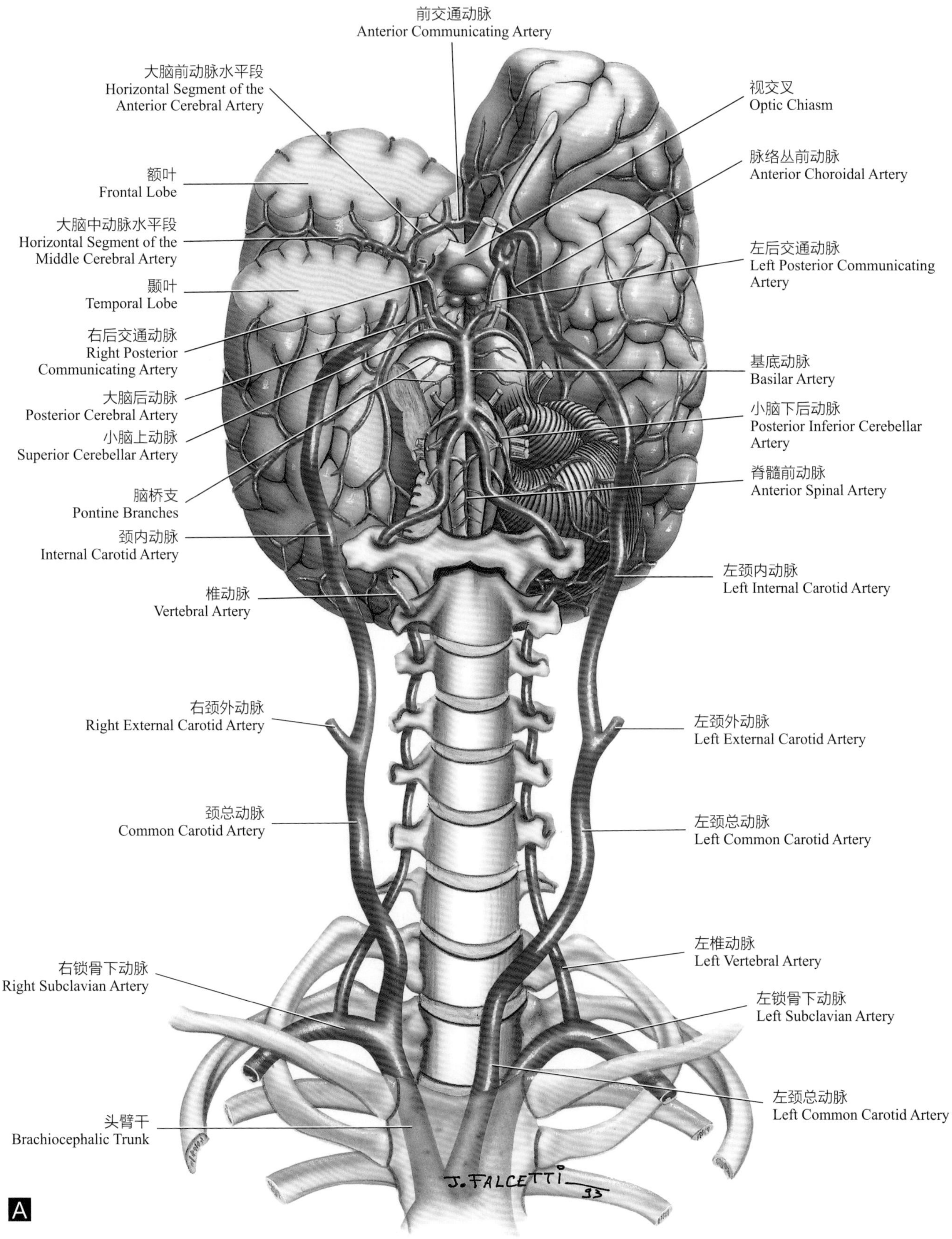

前交通动脉
Anterior Communicating Artery

大脑前动脉水平段
Horizontal Segment of the Anterior Cerebral Artery

视交叉
Optic Chiasm

脉络丛前动脉
Anterior Choroidal Artery

额叶
Frontal Lobe

大脑中动脉水平段
Horizontal Segment of the Middle Cerebral Artery

左后交通动脉
Left Posterior Communicating Artery

颞叶
Temporal Lobe

右后交通动脉
Right Posterior Communicating Artery

基底动脉
Basilar Artery

大脑后动脉
Posterior Cerebral Artery

小脑下后动脉
Posterior Inferior Cerebellar Artery

小脑上动脉
Superior Cerebellar Artery

脊髓前动脉
Anterior Spinal Artery

脑桥支
Pontine Branches

颈内动脉
Internal Carotid Artery

左颈内动脉
Left Internal Carotid Artery

椎动脉
Vertebral Artery

右颈外动脉
Right External Carotid Artery

左颈外动脉
Left External Carotid Artery

颈总动脉
Common Carotid Artery

左颈总动脉
Left Common Carotid Artery

左椎动脉
Left Vertebral Artery

右锁骨下动脉
Right Subclavian Artery

左锁骨下动脉
Left Subclavian Artery

左颈总动脉
Left Common Carotid Artery

头臂干
Brachiocephalic Trunk

J. FALCETTI 93

A

图2.1　颈动脉、椎动脉、脑内血管前端剖面图以及它们与大脑的解剖关系。A. 标准主动脉弓分支模式

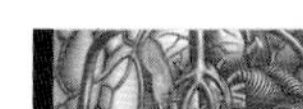

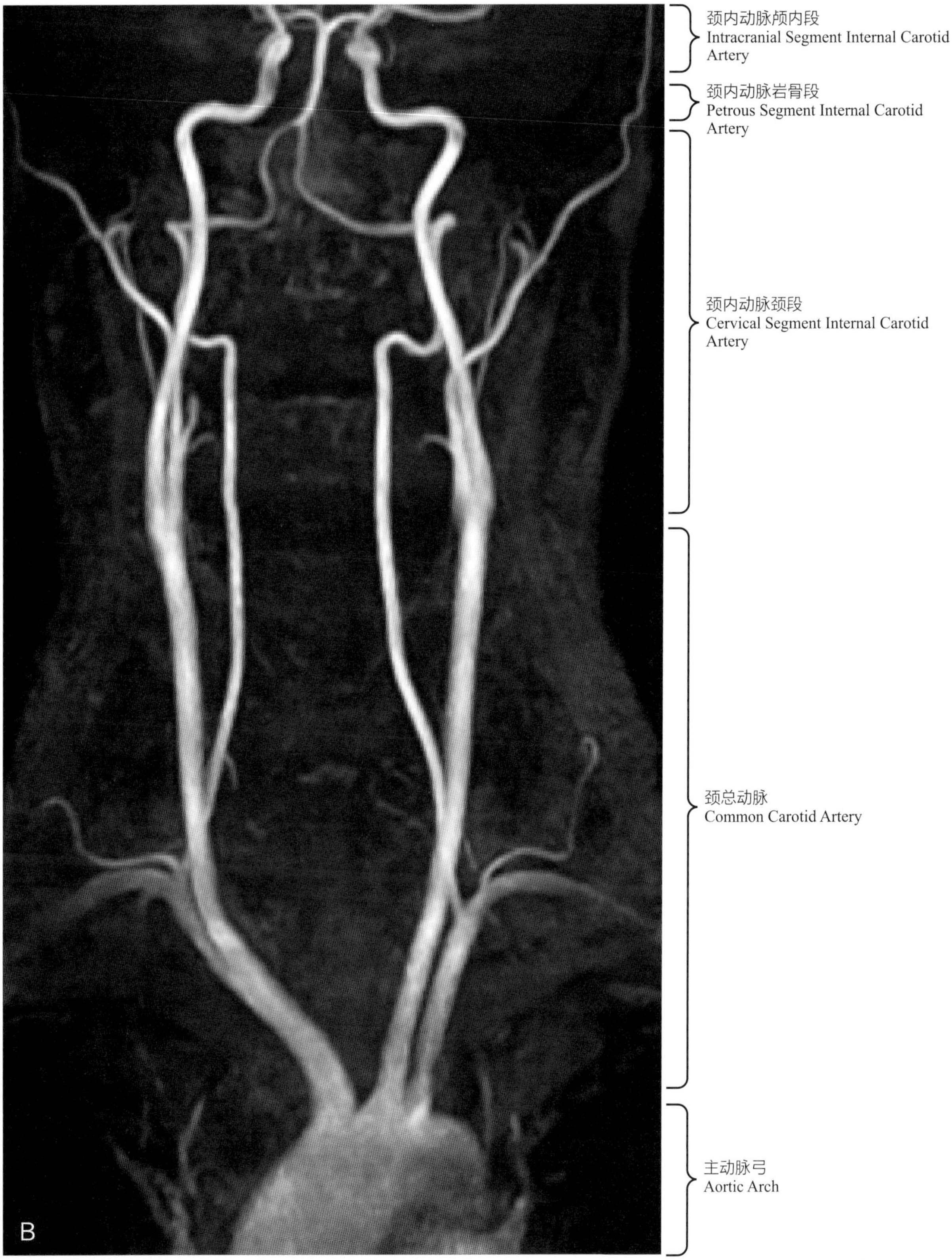

图2.1（续） B. 无创MRA显示，颈内动脉、颈总动脉、主动脉弓

C
右颈内动脉
Right Internal Carotid Artery
右颈外动脉
Right External Carotid Artery
左颈内动脉
Left Internal Carotid Artery
左颈外动脉
Left External Carotid Artery
右颈总动脉
Right Common Carotid Artery
左椎动脉
Left Vertebral Artery
肩胛上动脉
Suprascapular Artery
左胸廓内动脉
Left Internal Mammary Artery
左颈总动脉
Left Common Carotid Artery
头臂干
Brachiocephalic Trunk
左锁骨下动脉
Left Subclavian Artery
主动脉弓
Aortic Arch
降主动脉
Descending Thoracic Aorta
右腋动脉
Right Axillary Artery
右胸廓内动脉
Right Internal Mammary Artery
右锁骨下动脉
Right Subclavian Artery

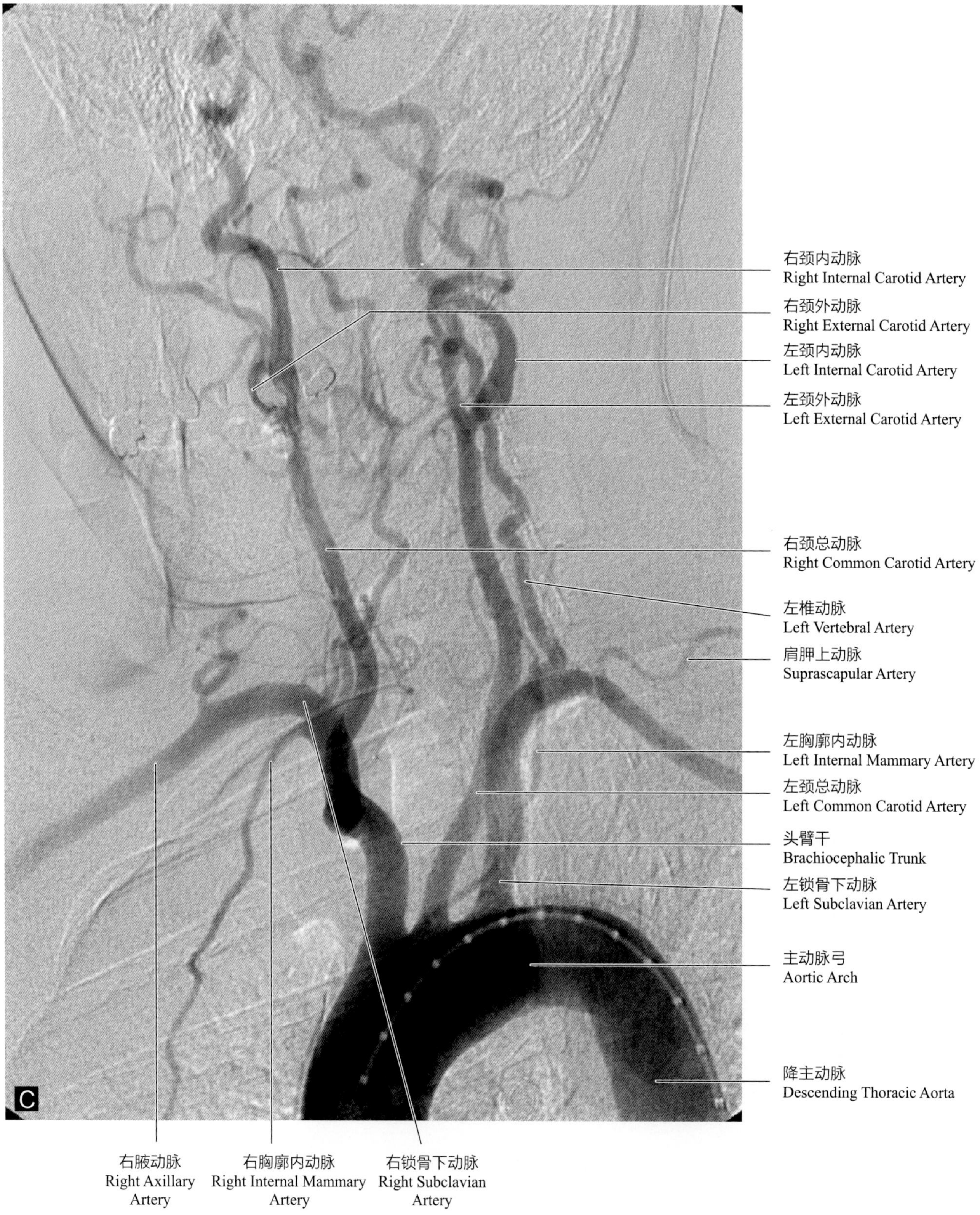

图2.1（续） C. 以导管为基础的DSA图像，在主动脉弓中注入了造影剂。DSA，数字减影血管造影

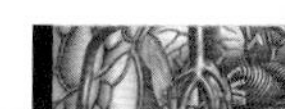

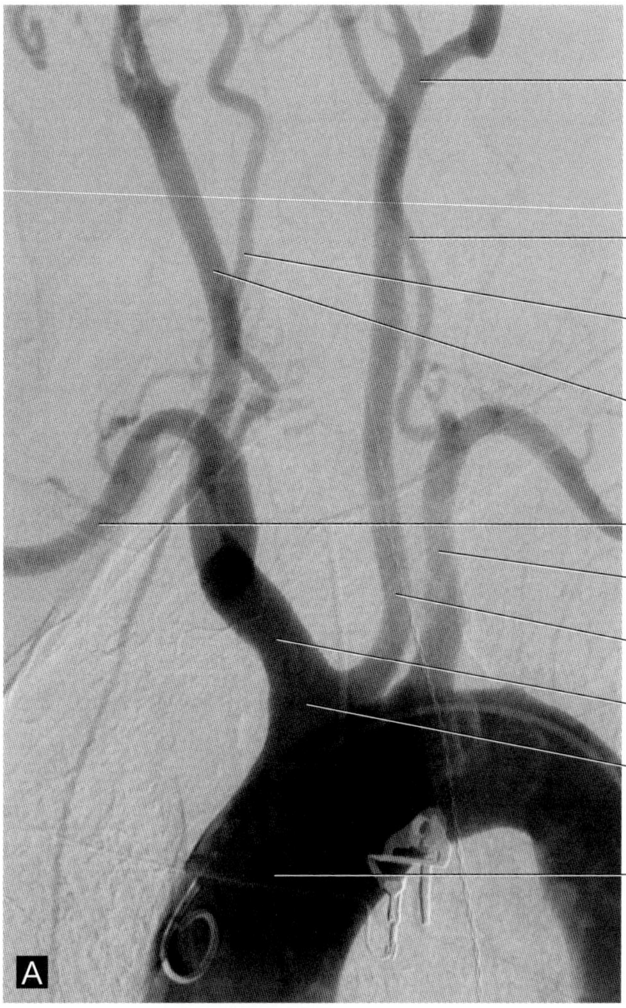

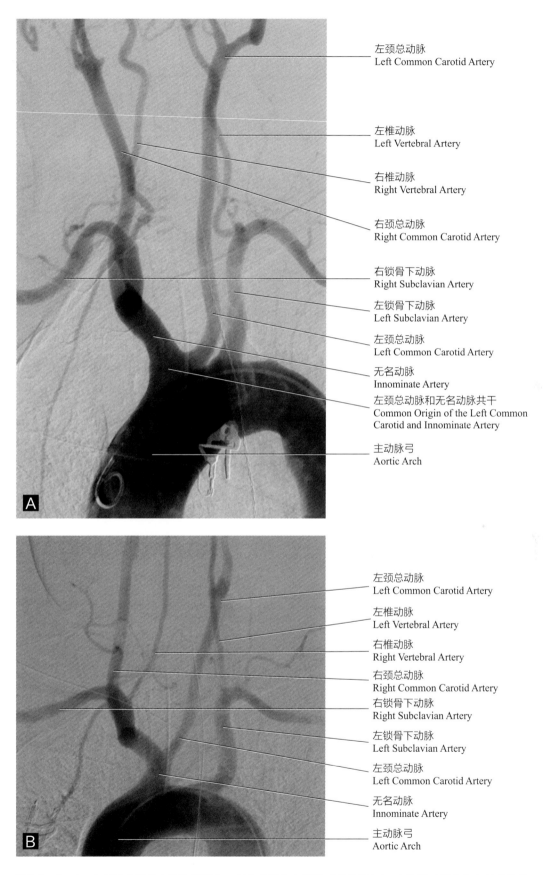

左颈总动脉
Left Common Carotid Artery
左椎动脉
Left Vertebral Artery
右椎动脉
Right Vertebral Artery
右颈总动脉
Right Common Carotid Artery
右锁骨下动脉
Right Subclavian Artery
左锁骨下动脉
Left Subclavian Artery
左颈总动脉
Left Common Carotid Artery
无名动脉
Innominate Artery
左颈总动脉和无名动脉共干
Common Origin of the Left Common Carotid and Innominate Artery
主动脉弓
Aortic Arch
A

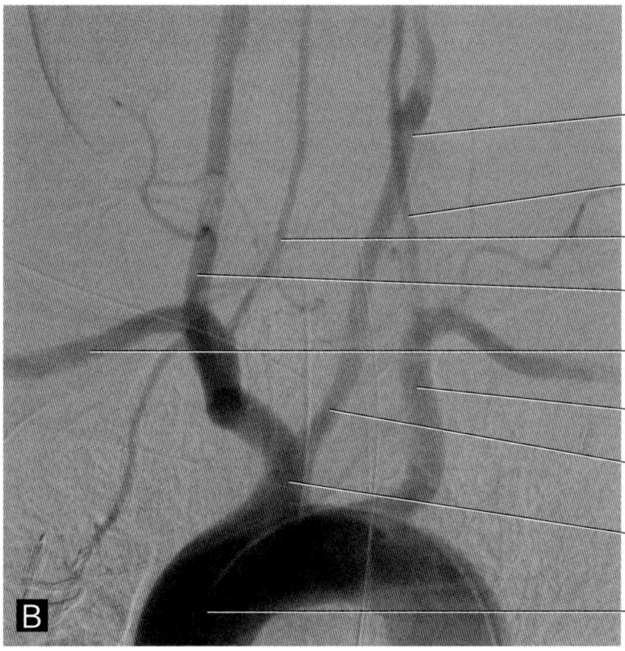

左颈总动脉
Left Common Carotid Artery
左椎动脉
Left Vertebral Artery
右椎动脉
Right Vertebral Artery
右颈总动脉
Right Common Carotid Artery
右锁骨下动脉
Right Subclavian Artery
左锁骨下动脉
Left Subclavian Artery
左颈总动脉
Left Common Carotid Artery
无名动脉
Innominate Artery
主动脉弓
Aortic Arch
B

图2.2 在DSA上可见不同的主动脉弓结构，无名动脉和左颈总动脉共干(A)，左颈总动脉为无名动脉的分支(B)

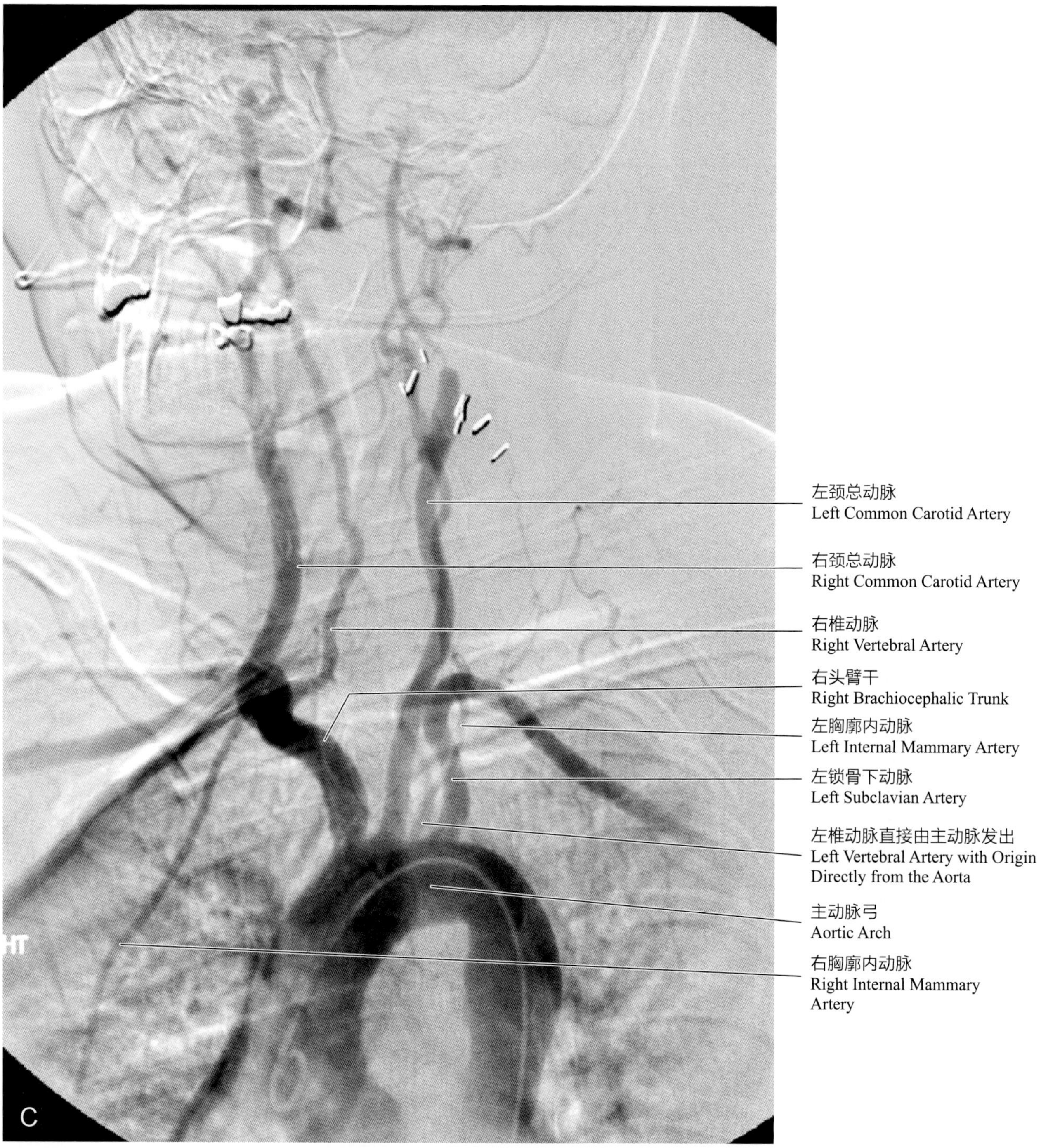

左颈总动脉
Left Common Carotid Artery

右颈总动脉
Right Common Carotid Artery

右椎动脉
Right Vertebral Artery

右头臂干
Right Brachiocephalic Trunk

左胸廓内动脉
Left Internal Mammary Artery

左锁骨下动脉
Left Subclavian Artery

左椎动脉直接由主动脉发出
Left Vertebral Artery with Origin Directly from the Aorta

主动脉弓
Aortic Arch

右胸廓内动脉
Right Internal Mammary Artery

C

图2.2（续） C. 在DSA上可见左椎动脉起自主动脉弓

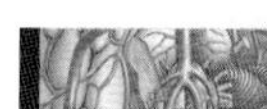

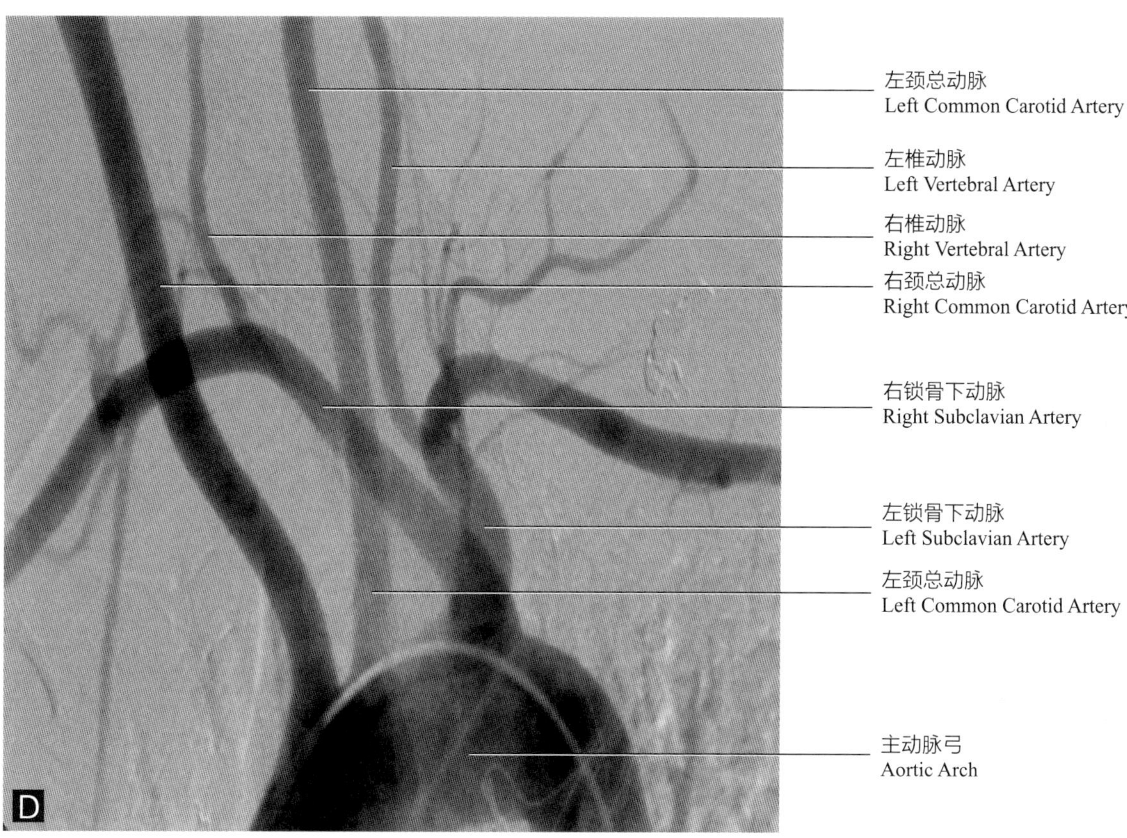
左颈总动脉
Left Common Carotid Artery
左椎动脉
Left Vertebral Artery
右椎动脉
Right Vertebral Artery
右颈总动脉
Right Common Carotid Artery
右锁骨下动脉
Right Subclavian Artery
左锁骨下动脉
Left Subclavian Artery
左颈总动脉
Left Common Carotid Artery
主动脉弓
Aortic Arch
D

图2.2（续） D. 在DSA上可见异常的右锁骨下动脉

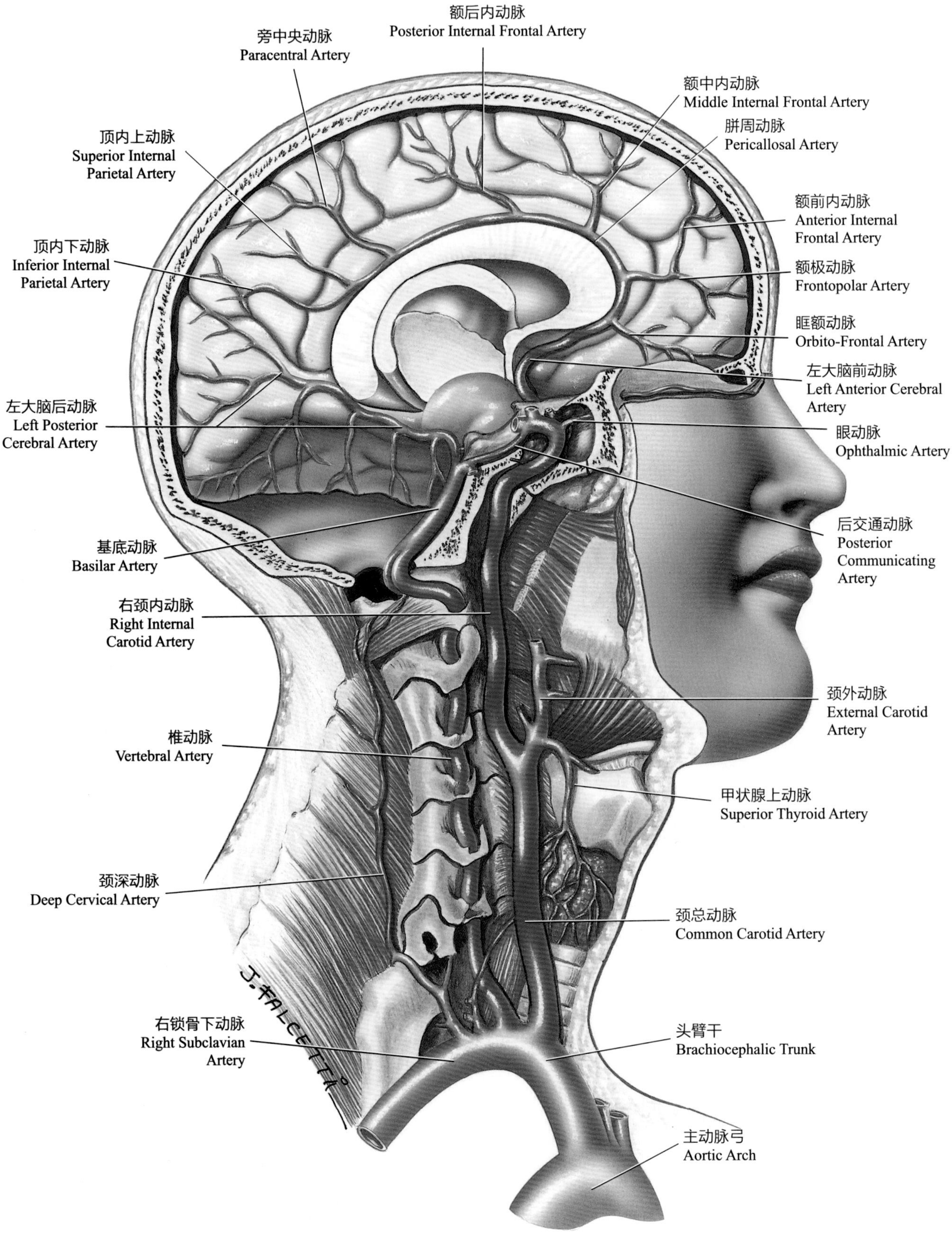

额后内动脉
Posterior Internal Frontal Artery
旁中央动脉
Paracentral Artery
额中内动脉
Middle Internal Frontal Artery
胼周动脉
Pericallosal Artery
顶内上动脉
Superior Internal Parietal Artery
额前内动脉
Anterior Internal Frontal Artery
顶内下动脉
Inferior Internal Parietal Artery
额极动脉
Frontopolar Artery
眶额动脉
Orbito-Frontal Artery
左大脑前动脉
Left Anterior Cerebral Artery
左大脑后动脉
Left Posterior Cerebral Artery
眼动脉
Ophthalmic Artery
后交通动脉
Posterior Communicating Artery
基底动脉
Basilar Artery
右颈内动脉
Right Internal Carotid Artery
颈外动脉
External Carotid Artery
椎动脉
Vertebral Artery
甲状腺上动脉
Superior Thyroid Artery
颈深动脉
Deep Cervical Artery
颈总动脉
Common Carotid Artery
右锁骨下动脉
Right Subclavian Artery
头臂干
Brachiocephalic Trunk
主动脉弓
Aortic Arch

图2.3　颈动脉、椎动脉和颅内血管的右侧面示意图及其与颈部和大脑的关系

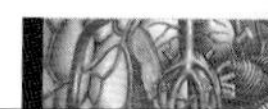

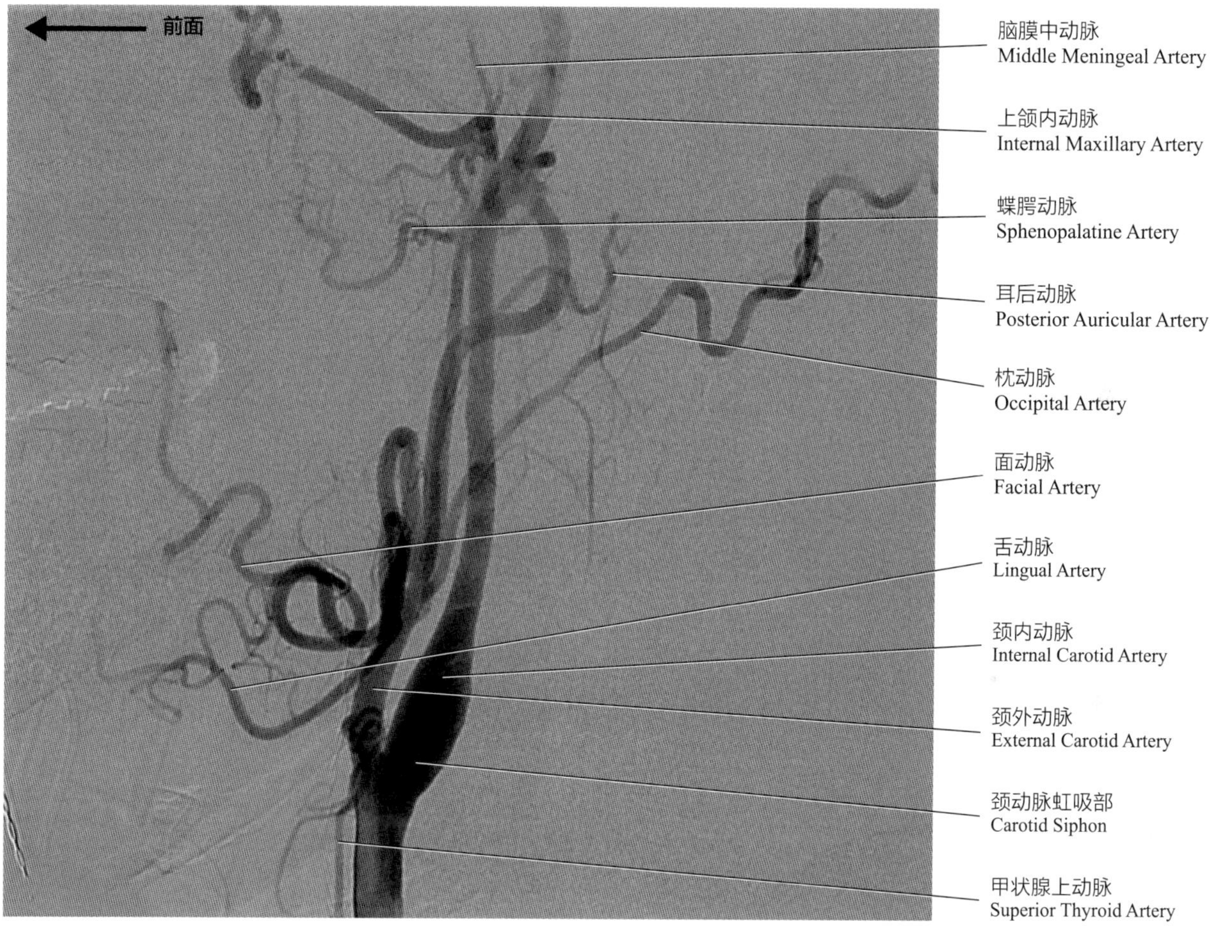

前面

脑膜中动脉
Middle Meningeal Artery

上颌内动脉
Internal Maxillary Artery

蝶腭动脉
Sphenopalatine Artery

耳后动脉
Posterior Auricular Artery

枕动脉
Occipital Artery

面动脉
Facial Artery

舌动脉
Lingual Artery

颈内动脉
Internal Carotid Artery

颈外动脉
External Carotid Artery

颈动脉虹吸部
Carotid Siphon

甲状腺上动脉
Superior Thyroid Artery

图2.4 颈动脉分叉的外侧DSA

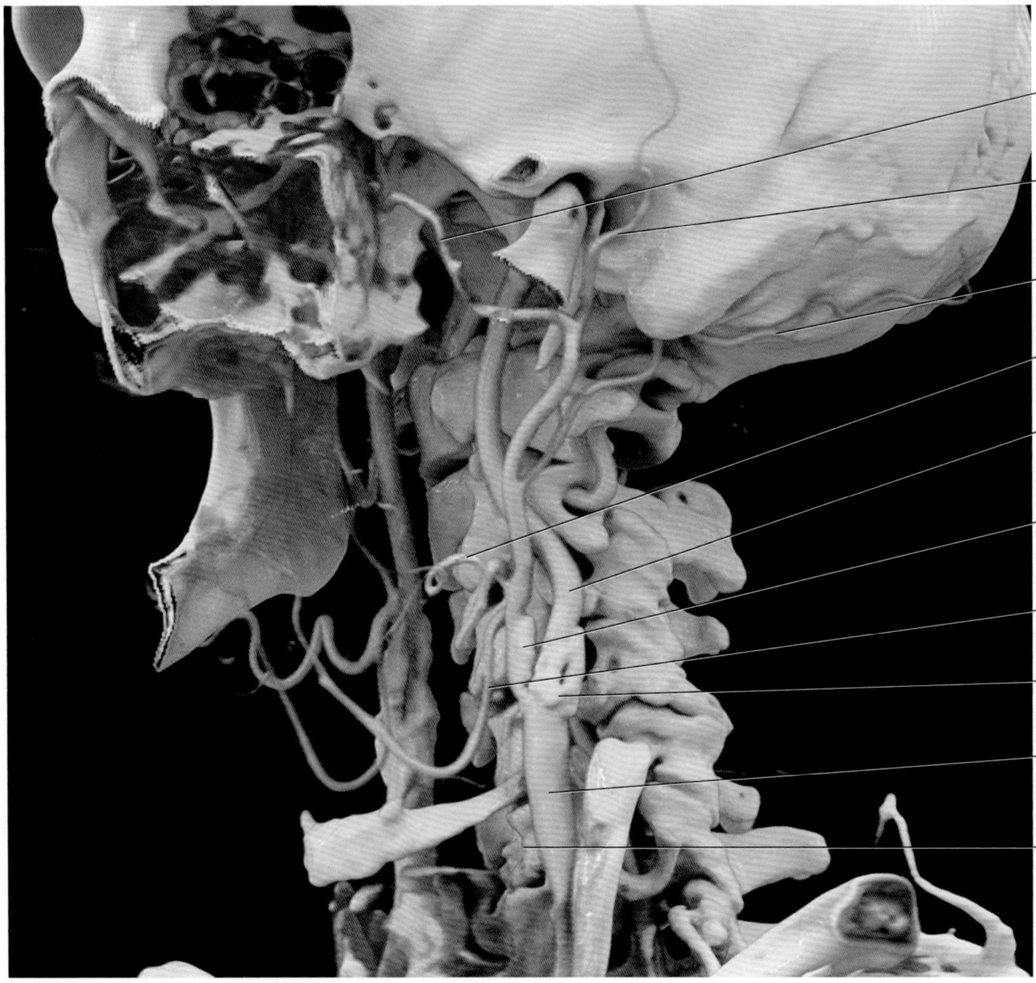

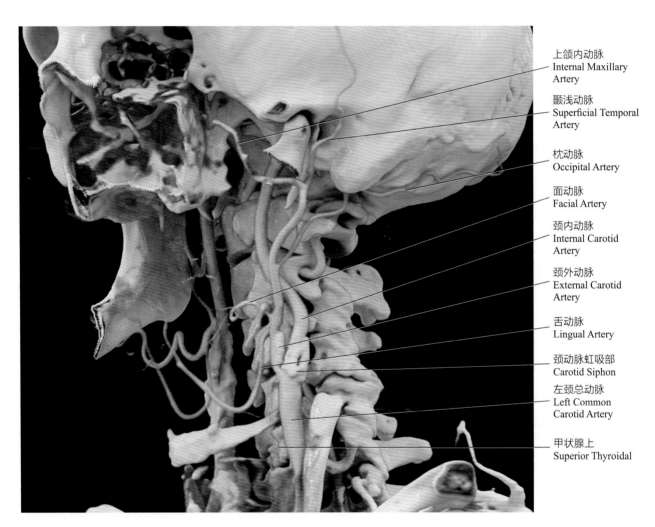

上颌内动脉
Internal Maxillary Artery

颞浅动脉
Superficial Temporal Artery

枕动脉
Occipital Artery

面动脉
Facial Artery

颈内动脉
Internal Carotid Artery

颈外动脉
External Carotid Artery

舌动脉
Lingual Artery

颈动脉虹吸部
Carotid Siphon

左颈总动脉
Left Common Carotid Artery

甲状腺上
Superior Thyroidal

图2.5　颈内、颈外分支的CT图像显示颈外分支及其与头颈的关系

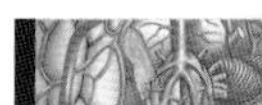

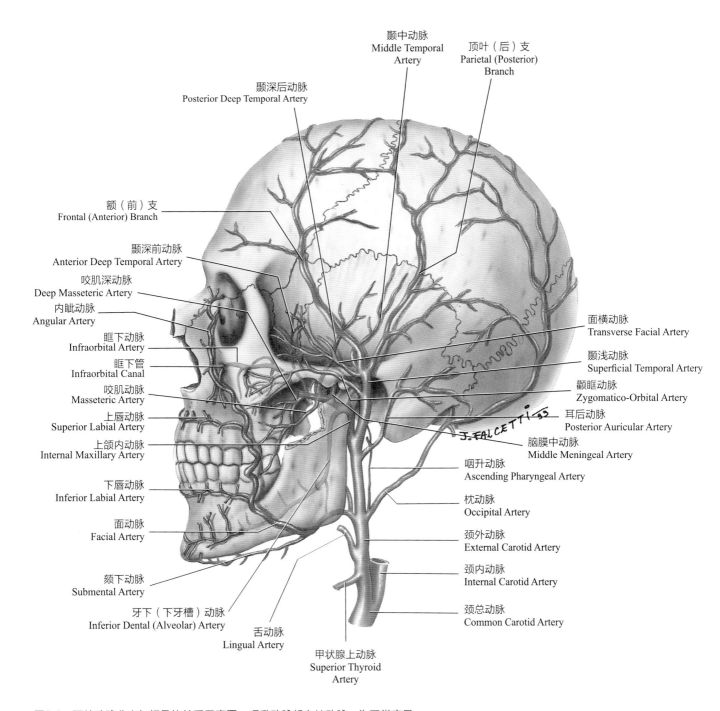

颞中动脉
Middle Temporal Artery
顶叶（后）支
Parietal (Posterior) Branch
颞深后动脉
Posterior Deep Temporal Artery
额（前）支
Frontal (Anterior) Branch
颞深前动脉
Anterior Deep Temporal Artery
咬肌深动脉
Deep Masseteric Artery
内眦动脉
Angular Artery
眶下动脉
Infraorbital Artery
眶下管
Infraorbital Canal
咬肌动脉
Masseteric Artery
上唇动脉
Superior Labial Artery
上颌内动脉
Internal Maxillary Artery
下唇动脉
Inferior Labial Artery
面动脉
Facial Artery
颏下动脉
Submental Artery
牙下（下牙槽）动脉
Inferior Dental (Alveolar) Artery
舌动脉
Lingual Artery
甲状腺上动脉
Superior Thyroid Artery
面横动脉
Transverse Facial Artery
颞浅动脉
Superficial Temporal Artery
颧眶动脉
Zygomatico-Orbital Artery
耳后动脉
Posterior Auricular Artery
J. FALCETTI 93
脑膜中动脉
Middle Meningeal Artery
咽升动脉
Ascending Pharyngeal Artery
枕动脉
Occipital Artery
颈外动脉
External Carotid Artery
颈内动脉
Internal Carotid Artery
颈总动脉
Common Carotid Artery

图2.6　颈外动脉分支与颅骨的关系示意图。咽升动脉起自枕动脉，为正常变异

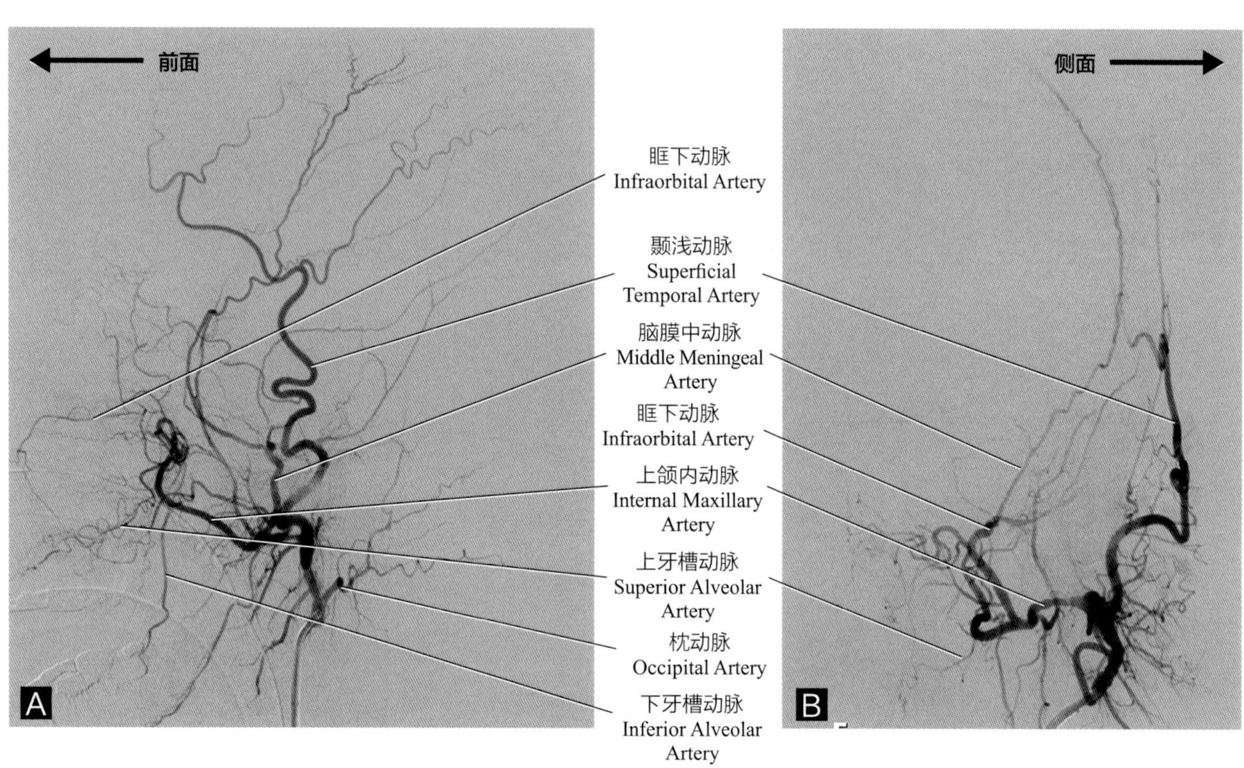

图2.7　DSA在侧位（A）及前后位（B）显示颈外动脉及其分支

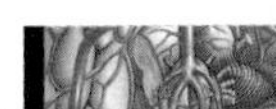

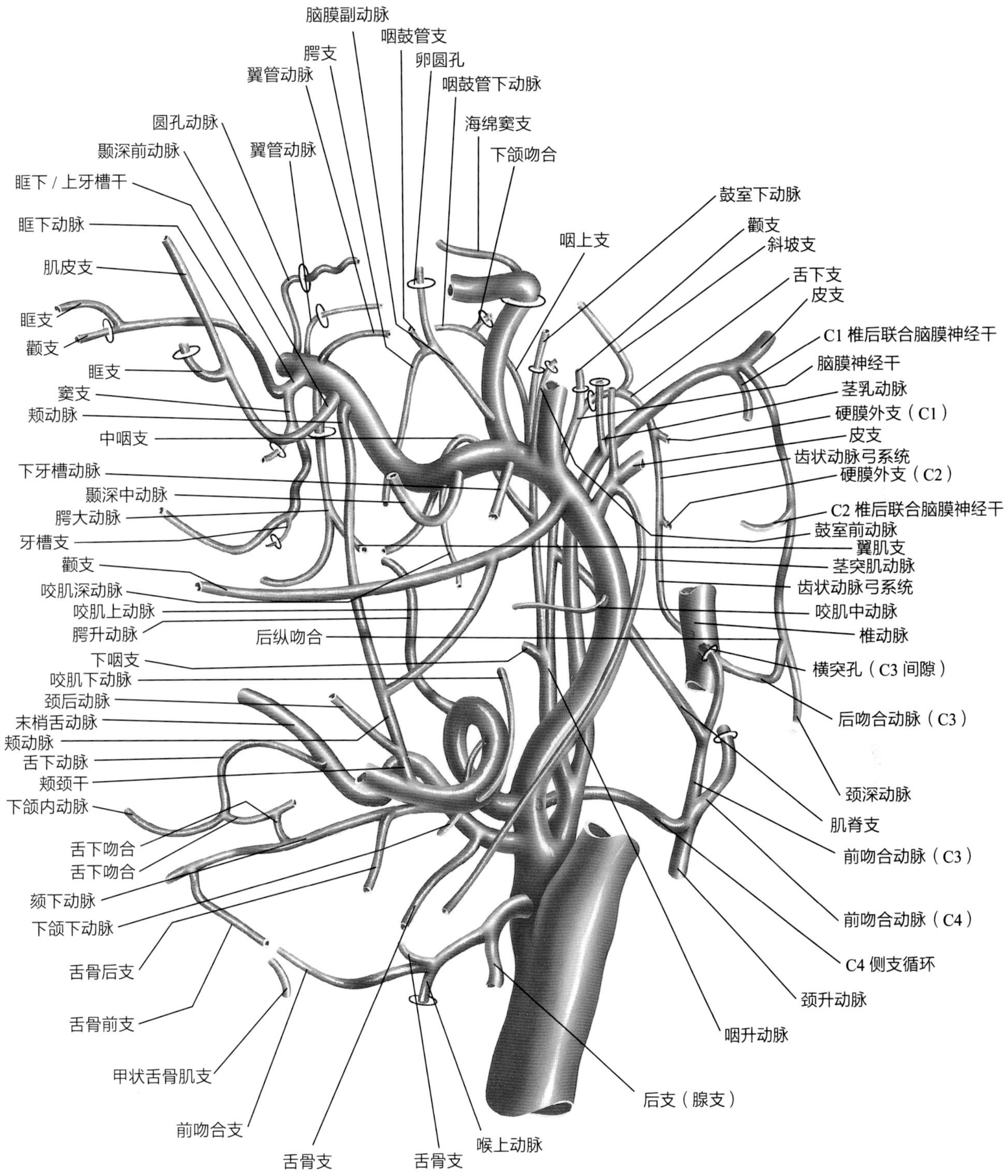

脑膜副动脉
咽鼓管支
腭支
卵圆孔
翼管动脉
咽鼓管下动脉
海绵窦支
圆孔动脉
颞深前动脉
翼管动脉
下颌吻合
眶下 / 上牙槽干
眶下动脉
肌皮支
眶支
颧支
眶支
窦支
颊动脉
中咽支
下牙槽动脉
颞深中动脉
腭大动脉
牙槽支
颧支
咬肌深动脉
咬肌上动脉
腭升动脉
后纵吻合
下咽支
咬肌下动脉
颈后动脉
末梢舌动脉
颊动脉
舌下动脉
颊颈干
下颌内动脉
舌下吻合
舌下吻合
颏下动脉
下颌下动脉
舌骨后支
舌骨前支
甲状舌骨肌支
前吻合支
舌骨支
舌骨支
喉上动脉
咽上支
鼓室下动脉
颧支
斜坡支
舌下支
皮支
C1 椎后联合脑膜神经干
脑膜神经干
茎乳动脉
硬膜外支（C1）
皮支
齿状动脉弓系统
硬膜外支（C2）
C2 椎后联合脑膜神经干
鼓室前动脉
翼肌支
茎突肌动脉
齿状动脉弓系统
咬肌中动脉
椎动脉
横突孔（C3 间隙）
后吻合动脉（C3）
颈深动脉
肌脊支
前吻合动脉（C3）
前吻合动脉（C4）
C4 侧支循环
颈升动脉
咽升动脉
后支（腺支）

图2.8　颈外动脉分支及其与颅骨孔关系的示意图

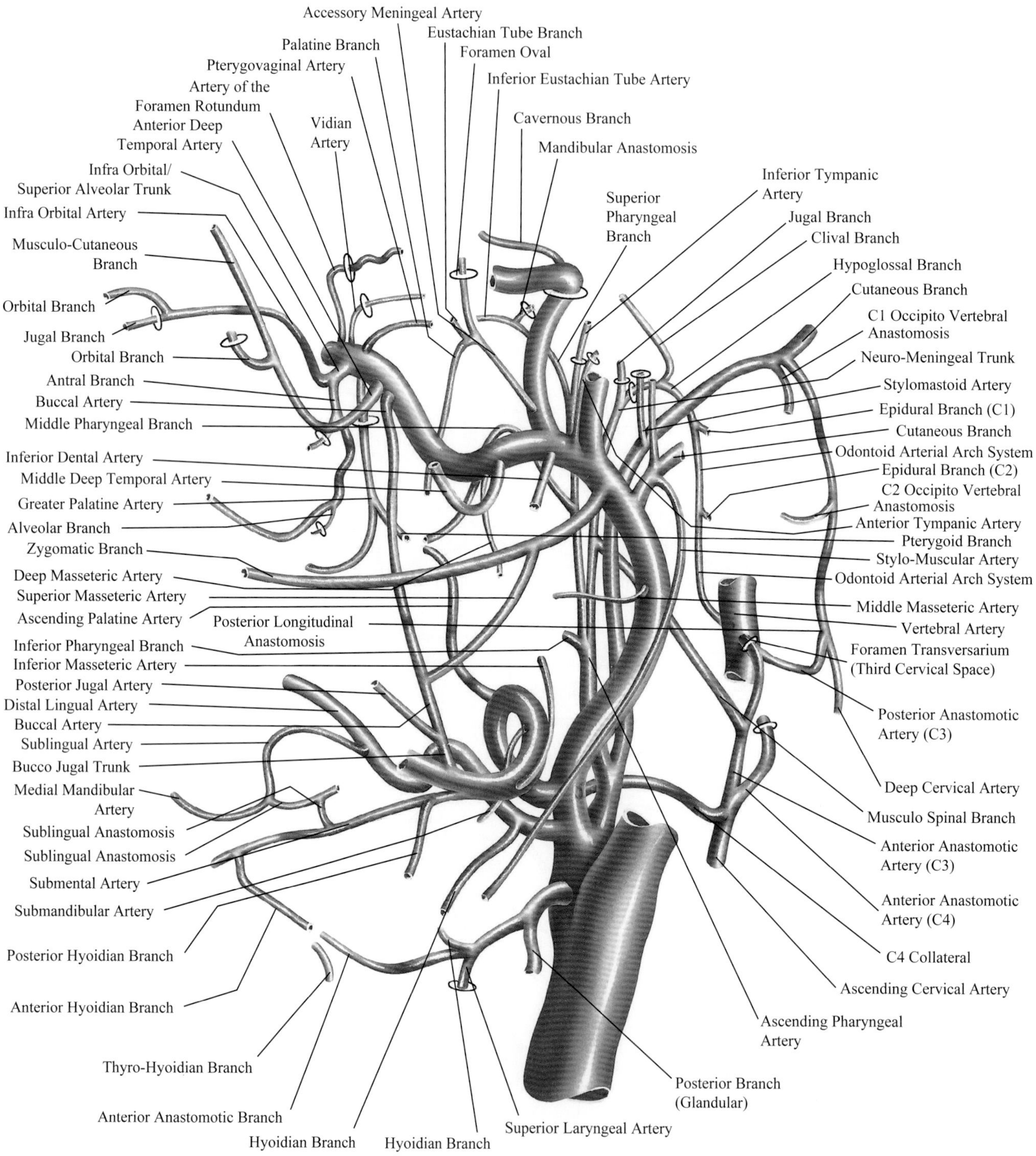

Accessory Meningeal Artery
Eustachian Tube Branch
Palatine Branch
Foramen Oval
Pterygovaginal Artery
Inferior Eustachian Tube Artery
Artery of the Foramen Rotundum
Anterior Deep Temporal Artery
Vidian Artery
Cavernous Branch
Mandibular Anastomosis
Infra Orbital/ Superior Alveolar Trunk
Inferior Tympanic Artery
Superior Pharyngeal Branch
Infra Orbital Artery
Jugal Branch
Clival Branch
Musculo-Cutaneous Branch
Hypoglossal Branch
Cutaneous Branch
Orbital Branch
C1 Occipito Vertebral Anastomosis
Jugal Branch
Orbital Branch
Neuro-Meningeal Trunk
Antral Branch
Stylomastoid Artery
Buccal Artery
Epidural Branch (C1)
Middle Pharyngeal Branch
Cutaneous Branch
Odontoid Arterial Arch System
Inferior Dental Artery
Epidural Branch (C2)
Middle Deep Temporal Artery
C2 Occipito Vertebral Anastomosis
Greater Palatine Artery
Alveolar Branch
Anterior Tympanic Artery
Zygomatic Branch
Pterygoid Branch
Deep Masseteric Artery
Stylo-Muscular Artery
Superior Masseteric Artery
Odontoid Arterial Arch System
Ascending Palatine Artery
Middle Masseteric Artery
Posterior Longitudinal Anastomosis
Vertebral Artery
Inferior Pharyngeal Branch
Foramen Transversarium (Third Cervical Space)
Inferior Masseteric Artery
Posterior Jugal Artery
Distal Lingual Artery
Posterior Anastomotic Artery (C3)
Buccal Artery
Sublingual Artery
Bucco Jugal Trunk
Deep Cervical Artery
Medial Mandibular Artery
Musculo Spinal Branch
Sublingual Anastomosis
Anterior Anastomotic Artery (C3)
Sublingual Anastomosis
Submental Artery
Anterior Anastomotic Artery (C4)
Submandibular Artery
Posterior Hyoidian Branch
C4 Collateral
Ascending Cervical Artery
Anterior Hyoidian Branch
Ascending Pharyngeal Artery
Thyro-Hyoidian Branch
Posterior Branch (Glandular)
Anterior Anastomotic Branch
Superior Laryngeal Artery
Hyoidian Branch
Hyoidian Branch

图2.8（续）

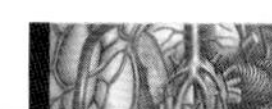

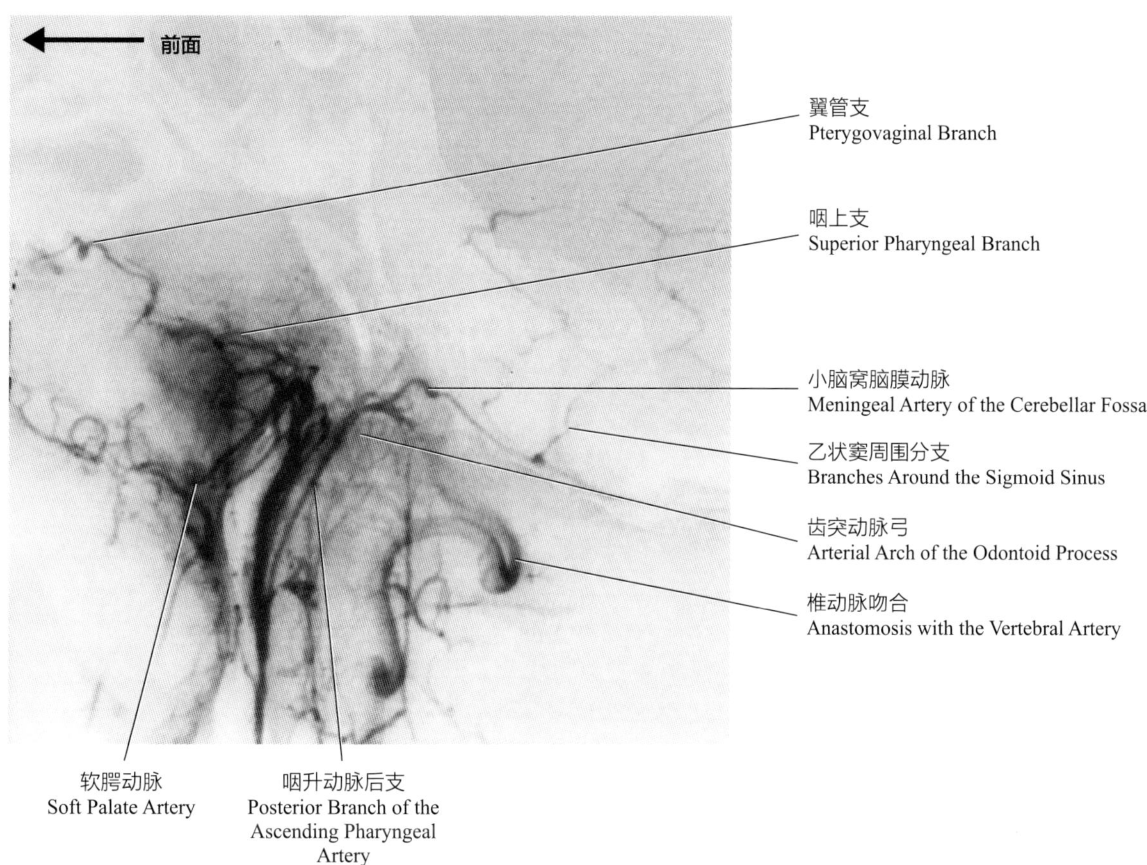

图2.9　咽升动脉。侧位DSA，向咽升动脉选择性注射造影剂并覆盖颅顶。咽升动脉有两个主要分支：咽上支和脑膜后支。咽上支，起源于软腭动脉，与翼管动脉吻合。脑膜后支起源于小脑窝脑膜动脉和乙状窦周围分支。咽升动脉后支与椎动脉、脊髓前动脉吻合

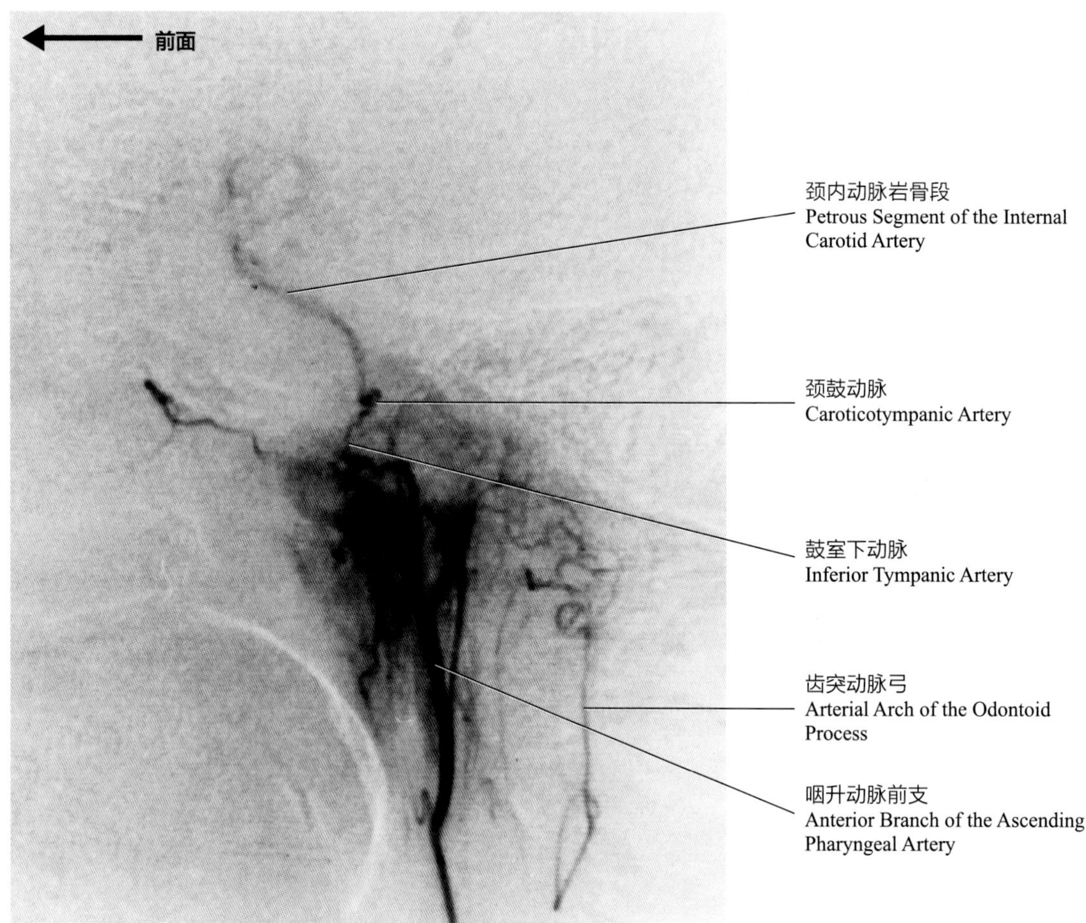

图2.10 咽升动脉。咽升动脉选择性血管造影的侧位DSA显示，咽升动脉与颈内动脉之间吻合。该吻合由咽升动脉前支到鼓室下动脉、颈鼓动脉，最后到颈内动脉的连接组成

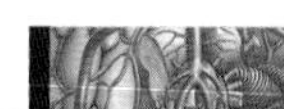

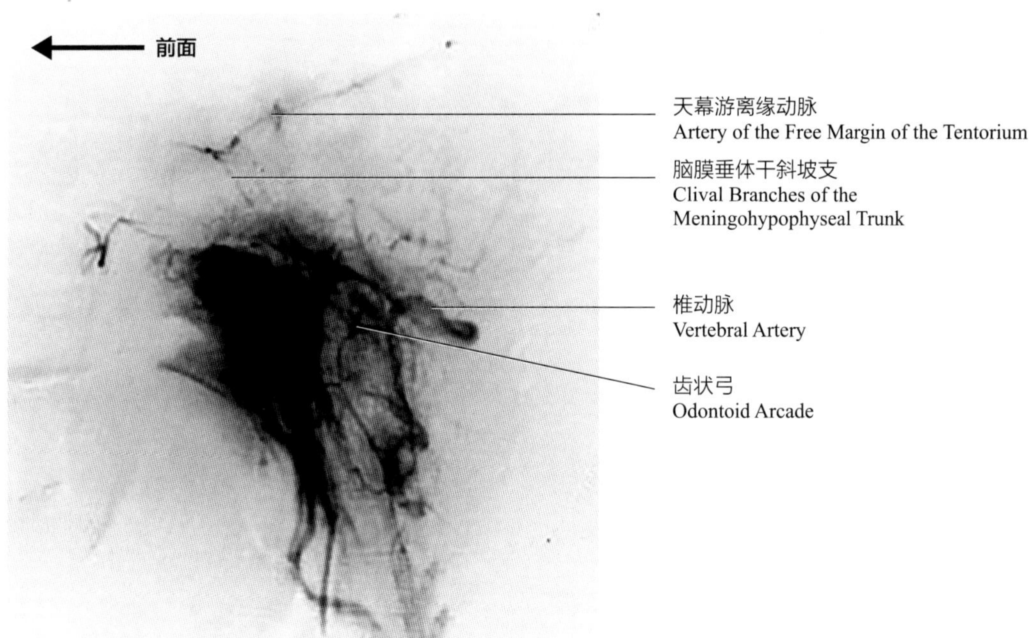

图2.11　咽升动脉。动脉晚期咽升动脉选择性血管造影的侧位DSA显示，脑膜后支经齿突后动脉弓与椎动脉吻合，舌下动脉斜坡支与脑膜垂体干及天幕游离缘动脉吻合

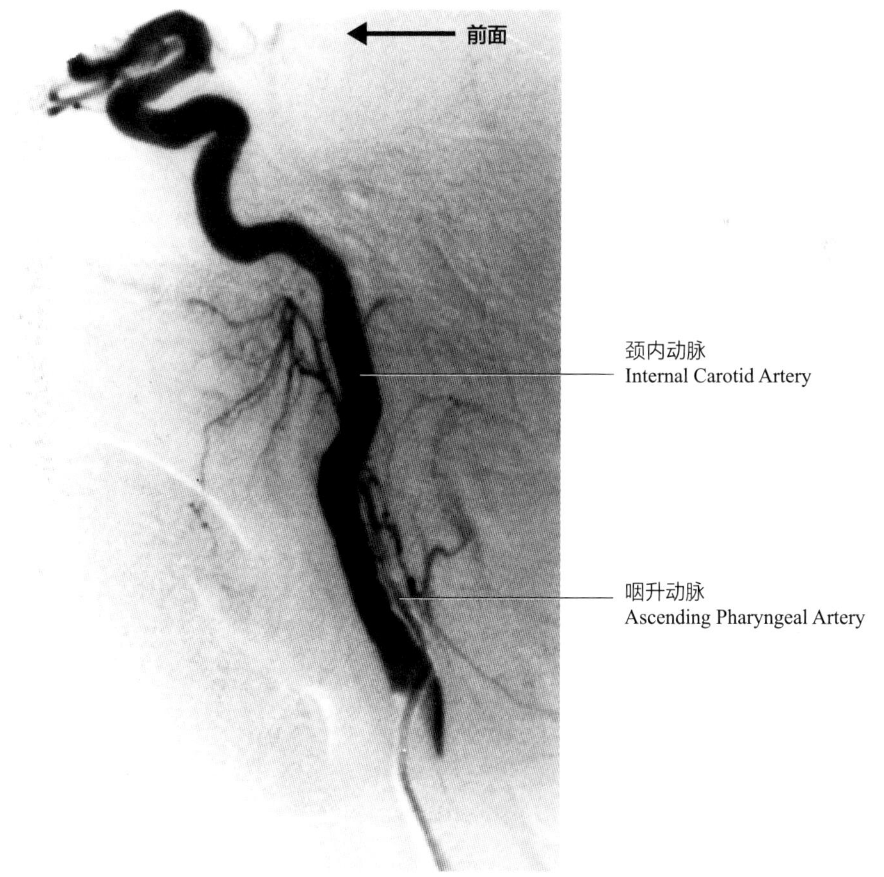

图2.12　起源于颈内动脉的咽升动脉。选择性颈内动脉注射的侧位DSA显示，咽升动脉起自近端颈内动脉

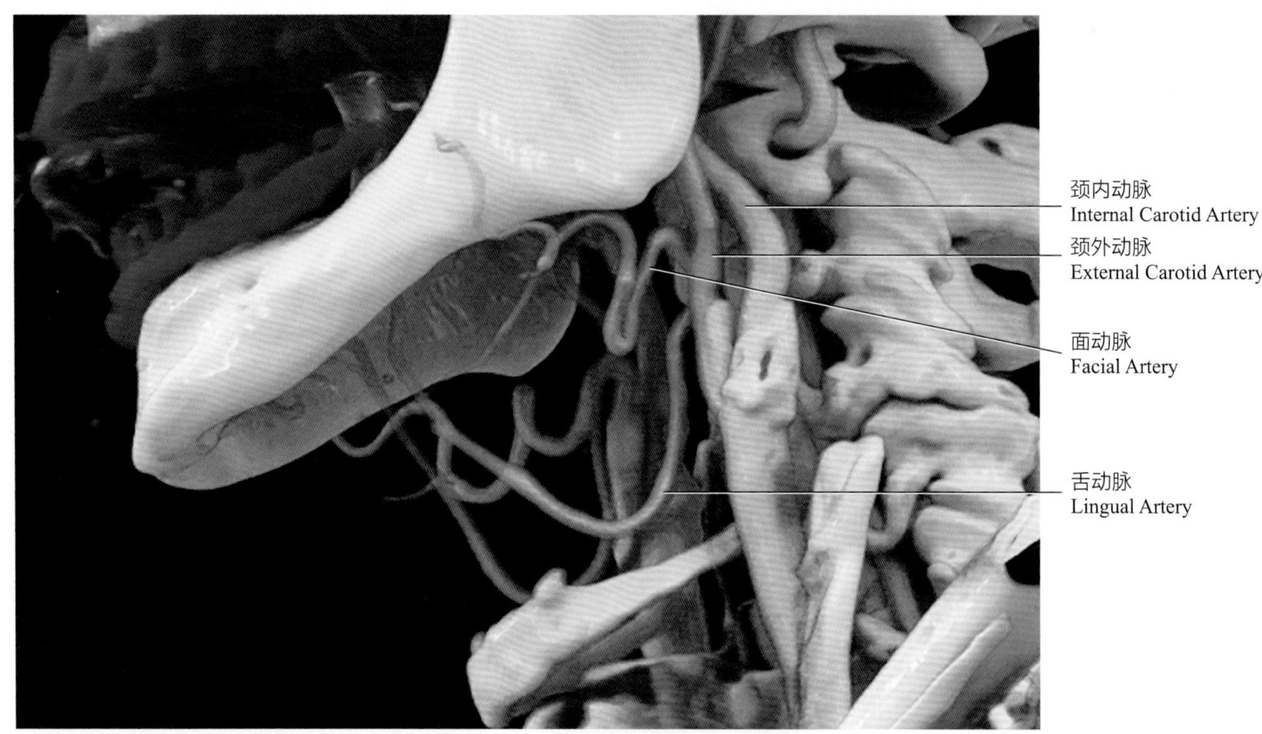

图2.13　CT血管造影三维影像显示颈动脉分叉与颈内动脉、颈外动脉以及来自颈外动脉的舌动脉和面动脉分支。注意舌动脉近端特征性的“U”形环

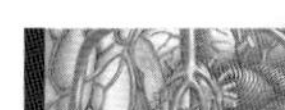

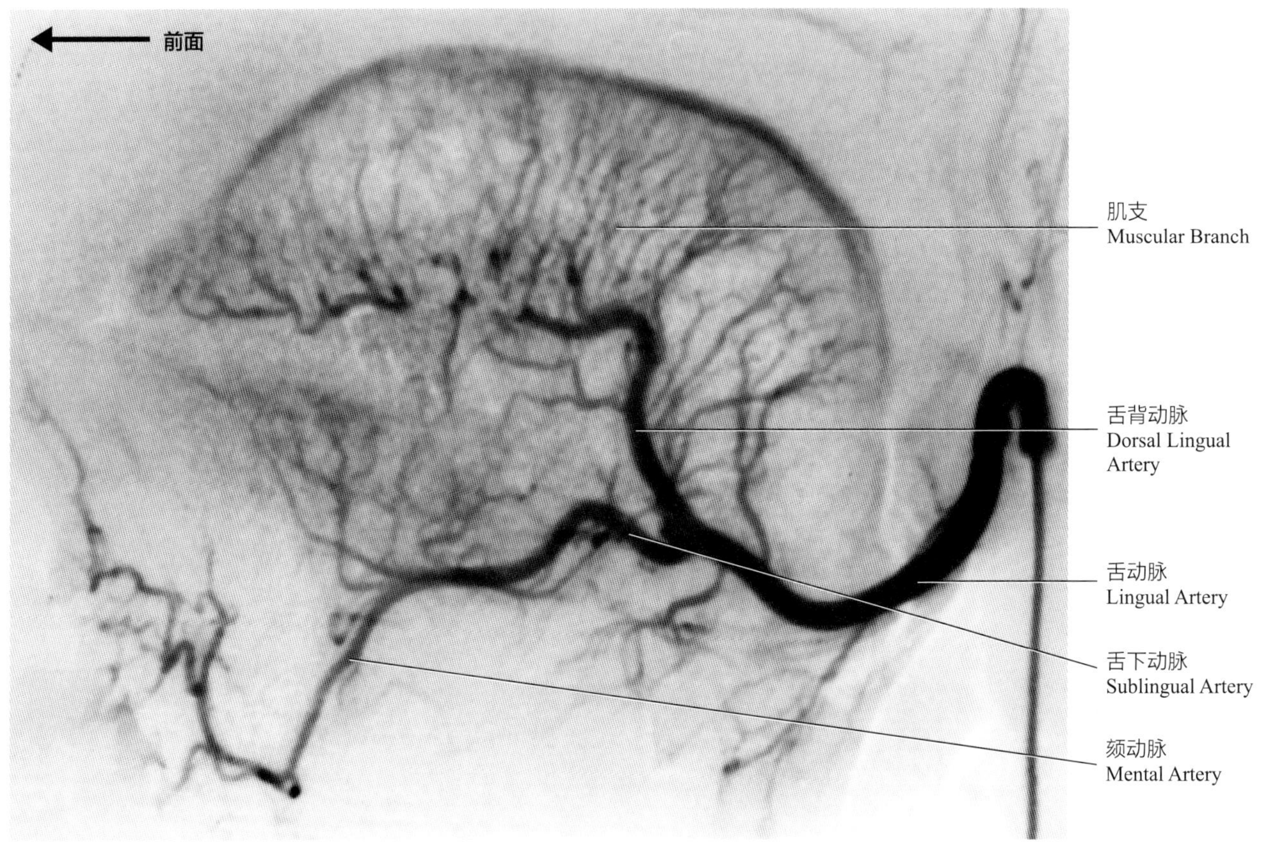

图2.14　舌动脉。侧位DSA（动脉期），造影剂注入舌动脉，显示舌下典型的肌支和突出的颏动脉分支

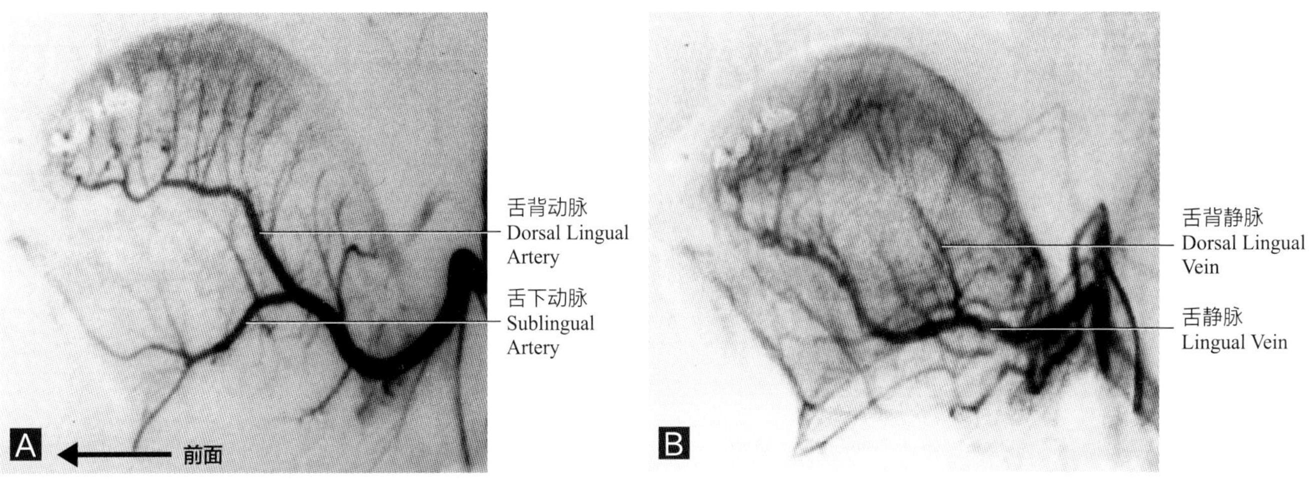

图2.15　舌动脉在动、静脉期。侧位DSA（动脉期），造影剂注入舌动脉（A），显示舌背动脉和舌下动脉。静脉期（B）显示两条舌背静脉汇入舌静脉

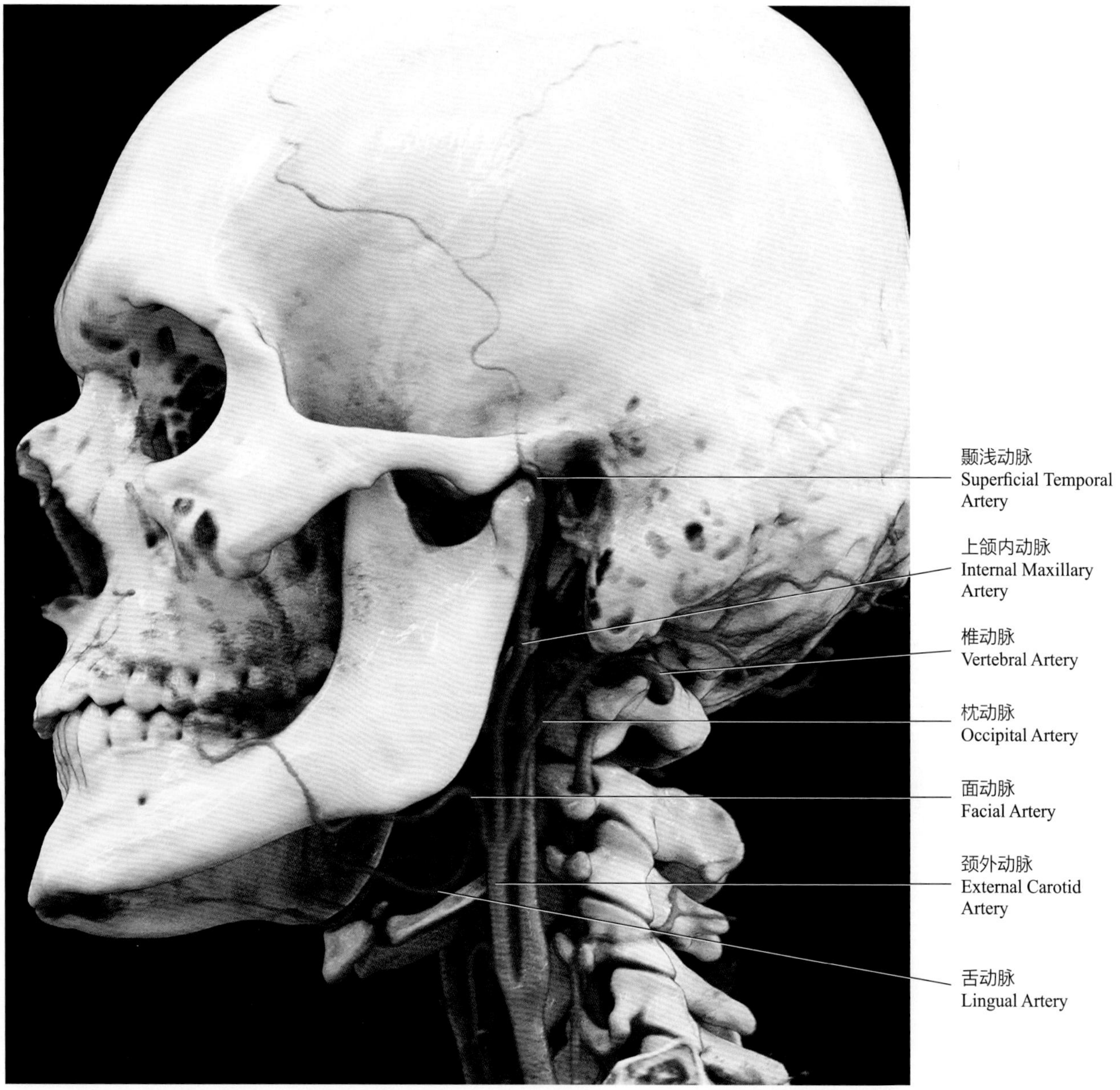

颞浅动脉
Superficial Temporal Artery

上颌内动脉
Internal Maxillary Artery

椎动脉
Vertebral Artery

枕动脉
Occipital Artery

面动脉
Facial Artery

颈外动脉
External Carotid Artery

舌动脉
Lingual Artery

图2.16　CT血管造影三维表面渲染视图显示颈外动脉分支（包括舌动脉、面动脉、枕动脉和上颌内动脉）与面部骨骼和颅骨的关系

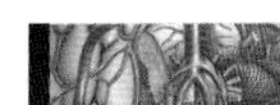

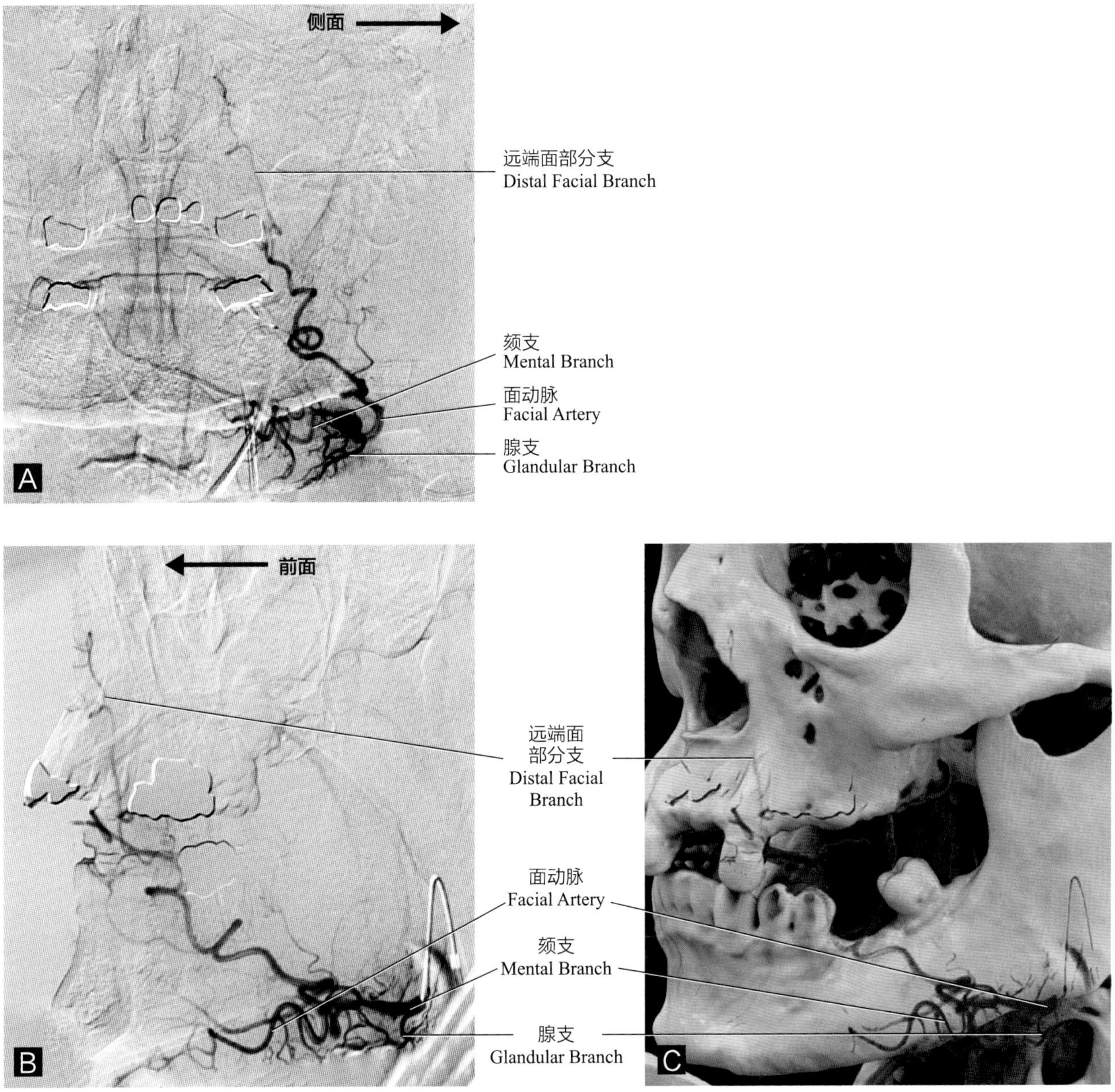

侧面

远端面部分支
Distal Facial Branch

颏支
Mental Branch

面动脉
Facial Artery

腺支
Glandular Branch

A

前面

远端面部分支
Distal Facial Branch

面动脉
Facial Artery

颏支
Mental Branch

腺支
Glandular Branch

B

C

图2.17　面动脉的正位和侧斜位视图。正位（A）和侧斜位（B）DSA，在面动脉起始处注射造影剂，显示腺支、颏支和远端面部分支。CT血管造影结合侧斜位DSA（C）显示面动脉与下颌骨的关系

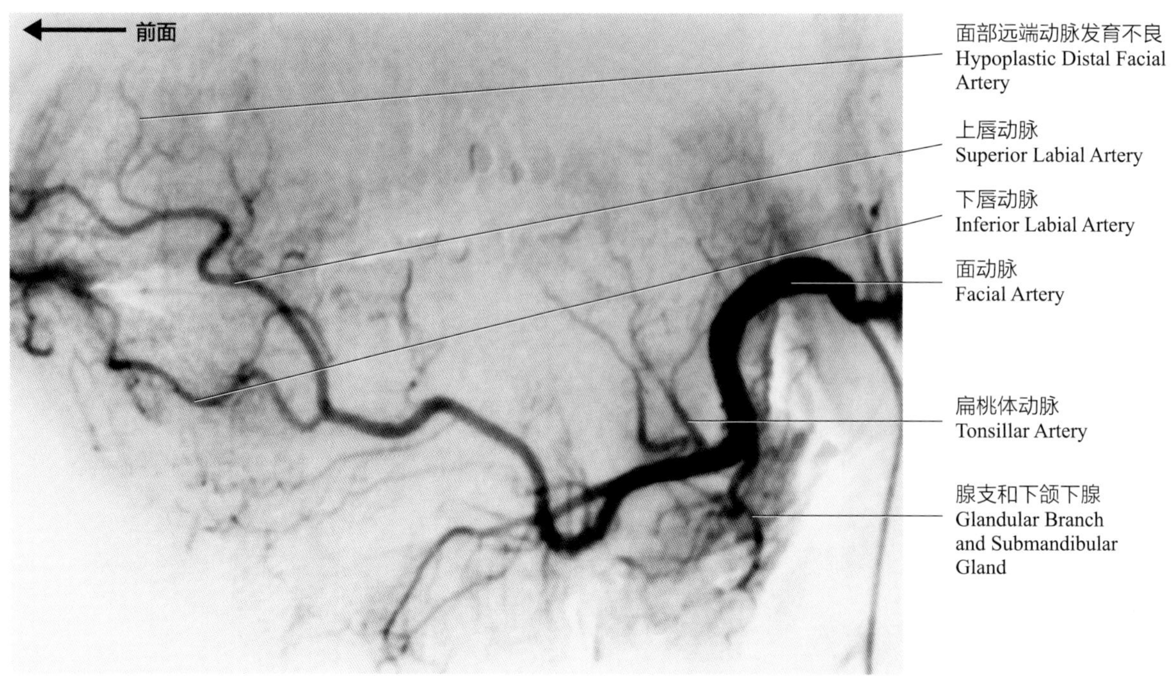

图2.18　面动脉侧视图。侧位DSA，造影剂注入面动脉

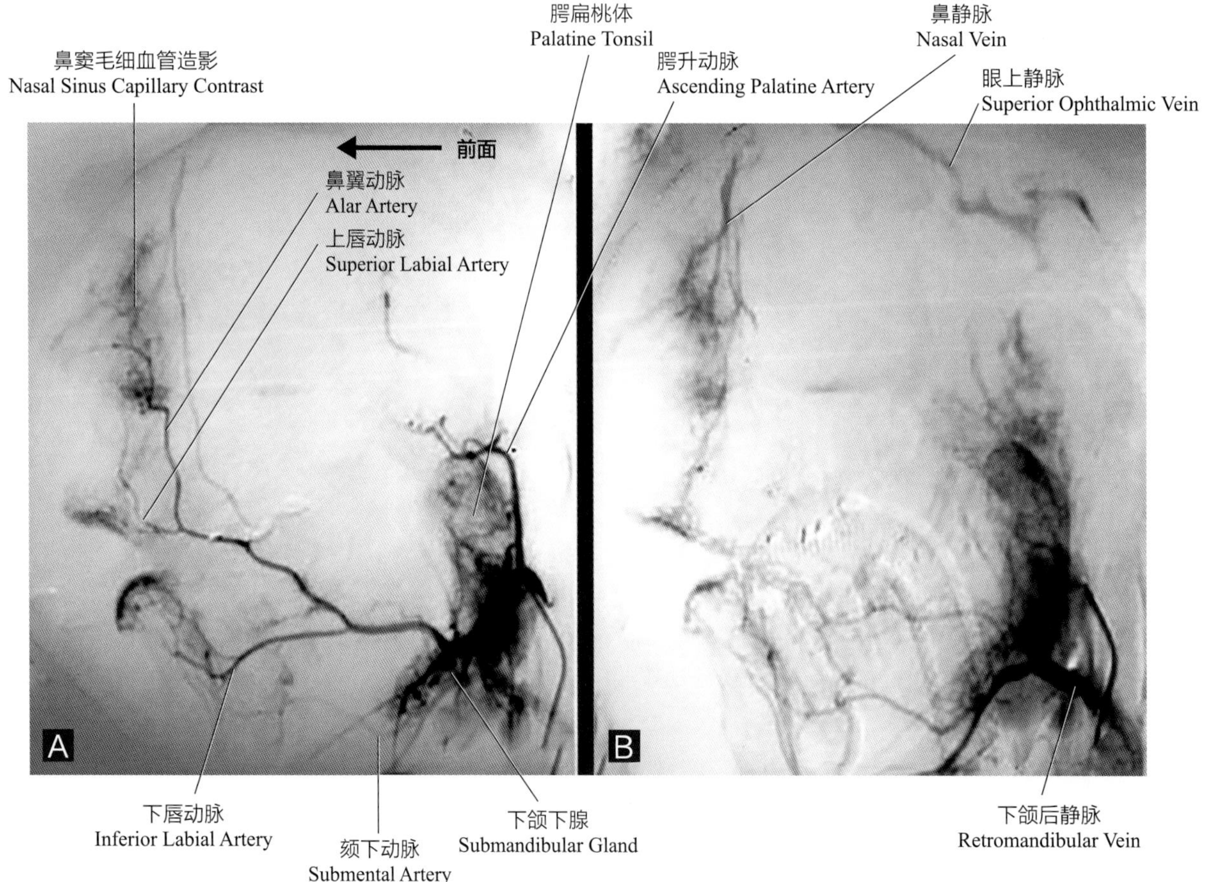

图2.19　面动脉在动脉晚期及静脉期的侧视图。侧位DSA显示动脉晚期（A）和静脉期（B），造影剂注入面动脉。A. 在动脉晚期，扁桃体毛细血管造影与鼻窦、鼻翼动脉毛细血管造影同时显示。鼻翼动脉血管内栓塞可导致前鼻出血。B. 在静脉期，可见鼻静脉被引流到眼上静脉，唇部和舌部静脉被引流到下颌后静脉

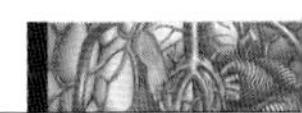

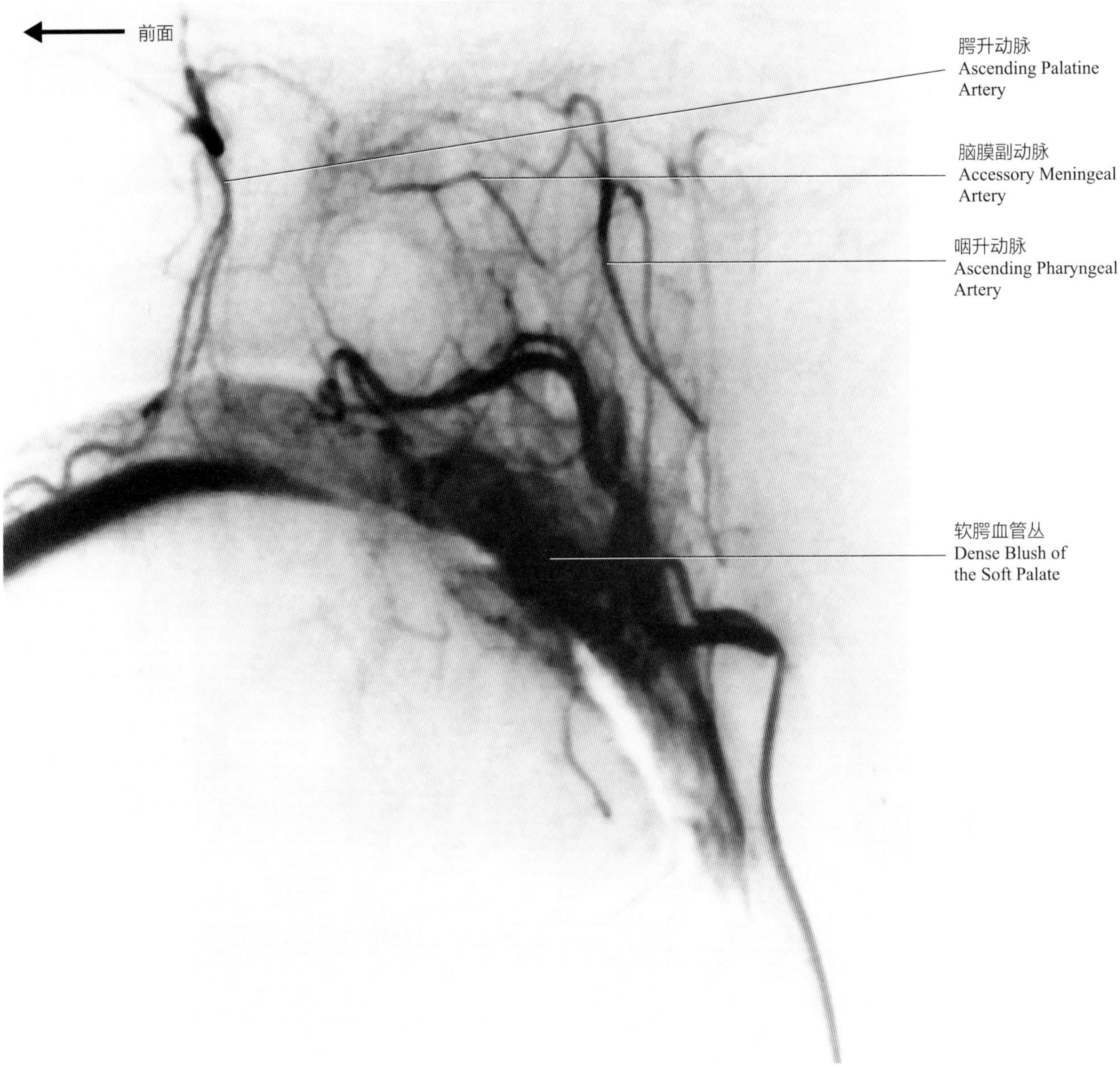

图2.20　软腭动脉。侧位DSA（动脉晚期），造影剂注入近端面动脉。图示腭升动脉与咽升动脉吻合

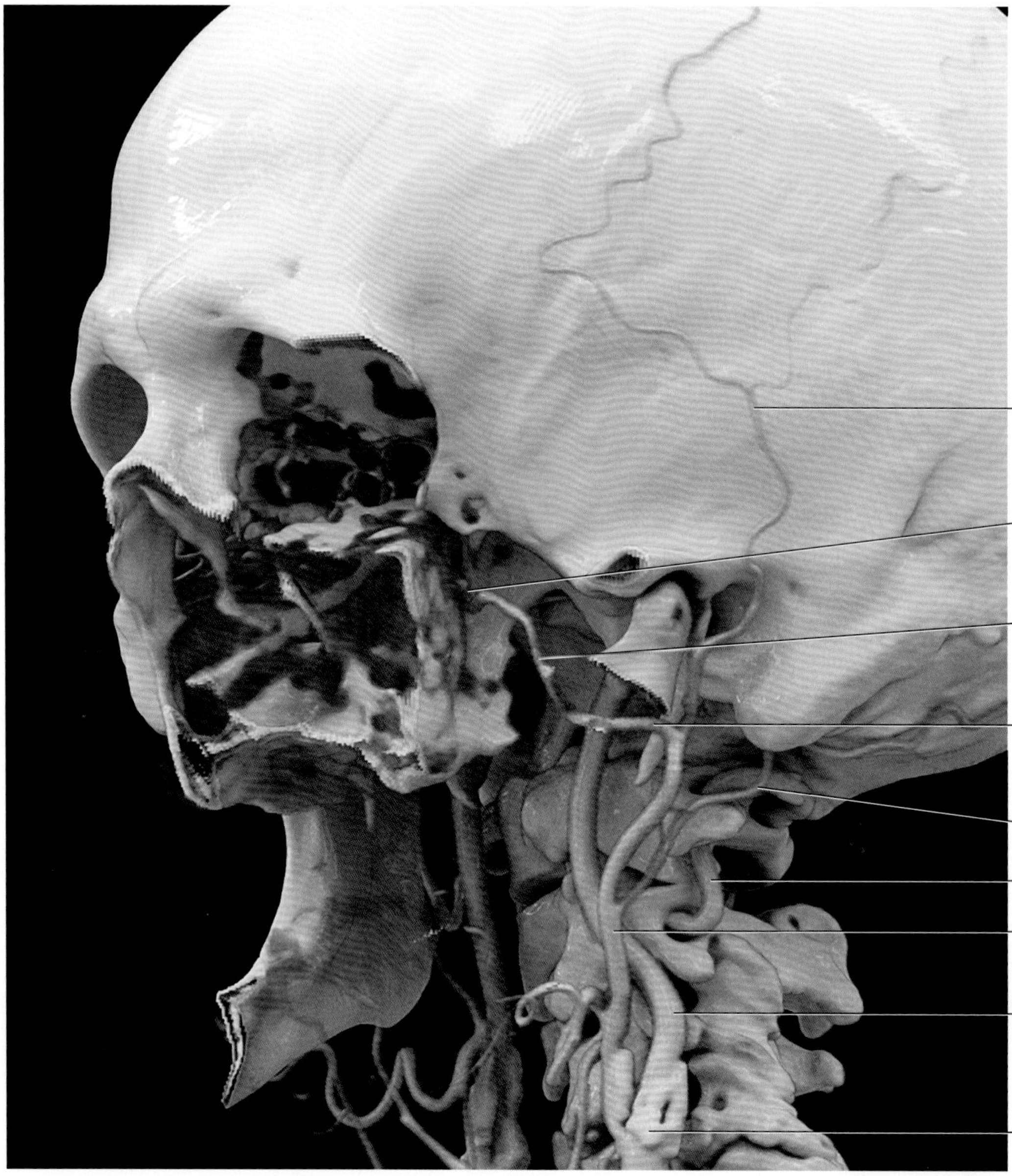

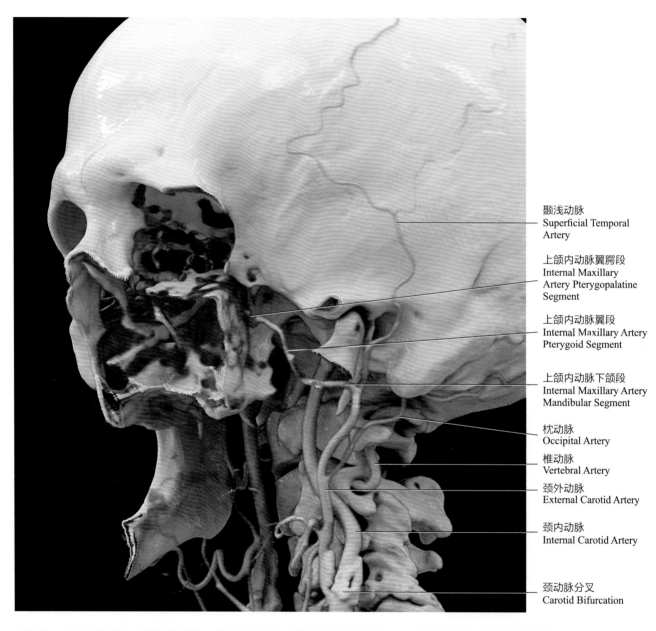

颞浅动脉
Superficial Temporal Artery

上颌内动脉翼腭段
Internal Maxillary Artery Pterygopalatine Segment

上颌内动脉翼段
Internal Maxillary Artery Pterygoid Segment

上颌内动脉下颌段
Internal Maxillary Artery Mandibular Segment

枕动脉
Occipital Artery

椎动脉
Vertebral Artery

颈外动脉
External Carotid Artery

颈内动脉
Internal Carotid Artery

颈动脉分叉
Carotid Bifurcation

图2.21　CTA三维重建。下颌骨和部分上颌骨已被切除，显示了颈外动脉终末支与下颌骨髁突和颅骨的解剖关系

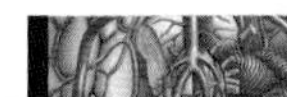

前面
眶下动脉
Infraorbital Artery
上颌内动脉翼腭段
Internal Maxillary Artery
Pterygopalatine Segment
腭大降支
Greater Descending
Palatine Artery
后上牙槽动脉
Posterior Superior
Alveolar Artery
脑膜中动脉
Middle Meningeal
Artery
颞浅动脉
Superficial Temporal
Artery
耳后动脉
Posterior Auricular
Artery
面横动脉
Transverse Facial
Artery
上颌内动脉下颌段
Internal Maxillary
Artery Mandibular
Segment
颊支
Buccal Branch
A
上颌内动脉翼腭段
Internal Maxillary Artery Pterygopalatine Segment
下牙槽动脉
Inferior Alveolar Artery

侧面
眶下动脉
Infraorbital Artery
间隔支
Septal Branch
蝶腭动脉和鼻支
Sphenopalatine
Artery and Nasal
Branch
咬肌中动脉
Middle Masseteric
Artery
腭降动脉
Descending Palatine
Artery
B
脑膜中动脉
Middle Meningeal
Artery
上颌内动脉
Internal Maxillary
Artery
颞浅动脉
Superficial Temporal
Artery
脑膜副动脉
Accessory Meningeal
Artery
颊降动脉
Descending Buccal
Artery

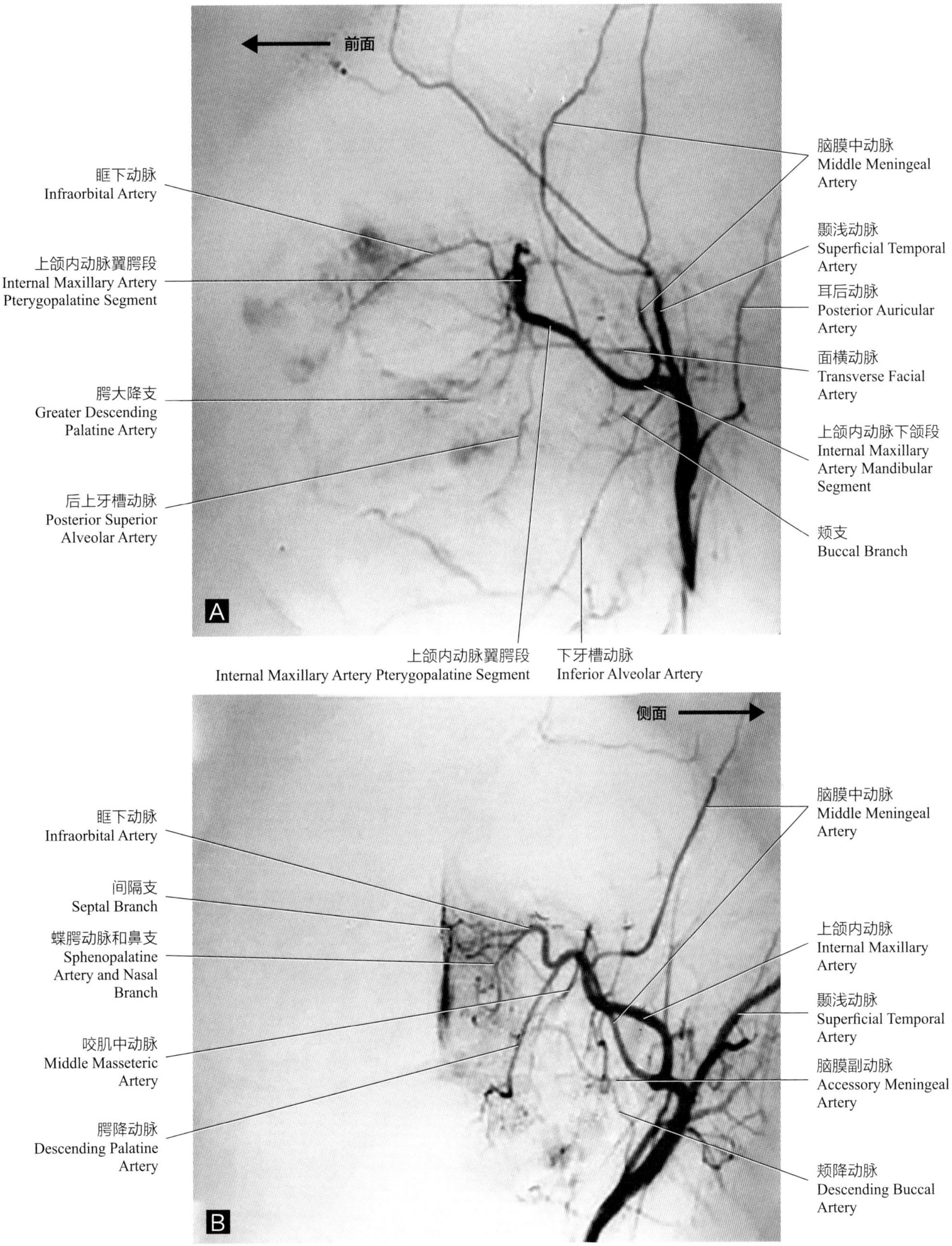

图2.22 颈外动脉的侧视图和正视图。侧位（A）和正位（B）DSA，造影剂注入颈外动脉远端

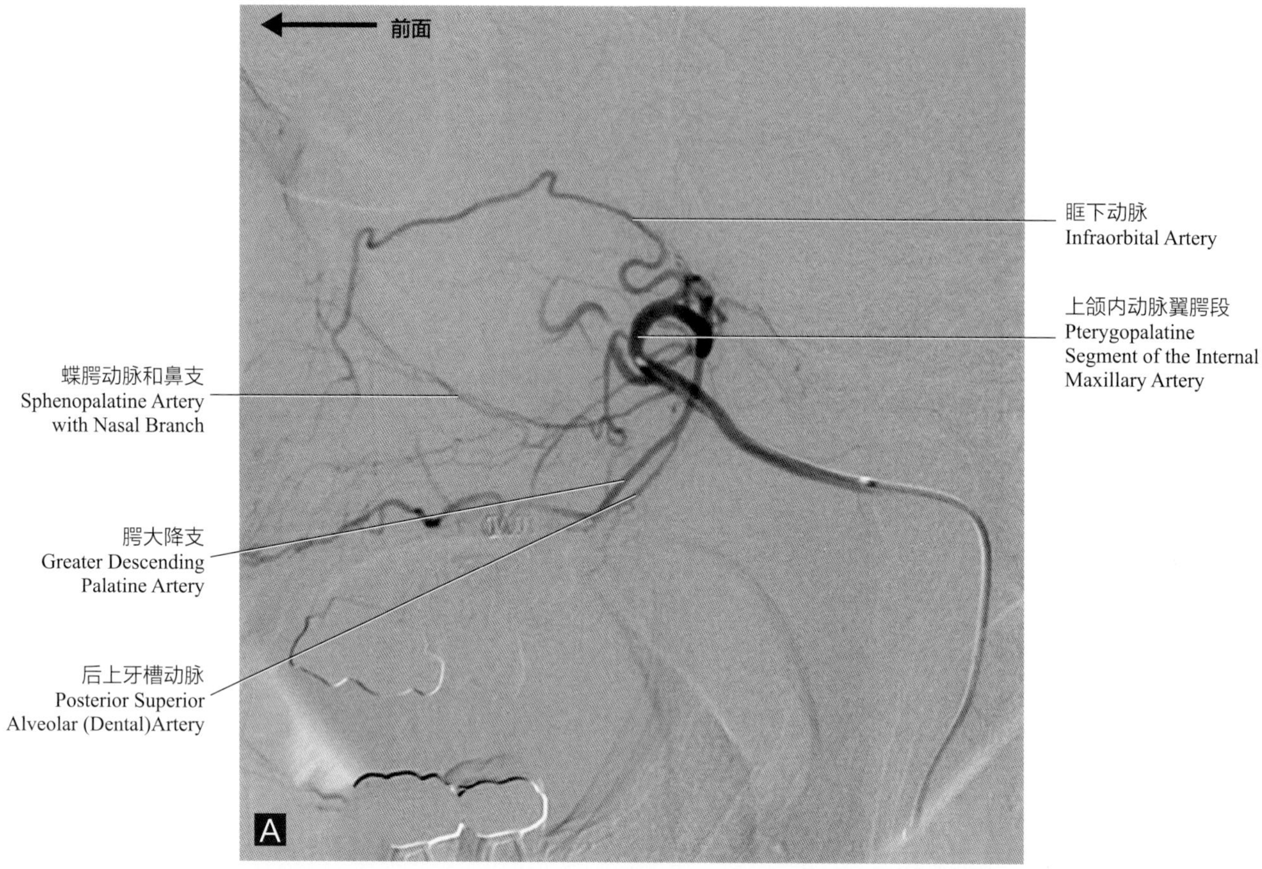

前面

眶下动脉
Infraorbital Artery

上颌内动脉翼腭段
Pterygopalatine Segment of the Internal Maxillary Artery

蝶腭动脉和鼻支
Sphenopalatine Artery with Nasal Branch

腭大降支
Greater Descending Palatine Artery

后上牙槽动脉
Posterior Superior Alveolar (Dental)Artery

A

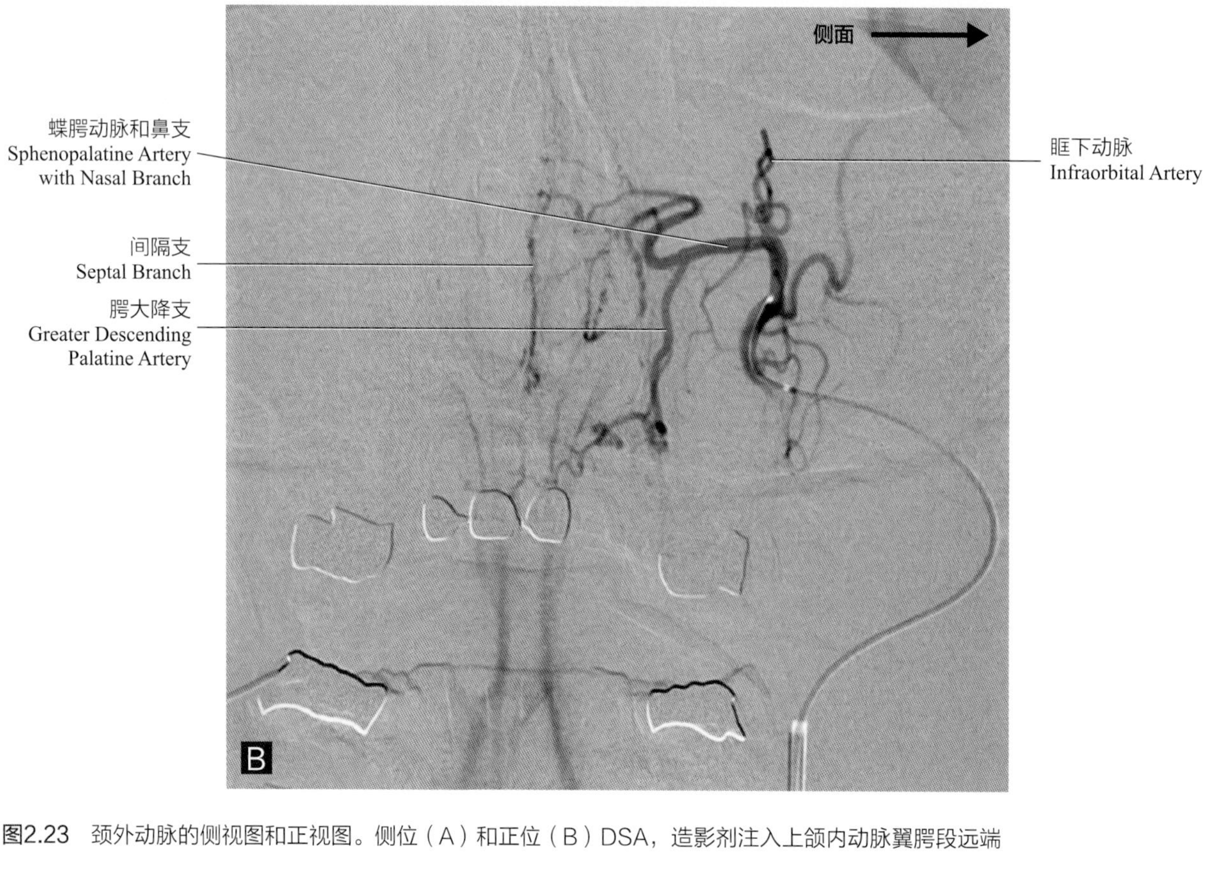

侧面

蝶腭动脉和鼻支
Sphenopalatine Artery with Nasal Branch

眶下动脉
Infraorbital Artery

间隔支
Septal Branch

腭大降支
Greater Descending Palatine Artery

B

图2.23　颈外动脉的侧视图和正视图。侧位（A）和正位（B）DSA，造影剂注入上颌内动脉翼腭段远端

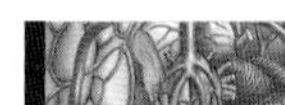

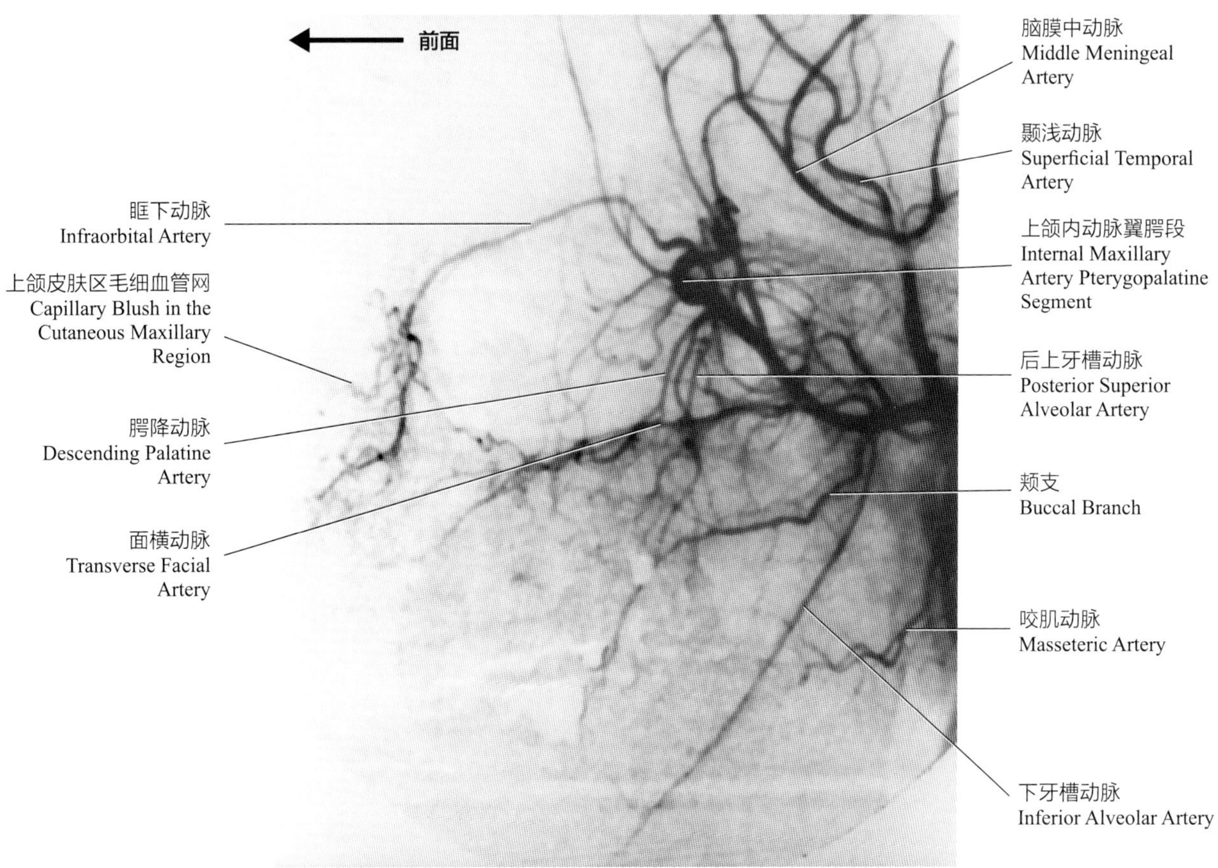

图2.24 颈外动脉。侧位DSA（动脉晚期），造影剂注入颈外动脉远端，显示上颌骨区域的皮肤血液由眶下动脉提供

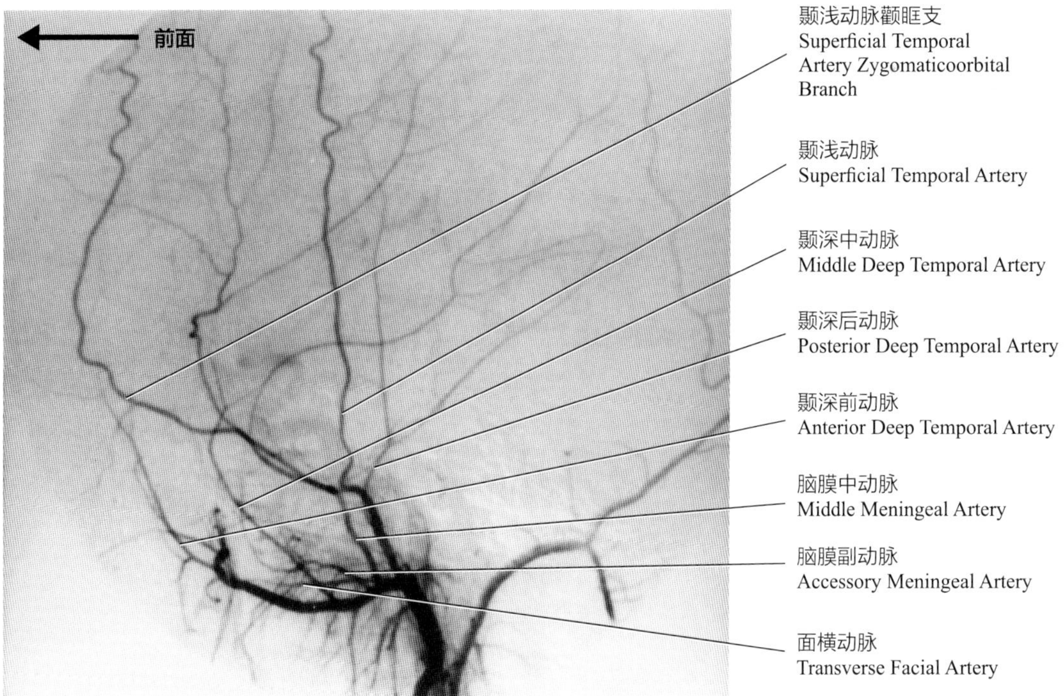

图2.25 颈外动脉侧位DSA。造影剂注入远端颈外动脉，显示上颌内动脉、颞浅动脉和脑膜中动脉混浊。注意颞浅动脉的迂曲走向和脑膜中动脉的直行走向

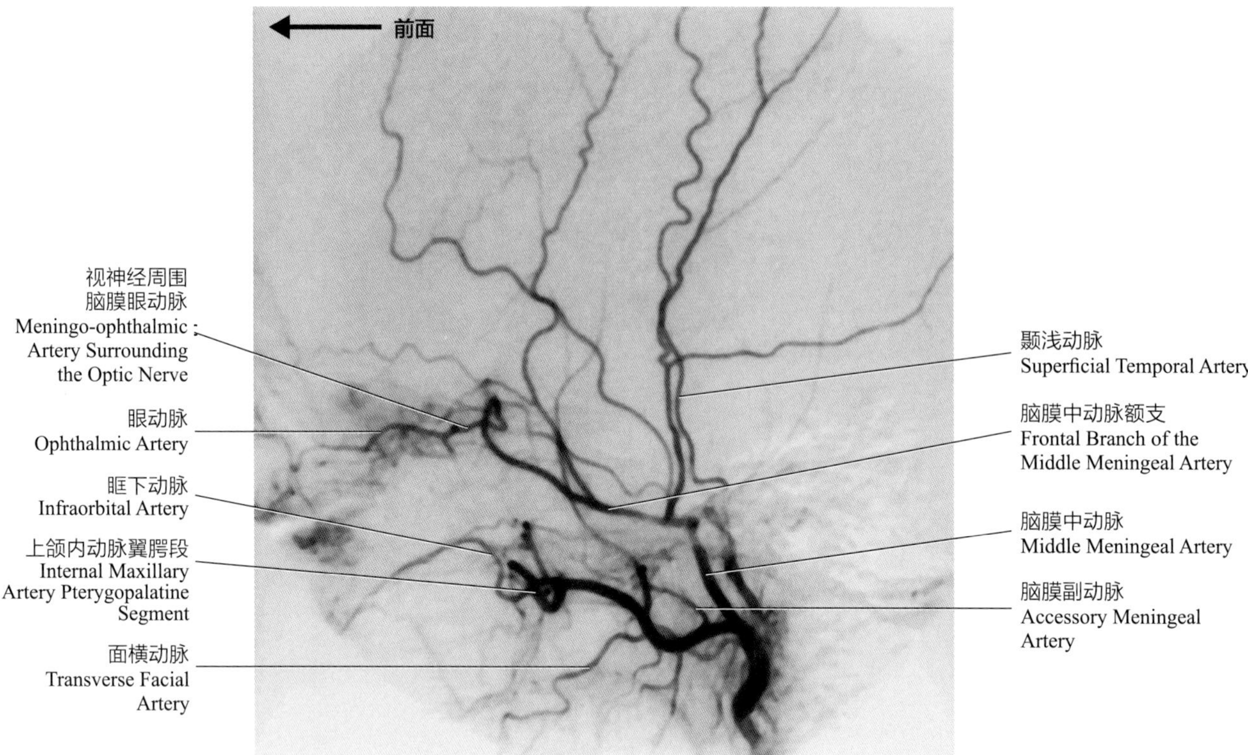

图2.26 颈外动脉的远端分支侧位DSA。颈外动脉远端注射造影剂，显示了一种眼动脉的重要变异，即眼动脉起自脑膜中动脉额支并包绕视神经。这种变异发生于脑膜中动脉的永存胚胎脑膜眼支。这是一种重要的变异，当视网膜中央动脉远端没有侧支供血的末梢动脉时，在对这种变异进行上颌内动脉远端栓塞术的过程中，一不小心就会导致不可逆的永久性视力丧失

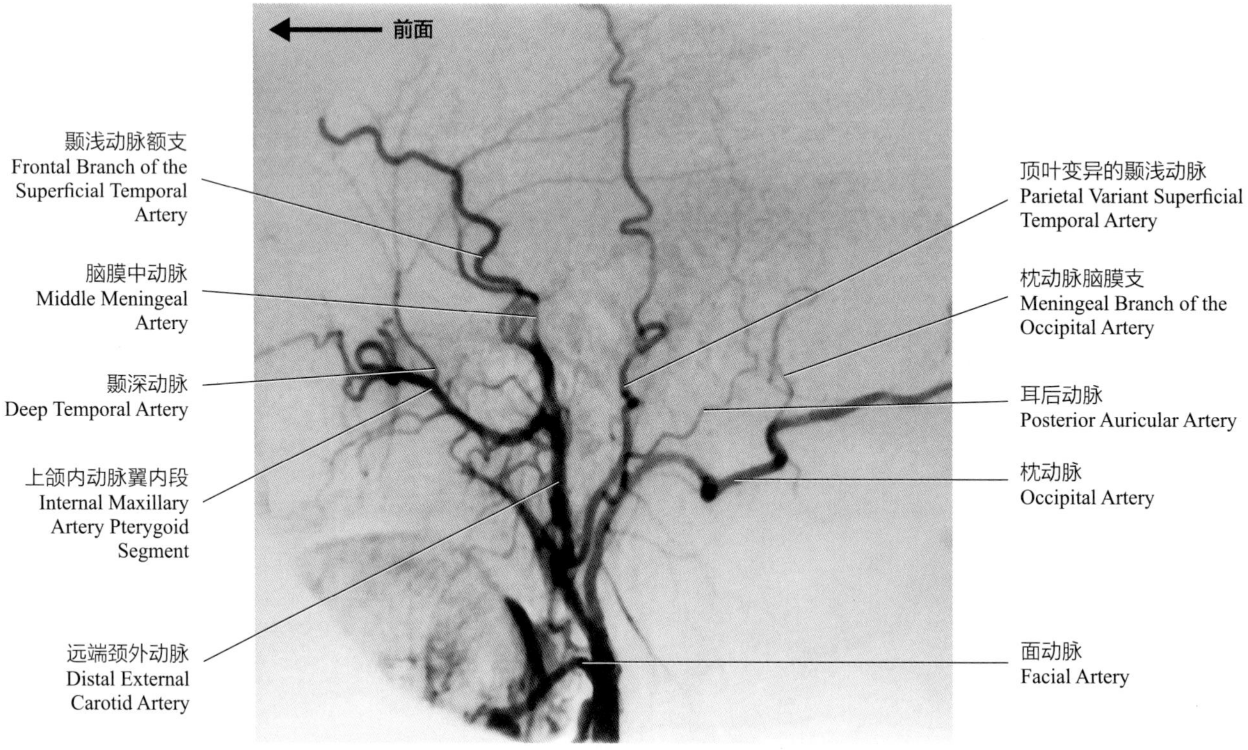

图2.27 颈外动脉侧位DSA，造影剂注入颈外动脉远端。这表明颞浅动脉变异的双重起源，额支起自颈外动脉远端，顶叶颞浅动脉的变异起自耳后动脉

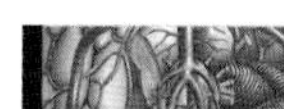

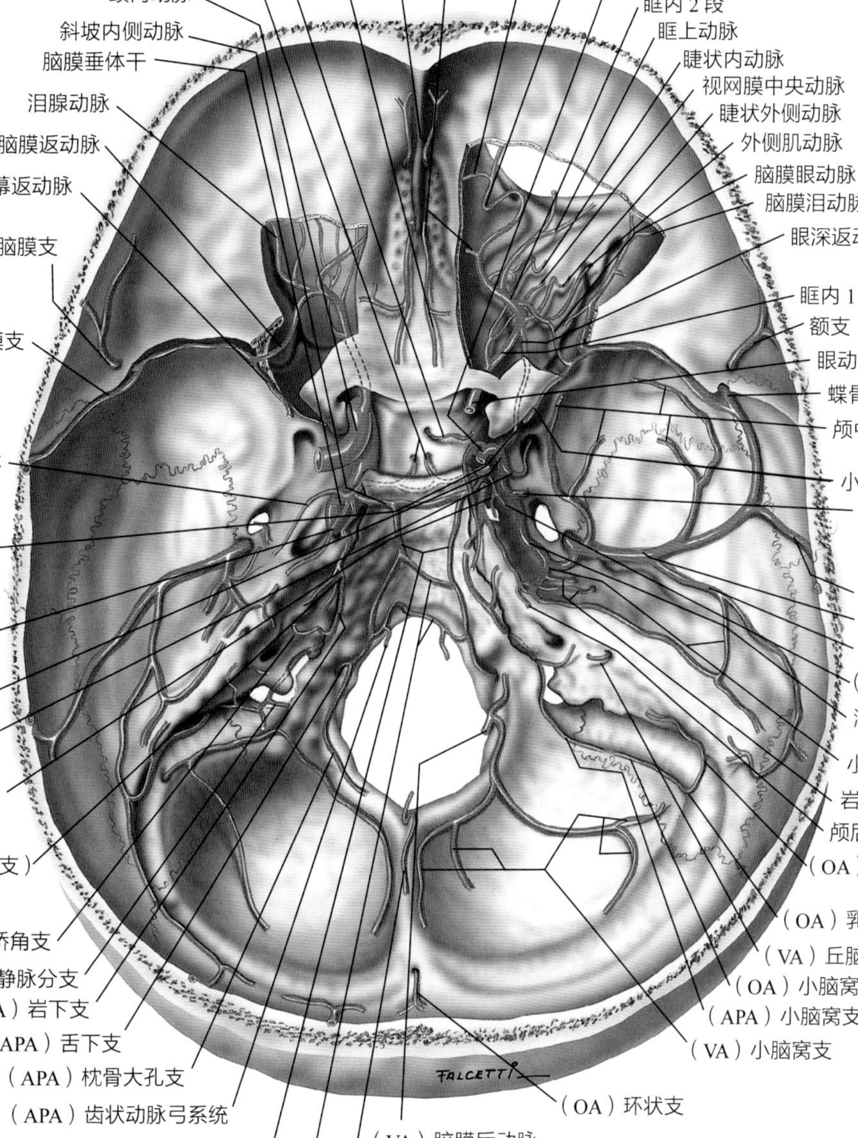

镰前动脉
蝶腭支
筛后动脉
肾囊动脉
筛前动脉
眶内 3 段
垂体后下动脉
下外侧干
颈内动脉
眶内 2 段
斜坡内侧动脉
眶上动脉
脑膜垂体干
睫状内动脉
视网膜中央动脉
泪腺动脉
睫状外侧动脉
脑膜返动脉
外侧肌动脉
天幕返动脉
脑膜眼动脉
脑膜泪动脉
额前脑膜支
眼深返动脉
眶内 1 段
额支
蝶骨嵴脑膜支
眼动脉
蝶骨支
颅中窝支
小脑幕缘动脉
小脑幕支
脑膜副动脉
海绵支
前内侧支
顶枕支
斜坡外侧动脉（外侧支）
脑膜中动脉
岩鳞支
（APA）颈动脉分支
后支
海绵状分支
前外侧支
小脑幕底支
裂孔返动脉
岩支
颅后窝支
斜坡外侧动脉（内侧支）
（OA）小脑脑桥角支
（OA）乳突支
（APA）小脑脑桥角支
（VA）丘脑下动脉
（APA）颈静脉分支
（OA）小脑窝支
（APA）岩下支
（APA）小脑窝支
（APA）舌下支
（VA）小脑窝支
（APA）枕骨大孔支
FALCETTI
（OA）环状支
（APA）齿状动脉弓系统
（VA）脑膜后动脉
（APA）斜坡支
（VA）小脑镰动脉
（APA）中线吻合

图2.28　颈外动脉分支与颈内动脉的关系。颅底图示颈外动脉脑膜分支和颈内动脉近端分支之间的解剖关系。APA，咽升动脉；VA，椎动脉；OA，枕动脉

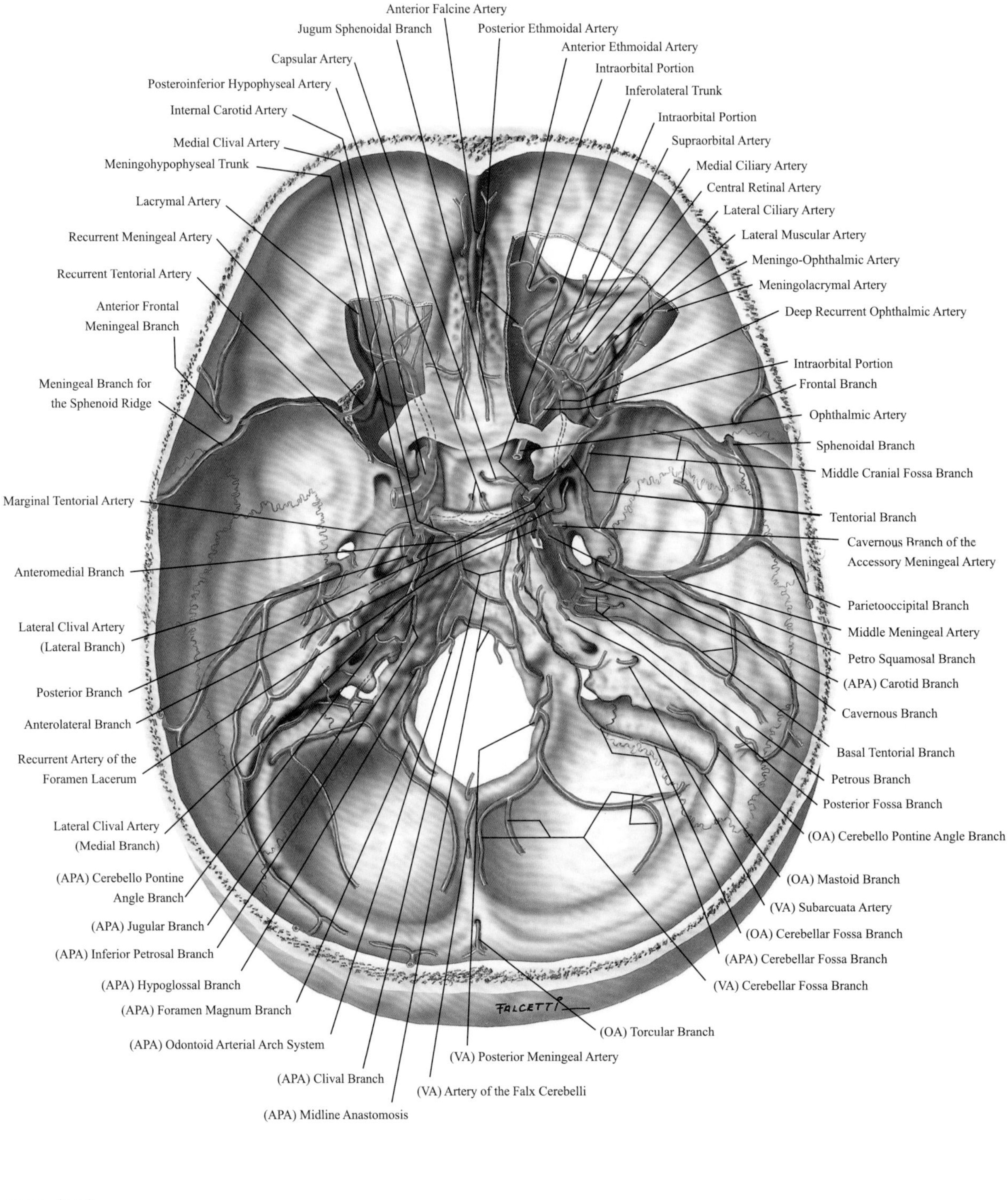

Anterior Falcine Artery
Jugum Sphenoidal Branch
Posterior Ethmoidal Artery
Anterior Ethmoidal Artery
Capsular Artery
Intraorbital Portion
Posteroinferior Hypophyseal Artery
Inferolateral Trunk
Internal Carotid Artery
Intraorbital Portion
Supraorbital Artery
Medial Clival Artery
Meningohypophyseal Trunk
Medial Ciliary Artery
Central Retinal Artery
Lacrymal Artery
Lateral Ciliary Artery
Recurrent Meningeal Artery
Lateral Muscular Artery
Meningo-Ophthalmic Artery
Recurrent Tentorial Artery
Meningolacrymal Artery
Anterior Frontal Meningeal Branch
Deep Recurrent Ophthalmic Artery
Intraorbital Portion
Meningeal Branch for the Sphenoid Ridge
Frontal Branch
Ophthalmic Artery
Sphenoidal Branch
Middle Cranial Fossa Branch
Marginal Tentorial Artery
Tentorial Branch
Cavernous Branch of the Accessory Meningeal Artery
Anteromedial Branch
Parietooccipital Branch
Lateral Clival Artery (Lateral Branch)
Middle Meningeal Artery
Petro Squamosal Branch
Posterior Branch
(APA) Carotid Branch
Anterolateral Branch
Cavernous Branch
Recurrent Artery of the Foramen Lacerum
Basal Tentorial Branch
Petrous Branch
Posterior Fossa Branch
Lateral Clival Artery (Medial Branch)
(OA) Cerebello Pontine Angle Branch
(APA) Cerebello Pontine Angle Branch
(OA) Mastoid Branch
(VA) Subarcuata Artery
(APA) Jugular Branch
(OA) Cerebellar Fossa Branch
(APA) Inferior Petrosal Branch
(APA) Cerebellar Fossa Branch
(APA) Hypoglossal Branch
(VA) Cerebellar Fossa Branch
(APA) Foramen Magnum Branch
FALCETTI
(OA) Torcular Branch
(APA) Odontoid Arterial Arch System
(VA) Posterior Meningeal Artery
(APA) Clival Branch
(VA) Artery of the Falx Cerebelli
(APA) Midline Anastomosis

图2.28（续）

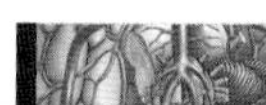

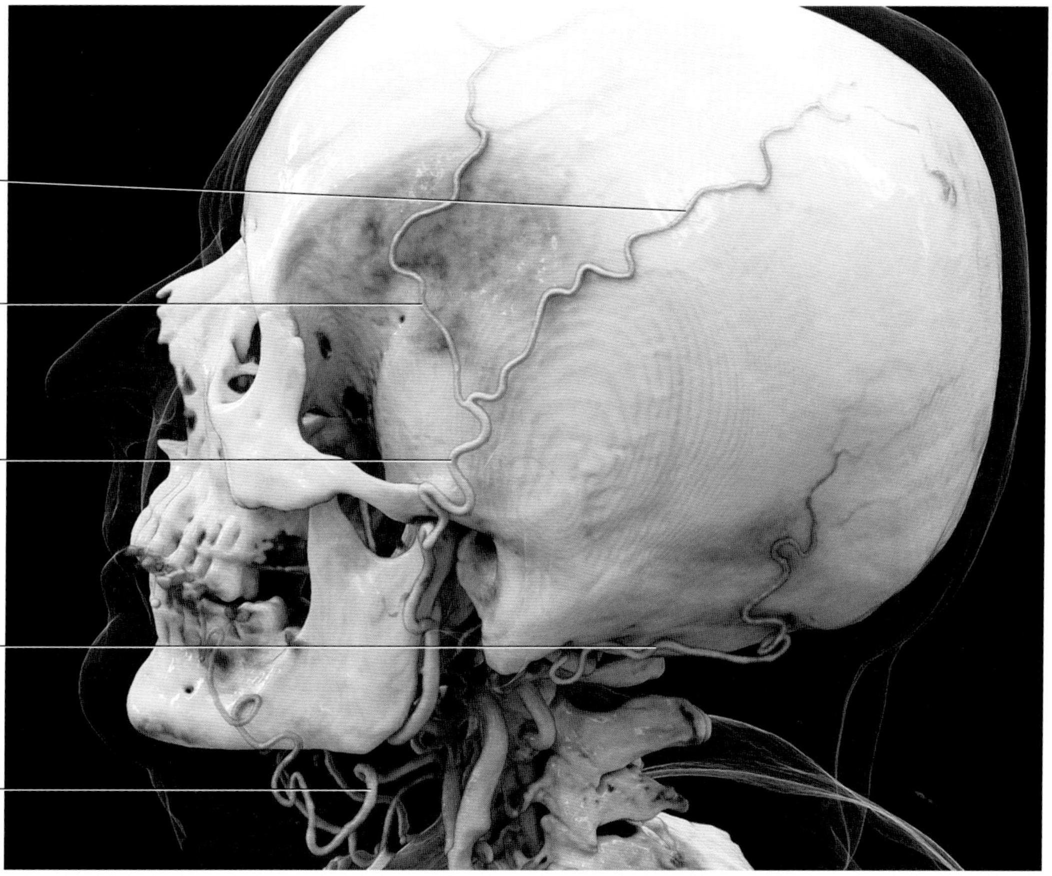

颞浅动脉后支
Superficial Temporal Artery Posterior Branch

颞浅动脉前支
Superficial Temporal Artery Anterior Branch

颞浅动脉
Superficial Temporal Artery

枕动脉
Occipital Artery

面动脉
Facial Artery

图2.29　CTA三维斜面重建，颅底仰视图，显示了面动脉、枕动脉和颞浅动脉的解剖关系

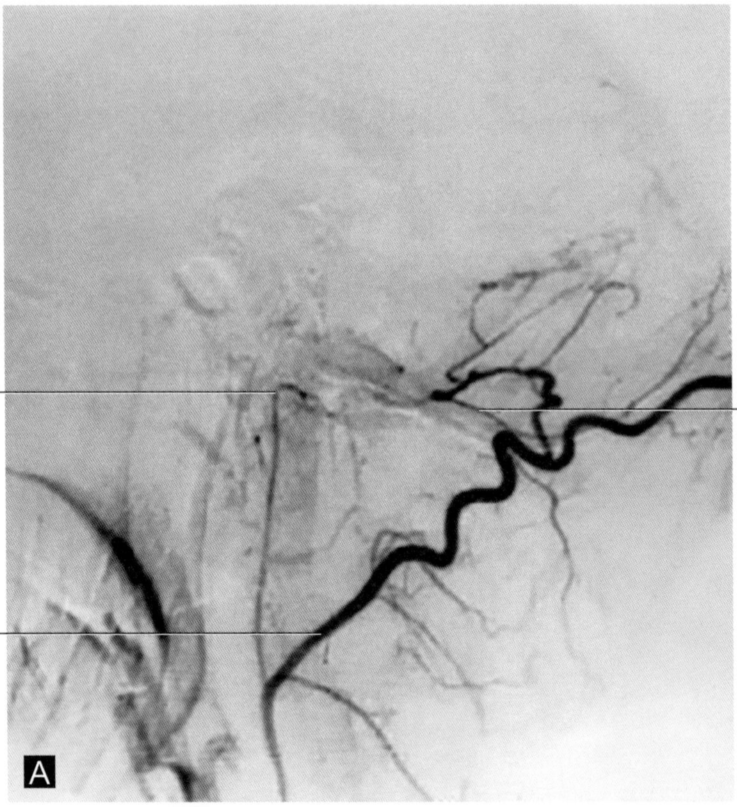

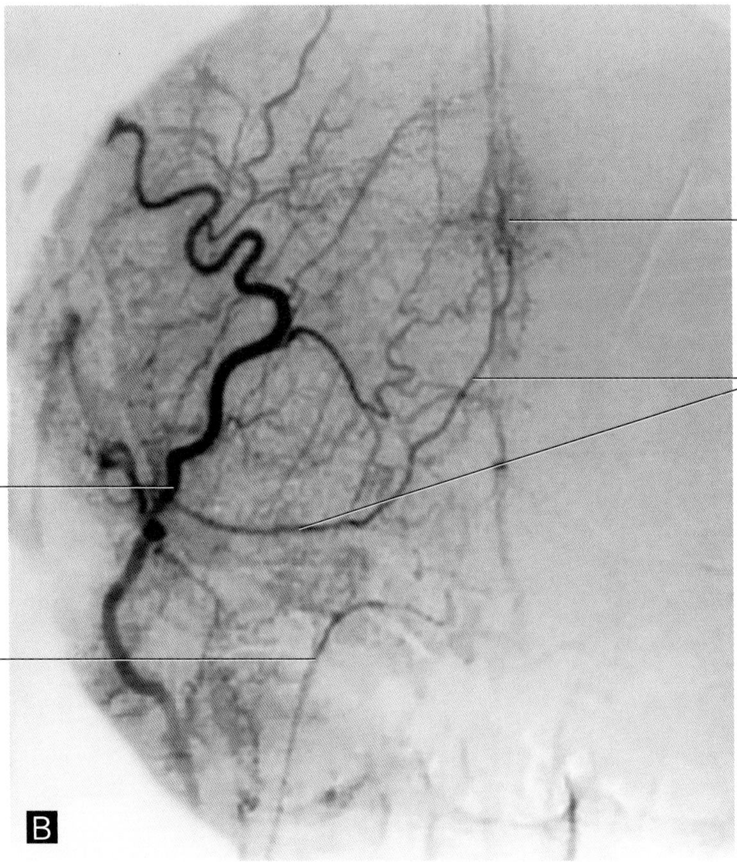

图2.30 枕动脉。侧位（A）和正位（B）DSA，造影剂注入枕动脉。变异解剖显示咽升动脉后支起自枕动脉，小脑窝的脑膜分支可到达窦汇

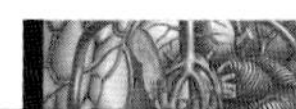

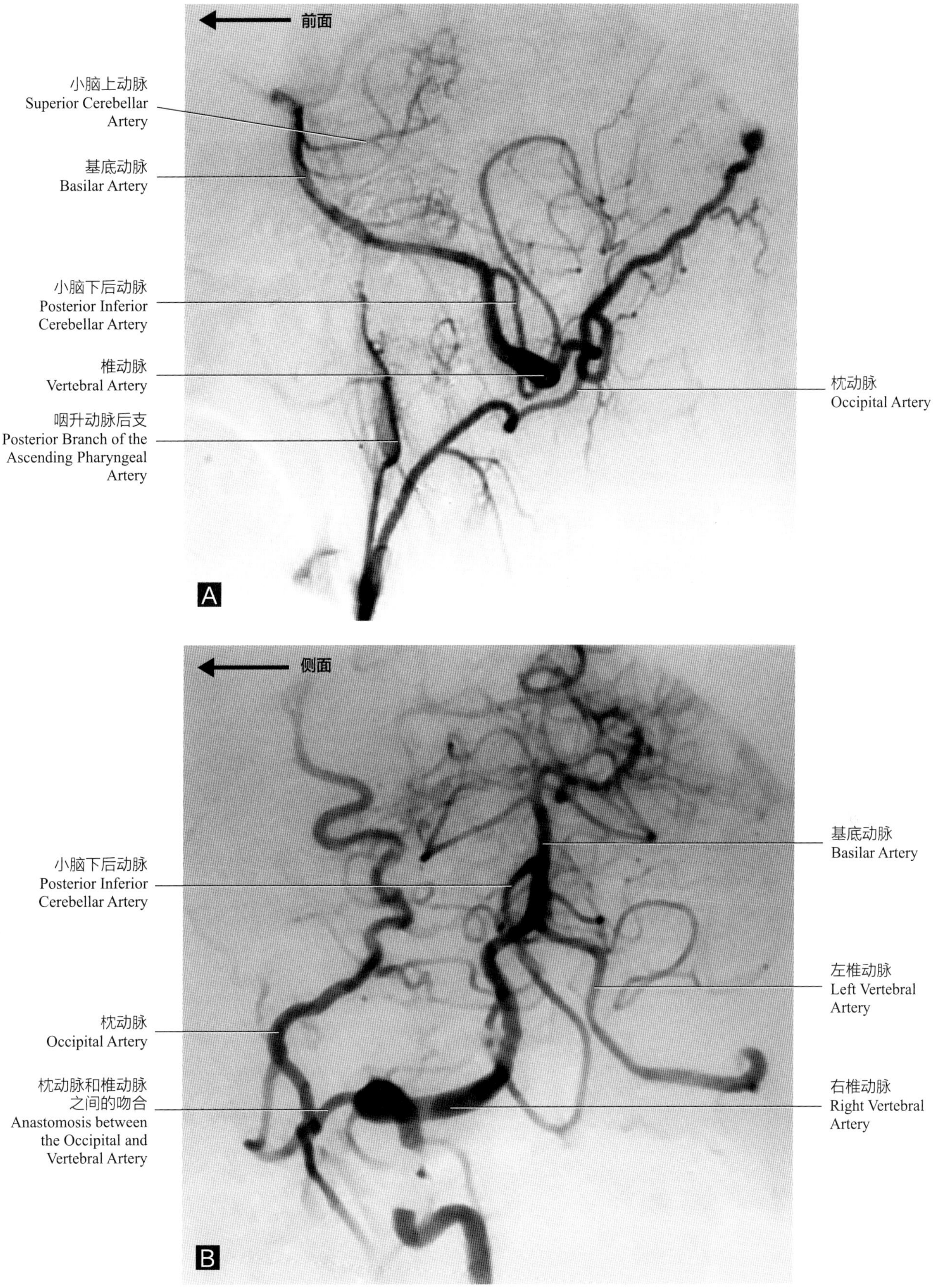

前面

小脑上动脉
Superior Cerebellar Artery

基底动脉
Basilar Artery

小脑下后动脉
Posterior Inferior Cerebellar Artery

椎动脉
Vertebral Artery

咽升动脉后支
Posterior Branch of the Ascending Pharyngeal Artery

枕动脉
Occipital Artery

A

侧面

基底动脉
Basilar Artery

小脑下后动脉
Posterior Inferior Cerebellar Artery

左椎动脉
Left Vertebral Artery

枕动脉
Occipital Artery

枕动脉和椎动脉之间的吻合
Anastomosis between the Occipital and Vertebral Artery

右椎动脉
Right Vertebral Artery

B

图2.31　枕动脉。侧位（A）和正位（B）DSA，造影剂注入右枕动脉，显示了与右椎动脉的变异吻合

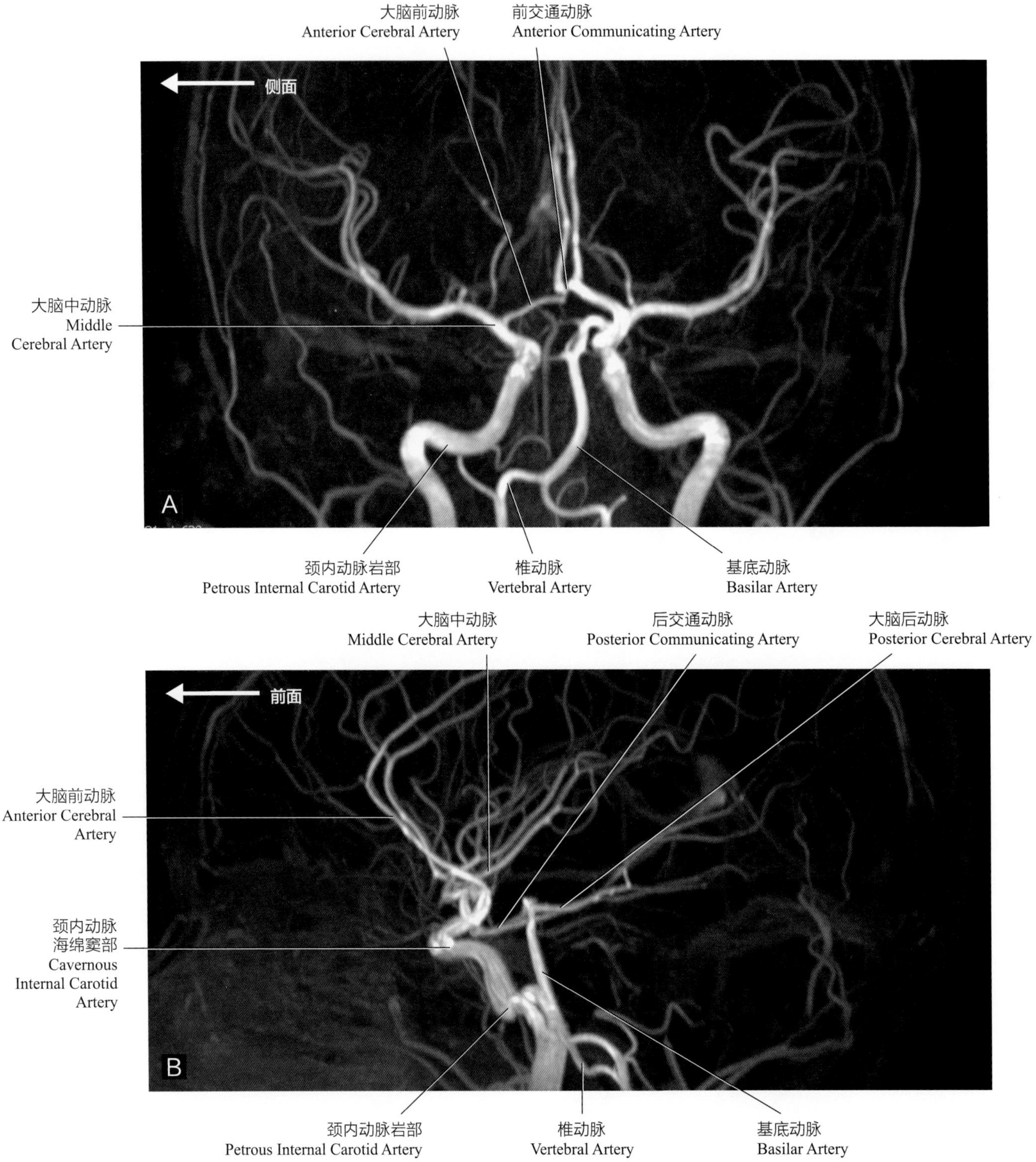

大脑前动脉
Anterior Cerebral Artery

前交通动脉
Anterior Communicating Artery

侧面

大脑中动脉
Middle Cerebral Artery

A

颈内动脉岩部
Petrous Internal Carotid Artery

椎动脉
Vertebral Artery

基底动脉
Basilar Artery

大脑中动脉
Middle Cerebral Artery

后交通动脉
Posterior Communicating Artery

大脑后动脉
Posterior Cerebral Artery

前面

大脑前动脉
Anterior Cerebral Artery

颈内动脉海绵窦部
Cavernous Internal Carotid Artery

B

颈内动脉岩部
Petrous Internal Carotid Artery

椎动脉
Vertebral Artery

基底动脉
Basilar Artery

图2.32　颅内动脉。时间飞跃法MRA显示额叶（A）和外侧（B）的颅内动脉。MRA，磁共振血管成像

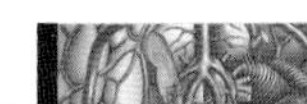

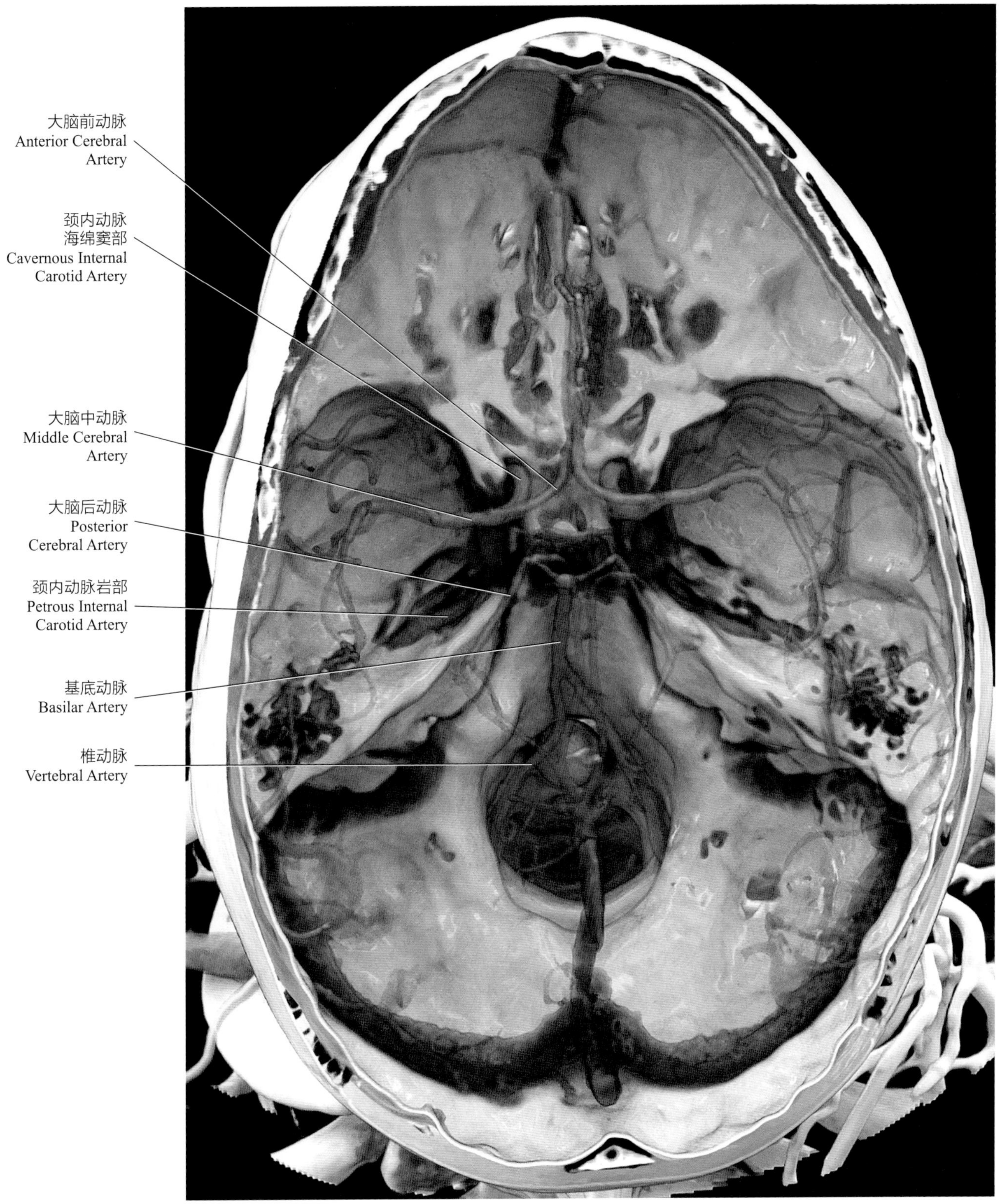

图2.33　CTA三维动态重建。显示了颈内动脉、颅底前循环和颅底后循环在颅内的关系

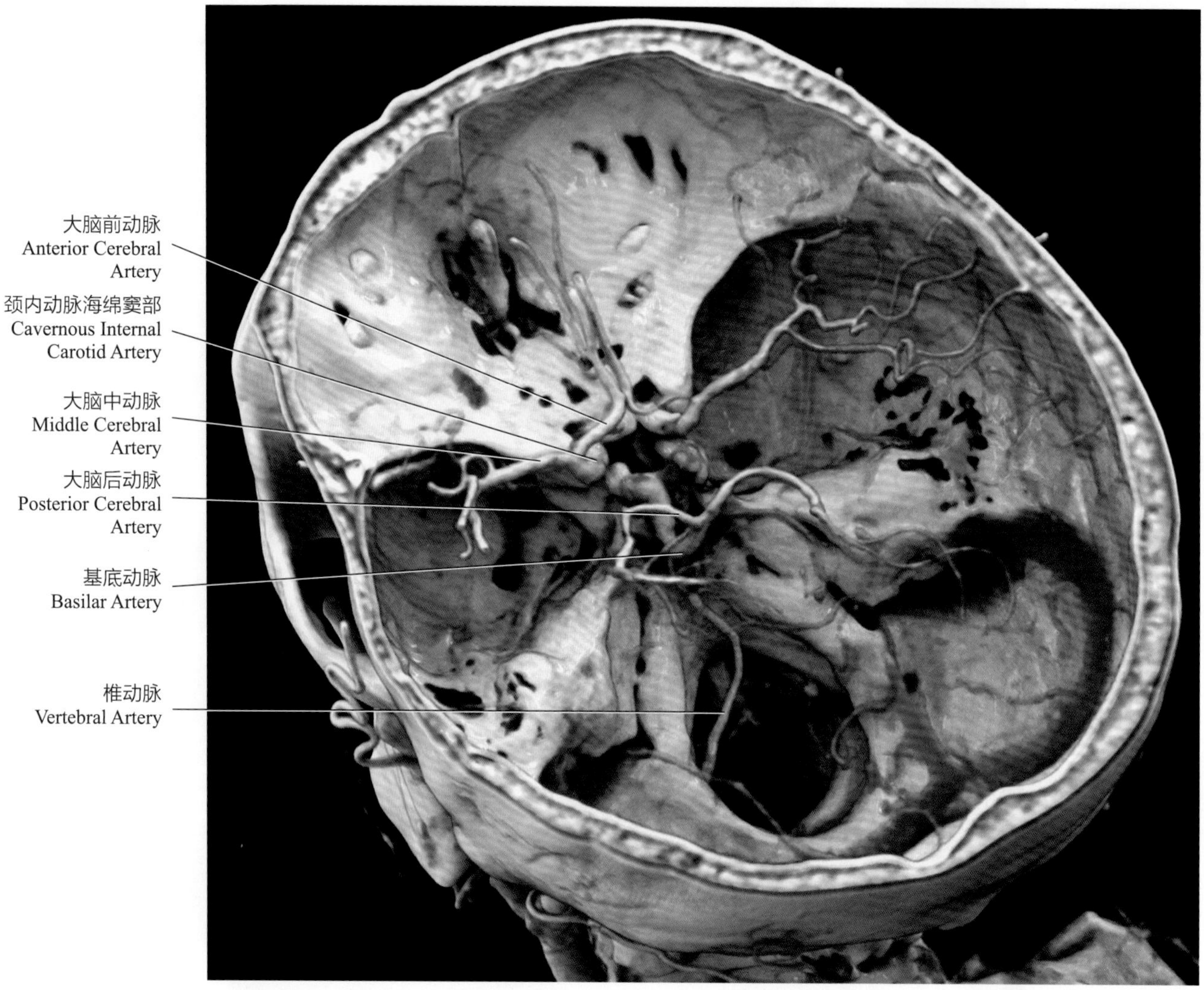

大脑前动脉
Anterior Cerebral Artery

颈内动脉海绵窦部
Cavernous Internal Carotid Artery

大脑中动脉
Middle Cerebral Artery

大脑后动脉
Posterior Cerebral Artery

基底动脉
Basilar Artery

椎动脉
Vertebral Artery

图2.34 CTA三维动态重建，颅底斜视图。显示了颈内动脉、前循环和颅底后循环与大脑动脉环在颅内的关系

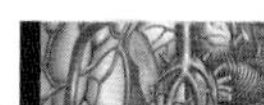

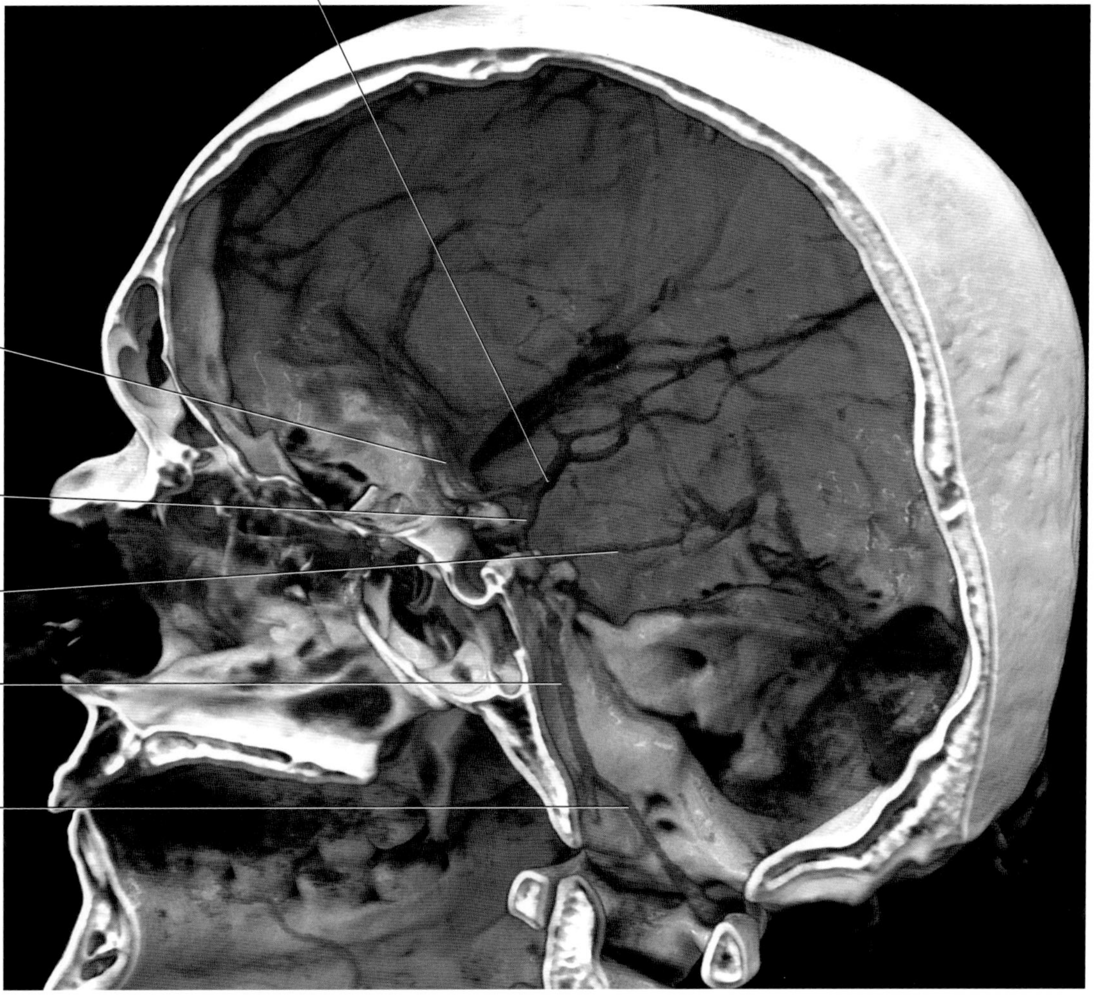

大脑中动脉
Middle Cerebral Artery

大脑前动脉
Anterior Cerebral Artery

颈内动脉海绵窦部
Cavernous Internal Carotid Artery

大脑后动脉
Posterior Cerebral Artery

基底动脉
Basilar Artery

椎动脉
Vertebral Artery

图2.35　CTA三维动态重建，头部斜侧视图。显示了颈内动脉和椎动脉，以及前、后循环的主要动脉在颅内的关系

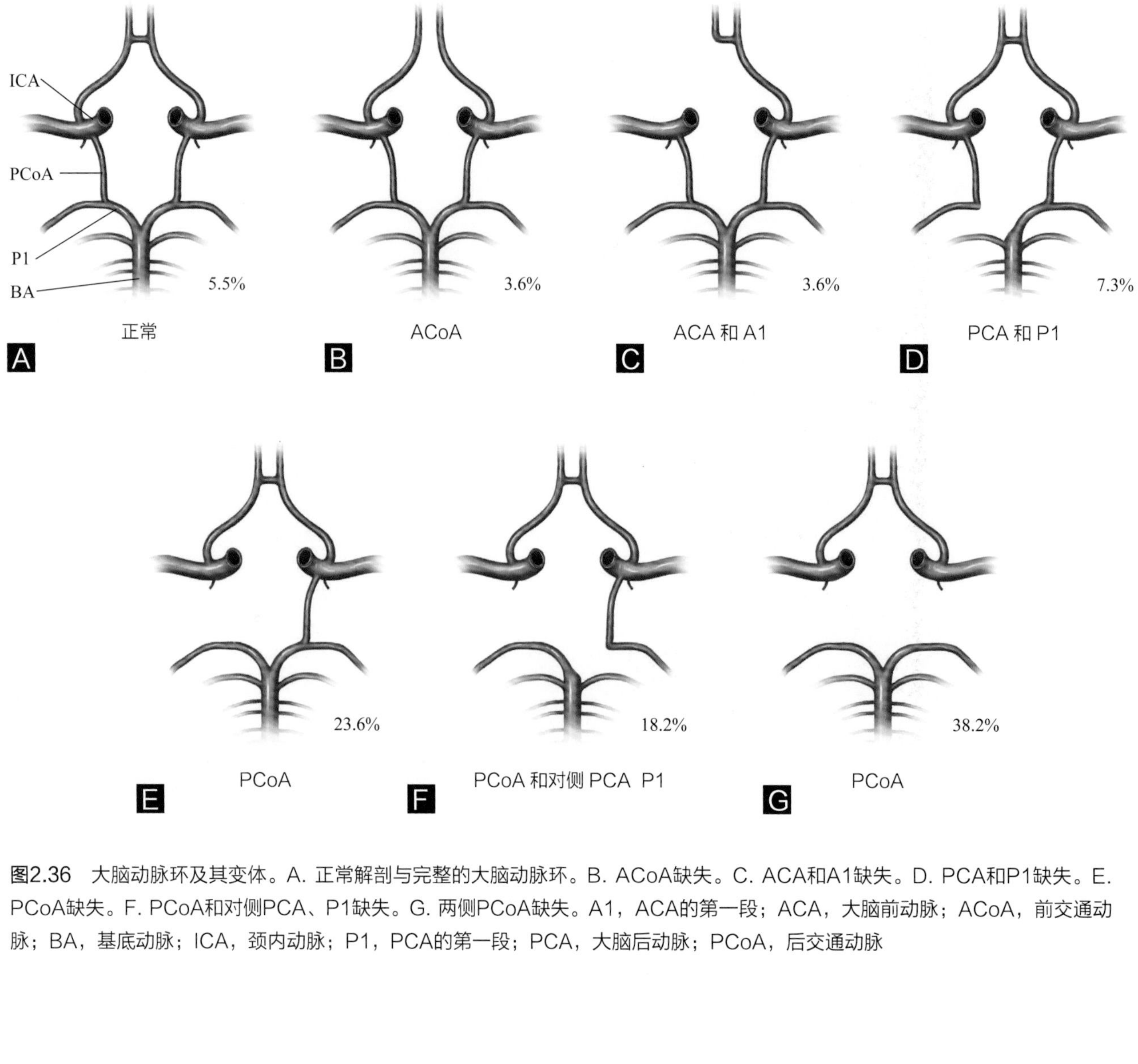

ICA
PCoA
P1
BA
5.5%
正常
A

3.6%
ACoA
B

3.6%
ACA 和 A1
C

7.3%
PCA 和 P1
D

23.6%
PCoA
E

18.2%
PCoA 和对侧 PCA P1
F

38.2%
PCoA
G

图2.36 大脑动脉环及其变体。A. 正常解剖与完整的大脑动脉环。B. ACoA缺失。C. ACA和A1缺失。D. PCA和P1缺失。E. PCoA缺失。F. PCoA和对侧PCA、P1缺失。G. 两侧PCoA缺失。A1，ACA的第一段；ACA，大脑前动脉；ACoA，前交通动脉；BA，基底动脉；ICA，颈内动脉；P1，PCA的第一段；PCA，大脑后动脉；PCoA，后交通动脉

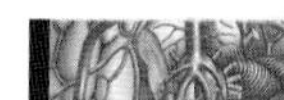

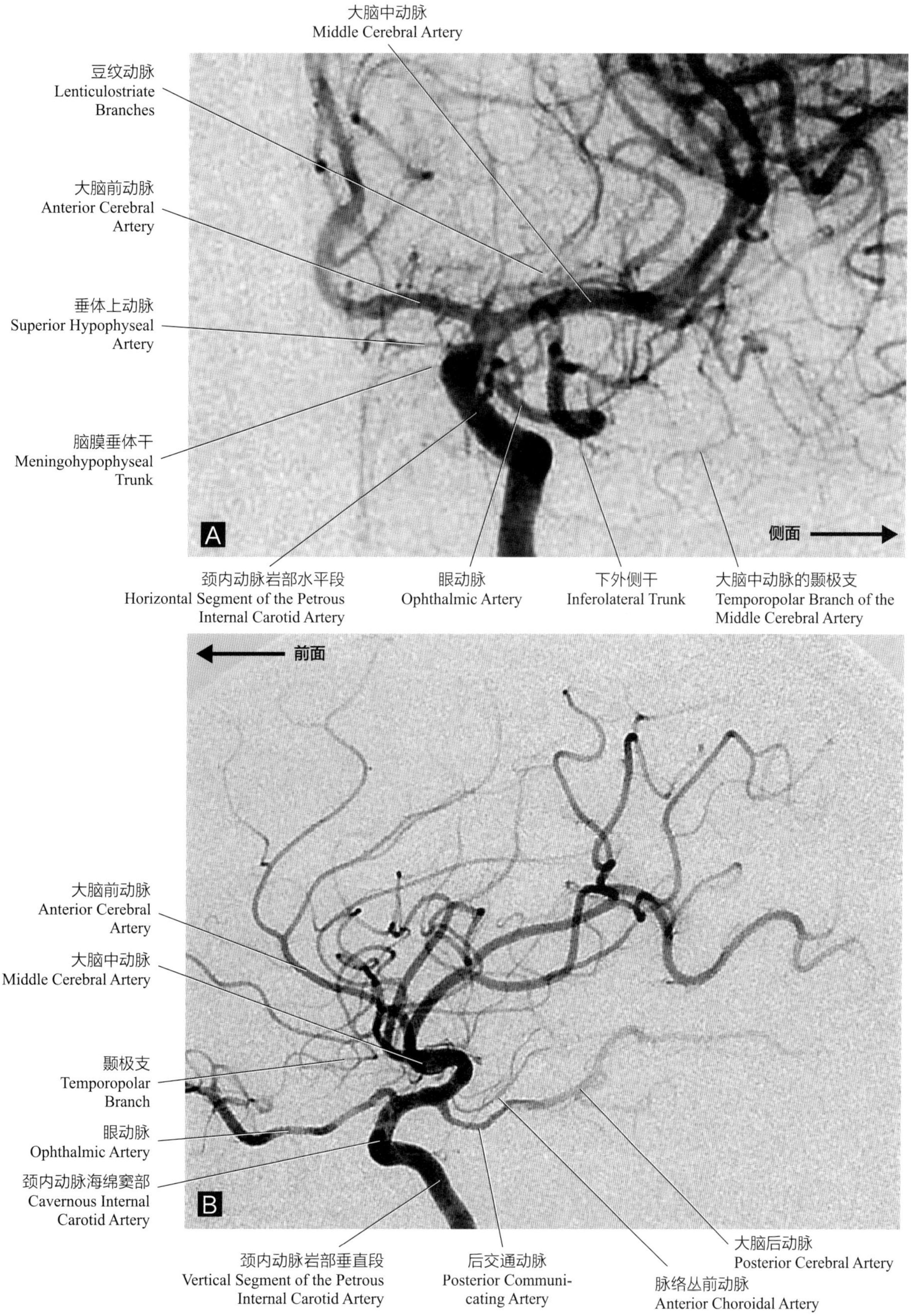

大脑中动脉
Middle Cerebral Artery

豆纹动脉
Lenticulostriate Branches

大脑前动脉
Anterior Cerebral Artery

垂体上动脉
Superior Hypophyseal Artery

脑膜垂体干
Meningohypophyseal Trunk

A

侧面

颈内动脉岩部水平段
Horizontal Segment of the Petrous Internal Carotid Artery

眼动脉
Ophthalmic Artery

下外侧干
Inferolateral Trunk

大脑中动脉的颞极支
Temporopolar Branch of the Middle Cerebral Artery

前面

大脑前动脉
Anterior Cerebral Artery

大脑中动脉
Middle Cerebral Artery

颞极支
Temporopolar Branch

眼动脉
Ophthalmic Artery

颈内动脉海绵窦部
Cavernous Internal Carotid Artery

B

颈内动脉岩部垂直段
Vertical Segment of the Petrous Internal Carotid Artery

后交通动脉
Posterior Communicating Artery

脉络丛前动脉
Anterior Choroidal Artery

大脑后动脉
Posterior Cerebral Artery

图2.37 前循环。正位（A）和侧位（B）DSA，造影剂注入颈内动脉，显示动脉前循环。在侧位投影上，大脑后动脉通过后交通动脉充盈

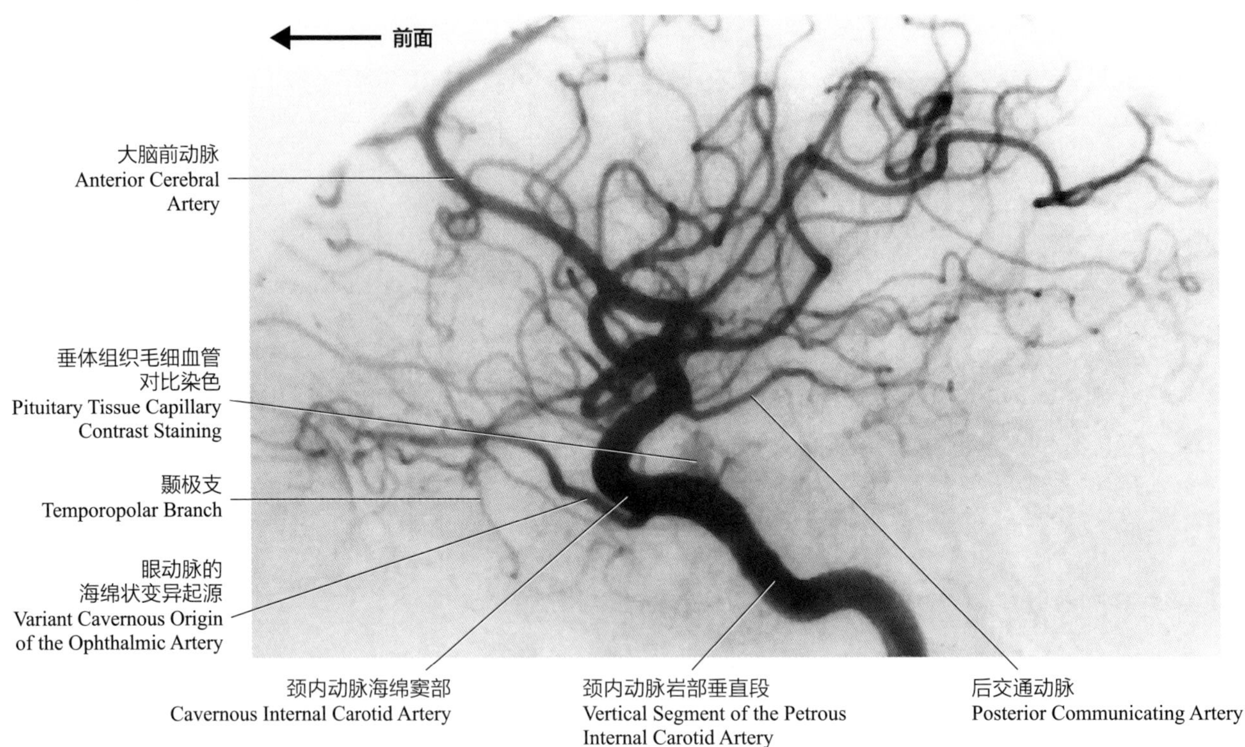

图2.38 眼动脉的海绵状变异起源。侧位DSA，造影剂注入颈内动脉。注意颈内动脉近端海绵状眼动脉的下缘，以及正常垂体组织毛细血管的对比染色

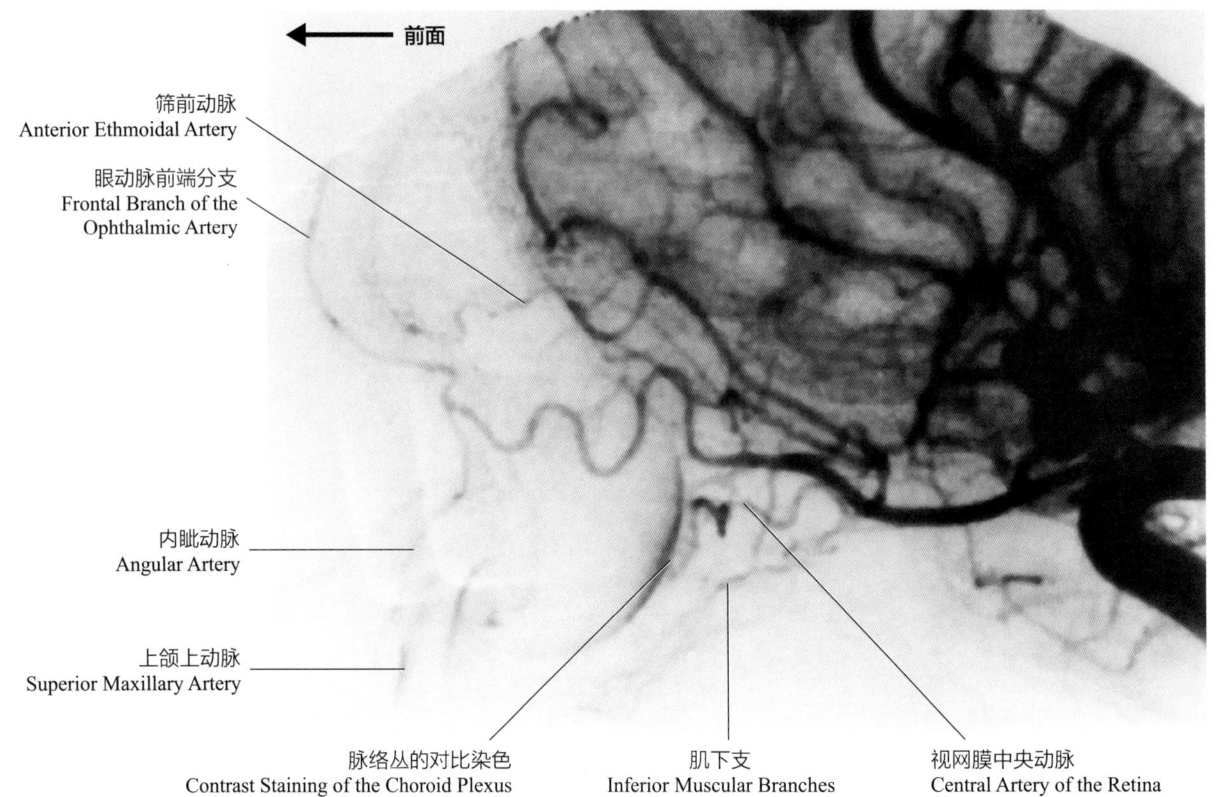

图2.39 眼动脉、视网膜中央动脉和脉络丛。侧位DSA（毛细血管期），造影剂注入颈内动脉。注意上颌区域内眦动脉、视网膜中央动脉和脉络丛

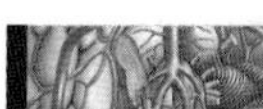

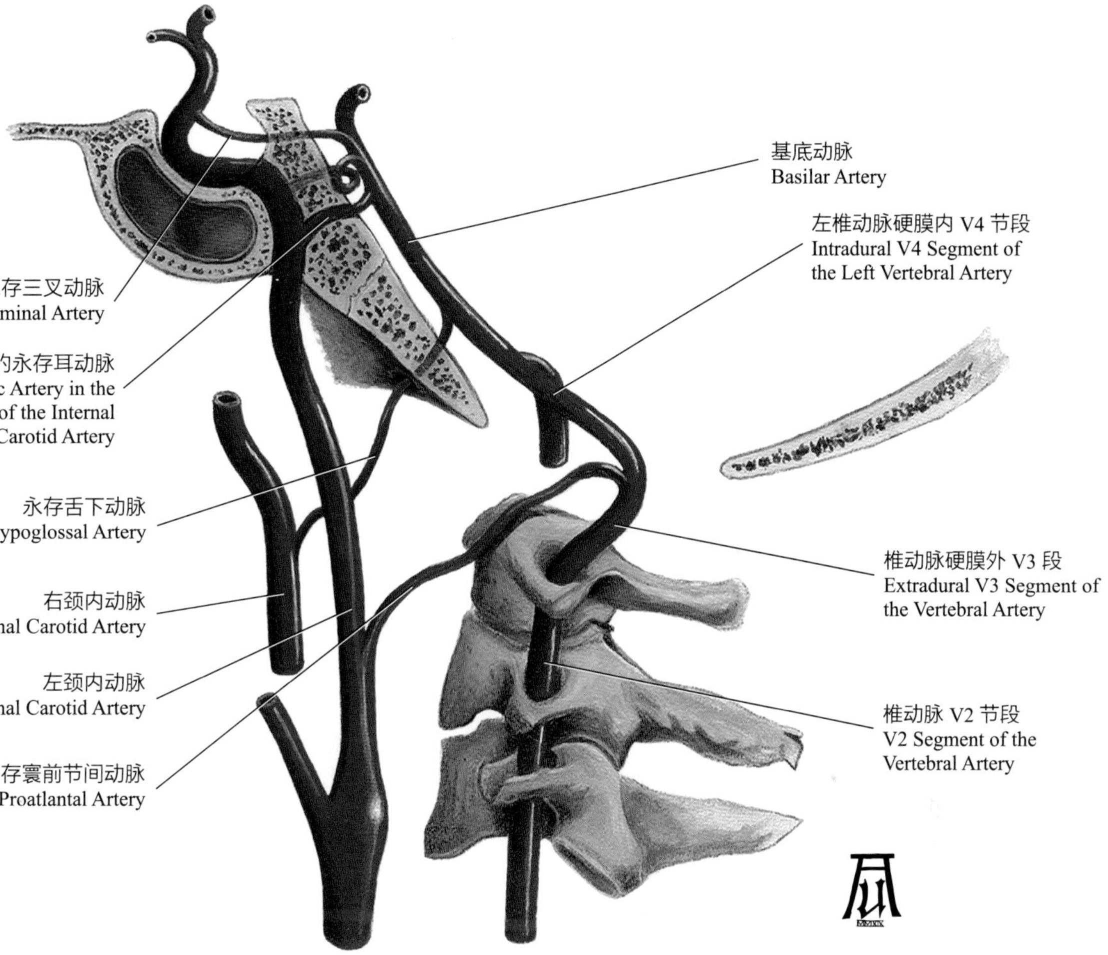

基底动脉
Basilar Artery

左椎动脉硬膜内 V4 节段
Intradural V4 Segment of the Left Vertebral Artery

永存三叉动脉
Persistent Trigeminal Artery

颈内动脉岩骨段的永存耳动脉
Persistent Otic Artery in the Petrous Segment of the Internal Carotid Artery

永存舌下动脉
Persistent Hypoglossal Artery

椎动脉硬膜外 V3 段
Extradural V3 Segment of the Vertebral Artery

右颈内动脉
Right Internal Carotid Artery

左颈内动脉
Left Internal Carotid Artery

椎动脉 V2 节段
V2 Segment of the Vertebral Artery

永存寰前节间动脉
Persistent Proatlantal Artery

A

图2.40　永存颈动脉–基底动脉吻合。A. 胚胎发育异常引起的前、后循环动脉变异的示意图

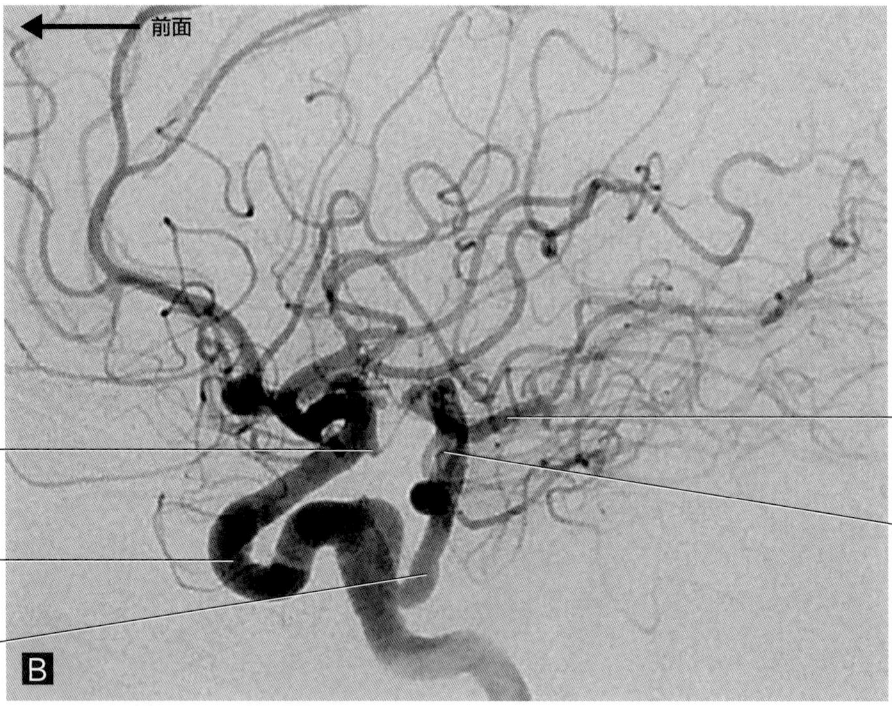

前面

后交通动脉漏斗
Posterior Communicating Artery Infundibulum

颈内动脉
Internal Carotid Artery

永存三叉动脉
Persistent Trigeminal Artery

大脑后动脉
Posterior Cerebral Artery

远端基底动脉
Distal Basilar Artery

B

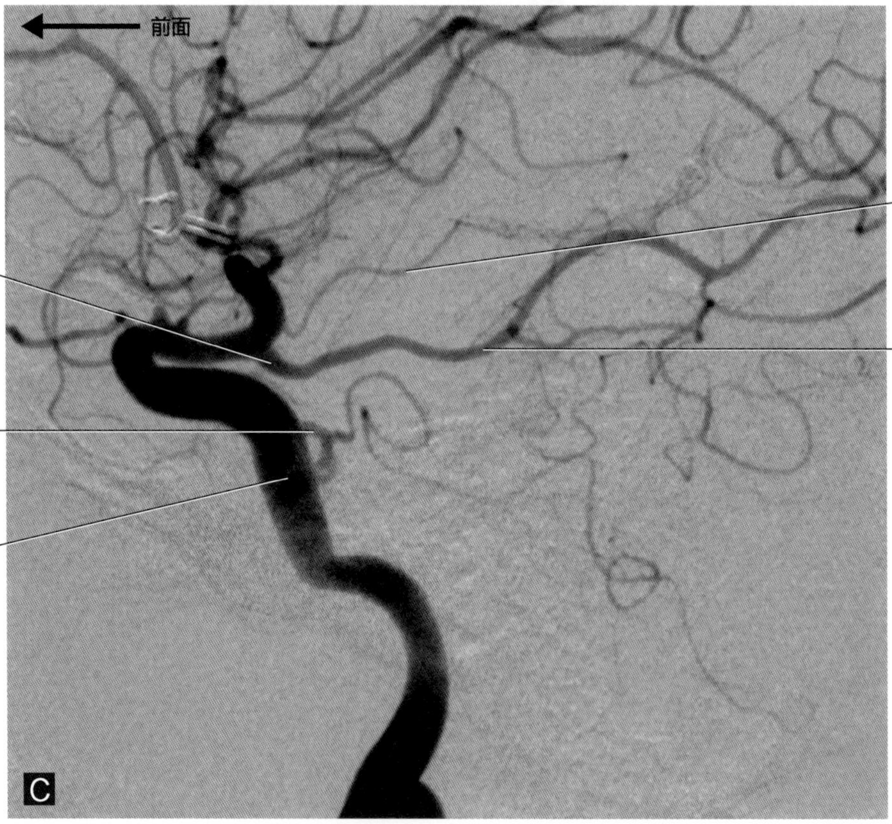

前面

后交通动脉
Posterior Communicating Artery

永存耳动脉
Persistent Otic Artery

颈内动脉岩骨段
Petrous Segment of the Internal Carotid Artery

脉络丛前动脉
Anterior Choroidal Artery

大脑后动脉（胚胎型）
Posterior Cerebral Artery (Fetal Type)

C

图2.40（续） B. 侧位DSA，造影剂注入颈内动脉，显示永存三叉动脉供应远端基底动脉。C. 侧位DSA，造影剂注入颈内动脉，显示永存耳动脉起自颈内动脉岩骨段

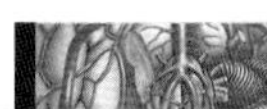

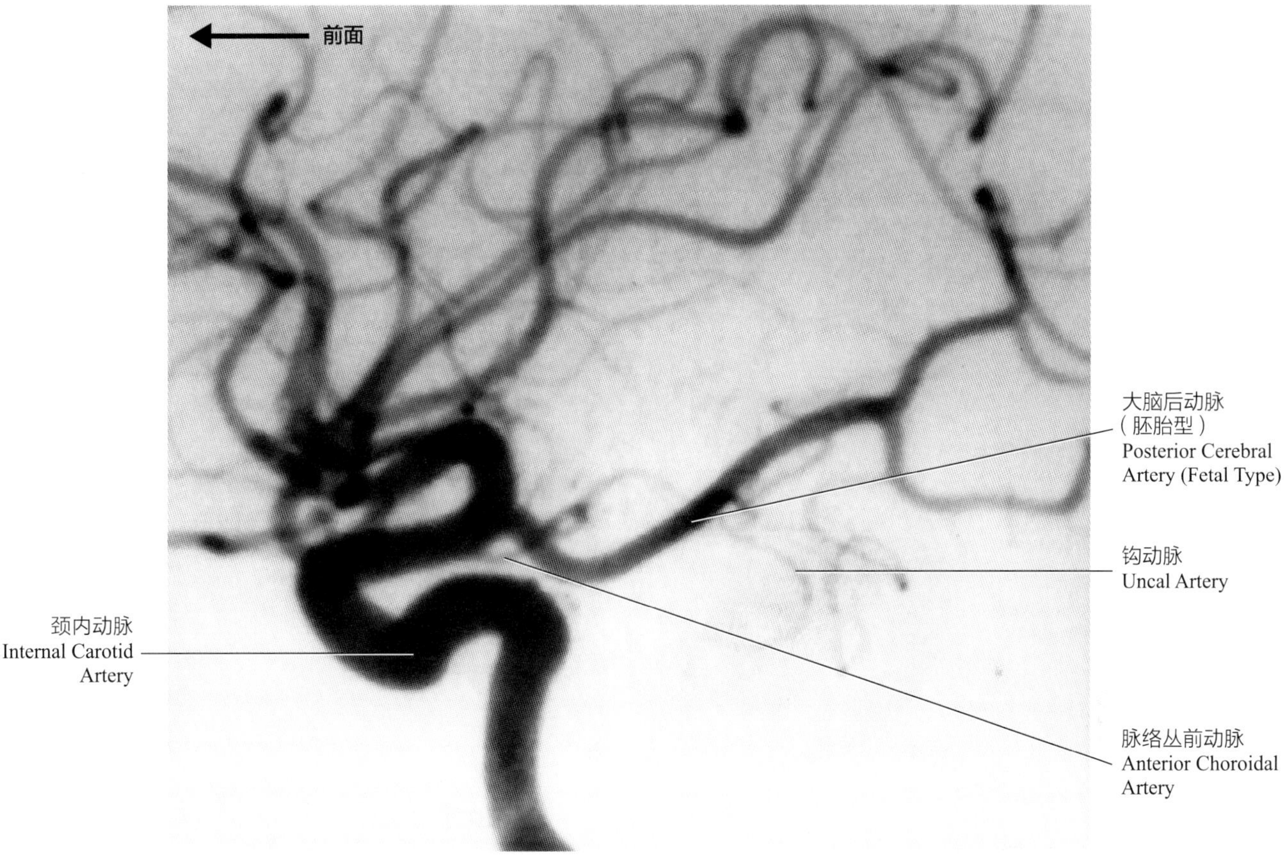

前面

大脑后动脉
（胚胎型）
Posterior Cerebral
Artery (Fetal Type)

钩动脉
Uncal Artery

颈内动脉
Internal Carotid
Artery

脉络丛前动脉
Anterior Choroidal
Artery

图2.41 脉络丛前动脉的异常起源。侧位DSA，造影剂注入颈内动脉显示脉络丛前动脉在后交通动脉附近异常起源

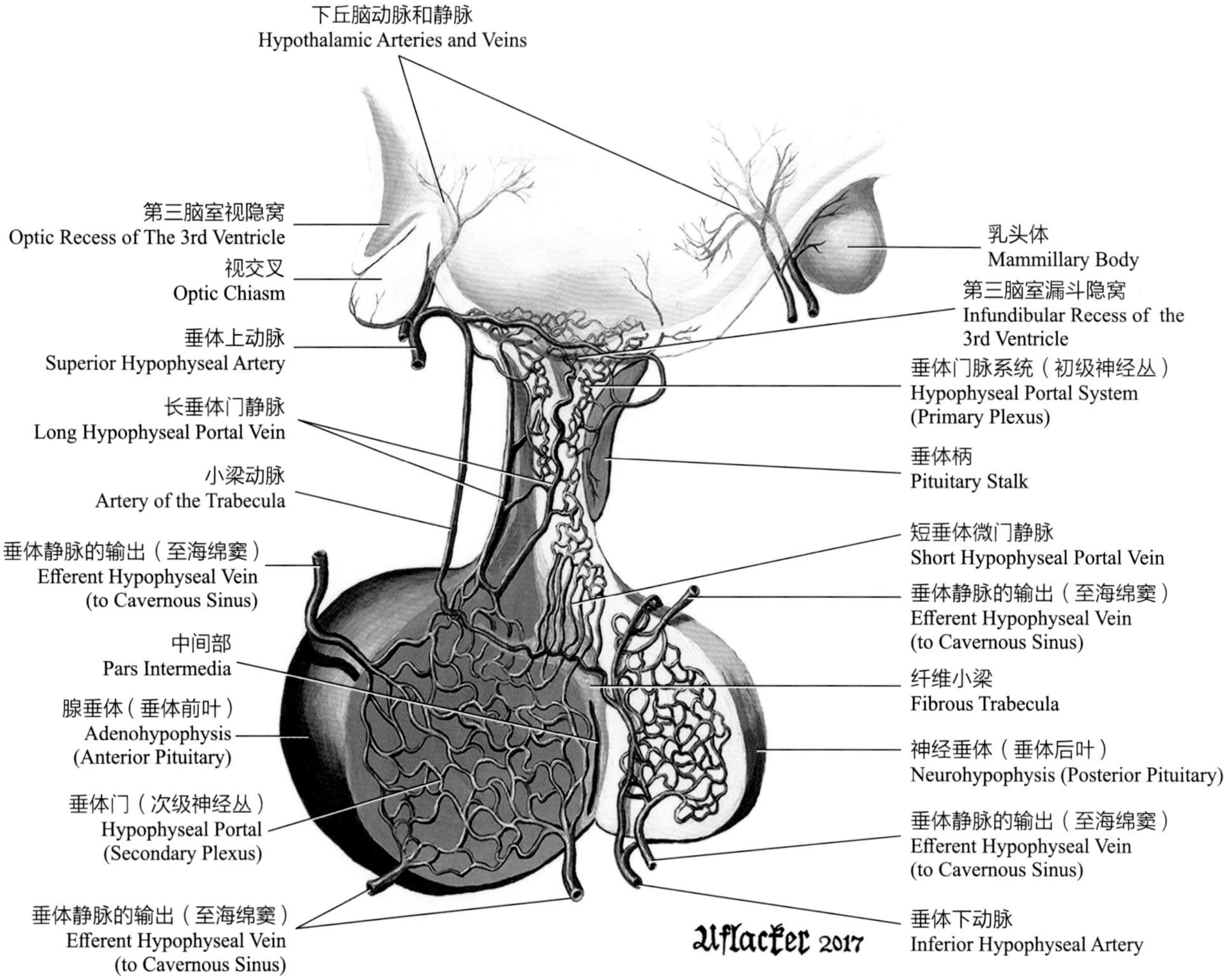

图2.42　垂体血管的示意图。广泛的下丘脑和垂体门脉循环显示垂体柄中的静脉丛从下丘脑流至腺垂体（垂体前叶）。相比之下，神经垂体（垂体后叶）血管较少。两者之间为中间部，此处也是中间部囊肿发生的部位

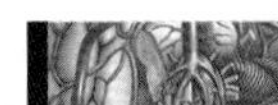

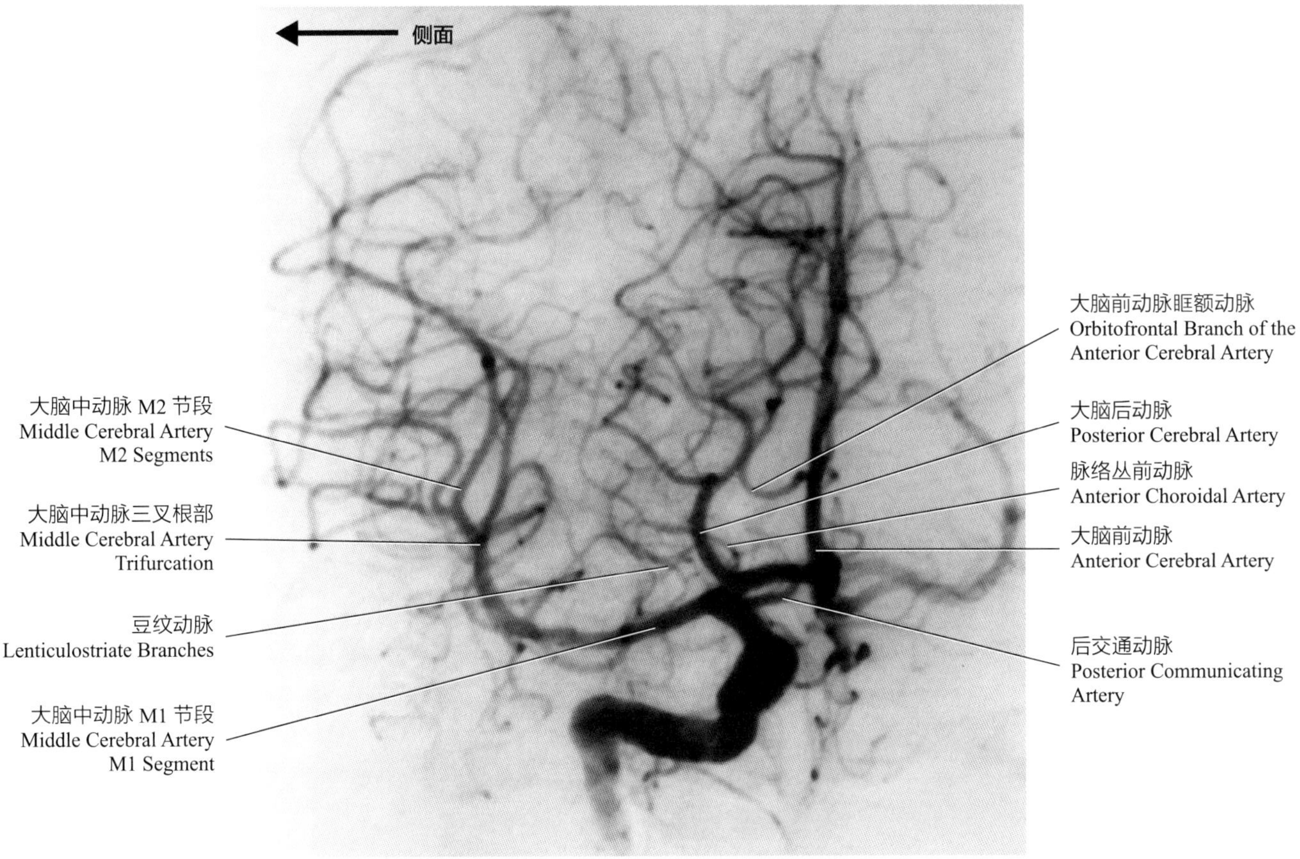

侧面
大脑前动脉眶额动脉
Orbitofrontal Branch of the Anterior Cerebral Artery
大脑后动脉
Posterior Cerebral Artery
脉络丛前动脉
Anterior Choroidal Artery
大脑前动脉
Anterior Cerebral Artery
后交通动脉
Posterior Communicating Artery
大脑中动脉 M2 节段
Middle Cerebral Artery M2 Segments
大脑中动脉三叉根部
Middle Cerebral Artery Trifurcation
豆纹动脉
Lenticulostriate Branches
大脑中动脉 M1 节段
Middle Cerebral Artery M1 Segment

图2.43 大脑前、中动脉和分支。Towne正位DSA，造影剂注入颈内动脉。大脑中动脉M1节段位于枕裂的分叉点或三分叉点，M2节段沿额叶、顶叶和颞叶穿过枕裂。脉络丛前动脉起自颈内动脉远端，位于大脑后动脉外侧

侧面
脉络丛对比染色
Choroidal Contrast Staining
后外侧脉络丛动脉
Posterolateral Choroidal Artery
小脑后动脉颞支缺失
Absence of Temporal Branches of the Posterior Cerebellar Artery
重复的小脑上动脉
Duplicated Superior Cerebellar Artery
颞部侧支循环
Loops of the Temporal Branch
颞支直段
Straight Segments of the Temporal Branch
小脑上动脉半球分支
Superior Cerebellar Artery Hemispheric Branch
小脑上动脉分叉处
Bifurcated Superior Cerebellar Artery

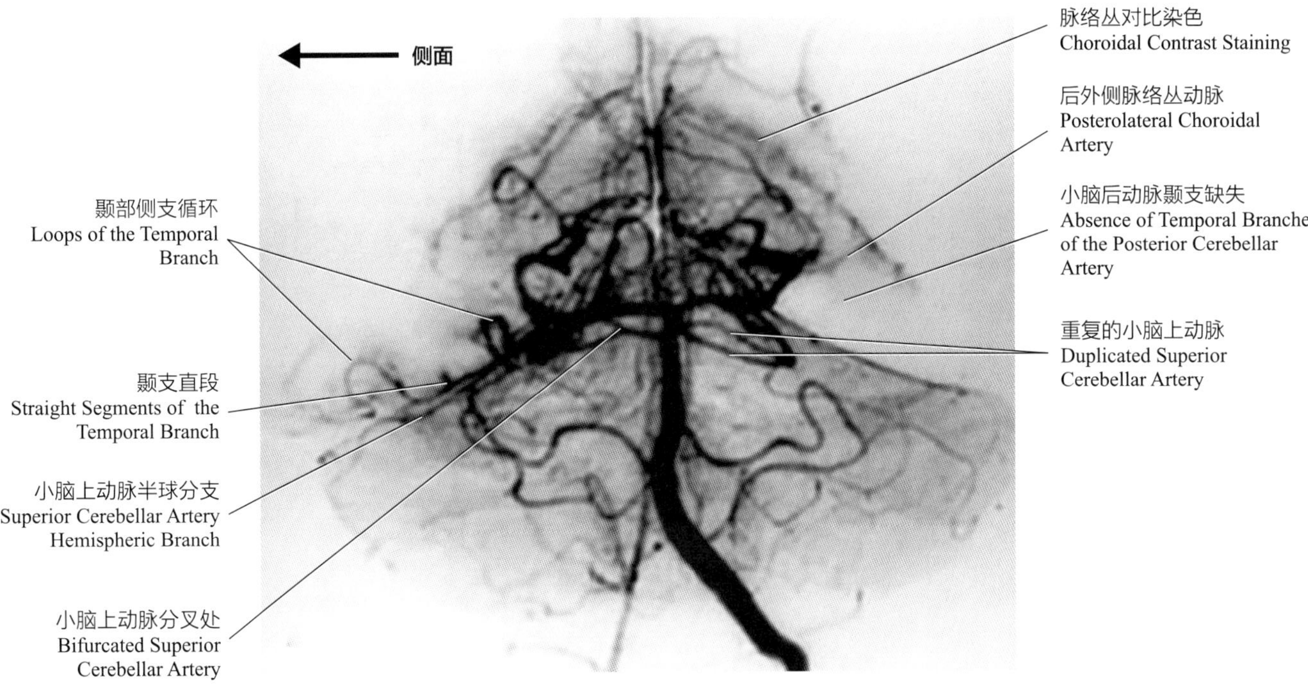

图2.44 大脑后动脉颞支的前脉络膜起源。左椎动脉注射造影剂，Waters投影结合正位DSA显示颞沟颞支和脑回顶部的直段。小脑上动脉的边缘动脉半球分支存在平行路径。左侧小脑上动脉有重复，左侧大脑后动脉无颞支

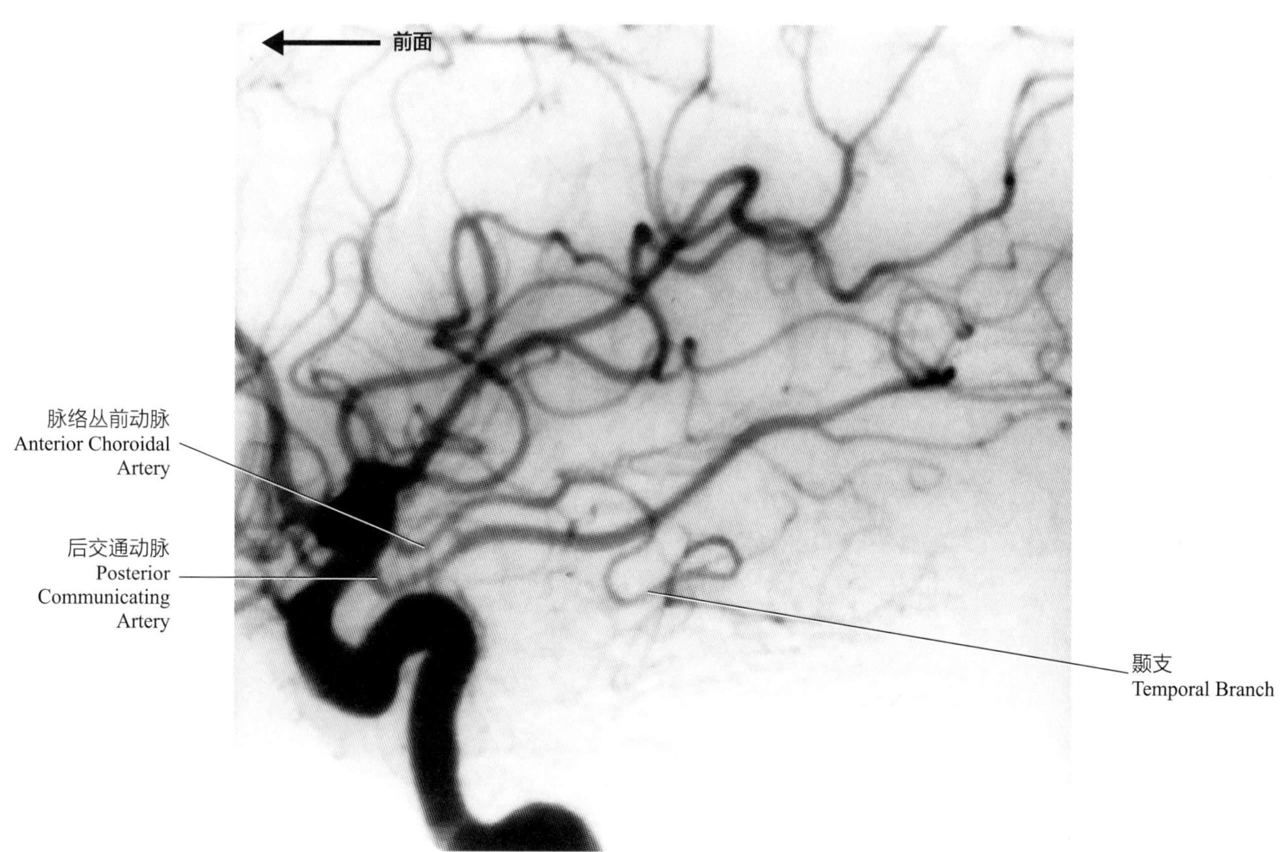

图2.45 颈内动脉侧视图。脉络丛前动脉起自颈内动脉，位于后交通动脉远端。脉络丛前动脉产生颞支

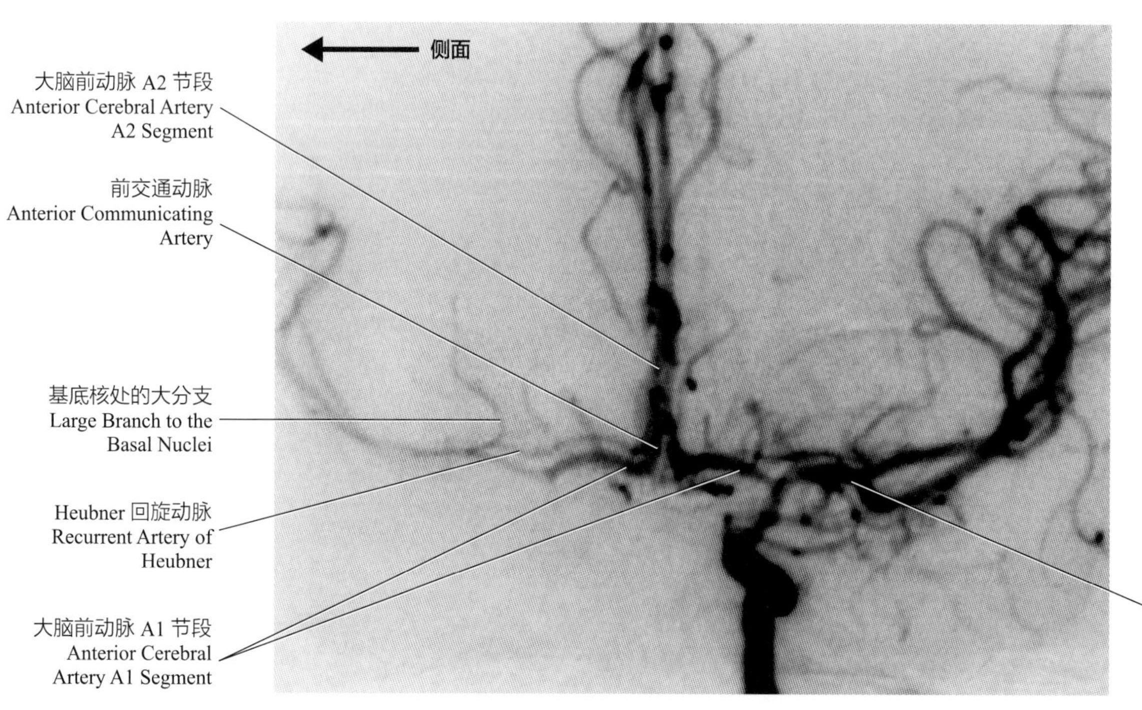

图2.46 颈内动脉正位图。正位DSA，造影剂注入左颈内动脉显示Heubner回旋动脉，基底核处有较大的分支

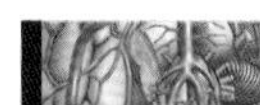

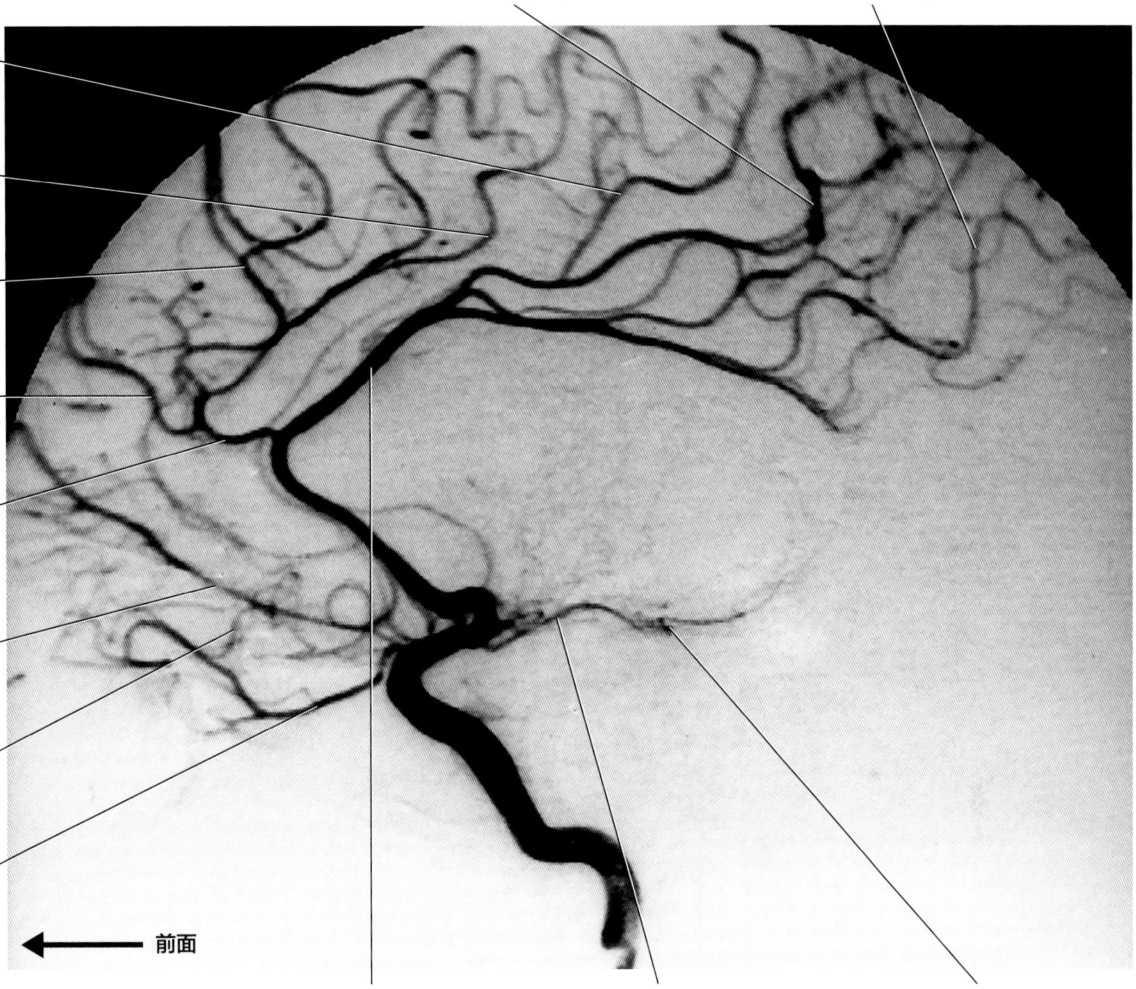

顶内上动脉
Superior Internal Parietal Artery

顶内下动脉
Inferior Internal Parietal Artery

中央旁动脉
Paracentral Artery

额后动脉
Posterior Frontal Artery

额中动脉
Middle Frontal Artery

额前动脉
Anterior Frontal Artery

额内动脉的共同主干
Common Trunk of the Internal Frontal Artery

额极动脉
Frontopolar Artery

眶额动脉
Orbitofrontal Artery

眼动脉
Ophthalmic Artery

前面

胼周动脉
Pericallosal Artery

脉络丛前动脉
Anterior Choroidal Artery

脑桥和屈膝分支
Pontochoroidal and Plexal Branch

图2.47　颈内动脉伴大脑前动脉选择性显影。侧位DSA，造影剂注入颈内动脉，大脑中动脉闭塞导致大脑前动脉及其分支选择性显影。胼胝体周围有一条动脉，但没有胼胝体动脉

中央前沟动脉
Precentral Artery

额前动脉
Prefrontal Artery

眶额动脉
Orbitofrontal Artery

颈内动脉
Internal Carotid
Artery

颞叶前动脉
Anterior Temporal Artery

中央动脉（视网膜）
Central Artery

顶叶后动脉
Posterior Parietal Artery

内眦动脉
Angular Artery

颞枕动脉
Temporo-Occipital
Artery

颞叶后动脉
Posterior Temporal Artery

颞叶中动脉
Middle Temporal
Artery

图2.48　大脑中动脉分支示意图

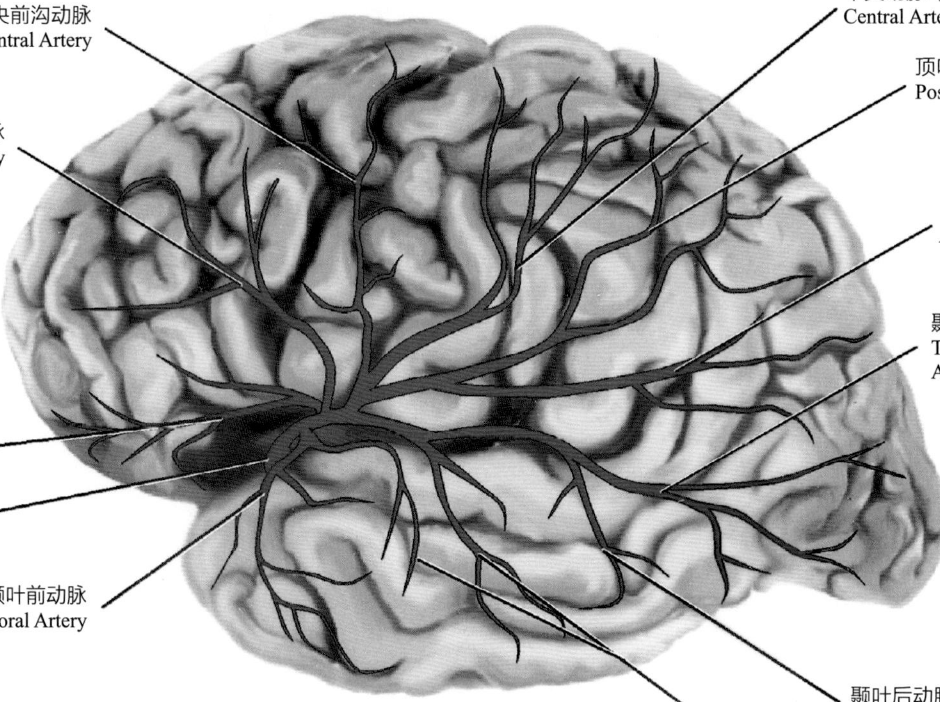

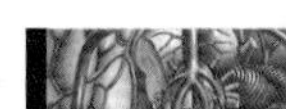

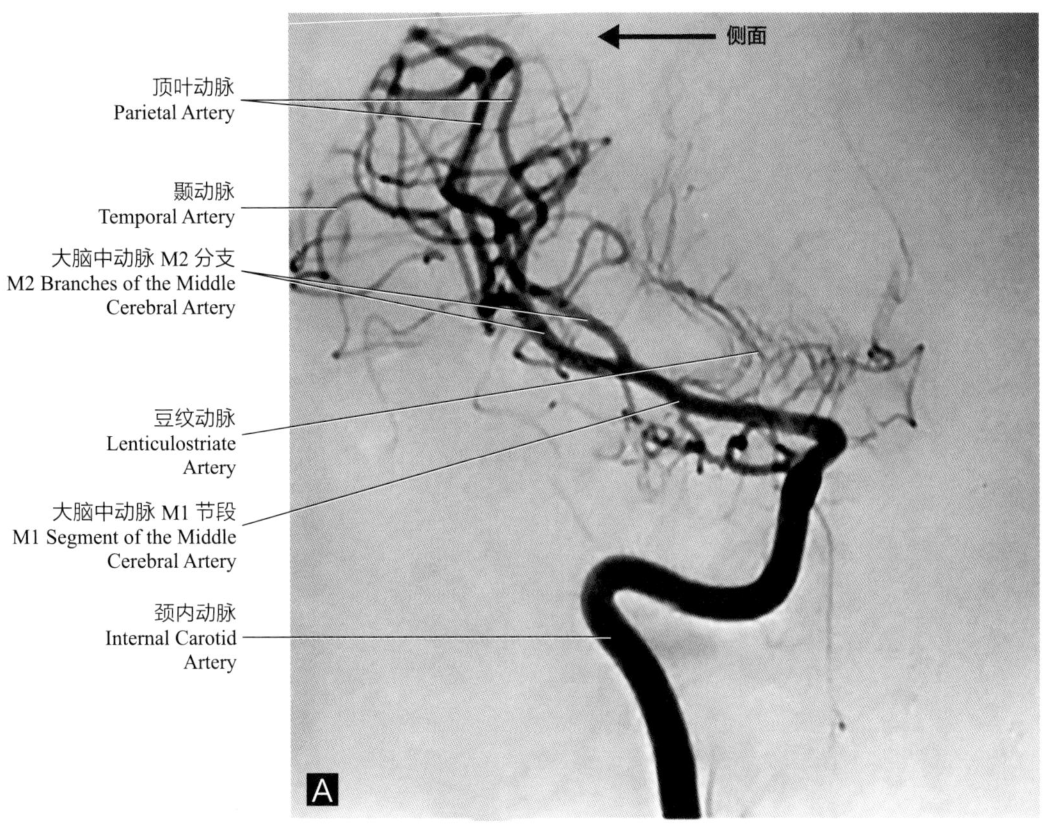

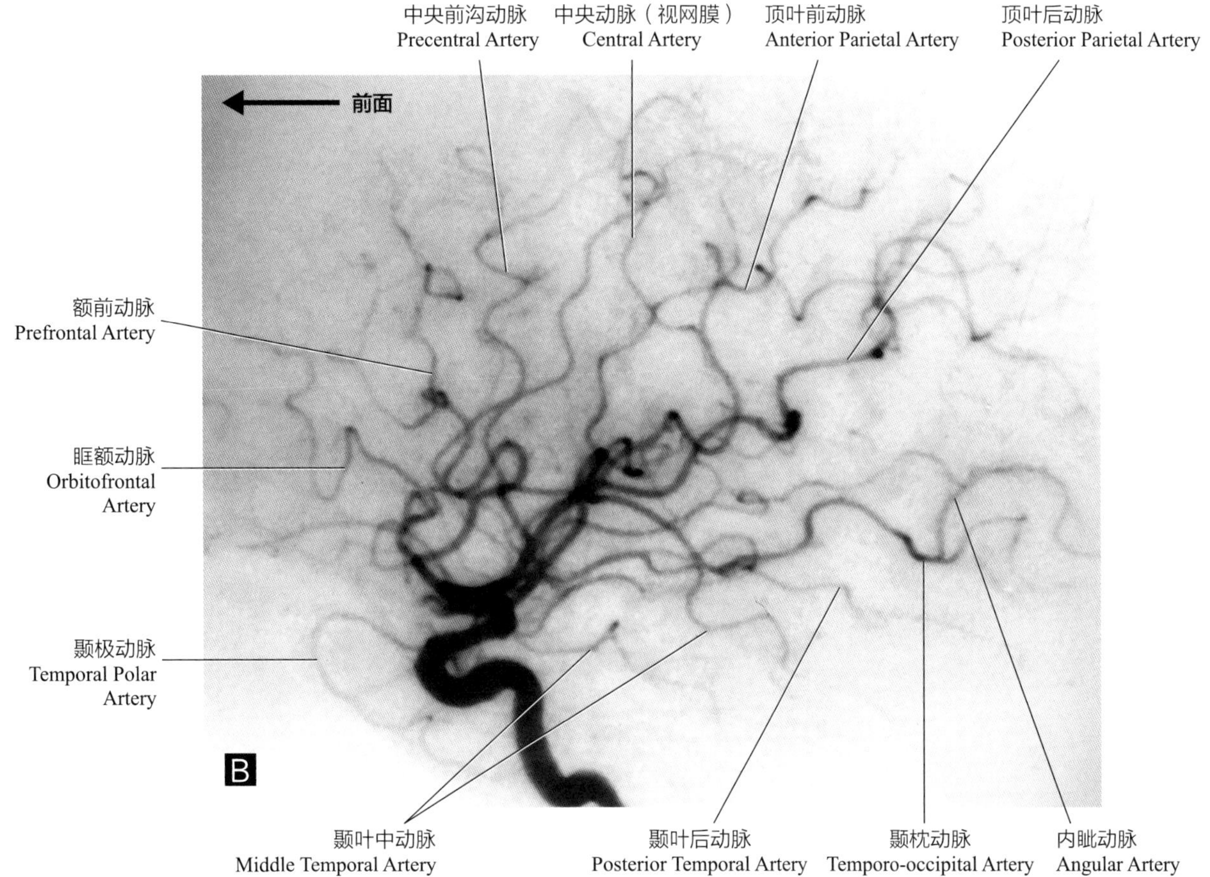

图2.49　大脑中动脉。额叶（A）和外侧（B）DSA，造影剂注入颈内动脉，显示大脑中动脉和分支选择性混浊，原因是大脑前动脉发育不全

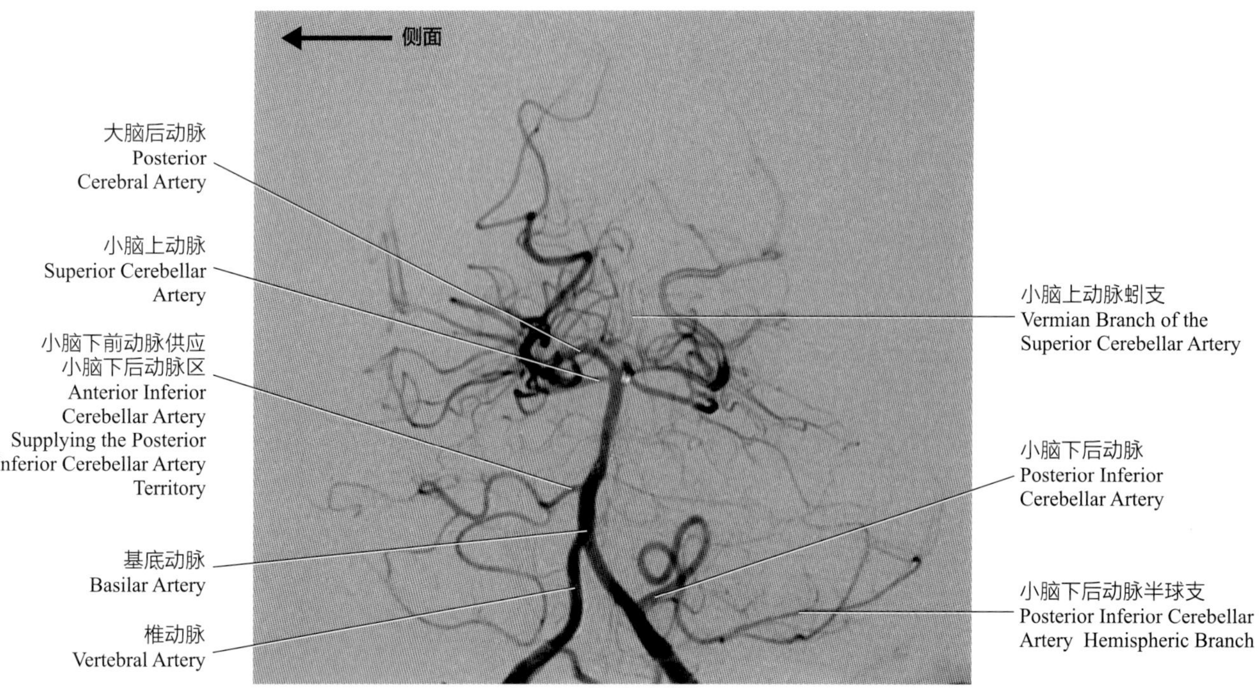

图2.50 后循环。Towne额位DSA，造影剂注入椎动脉。注意，造影剂注入到一侧椎动脉后，以逆行的方式填充对侧的椎动脉，以作对比。右小脑下前动脉供应右小脑下后动脉区，右小脑下后动脉缺失

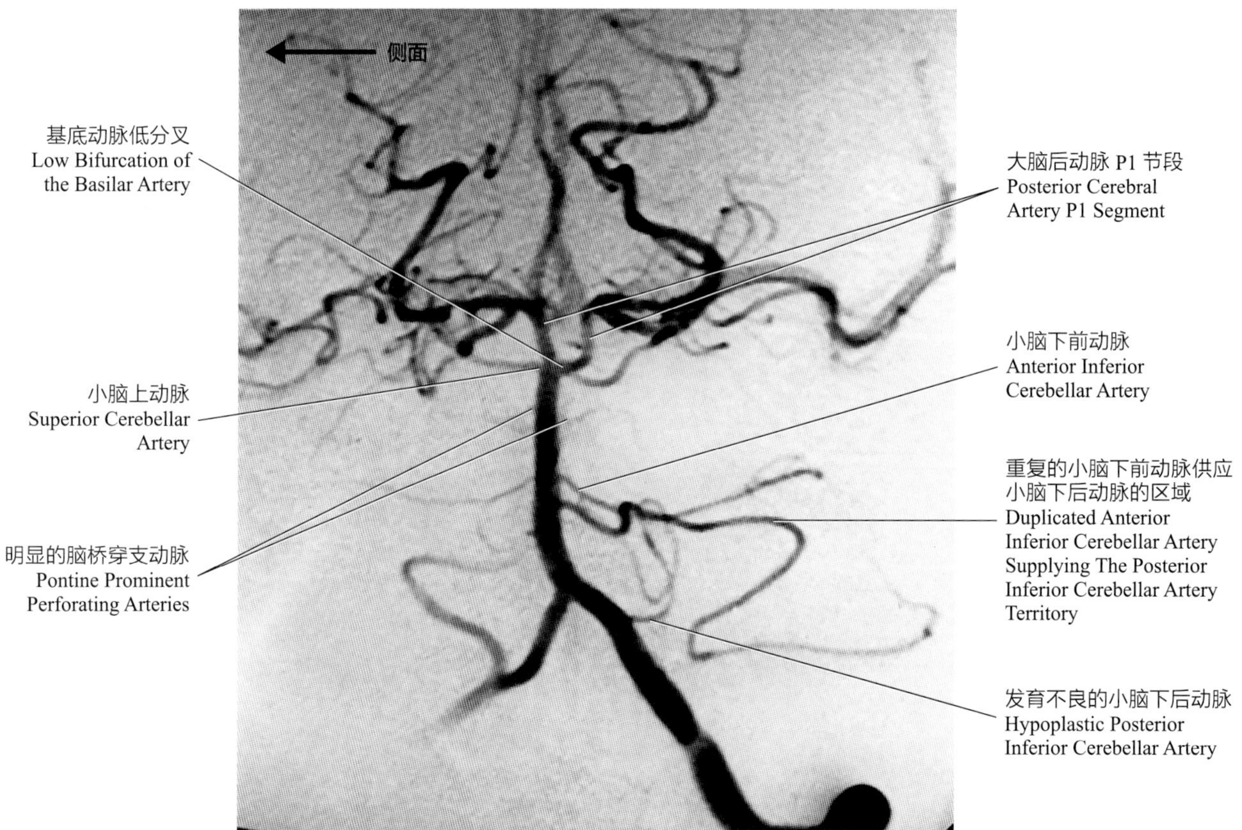

图2.51 后循环的解剖变异。Towne额位DSA，造影剂注入左椎动脉，显示基底动脉在小脑上动脉水平的低分叉。重复的左小脑下前动脉与小脑下动脉共同供应左小脑下后动脉。左小脑下后动脉代偿性发育不全。可见两条明显的脑桥穿支动脉

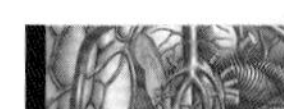

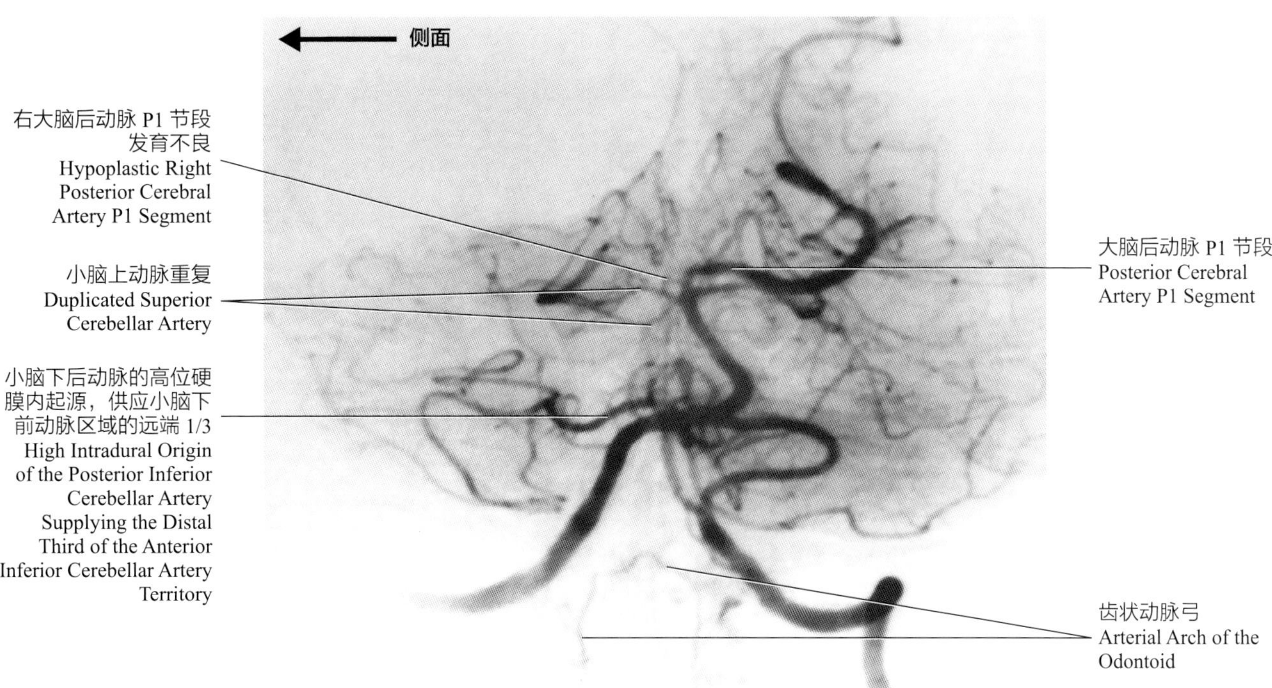

图2.52　后循环的解剖变异。Waters投射和额位DSA，造影剂注入左椎动脉，显示右小脑上动脉重复，右大脑后动脉P1节段发育不良，可见右小脑下后动脉的高位硬膜内起源，供应小脑下前动脉区域的远端1/3。齿状动脉弓由椎动脉供应

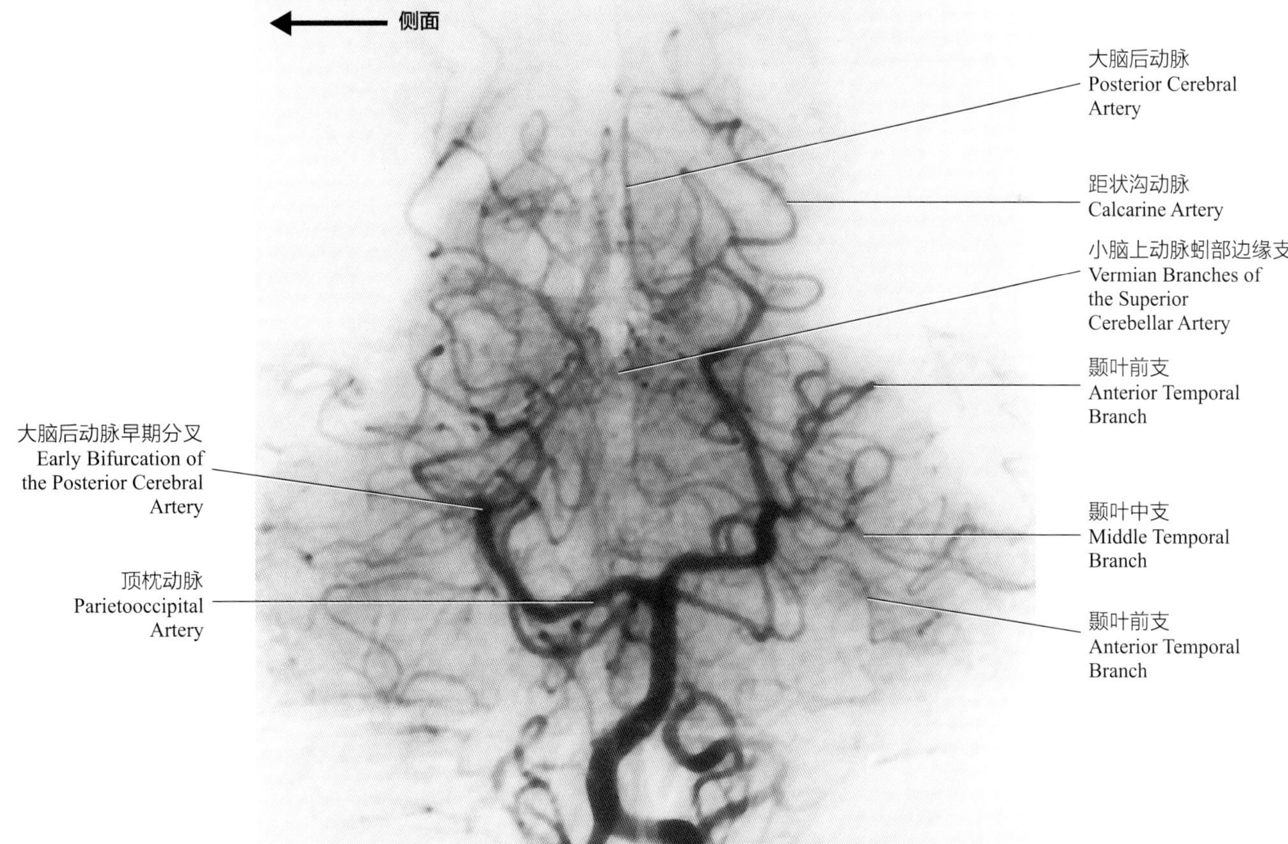

图2.53　后循环。Towne位DSA，造影剂注入椎动脉，显示大脑后动脉和基底动脉尖端。大脑后动脉不对称，存在早期右分叉。颞支、距状沟动脉和蚓支在这个Towne位上最明显

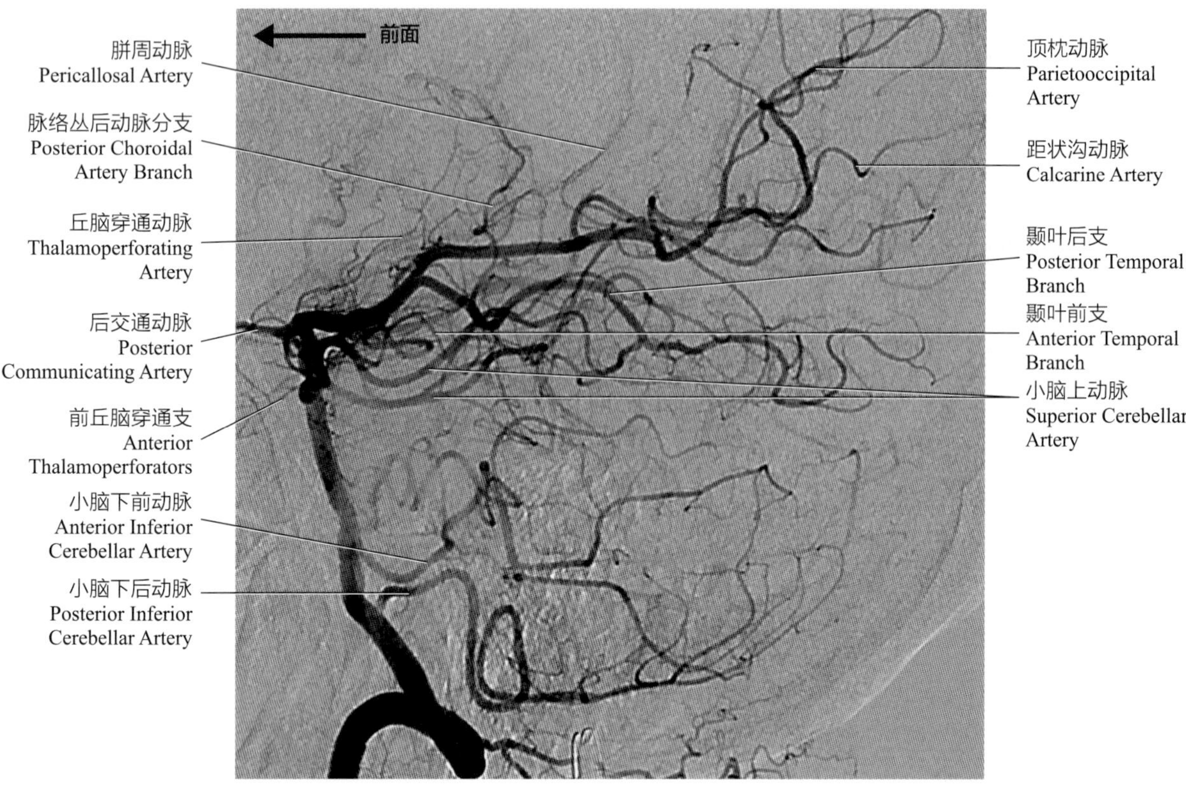

图2.54 后循环。侧位DSA，造影剂注入椎动脉

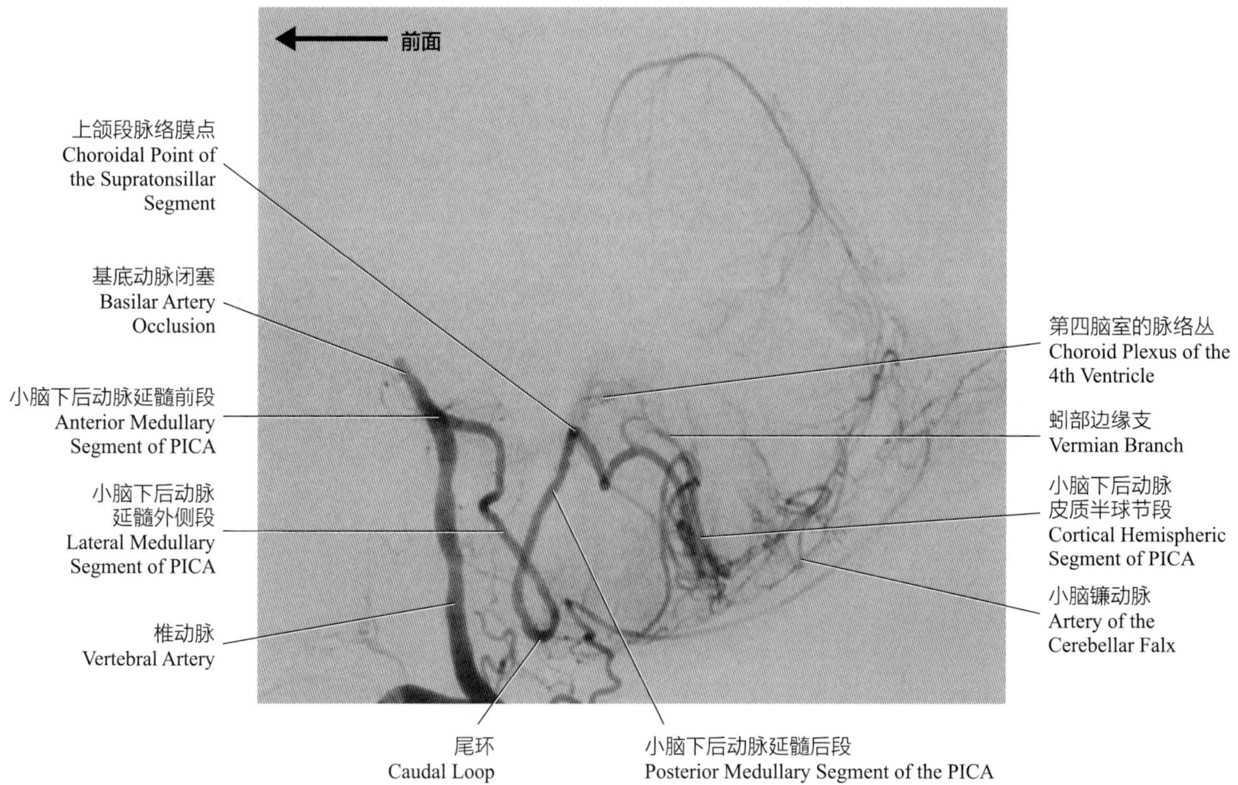

图2.55 小脑下后动脉。侧位DSA，造影剂注入基底动脉闭塞患者的椎动脉，显示了小脑下后动脉的节段：延髓前段、延髓外侧段、延髓后段、扁桃体上段和皮质半球节段混浊

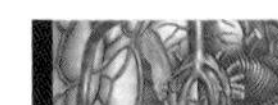

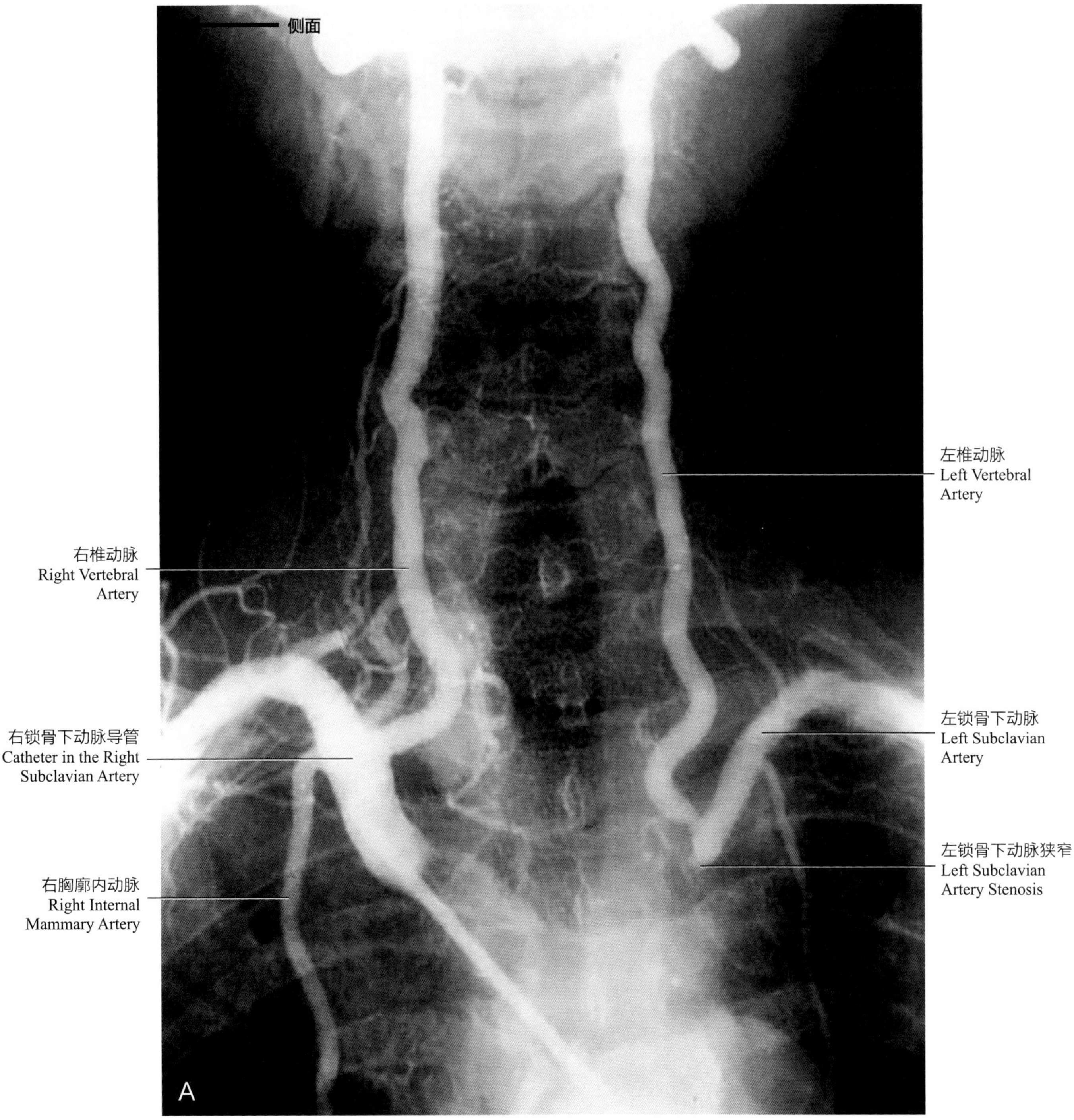

图2.56 锁骨下动脉。A. 造影剂注入右锁骨下动脉，正面DSA显示右椎动脉顺行显影，左椎动脉逆行血流，严重狭窄，而左锁骨下动脉近端闭塞

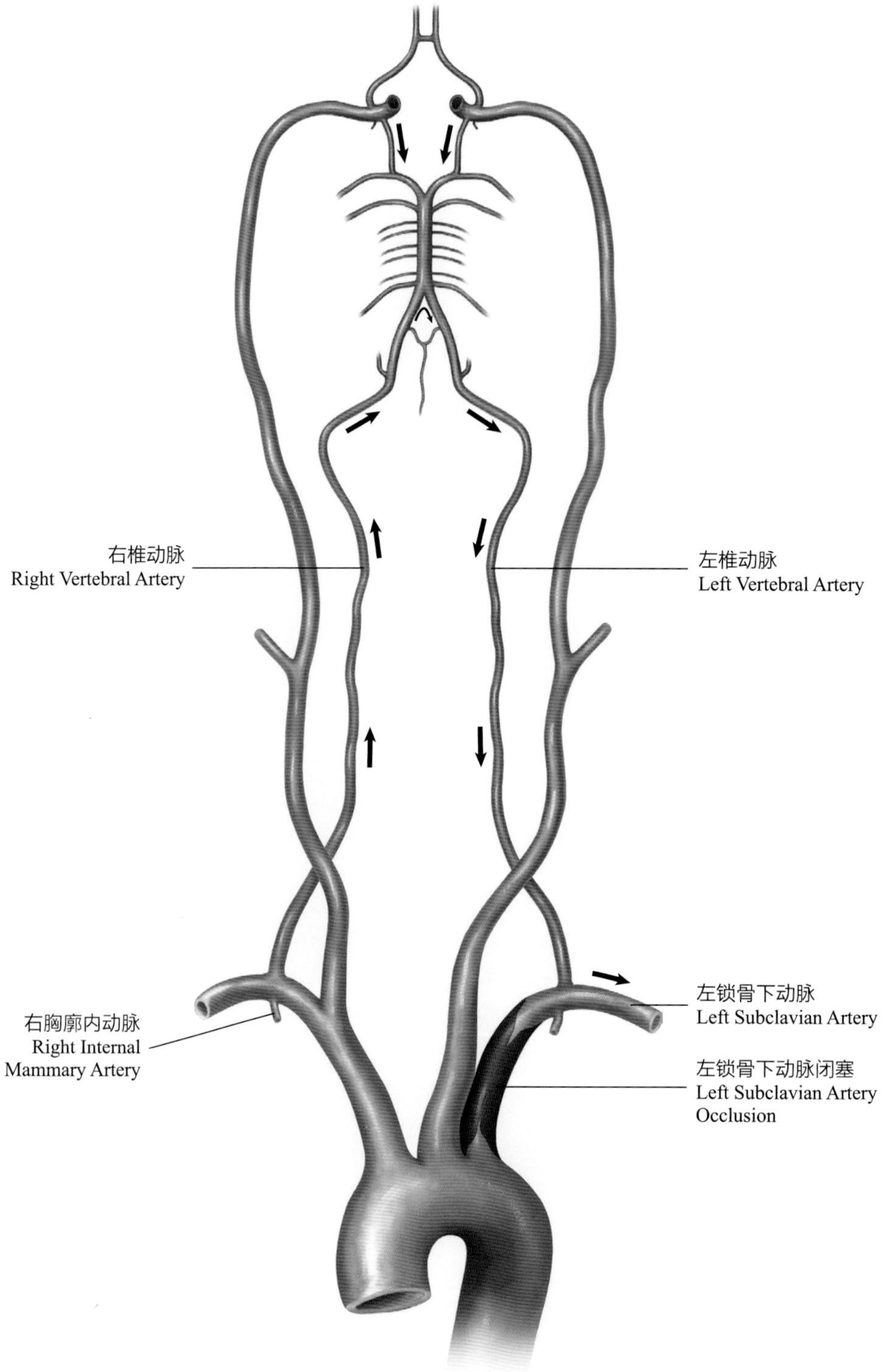

右椎动脉
Right Vertebral Artery

左椎动脉
Left Vertebral Artery

右胸廓内动脉
Right Internal
Mammary Artery

左锁骨下动脉
Left Subclavian Artery

左锁骨下动脉闭塞
Left Subclavian Artery
Occlusion

B

图2.56（续） B. 血流方向的说明

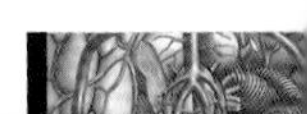

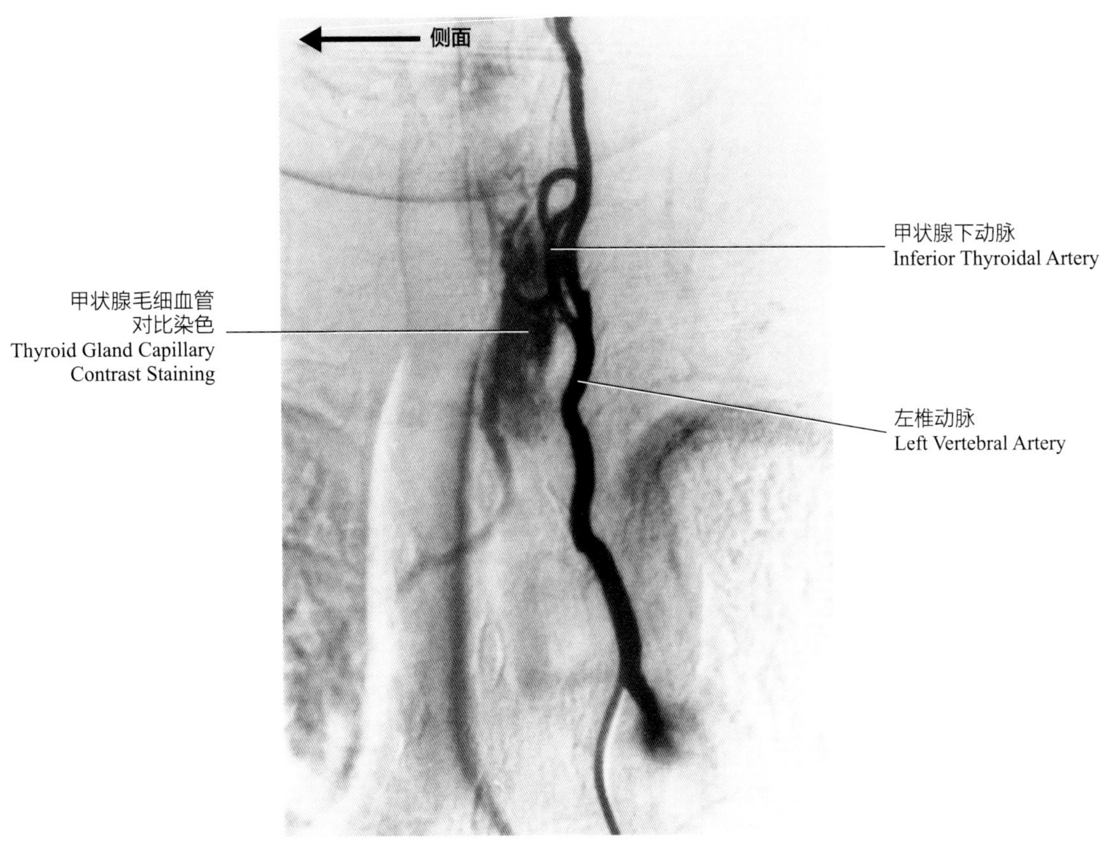

图2.57　甲状腺下动脉起自椎动脉。前斜位DSA，造影剂注入左椎动脉显示甲状腺下动脉混浊，甲状腺组织毛细血管造影正常

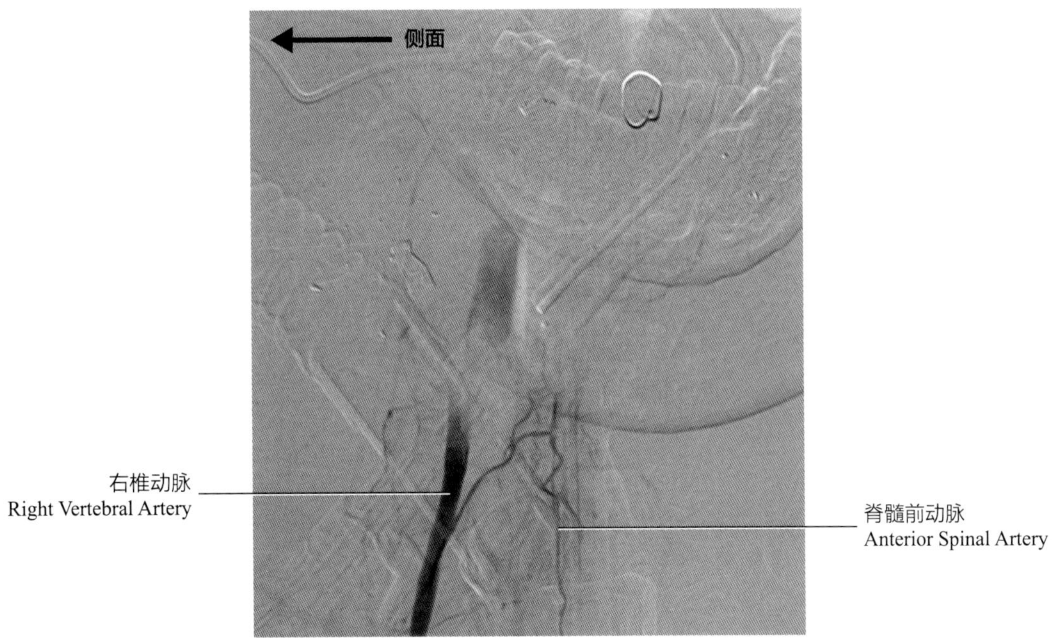

图2.58　脊髓前动脉起自椎动脉。前斜位DSA，造影剂注入右侧椎动脉，显示椎动脉是脊髓前动脉的重要起源。值得注意的是，可通过闭塞更远端的椎动脉治疗椎动脉创伤性撕脱

（译者：鲁　煜）

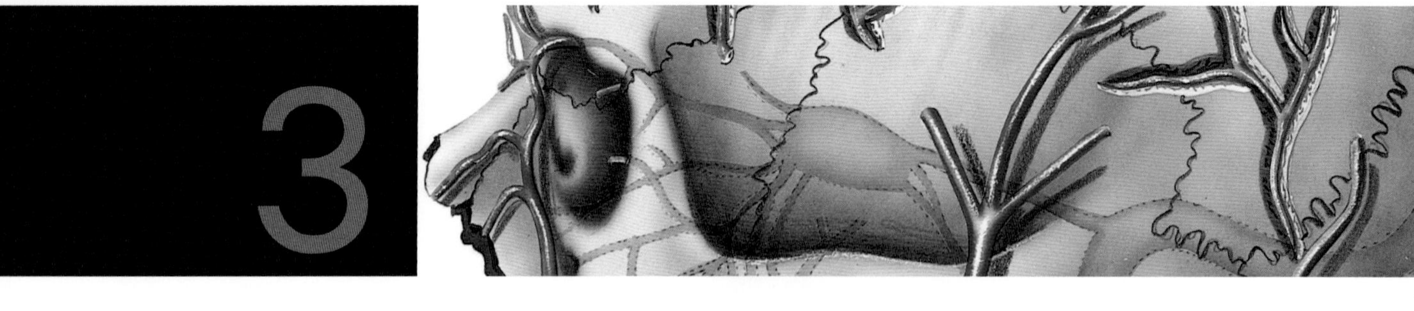

第3章 头颈部静脉

动脉脑血管解剖结构的变异性在静脉系统中表现得更为复杂。CT 和 MRI 等横断面成像研究可显示静脉系统的整体结构，但缺乏对具体的支流引流区域的显示。因此，对基于导管内注射造影剂的静脉血管造影研究的评估，需要了解所选动脉所属的毛细血管区域。在对可能渗入静脉区域的所有可能的动脉进行研究之前，无法对脑血管静脉系统进行充分评估。例如，负责右侧下肢运动功能的左中央前上回区域的静脉引流可在典型的 Willis 环中，通过左大脑前动脉（anterior cerebral artery，ACA）注入左颈内动脉（internal carotid artery，ICA）时被看到；或者通过正常变异、发育不良的左大脑中动脉（middle cerebral artery，MCA）可看到右颈内动脉；或者代偿性 MCA 软脑膜侧支在左 MCA 的狭窄区域内，可看到左 ICA 处于更延迟的阶段。所有这些可变性使得脑血管静脉系统的评估具有挑战性，但同样对于提高检查者的血管解剖学水平具有益处。

头、面部的外部静脉

滑车上静脉（图 3.1, 3.3B）

滑车上静脉起自头部的前面，来自头皮静脉网的会合处，此静脉网与颞浅静脉前部分支相连（图 3.2）。滑车上静脉向下走行，接近中线并与中线平行走行，到达鼻的表面，汇入鼻弓，之后与眶上静脉连接。这些静脉可吻合并随后独自形成面静脉。滑车上静脉在后方分叉，在邻近内眦处形成面静脉。

眶上静脉（图 3.3）

此静脉在邻近额骨的颧突处发出，在眼眶上方内侧走行，直至其到达滑车上静脉在内眦形成面静脉。分支通过眶上切迹与眼上静脉吻合（图 3.3, 3.4）。

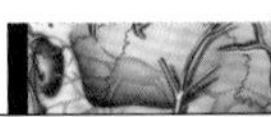

面静脉（图 3.1, 3.3, 3.4）

面静脉由滑车上静脉和眶上静脉汇合形成。它在邻近鼻侧（在此水平也称内眦静脉）处倾斜下行，在眼眶下方后外侧转向，在面动脉的下方和后方通过，直至其到达下颌角，并与下颌后静脉连接（图 3.1，3.3，3.4）。面静脉于邻近舌骨大角处汇入颈内静脉。面静脉与海绵窦的连接途径有：通过眼上静脉相连（图 3.3，3.4）；或通过它的眶上分支相连；或通过面深静脉至翼静脉丛再连接到海绵窦。此静脉在面部的主要分支为眼上静脉(图 3.3，3.4)，起自翼丛的面深静脉（图 3.4A），以及上、下唇静脉（图 3.1）。在下颌骨下方的主要分支为颏下静脉、扁桃体静脉、腭外静脉（扁桃体周静脉）和下颌下静脉。舌下神经和咽、甲状腺上静脉的伴行静脉也是下颌骨下水平的支流。

颞浅静脉（图 3.1, 3.2, 3.4）

此静脉起自头皮的静脉网。此静脉网由滑车上静脉、眶上静脉、耳后静脉和枕静脉引流。在颧骨上方的前、后分支形成颞浅静脉，并与颞中静脉相连。颞中静脉汇入上颌静脉形成下颌后静脉。其主要分支为腮腺静脉、颞下颌关节支、耳前静脉、面横静脉和眶静脉。

翼静脉丛（图 3.1, 3.3B, 3.4B, 3.15）

主要分支为蝶腭静脉、颞深静脉、翼静脉、咬肌静脉、面颊静脉、牙静脉、腭大静脉和脑膜中静脉，以及来自眼下静脉的分支。此静脉丛通过面深静脉和面静脉相连，通过蝶骨的导血管孔（蝶导静脉孔）、卵圆孔、破裂孔与海绵窦相连。

上颌静脉（图 3.1, 3.4B）

此血管为一短静脉，其与上颌静脉的第一部分伴行。它代表来自翼静脉丛的静脉与颞浅静脉汇合，形成下颌后静脉。

下颌后静脉（图 3.1, 3.3, 3.4）

此静脉在腮腺内，位于颈外动脉和浅表的面神经之间。其有一前支向前汇入面静脉，后支向后汇入耳后静脉后形成颈外静脉。

耳后静脉(图 3.1, 3.4B）

耳后静脉在顶枕网内形成，引流枕静脉和颞浅静脉，在外耳后方它有一向下的路径，汇入下颌后静脉的后部。此静脉接受来自外耳和茎乳静脉的支流。

枕静脉（图 3.1）

枕静脉起自头皮的后静脉网，通过吻合，汇入颈深静脉和椎静脉。此静脉是颈内静脉的分支。

颈部的静脉

颈部的静脉可表浅或深在，但它们不是完全分开的，而是由在各个水平的吻合支连接（图 3.1）。

颈外静脉（图 3.1, 3.6, 3.7）

颈外静脉主要引流头皮和面部及一些深部组织。它由下颌后静脉的后部和耳后静脉在下颌角附近汇合而成。它在浅表部下降，由颈阔肌、浅筋膜、皮肤覆盖，终止于锁骨下静脉。主要分支为后颈外静脉、颈横静脉、肩胛上静脉、颈前静脉。

后颈外静脉

后颈外静脉起自枕部头皮，引流皮肤和肌肉。它汇入颈外静脉的中部。

颈前静脉

颈前静脉起自舌骨附近的下颌下浅静脉的汇合处。它走行向下与中线平行。其在远侧转向外侧、深部，汇入颈外静脉的末端。它接收咽静脉和一条小甲状腺静脉。颈前静脉可通过接收甲状腺分支的颈静脉弓与对侧颈前静脉相连。这两条静脉可由一中线干替代。

颈内静脉（图 3.1, 3.5 ～ 3.7, 3.10）

颈内静脉引流大部分来自皮肤、脑和颈面部表浅和深部的血液。它起自颅底的颈静脉孔，与乙状窦相连。此血管在起始部扩张称为上球。此静脉沿颈动脉鞘向下走行，到达锁骨下静脉，向后走行至锁骨的胸骨端，形成头臂静脉。在末端，此静脉在瓣膜水平扩张，称为下球（图 3.7）。颈内静脉在颈动脉的前外侧。颈内静脉远端部分的标志是胸锁乳突肌两头分叉处的顶端。颈静脉在由此肌肉的两头形成的颈部三角处较为明显，常在此处进行经皮穿刺（图 3.6）。了解此解剖关系对颈内静脉的穿刺和导管插入很重要。图 3.9 显示颈内静脉和颈总动脉之间的解剖关系，患者为头 – 足位，术者在患者的头侧准备进行颈内静脉穿刺。图中颈内静脉与颈总动脉的位置关系及比例来自 188 名志愿者的颈静脉穿刺结果。最常见的位置关系为左颈内静脉在 10 点钟位置（71.27%）、右颈内静脉在 2 点钟位置（75.53%）。

颈内静脉的主要分支为岩下窦、面静脉、舌静脉、咽静脉、甲状腺上静脉、甲状腺中静脉。在左侧，胸导管开口于邻近左锁骨下静脉与颈内静脉联合处。右侧淋巴导管终止于右侧相同的位置。

岩下窦（图 3.3B, 3.12, 3.13, 3.14B, 3.15, 3.17, 3.20B, 3.23, 3.25, 3.26）

岩下窦离开颅骨，经颈静脉孔的前部汇入上颈静脉球。可在对岩下窦的取样过程中进行岩下窦插管。

舌静脉

有两条主舌静脉（见第 2 章，图 2.15B）。背侧舌静脉引流舌背侧和边缘部分，汇入舌静脉，沿舌动脉走行，是颈内静脉的一个分支。

舌深静脉在舌尖处发出，向后沿舌下面走行，在舌基底部由来自唾液腺的舌下静脉汇入，形成舌下神经静脉，直至其汇入面静脉、颈内静脉或舌静脉。

咽静脉

咽静脉起自咽的外侧咽丛。这些静脉接收脑膜静脉和来自翼管的一条静脉的血液。咽静脉通常终止于颈内静脉，但有时可终止于面静脉、舌静脉或甲状腺上静脉。

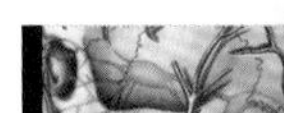

甲状腺上静脉（图 3.5，3.8）

甲状腺上静脉与甲状腺上动脉的分支相对应。它由深支和浅支组成，由喉上静脉和环甲静脉汇合而成。它是颈内静脉或面静脉的一支分支。

甲状腺中静脉（图 3.5，3.8）

甲状腺中静脉引流甲状腺下部，接收来自咽和气管的一些静脉的血液。它向前通过颈总动脉，是颈内静脉远端的一个分支。

甲状腺下静脉（图 3.8）

甲状腺下静脉引流甲状腺尾部，起自与甲状腺上静脉、甲状腺中静脉相交通的静脉网。这些静脉在气管前形成一静脉丛，左侧静脉从此静脉丛发出汇入左头臂静脉，同时右侧静脉向下走行，在与上腔静脉连接处汇入右头臂静脉。通常，在下腔静脉或头臂静脉内可有一共同干。

椎静脉

椎静脉由大量来自内侧脊椎丛的小分支构成，它们起自寰椎后弓上方的椎管，与来自肌肉的小静脉吻合，形成一条静脉并在进入寰椎的横突孔后向下，在椎动脉周围形成静脉丛。此静脉丛在椎静脉内合为一条静脉，从第 6 颈椎横突孔出现，在动脉后方向下走行，开口于头臂静脉的后方。主要分支为来自枕静脉、肌静脉的分支和来自内、外侧脊椎丛的静脉，也可为椎前静脉和颈深静脉。有时第一肋间静脉开口于椎静脉。

椎前静脉

椎前静脉起自上颈椎横突周围的静脉丛，向下走行，与颈升动脉平行汇入椎静脉末端。

颈深静脉

颈深静脉起自枕下区，为来自枕静脉的交通支和来自颈后深部肌肉的小静脉。它接收来自颈椎周围静脉丛的回流，终止于椎静脉的下部。

颅和颅内静脉、硬脑膜静脉窦

板障静脉和脑膜静脉

板障静脉（图 3.1）

这些静脉沿一些颅骨板障内的管道走行，不存在瓣膜。板障静脉粗大，在间隔处扩张。这些静脉的管壁菲薄，只有弹性组织包绕内皮细胞。这些静脉与脑膜静脉、硬脑膜窦和颅周静脉吻合。主要的板障静脉为额板障静脉、颞前（顶）板障静脉、颞后（顶）板障静脉、枕板障静脉和大量来自上矢状窦的板障静脉。

脑膜静脉

脑膜静脉由硬脑膜内的静脉丛组成，汇入硬脑膜外层的输出静脉。这些静脉随后与上矢状窦、其他颅静脉窦和板障静脉相连。

幕上静脉系统（图 3.10 ~ 3.12）

幕上静脉系统通常分为两组：浅静脉系统和深

静脉系统。通过评价异常的充盈顺序和流动类型，了解这两组不同系统对评价浅静脉组的静脉性梗阻情况，彻底检查动静脉畸形和硬脑膜动静脉瘘的病理分流非常重要。

浅静脉系统（图 3.10 ~ 3.12, 3.15, 3.17, 3.18, 3.22）

在大脑外侧裂上方，大脑外侧凸面被前额静脉、中央静脉和顶部静脉引流。在这些静脉进入上矢状窦之前，同时接受来自大脑半球内裂的脑内侧面的引流静脉。引流至上矢状窦的最大静脉为 Trolard 静脉（上吻合静脉）（图 3.10B，3.17，3.18 和 3.22）。通常在顶区，外侧裂上方。

大脑中浅静脉也称为外侧裂浅静脉（图 3.12 ~ 3.18，3.20B），引流靠近大脑外侧裂的外侧面。大脑中浅静脉可经蝶顶窦前向内引流至海绵窦（图 3.12，3.13，3.15 ~ 3.18，3.20B），通过唇静脉与横窦吻合（图 3.14A），或经 Trolard 静脉与上矢状窦吻合。

大脑的表浅部分，外侧裂下方、颞叶和枕叶的下面，直接引流入横窦。外侧裂下方最大的外侧静脉称为 Labbe 静脉（下吻合静脉）（图 3.14B，3.16，3.18，3.20B）。

深静脉系统

大脑的深静脉系统由大脑内静脉、基底静脉和丘脑静脉组成。此系统引流的位置为大脑大静脉，随后引流至直窦。

两条大脑内静脉（图 3.10B ~ 3.12,3.14,3.15,3.17 ~ 3.20B）在中线平行走行大约 2 mm，此解剖位置对诊断中线位置的移位有帮助。大脑内静脉引流额角周围的深部白质，通过内、外侧室管膜下静脉引流侧脑室体部。

丘脑纹状体（室管膜下）静脉（图 3.12,3.14,3.17 ~ 3.20）勾画出了侧脑室体部的外下壁。从头侧观，丘脑纹状体静脉的外上角和大脑内静脉相应的侧脑室体部宽度的间距，在正常个体中不应大于 2 cm。从外侧观，丘脑纹状体静脉在尾状核和丘脑之间的脑沟向前下方引流。丘脑纹状体静脉引流入大脑内静脉时所形成的角，称为静脉角。当丘脑纹状体静脉缺如或较小时，可能形成假静脉角（图 3.20B）。在此情况下，丘脑纹状体静脉由一在其后方的 0.5 ~ 1 cm 的小静脉取代。前隔静脉为内侧室管膜下静脉，引流脑室额角周围的白质和胼胝体膝部。在外侧观，隔静脉如同大脑内静脉的向前延伸（图 3.14B，3.18，3.19B，3.20）。侧脑室体部和腔由其他内侧和外侧室管膜下静脉引流。延髓静脉较小，引流至室管膜下静脉。当延髓静脉可发现时，可见于侧脑室的上方。

罗森塔尔基底静脉（图 3.10B ~ 3.12,3.14B ~ 3.17，3.19A，3.20B，3.21）在接受大脑深中静脉、岛叶的外侧支、前穿质的上支、额叶下面的前支和大脑间裂的内支后，在大脑外侧裂的内侧部形成。罗森塔尔基底静脉离开大脑外侧裂，沿钩回的上面走行，向后通过中脑周池，引流入大脑大静脉。当基底静脉环绕中脑走行时，也通过脑室下静脉引流脑室的下部和丘脑、海马。罗森塔尔基底静脉通常向后引流入大脑大静脉，但当静脉的中脑部分并不沿正常节段分布时，它可向前引流入蝶顶窦或岩上窦，并向下引流至外侧中脑静脉或前脑桥中脑静脉，或向内侧经后交通静脉引流至对侧罗森塔尔基底静脉。

大脑大静脉接受大脑内静脉、罗森塔尔基底静脉、胼周静脉和后颅窝上面的静脉。大脑大静脉在胼胝体压部下方走行，与直窦相交通。后胼周静脉标志胼胝体压部的位置。

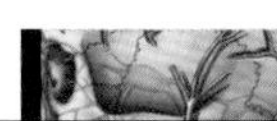

硬脑膜窦（图 3.10 ~ 3.12）

上矢状窦较长，呈三角形，位于硬脑膜内，大约在中线投影区与大脑镰相连。上矢状窦在外侧与静脉腔隙相连进入蛛网膜粒引流。上矢状窦通常从盲孔延伸至窦汇。在一些病例中，它并不在前面形成冠状缝。额静脉在后方走行，与中线平行，不存在前上矢状窦。窦汇是颅内、大脑内引流静脉的大连接。它接受上矢状窦、直窦和枕窦（图 3.10B，3.12），并引流入横窦。基于窦房结和直窦在相反方向的优先引流模式，横窦的大小存在着正常变化。右横窦更常见，这可能归因于心脏右心房收缩期间的静脉压。横窦和乙状窦的先天性优势相对于获得性狭窄，可以通过在头部 CT 上寻找一致的非对称大小的骨性颈静脉孔来确定。

海绵窦（图 3.10B ~ 3.14B，3.15，3.17，3.20B，3.23，3.25，3.26）构成了蝶鞍的外侧边界，其内包括动眼神经、滑车神经、眼神经、展神经及颈内动脉。在前方，眼上静脉和眼下静脉引流入海绵窦，通过静脉角连接面静脉至海绵窦。在前外侧，海绵窦接受蝶顶窦的引流。西耳维厄斯静脉（大脑中浅静脉）和钩回静脉偶尔引流至海绵窦。海绵窦在后方引流入岩上窦，岩上窦位于颞骨岩部和大脑镰的连接部，将海绵窦与横窦 / 乙状窦相连（3.10B，3.12，3.20B，3.24，3.25）。在后下方，海绵窦引流入岩下窦，其沿颞骨的下界走行至颈静脉孔的腹内侧部分，位于颅底下面，经过颈静脉孔的垂体后叶进入颈内静脉（图 3.3B，3.12 ~ 3.14B，3.15，3.17，3.20B，3.23，3.25，3.26）。在下方，海绵窦经静脉孔、卵圆孔、圆孔，破裂孔引流入翼静脉丛（图 3.26A）。

右侧和左侧海绵窦通过附加的窦相互连接（图 3.13，3.26A）。前窦腔间隙位于垂体前叶的前面和蝶鞍前缘之间，或位于鞍膈的下方。后窦腔间隙在大多数病例中比前窦腔间隙大。它在垂体后叶后方、后床突前方走行，可见于 32% 的病例。下窦腔间隙位于垂体前、后叶之间区分边界的沟的前方。此窦可能为一单一管道，然而它通常包括许多管道，这些管道直径 1 mm 或更小。基底静脉丛是一复杂的静脉丛，散布于斜坡上。它同环绕的边缘窦一起向下延伸至枕骨大孔，延续为椎内或椎外静脉丛。可见到与海绵窦的各种不同的吻合方式。

垂体的静脉引流复杂（图 2.42）。血液通过大量小的垂体静脉离开垂体前叶。这些静脉汇入腺垂体静脉，此静脉汇入在腺体的表面汇合的垂体静脉。垂体汇合静脉向外侧走行至对侧海绵窦。海绵窦在垂体窝的外侧。

静脉引流的顺序

脑静脉引流遵循一致的顺序。浅静脉系统从前到后依次充盈，首先充盈额叶、中额叶和颞凸面的表面静脉，大约半秒钟后充盈后额叶和顶叶静脉。罗森塔尔基底静脉也可见于早期静脉期，因此，尽管根据其位置将其归类为深静脉，但在生理学上仍可将其视为浅静脉。Labbe 静脉和 Trolard 静脉也在此阶段充盈。虽然高流量分流（如动、静脉畸形）显示在动脉期或毛细血管期有静脉充盈，但低流量分流可能出现在晚期毛细血管期或早期静脉期，并且静脉充盈旺盛。

深静脉系统比浅静脉系统大约晚 1.5 秒开始混浊。丘脑纹状体静脉和大脑内静脉通常与顶叶静脉同时充盈。尾状静脉和隔静脉较晚形成混浊，是静脉期最后形成混浊的静脉。

后颅窝静脉系统（图 3.23 ~ 3.25）

后颅窝的表浅血管可用来观察脑干、小脑脑桥角、小脑蚓部和大脑半球前界的轮廓。

从外侧面观，脑桥和中脑的前缘、小脑上蚓部、小脑蚓部的上面分别被前桥脑中脑静脉、上蚓部动脉和静脉、下蚓部动脉和静脉所勾画。脑干通过上方的小脑中央前静脉，下方的小脑后下动脉的后延髓段，与蚓部和大脑半球分开。

从前后位观，中脑的前外侧面被后中脑静脉所勾画，更为粗糙的轮廓由小脑上动脉所勾画。脑桥的前面和它与小脑脑桥角的关系由脑桥横静脉和岩静脉窦所勾画。中线可大致由小脑后下动脉勾画。

后颅窝内有 3 组主要的静脉，可根据其血流方向加以辨认。

上组引流至大脑大静脉。前组引流至岩静脉窦。后组引流至窦汇和横窦。

上组

小脑中央前静脉（图 3.25）起自小脑中央前裂，将后颅窝分为前部和后部。

中脑后静脉（图 3.24B）引流后穿质和大脑脚。这些静脉与大脑脚邻近，在头侧观勾画出大脑脚。中脑后静脉比静脉更为直接地指向大脑大静脉。

上蚓静脉引流蚓部的上面和邻近的小脑。这些静脉勾画出蚓部的上表面。

前组

脑桥中脑前静脉（图 3.25）引流大脑脚间窝和脑桥、小脑的前面。它勾画了脑桥的前面，位于基底动脉的后方。脑桥中脑前静脉通常经脑桥横静脉引流至岩静脉。

岩静脉（图 3.25）位于小脑脑桥角内，与耳门相邻，接受各个方向的分支，呈放射状。主要的分支包括脑桥横静脉（来自脑桥的内支）、小脑半球上静脉、小脑水平裂静脉、小脑半球下静脉（来自小脑半球的外侧支）、臂静脉（小脑中央前裂翼的上内侧分支）和外侧隐窝的半球静脉的下支（来自小脑脑桥裂的内下支）。

后组

下蚓静脉（图 3.23）由扁桃体后上和后下分支组成。它们勾画了蚓部的下表面。

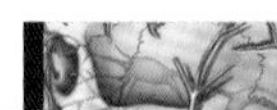

颞中板障静脉
Middle Temporal Diploic Vein
颞浅静脉
Superficial Temporal Vein
脑膜中静脉
Middle Meningeal Vein
岩上窦
Superior Petrosal Sinus
颞前板障静脉
Anterior Temporal Diploic Vein
颞后板障静脉
Posterior Temporal Diploic Vein
额板障静脉
Frontal Diploic Vein
眼上静脉
Superior Ophthalmic Vein
滑车上静脉
Supratrochlear Vein
海绵窦
Cavernous Sinus
眼下静脉
Inferior Ophthalmic Vein
枕板障静脉
Occipital Diploic Vein
眶下静脉
Infraorbital Vein
岩下窦
Inferior Petrosal Sinus
鼻外静脉
External Nasal Veins
横窦
Transverse Sinus
腭降静脉
Descending Palatine Vein
乳突导静脉
Mastoid Emissary Vein
内眦静脉
Angular Vein
乙状窦
Sigmoid Sinus
上唇静脉
Superior Labial Vein
髁导静脉
Condylar Emissary Vein
颊静脉
Buccal Vein
翼静脉丛
Pterygoid Venous Plexus
牙上支
Superior Dental Branches
咬肌静脉
Masseteric Vein
下牙槽静脉
Inferior Alveolar Vein
耳后静脉
Posterior Auricular Vein
下唇静脉
Inferior Labial Vein
下颌后静脉
Retromandibular Vein
牙下支
Inferior Dental Branches
咽升静脉
Ascending Pharyngeal Vein
颏静脉
Mental Vein
下颌后和舌静脉共干
Common Trunk for Facial Retromandibular and Lingual Veins
颏下静脉
Submental Vein
面静脉
Facial Vein
颈深静脉
Deep Cervical Vein
面总静脉
Common Facial Vein
颈内静脉
Internal Jugular Vein
颈外静脉
External Jugular Vein
舌下神经并行静脉
Vena Comitans of Hypoglossal Nerve
上颌静脉
Maxillary Vein
甲状腺上静脉
Superior Thyroid Vein
J. FALCETTI '93

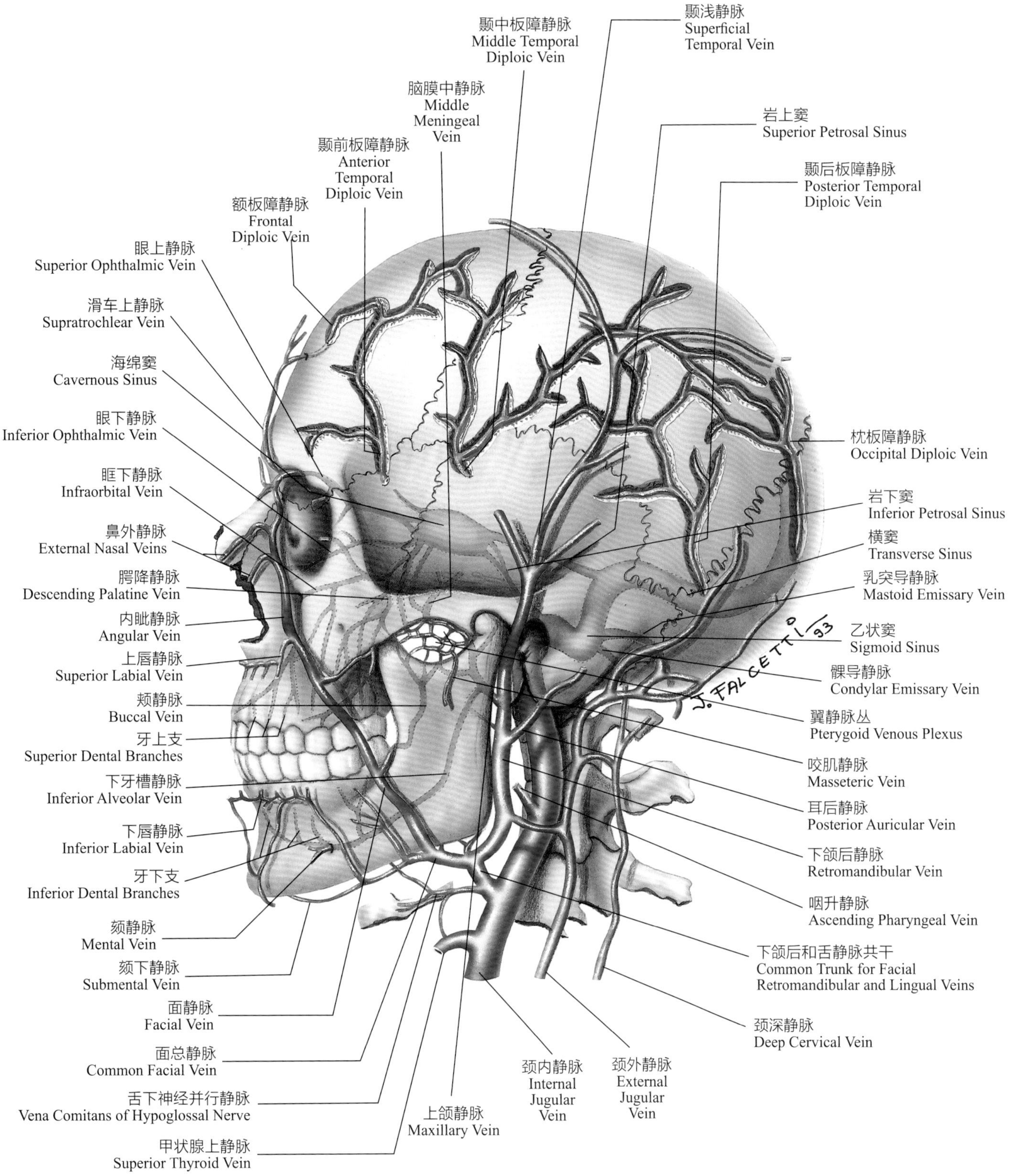

图3.1　头颈浅表静脉示意图。已去除部分骨骼以更好地展现板障静脉

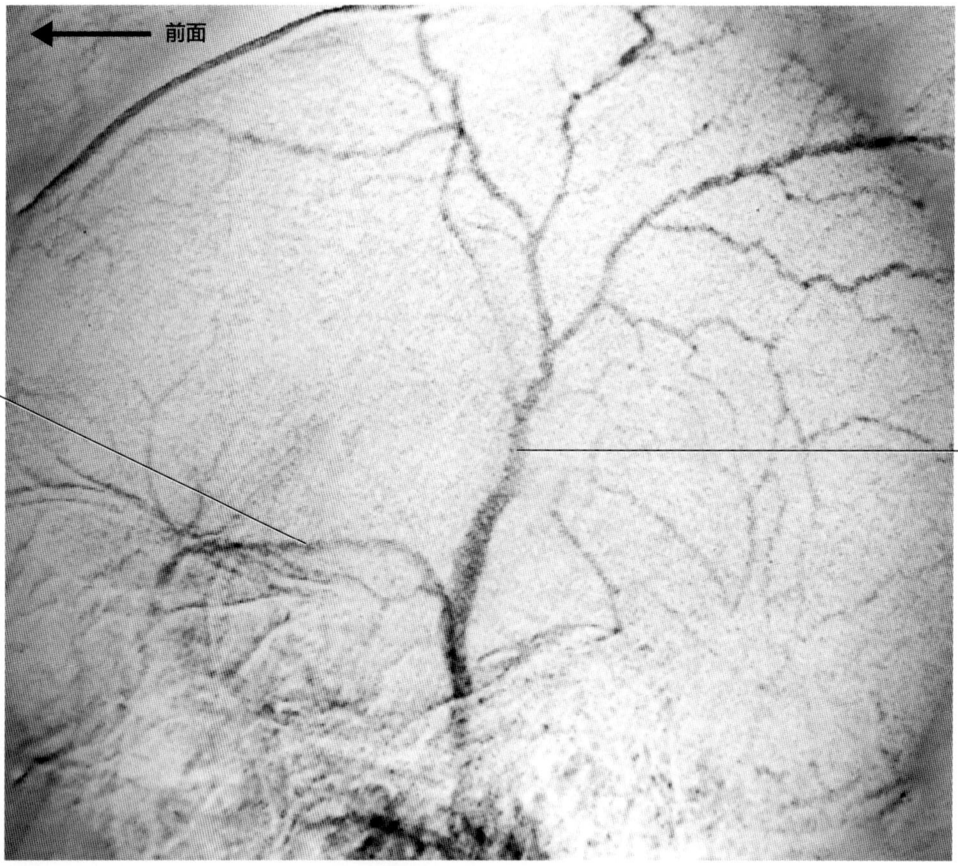

前面

颞浅静脉（额支）Superficial Temporal Vein（Frontal Branch）

颞浅静脉（顶支）Superficial Temporal Vein（Parietal Branch）

图3.2　头皮上的静脉。侧位投影DSA（静脉期），造影剂注入颈外动脉

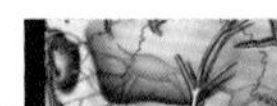

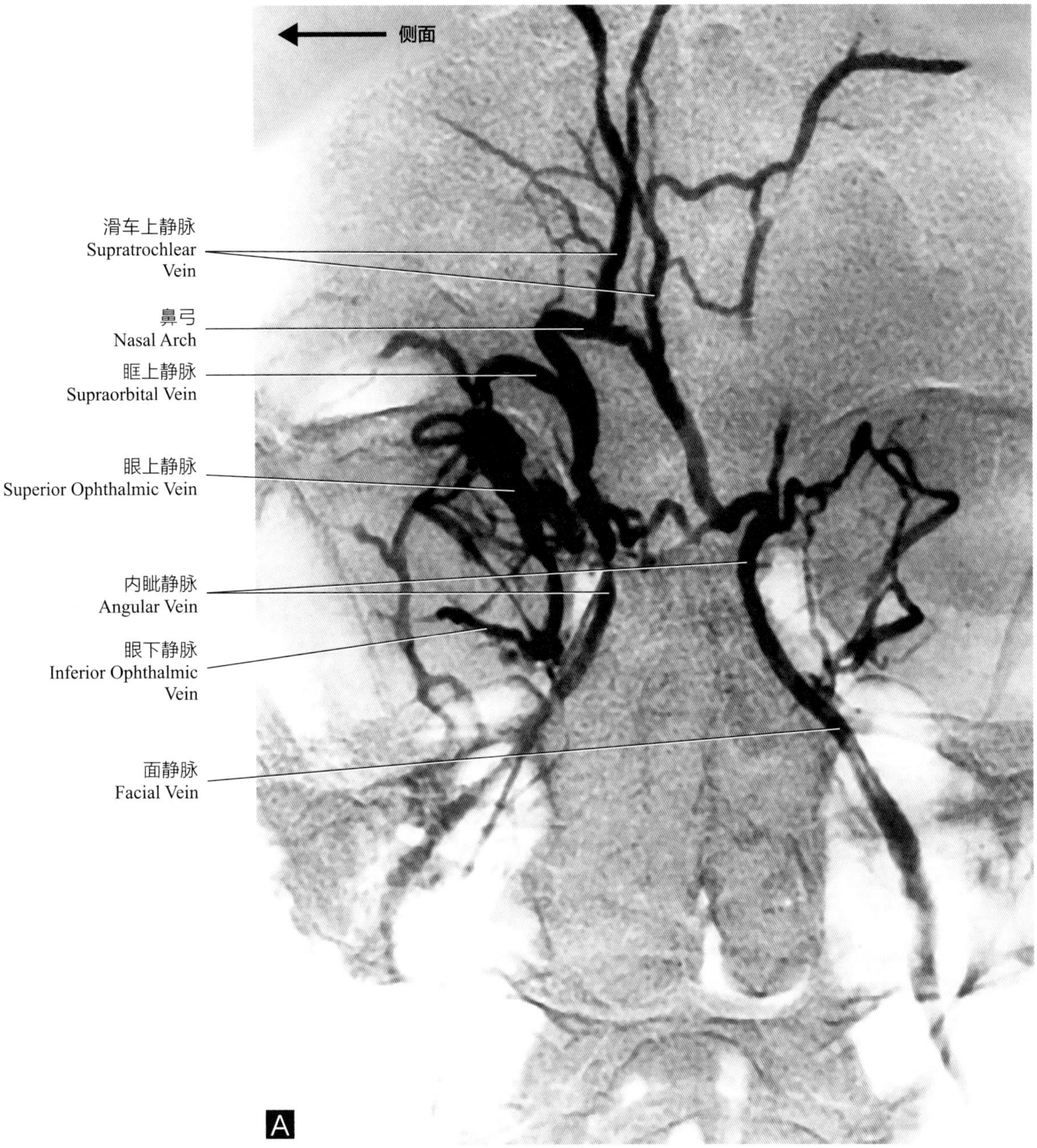

图3.3　A. 眼眶静脉血管造影的正面观，显示面静脉、滑车上静脉、眼上静脉和眼下静脉

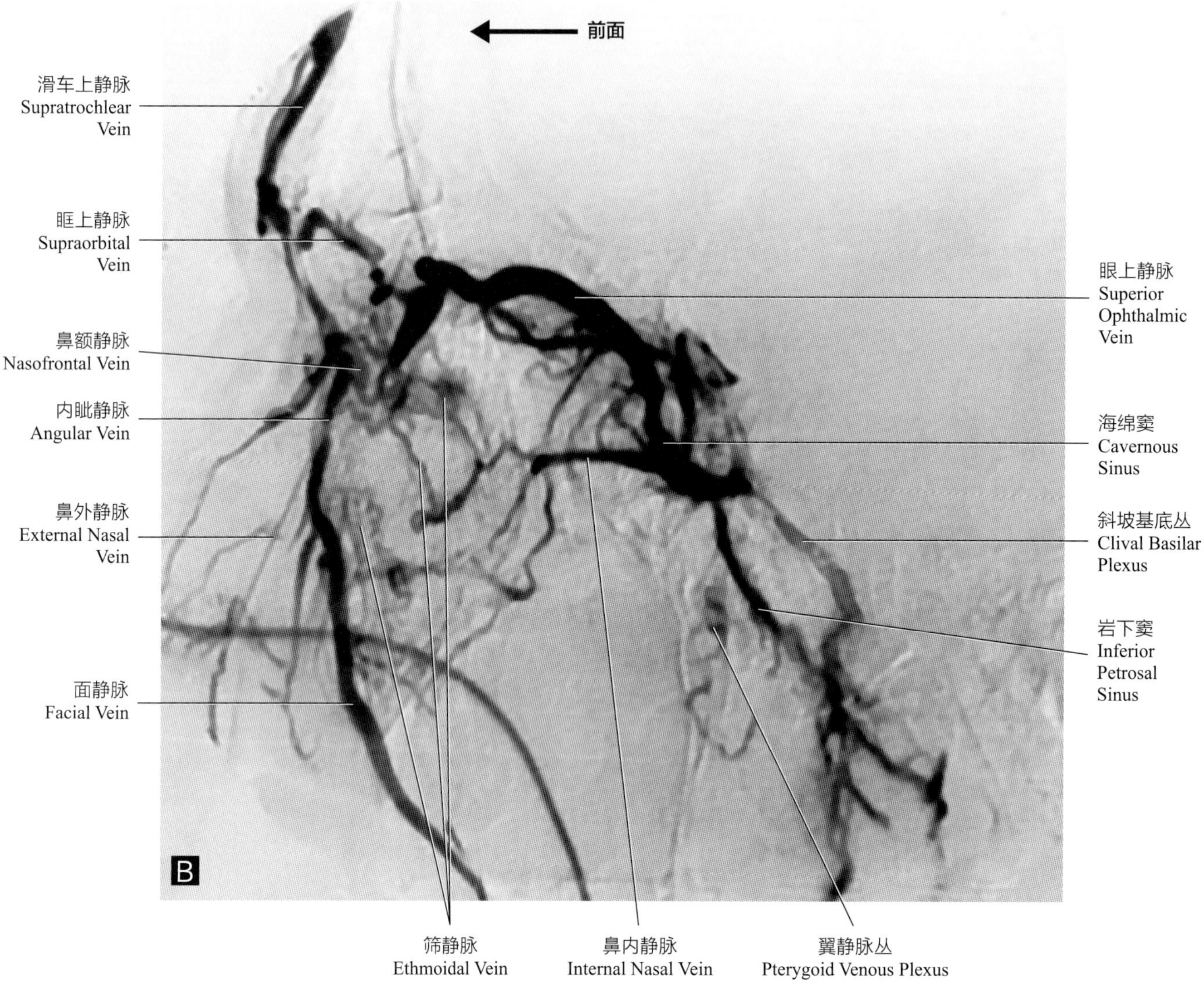

图3.3（续） B. 眼眶静脉血管造影的侧面观，显示面静脉、滑车上静脉、海绵窦、眼上静脉和眼下静脉

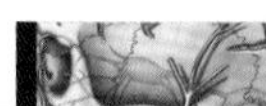

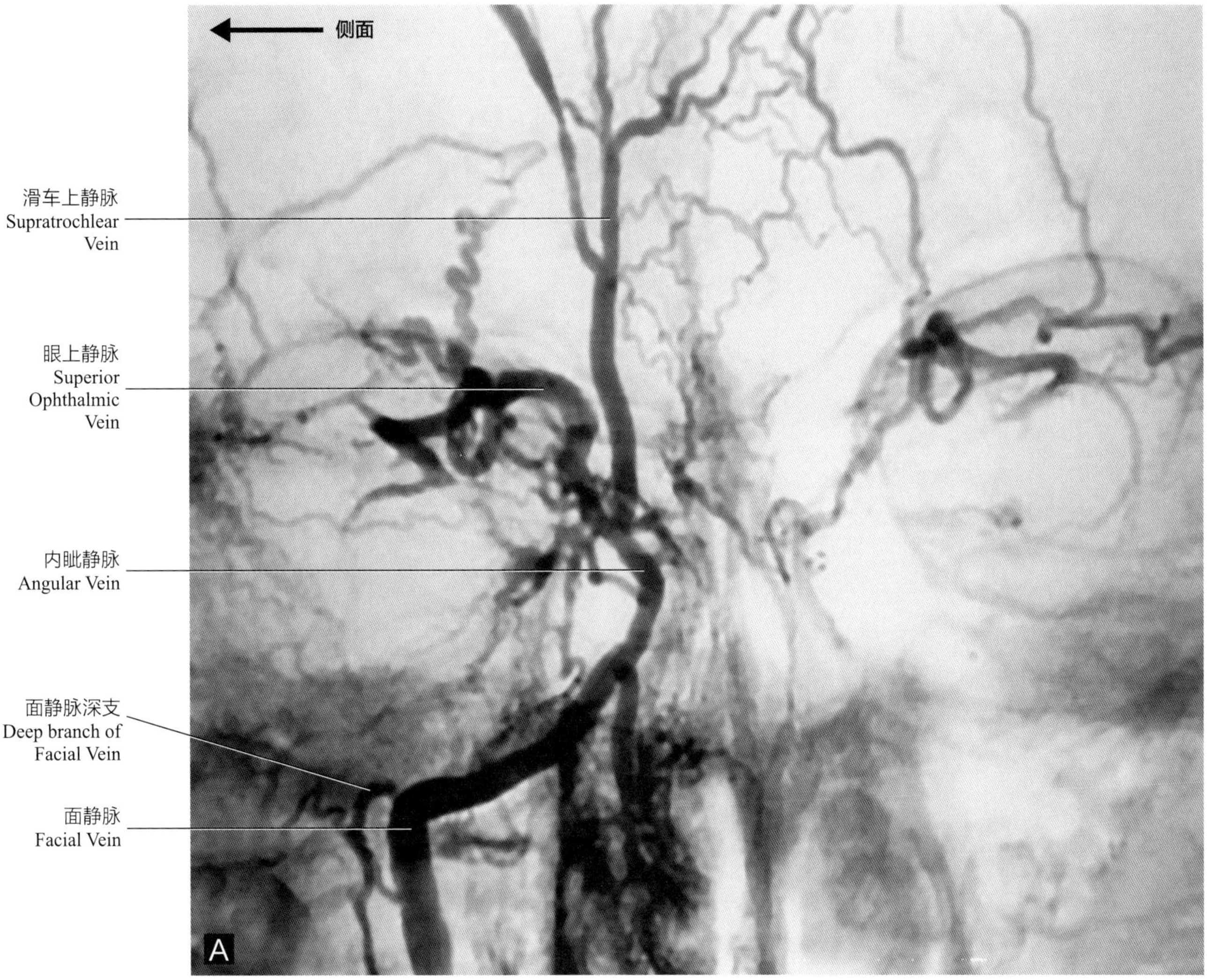

侧面

滑车上静脉
Supratrochlear Vein

眼上静脉
Superior Ophthalmic Vein

内眦静脉
Angular Vein

面静脉深支
Deep branch of Facial Vein

面静脉
Facial Vein

A

图3.4　A. 眼眶静脉血管造影的正面观显示面部主要静脉

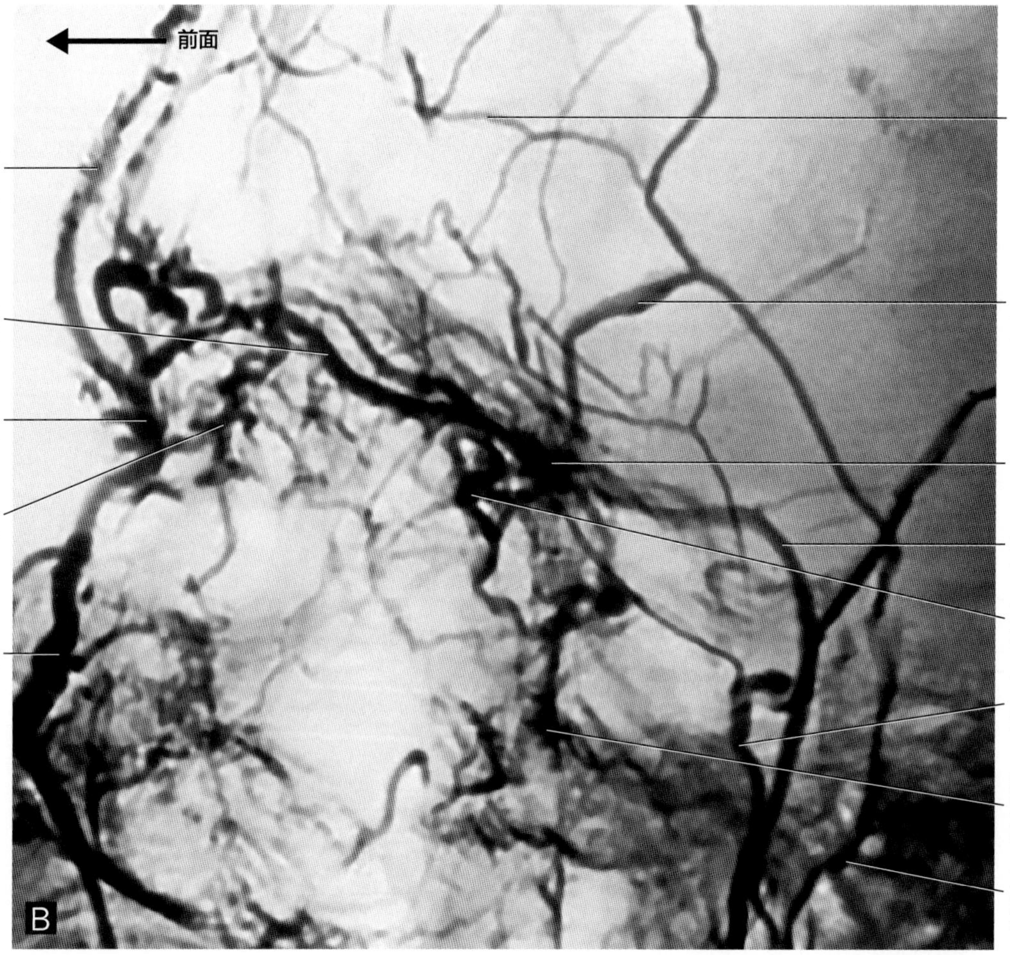

前面

滑车上静脉
Supratrochlear Vein

眼上静脉
Superior Ophthalmic Vein

内眦静脉
Angular Vein

筛静脉
Ethmoidal Vein

面静脉
Facial Vein

颞浅静脉
Superficial Temporal Vein

颧眶静脉
Zygomatic-orbital Vein

海绵窦
Cavernous Sinus

上颌静脉
Maxillary Vein

鼻内静脉
Internal Nasal Vein

下颌后静脉
Retromandibular Vein

翼静脉丛
Pterygoid Venous Plexus

耳后静脉
Posterior Auricular Vein

B

图3.4（续） B. 眼眶静脉血管造影的侧面观显示面部主要静脉

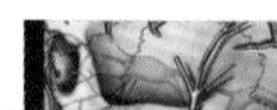

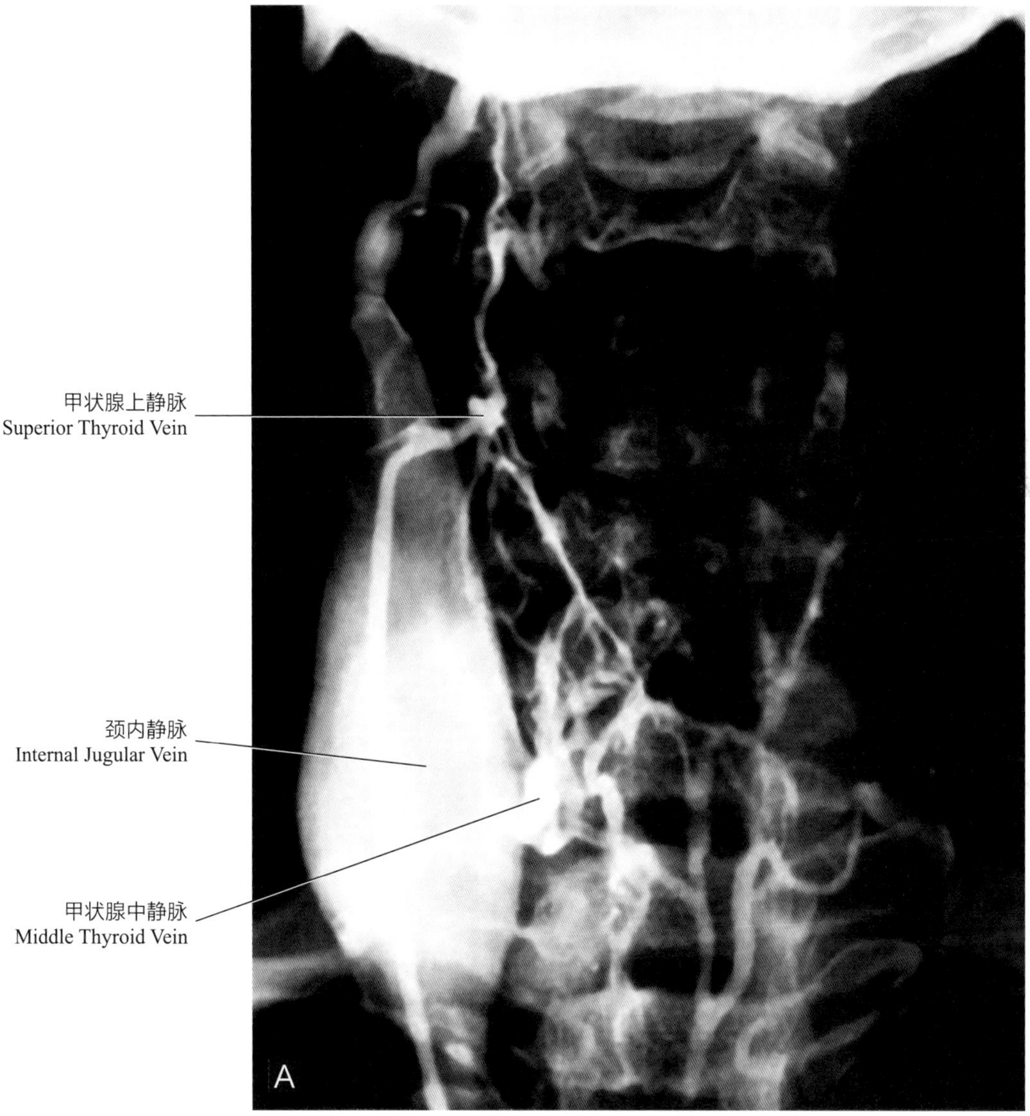

甲状腺上静脉
Superior Thyroid Vein

颈内静脉
Internal Jugular Vein

甲状腺中静脉
Middle Thyroid Vein

A

图3.5　A. 右颈内静脉血管造影显示球样扩张，注意选择性导管化的甲状腺上静脉分支

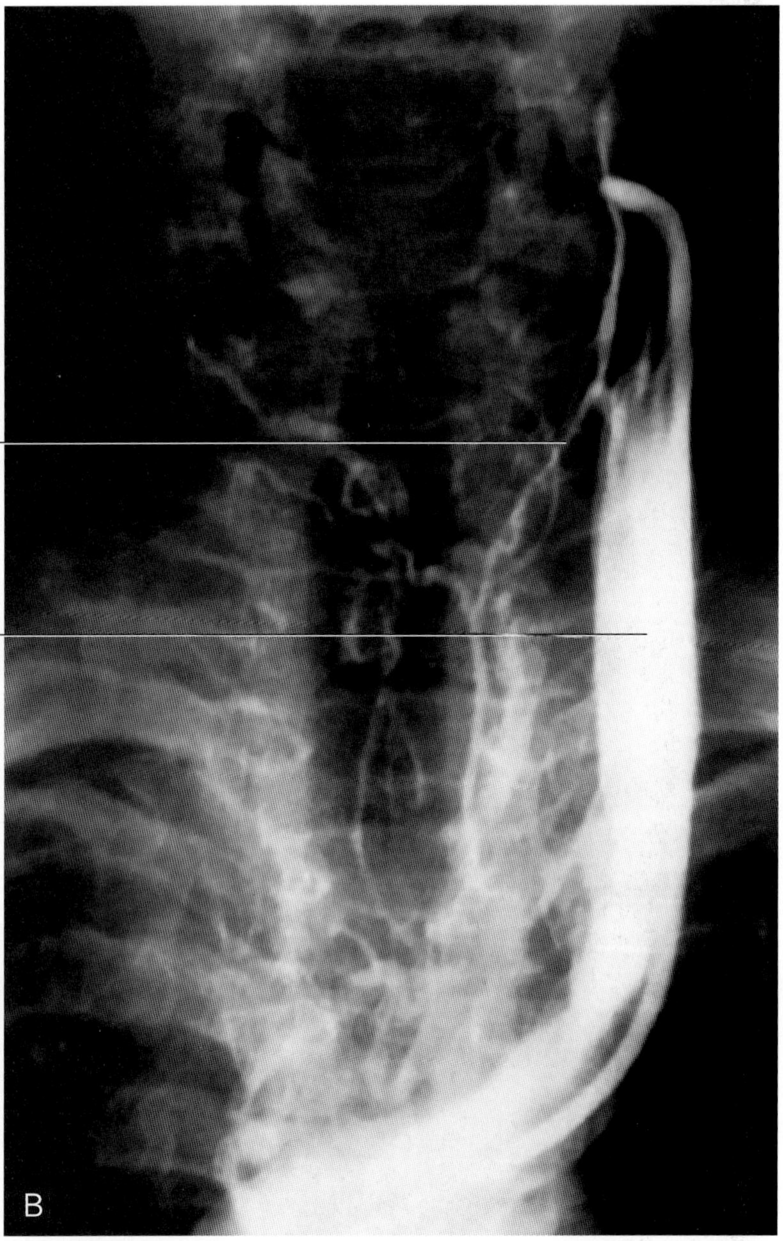

甲状腺上静脉
Superior Thyroid Vein

颈内静脉
Internal Jugular Vein

B

图3.5（续） B. 左颈内静脉血管造影。注意甲状腺上静脉、颈内静脉支流

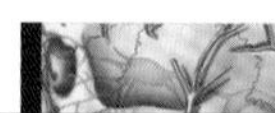

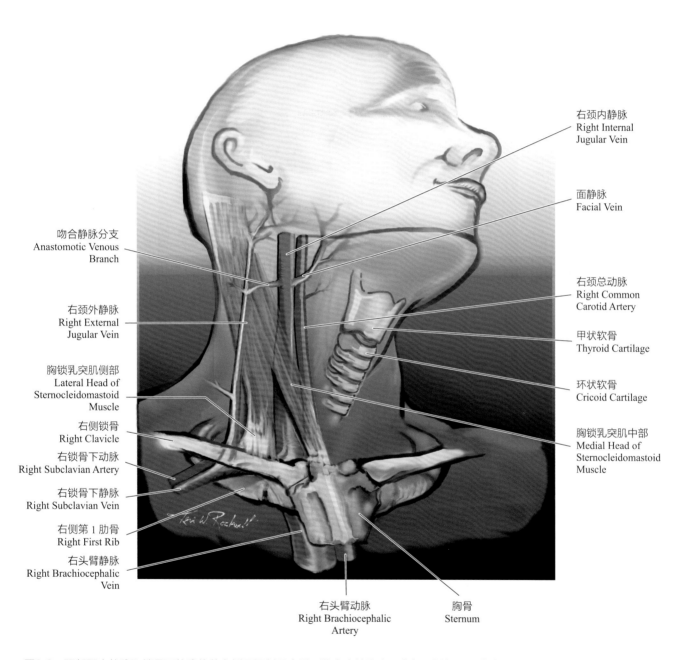

右颈内静脉
Right Internal Jugular Vein

面静脉
Facial Vein

吻合静脉分支
Anastomotic Venous Branch

右颈总动脉
Right Common Carotid Artery

右颈外静脉
Right External Jugular Vein

甲状软骨
Thyroid Cartilage

胸锁乳突肌侧部
Lateral Head of Sternocleidomastoid Muscle

环状软骨
Cricoid Cartilage

右侧锁骨
Right Clavicle

胸锁乳突肌中部
Medial Head of Sternocleidomastoid Muscle

右锁骨下动脉
Right Subclavian Artery

右锁骨下静脉
Right Subclavian Vein

右侧第 1 肋骨
Right First Rib

右头臂静脉
Right Brachiocephalic Vein

右头臂动脉
Right Brachiocephalic Artery

胸骨
Sternum

图3.6 颈部颈内静脉和锁骨下静脉的前向侧面解剖示意图。注意胸锁乳突肌中部和侧部所形成的一个三角形的窗口，可作为颈内静脉穿刺和导管插入的定位点，颈内静脉位于颈总动脉的侧面或前面

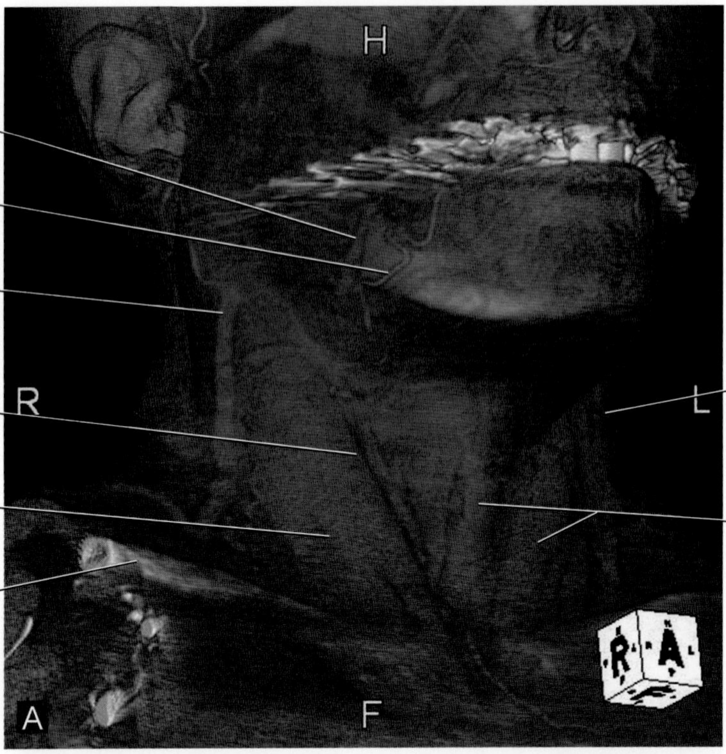

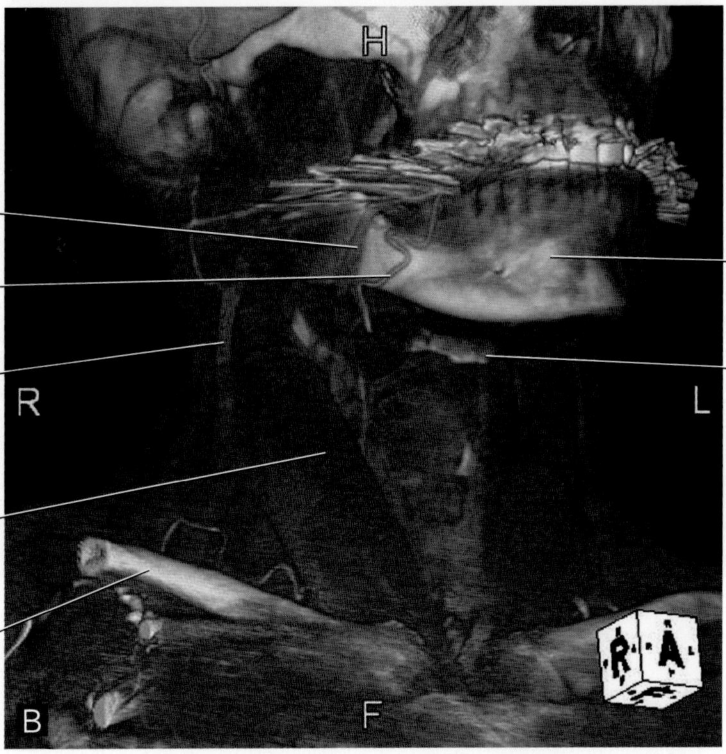

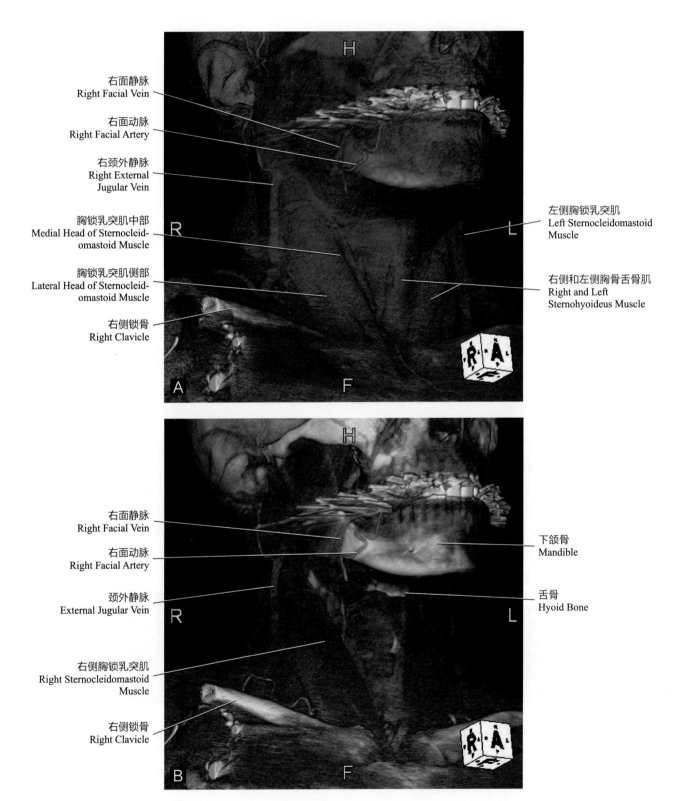

右面静脉
Right Facial Vein
右面动脉
Right Facial Artery
右颈外静脉
Right External Jugular Vein
胸锁乳突肌中部
Medial Head of Sternocleidomastoid Muscle
胸锁乳突肌侧部
Lateral Head of Sternocleidomastoid Muscle
右侧锁骨
Right Clavicle
左侧胸锁乳突肌
Left Sternocleidomastoid Muscle
右侧和左侧胸骨舌骨肌
Right and Left Sternohyoideus Muscle
H
R
L
F
A

右面静脉
Right Facial Vein
右面动脉
Right Facial Artery
颈外静脉
External Jugular Vein
右侧胸锁乳突肌
Right Sternocleidomastoid Muscle
右侧锁骨
Right Clavicle
下颌骨
Mandible
舌骨
Hyoid Bone
H
R
L
F
B

图3.7　颈部CT造影显示颈内静脉、颈动脉及面上肌肉的解剖。A. 颈部前向侧面图，显示面部组织覆盖右颈内动、静脉，右颈上静脉几乎看不到。B. 右颈软组织深部CT造影，显示颈外静脉及部分右面静脉、右面动脉，胸锁乳突肌清晰可见

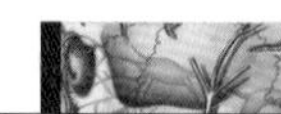

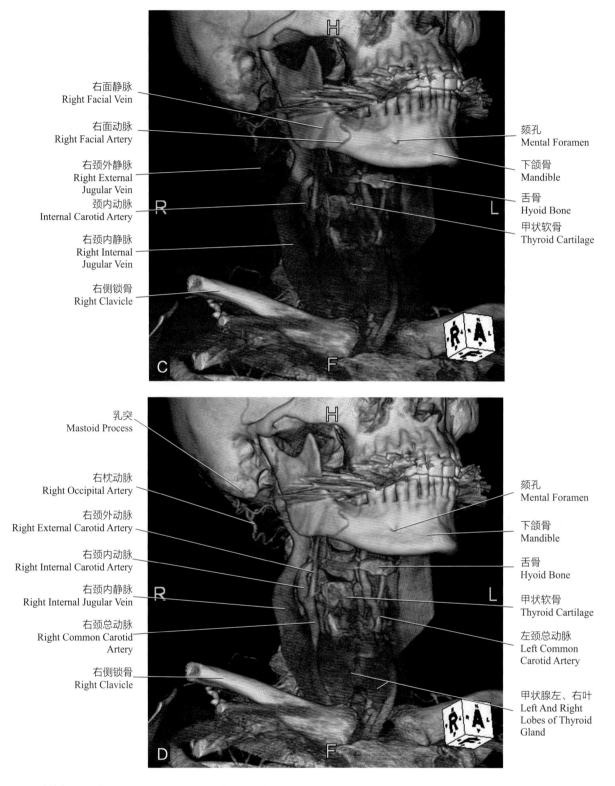

右面静脉
Right Facial Vein
右面动脉
Right Facial Artery
右颈外静脉
Right External Jugular Vein
颈内动脉
Internal Carotid Artery
右颈内静脉
Right Internal Jugular Vein
右侧锁骨
Right Clavicle
颏孔
Mental Foramen
下颌骨
Mandible
舌骨
Hyoid Bone
甲状软骨
Thyroid Cartilage
H
R
L
F
C

乳突
Mastoid Process
右枕动脉
Right Occipital Artery
右颈外动脉
Right External Carotid Artery
右颈内动脉
Right Internal Carotid Artery
右颈内静脉
Right Internal Jugular Vein
右颈总动脉
Right Common Carotid Artery
右侧锁骨
Right Clavicle
颏孔
Mental Foramen
下颌骨
Mandible
舌骨
Hyoid Bone
甲状软骨
Thyroid Cartilage
左颈总动脉
Left Common Carotid Artery
甲状腺左、右叶
Left And Right Lobes of Thyroid Gland
H
R
L
F
D

图3.7（续）　C. 右颈动脉和颈内静脉之间的关系，在胸锁乳突肌后方可清楚显示，注意舌骨和甲状软骨。D. 颈部的深层次图显示静脉和动脉的关系，颈动脉分叉清晰可见，可清晰地看到颈外动脉的轮廓，颈内静脉上方的颈动脉球、甲状腺清晰可见

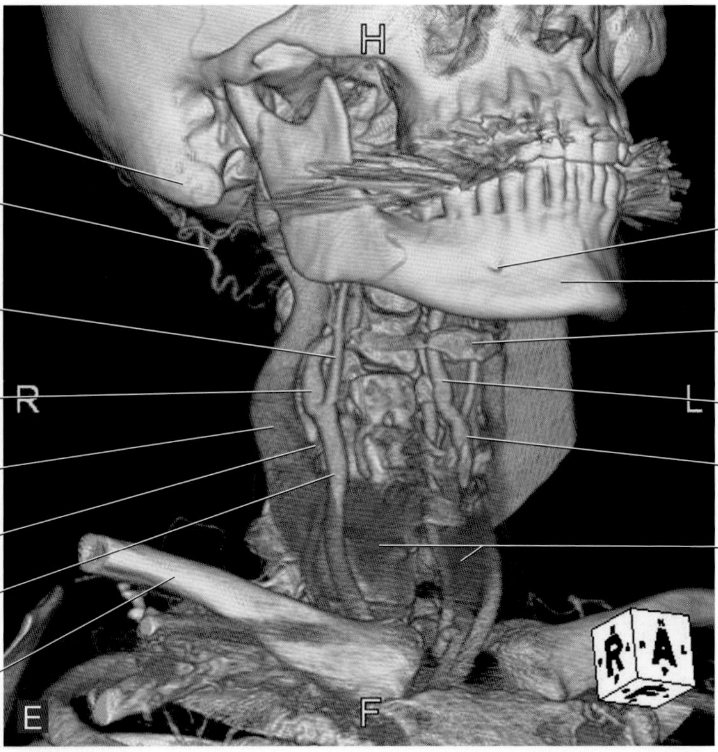

H
乳突
Mastoid Process
右枕动脉
Right Occipital Artery
右颈外动脉
Right External Carotid Artery
右颈内动脉
Right Internal Carotid Artery
R
右颈内静脉
Right Internal Jugular Vein
右甲状腺中静脉
Right Middle Thyroid Vein
右颈总动脉
Right Common Carotid Artery
右侧锁骨
Right Clavicle
颏孔
Mental Foramen
下颌骨
Mandible
舌骨
Hyoid Bone
L
左颈内动脉
Left Internal Carotid Artery
左颈总动脉
Left Common Carotid Artery
甲状腺左、右叶
Left And Right Lobes of Thyroid Gland
E
F

H
乳突
Mastoid Process
右枕动脉
Right Occipital Artery
右颈外动脉
Right External Carotid Artery
右颈内动脉
Right Internal Carotid Artery
R
右颈内静脉
Right Internal Jugular Vein
右颈总动脉
Right Common Carotid Artery
右椎动脉
Right Vertebral Artery
右侧锁骨
Right Clavicle
颏孔
Mental Foramen
下颌骨
Mandible
舌骨
Hyoid Bone
L
左颈外动脉
Left External Carotid Artery
左颈内动脉
Left Internal Carotid Artery
左椎动脉
Left Vertebral Artery
左颈总动脉
Left Common Carotid Artery
F
F

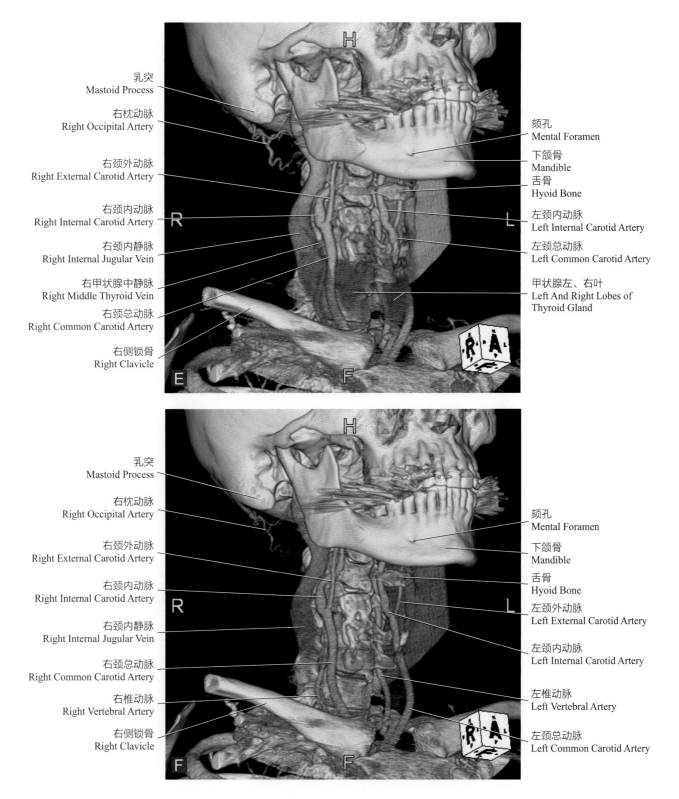

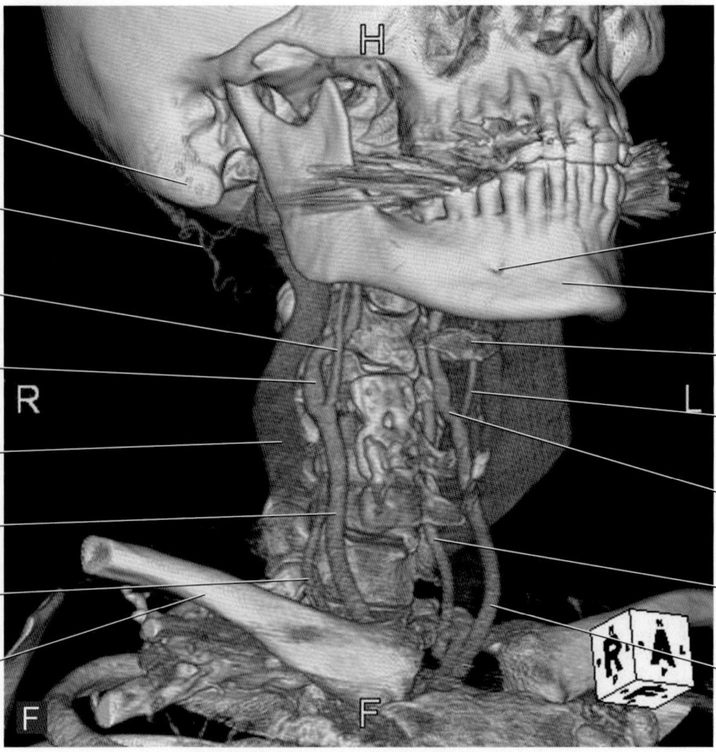

图3.7（续） E. 深层次图，显示右颈内静脉和右甲状腺中静脉。F. 显示右颈内静脉比较模糊，同时右椎动脉清晰可见

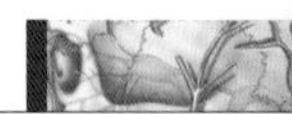

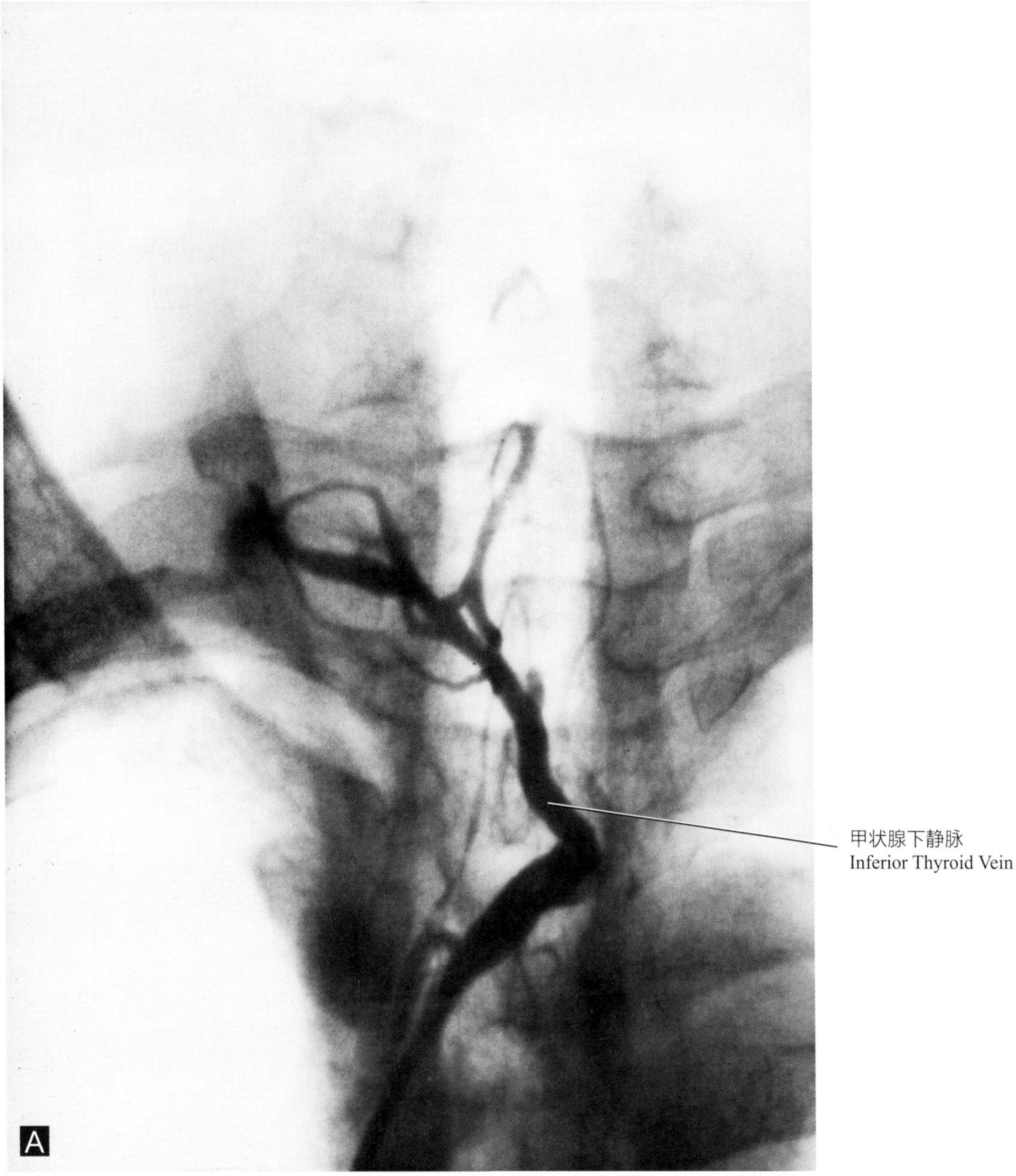

A

甲状腺下静脉
Inferior Thyroid Vein

图3.8　A. 甲状腺静脉灌注图，显示右甲状腺中静脉局部逆行充盈

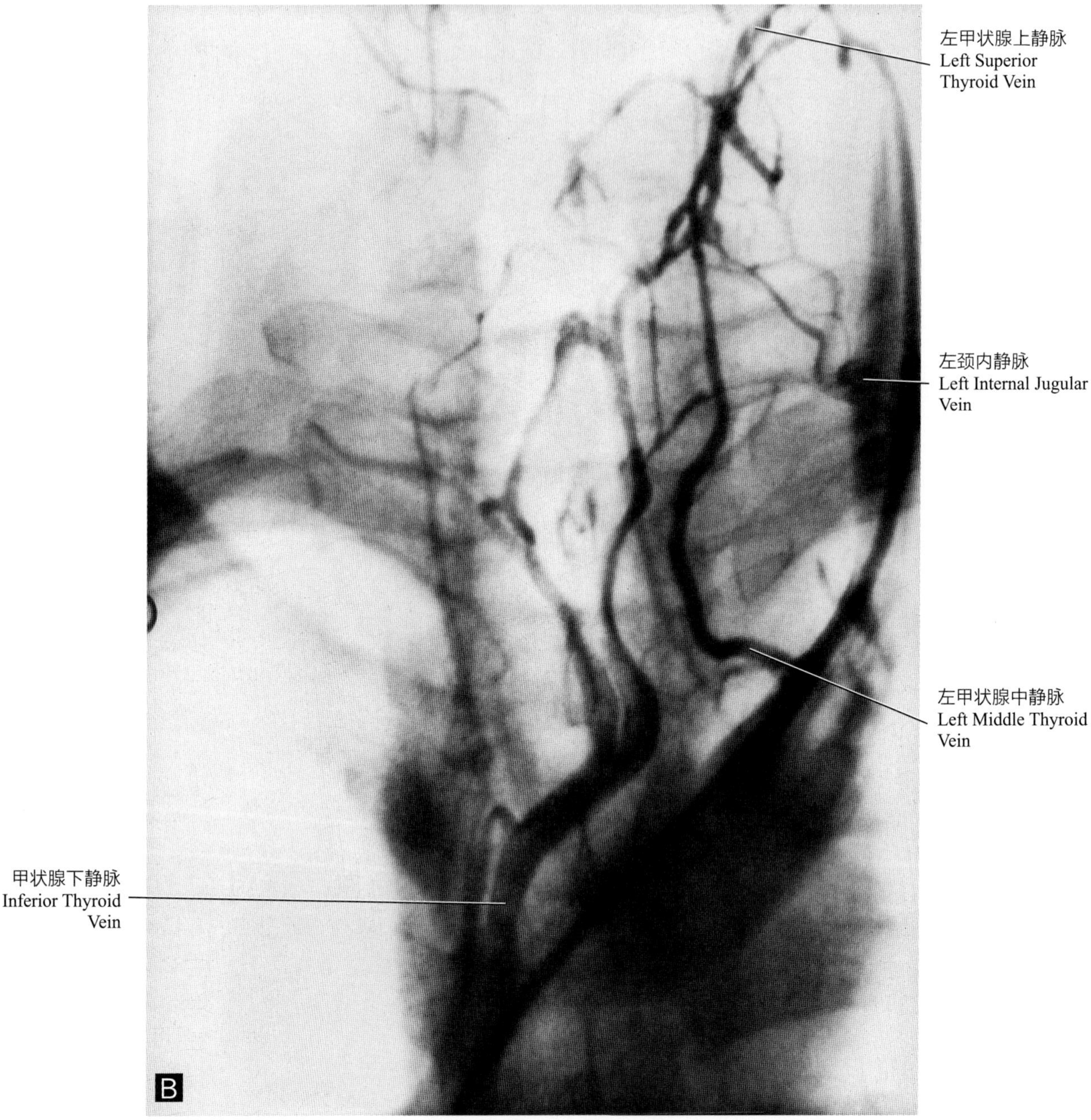

左甲状腺上静脉
Left Superior Thyroid Vein

左颈内静脉
Left Internal Jugular Vein

左甲状腺中静脉
Left Middle Thyroid Vein

甲状腺下静脉
Inferior Thyroid Vein

B

图3.8（续） B. 左甲状腺上静脉灌注图，注意左甲状腺中静脉和甲状腺下静脉

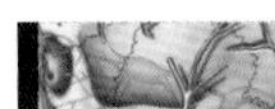

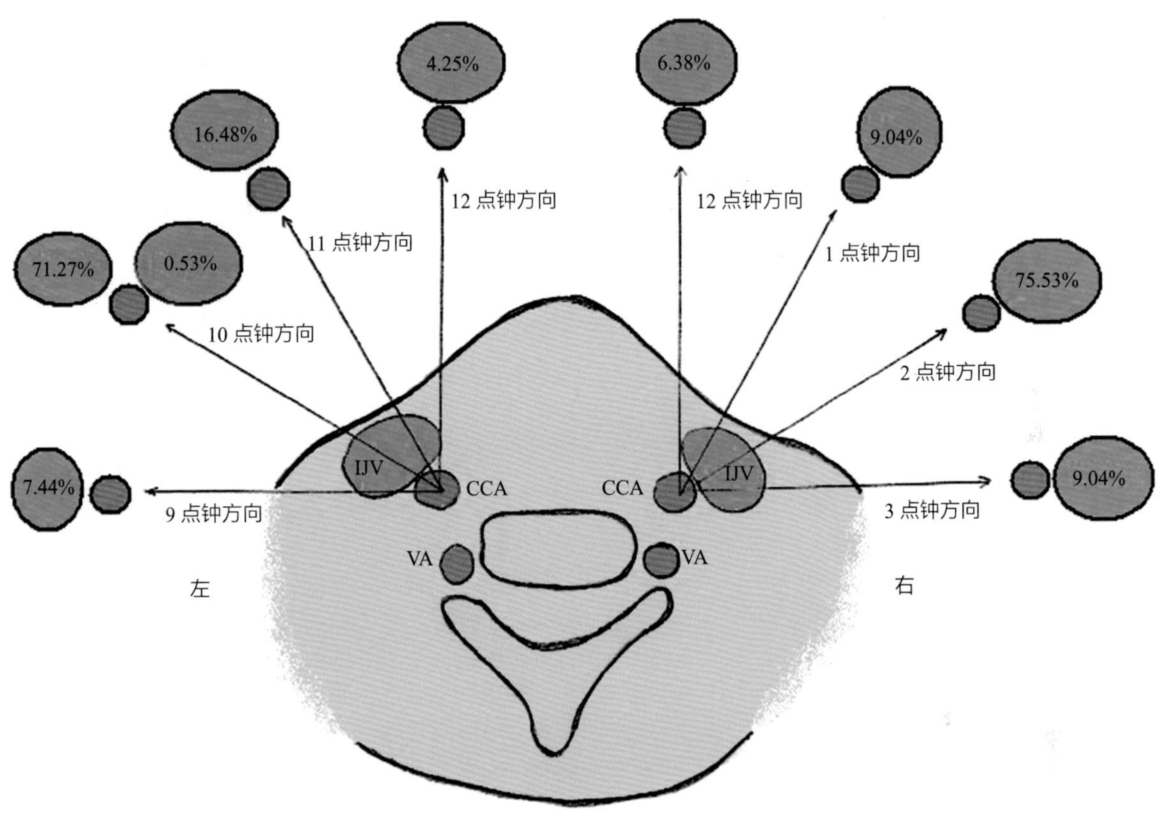

图3.9 颈内静脉和颈总动脉毗邻关系解剖示意图，通过患者头-足位观察，由术者从头部定位，观察颈内通道，颈内静脉和动脉的位置分布及比例来自188名志愿者的颈内穿刺结果。IJV，颈内静脉；CCA，颈总动脉；VA，椎动脉

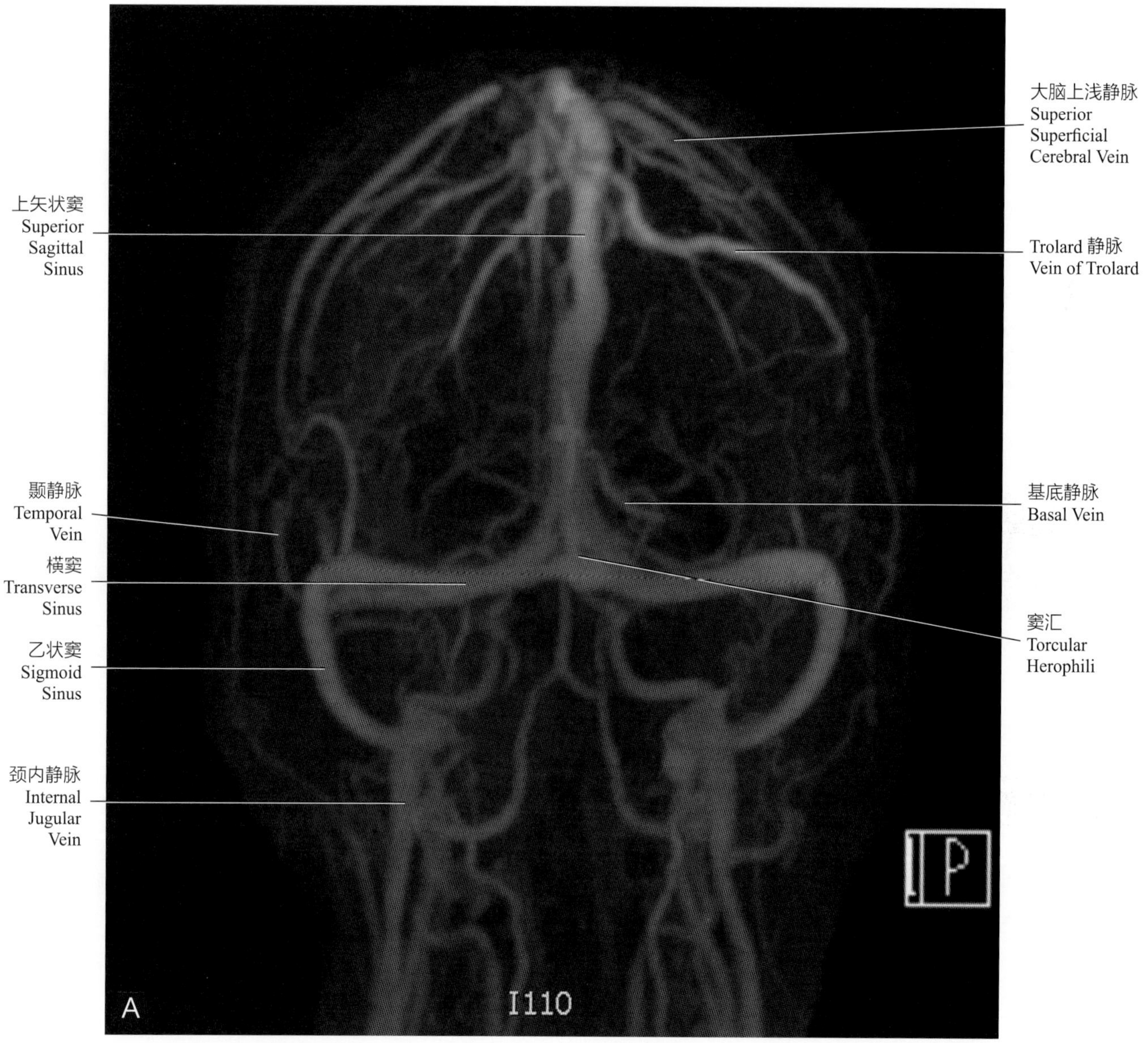

图3.10 A. AP投影的时间飞跃法磁共振静脉造影（TOF-MRV）。注意动脉循环有少量管腔信号

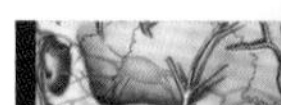

大脑皮质上静脉
Superior Cortical Cerebral Vein
海绵窦
Cavernous Sinus
岩上窦
Superior Petrosal Sinus
Trolard 静脉
Vein of Trolard
下矢状窦
Inferior Sagittal Sinus
大脑内静脉
Internal Cerebral Vein
大脑大静脉
Vein of Galen
直窦
Straight Sinus
基底静脉
Basal Vein
窦汇
Torcular Herophili
横窦
Transverse Sinus
乙状窦
Sigmoid Sinus
枕窦
Occipital Sinus
颈内静脉
Internal Jugular Vein
B

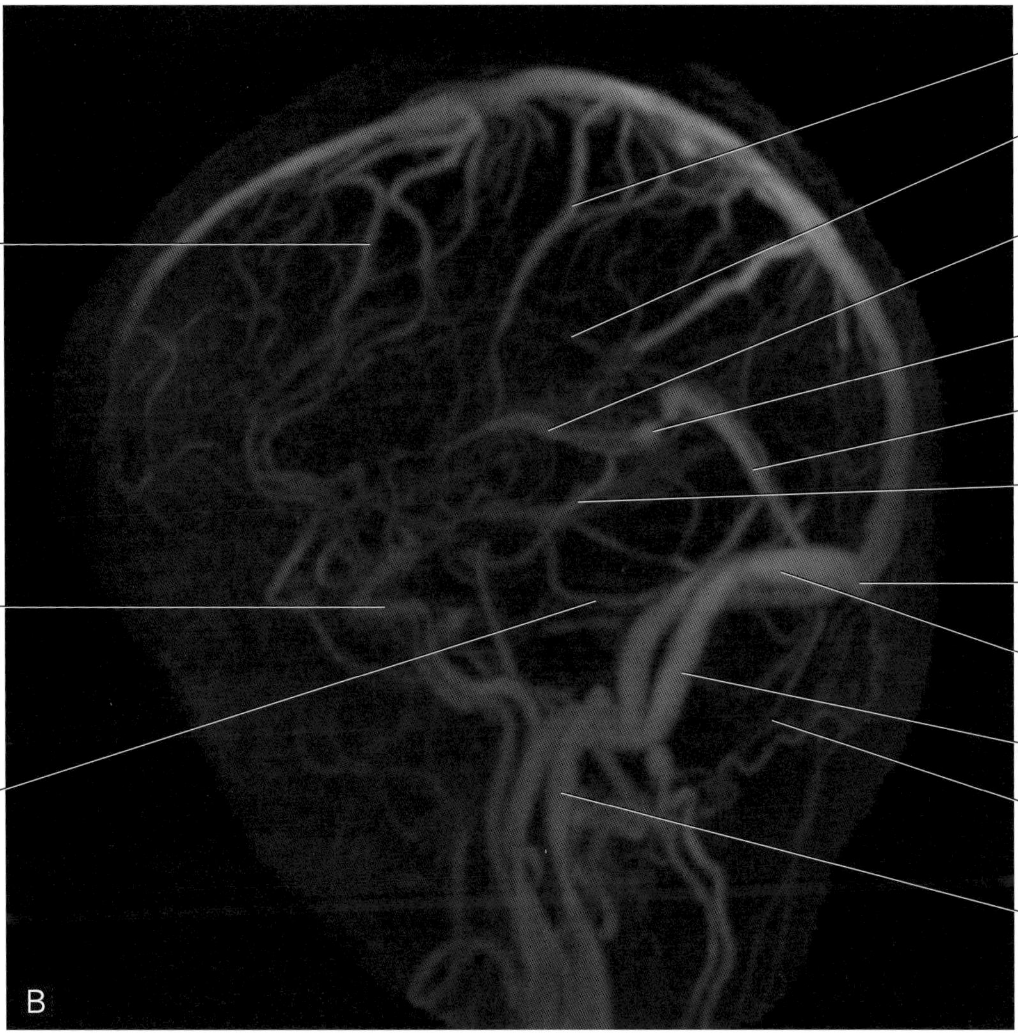

图3.10（续） B. 横向投影的时间飞跃法磁共振静脉造影（TOF-MRV）

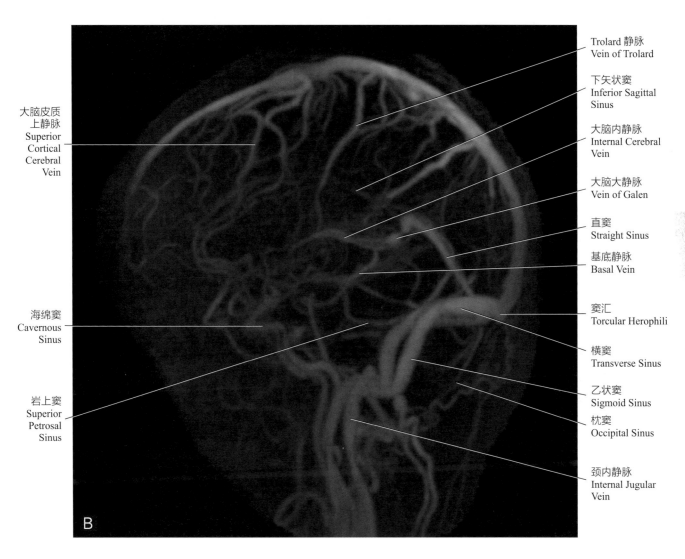

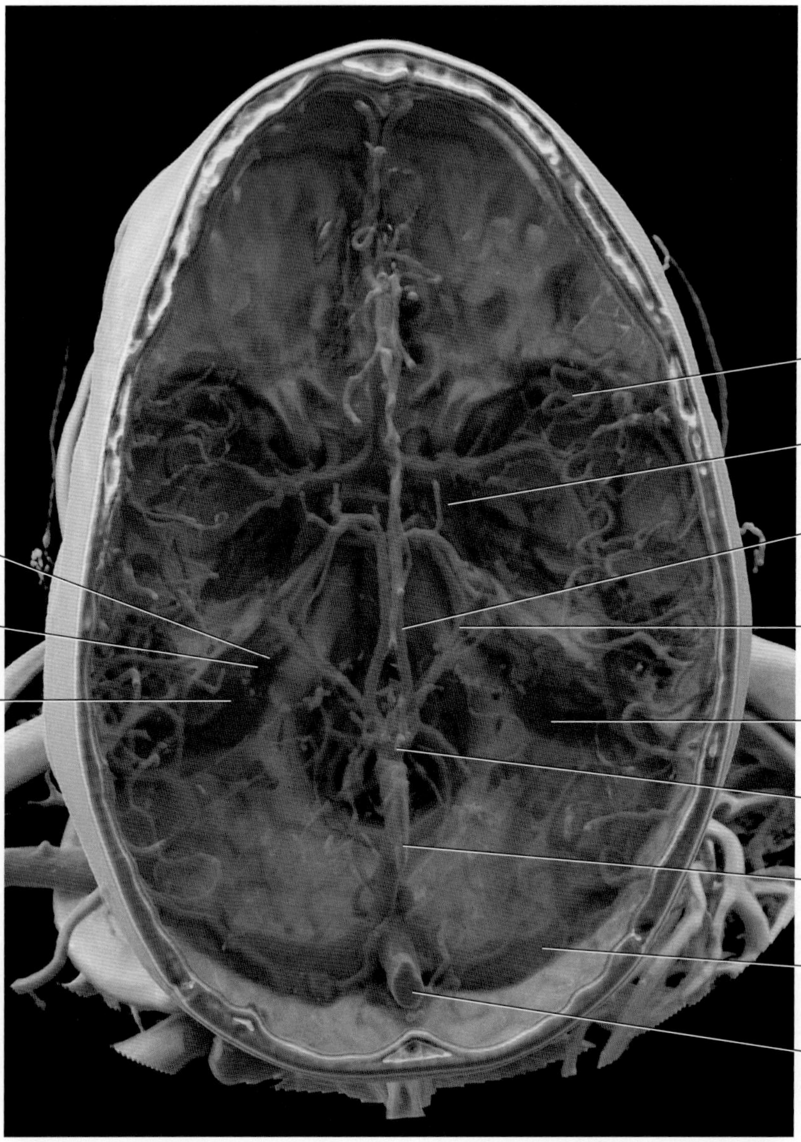

图3.11　颅底CT静脉血管造影三维重建视图。因动脉和静脉的对比强度相似，动脉和静脉结构的颜色相同，展示了大的深静脉与颅底动脉的关系

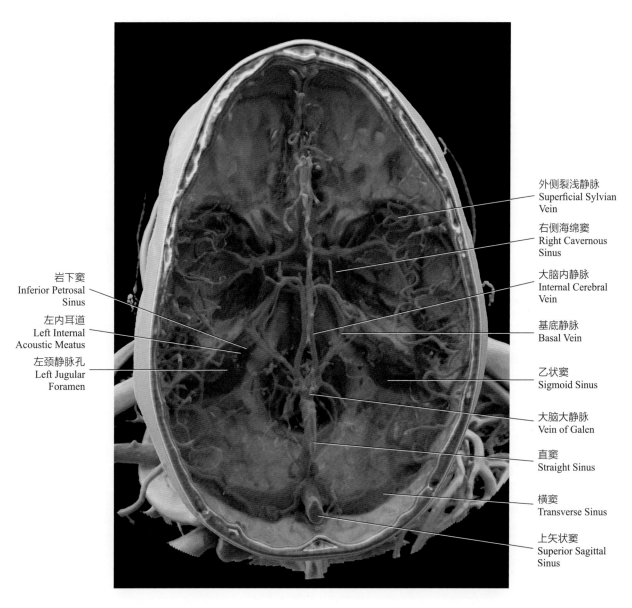

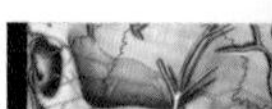

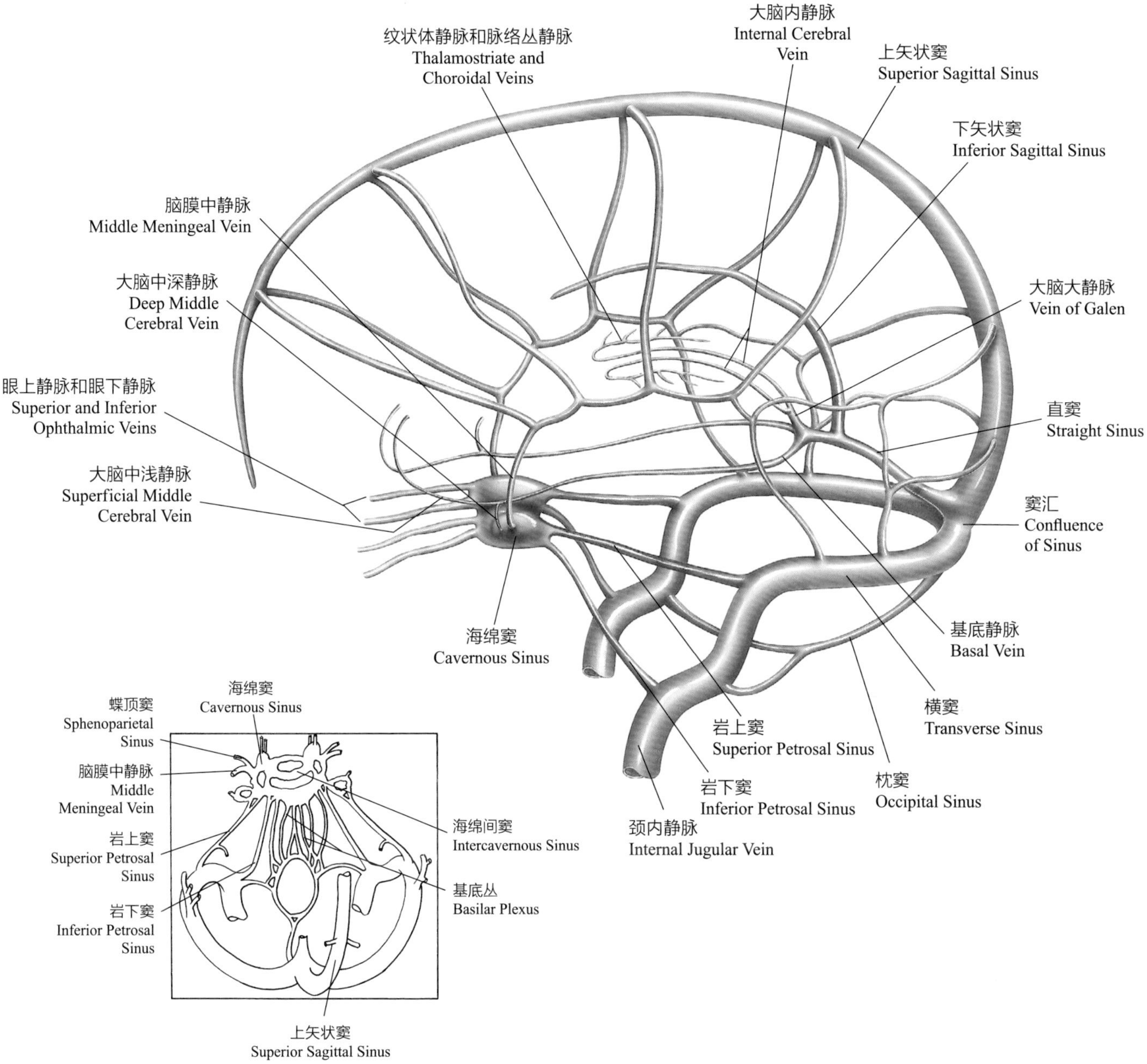

纹状体静脉和脉络丛静脉
Thalamostriate and Choroidal Veins
大脑内静脉
Internal Cerebral Vein
上矢状窦
Superior Sagittal Sinus
下矢状窦
Inferior Sagittal Sinus
脑膜中静脉
Middle Meningeal Vein
大脑中深静脉
Deep Middle Cerebral Vein
大脑大静脉
Vein of Galen
眼上静脉和眼下静脉
Superior and Inferior Ophthalmic Veins
直窦
Straight Sinus
大脑中浅静脉
Superficial Middle Cerebral Vein
窦汇
Confluence of Sinus
海绵窦
Cavernous Sinus
基底静脉
Basal Vein
横窦
Transverse Sinus
岩上窦
Superior Petrosal Sinus
岩下窦
Inferior Petrosal Sinus
枕窦
Occipital Sinus
颈内静脉
Internal Jugular Vein

蝶顶窦
Sphenoparietal Sinus
海绵窦
Cavernous Sinus
脑膜中静脉
Middle Meningeal Vein
岩上窦
Superior Petrosal Sinus
岩下窦
Inferior Petrosal Sinus
海绵间窦
Intercavernous Sinus
基底丛
Basilar Plexus
上矢状窦
Superior Sagittal Sinus

图3.12　颅内浅、深静脉系统示意图

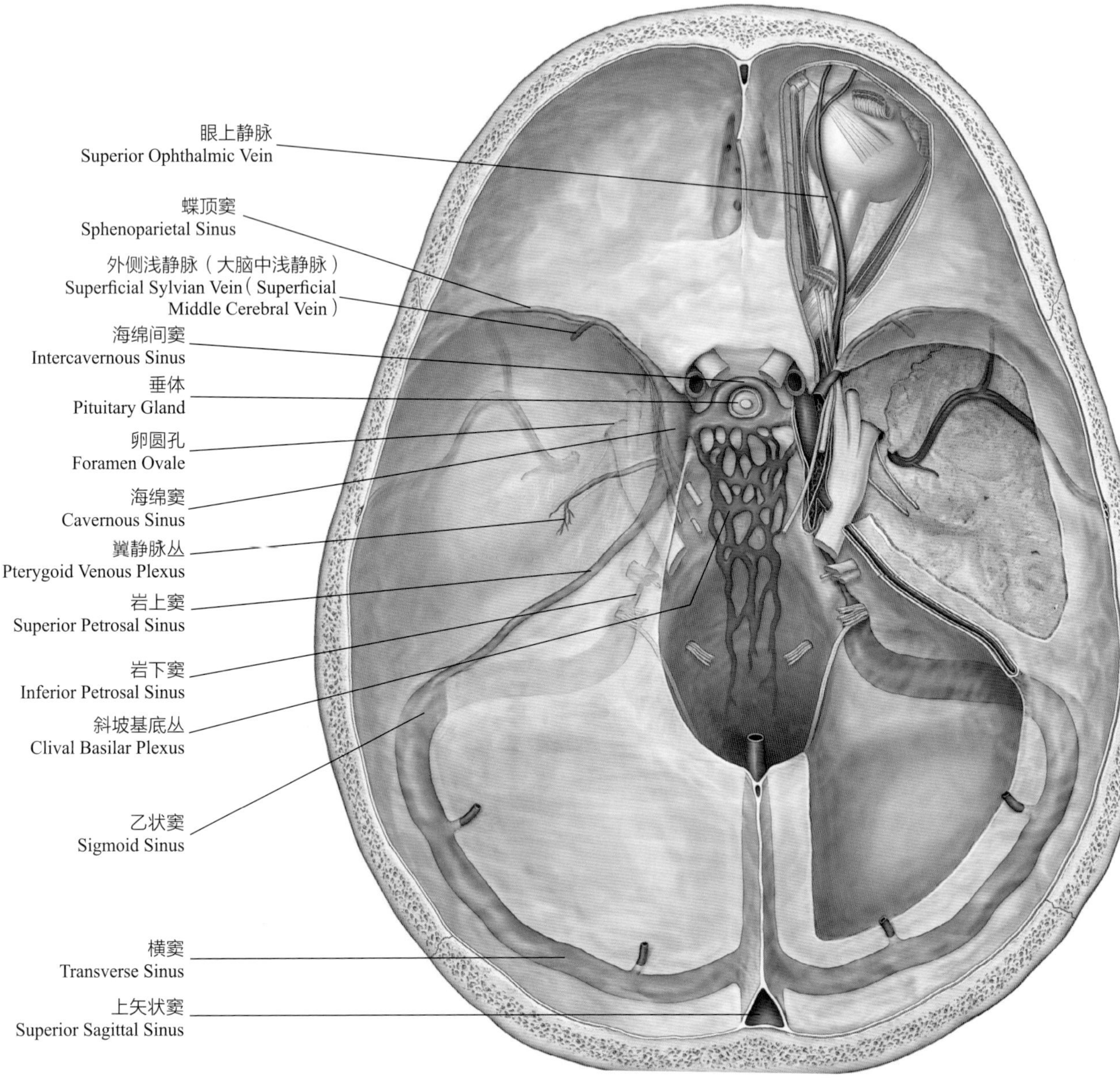

眼上静脉
Superior Ophthalmic Vein
蝶顶窦
Sphenoparietal Sinus
外侧浅静脉（大脑中浅静脉）
Superficial Sylvian Vein（Superficial Middle Cerebral Vein）
海绵间窦
Intercavernous Sinus
垂体
Pituitary Gland
卵圆孔
Foramen Ovale
海绵窦
Cavernous Sinus
翼静脉丛
Pterygoid Venous Plexus
岩上窦
Superior Petrosal Sinus
岩下窦
Inferior Petrosal Sinus
斜坡基底丛
Clival Basilar Plexus
乙状窦
Sigmoid Sinus
横窦
Transverse Sinus
上矢状窦
Superior Sagittal Sinus

图3.13　海绵窦与颅底静脉引流通路的解剖关系示意图

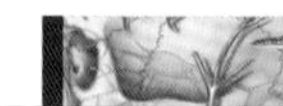

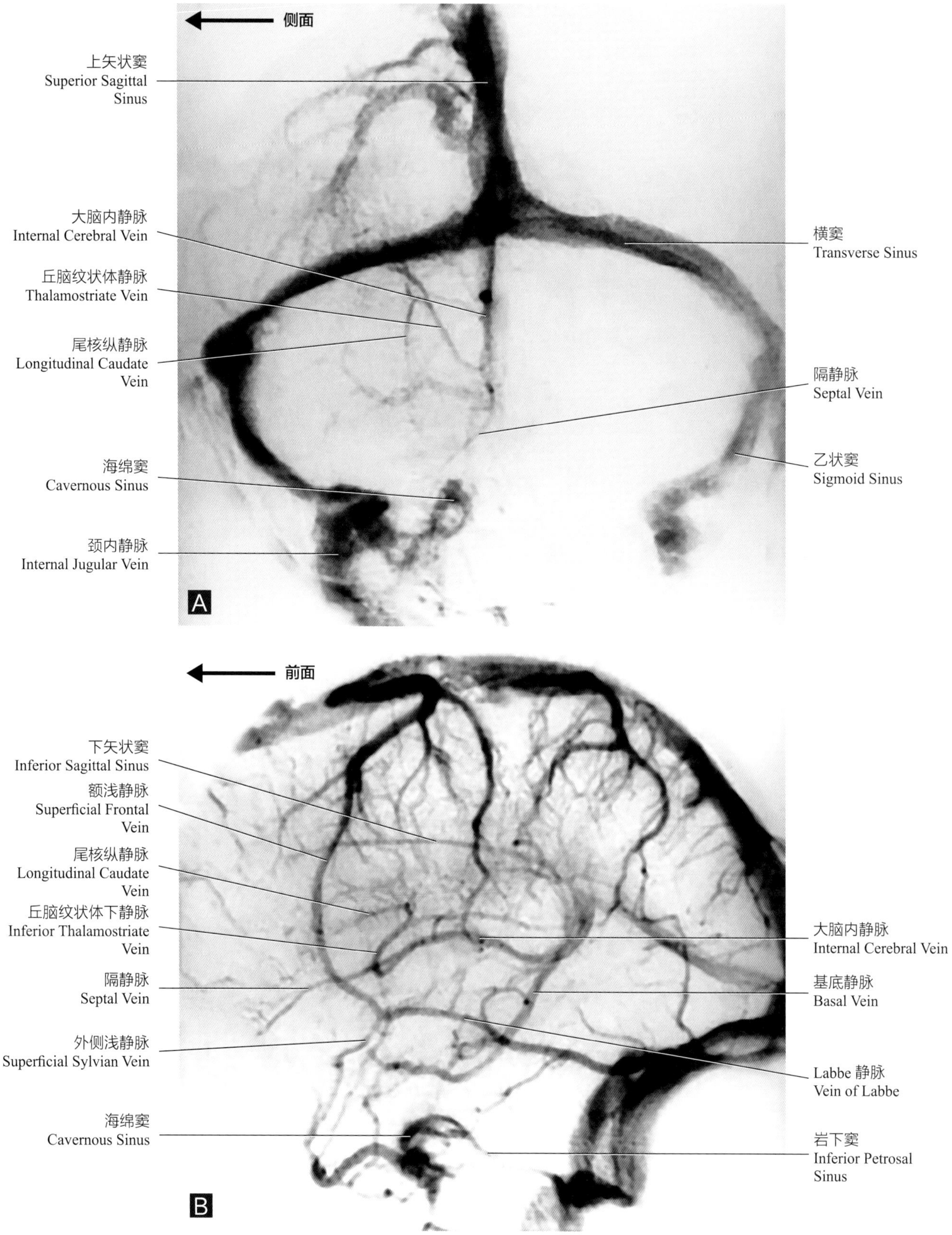

侧面

上矢状窦
Superior Sagittal Sinus

大脑内静脉
Internal Cerebral Vein

丘脑纹状体静脉
Thalamostriate Vein

尾核纵静脉
Longitudinal Caudate Vein

海绵窦
Cavernous Sinus

颈内静脉
Internal Jugular Vein

横窦
Transverse Sinus

隔静脉
Septal Vein

乙状窦
Sigmoid Sinus

A

前面

下矢状窦
Inferior Sagittal Sinus

额浅静脉
Superficial Frontal Vein

尾核纵静脉
Longitudinal Caudate Vein

丘脑纹状体下静脉
Inferior Thalamostriate Vein

隔静脉
Septal Vein

外侧浅静脉
Superficial Sylvian Vein

海绵窦
Cavernous Sinus

大脑内静脉
Internal Cerebral Vein

基底静脉
Basal Vein

Labbe 静脉
Vein of Labbe

岩下窦
Inferior Petrosal Sinus

B

图3.14　脑静脉引流。在静脉期将造影剂注入颈内动脉的Towne位视图（A）和侧位（B）投影DSA

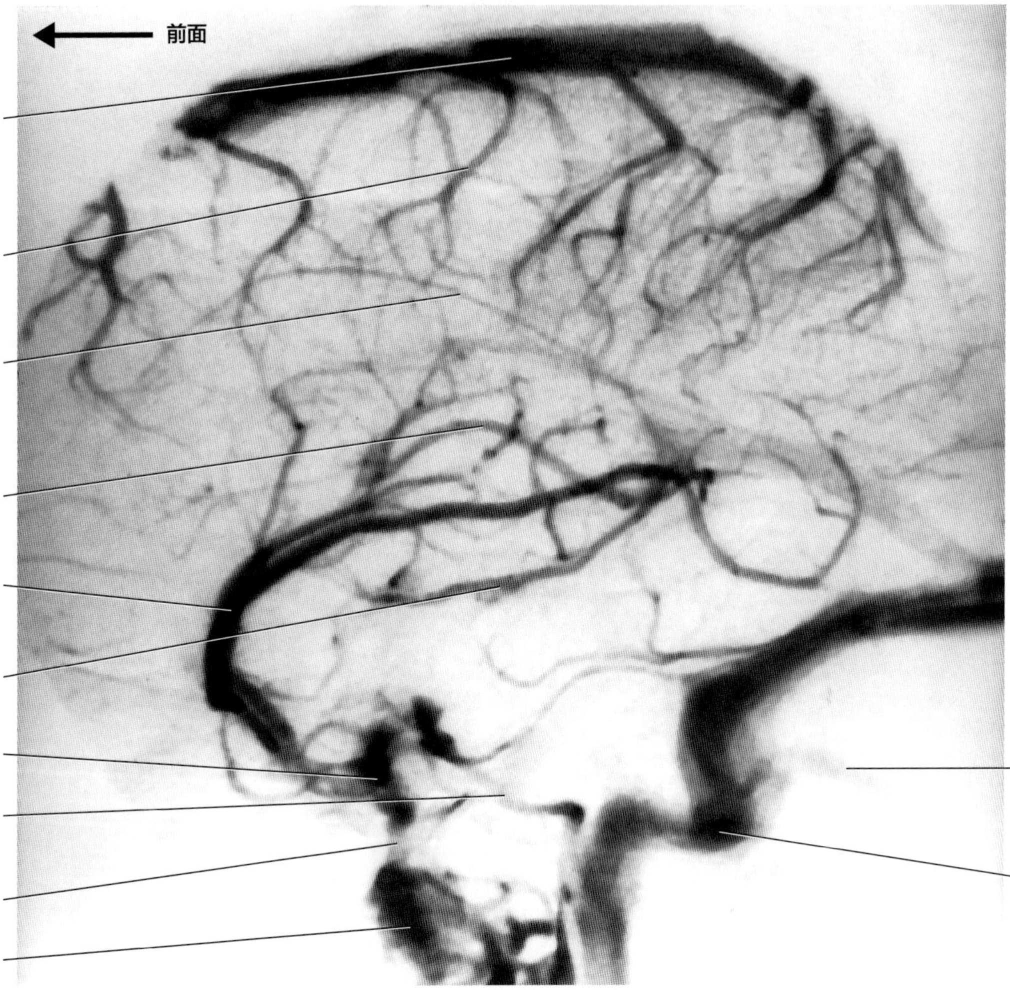

图3.15　突出的外侧浅静脉引流。侧位投影DSA（静脉期），造影剂注入颈内动脉显示突出的外侧浅静脉，造影剂经岩下窦流入海绵窦、翼静脉丛和颈内静脉。通常有一个比大脑内静脉更高的下矢状窦及乳突后导静脉

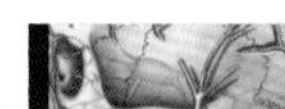

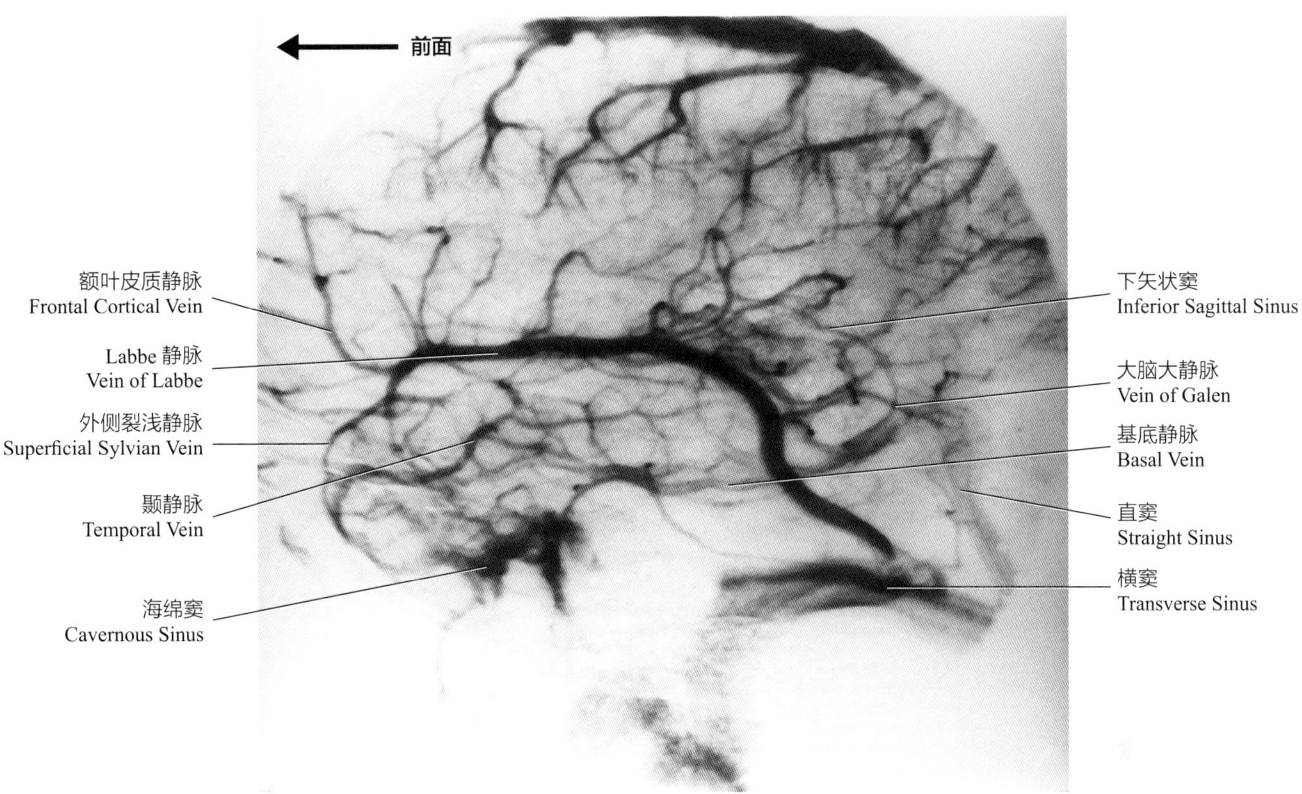

图3.16 Labbe静脉。侧位投影DSA（静脉期），造影剂注入颈内动脉，显示明显的静脉回流至Labbe静脉，额叶皮质静脉流入Labbe静脉。下矢状窦和直窦的造影剂混浊度相对降低

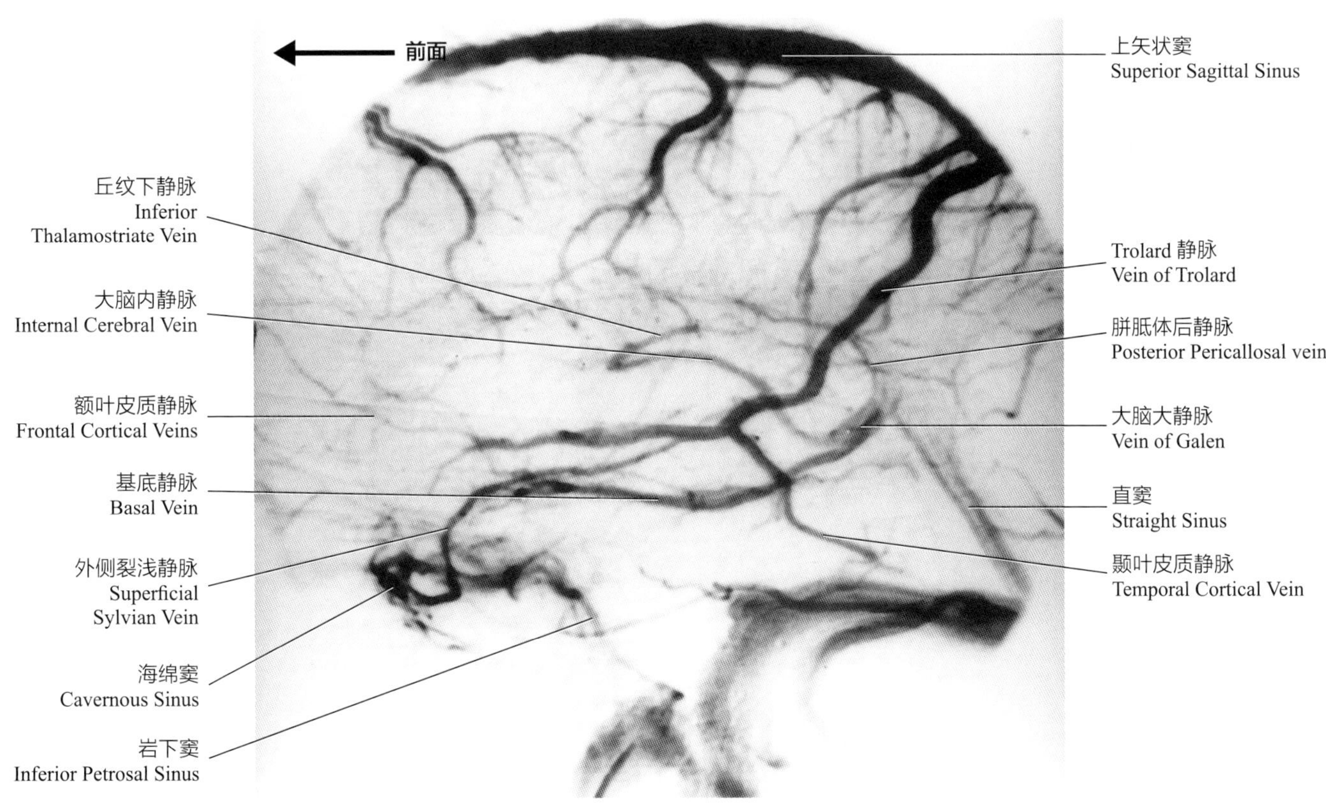

图3.17 Trolard静脉。侧位投影DSA（静脉期），造影剂注入颈内动脉，显示明显的静脉回流至小动脉静脉，并流入上矢状窦

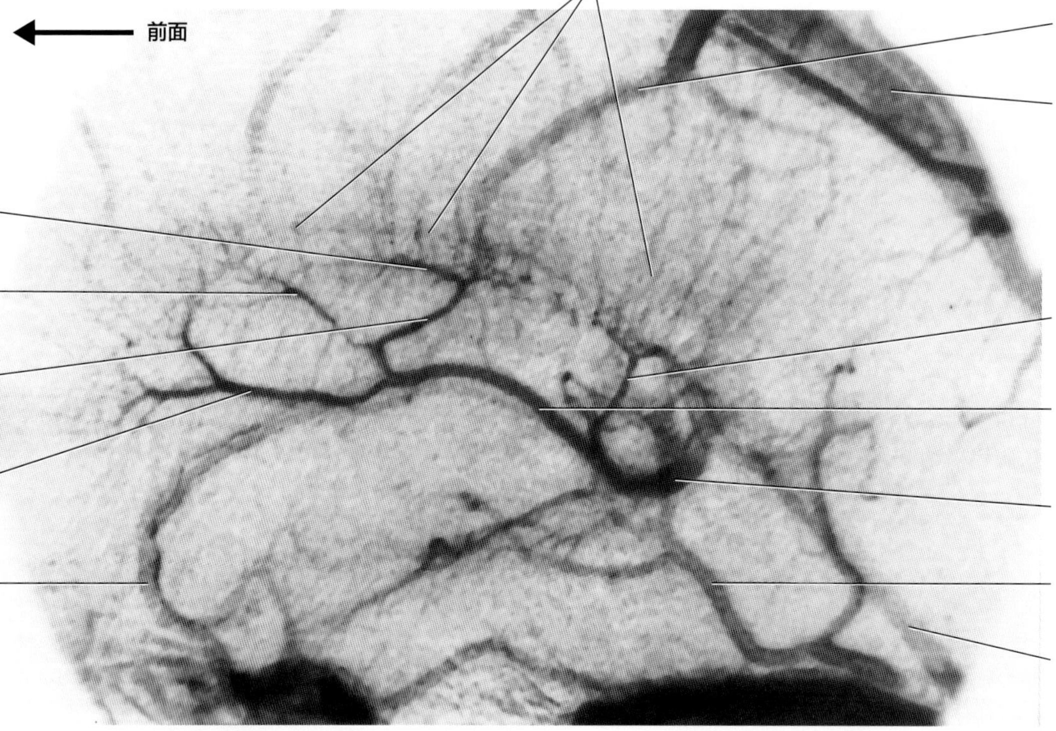

图3.18 髓质静脉。侧位投影DSA（静脉期），造影剂注入颈内动脉，显示髓质静脉、隔静脉、丘脑纹状体静脉和心房静脉流入大脑内静脉的引流模式

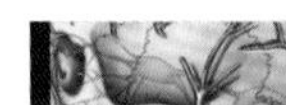

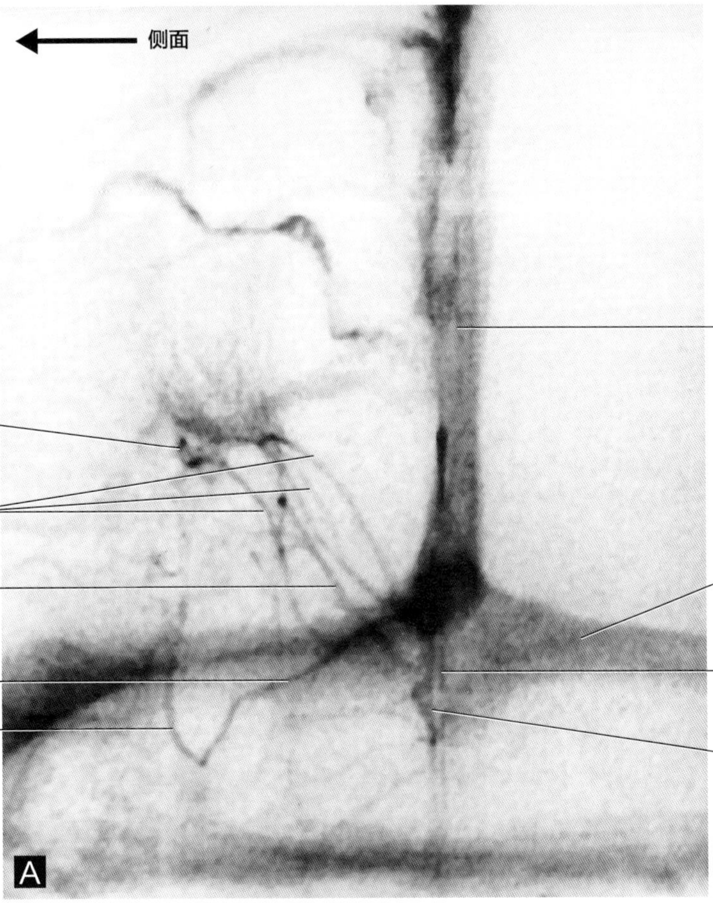

侧面
上矢状窦
Superior Sagittal Sinus
枕角静脉
Vein of the Occipital Horn
心房中静脉
Median Atrial Veins
丘脑纹状体静脉
Thalamostriate Vein
横窦
Transverse Sinus
基底静脉
Basal Vein
大脑内静脉
Internal Cerebral Vein
心房外静脉
Lateral Atrial Vein
隔静脉
Septal Vein
A

心房中静脉
Median Atrial Veins
前面
上矢状窦
Superior Sagittal Sinus
丘脑纹状体静脉
Thalamostriate Vein
枕角静脉
Vein of the Occipital Horn
大脑内静脉
Internal Cerebral Vein
大脑大静脉
Vein of Galen
隔静脉
Septal Vein
直窦
Straight Sinus
心房外静脉
Lateral Atrial Vein
基底静脉
Basal Vein
B

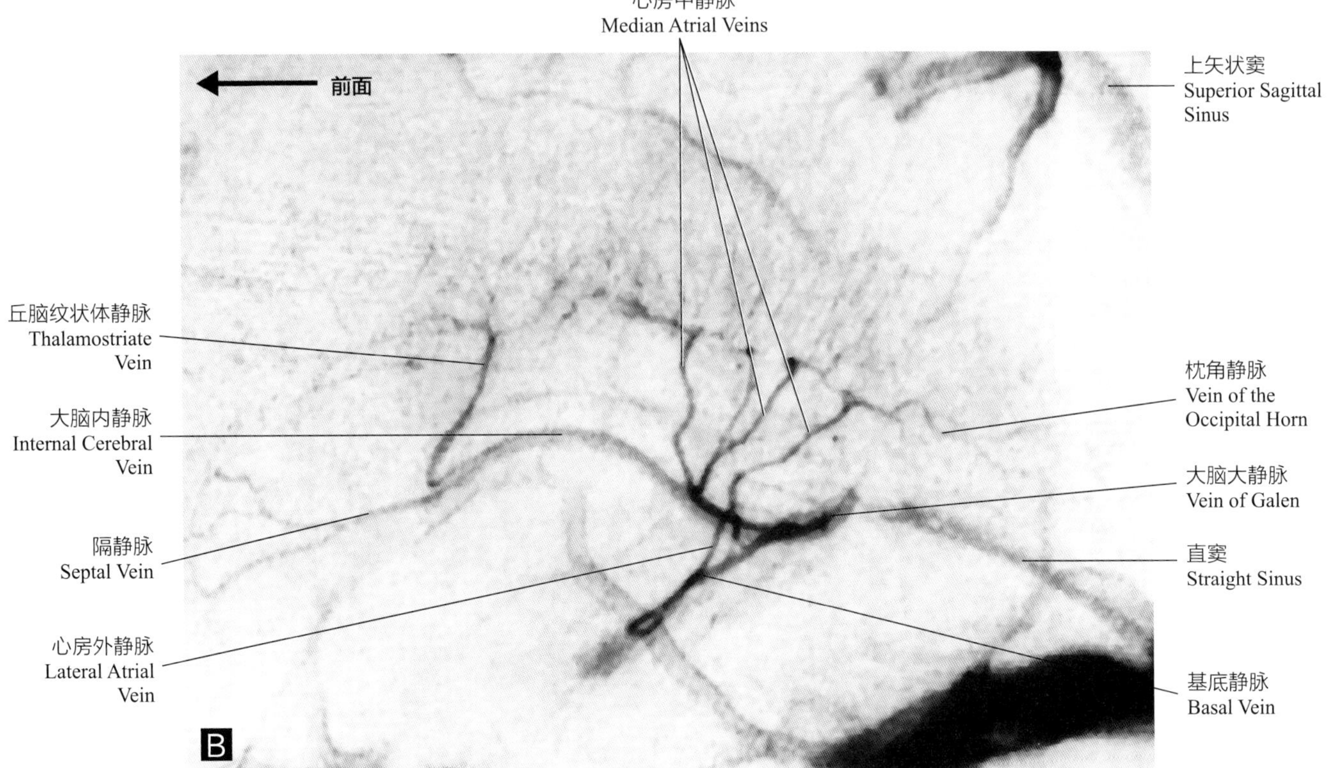

图3.19 深静脉系统。额侧（A）及侧位（B）投影DSA（静脉期），造影剂注入颈内动脉显示隔静脉、心房中静脉、丘脑纹状体静脉、基底静脉和大脑内静脉

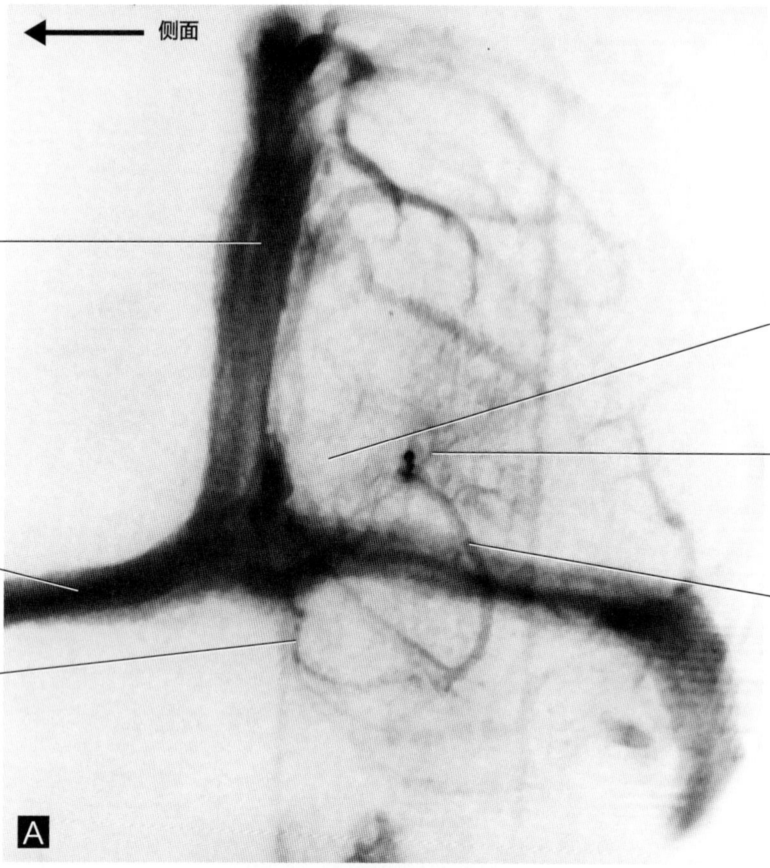

侧面

上矢状窦
Superior Sagittal Sinus

丘脑纹状体静脉缺失
Absent Thalamostriate Vein

前后纵向尾静脉
Anterior and Posterior Longitudinal Caudal Veins

横窦
Transverse Sinus

侧脑室下静脉
Inferior Ventricular Vein

隔静脉
Septal Vein

A

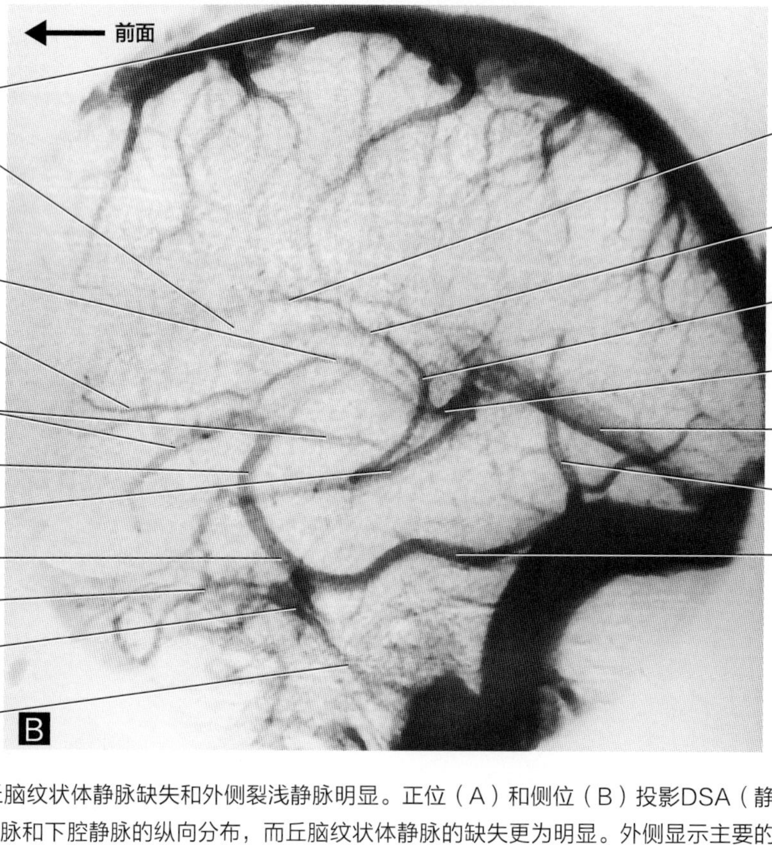

前面

上矢状窦
Superior Sagittal Sinus

丘脑纹状体静脉缺失
Absent Thalamostriate Vein

前后纵向尾静脉
Anterior and Posterior Longitudinal Caudal Veins

下矢状窦
Inferior Sagittal Sinus

大脑内静脉
Internal Cerebral Vein

侧脑室下静脉
Inferior Ventricular Vein

隔静脉
Septal Vein

大脑大静脉
Vein of Galen

侧裂静脉
Sylvian Veins

直窦
Straight Sinus

外侧裂浅静脉
Superficial Sylvian Vein

Labbe 静脉
Vein of Labbe

基底静脉
Basal Vein

岩上窦
Superior Petrosal Sinus

颞下静脉
Inferior Temporal Vein

眼静脉
Ophthalmic Vein

海绵窦
Cavernous Sinus

岩下窦
Inferior Petrosal Sinus

B

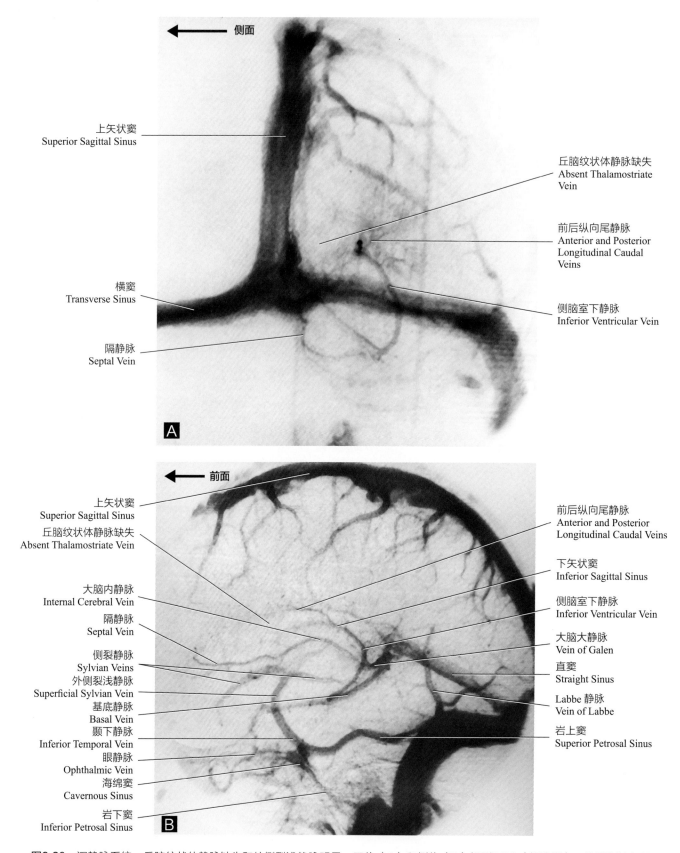

图3.20 深静脉系统，丘脑纹状体静脉缺失和外侧裂浅静脉明显。正位（A）和侧位（B）投影DSA（静脉期），造影剂注入颈内动脉，显示了纵向尾静脉和下腔静脉的纵向分布，而丘脑纹状体静脉的缺失更为明显。外侧显示主要的浅侧裂类型，经颞下静脉引流至较大的岩上窦

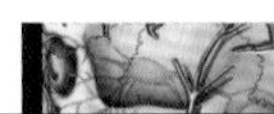

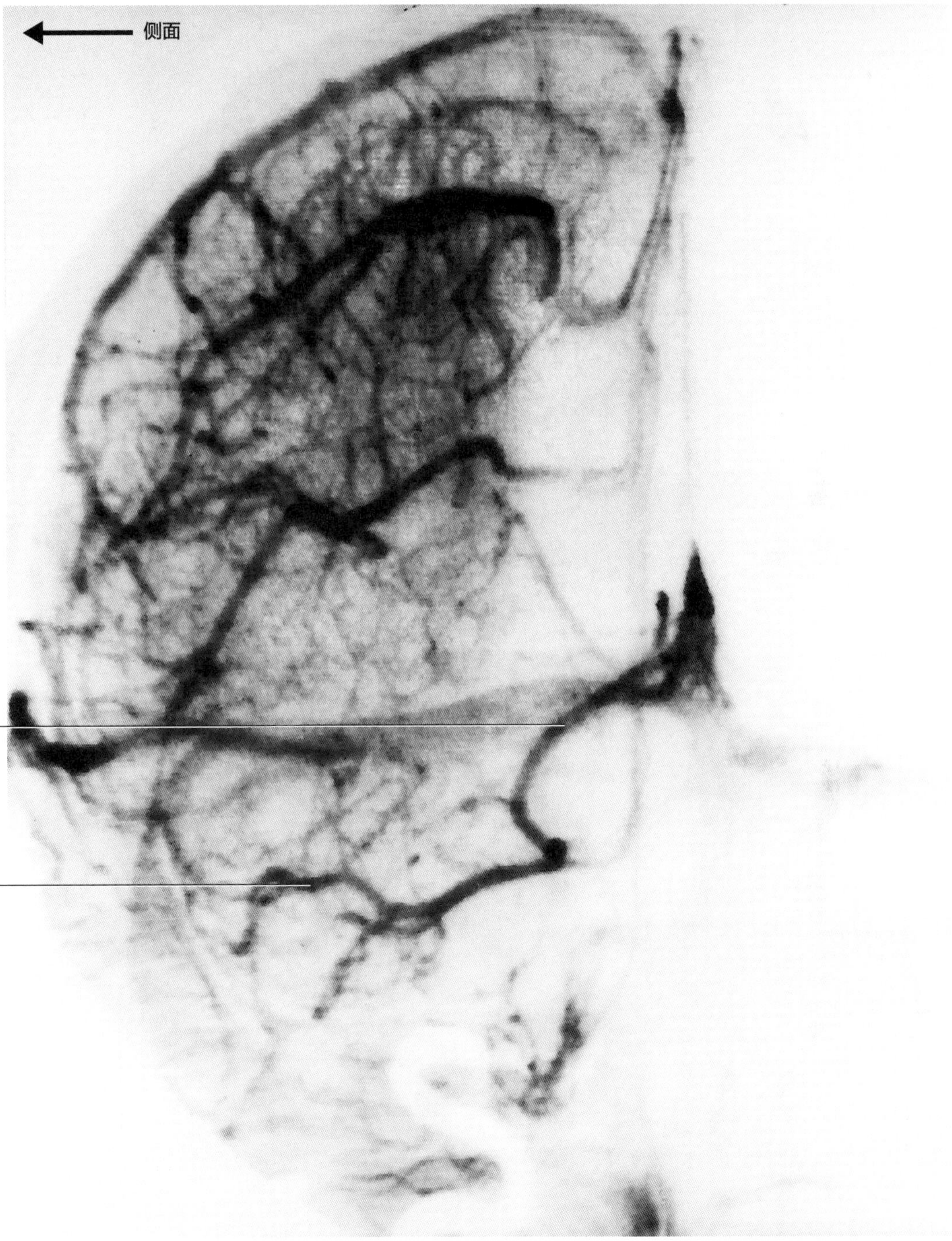

图3.21　基底静脉的Towne位视图。Towne位DSA（静脉期），造影剂注入颈内动脉，显示基底静脉在脑干周围的典型曲线走行

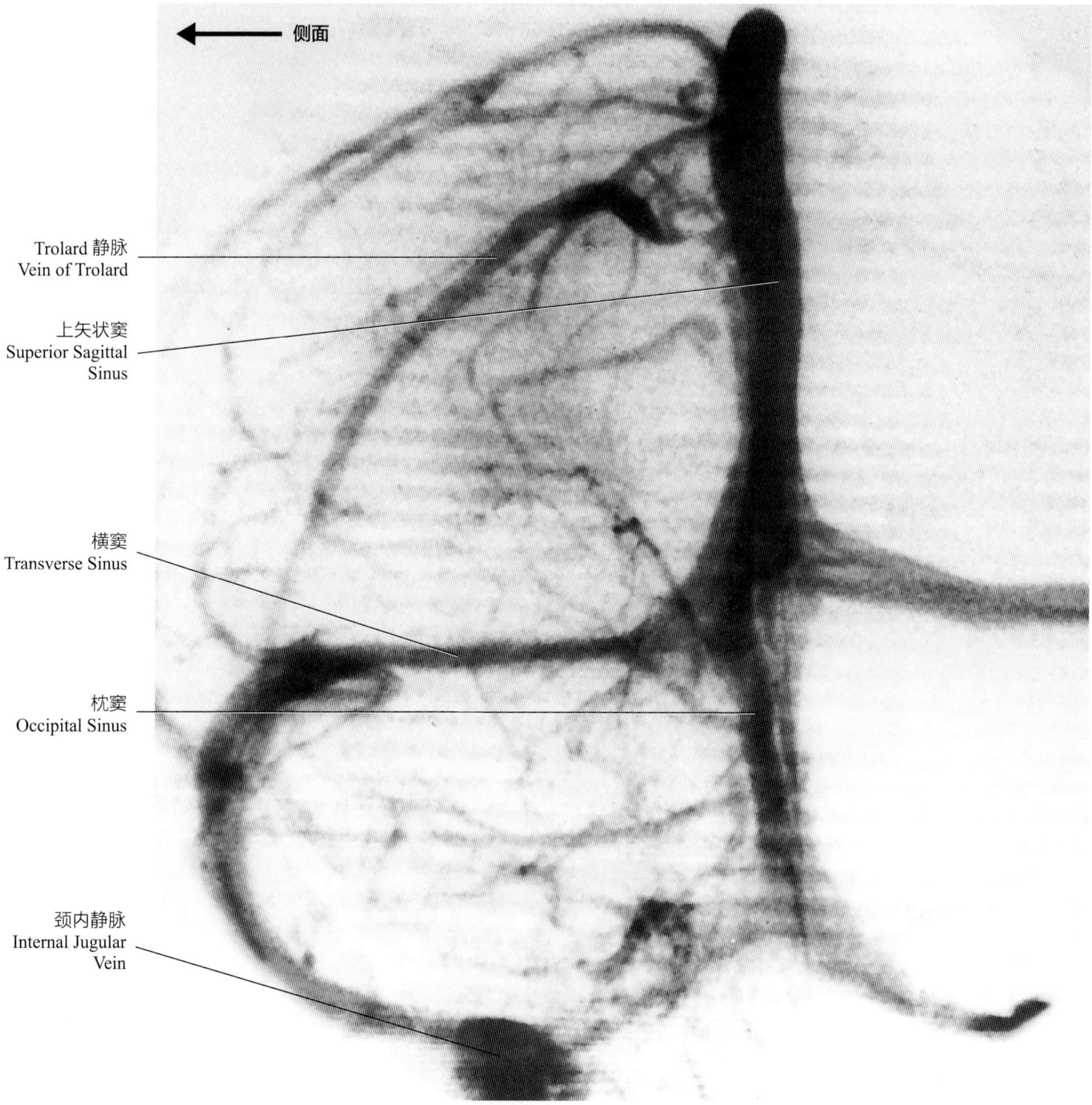

侧面

Trolard 静脉
Vein of Trolard

上矢状窦
Superior Sagittal Sinus

横窦
Transverse Sinus

枕窦
Occipital Sinus

颈内静脉
Internal Jugular Vein

图3.22　枕窦。额叶投影DSA（静脉期），造影剂注入颈内动脉，显示枕窦流入颈内静脉

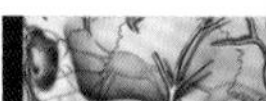

侧面
上矢状窦
Superior Sagittal Sinus
下半球静脉
Inferior Hemispheric Vein
下蚓静脉
Inferior Vermian Vein
岩窦
Petrous Sinus
岩静脉
Petrosal Vein
海绵窦
Cavernous Sinus
枕窦
Occipital Sinus
海绵间窦
Intercavernous Sinus
岩下窦
Inferior Petrosal Sinus

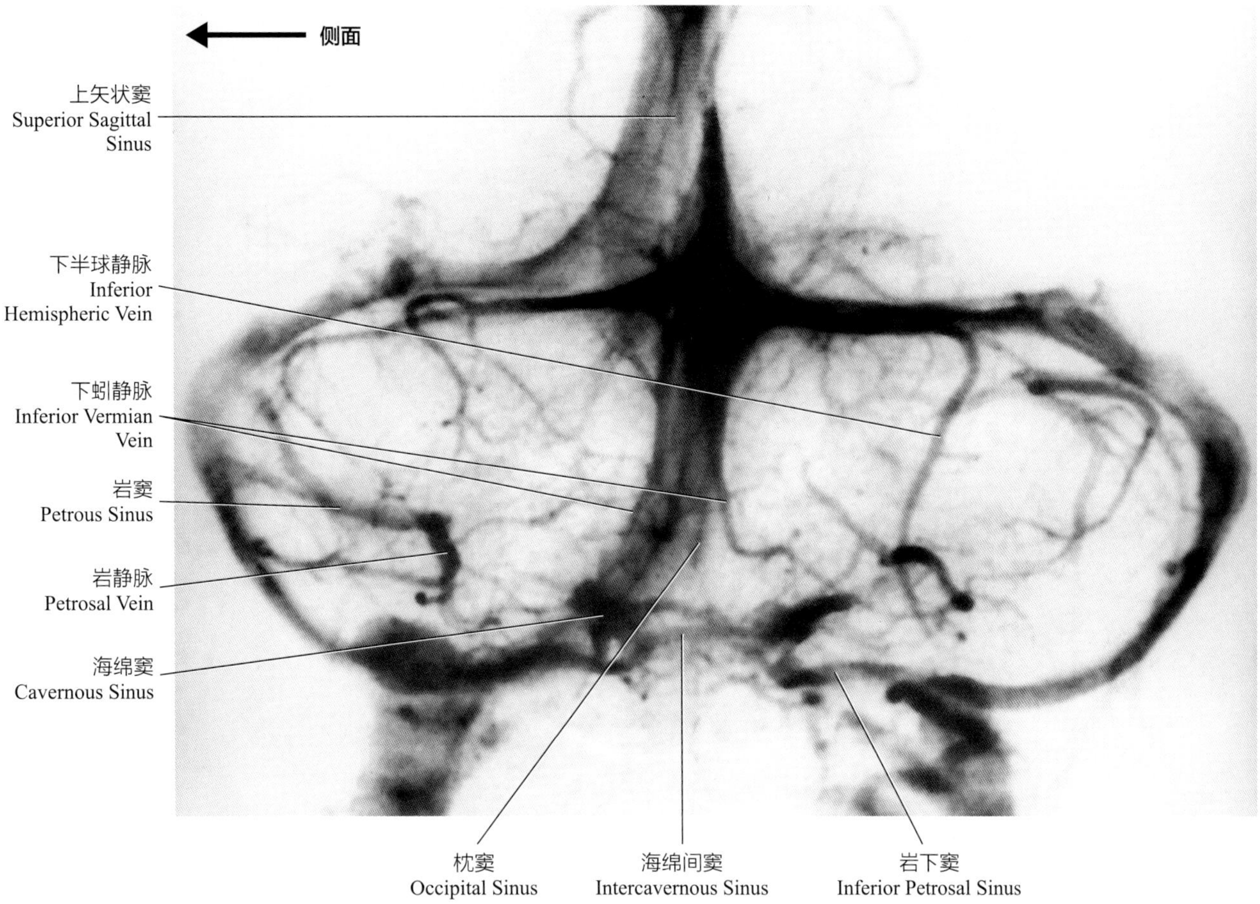

图3.23　后循环静脉系统。Towne位DSA（静脉期），造影剂注入椎动脉。注意下半球静脉、下蚓静脉、岩窦、岩静脉、海绵窦和岩下窦

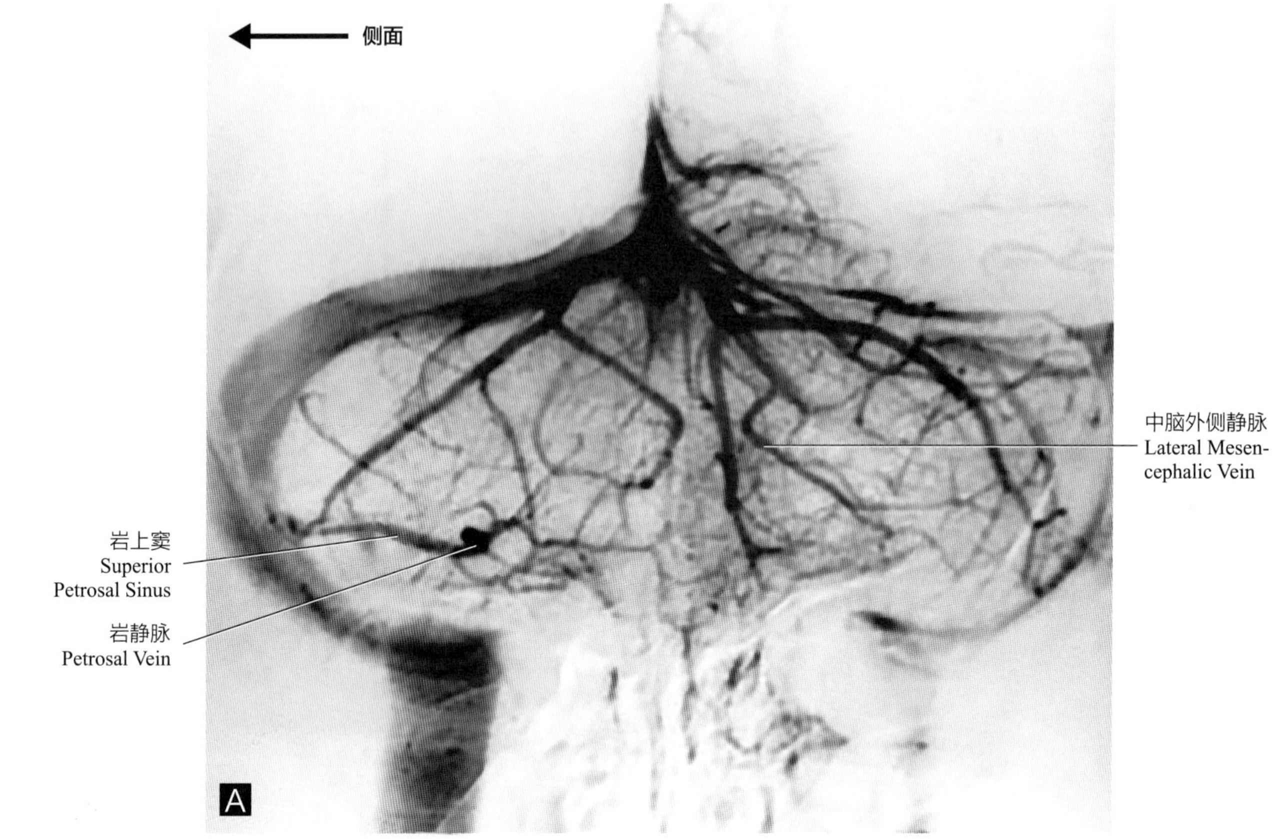

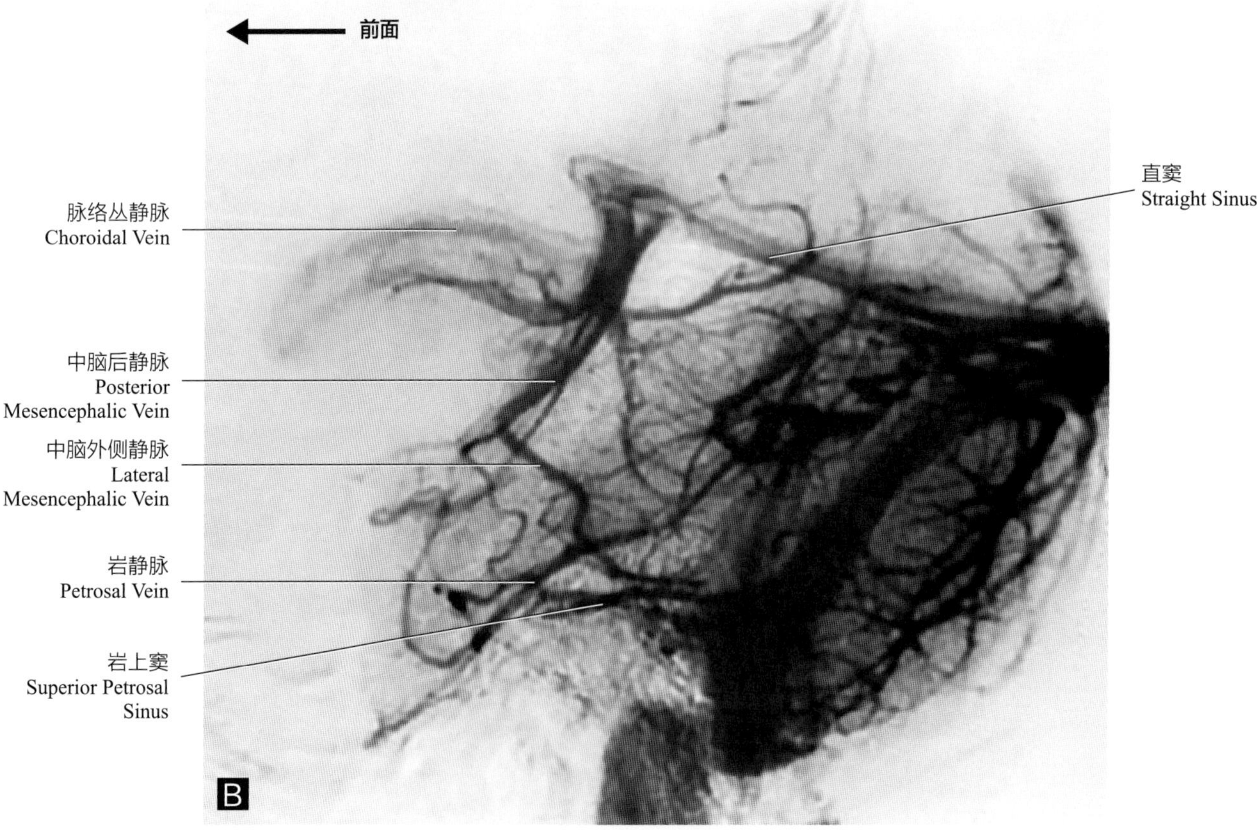

图3.24　后循环静脉系统。前额位（A）投影及侧位（B）投影DSA（静脉期），造影剂注入椎动脉

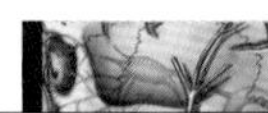

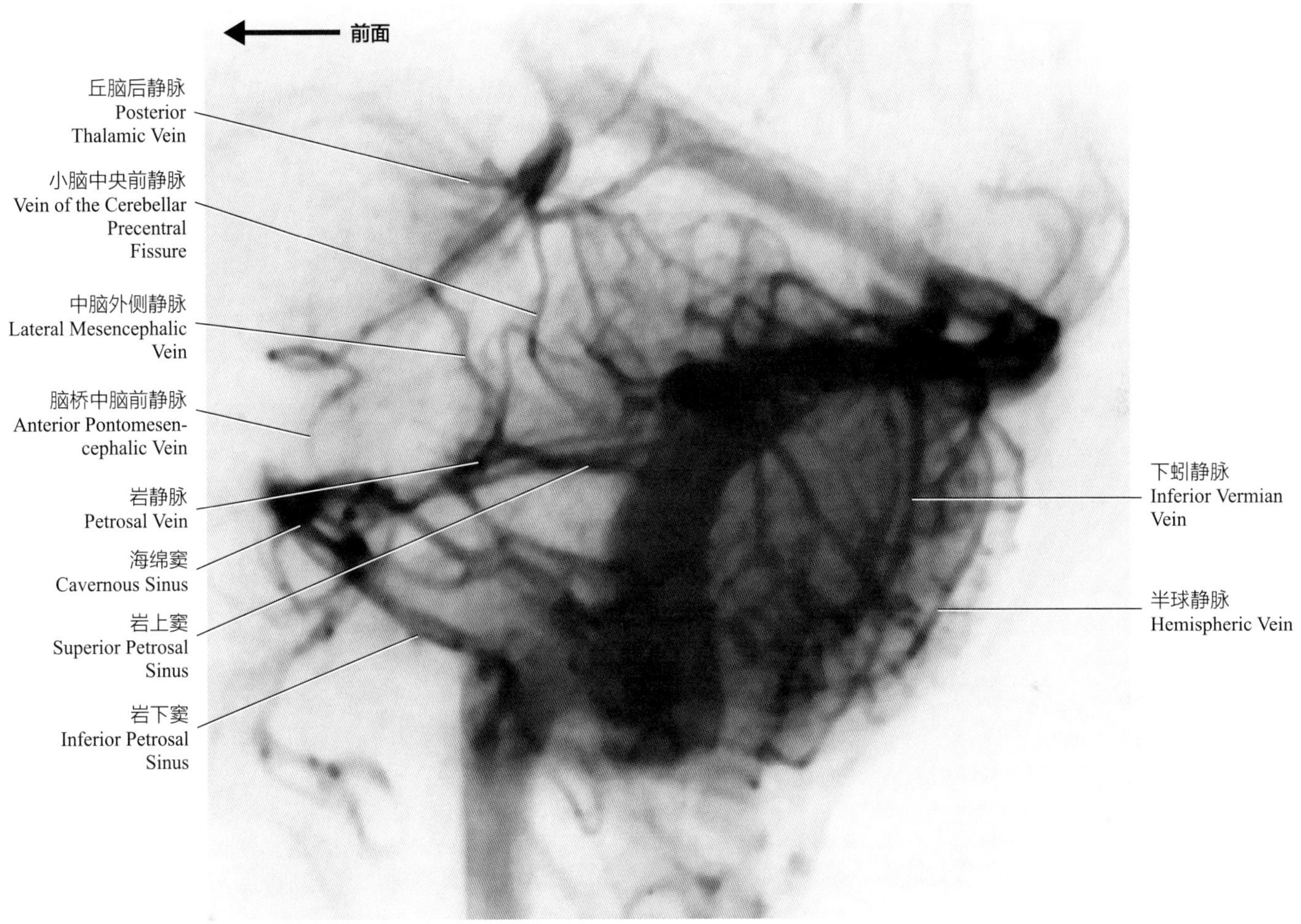

图3.25　后循环静脉系统。侧面投影DSA（静脉期），造影剂注入椎动脉，显示中脑和小脑的静脉

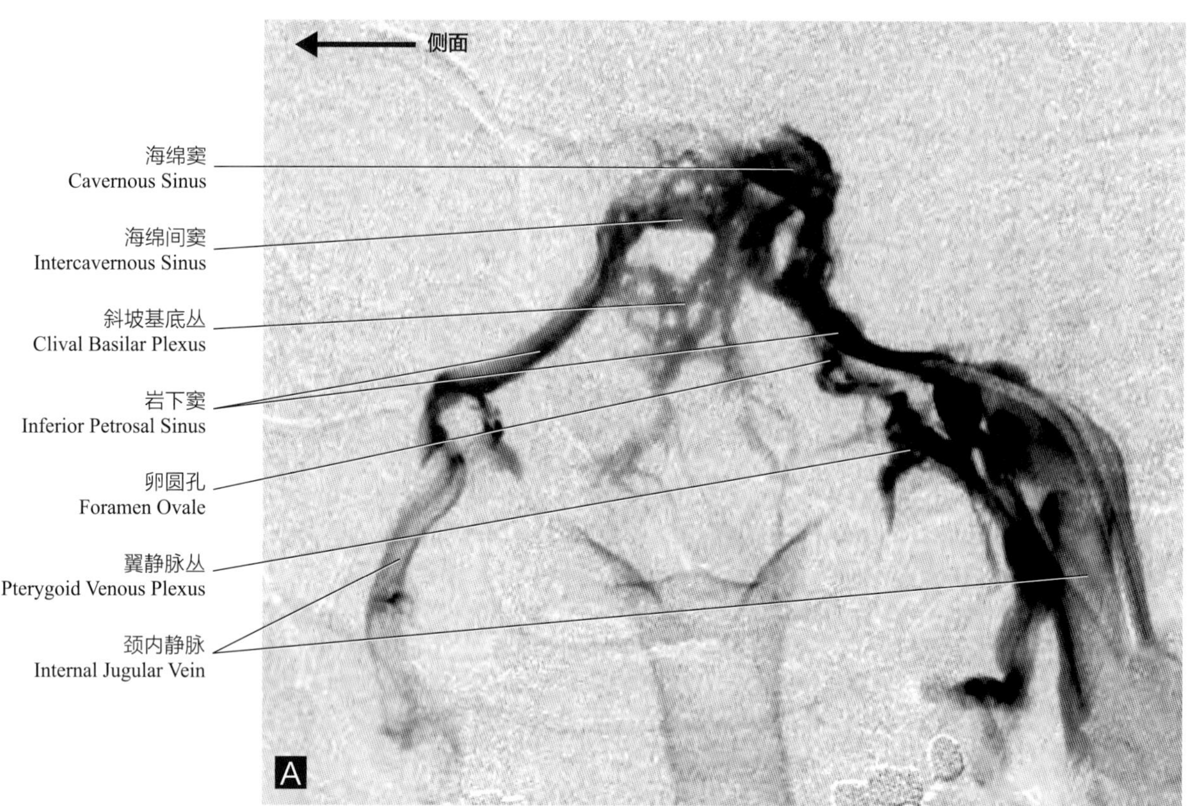

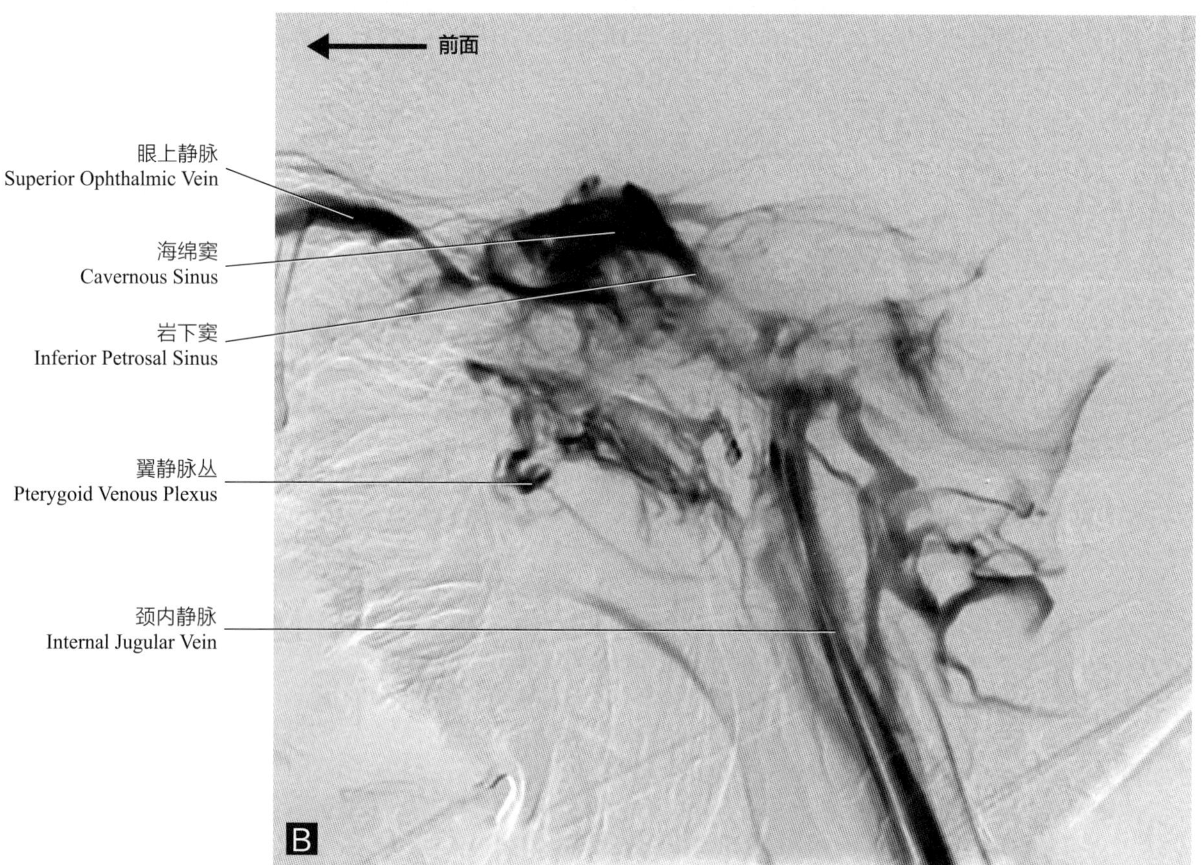

图3.26 岩窦。额位（A）侧位（B）投影DSA（静脉期），造影剂注入岩下窦，显示海绵窦和翼静脉丛逆行充盈

（译者：朱 丹）

4

第4章 头颈部淋巴系统

头颈部的淋巴结包括终末组和中间组。终末组与颈动脉鞘有关，又称为颈深淋巴结。头颈部所有的淋巴管均可直接或间接回流至颈部淋巴结。颈深淋巴结的输出道构成颈淋巴干（图 4.1）。

颈深淋巴结

颈深淋巴结沿颈动脉鞘分布，可分为颈深上淋巴结和颈深下淋巴结。

颈深上淋巴结

颈深上淋巴结引流至颈内静脉的上部。从此组输出至颈深下淋巴结，并引流至颈淋巴干。颈内静脉二腹肌组淋巴结与舌的引流有关。

颈深下淋巴结

颈深下淋巴结部分比下胸锁乳突肌位置深，并延伸至锁骨下三角。此组的颈内静脉肩胛舌骨肌淋巴结引流舌的淋巴。颈深下淋巴结引流至颈淋巴干。

头颈部表浅组织的淋巴引流

有数组淋巴结与头颈部表浅组织的淋巴引流相关。大多数表浅组织由淋巴管引流，并汇入邻近的淋巴结组，最终这些淋巴结回流入颈深淋巴结。

淋巴结区域组如下（图 4.1）。

头部

- 枕淋巴结
- 耳后（乳突）淋巴结
- 腮腺淋巴结
- 颊（面）淋巴结

颈部

- 下颌下淋巴结
- 颏下淋巴结
- 颈前淋巴结
- 颈浅淋巴结

头皮和耳的淋巴引流（图 4.2）

前额、颞区、耳郭的外侧面的上半部分和外耳道前壁的淋巴管经腮腺浅淋巴结引流。这些淋巴结位于耳屏或腮腺筋膜的前部，也引流颧骨区域的眼睑和皮肤的淋巴。淋巴引流至颈深上淋巴结。

耳郭的后面和头颅外侧面的头皮的淋巴，部分引流至颈深上淋巴结,部分引流至耳后淋巴结组。

耳后淋巴结组位于胸锁乳突肌的浅部，与乳突相邻，引流至颈深上淋巴结。耳郭、下耳道和下颌角的皮肤由淋巴管引流至颈浅淋巴结或颈深上淋巴结。

颈浅淋巴结沿颈外静脉分布，位于胸锁乳突肌的浅部。此组淋巴部分引流至颈深上淋巴结，部分引流至颈深下淋巴结。

枕区的淋巴，部分由枕组淋巴结引流，部分沿胸锁乳突肌后界的淋巴干引流至颈深下淋巴结。

面部的淋巴引流（图 4.2）

面部存在淋巴，包括额部头皮，上、下眼睑和结膜－泪阜，引流至腮腺浅淋巴结和腮腺深淋巴结，偏内侧和下侧的淋巴循面静脉路径走行，并终止于下颌下淋巴结。

下颌下淋巴结位于下颌下腺区域内的颈筋膜深层下方。这些淋巴结接收颏下淋巴结组、颊淋巴结组和舌淋巴结组，引流至颈深上淋巴结和颈深下淋巴结。

外鼻、颊和上唇及下唇的外侧部的淋巴引流至下颌下淋巴结。下唇的中部，口底和舌尖的淋巴引流至颏下淋巴结组。此组淋巴结位于两条二腹肌前腹之间的下颌舌骨。这些淋巴结收集双侧淋巴，引流至下颌下淋巴结和颈内静脉肩胛舌骨肌淋巴结。

颈浅部组织的淋巴引流

许多颈部表浅组织的淋巴管引流至颈深上淋巴结或颈深下淋巴结。一些淋巴管引流至颈浅淋巴结或枕淋巴结。

头颈部深部组织的淋巴引流

头颈部深部组织的淋巴直接引流至颈深淋巴结，或间接引流至其中一组。与引流颈深部组织有关的淋巴结还包括食管后淋巴结、气管旁淋巴结、舌淋巴结、舌骨下淋巴结、喉前淋巴结和气管前淋巴结。

鼻腔、鼻咽和中耳的淋巴引流

前鼻腔的淋巴引流，由引流鼻部皮肤至下颌下淋巴结的淋巴管引流。余下的鼻腔、鼻旁组织、鼻咽和咽鼓管的咽末端直接或通过咽后淋巴结引流至颈深上淋巴结。

咽、气管、甲状腺的淋巴引流

咽部的上、下组淋巴管被声带分隔。此两系统在后壁吻合。

在气管壁上存在一密集的淋巴网。部分颈部淋巴引流至气管前淋巴结和气管旁淋巴结，或直接引流至颈深下淋巴结。

甲状腺的淋巴主要引流至支气管网，后方腺体引流至颈深淋巴结。一些淋巴管可能直接汇入胸导管。

口、牙、扁桃体和舌的淋巴引流

口的淋巴管引流至下颌下淋巴结、颈深上淋巴结和咽后淋巴结。

牙的淋巴引流至下颌下淋巴结和颈深淋巴结。扁桃体淋巴管引流至颈深上淋巴结。舌有分布广泛的淋巴引流，但主要引流至前或中下颌下淋巴结，也引流至颈内静脉肩胛舌骨肌淋巴结和颈内静脉二腹肌淋巴结。

咽和颈段食管的淋巴引流

咽和颈段食管的淋巴直接或间接通过咽后气管旁淋巴结引流至颈深淋巴结。从会厌起，淋巴管引流至舌骨下淋巴结。

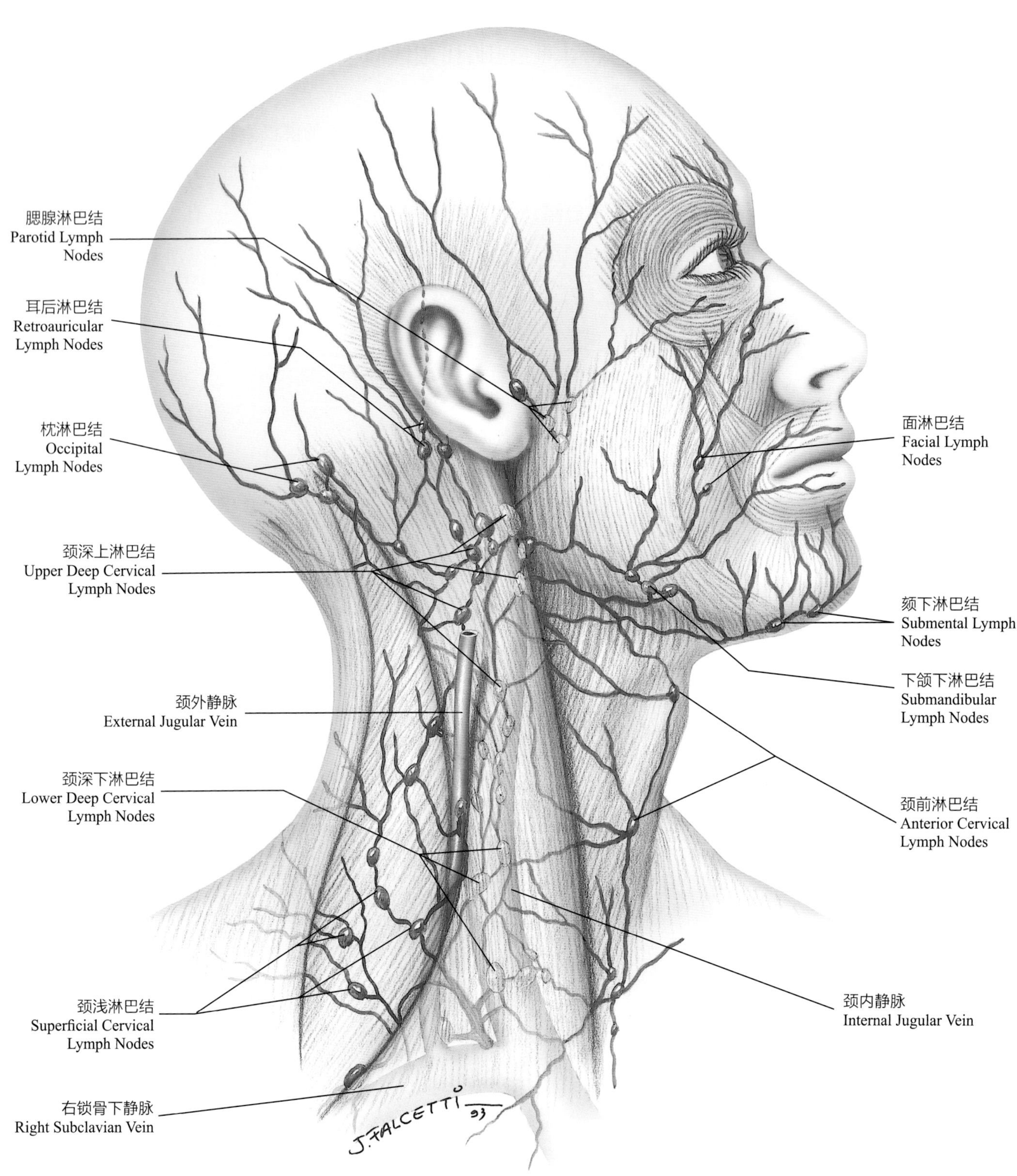

图4.1 头颈部的淋巴管和淋巴结示意图。注意颈深上淋巴结和颈深下淋巴结引流来自面部、头皮和颈部的淋巴

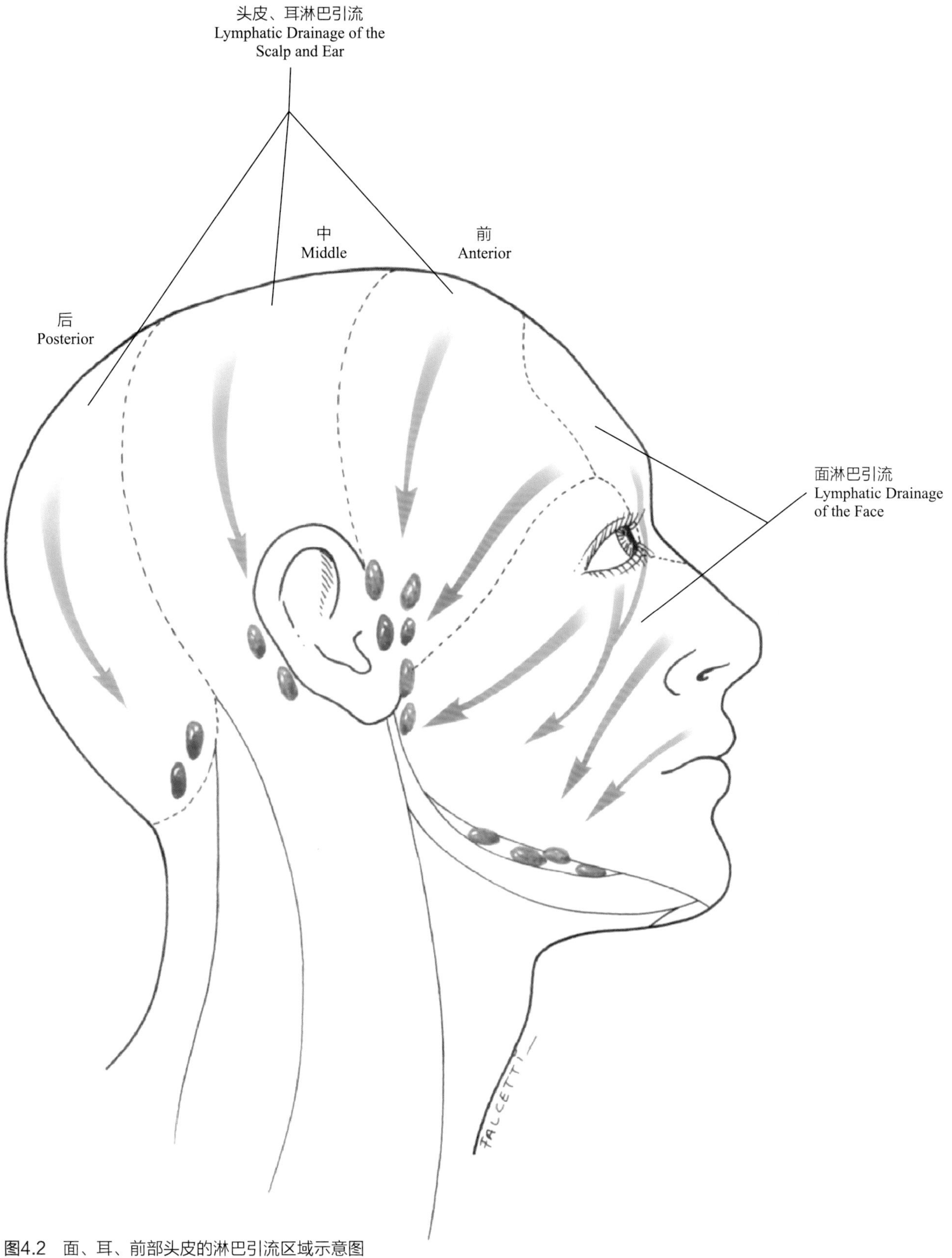

图4.2　面、耳、前部头皮的淋巴引流区域示意图

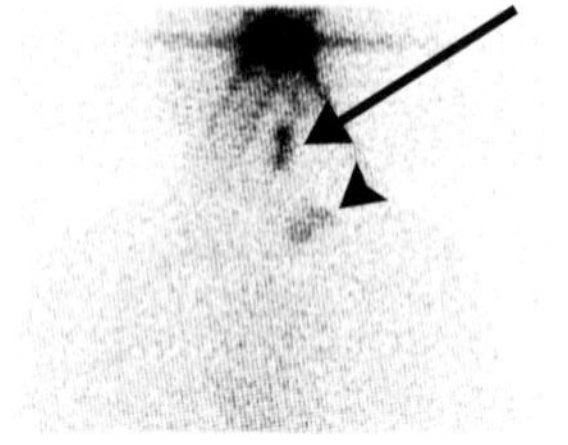

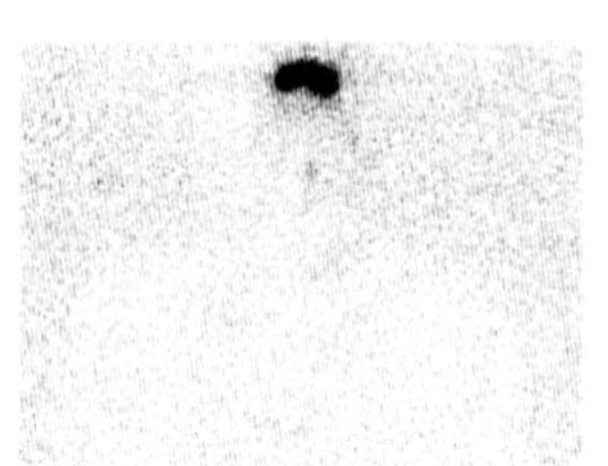

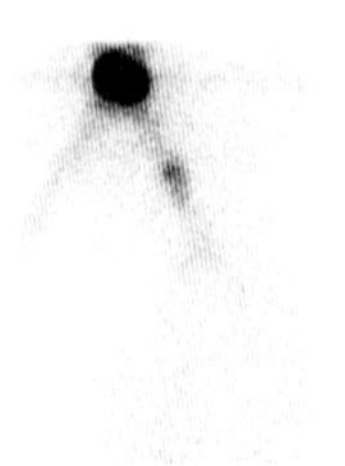

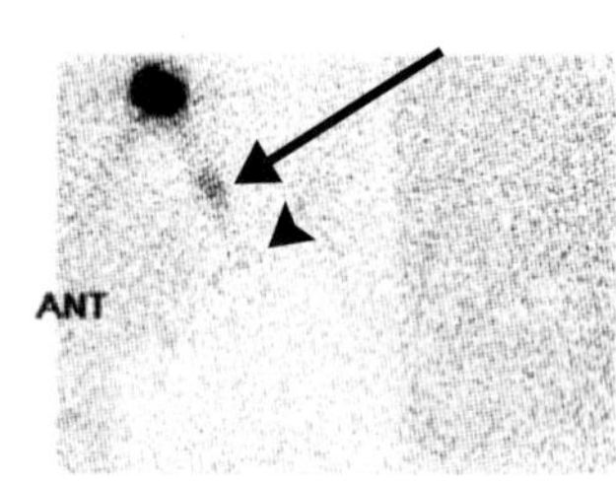

A

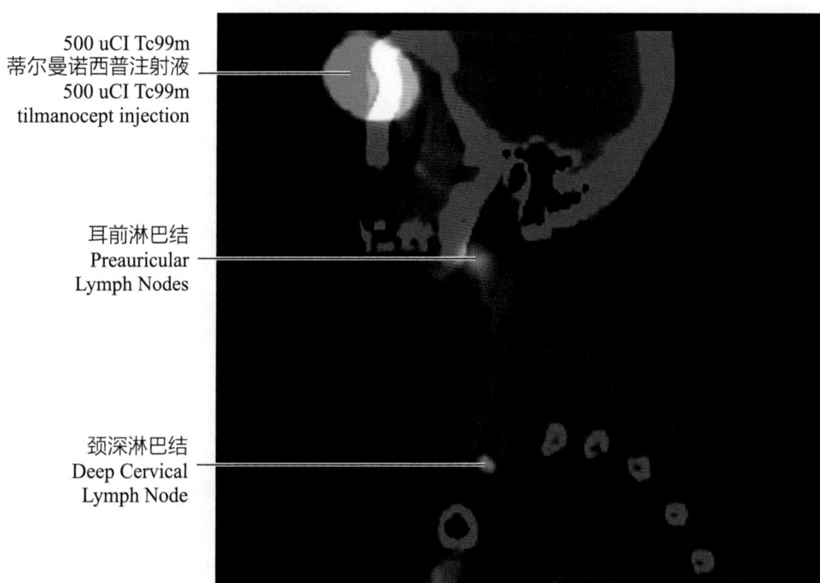

图4.3 蒂尔曼诺西普注射液进行淋巴核素扫描，并与头颈部CT融合，显示引流至耳前淋巴结（箭头）和颈深淋巴结（三角箭头）

（译者：朱　丹）

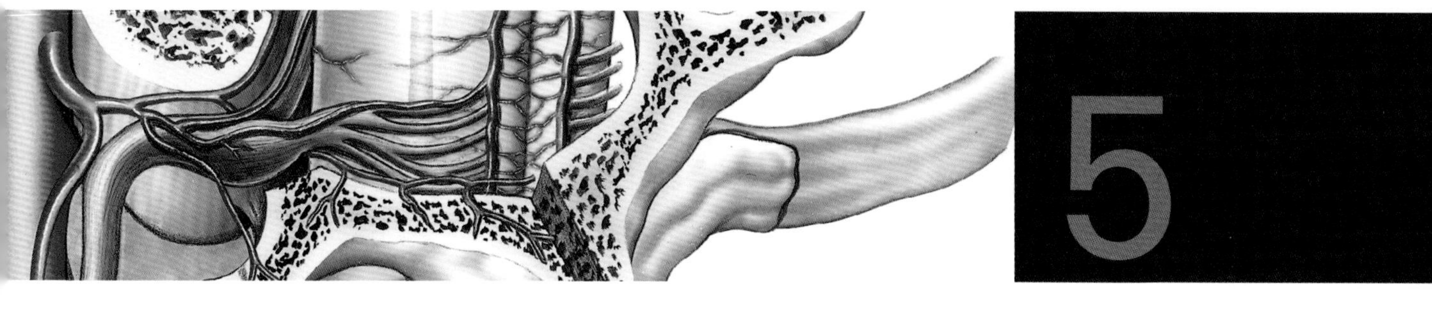

第5章 脊髓和脊柱的动脉

颈段脊髓的动脉血供来自锁骨下动脉的几个分支（图 5.1，5.2）、椎动脉（图 5.3）、颈深动脉（图 5.4）和颈升动脉，而胸腰段脊髓由胸主动脉肋间动脉支和腹主动脉腰动脉支的分支供应，偶尔由髂动脉和骶骨动脉供应。脊髓有 3 套几乎相互独立存在的动脉系统，称为纵行吻合链——1 套在前，2 套在后。

在上颈部，脊髓前动脉起源于椎动脉硬膜内段的汇合处，刚好在基底动脉下方（图 5.5）。在脊髓的其他节段，动脉穿过椎间孔后分布于鞘膜内。这些动脉称为节段动脉（肋间动脉和腰动脉）。这些节段动脉分为前支（沿肋沟走行）和后支，分布于脊髓。后支发出肌肉动脉支和中间的脊髓神经根动脉。脊髓神经根动脉进一步分为两支（背侧椎体支和腹侧椎体支）并延续为发出神经节支的根动脉，分为脊髓神经根前动脉和脊髓神经根后动脉，与每侧的脊髓前后神经根伴行。在脊髓的一些重要层面，这些动脉变得粗大，组成脊髓神经根前动脉和脊髓神经根后动脉，直接与神经根动脉和脊髓表面的前后纵行吻合链相连（图 5.6）。

脊髓前动脉位于脊髓腹侧中线脊髓前正中裂沟内，由椎动脉末端的 2 个分支在枕大孔水平结合而成。脊髓前动脉在脊髓腹侧至脊髓圆锥呈单干下行（图 5.7），在颈椎平面有椎动脉发出的小的脊髓分支汇入，在 C4 ~ C6 水平有颈升动脉的大分支汇入。在颈部脊髓的下 2/3，这些分支大多数由颈深动脉在 C6 ~ T1 水平发出。上位肋间动脉也可能向脊髓动脉发出 1 条分支。脊髓前动脉继续下行，接受由胸腹主动脉发出的分支并下行至脊髓圆锥，沿着马尾延续，最后在终丝形成纤细的动脉。在脊髓圆锥马尾段，髂腰动脉分支参与形成吻合网。连接脊髓前动脉的脊髓神经根前动脉大小、数目和位置变异较多，总数为 3 ~ 15 根，平均为 7 根。颈段脊髓平均有 3 根动脉，胸段脊髓平均有 3 ~ 4 根，腰段脊髓平均有 1 根。最大的脊髓神经根前动脉称为 Adamkiewicz 动脉，发出的位置在 T8 ~ L3（图 5.8 ~ 5.10），通常是下胸段和腰骶段脊髓腹侧的唯一供给动脉（图 5.11）。脊髓前动脉通常从下颈段脊髓开始向中间或下胸段脊髓逐渐变细，在一些病例中，其在上胸段脊髓处即收缩变细。通常在脊髓前动脉与 Adamkiewicz 动脉吻合处，脊髓前动脉会扩大，并保持大小一直到骶骨段，然后缩小成微小的血管，发出交通支（称为交叉支）后到达脊髓后动脉。这种微细动脉可与髂腰动脉分支吻合。

脊髓后外侧动脉起源于椎动脉的后支，偶尔会从小脑下后动脉（PICA）发出。它们沿脊髓后外侧的表面走行，靠近脊髓后神经根入口处的后面，接收脊髓神经根后动脉的血供。脊髓神经根后动脉之间有丰富的吻合，与对侧相应的血管也有吻合，在两根脊髓后动脉之间形成动脉血管网。一些分支跨越脊髓外侧面，与脊髓前动脉的分支形成吻合。脊髓后动脉通常是明确的血管，但它们比脊髓前动脉小。在脊髓的下端，脊髓后动脉与前动脉通过交叉支形成沟通（图 5.9）。

进行栓塞手术前，了解盆腔脉管系统与脊髓和股神经、坐骨神经之间的关系是很重要的。骶外侧上动脉和下动脉（髂内动脉向后发出的分支）发出脊髓动脉，通过骶前孔进入脊髓。臀下动脉（通常是髂内动脉的前分支）通过坐骨神经伴行动脉供应坐骨神经（图 5.12）。坐骨神经伴行动脉是来源于臀下动脉降支的小血管。偶尔，在股浅动脉缺如的情况下，坐骨神经伴行动脉会代偿增粗成为供应下肢的主要动脉。髂内动脉的另一后支髂腰动脉通过贯穿髂肌的髂支沿髂骨翼走行，供应股神经。

脊髓前动脉和脊髓后动脉的皮质支延续为软脊膜动脉丛，彼此间沟通形成软脊膜动脉网。软脊膜动脉丛的小分支穿过脊髓的表面，供应邻近的脊髓灰质和白质（图 5.6）。

脊髓的滋养血管分为中央和周围动脉系统。中央动脉系统来源于脊髓前动脉，血流呈离心方向。在周围动脉系统，血液来自脊髓后动脉和软脊膜动脉丛，血流呈向心方向。

脊髓灰质具有高密度的毛细血管网，在前方和侧方的灰质角里发育良好，脊髓白质的血供较差，毛细血管网形成广泛的网孔沿神经纤维束纵向延伸。

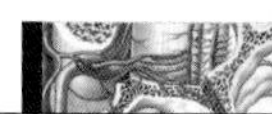

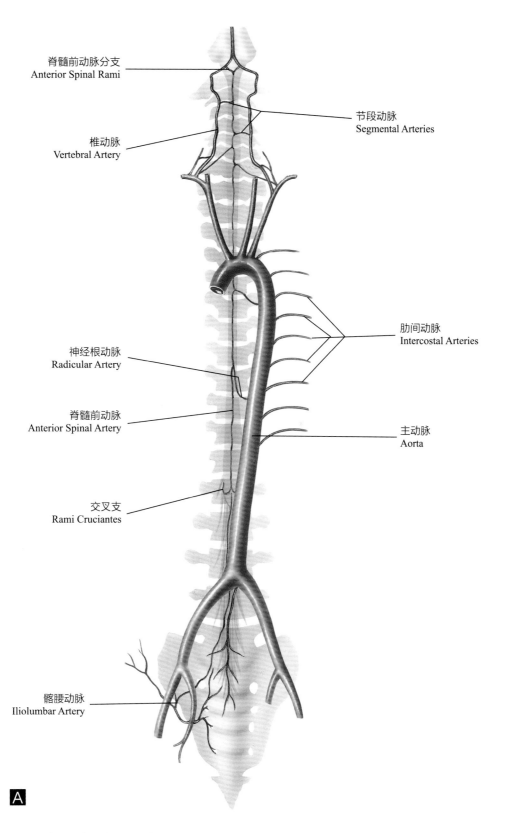

脊髓前动脉分支
Anterior Spinal Rami

节段动脉
Segmental Arteries

椎动脉
Vertebral Artery

肋间动脉
Intercostal Arteries

神经根动脉
Radicular Artery

脊髓前动脉
Anterior Spinal Artery

主动脉
Aorta

交叉支
Rami Cruciantes

髂腰动脉
Iliolumbar Artery

A

图5.1 脊髓和脊椎的动脉示意图。A. 正位观，在不同椎体水平脊髓血供与主动脉及分支间的关系

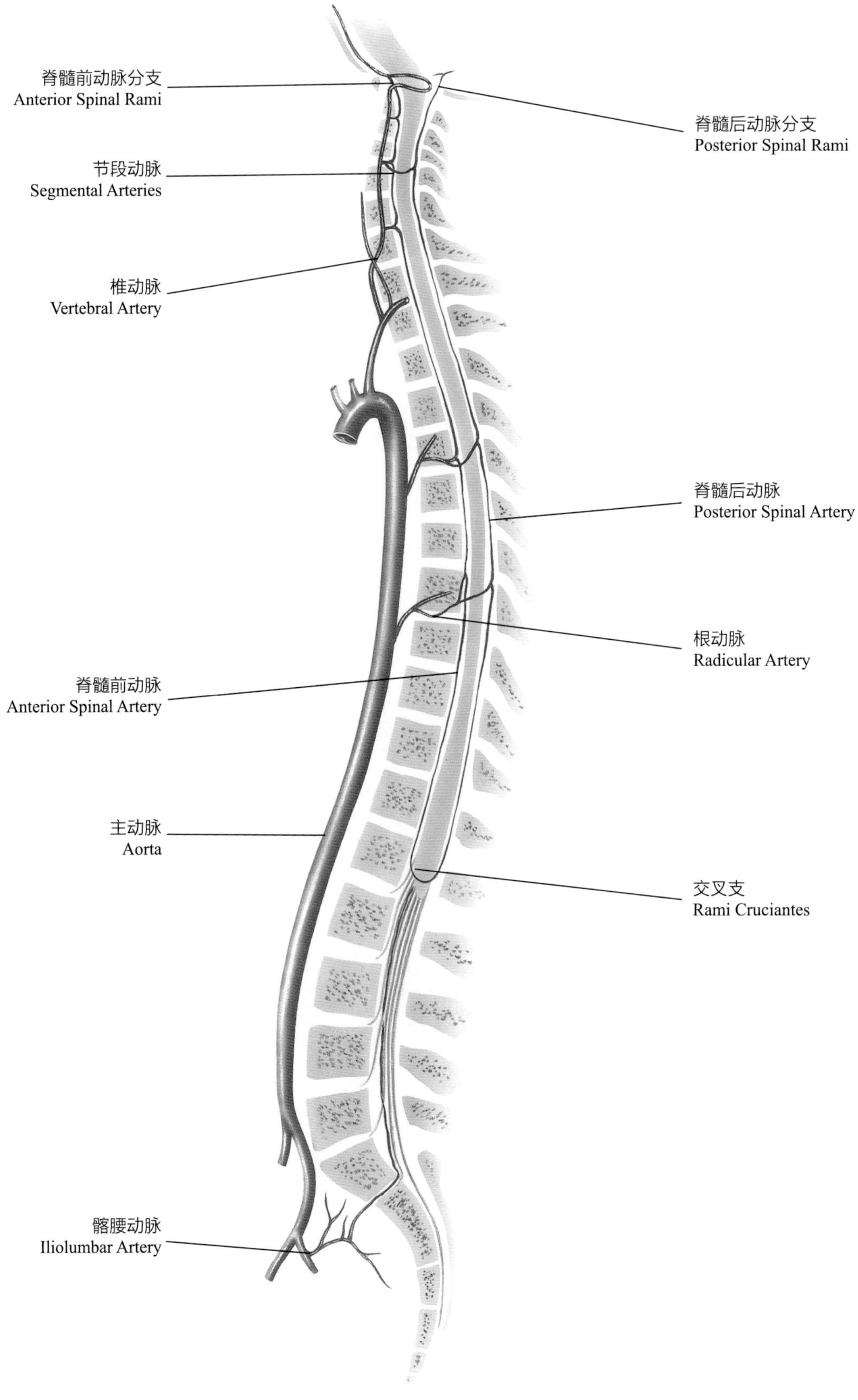

脊髓前动脉分支
Anterior Spinal Rami

脊髓后动脉分支
Posterior Spinal Rami

节段动脉
Segmental Arteries

椎动脉
Vertebral Artery

脊髓后动脉
Posterior Spinal Artery

根动脉
Radicular Artery

脊髓前动脉
Anterior Spinal Artery

主动脉
Aorta

交叉支
Rami Cruciantes

髂腰动脉
Iliolumbar Artery

B

图5.1（续） B. 侧位观，在不同椎体水平脊髓血供与主动脉及分支间的关系

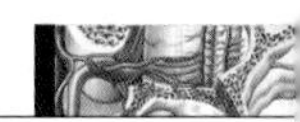

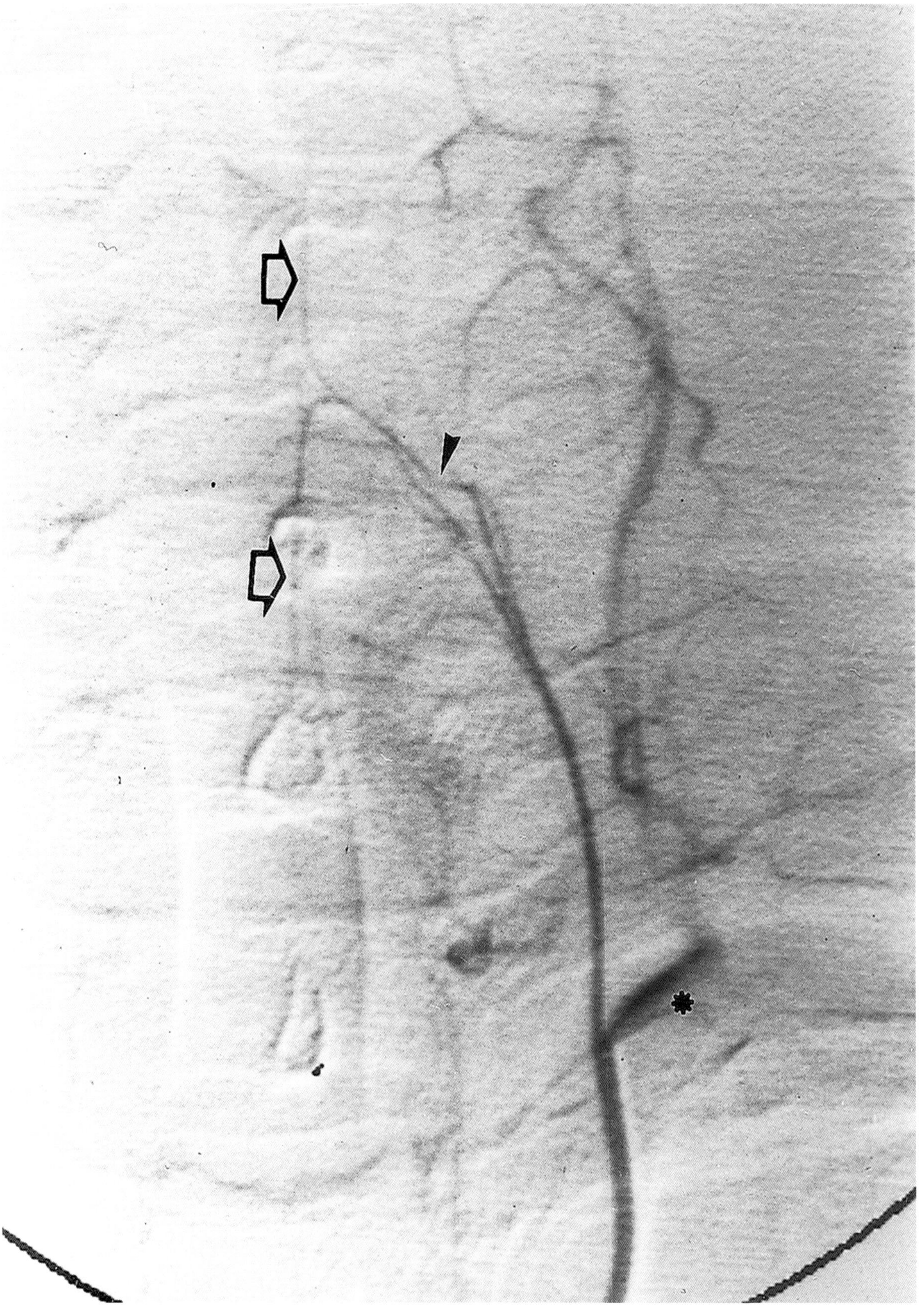

图 5.2　下颈段脊髓前动脉（空心箭头）直接从锁骨下动脉（✱）发出。注意脊髓神经根动脉进入硬脊膜时的狭窄段（实心箭头）

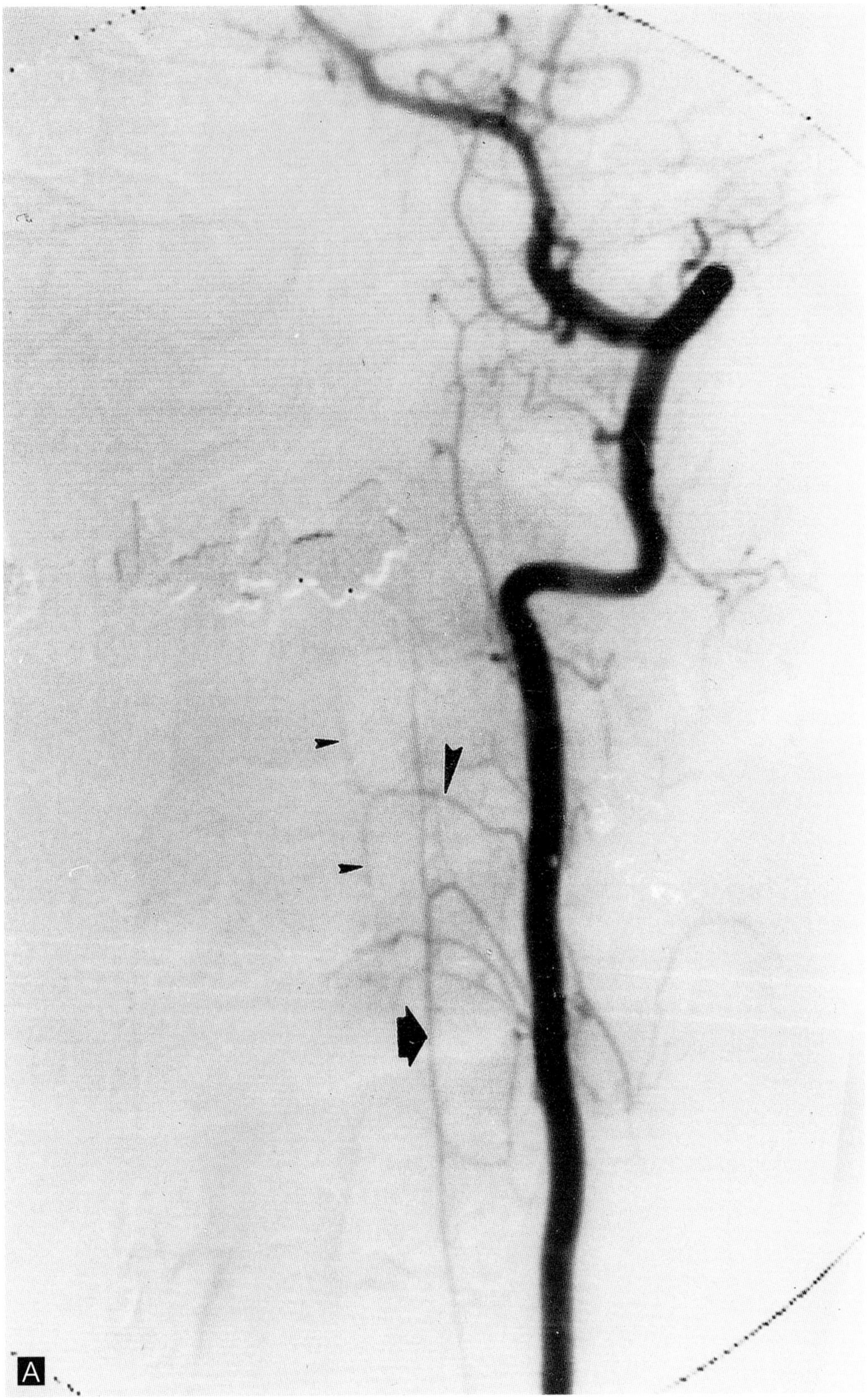

图5.3 椎动脉血管造影可见颈段脊髓动脉的前后支均显影。A.脊髓前动脉较小（小箭头），脊髓神经根动脉起源于左侧椎动脉（大箭头）。左侧脊髓后动脉（粗箭头）较粗，也起源于左侧椎动脉。可以看到大量的肌性动脉

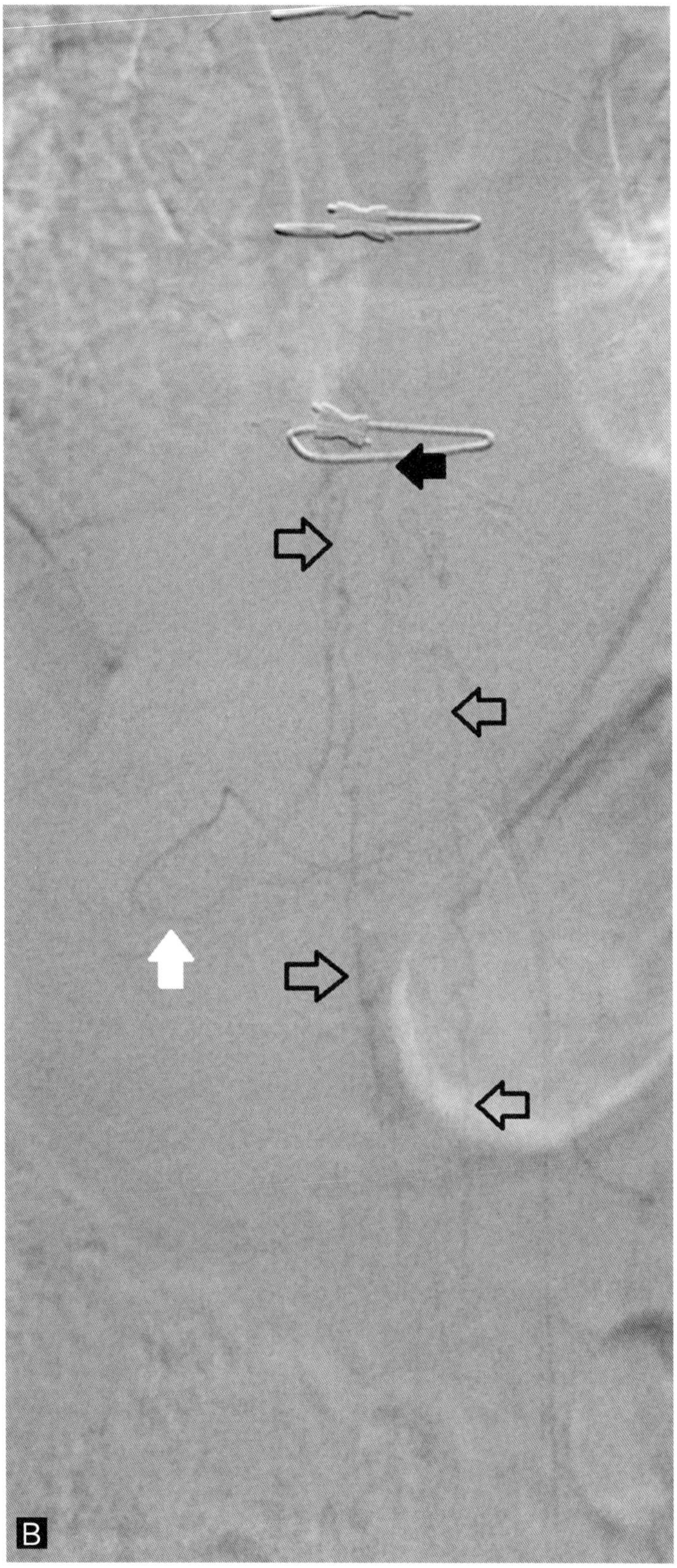

B

图5.3（续）　B.神经根延髓动脉（白色箭头）超选择性血管造影，显示双侧脊髓后动脉（黑色空心箭头）和脊髓前动脉（黑色实心箭头）

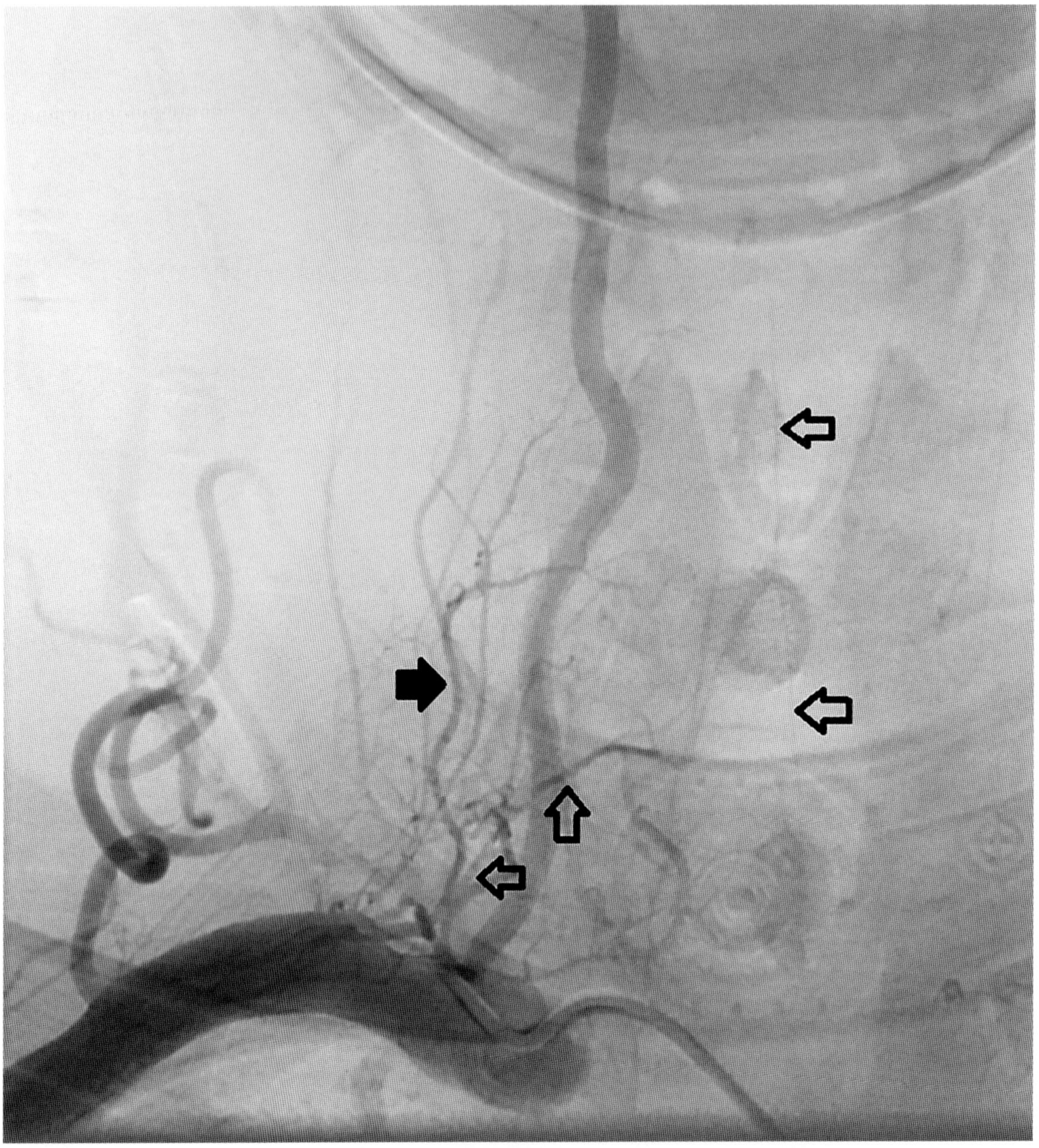

图5.4 颈段脊髓前动脉（颈膨大）（空心箭头）起源于颈深动脉（实心箭头），可见双重上行支

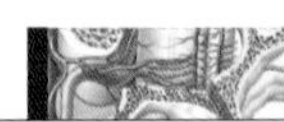

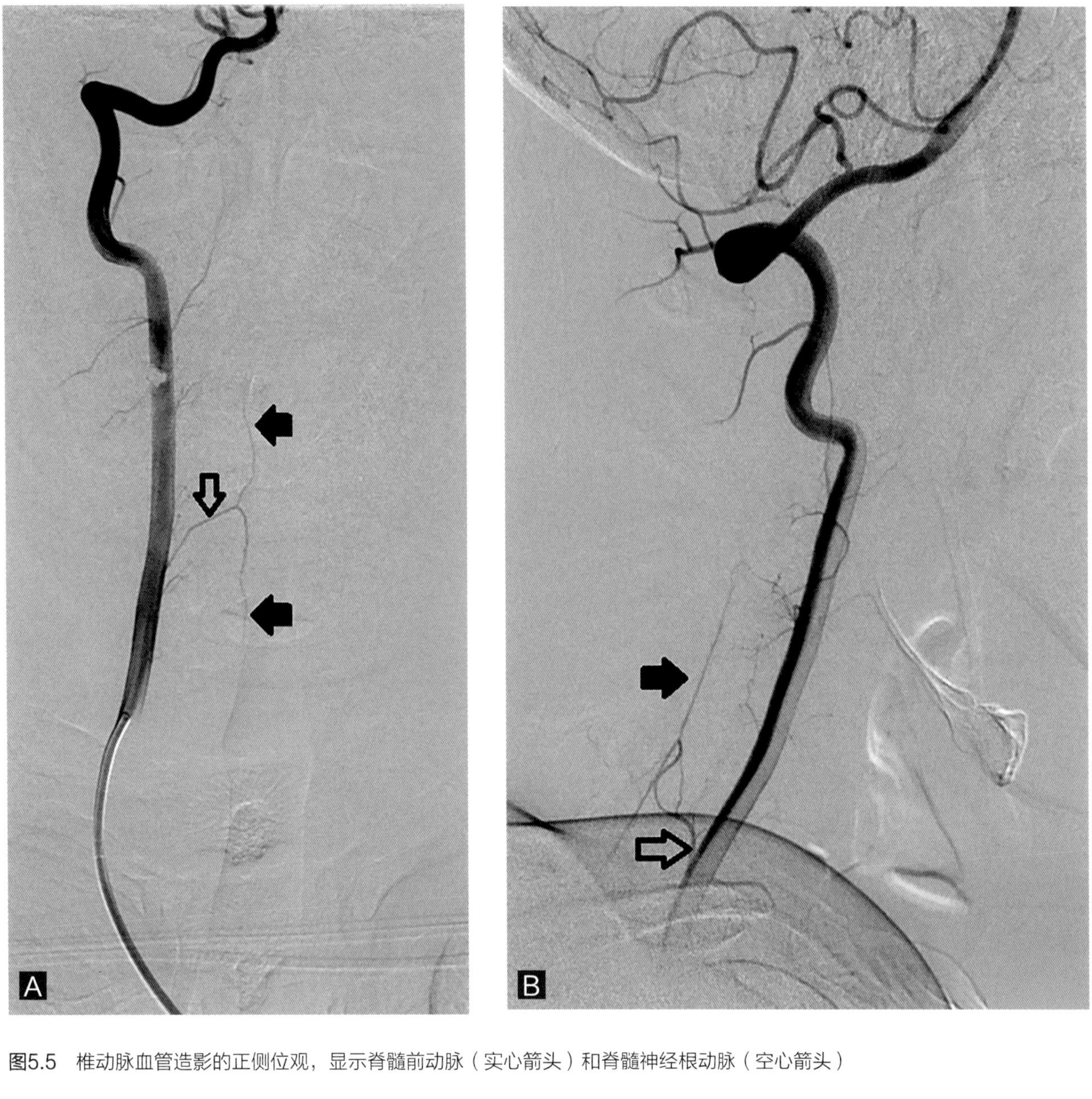

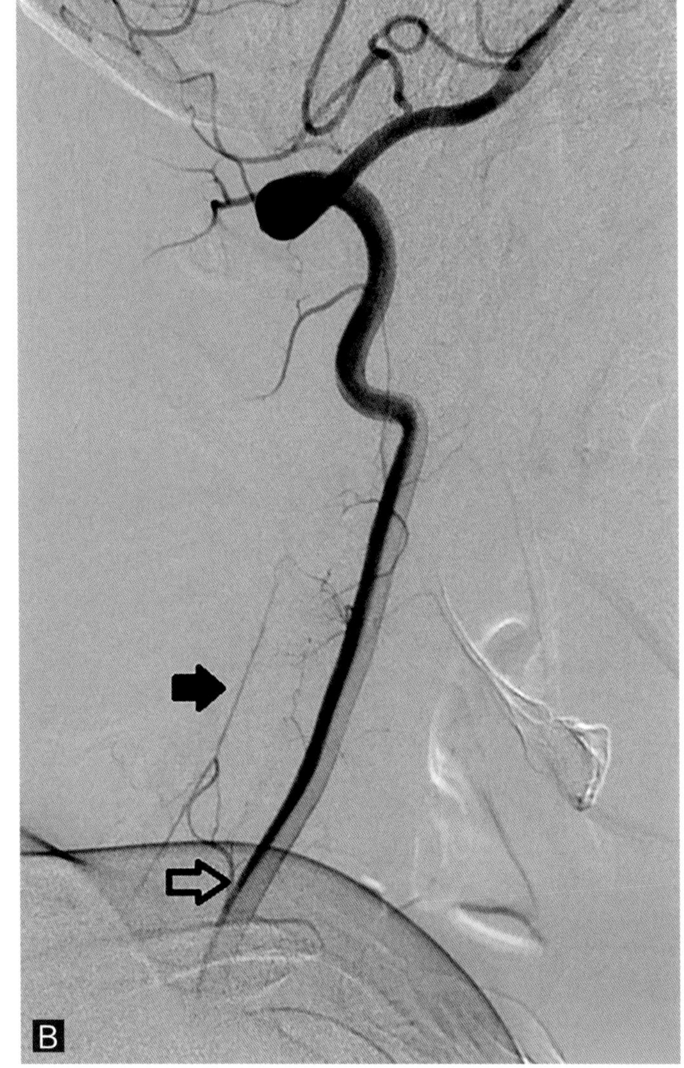

图5.5　椎动脉血管造影的正侧位观，显示脊髓前动脉（实心箭头）和脊髓神经根动脉（空心箭头）

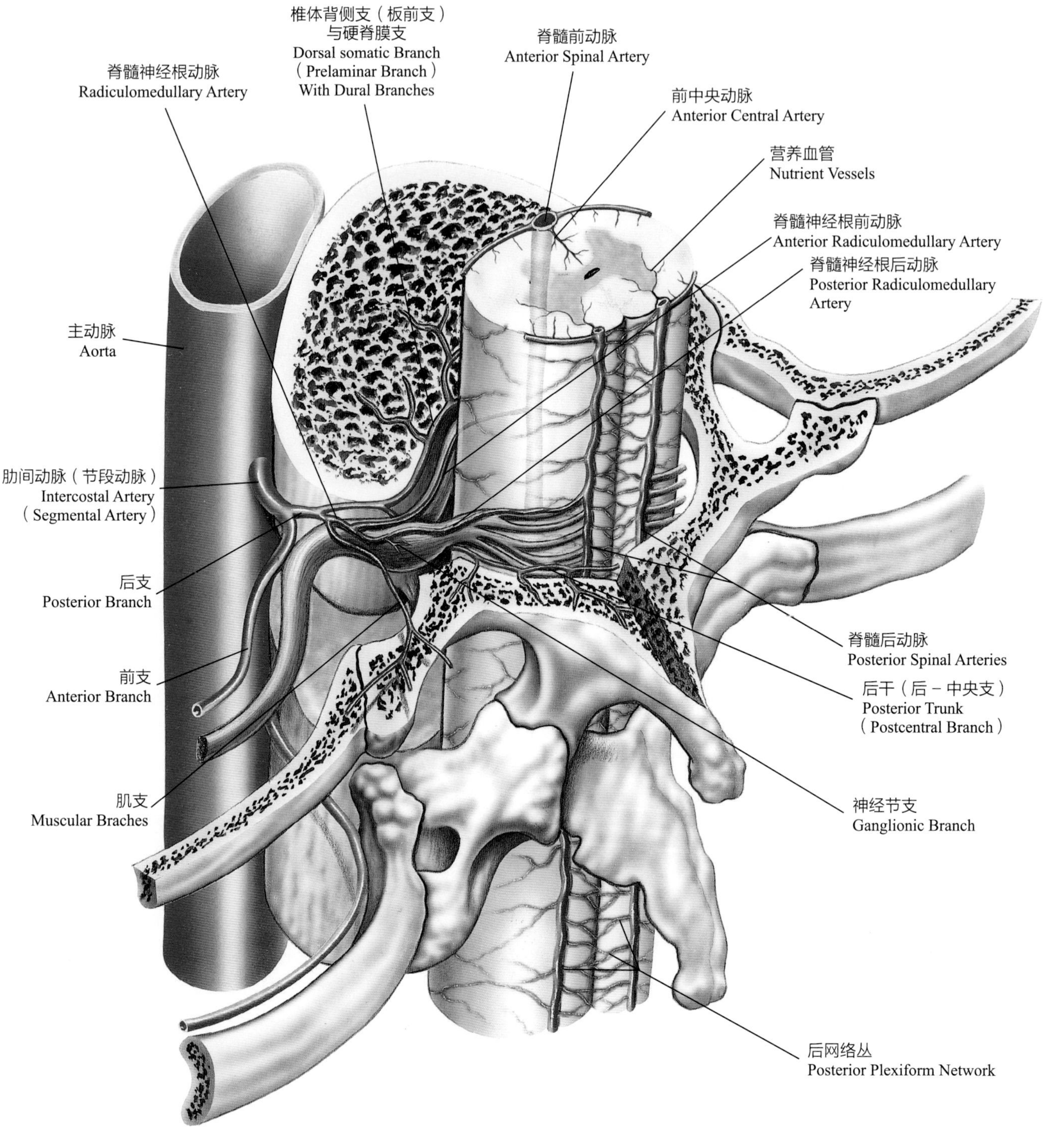

椎体背侧支（板前支）
与硬脊膜支
Dorsal somatic Branch
（Prelaminar Branch）
With Dural Branches

脊髓前动脉
Anterior Spinal Artery

脊髓神经根动脉
Radiculomedullary Artery

前中央动脉
Anterior Central Artery

营养血管
Nutrient Vessels

脊髓神经根前动脉
Anterior Radiculomedullary Artery

脊髓神经根后动脉
Posterior Radiculomedullary
Artery

主动脉
Aorta

肋间动脉（节段动脉）
Intercostal Artery
（Segmental Artery）

后支
Posterior Branch

脊髓后动脉
Posterior Spinal Arteries

前支
Anterior Branch

后干（后－中央支）
Posterior Trunk
（Postcentral Branch）

肌支
Muscular Braches

神经节支
Ganglionic Branch

后网络丛
Posterior Plexiform Network

图5.6　脊髓神经根、脊髓动脉和网络丛

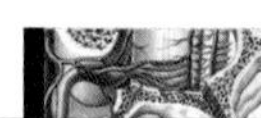

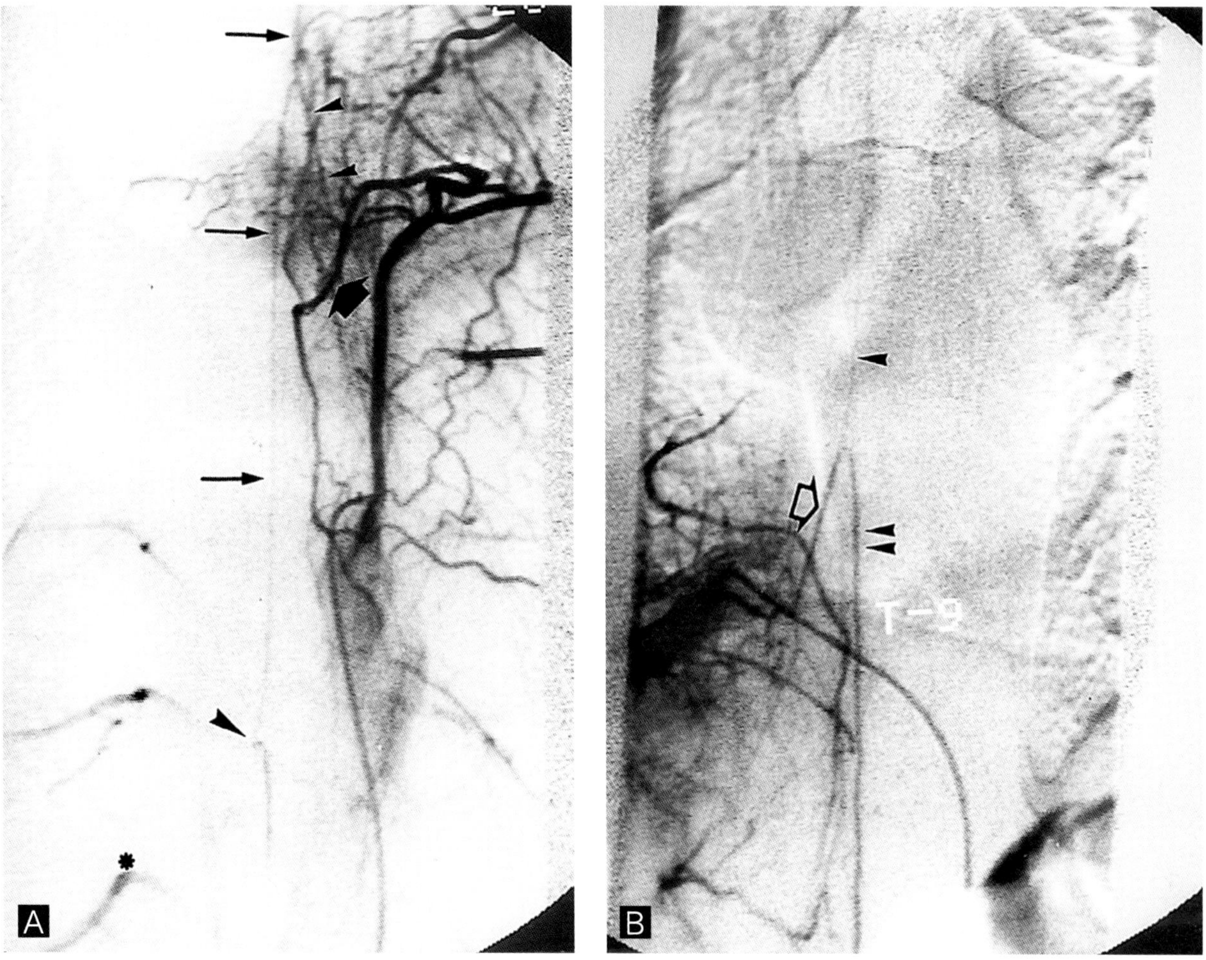

图5.7　A. 右侧第5肋间后动脉血管造影，显示前根动脉（长箭头）在高位胸段区脊髓前动脉（Adamkiewicz动脉）（大三角箭头）形成吻合；可见右侧第9肋间后动脉（✱）；注意根动脉的直接上升支（小三角箭头）与直接下降的肌肉支（粗短箭头）不同。B. 右侧第9肋间后动脉造影，显示脊髓神经根前动脉（Adamkiewicz动脉）（空心箭头）及其降支（双箭头）和升支（箭头）。图A与图B在胸段区域显示了脊髓血管轴向上的连续性

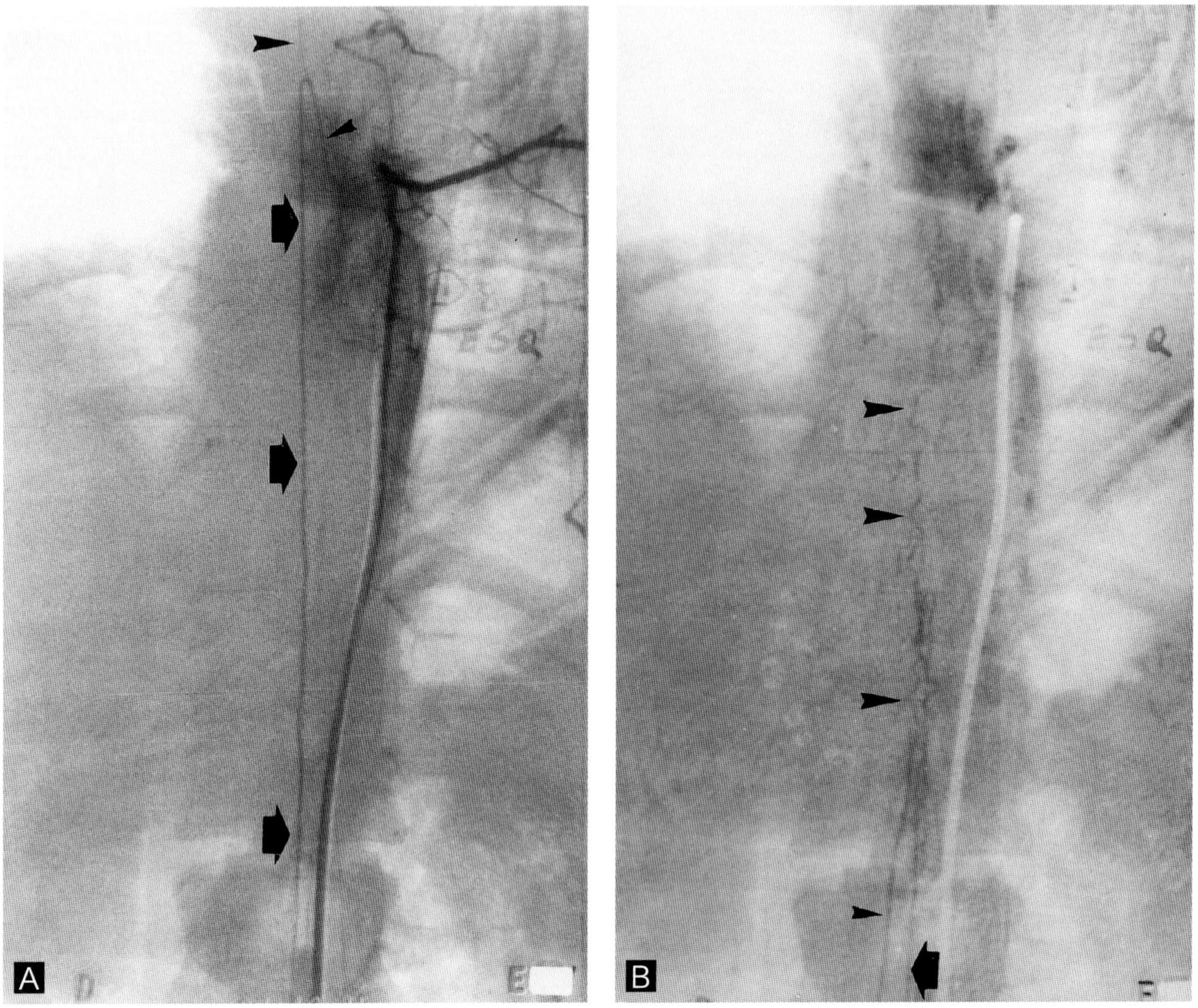

图5.8　右侧第8肋间动脉血管造影前面观。在胸腰段可以清楚见到脊髓前动脉（Adamkiewicz动脉）。A. 动脉期，可见脊髓神经根前动脉（小箭头）典型的弯曲型上升支，脊髓前动脉升支（大箭头）和又粗又长的降支（粗箭头）。B. 脊髓前静脉具有典型的扭曲外观，伴随胸腰段髓质全程（大箭头），脊髓神经根静脉的特点是平直，走行于神经根，终止于硬脊膜（小箭头），可见终丝静脉（粗箭头）

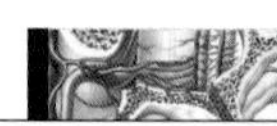

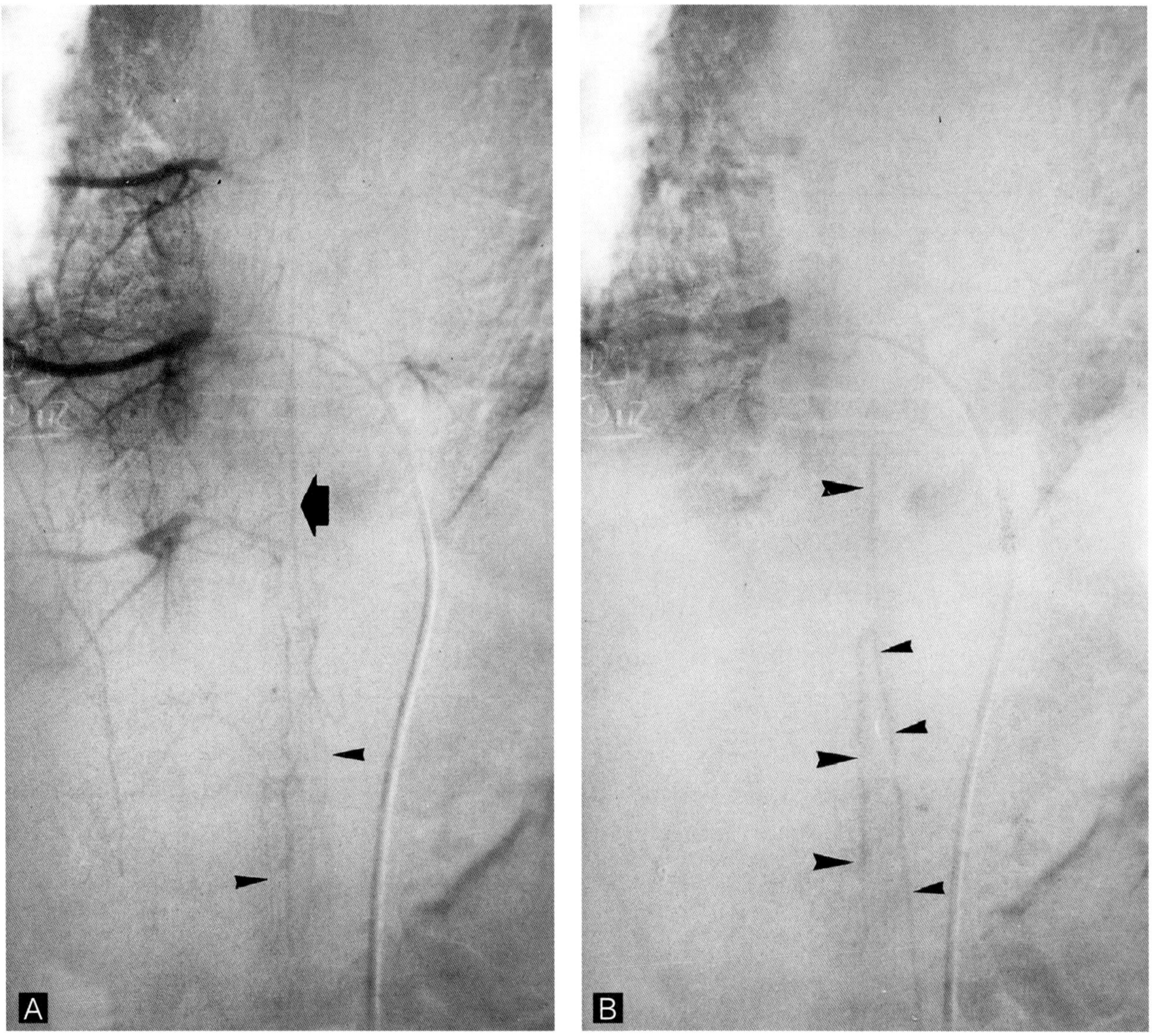

A

B

图5.9　右侧第9肋间动脉血管造影前后位观，可见胸腰段的脊髓前动脉。A. 动脉期，脊髓前动脉（粗箭头）在圆锥水平充填脊髓圆锥（小箭头）的动脉网，注意该层面毛细血管染色。B. 静脉期，可见1根粗大的脊髓前静脉（大箭头），发出下行的又长又直的根静脉，然后逐渐偏离中线，沿神经根分布（小箭头）

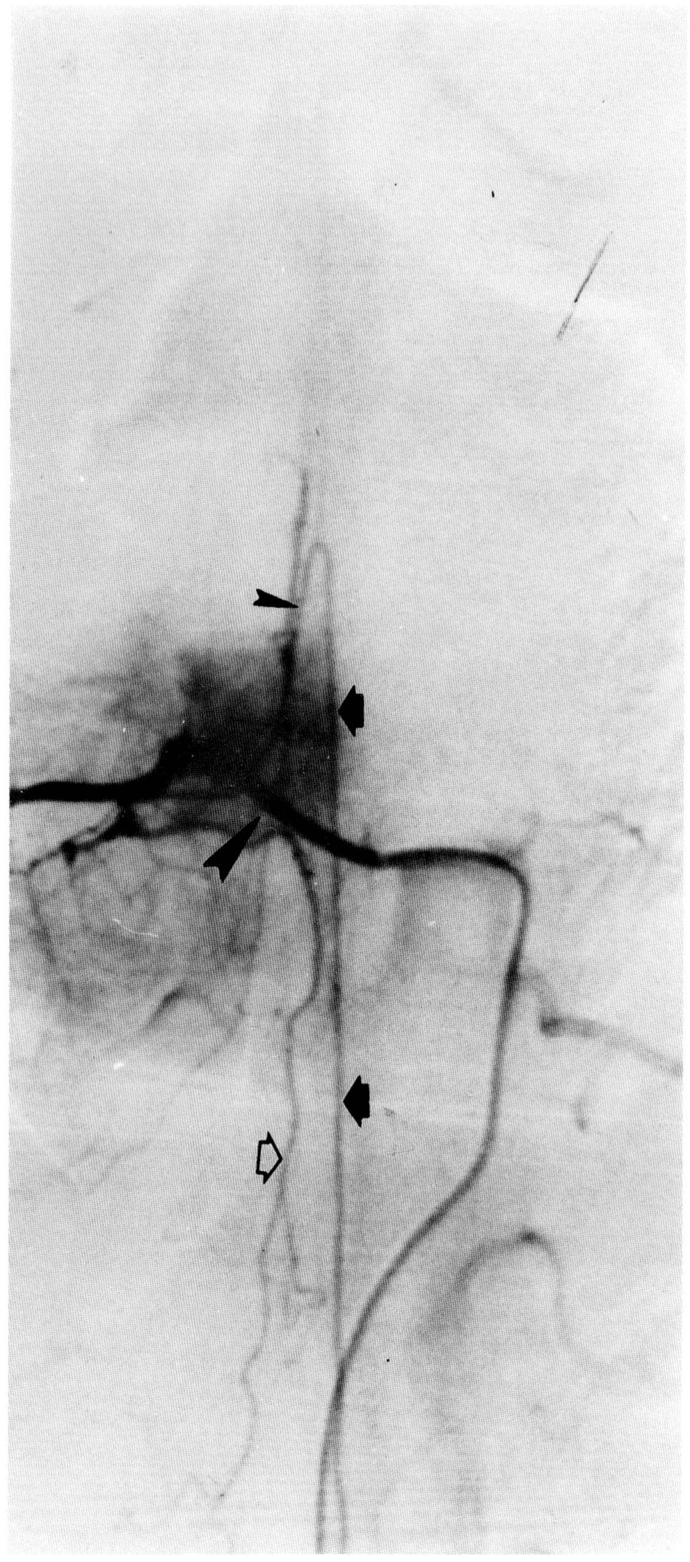

图5.10　右侧第8肋间动脉（大三角箭头）血管造影正位观。脊髓前动脉（Adamkiewicz动脉）在胸腰段清晰显示。脊髓神经根前动脉（小三角箭头）具有典型的扭曲上行特征。上行的脊髓前支显影不清楚，但是可清晰显示又大又长的降支（实心粗箭头），与1条肌支相邻（空心粗箭头）

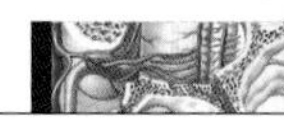

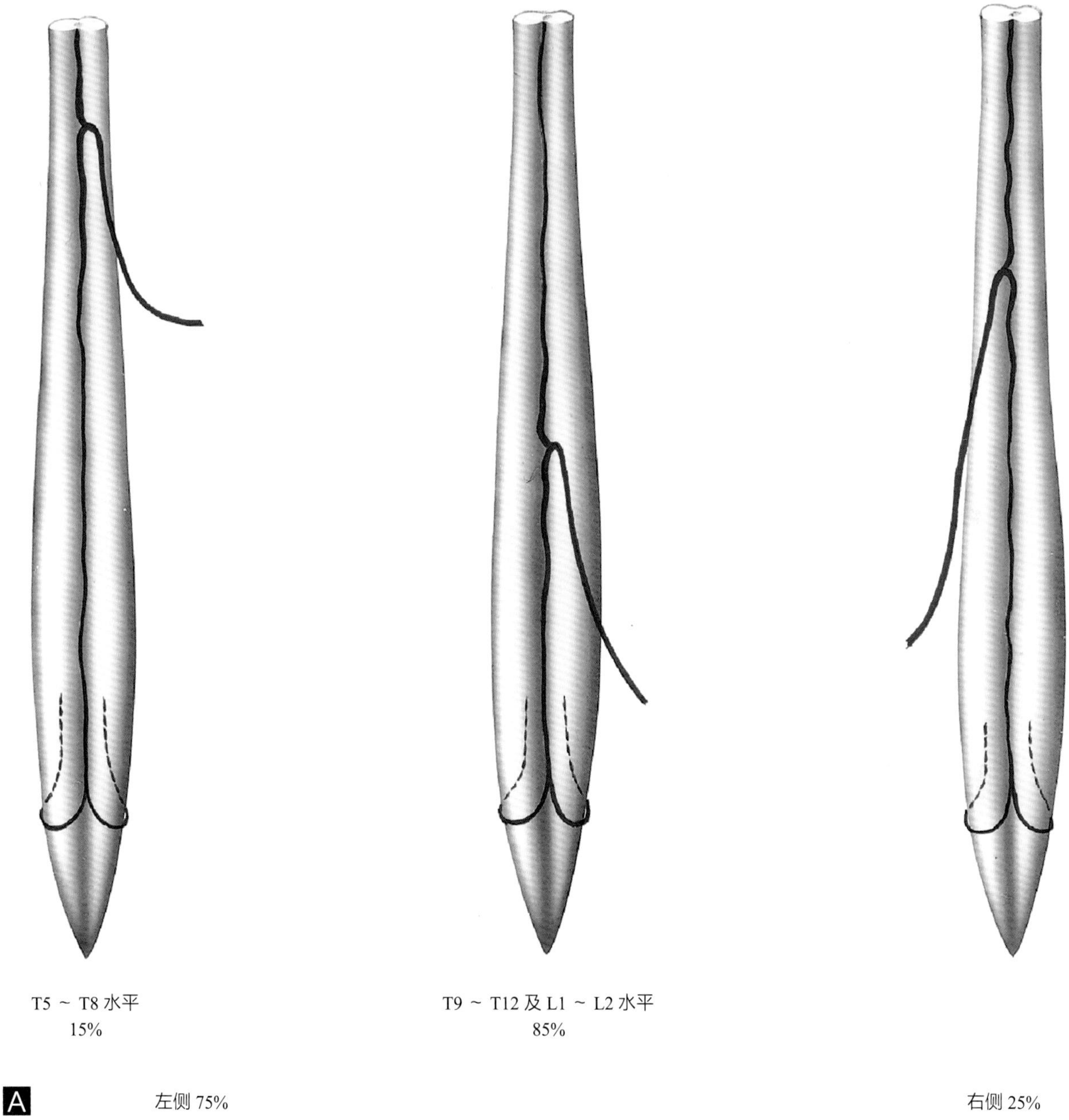

T5 ~ T8 水平
15%

T9 ~ T12 及 L1 ~ L2 水平
85%

A　左侧 75%

右侧 25%

图5.11　A.脊髓前动脉（Adamkiewicz动脉）的不同起源水平

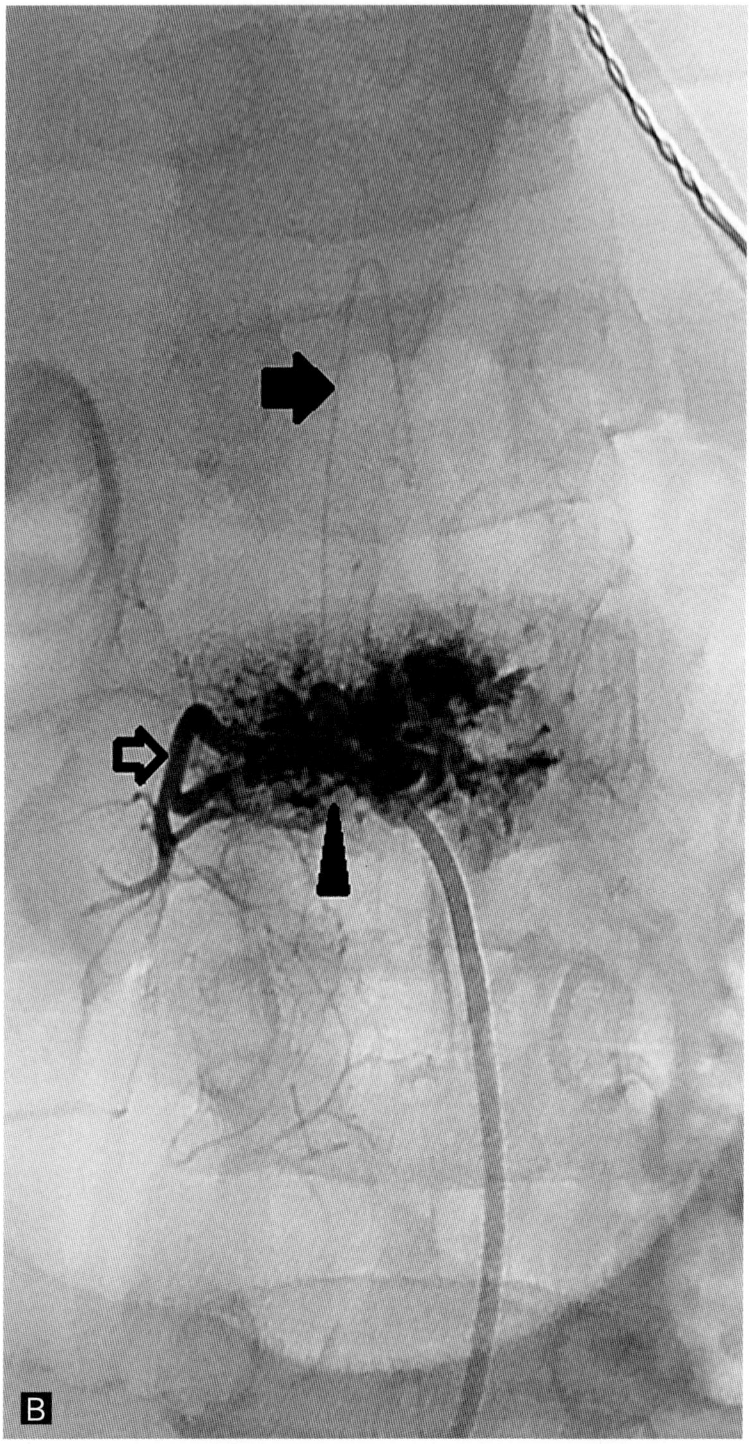

B

图5.11（续）　B.右侧L1水平腰动脉（空心粗箭头）的选择性血管造影，显示Adamkiewicz动脉（实心粗箭头），以及L1半椎体染色（黑色三角箭头）

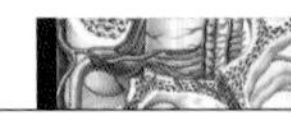

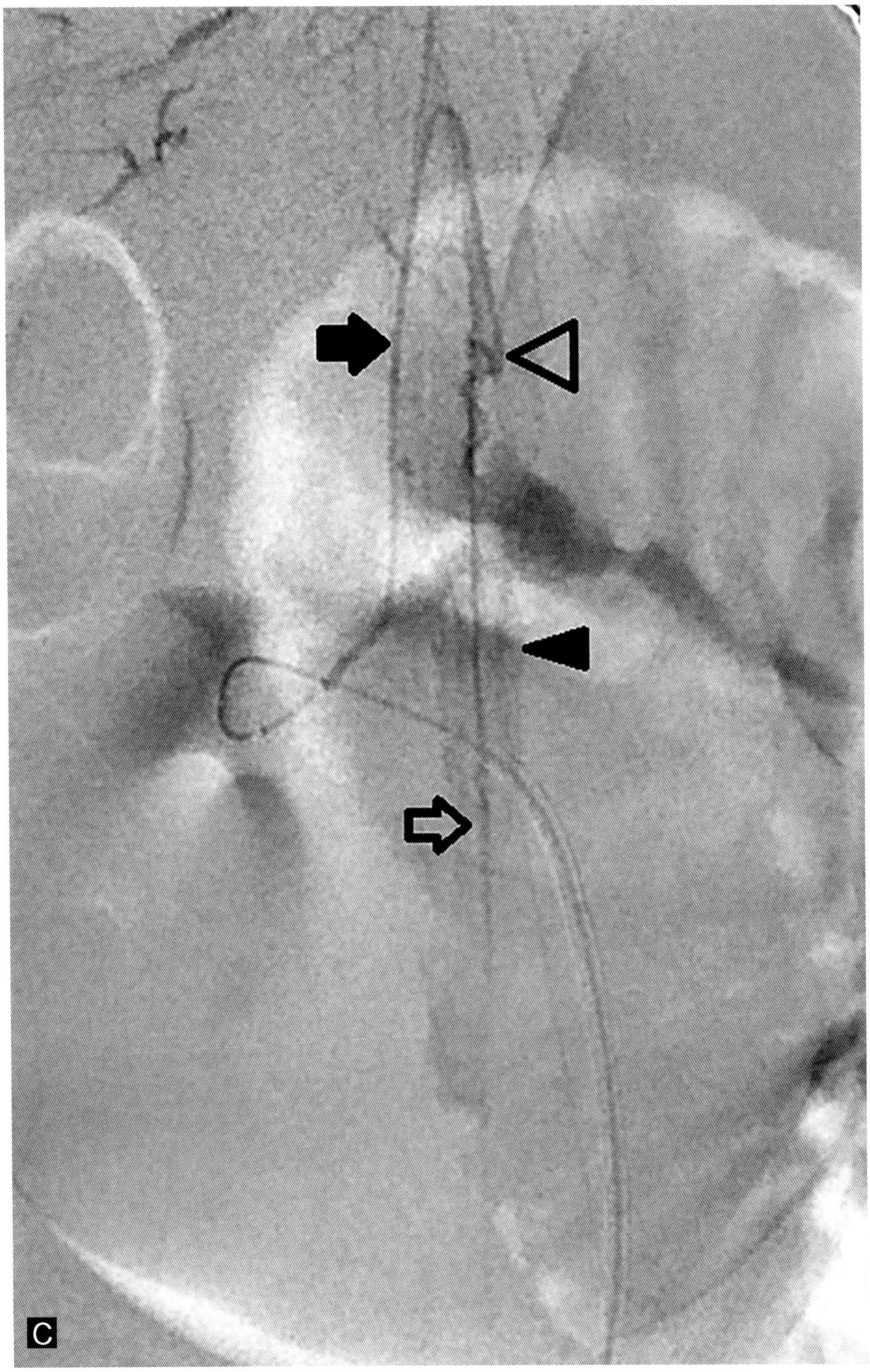

图5.11（续）　C. Adamkiewicz动脉右支（空心粗箭头）的超选择性血管造影后期，显示其进入硬脑膜时出现锐角转折（空心三角箭头），可见脊髓前降动脉（空心粗箭头），脊髓毛细血管（实心三角箭头）染色

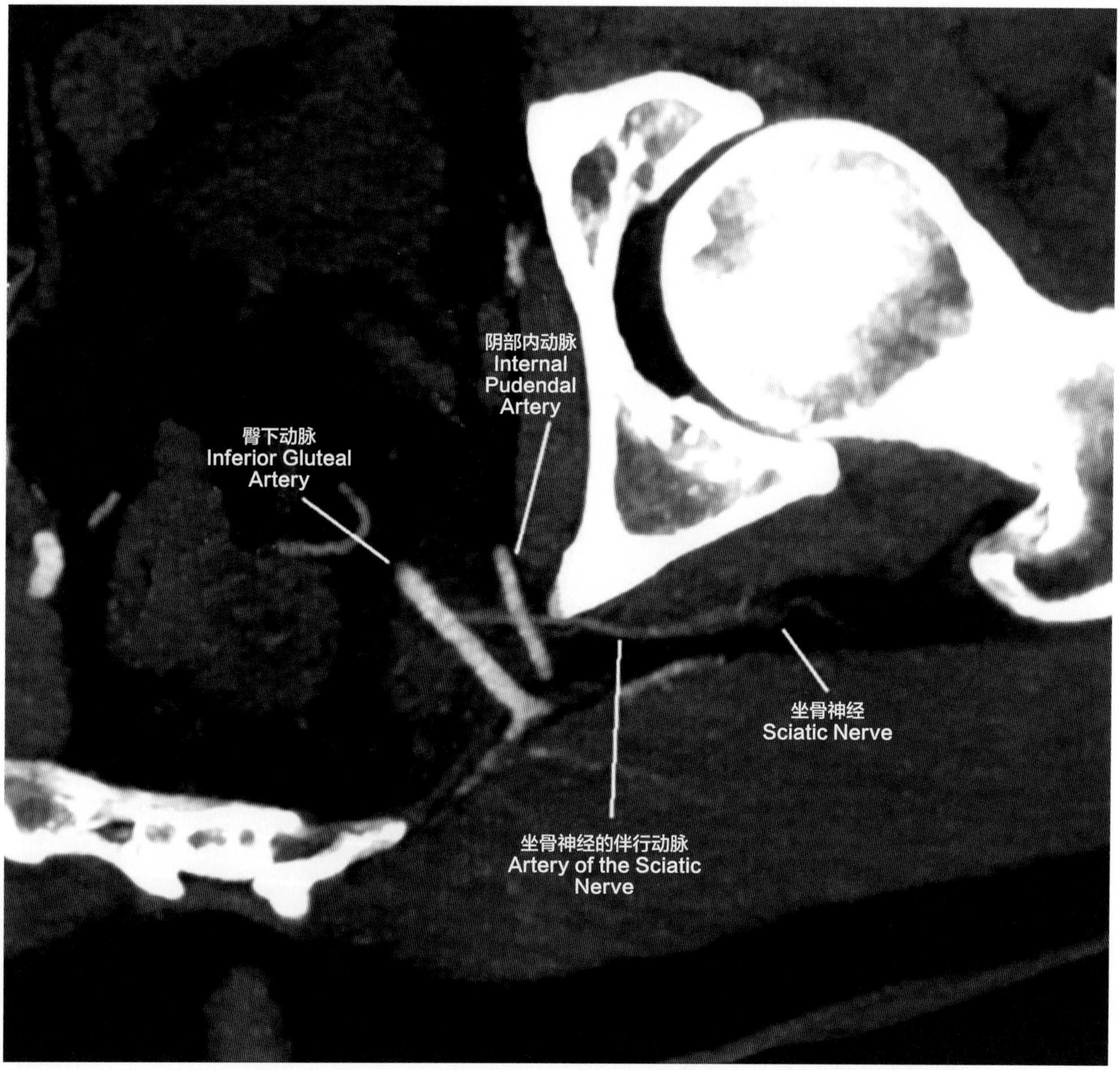

图5.12　骨盆轴位CT，血管最大密度投影，显示坐骨神经的动脉起源于臀下动脉

（译者：吴庆龙）

6

第6章 脊髓和脊柱的静脉

在椎管内外，沿着脊髓有多个静脉丛，相互之间广泛吻合并与椎间静脉吻合。在椎管外有 2 组静脉丛：前组和后组。前组静脉丛位于椎体前方，接受来自其他椎体的静脉分支，与基底静脉和椎间静脉相通。在颈段脊髓，这些静脉系统最为发达。后组静脉丛主要在椎管内形成静脉网。有 3 组相通的无瓣膜静脉网固定连接并支撑椎体和椎间盘，分别是椎体内静脉丛、硬膜外静脉丛和椎旁静脉丛（图 6.1，6.2）。这些无瓣膜静脉网共同构成脊椎静脉丛，也称为 Batson 静脉丛，从骨盆延伸到颅骨。这些静脉与骶骨及颅内的静脉以及背部和胸腹壁的静脉广泛沟通（图 6.3）。椎静脉丛的血流具有双向性，在调节颅内压和中枢神经系统静脉回流中起着重要作用。

脊柱静脉

椎体内静脉

椎体内静脉引流每个椎体的静脉血。椎体静脉血通过每个椎体后面的滋养孔流入静脉窦（椎体内静脉）（图 6.2）。这些静脉在每个椎体水平相连形成硬膜外静脉丛（图 6.3）。

硬膜外静脉丛

硬膜外静脉丛由 2 组垂直通道组成：椎内前静脉丛，该静脉环绕椎体后壁和椎间盘，流经椎管，位于硬膜与骨质之间。左右椎内前静脉都分为外侧支和内侧支。外侧支是一个单一通道，内侧支结构可变，是一组相对不规则的血管。除了 L5 ~ S1 外，其他椎体的椎内前静脉的中间支在腰椎水平均位于椎内前静脉外侧支附近。L5 ~ S1 水平的椎内前静脉的中间支离开椎内前静脉外侧支向中线靠拢。椎内前静脉接近椎弓根并在穿越椎间盘空隙时向外侧膨出。椎内前静脉通过滋养孔与基底静脉相通（图 6.2，6.3）。硬膜外静脉丛与椎旁静脉在每个椎体水平均有分支沟通。在每个椎间隙的两侧都有 2 条相连的静脉，称为椎弓根上静脉和椎弓根下静脉（图 6.2 ~ 6.5）。

椎内后静脉丛较小并退化，通过外侧横支与椎内前静脉丛吻合，位于椎弓根和黄韧带前面的两侧，通过韧带之间的静脉与后外侧静脉丛吻合（图 6.2）。

在腰椎水平，每个椎体附近的椎体内静脉丛形成的静脉环与椎间静脉相连并引流入腰升静脉（图 6.2，6.3）。椎间静脉没有瓣膜，因此偶尔会发生逆流，这就解释了为什么盆腔恶性肿瘤会在下腹压力增大或体位变化时转移到椎体。

在颈段脊髓，前组静脉丛最发达（图 6.2）。在枕骨大孔附近，硬膜外静脉丛形成密集的网络与椎静脉、枕窦、乙状窦、基底静脉丛、舌下神经管静脉丛和髁导静脉相连。

椎旁静脉

椎旁静脉在沿脊柱走行时名称有所变化，在颈部称为椎静脉，在胸部称为奇静脉和半奇静脉（图 6.4，6.8），在腹部称为腰升静脉（图 6.2），在骨盆称为髂内静脉。汇入髂内静脉的骶前静脉通过骶孔到达硬膜外静脉，该静脉类似椎弓根上静脉和椎弓根下静脉。每个椎体水平的椎旁静脉系统均有分支与上腔静脉和下腔静脉相连（图 6.1，6.3，6.5）。

脊髓静脉

脊髓静脉很小并且形成扭曲的、纤细的静脉丛。有 2 个主要的脊髓静脉系统：内静脉系统和外静脉系统（图 6.6，6.7）。

内静脉系统

内静脉系统由以下 3 个系统组成。

1. 轴面上大量吻合的静脉毛细血管网　连接脊髓前正中裂和轴面静脉。该静脉网在胸腰段和胸段椎体的背侧和腹侧最为丰富，但是只要有合适的区域，其会广泛发展。

2. 垂直吻合网　沿白质或灰质分布。

3. 经骨髓吻合静脉

外静脉系统

外静脉系统公认由以下 3 个部分组成。

1. 软脑（脊）膜网

2. 纵向集合管

3. 根静脉

软脑（脊）膜网

软脑（脊）膜网收集脊髓内的静脉血，围绕脊髓表面形成大量丰富的静脉系统。

纵向集合管

纵向集合管由 2 个系统组成。侧面的主节间桥连接邻近的放射状集合管。2 个主要的纵向集合管位于脊髓的背侧和腹侧。在颈段和腰段水平中线处可以看到 1 个单独的集合系统；在胸段，纵向集合管有 3 个。

根静脉

当离开脊柱时，根静脉几乎不与相应的动脉伴行（图 6.2）。静脉引流几乎均等分布于胸、腹侧静脉。在胸腰段扩大的部位常可看到巨大的静脉。在 60% 的病例中，根静脉与神经根伴行，在同一神经结构水平离开硬脊膜。在 40% 的病例中，可以发现明显的硬脊膜引流孔。

脊髓静脉系统通过根静脉引流入硬膜外静脉丛，与椎管骨性结构的引流静脉相连。在枕骨大孔水平，硬膜外静脉丛与岩下窦的小脑下静脉相连。

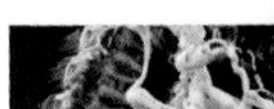

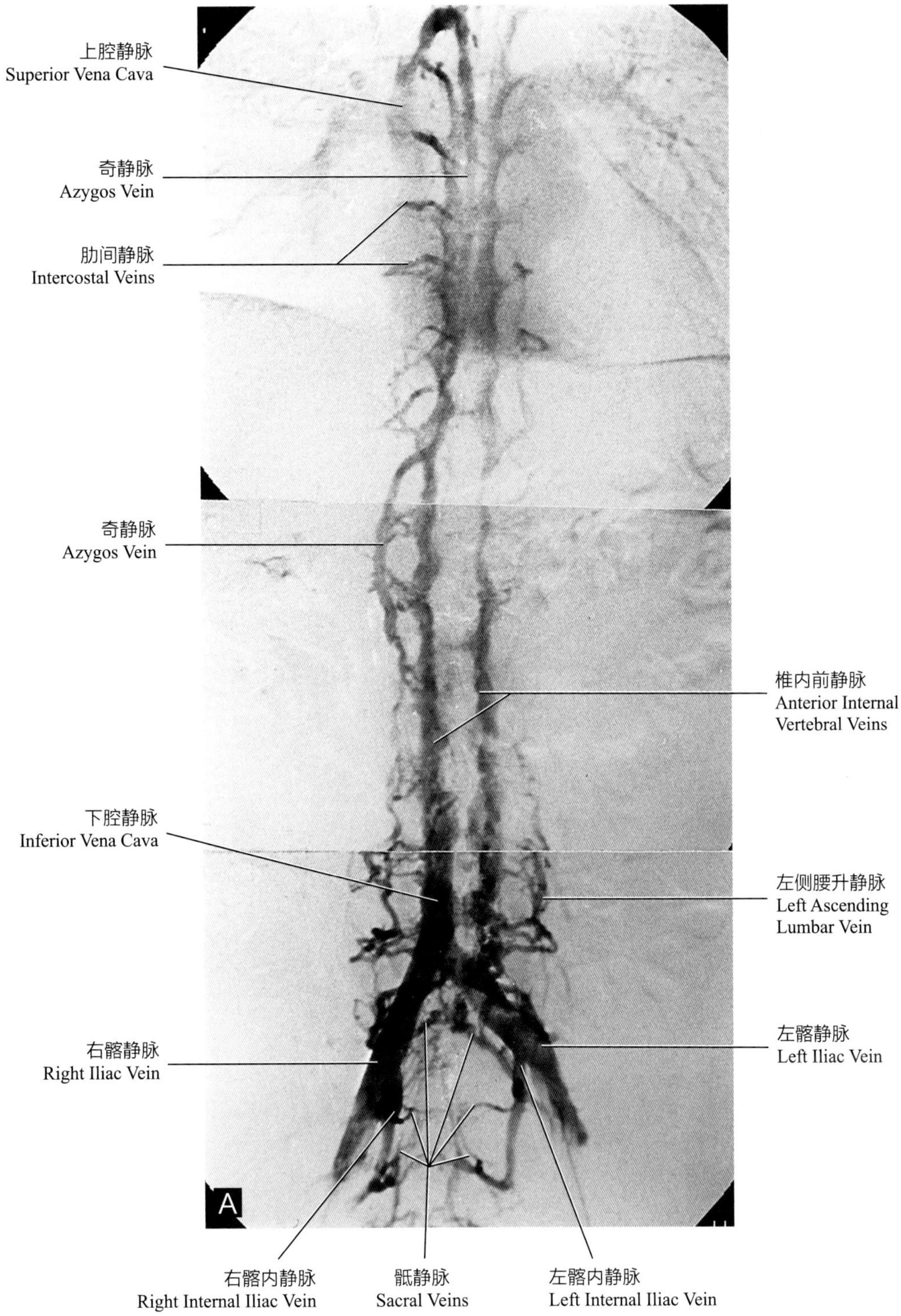

图6.1 A. 正位脊柱静脉血管造影，显示3个水平的脊柱静脉引流：骶骨、腰椎和胸椎。左右髂静脉由于下腔静脉的遮挡，部分显示不清，腰升静脉部分显示，上行的造影剂通过硬膜外静脉丛，在脊柱全程可见椎弓根上下静脉，还可见奇静脉

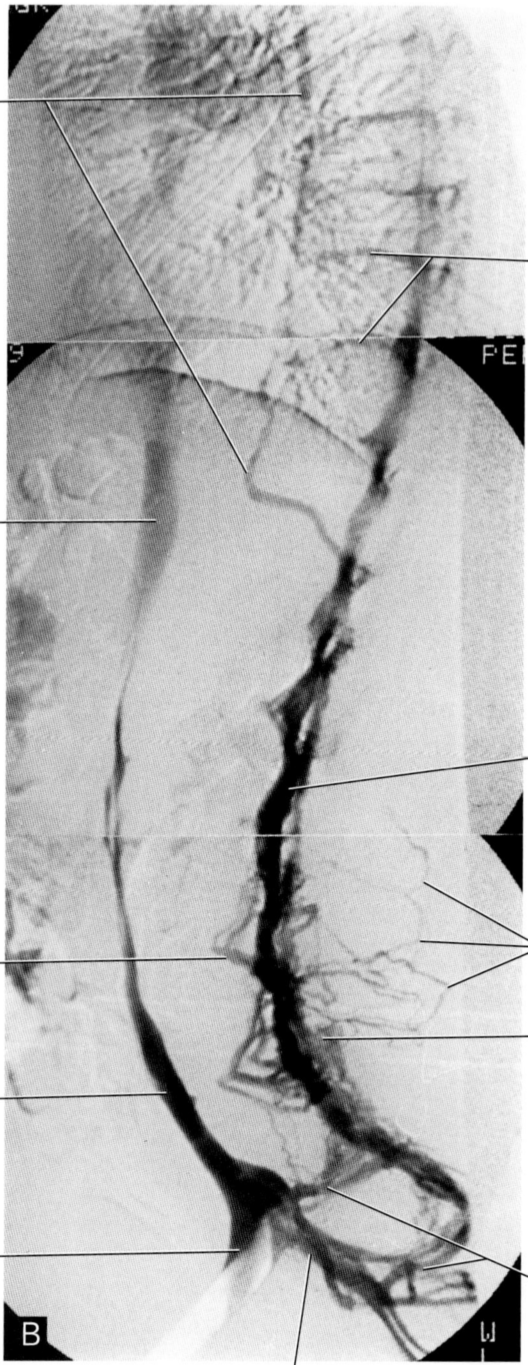

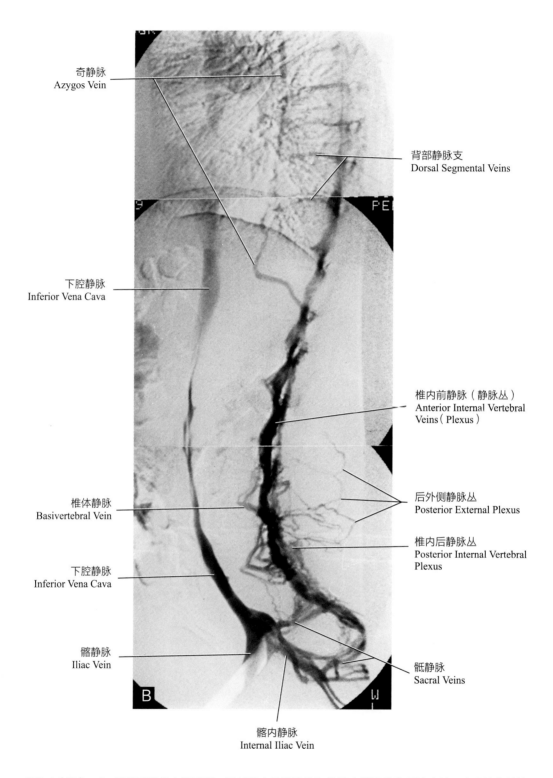

奇静脉
Azygos Vein

背部静脉支
Dorsal Segmental Veins

下腔静脉
Inferior Vena Cava

椎内前静脉（静脉丛）
Anterior Internal Vertebral Veins（Plexus）

椎体静脉
Basivertebral Vein

后外侧静脉丛
Posterior External Plexus

椎内后静脉丛
Posterior Internal Vertebral Plexus

下腔静脉
Inferior Vena Cava

髂静脉
Iliac Vein

骶静脉
Sacral Veins

髂内静脉
Internal Iliac Vein

图6.1（续） B. 侧位硬膜外血管造影，显示椎内前静脉丛和椎管内模糊的前后静脉丛，病理性收缩使下腔静脉只有部分显影，也可看到奇静脉及其发出点。注意髂静脉与椎体周围静脉通过骶静脉进行沟通，根据Batson静脉系统无瓣膜的特点，可解释椎静脉在肿瘤转移中的作用

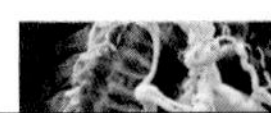

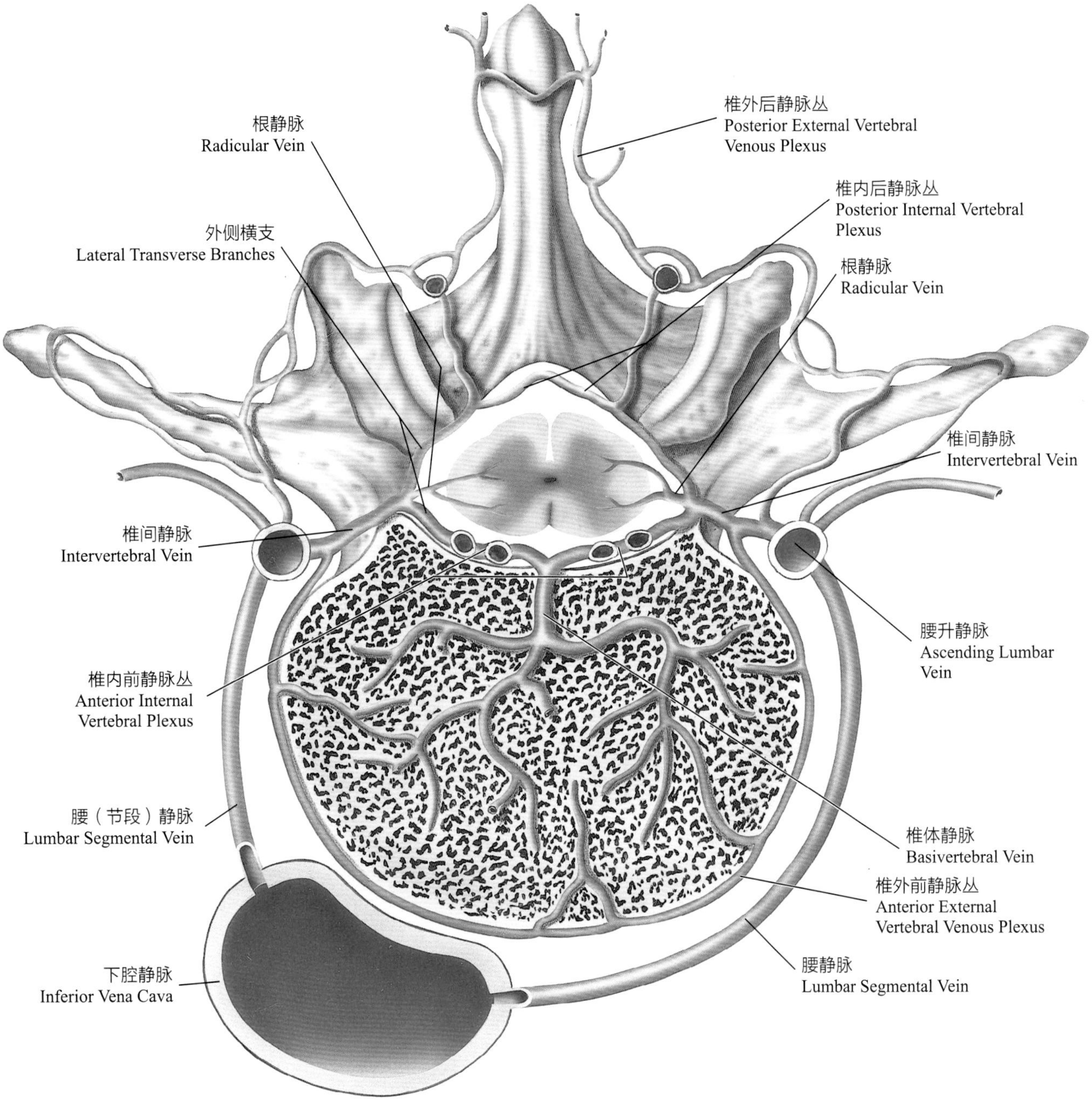

根静脉
Radicular Vein

椎外后静脉丛
Posterior External Vertebral Venous Plexus

椎内后静脉丛
Posterior Internal Vertebral Plexus

外侧横支
Lateral Transverse Branches

根静脉
Radicular Vein

椎间静脉
Intervertebral Vein

椎间静脉
Intervertebral Vein

腰升静脉
Ascending Lumbar Vein

椎内前静脉丛
Anterior Internal Vertebral Plexus

腰（节段）静脉
Lumbar Segmental Vein

椎体静脉
Basivertebral Vein

椎外前静脉丛
Anterior External Vertebral Venous Plexus

腰静脉
Lumbar Segmental Vein

下腔静脉
Inferior Vena Cava

A

图6.2 A. 椎体的轴位示意图。显示椎体前方内部静脉丛与椎体后方静脉丛之间的直接关系，4 个垂直的通路与外侧横支相连

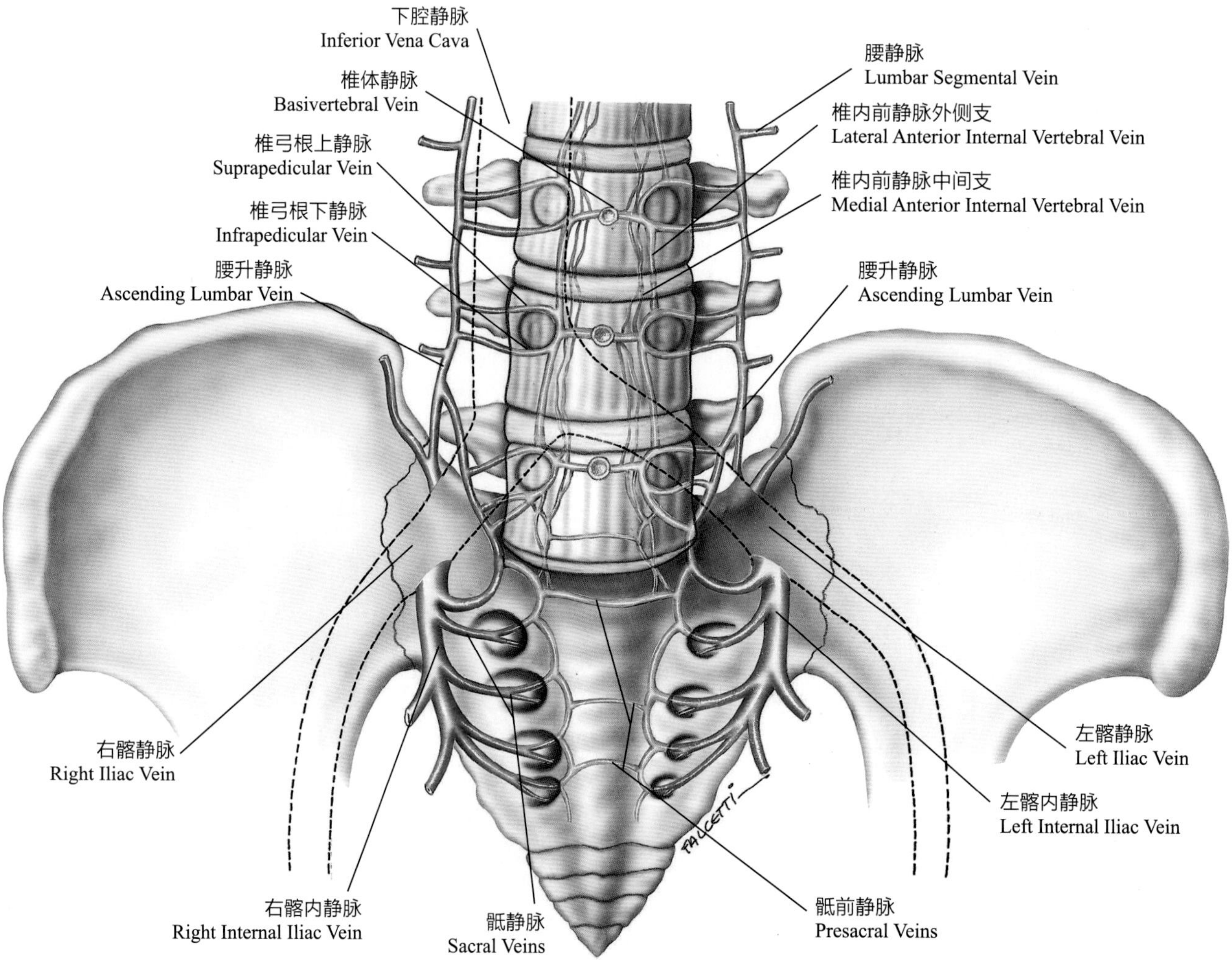

下腔静脉
Inferior Vena Cava
腰静脉
Lumbar Segmental Vein
椎体静脉
Basivertebral Vein
椎内前静脉外侧支
Lateral Anterior Internal Vertebral Vein
椎弓根上静脉
Suprapedicular Vein
椎内前静脉中间支
Medial Anterior Internal Vertebral Vein
椎弓根下静脉
Infrapedicular Vein
腰升静脉
Ascending Lumbar Vein
腰升静脉
Ascending Lumbar Vein
右髂静脉
Right Iliac Vein
左髂静脉
Left Iliac Vein
左髂内静脉
Left Internal Iliac Vein
右髂内静脉
Right Internal Iliac Vein
骶静脉
Sacral Veins
骶前静脉
Presacral Veins

B

图6.2（续） B. 硬膜外静脉丛和椎旁静脉连接的正位示意图

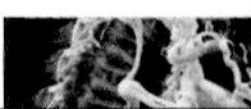

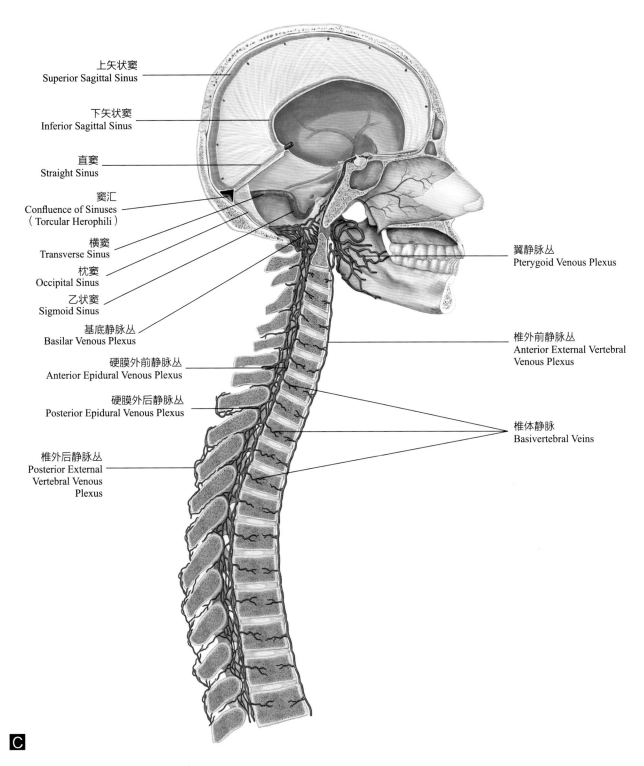

上矢状窦
Superior Sagittal Sinus

下矢状窦
Inferior Sagittal Sinus

直窦
Straight Sinus

窦汇
Confluence of Sinuses
（Torcular Herophili）

横窦
Transverse Sinus

枕窦
Occipital Sinus

乙状窦
Sigmoid Sinus

基底静脉丛
Basilar Venous Plexus

硬膜外前静脉丛
Anterior Epidural Venous Plexus

硬膜外后静脉丛
Posterior Epidural Venous Plexus

椎外后静脉丛
Posterior External Vertebral Venous Plexus

翼静脉丛
Pterygoid Venous Plexus

椎外前静脉丛
Anterior External Vertebral Venous Plexus

椎体静脉
Basivertebral Veins

C

图6.2（续） C. 矢状位颅脊静脉系统示意图，显示内外静脉丛和椎体静脉。在枕骨大孔水平，硬膜外静脉丛形成一个紧密的网络，连接椎静脉、枕窦、乙状窦、基底静脉丛和舌下神经管静脉丛

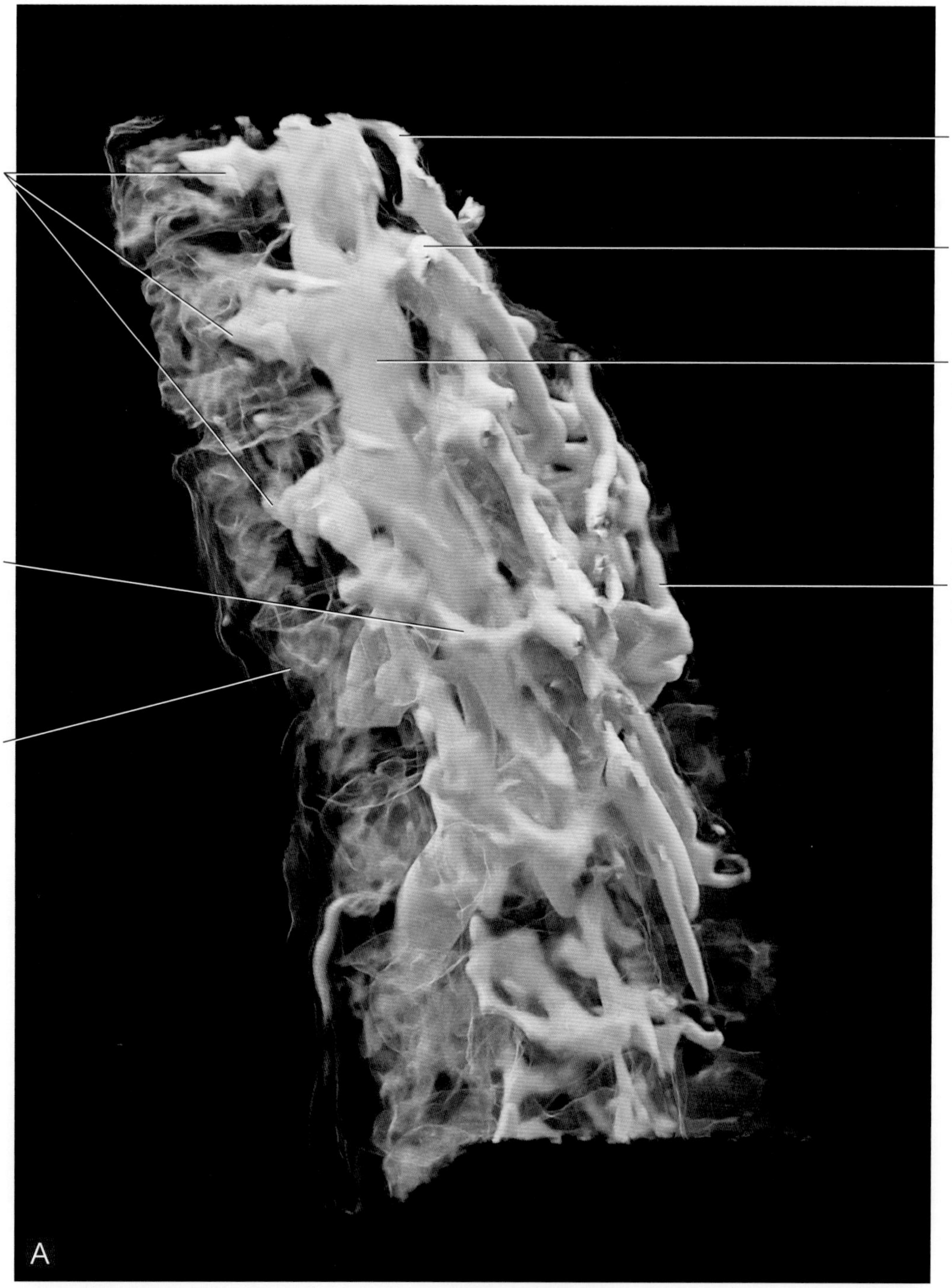

椎体静脉
Basivertebral Veins

椎弓根上静脉
Suprapedicular Vein

椎弓根下静脉
Infrapedicular Vein

硬膜外前静脉丛
Anterior Epidural Venous Plexus

硬膜内后静脉丛
Posterior Internal Venous Plexus

硬膜外后静脉丛
Posterior External Venous Plexus

椎体
Vertebral Body

A

图6.3　三维容积重建显示1例中心静脉闭塞患者的硬膜外前静脉丛和肥大的硬膜外后静脉丛

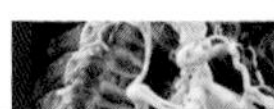

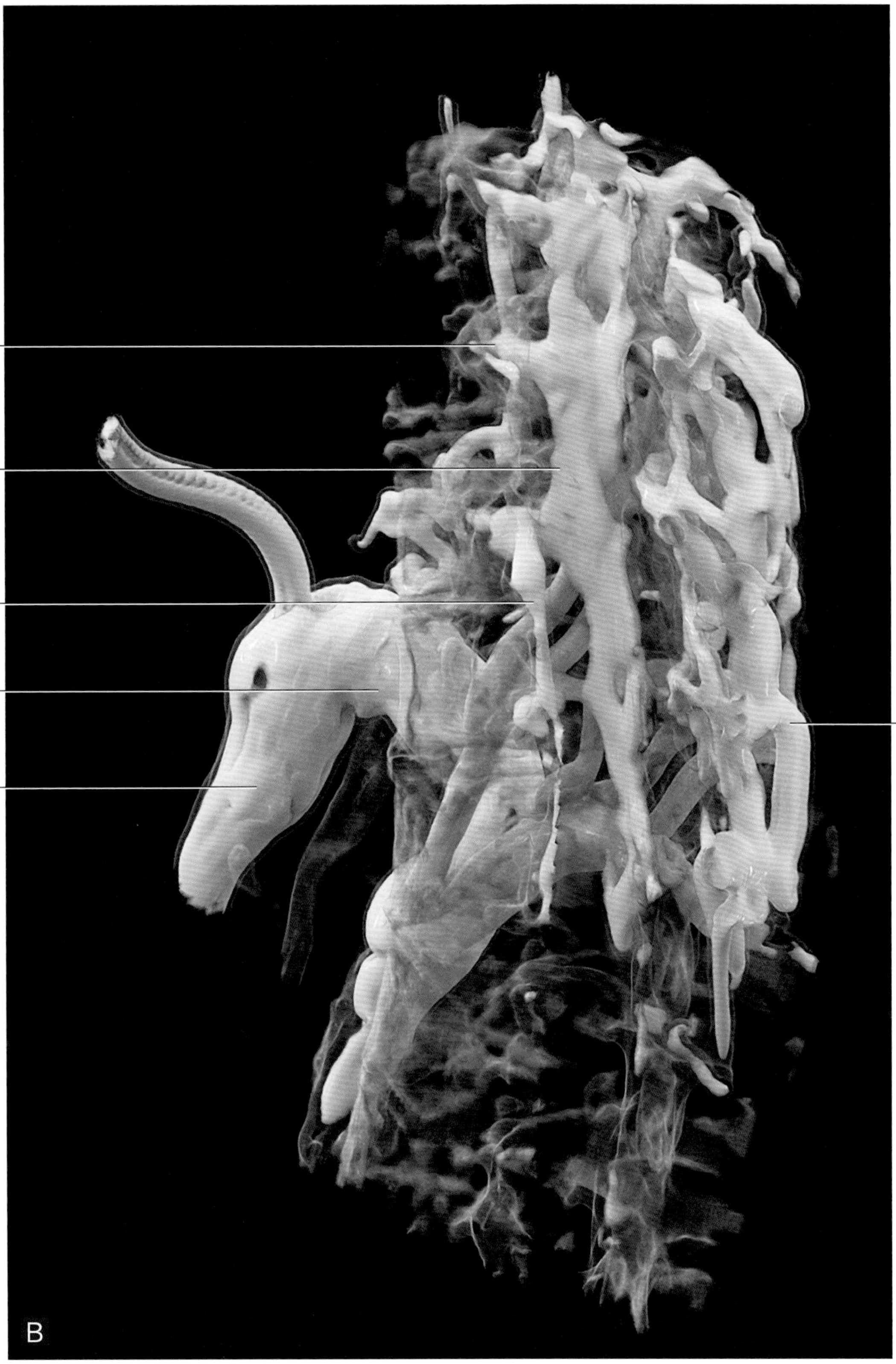

椎体静脉
Basivertebral Vein

右硬膜外前丛
Right Anterior Epidural Plexus

左硬膜外前丛
Left Anterior Epidural Plexus

奇静脉
Azygos Vein

上腔静脉
Superior Vena Cava

椎外后静脉丛
Posterior External Vertebral Venous Plexus

B

图6.3（续）

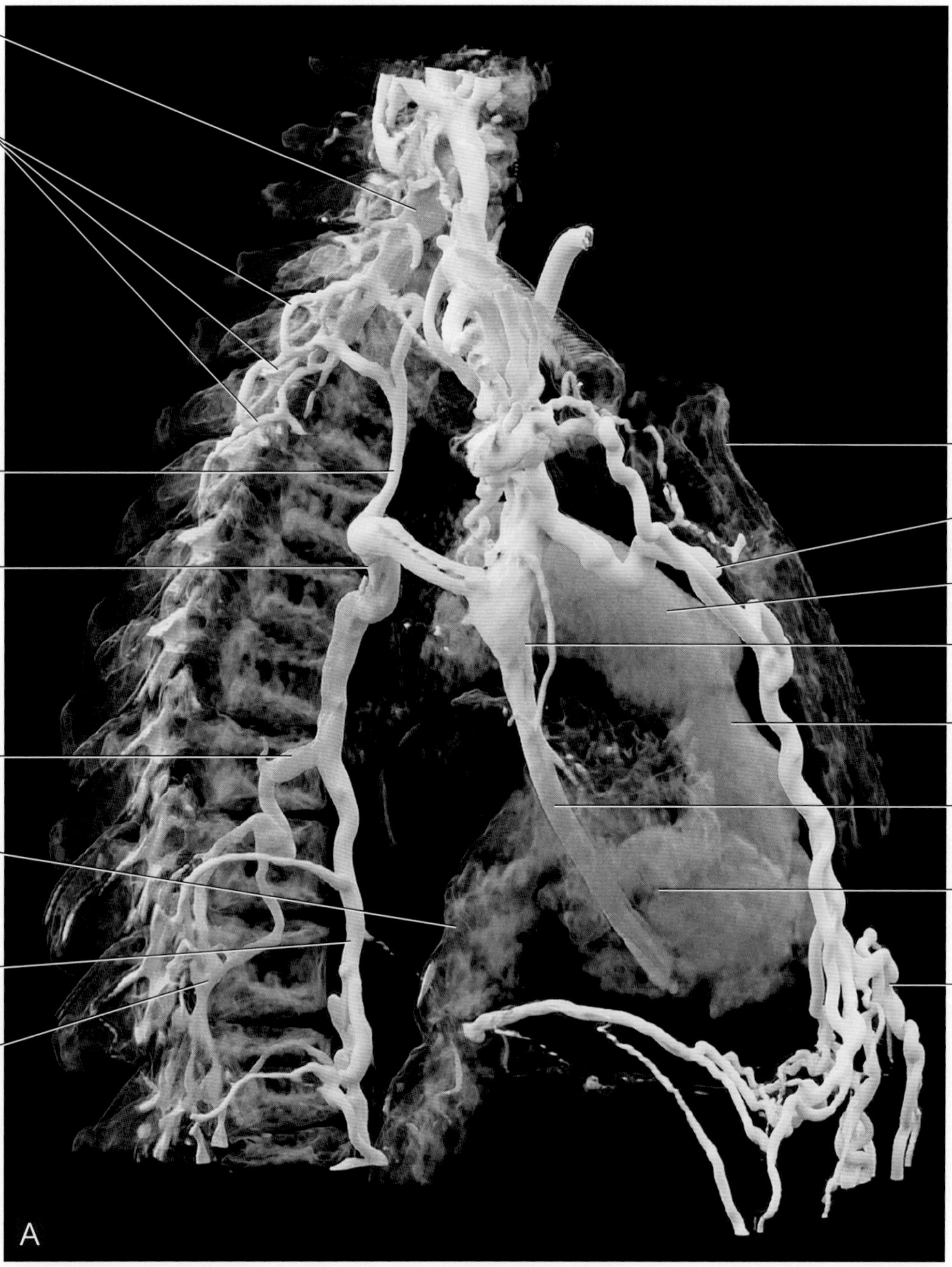

硬膜外前丛
Anterior
Epidural Plexus

椎间静脉
Intervertebral
Veins

右肋间上静脉
Right Superior
Intercostal Vein

奇静脉
Azygos Vein

半奇静脉
Hemiazygos
Vein

下腔静脉
Inferior Vena
Cava

奇静脉
Azygos Vein

硬膜外前丛
Anterior
Epidural Plexus

胸骨柄
Manubrium

右胸廓内静脉
Right Internal
Mammary Vein

肺动脉
Pulmonary Artery

上腔静脉
Superior Vena
Cava

右心室流出道
Right Ventricle
Outflow Tract

透析导管
Dialysis Catheter

右心房
Right Atrium

右腹壁静脉
Right Superior
Epigastric Vein

A

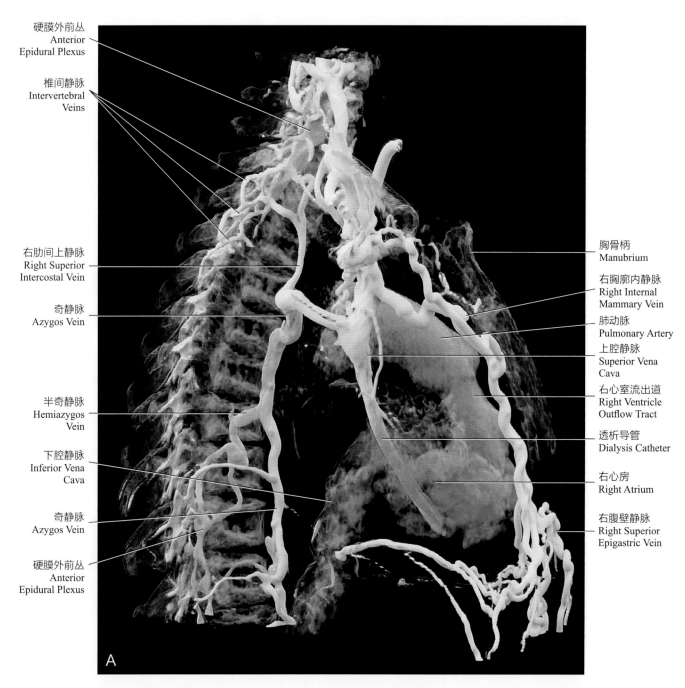

图6.4　三维容积再现的侧视图和后侧视图，显示中心静脉阻塞患者的多个侧支循环。A. 侧视图显示广泛的胸静脉侧支网络，将上肢血液引流至奇静脉和膈静脉；脊髓静脉丛有侧支，包括硬膜外静脉丛

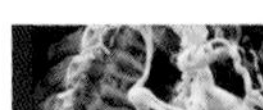

硬膜外前丛
Anterior Epidural Plexus
椎间静脉
Intervertebral Veins
右肋间上静脉
Right Superior Intercostal Vein
奇静脉
Azygos Vein
半奇静脉
Hemiazygos Vein
下腔静脉
Inferior Vena Cava
奇静脉
Azygos Vein
右胸廓内静脉
Right Internal Mammary Vein
上腔静脉
Superior Vena Cava
右腹壁上静脉
Right Superior Epigastric Vein
B

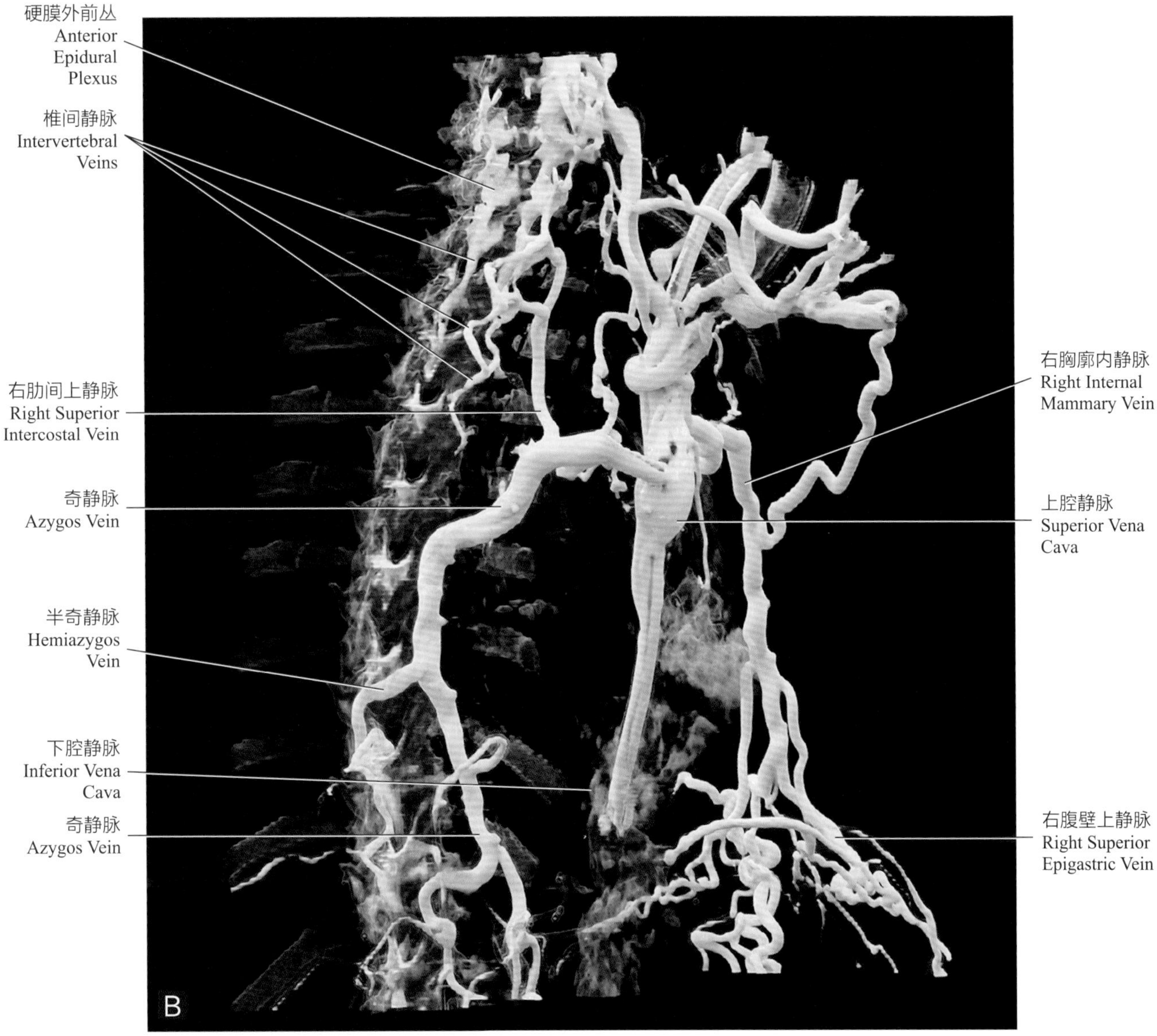

图6.4（续）　B. 同一患者的后侧视图

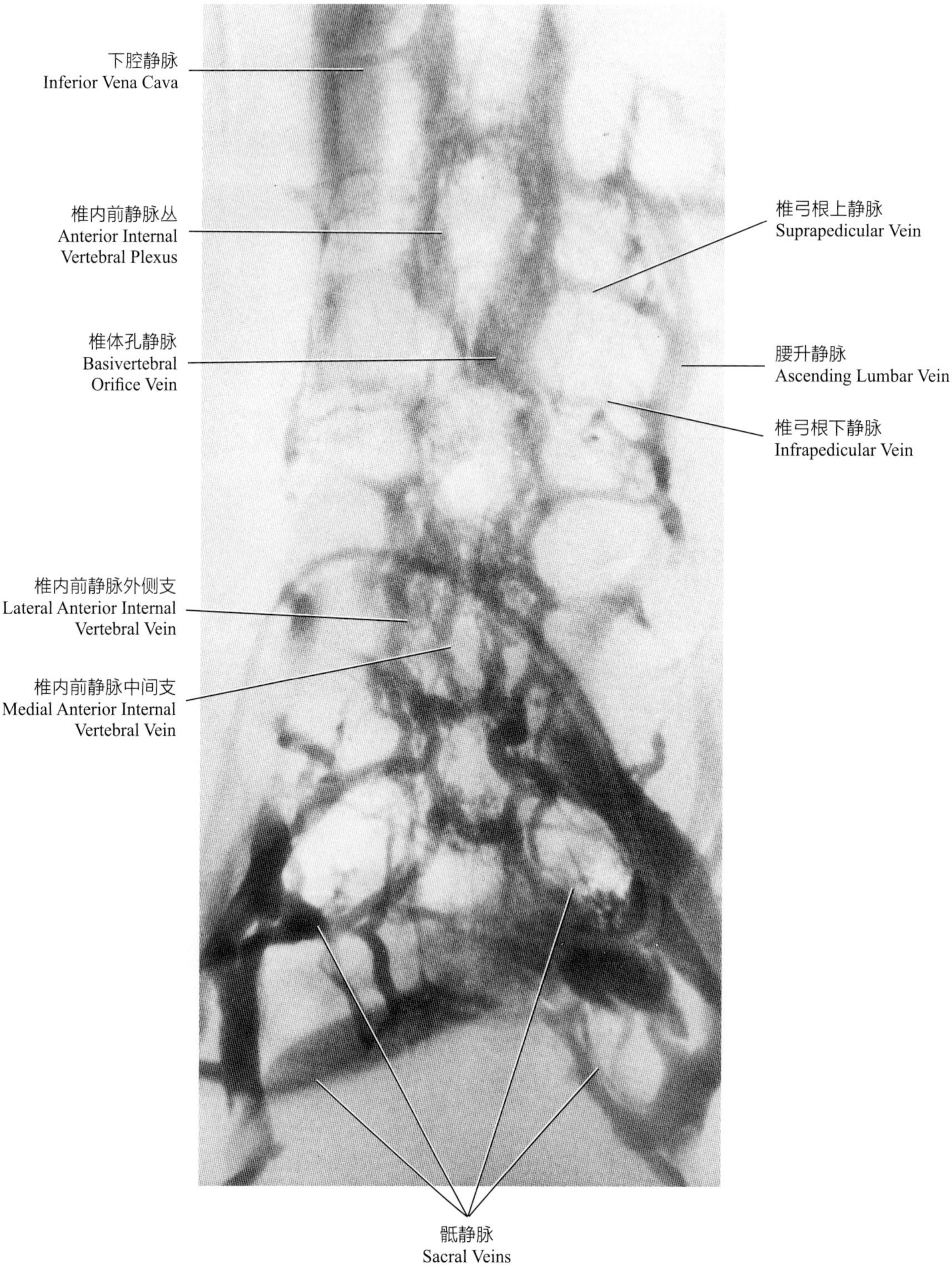

下腔静脉
Inferior Vena Cava

椎内前静脉丛
Anterior Internal Vertebral Plexus

椎体孔静脉
Basivertebral Orifice Vein

椎弓根上静脉
Suprapedicular Vein

腰升静脉
Ascending Lumbar Vein

椎弓根下静脉
Infrapedicular Vein

椎内前静脉外侧支
Lateral Anterior Internal Vertebral Vein

椎内前静脉中间支
Medial Anterior Internal Vertebral Vein

骶静脉
Sacral Veins

图6.5　硬膜外静脉血管造影。椎内前静脉中间支由很多不规则的静脉支组成，而椎内前静脉外侧支是较大的单一静脉。在L5～S1水平，椎内前静脉外侧支离开外侧方，向中间靠拢

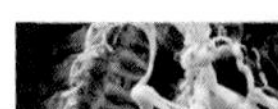

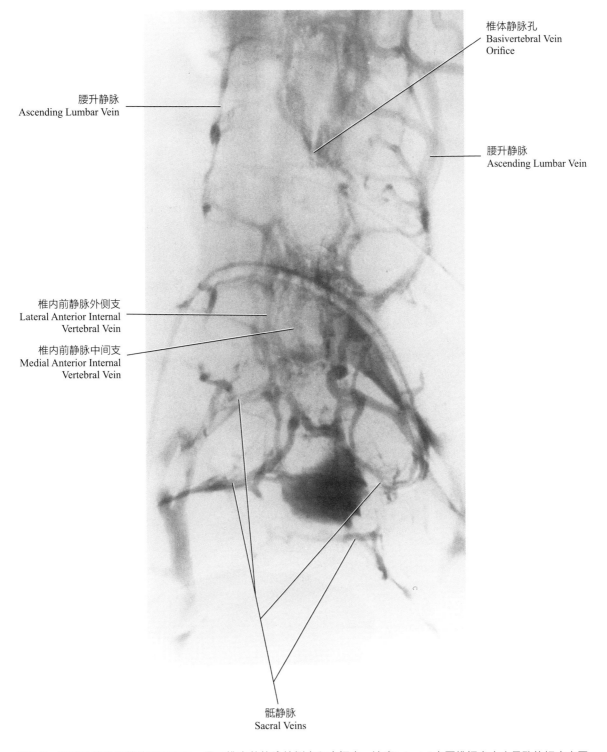

椎体静脉孔
Basivertebral Vein Orifice

腰升静脉
Ascending Lumbar Vein

腰升静脉
Ascending Lumbar Vein

椎内前静脉外侧支
Lateral Anterior Internal Vertebral Vein

椎内前静脉中间支
Medial Anterior Internal Vertebral Vein

骶静脉
Sacral Veins

图6.6　硬膜外静脉血管造影正面观，显示椎内前静脉外侧支和中间支，注意L4～L5水平椎间盘突出导致的相应水平的静脉充盈缺损

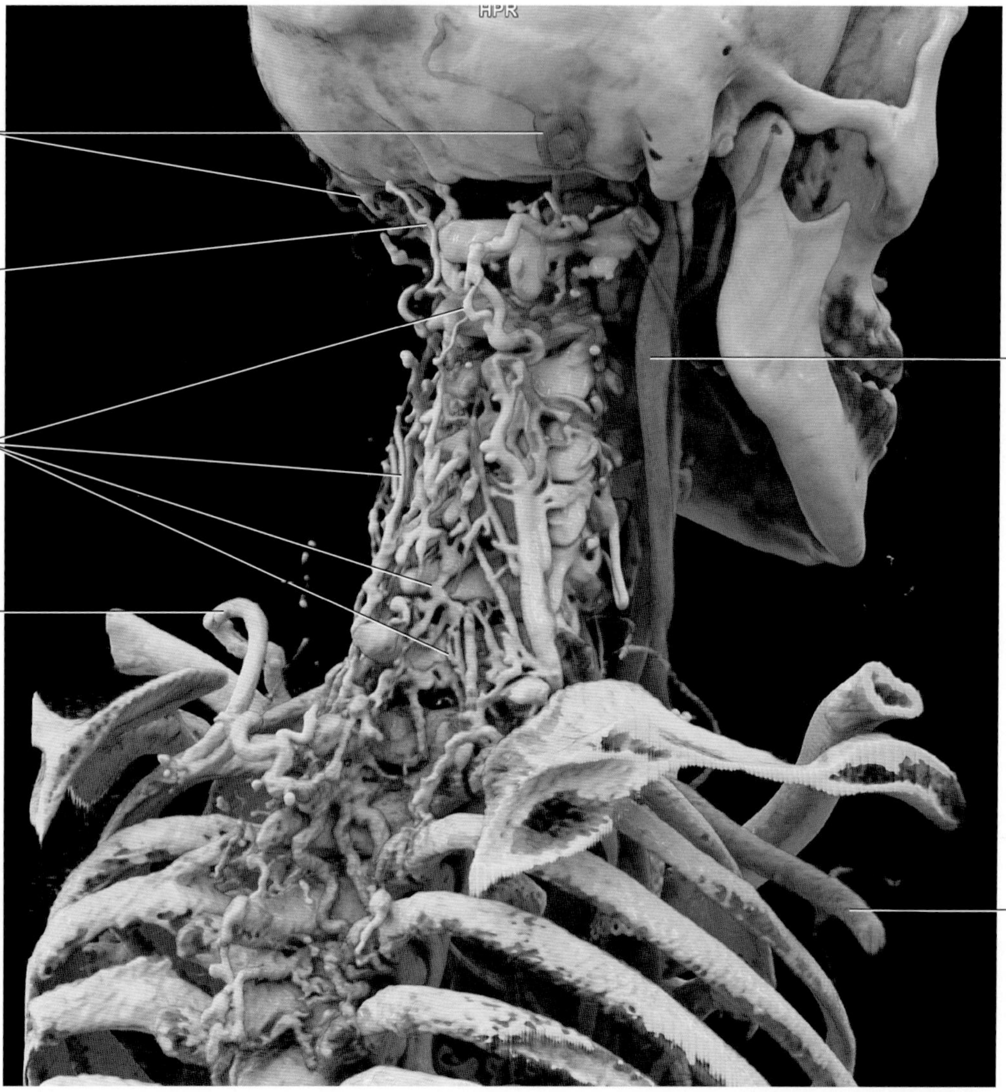

HPR

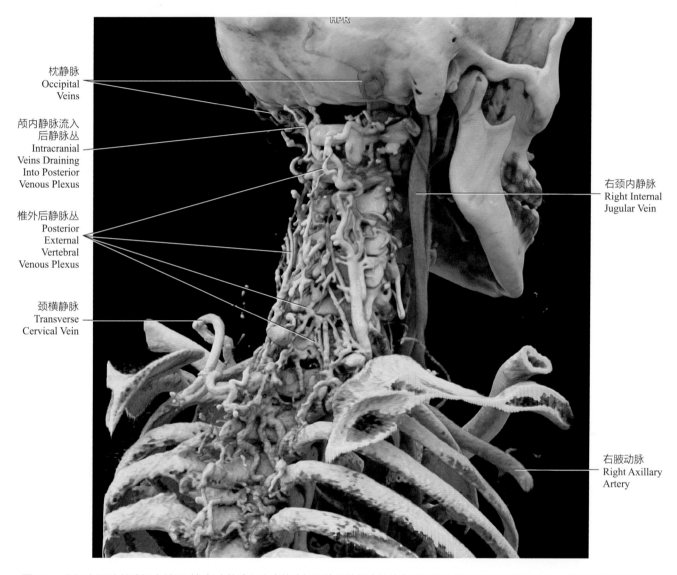

枕静脉
Occipital
Veins

颅内静脉流入
后静脉丛
Intracranial
Veins Draining
Into Posterior
Venous Plexus

椎外后静脉丛
Posterior
External
Vertebral
Venous Plexus

颈横静脉
Transverse
Cervical Vein

右颈内静脉
Right Internal
Jugular Vein

右腋动脉
Right Axillary
Artery

图6.7　1例双侧颈内静脉闭塞并通过与颅内静脉和头皮静脉相通的后外静脉丛建立广泛侧支循环的患者的CT静脉血管造影三维容积重建

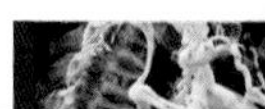

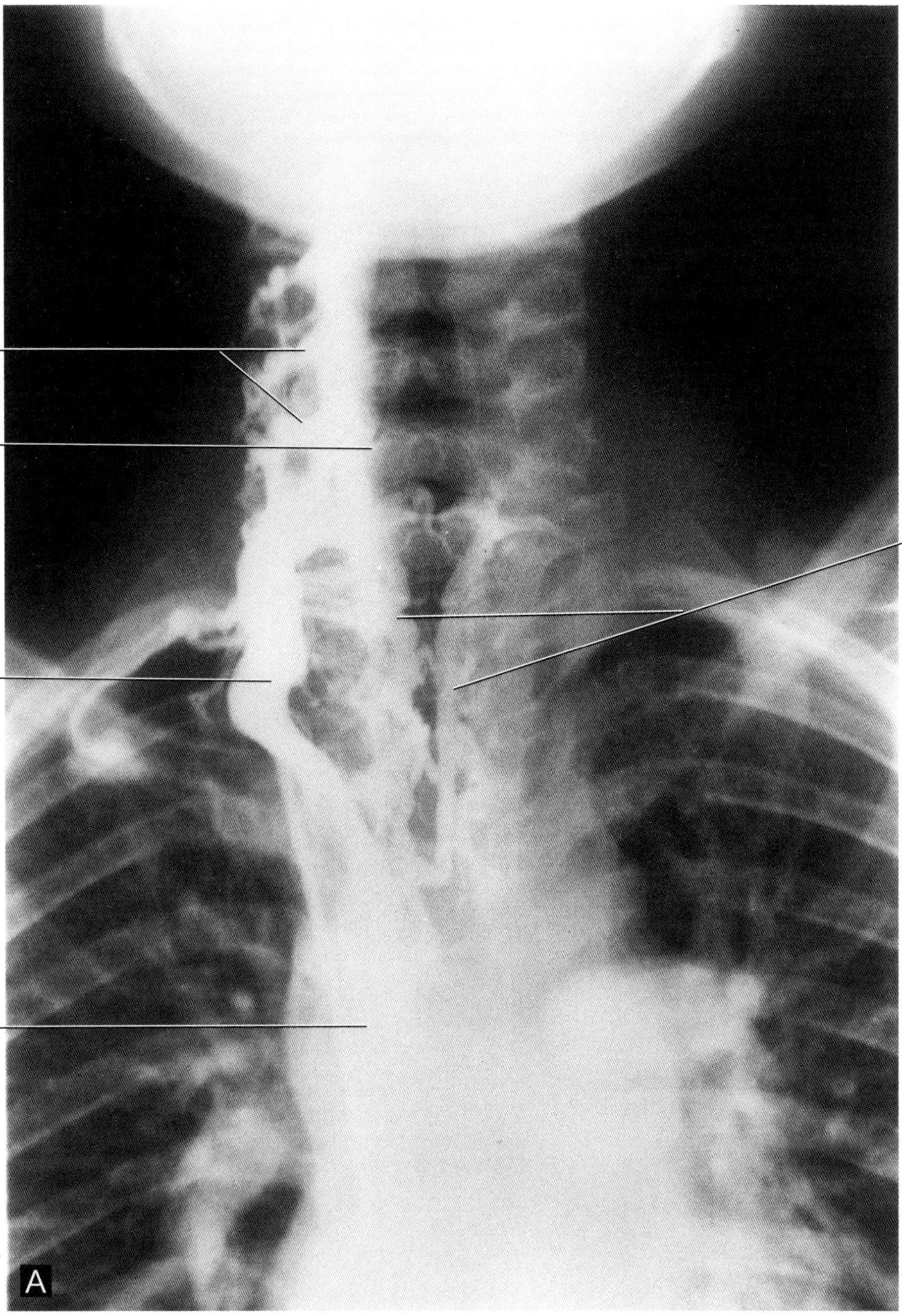

颈段静脉
Cervical Segmental Veins

椎内前静脉丛（颈段水平）
Anterior Internal Vertebral Plexus（Cervical Level）

颈内静脉
Internal Jugular Vein

上腔静脉
Superior Vena Cava

椎内前静脉丛（胸段水平）
Anterior Internal Vertebral Plexus Plexus（Thoracic Level）

A

图6.8　颈段静脉血管造影正面观。A. 前组静脉丛在颈段比在腰段发达。在C7水平以上，椎管较宽，椎内前静脉不清晰。在C7水平以下，可以观察到椎内前静脉

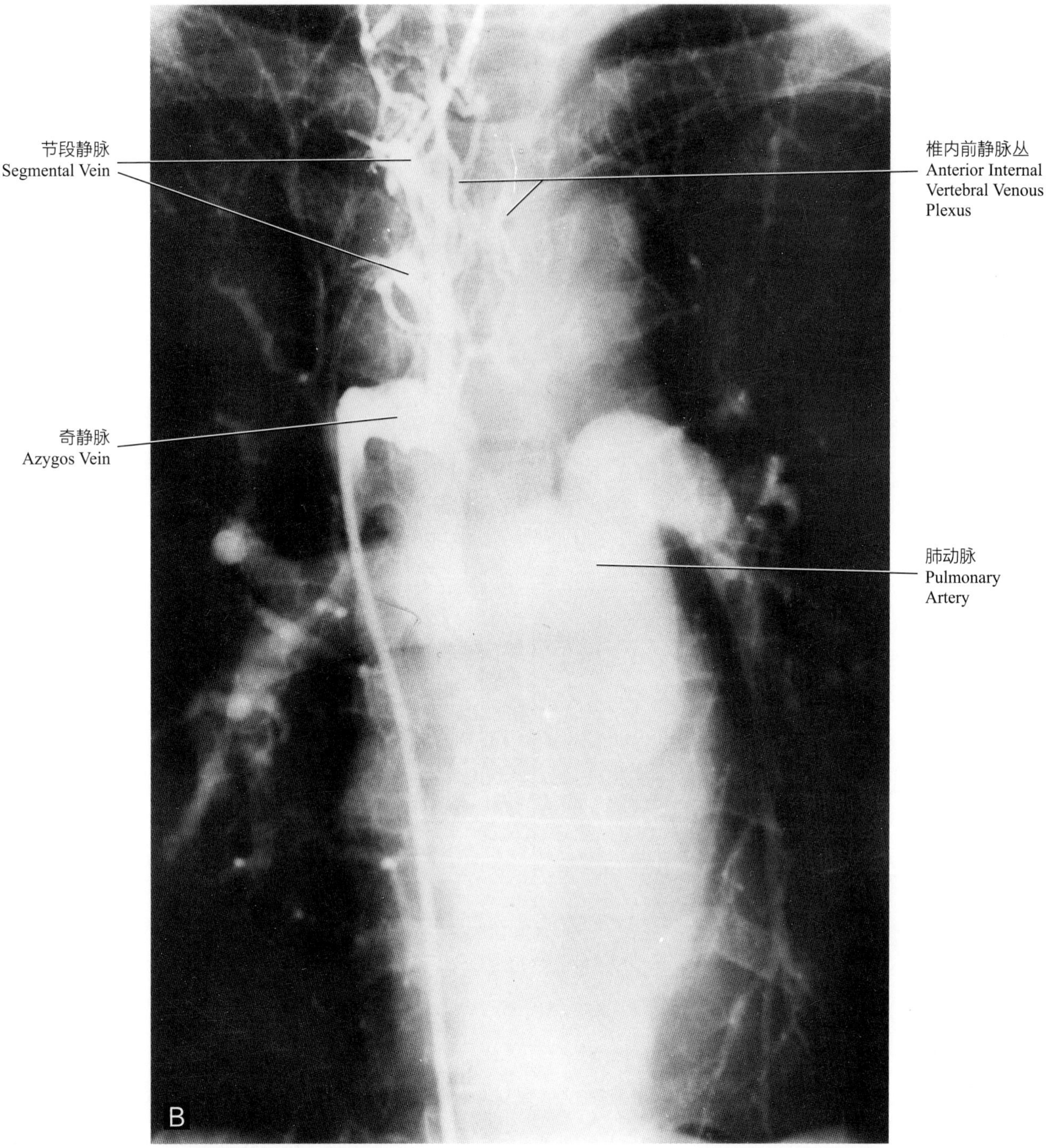

节段静脉
Segmental Vein

椎内前静脉丛
Anterior Internal Vertebral Venous Plexus

奇静脉
Azygos Vein

肺动脉
Pulmonary Artery

B

图6.8（续） B. 奇静脉血管造影显示椎旁静脉逆行充盈和椎前静脉部分充盈

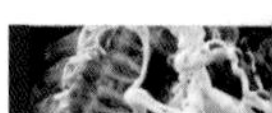

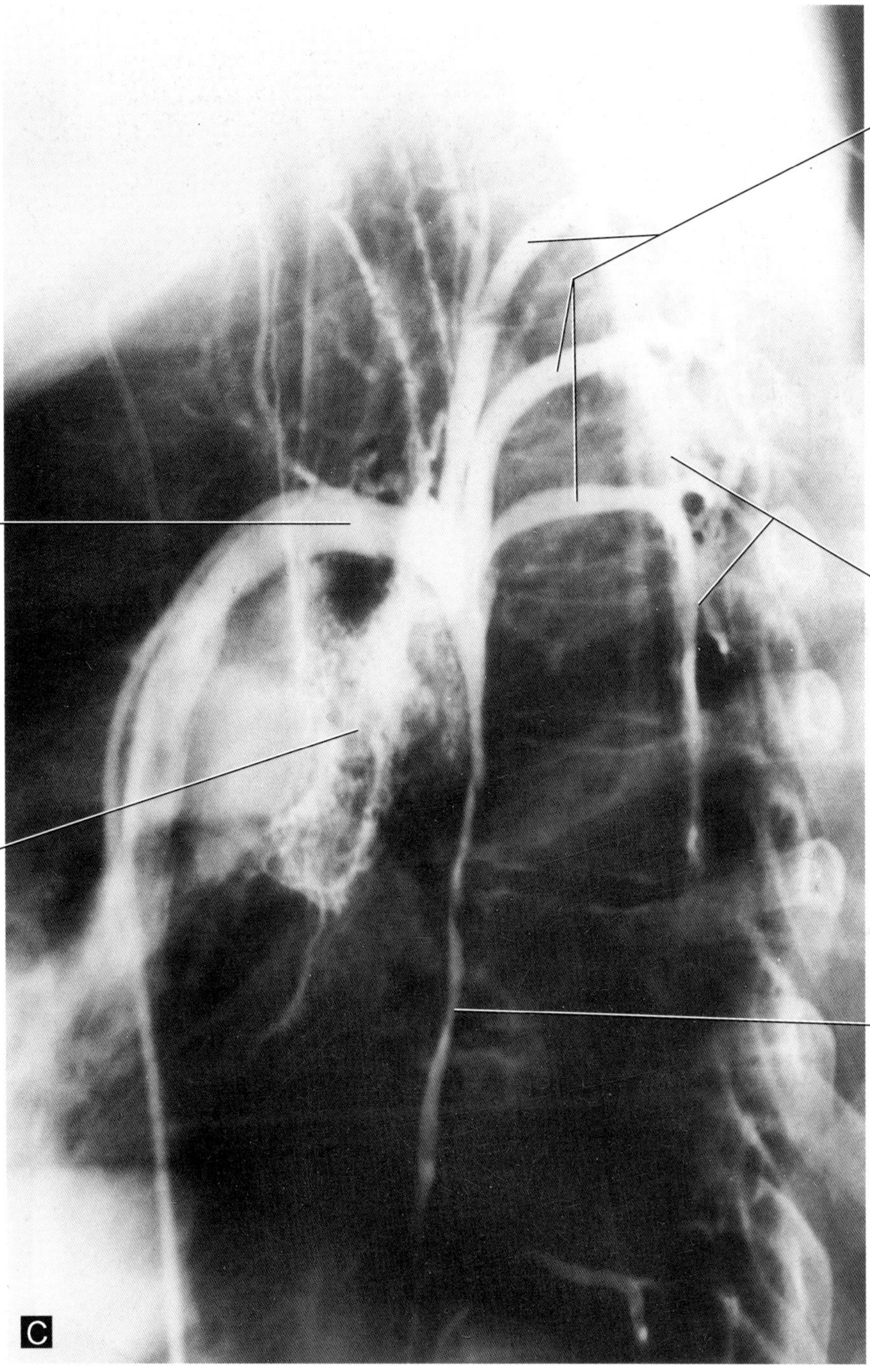

节段静脉
Segmental Veins

奇静脉
Azygos Vein

椎内前静脉丛
Anterior Internal Vertebral Venous Plexus

食管静脉
Esophageal Veins

奇静脉
Azygos Vein

C

图6.8（续）　C. 奇静脉侧视图显示节段静脉和部分椎内前静脉丛

（译者：吴庆龙）

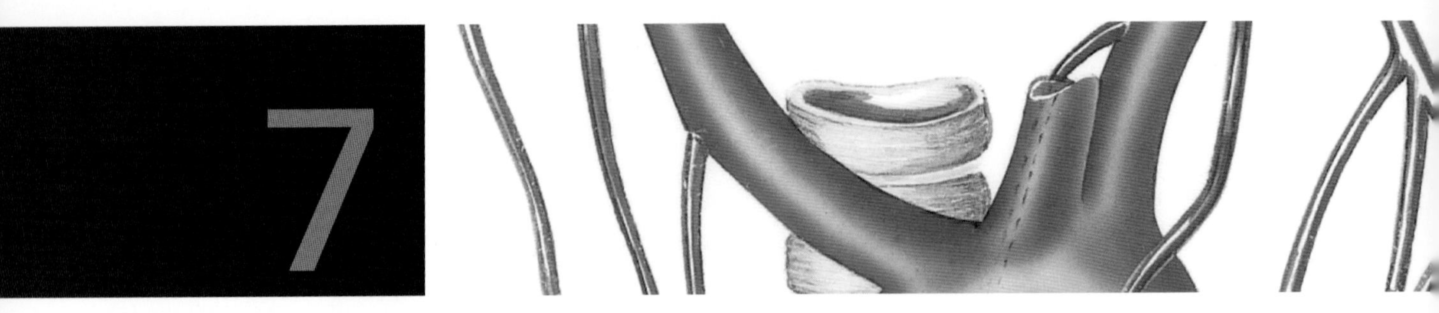

第7章 胸主动脉及其分支

主动脉分为 3 个部分：升主动脉、主动脉弓和降主动脉。降主动脉又分为胸主动脉和腹主动脉(图 7.1)。升主动脉起自心脏左心室的主动脉瓣，长约 5 cm（图 7.2）。主动脉在右胸部向前、向上走行，向后弯曲穿过纵隔至纵隔后方和椎体的左侧，这部分称为主动脉弓（图 7.3）。降主动脉走行至中央平面，在脊柱前方穿越膈肌主动脉裂孔后为腹主动脉的起始部（图 7.3）。

因胸主动脉血管腔内手术报告的需要，升主动脉、主动脉弓和降主动脉被进一步分为以下几个区（图 7.4）。0 区：主动脉瓣至头臂干水平（包括头臂干）。1 区：头臂干边缘至左颈总动脉（包括左颈总动脉）。2 区：左颈总动脉边缘至左锁骨下动脉（包括左锁骨下动脉）。3 区：左锁骨下动脉边缘至降主动脉起始部的弯曲部分。4 区：包括降主动脉全部。根据肋间动脉水平，将胸主动脉各段分为 T4 ~ T12。根据腰动脉水平，将腹主动脉各段分为 L1 ~ L5。

胸主动脉

主动脉滋养血管

胸主动脉和腹主动脉的血管壁由滋养血管供血。滋养血管系统由大血管壁的小滋养血管组成。滋养血管是血管壁中的小血管，负责把血液传输到大动脉血管壁的毛细血管网中。然而，只有部分血管壁由滋养血管供应，部分血管壁的营养物质通过血管内膜的滤过来供给，即生理性内膜。不同的动脉和物种，其血管化的临界深度也不同。在胸主动脉，无血管区的厚度大约为 500 μm，而腹主动脉的无血管区厚度大约为 700 μm。内膜和内 1/3 的中膜直接通过弥散作用从动脉管腔内的血液接受营养物质，而外 2/3 的中膜和外膜由滋养血管的动脉血供应（图 7.5，7.6）。

胸主动脉的滋养血管起自肋间动脉，腹主动脉的滋养血管则起自腰动脉。外膜水平的滋养血管起始部直径大约为 350 μm。在距离滋养血管主干的起始部垂直方向大约 4 mm 处，直径大约为 150 μm 的滋养血管干分为直径相等的两个二级分

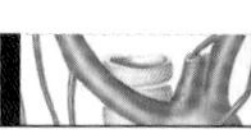

支。二级分支于主动脉主轴沿着头侧和尾侧这两个相反的方向走行。在主动脉外侧和腹侧分布着由这些血管发出的小血管网，这些小血管网和对侧侧支在主动脉壁上吻合形成了血管弓。滋养血管呈网状分布，这种分布表现为多角形的形态。错综复杂的血管网构成了吻合丰富的动脉血管丛，这些小动脉的一级分支直径为 100 ~ 200 μm。滋养血管的微循环血管直径一般小于 200 μm（图 7.6）。

主动脉滋养血管微循环

一级分支小动脉的直径为 100 ~ 200 μm 。

二级分支小动脉的直径为 30 ~ 100 μm 。

前毛细血管或者终末血管的直径为 10 ~ 30μm。

毛细血管的直径为 3 ~ 10 μm。

后毛细静脉的直径为 10 ~ 30 μm。

二级分支小静脉的直径为 30 ~ 100 μm。

一级分支小静脉的直径为 100 ~ 200 μm。

直径为 30 ~ 100 μm 的二级分支小动脉也被称为弓状血管，分布于主动脉管壁 90° ~ 220° 的扇形区域内，平均弧度为 120°。前毛细血管和终末血管起源于弓状血管，分布于中膜和内膜外 1/3。终末血管的远端部分呈平顶的树冠样分布，但不能到达内膜的内 1/3（图 7.6）。动脉滋养血管随着血流的方向连接静脉滋养血管。形态学上，前毛细血管和弓状血管处于同一水平，2 条静脉血管伴随 1 条动脉血管。

胸主动脉分段

对一个成功的支架植入手术来说，选择一个健康的主动脉锚区非常重要。锚区会因病例的不同而改变，因此，明确锚区，才能准确评估来自不同医院的支架植入手术的情况。Balm 等提出根据从主动脉弓向每个动脉分支远端画出的线对主动脉弓支架的位置进行分类。虽然这个方法有助于明确哪个分支动脉被支架堵塞，但无助于识别支架覆盖的区域范围。为了得到一个临床上更有用的系统，在 2001 年东京举办的首届胸主动脉支架植入国际峰会上提出使用解剖型支架锚区图。使用此锚区图对支架近端部位进行分类，有助于不同机构的研究人员评估适应证并分析随访结果。在 2002 年，这个锚区图已经扩大到支架的远端。此后，将该图（图 7.4）作为评估结果的标准化解剖学定义已达成共识。

升主动脉

在升主动脉起始部（相当于主动脉瓣尖端之后）可见 3 个扩张的部分，称为主动脉窦。冠状动脉口高于主动脉窦，有的甚至在主动脉窦上（图 7.2，7.7 ~ 7.9）。

分支

本书第 13 章对冠状动脉进行了重点介绍。

主动脉弓（图 7.2，7.11）

有 3 个主要的分支起源于主动脉弓。主动脉弓的下侧可能显示轮廓异常，在某些情况下这种异常可能被误认为夹层，但这实际上这是动脉导管的残余，也被称为突出的导管隆起或导管憩室（图 7.2）。

分支

- 头臂干（无名动脉）和右颈总动脉

- 左颈总动脉
- 左锁骨下动脉

老年人或者高血压患者的主动脉弓会变长、扭曲。头臂干血管起始部分向前移位，主动脉弓和其分支之间的角度变小，这使选择性动脉插管变得困难。根据主动脉弓和其分支之间的角度，将主动脉弓分为 3 种类型：Ⅰ型、Ⅱ型和Ⅲ型。判断分型的一种方法是测量头臂干的直径，计算该直径与主动脉弓顶部切线到头臂干距离的比值（图 7.10），比值小于或等于 1 者为Ⅰ型，比值为 2 者为Ⅱ型，比值大于或等于 3 者为Ⅲ型。

主动脉弓变异

- 右主动脉弓（图7.12）
- 双主动脉弓（图7.13）
- 颈部主动脉弓（图7.14）

头臂干

这是主动脉弓的第一个分支，同时也是最大的一个分支。头臂干起自主动脉弓的后上方，向右后外侧方向走行。起初在气管的前方，后渐渐移行至右侧。在分叉部分为 2 支终末支：右锁骨下动脉和右颈总动脉。偶可见到甲状腺动脉、胸腺动脉和支气管动脉从这些分支上发出。右椎动脉起自右锁骨下动脉。右锁骨下动脉主要营养上肢。右颈总动脉是头臂干主要的终末支。

头颈部的主要动脉是颈总动脉，在甲状软骨上缘水平，向上走行的颈总动脉分为 2 支主要动脉：颈内动脉和颈外动脉。在血管分叉部可见一处扩张，称为颈动脉窦。在分叉部，有神经纤维、压力感受器和化学感受器，这个结构被称为颈动脉体。两侧颈总动脉的长度和起源的位置都不同，右颈总动脉起自头臂干，而左颈总动脉起自主动脉弓。

左颈总动脉（图 7.15 ~ 7.18）

主动脉弓的第二个分支，在头臂干的左侧和后方发出，分为胸段和颈段。在气管的前方起源，渐渐移行至左侧，直接向上走行。

左锁骨下动脉（图 7.17）

主动脉弓的第三个分支，在左颈总动脉之后发出。本书第 15 章将重点介绍，左椎动脉起自左锁骨下动脉。

主动脉弓分支的起源

一些主动脉弓分支的起源存在变异。3 对血管分别从主动脉弓独立发出：颈总动脉、锁骨下动脉和椎动脉。它们可能起自同一个动脉干，或者其中几支血管共干（图 7.19 ~ 7.24）。最主要的变异是头臂干起源比较高（起自气管左侧）（图 7.19），左颈总动脉起自头臂干（牛弓）（图 7.18，7.19，7.22）。其次是右锁骨下动脉远端发出左锁骨下动脉（图 7.21，7.22），左椎动脉直接起自主动脉（图 7.20）。

65% 为常见的结构（图 7.11，7.17）。

27% 为左颈总动脉、右锁骨下动脉和右颈总动脉起源于头臂干（图 7.18）。

2.5% 为 4 支血管独立起源，包括左锁骨下动脉、右颈总动脉、左颈总动脉和左锁骨下动脉（图 7.22）。

5.0% 为变异的结构。右锁骨下动脉起源于主动脉弓远端（图 7.22，7.24），颈总动脉和右锁骨下动脉起源于主动脉弓的后侧壁（图 7.22）。左颈总动脉、头臂干和右颈总动脉共同起源于主动脉弓（图 7.23）。

1.2% 为存在左、右头臂干，颈总动脉发出左锁骨下动脉。

颈总动脉

左、右头臂干

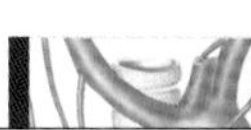

单血管弓

左头臂干

通常主动脉弓向左延伸，是左第四原始弓的延续。相反，如果右第四原始弓存在，那么主动脉弓将向右侧延伸（图 7.12）。如果右侧弓及其头臂血管的起源是左侧弓的镜像，并且于右侧下行，则与之相关的心脏内异常的发生率很高（98%）。如果主动脉弓在右侧，而降主动脉于左侧下行，或者主动脉弓右侧异常并伴有相关的左锁骨下动脉异常，则心脏内异常的发生率较低。主动脉弓右位时，3 个分支的排列颠倒：头臂干位于左侧，而右颈总动脉和右锁骨下动脉从主动脉弓直接发出。

双主动脉弓代表有两个原始弓（图 7.13）。这种情况有很多变异，各节之间有闭锁，降主动脉的大小以及每个弓的相对大小也有变化。颈弓异常高（图 7.14）；它们可能位于胸腔出口，甚至可能延伸到锁骨和胸骨末端以及上方的颈部以外。颈弓源于胚胎发育过程中的第三原始弓而不是第四原始弓。右侧或左侧弓的异常高位通常与头臂干的异常起源有关。可参考本书第 1 章中的图 1.2。

胸降主动脉

主动脉弓通常在 T4 水平延续为胸主动脉。少数情况下会出现弓的折叠或扭结以及主动脉下行，失去压力梯度，这种情况称为假性缩窄，这由左第三弓的存在导致，也与颈弓有关（图 7.14）。

心包支

有些血管从降主动脉发出，营养心包的后方。

支气管动脉

右支气管动脉通常和右侧第 3 肋间后动脉一起发出，但也可以和别的肋间动脉一起发出。这个共干的动脉被称为肋间支气管动脉，起源于降主动脉的右侧、前侧或背侧（图 7.25，7.26，7.32）。左支气管动脉单独发出，直接起源于降主动脉的前侧壁（图 7.27），或者由共干支气管动脉发出分支分布于两侧的肺部（图 7.28），通常垂直起源于主动脉壁（图 7.29，7.30）。支气管动脉通常起源于 T4 ～ T9 水平，且大约 90% 的支气管动脉起源于 T5 ～ T6 水平。

支气管动脉主要分布于主气管和支气管周围的连接组织，但也供应部分细支气管和心包，以及食管、椎前肌肉、迷走神经和脏层胸膜。此外，它们还营养气管周围隆突、肺门和肺内的淋巴结、主动脉滋养血管及肺动静脉。外周的支气管动脉有不同的组成部分，包括小动脉、毛细血管和静脉丛，在支气管周围有着密集的血管网，这些小动脉终止于具有不规则形态特征的支气管毛细血管网和大量的毛细血管丛。这些血管循环组成成分不仅存在于支气管壁，也存在于支气管周围组织。这些微血管结构随着支气管树向终末支气管延伸，管径越来越小、数目越来越少。肺动脉周围的连接组织也包含和支气管壁相同的血管网状结构。

支气管动脉为支气管周围血管系统的补充。支气管静脉也会通过微静脉与周围肺泡毛细血管直接沟通，而脏层胸膜也由支气管动脉来营养（图 10.15）。

关于支气管动脉的主要解剖分布，根据 Caldwell 的分类，约 90% 的支气管动脉的解剖属于下列 4 种类型之一。

Ⅰ型：左侧 2 支支气管动脉，右侧 1 支肋间支气管动脉（40.6%）。

Ⅱ型：左侧 1 支支气管动脉，右侧 1 支肋间支气管动脉（21.3%）。

Ⅲ型：左侧 2 支支气管动脉，右侧 2 支支气管动脉，其中 1 支是肋间支气管动脉（20.6%）。

Ⅳ型：左侧 1 支支气管动脉，右侧 2 支支气管动脉，其中 1 支是肋间支气管动脉（9.7%）。

在 Caldwell 的分类中，有些类型未被提及。根据 Botenga 的分类，有 10 种不同类型的支气管动脉的解剖类型。

Ⅰ型：右侧 1 支肋间支气管动脉，左侧 2 支支气管动脉（27.7%）。

Ⅱ型：右侧 1 支肋间支气管动脉，左侧 1 支支气管动脉（17.0%）。

Ⅲ型：右侧 1 支肋间支气管动脉，左侧 1 支支气管动脉，还有 1 支共干支气管动脉分布于左、右两侧（17.0%）。

Ⅳ型：右侧 1 支肋间支气管动脉、1 支支气管动脉，左侧 2 支支气管动脉（10.7%）。

Ⅴ型：右侧 2 支支气管动脉，左侧 1 支支气管动脉（8.5%）。

Ⅵ型：右侧 1 支肋间支气管动脉，1 支共干支气管动脉分布于左、右两侧（8.5%）。

Ⅶ型：1 支共干支气管动脉（4.3%）。

Ⅷ型：右侧 1 支肋间支气管动脉、1 支支气管动脉，左侧 3 支支气管动脉（2.1%）。

Ⅸ型：右侧 1 支肋间支气管动脉、2 支支气管动脉，左侧 1 支支气管动脉（2.1%）。

Ⅹ型：1 支共干支气管动脉分布于左、右两侧，左侧 1 支支气管动脉（2.1%）。

根据 Uflacker 对支气管动脉解剖的描述，包括共干支气管动脉在内，有 10 种类型（图 7.31）。

Ⅰ型：右侧 1 支肋间支气管动脉，左侧 1 支支气管动脉（30.5%）。

Ⅱ型：右侧 1 支肋间支气管动脉，1 支共干支气管动脉分布于左、右两侧（25.0%）。

Ⅲ型：右侧 1 支肋间支气管动脉，左侧 2 支支气管动脉（12.5%）。

Ⅳ型：右侧 1 支肋间支气管动脉、1 支支气管动脉，左侧 1 支支气管动脉（11.1%）。

Ⅴ型：右侧 1 支肋间支气管动脉，左侧 1 支共干支气管动脉和 1 支支气管动脉（8.3%）。

Ⅵ型：右侧 1 支肋间支气管动脉，左侧 1 支支气管动脉，尾侧 1 支共干支气管动脉（4.2%）。

Ⅶ型：只有 1 支共干支气管动脉（2.8%）。

Ⅷ型：右侧 1 支肋间支气管动脉，并发出 1 支左支气管动脉，左侧 1 支支气管动脉（2.8%）。

Ⅸ型：2 支共干支气管动脉分布于左、右两侧（1.4%）。

Ⅹ型：右侧 1 支肋间支气管动脉、1 支支气管动脉，1 支共干支气管动脉分布于左、右两侧（1.4%）。

在该分类中 90% 的变异为前 6 种类型。

迷走支气管动脉的起源和变异

支气管动脉可以从主动脉弓发出，或者迷走起源于其他大循环中的动脉。它们是很小但很重要的血管，迷走的、移位的和附属的支气管动脉可以起源于其他动脉系统，包括锁骨下动脉、头臂干、腹主动脉、膈下动脉、甲状颈干、心包膈动脉、胸廓内动脉（内乳动脉）和腋动脉（图 7.32，7.33）。

胸部动脉的吻合连接

胸部有无数的吻合通道（图 7.34），包括胸廓内动脉和胸部系统的动脉（图 7.35）。这些旁路包括横向吻合和纵向吻合（图 7.35，7.36）。侧支循环的形成除了自然吻合外，还有由炎症和其他病理原因引起的侧支吻合（图 7.37，7.38）。

在 58.3% 的病例中，神经根动脉起源于肋间

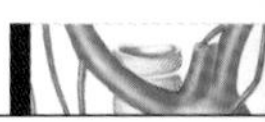

支气管动脉。脊髓前动脉起源于根髓动脉的分支。在一组病例中，5% 的根髓动脉在 T4 ~ T6 水平起源于右侧的肋间支气管动脉。

食管动脉

有 4 ~ 5 支食管动脉从降主动脉的前方发出，在上方与甲状腺动脉通过血管网形成吻合，在下方与膈动脉和胃左动脉分支形成吻合（图 7.39,7.40）。在大量病例中，食管动脉是支气管动脉的分支，或者和支气管动脉共干。

纵隔支

这些分支是非常小的动脉，营养着纵隔的淋巴结和后纵隔的网状组织。

膈支

这些分支起源于下方的胸主动脉，血管分布于上膈肌的表面和心包膈动脉，并与膈肌动脉有吻合。

肋间后动脉

有 9 对肋间后动脉起源于胸降主动脉的后方，分布于肋间隙（图 7.37，7.38），第 1 ~ 3 肋间动脉通常起源于肋间上动脉，右侧第 2 和第 3 肋间后动脉通常共同起源于右支气管动脉，这些动脉常被称为肋间支气管动脉（图 7.39）。左肋间后动脉相对较短，绕着椎体向后走行，由于主动脉分布于左侧，右肋间后动脉相对较长，在椎体的前方绕过椎体向后。到达肋骨后，肋间后动脉沿着肋间沟走行，肋间后静脉和神经平行于该动脉，胸主动脉最下方的 1 对分支沿着第 12 肋下方走行，被称为肋间下动脉（图 7.1，7.3，7.41）。

分支

- 腹侧分支（前）
- 脊柱分支（后）
- 侧支肋间支
- 肌支
- 无名支
- 前支

肋间后动脉在肋骨关节颈部向腹侧走行，分为前支（肋间前动脉）和后支（脊柱支），它们通过椎间孔进入椎管营养椎体、神经节和脑膜。

脊髓分支　肋间后动脉发出肌支和根髓动脉，根髓动脉发出神经节支后分为前根髓动脉和后根髓动脉，分别与脊髓前动脉和脊髓后动脉吻合。

侧支肋间支　这支动脉起源于靠近肋骨角的肋间后动脉，向下到达下一肋的下缘，之后沿着肋骨的上缘与胸廓内动脉发出的肋间前动脉发生吻合。

肌支　肌支供应肋间、胸廓肌肉和前锯肌。肌支也发出数支皮支和乳房支。

无名支　一些肋间后动脉的无名支供应胸壁的其他组织，包括骨、骨膜和壁层胸膜。

前支　这些动脉从胸廓内动脉发出，比肋间后动脉细（图 7.41）。

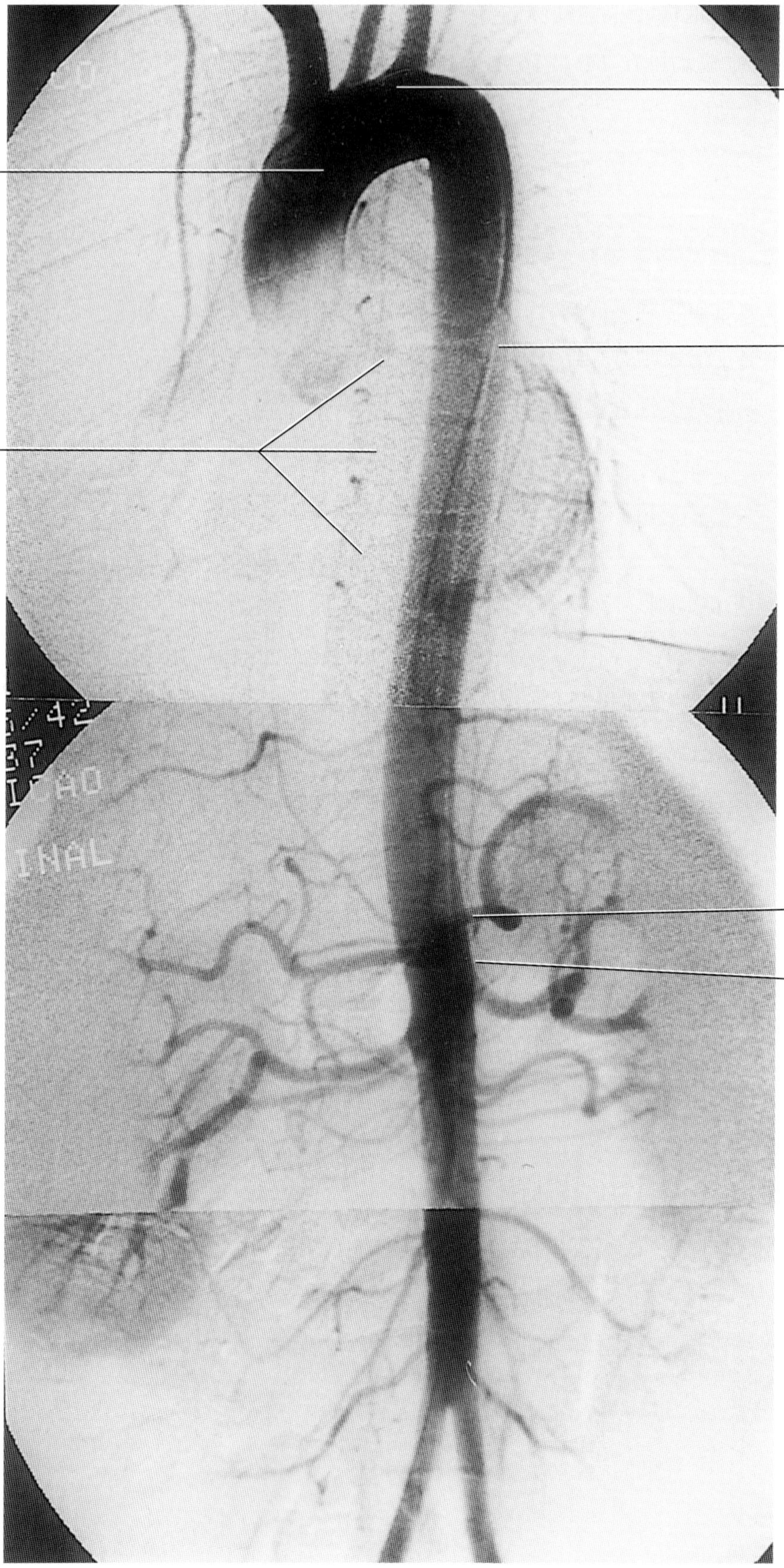

图7.1 主动脉血管造影显示升主动脉、主动脉弓、胸降主动脉和腹主动脉。可见肋间后动脉和部分右胸廓内（内乳）动脉。内脏动脉很明显

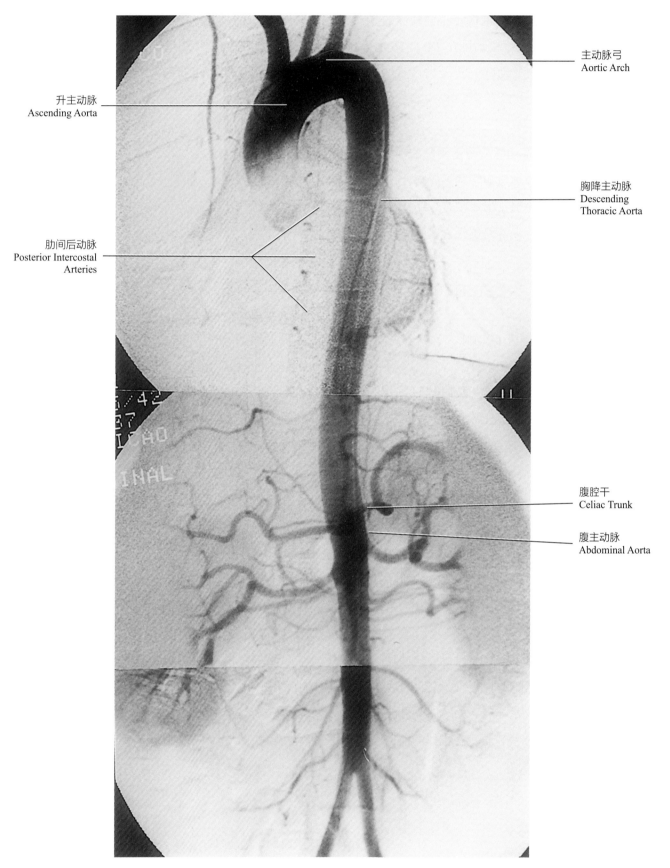

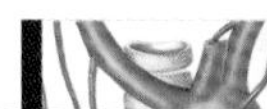

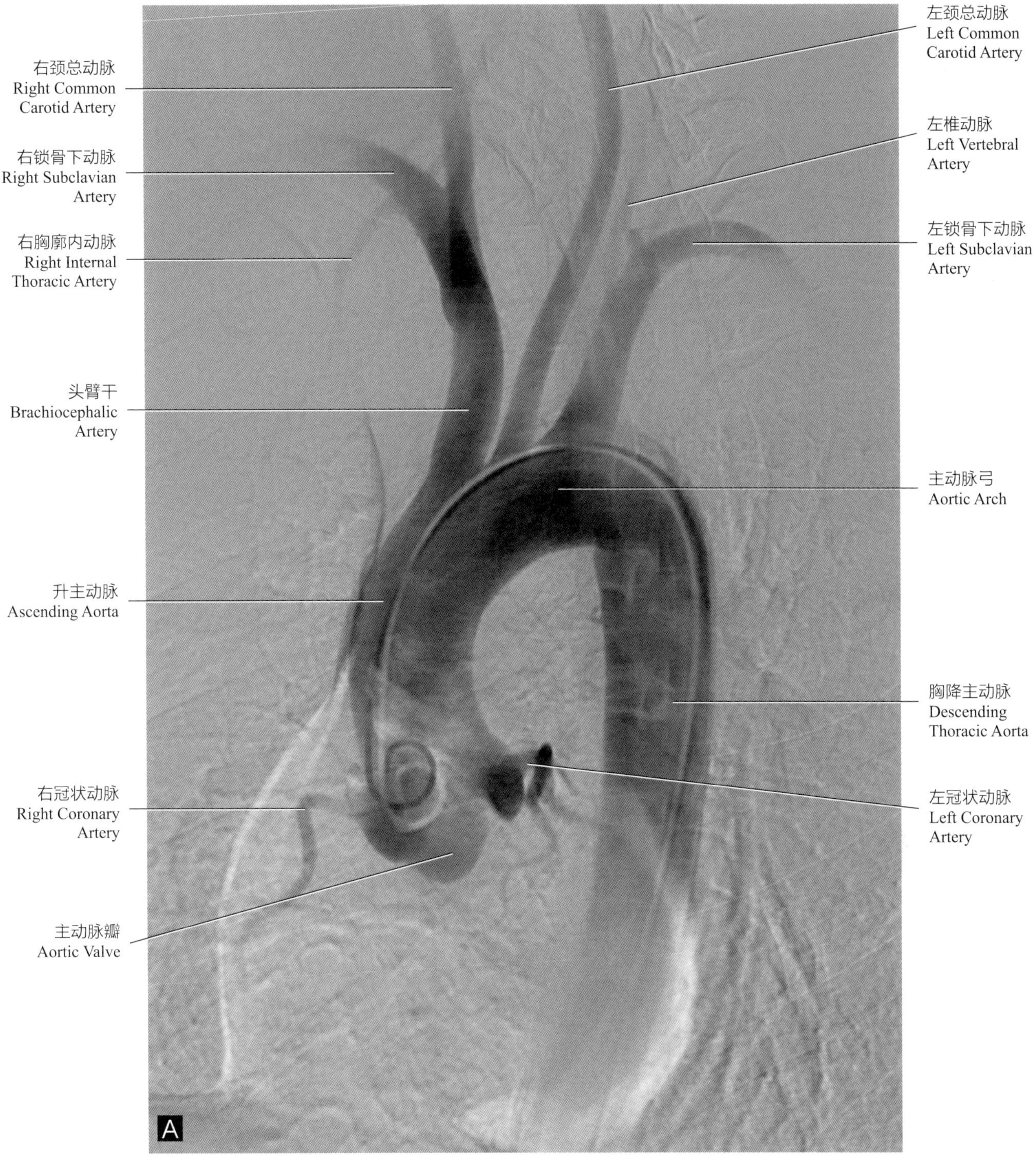

右颈总动脉 Right Common Carotid Artery
右锁骨下动脉 Right Subclavian Artery
右胸廓内动脉 Right Internal Thoracic Artery
头臂干 Brachiocephalic Artery
升主动脉 Ascending Aorta
右冠状动脉 Right Coronary Artery
主动脉瓣 Aortic Valve
左颈总动脉 Left Common Carotid Artery
左椎动脉 Left Vertebral Artery
左锁骨下动脉 Left Subclavian Artery
主动脉弓 Aortic Arch
胸降主动脉 Descending Thoracic Aorta
左冠状动脉 Left Coronary Artery
A

图7.2　A. 升主动脉血管造影，可见主动脉瓣尖部和冠状动脉起源。主动脉弓正面被造影剂充盈

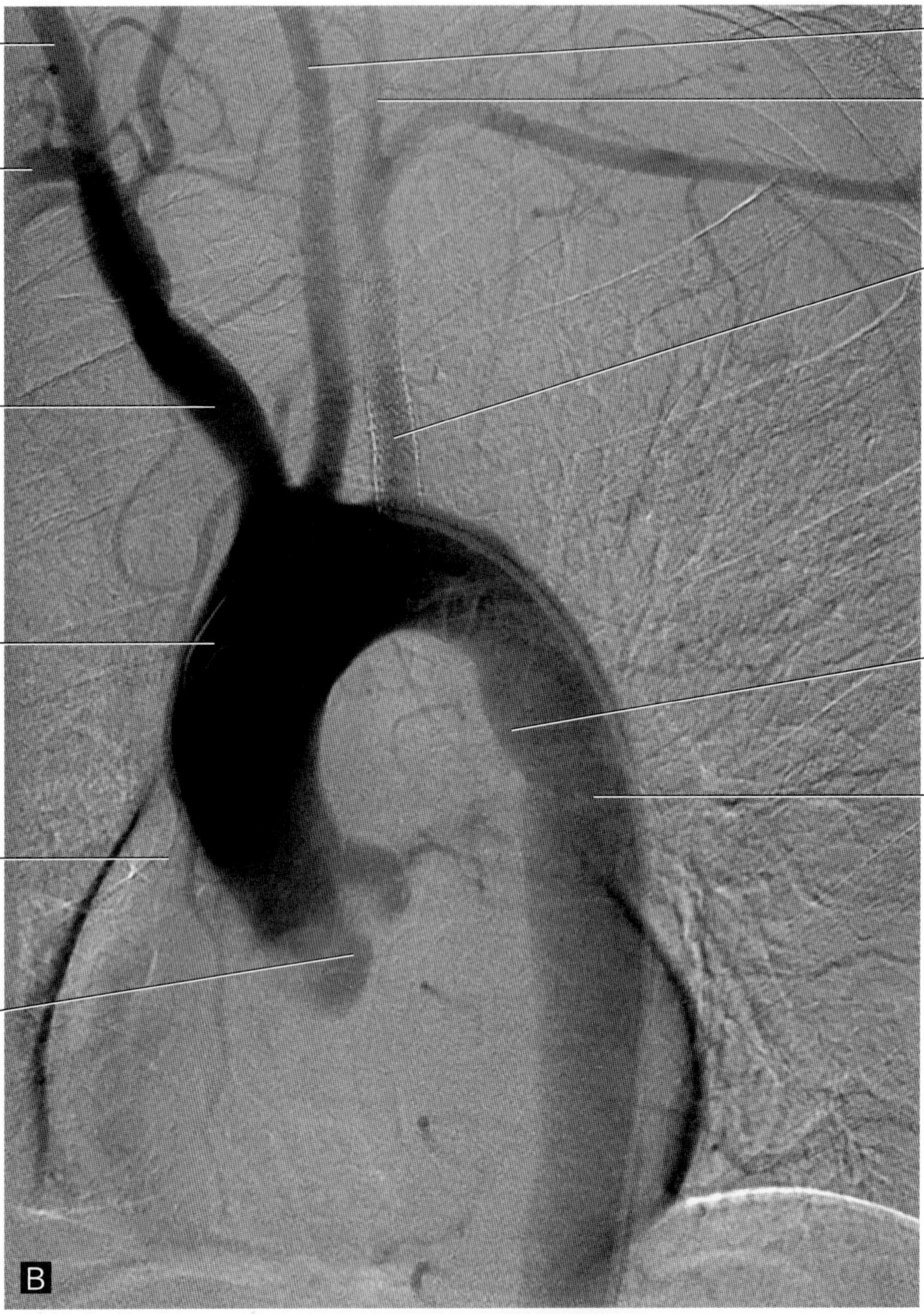

右颈总动脉
Right Common Carotid Artery

右锁骨下动脉
Right Subclavian Artery

头臂干
Brachiocephalic Artery

升主动脉
Ascending Aorta

右冠状动脉
Right Coronary Artery

主动脉瓣
Aortic Valve

左颈总动脉
Left Common Carotid Artery

左椎动脉
Left Vertebral Artery

左锁骨下动脉动脉支架
Left Subclavian Artery with a Stent

导管憩室
Ductus Diverticulum

胸降主动脉
Descending Thoracic Aorta

B

图7.2（续） B. 主动脉弓血管造影，可见1个突出的导管憩室，这是一种常见的解剖变异

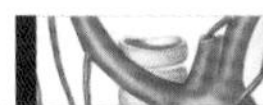

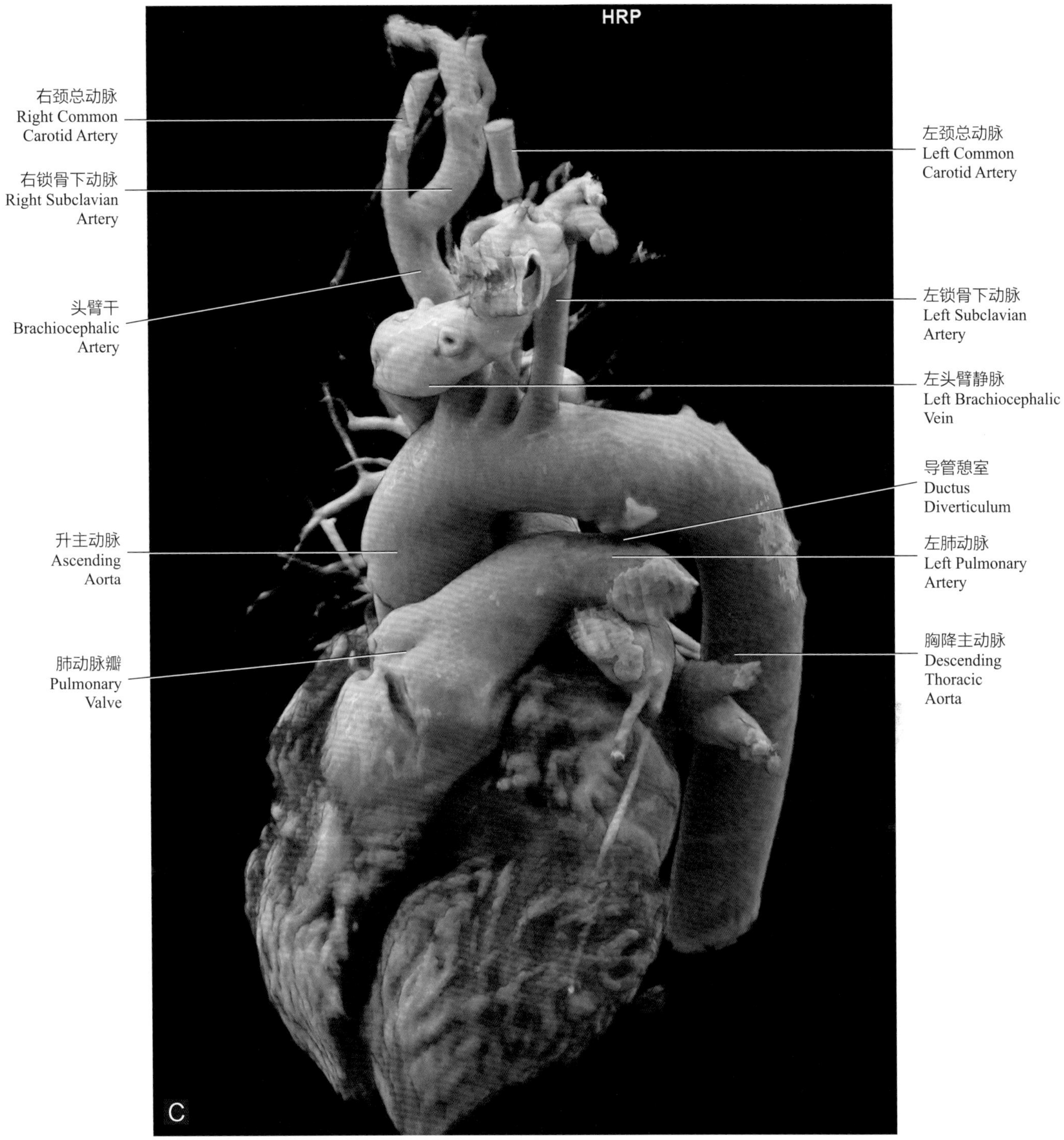

HRP

右颈总动脉
Right Common
Carotid Artery

右锁骨下动脉
Right Subclavian
Artery

头臂干
Brachiocephalic
Artery

升主动脉
Ascending
Aorta

肺动脉瓣
Pulmonary
Valve

左颈总动脉
Left Common
Carotid Artery

左锁骨下动脉
Left Subclavian
Artery

左头臂静脉
Left Brachiocephalic
Vein

导管憩室
Ductus
Diverticulum

左肺动脉
Left Pulmonary
Artery

胸降主动脉
Descending
Thoracic
Aorta

C

图7.2（续） C. 同一患者的CTA三维重建图像，显示导管憩室位于主动脉弓左侧壁钙化处以及憩室与肺动脉的关系

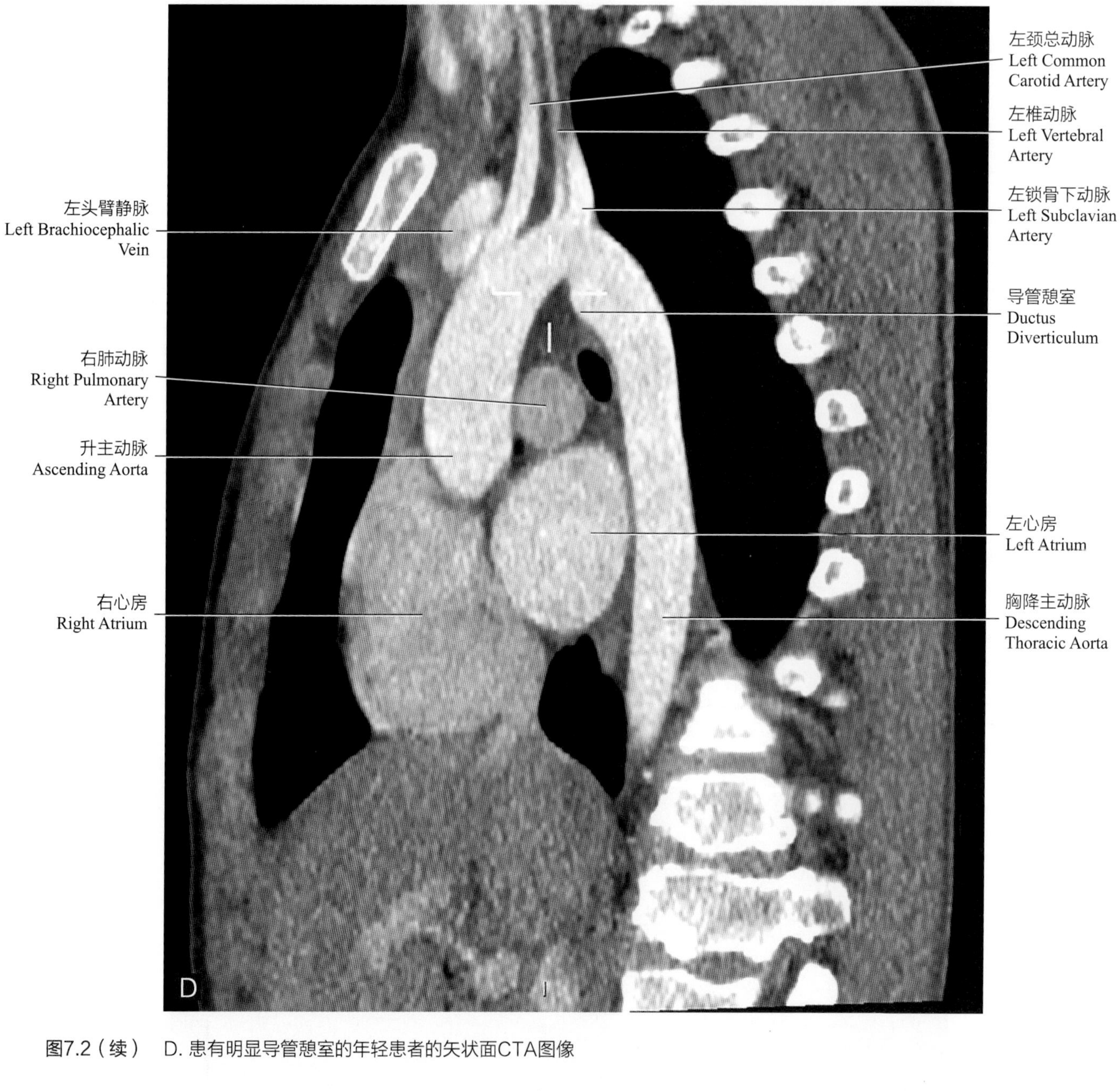

左颈总动脉
Left Common Carotid Artery

左椎动脉
Left Vertebral Artery

左锁骨下动脉
Left Subclavian Artery

左头臂静脉
Left Brachiocephalic Vein

导管憩室
Ductus Diverticulum

右肺动脉
Right Pulmonary Artery

升主动脉
Ascending Aorta

左心房
Left Atrium

右心房
Right Atrium

胸降主动脉
Descending Thoracic Aorta

D

图7.2（续） D. 患有明显导管憩室的年轻患者的矢状面CTA图像

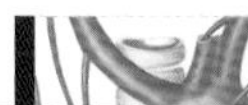

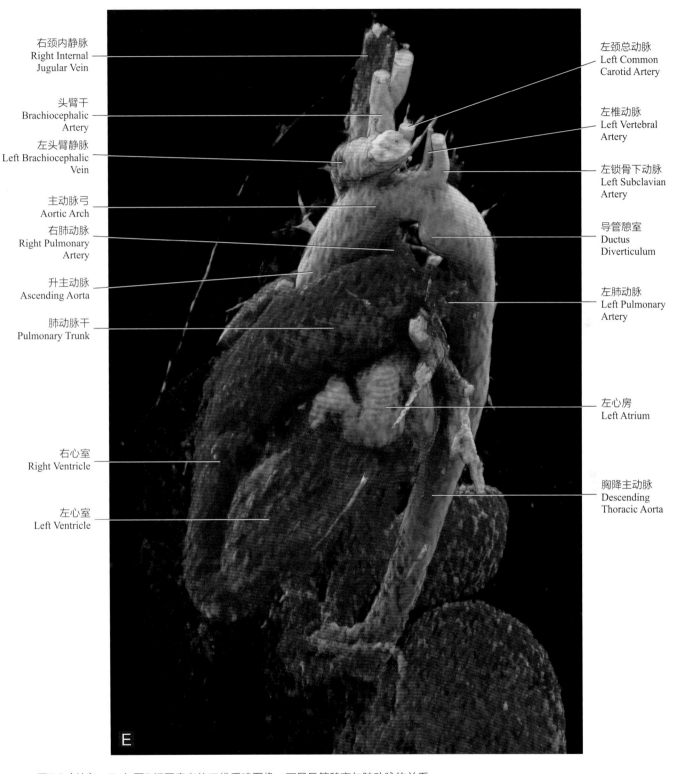

右颈内静脉
Right Internal Jugular Vein

头臂干
Brachiocephalic Artery

左头臂静脉
Left Brachiocephalic Vein

主动脉弓
Aortic Arch

右肺动脉
Right Pulmonary Artery

升主动脉
Ascending Aorta

肺动脉干
Pulmonary Trunk

右心室
Right Ventricle

左心室
Left Ventricle

左颈总动脉
Left Common Carotid Artery

左椎动脉
Left Vertebral Artery

左锁骨下动脉
Left Subclavian Artery

导管憩室
Ductus Diverticulum

左肺动脉
Left Pulmonary Artery

左心房
Left Atrium

胸降主动脉
Descending Thoracic Aorta

E

图7.2（续）　E. 与图D相同患者的三维重建图像，可见导管憩室与肺动脉的关系

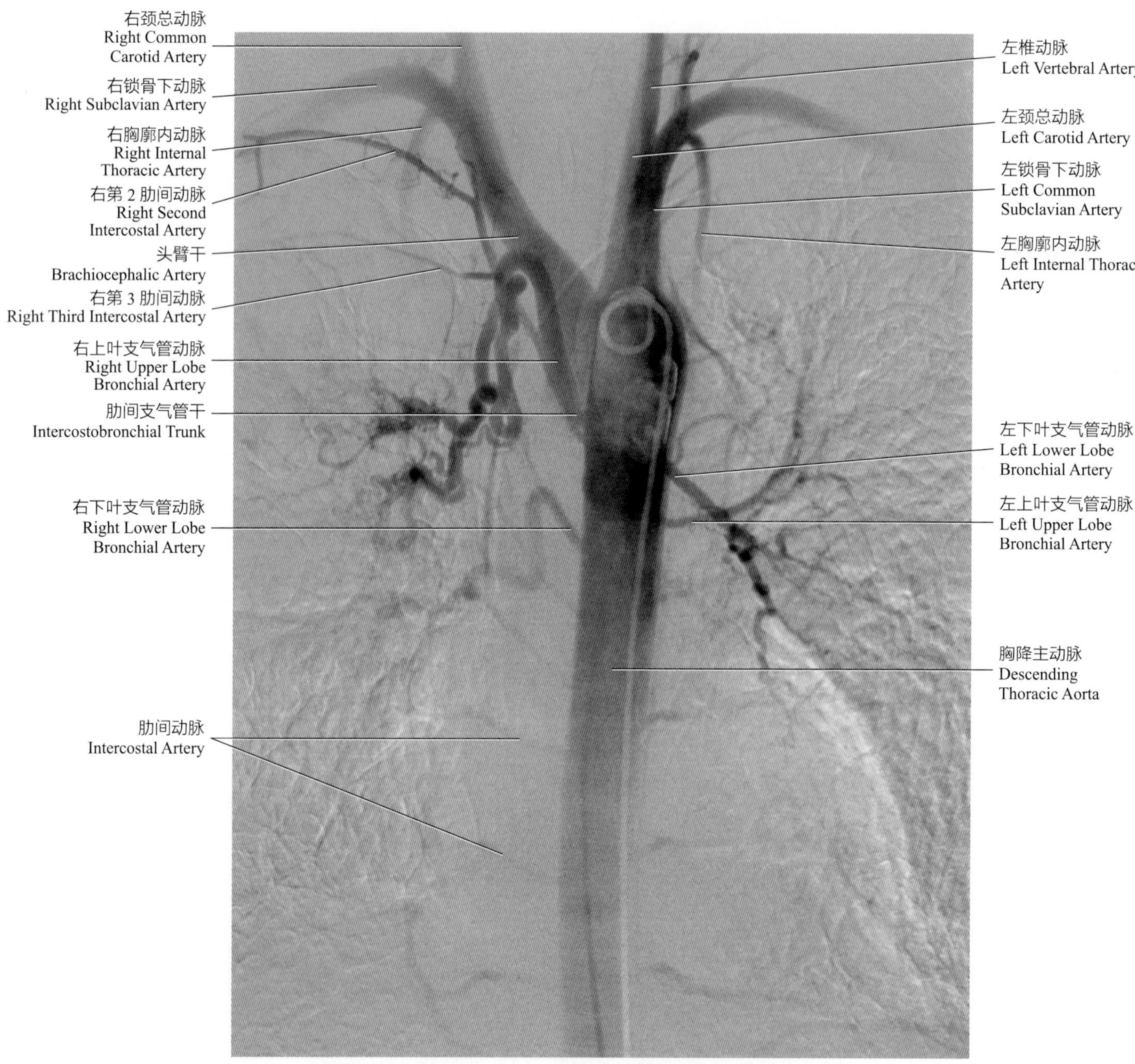
右颈总动脉
Right Common
Carotid Artery
右锁骨下动脉
Right Subclavian Artery
右胸廓内动脉
Right Internal
Thoracic Artery
右第 2 肋间动脉
Right Second
Intercostal Artery
头臂干
Brachiocephalic Artery
右第 3 肋间动脉
Right Third Intercostal Artery
右上叶支气管动脉
Right Upper Lobe
Bronchial Artery
肋间支气管干
Intercostobronchial Trunk
右下叶支气管动脉
Right Lower Lobe
Bronchial Artery
肋间动脉
Intercostal Artery
左椎动脉
Left Vertebral Artery
左颈总动脉
Left Carotid Artery
左锁骨下动脉
Left Common
Subclavian Artery
左胸廓内动脉
Left Internal Thoracic
Artery
左下叶支气管动脉
Left Lower Lobe
Bronchial Artery
左上叶支气管动脉
Left Upper Lobe
Bronchial Artery
胸降主动脉
Descending
Thoracic Aorta

图7.3 胸降主动脉血管造影（前面观），可见两侧增粗的支气管动脉和部分肋间动脉

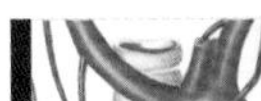

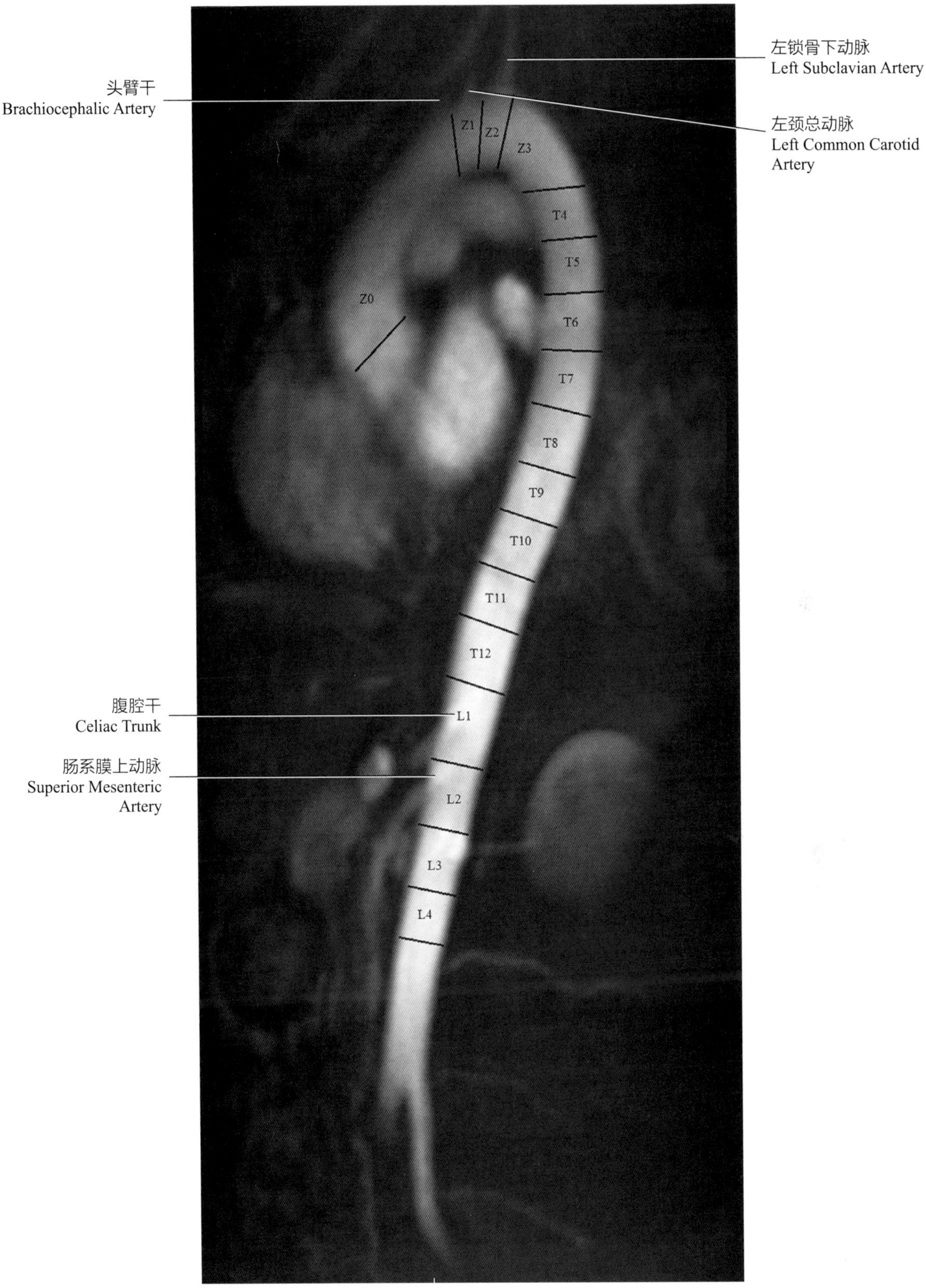

左锁骨下动脉
Left Subclavian Artery

头臂干
Brachiocephalic Artery

左颈总动脉
Left Common Carotid Artery

Z1 Z2 Z3 Z0 T4 T5 T6 T7 T8 T9 T10 T11 T12 L1 L2 L3 L4

腹腔干
Celiac Trunk

肠系膜上动脉
Superior Mesenteric Artery

图7.4　降主动脉分区：基于从主动脉弓向每个动脉分支绘制辅助线，对放置于主动脉弓中的支架的位置进行分类。区域Z4包括区域T4～T12及L1～L5

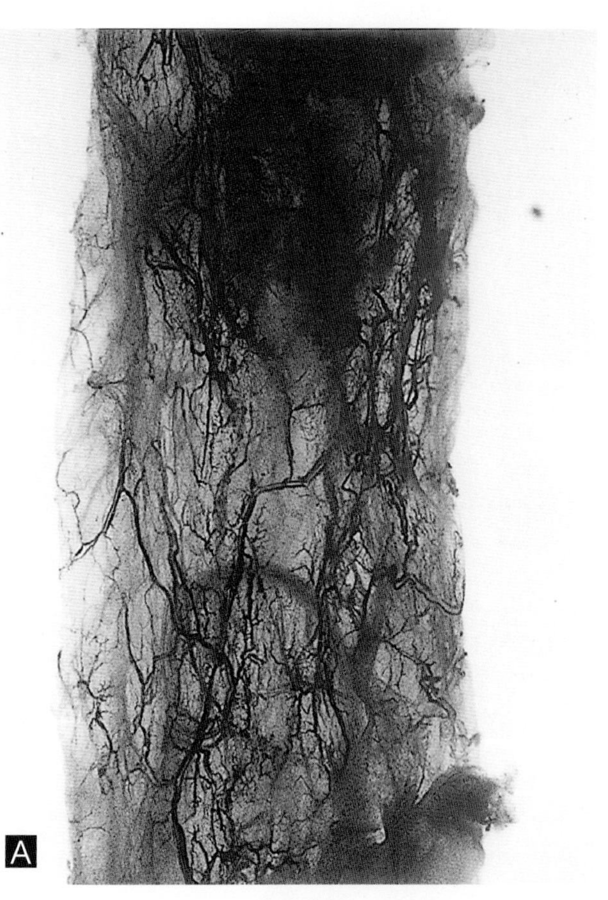

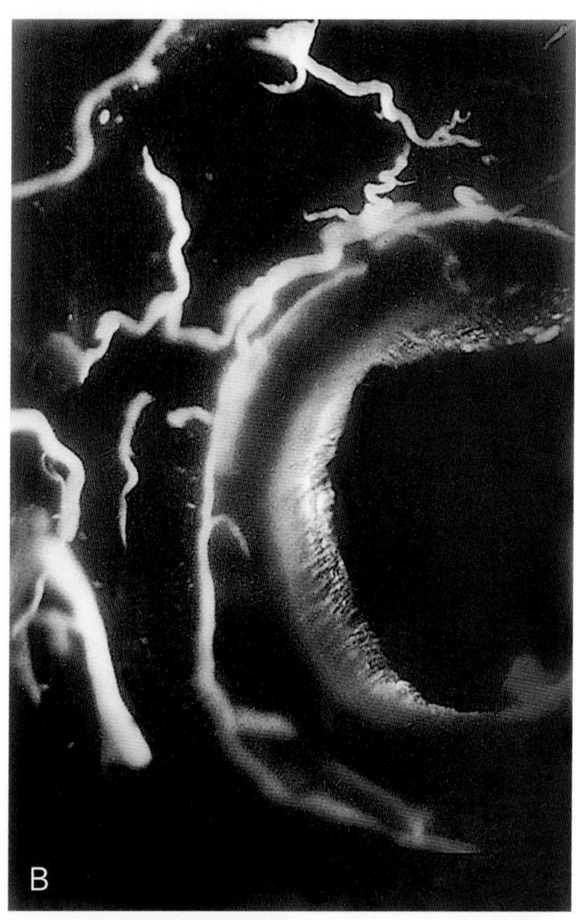

图7.5　A. 犬的主动脉矢状切开透视图，可见丙烯酸塑料遮盖的动静脉血管。注意多边形网络中的网状图案，这是由于滋养血管及其分支相互吻合。多边形网络主要位于主动脉的外膜。B. 犬的主动脉横切面，可见起源于腰动脉的滋养血管，注意多层血管（由葡萄牙里斯本JM Pisco博士提供）

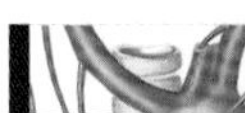

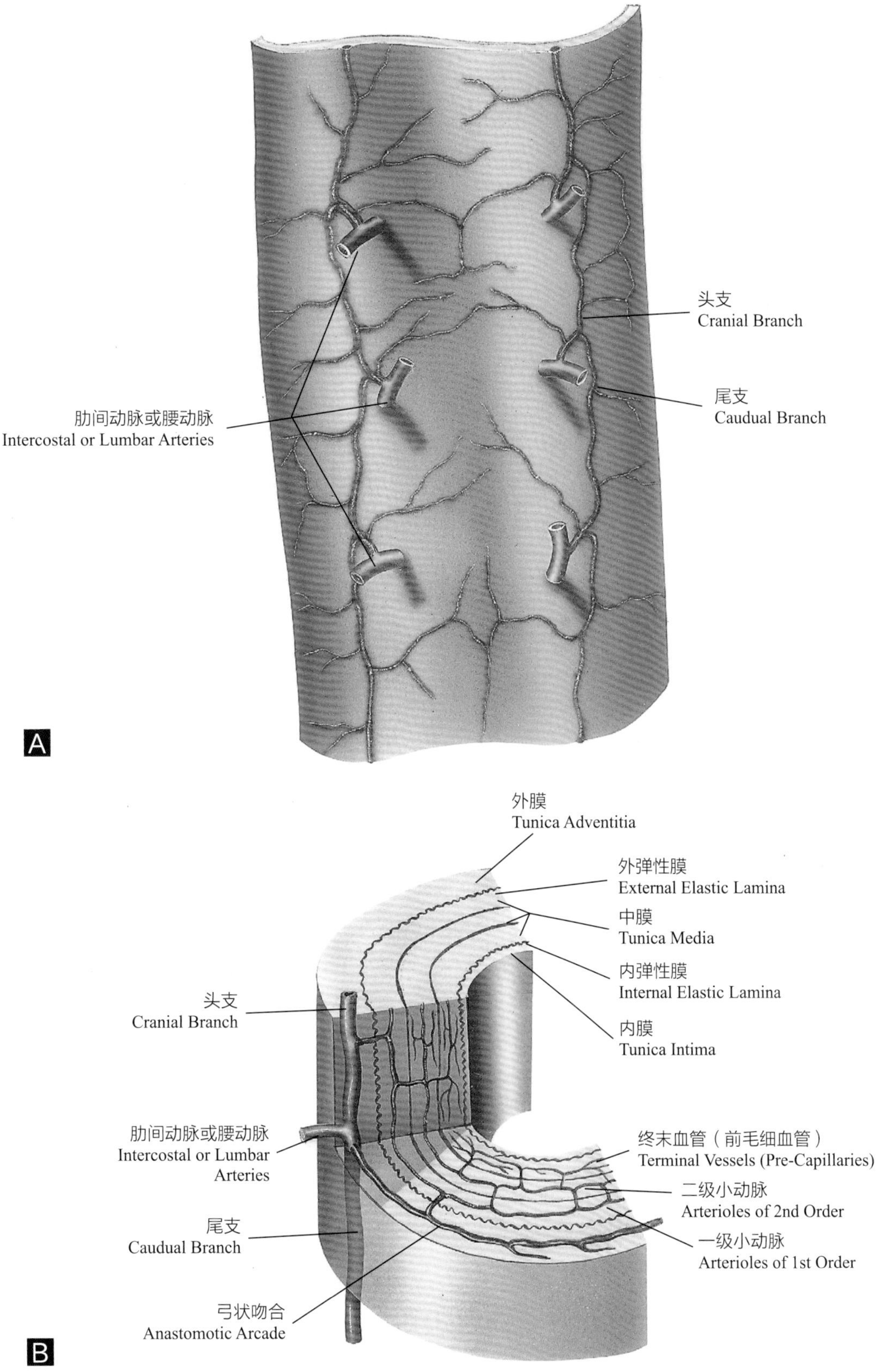

图7.6 A. 主动脉矢状切面显示主动脉壁上呈多边形的网状血管滋养血管。B. 主动脉横切面显示主动脉壁的多层滋养血管

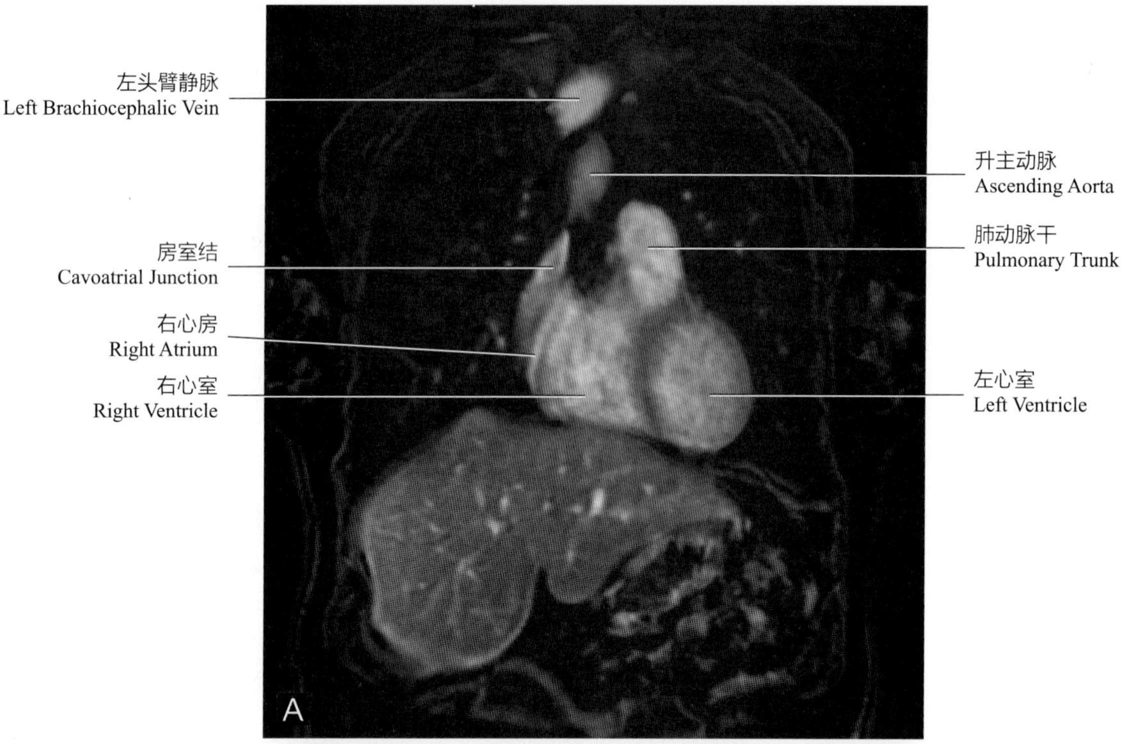

左头臂静脉
Left Brachiocephalic Vein
升主动脉
Ascending Aorta
房室结
Cavoatrial Junction
肺动脉干
Pulmonary Trunk
右心房
Right Atrium
右心室
Right Ventricle
左心室
Left Ventricle
A

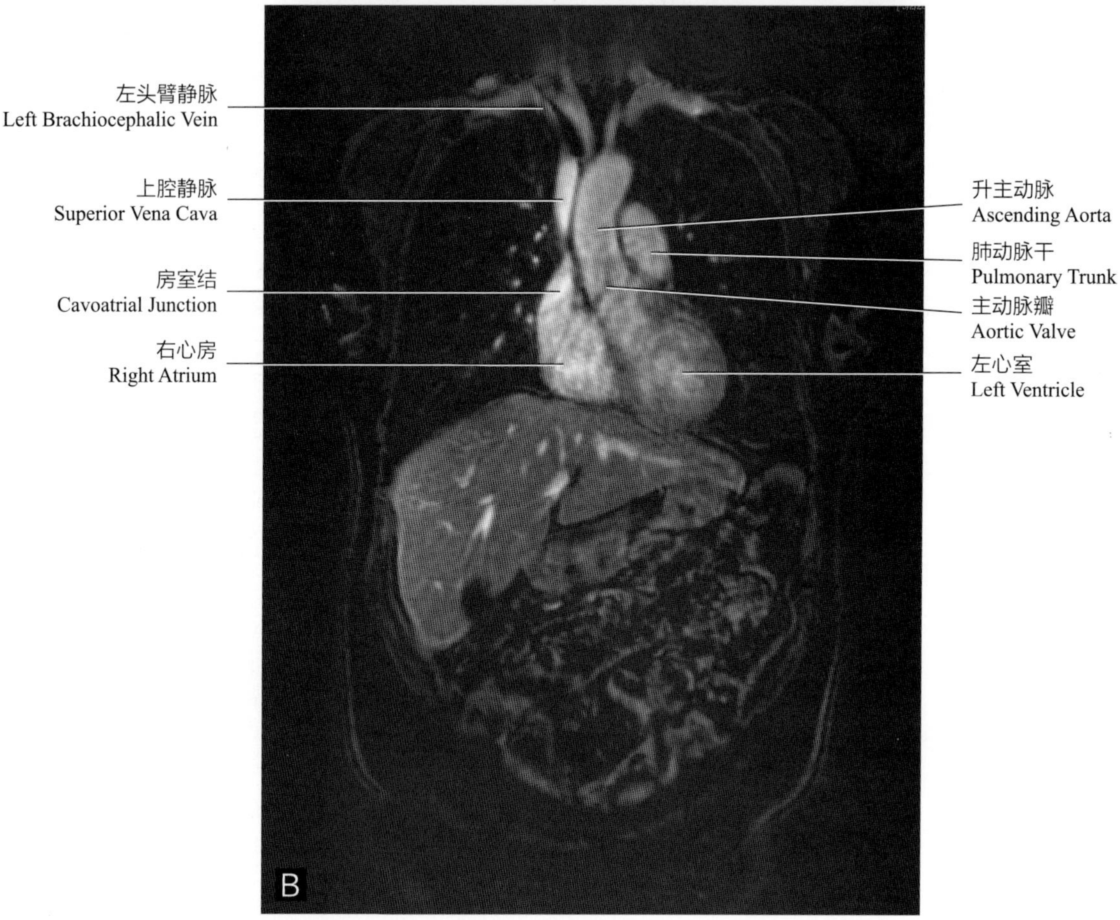

左头臂静脉
Left Brachiocephalic Vein
上腔静脉
Superior Vena Cava
升主动脉
Ascending Aorta
房室结
Cavoatrial Junction
肺动脉干
Pulmonary Trunk
主动脉瓣
Aortic Valve
右心房
Right Atrium
左心室
Left Ventricle
B

图7.7 MRI图像（冠状位）显示胸部的心脏和大血管，包括主动脉

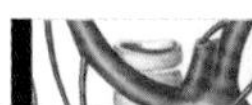

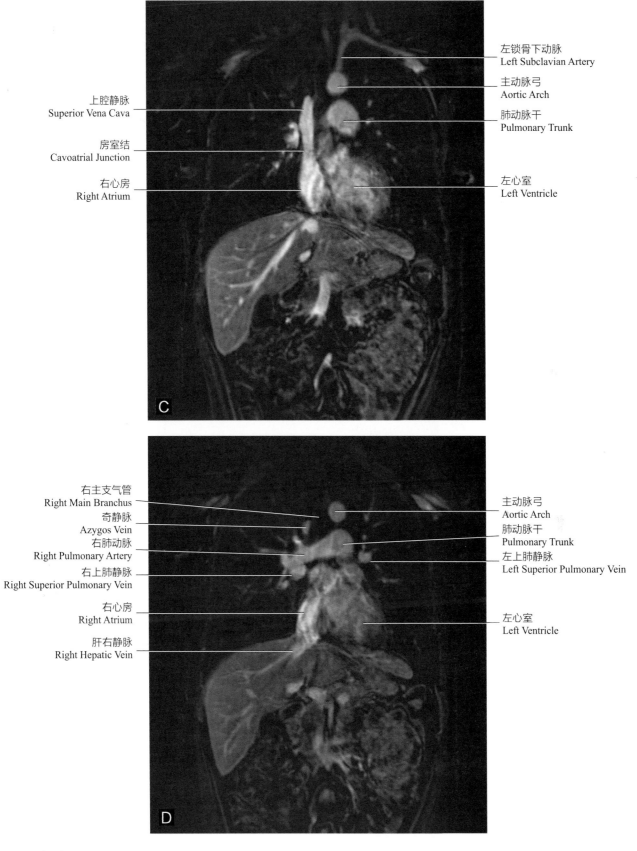

左锁骨下动脉
Left Subclavian Artery
主动脉弓
Aortic Arch
上腔静脉
Superior Vena Cava
肺动脉干
Pulmonary Trunk
房室结
Cavoatrial Junction
右心房
Right Atrium
左心室
Left Ventricle
C

右主支气管
Right Main Branchus
主动脉弓
Aortic Arch
奇静脉
Azygos Vein
肺动脉干
Pulmonary Trunk
右肺动脉
Right Pulmonary Artery
左上肺静脉
Left Superior Pulmonary Vein
右上肺静脉
Right Superior Pulmonary Vein
右心房
Right Atrium
左心室
Left Ventricle
肝右静脉
Right Hepatic Vein
D

图7.7（续）

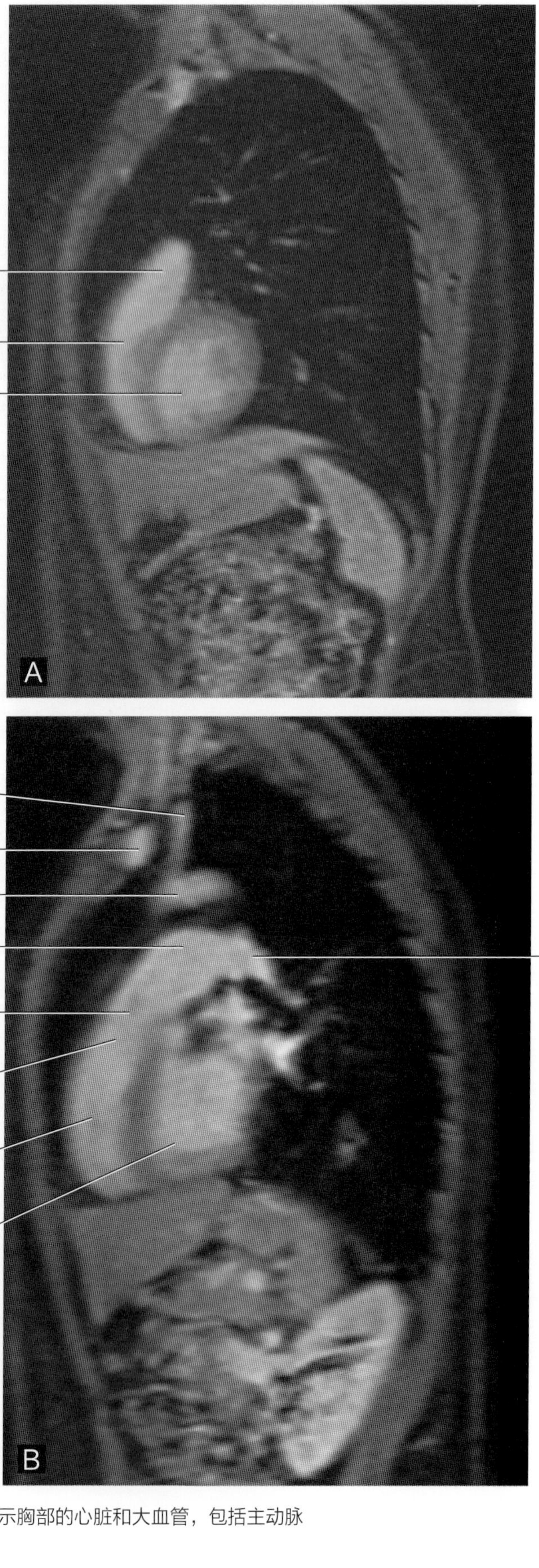

右心室流出道
Right Ventricular Outflow Tract
右心室
Right Ventricle
左心室
Left Ventricle
A

左颈动脉
Left Carotid Artery
左头臂静脉
Left Brachiocephalic Vein
主动脉弓
Aortic Arch
肺动脉干
Pulmonary Trunk
左肺动脉
Left Pulmonary Artery
肺动脉瓣
Pulmonary Valve
右心室流出道
Right Ventricular Outflow Tract
右心室
Right Ventricle
左心室
Left Ventricle
B

图7.8　MRI图像（矢状位）显示胸部的心脏和大血管，包括主动脉

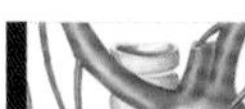

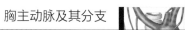

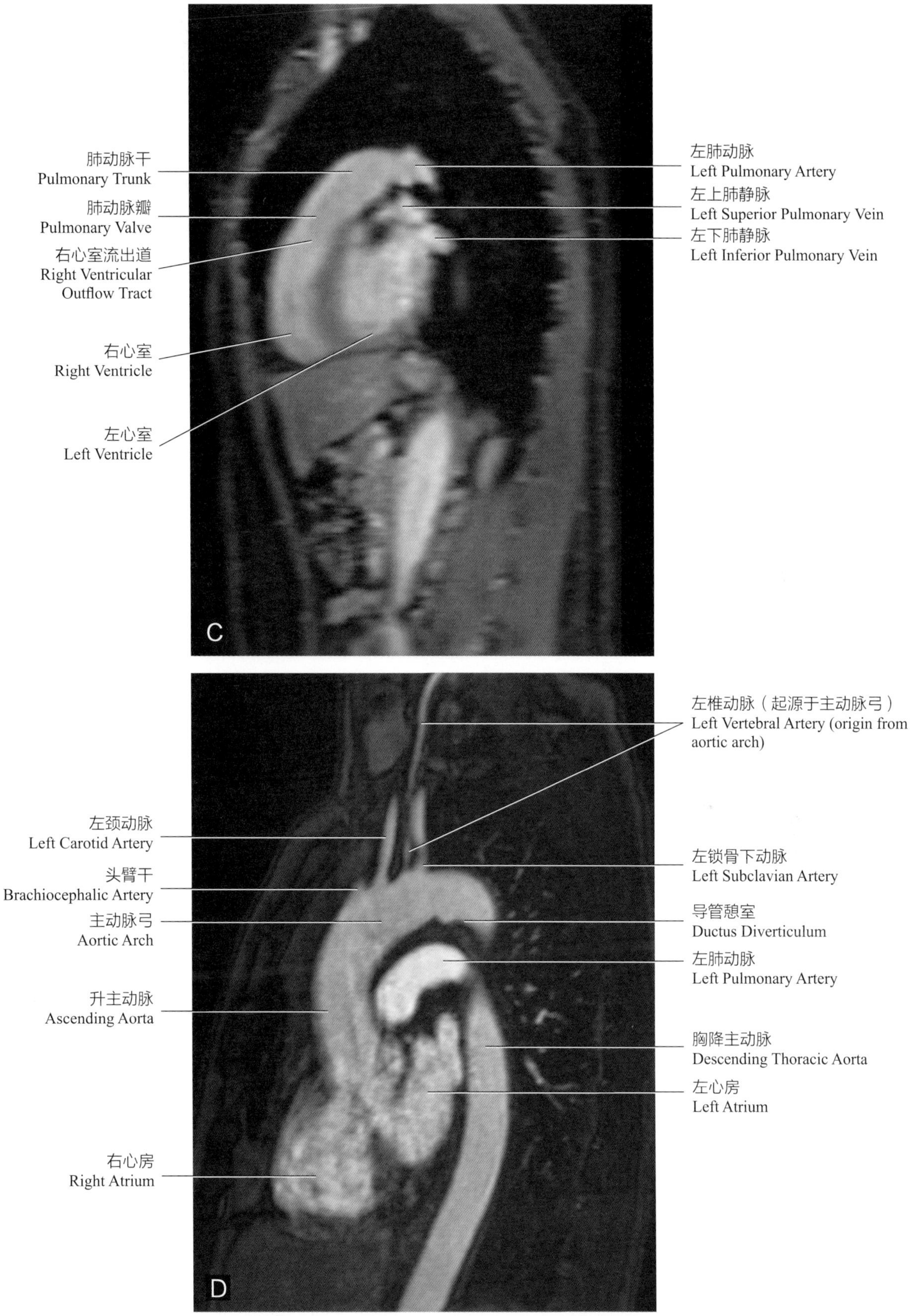

肺动脉干
Pulmonary Trunk

肺动脉瓣
Pulmonary Valve

右心室流出道
Right Ventricular Outflow Tract

右心室
Right Ventricle

左心室
Left Ventricle

左肺动脉
Left Pulmonary Artery

左上肺静脉
Left Superior Pulmonary Vein

左下肺静脉
Left Inferior Pulmonary Vein

C

左椎动脉（起源于主动脉弓）
Left Vertebral Artery (origin from aortic arch)

左颈动脉
Left Carotid Artery

头臂干
Brachiocephalic Artery

主动脉弓
Aortic Arch

升主动脉
Ascending Aorta

右心房
Right Atrium

左锁骨下动脉
Left Subclavian Artery

导管憩室
Ductus Diverticulum

左肺动脉
Left Pulmonary Artery

胸降主动脉
Descending Thoracic Aorta

左心房
Left Atrium

D

图7.8（续）

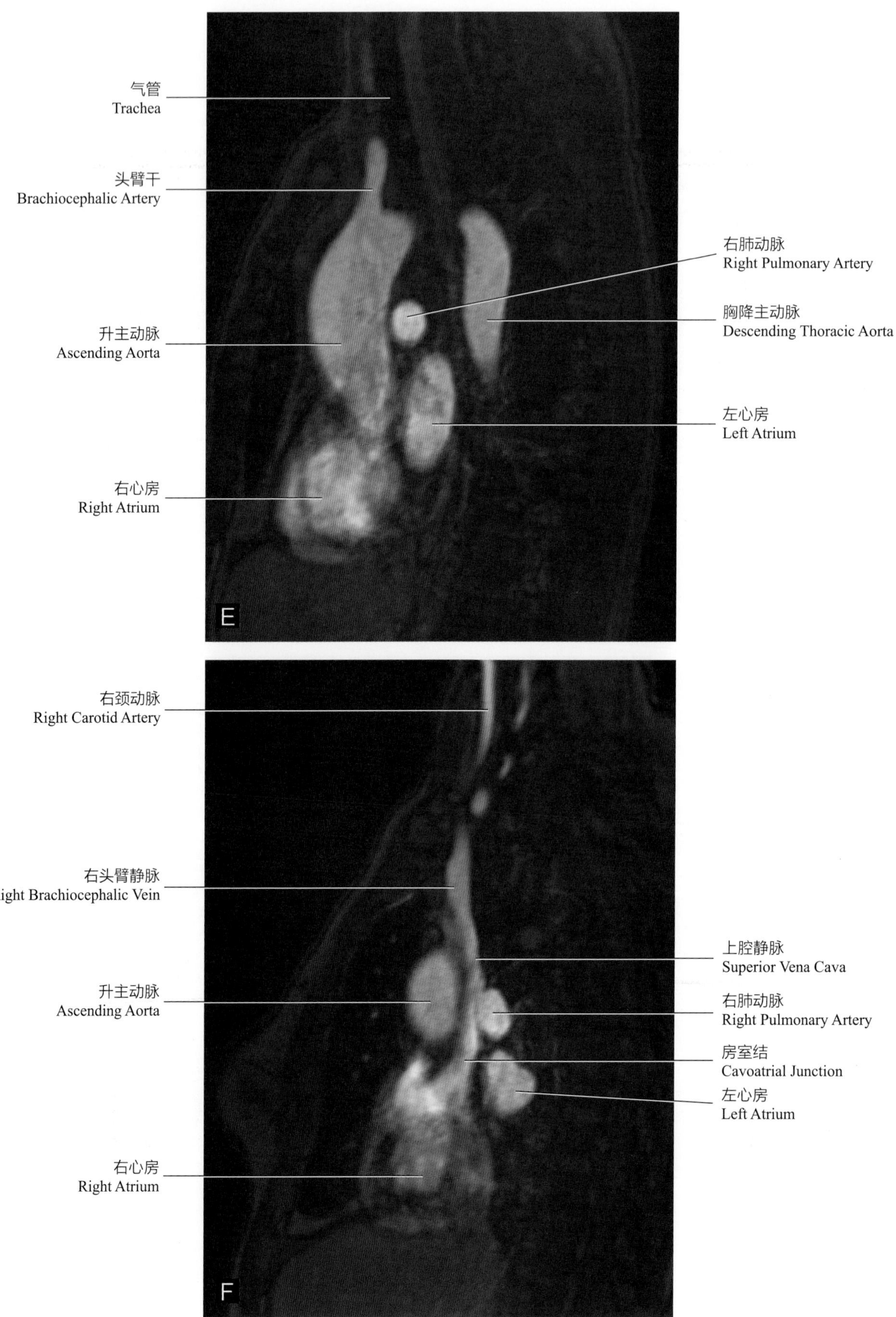

气管
Trachea
头臂干
Brachiocephalic Artery
右肺动脉
Right Pulmonary Artery
胸降主动脉
Descending Thoracic Aorta
升主动脉
Ascending Aorta
左心房
Left Atrium
右心房
Right Atrium
E
右颈动脉
Right Carotid Artery
右头臂静脉
Right Brachiocephalic Vein
上腔静脉
Superior Vena Cava
升主动脉
Ascending Aorta
右肺动脉
Right Pulmonary Artery
房室结
Cavoatrial Junction
左心房
Left Atrium
右心房
Right Atrium
F

图7.8（续）

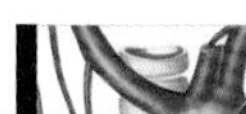

头臂干
Brachiocephalic Artery
右头臂静脉
Right Brachiocephalic Vein
气管
Trachea
左头臂静脉
Left Brachiocephalic Vein
左颈动脉
Left Carotid Artery
左锁骨下动脉
Left Subclavian Artery
食管
Esophagus
A

左头臂静脉
Left Brachiocephalic Vein
右头臂静脉
Right Brachiocephalic Vein
气管
Trachea
头臂干
Brachiocephalic Artery
左颈动脉
Left Carotid Artery
主动脉弓
Aortic Arch
食管
Esophagus
B

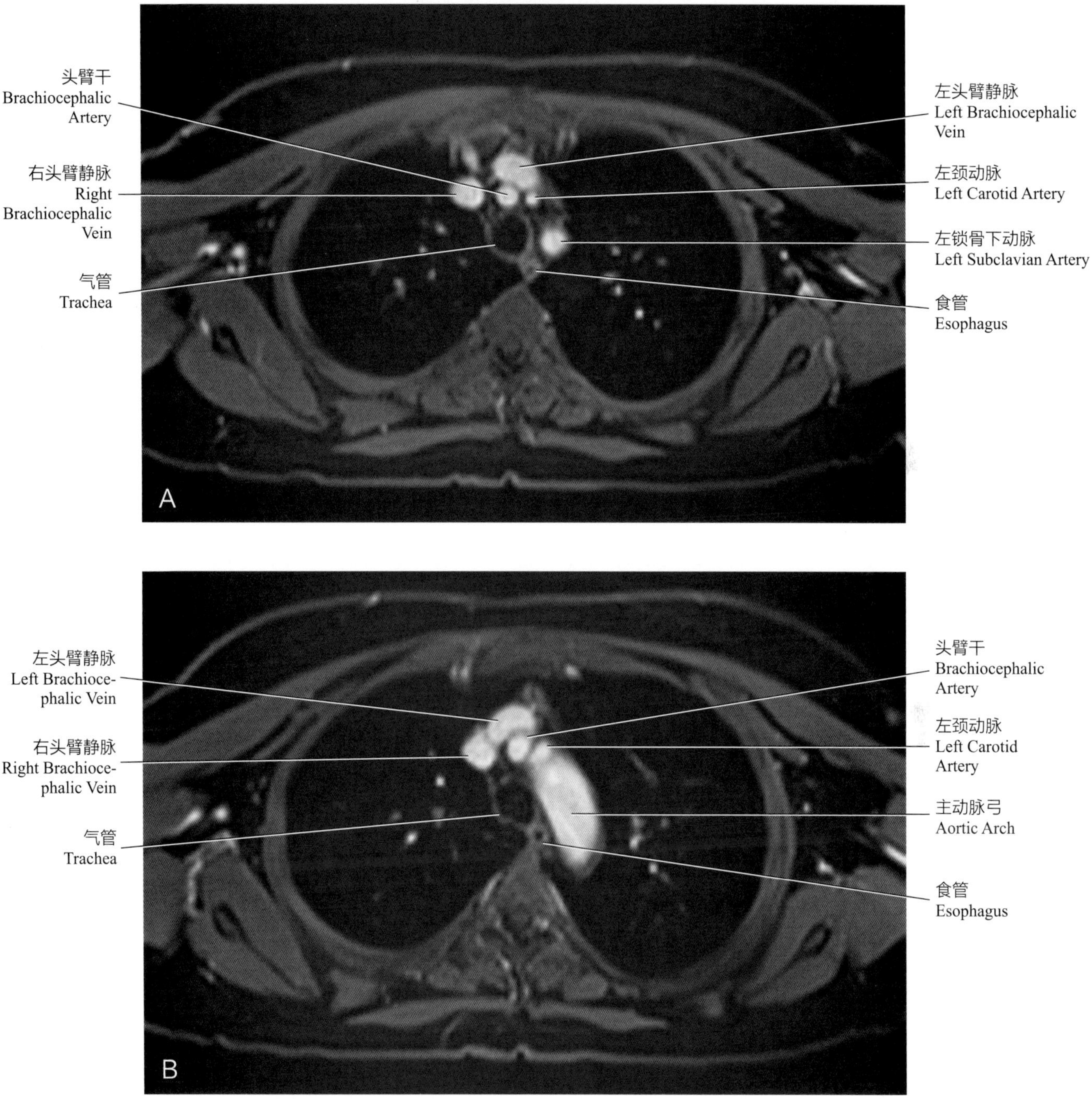

图7.9　MRI图像（横切面）显示胸部的心脏和大血管，包括主动脉

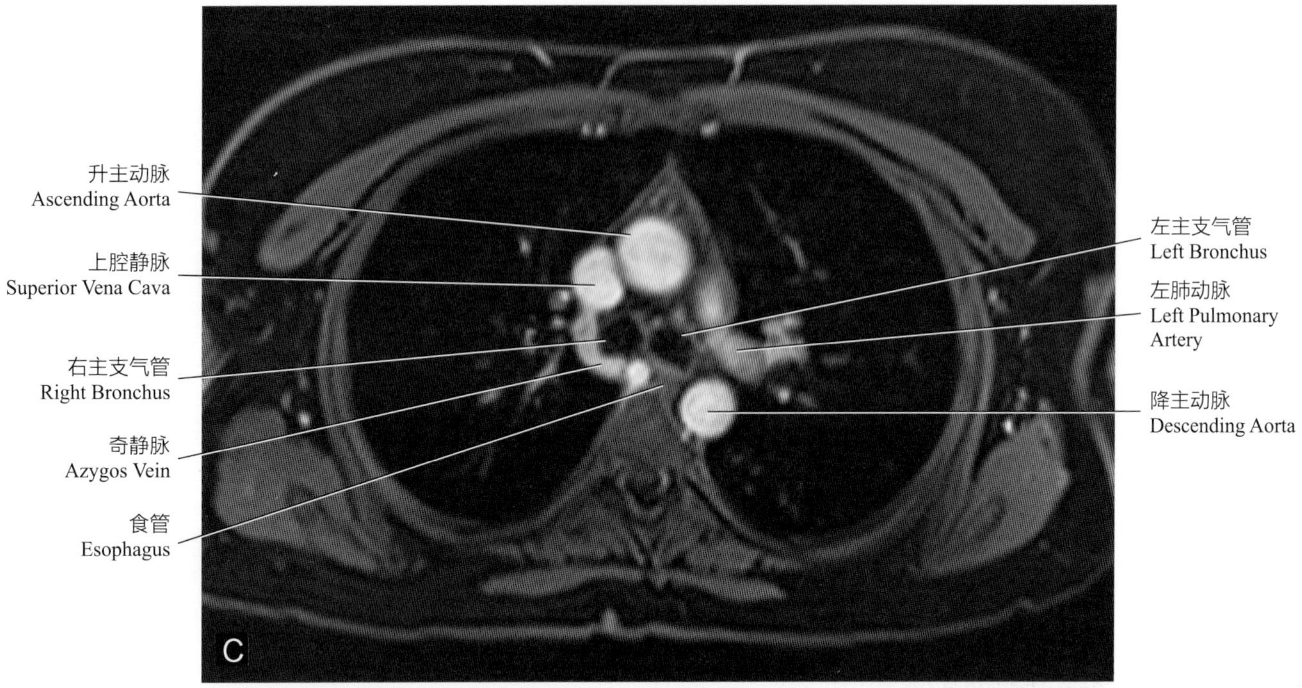

升主动脉
Ascending Aorta
上腔静脉
Superior Vena Cava
右主支气管
Right Bronchus
奇静脉
Azygos Vein
食管
Esophagus
左主支气管
Left Bronchus
左肺动脉
Left Pulmonary Artery
降主动脉
Descending Aorta
C

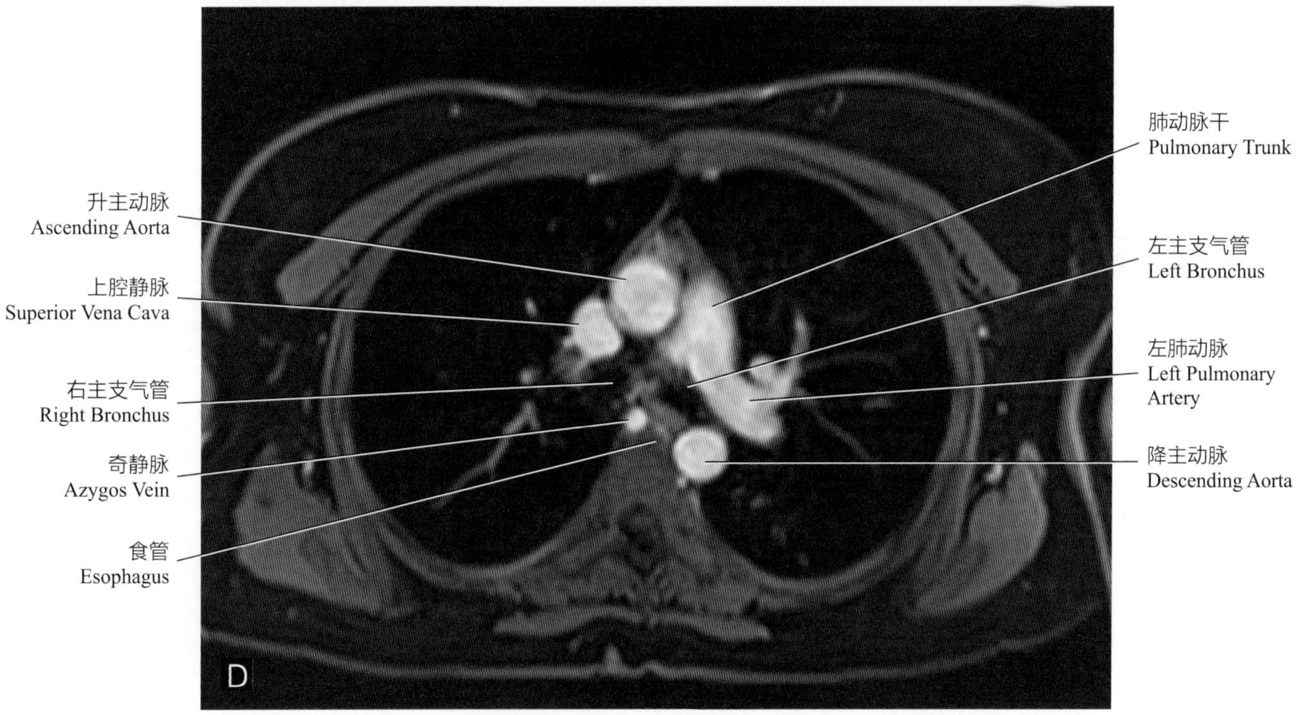

肺动脉干
Pulmonary Trunk
升主动脉
Ascending Aorta
上腔静脉
Superior Vena Cava
左主支气管
Left Bronchus
右主支气管
Right Bronchus
左肺动脉
Left Pulmonary Artery
奇静脉
Azygos Vein
降主动脉
Descending Aorta
食管
Esophagus
D

图7.9（续）

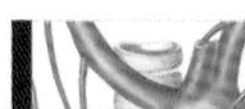

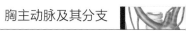

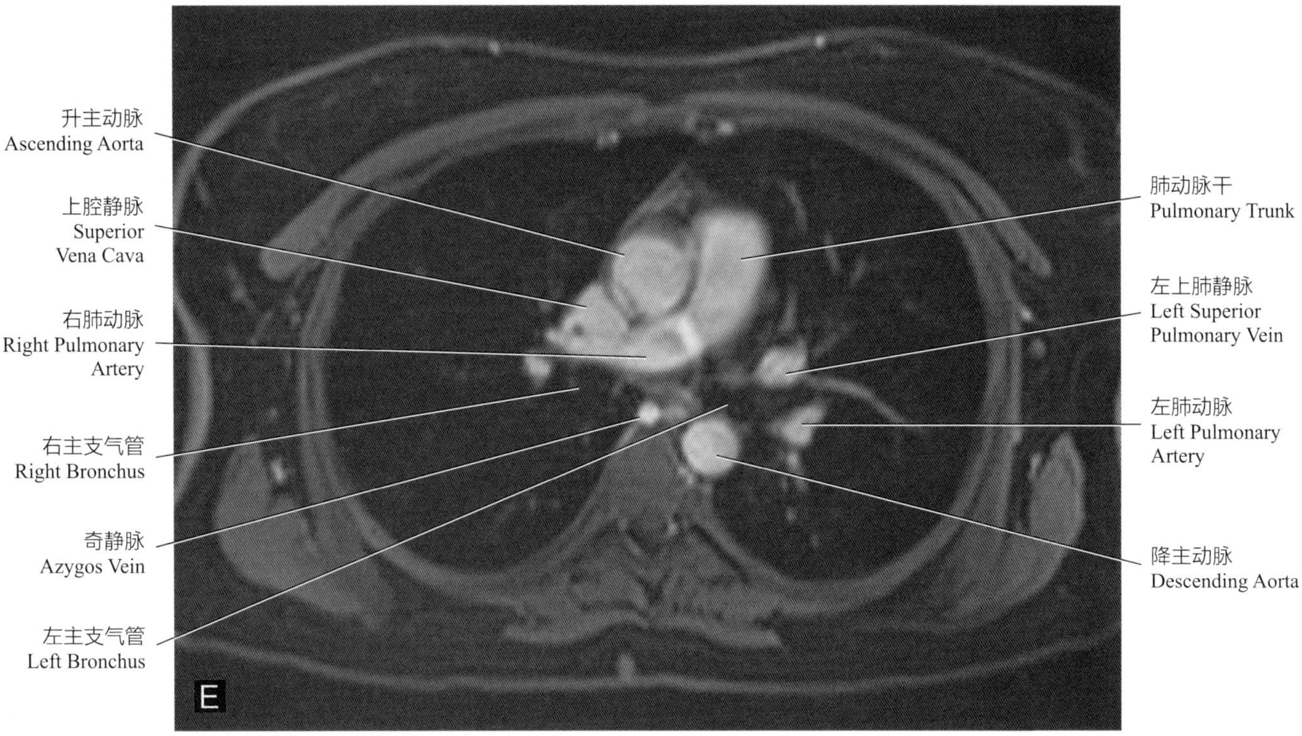

升主动脉
Ascending Aorta
上腔静脉
Superior Vena Cava
右肺动脉
Right Pulmonary Artery
右主支气管
Right Bronchus
奇静脉
Azygos Vein
左主支气管
Left Bronchus
肺动脉干
Pulmonary Trunk
左上肺静脉
Left Superior Pulmonary Vein
左肺动脉
Left Pulmonary Artery
降主动脉
Descending Aorta
E

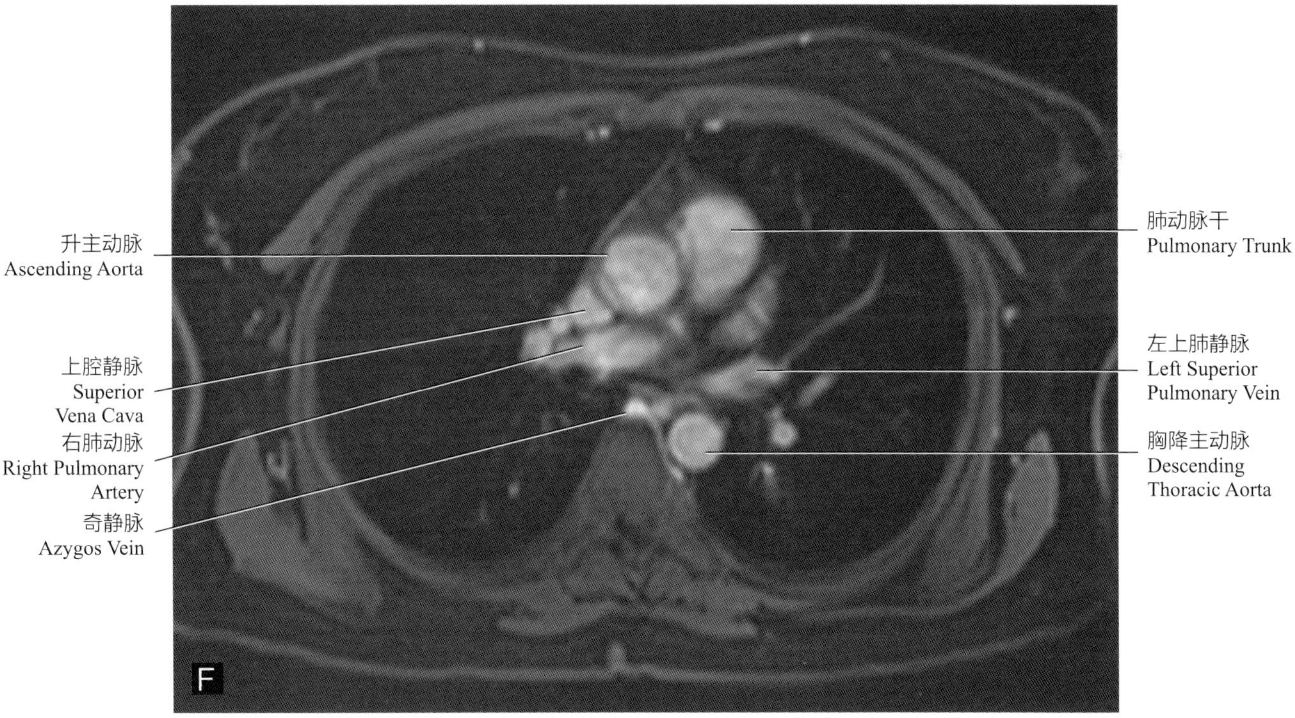

升主动脉
Ascending Aorta
上腔静脉
Superior Vena Cava
右肺动脉
Right Pulmonary Artery
奇静脉
Azygos Vein
肺动脉干
Pulmonary Trunk
左上肺静脉
Left Superior Pulmonary Vein
胸降主动脉
Descending Thoracic Aorta
F

图7.9（续）

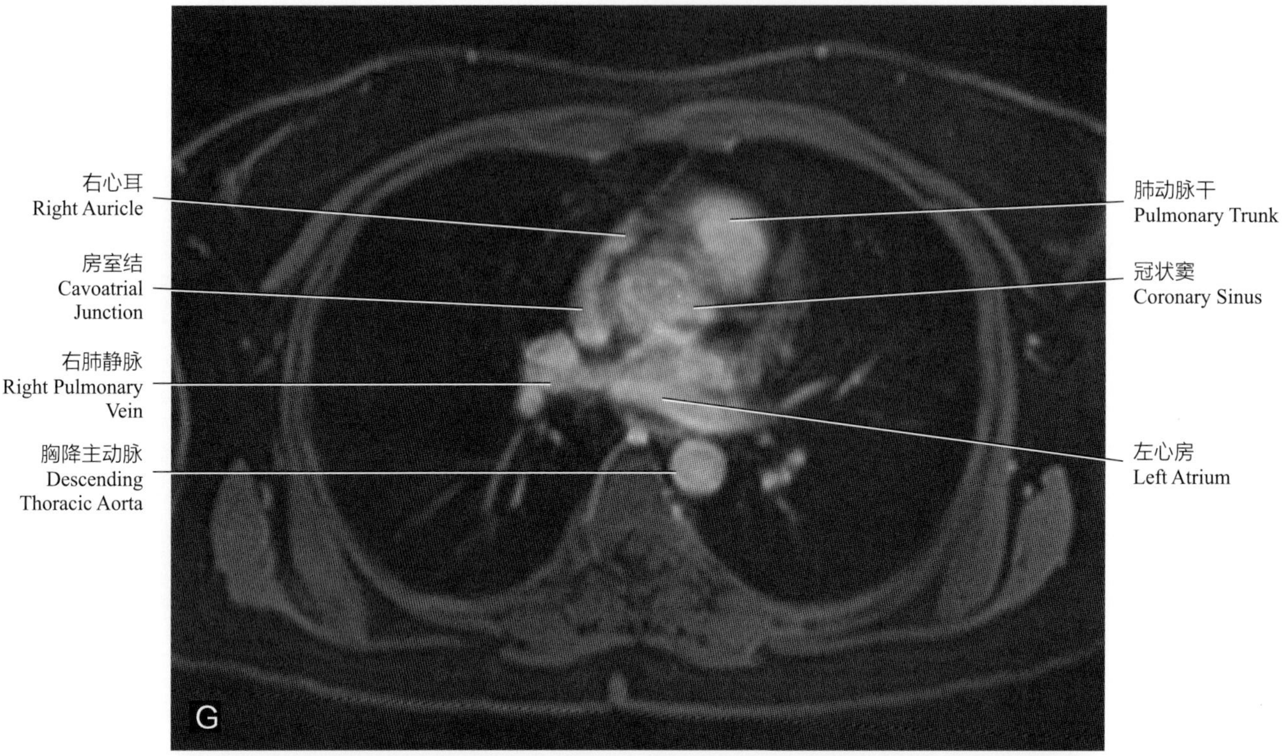

右心耳
Right Auricle

房室结
Cavoatrial
Junction

右肺静脉
Right Pulmonary
Vein

胸降主动脉
Descending
Thoracic Aorta

肺动脉干
Pulmonary Trunk

冠状窦
Coronary Sinus

左心房
Left Atrium

G

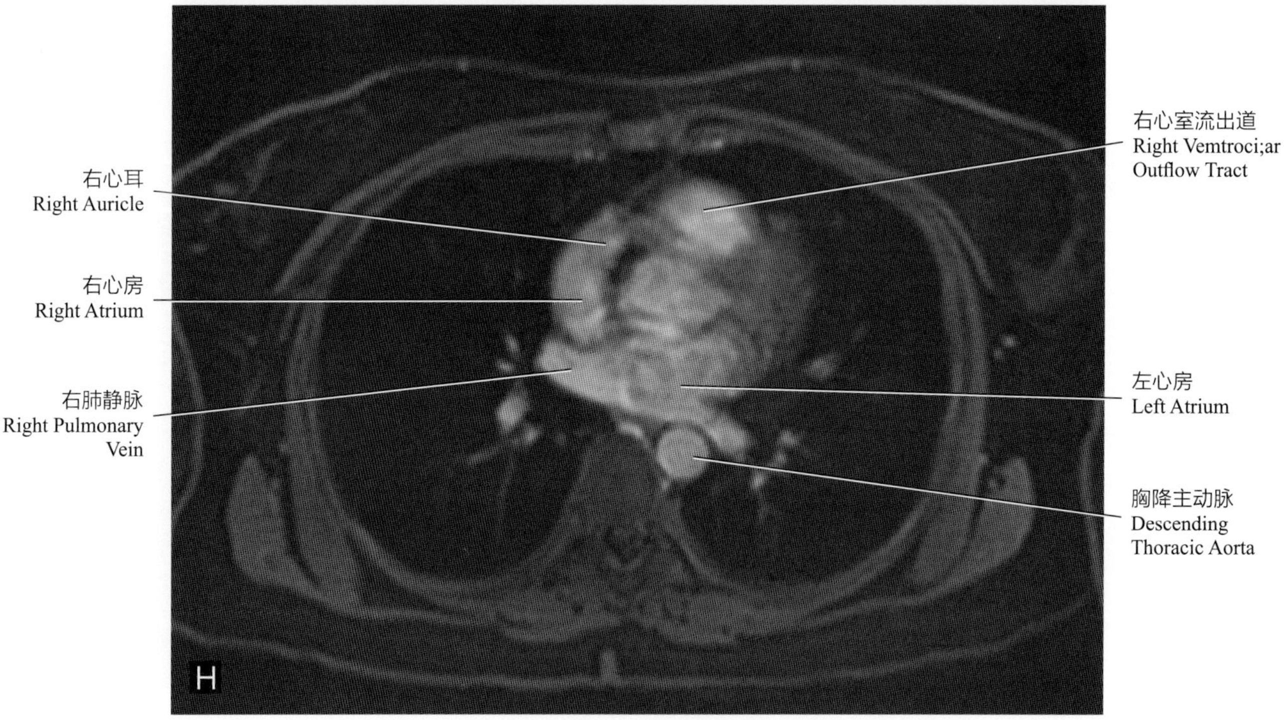

右心室流出道
Right Vemtroci;ar
Outflow Tract

右心耳
Right Auricle

右心房
Right Atrium

右肺静脉
Right Pulmonary
Vein

左心房
Left Atrium

胸降主动脉
Descending
Thoracic Aorta

H

图7.9（续）

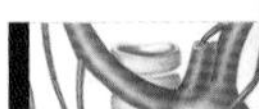

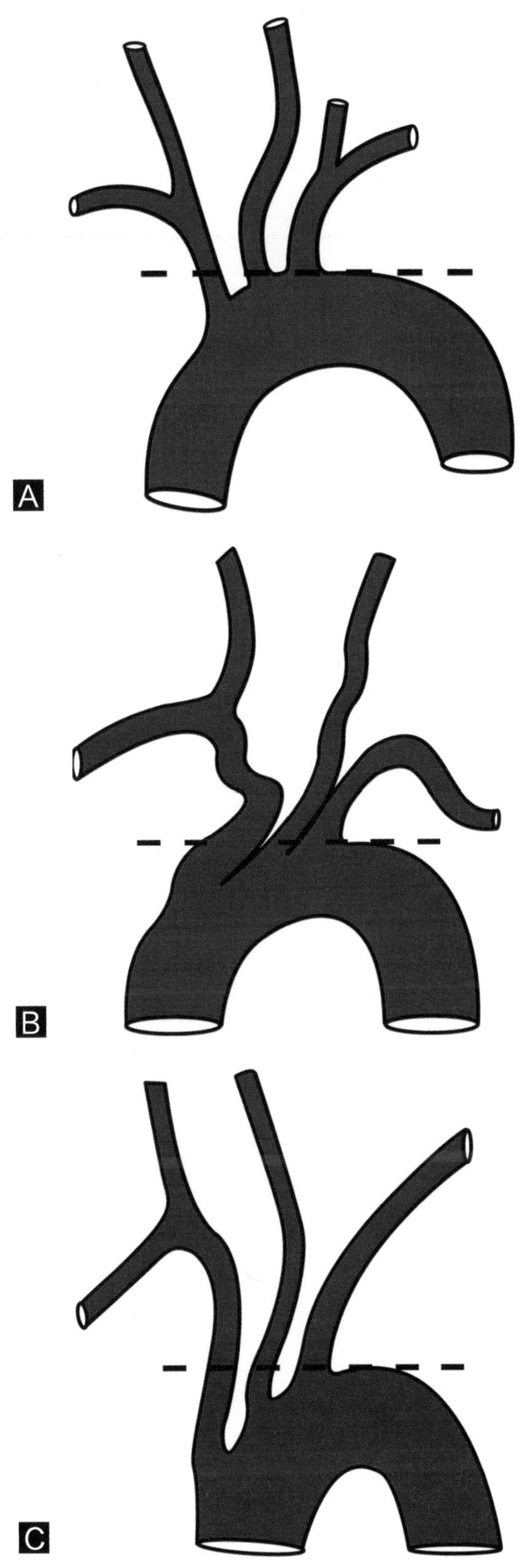

图7.10　主动脉弓分型。A. 主动脉弓顶部的切线到头臂干的起点的距离小于或等于1个头臂干的宽度。B. 主动脉弓顶部的切线到头臂干的起点的距离等于2个头臂干的宽度。C. 主动脉弓顶部的切线到头臂干的起点的距离等于或大于3个头臂干的宽度

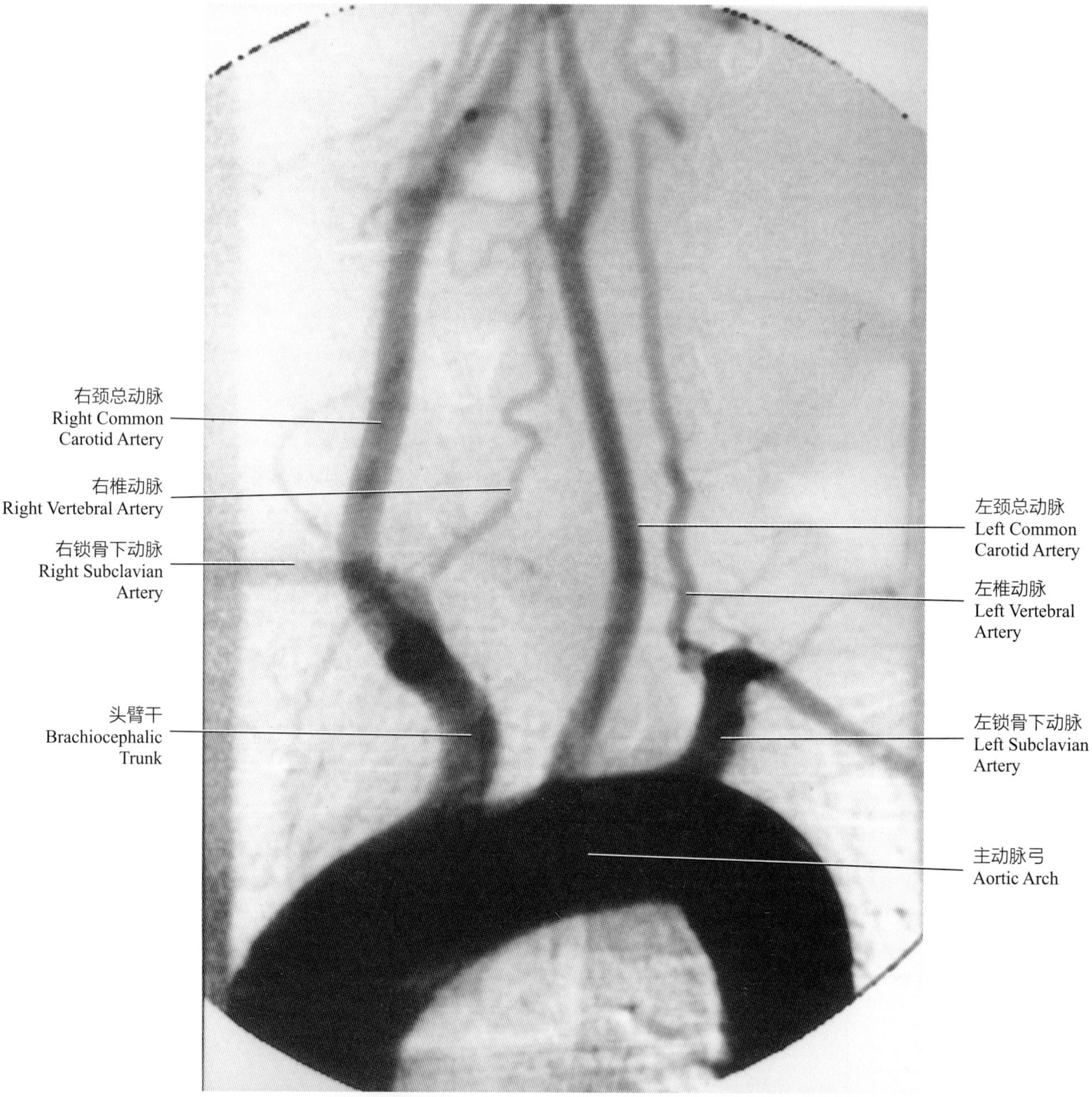

右颈总动脉
Right Common Carotid Artery

右椎动脉
Right Vertebral Artery

右锁骨下动脉
Right Subclavian Artery

头臂干
Brachiocephalic Trunk

左颈总动脉
Left Common Carotid Artery

左椎动脉
Left Vertebral Artery

左锁骨下动脉
Left Subclavian Artery

主动脉弓
Aortic Arch

图7.11　主动脉弓血管造影显示主要分支的正常起源

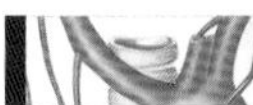

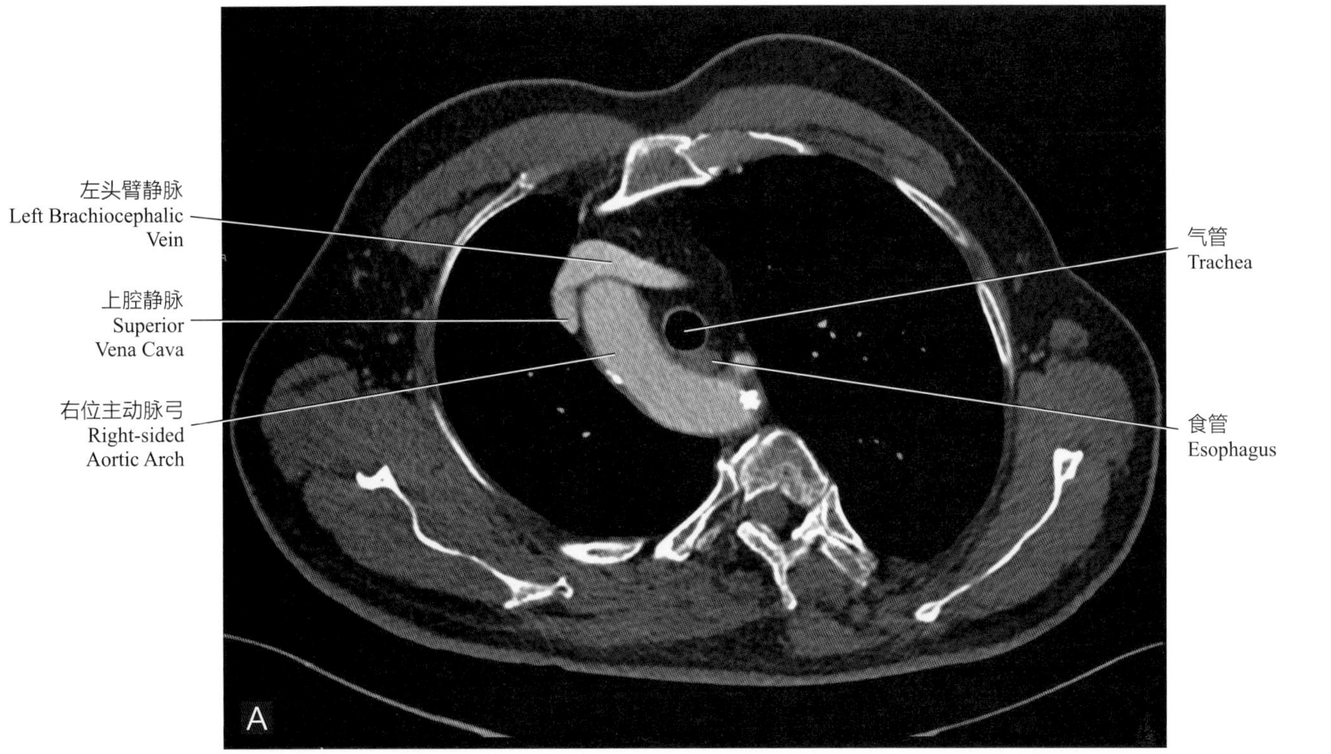

左头臂静脉
Left Brachiocephalic Vein
上腔静脉
Superior Vena Cava
右位主动脉弓
Right-sided Aortic Arch
气管
Trachea
食管
Esophagus
A

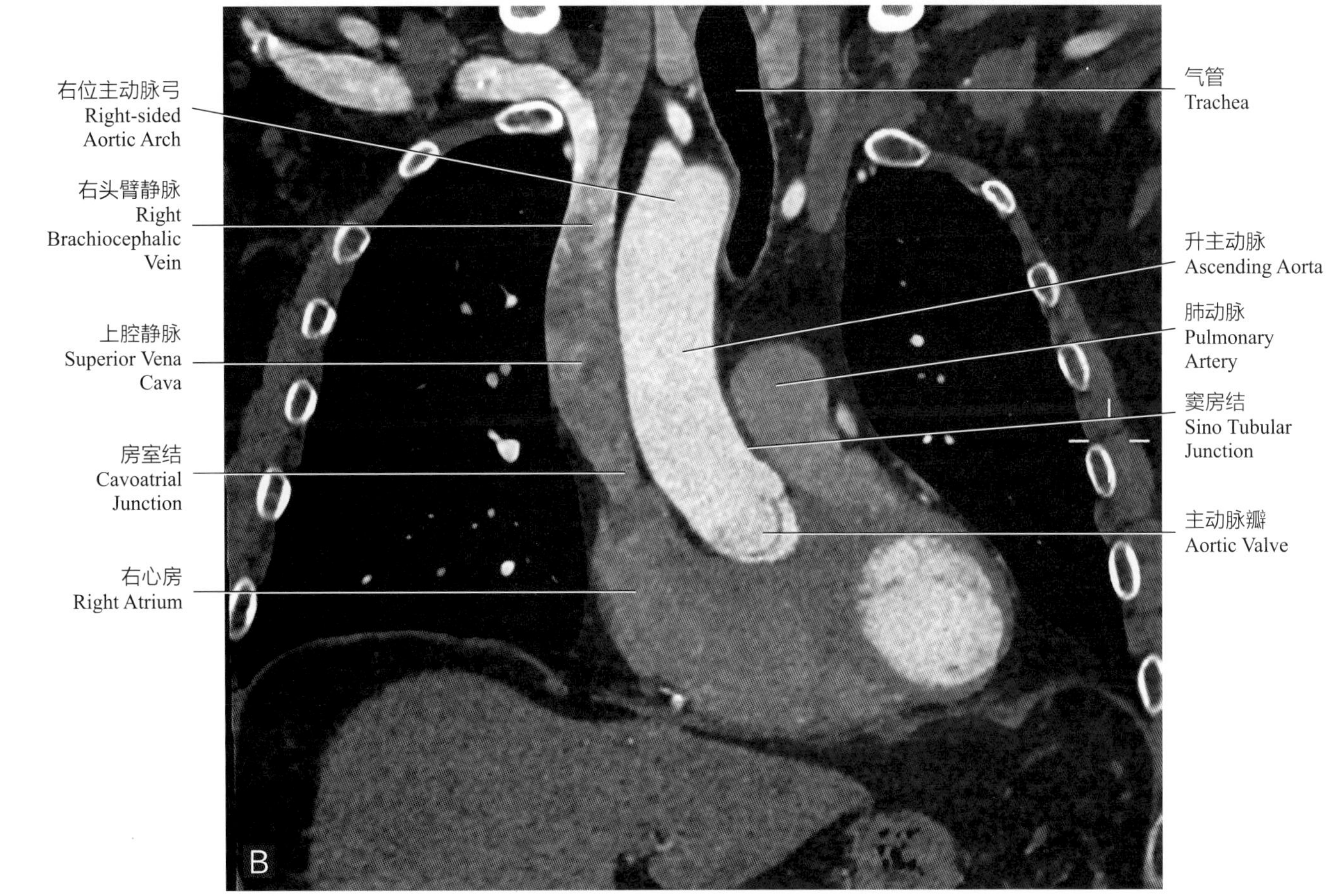

右位主动脉弓
Right-sided Aortic Arch
右头臂静脉
Right Brachiocephalic Vein
上腔静脉
Superior Vena Cava
房室结
Cavoatrial Junction
右心房
Right Atrium
气管
Trachea
升主动脉
Ascending Aorta
肺动脉
Pulmonary Artery
窦房结
Sino Tubular Junction
主动脉瓣
Aortic Valve
B

图7.12　A. CT血管造影图像（横切面）显示右位主动脉弓，位于气管右侧。B. 冠状位显示右位主动脉弓

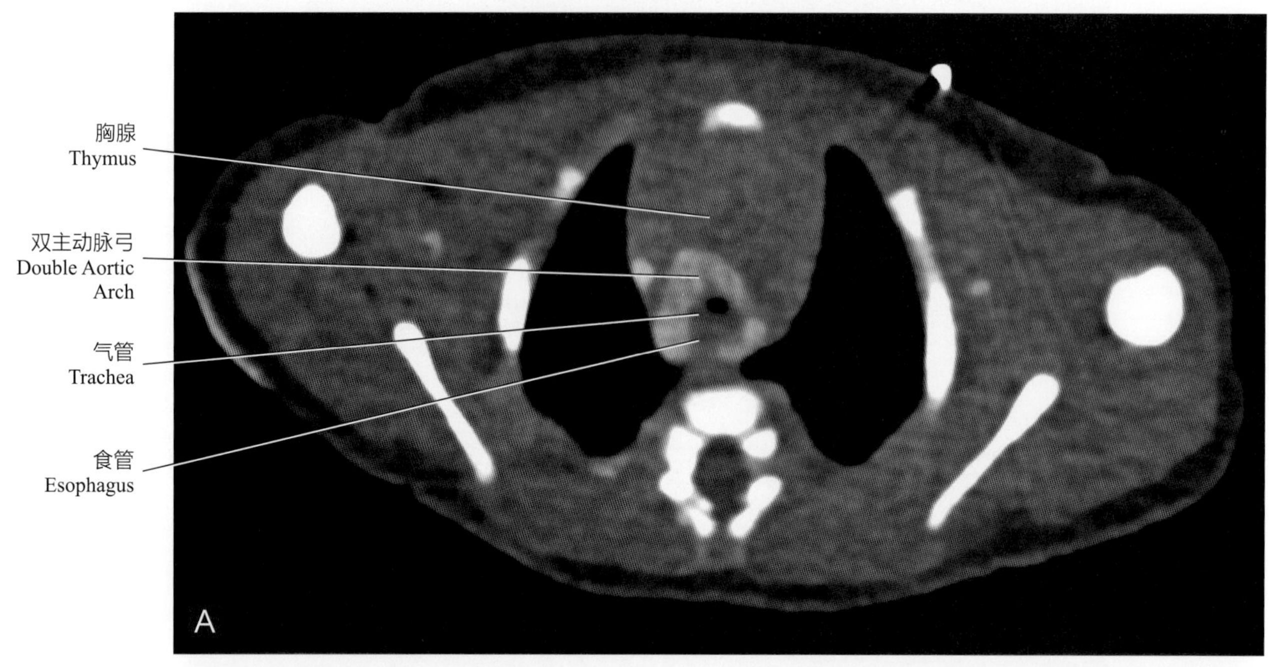

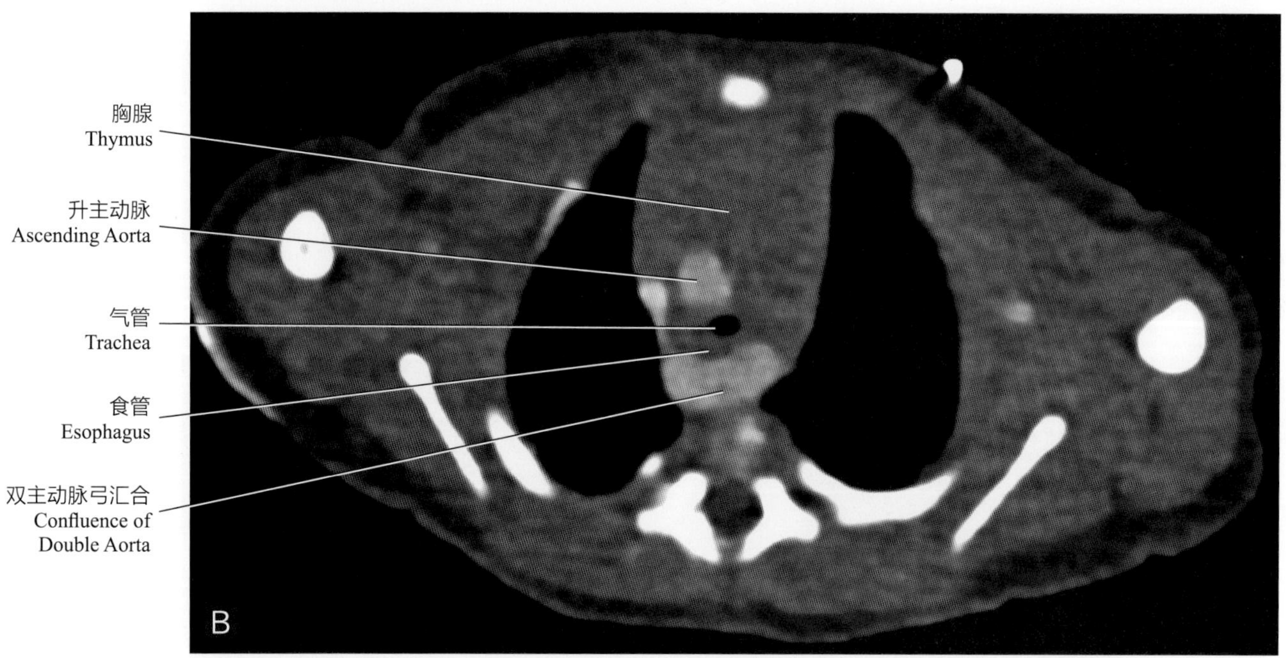

图7.13 A. 1例年轻的双主动脉弓患者的轴位CTA图像。B. 双主动脉弓的轴向CTA图像显示双主动脉弓汇合成降主动脉

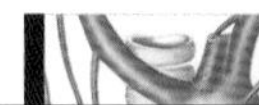

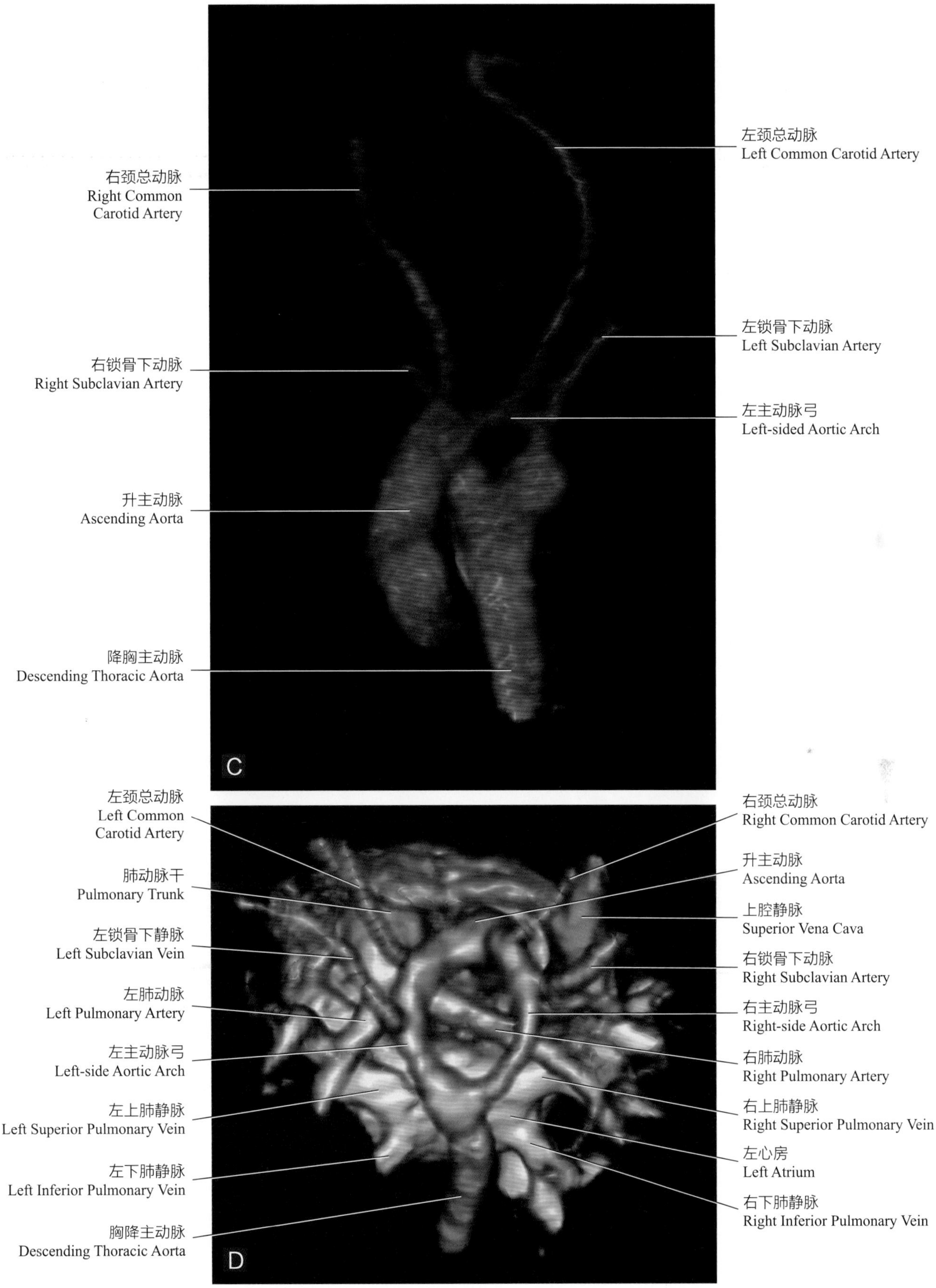

右颈总动脉
Right Common Carotid Artery
右锁骨下动脉
Right Subclavian Artery
升主动脉
Ascending Aorta
降胸主动脉
Descending Thoracic Aorta
左颈总动脉
Left Common Carotid Artery
左锁骨下动脉
Left Subclavian Artery
左主动脉弓
Left-sided Aortic Arch
C

左颈总动脉
Left Common Carotid Artery
肺动脉干
Pulmonary Trunk
左锁骨下静脉
Left Subclavian Vein
左肺动脉
Left Pulmonary Artery
左主动脉弓
Left-side Aortic Arch
左上肺静脉
Left Superior Pulmonary Vein
左下肺静脉
Left Inferior Pulmonary Vein
胸降主动脉
Descending Thoracic Aorta
右颈总动脉
Right Common Carotid Artery
升主动脉
Ascending Aorta
上腔静脉
Superior Vena Cava
右锁骨下动脉
Right Subclavian Artery
右主动脉弓
Right-side Aortic Arch
右肺动脉
Right Pulmonary Artery
右上肺静脉
Right Superior Pulmonary Vein
左心房
Left Atrium
右下肺静脉
Right Inferior Pulmonary Vein
D

图7.13（续）　C. 同一例患者左前斜投影的三维容积重建图像。D. 三维容积重建俯视图显示双主动脉弓，左主动脉弓分出左头臂干和左颈动脉，镜像分支在右侧。肺动脉和左心房位于双主动脉弓下方

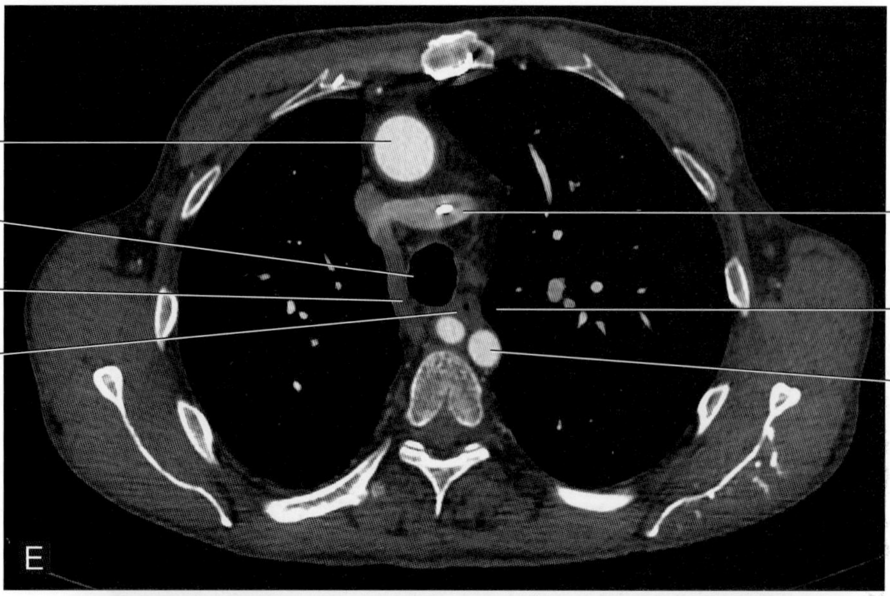

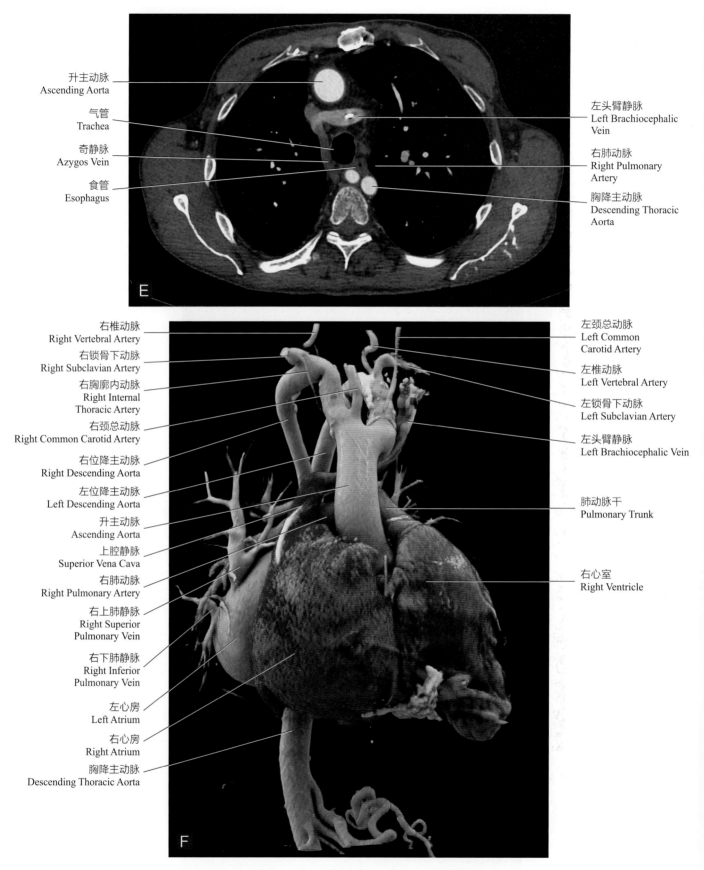

升主动脉 Ascending Aorta
气管 Trachea
奇静脉 Azygos Vein
食管 Esophagus
左头臂静脉 Left Brachiocephalic Vein
右肺动脉 Right Pulmonary Artery
胸降主动脉 Descending Thoracic Aorta
E

右椎动脉 Right Vertebral Artery
右锁骨下动脉 Right Subclavian Artery
右胸廓内动脉 Right Internal Thoracic Artery
右颈总动脉 Right Common Carotid Artery
右位降主动脉 Right Descending Aorta
左位降主动脉 Left Descending Aorta
升主动脉 Ascending Aorta
上腔静脉 Superior Vena Cava
右肺动脉 Right Pulmonary Artery
右上肺静脉 Right Superior Pulmonary Vein
右下肺静脉 Right Inferior Pulmonary Vein
左心房 Left Atrium
右心房 Right Atrium
胸降主动脉 Descending Thoracic Aorta
左颈总动脉 Left Common Carotid Artery
左椎动脉 Left Vertebral Artery
左锁骨下动脉 Left Subclavian Artery
左头臂静脉 Left Brachiocephalic Vein
肺动脉干 Pulmonary Trunk
右心室 Right Ventricle
F

图7.13（续） E. 老年双主动脉弓患者的CTA图像。F. 同一患者的CTA三维容积重建前视图，显示了主动脉上血管的起源

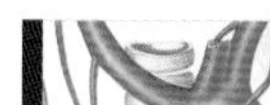

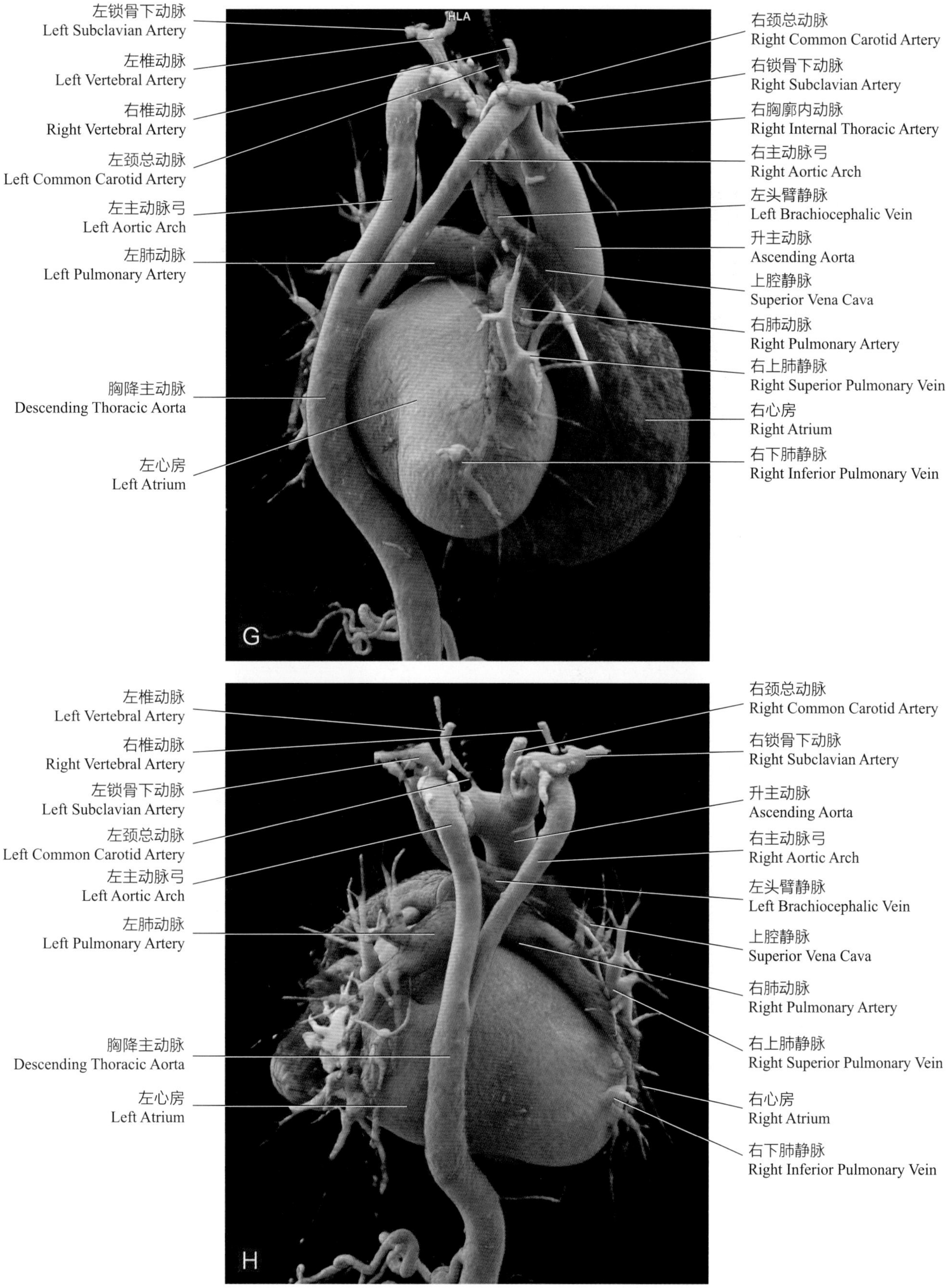

左锁骨下动脉
Left Subclavian Artery
左椎动脉
Left Vertebral Artery
右椎动脉
Right Vertebral Artery
左颈总动脉
Left Common Carotid Artery
左主动脉弓
Left Aortic Arch
左肺动脉
Left Pulmonary Artery
胸降主动脉
Descending Thoracic Aorta
左心房
Left Atrium
HLA
右颈总动脉
Right Common Carotid Artery
右锁骨下动脉
Right Subclavian Artery
右胸廓内动脉
Right Internal Thoracic Artery
右主动脉弓
Right Aortic Arch
左头臂静脉
Left Brachiocephalic Vein
升主动脉
Ascending Aorta
上腔静脉
Superior Vena Cava
右肺动脉
Right Pulmonary Artery
右上肺静脉
Right Superior Pulmonary Vein
右心房
Right Atrium
右下肺静脉
Right Inferior Pulmonary Vein
G

左椎动脉
Left Vertebral Artery
右椎动脉
Right Vertebral Artery
左锁骨下动脉
Left Subclavian Artery
左颈总动脉
Left Common Carotid Artery
左主动脉弓
Left Aortic Arch
左肺动脉
Left Pulmonary Artery
胸降主动脉
Descending Thoracic Aorta
左心房
Left Atrium
右颈总动脉
Right Common Carotid Artery
右锁骨下动脉
Right Subclavian Artery
升主动脉
Ascending Aorta
右主动脉弓
Right Aortic Arch
左头臂静脉
Left Brachiocephalic Vein
上腔静脉
Superior Vena Cava
右肺动脉
Right Pulmonary Artery
右上肺静脉
Right Superior Pulmonary Vein
右心房
Right Atrium
右下肺静脉
Right Inferior Pulmonary Vein
H

图7.13（续） G. 后外侧视图，显示升主动脉后左头臂静脉的解剖结构。H. 后视图，显示双主动脉弓汇合处位于扩大的左心房后方

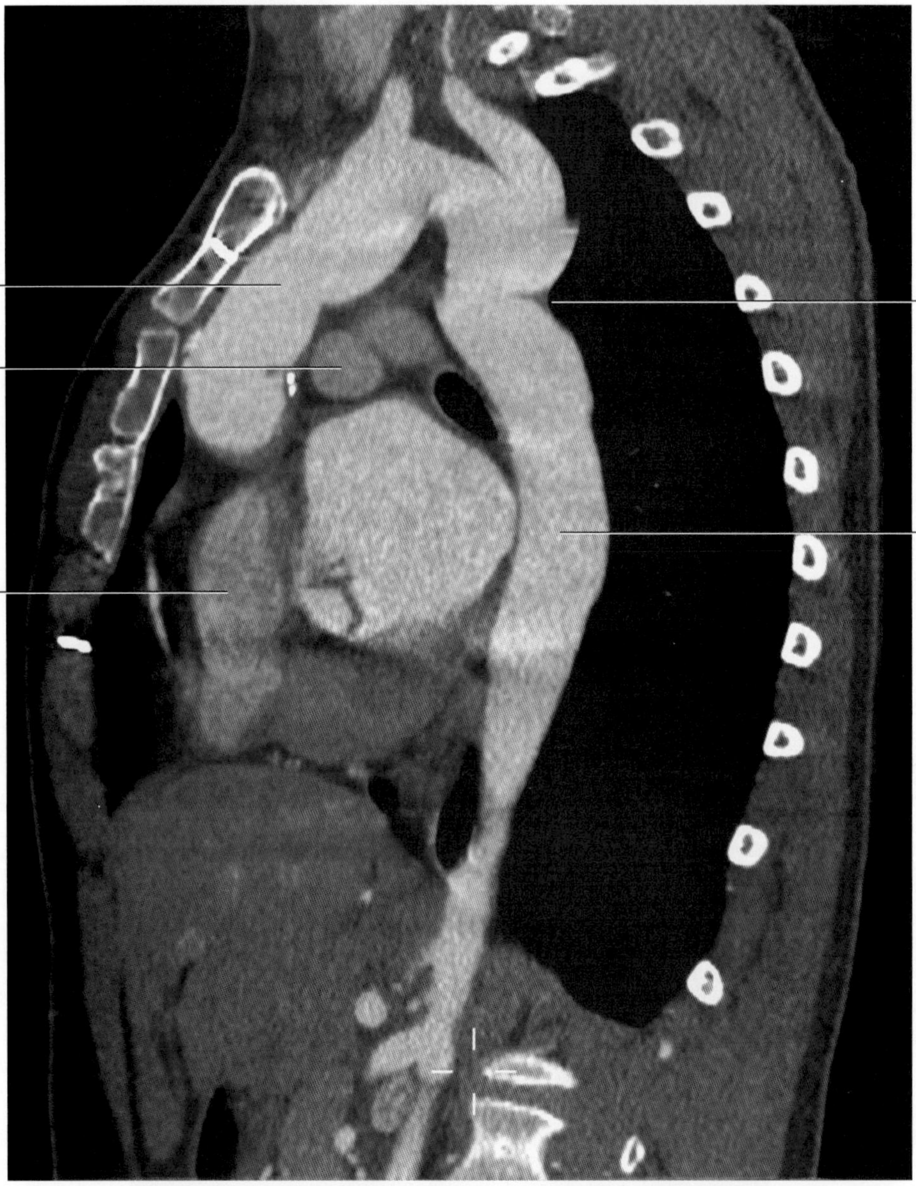

图7.14　矢状位CTA图像显示颈部主动脉弓，其延伸至胸锁关节水平或以上。本例中可见与之相关的假性缩窄

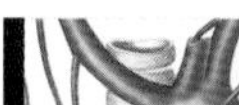

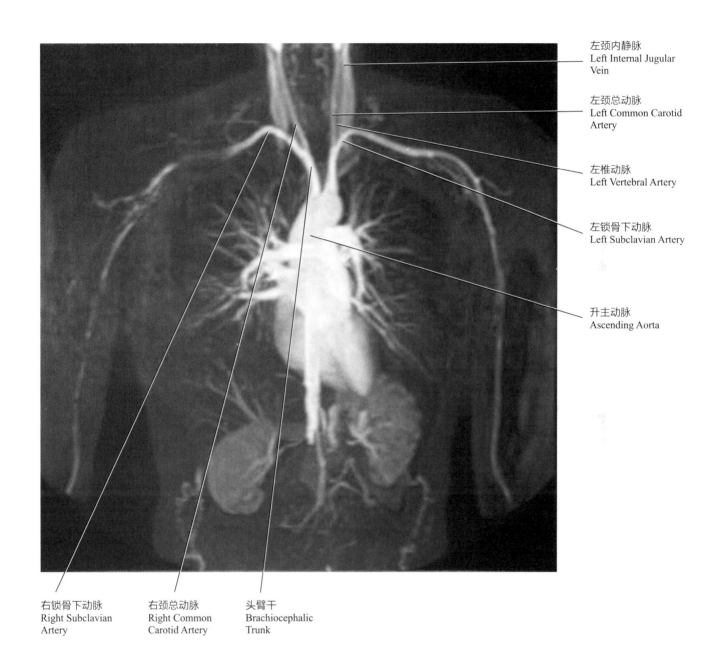

左颈内静脉
Left Internal Jugular Vein

左颈总动脉
Left Common Carotid Artery

左椎动脉
Left Vertebral Artery

左锁骨下动脉
Left Subclavian Artery

升主动脉
Ascending Aorta

右锁骨下动脉
Right Subclavian Artery

右颈总动脉
Right Common Carotid Artery

头臂干
Brachiocephalic Trunk

图7.15　MRA图像显示主动脉弓及其主要血管分支。可见同时出现的颈内静脉和肺动脉循环

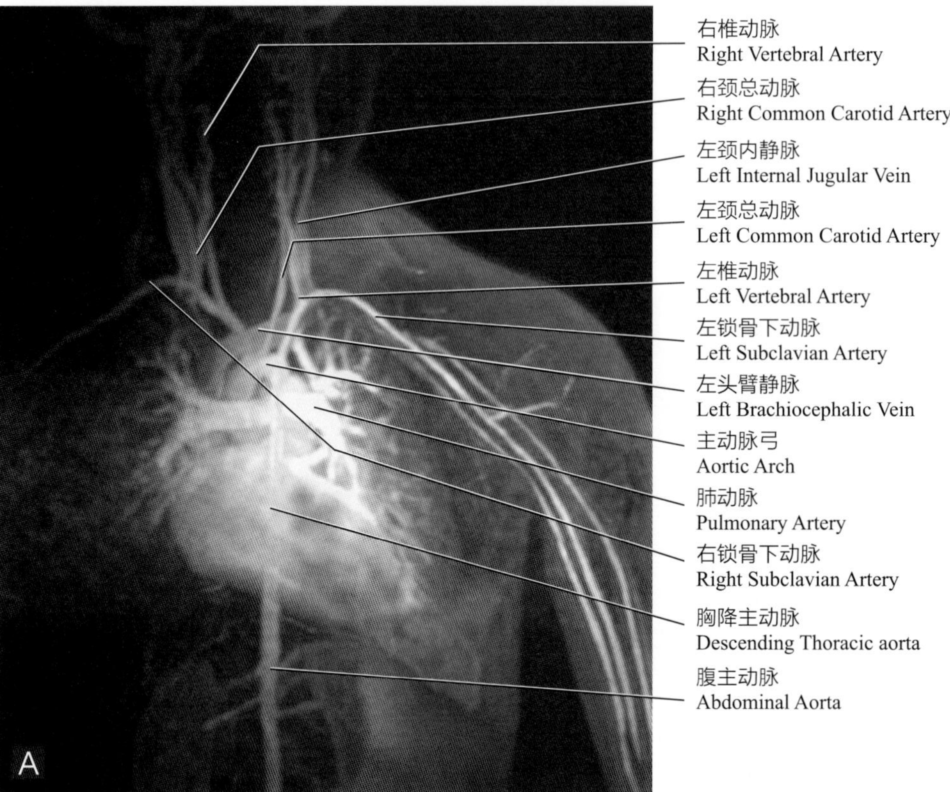
右椎动脉
Right Vertebral Artery
右颈总动脉
Right Common Carotid Artery
左颈内静脉
Left Internal Jugular Vein
左颈总动脉
Left Common Carotid Artery
左椎动脉
Left Vertebral Artery
左锁骨下动脉
Left Subclavian Artery
左头臂静脉
Left Brachiocephalic Vein
主动脉弓
Aortic Arch
肺动脉
Pulmonary Artery
右锁骨下动脉
Right Subclavian Artery
胸降主动脉
Descending Thoracic aorta
腹主动脉
Abdominal Aorta
A

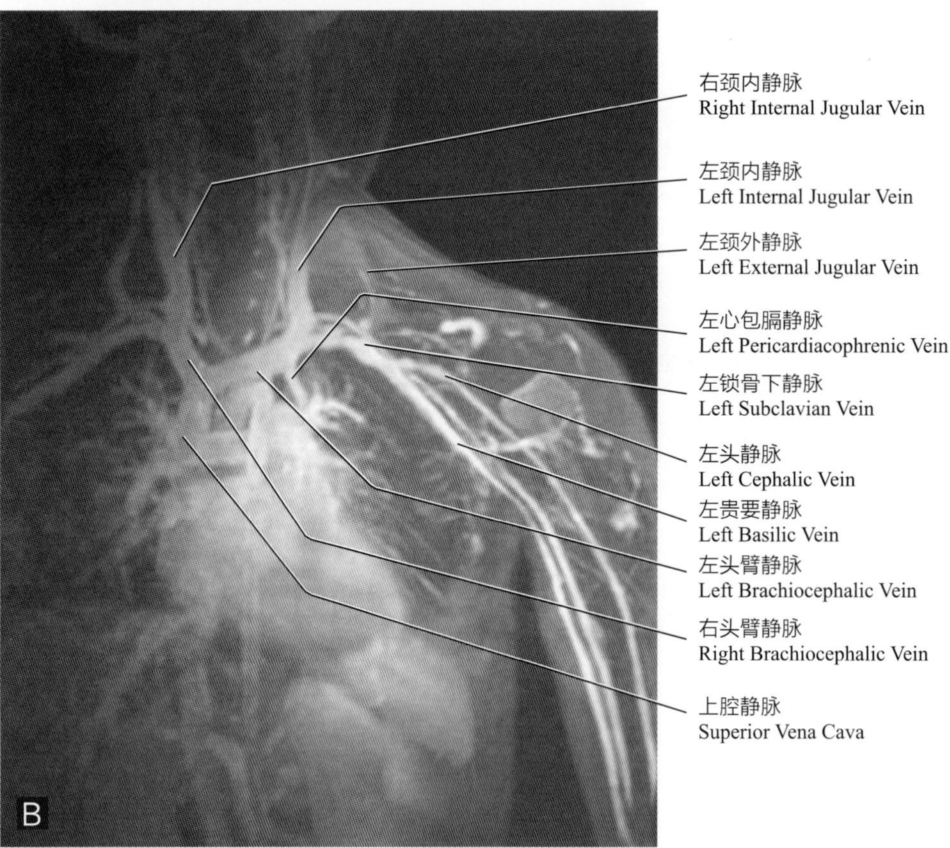
右颈内静脉
Right Internal Jugular Vein
左颈内静脉
Left Internal Jugular Vein
左颈外静脉
Left External Jugular Vein
左心包膈静脉
Left Pericardiacophrenic Vein
左锁骨下静脉
Left Subclavian Vein
左头静脉
Left Cephalic Vein
左贵要静脉
Left Basilic Vein
左头臂静脉
Left Brachiocephalic Vein
右头臂静脉
Right Brachiocephalic Vein
上腔静脉
Superior Vena Cava
B

图7.16　主动脉弓和胸部大血管的早期（A）和后期（B）MRA图像

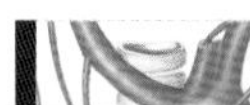

右颈外动脉
Right External
Carotid Artery
右颈内动脉
Right Internal
Carotid Artery
左颈内动脉
Left Internal Carotid Artery
右颈总动脉
Right Common
Carotid Artery
左颈总动脉
Left Common Carotid Artery
右椎动脉
Right Vertebral Artery
左椎动脉
Left Vertebral Artery
头臂干
Brachiocephalic Trunk
左锁骨下动脉
Left Subclavian Artery
主动脉弓
Aortic Arch

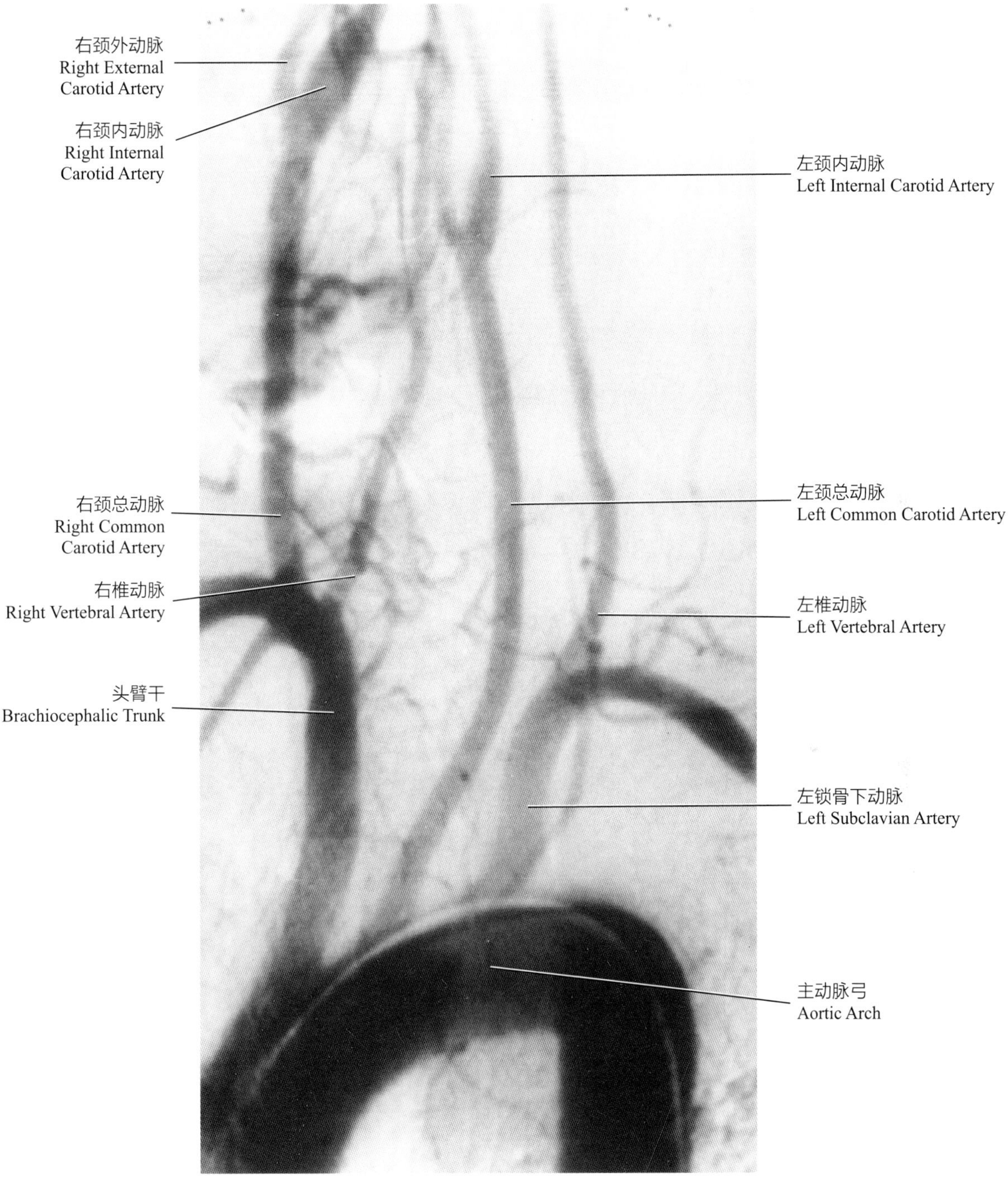

图7.17　主动脉弓血管造影示主动脉弓主要分支的起源

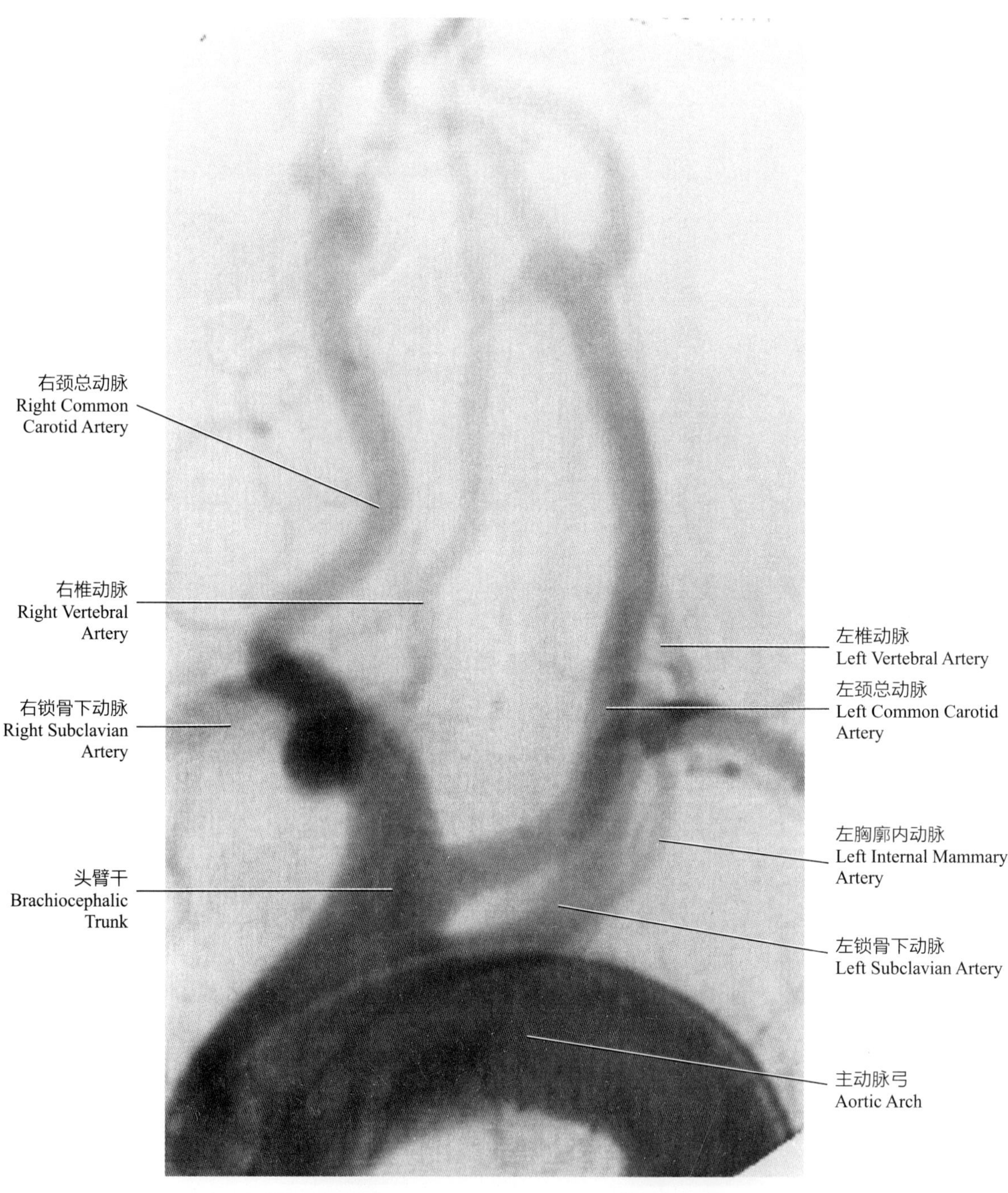

图7.18　主动脉弓血管造影示左颈总动脉与头臂干共干，这种情况也称为牛弓

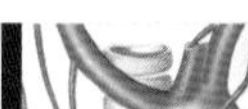

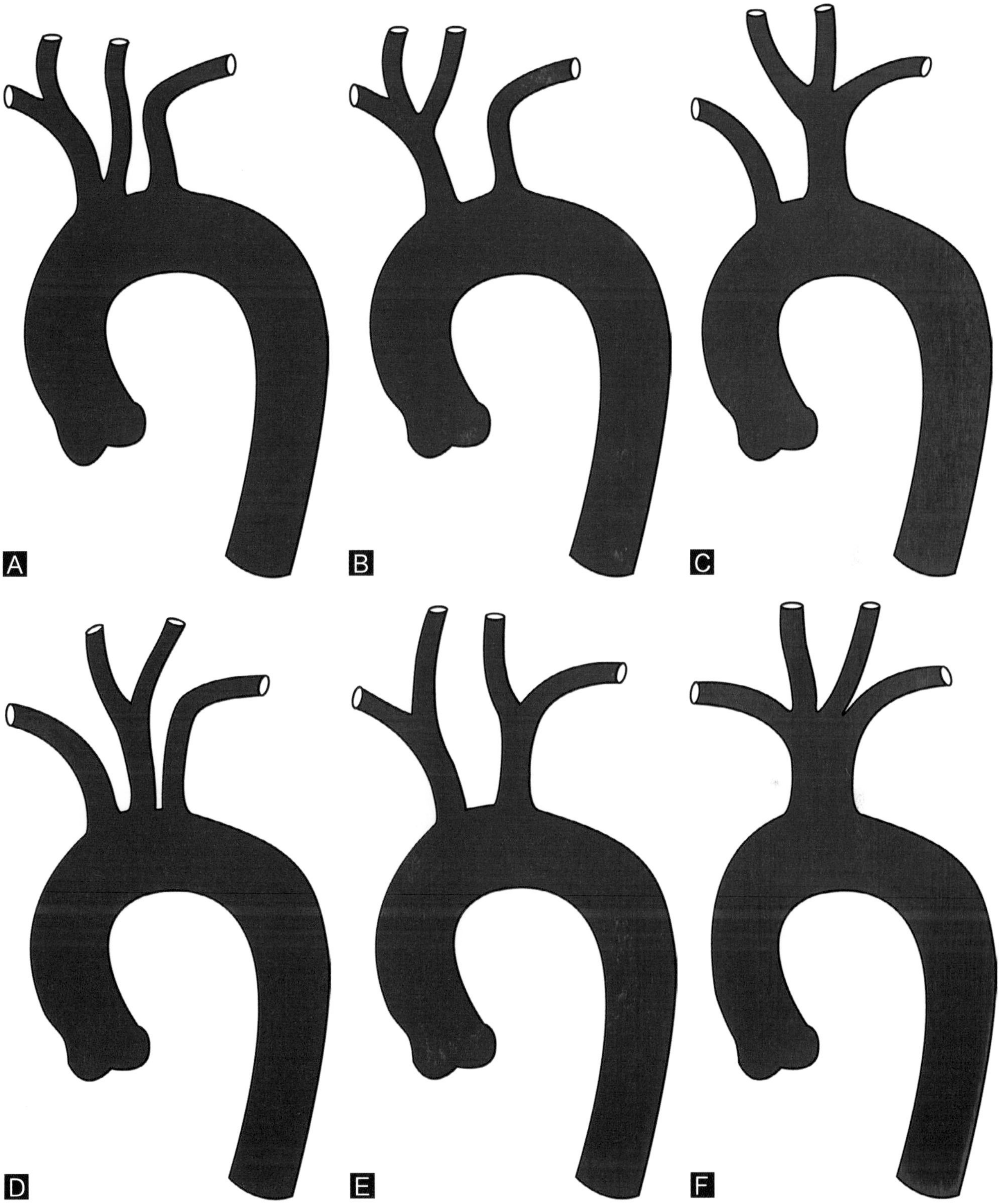

图7.19　主动脉弓分支起源的变异。图A、B的情况约占所有分支起源变异的73%，在普通人群中占起源变异的22%。A. 左颈总动脉与头臂干共干（又称为牛弓）。B. 左颈总动脉起源于头臂干的中上部。C. 颈总动脉发出左锁骨下动脉。D. 颈总动脉与两侧锁骨下动脉相互独立。E. 左、右头臂干。F. 头臂干（又称为单弓血管）发出左颈总动脉和左锁骨下动脉

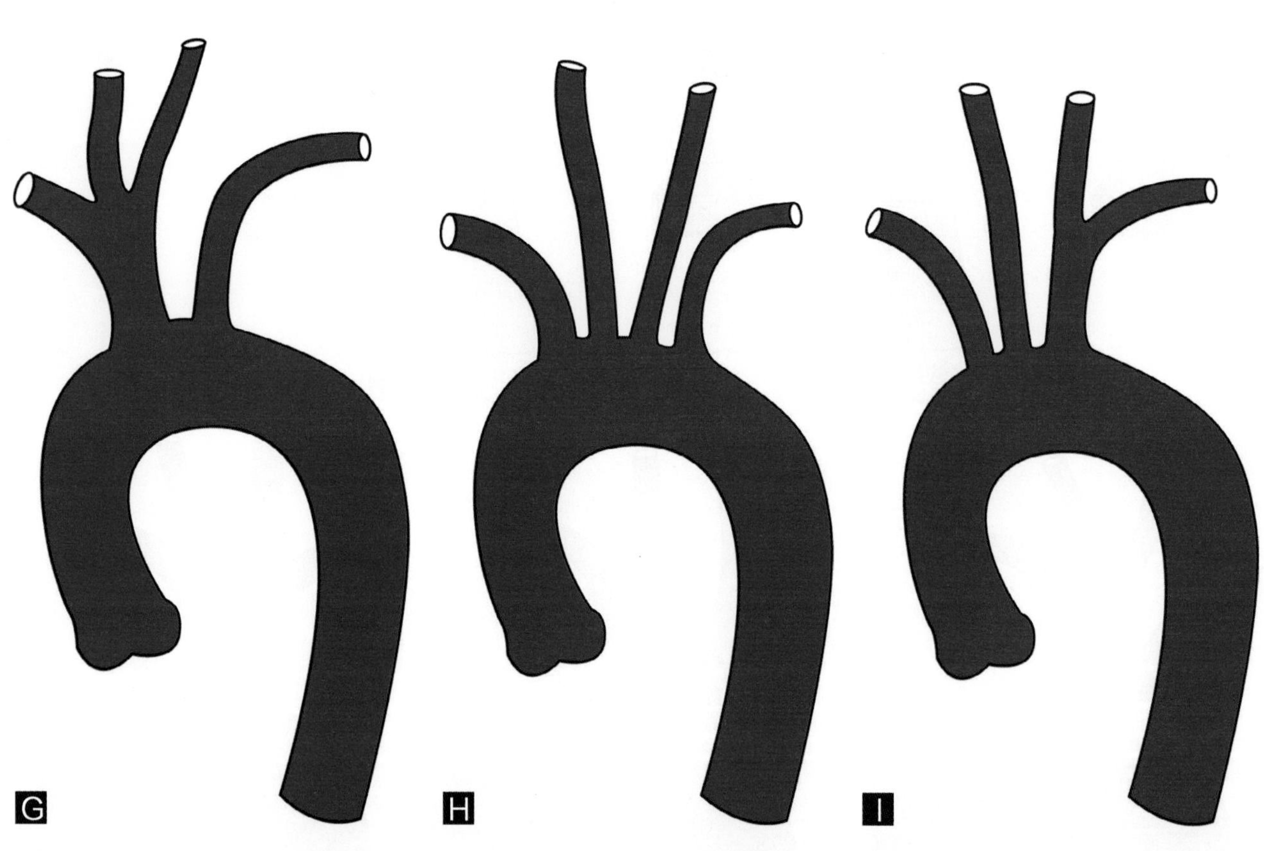

图7.19（续） G. 右颈总动脉发出右锁骨下动脉，左锁骨下动脉起源于主动脉弓。H. 主动脉弓的所有分支血管独立起源。I. 左头臂干

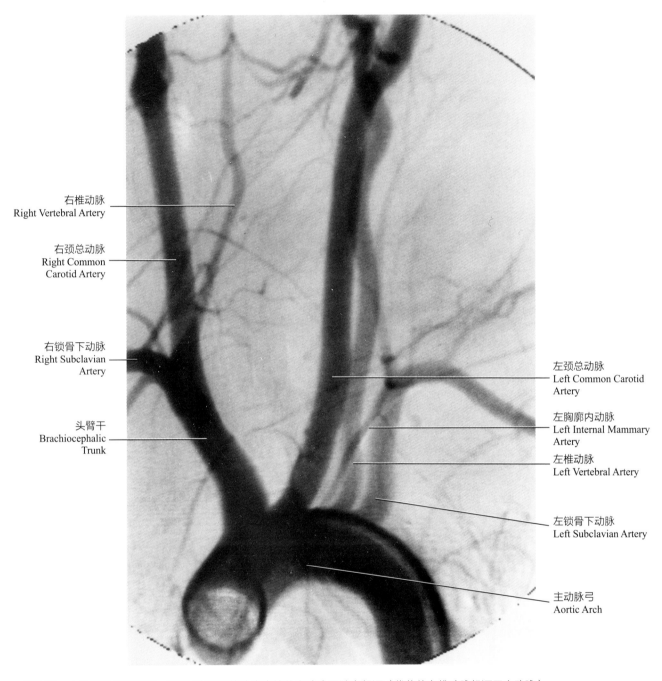

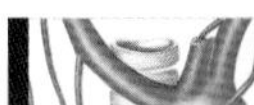

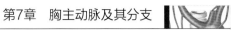

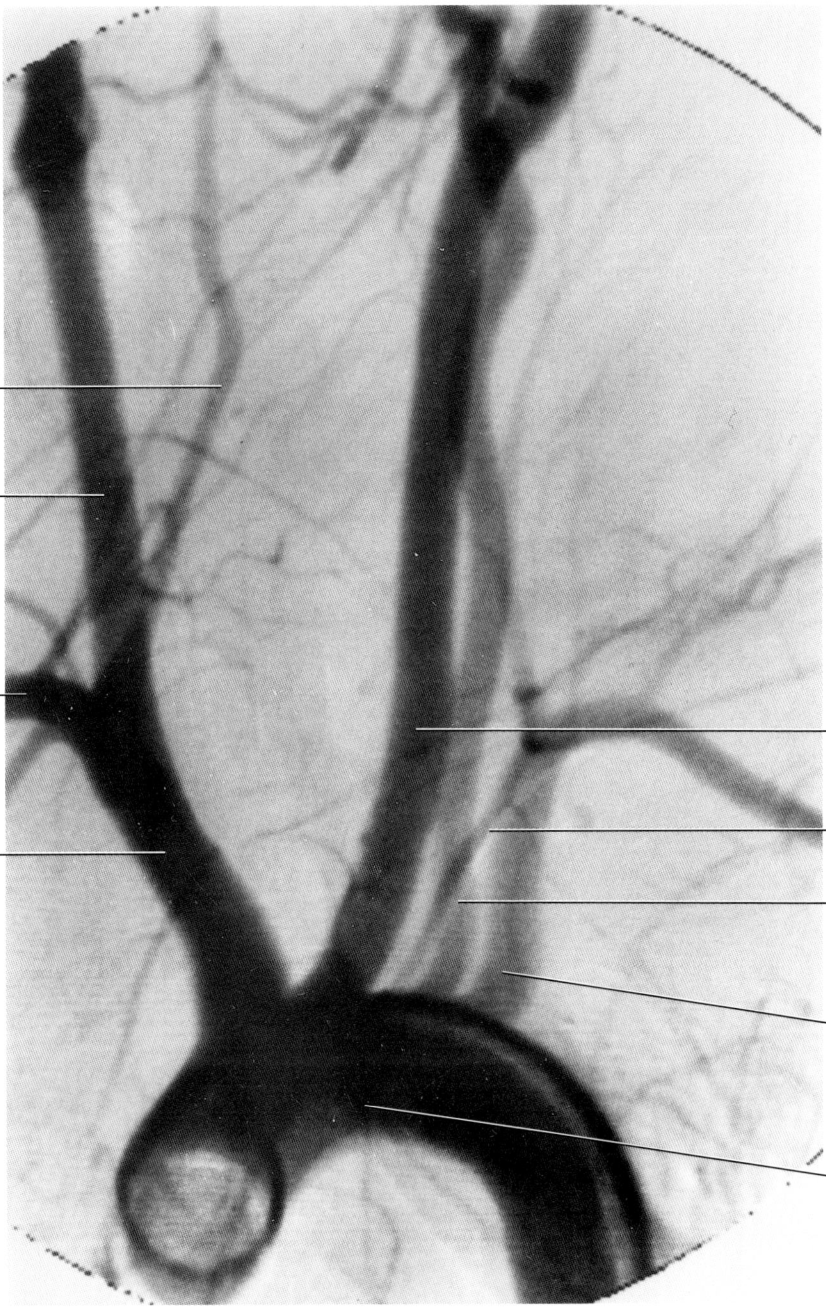

图7.20　主动脉弓血管造影，显示4支主要的分支直接从主动脉弓独立起源（优势的左椎动脉起源于主动脉）

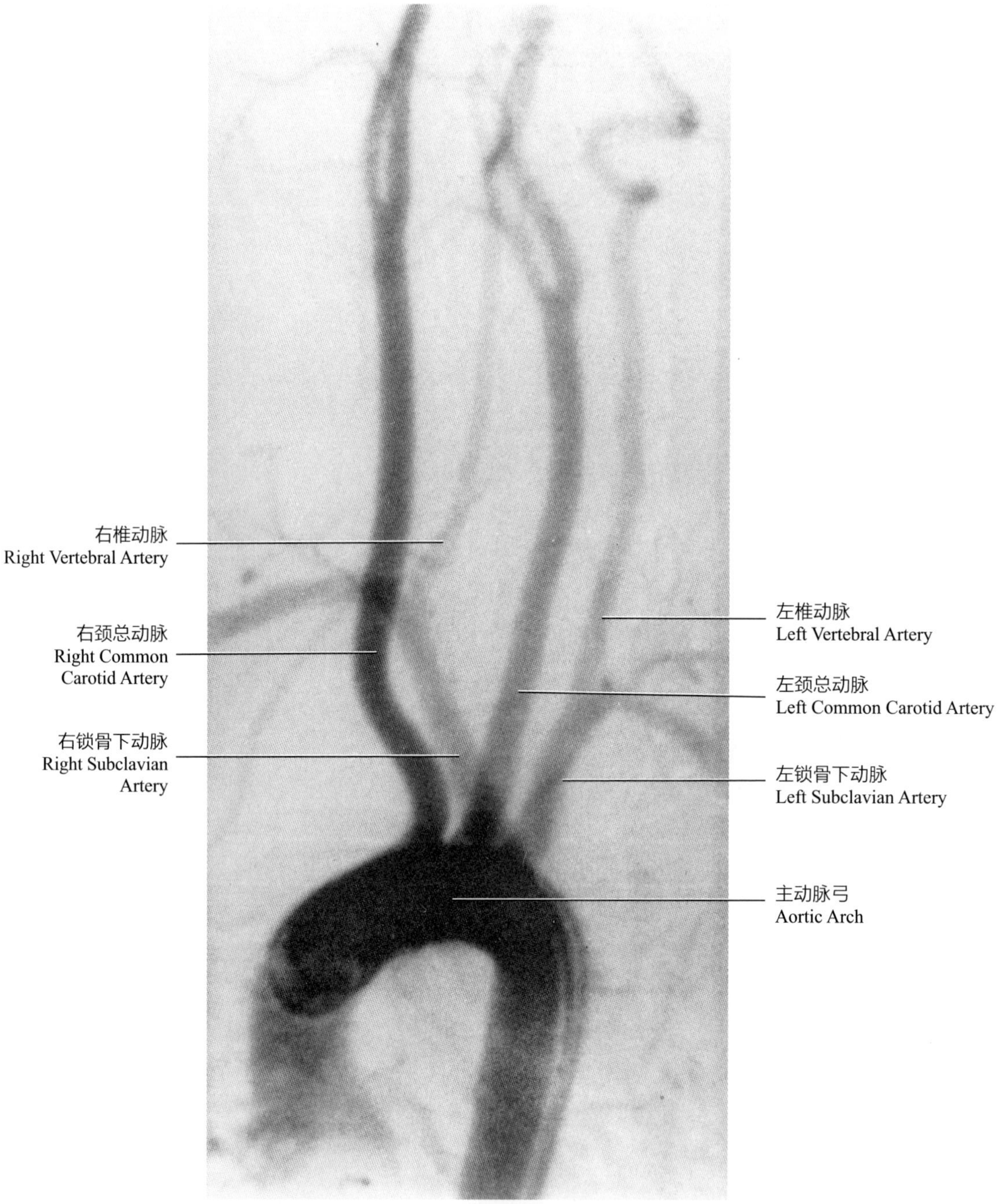

右椎动脉
Right Vertebral Artery

右颈总动脉
Right Common Carotid Artery

右锁骨下动脉
Right Subclavian Artery

左椎动脉
Left Vertebral Artery

左颈总动脉
Left Common Carotid Artery

左锁骨下动脉
Left Subclavian Artery

主动脉弓
Aortic Arch

图7.21　主动脉弓血管造影，显示右颈总动脉、左颈总动脉和左锁骨下动脉直接起源于主动脉弓，右锁骨下动脉直接起源于主动脉弓的远侧面

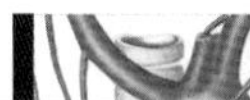

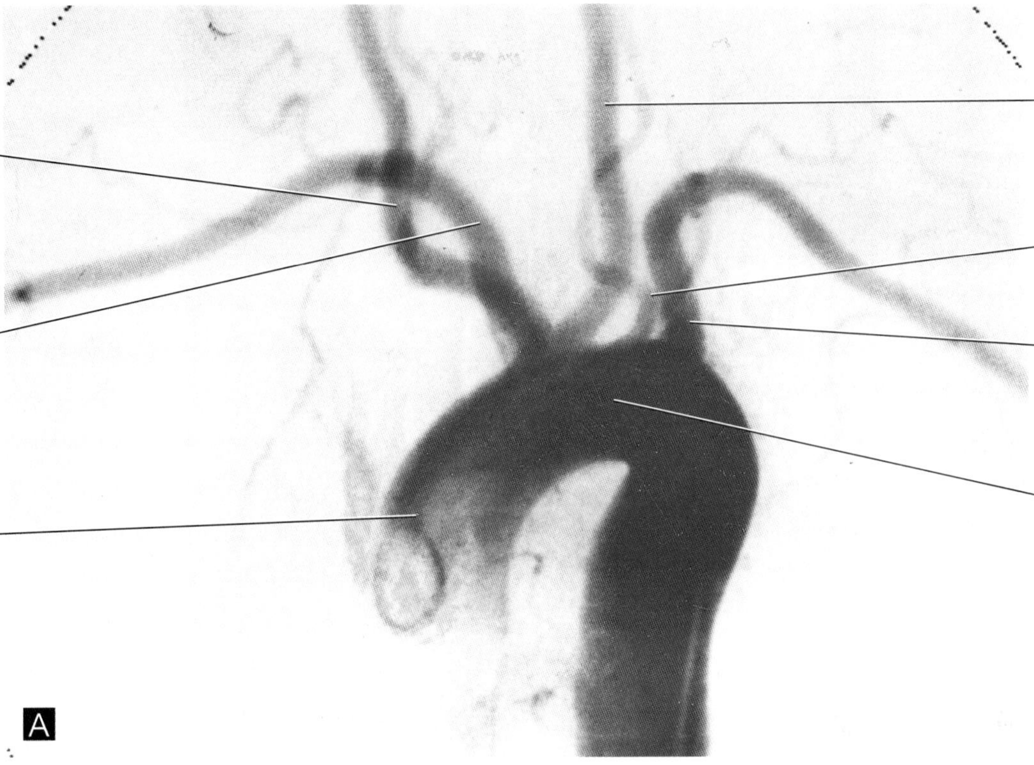

右颈总动脉
Right Common Carotid Artery
右锁骨下动脉
Right Subclavian Artery
升主动脉
Ascending Aorta
左颈总动脉
Left Common Carotid Artery
左椎动脉
Left Vertebral Artery
左锁骨下动脉
Left Subclavian Artery
主动脉弓
Aortic Arch
A

右锁骨下动脉
Right Subclavian Artery
胸廓内动脉
Internal Mammary Artery
B

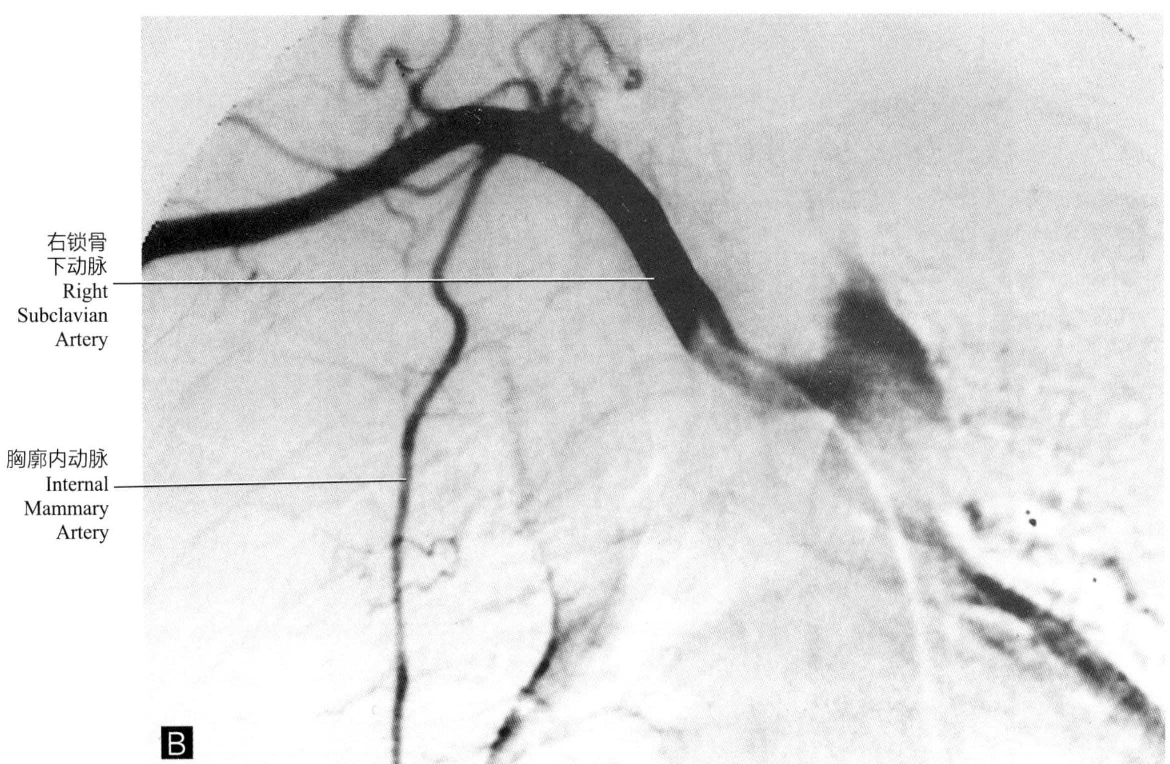

图7.22 A、B. 主动脉弓血管造影显示解剖变异，双侧颈总动脉共干，左椎动脉直接起源于主动脉弓，可见正常起源的左锁骨下动脉和从主动脉弓后侧方独立起源的右锁骨下动脉

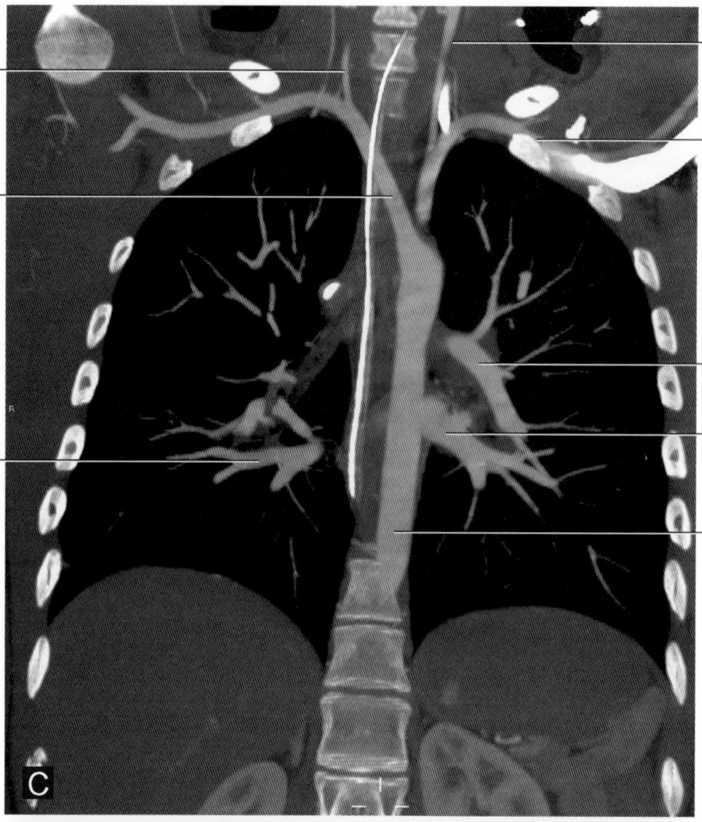

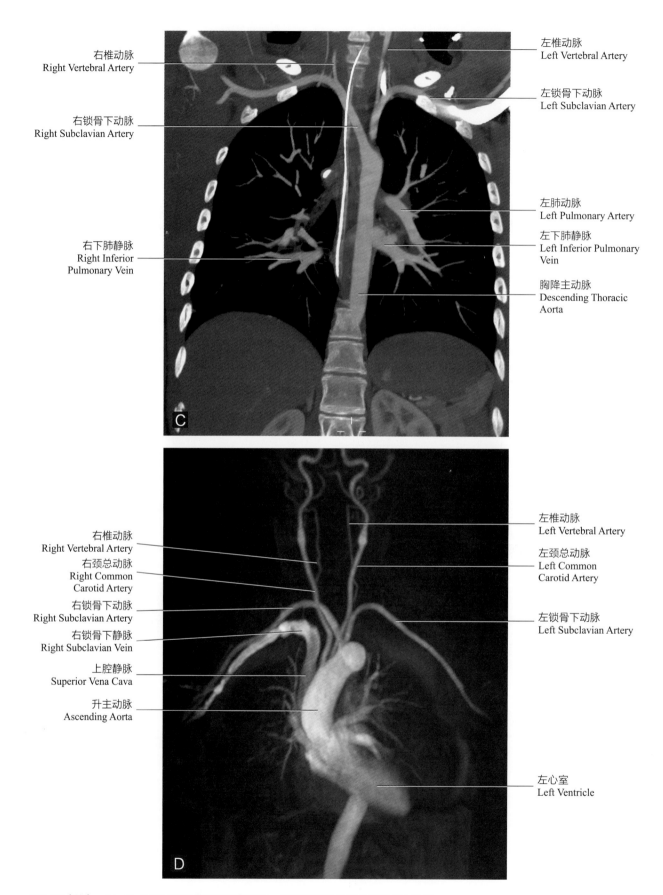

右椎动脉
Right Vertebral Artery

右锁骨下动脉
Right Subclavian Artery

右下肺静脉
Right Inferior Pulmonary Vein

左椎动脉
Left Vertebral Artery

左锁骨下动脉
Left Subclavian Artery

左肺动脉
Left Pulmonary Artery

左下肺静脉
Left Inferior Pulmonary Vein

胸降主动脉
Descending Thoracic Aorta

C

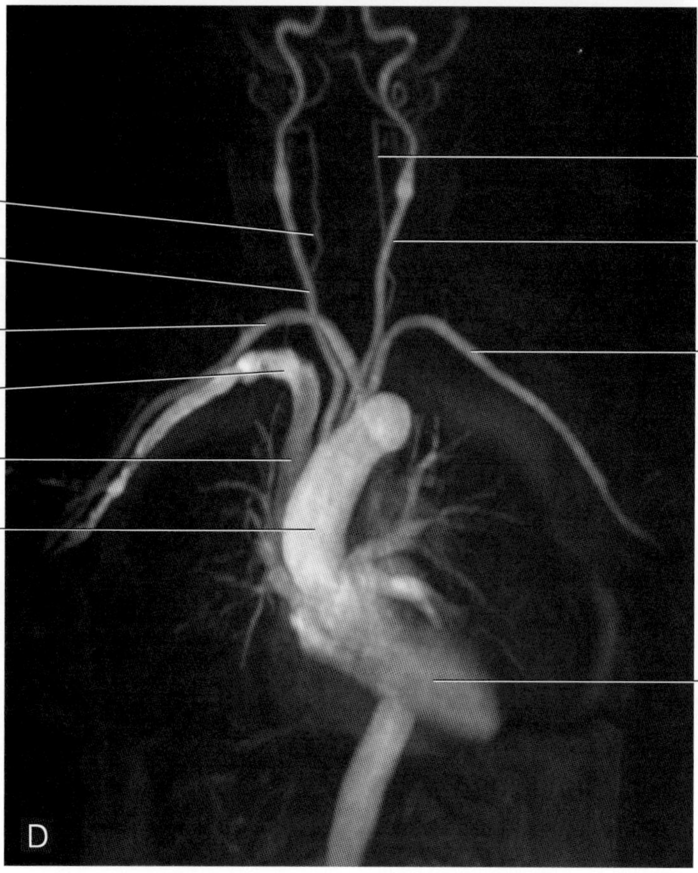

右椎动脉
Right Vertebral Artery

右颈总动脉
Right Common Carotid Artery

右锁骨下动脉
Right Subclavian Artery

右锁骨下静脉
Right Subclavian Vein

上腔静脉
Superior Vena Cava

升主动脉
Ascending Aorta

左椎动脉
Left Vertebral Artery

左颈总动脉
Left Common Carotid Artery

左锁骨下动脉
Left Subclavian Artery

左心室
Left Ventricle

D

图7.22（续） C、D. 胸部MRI图像显示解剖变异，可见后侧位起源的右锁骨下动脉

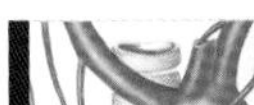

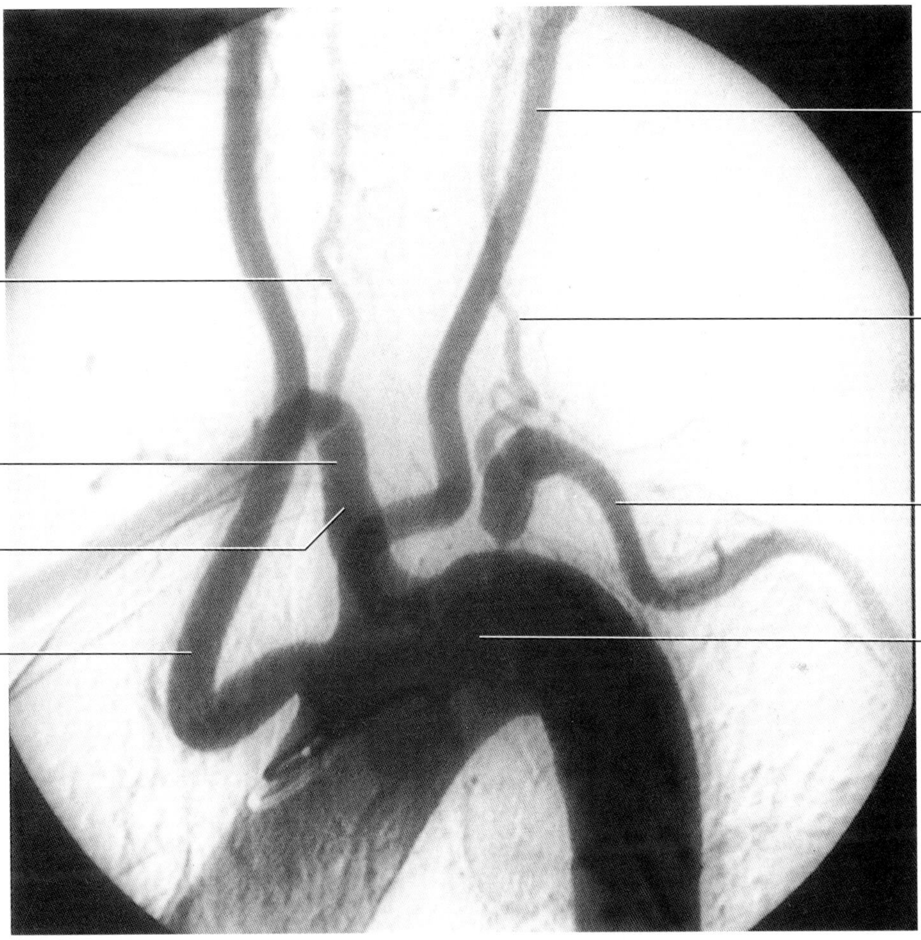

图7.23　主动脉弓血管造影显示解剖变异，头臂干发出左颈总动脉，右颈总动脉独立起源于主动脉，为主动脉弓的第一个分支

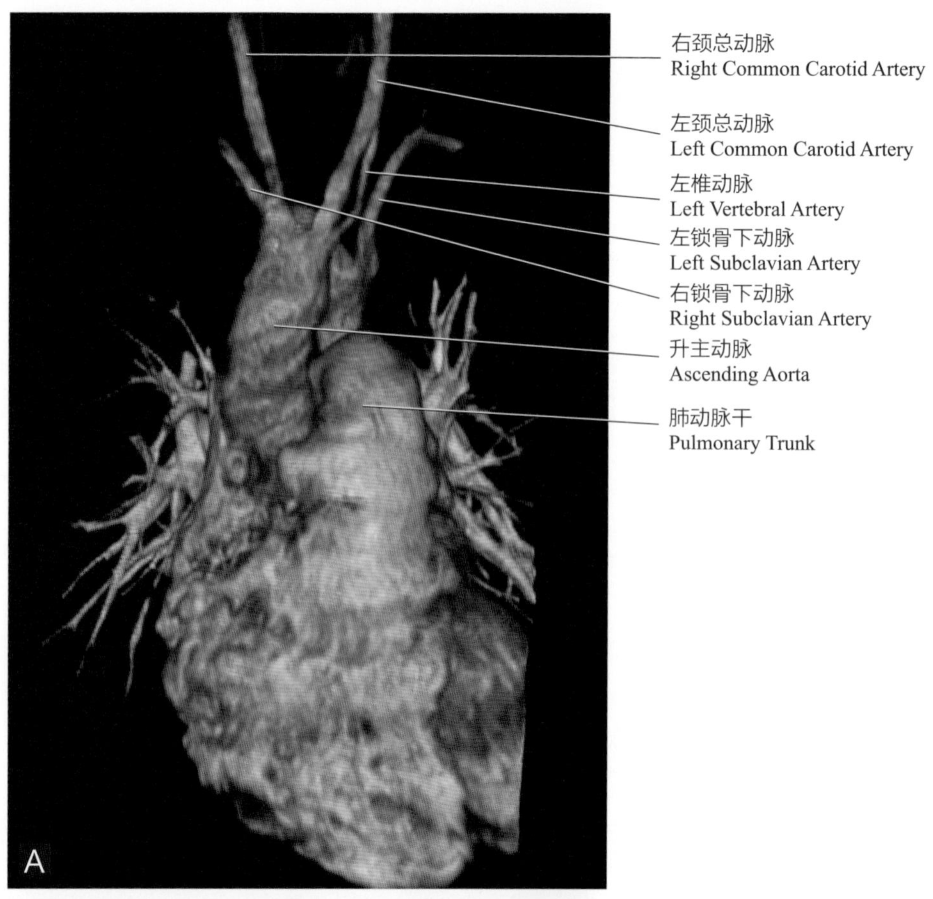
右颈总动脉
Right Common Carotid Artery
左颈总动脉
Left Common Carotid Artery
左椎动脉
Left Vertebral Artery
左锁骨下动脉
Left Subclavian Artery
右锁骨下动脉
Right Subclavian Artery
升主动脉
Ascending Aorta
肺动脉干
Pulmonary Trunk
A

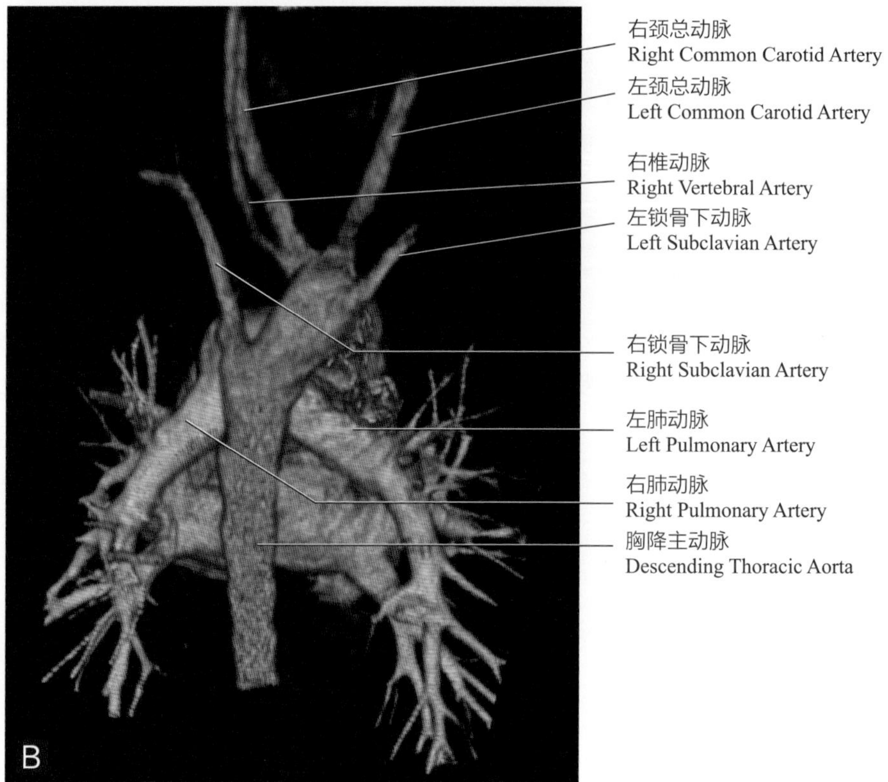
右颈总动脉
Right Common Carotid Artery
左颈总动脉
Left Common Carotid Artery
右椎动脉
Right Vertebral Artery
左锁骨下动脉
Left Subclavian Artery
右锁骨下动脉
Right Subclavian Artery
左肺动脉
Left Pulmonary Artery
右肺动脉
Right Pulmonary Artery
胸降主动脉
Descending Thoracic Aorta
B

图7.24 心脏和主动脉弓的CTA三维重建图像，显示主动脉弓分支的罕见变异

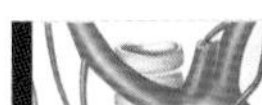

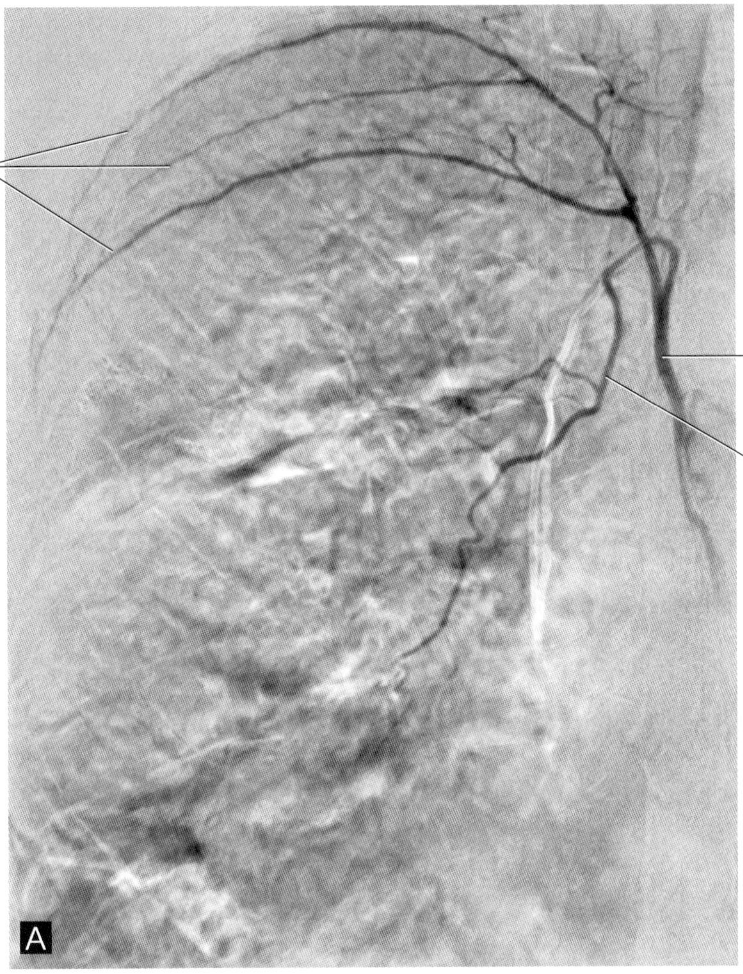

第 1 ～ 3 肋间动脉
1st-3rd Intercostal Arteries
肋间支气管动脉
Intercostobronchial Trunk
右支气管动脉
Right Bronchial Artery
A

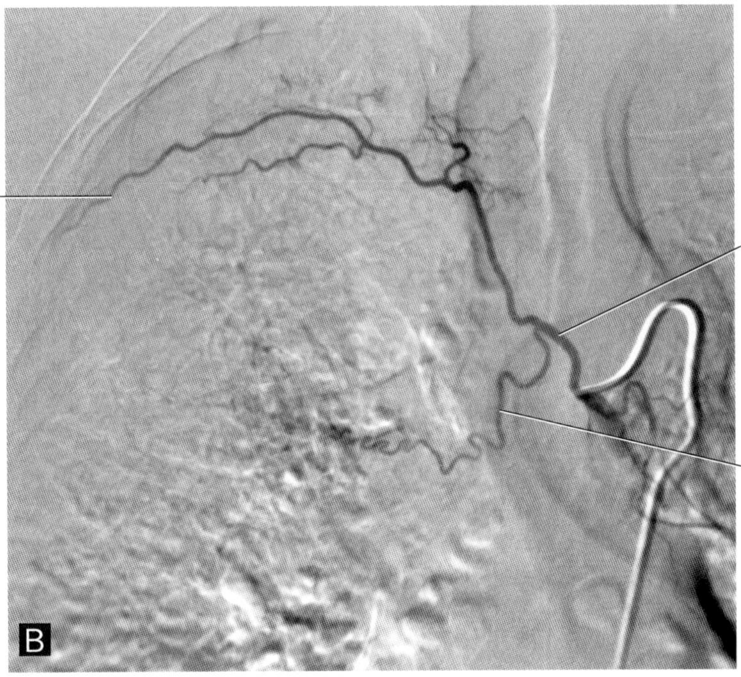

肋间动脉
Intercostal Arteries
肋间支气管动脉
Intercostal Bronchial Trunk
右支气管动脉
Right Bronchial Artery
B

图7.25　A. 选择性肋间支气管动脉血管造影，显示右侧第1～3肋间动脉以及右上和右下支气管动脉。B. 选择性肋间支气管动脉血管造影，显示单个支气管动脉、第3肋间动脉及分布至胸椎椎体的分支

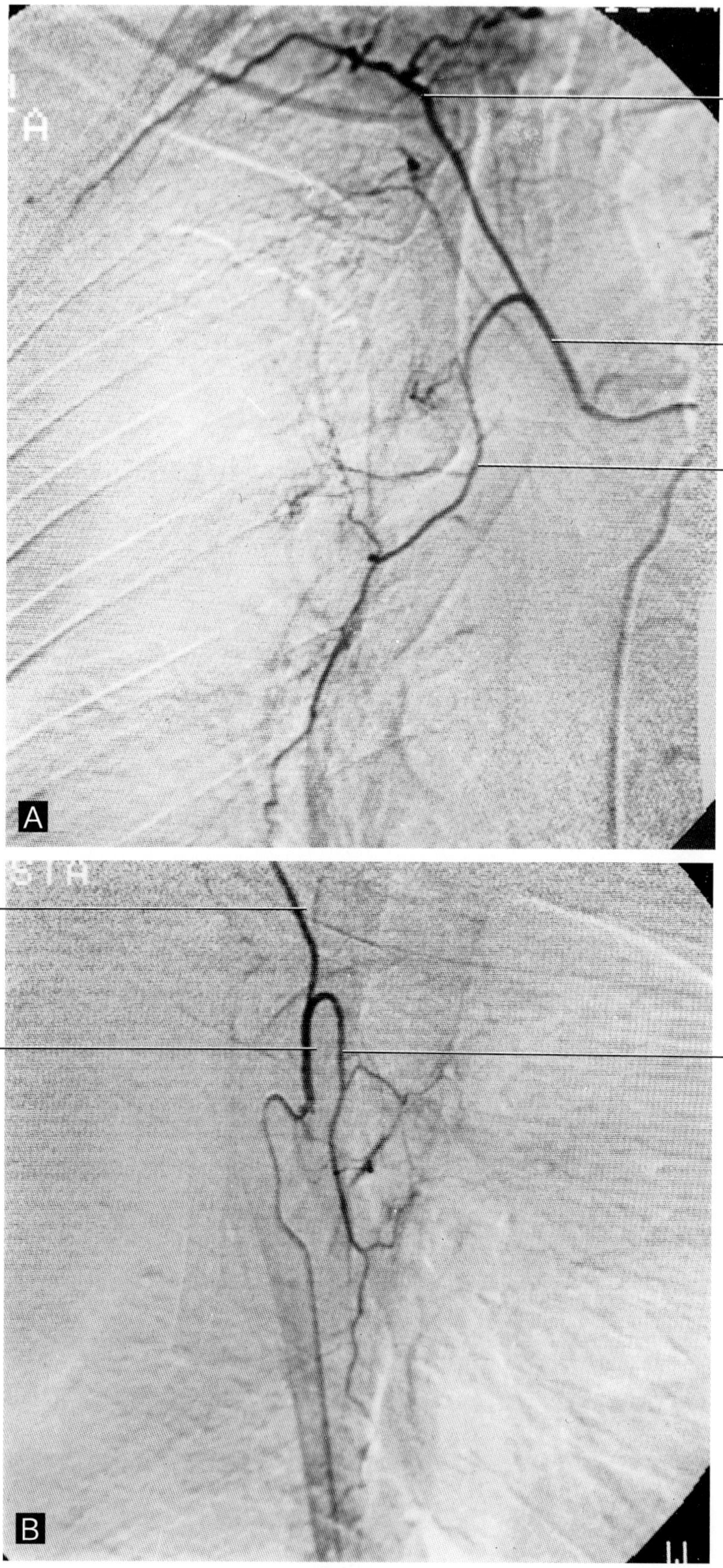

肋间动脉
Intercostal Artery

肋间支气管动脉
Intercostobrochial
Trunk

支气管动脉
Bronchial Artery

A

肋间动脉
Intercostal Artery

肋间支气管动脉
Intercostobrochial
Trunk

支气管动脉
Bronchial Artery

B

图7.26　A. 正位肋间支气管动脉血管造影，显示第2肋间动脉和右支气管动脉。B. 同一动脉的侧位血管造影，显示肋间动脉在后侧走行，而支气管动脉沿着支气管向中心和前方延伸

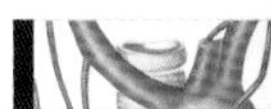

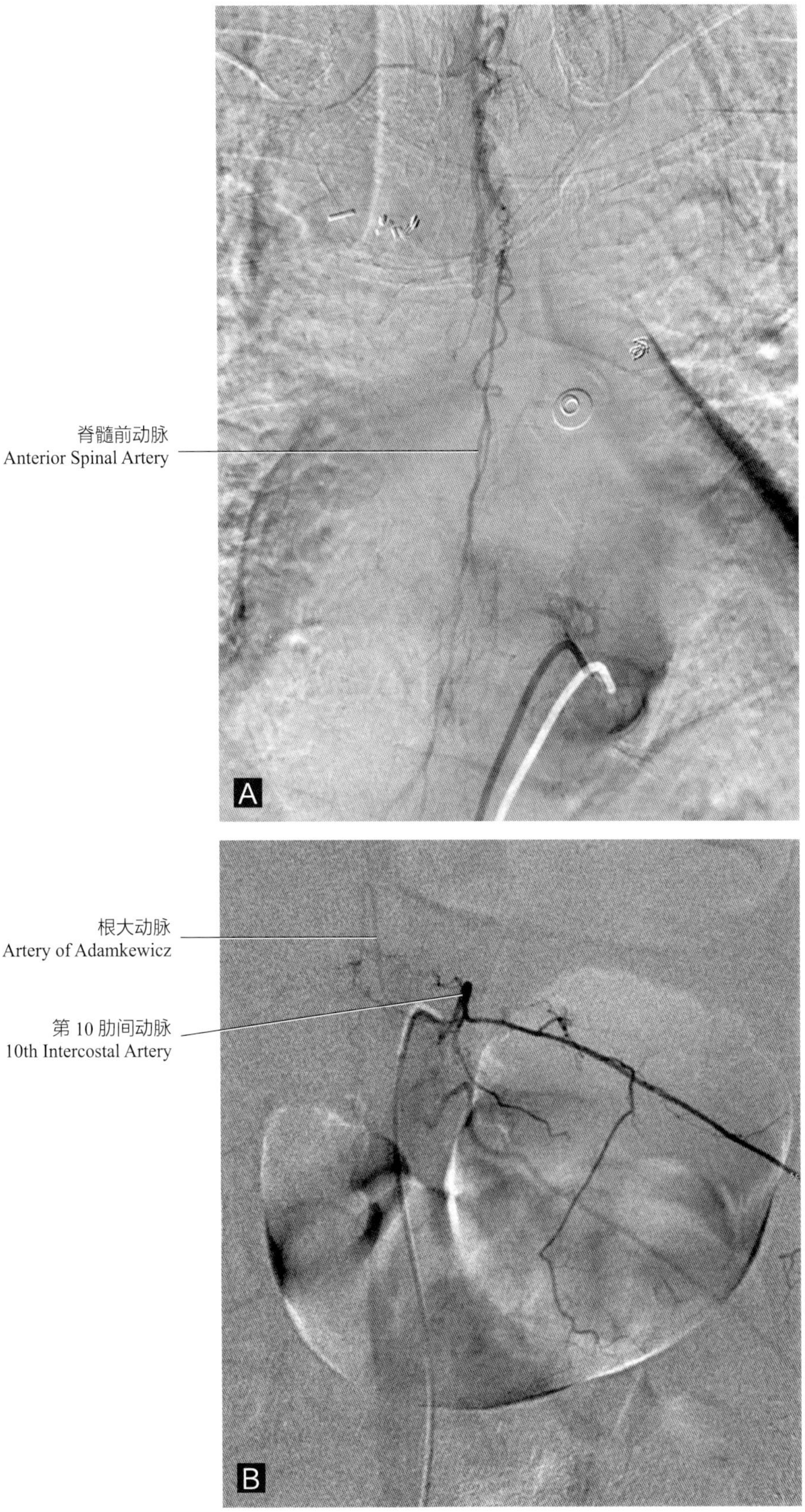

脊髓前动脉
Anterior Spinal Artery

A

根大动脉
Artery of Adamkewicz

第 10 肋间动脉
10th Intercostal Artery

B

图7.27　A. 栓塞后左支气管动脉的血管造影前视图，显示造影剂回流到脊髓前动脉。B. 左侧第10肋间动脉血管造影，显示根大动脉（前脊髓动脉）的起源低，其发夹转弯典型。在85%的情况下，此重要分支出现在T9和L2之间

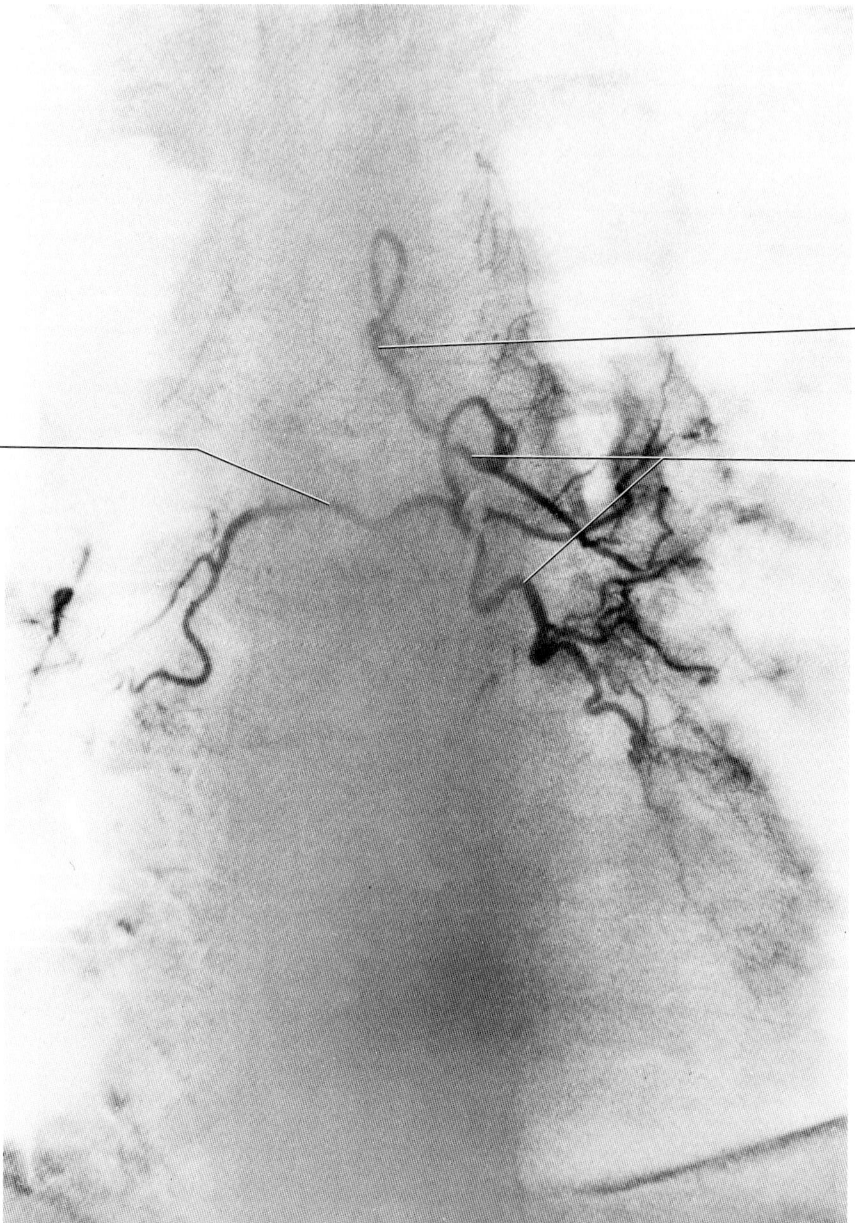

共干支气管动脉
Common Bronchial Trunk

右支气管动脉
Right Bronchial Artery

左支气管动脉
Left Bronchial Artery

图7.28　血管造影显示右支气管动脉和左支气管动脉起源于共干支气管动脉（右支气管动脉在下方，左侧可见上、下支气管动脉）

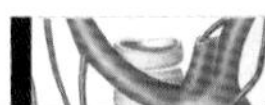

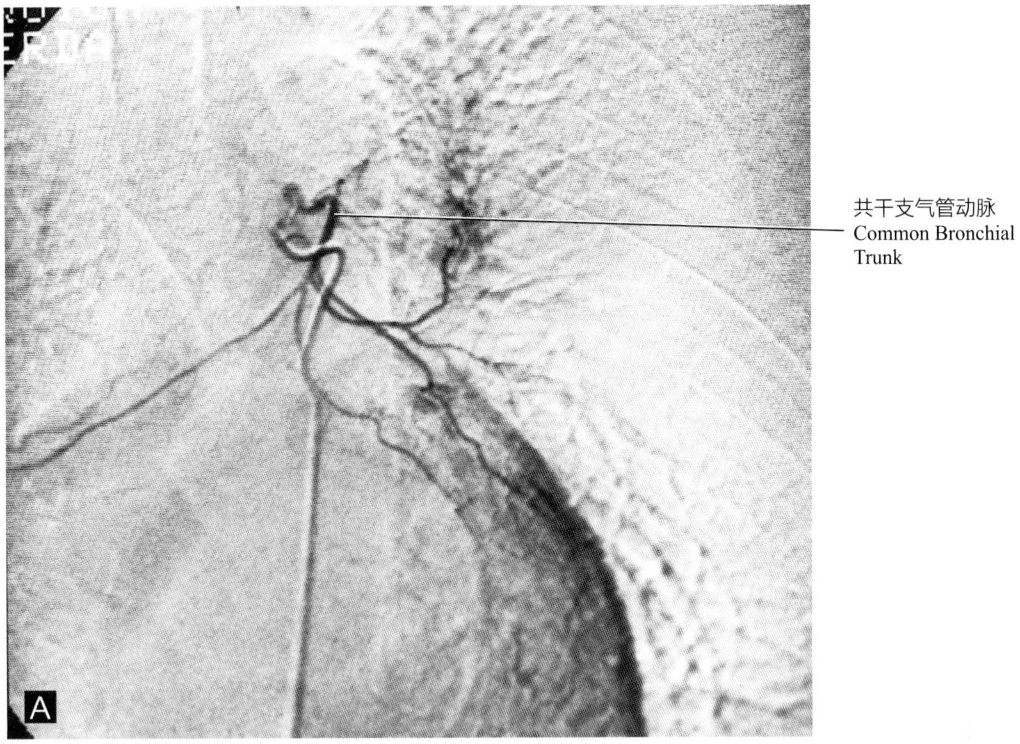

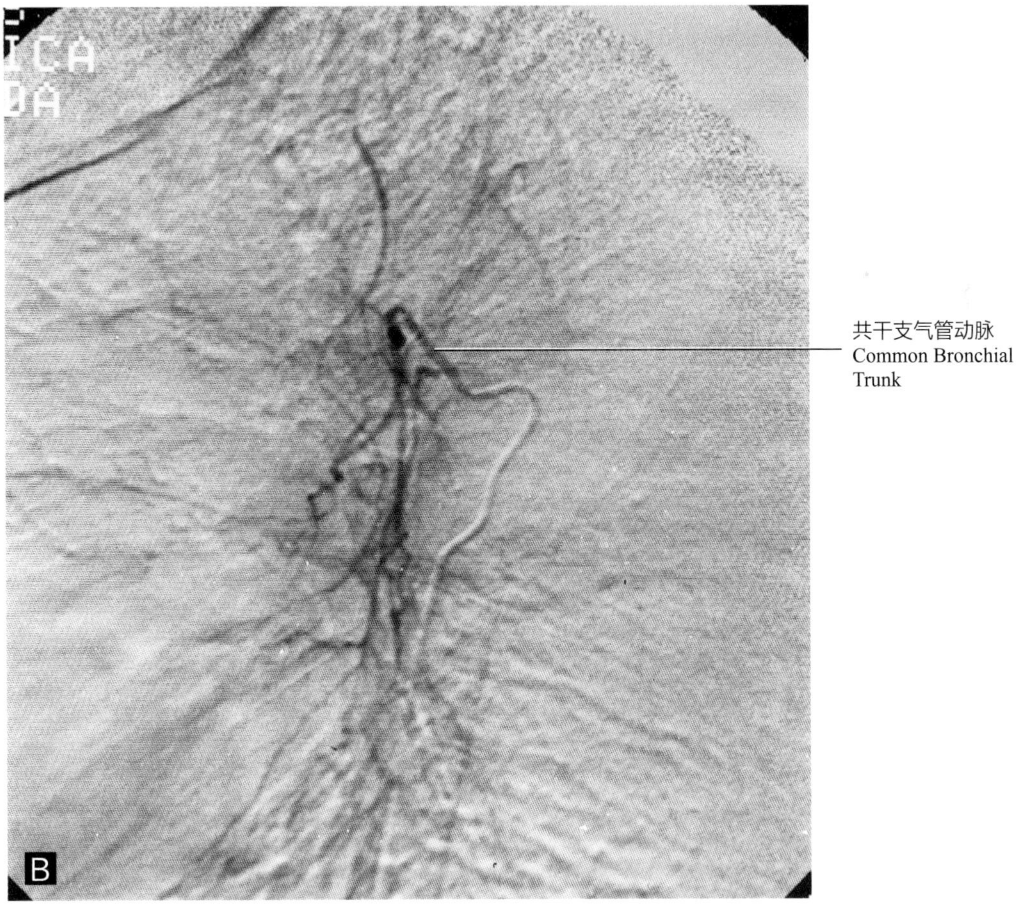

共干支气管动脉
Common Bronchial Trunk

共干支气管动脉
Common Bronchial Trunk

图7.29　A. 共干支气管动脉选择性血管造影，显示支气管动脉分出左、右两支。B. 侧位血管造影显示左、右支气管动脉走行于中心或向前走行，共干支气管动脉几乎垂直起源于主动脉

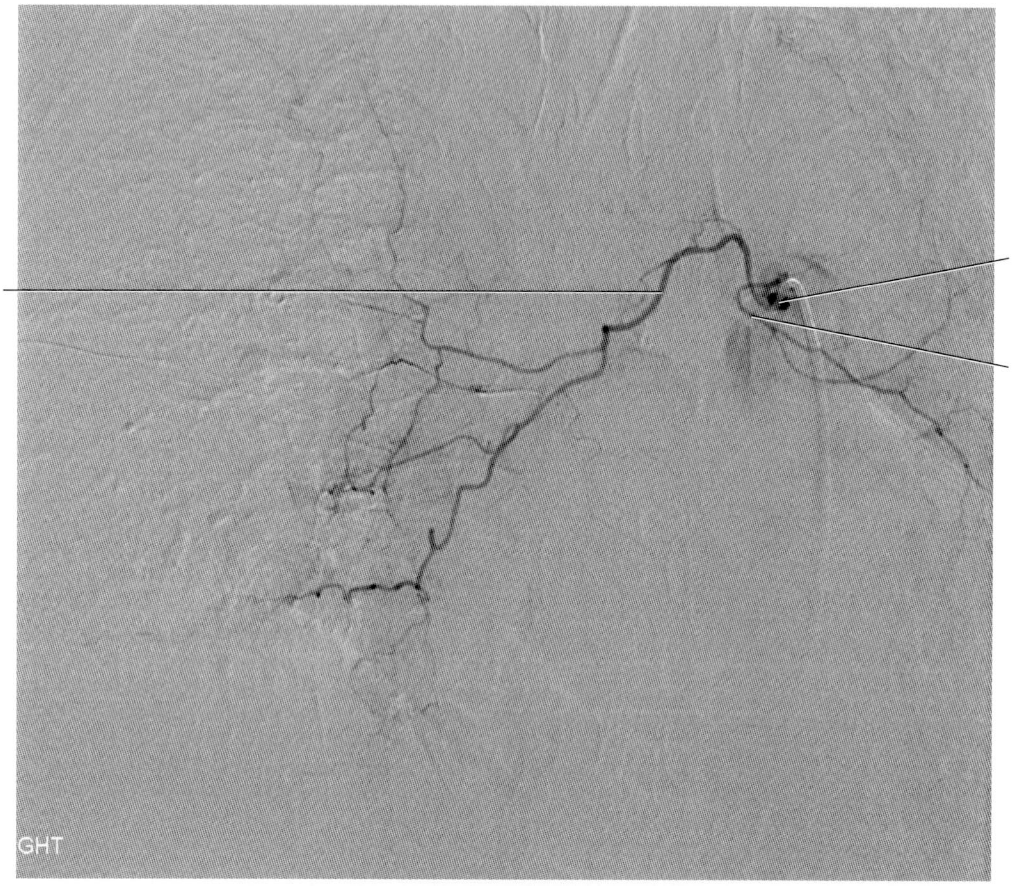

右支气管动脉
Right Bronchial Artery

共干支气管动脉
Common Bronchial Trunk

左支气管动脉
Left Bronchial Artery

GHT

图7.30　共干支气管动脉的选择性血管造影显示双侧上、下支气管动脉

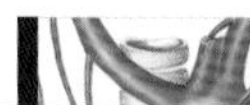

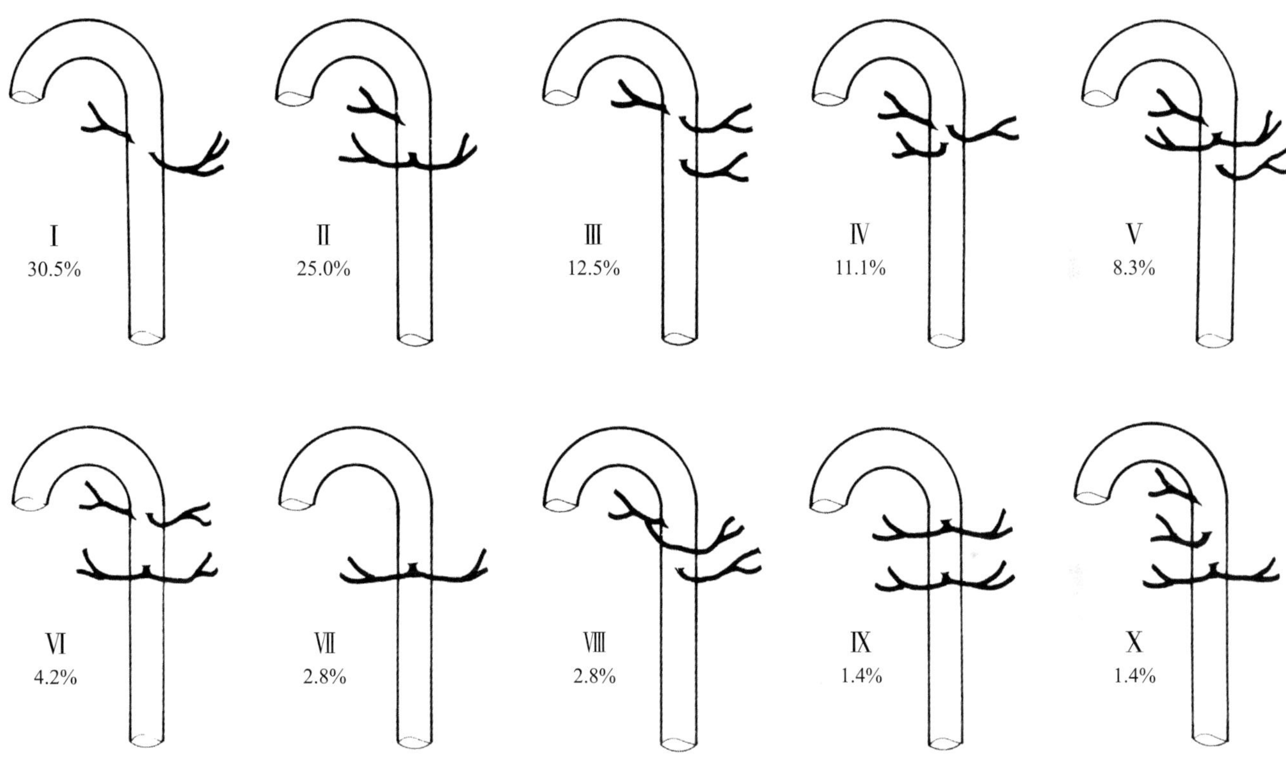

图7.31　基于72例患者血管造影数据而得出的腹侧位支气管动脉血供类型，右肋间支气管动脉起源于侧位或背侧；余下的单个支气管动脉和共干支气管动脉起源于腹主动脉（来自Uflacker et al. Radiology. 1985;157:637-644.）

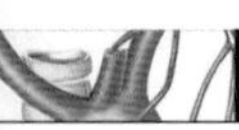

甲状颈干
Thyrocervical Trunk

甲状颈干
Thyrocervical Trunk

锁骨下动脉
Subclavian Artery

锁骨下动脉
Subclavian Artery

胸廓内动脉
Internal Mammary Artery

头臂干
Brachiocephalic Trunk

心包膈动脉
Pericardiacophrenic Artery

腹主动脉
Abdominal Aorta

膈下动脉
Inferior Phrenic Artery

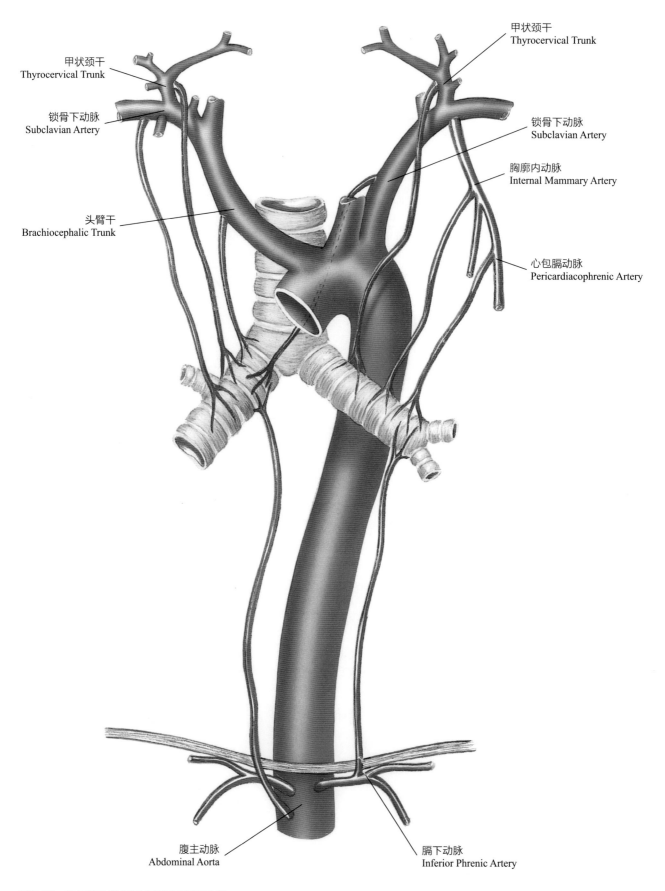

图7.32　支气管动脉的迷走起源和解剖变异

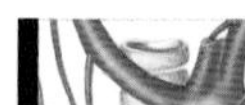

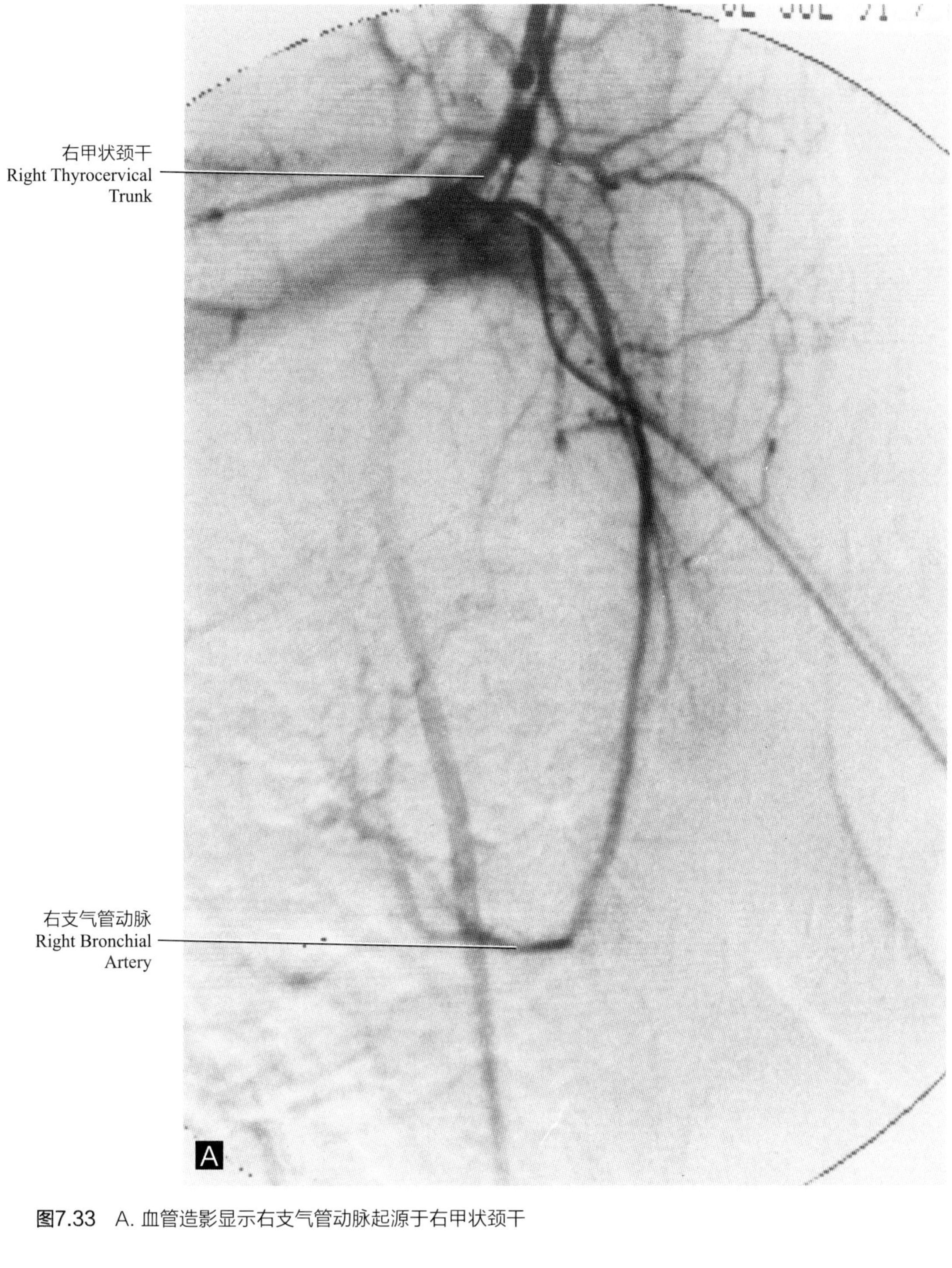

右甲状颈干
Right Thyrocervical Trunk

右支气管动脉
Right Bronchial Artery

A

图7.33　A. 血管造影显示右支气管动脉起源于右甲状颈干

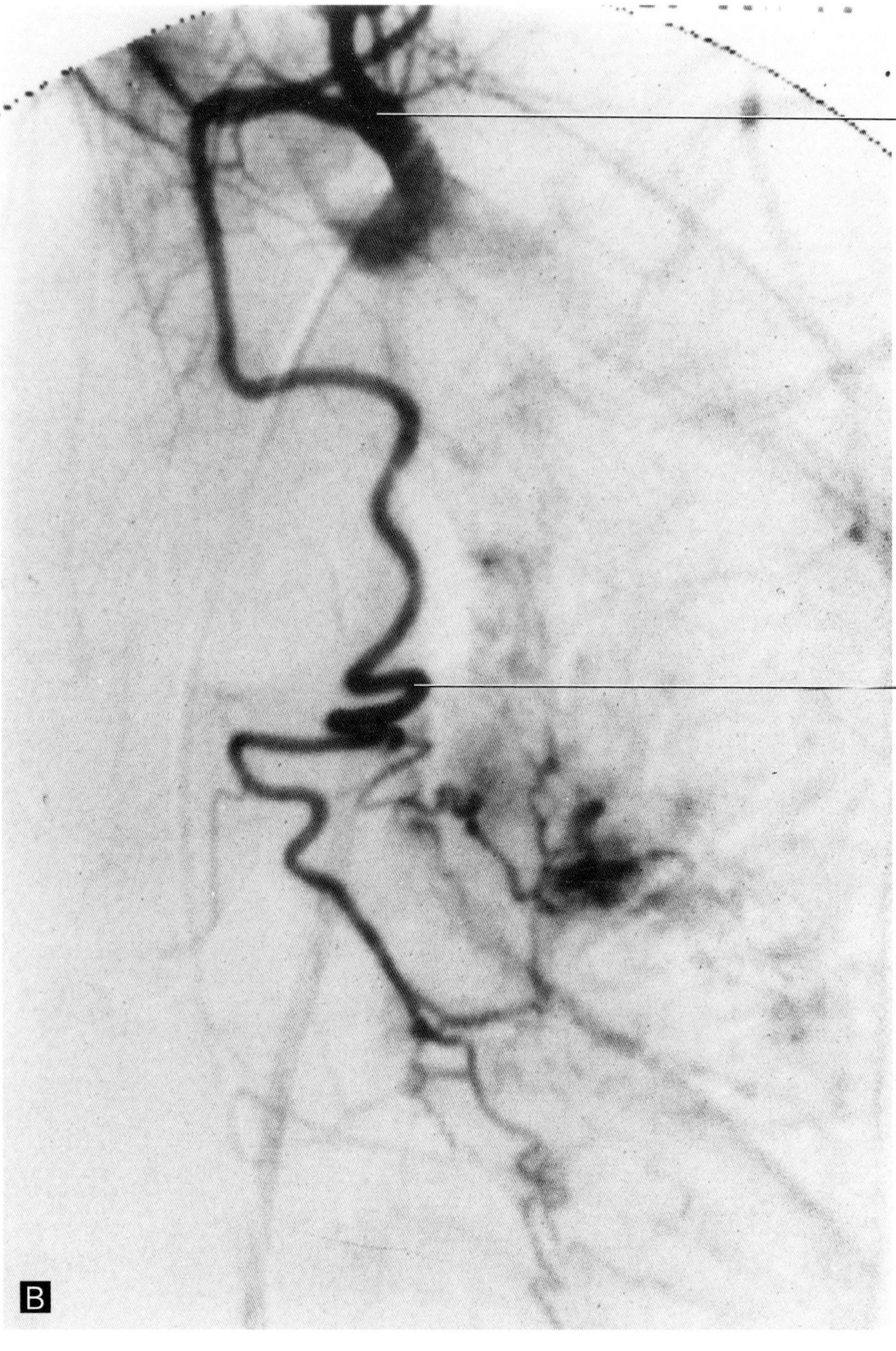

右甲状颈干
Right Thyrocervical Trunk

左支气管动脉
Left Bronchial Artery

B

图7.33（续） B. 血管造影显示左支气管动脉起源于右甲状颈干，注意多个肋间动脉起源于同一主干

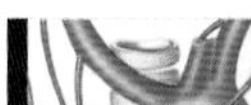

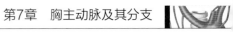

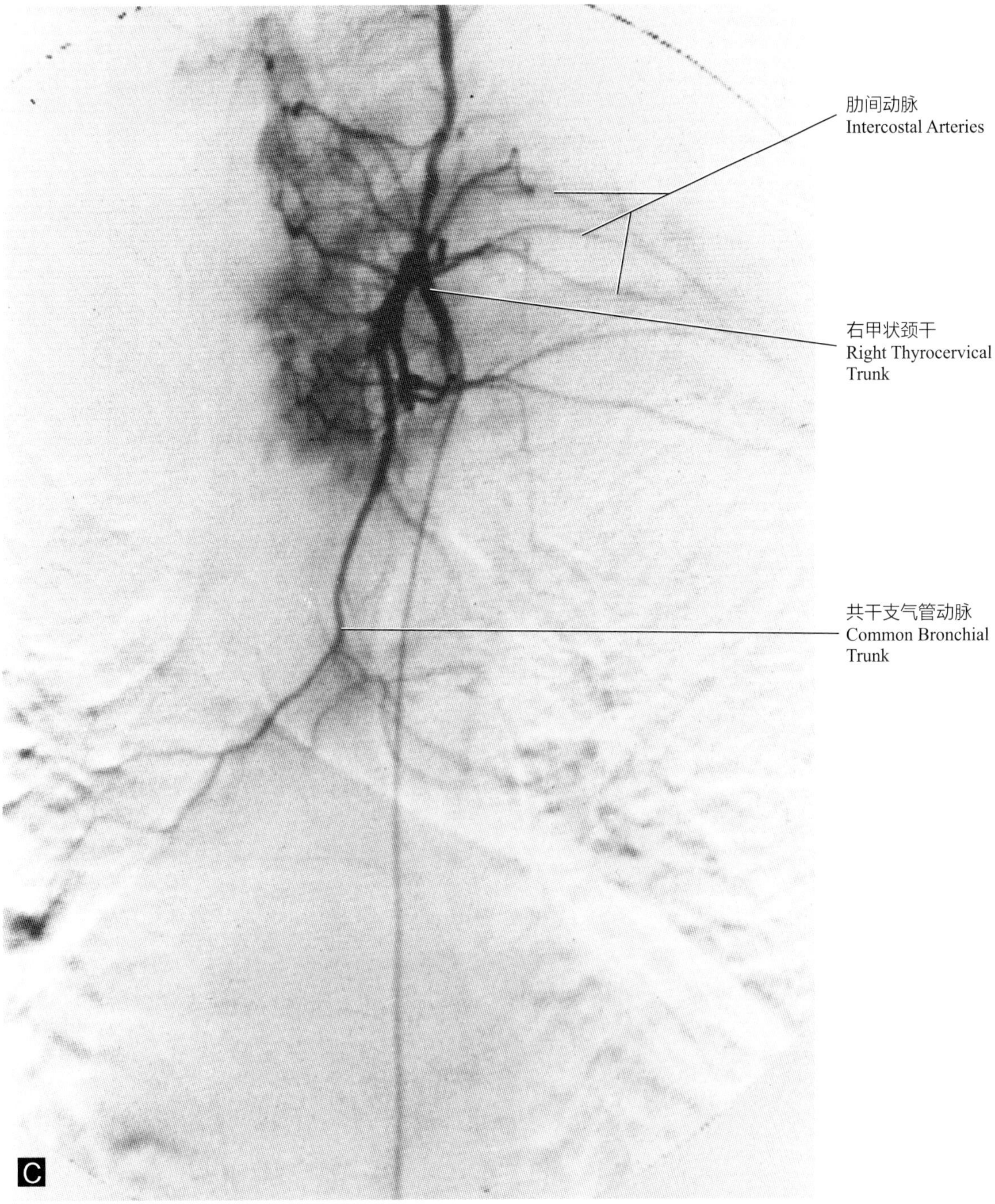

肋间动脉
Intercostal Arteries

右甲状颈干
Right Thyrocervical Trunk

共干支气管动脉
Common Bronchial Trunk

C

图7.33（续）　C. 共干支气管动脉起源于左甲状颈干

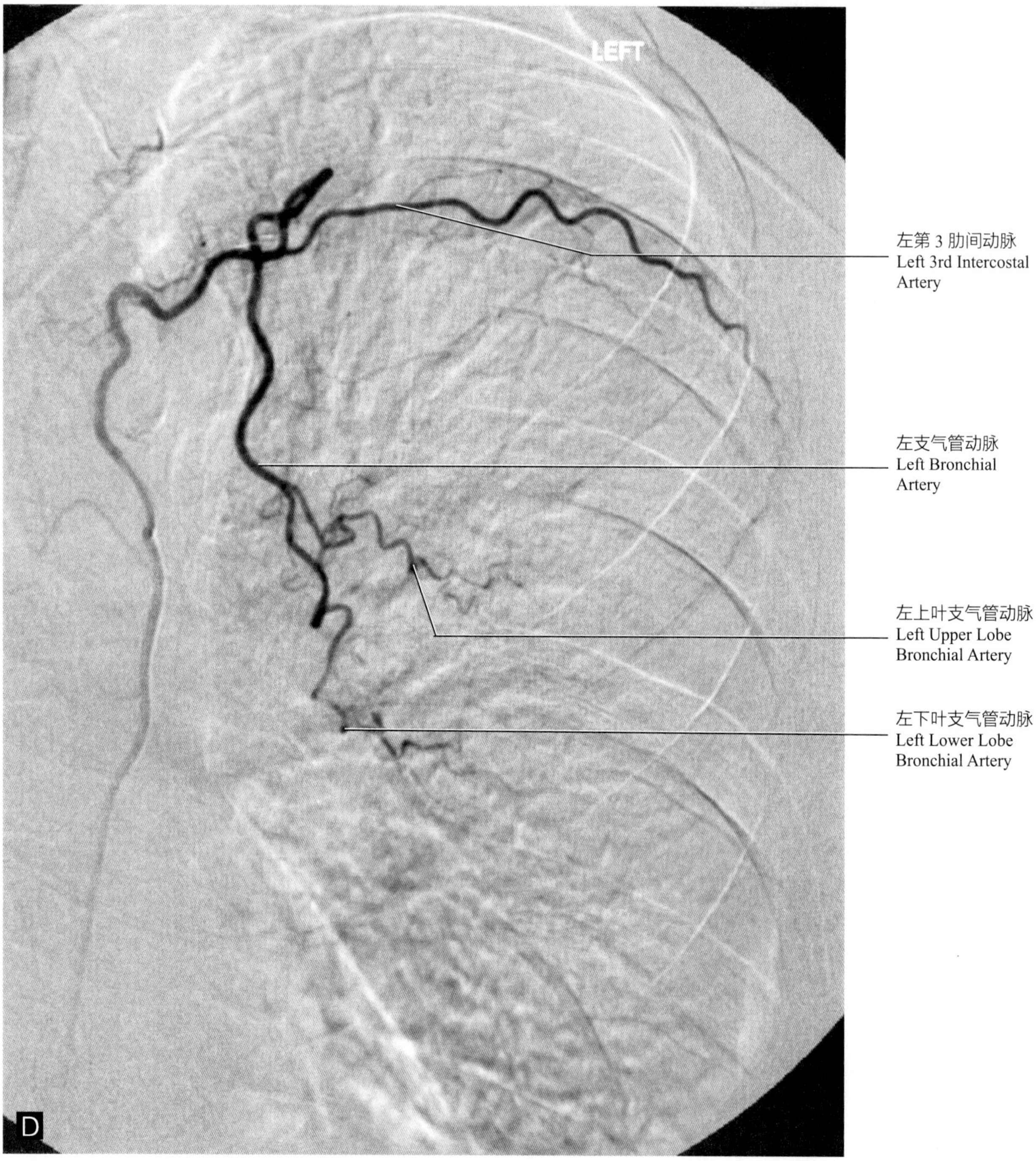

LEFT

左第 3 肋间动脉
Left 3rd Intercostal Artery

左支气管动脉
Left Bronchial Artery

左上叶支气管动脉
Left Upper Lobe Bronchial Artery

左下叶支气管动脉
Left Lower Lobe Bronchial Artery

D

图7.33（续） D. 左支气管动脉从左第3肋间动脉发出

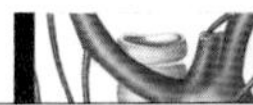

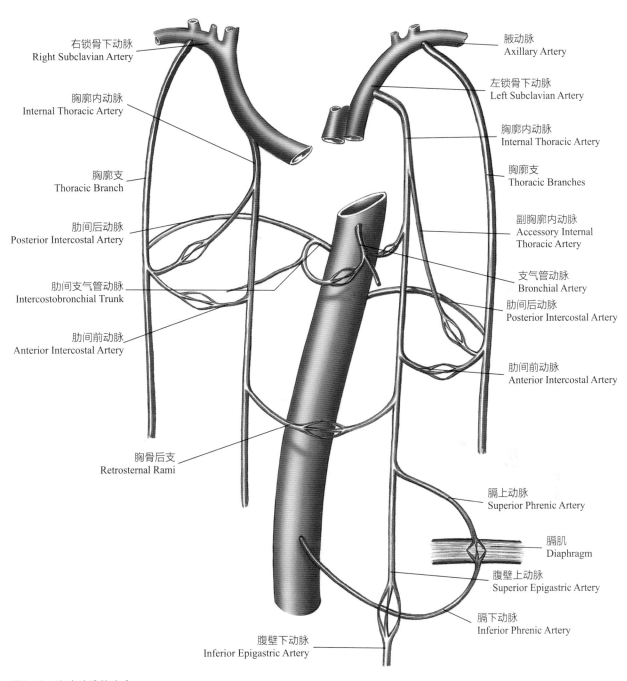

右锁骨下动脉
Right Subclavian Artery

胸廓内动脉
Internal Thoracic Artery

胸廓支
Thoracic Branch

肋间后动脉
Posterior Intercostal Artery

肋间支气管动脉
Intercostobronchial Trunk

肋间前动脉
Anterior Intercostal Artery

胸骨后支
Retrosternal Rami

腋动脉
Axillary Artery

左锁骨下动脉
Left Subclavian Artery

胸廓内动脉
Internal Thoracic Artery

胸廓支
Thoracic Branches

副胸廓内动脉
Accessory Internal Thoracic Artery

支气管动脉
Bronchial Artery

肋间后动脉
Posterior Intercostal Artery

肋间前动脉
Anterior Intercostal Artery

膈上动脉
Superior Phrenic Artery

膈肌
Diaphragm

腹壁上动脉
Superior Epigastric Artery

膈下动脉
Inferior Phrenic Artery

腹壁下动脉
Inferior Epigastric Artery

图7.34　胸廓动脉的吻合

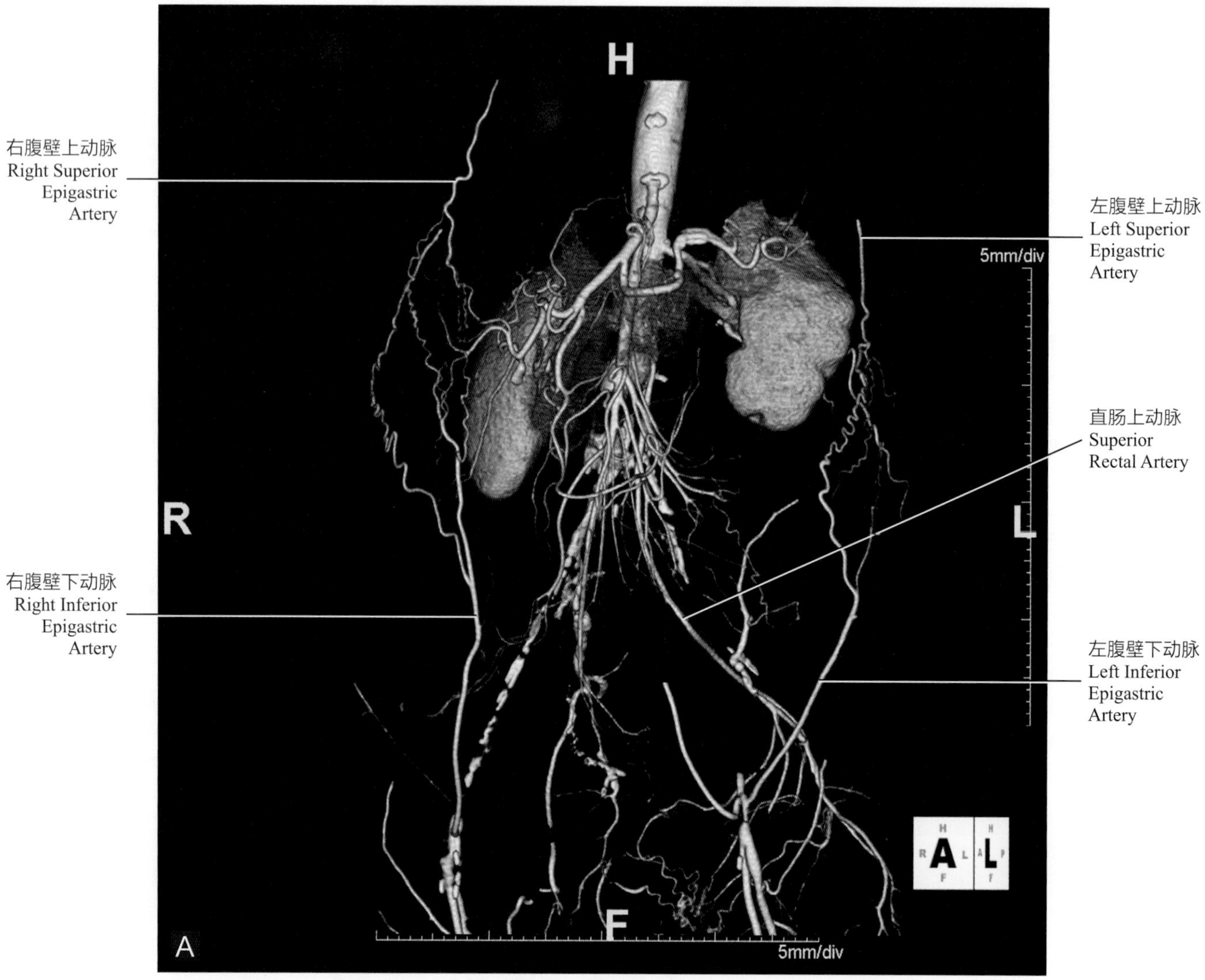

H

右腹壁上动脉
Right Superior Epigastric Artery

左腹壁上动脉
Left Superior Epigastric Artery

5mm/div

直肠上动脉
Superior Rectal Artery

R

L

右腹壁下动脉
Right Inferior Epigastric Artery

左腹壁下动脉
Left Inferior Epigastric Artery

A

F

5mm/div

图7.35　主动脉闭塞性疾病的CTA容积重建图像。A. 前视图显示腹壁上、下动脉通过胸廓内动脉形式肥大网状吻合，以重建股动脉

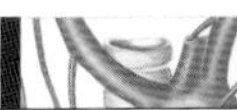

H

5mm/div

左第 4 腰动脉
Left 4th Lumbar Artery

A

P

左髂腰动脉
Left Iliolumbar Artery

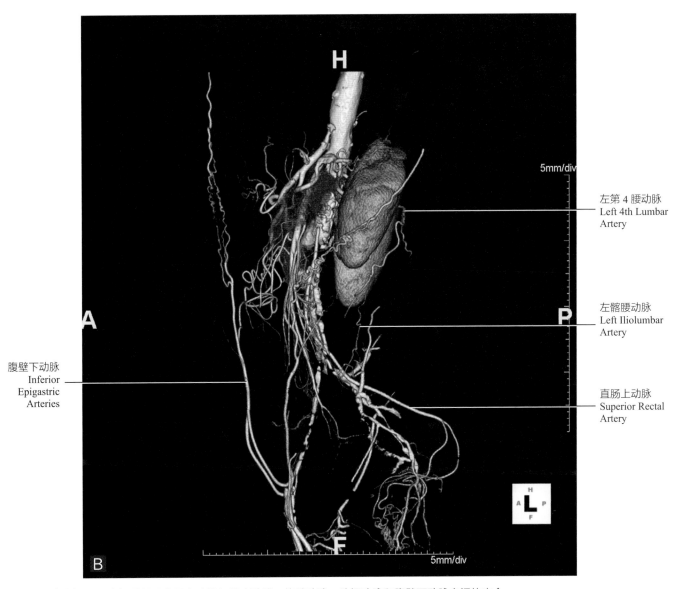

腹壁下动脉
Inferior Epigastric Arteries

直肠上动脉
Superior Rectal Artery

F

5mm/div

B

图7.35（续）　B. 左视图显示直肠中动脉与髂内动脉、旋髂动脉、肋间动脉和腹壁下动脉之间的吻合

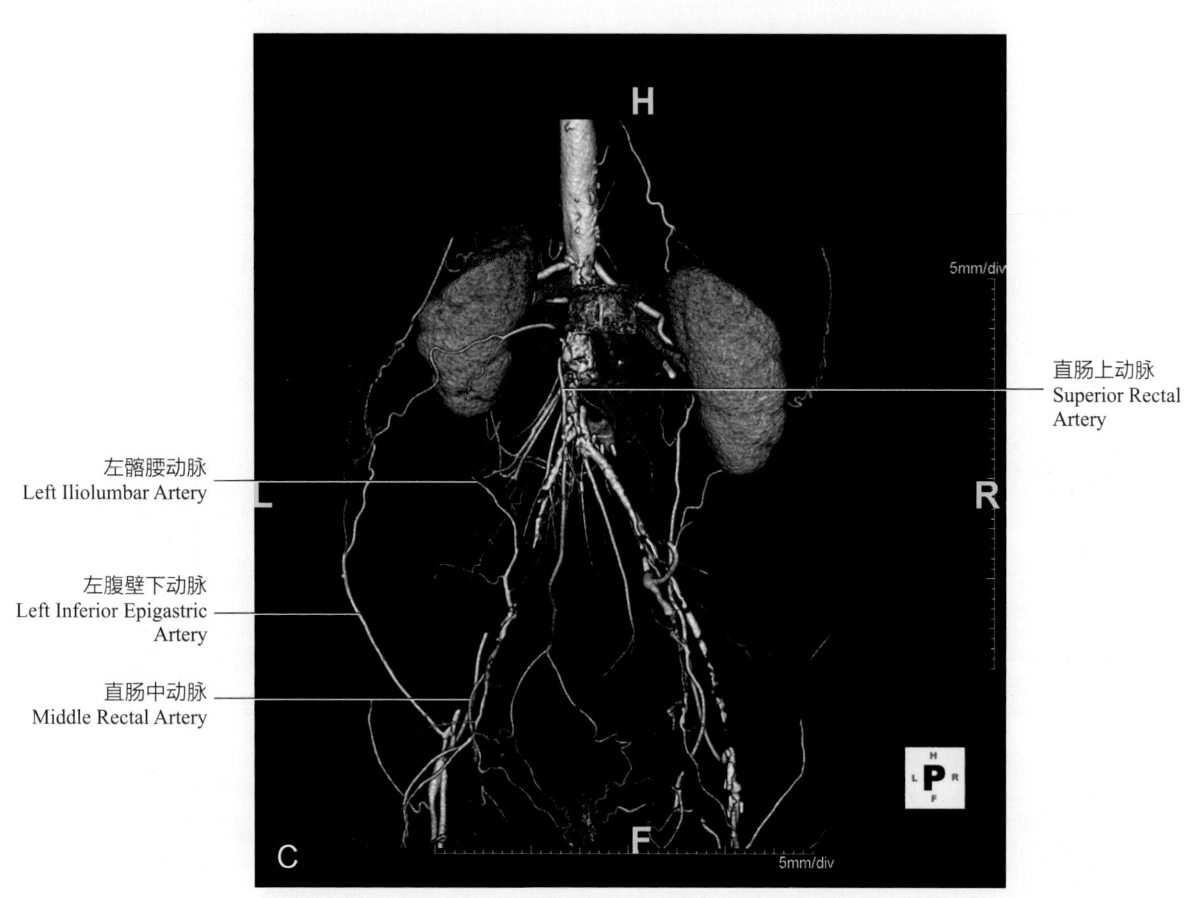

图7.35（续） C. 后视图显示髂腰动脉、直肠动脉、旋髂动脉及肋间动脉的吻合

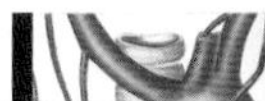

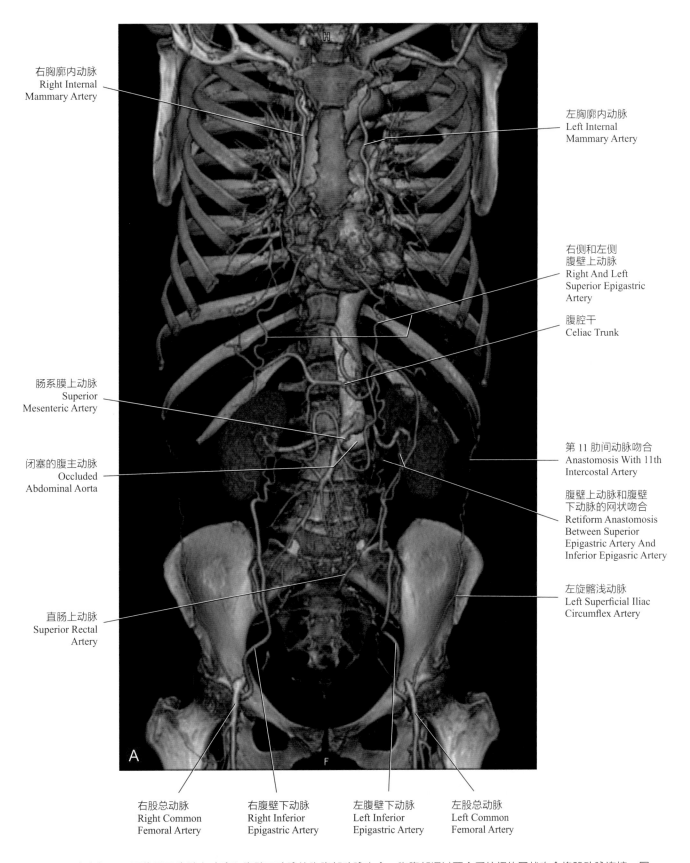

右胸廓内动脉
Right Internal
Mammary Artery

左胸廓内动脉
Left Internal
Mammary Artery

右侧和左侧
腹壁上动脉
Right And Left
Superior Epigastric
Artery

腹腔干
Celiac Trunk

肠系膜上动脉
Superior
Mesenteric Artery

第 11 肋间动脉吻合
Anastomosis With 11th
Intercostal Artery

闭塞的腹主动脉
Occluded
Abdominal Aorta

腹壁上动脉和腹壁
下动脉的网状吻合
Retiform Anastomosis
Between Superior
Epigastric Artery And
Inferior Epigasric Artery

左旋髂浅动脉
Left Superficial Iliac
Circumflex Artery

直肠上动脉
Superior Rectal
Artery

A

右股总动脉
Right Common
Femoral Artery

右腹壁下动脉
Right Inferior
Epigastric Artery

左腹壁下动脉
Left Inferior
Epigastric Artery

左股总动脉
Left Common
Femoral Artery

图7.36　胸腹部CTA图像显示腹壁上动脉和腹壁下动脉使胸腹部动脉吻合，胸腹部通过两个系统间的网状吻合将股动脉连接，同时可见导致侧支循环形成的闭塞的主动脉。A. 前视图

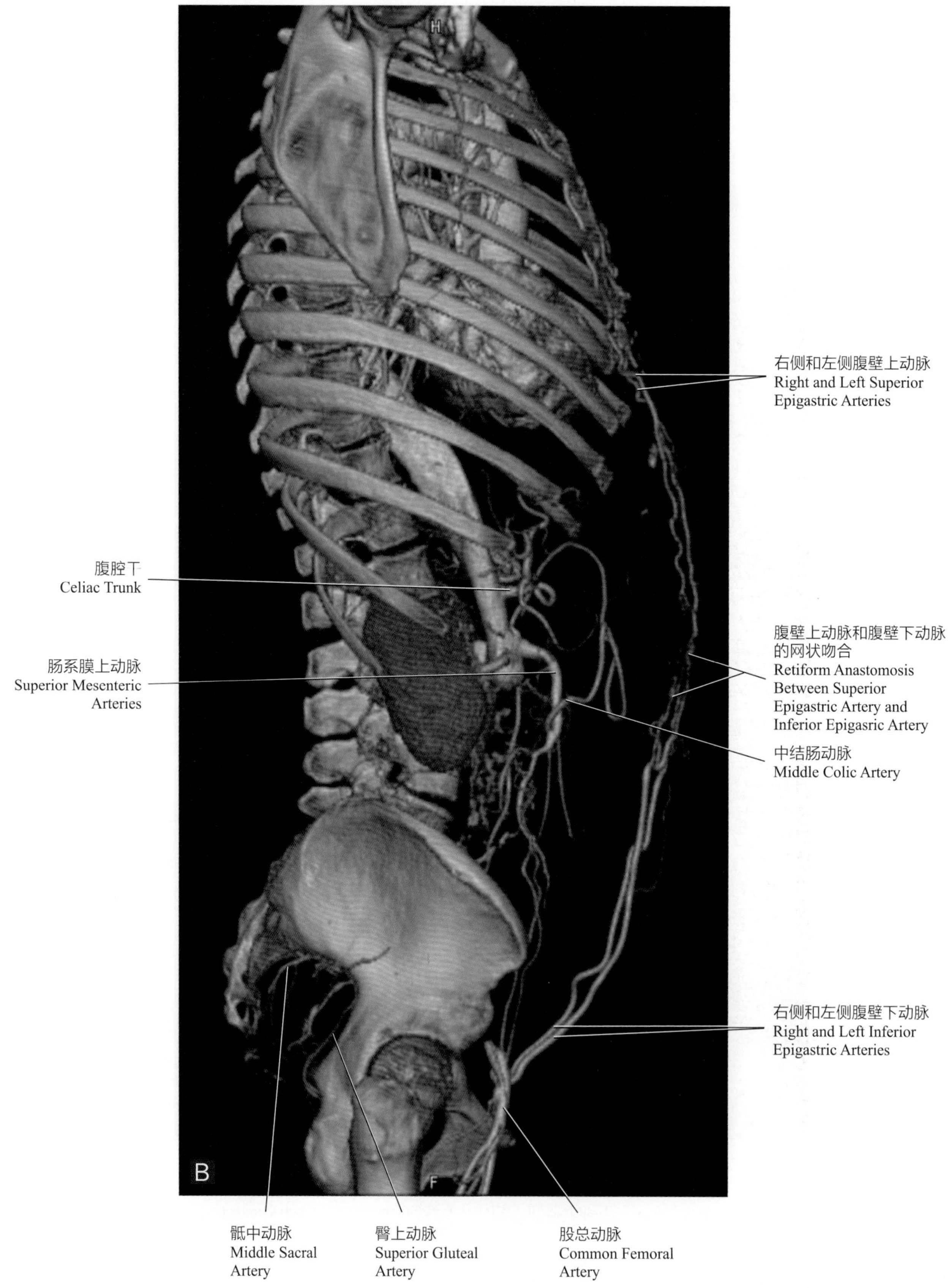
右侧和左侧腹壁上动脉
Right and Left Superior Epigastric Arteries
腹腔干
Celiac Trunk
腹壁上动脉和腹壁下动脉的网状吻合
Retiform Anastomosis Between Superior Epigastric Artery and Inferior Epigasric Artery
肠系膜上动脉
Superior Mesenteric Arteries
中结肠动脉
Middle Colic Artery
右侧和左侧腹壁下动脉
Right and Left Inferior Epigastric Arteries
B
骶中动脉
Middle Sacral Artery
臀上动脉
Superior Gluteal Artery
股总动脉
Common Femoral Artery

图7.36（续） B. 右侧位图像显示胸腹动脉通过腹壁上动脉及腹壁下动脉吻合

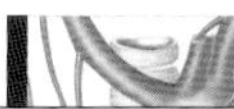

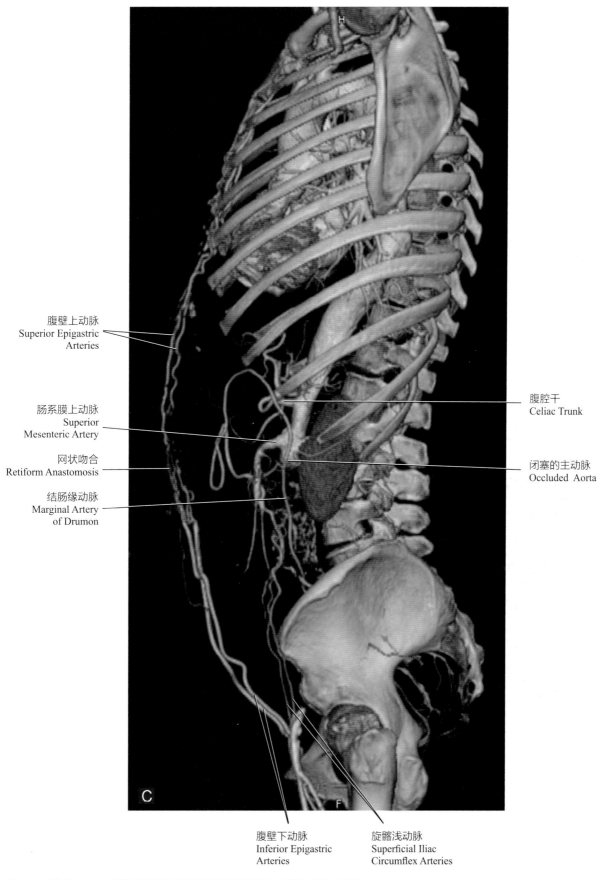

腹壁上动脉
Superior Epigastric Arteries

肠系膜上动脉
Superior Mesenteric Artery

网状吻合
Retiform Anastomosis

结肠缘动脉
Marginal Artery of Drumon

腹腔干
Celiac Trunk

闭塞的主动脉
Occluded Aorta

腹壁下动脉
Inferior Epigastric Arteries

旋髂浅动脉
Superficial Iliac Circumflex Arteries

图7.36（续）　C. 左侧位图像显示胸腹动脉通过腹壁上动脉及腹壁下动脉吻合

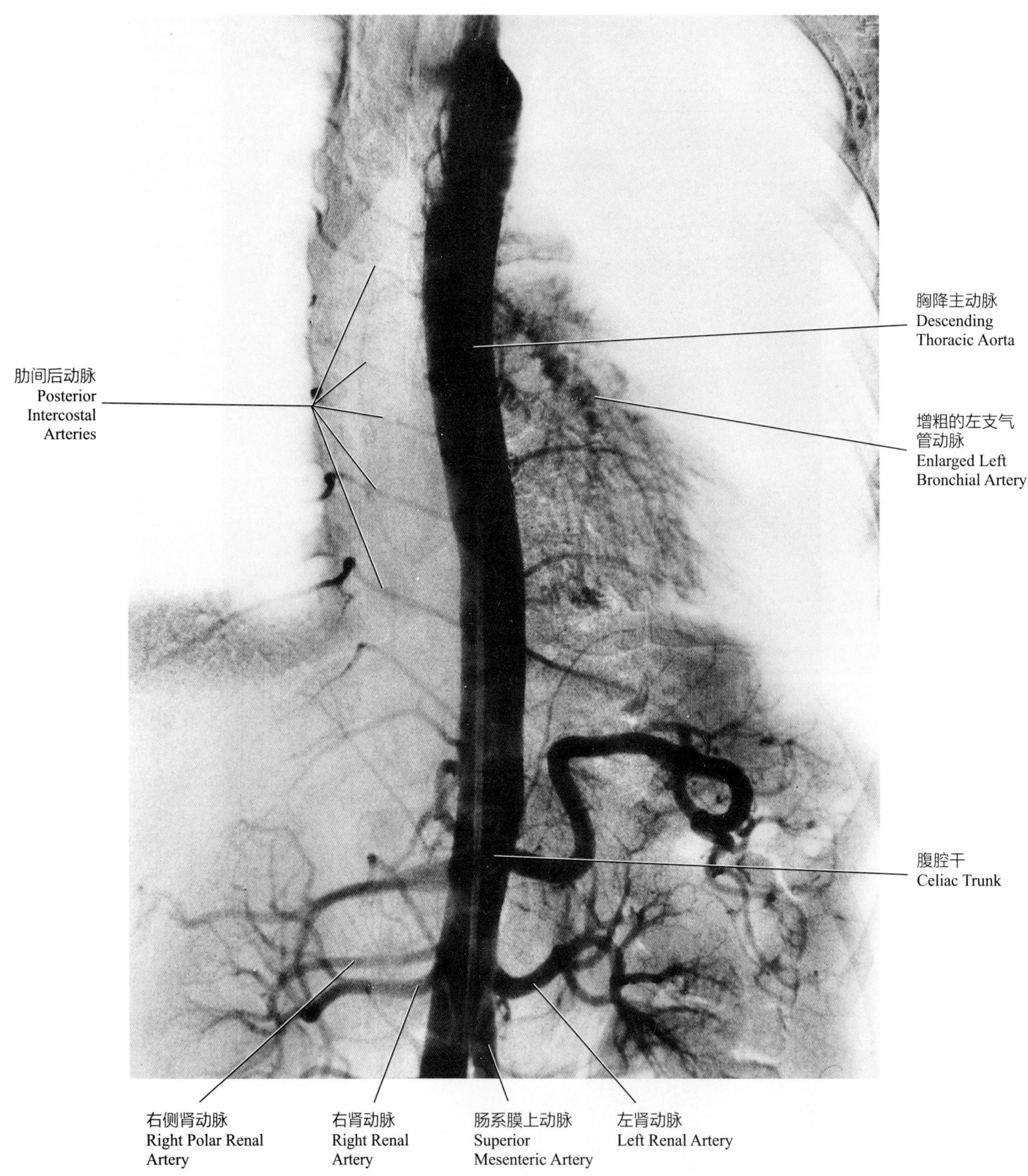

图7.37 胸降主动脉血管造影，可见肋间后动脉、增粗的左支气管动脉和内脏动脉

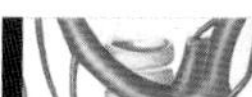

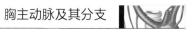

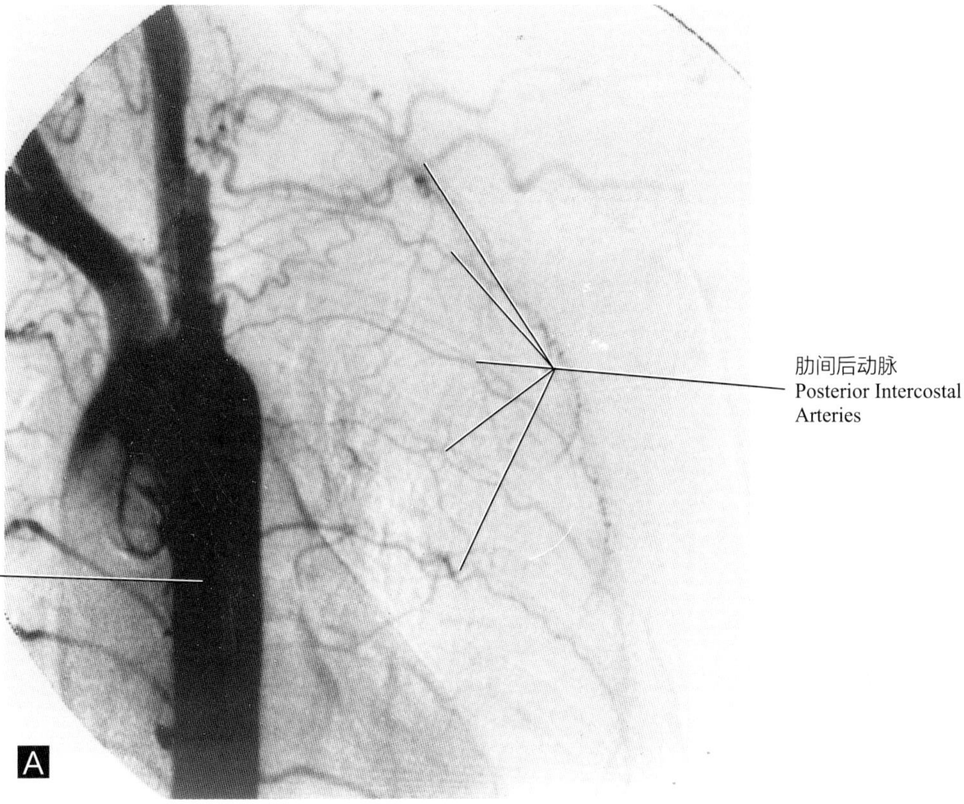

肋间后动脉
Posterior Intercostal Arteries

胸降主动脉
Descending Thoracic Aorta

A

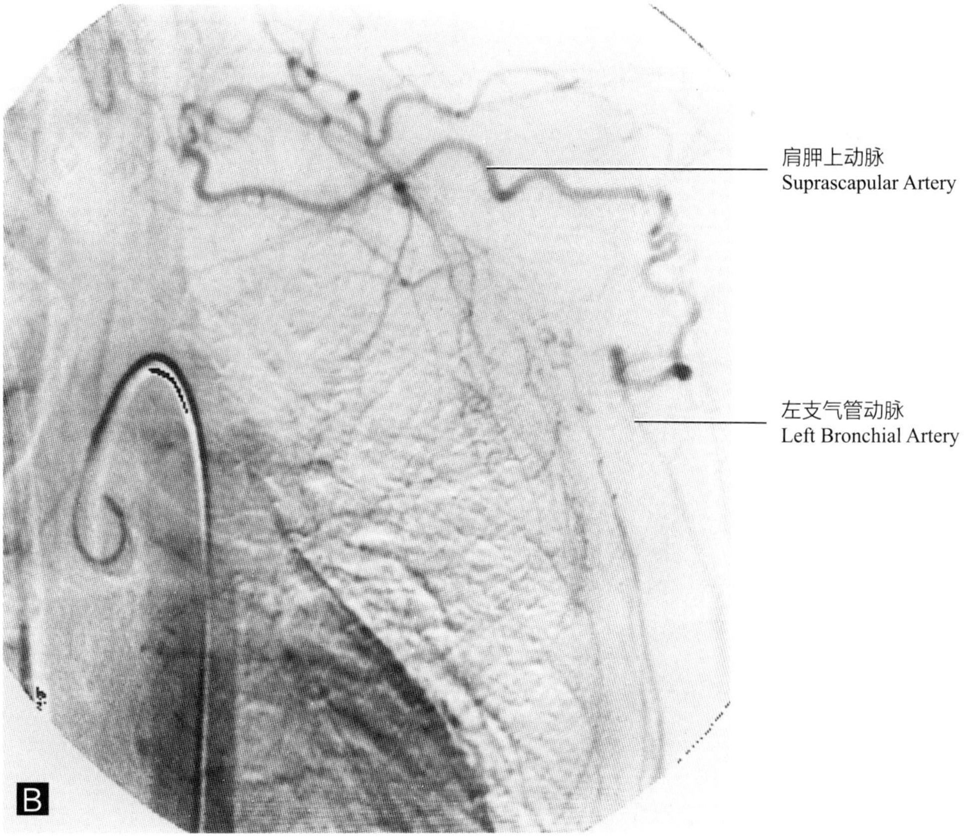

肩胛上动脉
Suprascapular Artery

左支气管动脉
Left Bronchial Artery

B

图7.38　A. 胸主动脉血管造影，可见由于左锁骨下动脉闭塞，为了重建左支气管动脉而扩张的肋间后动脉。B. 血管造影后期，可见肩胛上动脉

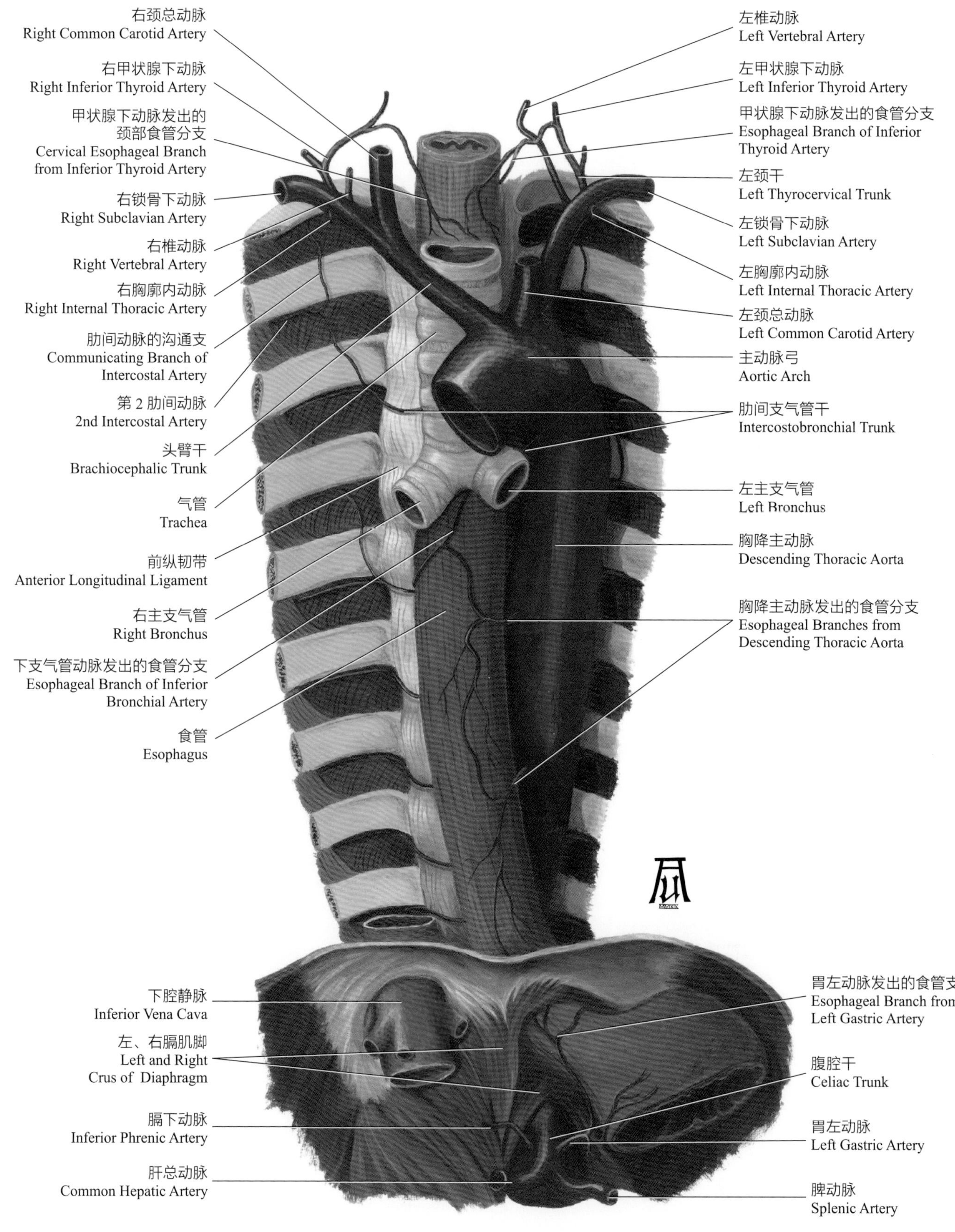
右颈总动脉
Right Common Carotid Artery
右甲状腺下动脉
Right Inferior Thyroid Artery
甲状腺下动脉发出的颈部食管分支
Cervical Esophageal Branch from Inferior Thyroid Artery
右锁骨下动脉
Right Subclavian Artery
右椎动脉
Right Vertebral Artery
右胸廓内动脉
Right Internal Thoracic Artery
肋间动脉的沟通支
Communicating Branch of Intercostal Artery
第 2 肋间动脉
2nd Intercostal Artery
头臂干
Brachiocephalic Trunk
气管
Trachea
前纵韧带
Anterior Longitudinal Ligament
右主支气管
Right Bronchus
下支气管动脉发出的食管分支
Esophageal Branch of Inferior Bronchial Artery
食管
Esophagus
左椎动脉
Left Vertebral Artery
左甲状腺下动脉
Left Inferior Thyroid Artery
甲状腺下动脉发出的食管分支
Esophageal Branch of Inferior Thyroid Artery
左颈干
Left Thyrocervical Trunk
左锁骨下动脉
Left Subclavian Artery
左胸廓内动脉
Left Internal Thoracic Artery
左颈总动脉
Left Common Carotid Artery
主动脉弓
Aortic Arch
肋间支气管干
Intercostobronchial Trunk
左主支气管
Left Bronchus
胸降主动脉
Descending Thoracic Aorta
胸降主动脉发出的食管分支
Esophageal Branches from Descending Thoracic Aorta
下腔静脉
Inferior Vena Cava
左、右膈肌脚
Left and Right Crus of Diaphragm
膈下动脉
Inferior Phrenic Artery
肝总动脉
Common Hepatic Artery
胃左动脉发出的食管支
Esophageal Branch from Left Gastric Artery
腹腔干
Celiac Trunk
胃左动脉
Left Gastric Artery
脾动脉
Splenic Artery

图7.39　食管的动脉供应。胸降主动脉、甲状腺下动脉、支气管动脉、膈下动脉和胃左动脉的分支吻合网。食管动脉可能偶尔来自其他相邻的血管，例如肋间动脉或肾动脉

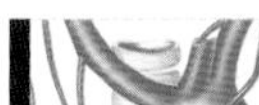

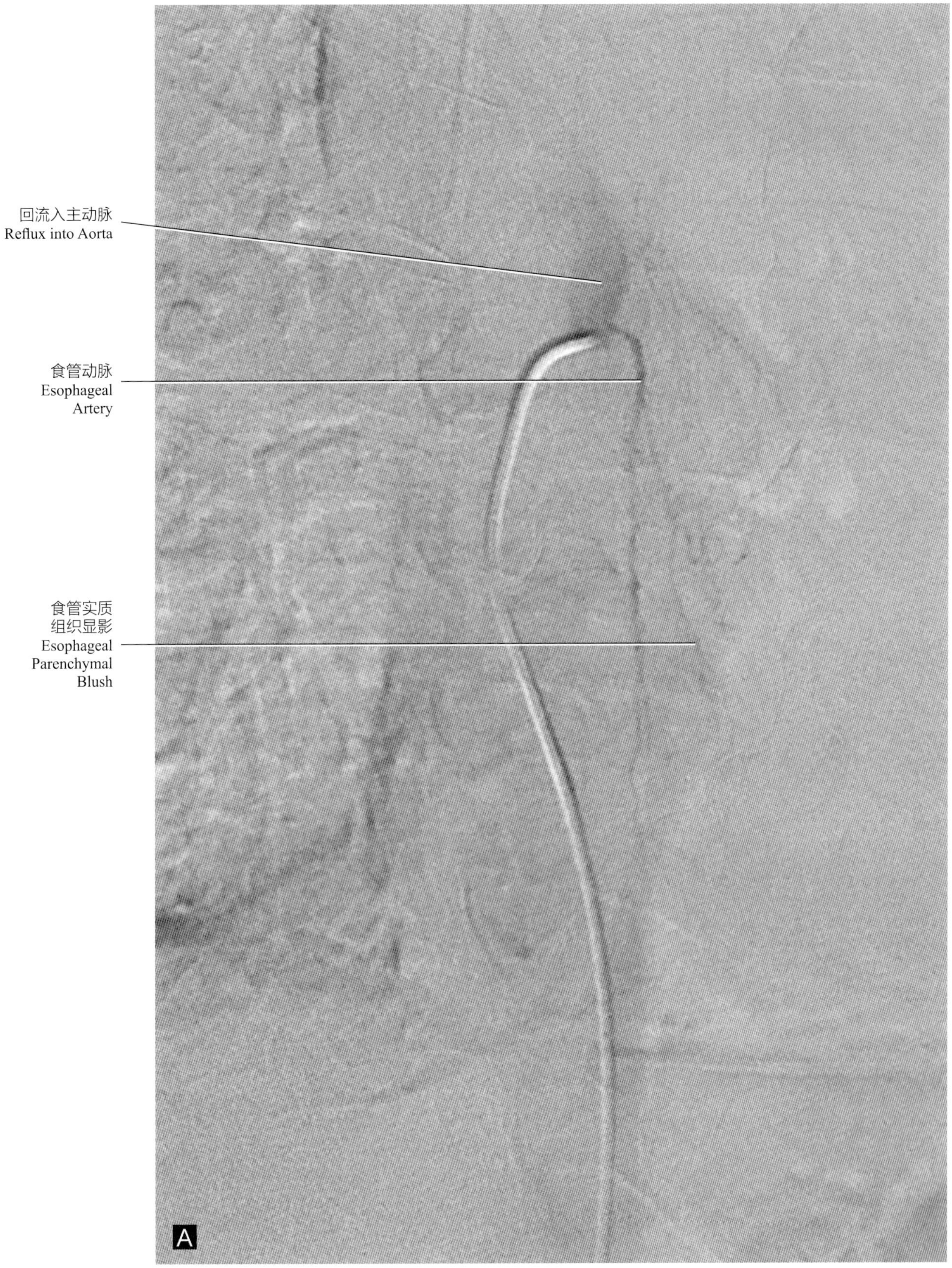

回流入主动脉
Reflux into Aorta

食管动脉
Esophageal
Artery

食管实质
组织显影
Esophageal
Parenchymal
Blush

A

图7.40　A. 选择性血管造影显示直接来自主动脉的食管动脉

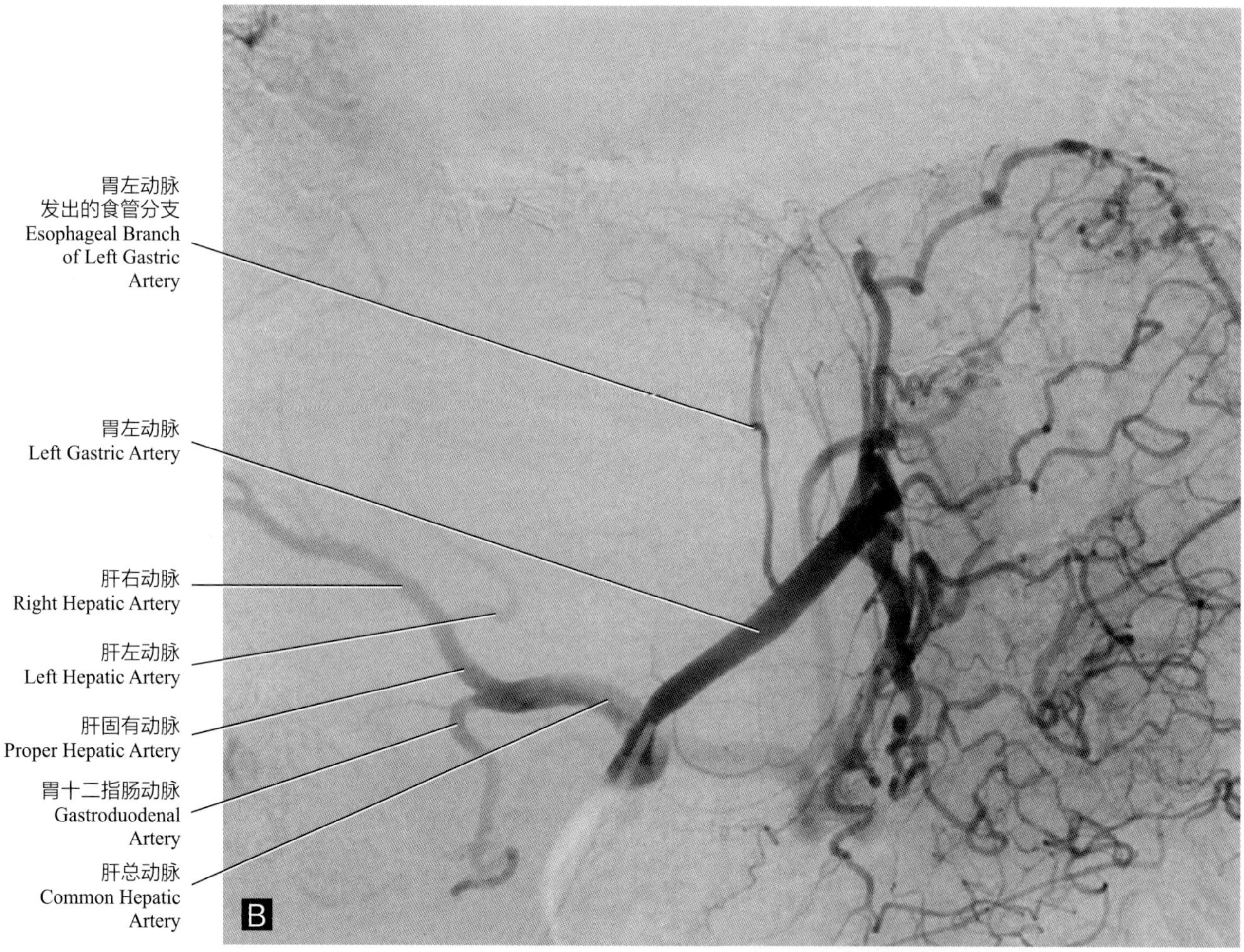

胃左动脉
发出的食管分支
Esophageal Branch
of Left Gastric
Artery

胃左动脉
Left Gastric Artery

肝右动脉
Right Hepatic Artery

肝左动脉
Left Hepatic Artery

肝固有动脉
Proper Hepatic Artery

胃十二指肠动脉
Gastroduodenal
Artery

肝总动脉
Common Hepatic
Artery

B

图7.40（续） B. 选择性腹腔血管造影显示增粗的胃左动脉，其食管分支供应胃食管连接处

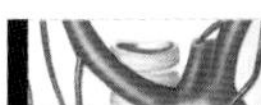

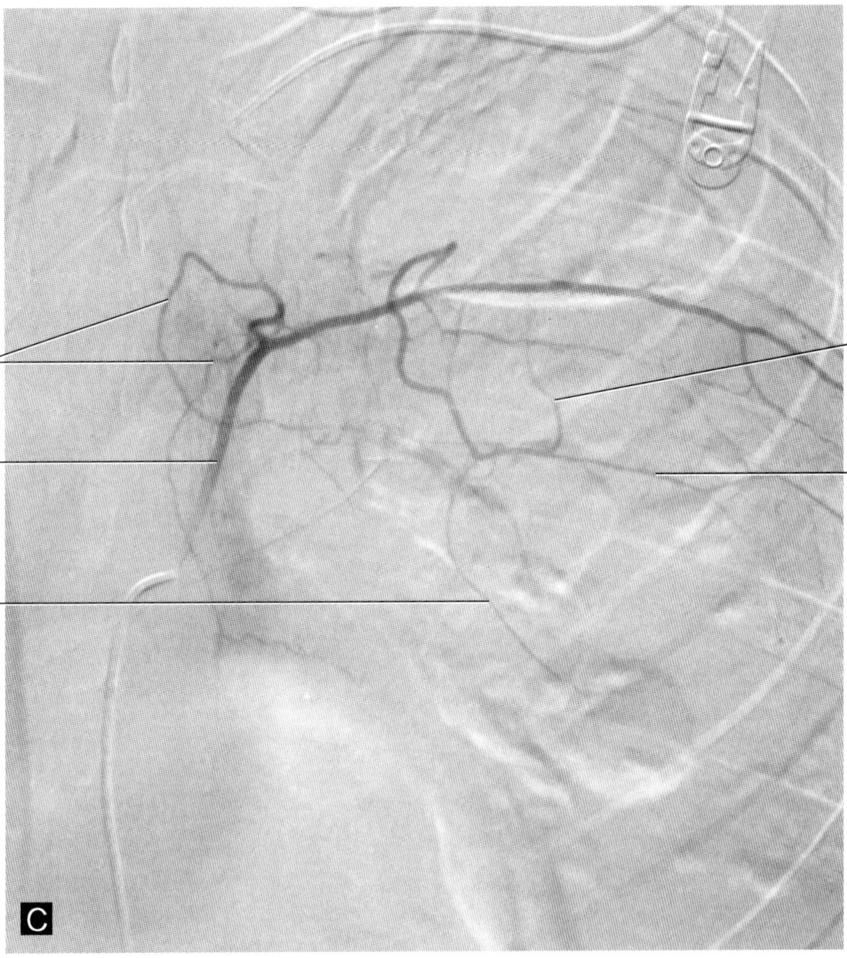

食管动脉
Esophageal Arteries
第 4 肋间动脉
4th Intercostal Artery
左支气管动脉
Left Bronchial Artery
沟通支
Communicating Branch
第 5 肋间动脉
5th Intercostal Artery
C

图7.40（续）　C. 左第4肋间动脉选择性血管造影显示食管分支供应食管的胸段。此外，可见左支气管动脉及其与左第5肋间动脉的沟通分支

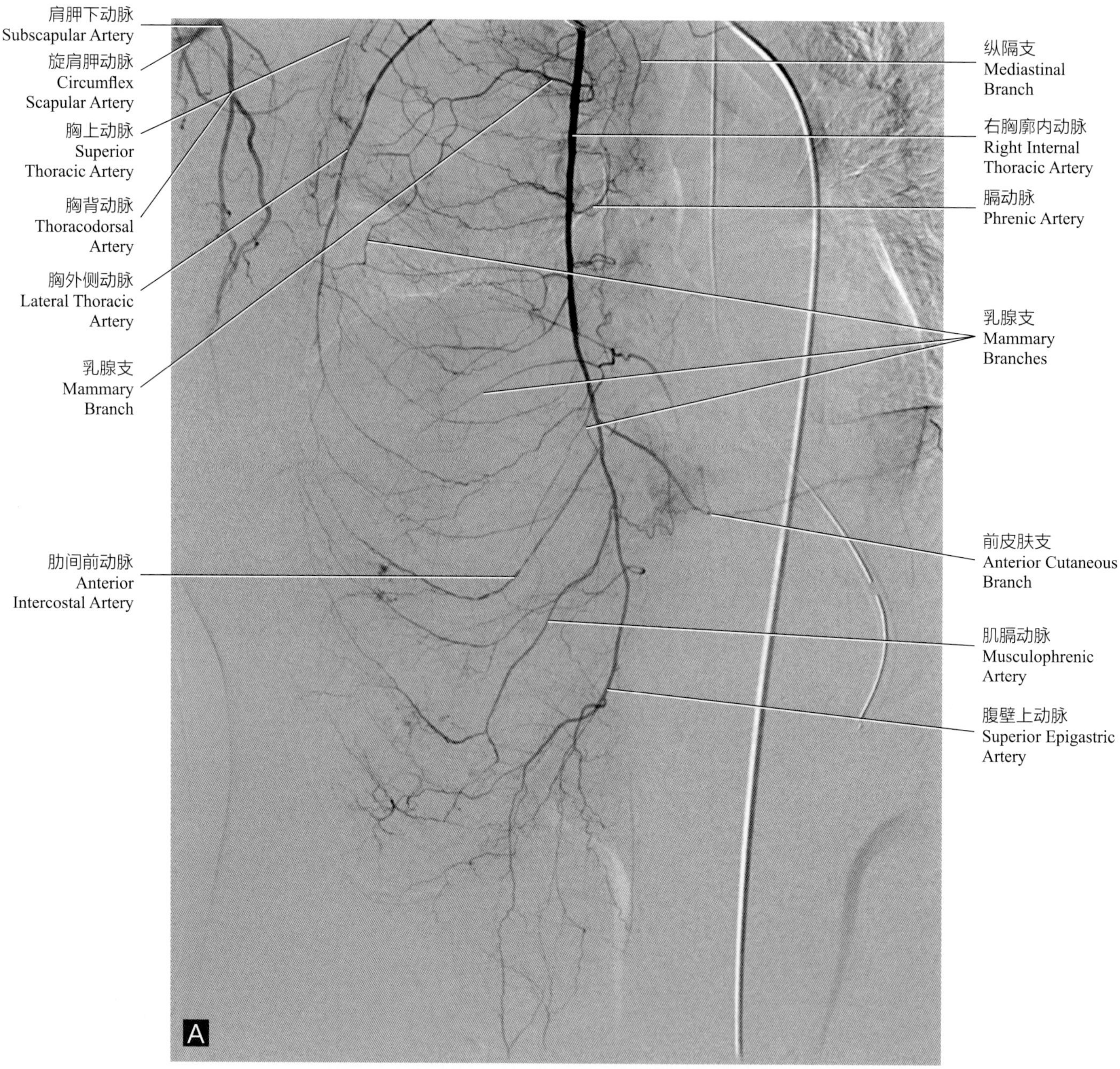

图7.41　A. 选择性右胸廓内动脉血管造影显示肋间前动脉，肋间前动脉明显比肋间后动脉纤细

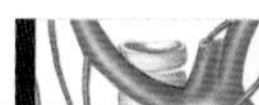

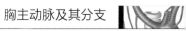

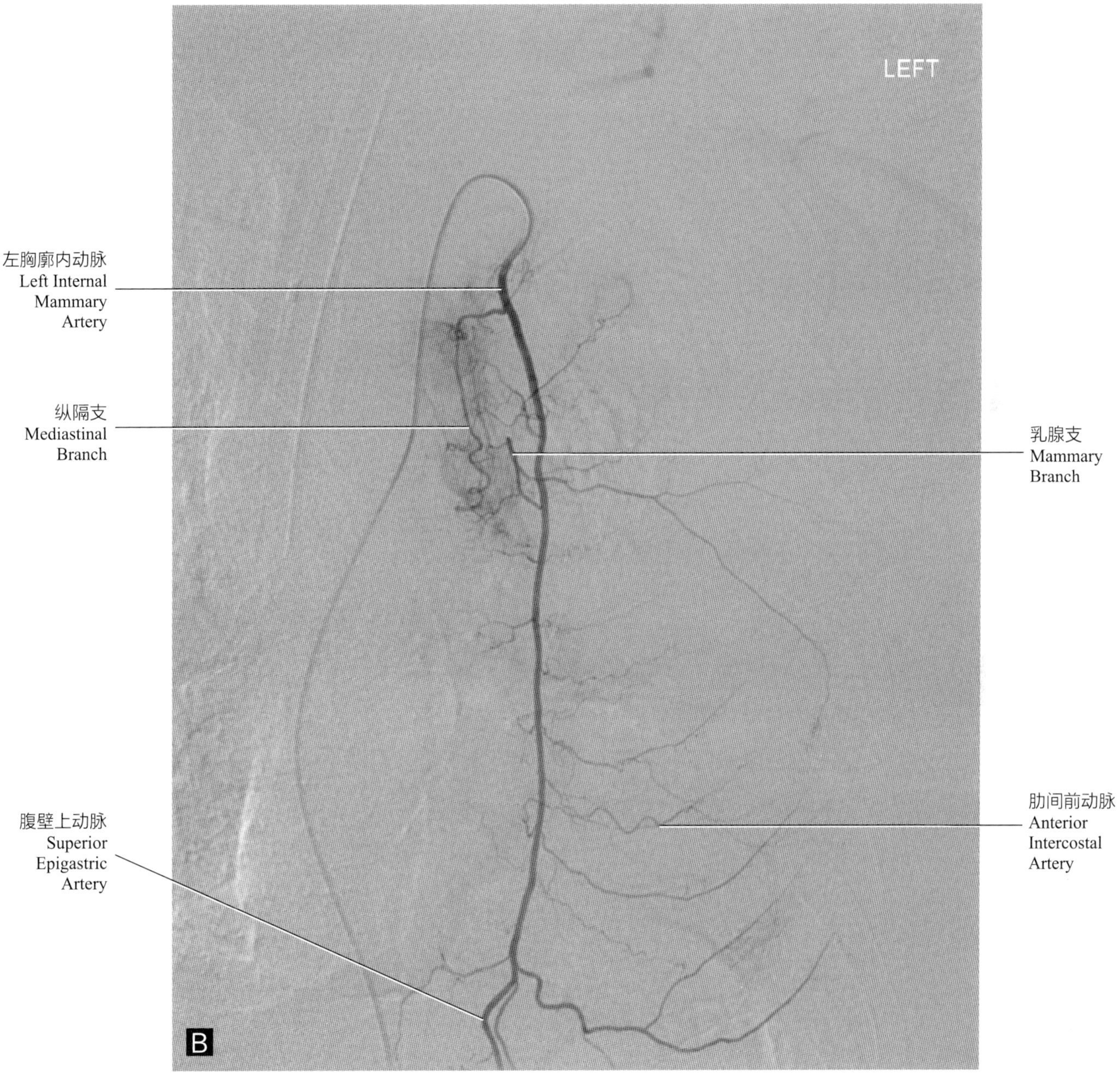

LEFT

左胸廓内动脉
Left Internal Mammary Artery

纵隔支
Mediastinal Branch

乳腺支
Mammary Branch

肋间前动脉
Anterior Intercostal Artery

腹壁上动脉
Superior Epigastric Artery

B

图7.41（续） B. 左胸廓内动脉选择性血管造影

（译者：孙冰冰）

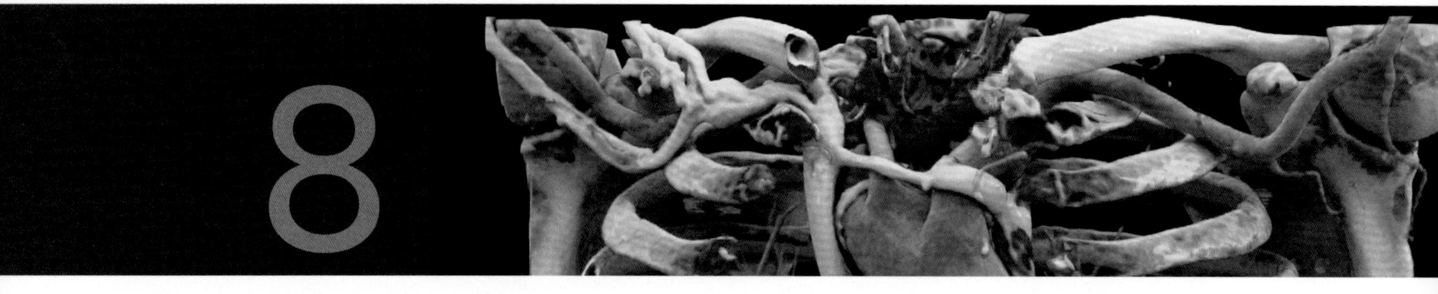

第8章 胸部静脉

头臂静脉也称为无名静脉，是上胸部的大静脉，颈内静脉和锁骨下静脉汇入此静脉，这些静脉没有静脉瓣（图 8.1 ~ 8.6）。右头臂静脉长约 2.5 cm，在右头臂干的前方几乎垂直地与左头臂静脉汇合，共同汇入上腔静脉。右椎静脉、胸廓内静脉（内乳静脉）、甲状腺下静脉与少数第 1 肋间静脉是附属支（图 8.7）。左头臂静脉长约 6 cm，向右侧斜行，连接右头臂静脉，汇入上腔静脉。左头臂静脉位于左锁骨下动脉和颈总动脉的前方，左椎静脉、胸廓内静脉、甲状腺下静脉、肋间上静脉，胸腺静脉和心包膈静脉是其附属支。头臂静脉的变异包括左、右头臂静脉独立进入右心房和左侧腔静脉，其发生率约为 0.5%（图 8.8）。

头臂静脉

胸廓内静脉（图 8.9）

胸廓内静脉与胸廓内动脉并行，终止于相应的头臂静脉，肋间静脉和心包膈静脉是其附属支。

甲状腺下静脉（图 8.10）

甲状腺下静脉起源于腺体静脉丛，与甲状腺上静脉及中静脉相交通。左甲状腺下静脉通过气管前静脉丛进入左头臂静脉，右甲状腺下静脉穿过颈部进入右头臂静脉。连接颈前静脉的颈弓也可从甲状腺静脉丛接收静脉（图 8.14，8.15）。

上腔静脉（图 8.11, 8.14）

上部肢体的静脉由上腔静脉引流，它是主要的引流静脉，长约 7 cm，由头臂静脉汇合而成，没有静脉瓣，终止于右心房。上腔静脉与右肺、胸膜、气管、右肺门和主动脉连接，奇静脉和纵隔小静脉是其附属支。

心包膈静脉（图 8.12）

心包膈静脉主要引流心包和膈肌的血管，这些静脉连接心包和胸膜。

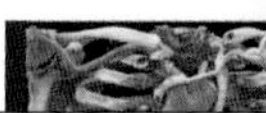

胸腺静脉（图 8.13，8.14）

成年人的胸腺静脉比较小，除非有胸腺的增大，引流入左头臂静脉。

左肋间上静脉（图 8.16，8.17）

左肋间上静脉引流第 2 ～ 4 肋间后静脉，直接汇入左头臂静脉。它可能与副半奇静脉交通。在不到 5% 的胸部 X 线片中，左肋间上静脉可能形成主动脉弓左侧面的轮廓变形，称为“主动脉乳头”，其直径应小于 4.5 mm（图 8.17）。

奇静脉

奇静脉由腰升静脉、肋下静脉和腰奇静脉汇合而成，在后纵隔升至第 4 胸椎水平，弓形跨过右肺门的上方，终止于上腔静脉。肋间后静脉、半奇静脉、副半奇静脉、食管静脉、纵隔静脉和心包静脉是奇静脉的分支。右支气管静脉在肺门处引流至奇静脉，肋下静脉和腰升静脉是奇静脉的分支。奇静脉开始走行于椎体的侧方，到达上腔静脉时转到胸椎的前方（图 8.16，8.18 ～ 8.20）。

半奇静脉

半奇静脉开始于椎体的左侧，上升至椎体的前方，跨越椎体到达奇静脉，下 3 个肋间后静脉和共干形成的左腰升静脉是其附属分支（图 8.16 ～ 8.20）。

副半奇静脉

副半奇静脉来自肋间后静脉，在胸椎侧方向下走行至奇静脉，汇入半奇静脉（图 8.16，8.18）。

肋间后静脉

肋间后静脉有 11 对，与肋间后动脉伴行，沿着肋间沟走行，第 2 ～ 4 肋间后静脉在右侧形成右上肋间静脉（图 8.16，8.21）。

胸廓内静脉和肌膈静脉是肋间前静脉的附属分支。

支气管静脉分布于两侧肺内，引流肺门和支气管树的血液，右支气管静脉汇入奇静脉，左支气管静脉汇入胸廓上静脉或半奇静脉。

食管静脉

食管静脉沿着食管引流至奇静脉，更远端的静脉通过胃左静脉引流至门静脉系统（图 8.22）。

椎静脉系统（见第 6 章）

椎静脉系统比较大并且复杂，也称作 Batson 静脉丛，此静脉丛沟通椎管内侧和外侧（图 6.1，20.33）。

外静脉丛

外静脉丛包括前外静脉丛、后外静脉丛、椎内静脉丛、前内静脉丛、后内静脉丛、椎体静脉、椎体内静脉和神经节静脉。

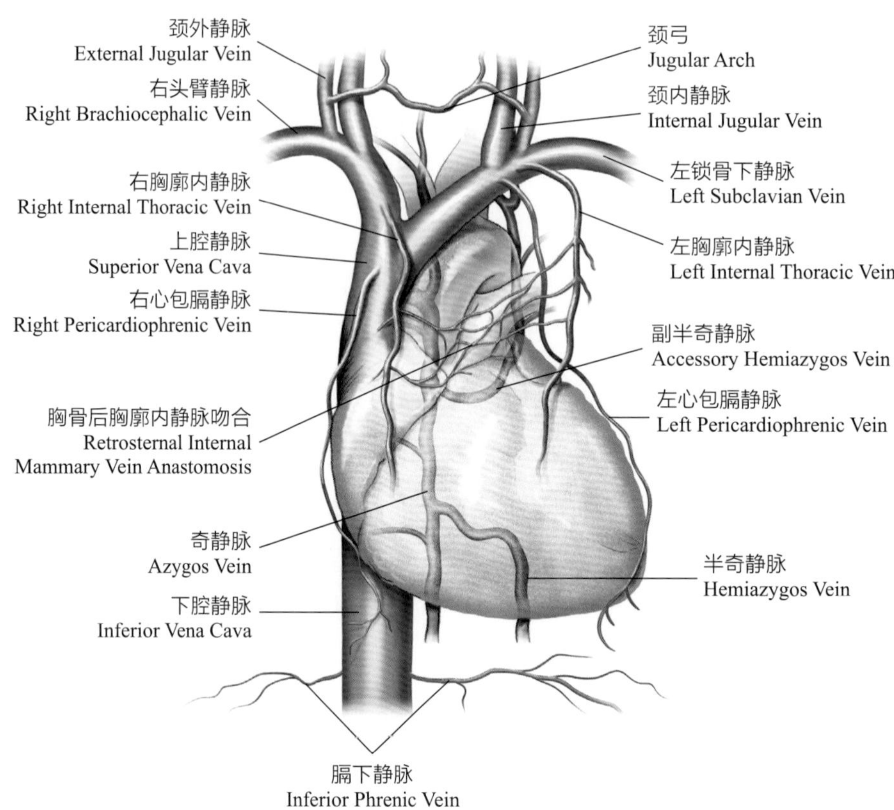

图8.1 胸部静脉（前面观）。右胸廓内静脉比左胸廓内静脉更多汇于对应的头臂静脉，左心包膈静脉汇入左头臂静脉，也可汇入胸廓内静脉或肋间上静脉。注意上腔静脉穿过心包时，从上腔静脉与右心房交界处向头侧延伸4 cm

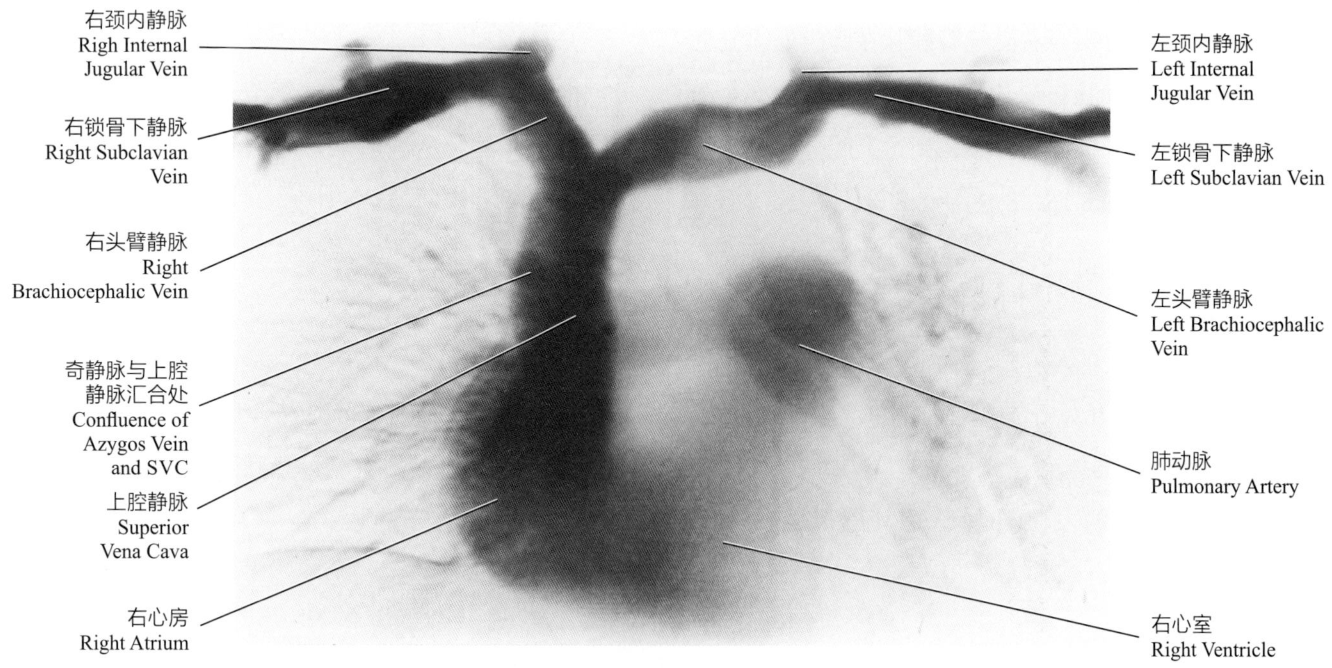

图8.2 胸部主要静脉血管造影（前面观），显示垂直走行的右头臂静脉和水平走行的左头臂静脉

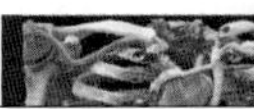

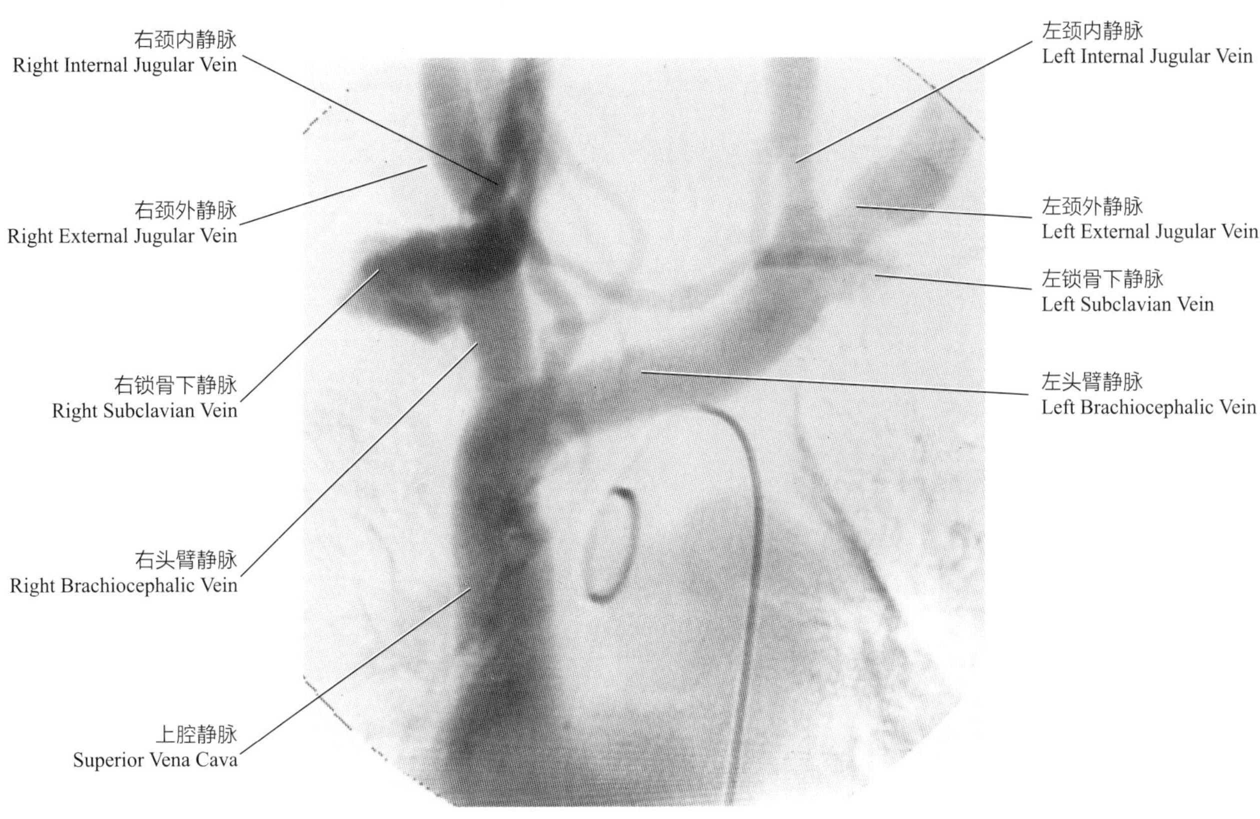

图8.3 胸部主要静脉血管造影前面观，显示上腔静脉和头臂静脉及其部分分支

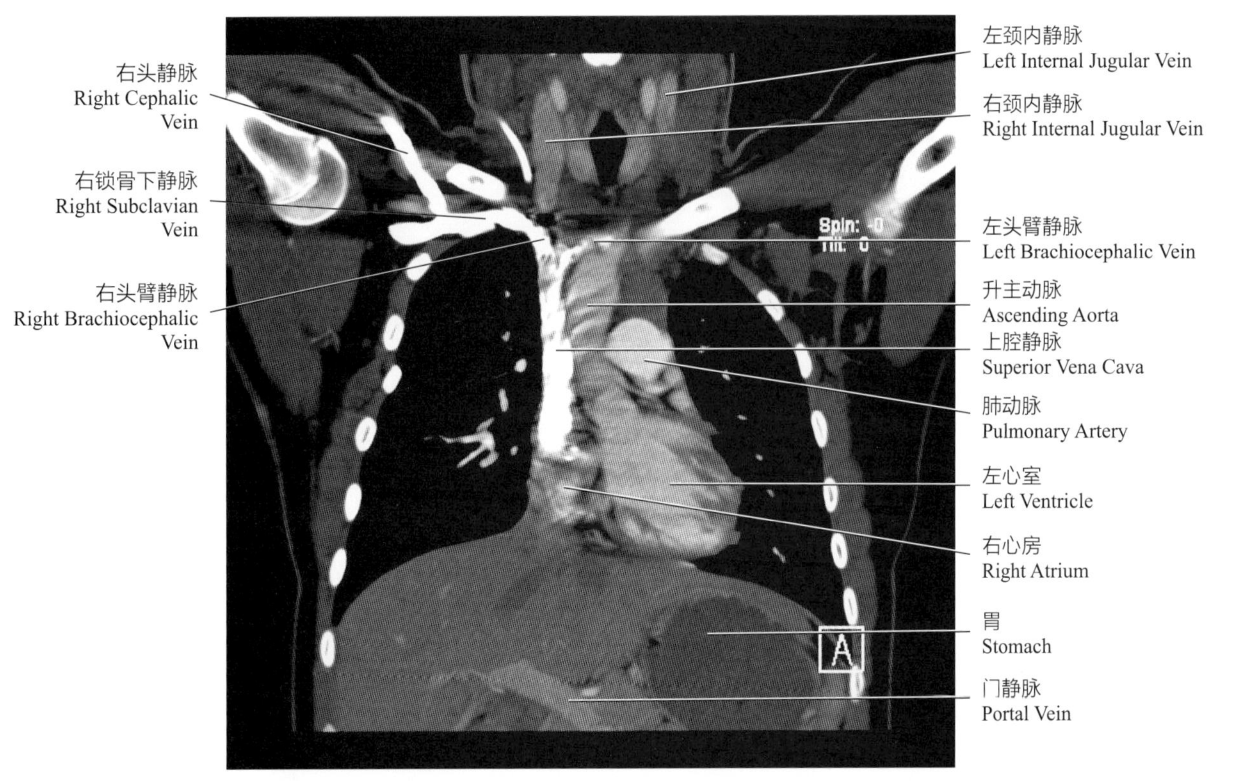

图8.4 胸部静脉期CT前面观MIP重建图像，显示上腔静脉和主要的胸部静脉

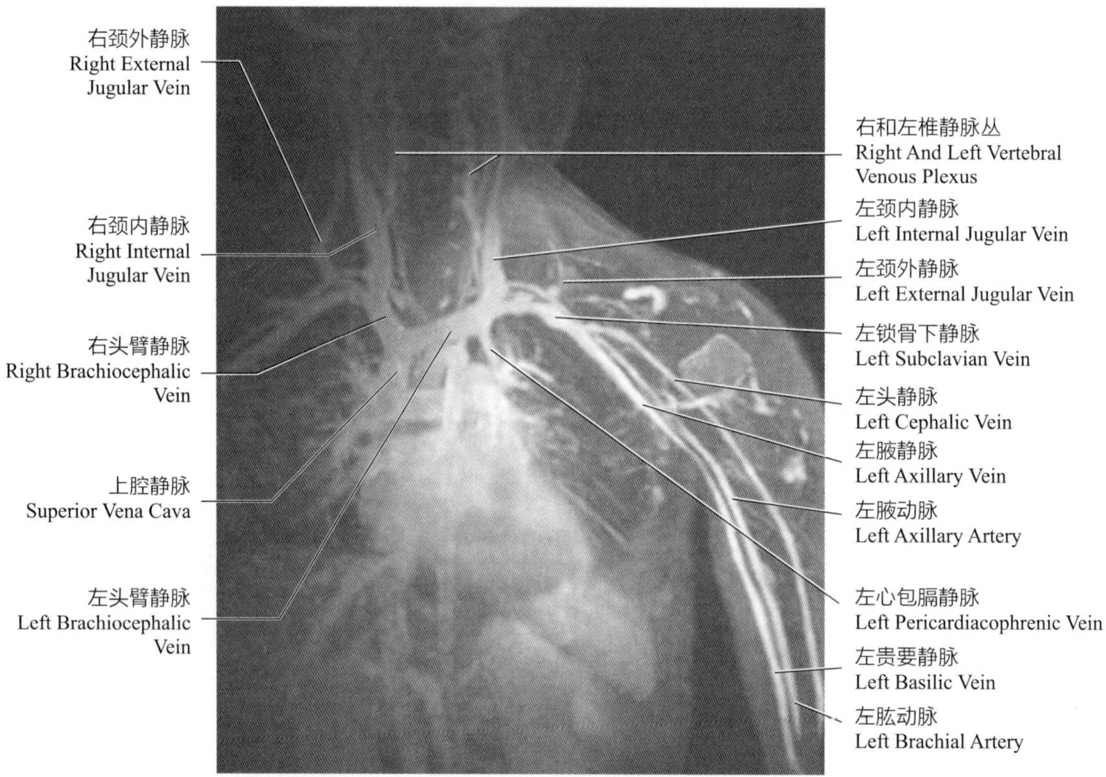

图8.5　胸部MRA静脉期二维重建图像，显示上腔静脉以及胸部与颈部的主要静脉，可见椎静脉丛

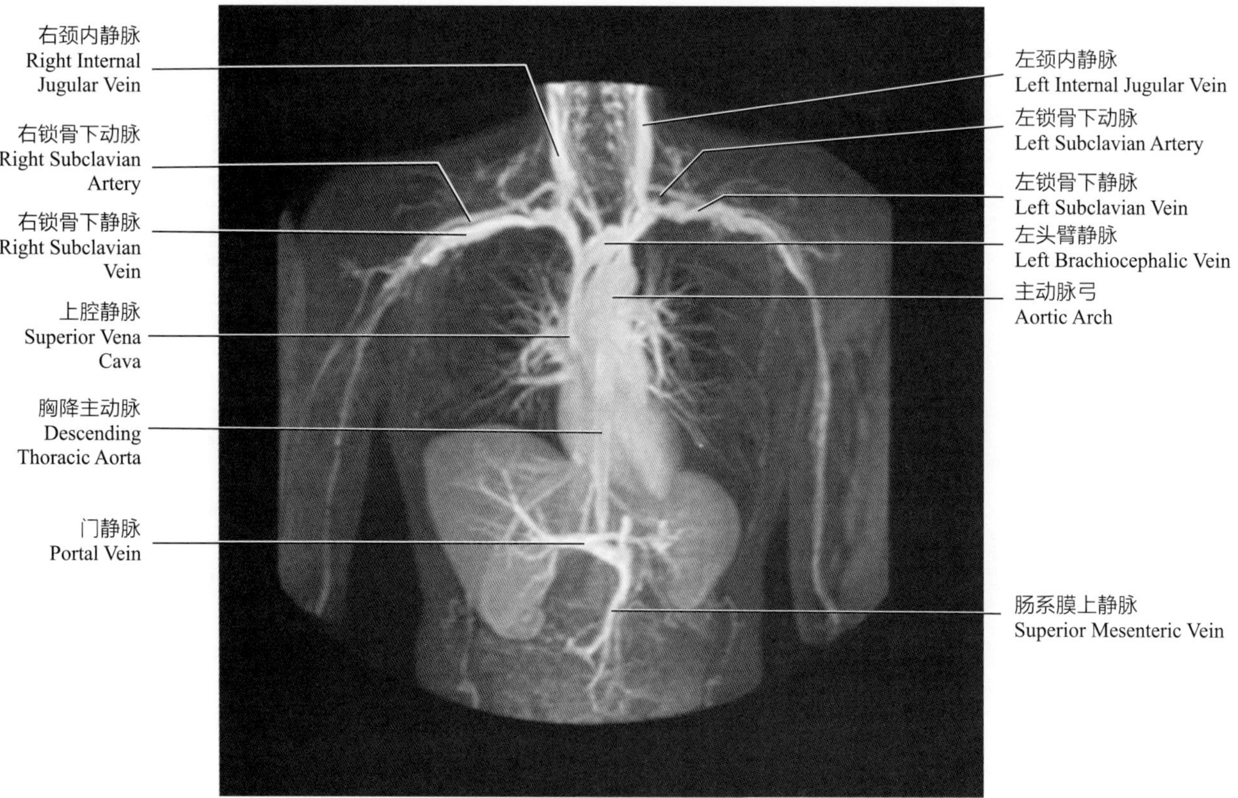

图8.6　MRA二维图像，显示胸部的静脉相，可见上腔静脉和动脉，注意门静脉和肝静脉

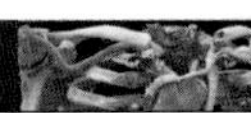

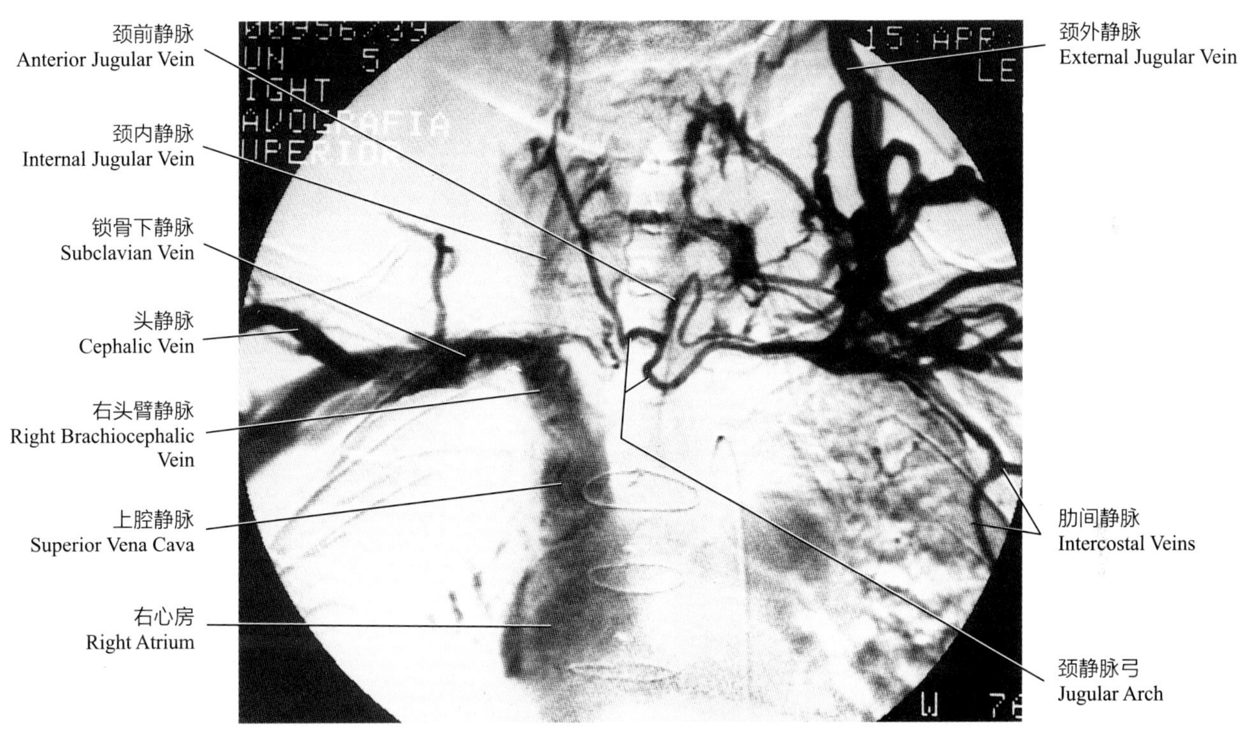

图8.7 胸部血管造影（前面观）。左头臂静脉闭塞，可见颈部和上胸部的静脉形成侧支循环

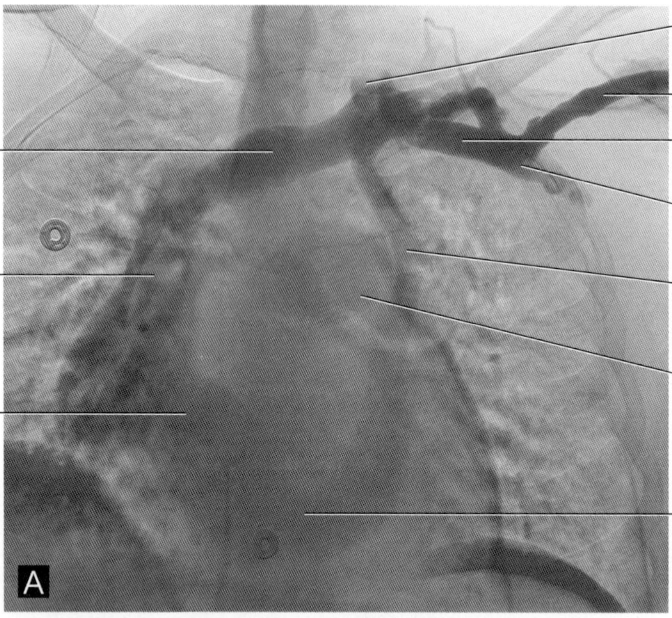

左颈内静脉（瓣膜）
Left Internal Jugular Vein (Valve)
左头静脉
Left Cephalic Vein
左头臂静脉
Left Brachiocephalic Vein
左锁骨下静脉
Left Subclavian Vein
左腋静脉
Left Axillary Vein
上腔静脉
Superior Vena Cava
永存左上腔静脉
Persistent Left Superior Vena Cava
肺动脉主干
Main Pulmonary Artery
右心房
Right Atrium
冠状窦
Coronary Sinus
A

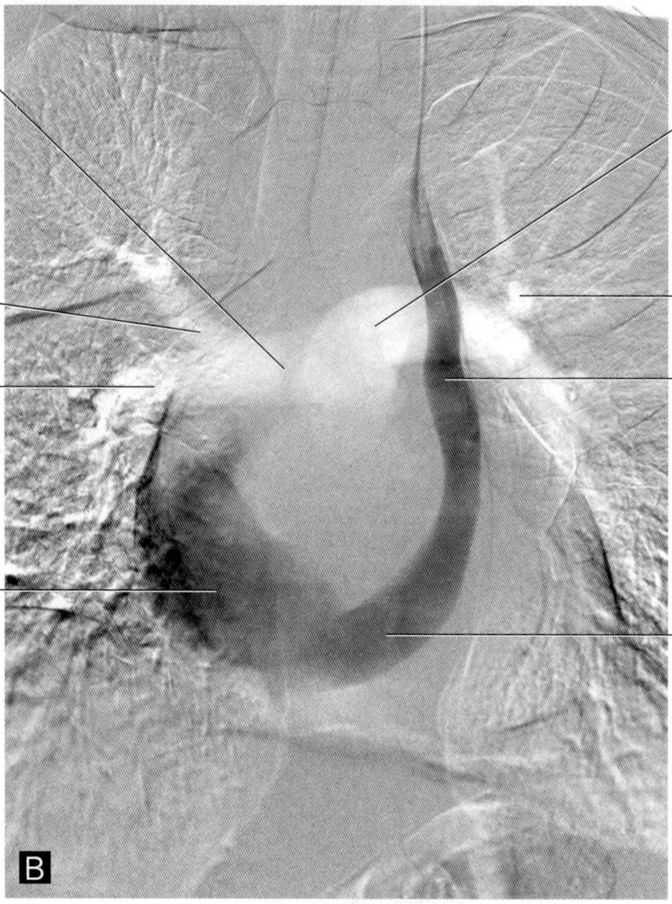

右肺动脉
Right Pulmonary Artery
左肺动脉
Left Pulmonary Artery
右肺动脉升支
Ascending Branch of Right Pulmonary Artery
左肺动脉顶端后支
Apical Posterior Branch of Left Pulmonary Artery
右肺动脉降支
Descending Branch of Right Pulmonary Artery
永存左上腔静脉
Persistent Left Superior Vena Cava
右心房
Right Atrium
冠状窦
Coronary Sinus
B

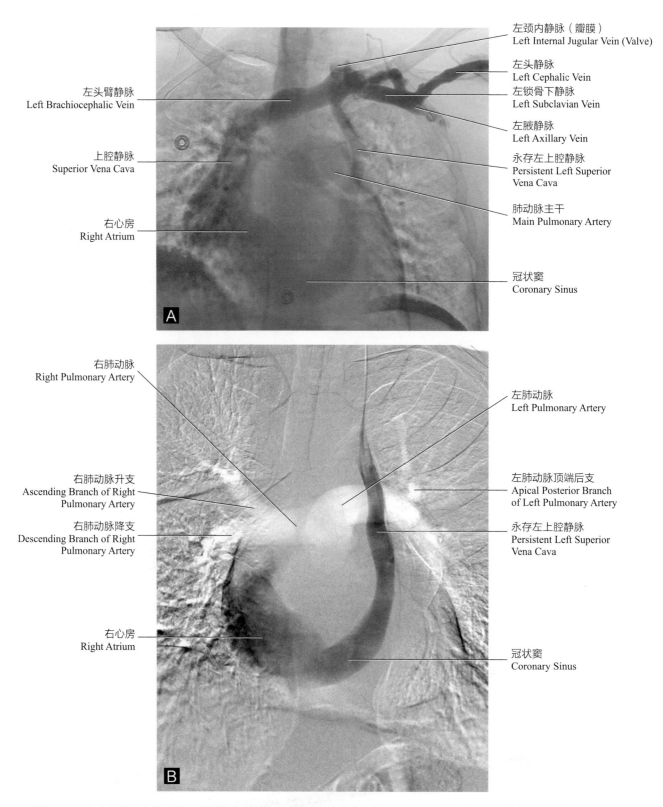

图8.8　A. 左上肢静脉血管造影，显示永存左上腔静脉的头静脉使中心静脉充盈，上腔静脉通过冠状窦流入右心房。B. 永存左上腔静脉血管造影，显示冠状窦、右心房和肺动脉

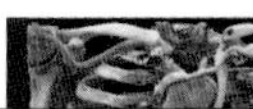

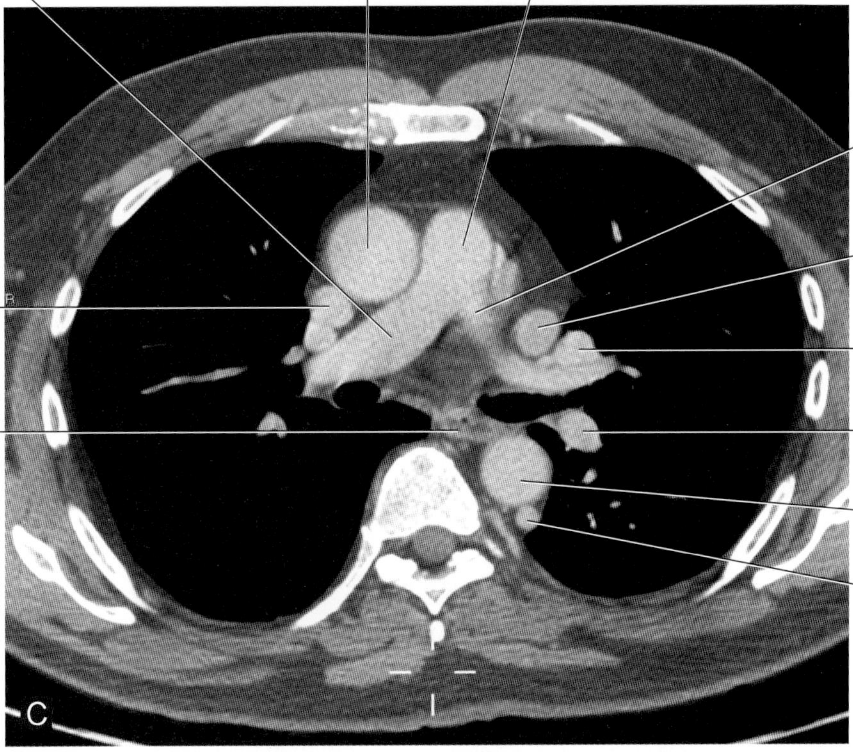

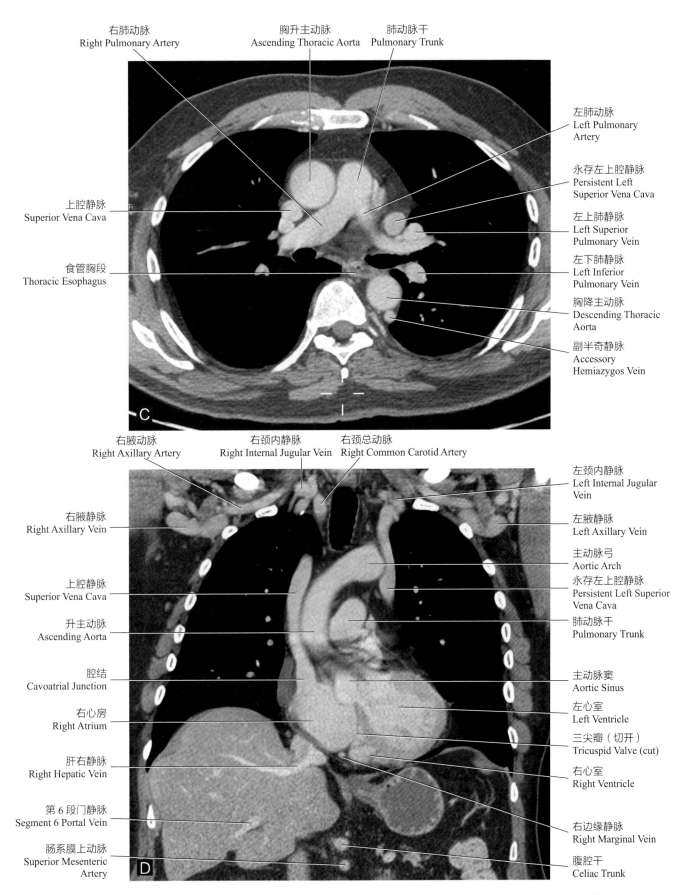

右肺动脉
Right Pulmonary Artery
胸升主动脉
Ascending Thoracic Aorta
肺动脉干
Pulmonary Trunk
左肺动脉
Left Pulmonary Artery
永存左上腔静脉
Persistent Left Superior Vena Cava
上腔静脉
Superior Vena Cava
左上肺静脉
Left Superior Pulmonary Vein
食管胸段
Thoracic Esophagus
左下肺静脉
Left Inferior Pulmonary Vein
胸降主动脉
Descending Thoracic Aorta
副半奇静脉
Accessory Hemiazygos Vein
C

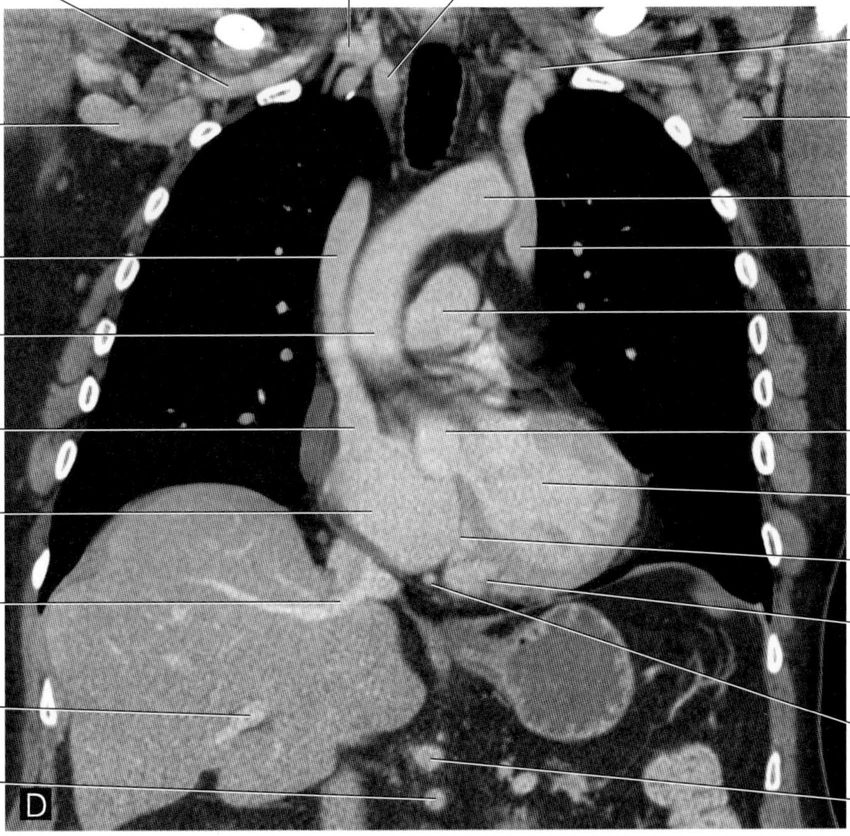

右腋动脉
Right Axillary Artery
右颈内静脉
Right Internal Jugular Vein
右颈总动脉
Right Common Carotid Artery
左颈内静脉
Left Internal Jugular Vein
右腋静脉
Right Axillary Vein
左腋静脉
Left Axillary Vein
主动脉弓
Aortic Arch
上腔静脉
Superior Vena Cava
永存左上腔静脉
Persistent Left Superior Vena Cava
升主动脉
Ascending Aorta
肺动脉干
Pulmonary Trunk
腔结
Cavoatrial Junction
主动脉窦
Aortic Sinus
右心房
Right Atrium
左心室
Left Ventricle
三尖瓣（切开）
Tricuspid Valve (cut)
肝右静脉
Right Hepatic Vein
右心室
Right Ventricle
第 6 段门静脉
Segment 6 Portal Vein
右边缘静脉
Right Marginal Vein
肠系膜上动脉
Superior Mesenteric Artery
腹腔干
Celiac Trunk
D

图8.8（续）　C. 轴向对比增强CT图像显示永存左上腔静脉位于左肺动脉正前方。D. 冠状动脉血管造影增强CT图像显示永存左上腔静脉

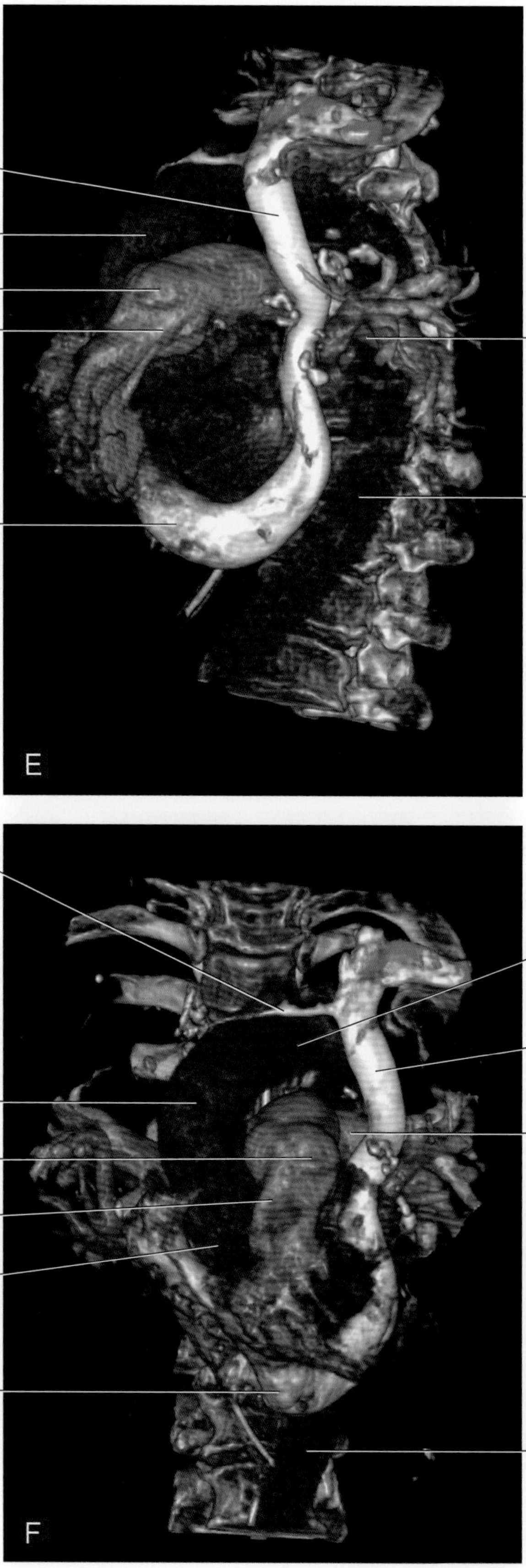

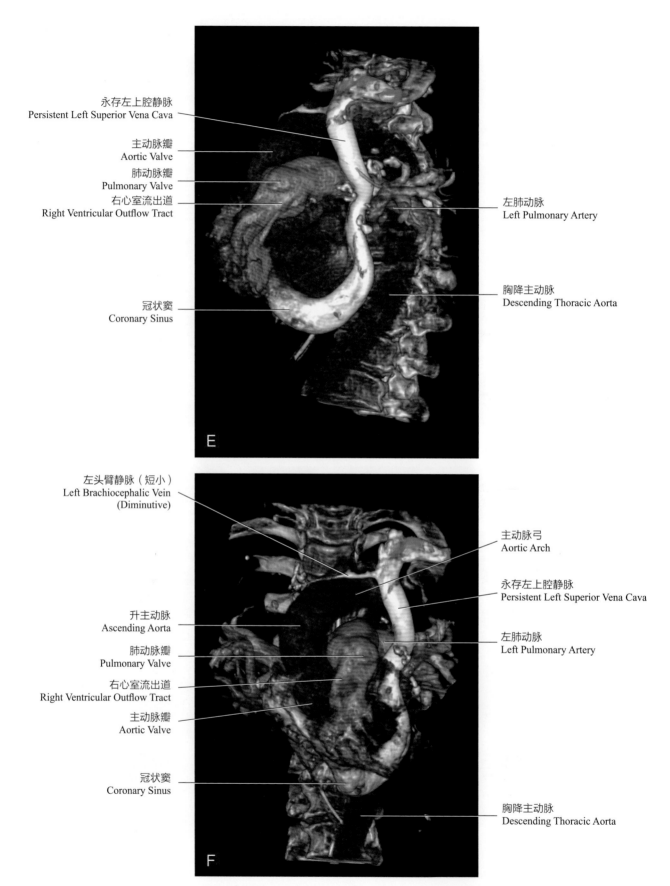

永存左上腔静脉
Persistent Left Superior Vena Cava
主动脉瓣
Aortic Valve
肺动脉瓣
Pulmonary Valve
右心室流出道
Right Ventricular Outflow Tract
冠状窦
Coronary Sinus
左肺动脉
Left Pulmonary Artery
胸降主动脉
Descending Thoracic Aorta
E

左头臂静脉（短小）
Left Brachiocephalic Vein
(Diminutive)
升主动脉
Ascending Aorta
肺动脉瓣
Pulmonary Valve
右心室流出道
Right Ventricular Outflow Tract
主动脉瓣
Aortic Valve
冠状窦
Coronary Sinus
主动脉弓
Aortic Arch
永存左上腔静脉
Persistent Left Superior Vena Cava
左肺动脉
Left Pulmonary Artery
胸降主动脉
Descending Thoracic Aorta
F

图8.8（续） E. 三维重建CT血管造影显示永存左上腔静脉在肺动脉主干后方、主动脉和左心房外侧。F. 三维CT静脉重建（正面观）

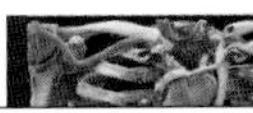

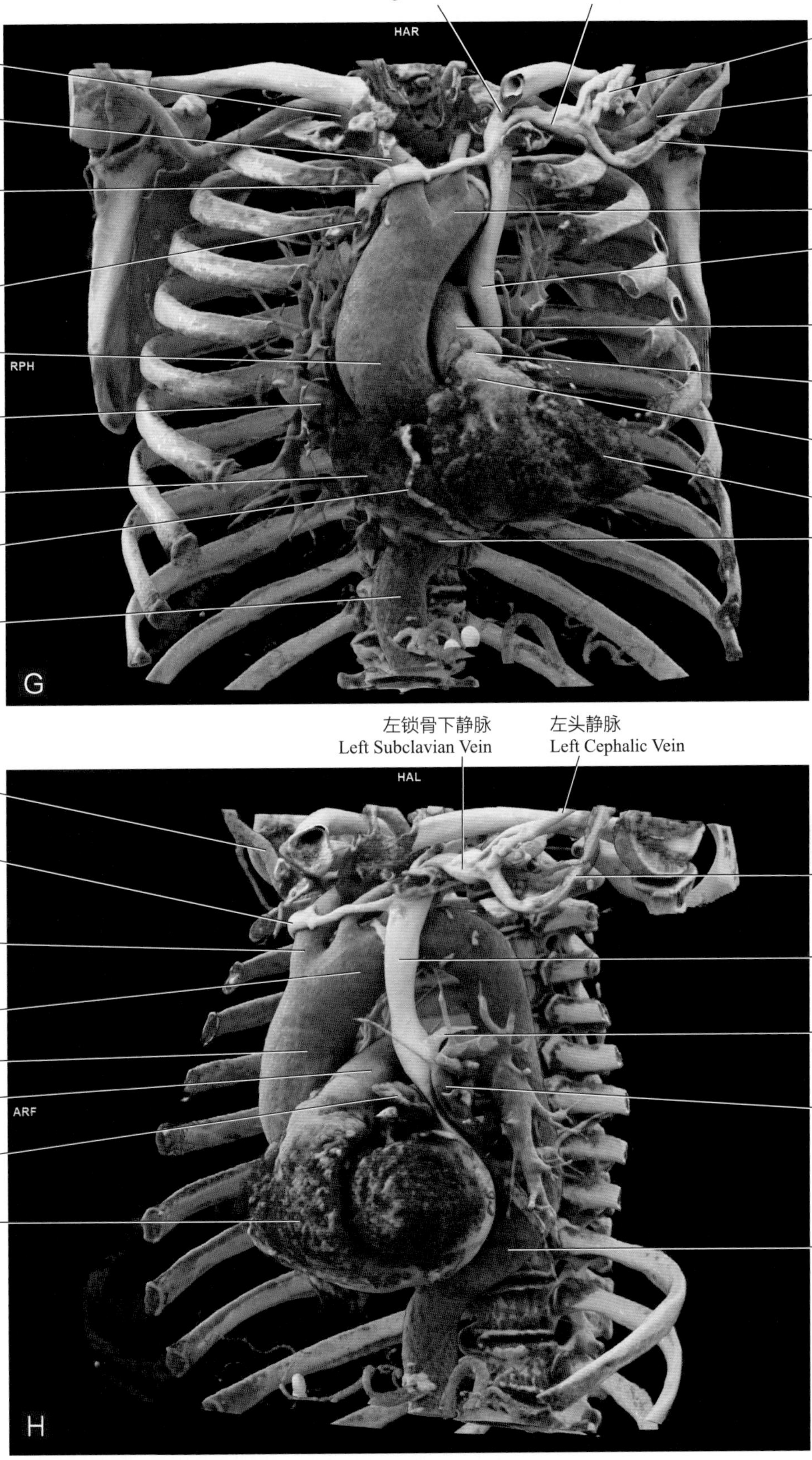

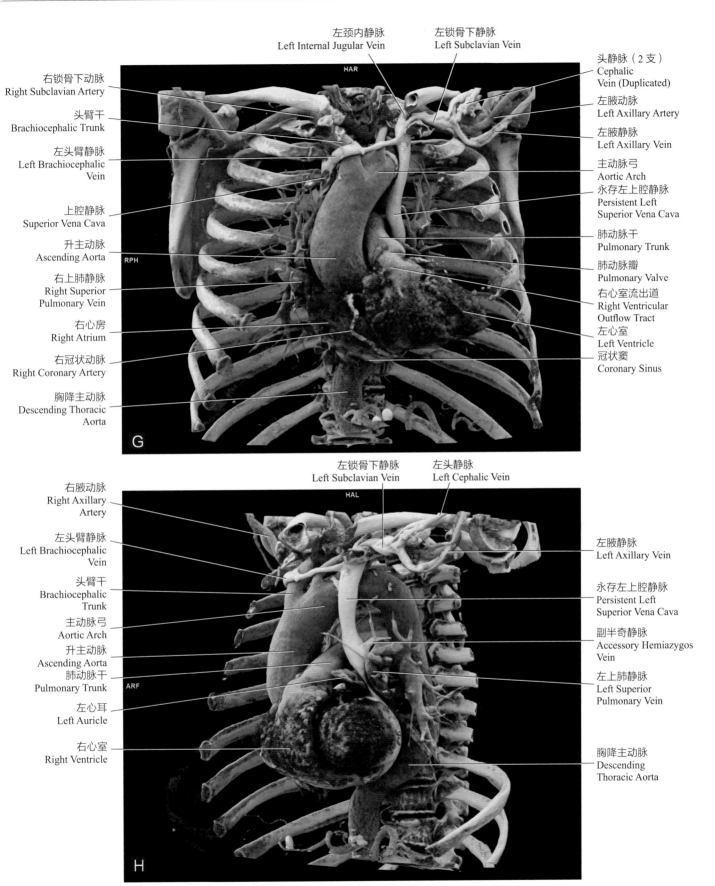

左颈内静脉
Left Internal Jugular Vein

左锁骨下静脉
Left Subclavian Vein

右锁骨下动脉
Right Subclavian Artery

头臂干
Brachiocephalic Trunk

左头臂静脉
Left Brachiocephalic Vein

上腔静脉
Superior Vena Cava

升主动脉
Ascending Aorta

右上肺静脉
Right Superior Pulmonary Vein

右心房
Right Atrium

右冠状动脉
Right Coronary Artery

胸降主动脉
Descending Thoracic Aorta

头静脉（2支）
Cephalic Vein (Duplicated)

左腋动脉
Left Axillary Artery

左腋静脉
Left Axillary Vein

主动脉弓
Aortic Arch

永存左上腔静脉
Persistent Left Superior Vena Cava

肺动脉干
Pulmonary Trunk

肺动脉瓣
Pulmonary Valve

右心室流出道
Right Ventricular Outflow Tract

左心室
Left Ventricle

冠状窦
Coronary Sinus

HAR

RPH

G

左锁骨下静脉
Left Subclavian Vein

左头静脉
Left Cephalic Vein

右腋动脉
Right Axillary Artery

左头臂静脉
Left Brachiocephalic Vein

头臂干
Brachiocephalic Trunk

主动脉弓
Aortic Arch

升主动脉
Ascending Aorta

肺动脉干
Pulmonary Trunk

左心耳
Left Auricle

右心室
Right Ventricle

左腋静脉
Left Axillary Vein

永存左上腔静脉
Persistent Left Superior Vena Cava

副半奇静脉
Accessory Hemiazygos Vein

左上肺静脉
Left Superior Pulmonary Vein

胸降主动脉
Descending Thoracic Aorta

HAL

ARF

H

图8.8（续） G、H. 另一例永存左上腔静脉患者三维重建图像的前视图和前外侧视图

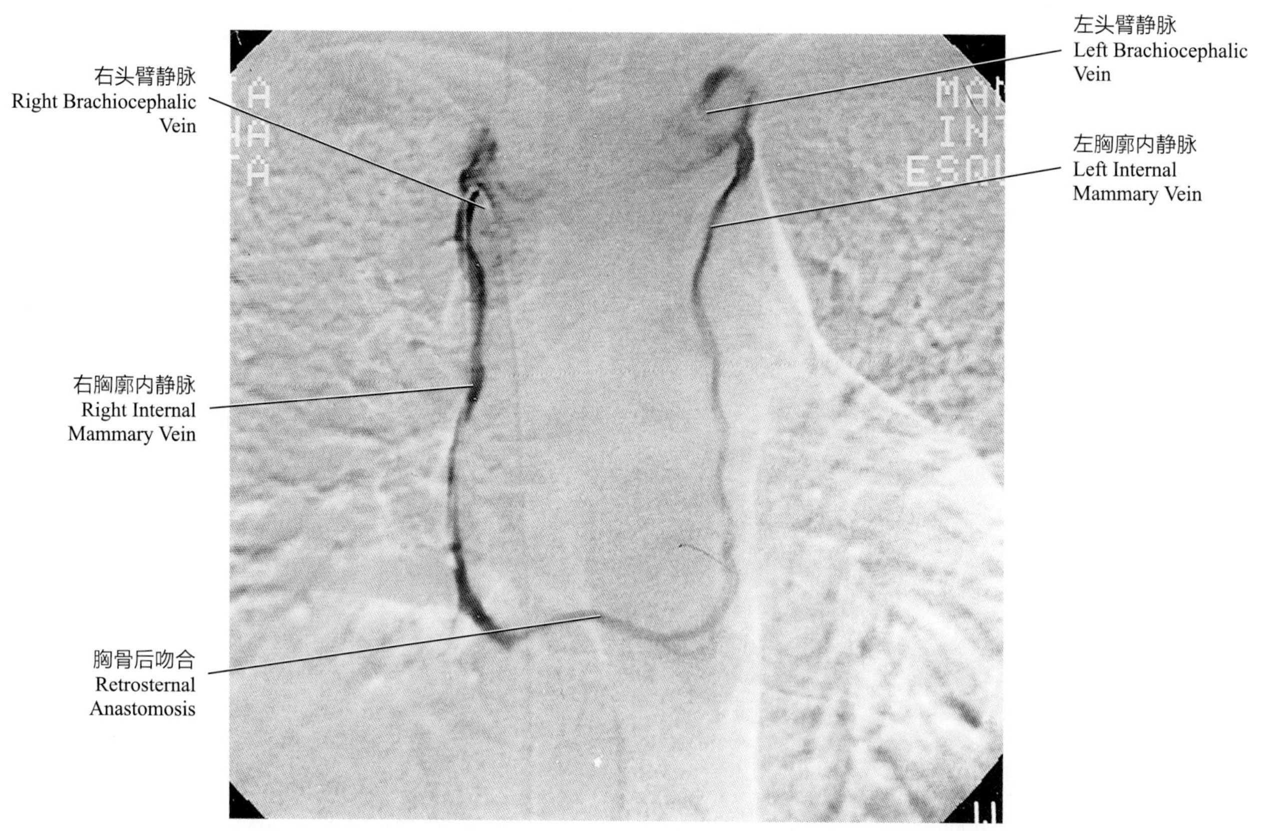

图8.9　选择性右胸廓内静脉血管造影（正面观），显示对侧的左胸廓内静脉（内乳静脉）造影剂充盈，可见胸骨后两支的吻合

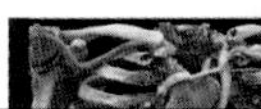

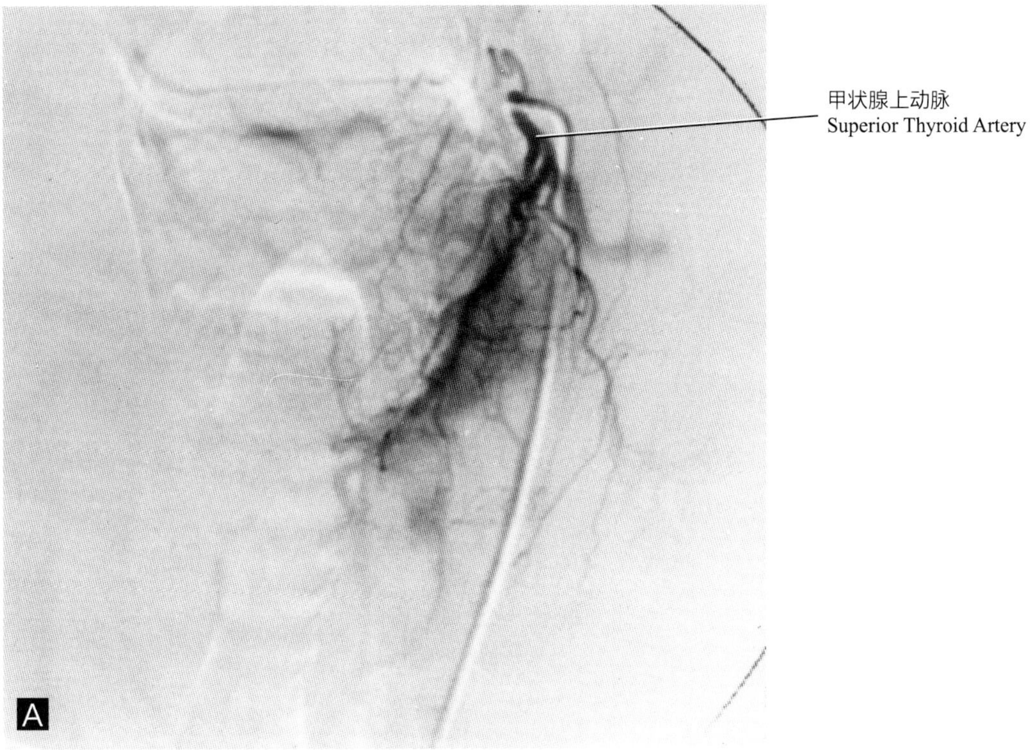

甲状腺上动脉
Superior Thyroid Artery

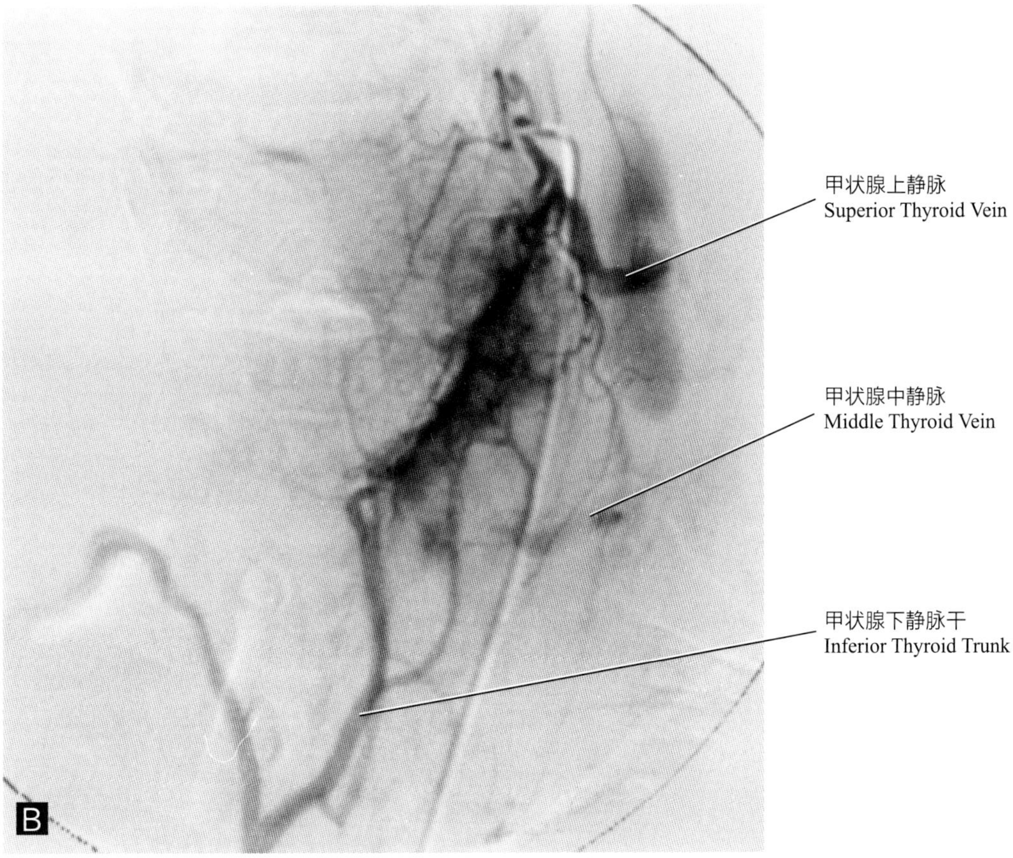

A

甲状腺上静脉
Superior Thyroid Vein

甲状腺中静脉
Middle Thyroid Vein

甲状腺下静脉干
Inferior Thyroid Trunk

B

图8.10 A. 左甲状腺上动脉血管造影早期，可见甲状腺上、下静脉引流。B. 血管造影后期，显示甲状腺静脉引流

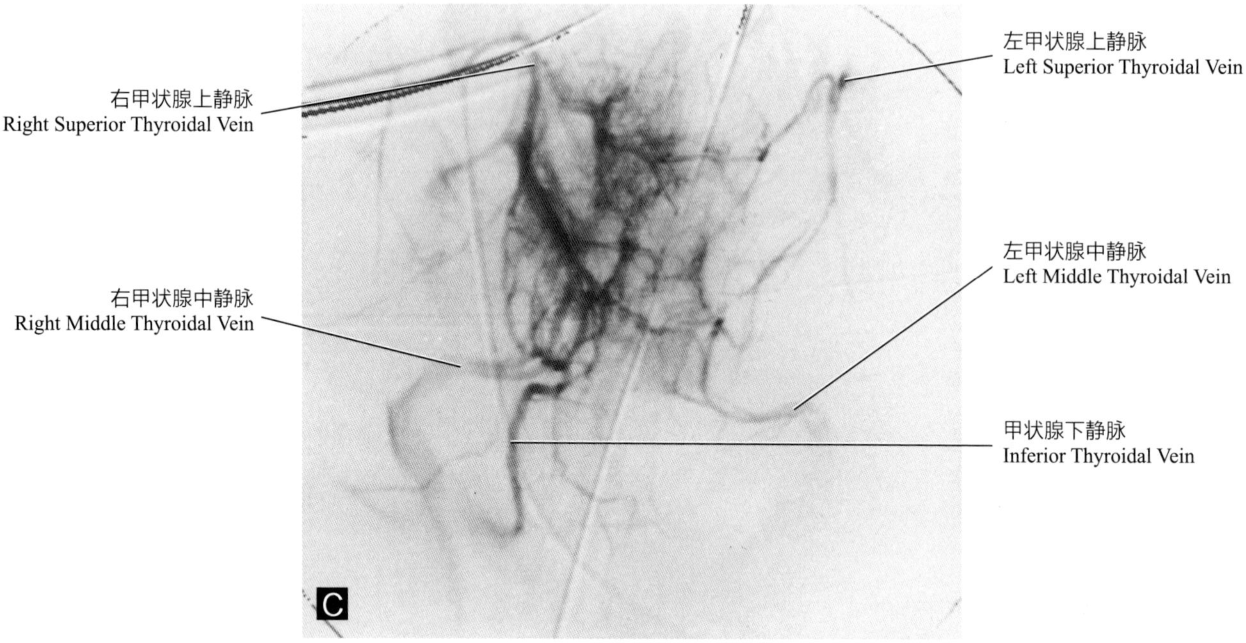

右甲状腺上静脉
Right Superior Thyroidal Vein
左甲状腺上静脉
Left Superior Thyroidal Vein
右甲状腺中静脉
Right Middle Thyroidal Vein
左甲状腺中静脉
Left Middle Thyroidal Vein
甲状腺下静脉
Inferior Thyroidal Vein
C

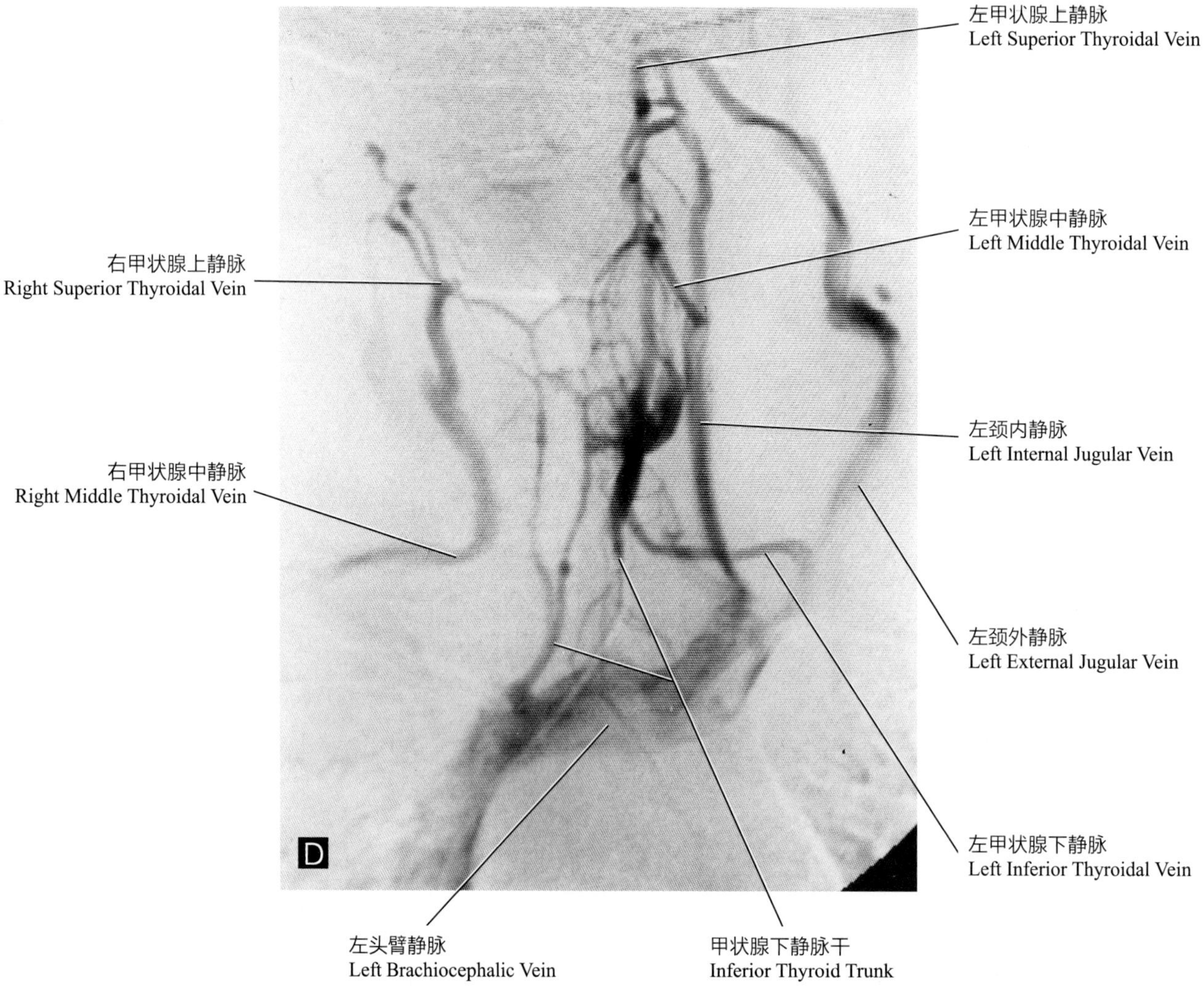

左甲状腺上静脉
Left Superior Thyroidal Vein
右甲状腺上静脉
Right Superior Thyroidal Vein
左甲状腺中静脉
Left Middle Thyroidal Vein
左颈内静脉
Left Internal Jugular Vein
右甲状腺中静脉
Right Middle Thyroidal Vein
左颈外静脉
Left External Jugular Vein
左甲状腺下静脉
Left Inferior Thyroidal Vein
D
左头臂静脉
Left Brachiocephalic Vein
甲状腺下静脉干
Inferior Thyroid Trunk

图8.10（续） C. 右侧动脉血管造影显示静脉引流。D. 选择性甲状腺下静脉血管造影显示甲状腺静脉丛

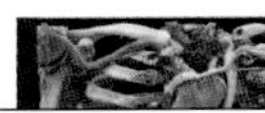

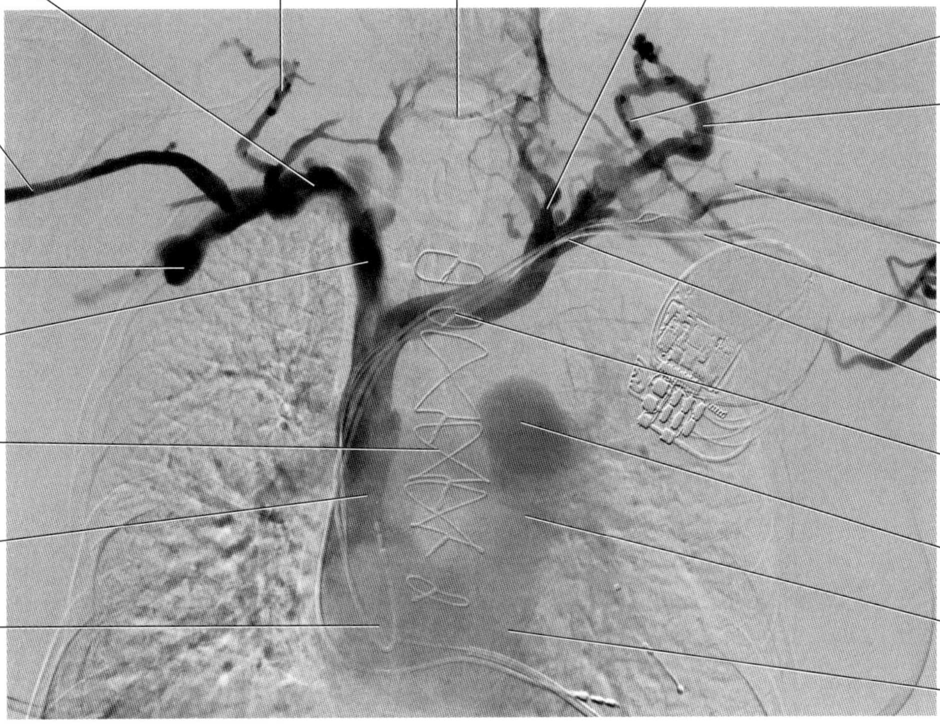

右锁骨下静脉
Right Subclavian Vein
右颈外静脉
Right External Jugular Vein
椎静脉丛
Vertebral Venous Plexus
甲状腺下静脉
Inferior Thyroidal Vein
肩胛上静脉
Suprascapular Vein
左颈外静脉
Left External Jugular Vein
右头静脉
Right Cephalic Vein
左头静脉
Left Cephalic Vein
右腋静脉
Right Axillary Vein
左腋静脉
Left Axillary Vein
右头臂静脉
Right Brachiocephalic Vein
左锁骨下静脉
Left Subclavian Vein
右肺动脉
Right Pulmonary Artery
左头臂静脉
Left Brachiocephalic Vein
上腔静脉
Superior Vena Cava
肺动脉干
Pulmonary Trunk
右心房
Right Atrium
右心室流出道
Right Ventricular Outflow Tract
右心室
Right Ventricle

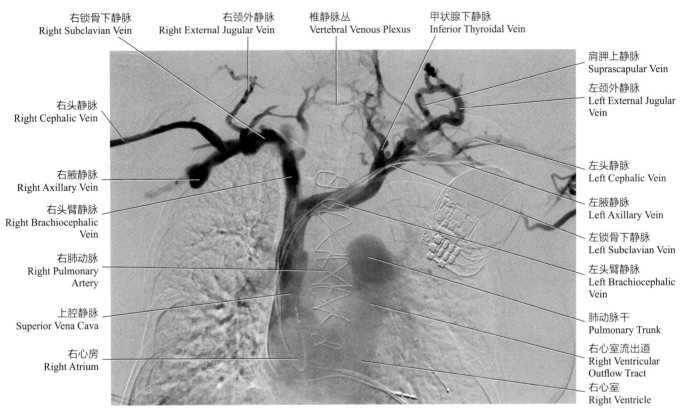

图8.11 胸部主要静脉血管造影，显示双侧头臂静脉、上腔静脉、右心房和右心室

左心包膈静脉
Left Pericardiacophrenic Vein
椎静脉丛
Vertebral Venous Plexus
左肋间后静脉
Left Posterior Intercostal Vein
左膈下静脉
Left Inferior Phrenic Vein

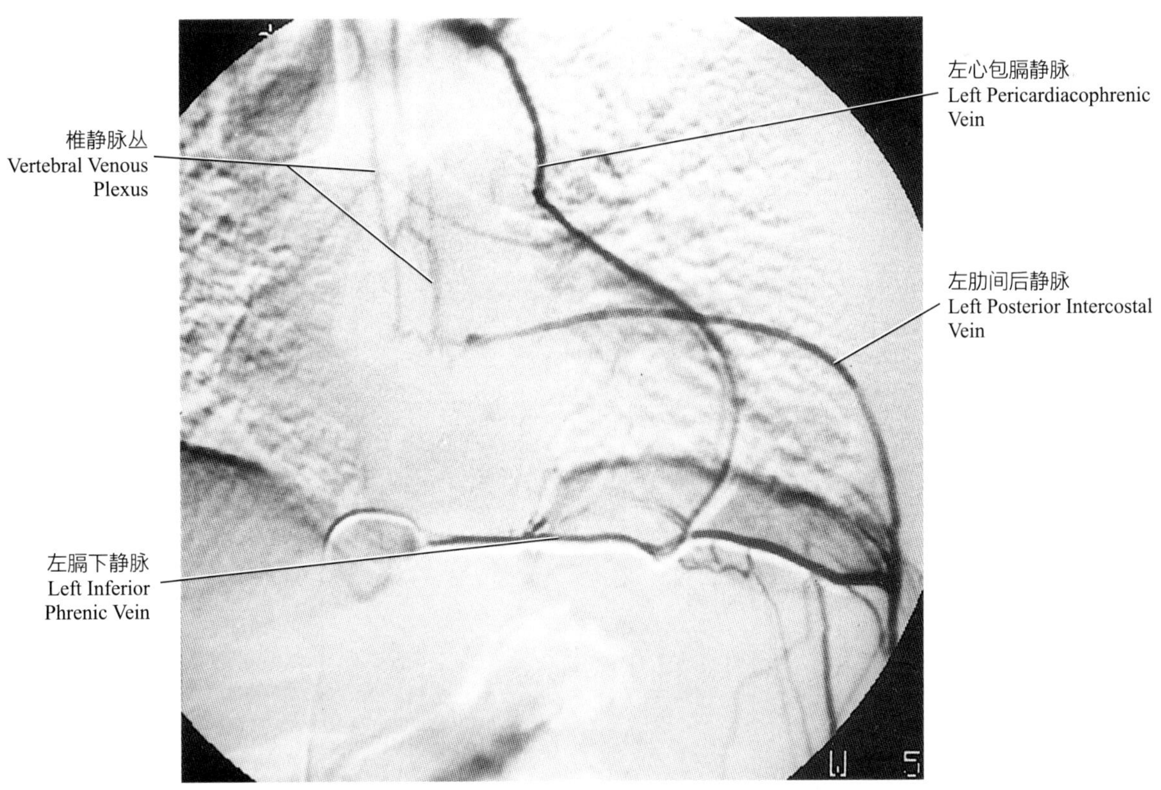

图8.12 血管造影（正面观），显示从下腔静脉插管，可见心包膈静脉、1支肋间静脉以及与膈下静脉的吻合，注意椎旁静脉丛的吻合

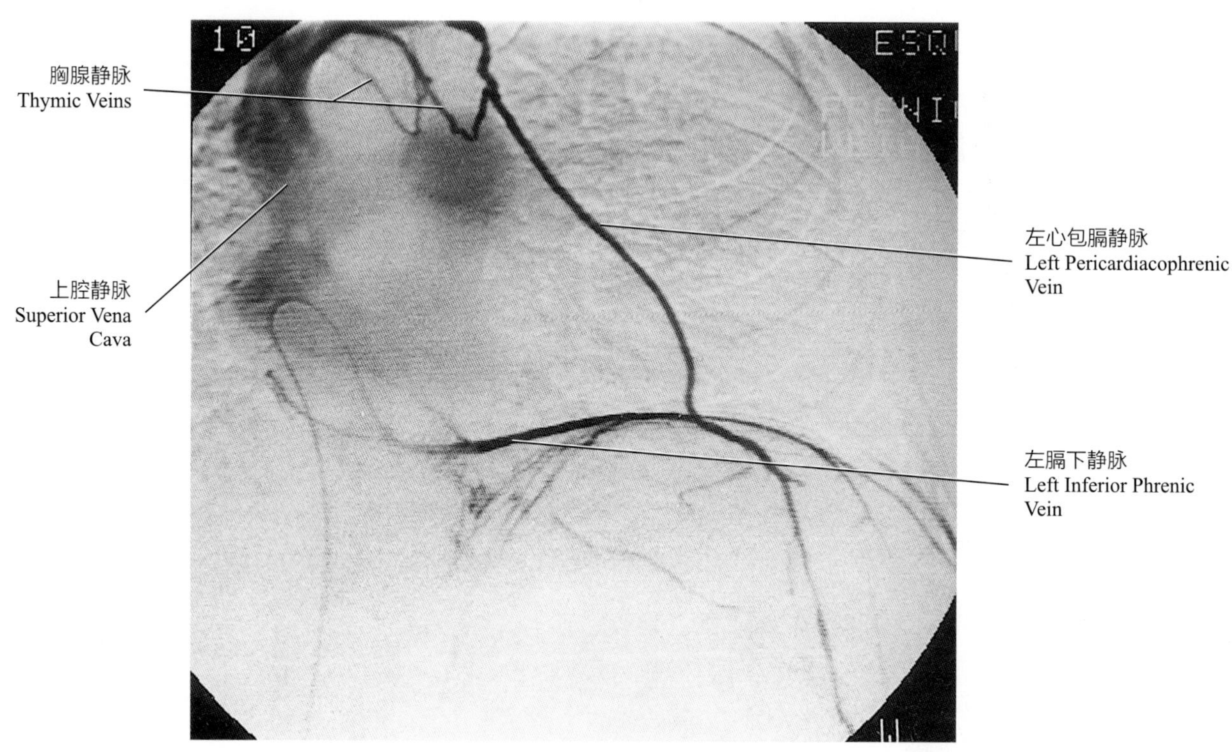

图8.13 选择性膈下静脉血管造影，可见心包膈静脉和胸腺静脉染色，并且通过吻合引流入上纵隔静脉

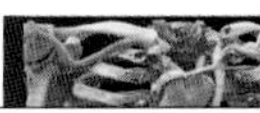

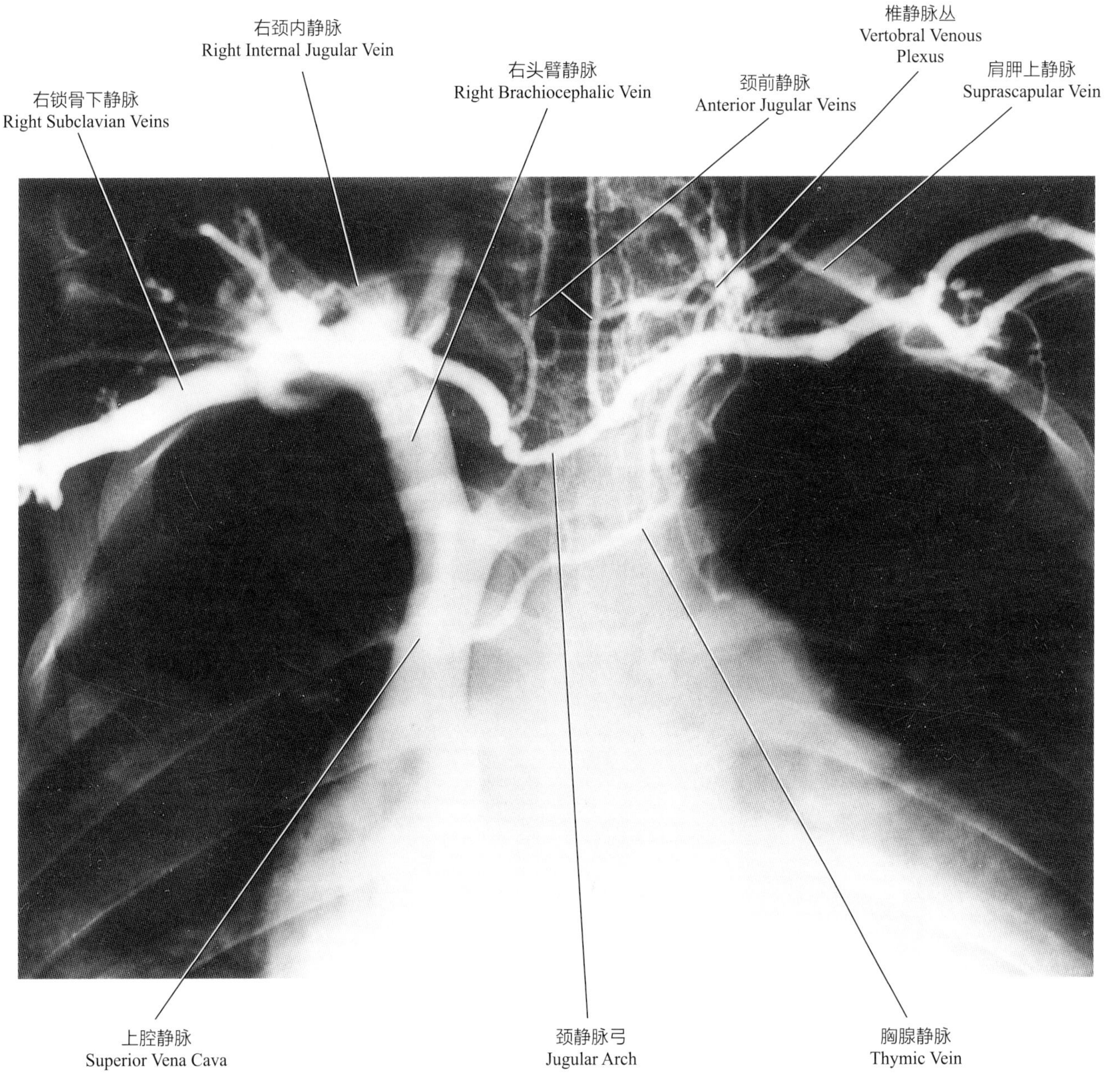

右颈内静脉
Right Internal Jugular Vein

椎静脉丛
Vertobral Venous
Plexus

右头臂静脉
Right Brachiocephalic Vein

颈前静脉
Anterior Jugular Veins

肩胛上静脉
Suprascapular Vein

右锁骨下静脉
Right Subclavian Veins

上腔静脉
Superior Vena Cava

颈静脉弓
Jugular Arch

胸腺静脉
Thymic Vein

图8.14　胸部大静脉血管造影，显示左头臂静脉闭塞，颈部和胸部侧支循环形成

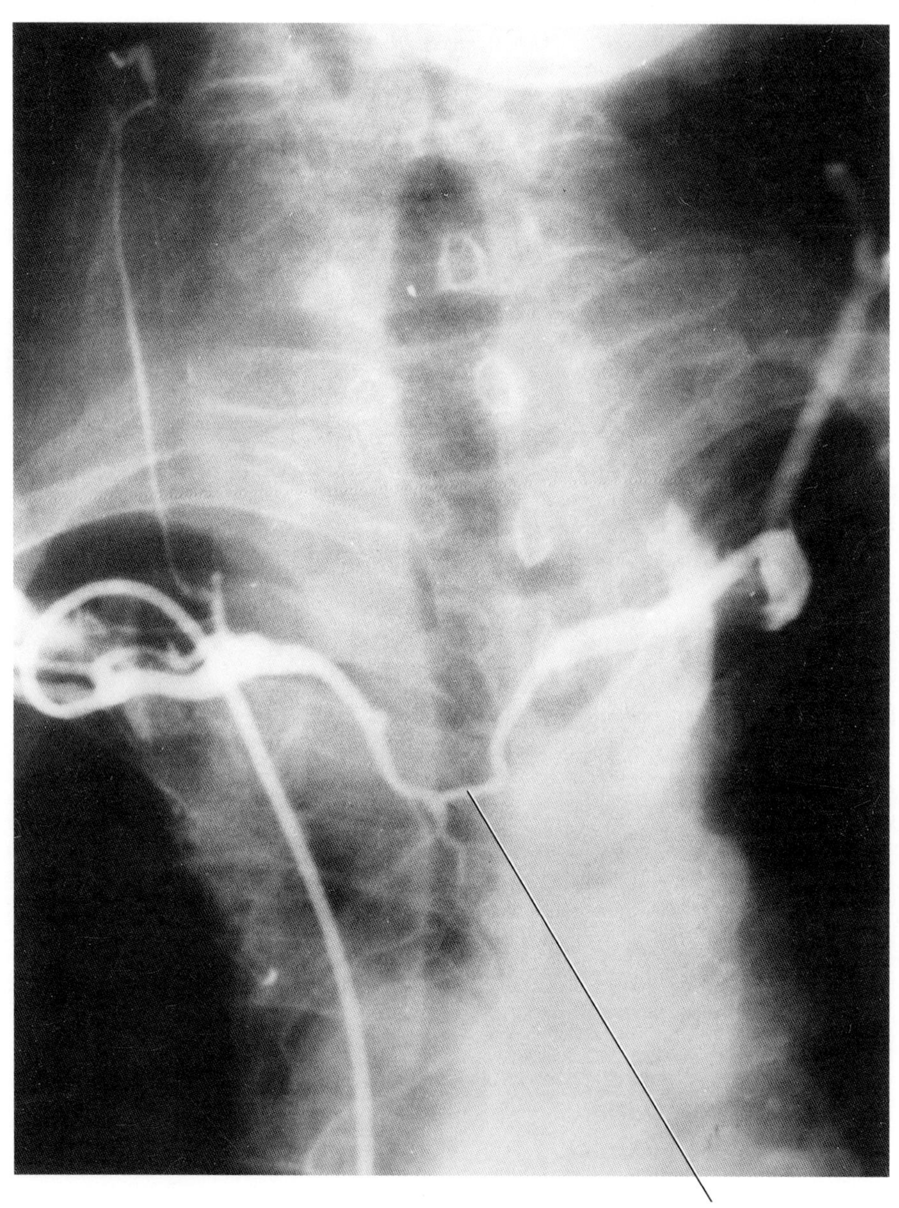

图8.15　选择性颈静脉弓血管造影

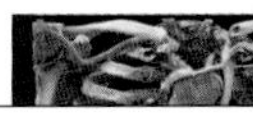

颈内静脉
Internal Jugular Veins
左锁骨下静脉
Left Subclavian Vein
胸廓内静脉
Internal Thoracic Vein
胸廓内静脉
Internal Thoracic Vein
右头臂静脉
Right Brachiocephalic Vein
左头臂静脉
Left Brachiocephalic Vein
上腔静脉
Superior Vena Cava
副半奇静脉
Accessory Hemiazygos Vein
奇静脉
Azygos Vein
左肋间静脉
Left Intercostal Veins
右肋间静脉
Right Intercostal
Veins
半奇静脉
Hemiazygos Vein
腰奇静脉
Lumbar Azygos Vein
肋下静脉
Subcostal Vein
右腰升静脉
Right Ascending Lumbar Vein
左腰升静脉
Left Ascending Lumbar Vein
FALCETTI 93

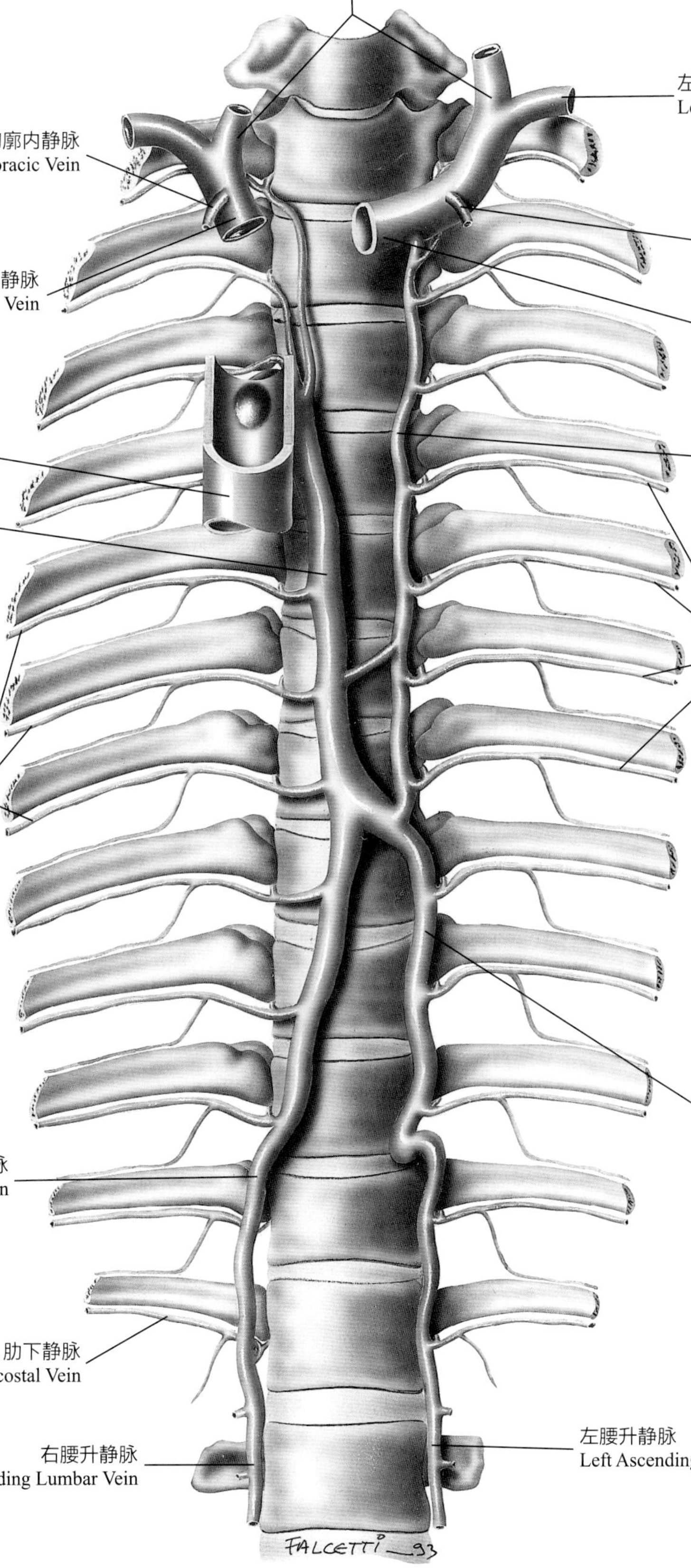

图8.16 胸部静脉循环示意图（正面观）

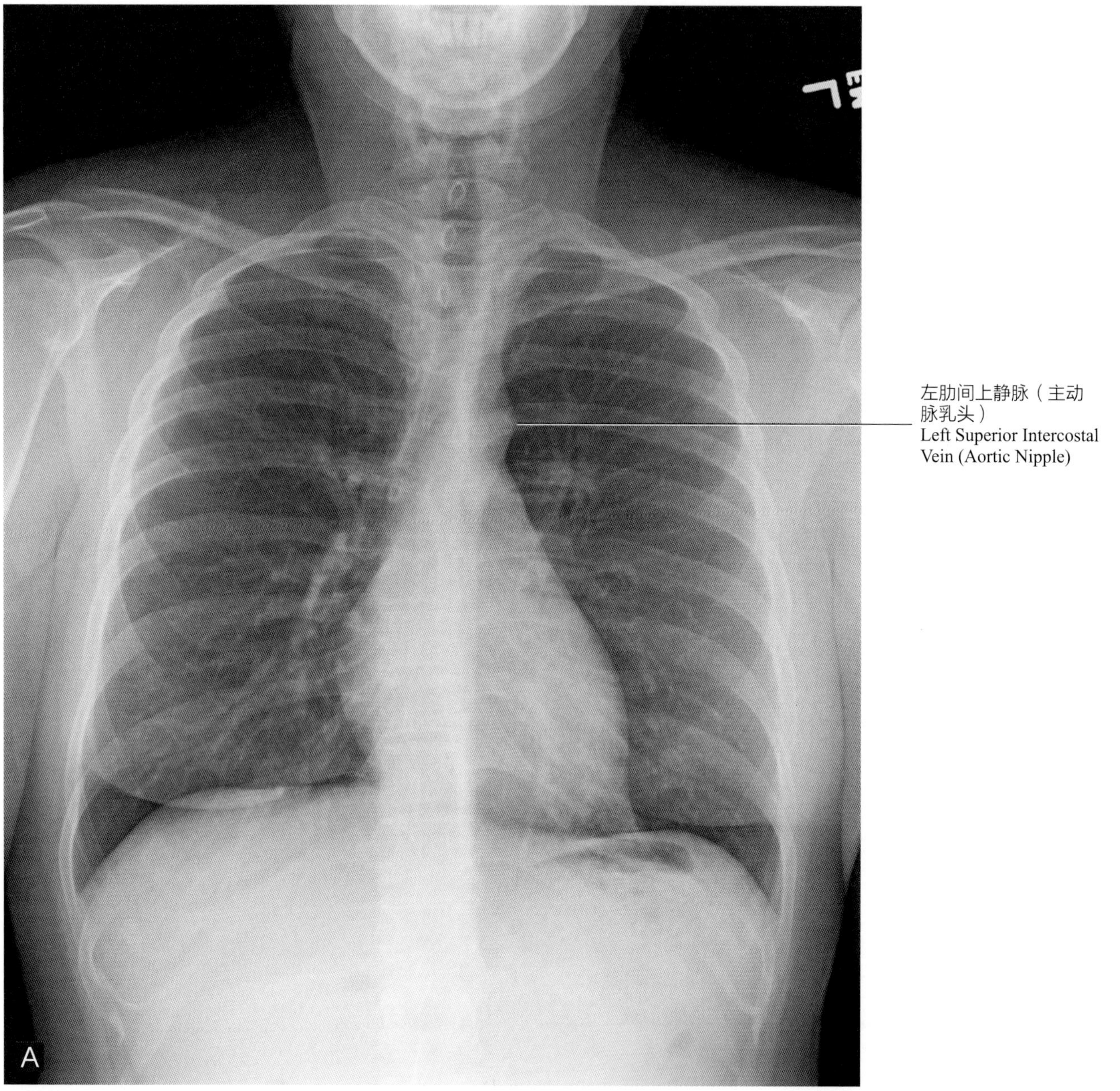

左肋间上静脉（主动脉乳头）
Left Superior Intercostal Vein (Aortic Nipple)

A

图8.17　胸部前后X线片显示左肋间上静脉产生主动脉乳头

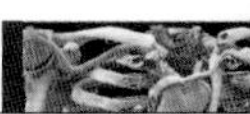

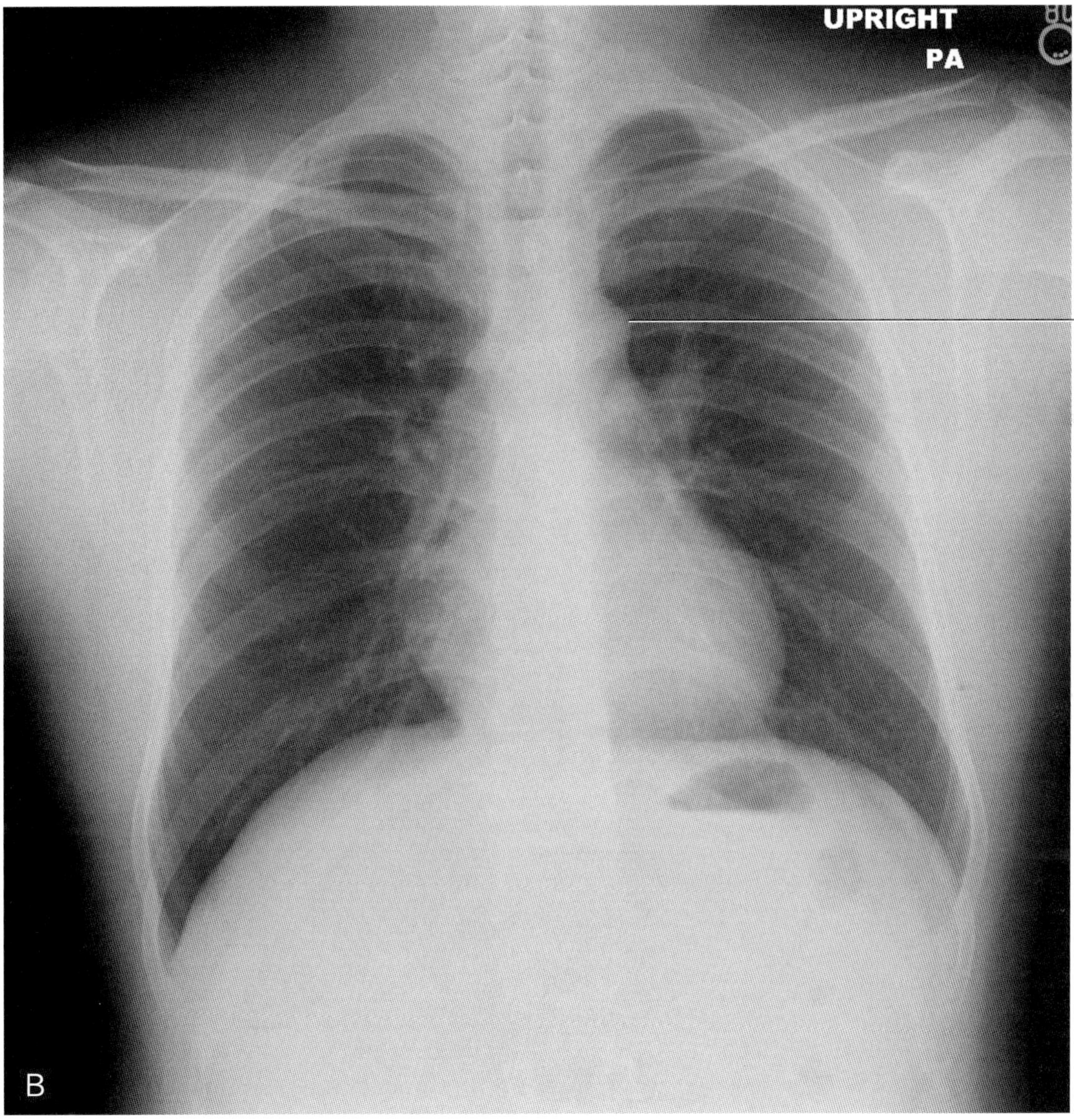

UPRIGHT
PA

左肋间上静脉（主动脉乳头）
Left Superior Intercostal Vein (Aortic Nipple)

B

图8.17（续）

颈内静脉
Internal Jugular Vein
右头臂静脉
Right Brachiocephalic Vein
上腔静脉
Superior Vena Cava
胸廓内静脉
Internal Thoracic Vein
肋间静脉
Intercostal Vein
肋间上静脉
Superior Intercostal Vein
左头臂静脉
Left Brachiocephalic Vein
副半奇静脉
Accessory Hemiazygos Vein
奇静脉
Azygos Vein
半奇静脉
Hemiazygos Vein
肋下静脉
Subcostal Vein
右腰升静脉
Right Ascending Lumbar Vein
左腰升静脉
Left Ascending Lumbar Vein
FALCETTI
93

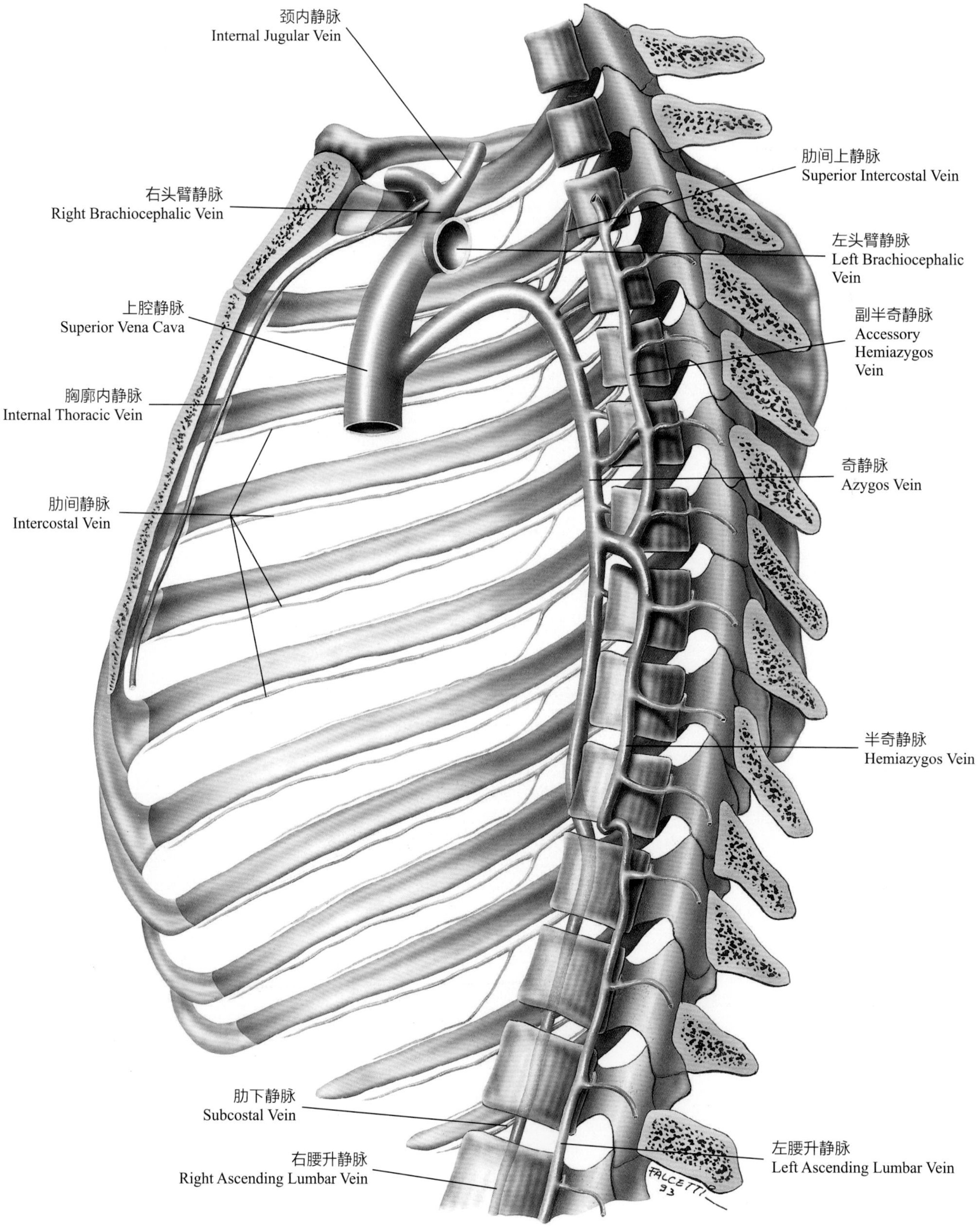

图8.18 胸部静脉循环示意图（侧面观）。特别注意奇静脉

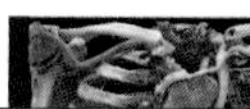

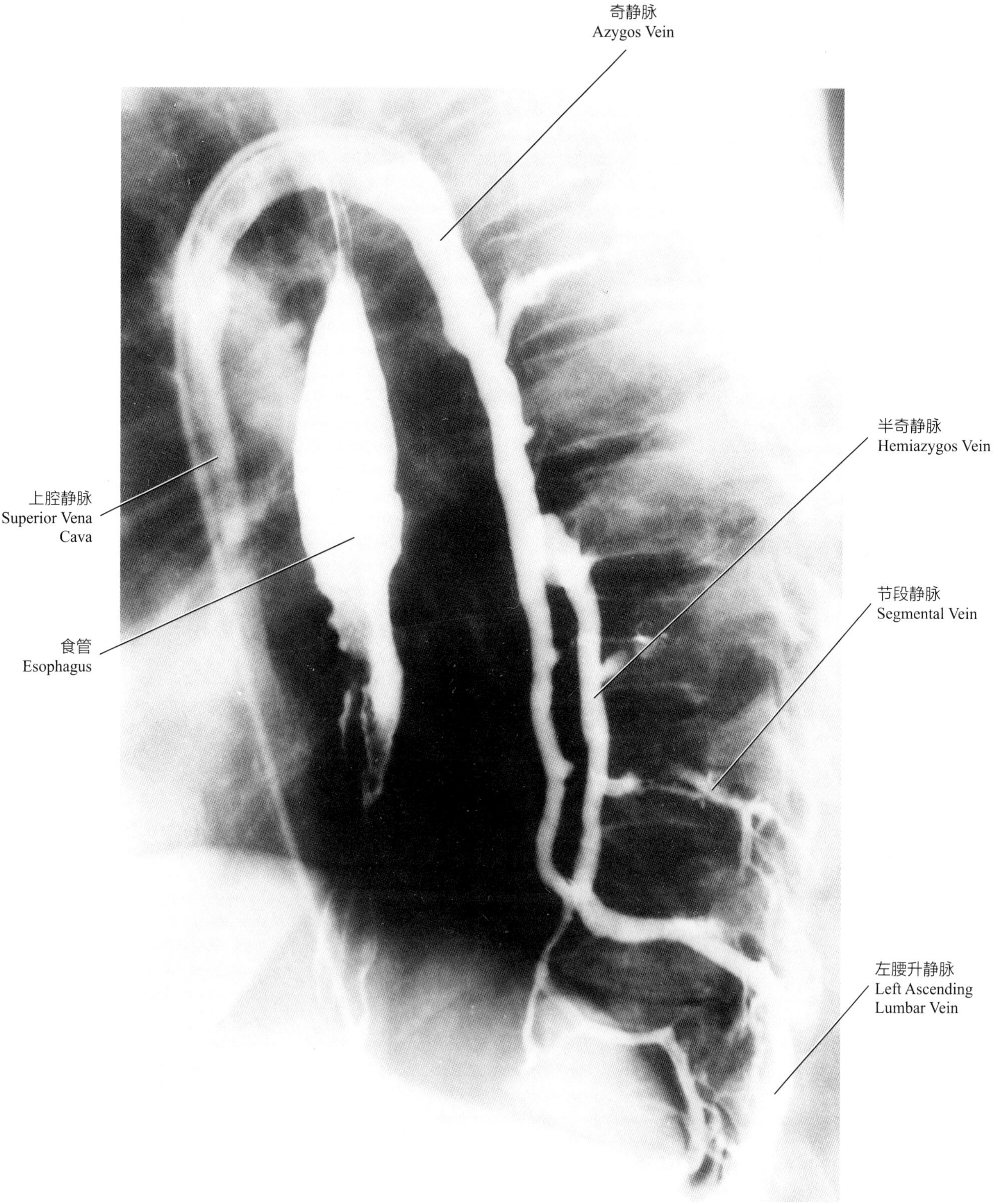

奇静脉
Azygos Vein

半奇静脉
Hemiazygos Vein

上腔静脉
Superior Vena Cava

食管
Esophagus

节段静脉
Segmental Vein

左腰升静脉
Left Ascending Lumbar Vein

图8.19 选择性奇静脉血管造影（侧面观）

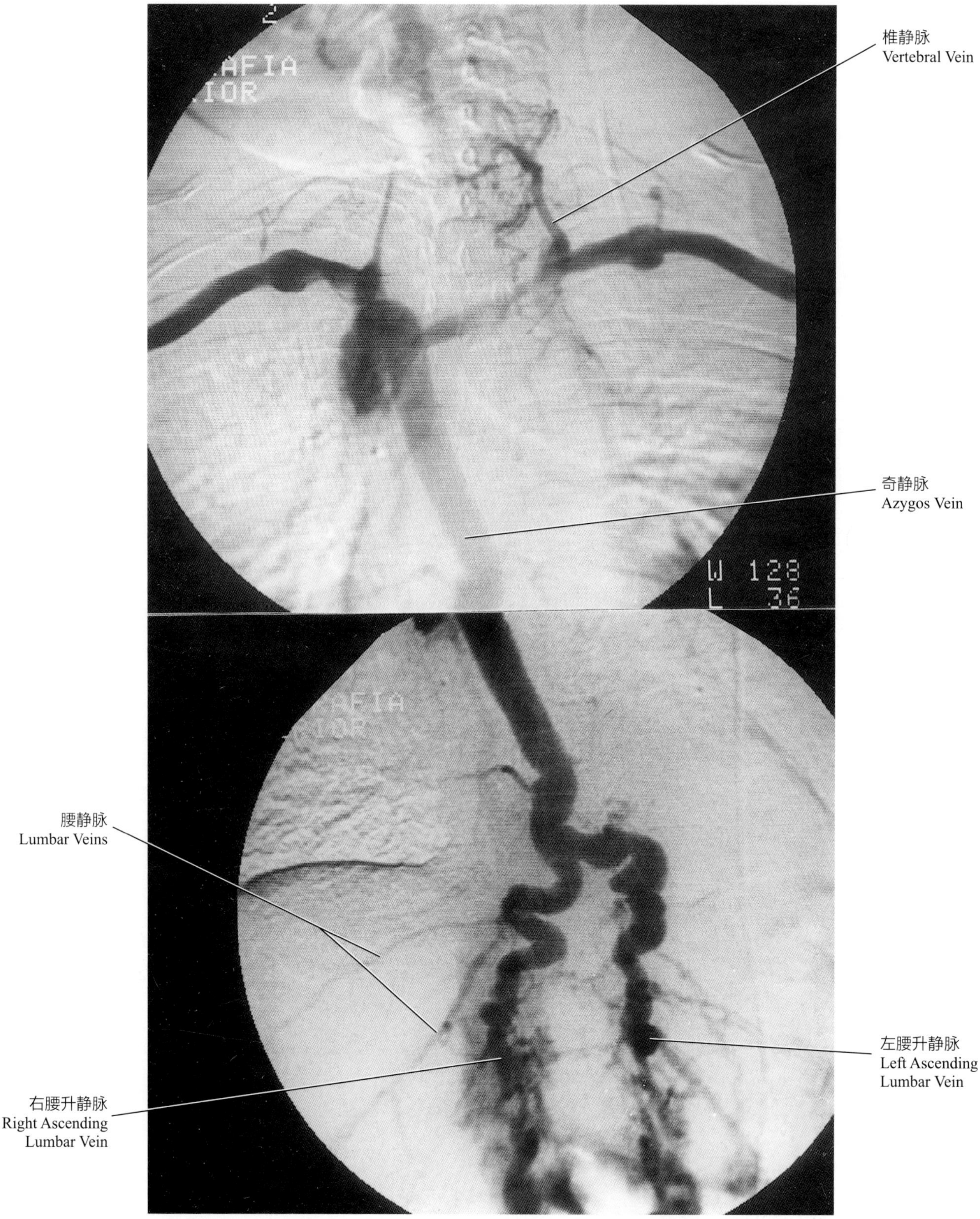

椎静脉
Vertebral Vein

奇静脉
Azygos Vein

腰静脉
Lumbar Veins

左腰升静脉
Left Ascending
Lumbar Vein

右腰升静脉
Right Ascending
Lumbar Vein

图8.20 合成的奇静脉血管造影（正面观），上腔静脉闭塞未显示，血液通过奇静脉系统和下腔静脉引流

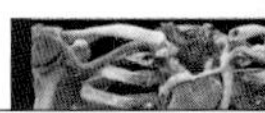

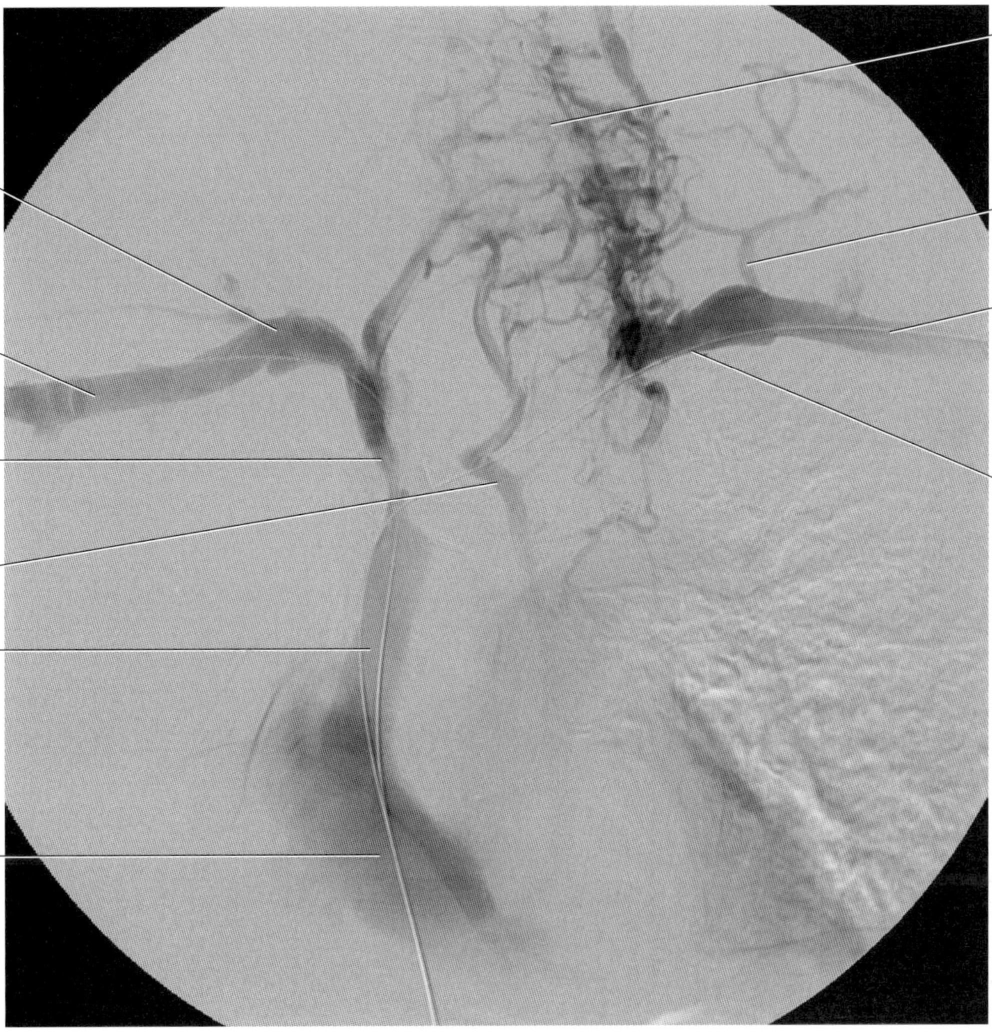

图8.21 双上肢静脉血管造影显示头臂静脉汇合处重度狭窄。可以看到颈部的侧支回流入奇静脉，其与上腔静脉的交界处被阻塞

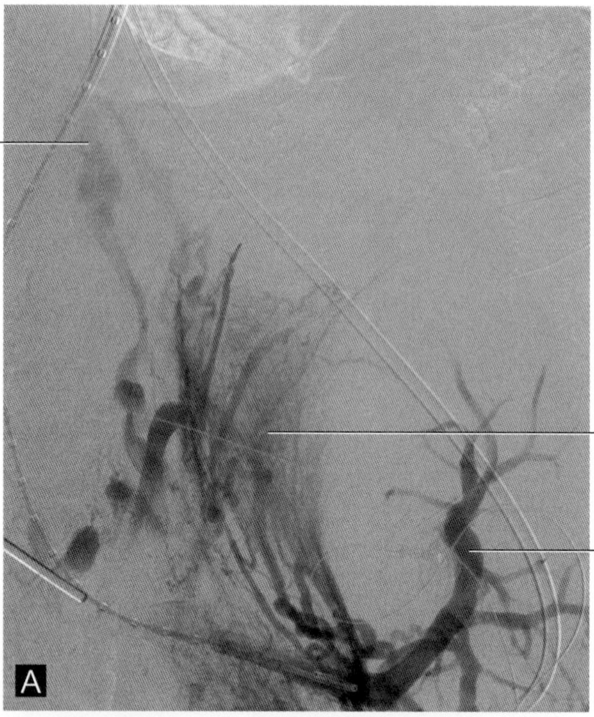

奇静脉 Azygos Vein
食管静脉 Esophageal Veins
脾静脉 Splenic Vein
A

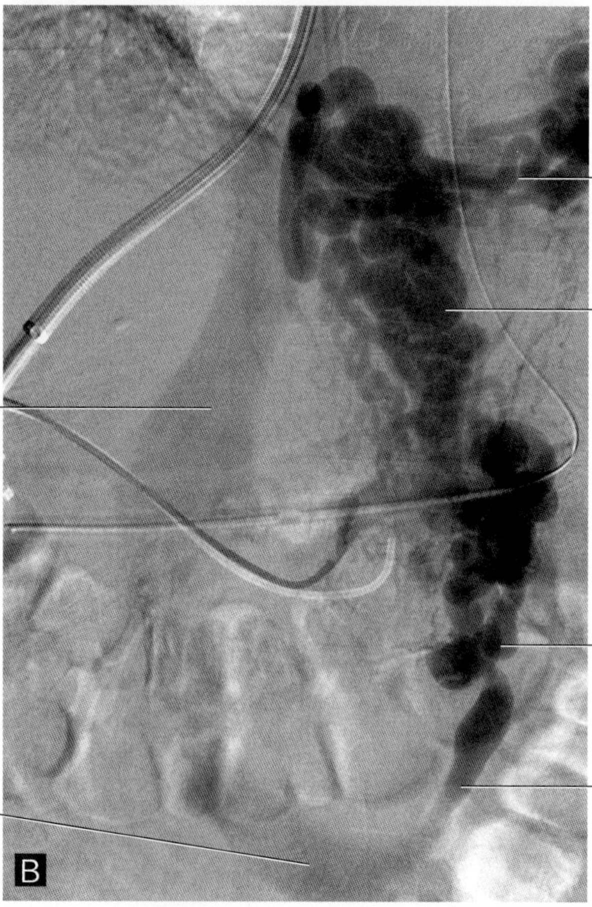

心包静脉 Pericardial Veins
胃静脉曲张 Gastric Varices
下腔静脉 Inferior Vena Cava
胃肾分流 Gastrorenal Shunt
左肾静脉 Left Renal Vein
左肾上腺静脉 Left Adrenal Vein
B

图8.22 A. 门脉高压患者选择性食管下静脉血管造影，显示静脉引流至奇静脉。B. 选择性胃左静脉血管造影，显示曲张的食管静脉引流至心包静脉和奇静脉，胃静脉曲张与食管静脉交通，通过胃肾分流引流入左肾静脉

（译者：孙冰冰）

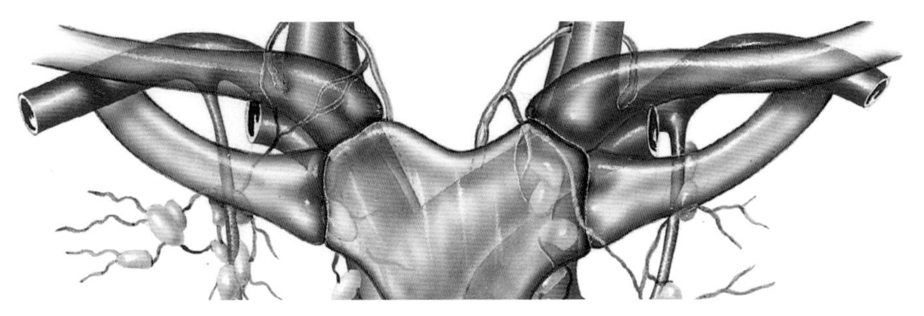

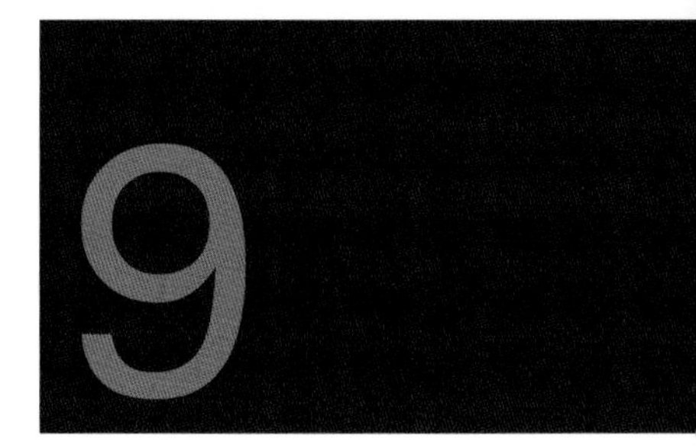

第9章 胸部淋巴系统

外周的淋巴引流通过位于颈内静脉和锁骨下静脉汇合处的淋巴静脉口进入静脉循环。在右侧，有 3 支主要的淋巴干；在左侧，有 4 支主要的淋巴干，除了体内最大的淋巴管（胸导管）外，其他 3 支和右侧相对应（图 9.1 ~ 9.5）。淋巴静脉口有不同的解剖变异。在 80% 的病例中，右侧的淋巴干独立开口于颈静脉与锁骨下静脉汇合处。在 1/4 的病例中，右侧淋巴干较短。

胸部淋巴引流

淋巴静脉口

右侧

3 支主要的淋巴静脉汇聚到右颈内静脉与右锁骨下静脉汇合处。①右颈干，沿着颈内静脉的腹外侧，引流右侧头颈部的淋巴。②右锁骨下淋巴干，从右腋尖群淋巴结发出，沿着腋静脉和锁骨下静脉，引流右上肢、右胸壁和腹壁表面皮肤组织的淋巴。③右支气管纵隔淋巴干，沿着气管引流右肺、膈肌、支气管和气管的淋巴。

左侧

左侧淋巴静脉口接受除了上述引流入右侧淋巴干以外的其他淋巴（图 9.6 ~ 9.8）。有 4 支主要的淋巴干汇集至左侧淋巴静脉口。①左颈干，它沿着颈内静脉的腹外侧，收集左侧头颈部的淋巴。②左锁骨下淋巴干，引流左上肢、左胸壁和腹壁表面皮肤组织的淋巴。③左支气管纵隔淋巴干，引流心脏、食管、肺、支气管和气管的淋巴。④胸导管，引流身体剩余区域的淋巴，由淋巴干在腹部汇合入乳糜池而形成。

胸导管

成年人的胸导管长 38 ~ 45 cm，从腹部延伸至颈部，穿越膈肌，在椎体前方后纵隔中线偏右侧向上走行于降主动脉和奇静脉之间。在很多病例中，胸导管起始处增宽形成名为乳糜池的小囊，口径在颈部变细，先向左侧和前方形成弓形，最终降至左颈内静脉与左锁骨下静脉汇合处，通过二尖瓣进入静脉系统。胸导管的终点位置是多样的，其可开口于左侧大静脉的任何地方。胸导管起源于腹部主要的 4 支大淋巴干的汇集（图 9.1 ～ 9.3，9.5）。

胸导管的附属分支

腹部淋巴干的汇集

- 腰淋巴干
- 肠淋巴干
  - 两侧降淋巴干
  - 两侧升淋巴干
- 肋间上淋巴干
- 纵隔淋巴干
- 左锁骨下淋巴干
- 左颈淋巴干
- 左支气管纵隔淋巴干

胸壁的淋巴引流

淋巴管

胸壁浅表的淋巴管汇集腋淋巴结、肩胛下淋巴结、胸肌淋巴结和胸骨旁淋巴结的淋巴（图 9.9）。胸壁深部的淋巴管主要引流胸骨旁淋巴结、肋间淋巴结和膈肌淋巴结（图 9.1）。

胸骨旁淋巴结（胸廓内淋巴结）

左、右两边各有 4 ～ 5 个淋巴结伴随着胸廓内动静脉分布在肋间隙的前缘，引流胸廓内、前胸壁和乳腺的淋巴。它们的输出干与气管支气管淋巴结及头臂干淋巴结一起形成支气管纵隔淋巴干（图 9.10）。

肋间淋巴结

肋间淋巴结位于肋骨头和肋骨颈，接收胸壁后外侧和乳腺的淋巴。下部 4 ～ 7 个肋间隙的淋巴结汇合形成降支，然后进入胸导管或者腹部汇合的淋巴干（图 9.1，9.9）。

膈肌淋巴结

在膈肌的胸廓面有前组、右侧组、左侧组及后组膈肌淋巴结。

胸廓内的淋巴引流

胸部器官的淋巴在进入胸导管或者右侧淋巴导管以前主要由头臂干淋巴结、后纵隔淋巴结或气管支气管淋巴结引流。

头臂干淋巴结

头臂干淋巴结位于上纵隔，在头臂静脉和大血管干的前方，接受来自胸腺、甲状腺、心包、心脏和外侧膈肌的淋巴结的淋巴。在加入气管支气管淋巴结的输出支后，它们将淋巴引流至左、右支气管纵隔干。

后纵隔淋巴结

后纵隔淋巴结在心包的后方，靠近食管和胸降主动脉，接受从食管、心包后方和膈肌输出的淋巴，有时也接受肝左叶的淋巴，大部分引流至胸导管。

气管支气管淋巴结（图 12.3）

有 5 组重要的气管支气管淋巴结。

1. 气管旁淋巴结
2. 气管支气管上淋巴结
3. 气管支气管下淋巴结（隆突下淋巴结）
4. 支气管肺淋巴结（肺门淋巴结）
5. 肺淋巴结

这些淋巴结是连续的，没有明显的界限。它

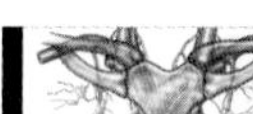

们的输出支引流肺实质、胸膜、支气管、气管和心脏的淋巴，并且与后纵隔淋巴结连接。引流淋巴管上升至气管水平，与胸骨旁淋巴结和头臂干淋巴结输出支汇合，形成左、右支气管纵隔淋巴干。在右侧，左、右支气管纵隔淋巴干与右淋巴导管或其他淋巴导管汇集。在左侧，左、右支气管纵隔淋巴干连接胸导管，但更多的是在颈静脉与锁骨下静脉汇合处独立开口。

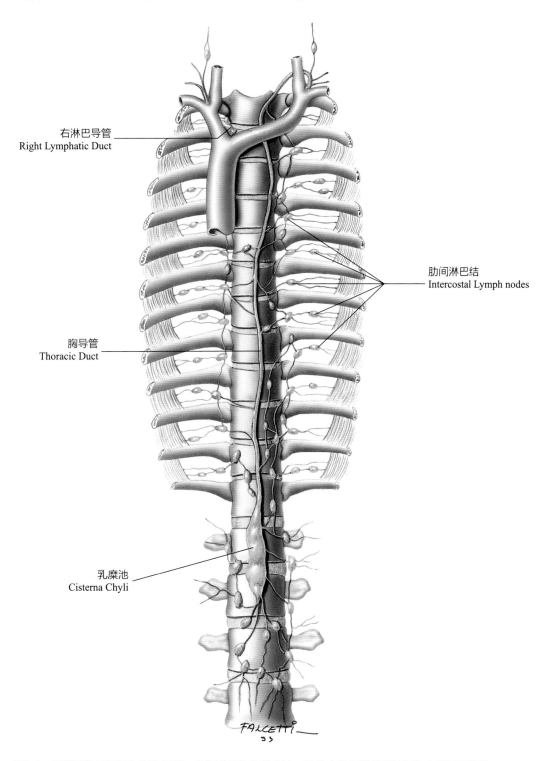

右淋巴导管
Right Lymphatic Duct

肋间淋巴结
Intercostal Lymph nodes

胸导管
Thoracic Duct

乳糜池
Cisterna Chyli

FALCETTI
93

图9.1 后纵隔淋巴系统包括胸导管、肋间淋巴结和乳糜池。注意右淋巴导管直接汇入右锁骨下静脉

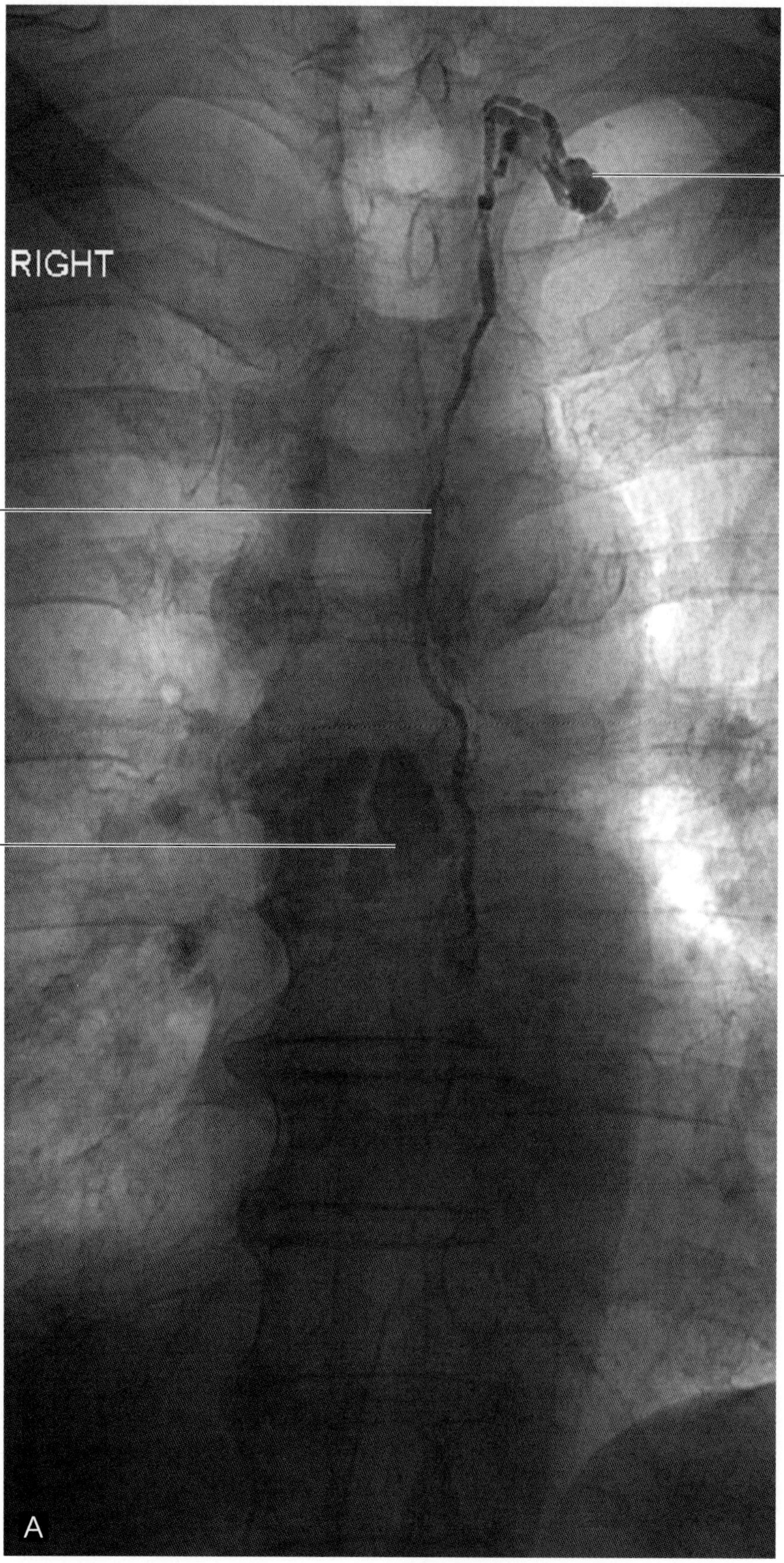

胸导管与左锁骨下静脉的汇合
Thoracic Duct Confluence with Left Subclavian Vein

RIGHT

胸导管
Thoracic Duct

纵隔内外渗的碘油
Extravasated Lipiodol in Mediastinum

A

图9.2 A.淋巴造影显示胸导管及其与左锁骨下静脉的汇合

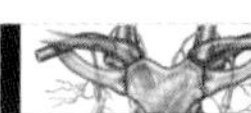

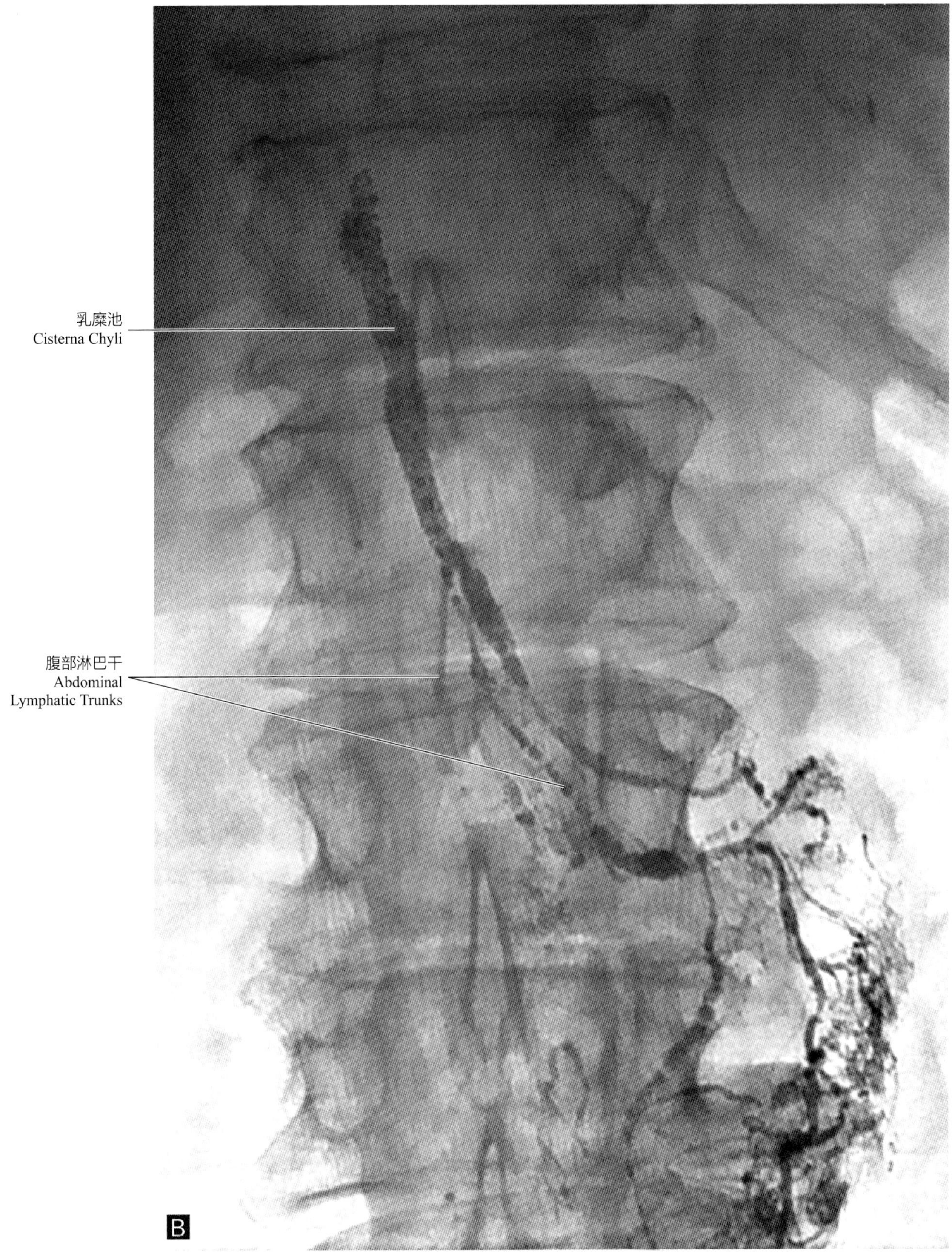

乳糜池
Cisterna Chyli

腹部淋巴干
Abdominal
Lymphatic Trunks

B

图9.2（续）　B.淋巴造影显示4支主要的腹部淋巴干的汇合

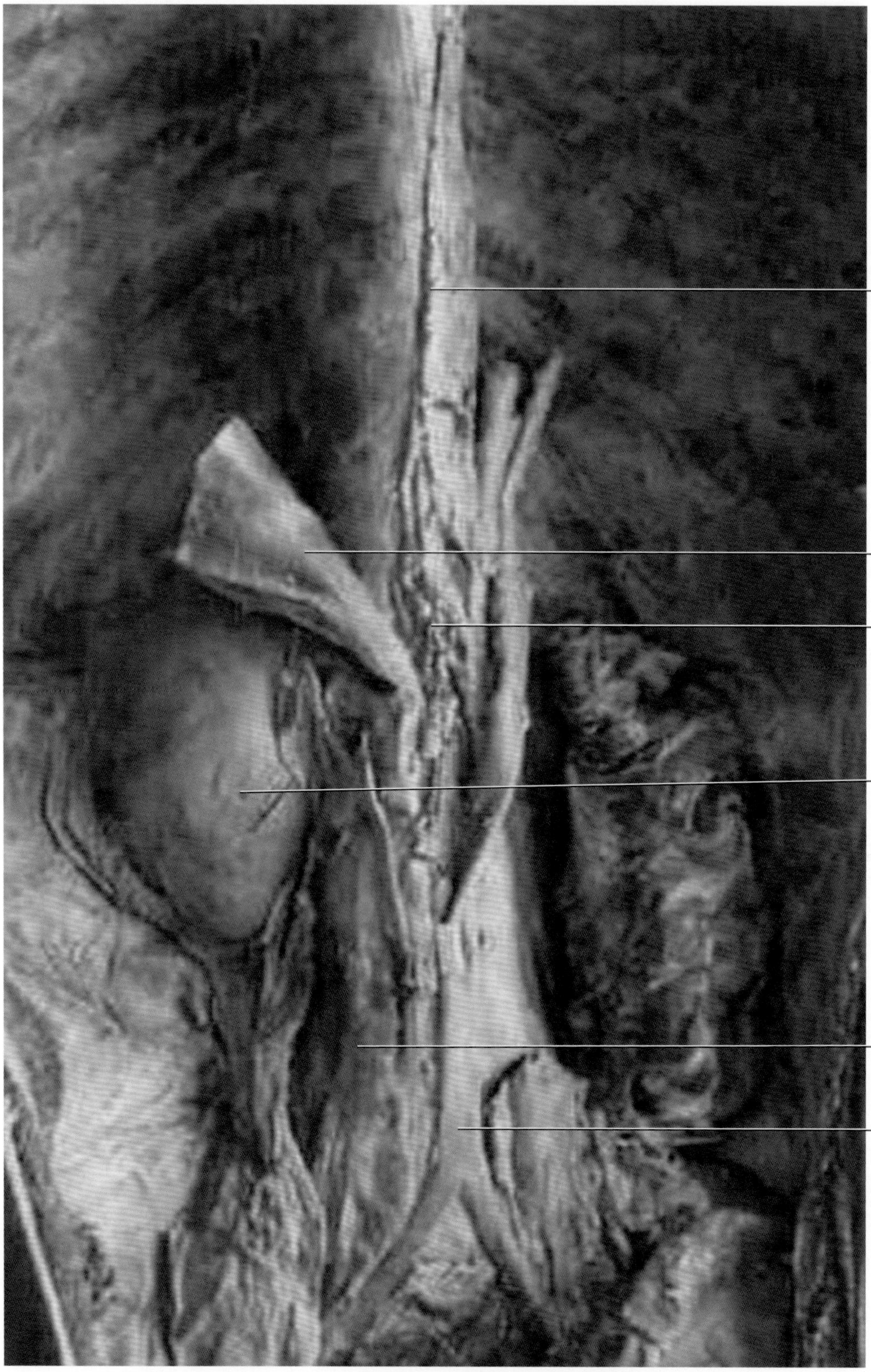

胸导管
Thoracic Duct

膈肌
Diaphragm

丛状乳糜池
Plexiform Cisterna Chyli

右肾
Right Kidney

下腔静脉
Inferior Vena Cava

主动脉
Aorta

图9.3 乳糜池和胸导管的解剖标本。胸导管由腹部淋巴管汇合而成，本例形成了丛状乳糜池。注意乳糜池位于主动脉和膈肌角的后方

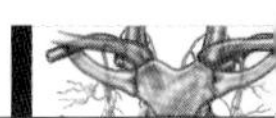

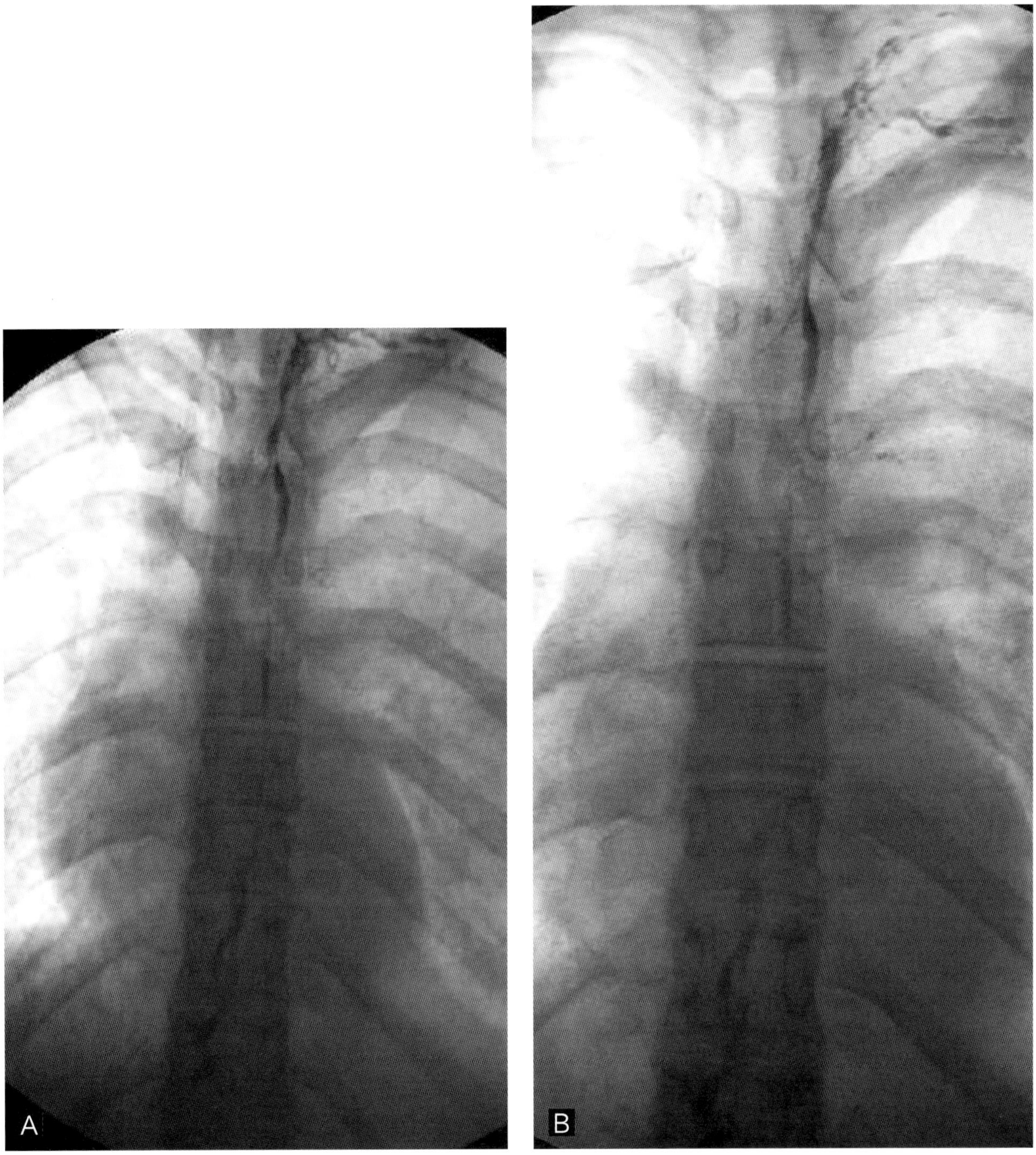

图9.4　A.淋巴造影显示沿纵隔走行的胸导管，注意断续的造影剂；胸导管管壁肌肉收缩，形成向上的流向。B.上段胸导管呈丛状结构，大多数情况下，胸导管为单一管腔，汇入静脉角或左锁骨下静脉；图中可见左锁骨下淋巴干，注意纵隔内淋巴外渗显示出左主支气管轮廓

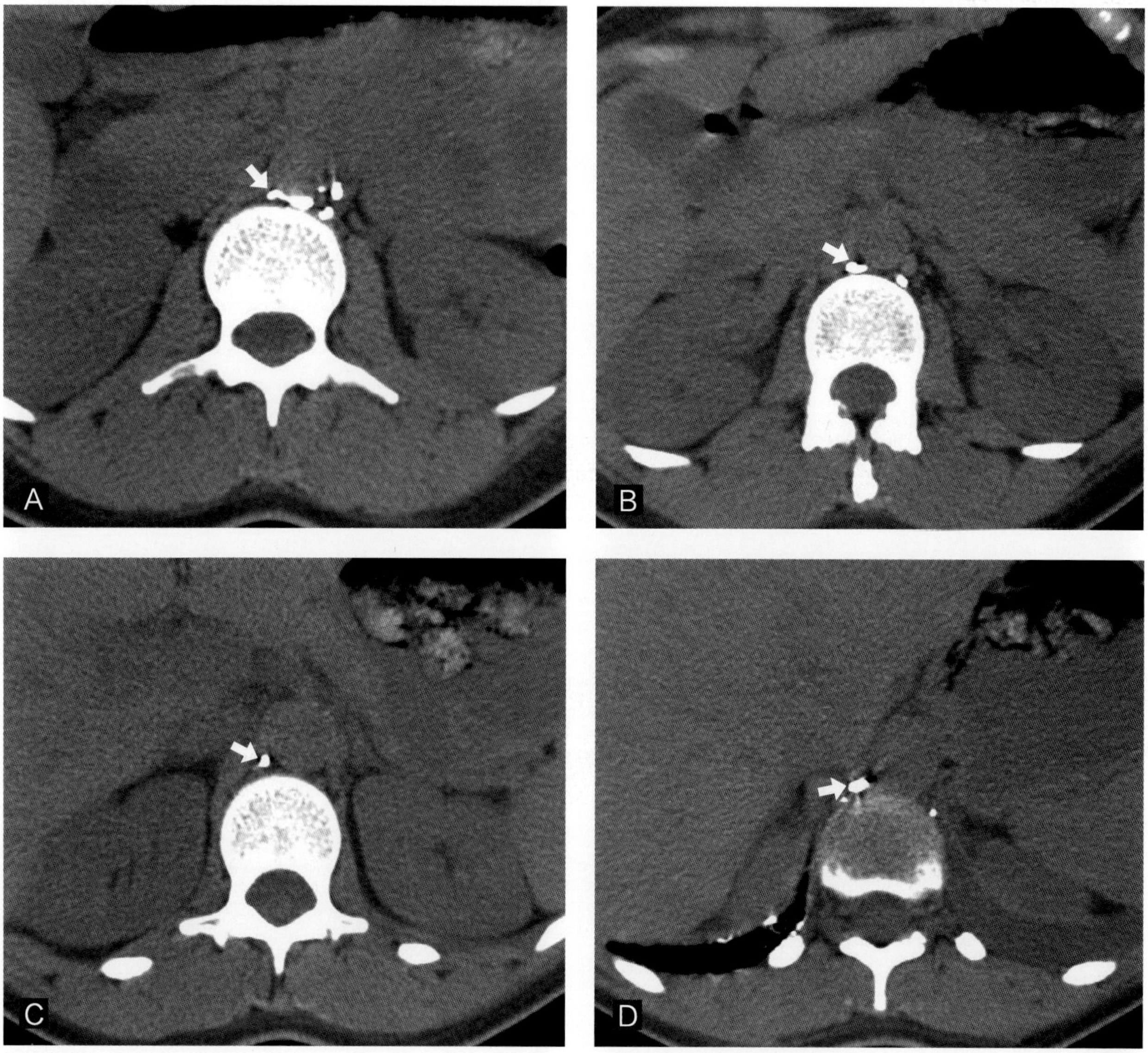

图9.5 A～D. 淋巴造影后的纵隔CT检查，显示主动脉后间隙的丛状乳糜池形成胸导管（箭头）

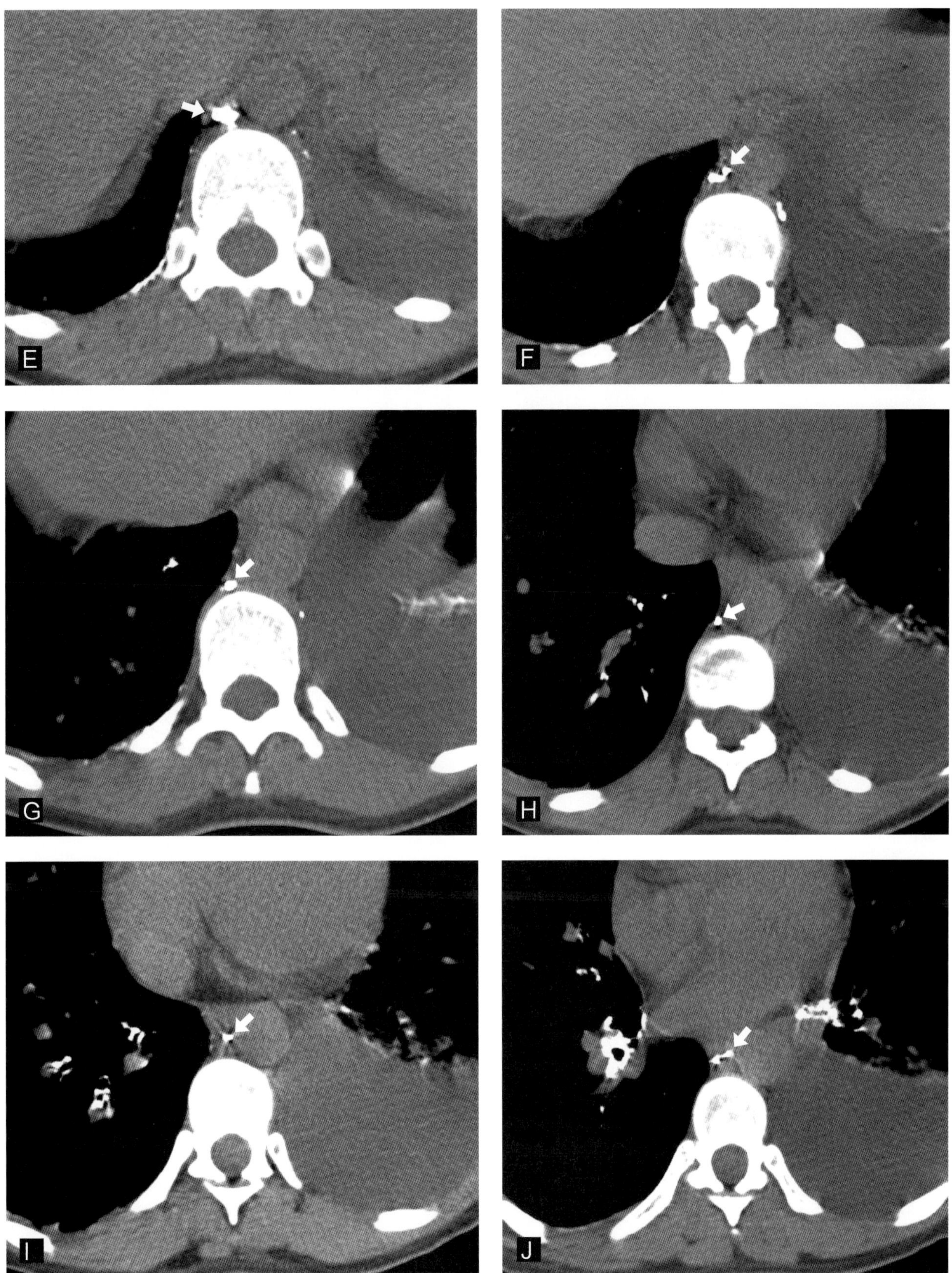

图9.5（续） E～L. 注意胸导管沿着中线右侧奇静脉后方走行（箭头）

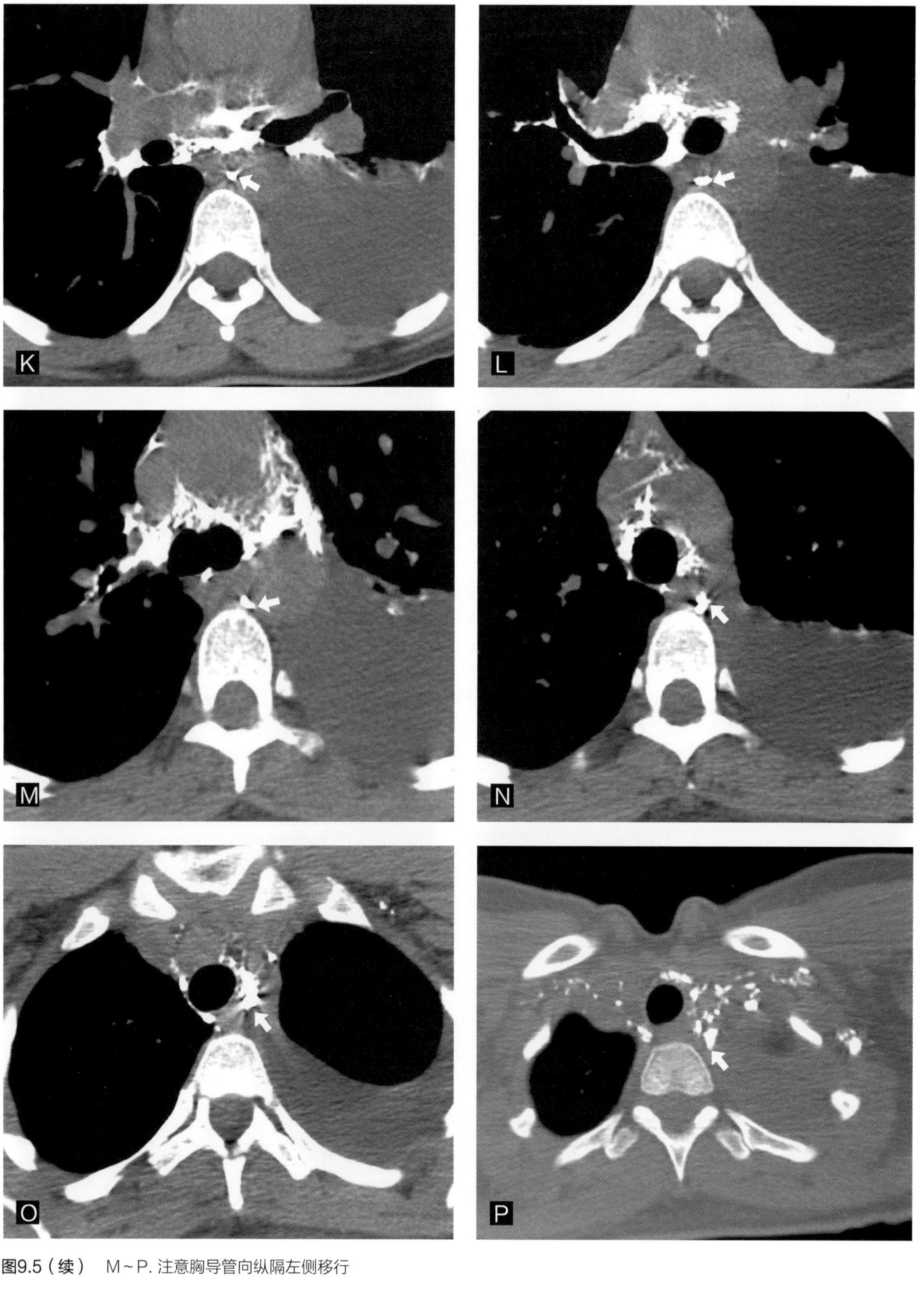

K L M N O P

图9.5（续） M～P. 注意胸导管向纵隔左侧移行

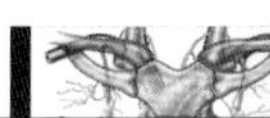

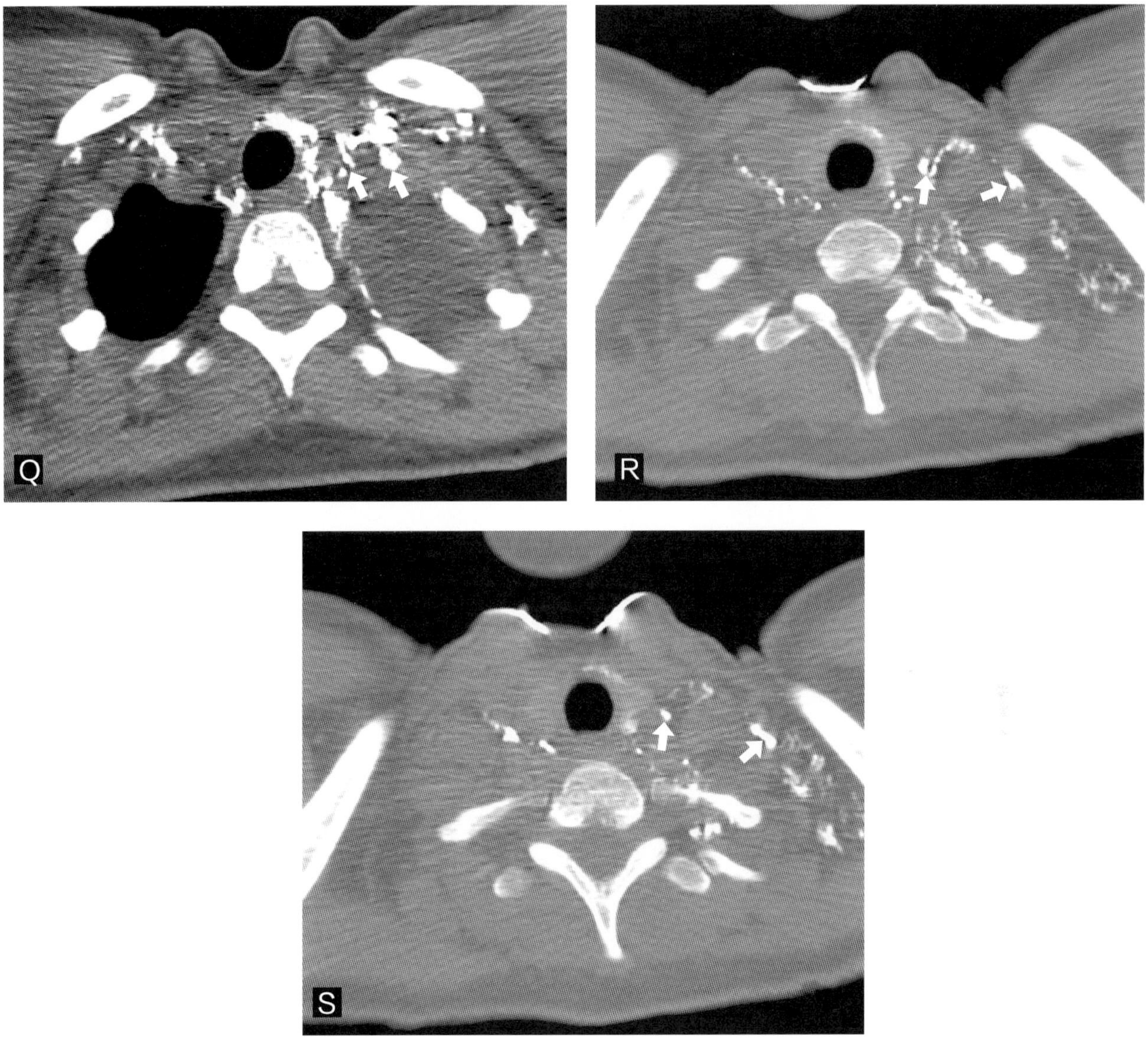

图9.5（续）　Q~S. 注意胸导管直接向前、向左进入颈部，沿左颈总动脉和颈内静脉后方走行，到达锁骨下静脉，形成一个宽的弓形。本例中，胸导管的末端呈丛状结构（箭头）

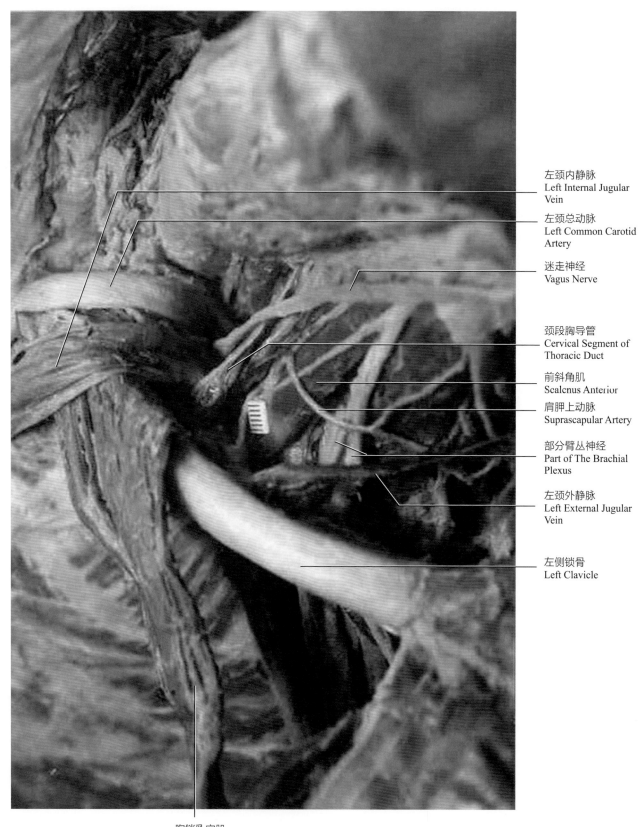

左颈内静脉
Left Internal Jugular Vein

左颈总动脉
Left Common Carotid Artery

迷走神经
Vagus Nerve

颈段胸导管
Cervical Segment of Thoracic Duct

前斜角肌
Scalcnus Anterior

肩胛上动脉
Suprascapular Artery

部分臂丛神经
Part of The Brachial Plexus

左颈外静脉
Left External Jugular Vein

左侧锁骨
Left Clavicle

胸锁乳突肌
Sternocleidomastoid

图9.6　左锁骨上窝解剖标本，可见颈段胸导管周围结构的解剖关系

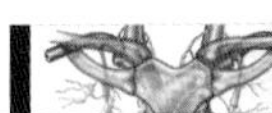

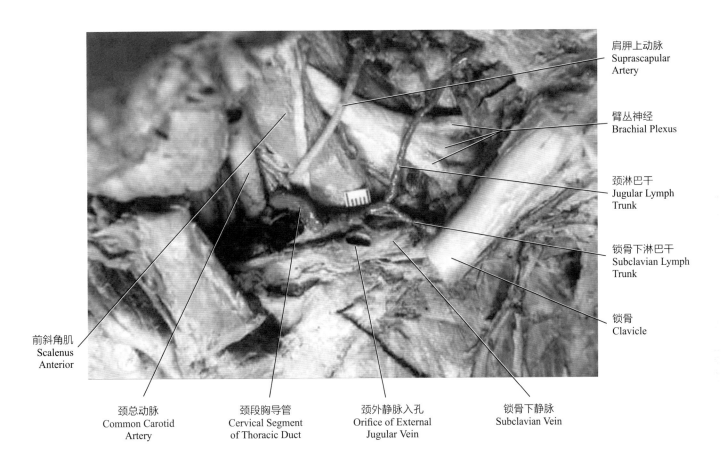

肩胛上动脉
Suprascapular Artery

臂丛神经
Brachial Plexus

颈淋巴干
Jugular Lymph Trunk

锁骨下淋巴干
Subclavian Lymph Trunk

锁骨
Clavicle

前斜角肌
Scalenus Anterior

颈总动脉
Common Carotid Artery

颈段胸导管
Cervical Segment of Thoracic Duct

颈外静脉入孔
Orifice of External Jugular Vein

锁骨下静脉
Subclavian Vein

图9.7　左锁骨上窝解剖标本，胸导管、颈淋巴干和锁骨下淋巴干被染成绿色，注意和其他解剖结构的关系

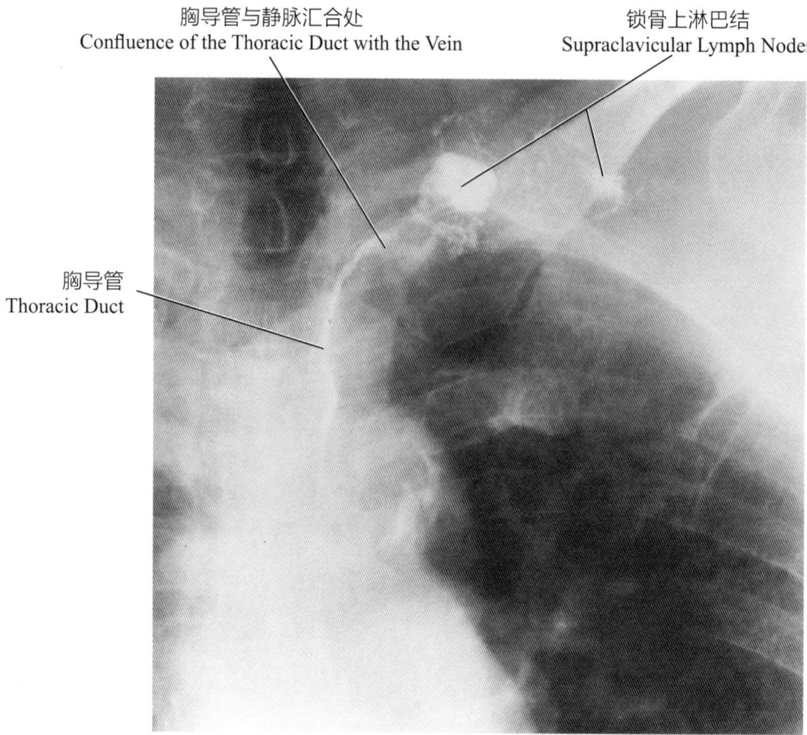

图9.8 淋巴造影显示胸导管在右颈内静脉与左锁骨下静脉汇合处汇入，注意淋巴结被造影剂染色

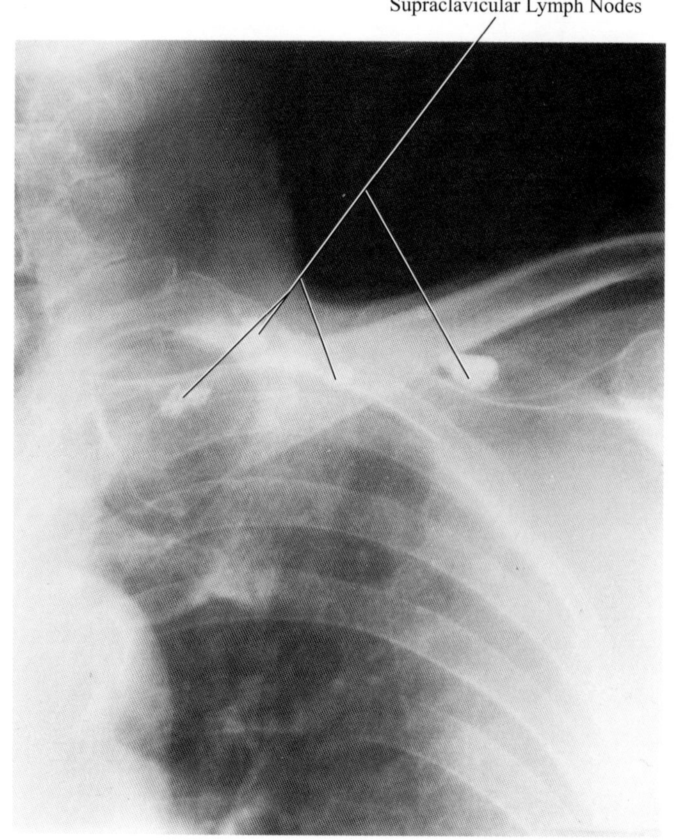

图9.9 淋巴造影24小时后仍可见锁骨上淋巴结染色

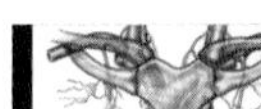

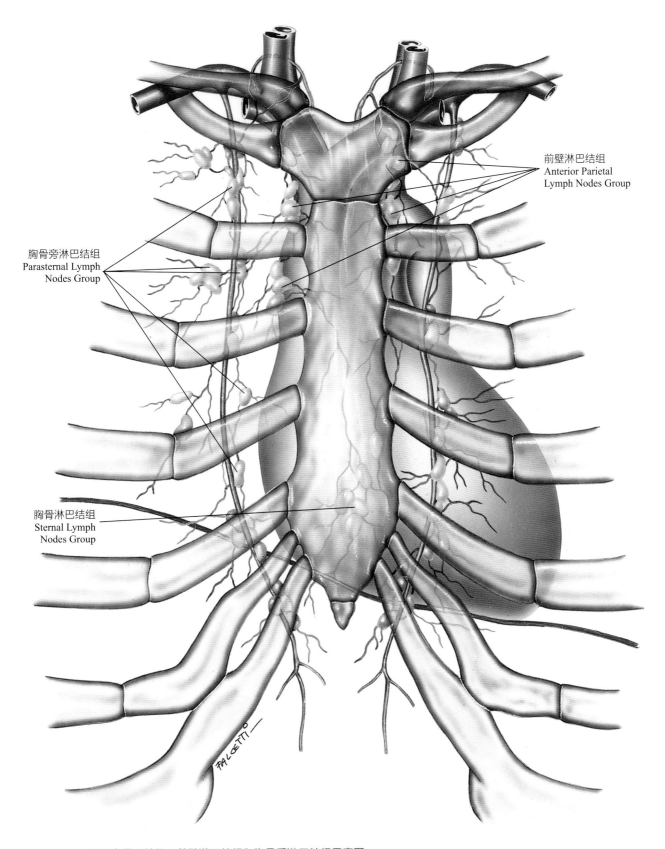

前壁淋巴结组
Anterior Parietal
Lymph Nodes Group

胸骨旁淋巴结组
Parasternal Lymph
Nodes Group

胸骨淋巴结组
Sternal Lymph
Nodes Group

图9.10 胸骨旁淋巴结组、前壁淋巴结组和胸骨后淋巴结组示意图

（译者：任继亮）

10

第10章 肺的动脉循环

解剖学上，肺动脉是有弹性的，直到它的第5 ~ 6级分支都可有小的管壁肌肉系统。肺内肺动脉壁的平滑肌在外周增多，直径为0.1 ~ 1.0 mm的分支都是肌性的。直径小于0.1 mm的分支是非肌性的，主要由支撑力较差的内皮管支撑，它具有丰富的吻合肺泡毛细血管网，是呼吸膜壁的主要结构单元。肺循环系统是低阻低压循环系统，具有较高的膨胀性和较低的缩血管控制性。肺循环系统阻力大约是体循环系统阻力的1/6，压力为8 ~ 22 mmHg（平均为13 mmHg）。肺血流量可以在肺动脉血压没有明显升高的情况下提高3倍，这主要归功于正常肺血管有着较高的扩张程度。肺动脉携带着肺内30%的血液，而肺内的毛细血管携带着20%的血液。

肺动脉干

从右心室射出的去氧血液通过肺动脉干流入肺循环。肺动脉干长约5 cm，直径约3 cm，起源于室上嵴左前方的右心室基底。它较短，起自右心室肺动脉瓣的肺动脉圆锥，向上向后走行，在升主动脉的前方向左侧走行（图10.1）。肺动脉干几乎完全位于心包内，并分为左、右两支，二者直径相当（图10.2）。肺动脉分叉的角度也有一定变异，为100° ~ 180°。右肺动脉的直径为17 ~ 30 mm（平均为23.4 mm），肺动脉干的直径为20 ~ 30 mm（平均为26.4 mm），左、右肺动脉直径的总和比肺动脉干的直径大。

CT三维容积再现图像重点显示肺动脉干分为左、右肺动脉的分叉的中心部（图10.3A）。在前面观，右肺动脉从主动脉弓下经过时消失。在后面观，去除了主动脉和脊柱后，可以很好地显示肺动脉和肺静脉之间的关系（图10.3B）。

右肺动脉

在血管造影中，右肺动脉只比肺动脉干的直径稍微小一些。从前面看，其水平走行，有时稍向下，跨过心脏到达右侧肺门后分为上、下两支。它位于升主动脉和上腔静脉的后方，在气管分叉部和

 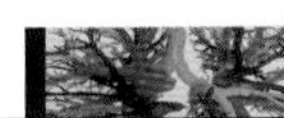

管的前方（图 10.4）。

右肺动脉在右侧肺门处分为两个主要分支：至右肺上叶的升支，以及至右肺中叶及右肺下叶的降支（图 10.5 ~ 10.7）。右肺动脉升支主要分布于右肺上叶，向上走行较短的距离后分为尖段支、后段支和前段支 3 个主要分支。

尖段支主要分为尖支和后支两个分支，主要营养右肺上叶尖段的支气管肺段。

后段支通常从三支分叉部发出，与尖段和后段动脉一起营养右肺上叶后段的支气管肺段。它分为后支和侧支。

位于右肺上叶的前段支营养与其同名的支气管肺段，它是右肺动脉升支的 3 个分支中最下方的一支，分为前支和侧支。

右肺动脉降支营养右肺的中叶和下叶，起源于右肺动脉分叉处并向足侧走行。其第一个分支是中叶动脉和右肺下叶上段动脉。还有两个分支是基底动脉分支和前基底支。基底动脉分支又分为后基底支和外基底支。每支动脉血管供应相对应的同名右肺下叶各支气管肺段。

中叶支起自右肺动脉降支，与右肺叶上支发出的方向相反。中叶肺动脉向前下方走行，发出内侧支和外侧支，分别营养相对应的右肺中叶的支气管肺段（图 10.6）。

右肺下叶上支向后上方和外侧走行，营养右肺下叶上部。右肺下叶内基底段动脉为右肺动脉降支的第三主要分支，远端分布至右肺下叶上支的起源处。右肺下叶前基底段动脉从右肺动脉降支的前外侧发出，比内基底段动脉的起源稍微远一些。后基底段动脉与外基底段动脉呈分叉状，从右肺动脉的降支发出，分布于右肺下叶后方大部分的独立的区域。外基底段动脉与后基底段动脉并行，营养外侧基底段的支气管肺段（图 10.8）。

左肺动脉

左肺动脉较短，是肺动脉干的延续。当肺动脉急转向左向尾侧进入左侧肺门时，它向上、向后、向左走行，位于降主动脉的前方、主动脉弓的下方，并且通过动脉导管韧带与主动脉弓连接。左肺动脉较短，在左肺门处分叉为升支和降支，分别营养左肺上叶和下叶。（图 10.9 ~ 10.11）

左肺动脉升支大约起源于肺动脉干发出后 2 ~ 4 cm 处。它向头侧走行，分叉为两段肺动脉：左肺上叶的尖后支和前支（图 10.12，10.13）。左肺上叶尖后段动脉是营养左肺上叶的支较大分支，它比较短，主要分叉为两支分支：尖段和后段，分别营养相对应的左上肺尖后段支气管肺段。尖段动脉分支位于内侧，而后段动脉分支位于外侧。左肺上叶前段支为左肺动脉升支向下的一支分支，向前方走行。它分为前支和外侧支，分别营养相对应的左肺上叶前段支气管肺段。

左肺动脉降支为左肺动脉的平滑延续，向下走行进入左肺，发出舌支、上支和左肺下叶基底支（图 10.13 ~ 10.15）。

舌支在左肺动脉升支分出后约 2 cm 处发出，向外侧和内侧分出两支：上舌支和下舌支。

左肺下叶肺动脉与右肺下叶肺动脉有些相似，但是通常左肺下叶有 3 段支气管肺段而不是 4 段。上段动脉起源于舌段的远端并向后走行。前支和内侧支通常合并为一支，称为前内基底支，比右肺的前段支或后段支都要粗。后基底支与外基底支呈分叉状，从左下肺动脉的降支发出，向下、向后走行，分布于后段的支气管肺段。外基底支向下、向外走行，营养外侧的支气管肺段。

CT 表现

当 CT 作为评价肺动脉疾病的标准工具时，肺动脉在轴位（横截面）CT 的表现变得越来越重要。很多细节的表现会随着个体心脏起源的变化而变化。而肺动脉干、右肺动脉和左肺动脉在轴位上的表现是相似的。随着层面的变化，可以看到这 3 支血管（图 10.16）。在肺门的上下，这些节段动脉通常为纵向起源。

CT 得以广泛应用的一个原因是多排螺旋 CT 分辨率的提高，这也使肺动脉栓子很容易被发现。存在肺动脉栓子时，可以在右肺动脉或者左肺动脉看到充盈缺损，这种栓子也称为鞍状栓子（图 10.17）。大多数肺动脉栓子是通过发现节段动脉的充盈缺损而被诊断的。当这些节段动脉向头侧或者足侧走行时，充盈缺损表现为环形低密度影，通常有造影剂围绕，血流通过这些间隙到达外周的肺组织（图 10.17）。这种检查的敏感性和特异性已经达到了较高的水平，因此血管造影只有在需要介入治疗的时候才使用。

肺的微循环

肺循环对全身的静脉和动脉具有"过滤"的作用。直径大于 75 μm 的微粒通常被限制在肺小动脉水平。肺小动脉的口径可以从 100 μm 迅速地变到 50 μm。毛细血管的直径从 8 ~ 9 μm 至 6 ~ 18 μm。同时，毛细血管的大小随着重力和体位的改变有着显著的变化。实验表明，400 μm 左右的微粒仍然可以在肺循环的静脉段被发现，这说明在肺动脉和肺静脉之间存在毛细血管阀（图 10.18）。

外周肺动脉和肺泡毛细血管网是一个较大的血管床，在成年人中的表面积为 70 ~ 90 m^2，可使血液和空气中的氧气在肺内得到充分的肺内接触。随着浓度梯度的变化，氧气和二氧化碳通过肺泡和毛细血管膜得到了交换。肺动脉围绕着肺泡壁形成了密集的血管网。这个血管网最基本的单元即毛细血管段，是由相邻的两段短圆柱样管形结构连接而成的六边形的网状结构。

肺动脉尽管有高容量和高流量，但是并没有滋养肺的能力。滋养肺的支气管周围组织的血液来自体循环。肺动脉系统和支气管动脉系统存在自由的沟通，这些毛细血管床可以通过奇静脉引流至上腔静脉系统或者通过肺静脉引流至左心房。两个系统之间在毛细血管水平存在潜在的防止毛细血管静水压升高的阀门，当左心房或者右心房单方面压力增高时，这个阀门会打开。当肺动脉的血流被阻断时，支气管血管能营养相应的肺循环（图 10.18）。

支气管动脉在肺门存在两个不同方向的走行：沿着支气管树和脏层胸膜走行。支气管动脉在终末支显著增大，肺循环于此处带走养分。支气管动脉的小分支可以延伸到肺泡管，有的甚至可以延伸至肺泡囊周围的软组织。支气管动脉主要供应支气管的管壁、肌肉、腺体和软骨。支气管动脉也营养肺动脉的管壁以及神经的外膜。

支气管动脉由于有双重静脉引流，因此非常独特。支气管动脉的血流引流至体循环静脉：支气管静脉、奇静脉的属支或者上腔静脉。在第 2 或者第 3 级支气管，支气管动脉的血流在毛细血管前、毛细血管和毛细血管后引流至肺泡毛细血管网，然后回流至肺静脉。支气管周围密集的血管网是小动脉血管网，终止于具有特征性形态和走行不规则的支气管毛细血管网和大量的支气管静脉丛。

 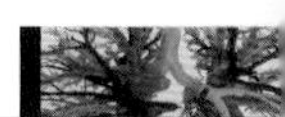

支气管毛细血管网和支气管静脉丛存在着连接，而这些血管结构位于支气管壁或者支气管周围的组织中。

这些微血管结构可以在支气管树被观察到，甚至可以出现在终末支气管中，但是其数量随着支气管和细支气管管径的变细而减少。肺动脉周围的连接组织也包含相似的血管结构，但是在数量上相对少些。大多数胸膜旁的支气管动脉血流引流至肺毛细血管网。纵隔胸膜旁存在完整的血管网，支气管静脉丛和肺静脉的分支在胸膜存在沟通。在支气管动脉循环和肺动脉循环之间有前毛细血管网和后毛细血管网的吻合。支气管静脉丛和肺静脉小分支存在沟通。在肺静脉周围的支气管血管也和肺静脉小分支存在沟通。因此，所有气道周围的支气管血管都通过小的分支和肺静脉相连接。支气管静脉丛通过小静脉和周围肺泡毛细血管直接沟通，这样的结构也可以在细支气管中看到。

肺动脉变异

临床上非常显著的肺动脉变异罕见，通常与先天性心脏异常相关，如法洛四联症，其中超过40%的病例合并肺动脉变异。当其出现在年轻或年长的成人中时，通常是在横截面图像上被偶然发现。

肺动脉中断（图 10.19）

肺动脉的近端中断是一种罕见的、孤立性的先天性异常，发病率约为 1/20 000。中断发生在肺门水平，患侧肺由侧支循环供血。侧支循环最常起源于支气管动脉，但也可见于肋间动脉、头臂动脉、锁骨下动脉、乳内动脉。由于中断一般发生于主动脉弓的对侧，因此更容易累及右肺动脉，左肺动脉中断常合并右位主动脉弓和其他先天性心脏病。

左肺动脉的异常起源

肺动脉吊带（图 10.20）也称为异常左肺动脉，这种罕见的变异表现为左肺动脉起源于右肺动脉的心包外段。左肺动脉在到达左肺门前走行于气管和食管之间。这与完全软骨性气管环、气管狭窄和心血管异常相关。该病的发生率约为 59/1 000 000。

肺动脉干的先天性扩张

该变异一般无症状，通常是在影像图像上被偶然发现。主要通过排除其他引起肺动脉扩张、管径超过 30 mm 的疾病做出诊断。右肺动脉和（或）左肺动脉均可累及。患者可有正常的肺动脉压。发病率未知。

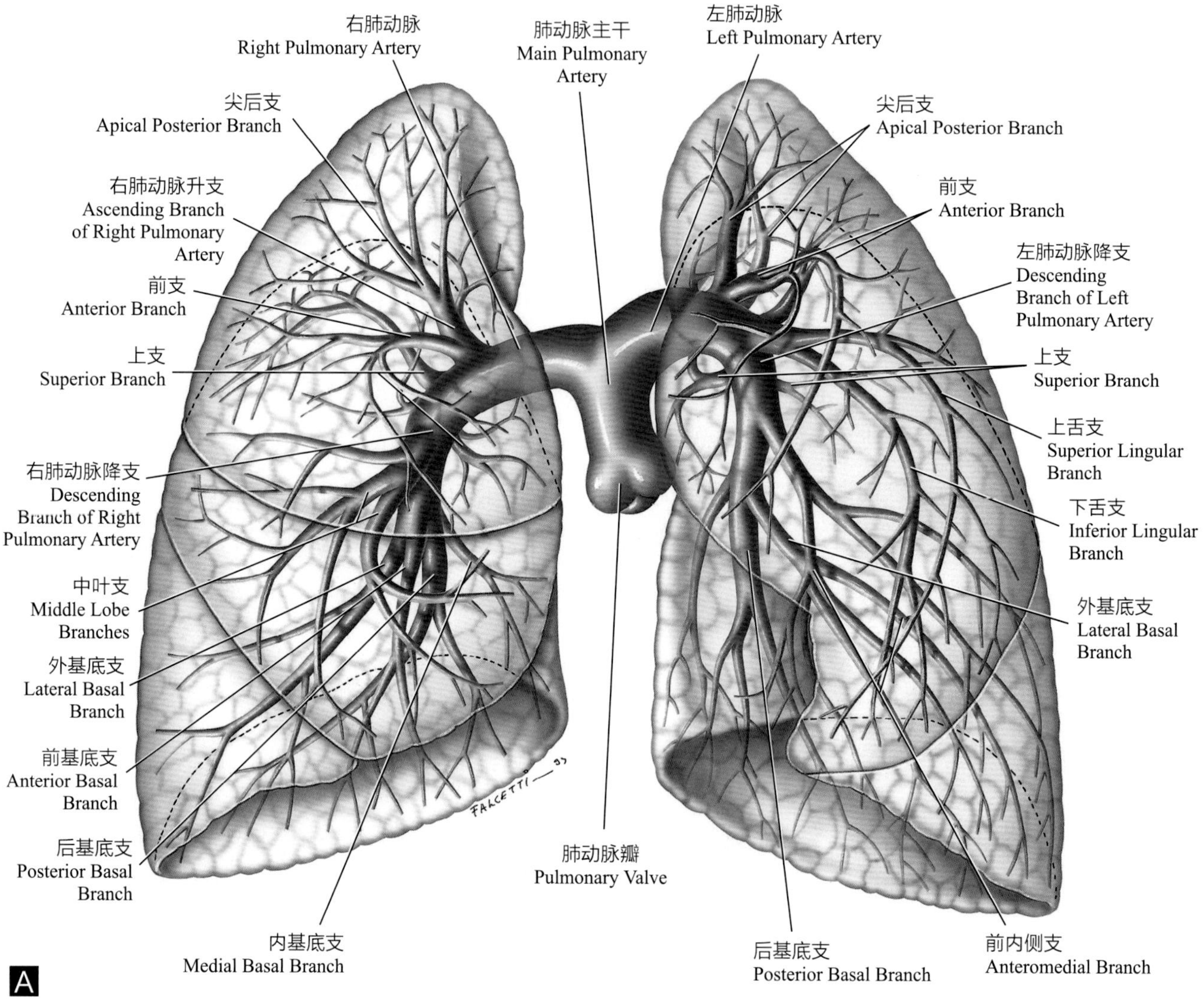

右肺动脉
Right Pulmonary Artery

肺动脉主干
Main Pulmonary Artery

左肺动脉
Left Pulmonary Artery

尖后支
Apical Posterior Branch

右肺动脉升支
Ascending Branch of Right Pulmonary Artery

前支
Anterior Branch

上支
Superior Branch

右肺动脉降支
Descending Branch of Right Pulmonary Artery

中叶支
Middle Lobe Branches

外基底支
Lateral Basal Branch

前基底支
Anterior Basal Branch

后基底支
Posterior Basal Branch

内基底支
Medial Basal Branch

肺动脉瓣
Pulmonary Valve

尖后支
Apical Posterior Branch

前支
Anterior Branch

左肺动脉降支
Descending Branch of Left Pulmonary Artery

上支
Superior Branch

上舌支
Superior Lingular Branch

下舌支
Inferior Lingular Branch

外基底支
Lateral Basal Branch

后基底支
Posterior Basal Branch

前内侧支
Anteromedial Branch

A

图10.1　A. 双侧肺动脉的分布

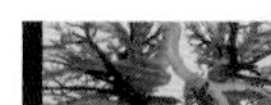

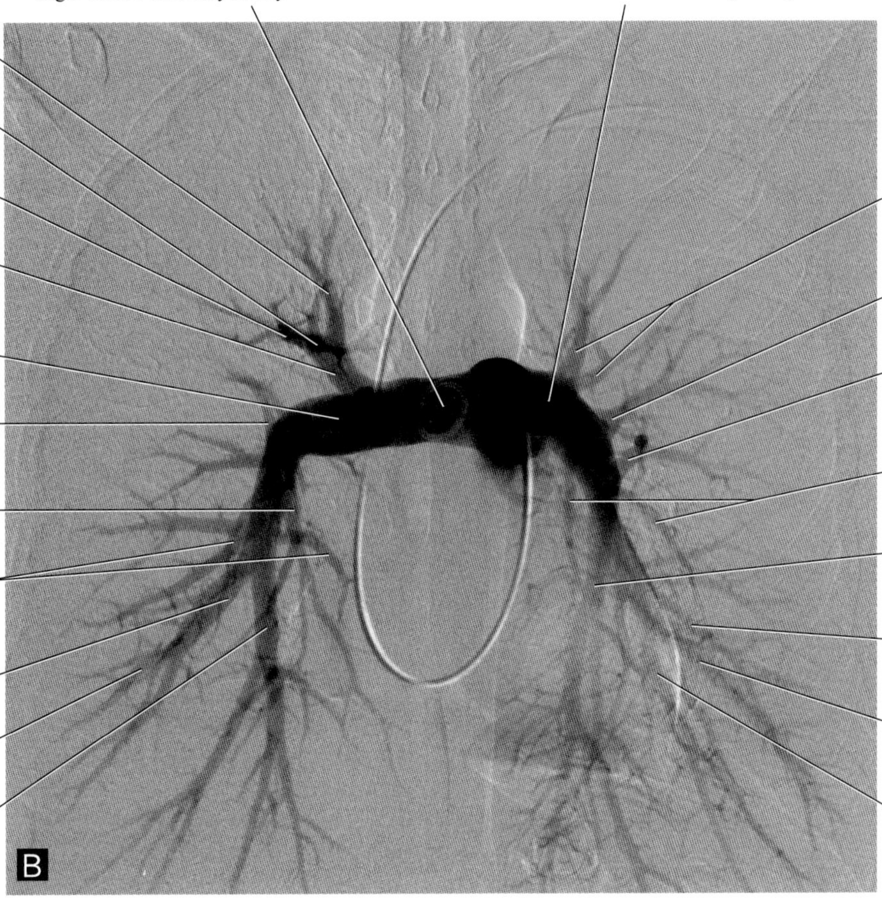

右肺动脉主干
Right Main Pulmonary Artery

左肺动脉主干
Left Main Pulmonary Artery

尖支
Apical Branch

前支
Anterior Branch

后支
Posterior Branch

右肺动脉升支
Ascending Branch of the Right Pulmonary Artery

降支
Descending Branch

上支
Superior Branch

内基底支
Medial Basal Branch

中叶外侧支和内侧支
Middle Lobe Lateral and Medial Branches

前基底支
Anterior Basal Branch

外基底支
Lateral Basal Branch

后基底支
Posterior Basal Branch

尖后支
Apical Posterior Branch

前支
Anterior Branch

左上肺上舌支
Superior Lingular Branch LUL

左下肺上支
Superior Branch LLL

左下肺后基底支
Posterior Basal Branch LLL

左上肺下舌支
Inferior Lingular Branch LUL

左下肺前内支
Anteromedial Branch LLL

外基底支
Lateral Basal Branch

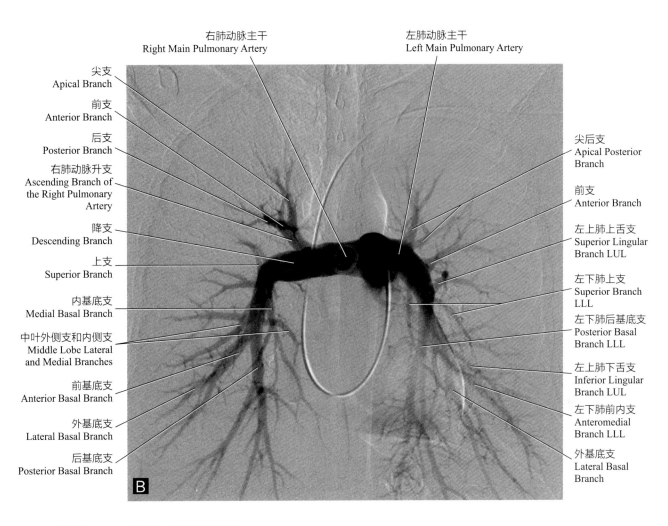

B

图10.1（续）　B. 相对应的双侧肺血管造影

尖后支
Apical Posterior Branch
右肺动脉
Right Pulmonary Artery
主动脉弓
Aortic Arch
肺动脉主干
Main Pulmonary Artery
左肺动脉
Left Pulmonary Artery
尖后支
Apical Posterior Branch
前支
Anterior Branch
前支
Anterior Branch
舌支
Lingular Branch
中叶支
Middle Lobe Branch
左心耳
Left Atrium Appendage
前内侧支
Anteromedial Branch
右肺静脉
Right Pulmonary Vein
前基底支
Anterior Basal Branch
左肺静脉
Left Pulmonary Vein
A
右冠状动脉
Right Coronary Artery
左心室
Left Ventricle
左冠状动脉
Left Coronary Artery

图10.2 A.注射铸型前面观，显示肺动脉、肺静脉、左心室和主动脉弓

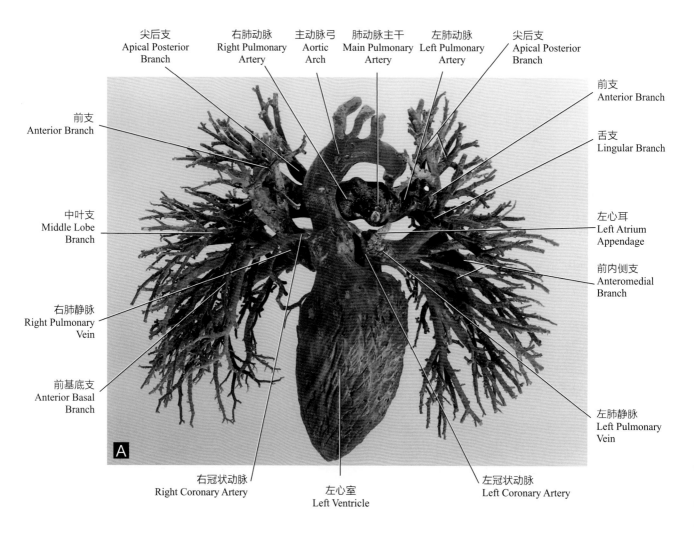

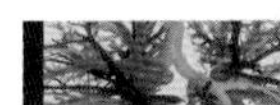

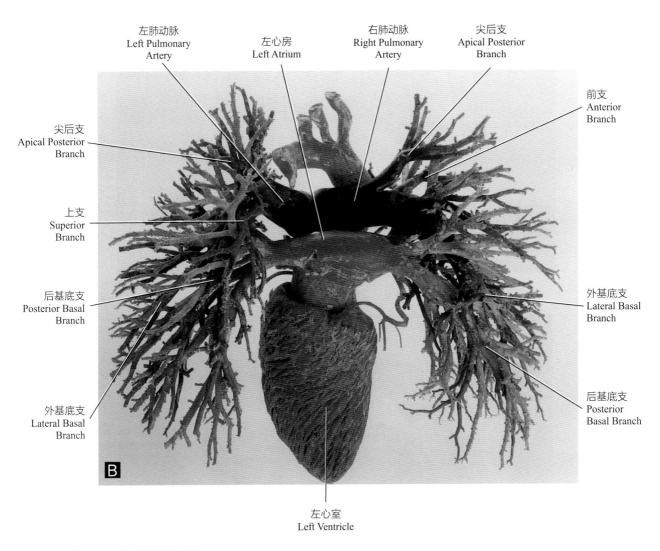

左肺动脉
Left Pulmonary
Artery

左心房
Left Atrium

右肺动脉
Right Pulmonary
Artery

尖后支
Apical Posterior
Branch

前支
Anterior
Branch

尖后支
Apical Posterior
Branch

上支
Superior
Branch

后基底支
Posterior Basal
Branch

外基底支
Lateral Basal
Branch

外基底支
Lateral Basal
Branch

后基底支
Posterior
Basal Branch

B

左心室
Left Ventricle

图10.2（续）　B. 注射铸型后面观

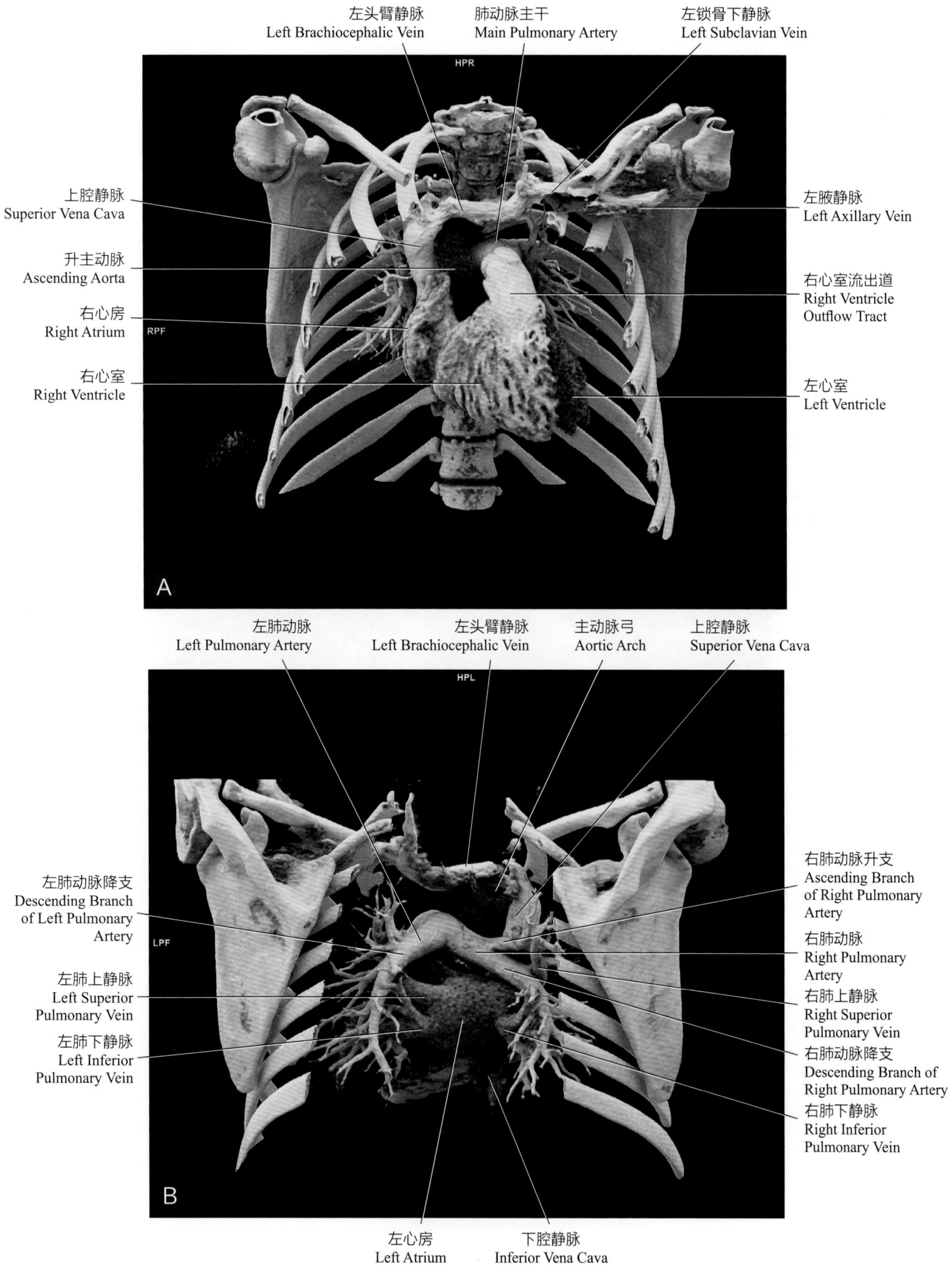

左头臂静脉
Left Brachiocephalic Vein
肺动脉主干
Main Pulmonary Artery
左锁骨下静脉
Left Subclavian Vein
HPR
上腔静脉
Superior Vena Cava
升主动脉
Ascending Aorta
右心房
Right Atrium
RPF
右心室
Right Ventricle
左腋静脉
Left Axillary Vein
右心室流出道
Right Ventricle Outflow Tract
左心室
Left Ventricle
A

左肺动脉
Left Pulmonary Artery
左头臂静脉
Left Brachiocephalic Vein
主动脉弓
Aortic Arch
上腔静脉
Superior Vena Cava
HPL
左肺动脉降支
Descending Branch of Left Pulmonary Artery
LPF
左肺上静脉
Left Superior Pulmonary Vein
左肺下静脉
Left Inferior Pulmonary Vein
右肺动脉升支
Ascending Branch of Right Pulmonary Artery
右肺动脉
Right Pulmonary Artery
右肺上静脉
Right Superior Pulmonary Vein
右肺动脉降支
Descending Branch of Right Pulmonary Artery
右肺下静脉
Right Inferior Pulmonary Vein
B
左心房
Left Atrium
下腔静脉
Inferior Vena Cava

图10.3 CT三维容积再现图像。A. 前面观显示肺动脉主干向后走行。B. 后面观去除了主动脉和脊柱。注意肺静脉于肺动脉的下方引流至左心房

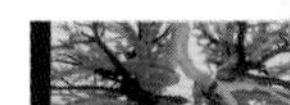

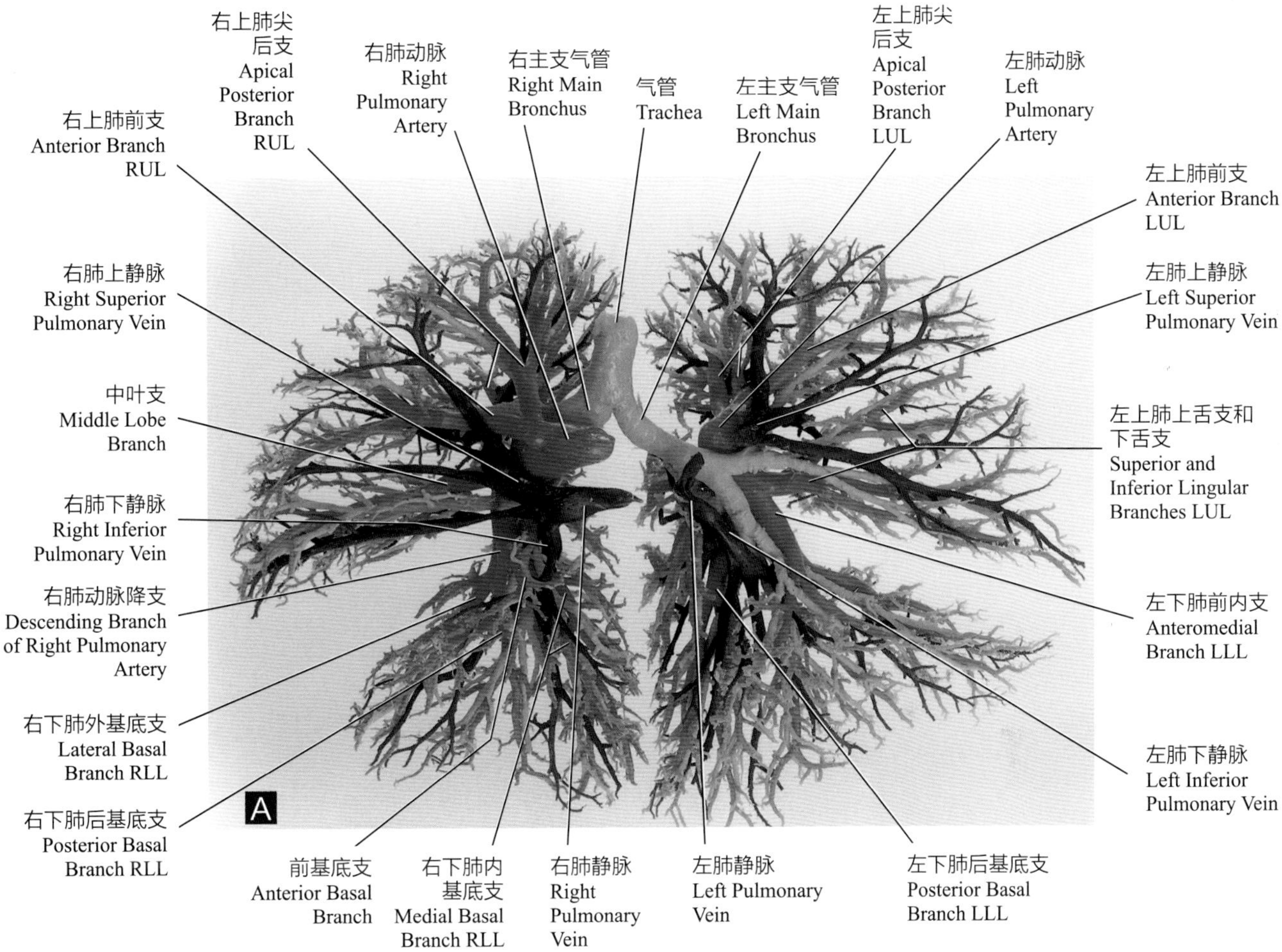

右上肺尖后支
Apical Posterior Branch RUL
右肺动脉
Right Pulmonary Artery
右主支气管
Right Main Bronchus
气管
Trachea
左主支气管
Left Main Bronchus
左上肺尖后支
Apical Posterior Branch LUL
左肺动脉
Left Pulmonary Artery
右上肺前支
Anterior Branch RUL
左上肺前支
Anterior Branch LUL
右肺上静脉
Right Superior Pulmonary Vein
左肺上静脉
Left Superior Pulmonary Vein
中叶支
Middle Lobe Branch
左上肺上舌支和下舌支
Superior and Inferior Lingular Branches LUL
右肺下静脉
Right Inferior Pulmonary Vein
右肺动脉降支
Descending Branch of Right Pulmonary Artery
左下肺前内支
Anteromedial Branch LLL
右下肺外基底支
Lateral Basal Branch RLL
左肺下静脉
Left Inferior Pulmonary Vein
右下肺后基底支
Posterior Basal Branch RLL
A
前基底支
Anterior Basal Branch
右下肺内基底支
Medial Basal Branch RLL
右肺静脉
Right Pulmonary Vein
左肺静脉
Left Pulmonary Vein
左下肺后基底支
Posterior Basal Branch LLL

图10.4　A.注射铸型前面观，显示肺动脉、肺静脉和支气管树

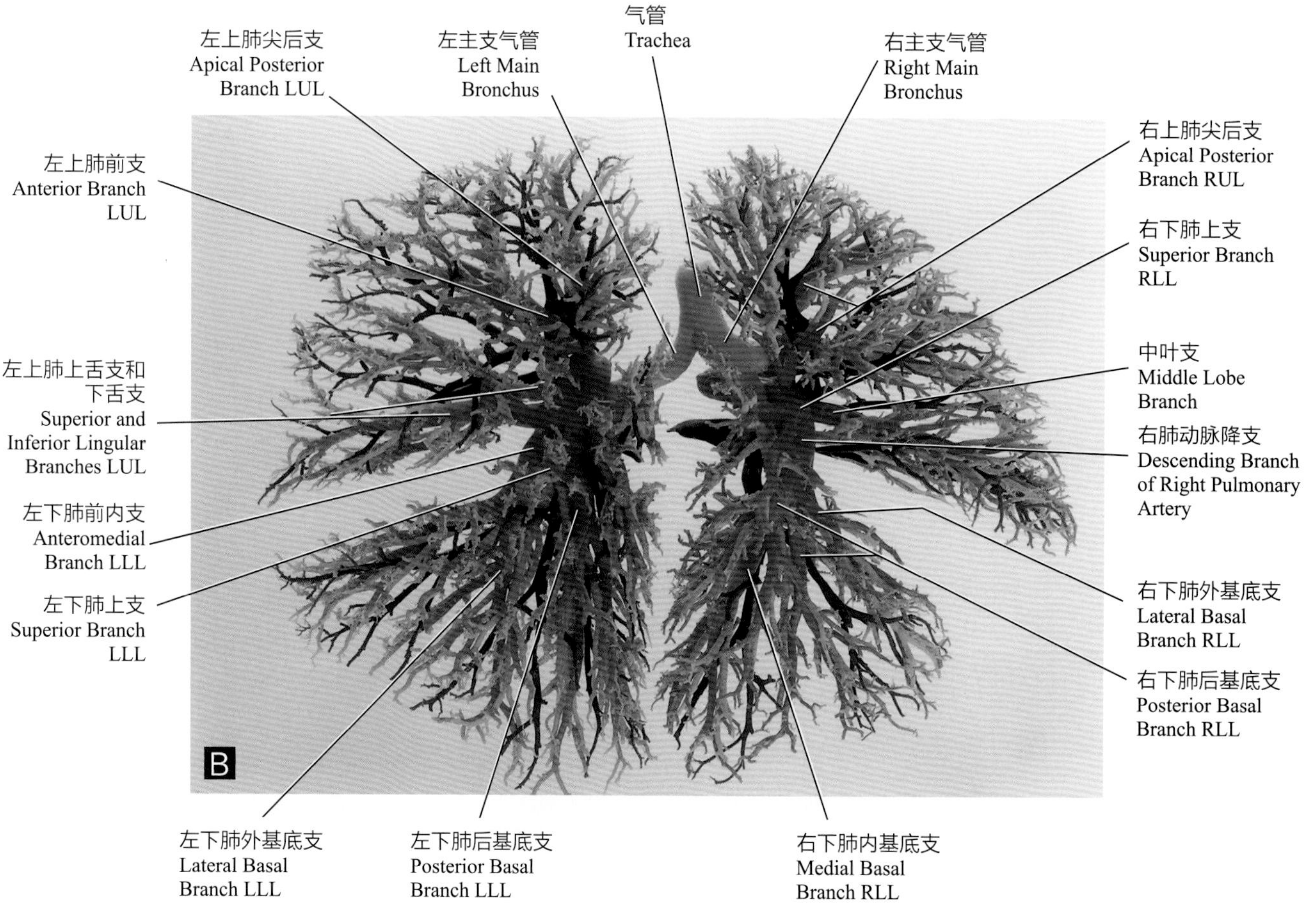

气管
Trachea

左上肺尖后支
Apical Posterior Branch LUL

左主支气管
Left Main Bronchus

右主支气管
Right Main Bronchus

右上肺尖后支
Apical Posterior Branch RUL

左上肺前支
Anterior Branch LUL

右下肺上支
Superior Branch RLL

中叶支
Middle Lobe Branch

左上肺上舌支和下舌支
Superior and Inferior Lingular Branches LUL

右肺动脉降支
Descending Branch of Right Pulmonary Artery

左下肺前内支
Anteromedial Branch LLL

左下肺上支
Superior Branch LLL

右下肺外基底支
Lateral Basal Branch RLL

右下肺后基底支
Posterior Basal Branch RLL

B

左下肺外基底支
Lateral Basal Branch LLL

左下肺后基底支
Posterior Basal Branch LLL

右下肺内基底支
Medial Basal Branch RLL

图10.4（续） B. 注射铸型后面观，技术上的不足导致一定程度的结构变形

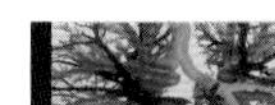

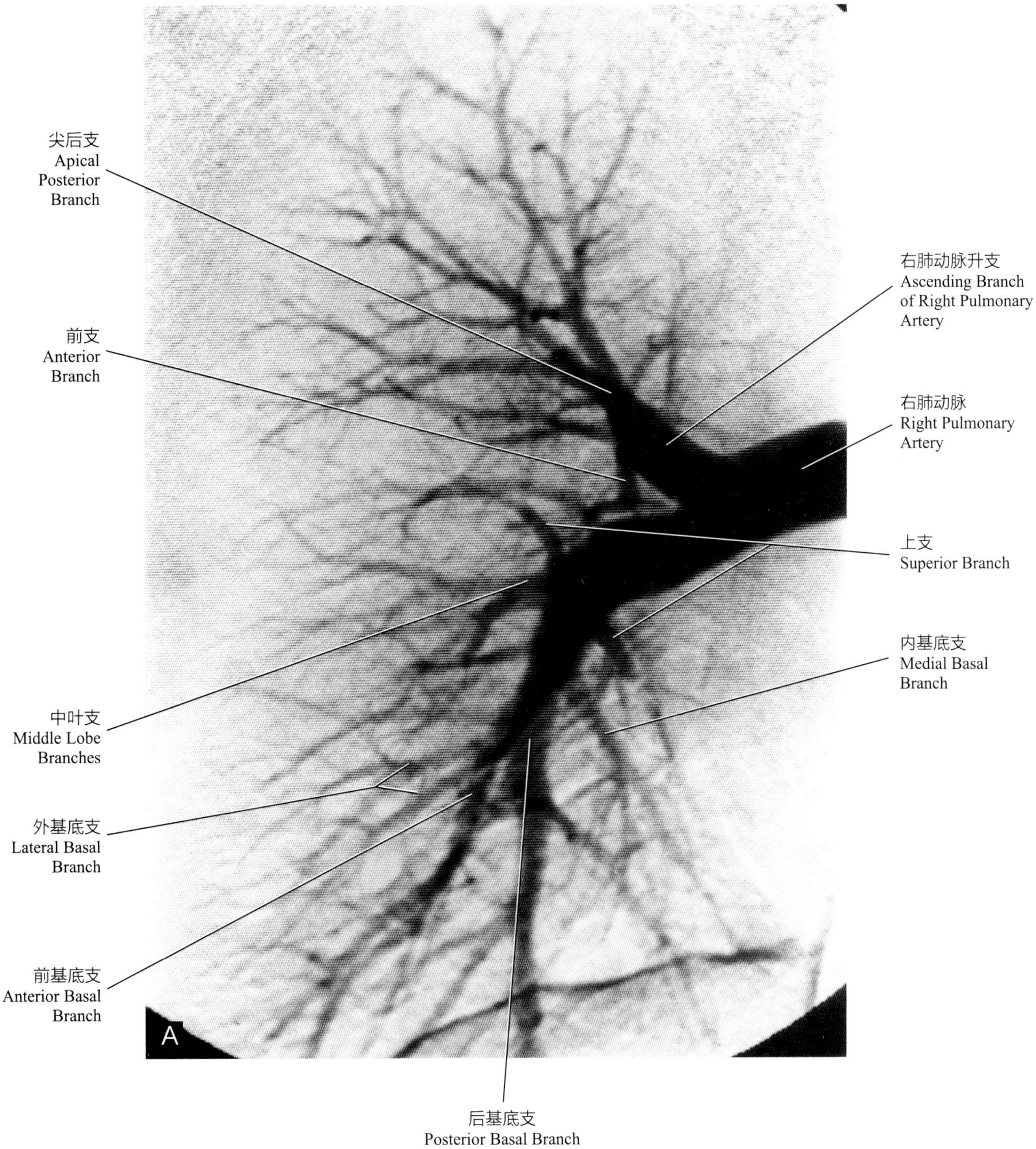

尖后支
Apical Posterior Branch

前支
Anterior Branch

中叶支
Middle Lobe Branches

外基底支
Lateral Basal Branch

前基底支
Anterior Basal Branch

右肺动脉升支
Ascending Branch of Right Pulmonary Artery

右肺动脉
Right Pulmonary Artery

上支
Superior Branch

内基底支
Medial Basal Branch

A

后基底支
Posterior Basal Branch

图10.5　A. 右肺动脉造影前面观

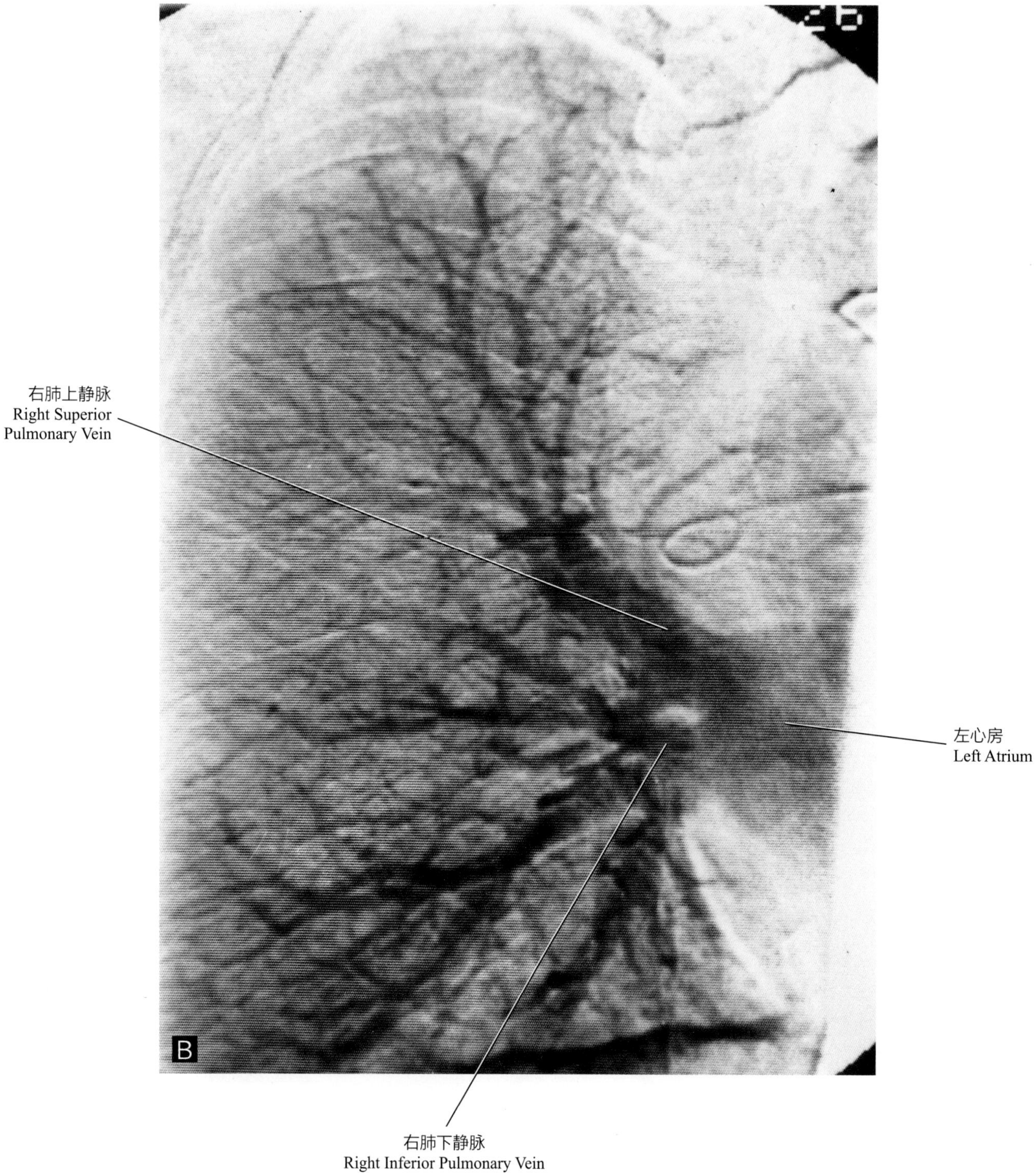

图10.5（续） B. 右肺动脉造影后期，显示右肺静脉

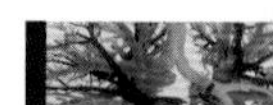

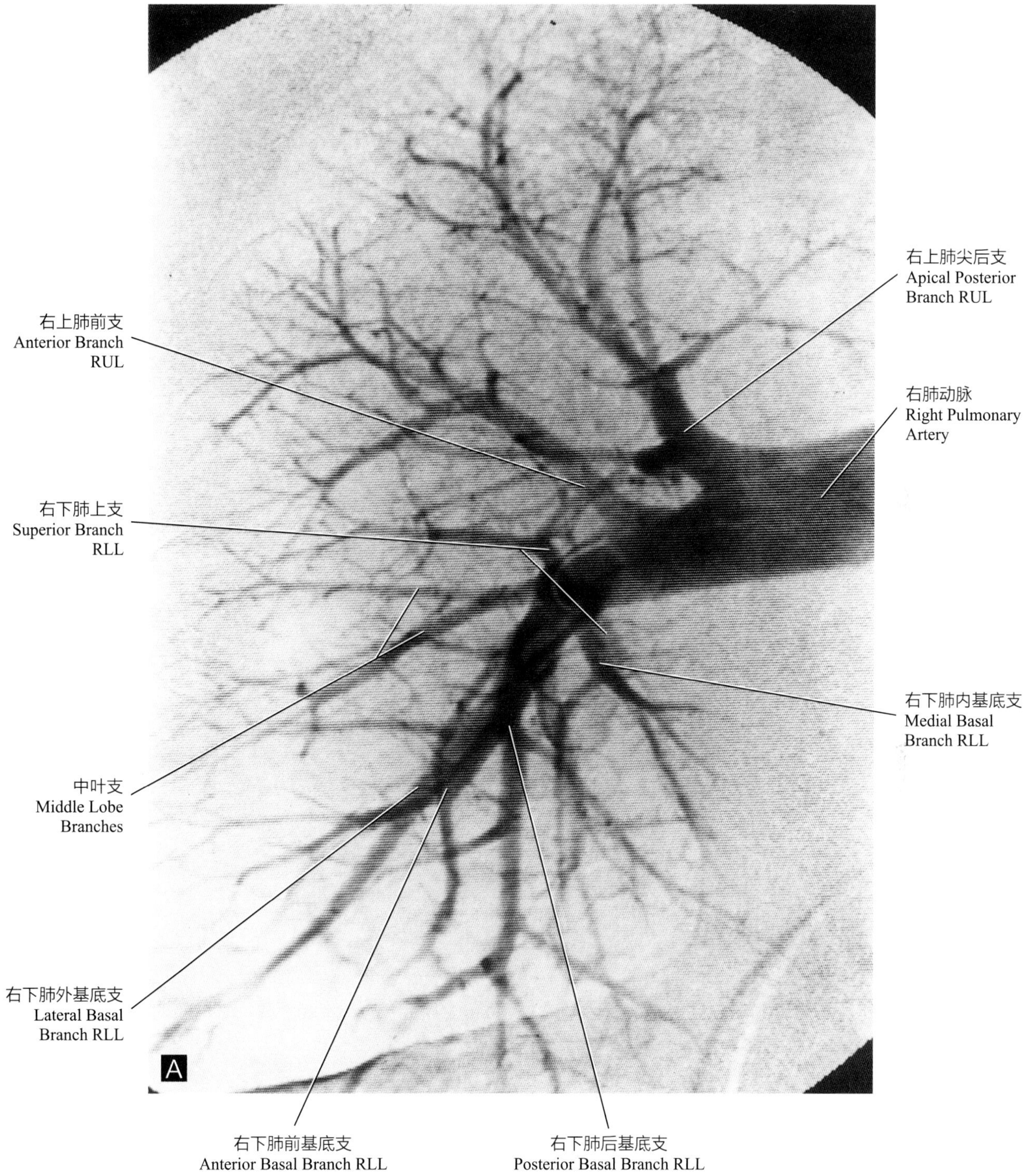

右上肺尖后支
Apical Posterior Branch RUL

右上肺前支
Anterior Branch RUL

右肺动脉
Right Pulmonary Artery

右下肺上支
Superior Branch RLL

右下肺内基底支
Medial Basal Branch RLL

中叶支
Middle Lobe Branches

右下肺外基底支
Lateral Basal Branch RLL

A

右下肺前基底支
Anterior Basal Branch RLL

右下肺后基底支
Posterior Basal Branch RLL

图10.6 A. 右肺动脉造影前面观

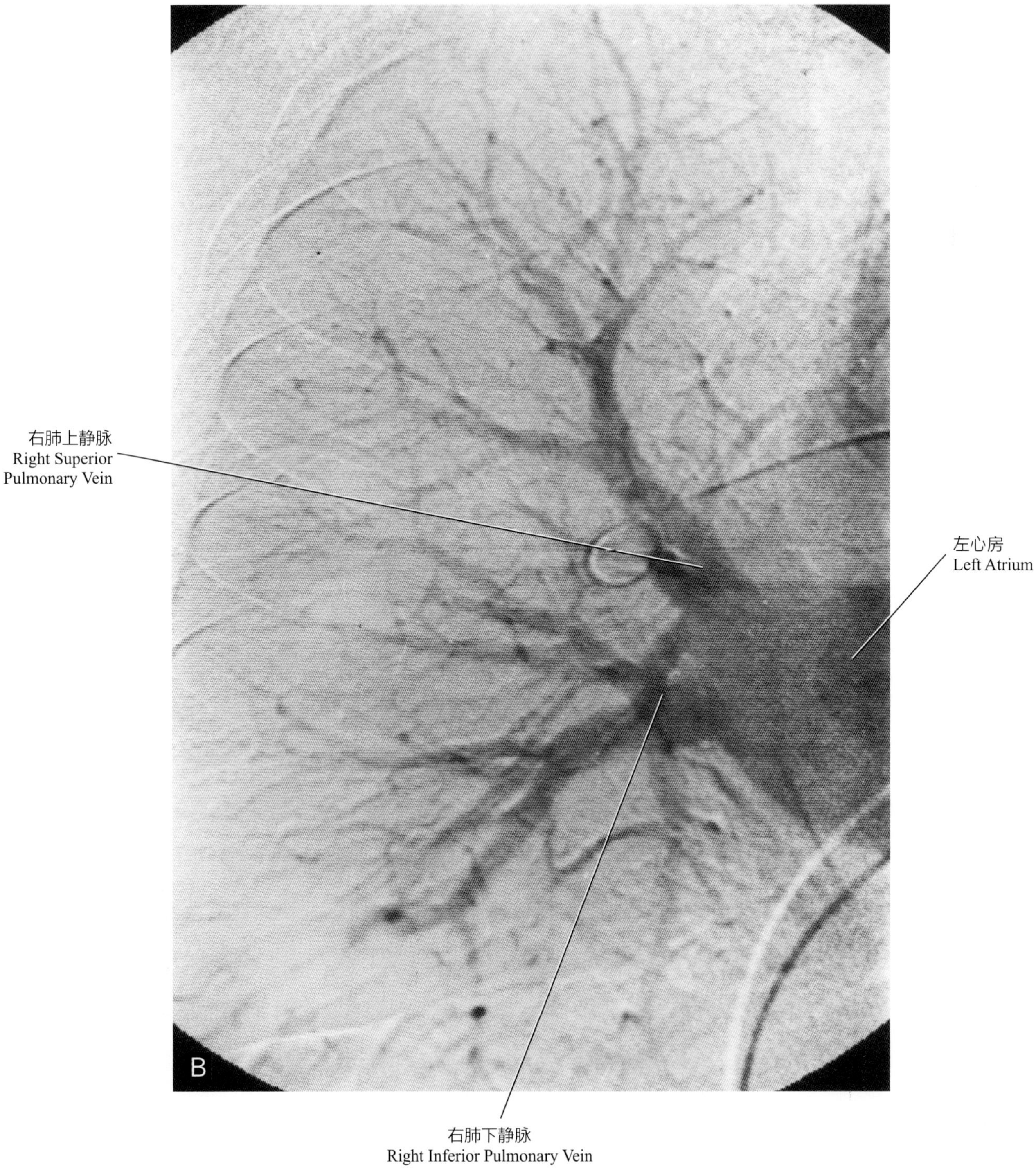

右肺上静脉
Right Superior Pulmonary Vein

左心房
Left Atrium

右肺下静脉
Right Inferior Pulmonary Vein

图10.6（续） B. 右肺动脉造影后期，显示右肺静脉

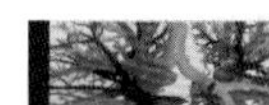

右上肺尖支
Apical Branch
RUL
右上肺尖后支
Apical Posterior
Branch RUL
右上肺前支
Anterior Branch
RUL
右上肺后支
Posterior Branch
RUL
右下肺上支
Superior Branch
RLL
右下肺内基底支
Medial Basal
Branch RLL
中叶支
Middle Lobe
Branches
右下肺外基底支
Lateral Basal
RLL
C
右下肺前基底支
Anterior Basal Branch RLL
右下肺后基底支
Posterior Basal Branch RLL

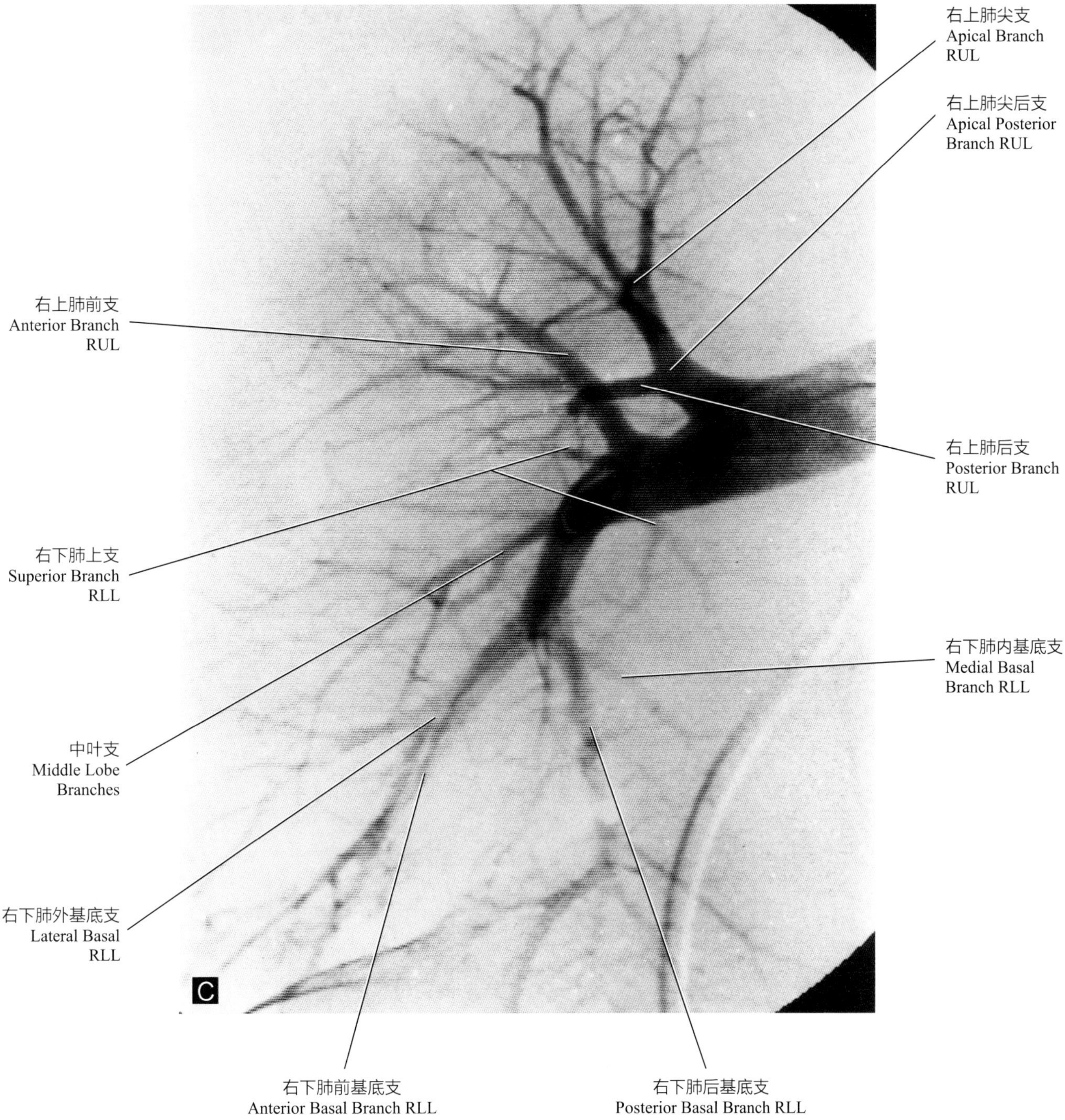

图10.6（续）　C. 右肺动脉造影右斜位观

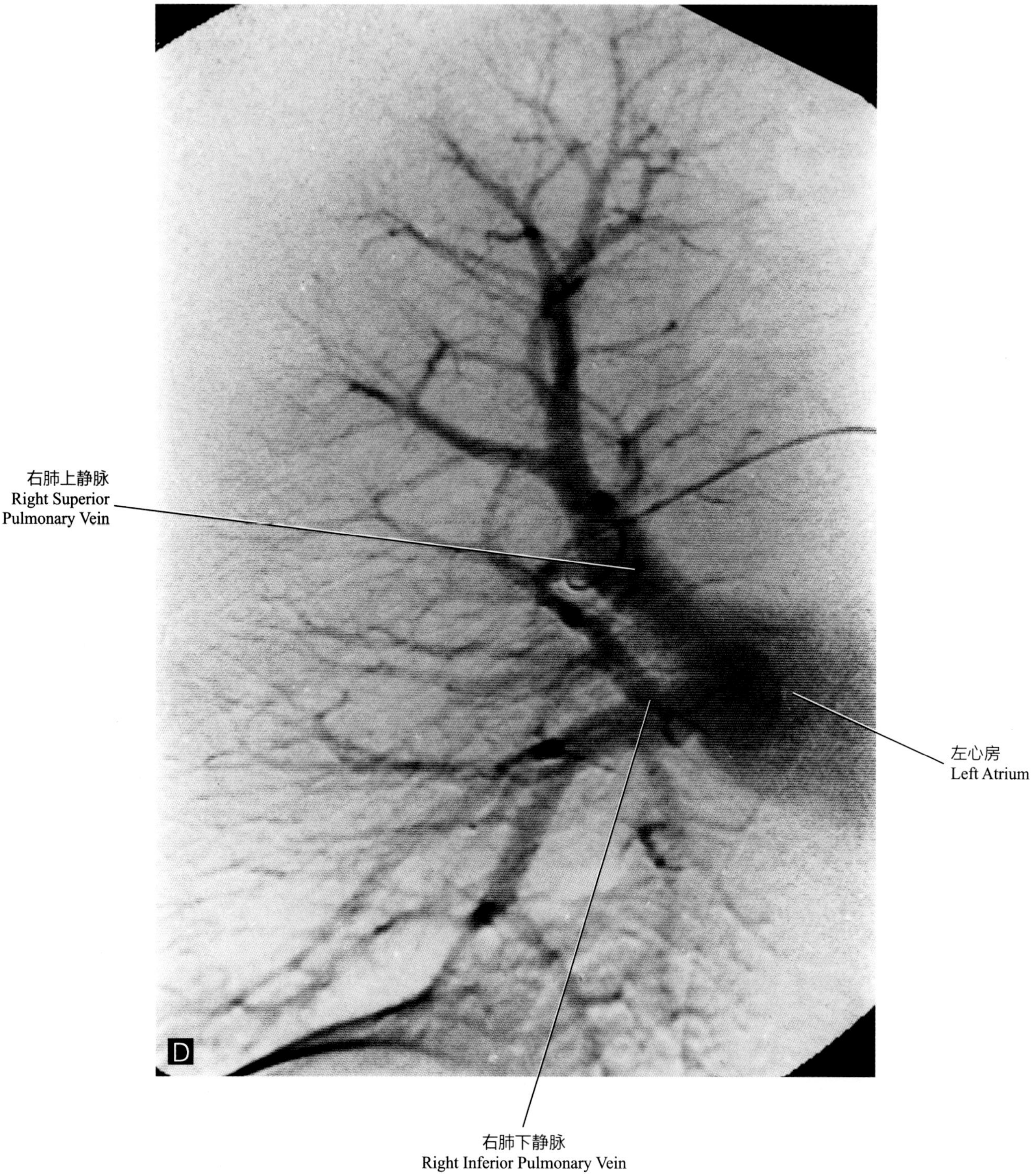

右肺上静脉
Right Superior Pulmonary Vein

左心房
Left Atrium

右肺下静脉
Right Inferior Pulmonary Vein

图10.6（续） D. 右肺动脉造影后期右斜位观，显示右肺静脉

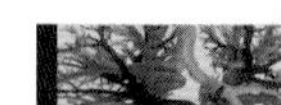

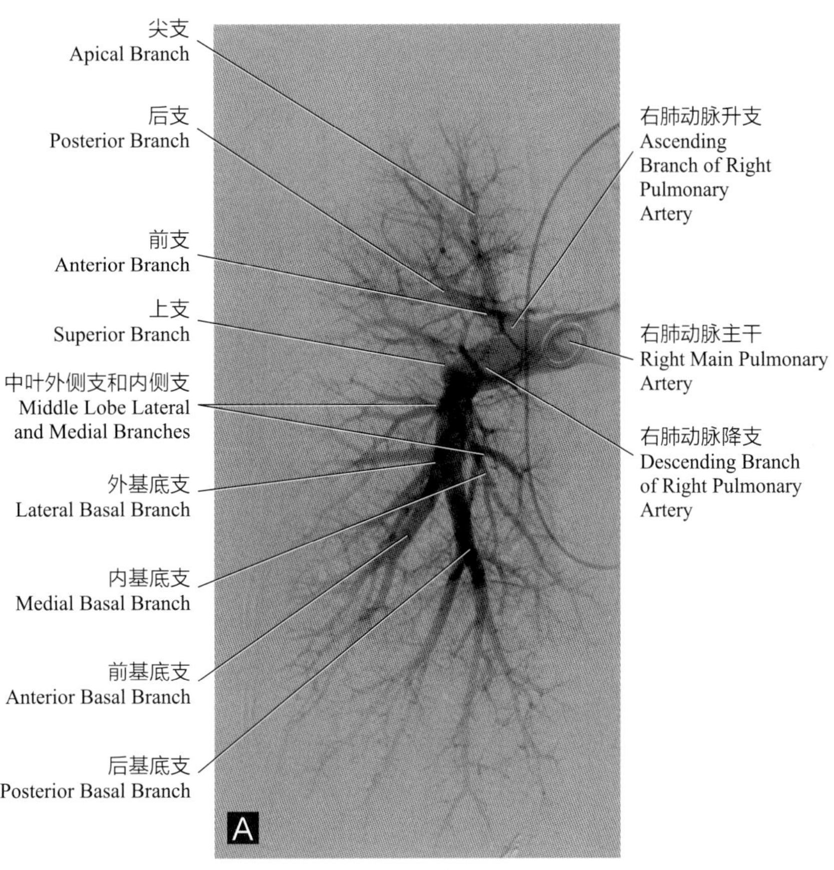
尖支
Apical Branch
后支
Posterior Branch
前支
Anterior Branch
上支
Superior Branch
中叶外侧支和内侧支
Middle Lobe Lateral and Medial Branches
外基底支
Lateral Basal Branch
内基底支
Medial Basal Branch
前基底支
Anterior Basal Branch
后基底支
Posterior Basal Branch
右肺动脉升支
Ascending Branch of Right Pulmonary Artery
右肺动脉主干
Right Main Pulmonary Artery
右肺动脉降支
Descending Branch of Right Pulmonary Artery
A

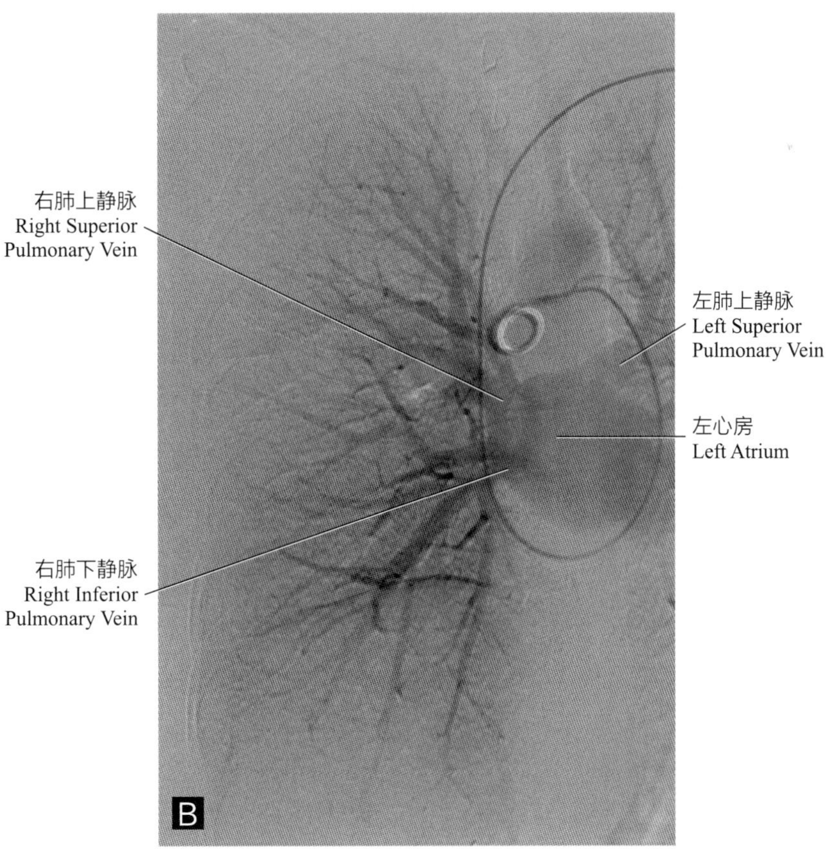
右肺上静脉
Right Superior Pulmonary Vein
右肺下静脉
Right Inferior Pulmonary Vein
左肺上静脉
Left Superior Pulmonary Vein
左心房
Left Atrium
B

图10.7　A. 右肺动脉造影前面观。B. 右肺动脉造影后期，显示右肺静脉

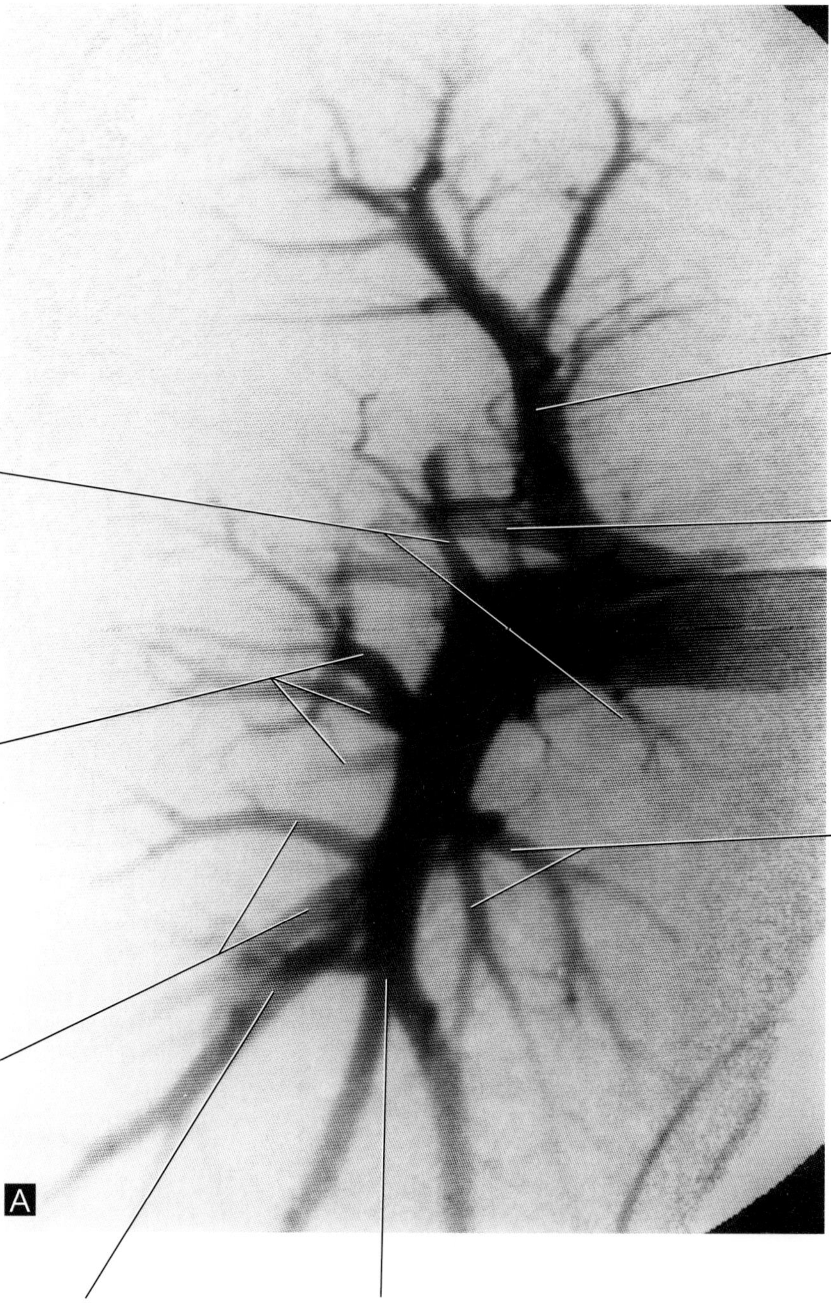

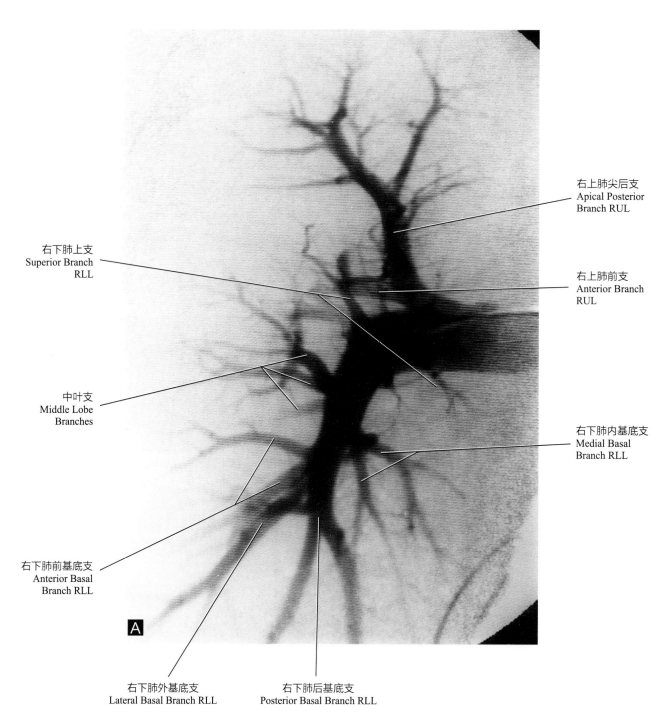

右上肺尖后支
Apical Posterior
Branch RUL

右下肺上支
Superior Branch
RLL

右上肺前支
Anterior Branch
RUL

中叶支
Middle Lobe
Branches

右下肺内基底支
Medial Basal
Branch RLL

右下肺前基底支
Anterior Basal
Branch RLL

A

右下肺外基底支
Lateral Basal Branch RLL

右下肺后基底支
Posterior Basal Branch RLL

图10.8　A. 右肺动脉造影早期前面观

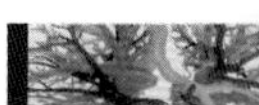

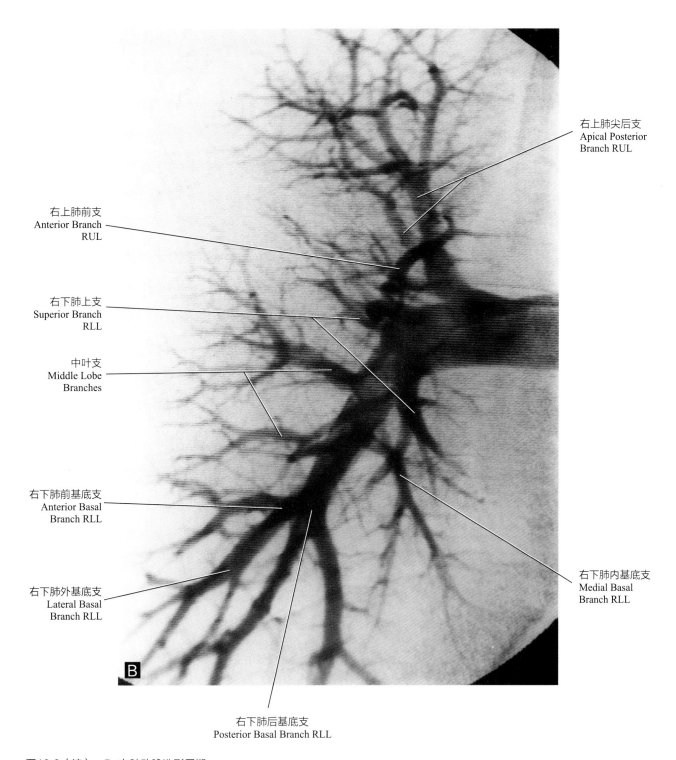

右上肺尖后支
Apical Posterior
Branch RUL

右上肺前支
Anterior Branch
RUL

右下肺上支
Superior Branch
RLL

中叶支
Middle Lobe
Branches

右下肺前基底支
Anterior Basal
Branch RLL

右下肺内基底支
Medial Basal
Branch RLL

右下肺外基底支
Lateral Basal
Branch RLL

B

右下肺后基底支
Posterior Basal Branch RLL

图10.8（续）　B. 右肺动脉造影后期

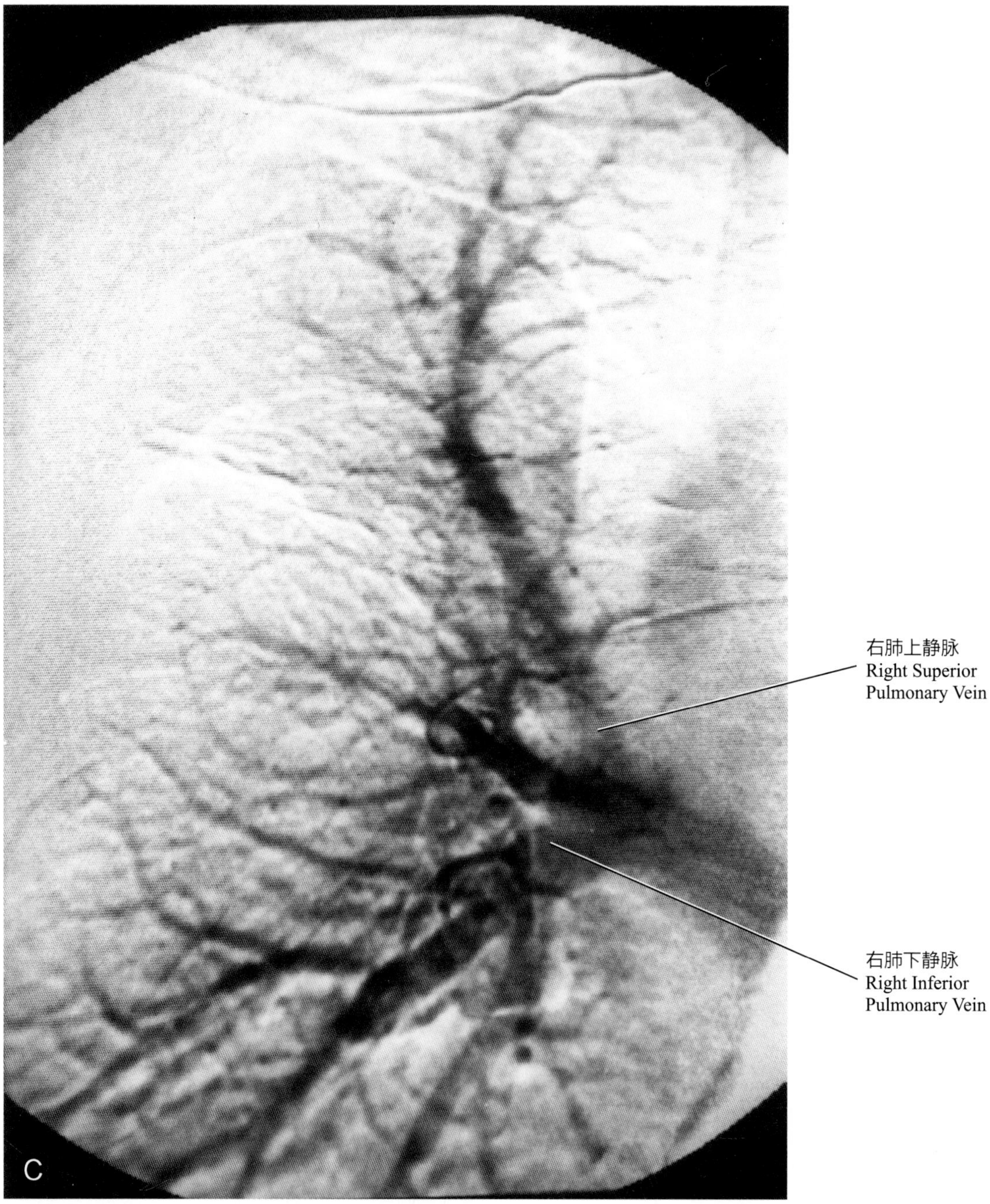

右肺上静脉
Right Superior
Pulmonary Vein

右肺下静脉
Right Inferior
Pulmonary Vein

C

图10.8（续） C. 右肺动脉造影后期，显示右肺静脉

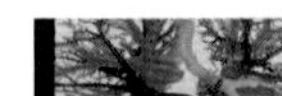

左上肺尖后支
Apical Posterior Branch LUL

左肺上静脉
Left Superior Pulmonary Vein

左肺动脉
Left Pulmonary Artery

左下肺上支
Superior Branch LLL

左肺下静脉
Left Inferior Pulmonary Vein

左下肺后基底支
Posterior Basal Branch LLL

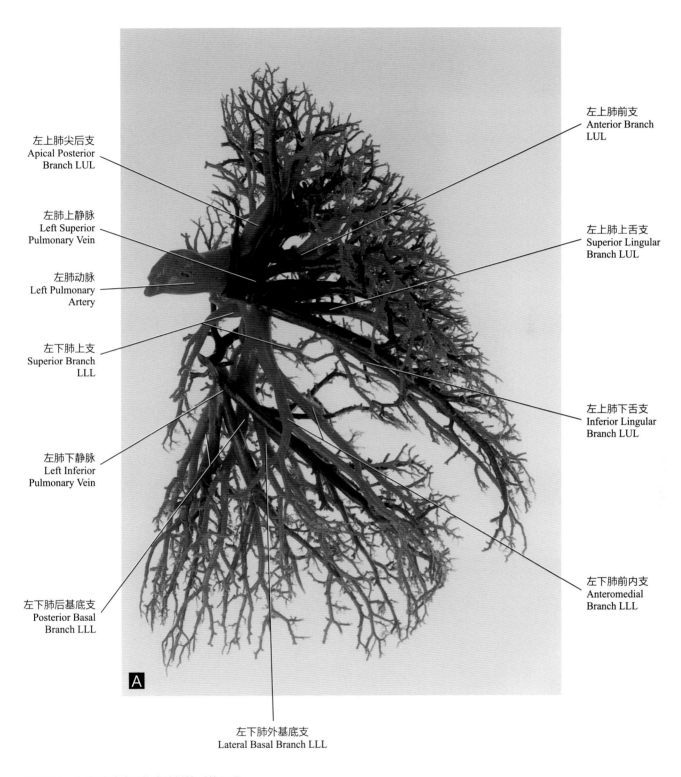

左上肺前支
Anterior Branch LUL

左上肺上舌支
Superior Lingular Branch LUL

左上肺下舌支
Inferior Lingular Branch LUL

左下肺前内支
Anteromedial Branch LLL

A

左下肺外基底支
Lateral Basal Branch LLL

图10.9　A. 左肺动脉和静脉注射铸型前面观

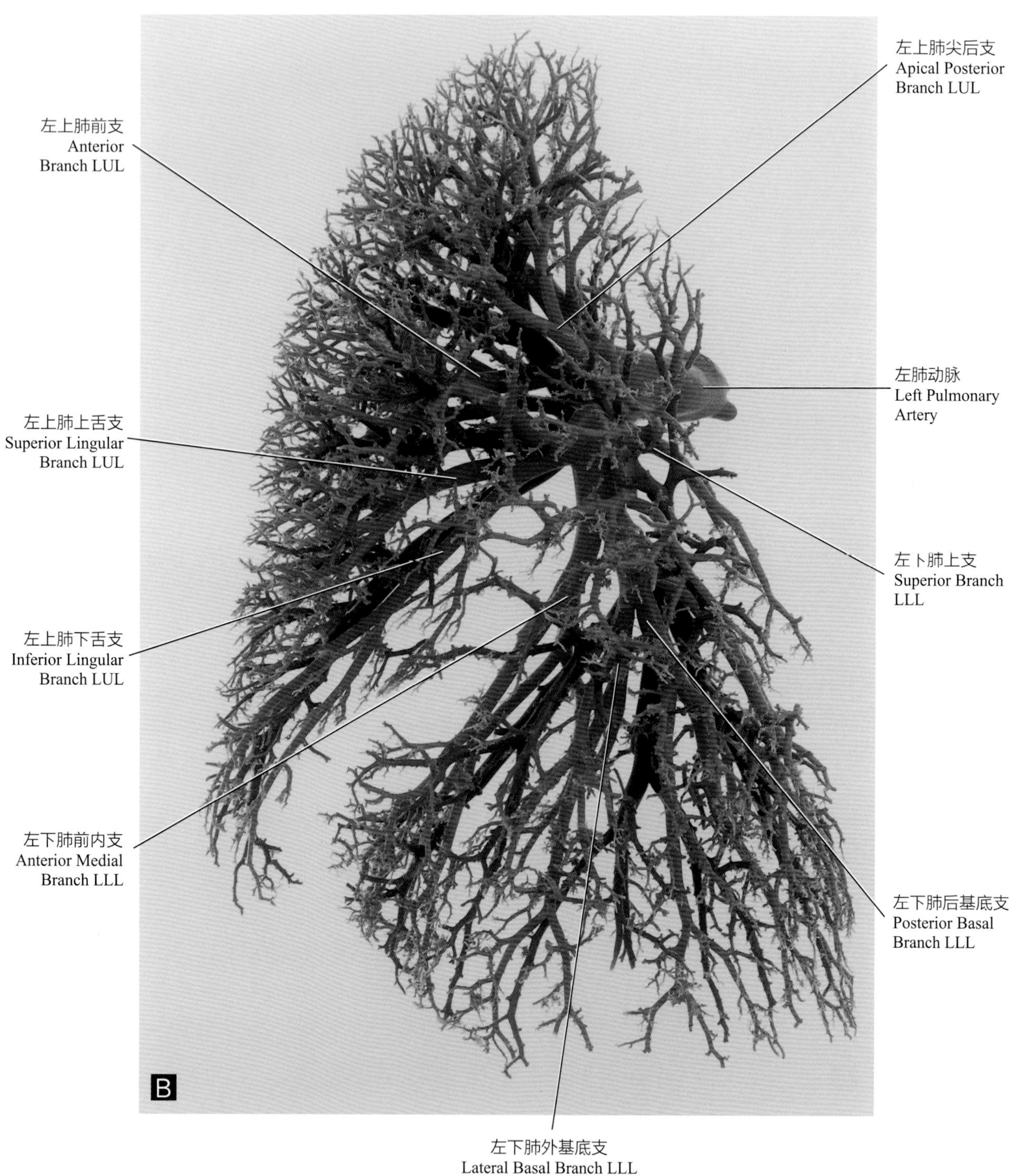
左上肺尖后支
Apical Posterior
Branch LUL
左上肺前支
Anterior
Branch LUL
左肺动脉
Left Pulmonary
Artery
左上肺上舌支
Superior Lingular
Branch LUL
左卜肺上支
Superior Branch
LLL
左上肺下舌支
Inferior Lingular
Branch LUL
左下肺前内支
Anterior Medial
Branch LLL
左下肺后基底支
Posterior Basal
Branch LLL
B
左下肺外基底支
Lateral Basal Branch LLL

图10.9（续） B. 左肺动脉和静脉注射铸型后侧面观

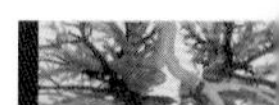

左上肺尖后支
Apical Posterior
Branch LUL
左上肺前支
Anterior Branch
LUL
左肺动脉主干
Left main
Pulmonary
Artery
左上肺上舌支
Superior Lingular
Branch LUL
左上肺下舌支
Inferior
Lingular
Branch LUL
左下肺外基底支
Lateral Basal
Branch LLL
左下肺后基底支
Posterior Basal
Branch LLL
左下肺前内支
Anteromedial
Branch LLL
A

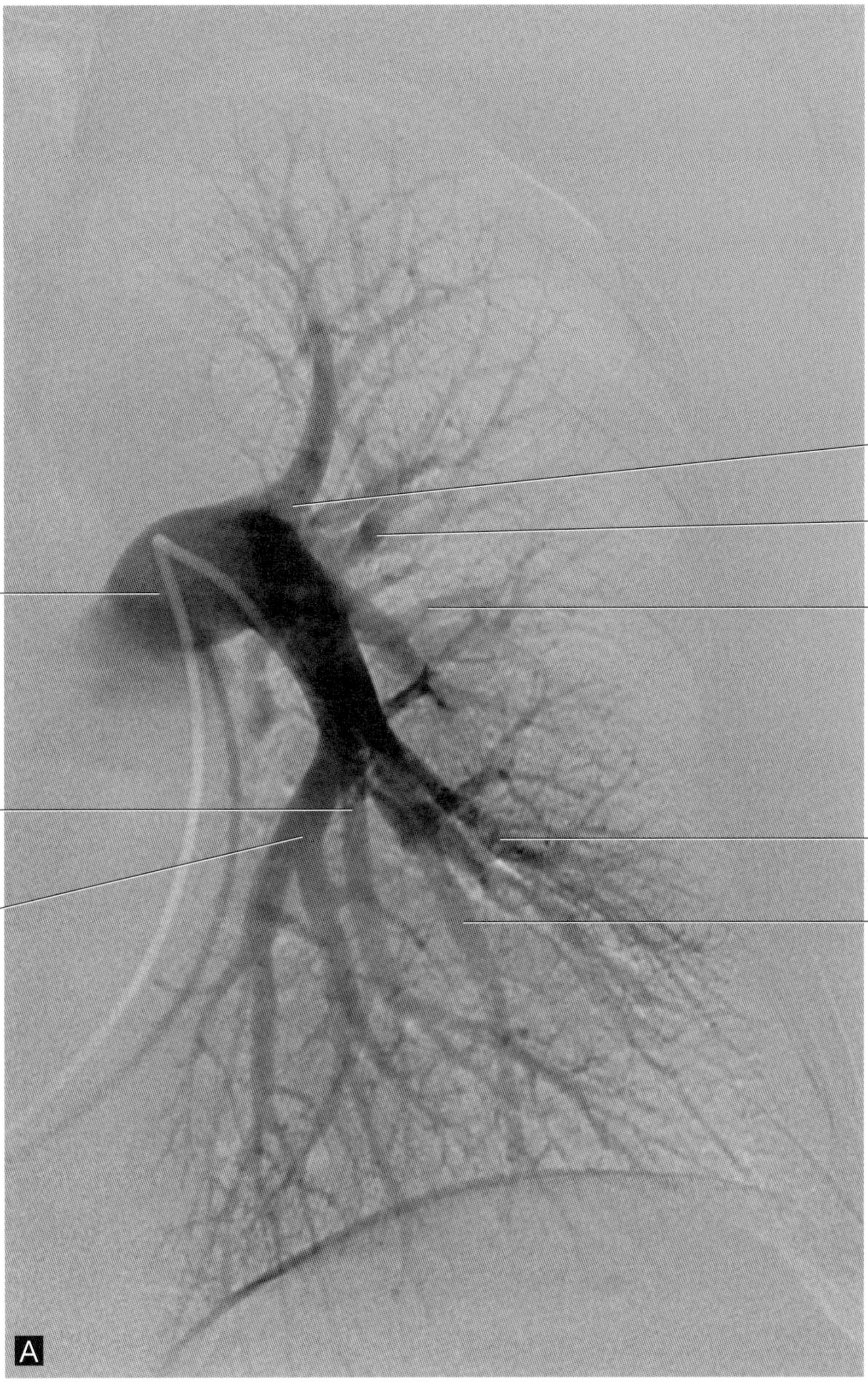

图10.10　A. 左肺动脉造影早期前面观

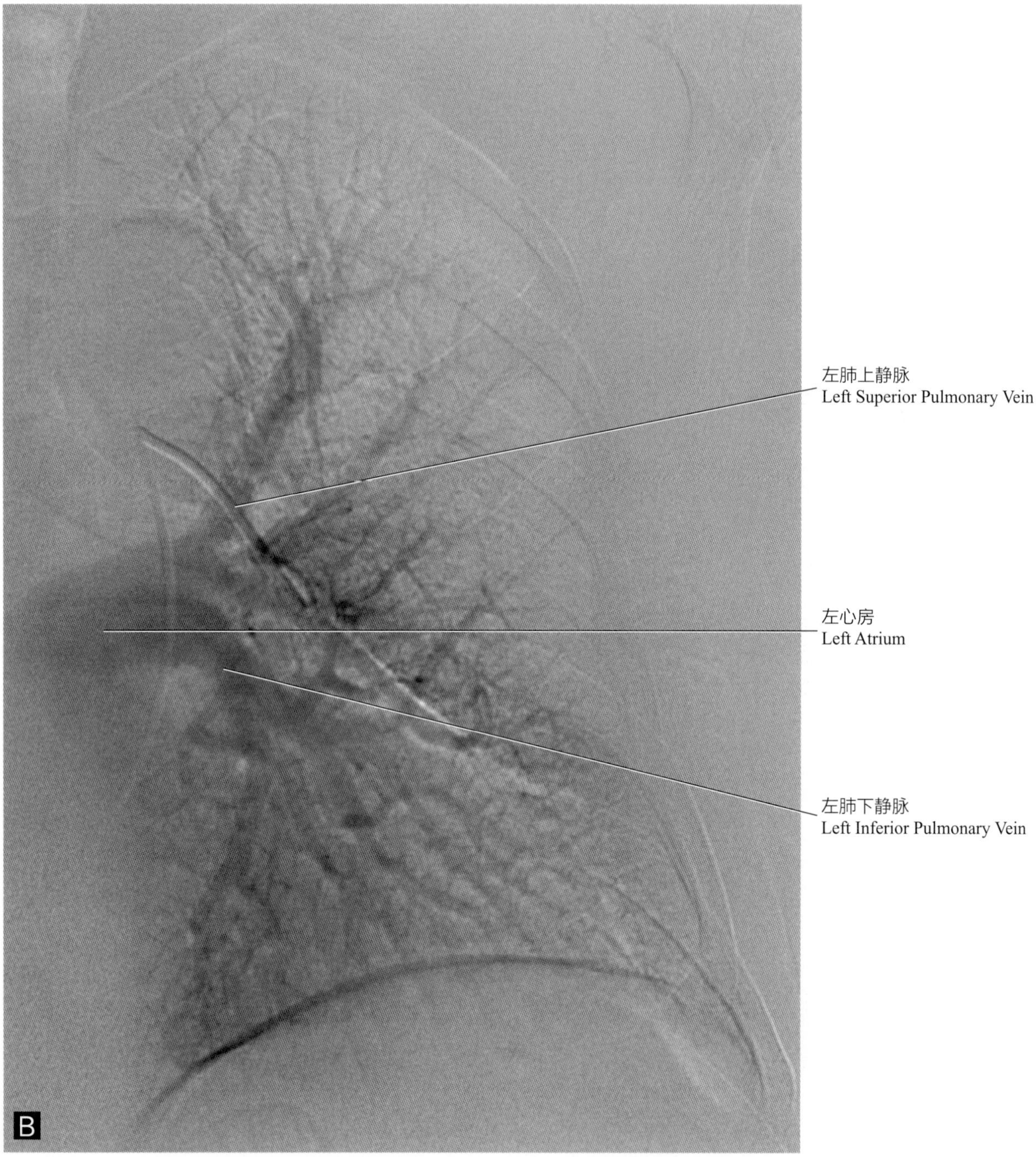

图10.10（续） B. 左肺动脉造影后期，显示肺静脉

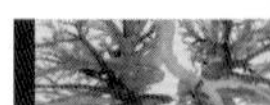

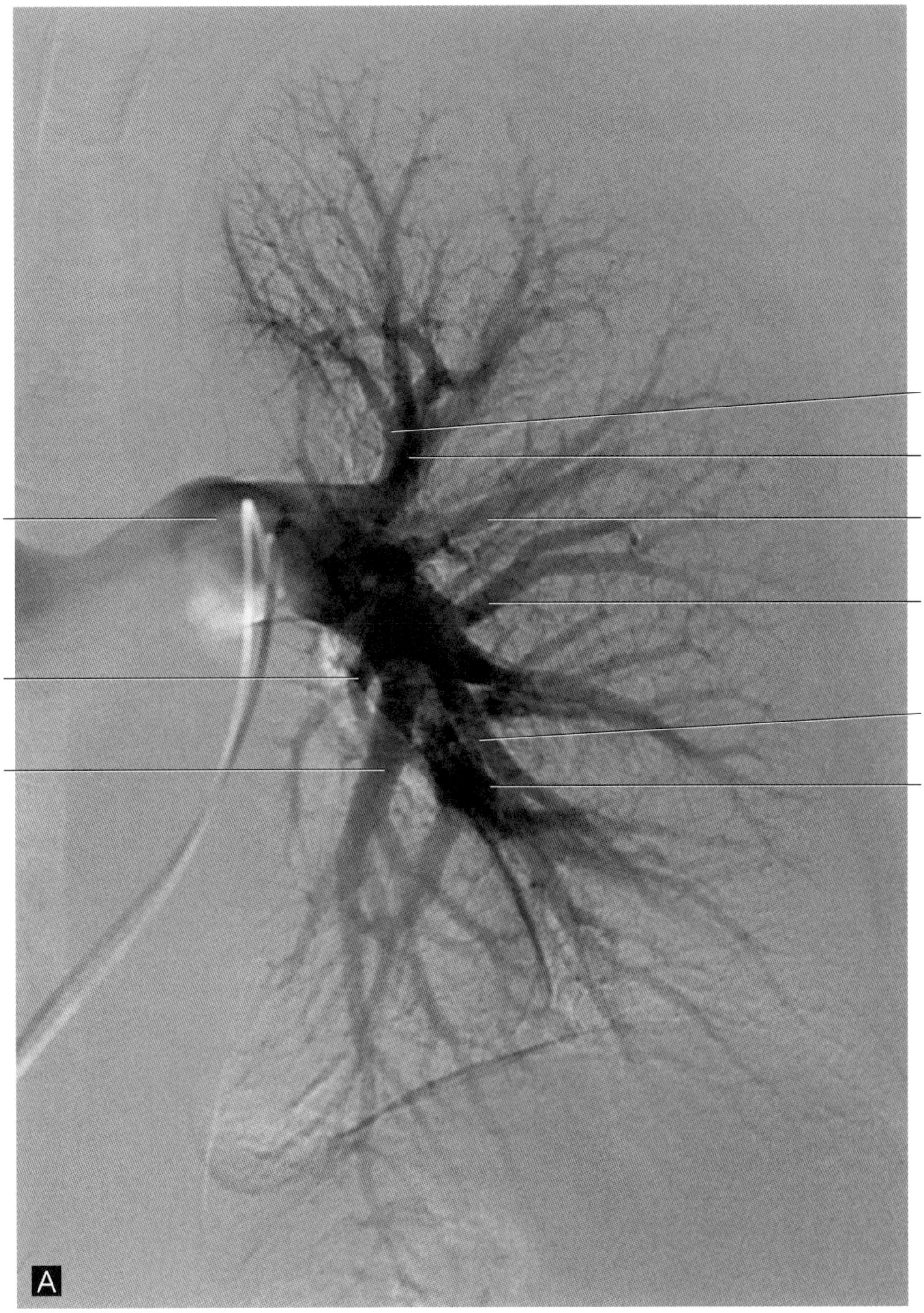

左上肺尖后支
Apical Posterior
Branch LUL

左上肺前支
Anterior Branch LUL

左肺动脉主干
Left Main
Pulmonary
Artery

左上肺上舌支
Superior Lingular
Branch LUL

左上肺下舌支
Inferior Lingular
Branch LUL

左下肺上支
Superior
Branch LLL

左下肺外基底支
Lateral Basal
Branch LLL

左下肺后基底支
Posterior Basal
Branch LLL

左下肺前内支
Anteromedial
Branch LLL

A

图10.11 A. 左肺动脉造影左斜位观

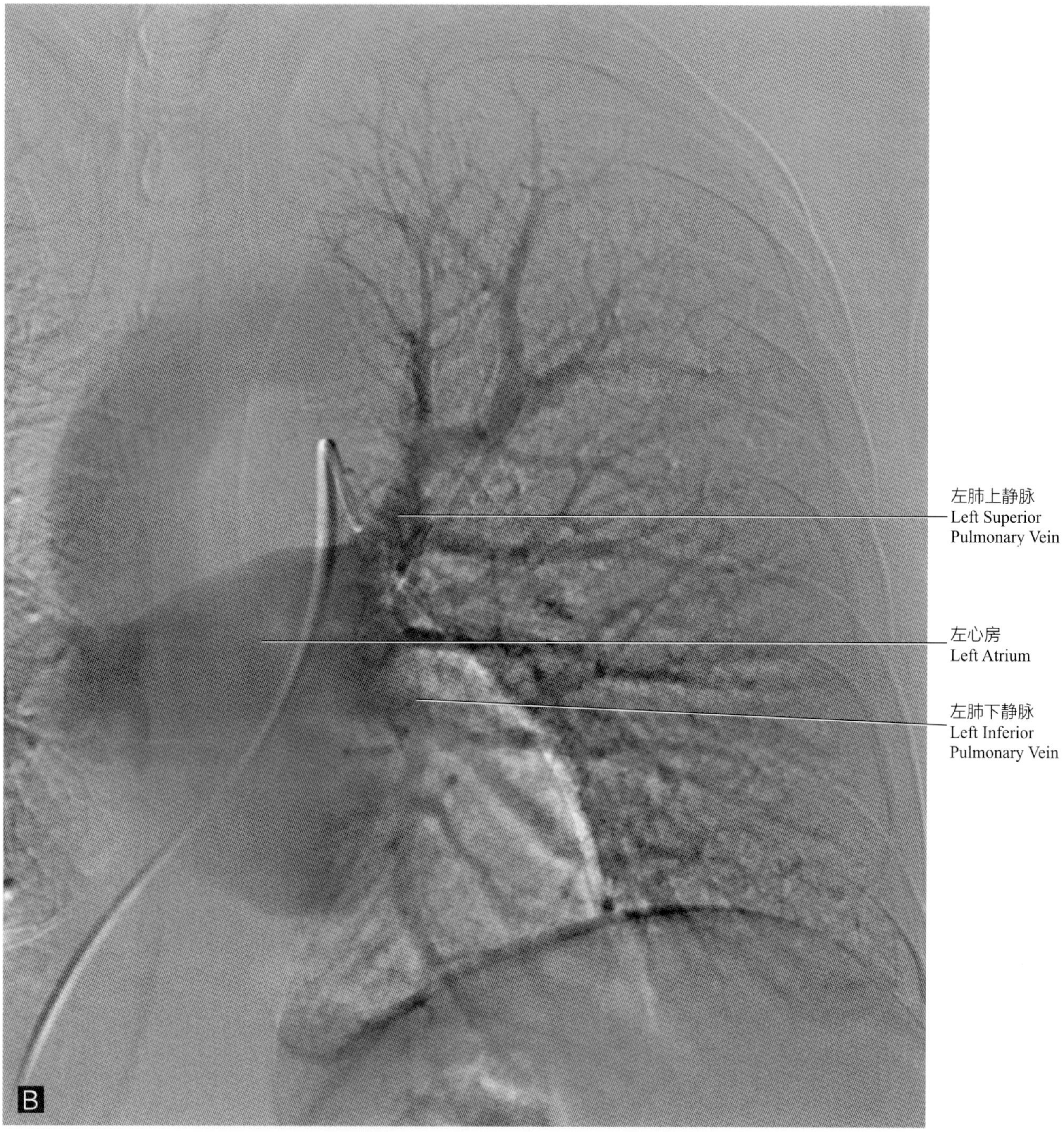

左肺上静脉
Left Superior
Pulmonary Vein

左心房
Left Atrium

左肺下静脉
Left Inferior
Pulmonary Vein

B

图10.11（续） B. 左肺动脉造影后期显示肺静脉

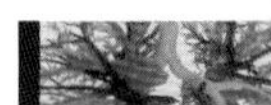

左上肺尖后支
Apical Posterior
Branch LUL
左上肺前支
Anterior Branch
LUL
左上肺上舌支
Superior Lingular
Branch LUL
左上肺下舌支
Inferior Lingular
Branch LUL
左下肺前内支
Anteromedial
Branch LLL
左下肺后基底支
Posterior Basal
Branch LLL
左下肺外基底支
Lateral Basal
Branch LLL
A

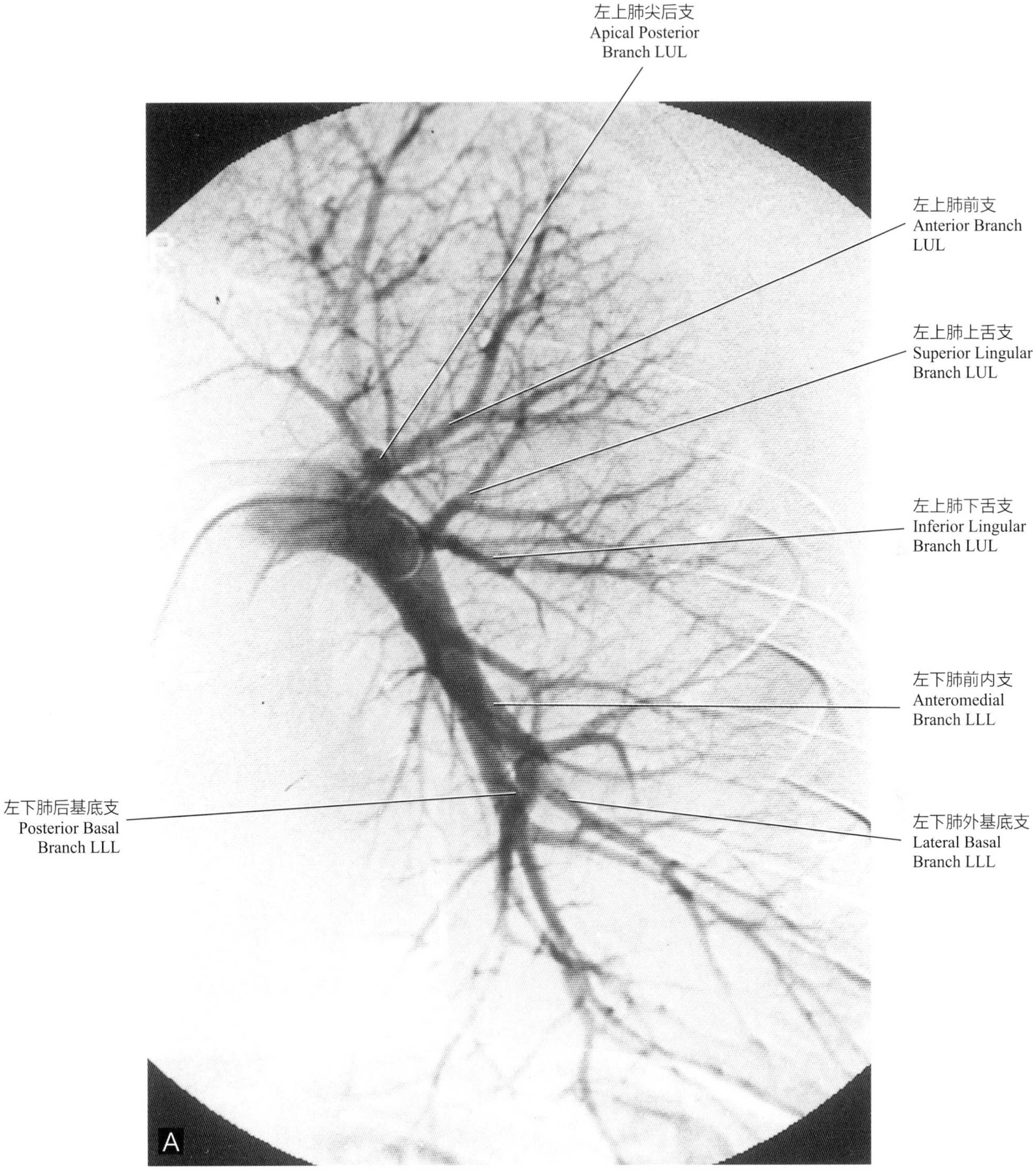

图10.12 A. 左肺动脉造影左斜位观

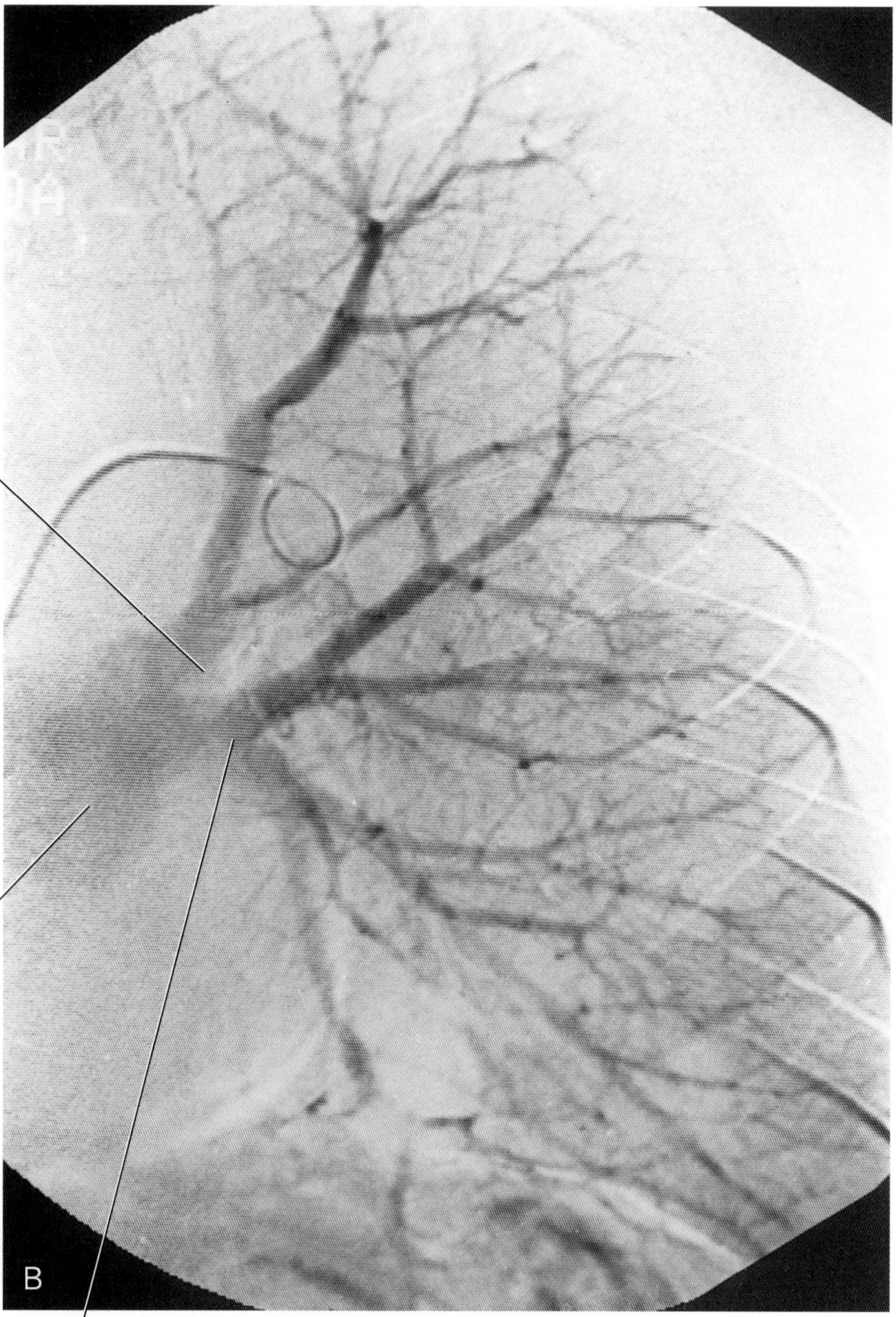

左肺上静脉
Left Superior Pulmonary Vein

左心房
Left Atrium

B

左肺下静脉
Left Inferior Pulmonary Vein

图10.12（续） B. 左肺动脉造影后期，显示肺静脉

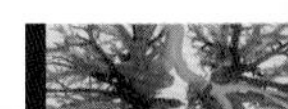

左上肺尖后支
Apical Posterior LUL
左上肺前支
Anterior Branch LUL
左上肺上舌支
Superior Lingular Branch LUL
左下肺上支
Superior Branch LLL
左上肺下舌支
Inferior Lingular Branch LUL
左下肺前内支
Anteromedial Branch LLL
左下肺后基底支
Posterior Basal LLL
A
左下肺外基底支
Lateral Basal LLL

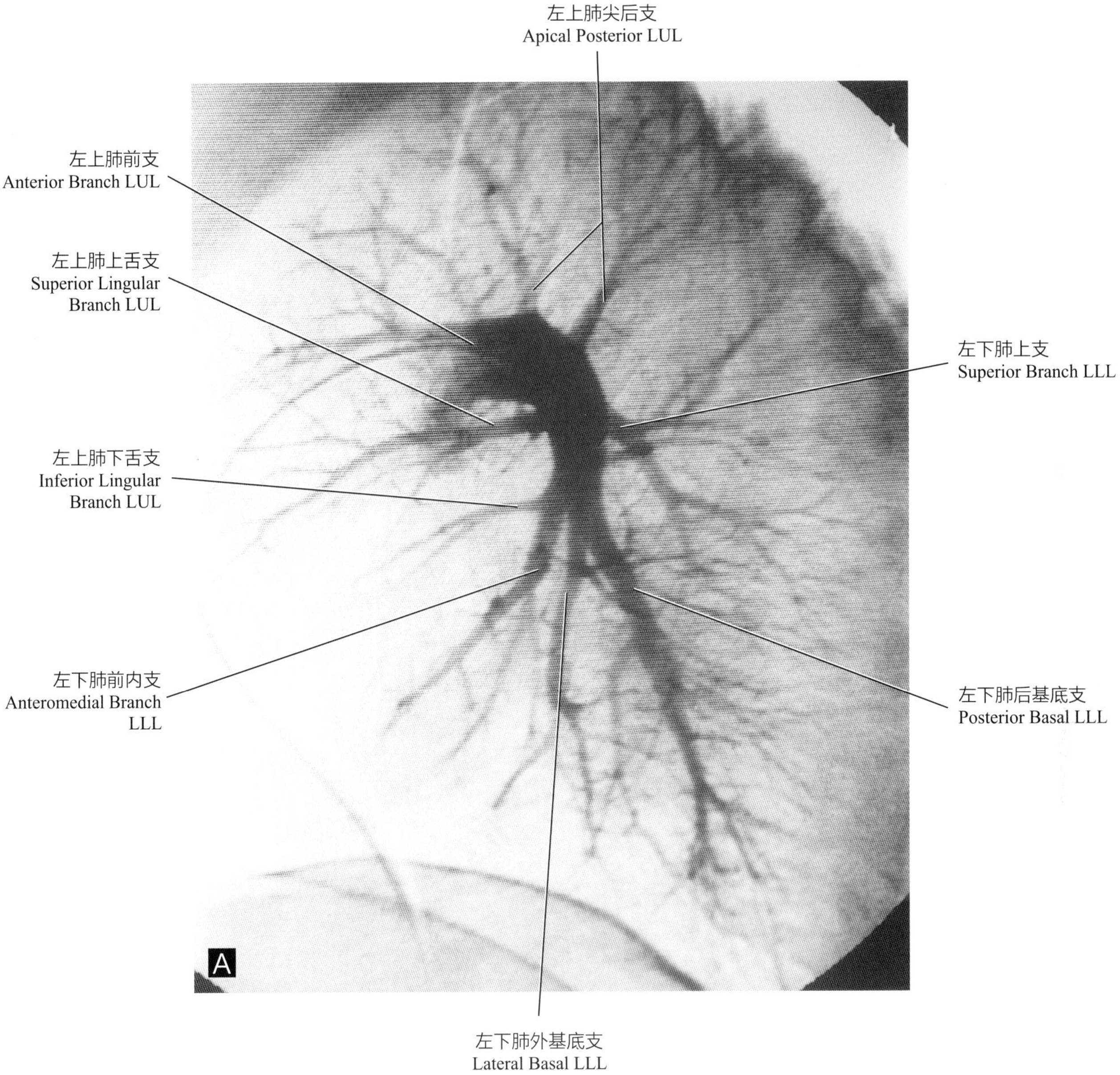

图10.13 A. 左肺动脉造影侧面观

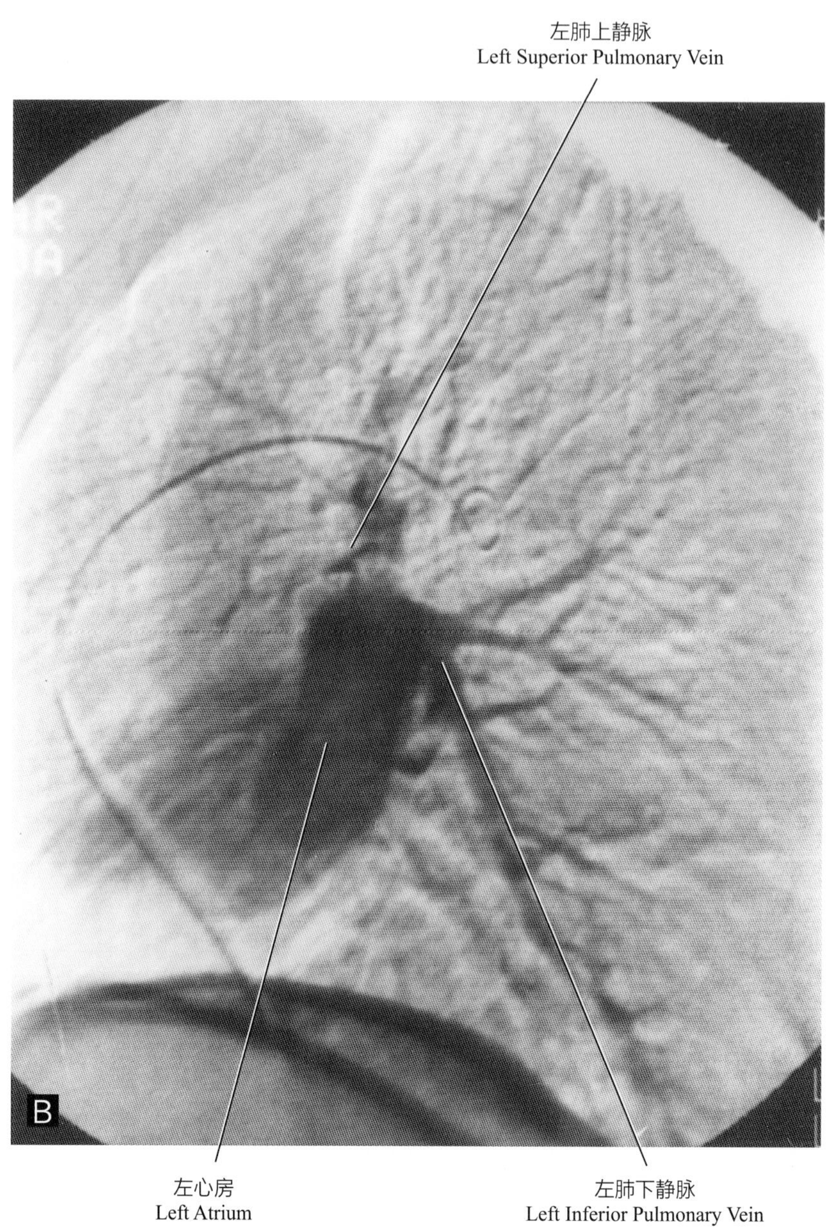

图10.13（续） B. 左肺动脉造影后期，显示肺静脉

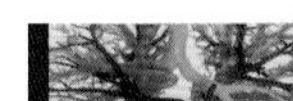

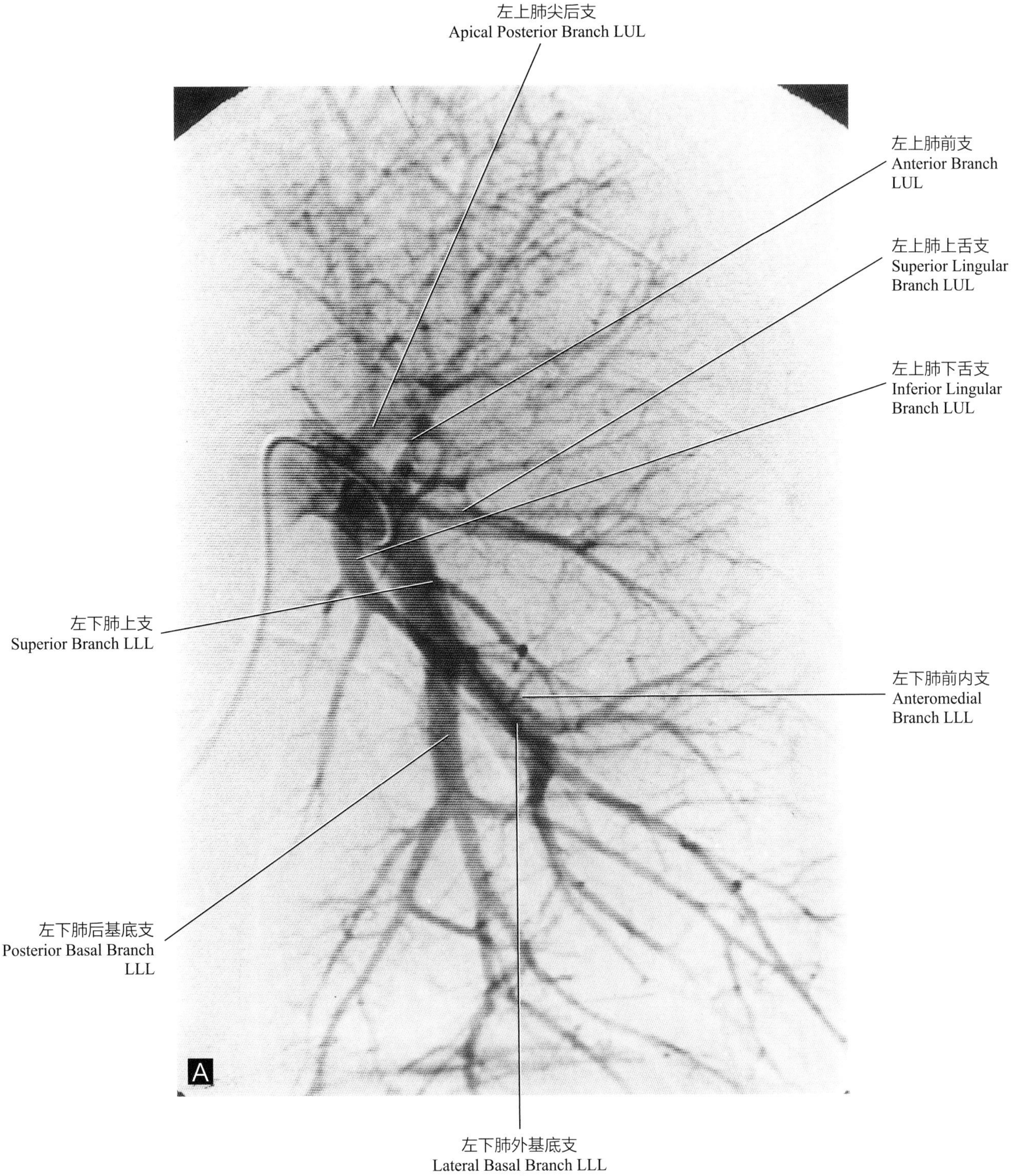

左上肺尖后支
Apical Posterior Branch LUL

左上肺前支
Anterior Branch LUL

左上肺上舌支
Superior Lingular Branch LUL

左上肺下舌支
Inferior Lingular Branch LUL

左下肺上支
Superior Branch LLL

左下肺前内支
Anteromedial Branch LLL

左下肺后基底支
Posterior Basal Branch LLL

A

左下肺外基底支
Lateral Basal Branch LLL

图10.14　A. 左肺动脉造影前面观

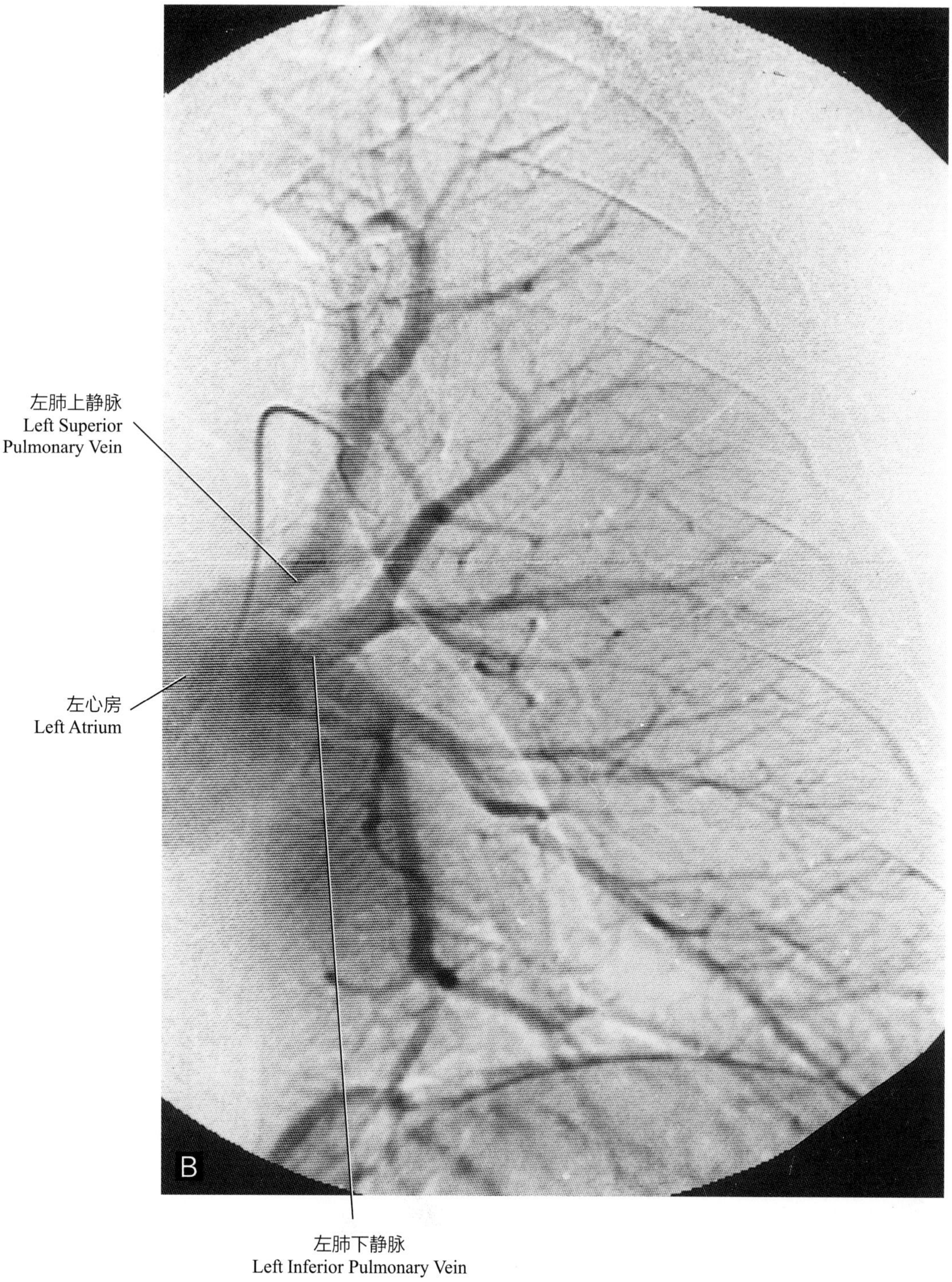

左肺上静脉
Left Superior Pulmonary Vein

左心房
Left Atrium

B

左肺下静脉
Left Inferior Pulmonary Vein

图10.14（续） B. 左肺动脉造影后期，显示肺静脉

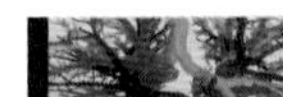

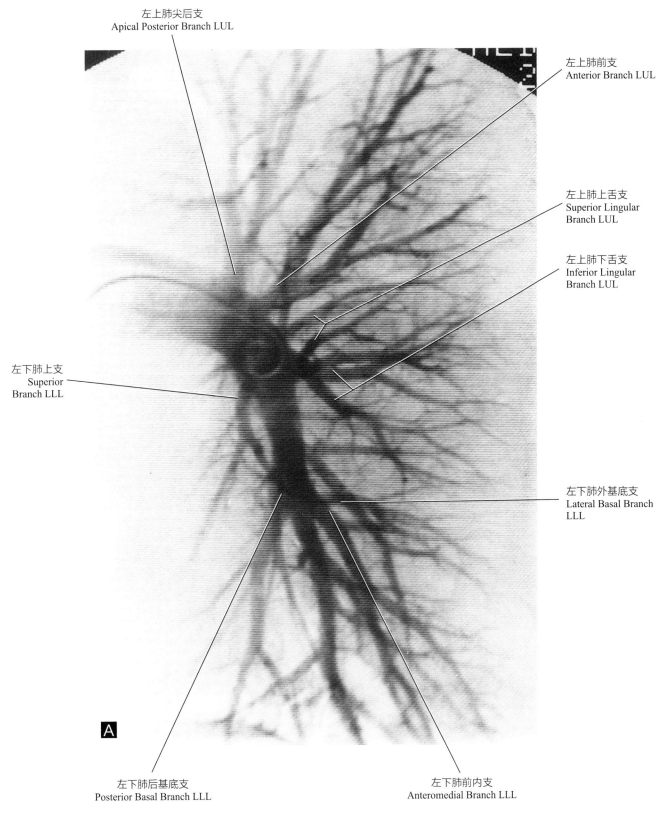

左上肺尖后支
Apical Posterior Branch LUL

左上肺前支
Anterior Branch LUL

左上肺上舌支
Superior Lingular Branch LUL

左上肺下舌支
Inferior Lingular Branch LUL

左下肺上支
Superior Branch LLL

左下肺外基底支
Lateral Basal Branch LLL

A

左下肺后基底支
Posterior Basal Branch LLL

左下肺前内支
Anteromedial Branch LLL

图10.15　A. 左肺动脉造影前面观

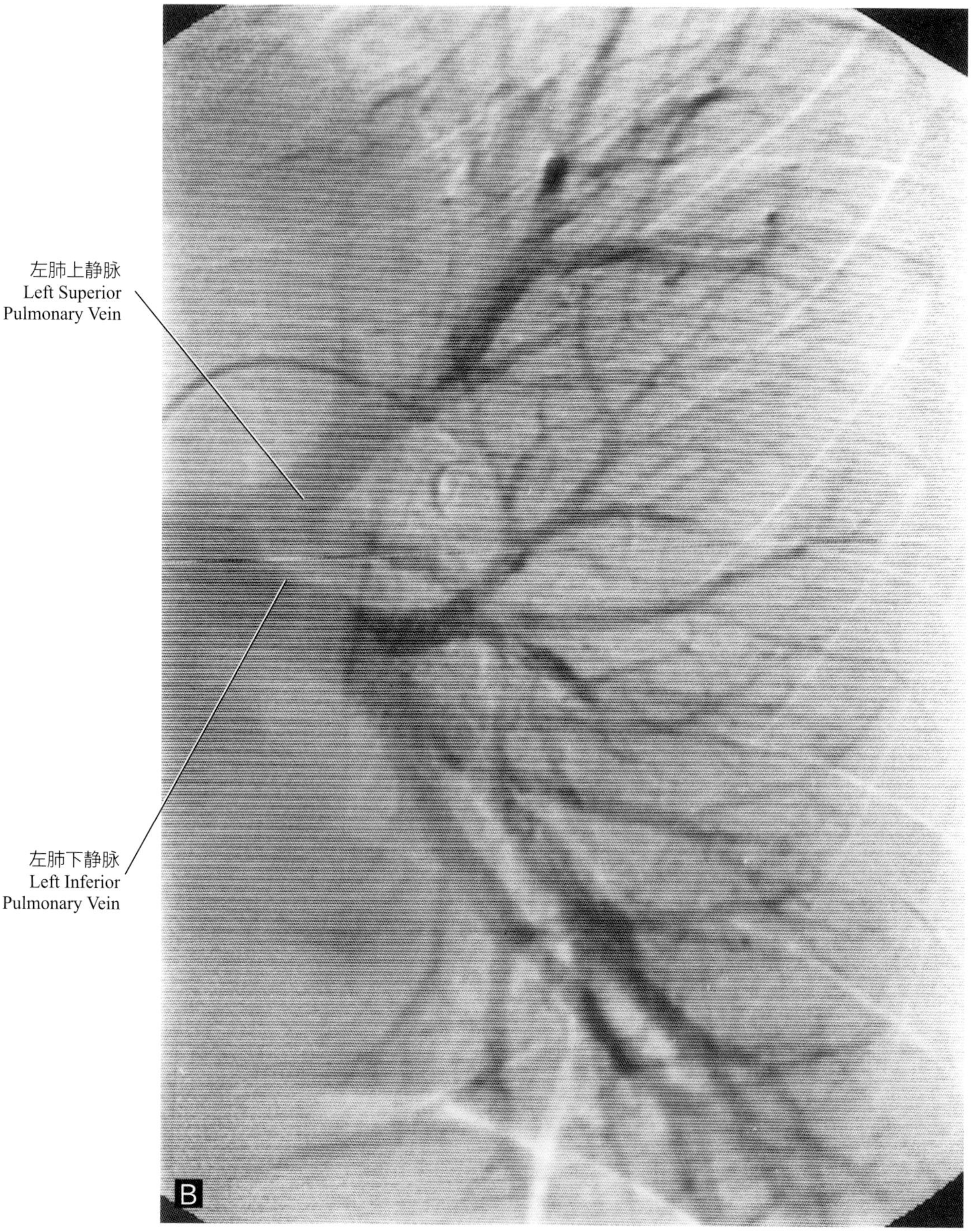

左肺上静脉
Left Superior
Pulmonary Vein

左肺下静脉
Left Inferior
Pulmonary Vein

B

图10.15（续） B. 左肺动脉造影后期，显示肺静脉

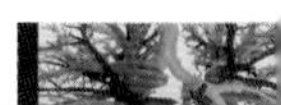

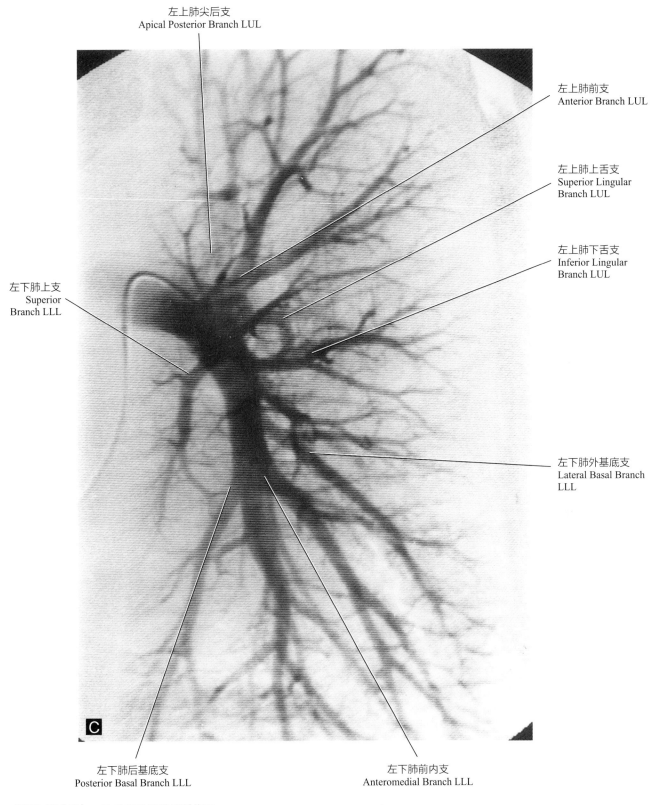

左上肺尖后支
Apical Posterior Branch LUL

左上肺前支
Anterior Branch LUL

左上肺上舌支
Superior Lingular Branch LUL

左上肺下舌支
Inferior Lingular Branch LUL

左下肺上支
Superior Branch LLL

左下肺外基底支
Lateral Basal Branch LLL

C

左下肺后基底支
Posterior Basal Branch LLL

左下肺前内支
Anteromedial Branch LLL

图10.15（续）　C. 左肺动脉造影斜位观

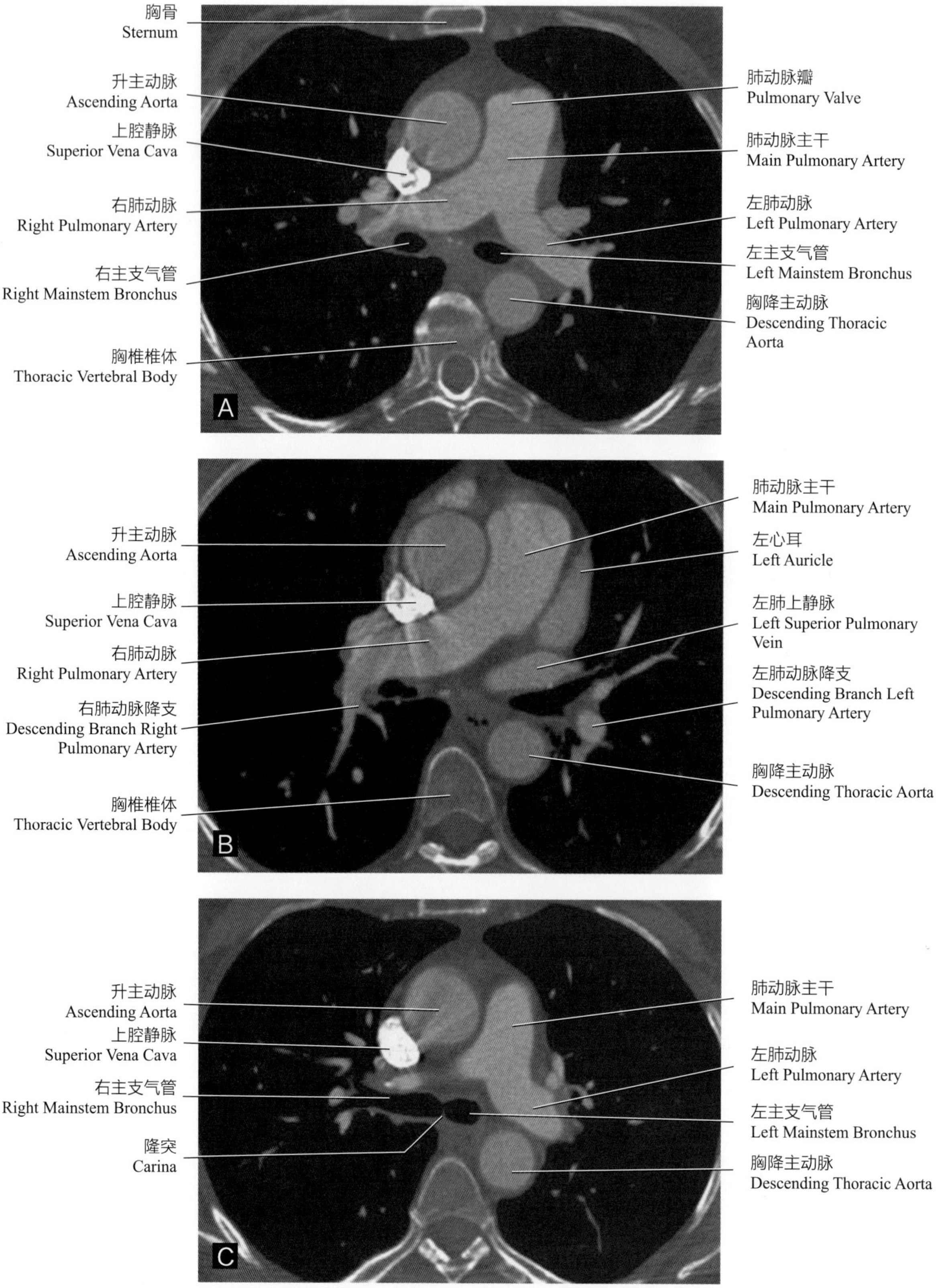

胸骨
Sternum
升主动脉
Ascending Aorta
上腔静脉
Superior Vena Cava
右肺动脉
Right Pulmonary Artery
右主支气管
Right Mainstem Bronchus
胸椎椎体
Thoracic Vertebral Body
肺动脉瓣
Pulmonary Valve
肺动脉主干
Main Pulmonary Artery
左肺动脉
Left Pulmonary Artery
左主支气管
Left Mainstem Bronchus
胸降主动脉
Descending Thoracic Aorta
A

升主动脉
Ascending Aorta
上腔静脉
Superior Vena Cava
右肺动脉
Right Pulmonary Artery
右肺动脉降支
Descending Branch Right Pulmonary Artery
胸椎椎体
Thoracic Vertebral Body
肺动脉主干
Main Pulmonary Artery
左心耳
Left Auricle
左肺上静脉
Left Superior Pulmonary Vein
左肺动脉降支
Descending Branch Left Pulmonary Artery
胸降主动脉
Descending Thoracic Aorta
B

升主动脉
Ascending Aorta
上腔静脉
Superior Vena Cava
右主支气管
Right Mainstem Bronchus
隆突
Carina
肺动脉主干
Main Pulmonary Artery
左肺动脉
Left Pulmonary Artery
左主支气管
Left Mainstem Bronchus
胸降主动脉
Descending Thoracic Aorta
C

图10.16 轴位CT图像。A. 轴位CT图像显示肺动脉主干分为左、右肺动脉。B. 右肺动脉水平稍偏足侧位图像。C. 稍偏头侧的轴位图像显示左肺动脉从左主支气管上方穿过

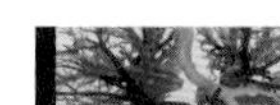

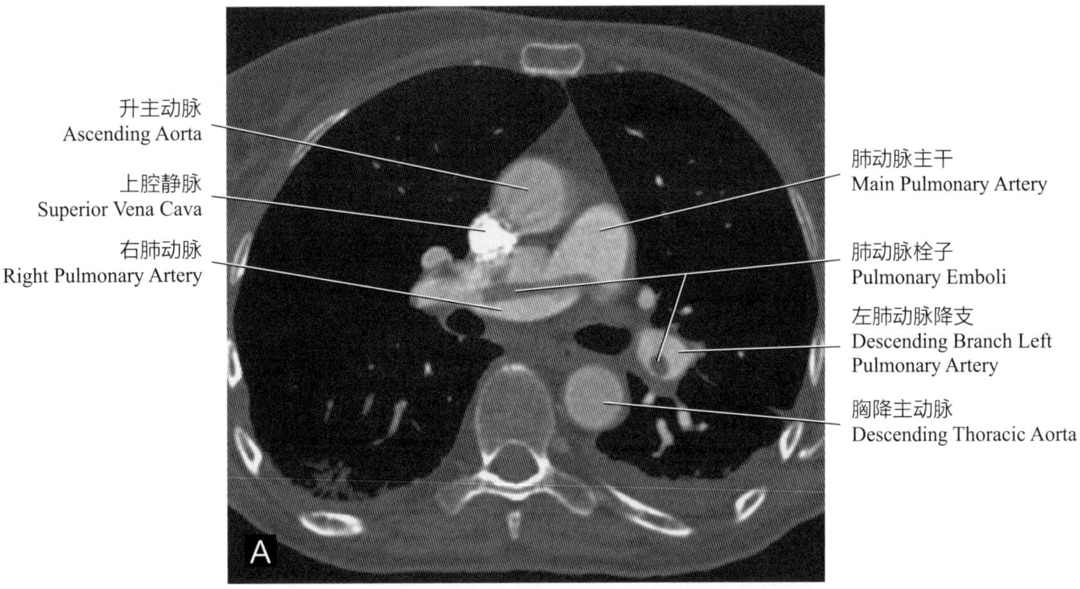

升主动脉
Ascending Aorta
上腔静脉
Superior Vena Cava
右肺动脉
Right Pulmonary Artery
肺动脉主干
Main Pulmonary Artery
肺动脉栓子
Pulmonary Emboli
左肺动脉降支
Descending Branch Left Pulmonary Artery
胸降主动脉
Descending Thoracic Aorta
A

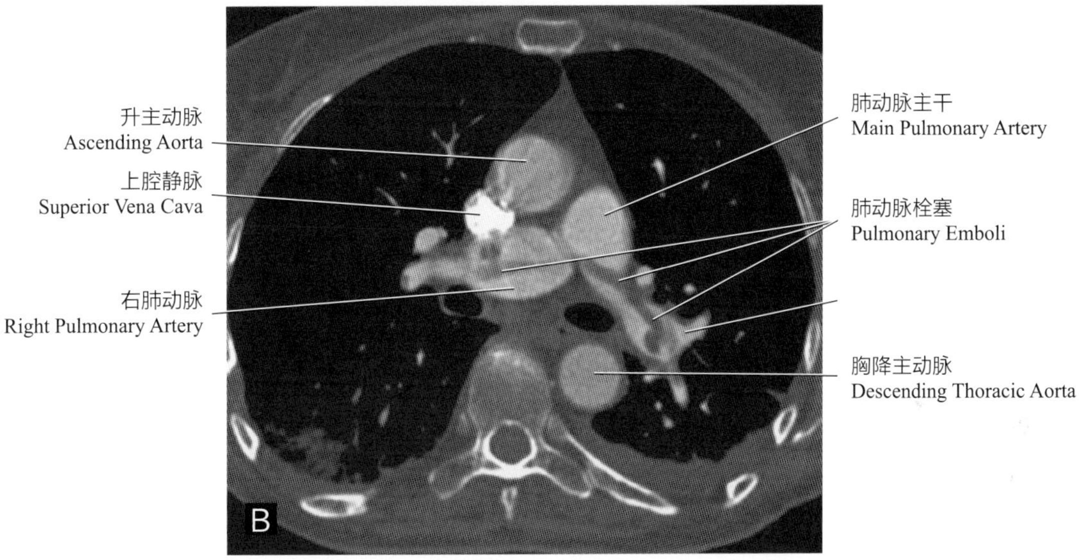

升主动脉
Ascending Aorta
上腔静脉
Superior Vena Cava
右肺动脉
Right Pulmonary Artery
肺动脉主干
Main Pulmonary Artery
肺动脉栓塞
Pulmonary Emboli
胸降主动脉
Descending Thoracic Aorta
B

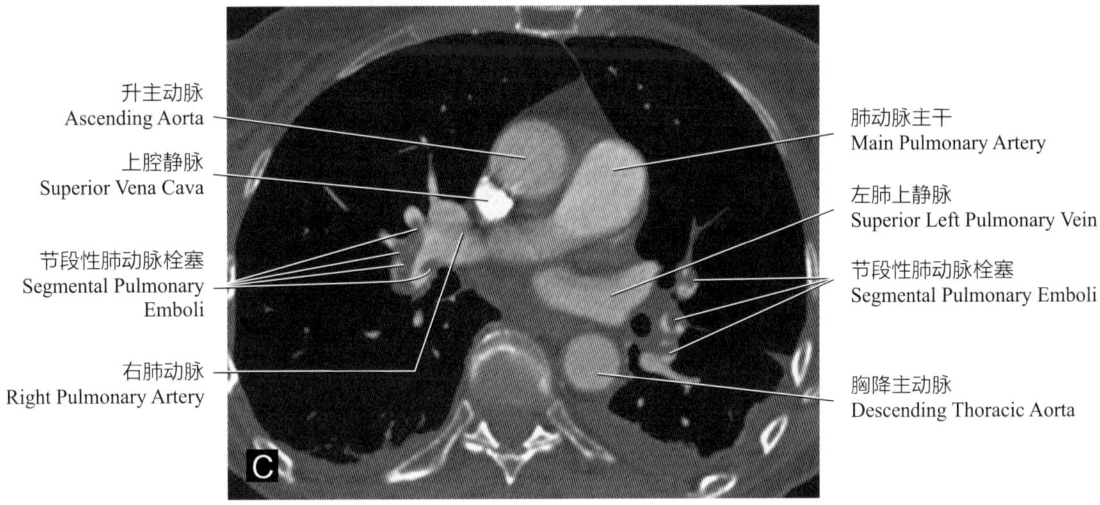

升主动脉
Ascending Aorta
上腔静脉
Superior Vena Cava
节段性肺动脉栓塞
Segmental Pulmonary Emboli
右肺动脉
Right Pulmonary Artery
肺动脉主干
Main Pulmonary Artery
左肺上静脉
Superior Left Pulmonary Vein
节段性肺动脉栓塞
Segmental Pulmonary Emboli
胸降主动脉
Descending Thoracic Aorta
C

图10.17　肺动脉栓子的CT轴位图像。A、B. 肺动脉主干分支水平的图像显示鞍状的肺动脉栓子向左、右肺动脉远端延伸。C. 水平偏足侧的轴位图像显示肺段肺动脉的栓子（充盈缺损）

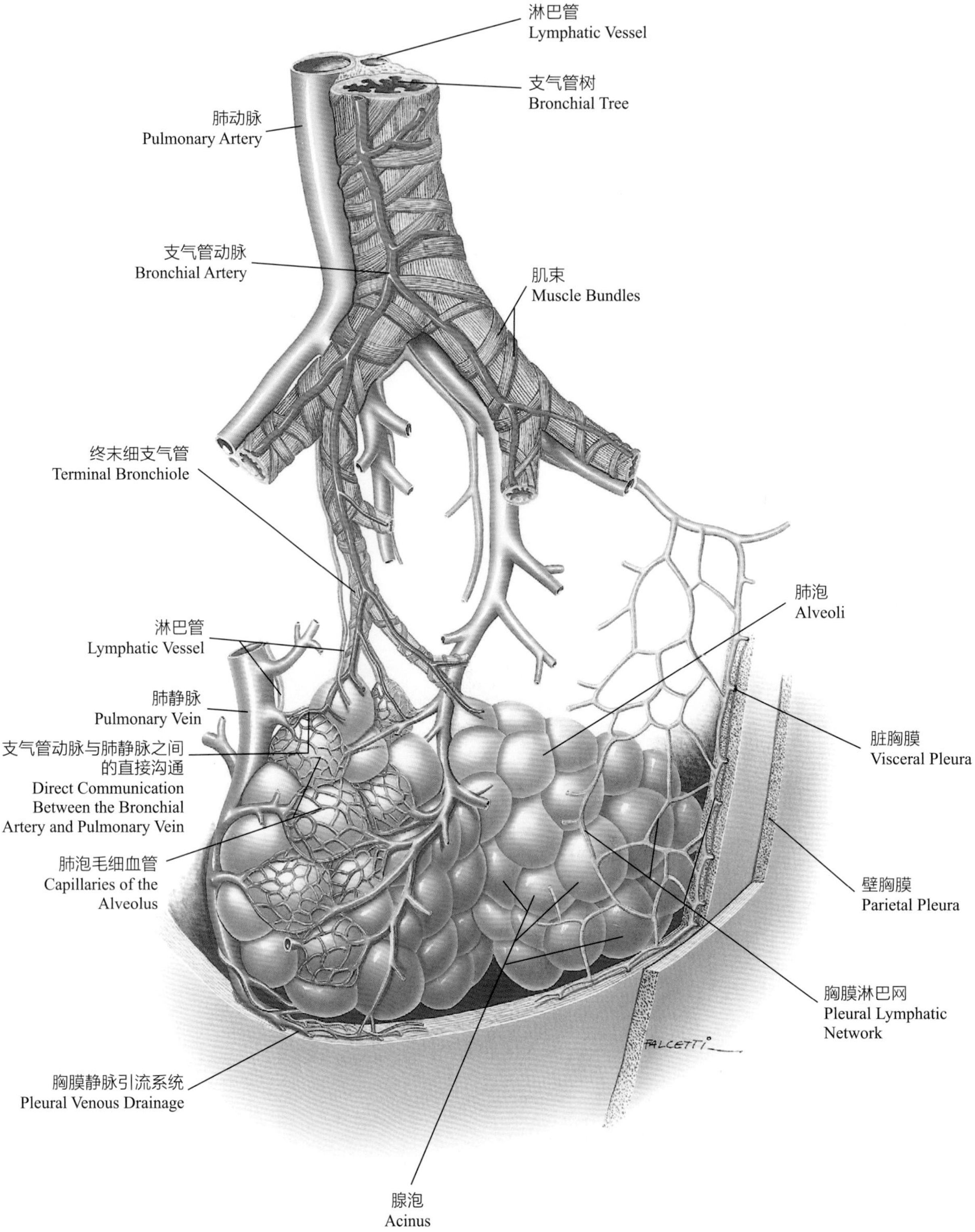

图10.18　肺部微循环示意图。显示肺动脉、支气管动脉、肺泡毛细血管、肺静脉和淋巴系统及它们之间的关系

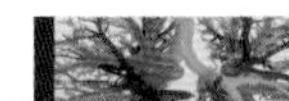

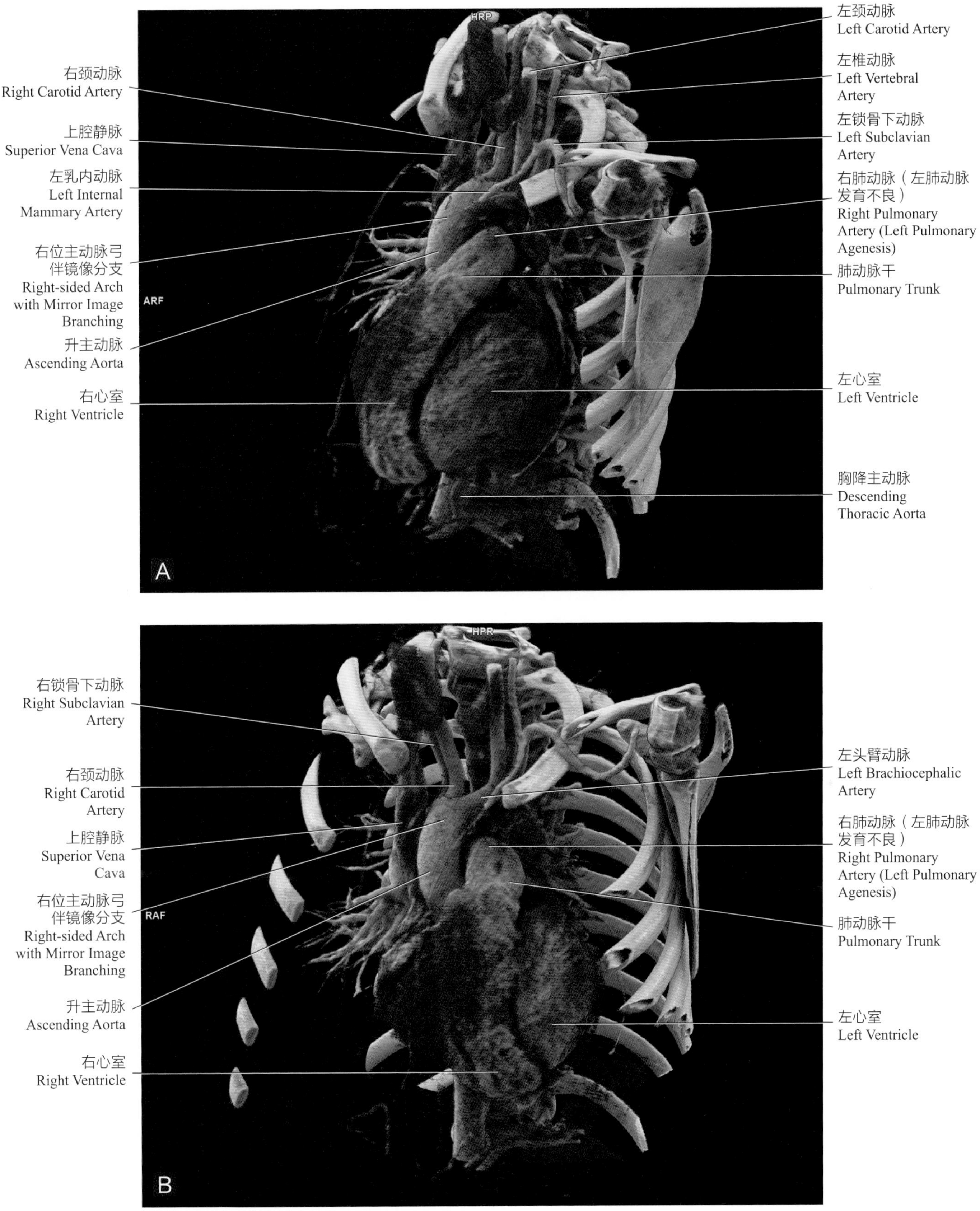

左颈动脉
Left Carotid Artery
右颈动脉
Right Carotid Artery
左椎动脉
Left Vertebral Artery
上腔静脉
Superior Vena Cava
左锁骨下动脉
Left Subclavian Artery
左乳内动脉
Left Internal Mammary Artery
右肺动脉（左肺动脉发育不良）
Right Pulmonary Artery (Left Pulmonary Agenesis)
右位主动脉弓伴镜像分支
Right-sided Arch with Mirror Image Branching
肺动脉干
Pulmonary Trunk
ARF
升主动脉
Ascending Aorta
左心室
Left Ventricle
右心室
Right Ventricle
胸降主动脉
Descending Thoracic Aorta
A

右锁骨下动脉
Right Subclavian Artery
左头臂动脉
Left Brachiocephalic Artery
右颈动脉
Right Carotid Artery
上腔静脉
Superior Vena Cava
右肺动脉（左肺动脉发育不良）
Right Pulmonary Artery (Left Pulmonary Agenesis)
右位主动脉弓伴镜像分支
Right-sided Arch with Mirror Image Branching
RAF
肺动脉干
Pulmonary Trunk
升主动脉
Ascending Aorta
左心室
Left Ventricle
右心室
Right Ventricle
B

图10.19　A. 肺血管CT造影重建图像显示左肺动脉中断。肺动脉发育不良和右位主动脉弓伴镜像分支并出现支气管动脉代偿性肥大。B. 其他视角显示左肺动脉主干的缺失和右位主动脉弓伴镜像分支

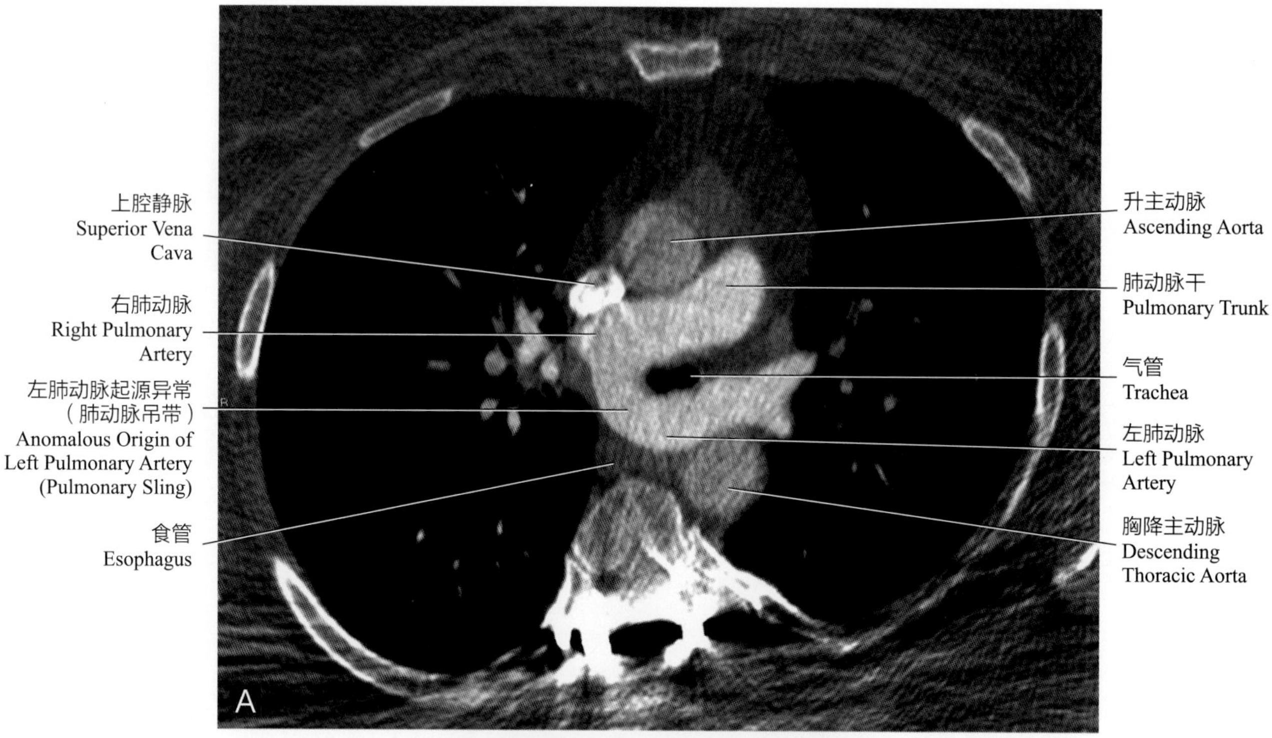

上腔静脉
Superior Vena Cava
右肺动脉
Right Pulmonary Artery
左肺动脉起源异常（肺动脉吊带）
Anomalous Origin of Left Pulmonary Artery (Pulmonary Sling)
食管
Esophagus
升主动脉
Ascending Aorta
肺动脉干
Pulmonary Trunk
气管
Trachea
左肺动脉
Left Pulmonary Artery
胸降主动脉
Descending Thoracic Aorta
A

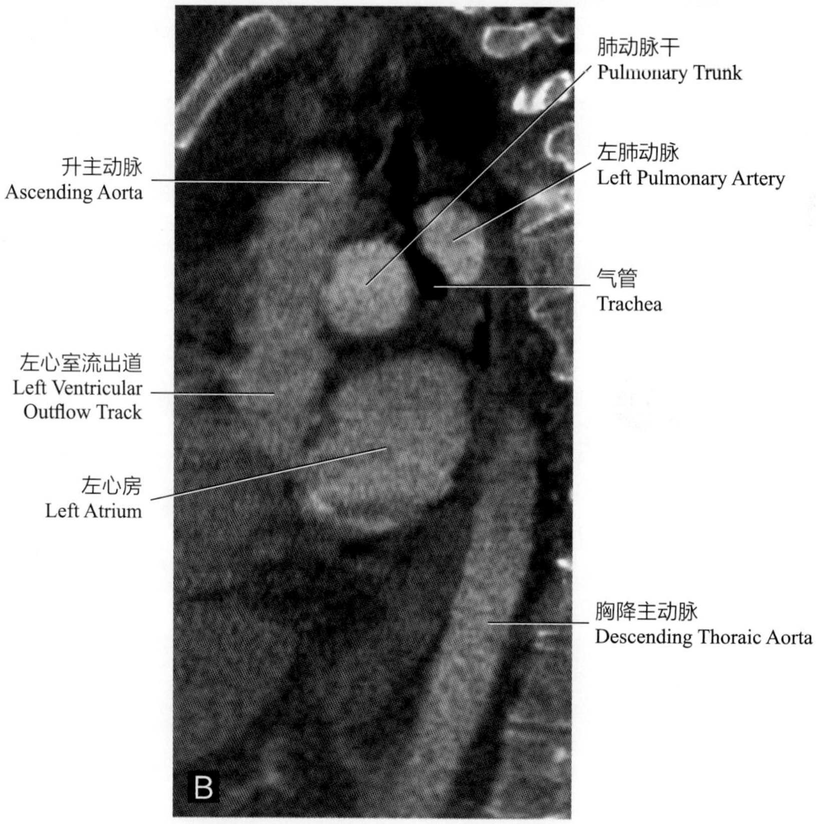

肺动脉干
Pulmonary Trunk
升主动脉
Ascending Aorta
左肺动脉
Left Pulmonary Artery
气管
Trachea
左心室流出道
Left Ventricular Outflow Track
左心房
Left Atrium
胸降主动脉
Descending Thoracic Aorta
B

图10.20　A.轴位肺动脉CT造影显示左肺动脉起源异常，即肺动脉吊带，表现为左肺动脉起源于右肺动脉，在气管及降主动脉间走行。B.同一患者的矢状位CT造影显示气管狭窄和肺动脉吊带

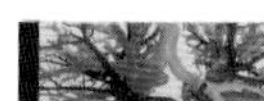

HPR

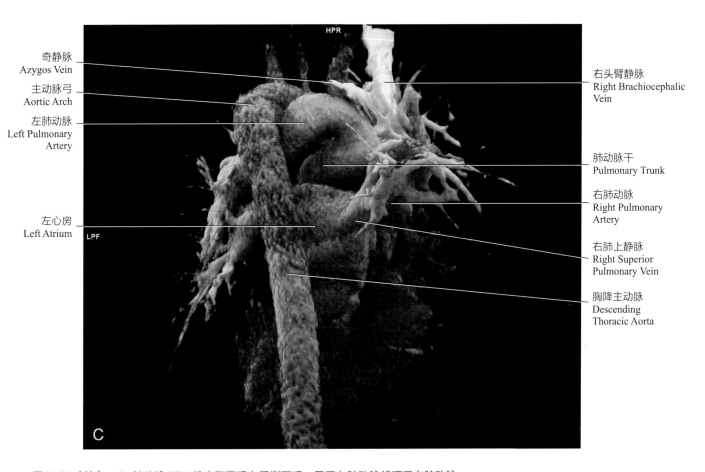

奇静脉
Azygos Vein

主动脉弓
Aortic Arch

左肺动脉
Left Pulmonary Artery

左心房
Left Atrium

LPF

右头臂静脉
Right Brachiocephalic Vein

肺动脉干
Pulmonary Trunk

右肺动脉
Right Pulmonary Artery

右肺上静脉
Right Superior Pulmonary Vein

胸降主动脉
Descending Thoracic Aorta

C

图10.20（续） C. 肺动脉CT三维容积再现右后侧面观，显示左肺动脉起源于右肺动脉

（译者：任继亮）

11

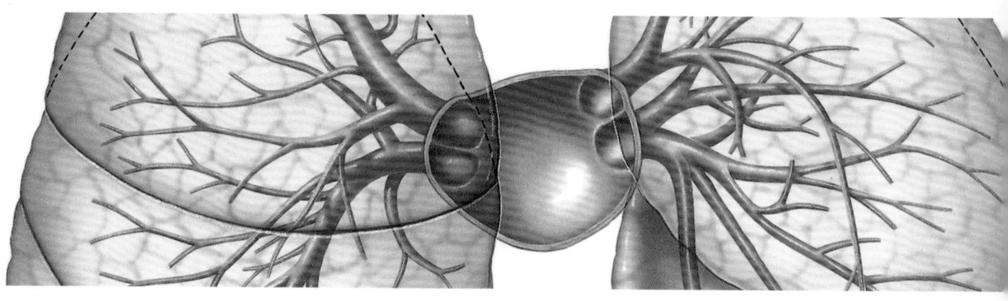

第11章
肺的静脉循环

肺静脉起自肺泡的毛细血管网和胸膜的毛细血管网。由于较大的分支在小叶间隔内走行，所以和肺支气管动脉的路径是分开的。组织学上，小的肺静脉和小的肺动脉伴行。随着静脉直径的变大，平滑肌细胞和弹力层变得容易辨别。当静脉直径为 60 ~ 100 μm 时，可以很清楚地看到它们进入小叶间隔（见第 10 章，图 10.18）。

支气管周围密集的由细动脉组成的血管网，以特征性的不规则形态终止于支气管毛细血管网和大量的支气管静脉丛，并与后两者间存在沟通。支气管静脉丛和肺静脉的小分支相连。

肺静脉

人体两肺中通常各有上、下两支肺静脉，左、右肺上静脉引流左肺上叶区域和右肺中上叶区域，左、右肺下静脉引流双侧肺下叶区域（图 11.1）。肺静脉将含氧的血液引流到左心房，CT 能够很好地显示这些结构（图 11.2）。由于肺静脉结构较多，有时也会发现一些变异。在右侧肺，最常见的变异是存在 3 支独立的肺静脉，其中第 3 支肺静脉通常引流来自右肺中叶的血流。在左肺，最常见的变异是单支共干肺静脉，表现为所有的肺静脉在未到达左心房前就已经汇合到一起(图 11.3)。此外，还有更少见、更复杂的结构变异（图 11.4）。由于血流仍然是按常规的路径走行，这些变异被认为是正常的解剖变异。

而在肺静脉的异常引流中，静脉引流至不同的结构，通常直接引流至上腔静脉或右心房。更多的细节将在下文进行讨论。右肺静脉在肺动脉干的下方、上腔静脉的后方进入肺门。肺主静脉通常以两支独立分开的静脉进入左心房。左肺静脉在降主动脉的前方穿过，既可以在左心房的右侧独立进入左心房，也可以在心包腔内和另一支左肺静脉汇合后形成共干肺静脉进入左心房（图 11.5 ~ 11.8）。

肺静脉系统在任何时候都承载着大约 50% 的肺内血液。随着导管射频消融术在心律失常治疗中的广泛应用，对肺静脉解剖变异的研究变得越来越重要。引发心律失常的异常传导通路通常位于肺静脉口附近。治疗方法是在肺静脉周围应用射频能量，破坏这些通路。在术前计划时了解正常解剖变异和部分异常静脉引流是非常重要的。此外，一些静脉

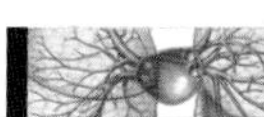

可能会因手术留下瘢痕，形成狭窄，甚至完全闭塞（图 11.9）。幸运的是，如果发现及时，这些狭窄可以通过支架植入得到治疗（图 11.10）。

异常的肺静脉引流

全肺静脉引流异常是一种复杂且非常严重的先天性心脏病，指所有的肺静脉引流至上腔静脉、下腔静脉或右心房（图 11.11）。当存在部分异常肺静脉引流时，通常涉及部分或者一侧肺。在大多数病例中，供应异常引流肺段的肺动脉也会相应缩小（图 11.12）。其他的一些异常的肺静脉引流与肺隔离症、HALASZ 综合征相关，也可以是一个孤立的异常表现。HALASZ 综合征表现为右位心、右肺发育不全和弯刀样肺静脉引流。除了以上综合征，弯刀样部分静脉引流异常也可作为独立的表现存在（图 11.13）。弯刀样静脉引流多引流至下腔静脉，很少引流至奇静脉；而肺静脉引流异常可引流至上腔静脉或头臂静脉。

CT 已经被越来越多地用于评估通过射频消融术治疗心律失常后的肺静脉。在这种情况下，识别部分静脉异常引流很重要，因为这些异常在成年人中常无症状。CT 可显示正常位置静脉的缺失，也可以显示引流至其他血管或者心腔的静脉（图 11.14）。

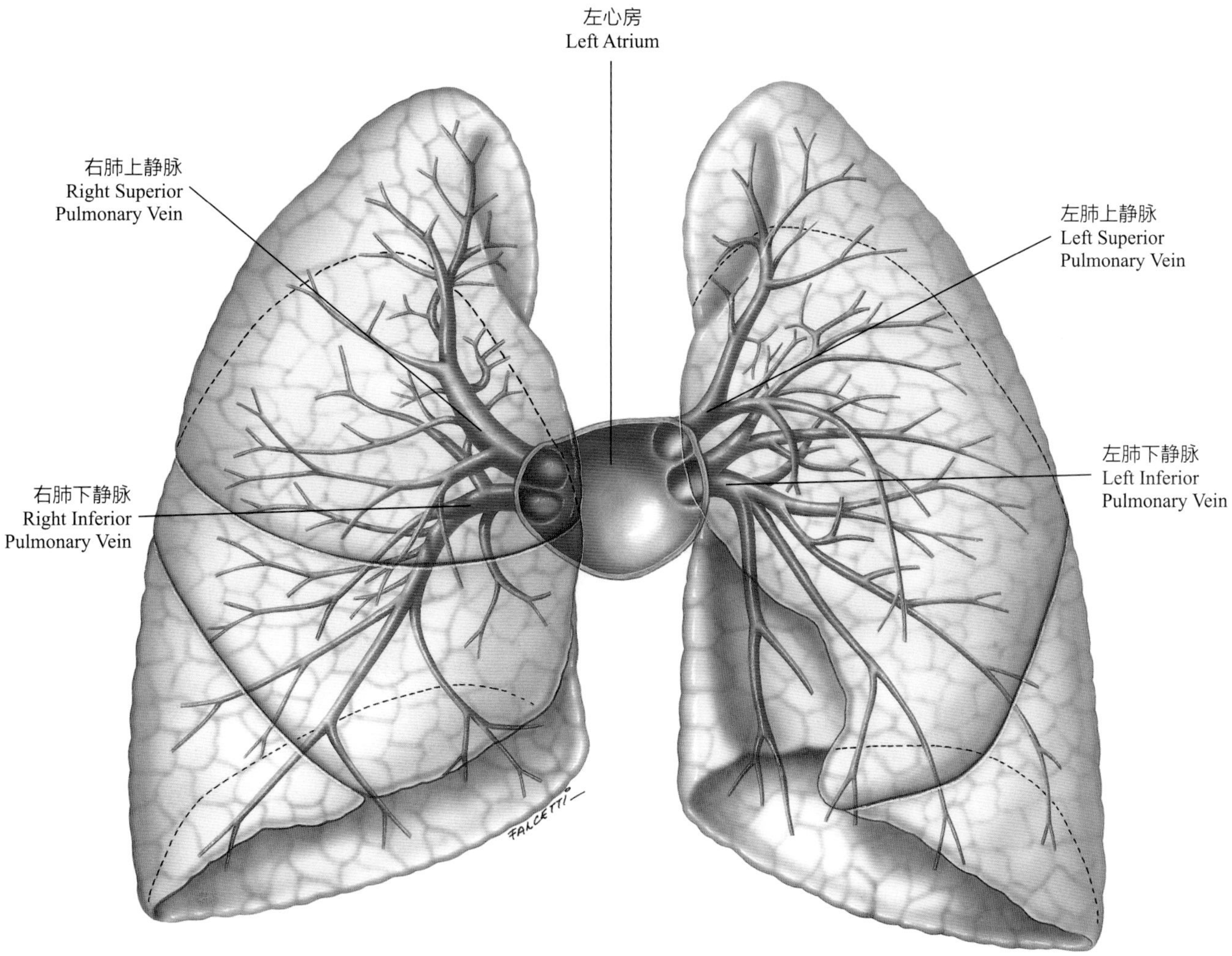

图11.1 左心房和肺静脉原理图。注意两条肺上静脉和两条肺下静脉

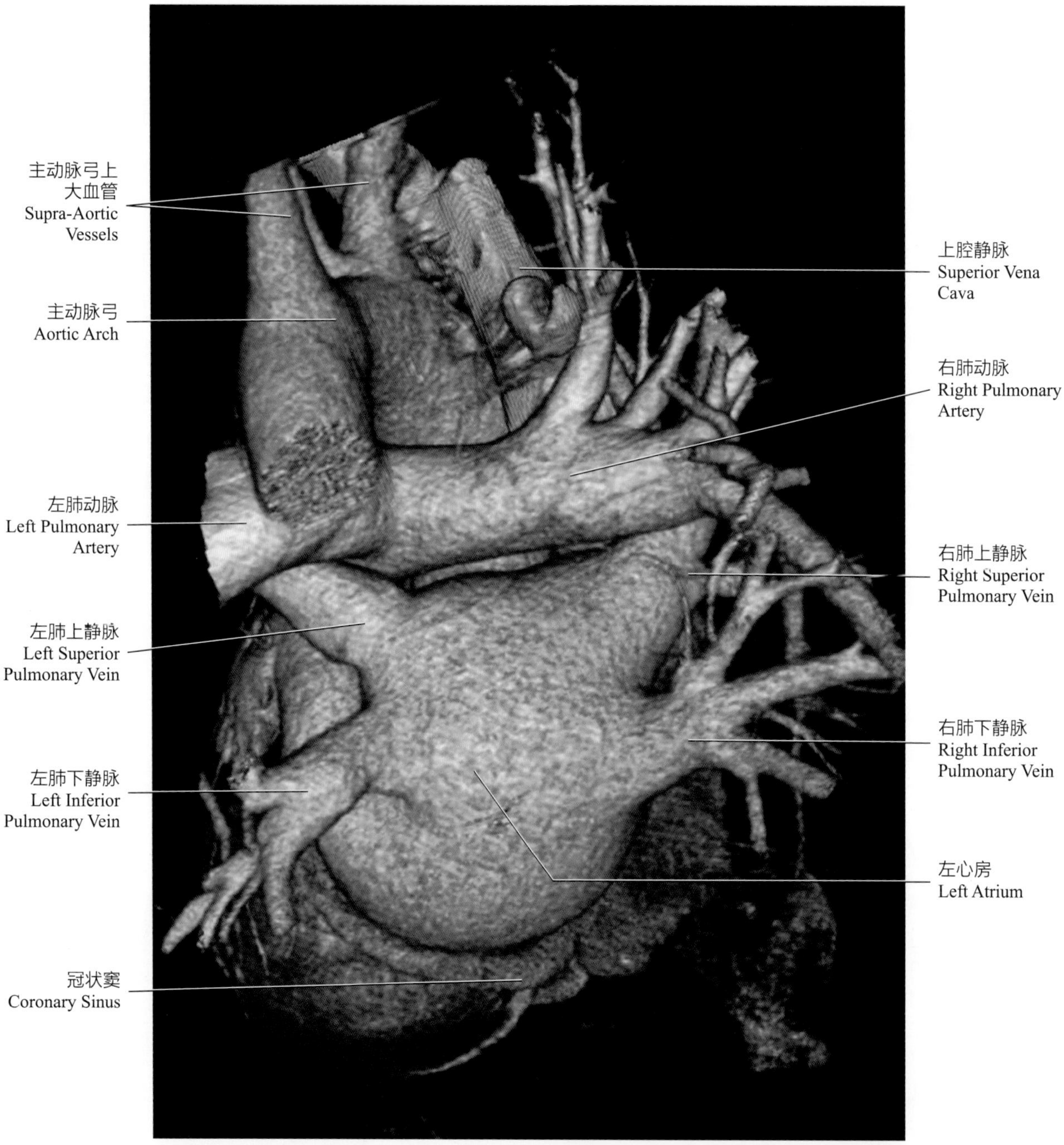

主动脉弓上大血管
Supra-Aortic Vessels

上腔静脉
Superior Vena Cava

主动脉弓
Aortic Arch

右肺动脉
Right Pulmonary Artery

左肺动脉
Left Pulmonary Artery

右肺上静脉
Right Superior Pulmonary Vein

左肺上静脉
Left Superior Pulmonary Vein

右肺下静脉
Right Inferior Pulmonary Vein

左肺下静脉
Left Inferior Pulmonary Vein

左心房
Left Atrium

冠状窦
Coronary Sinus

图11.2　心脏CTA三维重建图像（后位观）。注意左心房在肺动脉的下方，以及为了更好地显示左心房和肺静脉，降主动脉已经被重建切除了

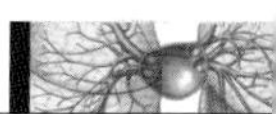

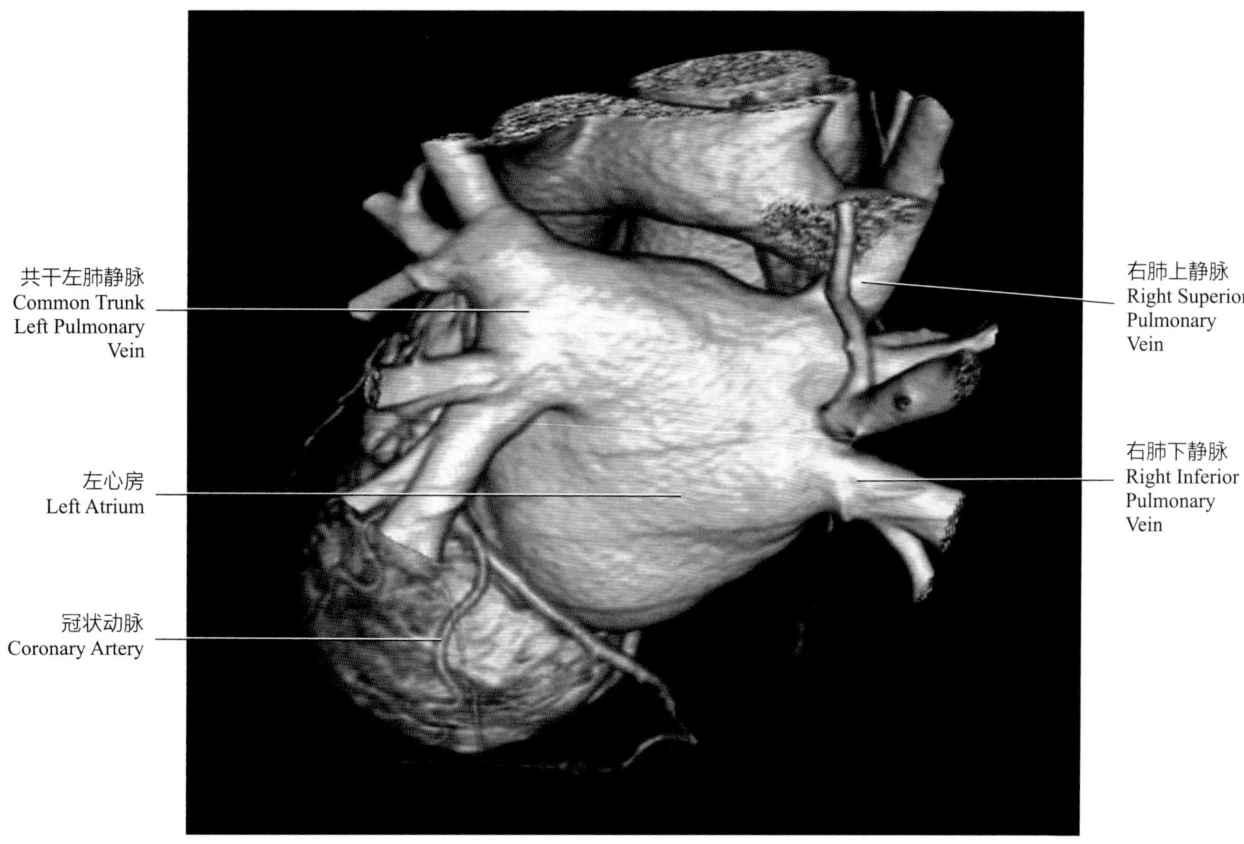

图11.3　CT三维图像后位观。左肺静脉形成共干肺静脉进入左心房的一种正常变异

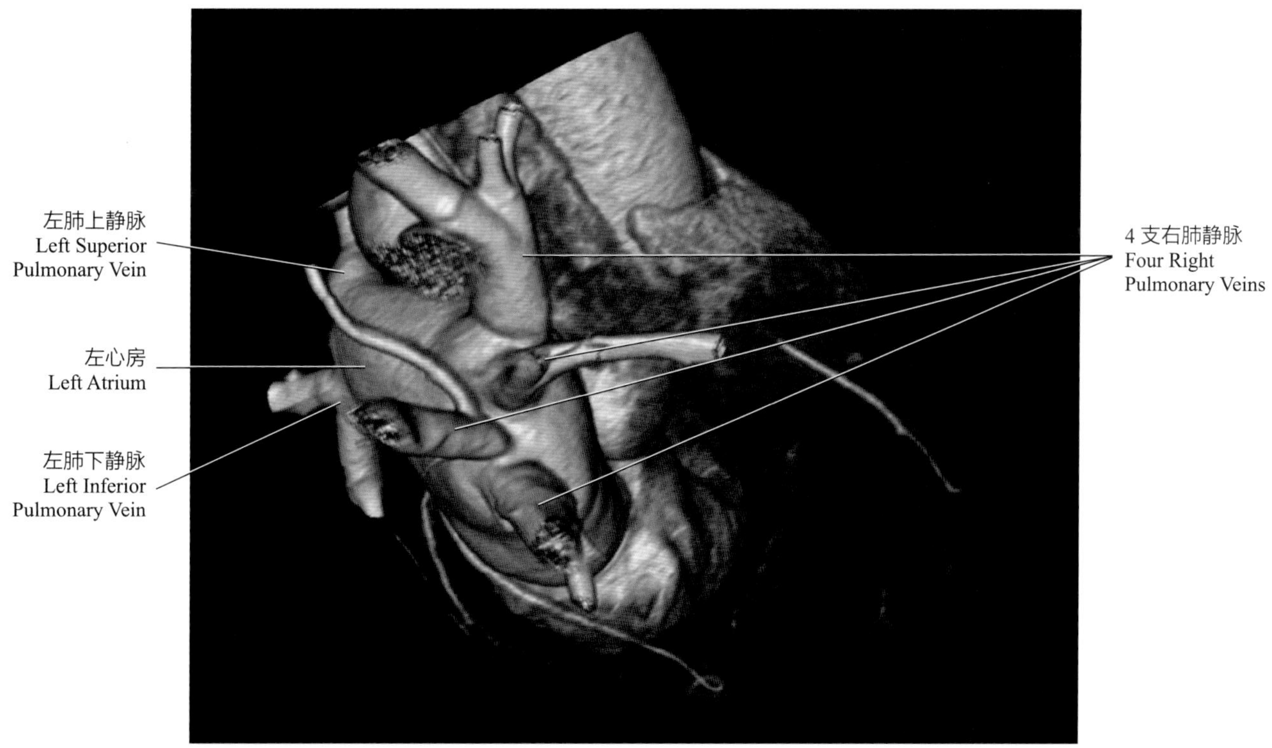

图11.4　CT三维图像右侧观。4支右肺静脉独立引流至左心房的罕见变异

尖后支
Apical Posterior Branch
前支
Anterior Branch
右肺动脉
Right Pulmonary Artery
中叶支
Middle Lobe Branches
上支
Superior Branches
内基底支
Medial Basal Branch
前底支
Anterior Basal Branch
A
外侧底支
Lateral Basal Branches
后底支
Posterior Basal Branch

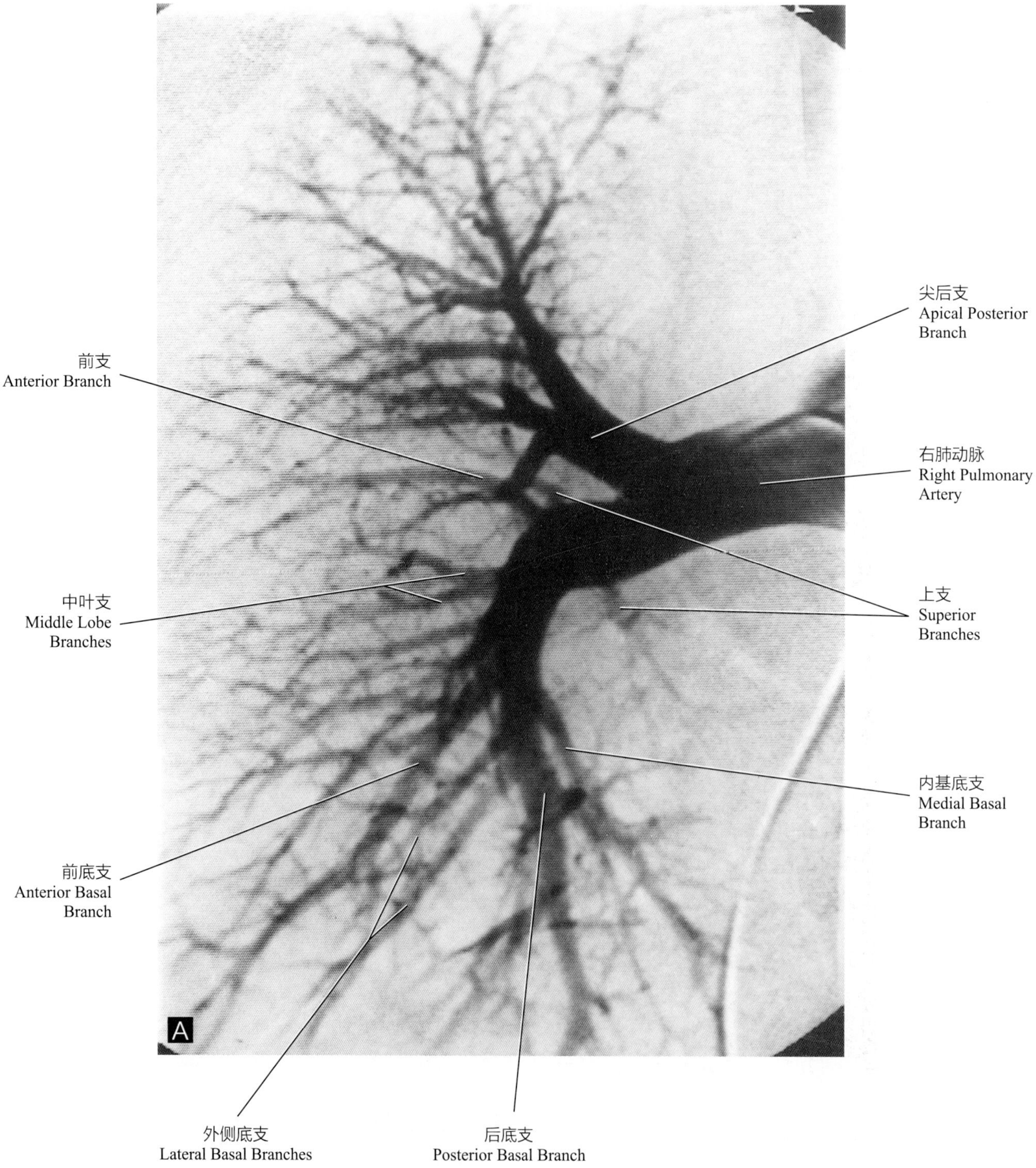

图11.5 A. 右肺动脉血管造影示上、中、下叶肺动脉

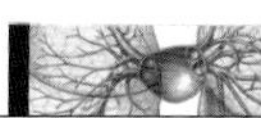

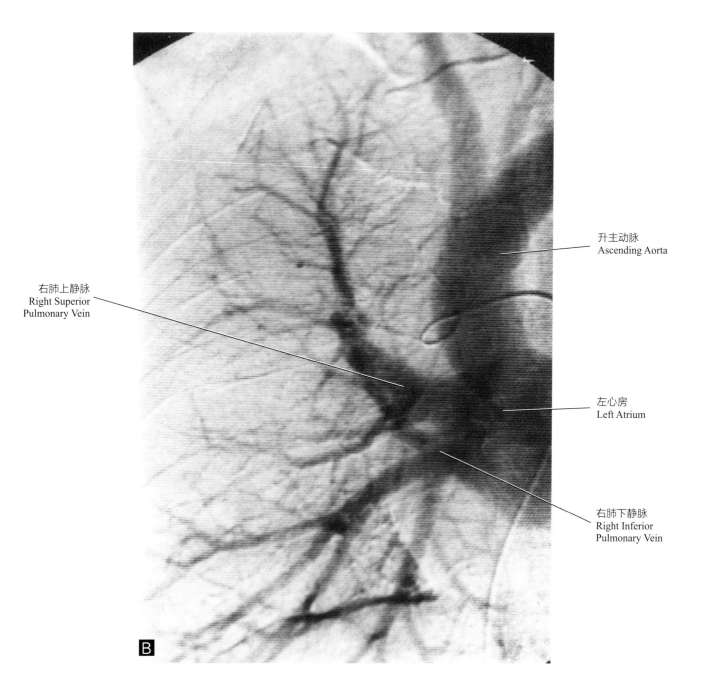

升主动脉
Ascending Aorta

右肺上静脉
Right Superior
Pulmonary Vein

左心房
Left Atrium

右肺下静脉
Right Inferior
Pulmonary Vein

B

图11.5（续） B. 血管造影晚期示右肺上、下静脉引流。左心房和升主动脉也可被显示

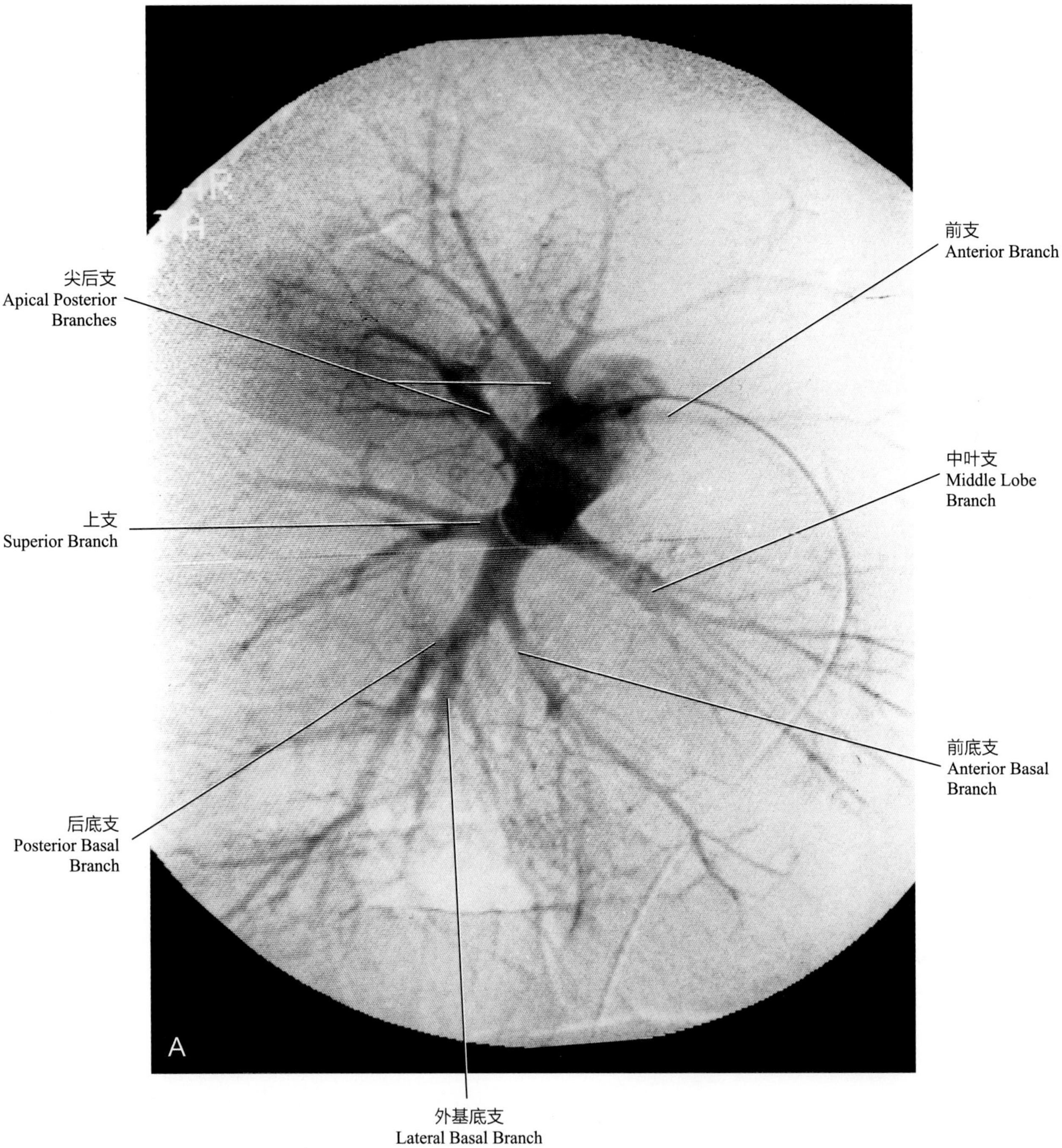

尖后支
Apical Posterior Branches

上支
Superior Branch

后底支
Posterior Basal Branch

前支
Anterior Branch

中叶支
Middle Lobe Branch

前底支
Anterior Basal Branch

外基底支
Lateral Basal Branch

A

图11.6 A. 右肺动脉血管造影侧位观示上、中、下叶肺动脉

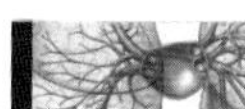

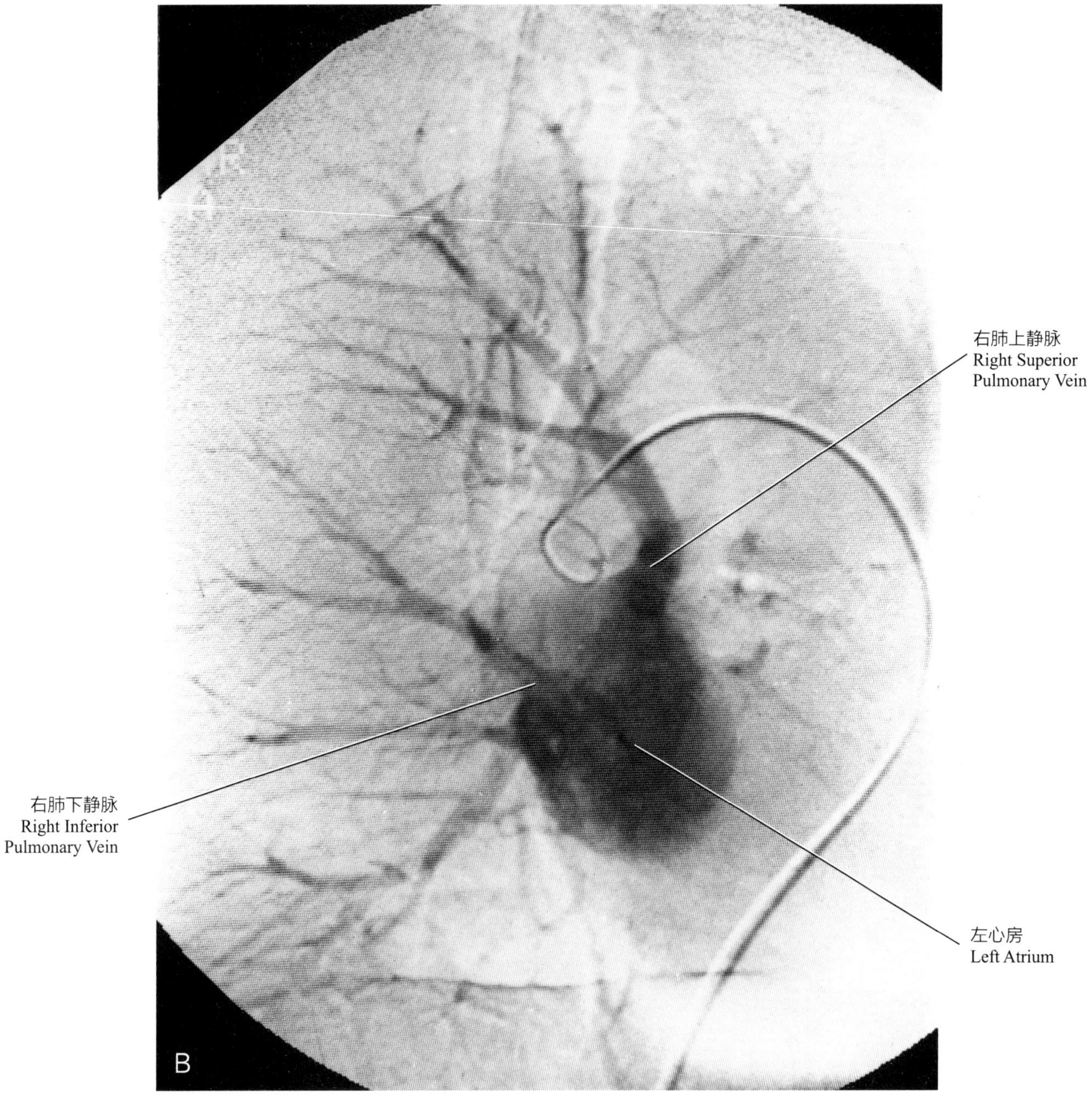

右肺上静脉
Right Superior
Pulmonary Vein

右肺下静脉
Right Inferior
Pulmonary Vein

左心房
Left Atrium

B

图11.6（续） B. 血管造影晚期示右肺上、下静脉的引流，以及左心房

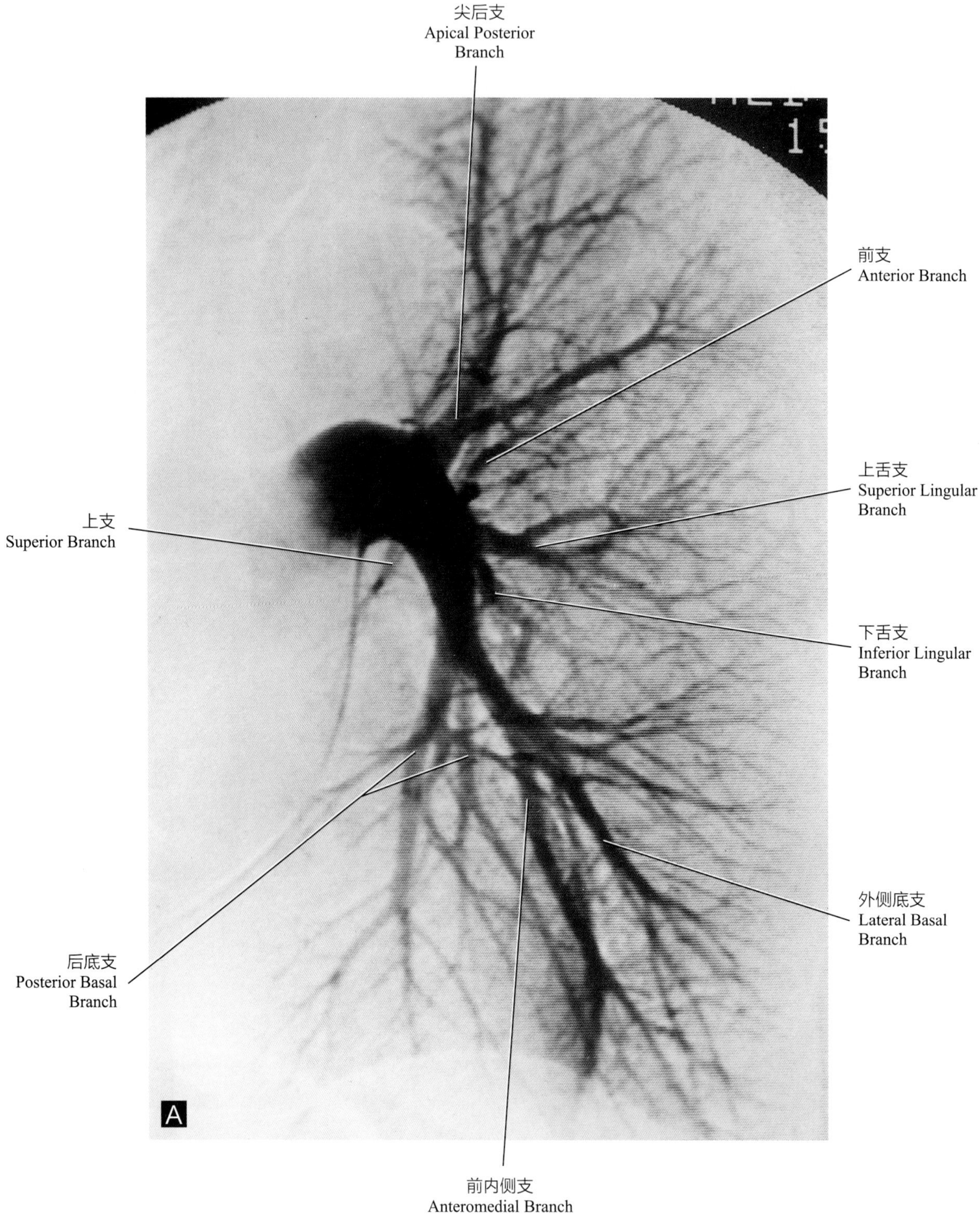

尖后支
Apical Posterior Branch

前支
Anterior Branch

上舌支
Superior Lingular Branch

上支
Superior Branch

下舌支
Inferior Lingular Branch

外侧底支
Lateral Basal Branch

后底支
Posterior Basal Branch

A

前内侧支
Anteromedial Branch

图11.7 A. 左肺动脉血管造影前位观示上、下肺叶各分支

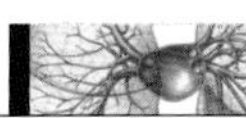

15

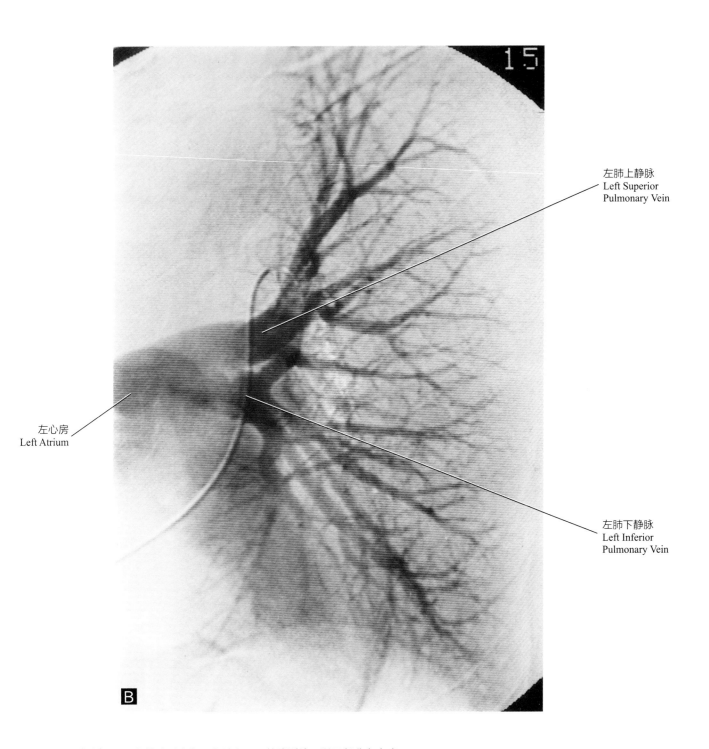

左肺上静脉
Left Superior
Pulmonary Vein

左心房
Left Atrium

左肺下静脉
Left Inferior
Pulmonary Vein

B

图11.7（续）　B. 血管造影晚期示左肺上、下静脉引流，以及部分左心房

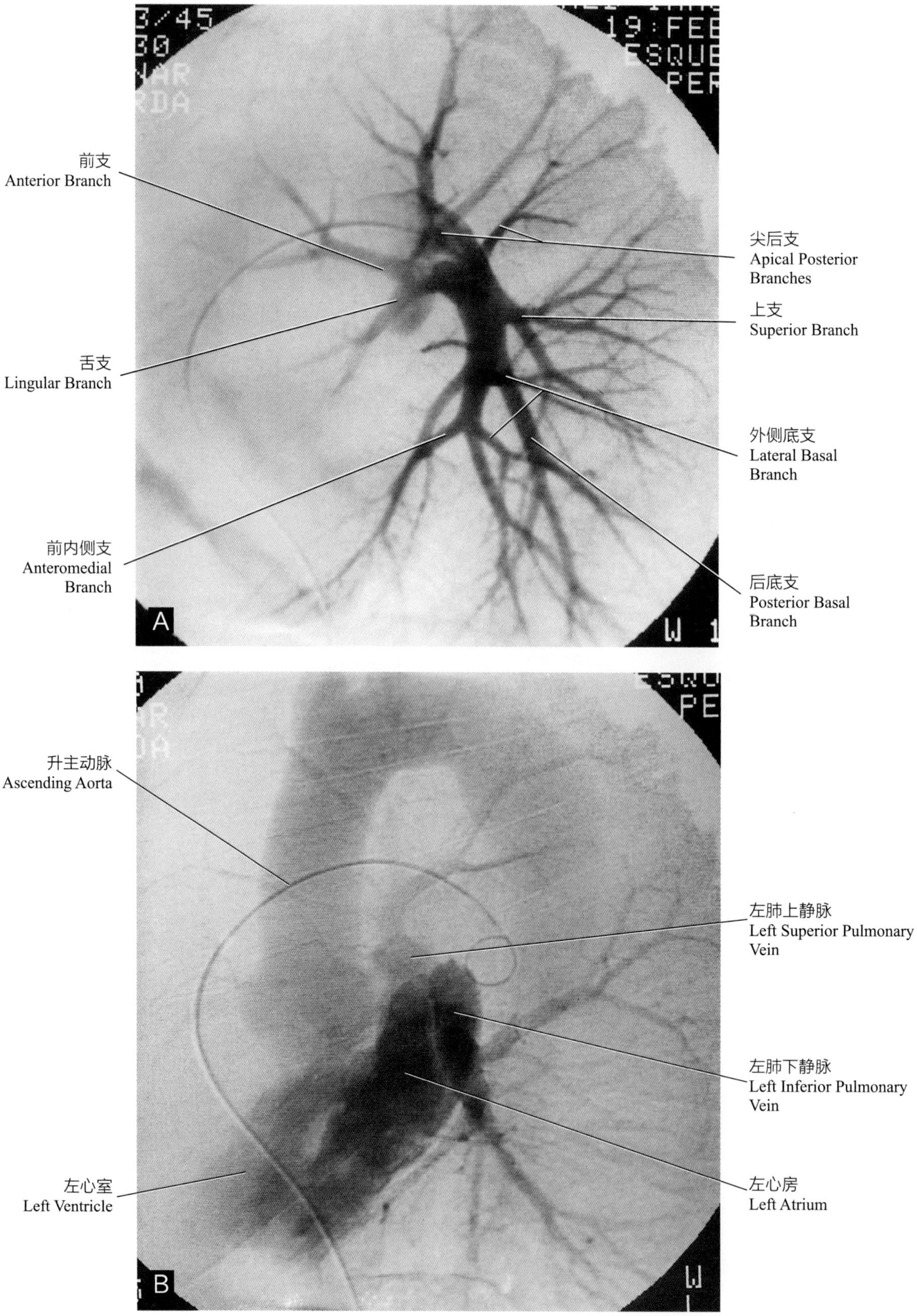

前支
Anterior Branch

尖后支
Apical Posterior Branches

上支
Superior Branch

舌支
Lingular Branch

外侧底支
Lateral Basal Branch

前内侧支
Anteromedial Branch

后底支
Posterior Basal Branch

升主动脉
Ascending Aorta

左肺上静脉
Left Superior Pulmonary Vein

左肺下静脉
Left Inferior Pulmonary Vein

左心室
Left Ventricle

左心房
Left Atrium

图11.8　A. 左肺动脉血管造影侧位观示上、下肺叶各段肺动脉。B. 血管造影晚期示静脉系统引流。上肺静脉显示不清楚，左心房和左心室显示清楚

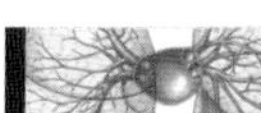

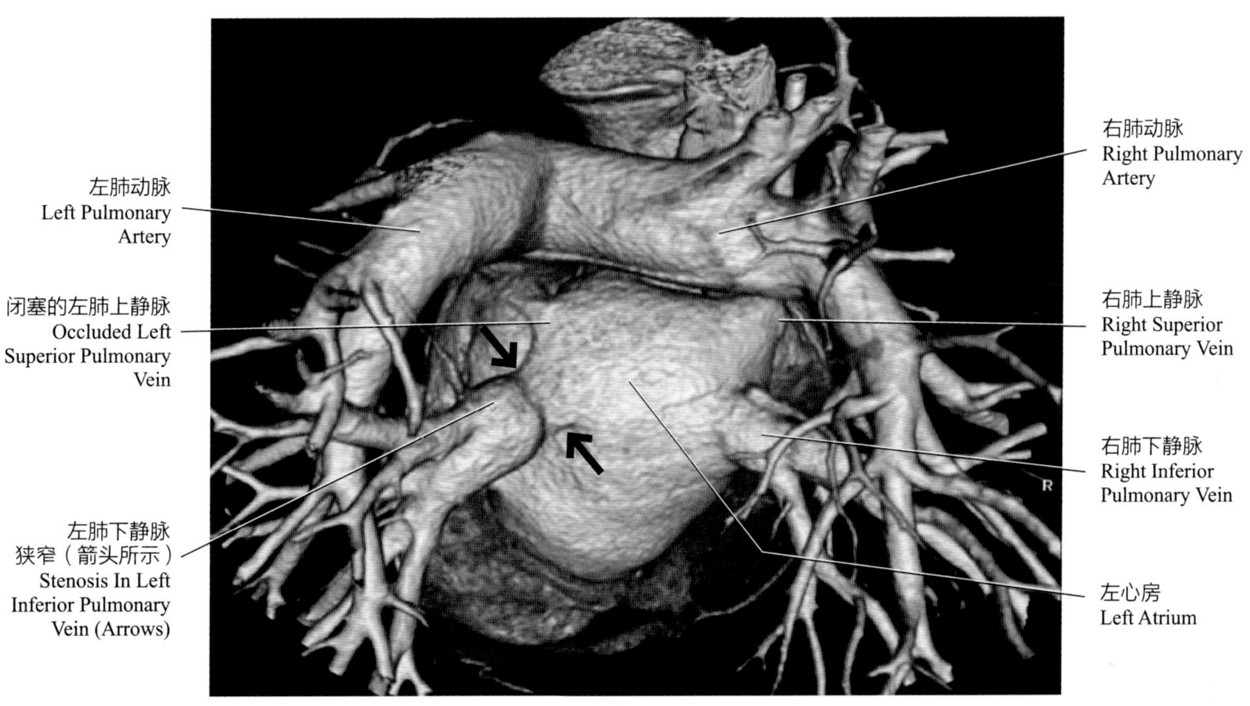

图11.9　房颤射频消融术后CT三维图像后位观示，左肺下静脉狭窄（箭头所示）以及左肺上静脉完全闭塞。右侧肺静脉未见明显异常

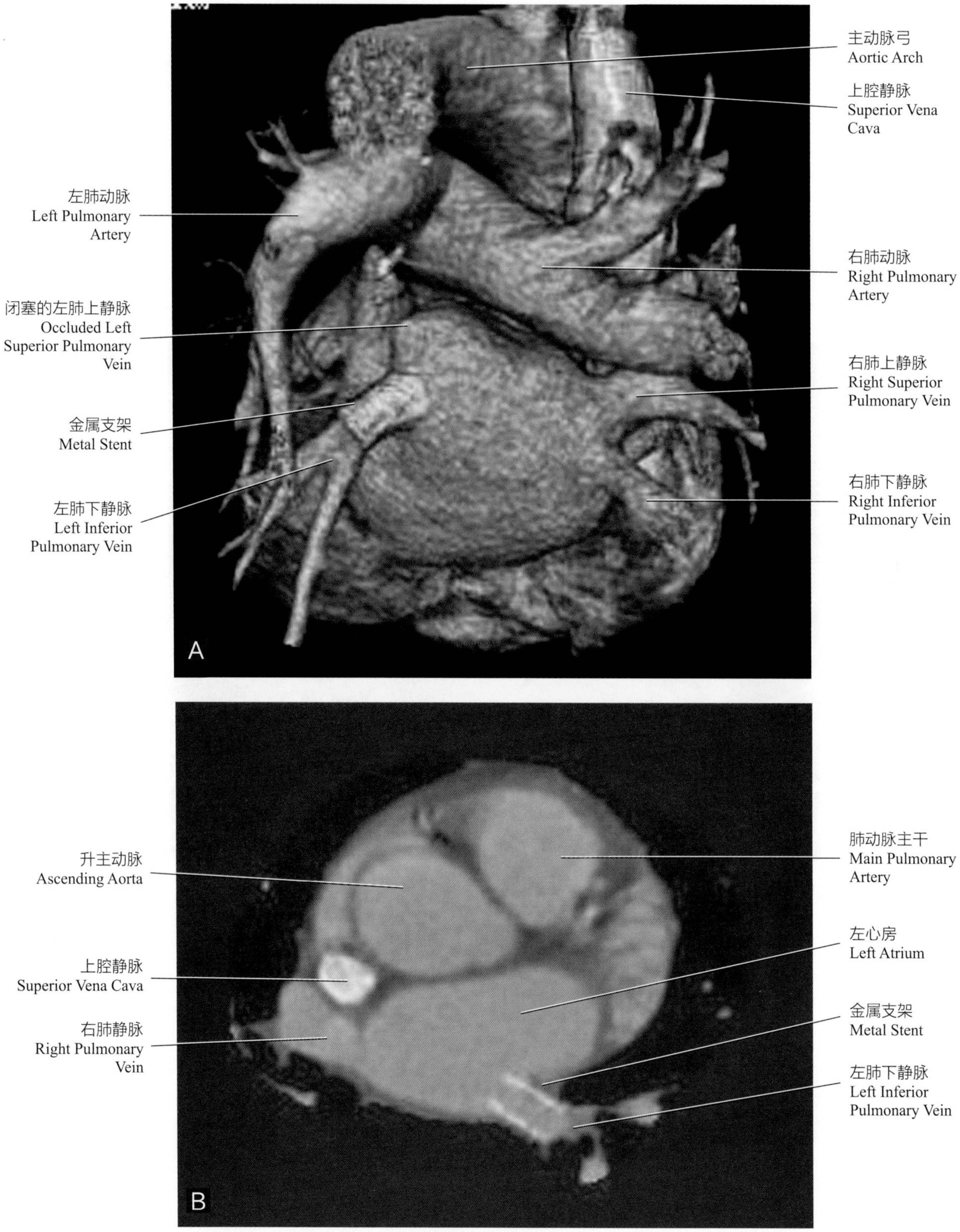

图11.10　通过金属支架治疗肺静脉狭窄的患者的CT图像。A. 三维图像显示了金属支架，但未显示内部细节。B. 轴位图像示左肺下静脉支架内腔充分张开

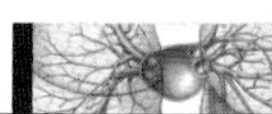

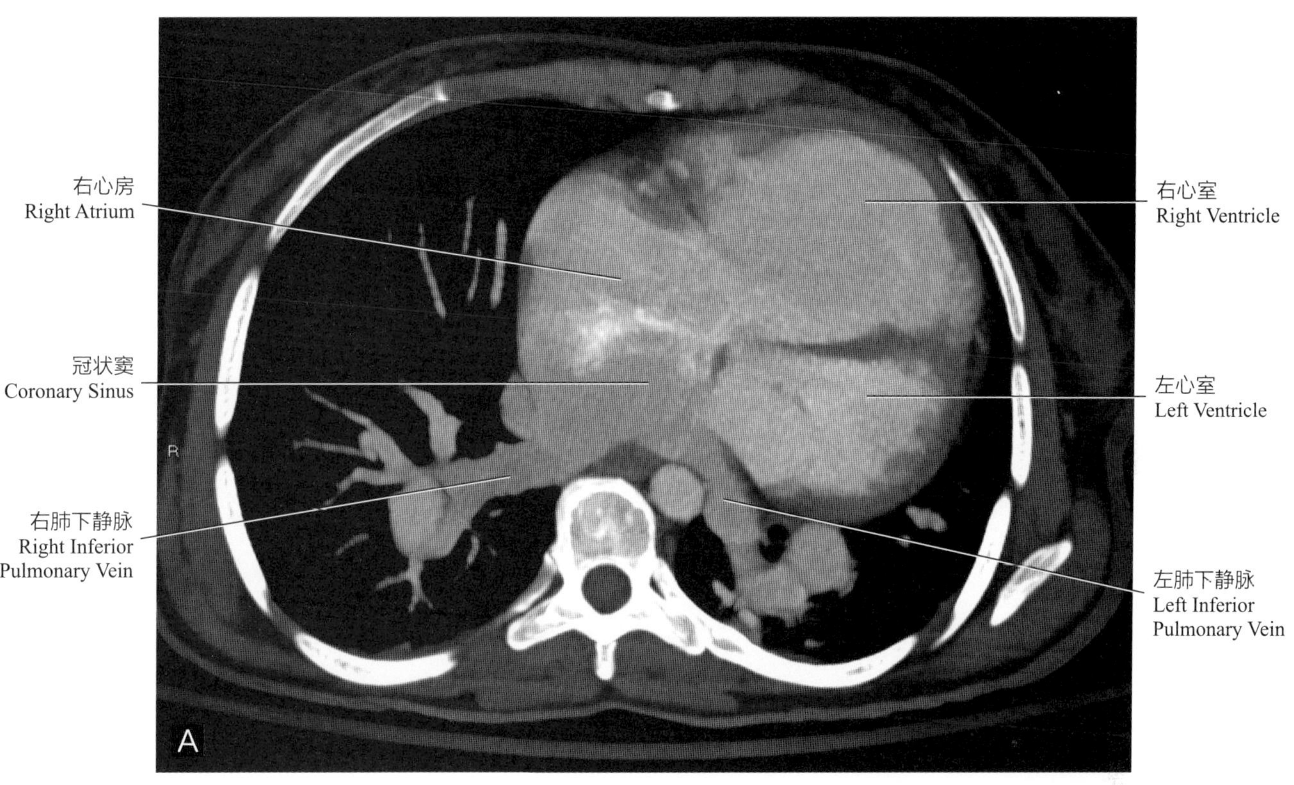

图11.11 肺静脉回流完全变异。A. 胸部增强CT最大密度投影显示肺静脉引流异常至右心房。该患者因存在先天性继发型房间隔缺损，可存活至成人。左侧肺静脉引流入冠状窦

左颈动脉
Left Carotid Artery
左头臂静脉
Left Brachiocephalic Vein
头臂动脉
Brachiocephalic Artery
左锁骨下动脉
Left Subclavian Artery
右头臂静脉
Right Brachiocephalic Vein
左肺动脉
Left Pulmonary Artery
上腔静脉
Superior Vena Cava
右支气管动脉
Right Bronchial Artery
主动脉弓
Aortic Arch
右肺动脉升支
Ascending Branch of Right Pulmonary Artery
左心房
Left Atrium
右肺动脉降支
Descending Branch of Right Pulmonary Artery
LPH
左肺上静脉
Left Superior Pulmonary Vein
右肺上静脉
Right Superior Pulmonary Vein
左肺下静脉
Left Inferior Pulmonary Vein
右肺下静脉
Right Inferior Pulmonary Vein
左心室
Left Ventricle
右心房
Right Atrium
下腔静脉
Inferior Vena Cava
冠状窦
Coronary Sinus
B

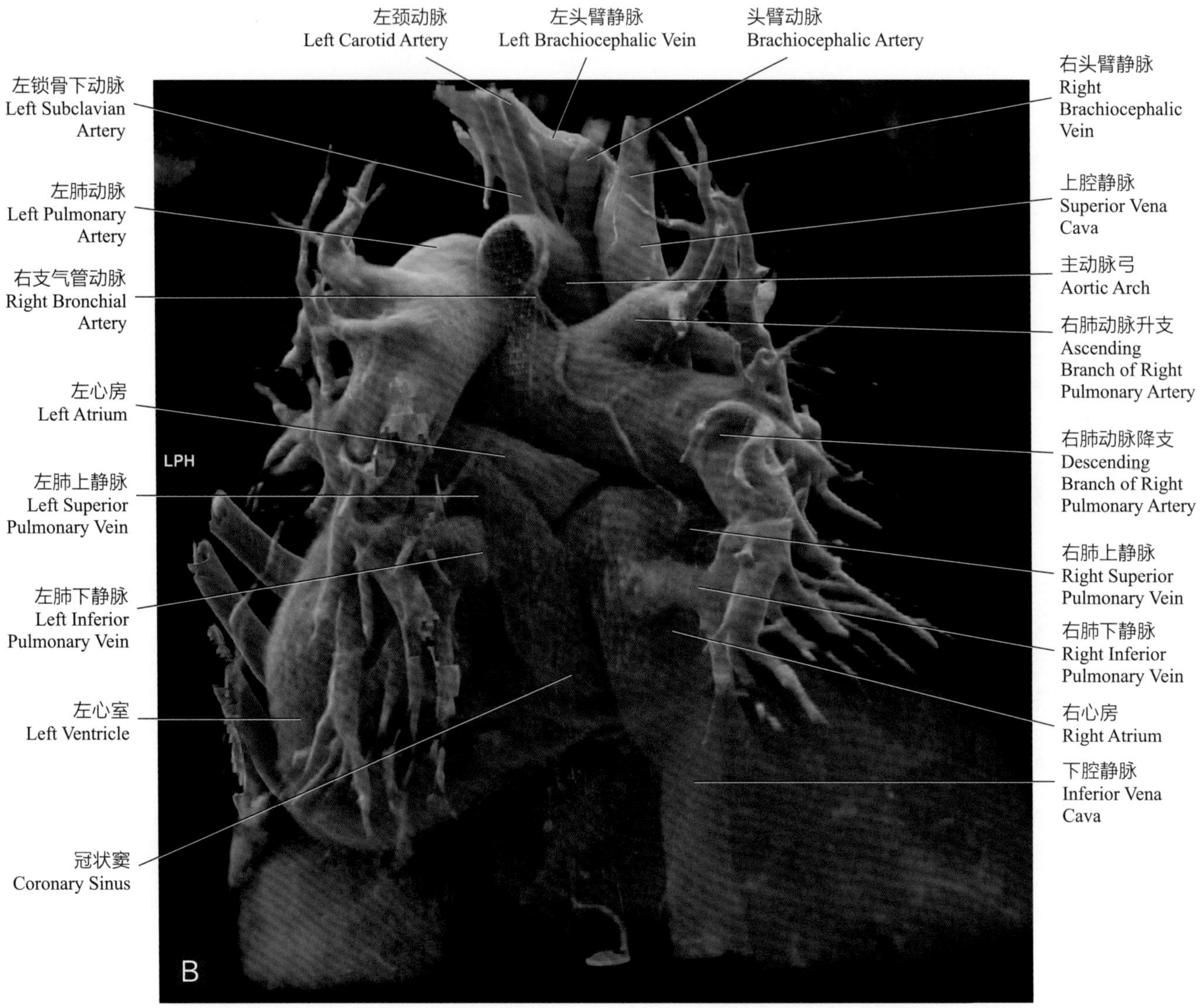

图11.11（续） B. 容积再现后位观示左、右肺静脉汇合

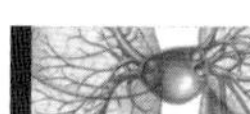

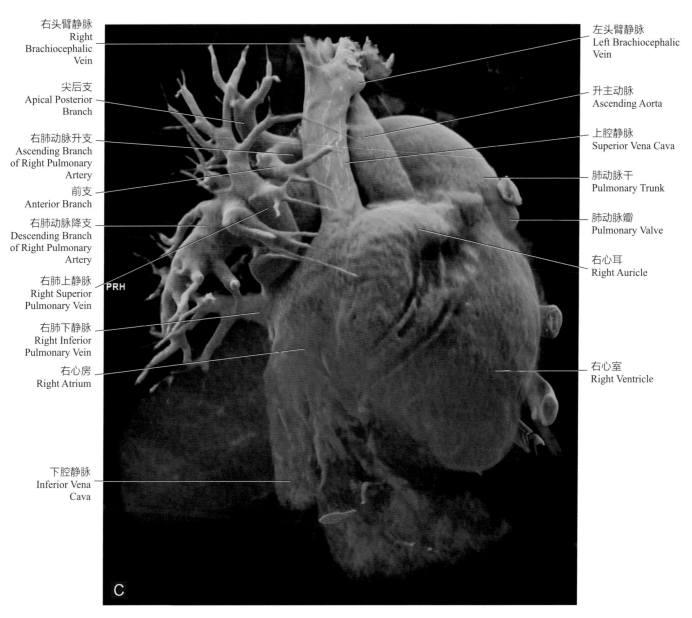

右头臂静脉
Right Brachiocephalic Vein

尖后支
Apical Posterior Branch

右肺动脉升支
Ascending Branch of Right Pulmonary Artery

前支
Anterior Branch

右肺动脉降支
Descending Branch of Right Pulmonary Artery

右肺上静脉
Right Superior Pulmonary Vein

右肺下静脉
Right Inferior Pulmonary Vein

右心房
Right Atrium

下腔静脉
Inferior Vena Cava

左头臂静脉
Left Brachiocephalic Vein

升主动脉
Ascending Aorta

上腔静脉
Superior Vena Cava

肺动脉干
Pulmonary Trunk

肺动脉瓣
Pulmonary Valve

右心耳
Right Auricle

右心室
Right Ventricle

PRH

C

图11.11（续） C. 右侧位观示右肺静脉直接引流至右心房，可见肺动脉扩张

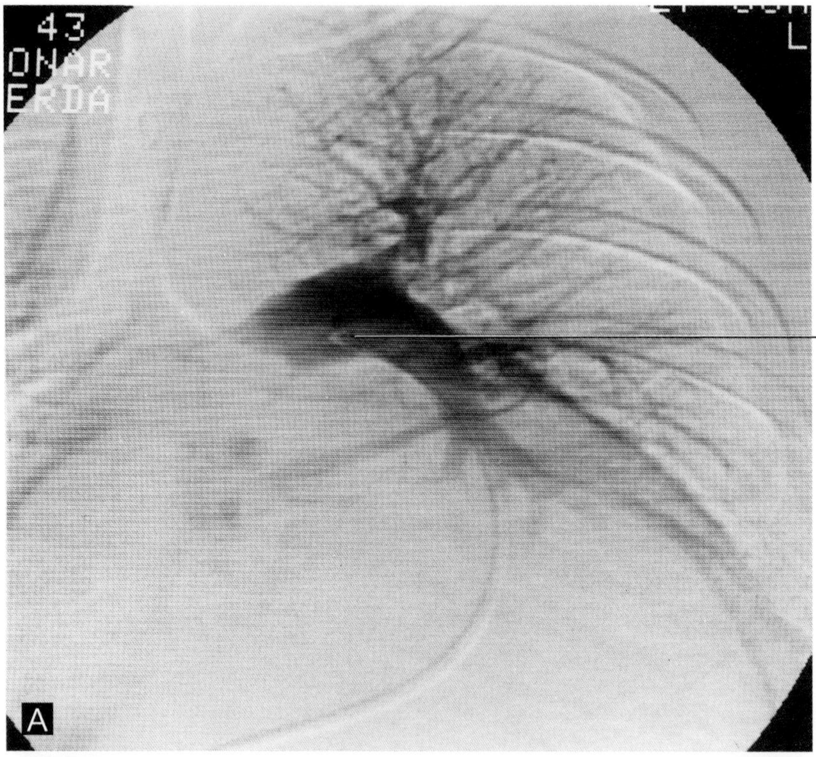

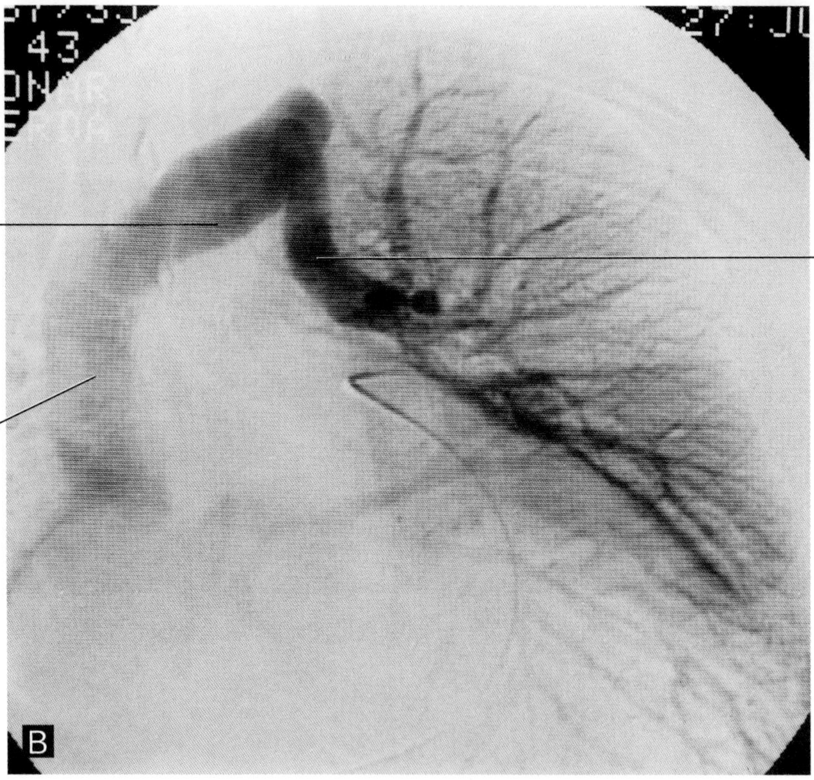

左肺动脉
Left Pulmonary Artery

左头臂静脉
Left Brachiocephalic Vein

异常的肺静脉
Anomalous Pulmonary Vein

上腔静脉
Superior Vena Cava

图11.12　异常的肺静脉引流系统。A. 动脉血管造影前位观。B.肺动脉血管造影晚期示异常的肺静脉引流系统直接汇入左头臂静脉，同时可见上腔静脉浑浊

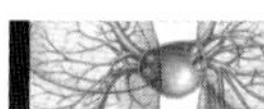

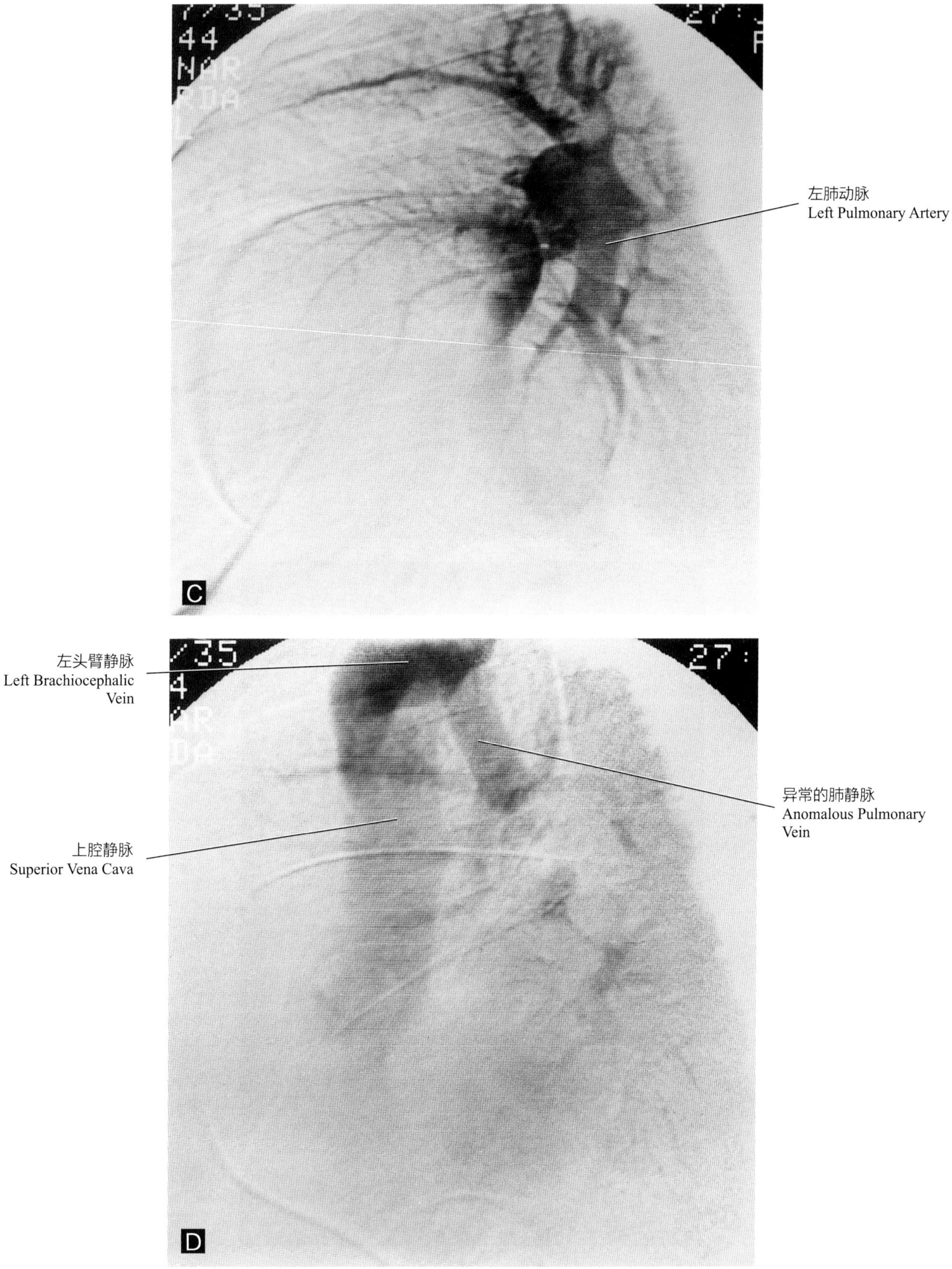

图11.12（续）　C. 肺动脉血管造影侧位观示后移的肺动脉。D. 肺动脉血管造影晚期示左头臂静脉异常引流，同时可见上腔静脉混浊

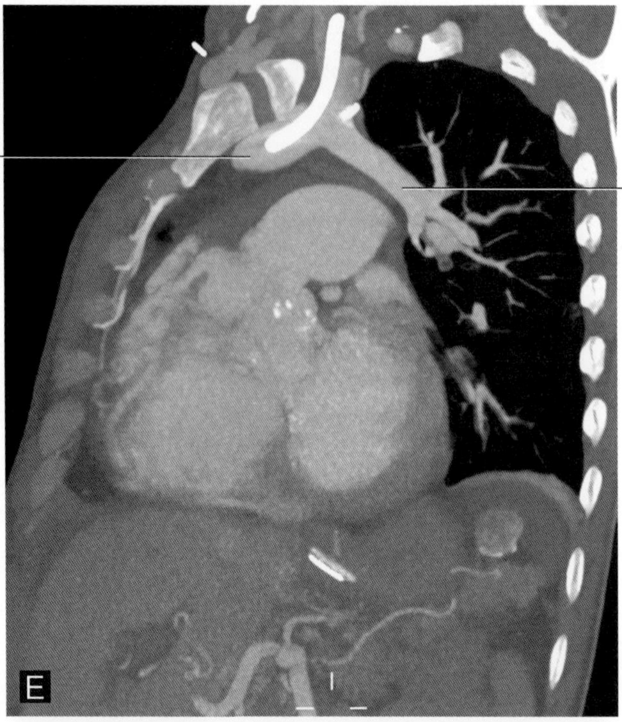

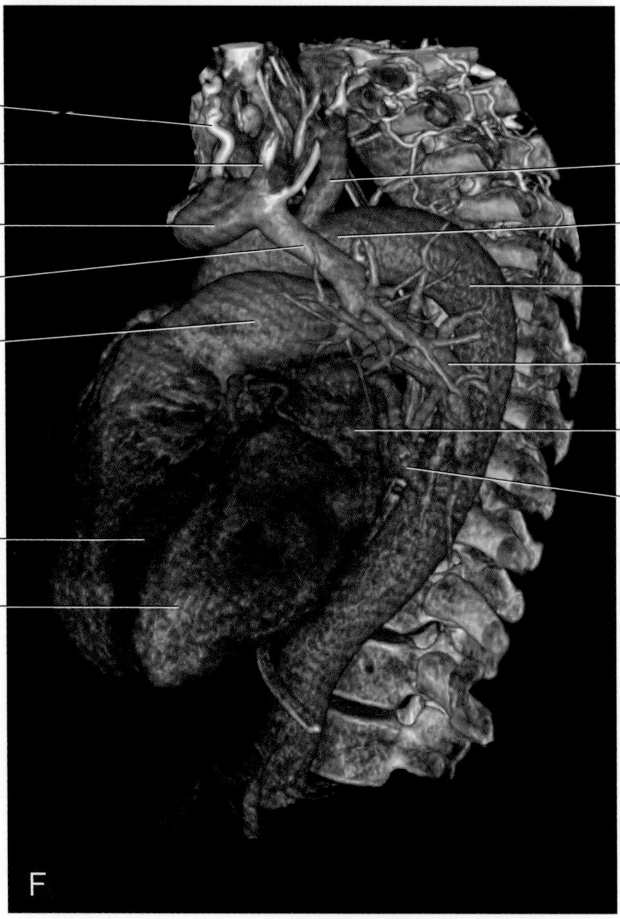

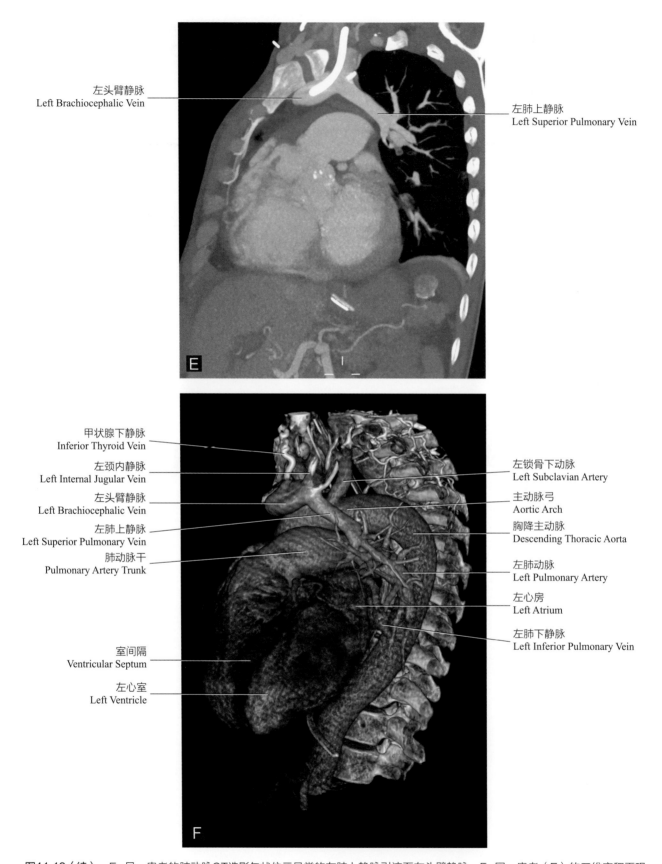

图11.12（续） E. 另一患者的肺动脉CT造影矢状位示异常的左肺上静脉引流至左头臂静脉。F. 同一患者（E）的三维容积再现示左肺上叶异常引流。可见肋间静脉及椎静脉扩张

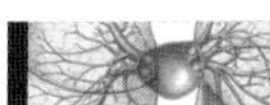

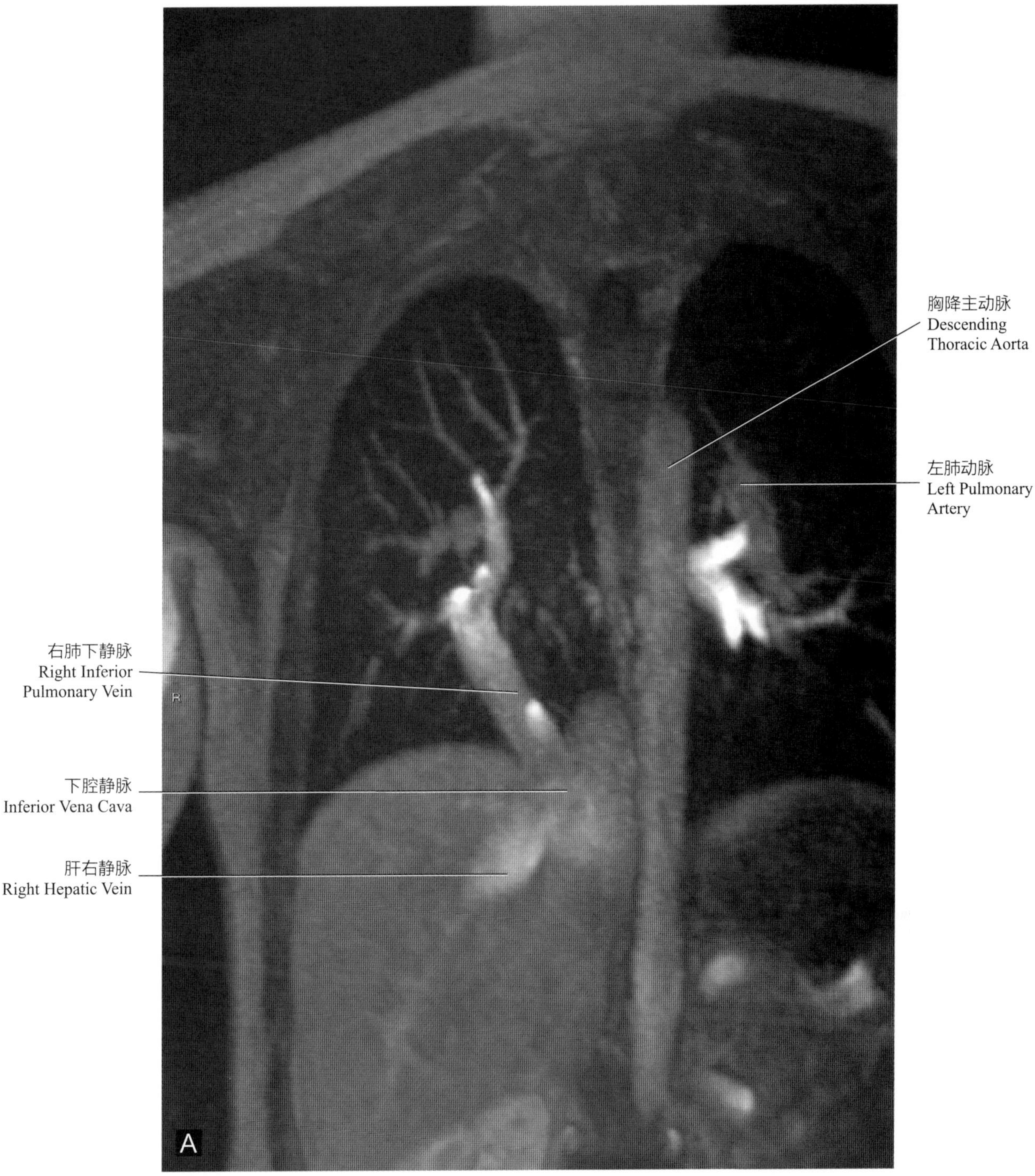

胸降主动脉
Descending
Thoracic Aorta

左肺动脉
Left Pulmonary
Artery

右肺下静脉
Right Inferior
Pulmonary Vein

下腔静脉
Inferior Vena Cava

肝右静脉
Right Hepatic Vein

A

图11.13　弯刀形异常肺静脉引流。A. 磁共振造影的冠状位投射示一支增粗的右肺上叶静脉直接引流至下腔静脉肝内段

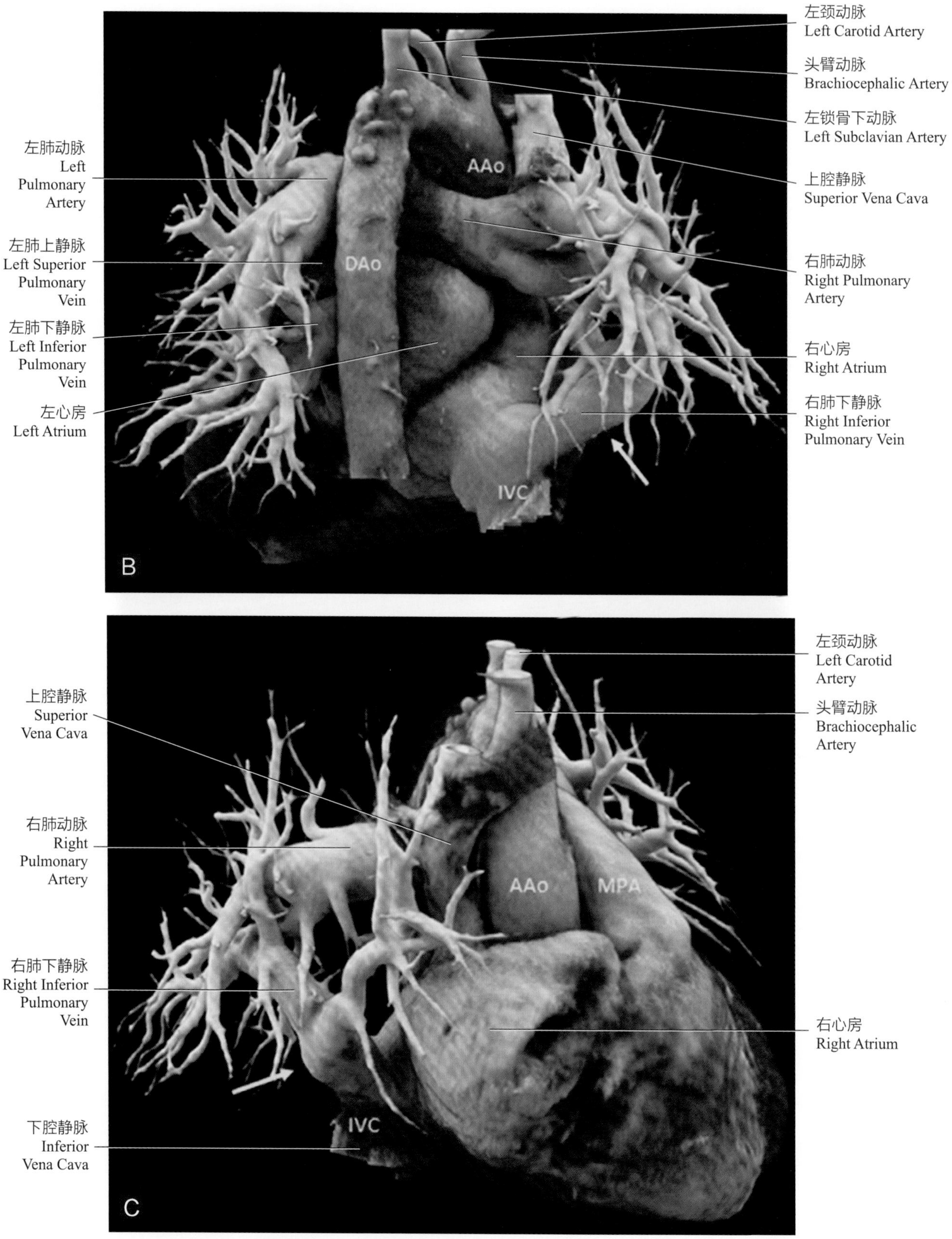

左颈动脉 Left Carotid Artery
头臂动脉 Brachiocephalic Artery
左锁骨下动脉 Left Subclavian Artery
上腔静脉 Superior Vena Cava
右肺动脉 Right Pulmonary Artery
右心房 Right Atrium
右肺下静脉 Right Inferior Pulmonary Vein
左肺动脉 Left Pulmonary Artery
左肺上静脉 Left Superior Pulmonary Vein
左肺下静脉 Left Inferior Pulmonary Vein
左心房 Left Atrium
AAo
DAo
IVC
B

左颈动脉 Left Carotid Artery
头臂动脉 Brachiocephalic Artery
右心房 Right Atrium
上腔静脉 Superior Vena Cava
右肺动脉 Right Pulmonary Artery
右肺下静脉 Right Inferior Pulmonary Vein
下腔静脉 Inferior Vena Cava
AAo
MPA
IVC
C

图11.13（续） B. 同一患者CT血管造影容积再现的左后外侧位观示，异常肺静脉引流至下腔静脉（箭头所示）。C. 同一患者右前斜位的CT血管造影投影重现示，肺静脉引流至下腔静脉（箭头所示）。AAo，升主动脉；DAo，降主动脉；IVC，下腔静脉；MPA，肺动脉主干（图像由Yoo Jin Lee医学博士和Sina Mazaheri医学博士提供）

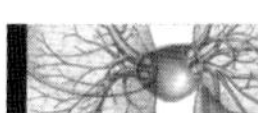

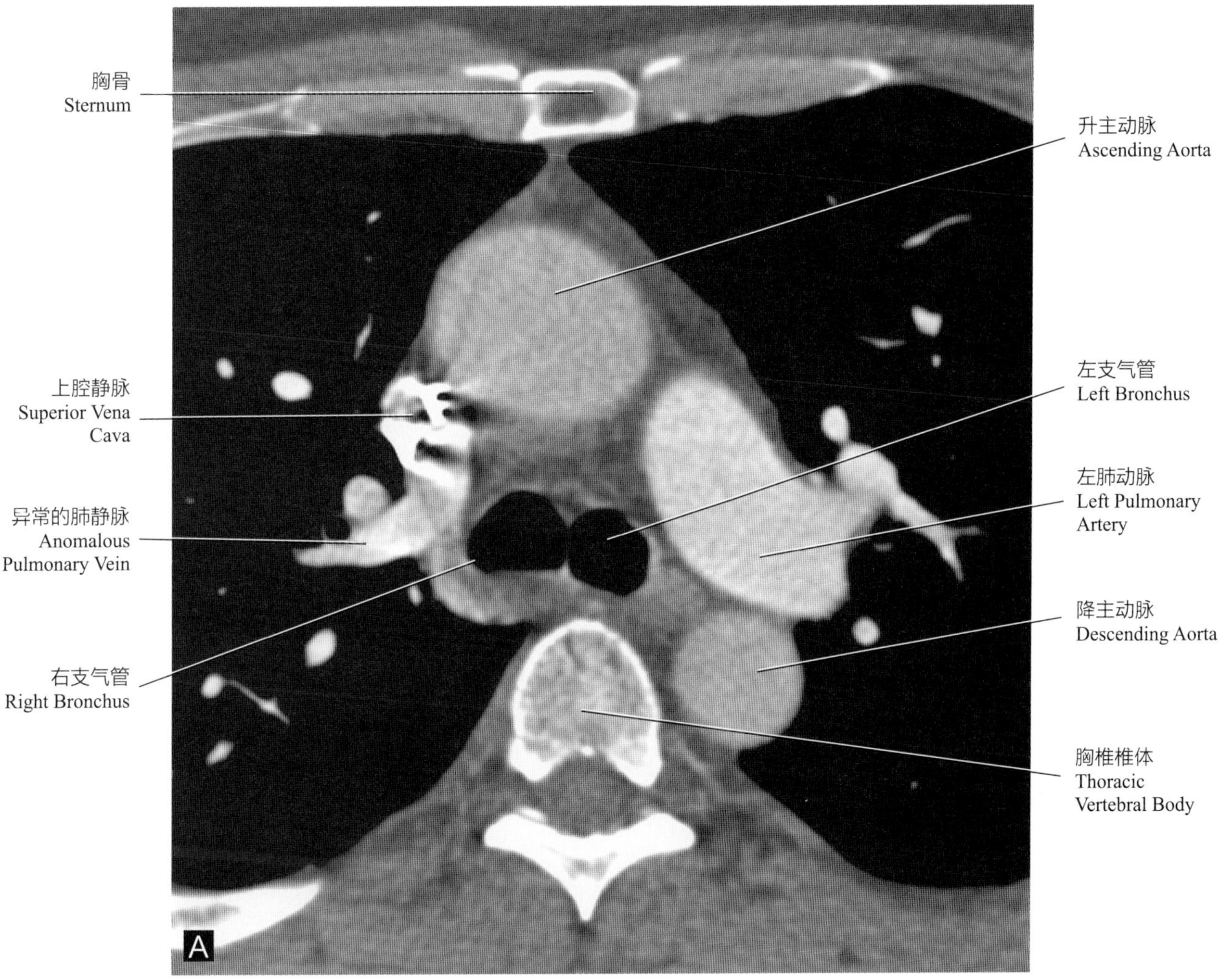

图11.14　部分肺静脉回流异常的无症状患者的CT图像。A. 轴位图像示血管从右肺引流至上腔静脉

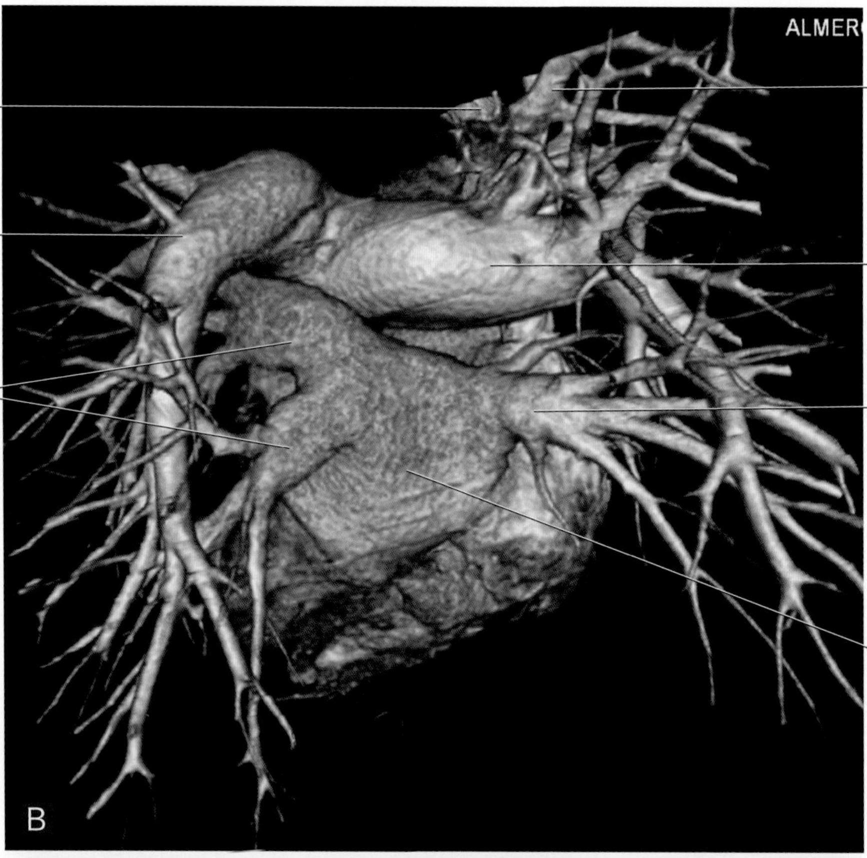

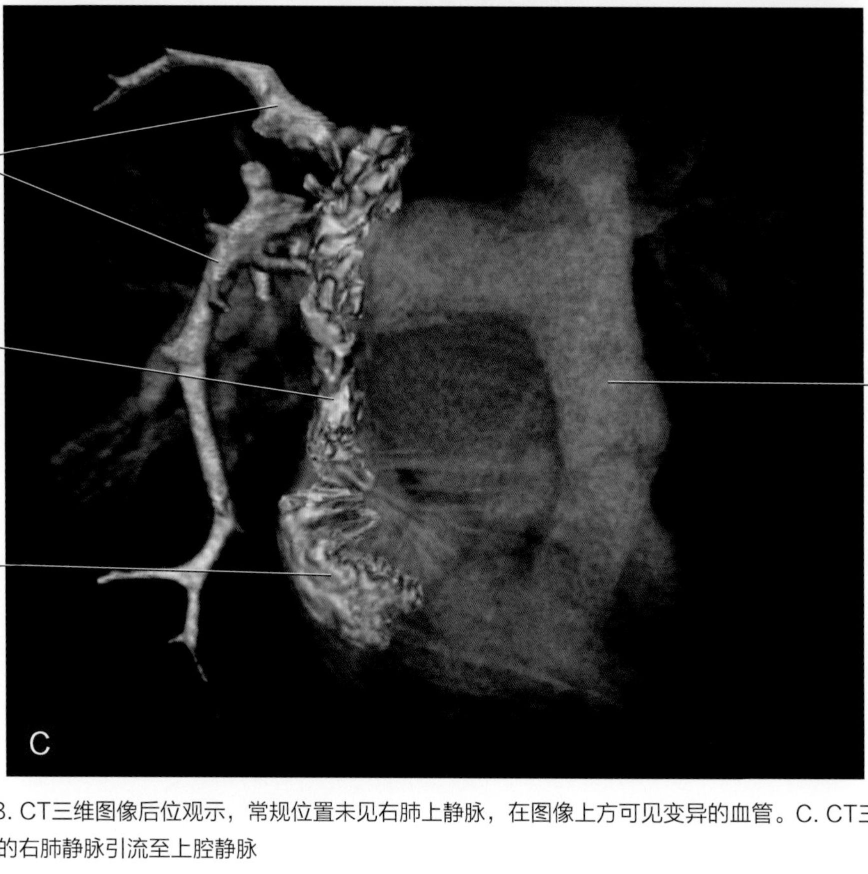

图11.14（续） B. CT三维图像后位观示，常规位置未见右肺上静脉，在图像上方可见变异的血管。C. CT三维图像前位观，着重显示两支异常的右肺静脉引流至上腔静脉

（译者：任继亮）

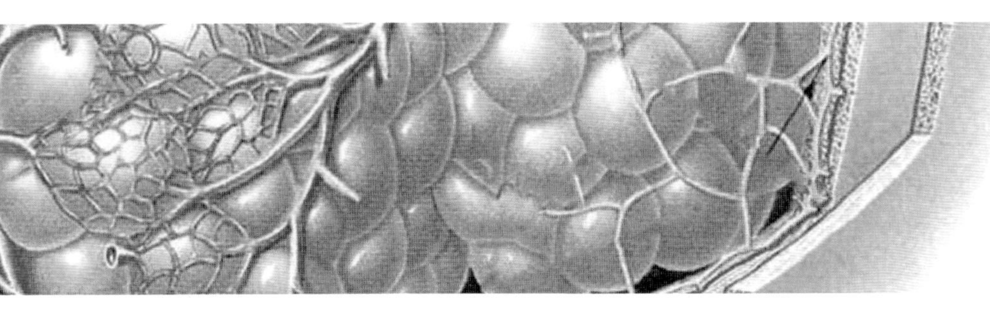

12

第12章 肺和胸部的淋巴系统

胸膜上的淋巴在大小、数量和分布上是可变的。它们广泛分布于胸膜，并且和肺内的淋巴网络存在大量的吻合口。肺下叶的淋巴网络比肺上叶更显著。胸膜淋巴网络引流至靠近肺门处的中纵隔面，与实质的淋巴丛吻合（图 12.1，12.2）。

在肺内，淋巴管形成两条主要的途径，一条是沿支气管动脉束走行，另一条是沿小叶间隔结缔组织走行。两条途径都汇入肺门，到达支气管肺门淋巴结（图 12.1）。多个吻合口连接小叶间静脉周围的淋巴结和支气管动脉鞘内的淋巴结。同样的吻合口也出现在支气管动脉淋巴丛和胸膜淋巴丛之间。支气管动脉淋巴丛起自远端呼吸性细支气管。

肺和胸膜的淋巴结

肺被分为 3 个主要的淋巴引流区域：上区、中区和下区，而且并不和相应的肺叶对应。在右肺，上区的淋巴直接引流至气管旁和上支气管肺淋巴结；中区引流至气管分叉旁和中央组的支气管肺淋巴结；下区引流至下支气管肺淋巴结、气管分叉淋巴结和后纵隔链。因此，右侧淋巴管是右肺主要的引流系统。在左肺，左上区引流至前纵隔血管前淋巴结和左气管旁淋巴结；中区通过气管分叉、中央组支气管肺淋巴结和气管旁淋巴直接引流；下区引流至气管分叉淋巴结和下支气管肺淋巴结进入后纵隔组。因此，左肺引流上区和中区的淋巴到左气管旁淋巴结进入胸导管。剩余的左肺淋巴引流均汇集至右侧淋巴管（图 12.3）。

胸导管和右侧淋巴管

右侧淋巴管从两肺引流大部分淋巴液，而胸导管引流左肺尖端的淋巴液（图 12.3）。

胸导管起自 T12 ~ L2 水平的椎体前侧的乳糜池，在腰部淋巴干的交界处汇合而成。胸导管通过膈肌的主动脉裂孔进入后纵隔。在主动脉的右上方，大约在中线或者稍微偏右侧，胸导管向上、向头侧走行。胸导管在食管和左锁骨下动脉之间向左走行离开胸廓，从后方汇入左锁骨下静脉。胸导管的直径为 1 ~ 7 mm，大部分具有瓣膜（图 12.4）。

右侧淋巴导管很少被描述，它并不是一个连续的、单独的管道，可以由多条管腔或者小的导管网络组成。

纵隔淋巴结

胸廓内的淋巴结由壁层淋巴结和脏层淋巴结组成。壁层淋巴结位于壁层胸膜以外的纵隔外软组织，是引流胸壁和胸腔外淋巴液的结构。脏层淋巴结位于纵隔内胸膜间，与胸廓内容物的引流有关（见本书第 9 章，图 9.1，9.8）。

壁层淋巴结

前壁层淋巴结（胸廓内淋巴结）

前壁层淋巴结位于两侧，在内乳血管的内侧和外侧，引流从前上腹壁、前胸壁、膈肌的前部和乳房的内侧传入的淋巴管。它们与前纵隔淋巴结及颈部淋巴结相通。主要流入的管道是右淋巴管和胸导管（图 9.5）。

后壁层淋巴结（肋间淋巴结和椎旁淋巴结）

后壁层淋巴结引流肋间区、壁层胸膜和椎体旁的淋巴。它们和后纵隔的淋巴结相通，向上流入胸导管，向下流入乳糜池（图 9.1）。

横膈淋巴结（前心包前组、中膈肌旁组和后脚组）

横膈淋巴结引流膈肌和肝脏前上部分的淋巴液。

脏层淋巴结

前上纵隔淋巴结（血管前淋巴）

前上纵隔淋巴结沿着上腔静脉，左、右无名静脉和升主动脉的前方分布，引流前纵隔大多数结构的淋巴液，包括心包旁、胸腺、膈肌、纵隔、部分心脏以及前部的肺门淋巴组织，然后流入右淋巴管或者胸导管。

后纵隔淋巴结

食管淋巴结位于食管旁。

主动脉旁淋巴结位于降主动脉的前方和侧方，和气管支气管淋巴结组，特别是隆突下淋巴结相通，主要引流至胸导管。

气管支气管淋巴结组

气管旁淋巴结位于气管的前方和左、右两侧，偶尔可见于后侧，奇静脉淋巴结是下部较大的气管旁淋巴结之一，位于奇静脉弓的中间。气管旁淋巴结除接受来自支气管肺淋巴结和气管分叉淋巴结的淋巴液外，也接受来自气管、食管以及两肺的淋巴液，然后流入右淋巴管和胸导管。

气管分叉淋巴结（隆突旁）

这些淋巴结位于隆突前和隆突下的脂肪内，或者围绕着左、右主支气管。在左侧，主肺动脉窗淋巴结位于左肺动脉和主动脉弓下方。气管分叉淋巴结接受来自支气管肺淋巴结、前后纵隔淋巴结、心脏、食管、心包旁以及肺的淋巴液，流入气管旁淋巴结。

支气管肺门淋巴结

支气管肺门淋巴结位于支气管和血管周围，特别是气管分叉处，接受来自各个肺叶的淋巴管的淋巴液，并引流至隆突和气管旁淋巴结（图 12.3）。

国际肺癌研究协会淋巴结图

国际肺癌研究协会淋巴结图是为了胸部和纵隔淋巴结的标准化、可重复标记而创建的，最后一次更新是在 2014 年。该分类系统定义了 14 种不同的淋巴结，分为 7 个区域（图 12.5，表 12.1）。图 12.6 显示了淋巴结区域和某些淋巴结在 CT 图像中的形态。

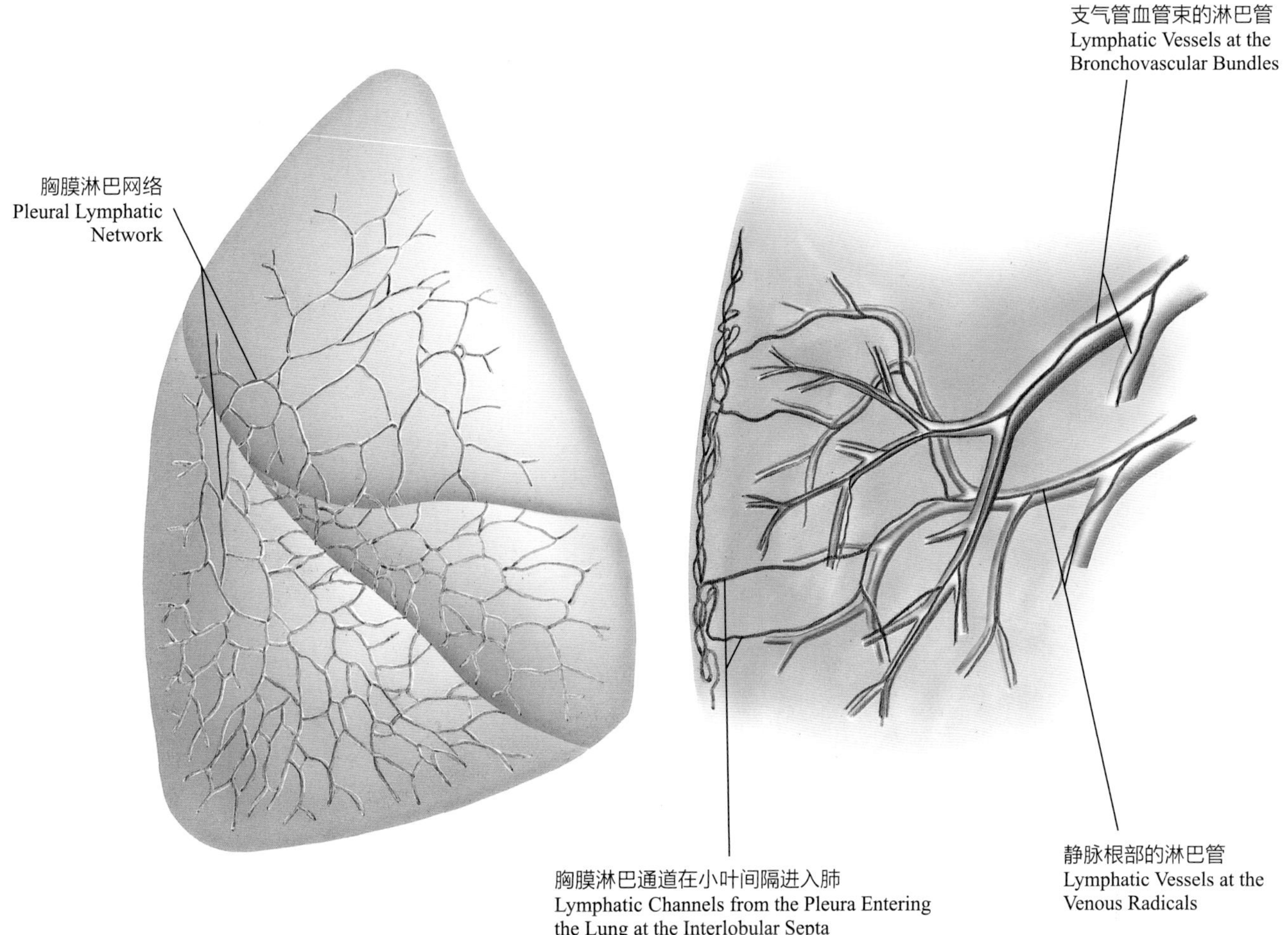

图12.1　胸膜淋巴引流。右肺侧位观示胸膜淋巴网络，淋巴网络在肺下叶比肺上叶更显著。近距离观察可见，肺内的淋巴管形成两条主要路径：一条沿支气管动脉束走行，另一条沿小叶间隔结缔组织走行。这两个淋巴网络的淋巴液都汇入肺门，到达支气管肺门淋巴结和纵隔淋巴结

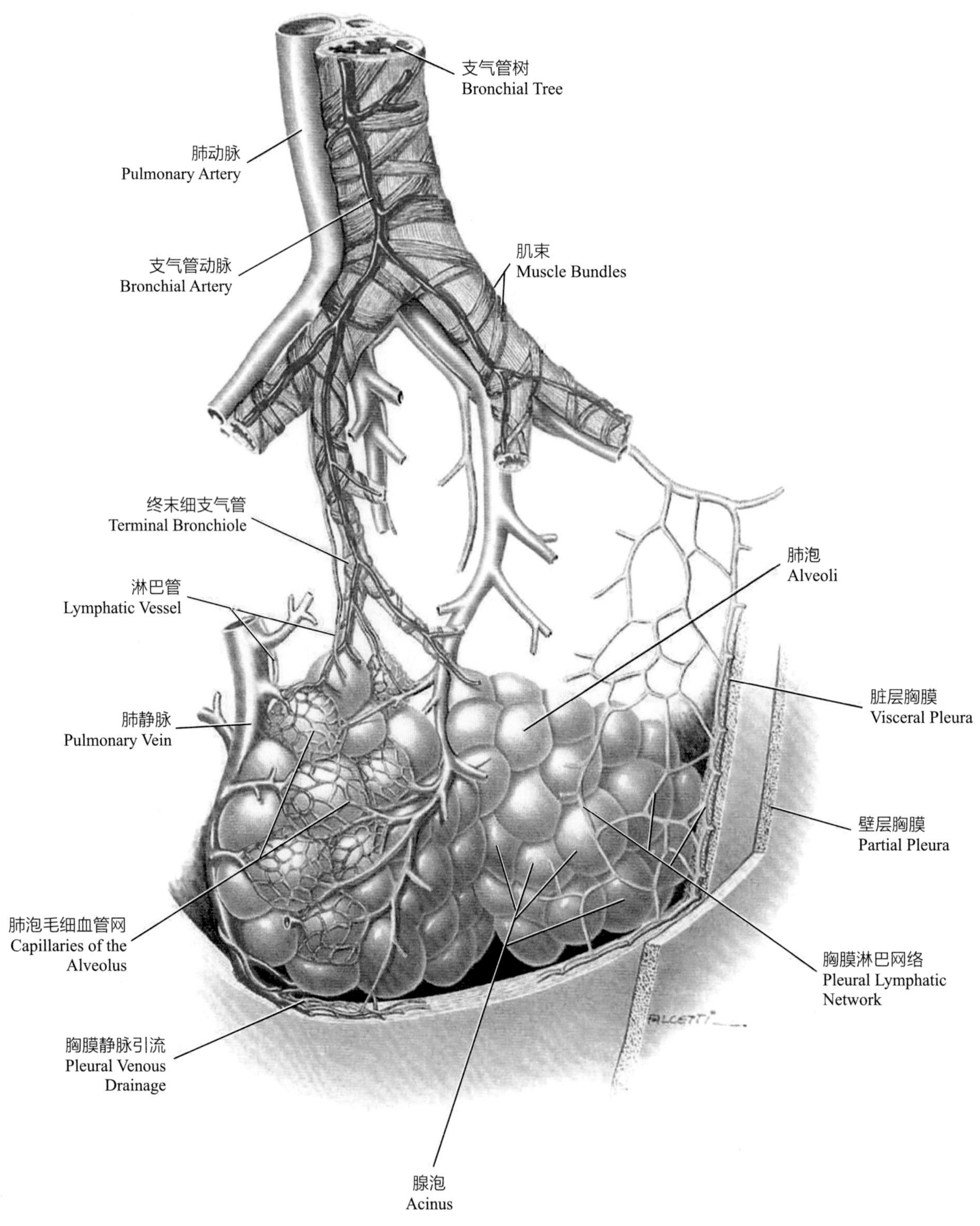

图12.2 肺的微循环示肺动脉、支气管动脉、肺泡毛细血管网、肺静脉和淋巴网络之间的关系

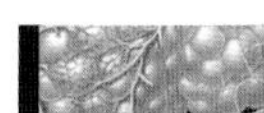

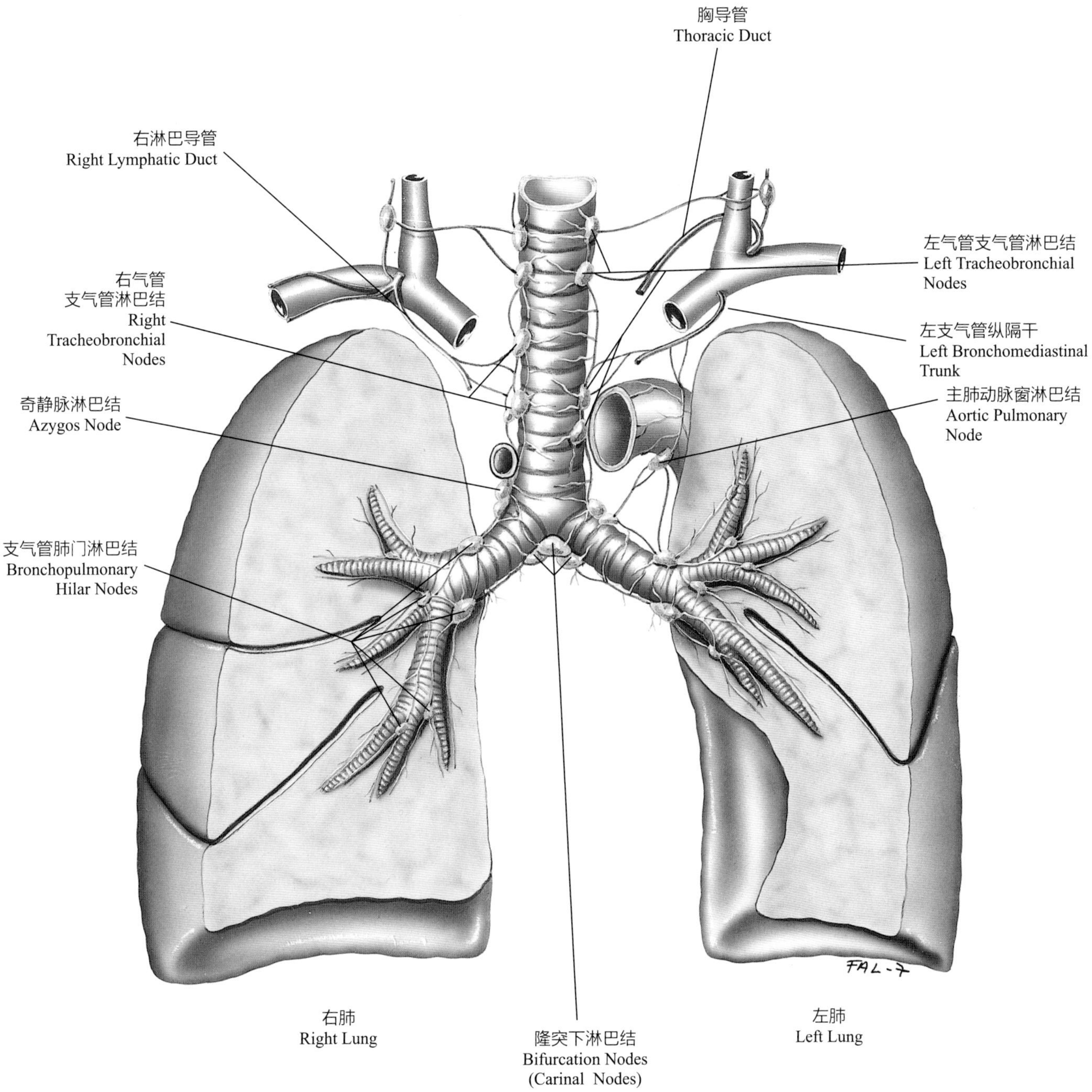

胸导管
Thoracic Duct

右淋巴导管
Right Lymphatic Duct

左气管支气管淋巴结
Left Tracheobronchial Nodes

右气管支气管淋巴结
Right Tracheobronchial Nodes

左支气管纵隔干
Left Bronchomediastinal Trunk

奇静脉淋巴结
Azygos Node

主肺动脉窗淋巴结
Aortic Pulmonary Node

支气管肺门淋巴结
Bronchopulmonary Hilar Nodes

FAL-7

右肺
Right Lung

隆突下淋巴结
Bifurcation Nodes
(Carinal Nodes)

左肺
Left Lung

图12.3　肺淋巴引流示，右侧淋巴管引流双肺大量的淋巴液，左肺尖端优先引流至左侧淋巴系统或胸导管

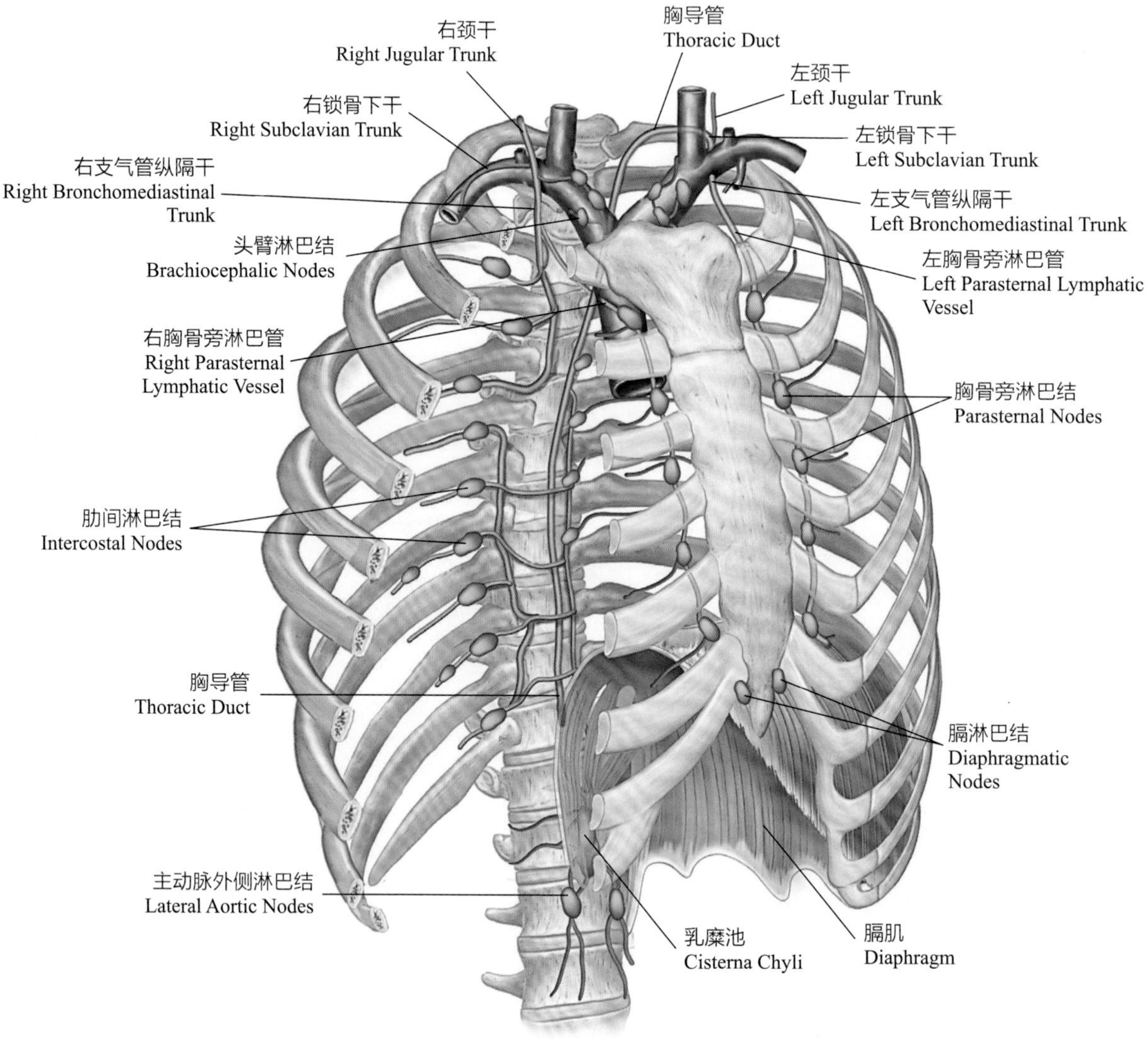

图12.4　胸部淋巴引流示意图

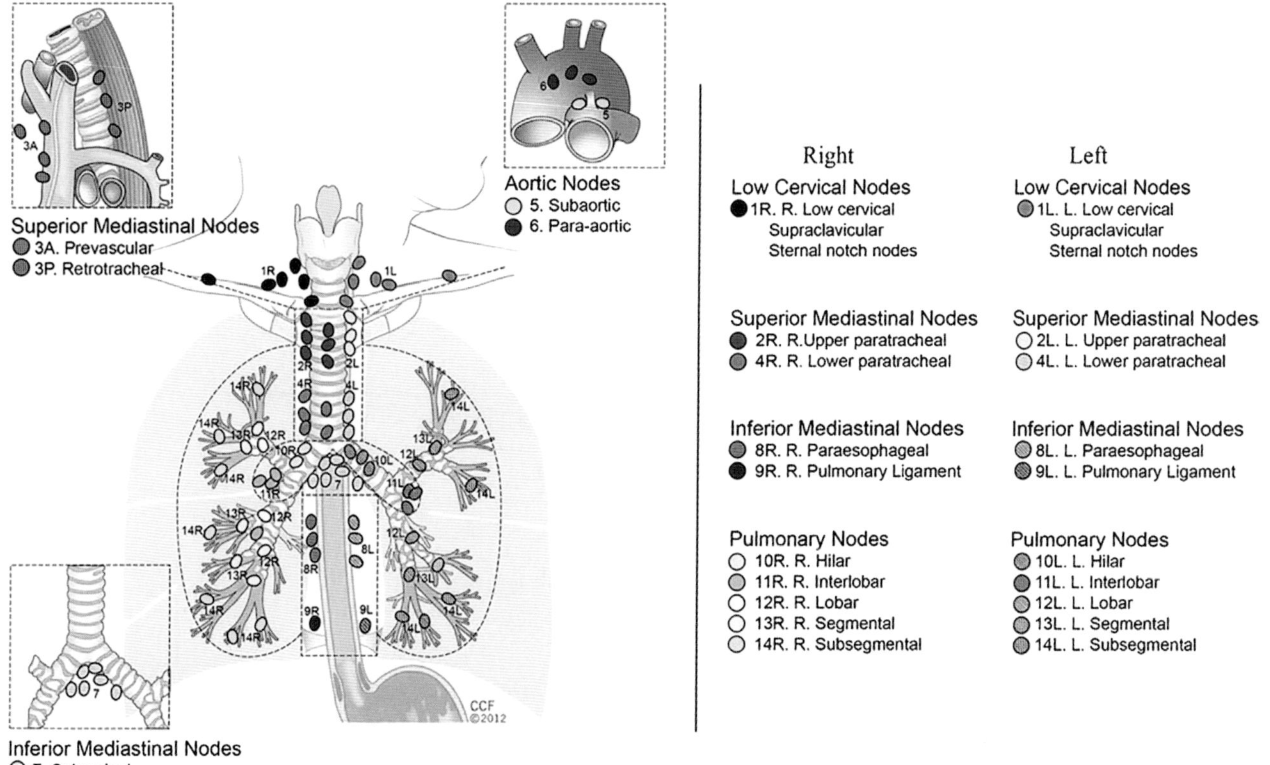

图12.5　国际肺癌研究协会制定的肺癌淋巴结图，相关内容见表12.1。经RSNA许可引自El-Sherief AH, Lau CT, Wu CC, et al. International association for the study of lung cancer (IASLC) lymph node map: radiologic review with CT illustration. RadioGraphics, 2014, 34:1680-1691.

表12.1 国际肺癌研究协会淋巴结图中的淋巴结位置和区域

锁骨上区	
	1R 站：右下颈、锁骨上、胸骨切迹淋巴结
	1L 站：左下颈、锁骨上、胸骨切迹淋巴结
上区（上纵隔淋巴结）	
	2R 站：右上气管旁淋巴结
	2L 站：左上气管旁淋巴结
	3A 站：血管前淋巴结
	3P 站：气管后淋巴结
	4R 站：右下气管旁淋巴结
	4L 站：左下气管旁淋巴结
主动脉肺动脉区	
	5 站：主动脉下淋巴结
	6 站：主动脉旁淋巴结
隆突下区	
	7 站：腋下淋巴结
下区（下纵隔淋巴结）	
	8 站：食管旁淋巴结
	9 站：肺韧带淋巴结
肺门叶间区（肺淋巴结）	
	10 站：肺门淋巴结
	11 站：叶间淋巴结周边区（肺淋巴结）
	12 站：叶淋巴结
	13 站：节段淋巴结
	14 站：亚节段淋巴结

注：经许可引自 Tanoue LT. Staging of non-small cell lung cancer. Semin Respir Crit Care Med, 2008, 29(3): 248-260. © Georg Thieme Verlag KG.

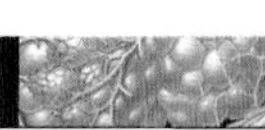

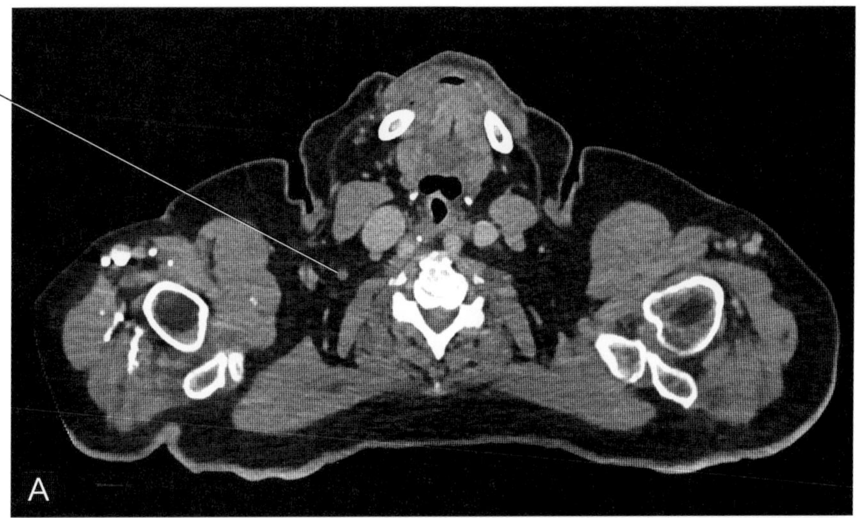
锁骨上区 1R 站
淋巴结
Supraclavicular
Zone Station 1R
Lymph Node
A

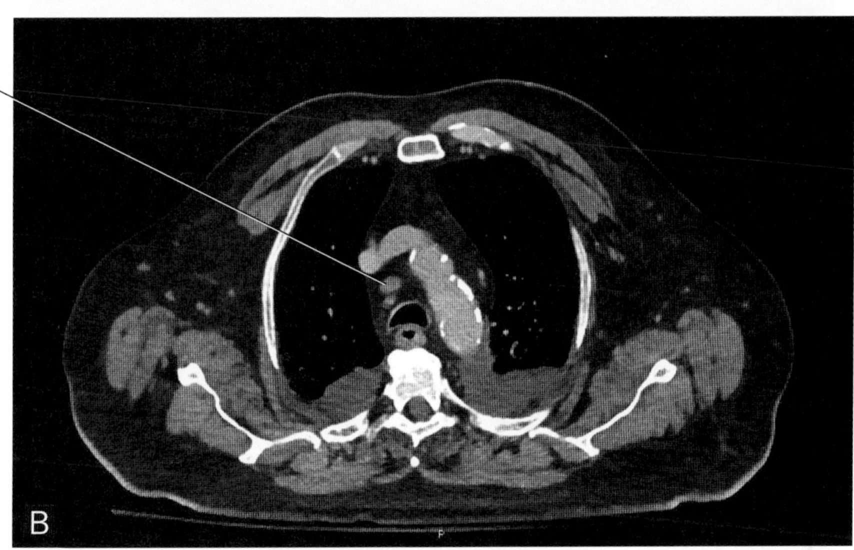
上区 2R 站淋巴结
Upper Zone
Station 2R Lymph
Node
B

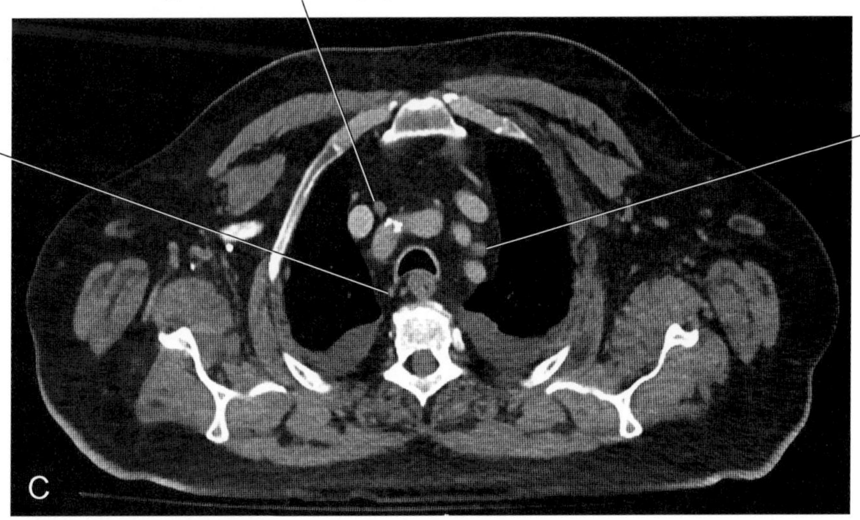
上区 3A 站淋巴结
Upper Zone Station 3A Lymph Node
上区 3P 站淋巴结
Upper Zone
Station 3P Lymph
Node
上区 2L 站淋巴结
Upper Zone Station
2L Lymph Node
C

图12.6　7个淋巴结区和淋巴结位置的CT图像

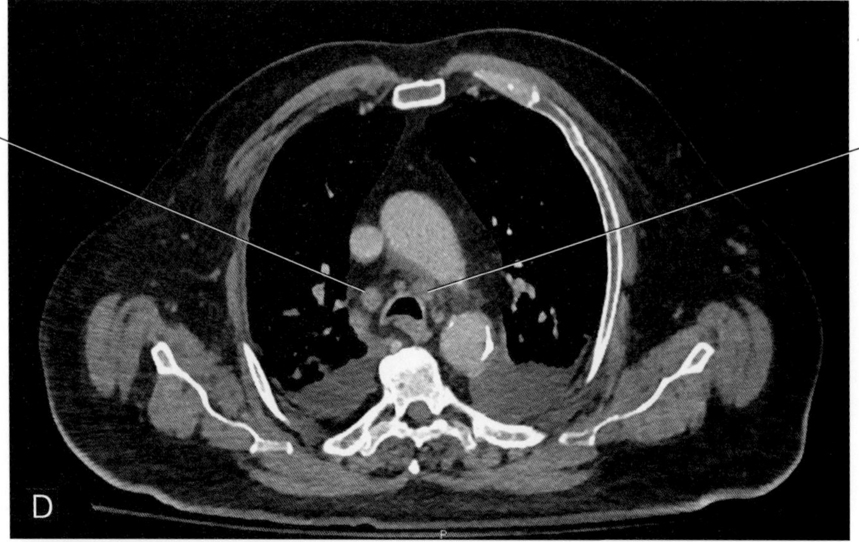
上区 4R 站淋巴结
Upper Zone Station 4R
Lymph Node
上区 4L 站淋巴结
Upper Zone Station 4L
Lymph Node
D

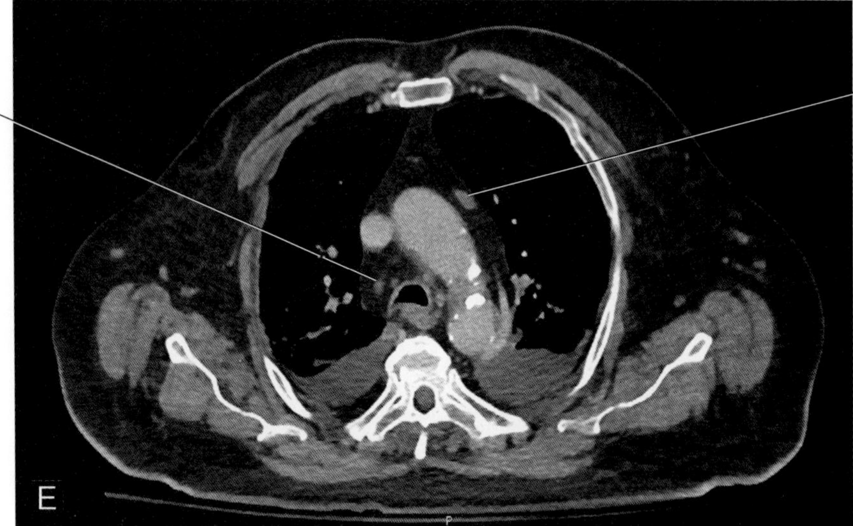
上区 4R 站淋巴结
Upper Zone Station 4R
Lymph Node
主动脉肺动脉区
6 站淋巴结
Aortopulmonary Zone
Station 6 Lymph Node
E

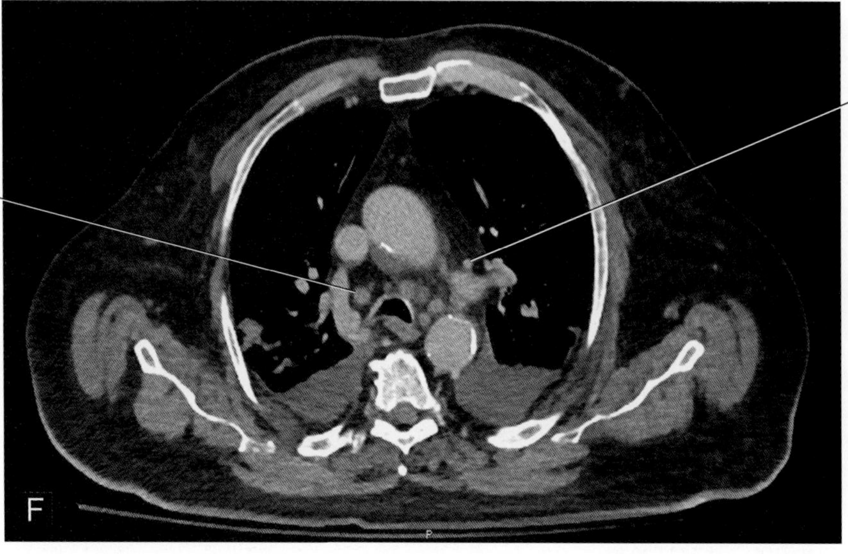
上区 4R 站淋巴结
Upper Zone Station 4R
Lymph Node
主动脉肺动脉区
5 站淋巴结
Aortopulmonary Zone
Station 5 Lymph Node
F

图12.6（续）

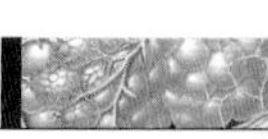

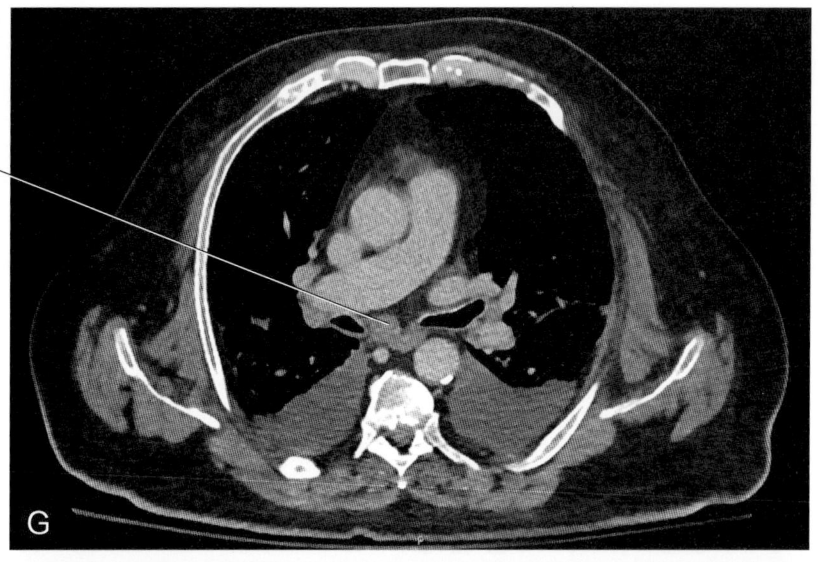
隆突下区 7 站淋巴结
Subcarinal Zone Station
7 Lymph Node
G

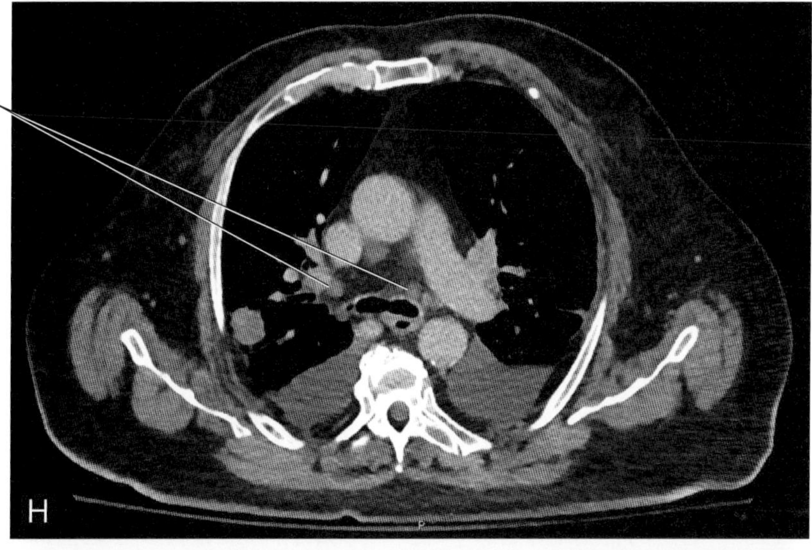
肺门叶间区
10 站淋巴结
Hilar and Interlobar
Zone Station 10 Lymph
Nodes
H

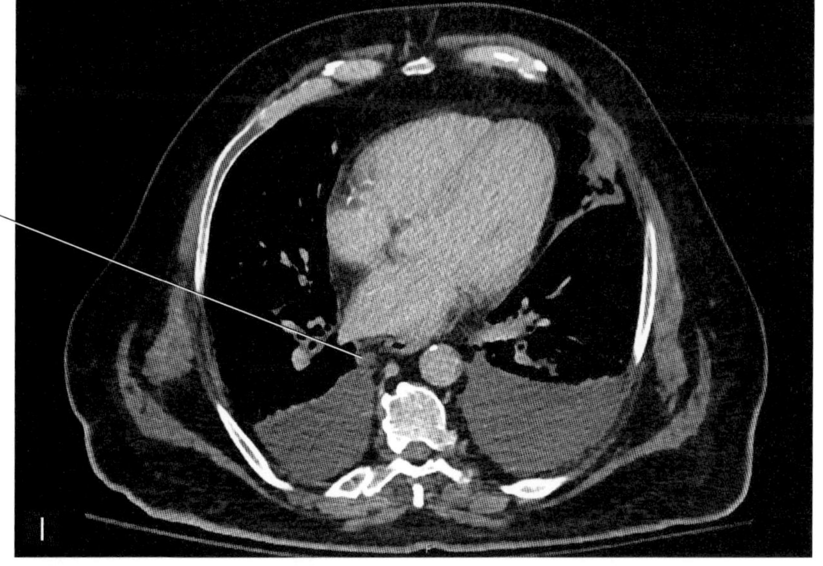
下区 9 站淋巴结
Lower Zone Station 9
Lymph Node
I

图12.6（续）

（译者：樊　奇）

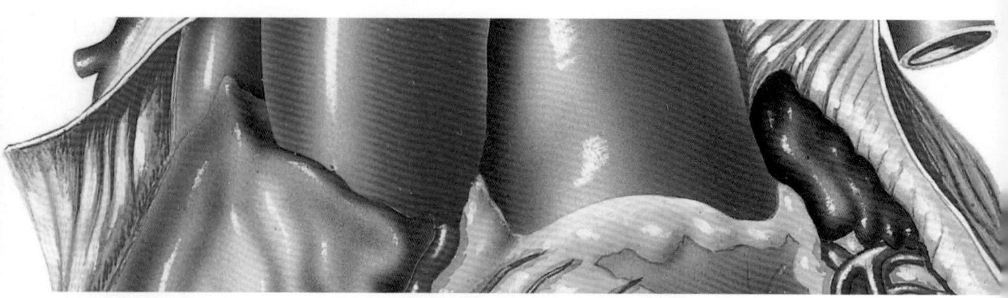

第13章 心脏和冠状动脉

心脏位于纵隔内，呈非对称性。周围由源于中胚层的心包组织保护，心包由两层结构组成：外层（又称壁层）为纤维组织成分；而内层（又称脏层）是一层较薄的浆液性的膜性组织，紧贴心肌表面。

心脏位于下纵隔的中部，两侧毗邻两肺中部内侧面，前面紧贴胸壁，后面与胸椎相邻。绝大多数人的心脏大部分位于左侧胸廓范围内，部分被左肺舌叶覆盖（图 13.1 ～ 13.3）。心脏的右侧毗邻右肺中叶。

人类的心脏是遵循一定生理特性工作且具有双重瓣膜的泵器官。上腔静脉、下腔静脉和冠状窦将体循环的血液运回右心房，右心房通过三尖瓣与右心室相通，右心室再经肺动脉瓣将血液泵至肺动脉，经过肺循环，含氧高的动脉血经左、右肺静脉（双侧各两支）回流至左心房。位于房室环区的二尖瓣将左心房与左心室分开，左心室经主动脉瓣将血液射入主动脉（图 13.4）。

心脏长轴方向通常为向前、向下和向左（图 13.5）。如果心脏长轴向右，则为“右位心”；如果心脏长轴向正下方，且心脏位于中纵隔，则为“中位心”。

从前面观察心脏可以发现，心脏的右边缘由右心房的侧壁构成；左边缘上部由左心耳构成，下部由左心室侧壁构成（图 13.1，13.2，13.6A）。右心房和右心室位于腹侧，而左心房和左心室位于背侧（图 13.1，13.6B，13.7）。

心脏形似一个倒置的金字塔，左心房和右心房构成塔基，根部由位于上纵隔内的大血管固定，金字塔的尖部对应左心室的尖部，左心室位于左侧胸廓内，紧邻膈。心脏前面（胸骨面）为前胸壁，下面为膈，侧面或肺面被左肺舌叶覆盖（图 13.3，13.5，13.8）。心脏的胸骨面与下面（膈面）的交界处为一锐利的边缘，称为锐缘。心脏的左侧面与膈面的交界处为一钝形的不明显边缘，称为钝缘（图 13.9）。从外表面观察，心脏的四个腔可由多个沟槽分开，房室沟可将心房与心室区分开，左、右心室可被室间沟从外部区分开，该沟可分为前室间沟和下室间沟。房室沟与下室间沟的交汇点称房室交点。

虽然解剖标本是研究者定义和研究人体解剖结构的传统方法，但医学影像学现在扮演着相当重要的角色。在 20 世纪后半叶，血管造影成为研究

 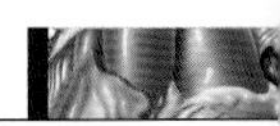

活体心脏血管的首选方法，但它仍存在局限性，原因有两个：①这是一种侵入性研究方法，必须将导管头端置入心脏和冠状动脉内进行造影；②图像中上显示的是造影剂的形态，因此只能观察到动脉和心脏的情况，并不能看出心脏实体结构（如心肌、心包和瓣膜等）的直接信息。最近的超声心动图显像、MRI 和 CT 技术日益成熟，因其具有非侵入性的特点而在心脏的解剖研究中发展很快；除了具有非侵入性这一优势外，这些技术还提供了关于心脏结构方面的信息。由于声学窗口的挑战性或者较大体型阻碍了超声穿透，经胸超声心动图有时难以显示某些心脏结构，但是 CT 和 MRI 可以不受阻碍地显示所有心脏结构，甚至心外结构（如肺、气管和大血管）。

心腔

在心脏结构的血管造影过程中，轴位投影经常被应用，因为相比传统的前、后位，该位置更能清晰地显示膈肌及心脏周围的结构。

心脏血管造影研究有以下 3 个常规投影位置。

- 长轴位：影像增强器向头侧倾斜30°且被检者向左前倾斜60°。
- 头位右前斜位：影像增强器向头侧倾斜30°且被检者向右前倾斜30°。
- 四腔位：影像增强器向头侧倾斜30°且被检者向左前倾斜30°。

特殊情况下追加其他角度的观察也许是必要的。在某些先天性心血管病患者中，为充分观察室间隔的情况，还应该使用前后位的投照位置。在患者呈仰卧位且影像增强器向头侧旋转 30° 的情况下，肺动脉干及分支的情况可以被更好地显示出来。

对于 CT，首先显示的是轴位图像，随后可以通过重建获得想要的任意层面的图像。冠状面及矢状面成像通常和长、短轴成像一起被重建出来，后者一直是超声心动图的主要显示方法。有时甚至可以获得模拟的血管造影图像，这有助于提前评估介入性导管手术中的重叠结构。

随着 MRI 技术的进展，目前的 MRI 图像可以显示心脏及胸部大血管的高分辨率三维结构，这些图像可以通过三维工作站进行任何平面的重建。当得到动态图像（整个心动周期的动态图像）后，可以通过重建得到精确的长轴及短轴层面的图像。

右心房

解剖

右心房呈棱形，位于心脏的最右侧，由前、后两部分构成：后方由光滑的心壁构成的部分称为腔静脉窦；前方由附有肌小梁的心壁构成的部分称为固有心房或右心耳。右心房的右侧壁上有一处平滑的肌桥组织。界嵴将右心房分为固有心房和腔静脉窦。右心房前内侧的肌性隆起一直延伸至右心耳，后者为升主动脉根部前面的圆锥形膨大区域。心肌小梁被称为梳状肌，这个词来自拉丁语单词“pecten”，代表它梳子般的外观。右心房的左侧壁以房间隔为界与左心房相邻，此间隔右侧面的一个凹陷称为卵圆窝，周围围绕着环形突起（即卵圆窝的边缘）。房间隔的最下部靠近房室环的区域为房室交界（图 13.10B）。另有一个名为下腔静脉瓣的结构位于下腔静脉与右心房交界处，有时被误认为心脏肿块。

血管造影表现

长轴位（图 13.11）：从此角度观察，右心房的左缘对应房间隔的前部，上缘由右心房的游离上壁构成，侧壁为上、下腔静脉的连线，右心房的下壁为三尖瓣，与下腔静脉的交界处重叠，此位置无法显示出右心房的前壁及右心耳。

头位右前斜位（图 13.12）：在此位置，右心房的右后壁呈一直线，将上腔静脉和下腔静脉分隔开；三尖瓣的侧面投影位于右心房的左下方。在下腔静脉与三尖瓣环之间有一条向下的轮廓线，该线为冠状窦的入口，部分由房室隔构成。右心房的左上壁对应右心耳。

四腔位（图 13.13）：在此位置观察，右心房呈球形，与长轴位的形态非常相似，其左界相当于右心房的后部，右界与右心房的前侧壁相关。右侧固有心房和腔静脉掩于右心房的轮廓内，三尖瓣参与左下壁的构成，但在此位置无法显示出来。

右心室

解剖

右心室位于心脏的中心，呈三角形，底部面向头侧和右侧，尖部朝向足侧并向左偏。底部由房室交界的右侧部分及三尖瓣的小叶构成，肺动脉瓣位于其左上方，两个瓣膜被一个光滑的从室壁突向室腔的锥状肉柱分隔开。右心室的其余部分（包括尖部）都有的心肌小梁（图 13.14，13.15），右心室分为 3 个部分：流入道、流出道和肌小梁区（图 13.16）。流入道包括三尖瓣并延伸至乳头肌的起点；流出道又称动脉圆锥，是一个管形的肌性结构，其顶端为肺动脉瓣。肌小梁区从乳头肌的根部至右心室尖部。右心室由 3 个壁组成：前壁（又称游离壁）、下壁和间隔壁（即室间隔）。室间隔由膜部和肌部组成。膜部为小且薄的纤维组织，被三尖瓣的隔瓣分为上、下两部分：上面为房室部，下面为室间部。房室部位于三尖瓣环的上方并将左心室和右心房隔开，室间部为两心室相邻的区域。肌部构成大部的室间隔，可分为流入道（右心室的入口），漏斗部（右心室的出口）及肌小梁部（位于心室的最顶端部分）。流出道的前壁由右心室的前游离壁构成，后壁为心室漏斗的反折部，为一肌性结构，将三尖瓣与肺动脉瓣隔开。动脉圆锥的第三壁为室间隔的流出道（漏斗部）。将肺动脉瓣与三尖瓣分隔开的肌性结构称为室上嵴，它的大部分由心室漏斗的反折部构成，小部分由室间隔的流出道构成。在室间隔肌部的右侧面有一处非常明显的肌性隆起，称为隔缘肉柱，其发出的两支分支固定在室上嵴的体部。心室漏斗的反折部、室间隔的流出道和隔缘肉柱是右心室的特征性结构（图 13.17）。

三尖瓣由房室孔、周围的纤维环、类似于三角型的瓣膜、各种腱索和乳头肌构成。三尖瓣可分为前瓣、隔瓣和后瓣。前瓣最大，位于房室环和动脉圆锥之间；隔瓣固定于室间隔的膜部；后瓣固定于三尖瓣环的下部。右心室的乳头肌前部源于右心室的前侧壁，并与隔缘肉柱相邻，后部比前部细小，固定于室间隔的下部，另有一些小的乳头肌起自动脉圆锥的隔侧壁。

肺动脉瓣位于动脉圆锥的最高点，由三个附着在纤维环上的半月形瓣膜构成。两个瓣膜位于前面，称为左瓣和右瓣，另一个称为后瓣。

血管造影表现

长轴位：在此位置观察，右心室呈倒三角形，三尖瓣位于右侧，肺动脉瓣位于左侧且相对偏上。右边缘为右心室的游离前壁，左边缘的上部为室间隔的前部，而后部则朝向心尖。右心室流出道形似一道宽渠，其右侧为室上嵴，左侧为隔缘肉柱的一部分，而顶部为肺动脉瓣。三尖瓣的投影位于右心室的右、上轮廓内，前瓣朝向三尖瓣环的右侧，可以被观察到，隔瓣与室间隔平行，也可被观察到，后瓣不能显示出来。

头位右前斜位：从侧面观察，三尖瓣位于后部，朝向右侧；右心室流出道位于上部，朝向左侧，其

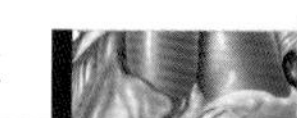

前为右心室的游离壁，其后为室上嵴（图 13.18）。

四腔位：在此投照位置，右心室的形态与长轴位的投影相似，但不能观察到右心室的流出道，而三尖瓣位于更靠中间的位置（图 13.19）。

左心房

解剖

位于左心房两侧的肺静脉（左、右两侧各两条）将经过肺循环的动脉血运回左心房，左心房是最靠后的心腔，位于胸椎和食管的前方，通过二尖瓣与左心室相通。左心房呈四边形，后壁光滑，接受四条肺静脉的汇入，右侧壁为房间隔，左侧壁向外凹陷成一个囊袋样结构，内壁附有梳状肌，称为左心耳，环绕着肺动脉的左侧壁，左心耳为一个手指样的结构，通过一个狭长的裂孔与左心房相通。与右心耳不同的是，后者通过一个较宽的三角形孔与右心房相通，左心房的下壁为二尖瓣（图 13.20）。

血管造影表现

长轴位：左心房的右轮廓线为房间隔的前部，在右上角为右上肺静脉的入口。左肺静脉及左心耳不能显示，左心房的底部是二尖瓣（图 13.21）。

头位右前斜位：在此位置观察，最突出的结构是左心耳，它构成了此位置上左心房的前壁和侧壁。左心耳为一个不规则的长手指样结构，位于左心房上壁与肺动脉瓣之间，指向左侧。右上肺静脉的入口位于右侧并接续于左心房的根部（图 13.22）。

四腔位：此位置显示的征象与长轴位相似，但显示的房间隔为其后部（图 13.23，13.24）。

CT：由于三维容积成像的使用，CT 在左心房及肺静脉的显示方面特别有用，可以从任意角度观察肺静脉，并迅速确定肺静脉的大小（图 13.25），静脉的最大直径可以很容易地被测量出。左侧最常见的变异是只有一条静脉，而右侧最常见的变异是有三条静脉。

左心室

解剖

左心室位于右心室的左后方，其室壁是所有心腔中最厚的（图 13.26），左心室呈一个狭长的倒三角形，底部为二尖瓣及主动脉瓣所在区，尖朝向左下方。左心室分为 3 个部分：带有二尖瓣复合体的流入道、肌小梁区（其粗大的肌小梁较右心室少）和支撑着主动脉瓣的流出道。与右心室不同，左心室的流入道和流出道并不被发育好的漏斗部隔开，主动脉入口与二尖瓣是连续的，左心室壁分为游离侧壁、下壁（解剖学后壁，与前壁相对应）和室间隔。室间隔壁面光滑，从主动脉至心室尖部均无肌小梁（图 13.21，13.27 ~ 13.29）。

二尖瓣由连接在纤维环的两个瓣叶、部分腱索、肌腱和两块顶壁的乳头肌组成，瓣膜被两个深陷的切迹（前外方和后内方）分为前尖（膈尖）和后尖（顶尖）；前尖比后尖更长且窄，但二者面积大致相同。

主动脉瓣位于左心室流出道的顶部，由三个连接于主动脉瓣环的瓣尖组成。两瓣在后，称为右后瓣和左后瓣；一瓣在前，称为前瓣。前瓣与右冠状动脉上部的关系密切，连于室间隔的膜部；左后瓣与左冠状主干的关系密切，故又称左冠瓣。右后瓣又称无冠瓣，横跨房间隔。

血管造影表现

长轴位：在此投照位置，左心室的右侧缘对应室间隔的肌小梁区。室间隔的顶部由主动脉瓣下方的流出部构成。左心室的流出道位于前方、室间隔流出部的右侧和二尖瓣前瓣的后方。左心室的游离壁构成后外侧壁，从二尖瓣延伸至心尖。二尖瓣在左心室的上外侧轮廓内呈负影，乳头肌位于左心室的中部呈负影（图 13.30）。这个位置与胸骨旁三腔长轴的投影类似，后者是超声心动图的第一个观察切面。

头位右前斜位：在此位置观察，左心室的流出道位于前部，左侧紧邻位于右冠瓣的下方的呈直线样走行的室间隔的漏斗部；后部位于右侧，从无冠瓣的瓣尖到房室交界处，呈一条光滑的轮廓线，代表室间隔的房室部。左心室的前游离壁从漏斗部到心尖，下壁对应从心脏的房室交点到心尖的连线。二尖瓣在此位置不能被很好地观察到；主动脉瓣位于左心室流出道的最上方，左、右冠瓣在其左侧彼此重叠，无冠瓣位于右侧（图 13.31）。

四腔位：左心室在此位置呈半卵圆形，左边缘呈弧形，右边缘呈直线（图 13.32）。心尖位于下方，指向右侧。左侧轮廓线对应游离的前外侧壁；右侧轮廓线由室间隔房室部的上半部分构成。二尖瓣的壁瓣位于近心脏房室交点区室间隔的外侧。右边缘的下部由室间隔肌部的后部构成，主动脉瓣位于膈的顶部，右冠瓣及无冠瓣在右侧重叠；左冠瓣位于左侧，二尖瓣口在此位置可以清楚地显示出来，壁瓣可以显示出全长，隔瓣则不能显示，而乳头肌显示出两个位于前侧和后中部的充盈缺损影，方向指向两个瓣尖的接合处。通常左心室血管造影显示为平滑的附有肌小梁的轮廓，这与附有粗大有肌小梁的右心室血管造影有所不同（图 13.14，13.27）。

CT 表现

轴位像（图 13.33）可以很好地显示四个腔室的关系，从上向下观察，首先看到的是位于肺动脉瓣水平的左心房；右心房于主动脉瓣上方的水平开始显示，在主动脉瓣的下方可看到两个心室。尽管心脏的长轴通常是向下的，但由于存在较大变异，当从主动脉瓣水平观察时，看到的结构会发生一些变化。要获得一个真实的四腔位图像，调整重建的角度是必要的。左心房的底部对应心室中部水平。通过 CT 也可以实现对心脏的短轴重建，以便于对心脏的两个心室横断面进行观察（图 13.34）。

三维容积重建成像与血管造影成像的效果相似（图 13.32，13.37）。CT 可以更好地显示出左心耳，该结构紧邻冠脉起源部位。从前面观察，可以看到左心室、右心室、主动脉、肺动脉流出道和右心房的一部分。从下面观察，可以看到两个心室和下室间沟。应该注意的是，在该水平观察，心脏下部实际上比一些腹腔结构（如肝穹窿部和肺底）位置更低。切除胸椎后从后面可以更好地观察到降主动脉。如果再切除主动脉，就可以看到位于最后面的左心房（图 13.25）。

冠状动脉

冠状动脉为心肌供血。左、右冠状动脉分别起源于主动脉根部的左冠状窦和右冠状窦（图 13.35 ~ 13.39）。

左冠状动脉主干长度并不恒定，为 6 ~ 14 mm，直径约为 5 mm。在一项系列研究中，大约 1% 的心脏没有左冠状动脉主干，在左冠状窦可发现两个开口，左前降支（left anterior descending artery，LAD）和回旋支分别起源于这两个开口（详见本章与冠状动脉变异相关的部分）。左冠状动脉主干常分为两支血管——左前降支和左回旋支（left circumflex artery，LCX），LAD 沿着前室间沟走行，左回旋支沿着左房室沟走行（图 13.42，13.43）。在部分病例中，左冠状动脉还发出第三支血管，称

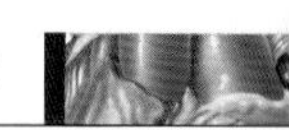

为中间动脉（又称对角支），位于左前降支和回旋支之间，为左心室的游离壁供血（图 13.44）。

左前降支向前下方走行，可以延伸至心尖前、心尖部或心尖后。大部分情况下，左前降支围绕心尖至后室间沟以供应底壁。因此，左前降支的长度变化较大，左前降支的主要分支为对角支和隔支。对角支的数目和直径不恒定（图 13.42 ~ 13.44）。这些血管以锐角起自左前降支，为左心室的前侧壁供血，其中最常见的、最重要的是第一对角支。大部分隔支有 4 ~ 6 支，有的可能更多。隔支起源于左前降支的右侧壁,走行于室间隔右侧的心内膜下，它们与源于后降支的隔支相互吻合。在大多数心脏中，有时可以看到一个较大的隔支，称为第一间隔动脉，该动脉起源于左前降支的根部。在一些心脏中，左前降支会发生结构变异，左前降支主干很短，并发出两支平行的血管，称为“双左前降支”。一支血管沿着室间沟走行，发出隔支；另一支走行于左心室前壁，发出对角支（图 13.40 ~ 13.44）。

回旋支是左冠状动脉主干发出的另一支重要血管，它以直角或锐角发出，近端被左心耳覆盖，然后沿着左房室沟走行。回旋支的末端常延伸至左心室的钝缘，也可以延伸至房室交界处，亦可在其之前或之后结束。回旋支的重要分支包括缘支和左心房支。约有 40% 的心脏的窦房结动脉起自回旋支。缘支动脉的数目存在变异，一般为 3 支。最明显的缘支动脉沿着心脏的钝缘走行，末端延伸至心尖附近。当回旋支走行至心脏的房室交界处时发出后降支和房室结动脉（图 13.38 ~ 13.44，13.54）。

右冠状动脉起自右冠状窦（图 13.45 ~ 13.49），右冠状窦还经常发出另一支小动脉以供应右心室漏斗部，该动脉称为圆锥动脉，与发自左冠状动脉的左圆锥支相互吻合形成 Vieussens 环。在其根部附近，约 60% 的右冠状动脉发出窦房结动脉。右冠状动脉沿右房室沟走行，可长可短。若该动脉较短，则其常在右心室的锐缘和心脏的房室交界处之间变细小（左优势型）。如果右冠状动脉较大，则其末端超过房室交界处，并发出数个后外侧分支供应左心室的后外侧壁。在心脏的锐缘附近，右冠状动脉常发出右缘支或锐缘支以供应右心室前壁。左回旋支越短，则右冠状动脉的终末后外侧分支越长。在房室交界处，右冠状动脉发出后降支，该动脉沿着后室间沟走行，并发出数个隔支供应室间隔的后部（图 13.45），其中部分小隔支与来自前降支的隔支相互吻合。过房室交界处后，右冠状动脉呈“U”形弯曲，并发出房室结动脉（图 13.46）。在这个区域，冠状动脉的解剖结构常有变异。常可以发现两支平行的后降支，心脏膈面的血供也可来自右冠状动脉或回旋支，也可由两者同时供应（图 13.45 ~ 13.50）。

血管造影表现

对冠状动脉的全面观察非常重要，包括冠状动脉的主干、分支、解剖结构变异和可能发生的吻合。病变的细节和定位都应该被观察到。要达到这个目的，就应该使用多个投照位置。

由于冠状动脉的解剖结构具有较大的变异，X 线的投照角度应因人而异。至少应从两个正交的角度来观察所有重要的血管。

头位左前斜位投照位用来显示左冠状动脉主干、左前降支和对角支（图 13.42）；足位左前斜位投照位（蜘蛛位）用来显示左冠状动脉主干及其分支，另外还可以显示回旋支的近段（图 13.51）。如果要显示左前降支、隔支和对角支，则应将球管转向头侧或足侧并右倾。回旋支及其缘支在加长的左斜位及足位右前斜位显示较好（图

13.51 ~ 13.54）。

左冠状动脉主干及其分支在前后位投照位置上显示较好，在部分病例中，选择足侧前后位投照或从正侧位观察左前降支的近段和回旋支效果更好。

在大多数病例中，右冠状动脉在传统的右前斜位和左前斜位投照时都可以很好地显示出来（图 13.55，13.56）。后降支的根部及后外侧支在足侧左前斜位上可以显示。

CT 表现

冠状动脉走行于心脏表面的沟内和心包脂肪下，这使得 CT 在显示不同密度的物质方面得以发挥优势。当静脉注射造影剂时，脂肪背景下的冠状动脉可在心脏周围清晰地显示出来。冠状动脉的短段深入心肌，被称为心肌桥。三维容积重建成像通常用于冠状动脉的评估，MPR 或曲线 MPR 同样可实现某种诊断目的。最大密度投影成像可用来评价冠状动脉，但有时可能不能显示某些微小的血管病变。目前的 CT 技术可以充分显示左冠状动脉主干、右冠状动脉、左前降支和左回旋支。另外，对角支、钝缘支和后降支等分支动脉在层厚为 1 mm 时就可显示。尽管临床上有多种投照位置可显示冠状动脉，但事实上，用三维容积重建的方法来研究位于心脏表面的冠状动脉解剖结构是最有用的。

在去除冠状动脉以上的组织后，其根部情况可以充分显示出来（图 13.57）。在这种情况下，左、右冠状动脉的根部都清晰可见，任何异常情况都很容易被发现。旋转图像至头位左前斜位可观察左冠状动脉主干及其分支，进一步旋转可观察左前降支和左回旋支（图 13.58）。左前降支走行于前室间沟内，其发出的对角支供应左心室的前壁（图 13.59）。回旋支走行于房室沟内，其发出的钝缘支供应左心室的侧壁（图 13.60）。正如前文所述，当中间支存在时，中间支是从左主干发出的第三个分支，走向前外侧壁。该动脉可以为前壁或侧壁提供更多的血流（类似于对角支或钝缘支）。

右冠状动脉直径不足 1 mm 的小分支尚难以通过 CT 显示出来，如第一分支圆锥支（有时直接来自于主动脉）（图 13.61）。但大分支动脉（如锐缘支）可以被很好地显示出来（图 13.61，13.62）。

去除膈肌后，就可以对心脏的下表面进行评价了。大约 80% 的心脏为“右优势型”，即右冠状动脉血流向后降支（图 13.63）；20% 的心脏为“左优势型”（图 13.64）或“均衡型”（图 13.50）。

冠状动脉旁路移植术

尽管部分冠状动脉旁路不是体源性的，但体源性的旁路移植物很常见，所以移植物的位置及表现也应该是解剖学的研究范畴。顾名思义，旁路移植物就是一段用来代替有严重病变的冠状动脉的导管。由于人工旁路移植物的效果不佳，这种代替物常常是自体的，腿部的大隐静脉是常见的代替物，小隐静脉在大隐静脉不可用或不合适的情况下成为了另一种选择，少数情况下，可选择人体其他部位的静脉作为旁路移植物。这些静脉的近端与主动脉吻合，远端与冠状动脉的狭窄处吻合。

近来的研究数据表明，动脉作为旁路移植物具有较高的通畅率，因此，它们是现在常用的代替物。左胸廓内动脉（left internal mammary artery，LIMA）是冠状动脉旁路移植术最常用的血管，它起自左锁骨下动脉。该血管的中部从胸骨游离以后，可搭接到病变血管作为旁路使用。右胸廓内动脉也可以用作原位移植物。但是如果原位移植物不能到

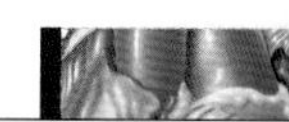

达足够远的地方，可以将其取出，用作游离动脉移植物。此外，一些医疗机构也将桡动脉作为备选的移植物。

由于冠状动脉旁路移植术（coronary artery bypass grafting，CABG）是以一些通道的数目来命名的，因此，一个四血管旁路意味着有四条通道为冠状动脉提供血液（图 13.65）。记住吻合的近端和远端很重要。通常，左胸廓内动脉连接左前降支或它的一个分支，而将静脉移植物用来代替其他的部位（图 13.66A ~ C）。如果需要二次手术，理解胸骨与移植物的关系是很有帮助的（图 13.66D）。在过去，外科医生常在连接主动脉的静脉移植物的起始处放置一个金属环，一旦需要血管造影，这便有利于快速定位导管（图 13.67）。

在 CTA 检查中，重要的是对锁骨下动脉进行检查。左锁骨下动脉近端的狭窄会导致左胸廓内动脉的血流减少。在这种情况下，就有必要进行狭窄段支架置入或将左胸廓内动脉重新连接到升主动脉（图 13.68）。目前，外科医生已经开始实施更复杂的分支旁路移植术。这种手术要求把第一条移植通道作为新的分支吻合的起点（图 13.68，13.69），也被称为 Y 形移植物。还有一种复杂的移植物可以有多个远端吻合口，这就是所谓的“跳跃式移植物”（图 13.70，13.71）。使用不同的显示方法对于更好地观察移植物的全貌是很有帮助的（图 13.70）。最后，在某些罕见的病例中，外科医生可以把一个较远的血管作为移植物的近端起点，如降主动脉（图 13.72）。

冠状动脉变异

尽管不常见，但冠状动脉变异可能与心源性猝死或心脏病有关。一般来说，冠状动脉变异被认为是最重要的疾病，因为其最有可能导致严重的心血管事件（图 13.73，13.74）。还要注意的是，有时冠状动脉的最近端可能在主动脉壁的各层中延伸，这个延伸的部分被称为壁内段（图 13.74）。

冠状动脉变异的范围很广，本章无法对每种个体变异进行详细的介绍。然而，熟悉冠状动脉变异的主要类型有助于在临床实践中识别具有临床意义的变异。我们可以将冠状动脉变异大致分为非血流动力学变异和血流动力学变异。

非血流动力学变异通常与临床症状或严重的心血管后遗症无关。这些异常包括 LAD 或右冠状动脉（right coronary artery，RCA）的重复，而前者更常见。重复的 LAD 通常起源于 RCA，走行于肺前、动脉间或经间隔。冠状动脉的高起点是指起点离窦房结 1 cm 的情况。

冠状动脉的高起点在 RCA 中更常见，并且有时会累及主动脉瓣。虽然对血流动力学的影响不明显，但这种变异可能导致无法采用导管插入术转而需要采用更困难或更复杂的主动脉切开术。主冠状动脉在肺流出道或肺动脉前方走行的情况称为肺前病变，最常累及 LMCA，尽管 RCA 可能起源于 LAD 或 LMCA，且走行于肺动脉前方。这种变异与法洛四联症有关。

其他变异包括左回旋支起源于右冠状动脉或右冠状动脉窦等（图 13.75）。还有一种罕见的变异是 LAD 和左回旋支起源于左冠状窦（图 13.76），导致 3 条冠状动脉均起源于主动脉根部。只有一条冠状动脉的情况在其他先天性心脏畸形中更为常见（图 13.77）。最后，一种真正不寻常的形式是 Vieussens 环，它通过左冠状动脉左圆锥支和右冠状动脉右圆锥支建立左冠状动脉和右冠状动脉之间的联系。

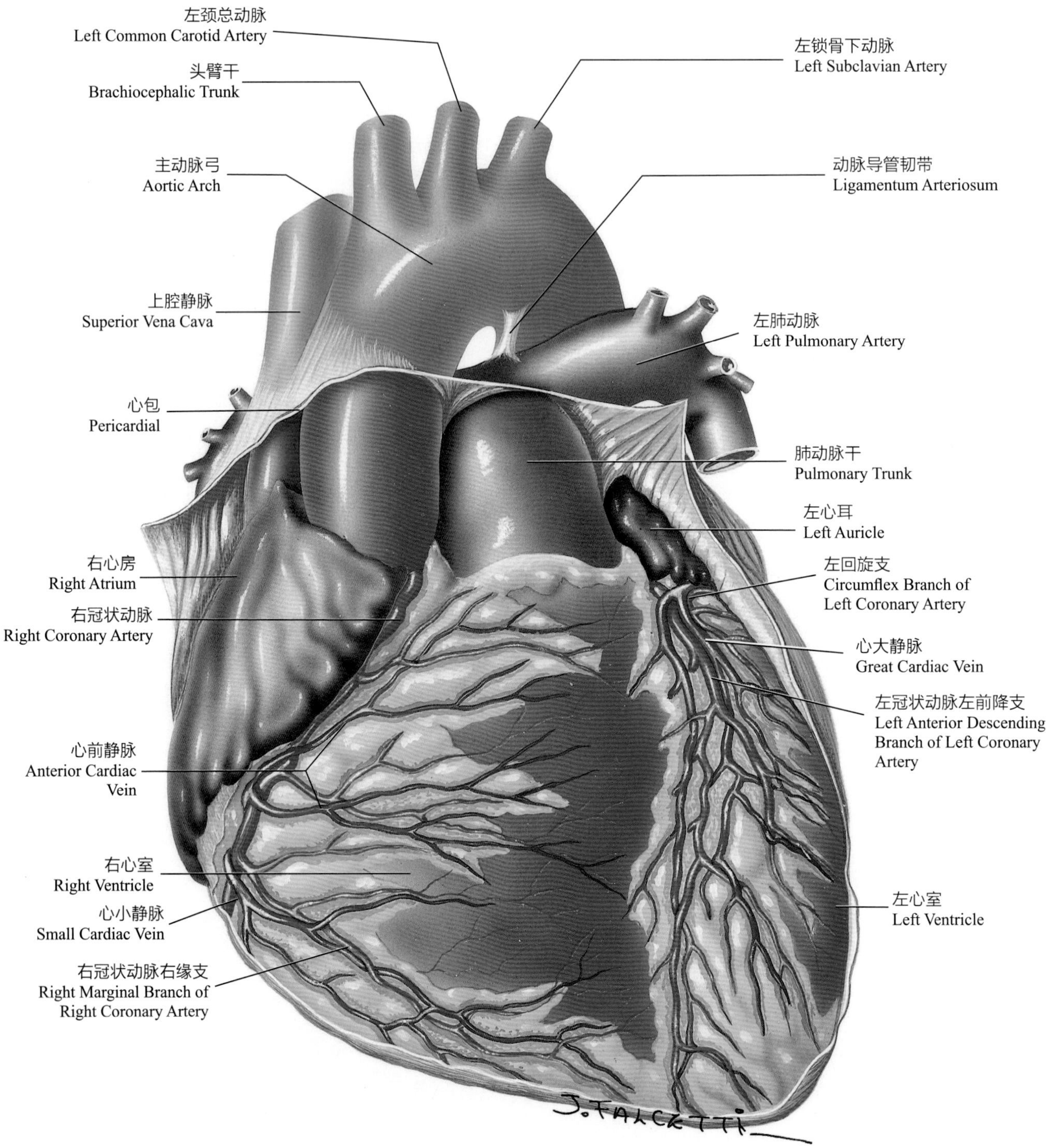

左颈总动脉
Left Common Carotid Artery
头臂干
Brachiocephalic Trunk
主动脉弓
Aortic Arch
上腔静脉
Superior Vena Cava
心包
Pericardial
右心房
Right Atrium
右冠状动脉
Right Coronary Artery
心前静脉
Anterior Cardiac Vein
右心室
Right Ventricle
心小静脉
Small Cardiac Vein
右冠状动脉右缘支
Right Marginal Branch of Right Coronary Artery
左锁骨下动脉
Left Subclavian Artery
动脉导管韧带
Ligamentum Arteriosum
左肺动脉
Left Pulmonary Artery
肺动脉干
Pulmonary Trunk
左心耳
Left Auricle
左回旋支
Circumflex Branch of Left Coronary Artery
心大静脉
Great Cardiac Vein
左冠状动脉左前降支
Left Anterior Descending Branch of Left Coronary Artery
左心室
Left Ventricle
J. FALCETTI

A

图13.1　A. 心脏外表面（前面观），注意大血管与心室之间的关系

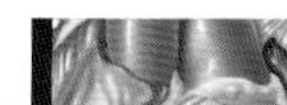

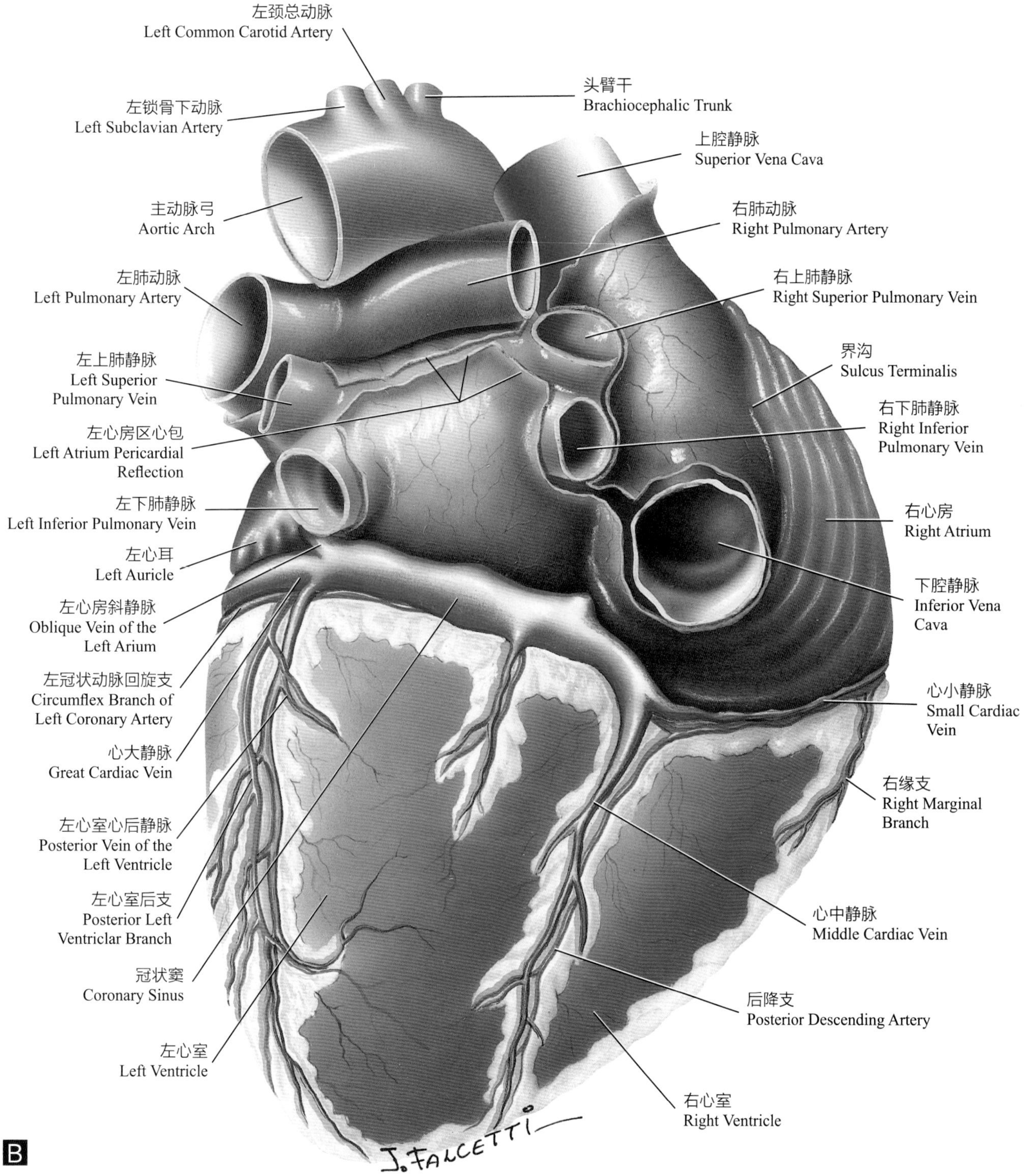

左颈总动脉
Left Common Carotid Artery

头臂干
Brachiocephalic Trunk

左锁骨下动脉
Left Subclavian Artery

上腔静脉
Superior Vena Cava

主动脉弓
Aortic Arch

右肺动脉
Right Pulmonary Artery

左肺动脉
Left Pulmonary Artery

右上肺静脉
Right Superior Pulmonary Vein

左上肺静脉
Left Superior Pulmonary Vein

界沟
Sulcus Terminalis

右下肺静脉
Right Inferior Pulmonary Vein

左心房区心包
Left Atrium Pericardial Reflection

左下肺静脉
Left Inferior Pulmonary Vein

右心房
Right Atrium

左心耳
Left Auricle

下腔静脉
Inferior Vena Cava

左心房斜静脉
Oblique Vein of the Left Arium

左冠状动脉回旋支
Circumflex Branch of Left Coronary Artery

心小静脉
Small Cardiac Vein

心大静脉
Great Cardiac Vein

右缘支
Right Marginal Branch

左心室心后静脉
Posterior Vein of the Left Ventricle

左心室后支
Posterior Left Ventriclar Branch

心中静脉
Middle Cardiac Vein

冠状窦
Coronary Sinus

后降支
Posterior Descending Artery

左心室
Left Ventricle

右心室
Right Ventricle

J. FALCETTI

B

图13.1（续） B. 心脏外表面（后面观），注意左心房与肺静脉之间的关系以及冠状窦的最大直径

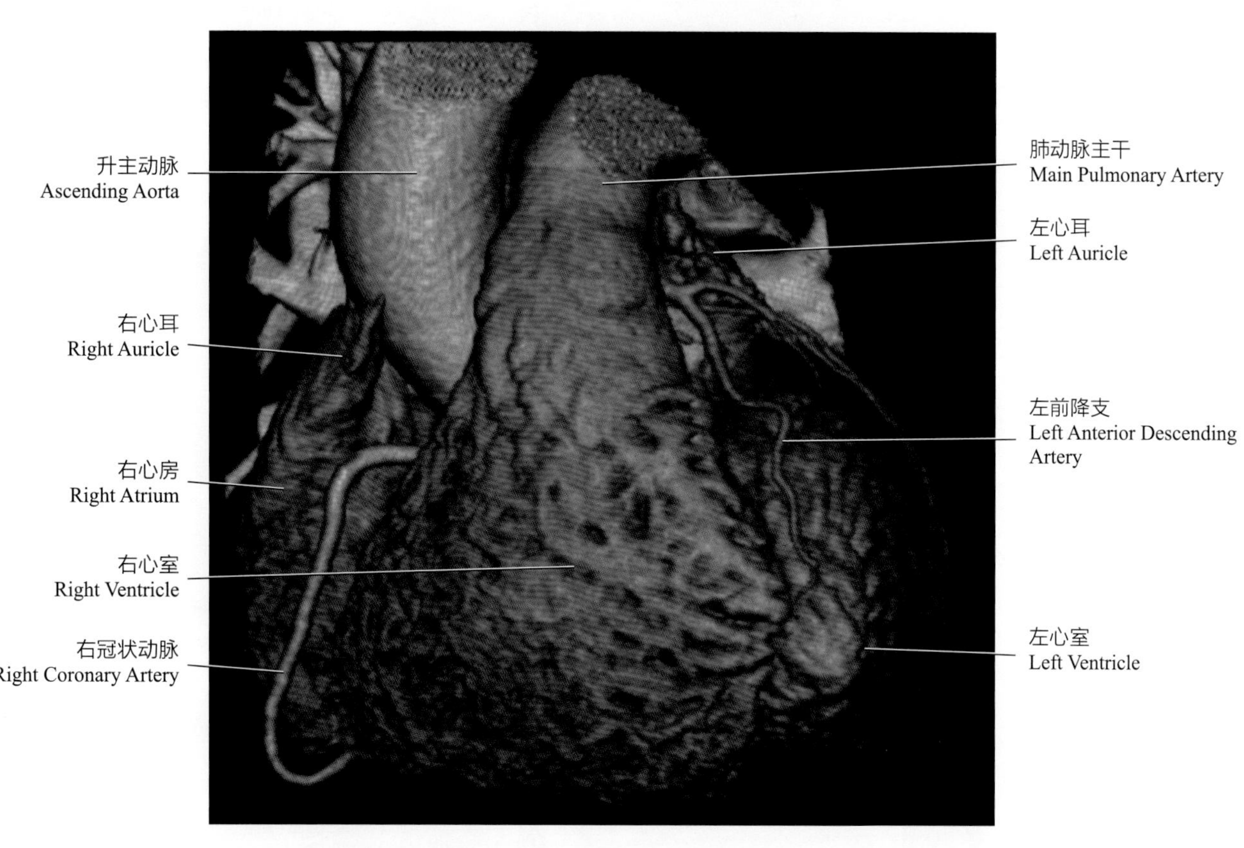
升主动脉
Ascending Aorta
右心耳
Right Auricle
右心房
Right Atrium
右心室
Right Ventricle
右冠状动脉
Right Coronary Artery
肺动脉主干
Main Pulmonary Artery
左心耳
Left Auricle
左前降支
Left Anterior Descending Artery
左心室
Left Ventricle

图13.2 CT三维容积成像（前面观）

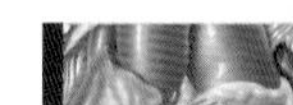

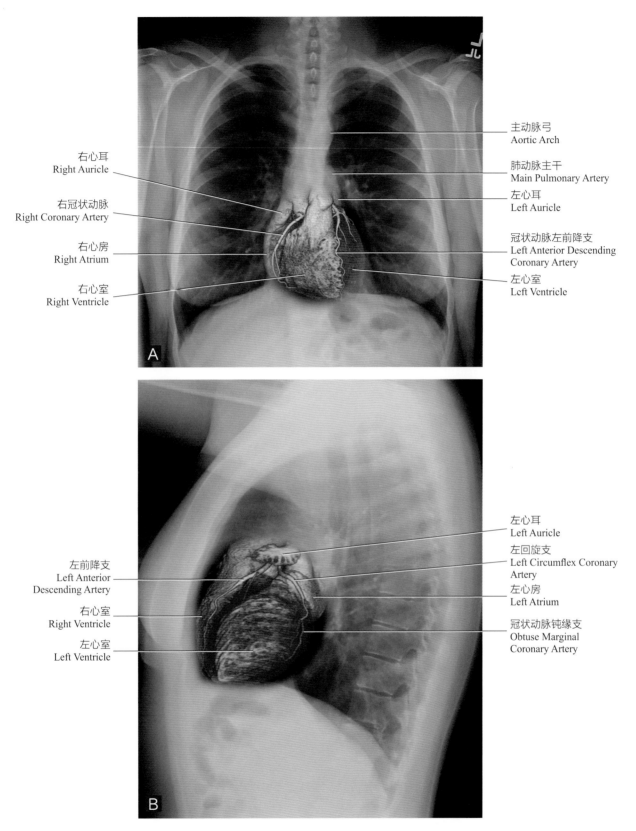

右心耳
Right Auricle
右冠状动脉
Right Coronary Artery
右心房
Right Atrium
右心室
Right Ventricle
主动脉弓
Aortic Arch
肺动脉主干
Main Pulmonary Artery
左心耳
Left Auricle
冠状动脉左前降支
Left Anterior Descending Coronary Artery
左心室
Left Ventricle
A

左前降支
Left Anterior Descending Artery
右心室
Right Ventricle
左心室
Left Ventricle
左心耳
Left Auricle
左回旋支
Left Circumflex Coronary Artery
左心房
Left Atrium
冠状动脉钝缘支
Obtuse Marginal Coronary Artery
B

图13.3　A. 胸部后前位X线片，心脏三维渲染处理，可见心脏位于下纵隔的中部，心尖位于左侧胸廓内。 B. 胸部侧位X线片，心脏三维渲染处理。心脏前方为前胸壁，后方为脊柱

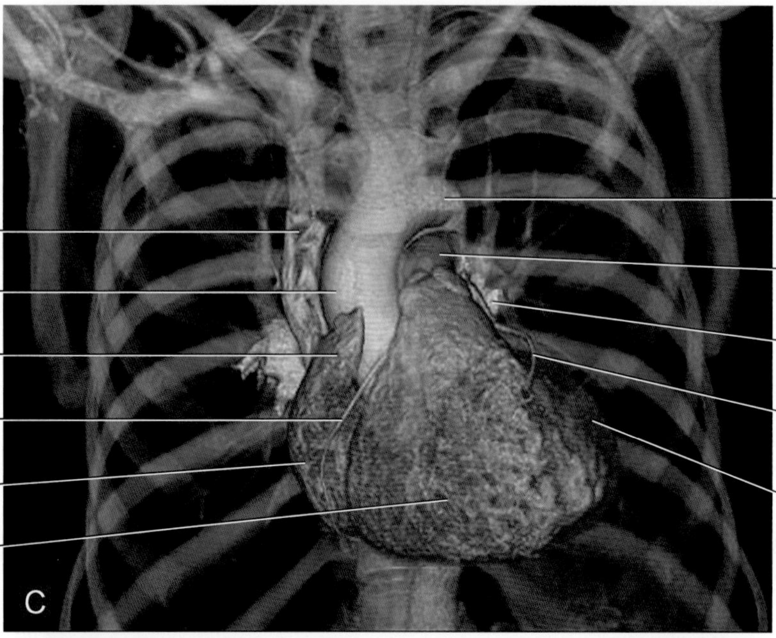

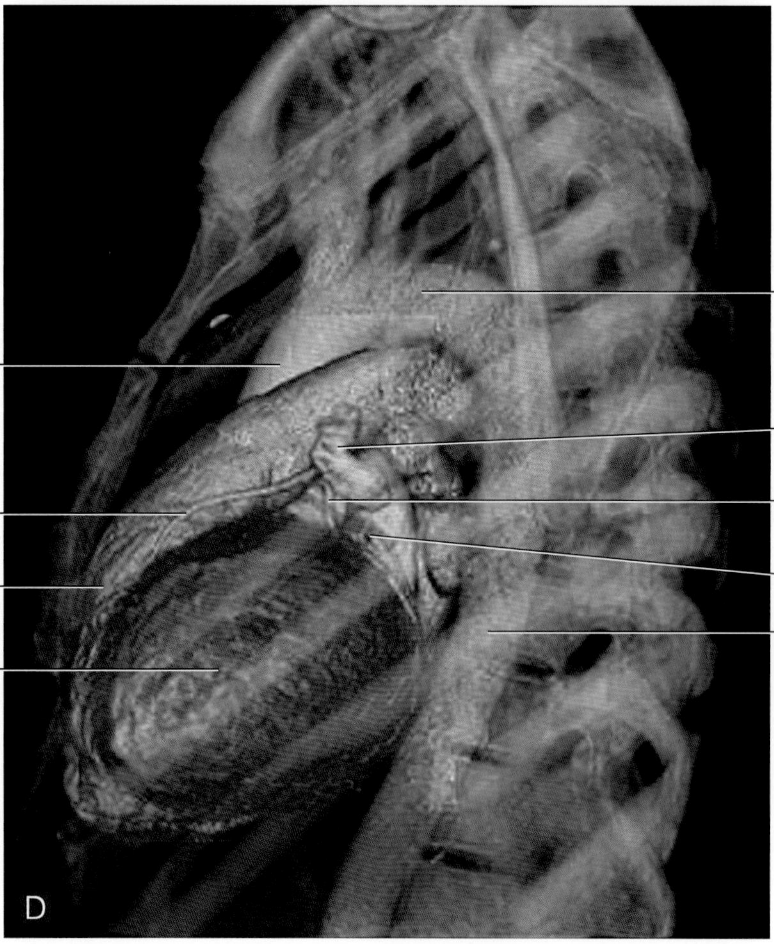

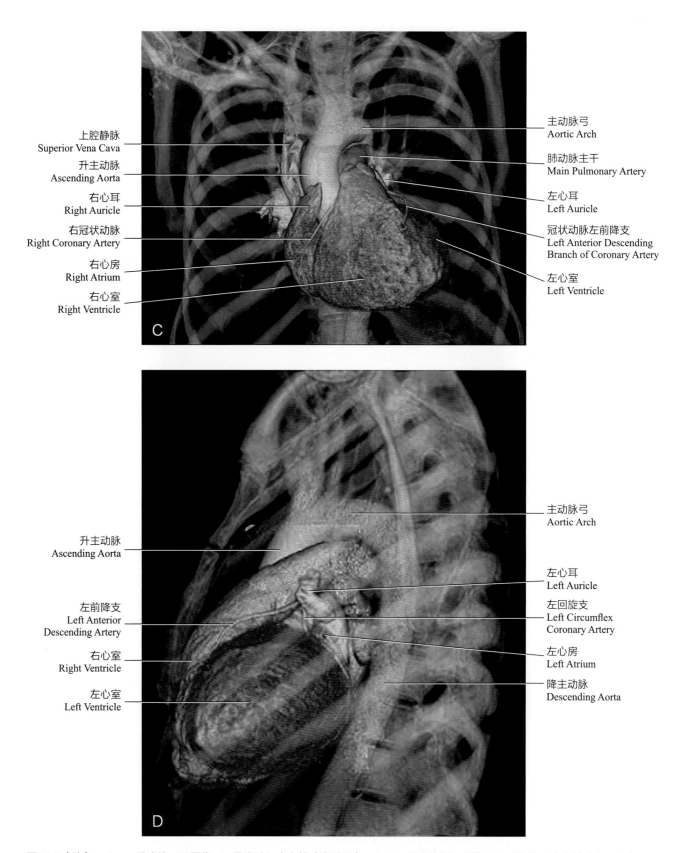

主动脉弓
Aortic Arch
上腔静脉
Superior Vena Cava
肺动脉主干
Main Pulmonary Artery
升主动脉
Ascending Aorta
左心耳
Left Auricle
右心耳
Right Auricle
冠状动脉左前降支
Left Anterior Descending Branch of Coronary Artery
右冠状动脉
Right Coronary Artery
右心房
Right Atrium
左心室
Left Ventricle
右心室
Right Ventricle
C

主动脉弓
Aortic Arch
升主动脉
Ascending Aorta
左心耳
Left Auricle
左回旋支
Left Circumflex Coronary Artery
左前降支
Left Anterior Descending Artery
左心房
Left Atrium
右心室
Right Ventricle
降主动脉
Descending Aorta
左心室
Left Ventricle
D

图13.3（续） C. CT重建的正面图像，可见胸腔和大血管（半透明）。D. CT重建的侧面图像，可见胸腔和大血管（半透明）

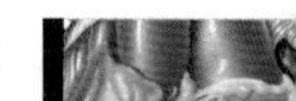

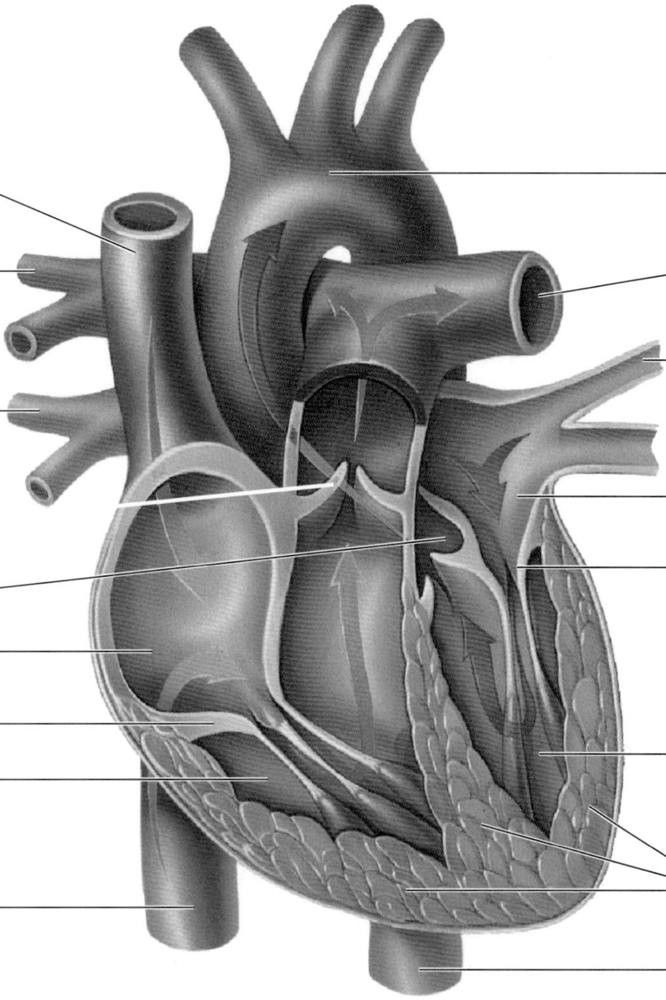

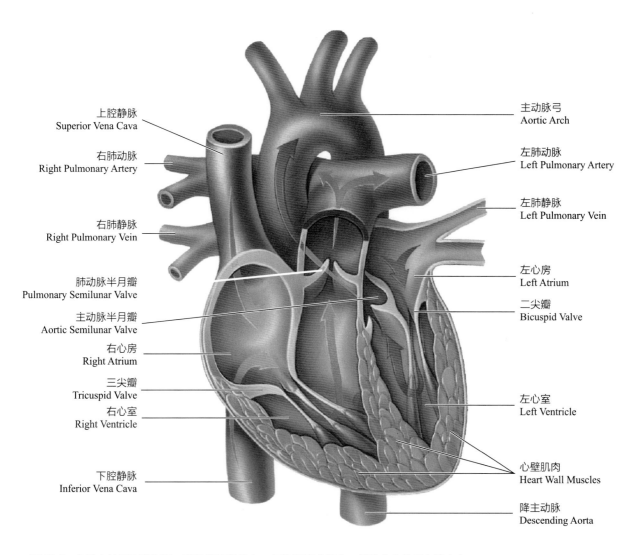

图13.4　心脏血液循环路径图。蓝色代表静脉血，红色代表动脉血，箭头方向代表血流方向

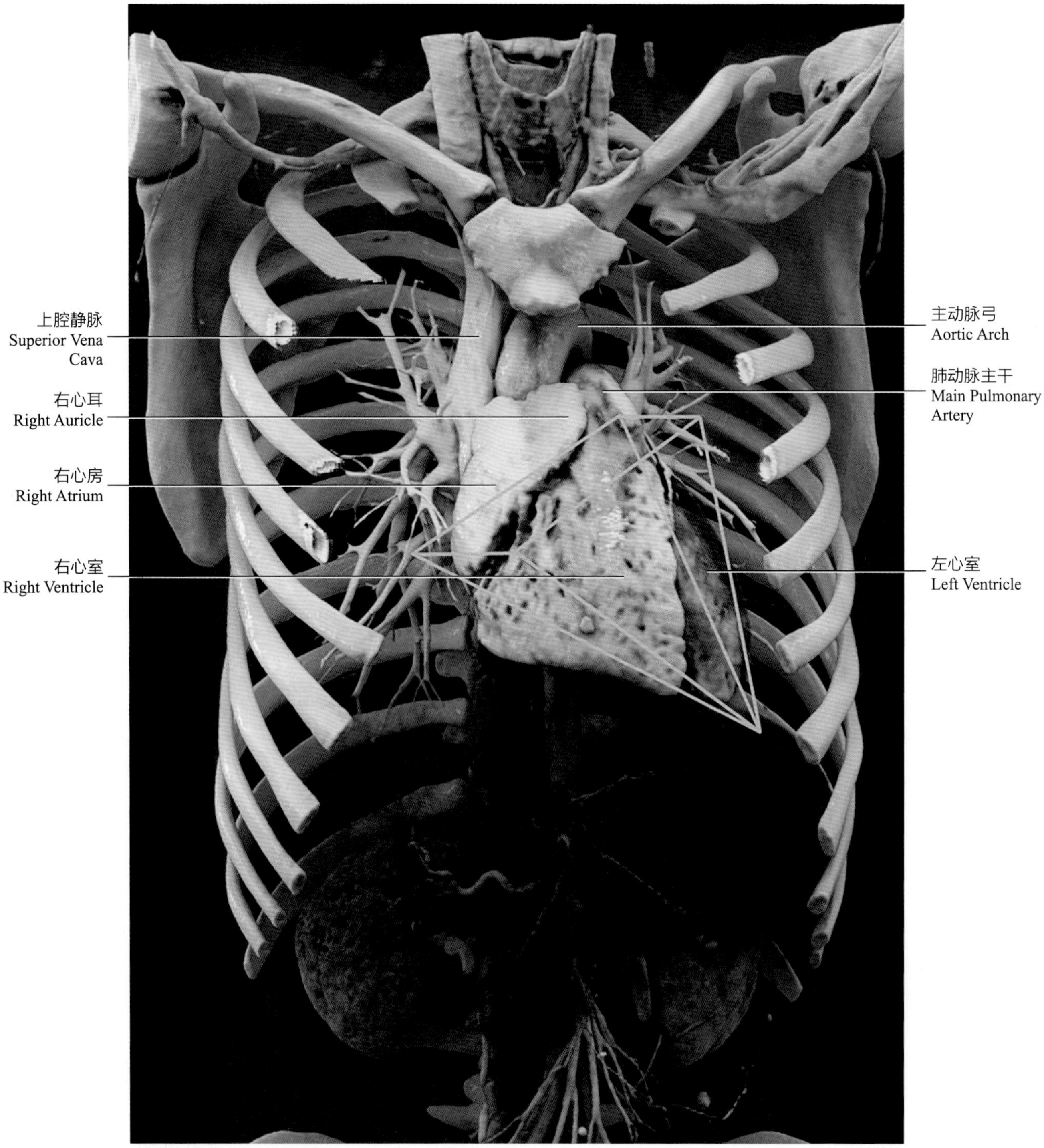

上腔静脉
Superior Vena Cava

右心耳
Right Auricle

右心房
Right Atrium

右心室
Right Ventricle

主动脉弓
Aortic Arch

肺动脉主干
Main Pulmonary Artery

左心室
Left Ventricle

图13.5　胸部及上腹部的CTA重建图像。心脏类似一个倒置的金字塔，长轴指向左前下方

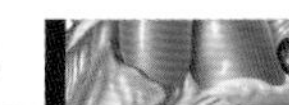

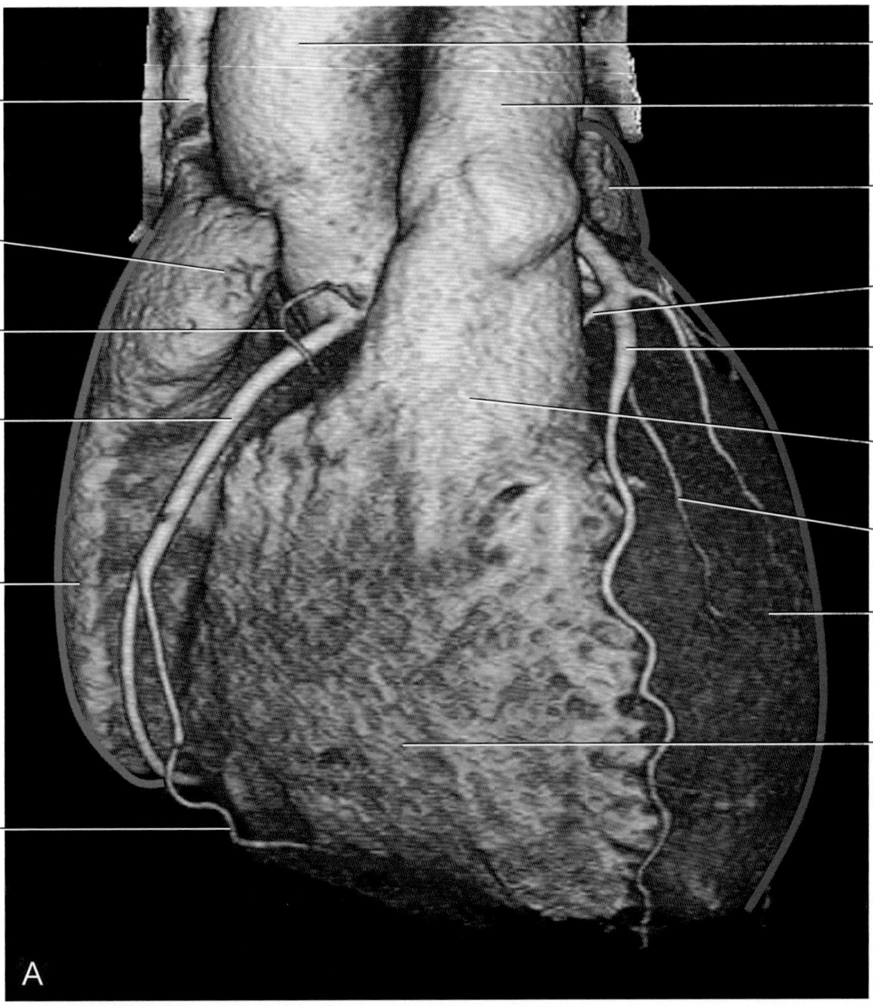

上腔静脉
Superior Vena Cava

右心耳
Right Auricle

圆锥支
Conus Branch

右冠状动脉
Right Coronary Artery

右心房
Right Atrium

锐缘支
Acute Marginal Branch

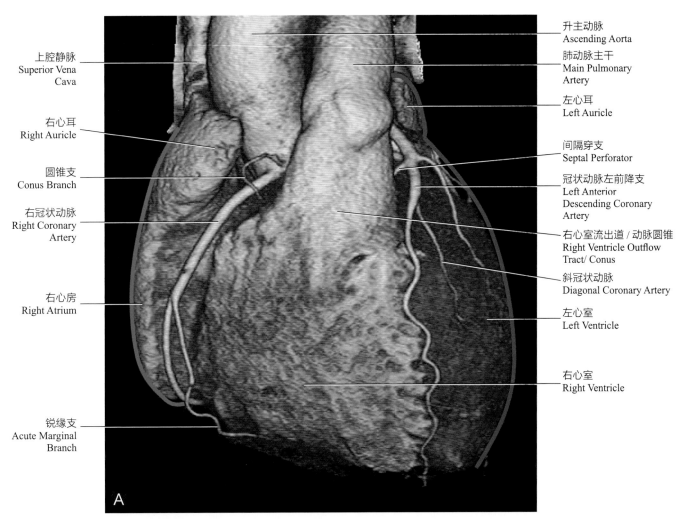

升主动脉
Ascending Aorta

肺动脉主干
Main Pulmonary Artery

左心耳
Left Auricle

间隔穿支
Septal Perforator

冠状动脉左前降支
Left Anterior Descending Coronary Artery

右心室流出道 / 动脉圆锥
Right Ventricle Outflow Tract/ Conus

斜冠状动脉
Diagonal Coronary Artery

左心室
Left Ventricle

右心室
Right Ventricle

A

图13.6 A. 三维重建的心脏图像。心脏前面观显示心脏的左、右轮廓，蓝线表示右心缘，红线表示左心缘

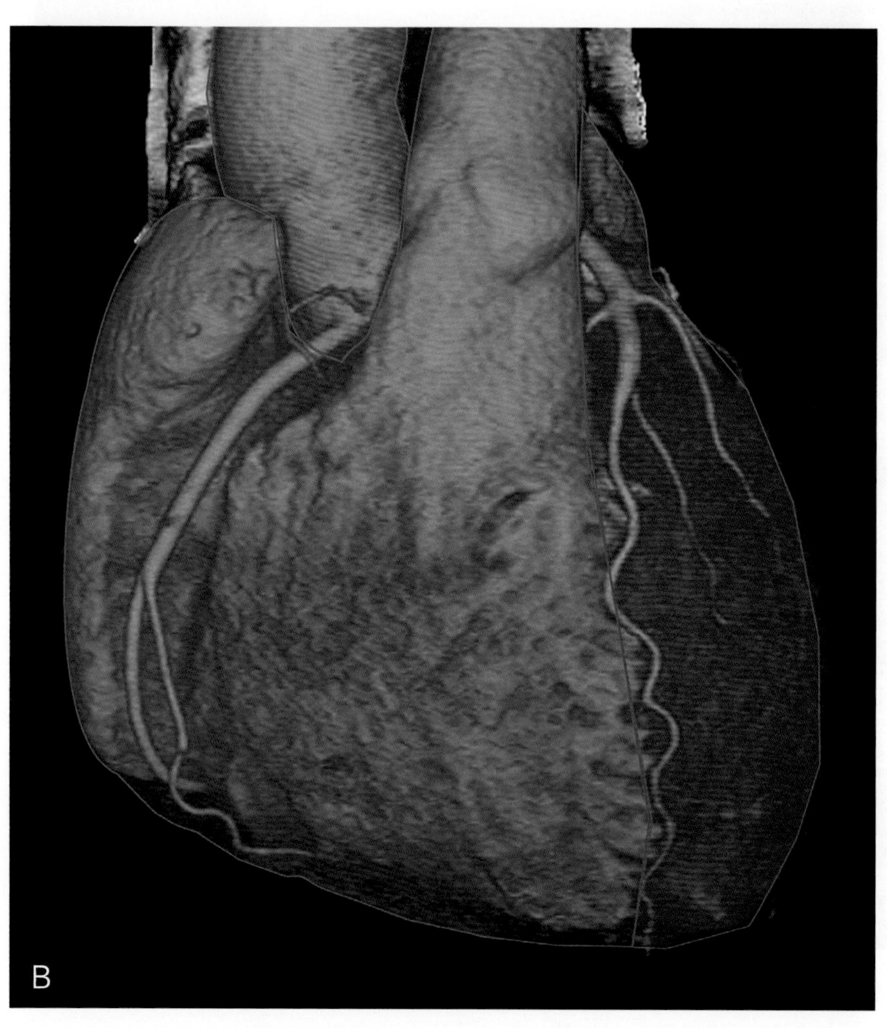

图13.6（续） B. 三维重建的心脏图像。蓝色表示右心和肺动脉主干，红色表示左心和主动脉

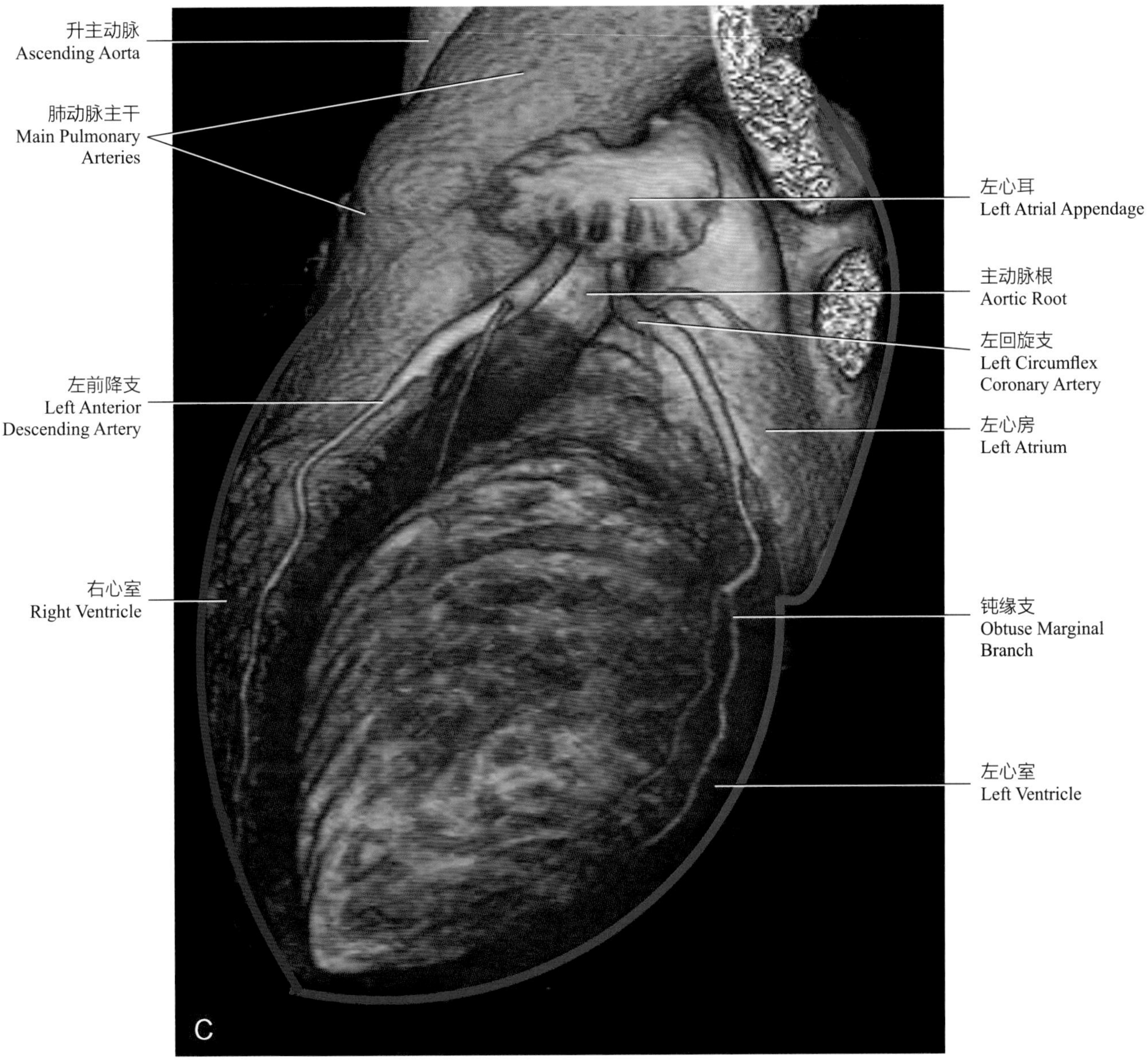

升主动脉
Ascending Aorta
肺动脉主干
Main Pulmonary Arteries
左前降支
Left Anterior Descending Artery
右心室
Right Ventricle
左心耳
Left Atrial Appendage
主动脉根
Aortic Root
左回旋支
Left Circumflex Coronary Artery
左心房
Left Atrium
钝缘支
Obtuse Marginal Branch
左心室
Left Ventricle
C

图13.6（续）　C. 心脏侧视图。前界（蓝线）对应的是右心室前壁，后缘或背缘（红线）对应的是左心室后壁和左心房

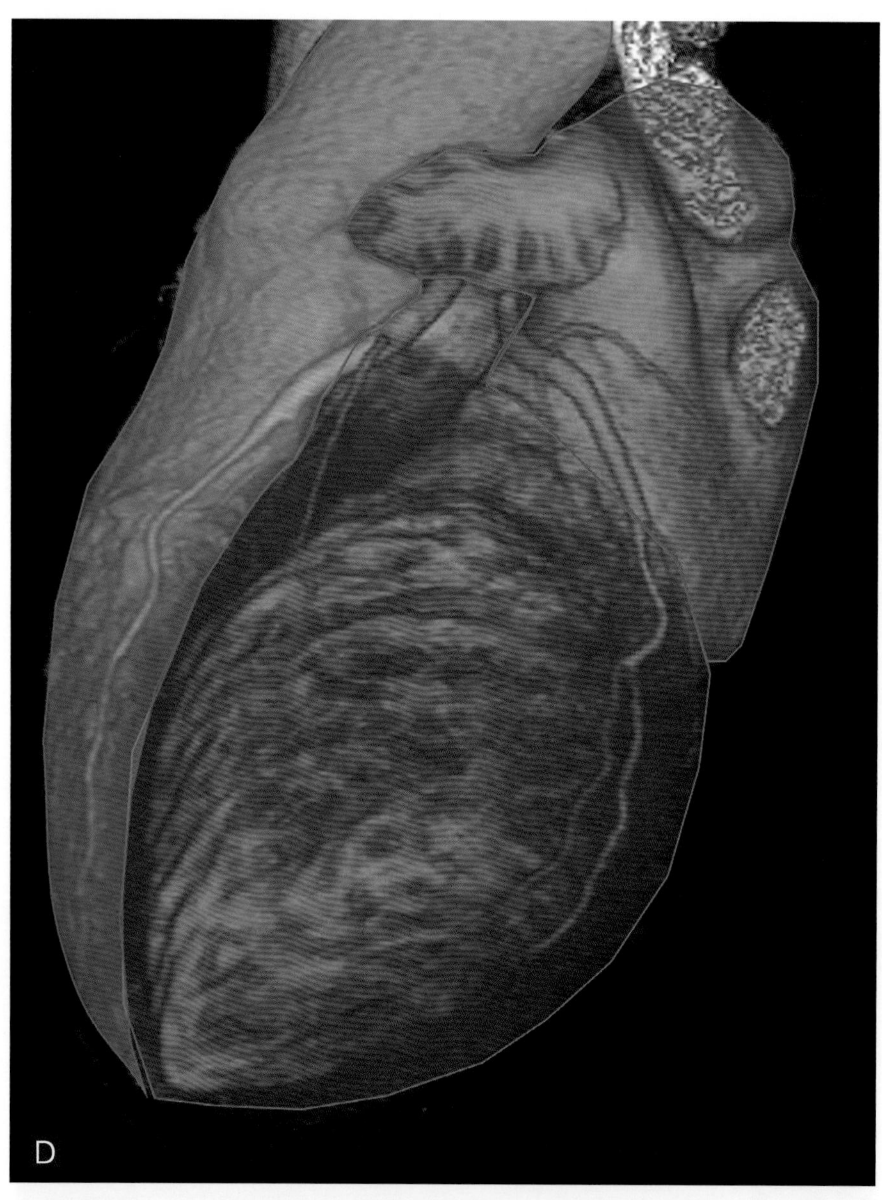

图13.6（续） D. 心脏侧视图。蓝色表示右心和肺动脉主干，红色表示左心和主动脉

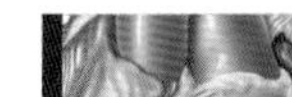

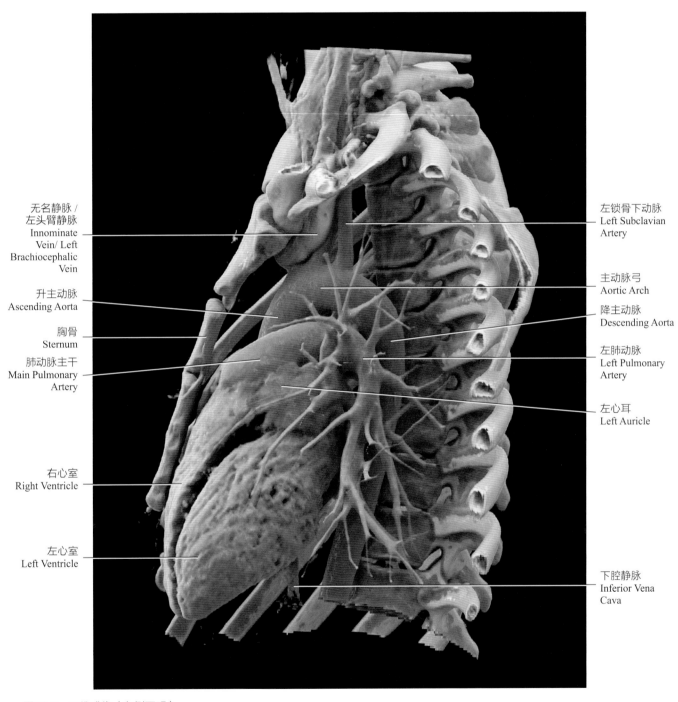

无名静脉 / 左头臂静脉 Innominate Vein/ Left Brachiocephalic Vein

升主动脉 Ascending Aorta

胸骨 Sternum

肺动脉主干 Main Pulmonary Artery

右心室 Right Ventricle

左心室 Left Ventricle

左锁骨下动脉 Left Subclavian Artery

主动脉弓 Aortic Arch

降主动脉 Descending Aorta

左肺动脉 Left Pulmonary Artery

左心耳 Left Auricle

下腔静脉 Inferior Vena Cava

图13.7　三维成像（左侧面观）

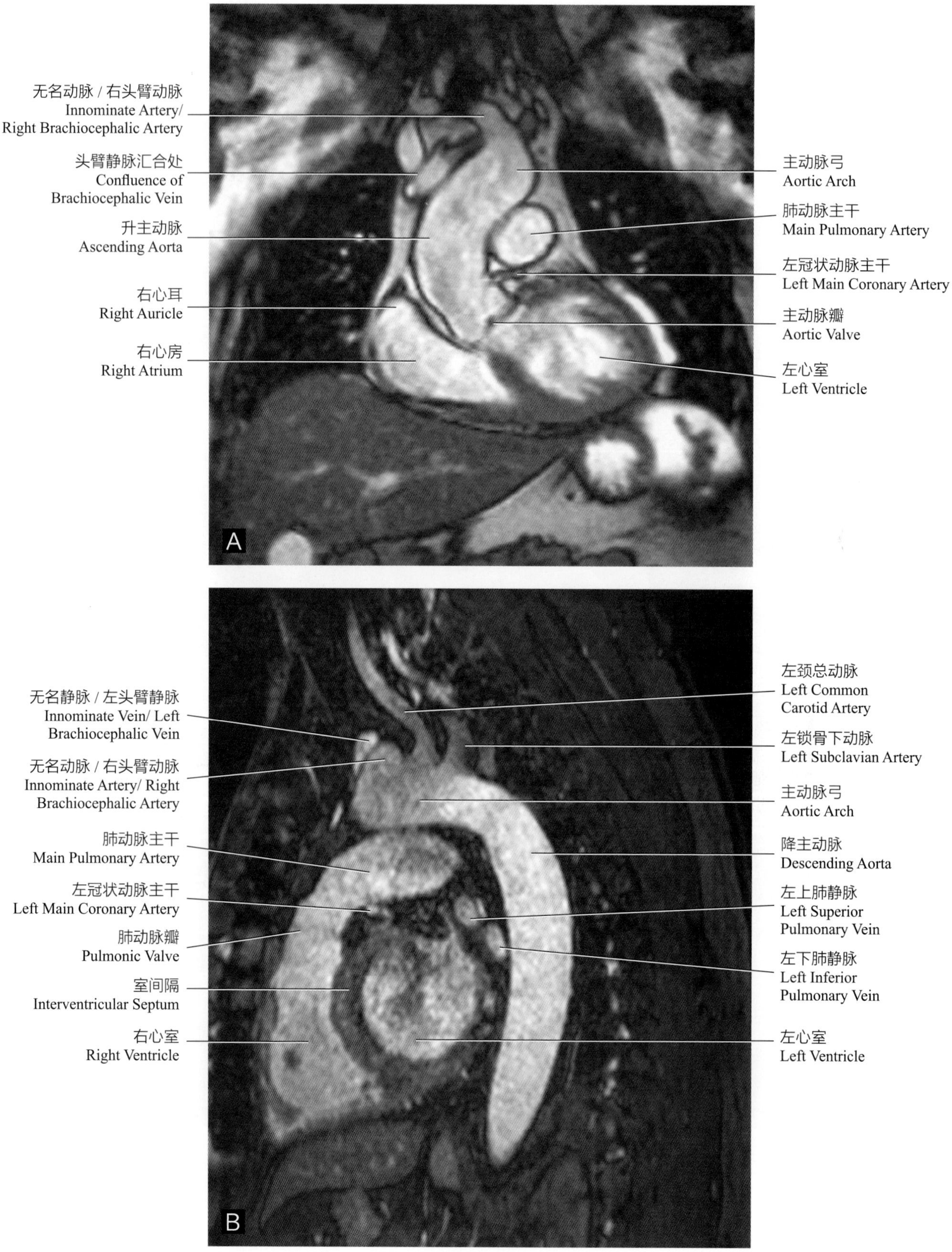

无名动脉 / 右头臂动脉
Innominate Artery/
Right Brachiocephalic Artery

头臂静脉汇合处
Confluence of
Brachiocephalic Vein

升主动脉
Ascending Aorta

右心耳
Right Auricle

右心房
Right Atrium

主动脉弓
Aortic Arch

肺动脉主干
Main Pulmonary Artery

左冠状动脉主干
Left Main Coronary Artery

主动脉瓣
Aortic Valve

左心室
Left Ventricle

A

无名静脉 / 左头臂静脉
Innominate Vein/ Left
Brachiocephalic Vein

无名动脉 / 右头臂动脉
Innominate Artery/ Right
Brachiocephalic Artery

肺动脉主干
Main Pulmonary Artery

左冠状动脉主干
Left Main Coronary Artery

肺动脉瓣
Pulmonic Valve

室间隔
Interventricular Septum

右心室
Right Ventricle

左颈总动脉
Left Common
Carotid Artery

左锁骨下动脉
Left Subclavian Artery

主动脉弓
Aortic Arch

降主动脉
Descending Aorta

左上肺静脉
Left Superior
Pulmonary Vein

左下肺静脉
Left Inferior
Pulmonary Vein

左心室
Left Ventricle

B

图13.8　A.心脏及纵隔的MRI图像（冠状面）。B.心脏及纵隔的MRI图像（矢状面）

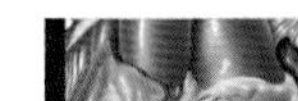

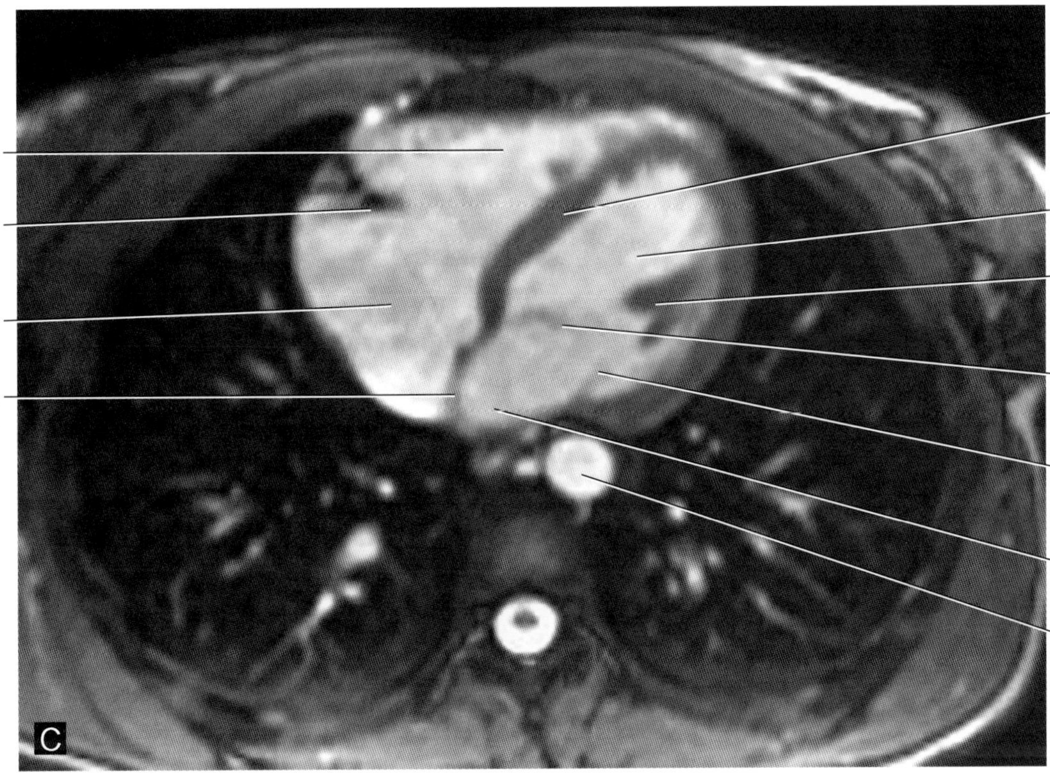

右心室
Right Ventricle

三尖瓣环
Tricuspid Valve Annulus

右心房
Right Atrium

房间隔
Interatrial Septum

室间隔
Interventricular Septum

左心室
Left Ventricle

前外侧乳头肌
Anterolateral Papillary Muscle

二尖瓣前叶
Mitral Valve Anterior Leaflet

二尖瓣后叶
Mitral Valve Posterior Leaflet

左心房
Left Atrium

降主动脉
Descending Aorta

C

图13.8（续）　C.心脏及纵隔的MRI图像（横断面）

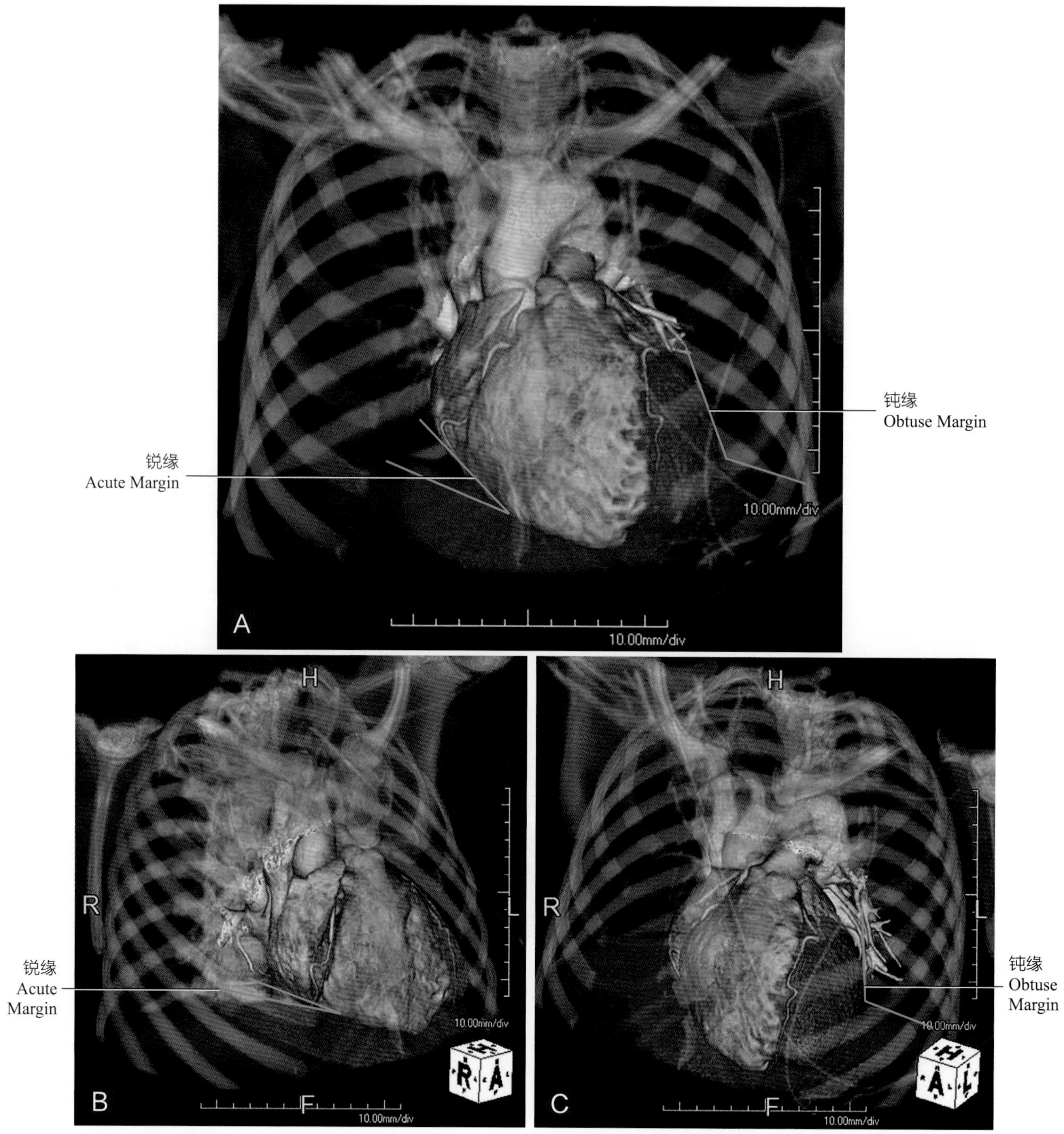

图13.9　A. 心脏的锐缘，主要由右心室和右心房构成；锐缘处的蓝线代表右侧膈和心脏边缘之间的锐角。钝缘很圆钝，主要由左心室构成。钝缘处的蓝线代表左侧膈和心脏边缘之间的钝角。B. 锐缘（右前斜位）。C. 钝缘（左前斜位）

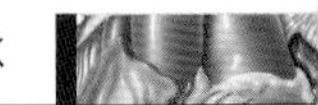

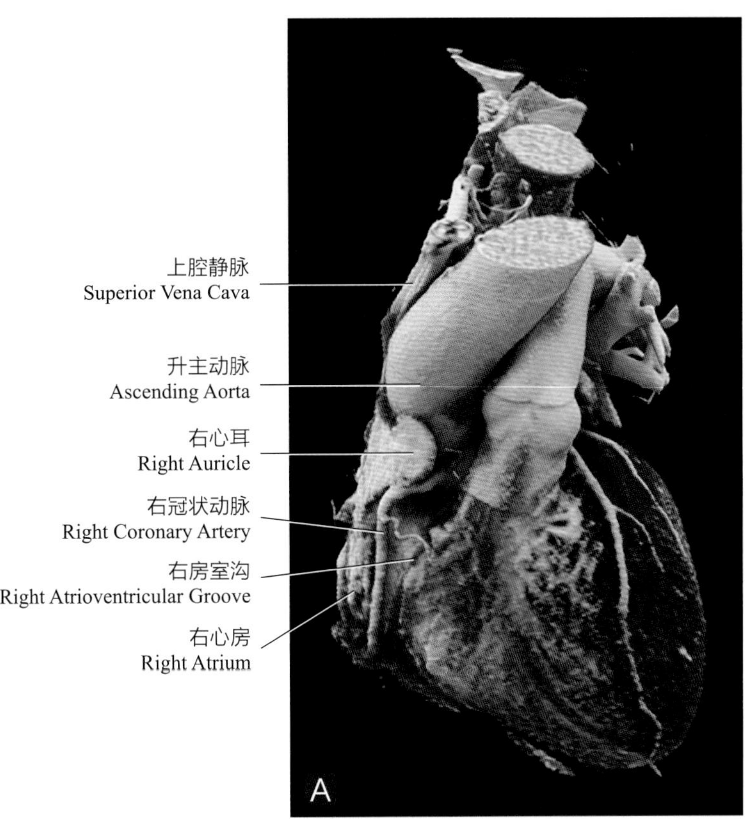

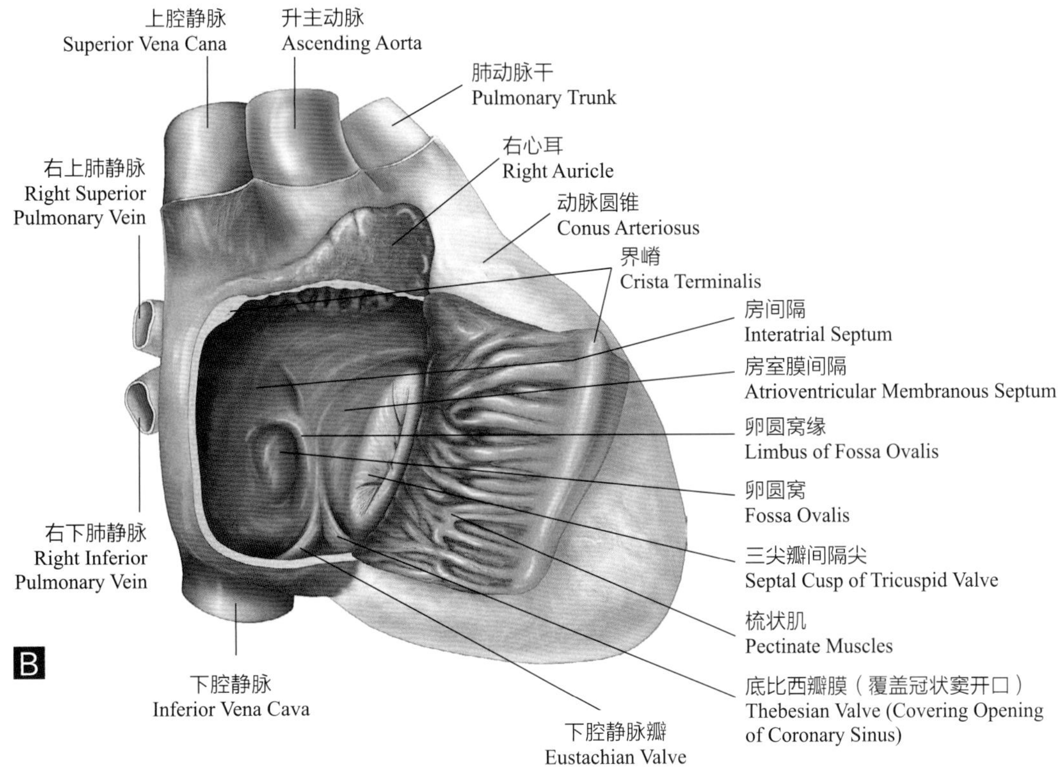

图13.10　A. CTA三维重建显示了右心房的外部特征，右心房的侧壁构成了右心边缘的绝大部分，右心耳与胸主动脉相邻。B. 右心房的内部特征，房间隔中部有一个名为卵圆窝的环形凹陷

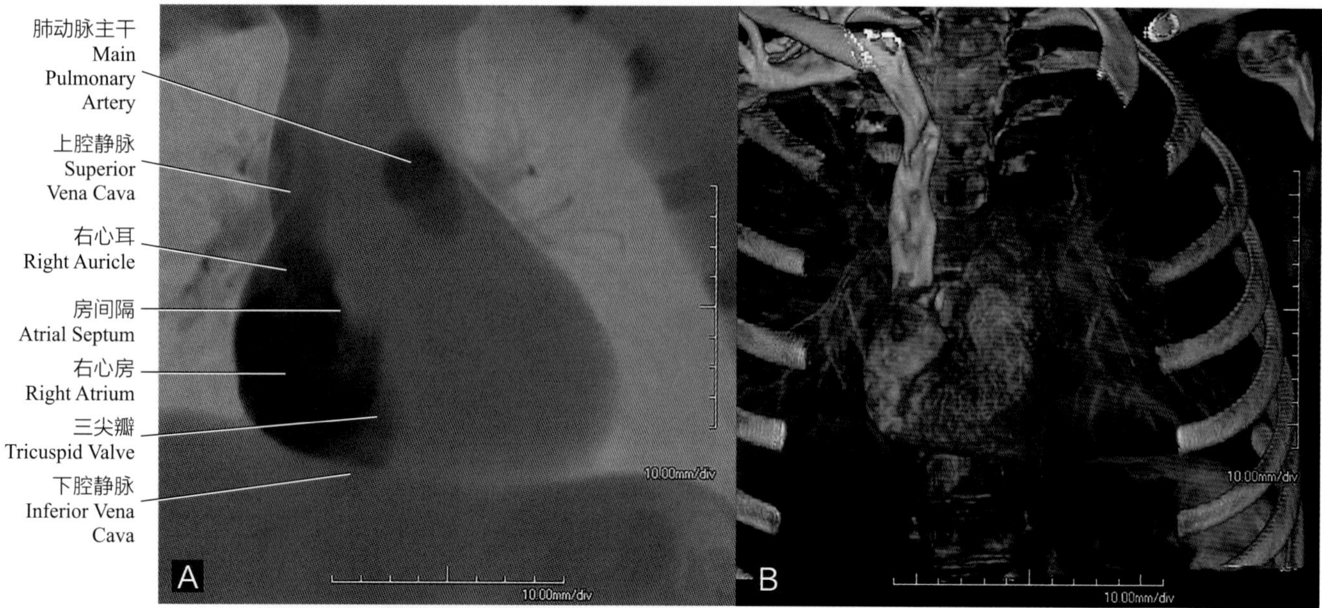

图13.11　右心房造影（长轴位）。A. CT模拟的DSA图像。B. 同一患者在同一方位的CTA三维重建图像。左上缘由房间隔的最前部构成，左心耳在此位置不能显示出来，三尖瓣位于下部并朝向左侧

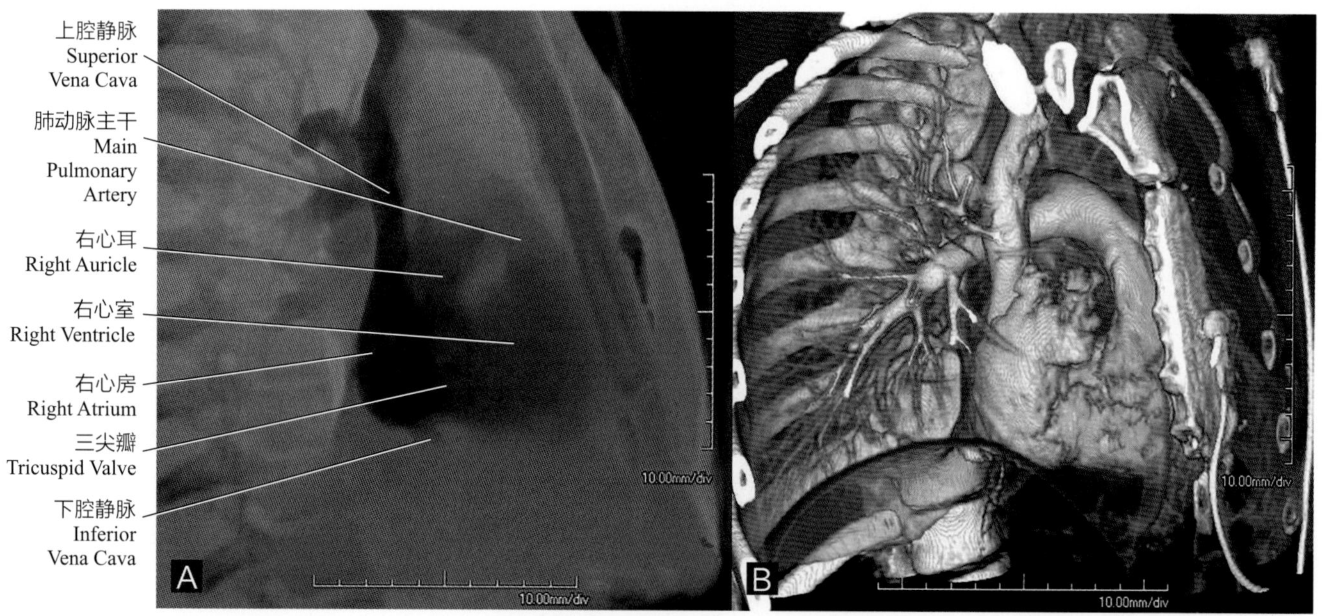

图13.12　右心房（头位右前斜位）。A. CT模拟的DSA图像。B. 同一患者在同一方位的CTA三维重建图像。在右侧，上腔静脉和下腔静脉的连线构成了该位置的心脏右缘，右心耳位于上心影上部偏左侧。位于下腔静脉和三尖瓣环之间的是房室隔

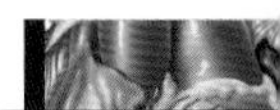

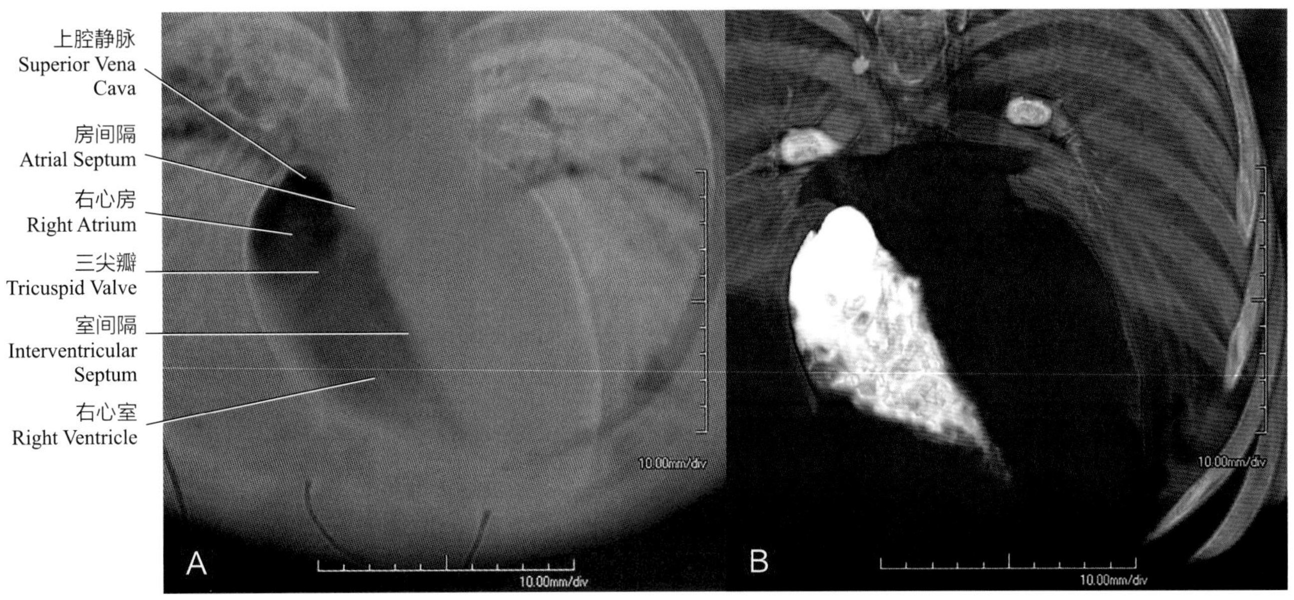

图13.13　右心房造影（四腔位）。A. CT模拟的DSA图像。B. 同一患者在同一方位的CTA三维重建图像。右心耳因重叠而显示不清

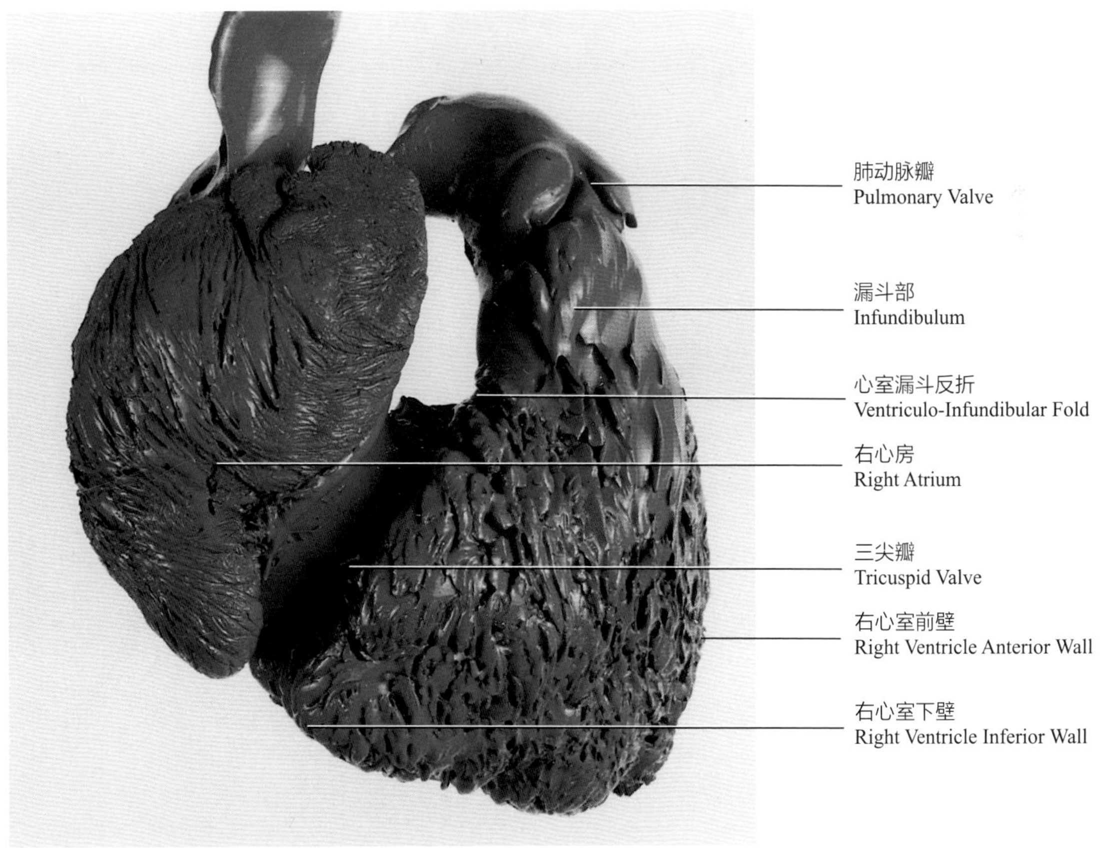

图13.14　右心房及右心室的造影剂铸型（前面观）

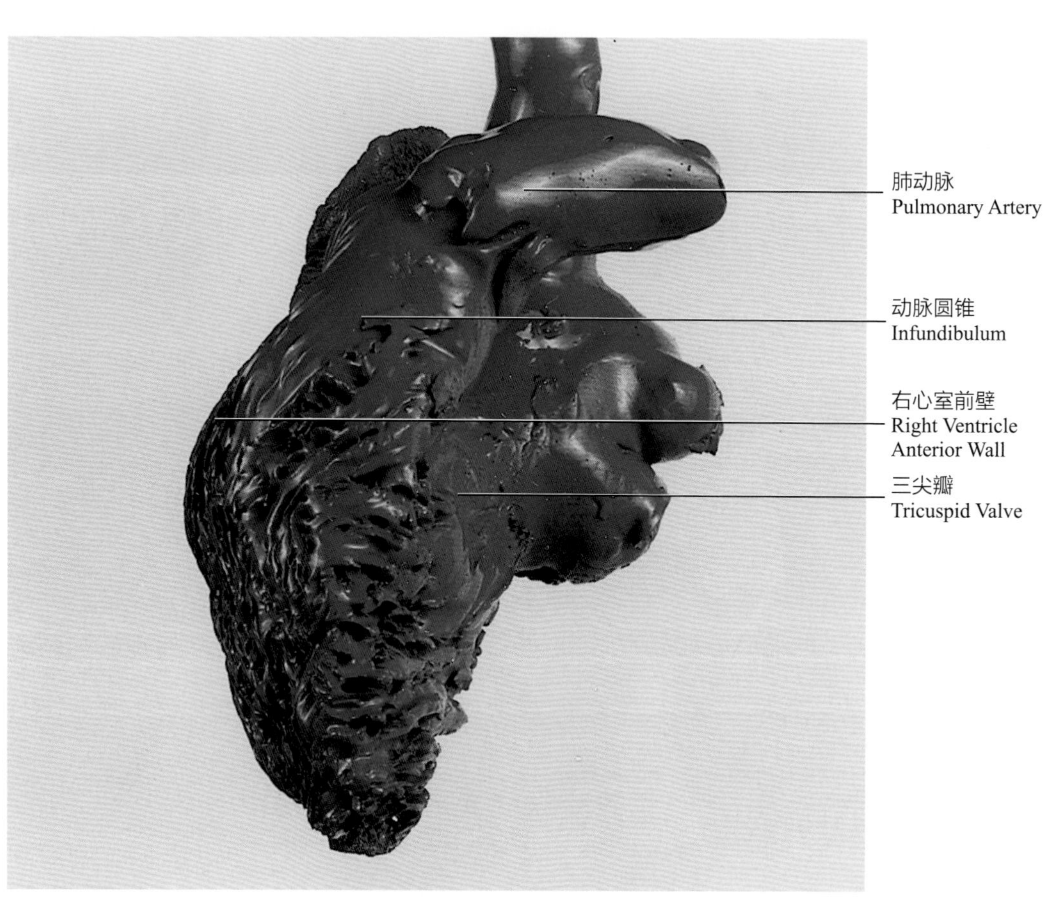

图13.15　右心室的造影剂铸型（侧面观）

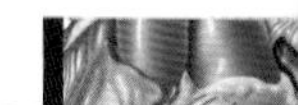

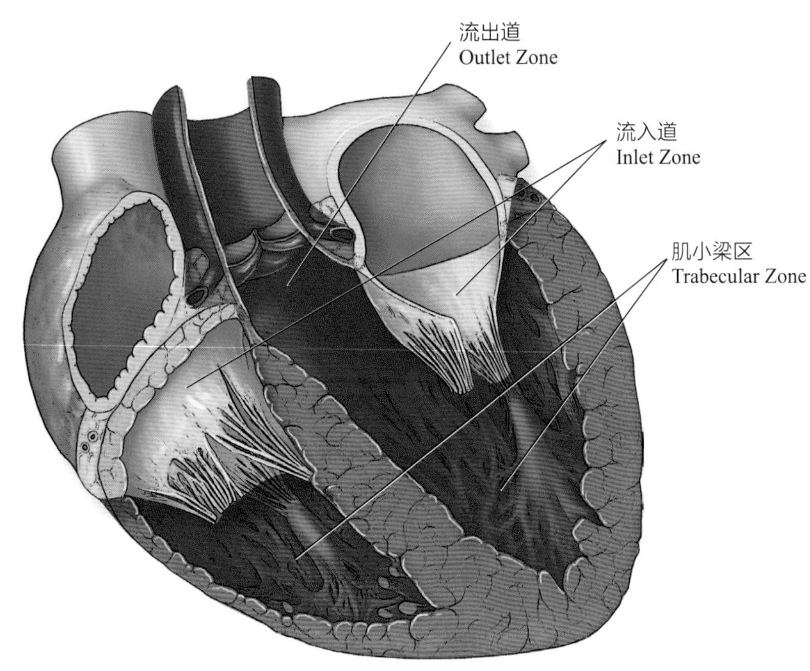
流出道
Outlet Zone
流入道
Inlet Zone
肌小梁区
Trabecular Zone

图13.16　右心室的三个组成部分

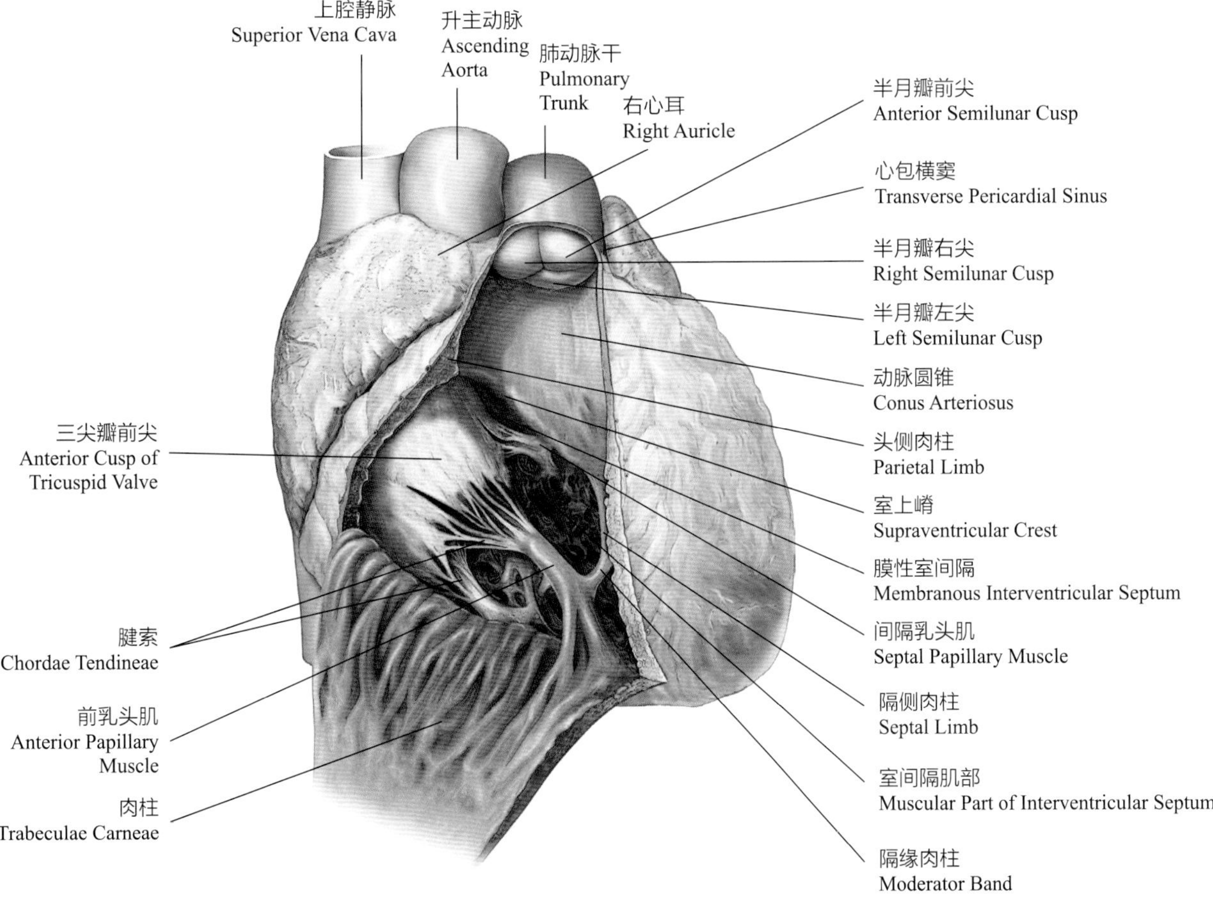
上腔静脉
Superior Vena Cava
升主动脉
Ascending Aorta
肺动脉干
Pulmonary Trunk
右心耳
Right Auricle
半月瓣前尖
Anterior Semilunar Cusp
心包横窦
Transverse Pericardial Sinus
半月瓣右尖
Right Semilunar Cusp
半月瓣左尖
Left Semilunar Cusp
动脉圆锥
Conus Arteriosus
头侧肉柱
Parietal Limb
室上嵴
Supraventricular Crest
膜性室间隔
Membranous Interventricular Septum
间隔乳头肌
Septal Papillary Muscle
隔侧肉柱
Septal Limb
室间隔肌部
Muscular Part of Interventricular Septum
隔缘肉柱
Moderator Band
三尖瓣前尖
Anterior Cusp of Tricuspid Valve
腱索
Chordae Tendineae
前乳头肌
Anterior Papillary Muscle
肉柱
Trabeculae Carneae

图13.17　右心室的内部结构

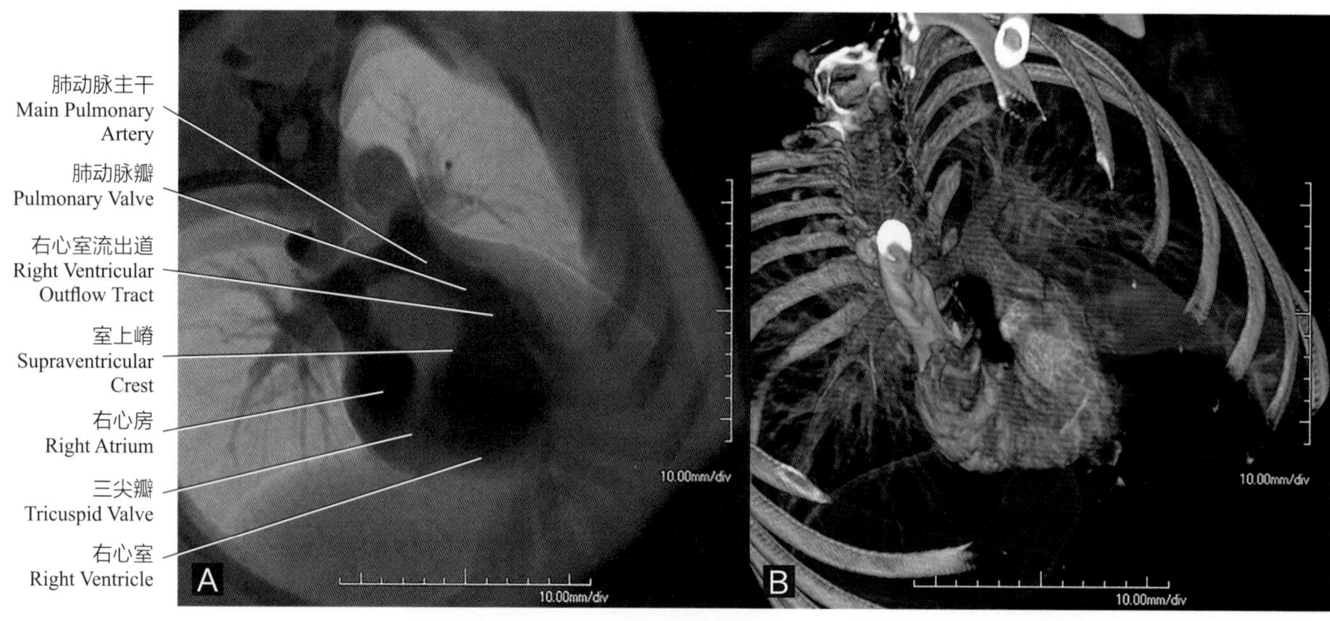

图13.18 右心室右前斜位血管造影。A. CT模拟的DSA图像。B. 同一患者在同一方位的CTA三维重建图像

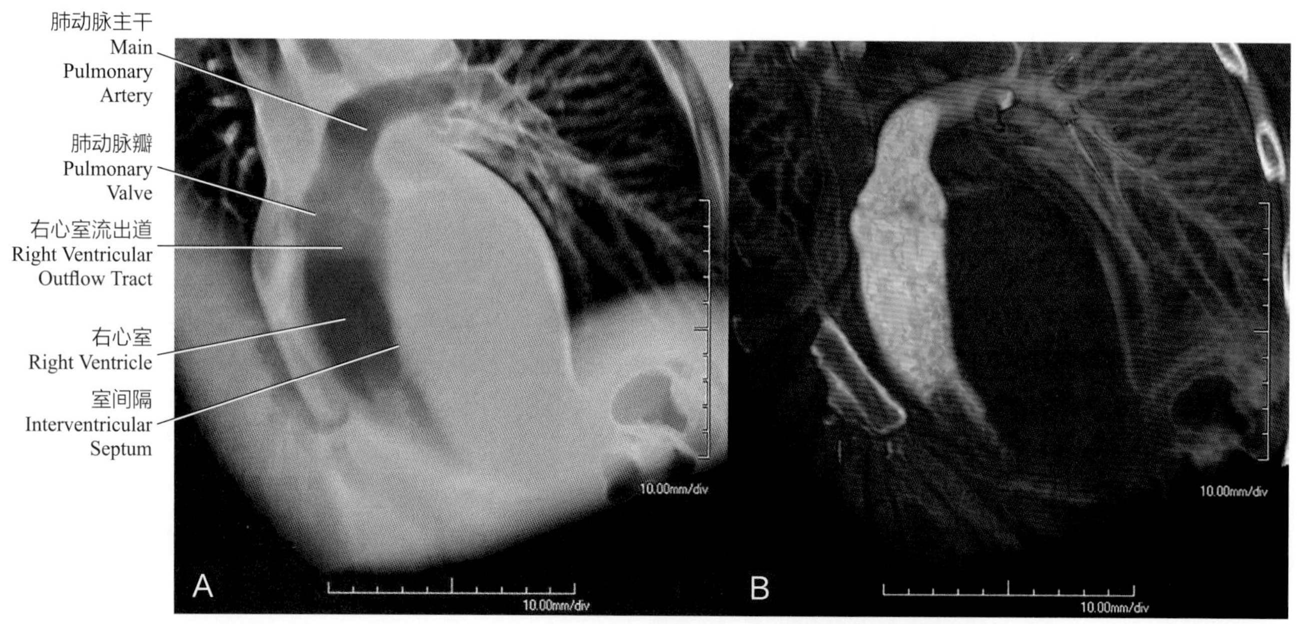

图13.19 右心室（四腔位观）。A. CT模拟的DSA图像。B. 同一患者在同一方位的CTA三维重建图像。流出道在长轴位上并没很好地显示出来，因为它覆盖了右心室流入道

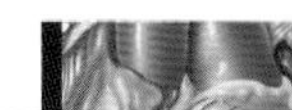

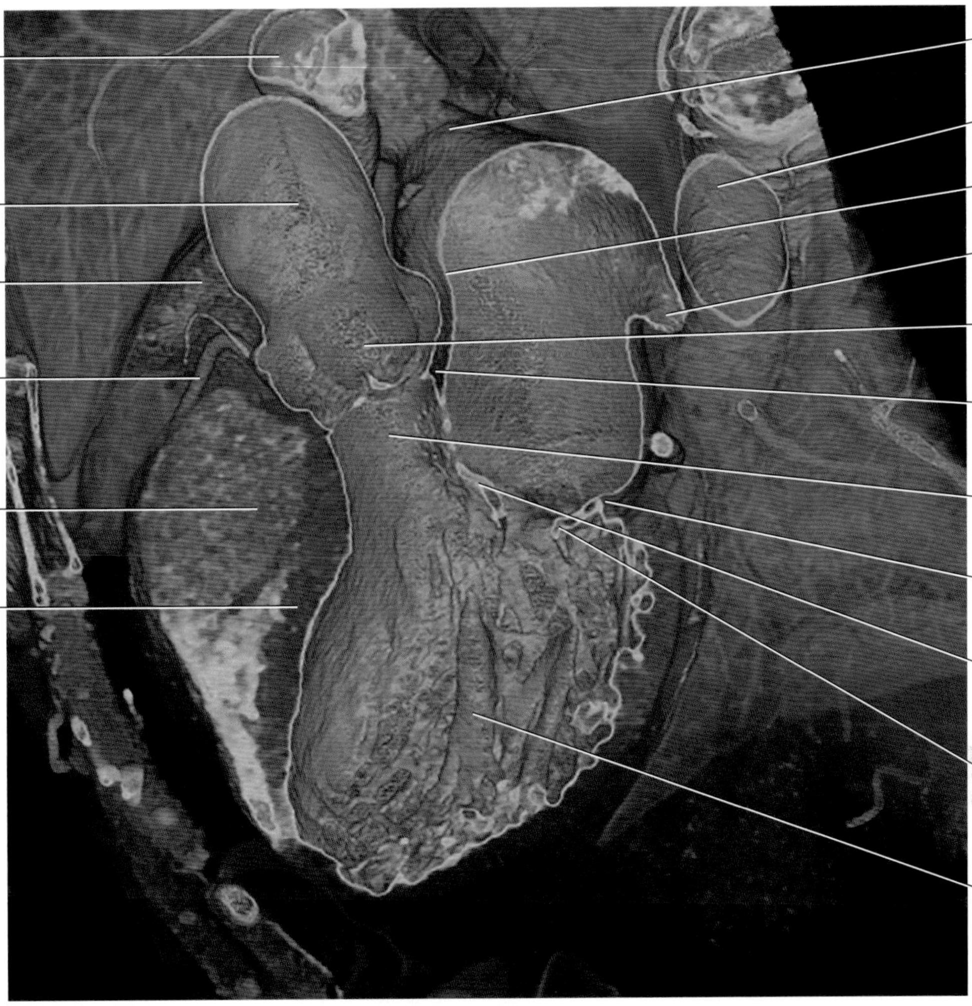

上腔静脉
Superior Vena Cava

升主动脉
Ascending Aorta

右心耳
Right Auricle

右冠状动脉
Right Coronary Artery

右心室
Right Ventricle

室间隔
Interventricular Septum

右上肺静脉
Right Superior Pulmonary Vein

降主动脉
Descending Aorta

房间隔
Interatrial Septum

左下肺静脉
Left Inferior Pulmonary Vein

主动脉根
Aortic Root

共用二尖瓣和主动脉瓣环
Shared Mitral and Aortic Valve Annulus

左心室流出道
Left Ventricular Outflow Tract

二尖瓣环
Mitral Valve Annulus

二尖瓣前叶
Mitral Valve Anterior Leaflet

二尖瓣后叶
Mitral Valve Posterior Leaflet

乳头肌
Papillary Muscles

图13.20　左心房和左心室的内部结构

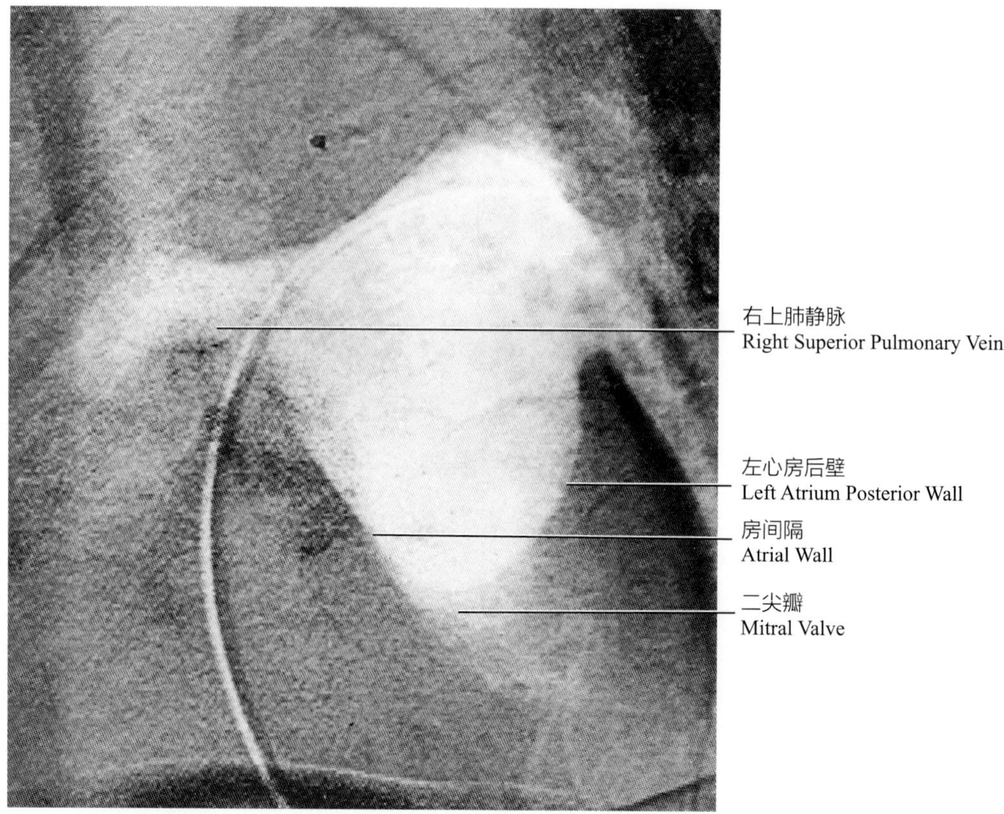

图13.21　左心房造影（长轴位）。左肺静脉及左心耳在此位置未显示

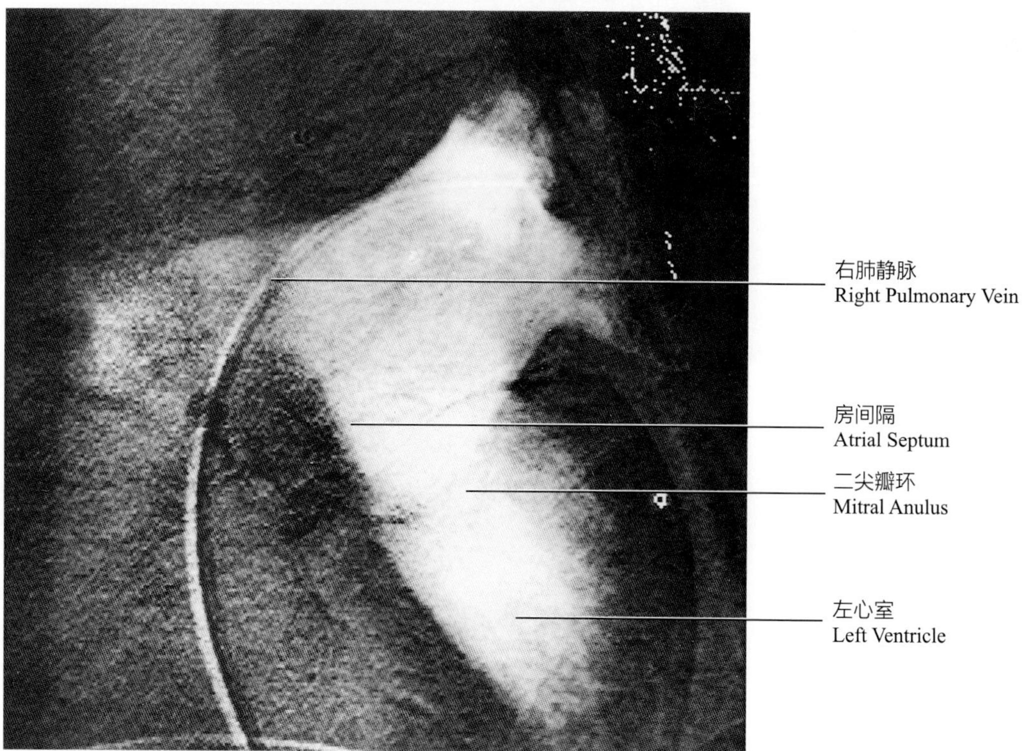

图13.22　左房间隔的前部即为左心房的右壁，左心耳在此投照位置未显示

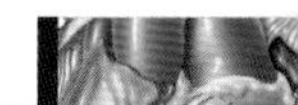

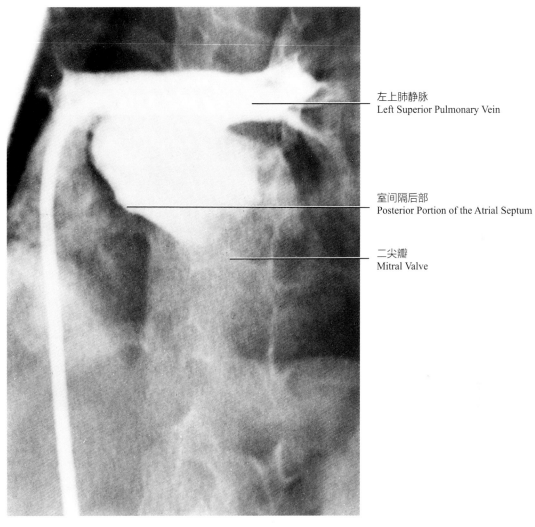

左上肺静脉
Left Superior Pulmonary Vein

室间隔后部
Posterior Portion of the Atrial Septum

二尖瓣
Mitral Valve

图13.23　左心房（四腔位观）。左心房的右缘由房间隔的后部构成（版权所有：美国阿拉巴马大学伯明翰分校的Benigno Soto教授）

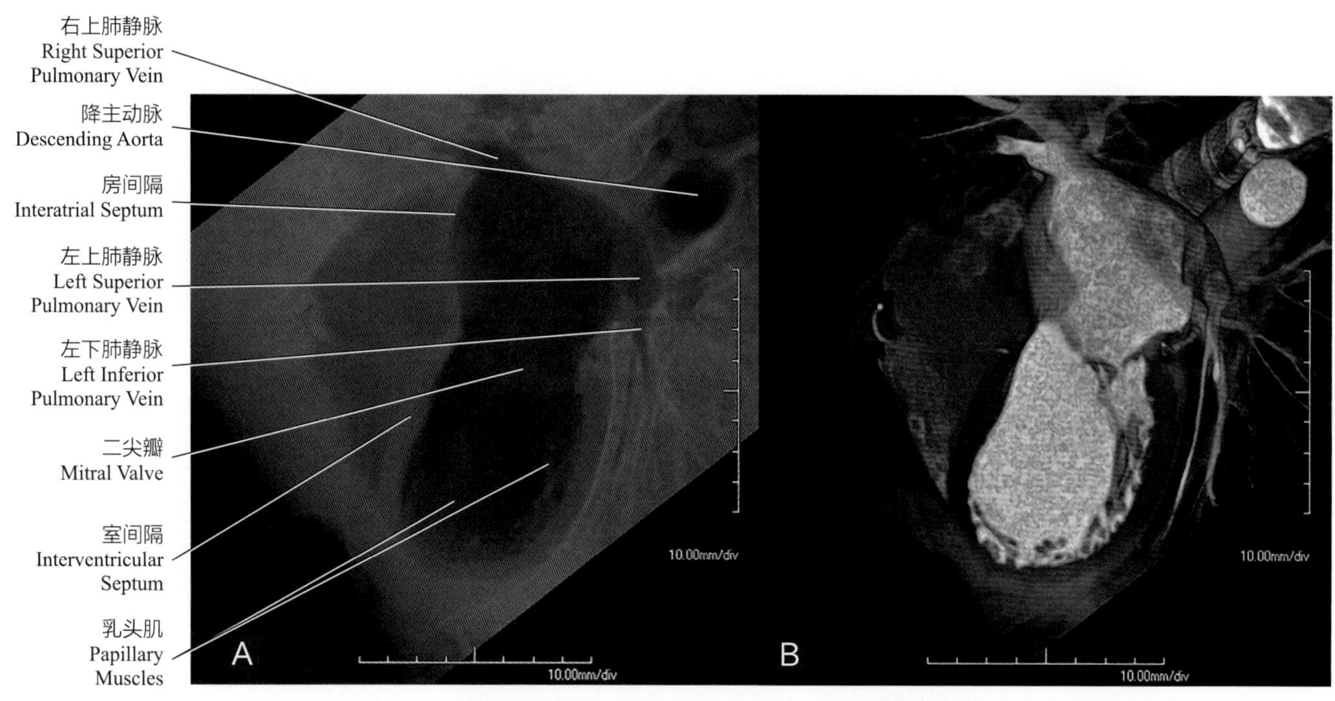

图13.24　左心房（四腔位观）。A. 根据CT数据模拟DSA。B. 同一患者在同一方向上的3D容积CT。DSA，数字减影血管造影

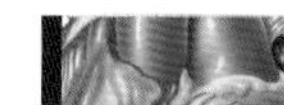

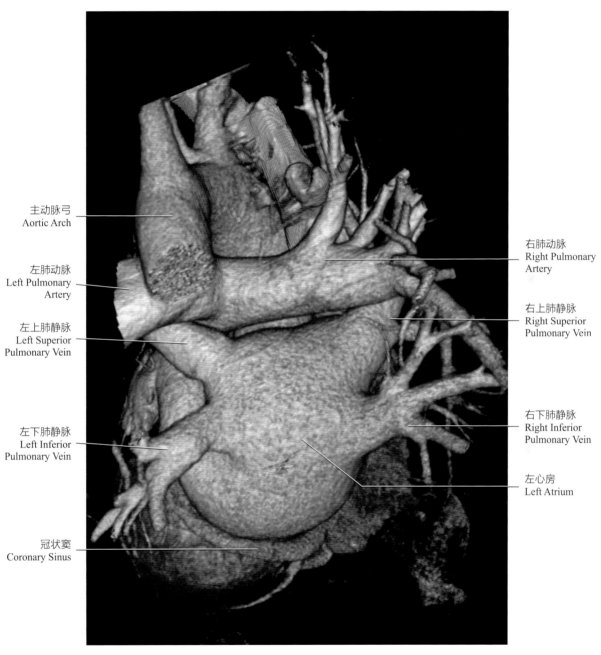

主动脉弓
Aortic Arch

左肺动脉
Left Pulmonary Artery

左上肺静脉
Left Superior Pulmonary Vein

左下肺静脉
Left Inferior Pulmonary Vein

冠状窦
Coronary Sinus

右肺动脉
Right Pulmonary Artery

右上肺静脉
Right Superior Pulmonary Vein

右下肺静脉
Right Inferior Pulmonary Vein

左心房
Left Atrium

图13.25　CT三维容积成像，左心房后面观

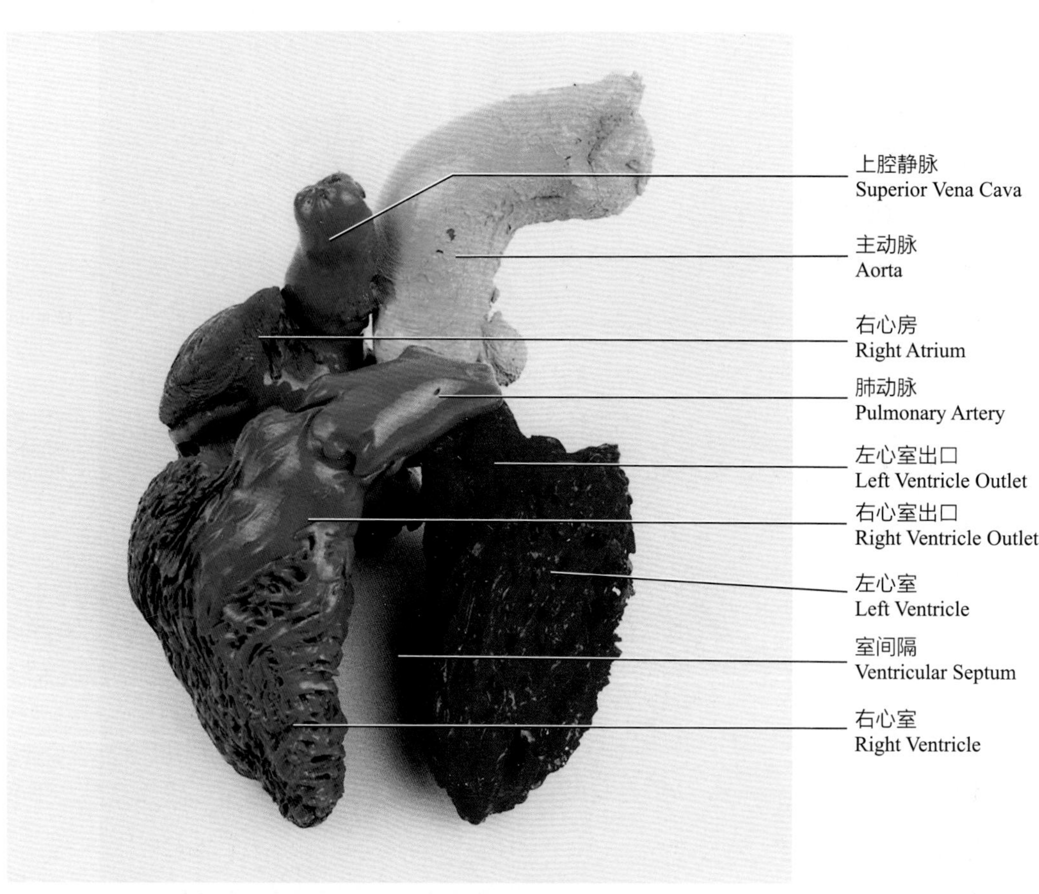

图13.26　心脏铸型显示心室之间的空间关系。左心室是红色的，主动脉是黄色的，右心室、右心房、上腔静脉和肺动脉是蓝色的

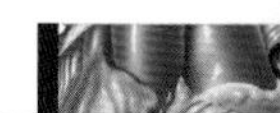

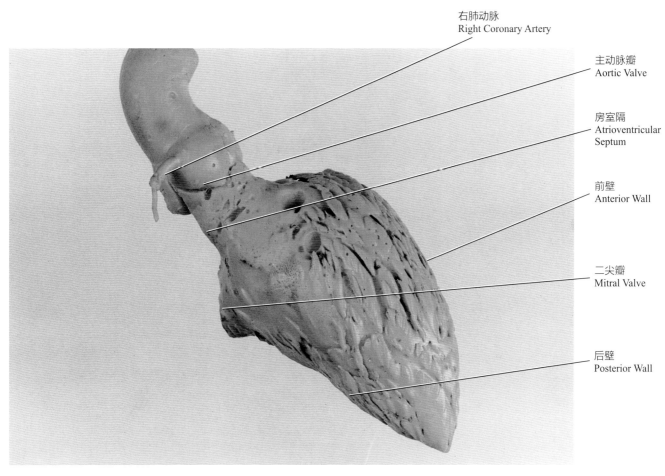

右肺动脉
Right Coronary Artery

主动脉瓣
Aortic Valve

房室隔
Atrioventricular Septum

前壁
Anterior Wall

二尖瓣
Mitral Valve

后壁
Posterior Wall

图13.27　左心室和主动脉铸型（前面观）

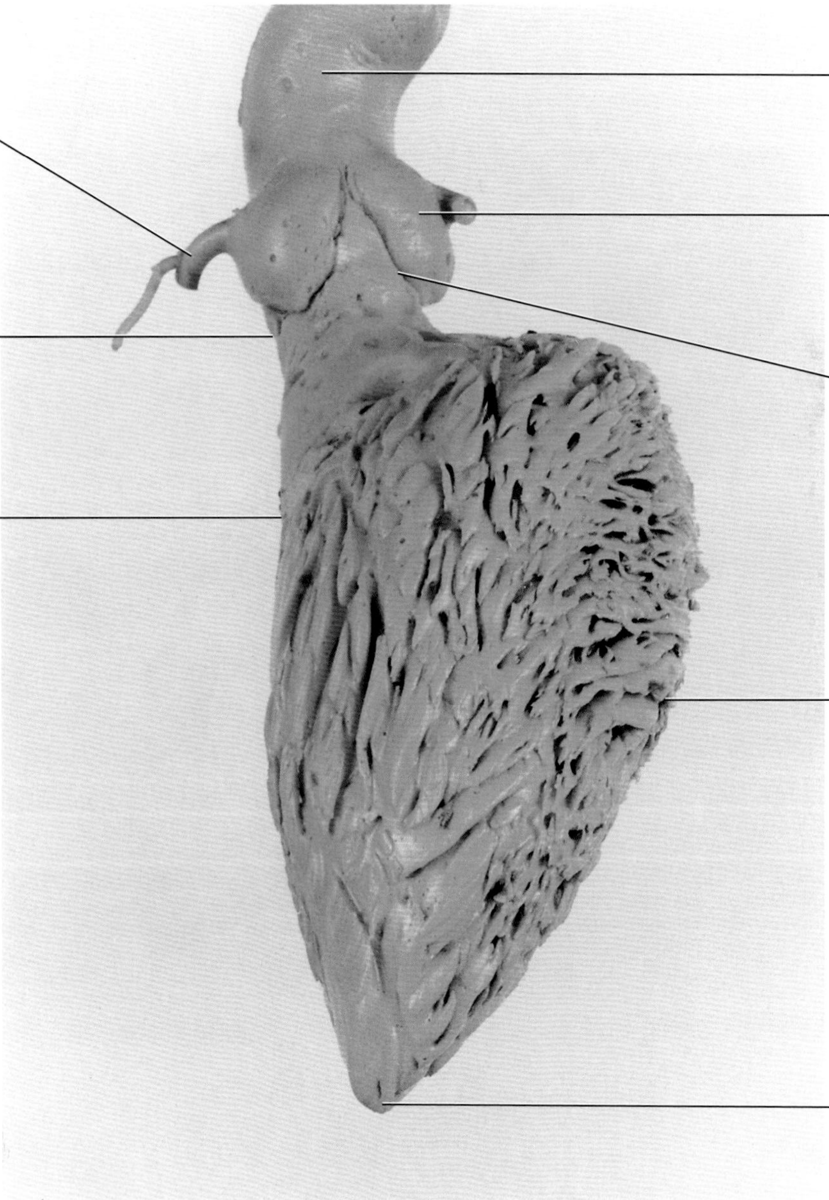

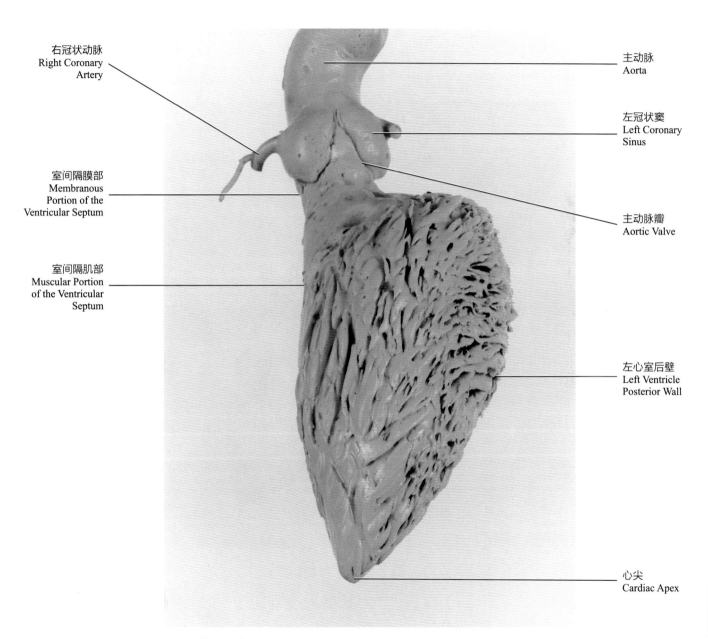

右冠状动脉
Right Coronary Artery

室间隔膜部
Membranous Portion of the Ventricular Septum

室间隔肌部
Muscular Portion of the Ventricular Septum

主动脉
Aorta

左冠状窦
Left Coronary Sinus

主动脉瓣
Aortic Valve

左心室后壁
Left Ventricle Posterior Wall

心尖
Cardiac Apex

图13.28　左心室和主动脉铸型（侧面观）

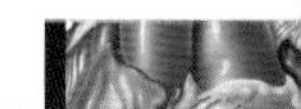

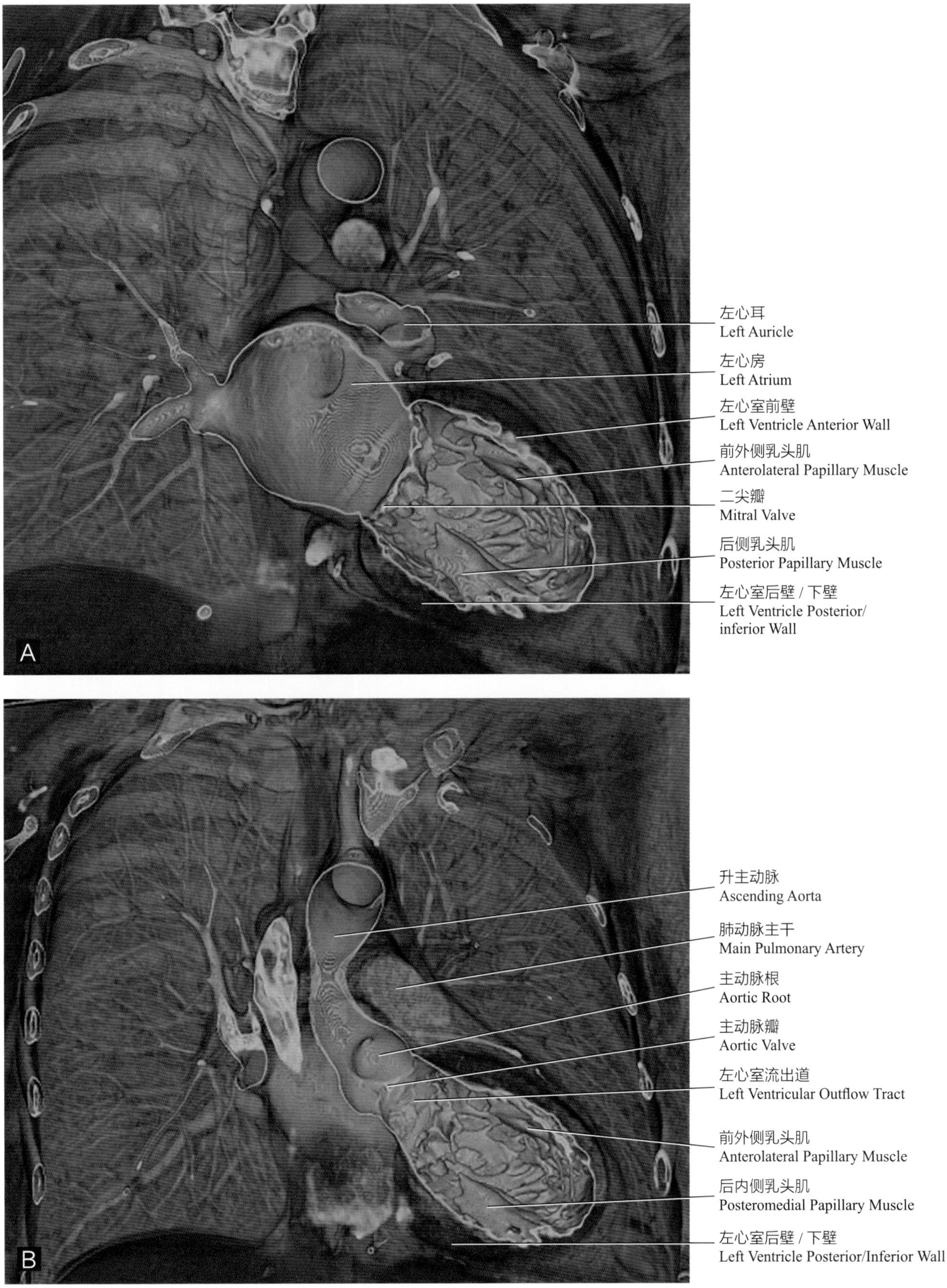

左心耳
Left Auricle
左心房
Left Atrium
左心室前壁
Left Ventricle Anterior Wall
前外侧乳头肌
Anterolateral Papillary Muscle
二尖瓣
Mitral Valve
后侧乳头肌
Posterior Papillary Muscle
左心室后壁 / 下壁
Left Ventricle Posterior/ inferior Wall
A

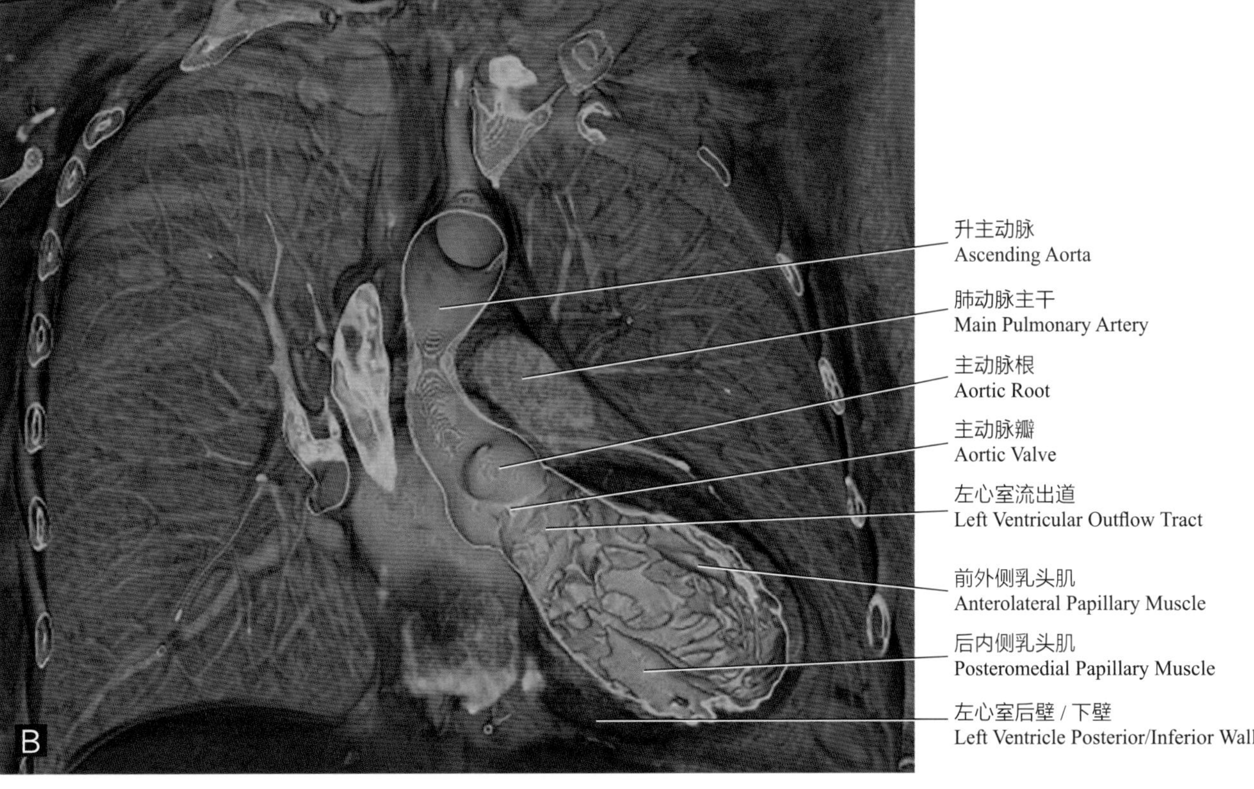

图13.29 左心室的内部特征。A. 冠状位稍斜，背向，显示左心室流入道。B. 同一方位，更偏向腹侧，显示左心室流出道

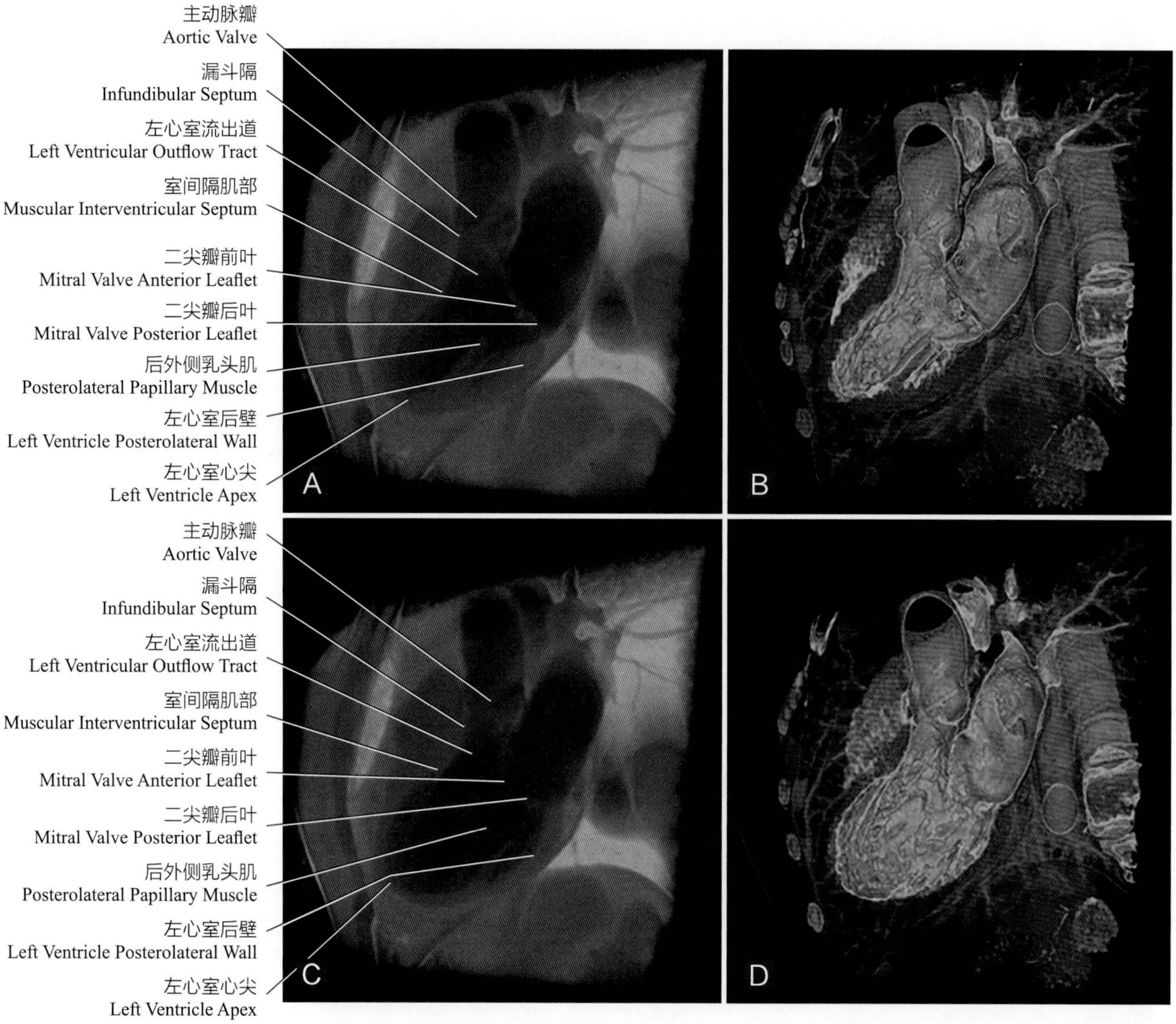

主动脉瓣
Aortic Valve
漏斗隔
Infundibular Septum
左心室流出道
Left Ventricular Outflow Tract
室间隔肌部
Muscular Interventricular Septum
二尖瓣前叶
Mitral Valve Anterior Leaflet
二尖瓣后叶
Mitral Valve Posterior Leaflet
后外侧乳头肌
Posterolateral Papillary Muscle
左心室后壁
Left Ventricle Posterolateral Wall
左心室心尖
Left Ventricle Apex
A
B

主动脉瓣
Aortic Valve
漏斗隔
Infundibular Septum
左心室流出道
Left Ventricular Outflow Tract
室间隔肌部
Muscular Interventricular Septum
二尖瓣前叶
Mitral Valve Anterior Leaflet
二尖瓣后叶
Mitral Valve Posterior Leaflet
后外侧乳头肌
Posterolateral Papillary Muscle
左心室后壁
Left Ventricle Posterolateral Wall
左心室心尖
Left Ventricle Apex
C
D

图13.30 长轴位左心室造影。A、C. CT模拟的DSA图像。B、D. 同一患者同一方位的CTA三维重建图像。A、B. 收缩末期（顶部）图像。C、D. 舒张末期（底部）图像。室间隔的上部由主动脉瓣下的漏斗隔（或流出隔）组成

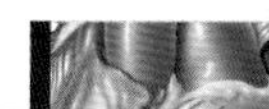

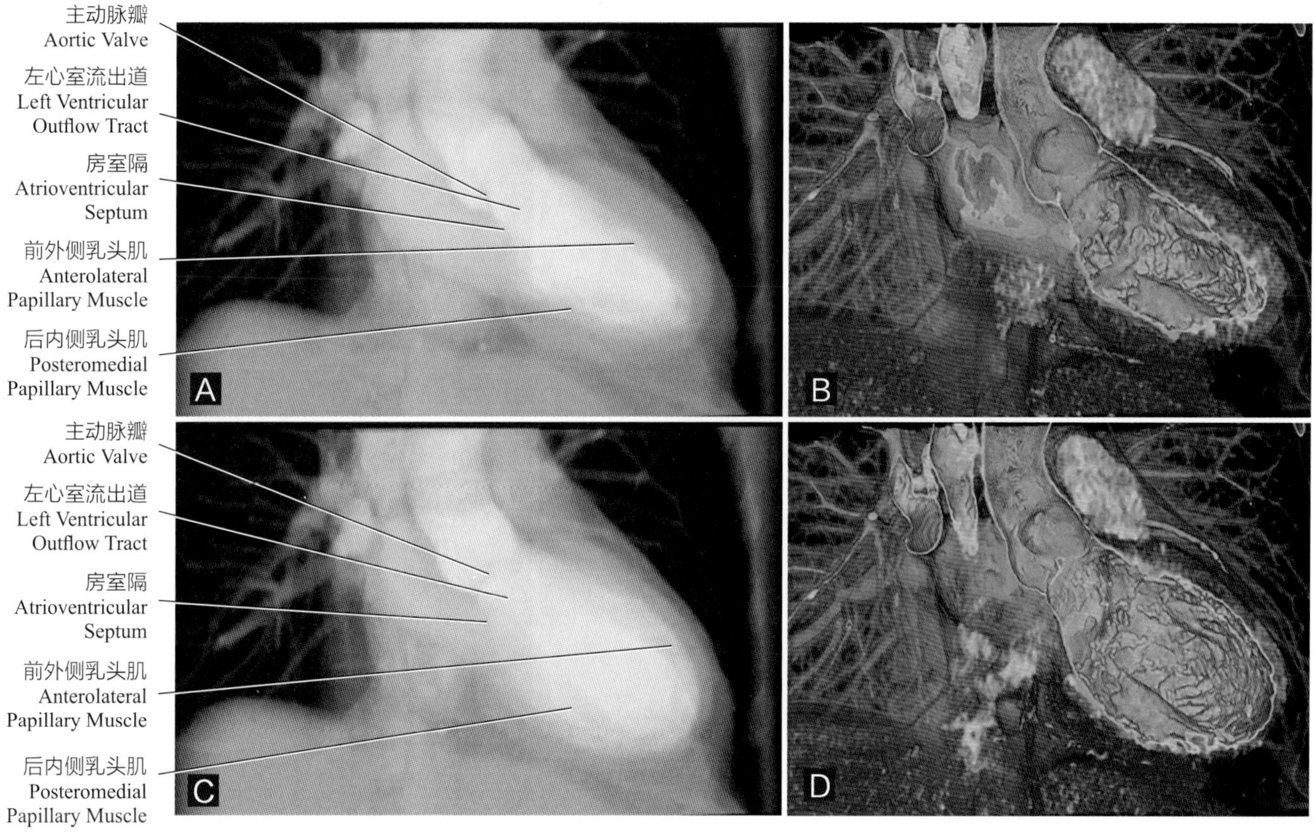

主动脉瓣
Aortic Valve
左心室流出道
Left Ventricular
Outflow Tract
房室隔
Atrioventricular
Septum
前外侧乳头肌
Anterolateral
Papillary Muscle
后内侧乳头肌
Posteromedial
Papillary Muscle

A B

主动脉瓣
Aortic Valve
左心室流出道
Left Ventricular
Outflow Tract
房室隔
Atrioventricular
Septum
前外侧乳头肌
Anterolateral
Papillary Muscle
后内侧乳头肌
Posteromedial
Papillary Muscle

C D

图13.31 A. 左心室造影图像（右前延长视野）。A、C. CT模拟的DSA图像。B、D. 同一患者同一方位的CTA三维重建图像。A、B. 收缩末期（顶部）图像。C、D. 舒张末期（底部）图像，两个乳头肌在左心室中表现为两处充盈缺损

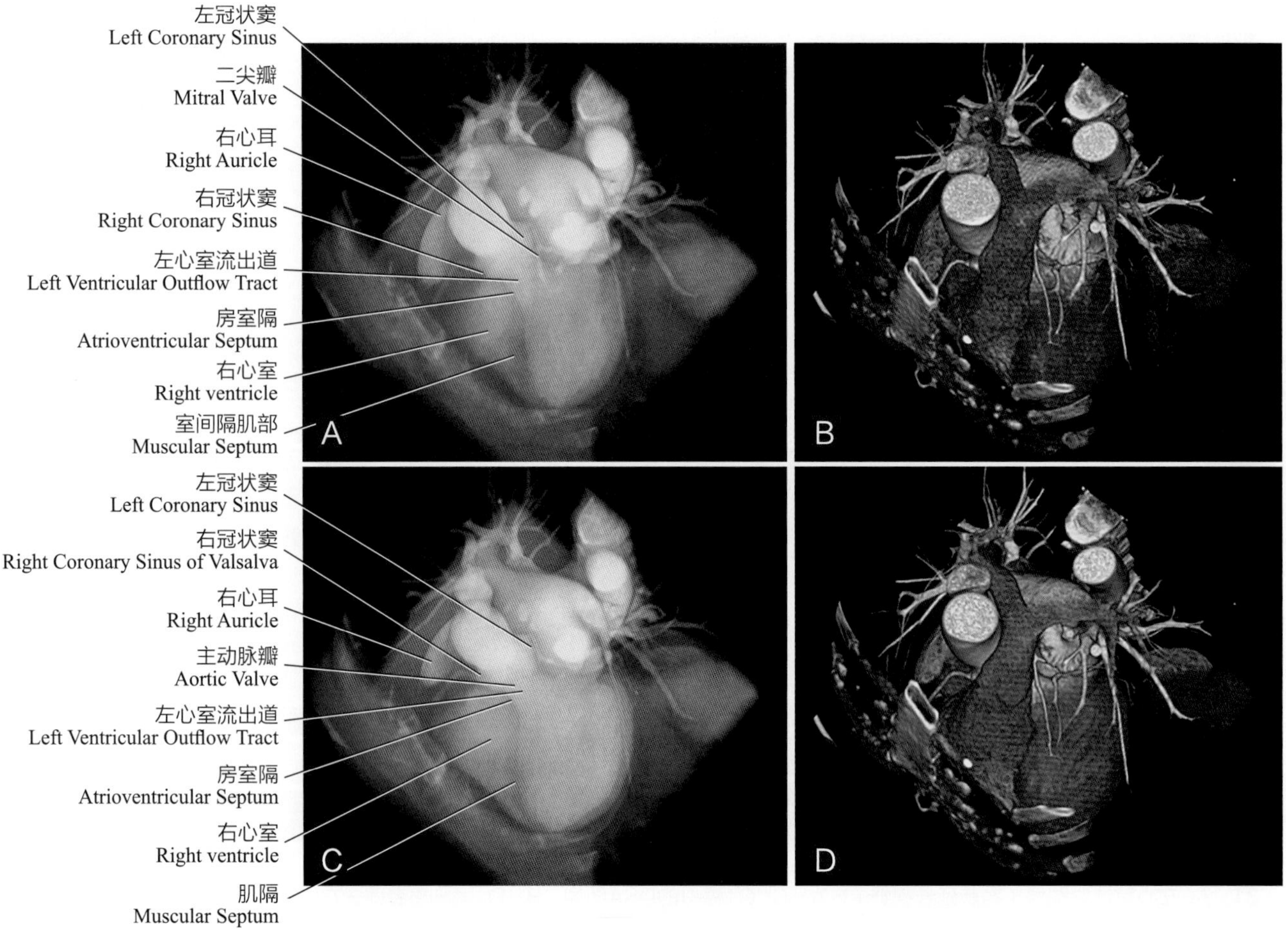

左冠状窦
Left Coronary Sinus
二尖瓣
Mitral Valve
右心耳
Right Auricle
右冠状窦
Right Coronary Sinus
左心室流出道
Left Ventricular Outflow Tract
房室隔
Atrioventricular Septum
右心室
Right ventricle
室间隔肌部
Muscular Septum

A

B

左冠状窦
Left Coronary Sinus
右冠状窦
Right Coronary Sinus of Valsalva
右心耳
Right Auricle
主动脉瓣
Aortic Valve
左心室流出道
Left Ventricular Outflow Tract
房室隔
Atrioventricular Septum
右心室
Right ventricle
肌隔
Muscular Septum

C

D

图13.32　A. 左心室造影（四腔位观）。图A和C为CT模拟的DSA图像。图B和D为同一患者在同一方位的CTA三维重建图像。图A和B为收缩末期（顶部）图像。图C和D为舒张末期（底部）图像，室间隔的房室部分将左心室与右心房分开

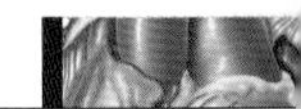

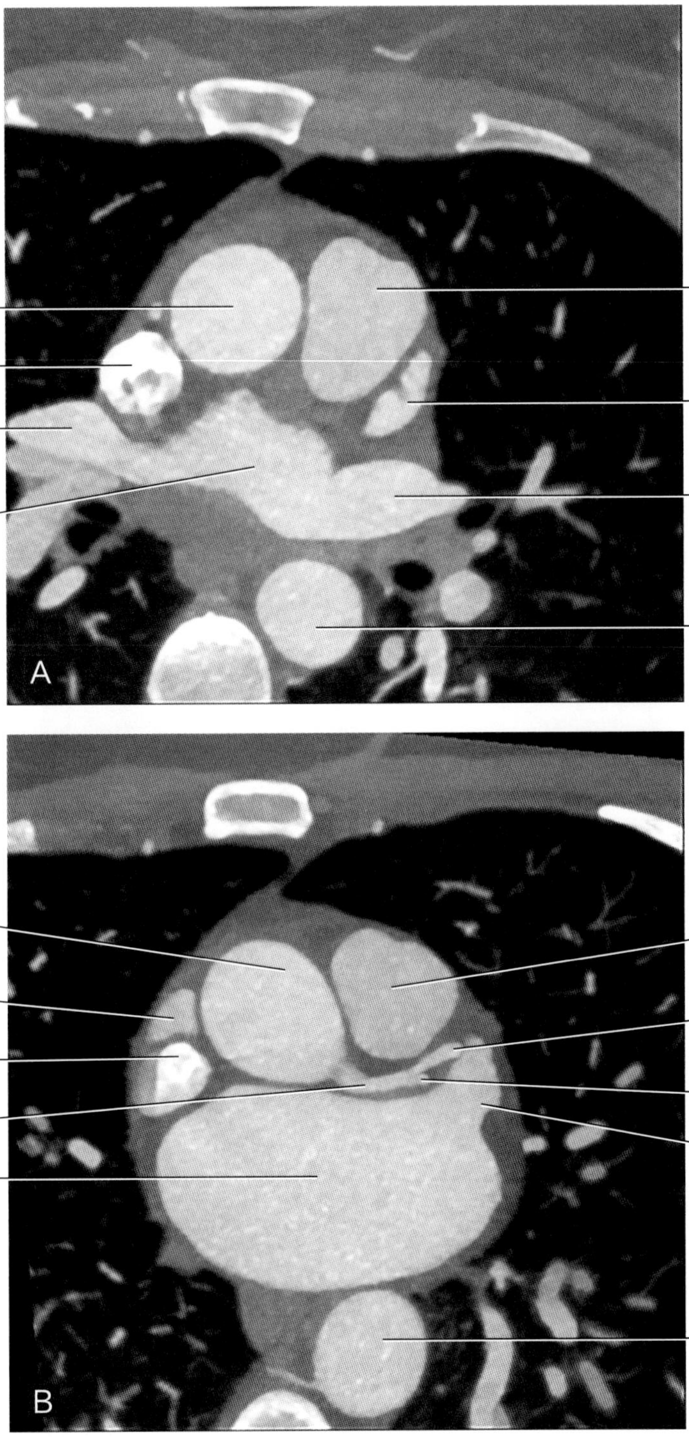

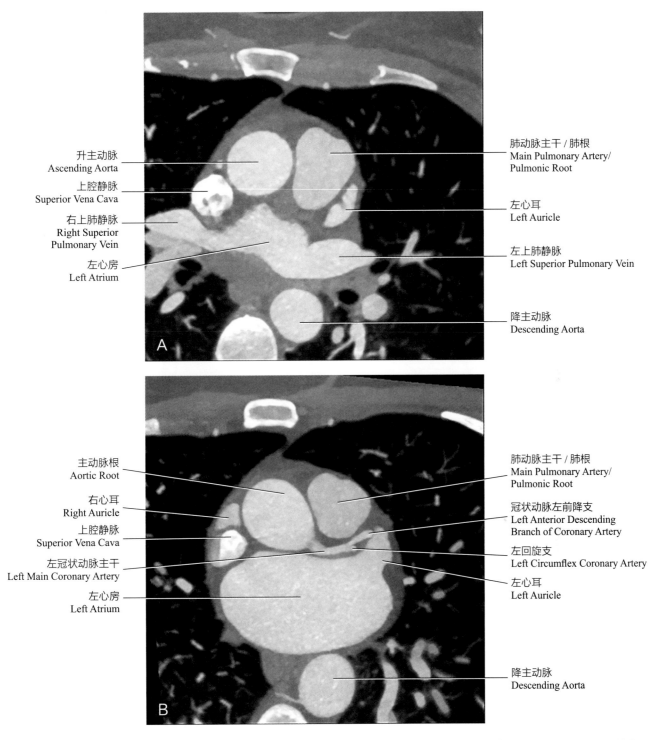

升主动脉
Ascending Aorta
上腔静脉
Superior Vena Cava
右上肺静脉
Right Superior
Pulmonary Vein
左心房
Left Atrium
肺动脉主干 / 肺根
Main Pulmonary Artery/
Pulmonic Root
左心耳
Left Auricle
左上肺静脉
Left Superior Pulmonary Vein
降主动脉
Descending Aorta
A

主动脉根
Aortic Root
右心耳
Right Auricle
上腔静脉
Superior Vena Cava
左冠状动脉主干
Left Main Coronary Artery
左心房
Left Atrium
肺动脉主干 / 肺根
Main Pulmonary Artery/
Pulmonic Root
冠状动脉左前降支
Left Anterior Descending
Branch of Coronary Artery
左回旋支
Left Circumflex Coronary Artery
左心耳
Left Auricle
降主动脉
Descending Aorta
B

图13.33　从头侧到足侧的轴位CT图像。A. 心脏的最顶部只有左心房。B. 左冠状窦（主动脉弓水平），右心房在此水平上开始出现

右心耳
Right Auricle
右冠状动脉
Right Coronary Artery
右心房
Right Atrium
窦房结动脉
Sinoatrial Nodal Artery
右冠状窦
Right Coronary Sinus
主动脉瓣
Aortic Valve
非冠状窦
Non-Coronary Sinus
左冠状窦
Left Coronary Sinus
房间隔
Interatrial Septum
左心房
Left Atrium
右下肺静脉
Right Inferior Pulmonary Vein
斜冠状动脉
Diagonal Coronary Artery
冠状动脉左前降支
Left Anterior Descending Branch of Coronary Artery
间隔穿支
Septal Perforator
室间前静脉
Anterior Interventricular Vein
左回旋支
Left Circumflex Coronary Artery
左下肺静脉
Left Inferior Pulmonary Vein
C

右冠状动脉
Right Coronary Artery
右心耳
Right Auricle
右心房
Right Atrium
左心房
Left Atrium
右心室
Right Ventricle
冠状动脉左前降支
Left Anterior Descending Branch of Coronary Artery
斜冠状动脉
Diagonal Coronary Arteries
左心室流出道
Left Ventricular Outflow Tract
主动脉瓣
Aortic Valve
二尖瓣前叶
Mitral Valve Anterior Leaflet
钝缘支
Obtuse Marginal Branch
降主动脉
Descending Aorta
10.00mm/div
10.00mm/div
D

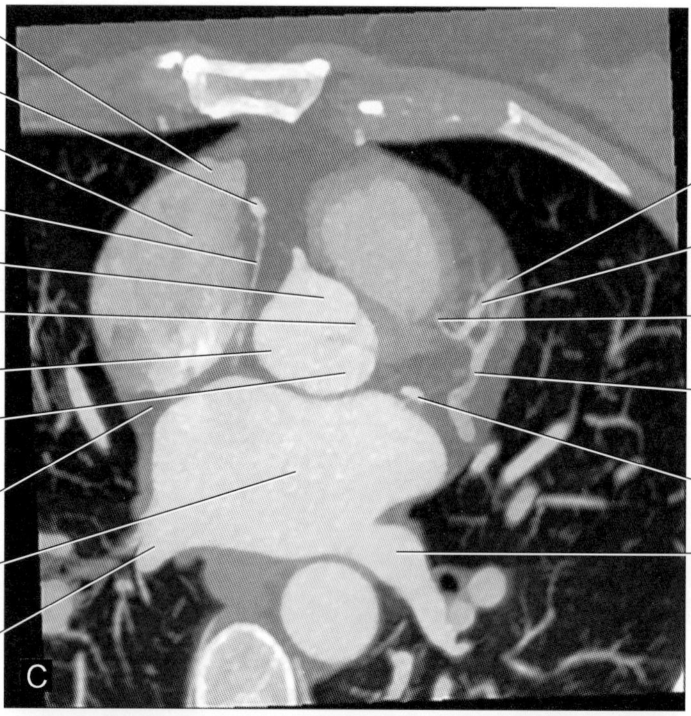

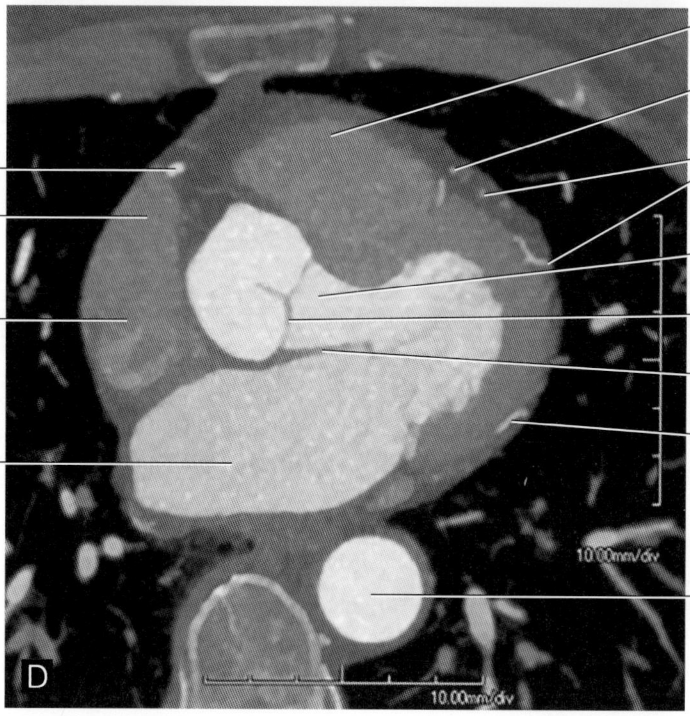

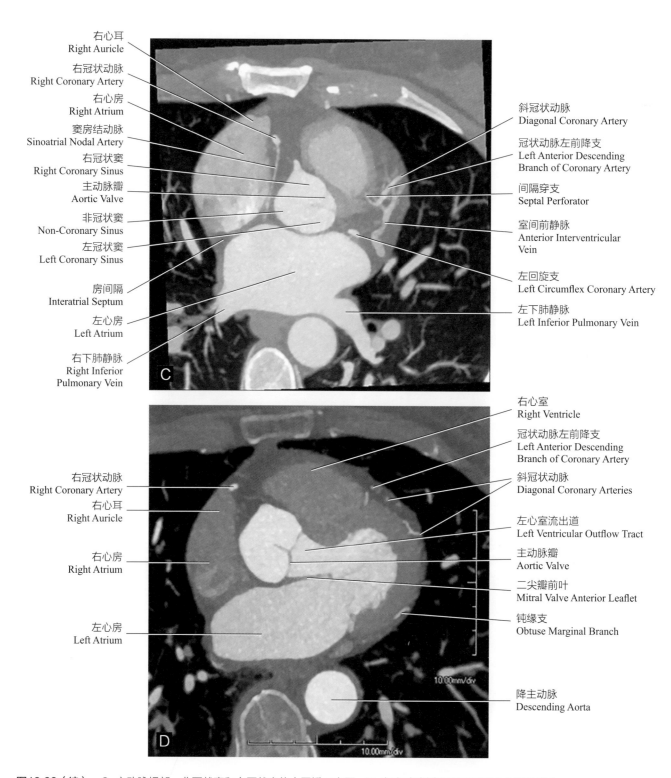

图13.33（续） C. 主动脉根部，非冠状窦和右冠状窦的水平瓣下水平。D. 在主动脉瓣下面可见四个心腔的部分

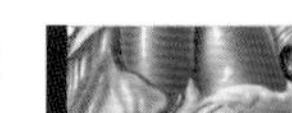

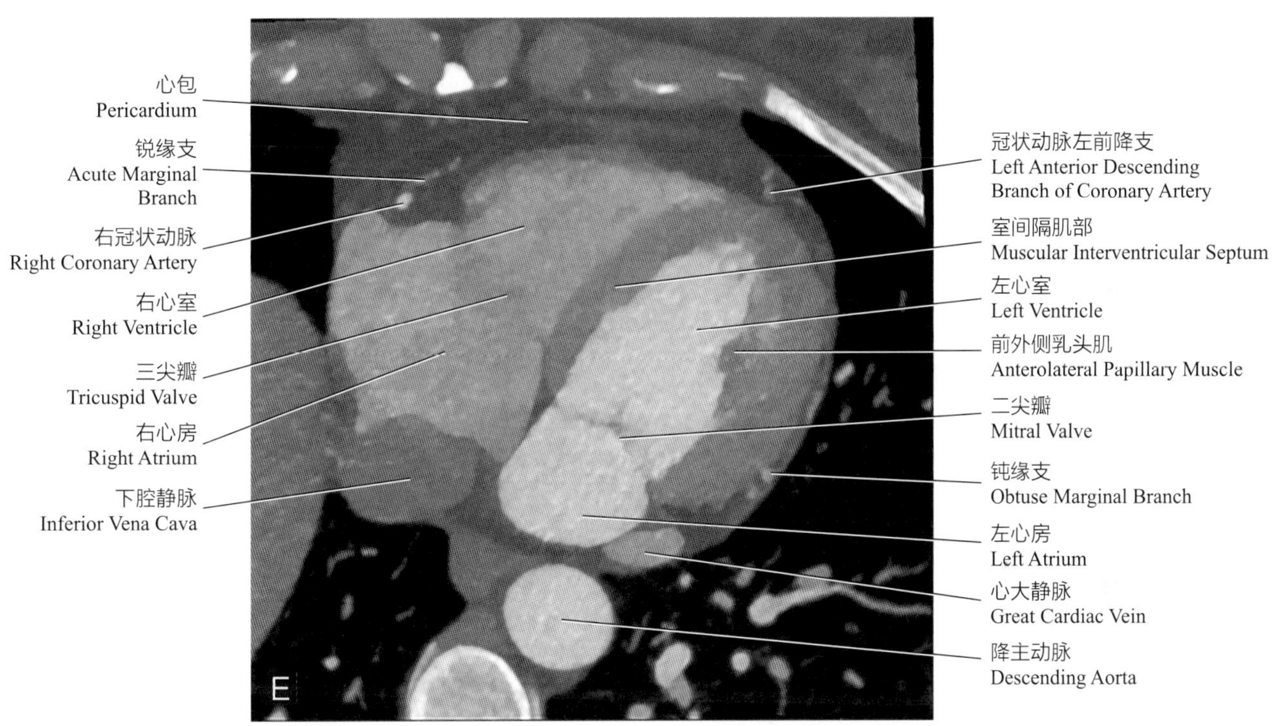
心包
Pericardium
锐缘支
Acute Marginal Branch
右冠状动脉
Right Coronary Artery
右心室
Right Ventricle
三尖瓣
Tricuspid Valve
右心房
Right Atrium
下腔静脉
Inferior Vena Cava
冠状动脉左前降支
Left Anterior Descending Branch of Coronary Artery
室间隔肌部
Muscular Interventricular Septum
左心室
Left Ventricle
前外侧乳头肌
Anterolateral Papillary Muscle
二尖瓣
Mitral Valve
钝缘支
Obtuse Marginal Branch
左心房
Left Atrium
心大静脉
Great Cardiac Vein
降主动脉
Descending Aorta
E

图13.33（续）　E. 心室（中间水平）。右心房仍清晰可见，但切面位于左心房尾侧底部

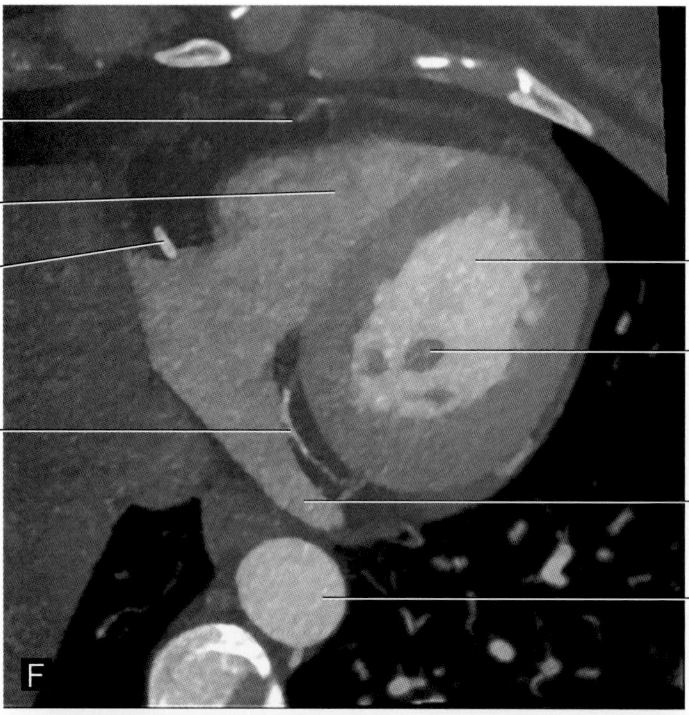

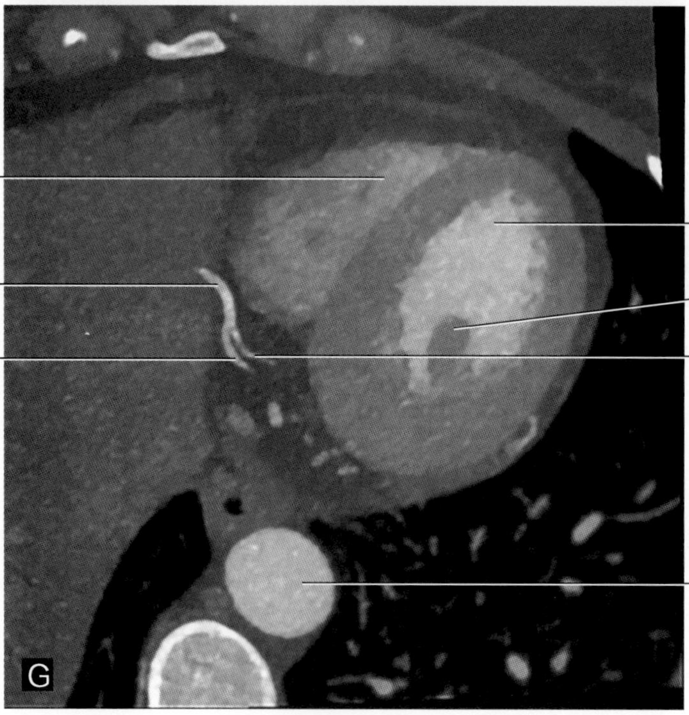

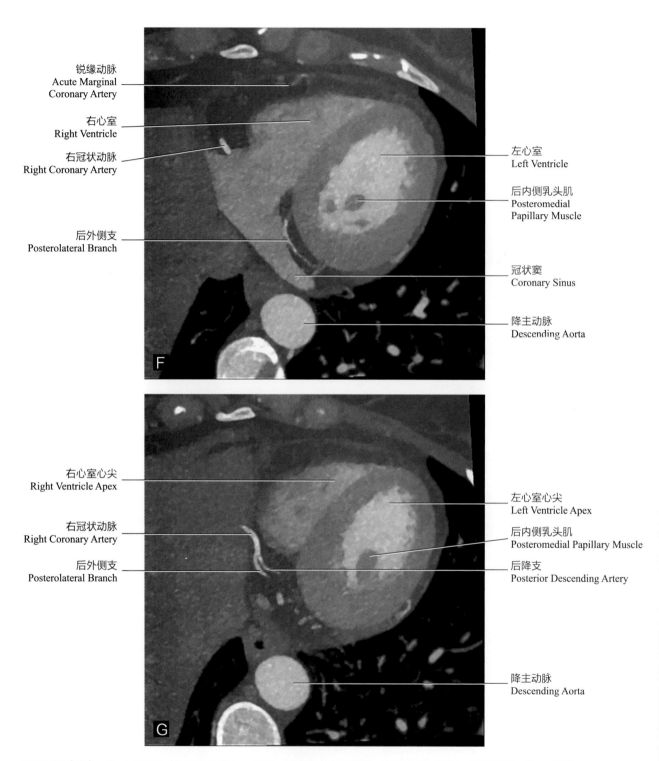

图13.33（续） F. 心脏下部（冠状窦水平）。注意，在这个水平可见到一部分肺基底段和一部分肝脏。G. 心室尖

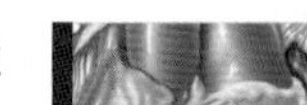

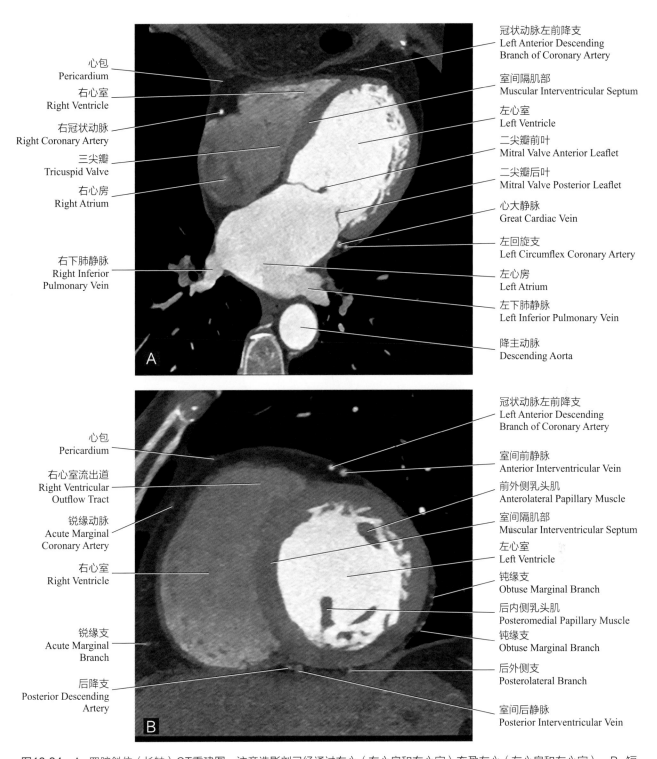

心包
Pericardium
右心室
Right Ventricle
右冠状动脉
Right Coronary Artery
三尖瓣
Tricuspid Valve
右心房
Right Atrium
右下肺静脉
Right Inferior Pulmonary Vein
冠状动脉左前降支
Left Anterior Descending Branch of Coronary Artery
室间隔肌部
Muscular Interventricular Septum
左心室
Left Ventricle
二尖瓣前叶
Mitral Valve Anterior Leaflet
二尖瓣后叶
Mitral Valve Posterior Leaflet
心大静脉
Great Cardiac Vein
左回旋支
Left Circumflex Coronary Artery
左心房
Left Atrium
左下肺静脉
Left Inferior Pulmonary Vein
降主动脉
Descending Aorta
A

心包
Pericardium
右心室流出道
Right Ventricular Outflow Tract
锐缘动脉
Acute Marginal Coronary Artery
右心室
Right Ventricle
锐缘支
Acute Marginal Branch
后降支
Posterior Descending Artery
冠状动脉左前降支
Left Anterior Descending Branch of Coronary Artery
室间前静脉
Anterior Interventricular Vein
前外侧乳头肌
Anterolateral Papillary Muscle
室间隔肌部
Muscular Interventricular Septum
左心室
Left Ventricle
钝缘支
Obtuse Marginal Branch
后内侧乳头肌
Posteromedial Papillary Muscle
钝缘支
Obtuse Marginal Branch
后外侧支
Posterolateral Branch
室间后静脉
Posterior Interventricular Vein
B

图13.34 A. 四腔斜位（长轴）CT重建图。注意造影剂已经通过右心（右心房和右心室）充盈左心（左心房和左心室）。B. 短轴CT重建图。注意，与右心室的薄壁对比，充盈着对比剂的左心室壁更厚

肺动脉瓣
Pulmonary Valve
主动脉瓣
Aortic Valve
右冠状窦
Right Coronary Sinus
左前降支
Left Anterior
Descending Artery
右冠状动脉
Right Coronary
Artery
回旋支
Circumflex Artery
三尖瓣
Tricuspid Valv
钝缘支
Obtuse Marginal
Branch
二尖瓣
Mitral Valve
房室结动脉
Atrioventricular
Node Artery
A
左冠状窦
Left Coronary Sinus
房室交点
Crux Cordis

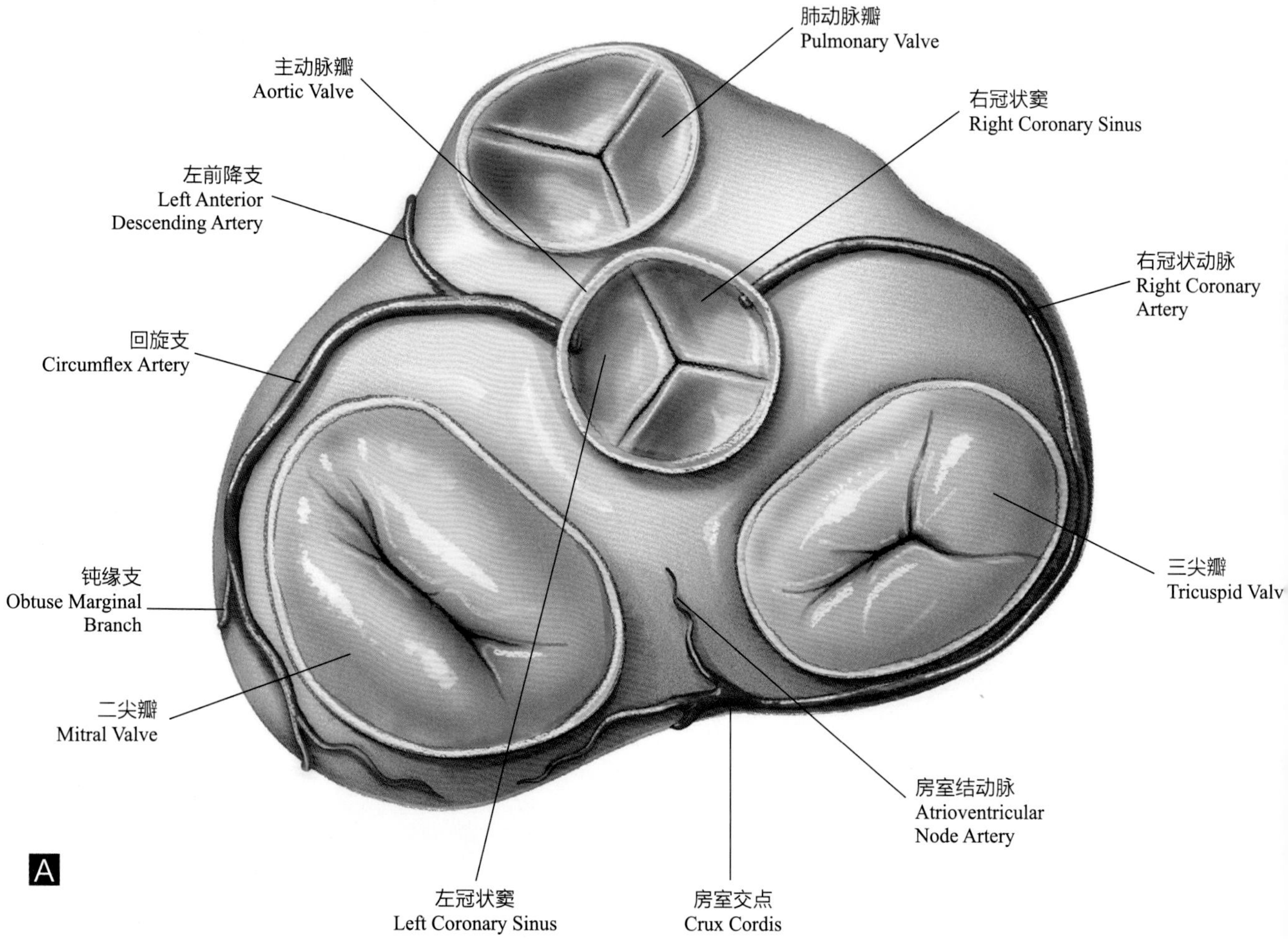

图13.35　A. 心脏周围冠状动脉的关系

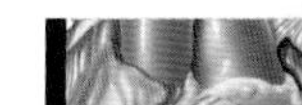

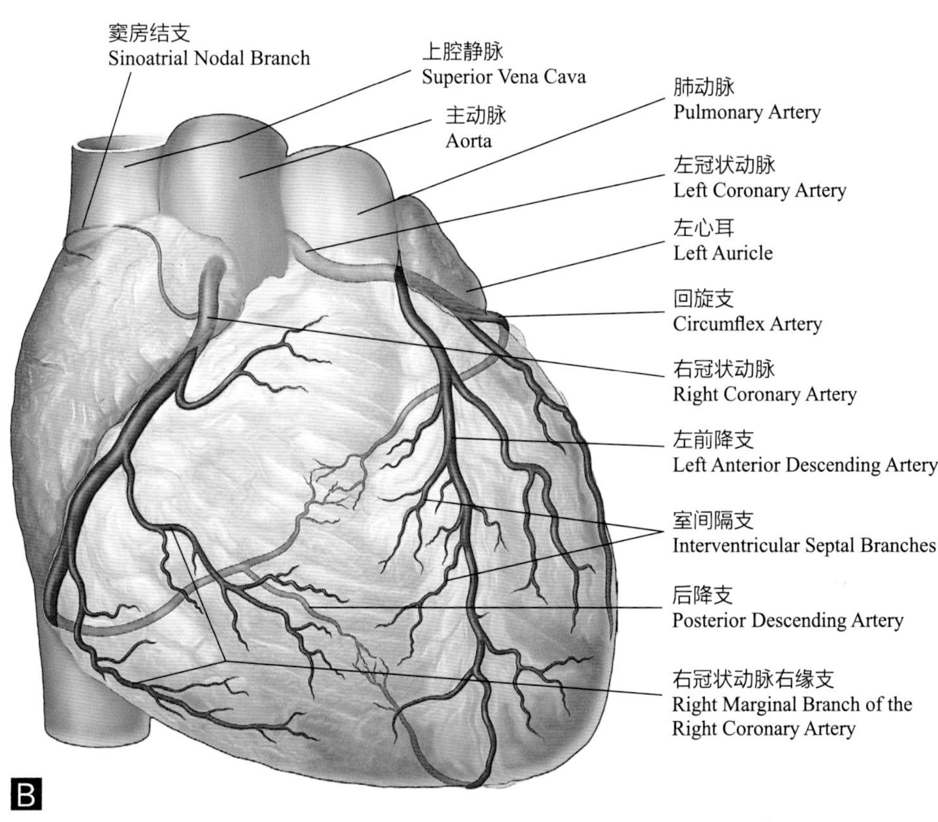

图13.35（续） B. 右冠状动脉与回旋支沿着房室沟形成一个环形；左前降支与后降支沿着室间沟构成半环形

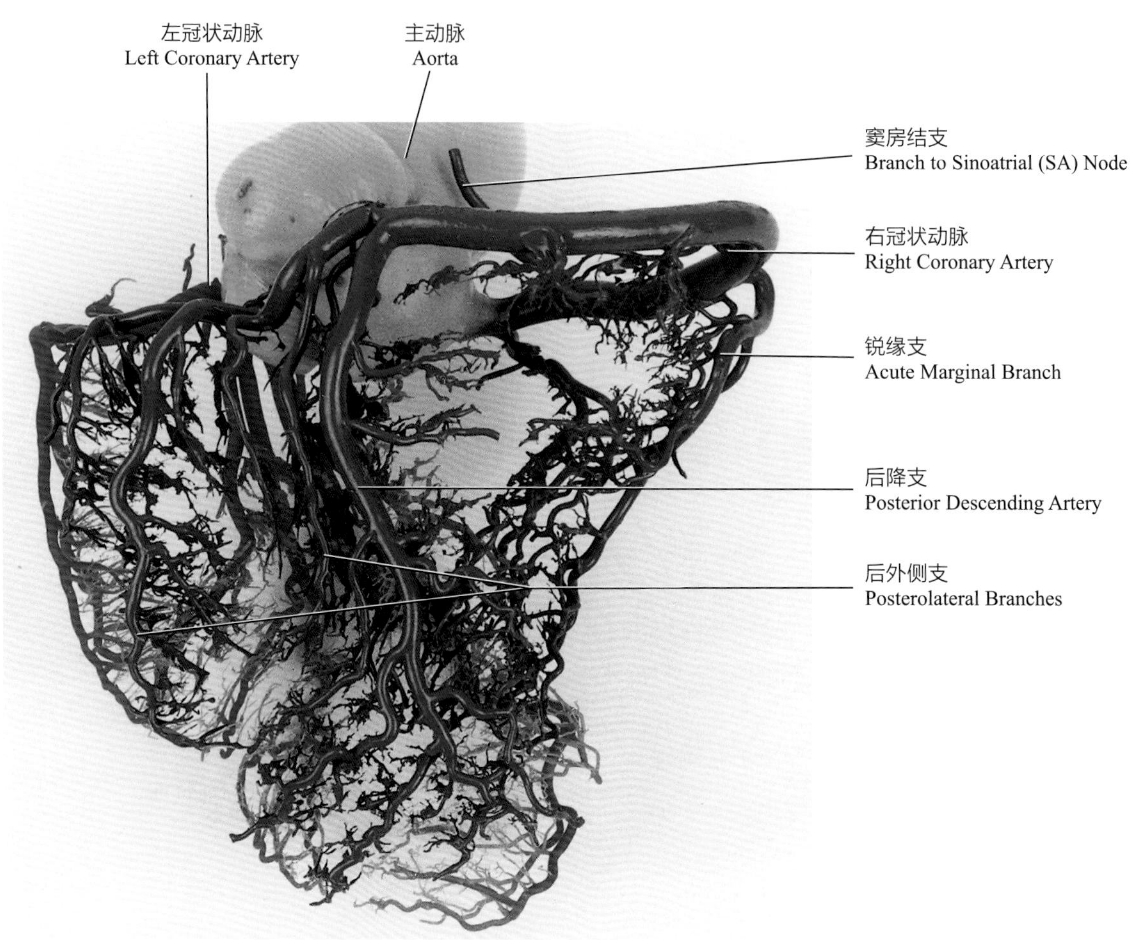

图13.36 心脏冠状动脉铸型（下面观）。蓝色的为右冠状动脉，其主要供应心脏的下壁和部分左侧壁。黄色的为主动脉，红色的为左冠状动脉

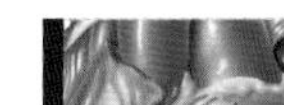

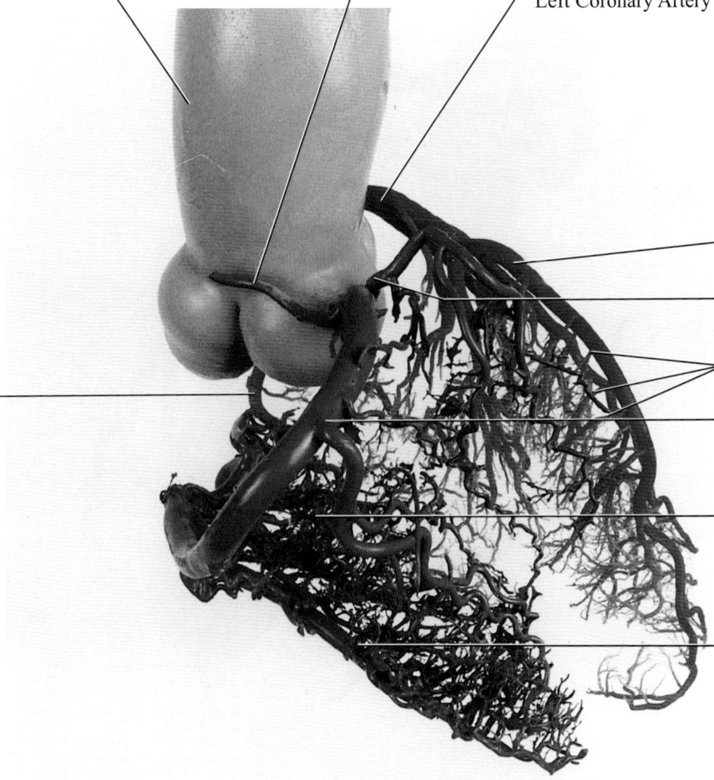

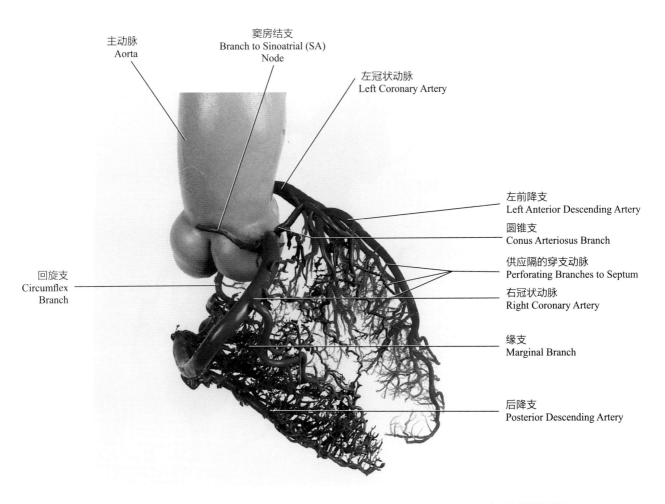

图13.37　冠状动脉铸型（侧面观）。蓝色的为右冠状动脉。红色的为左冠状动脉，其主要供应心脏左侧壁的前部

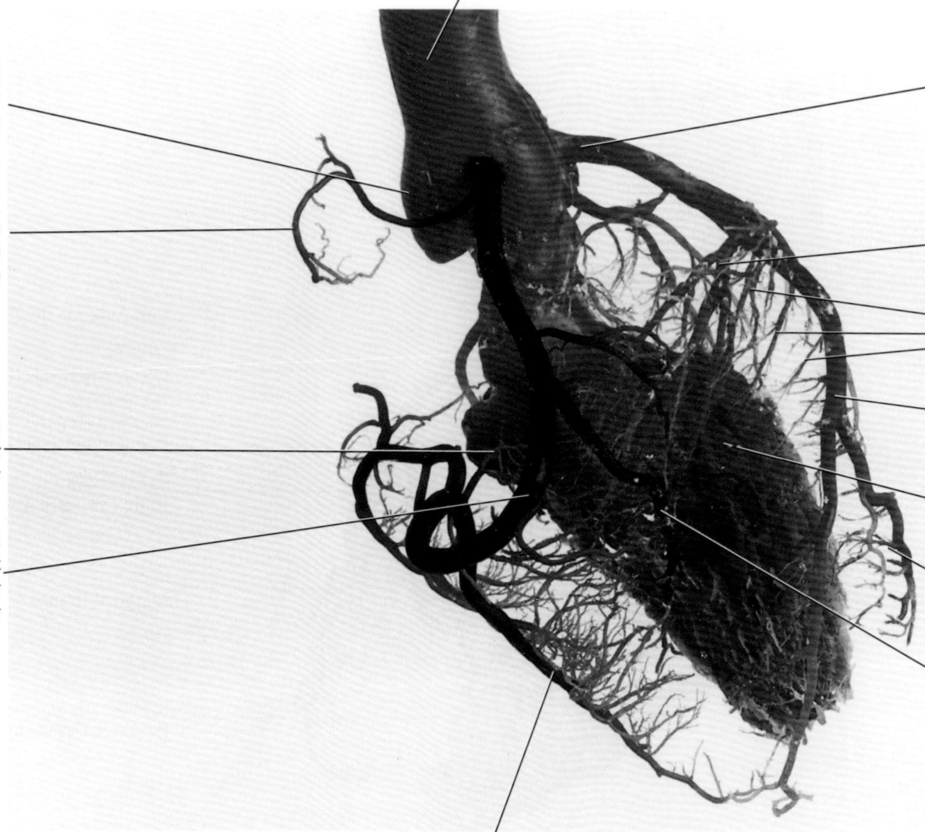

图13.38 冠状动脉铸型（右斜位观）及其与左心室的关系。蓝色的为右冠状动脉，其发出的后降支延伸至心尖部与左前降支（红色）末端吻合

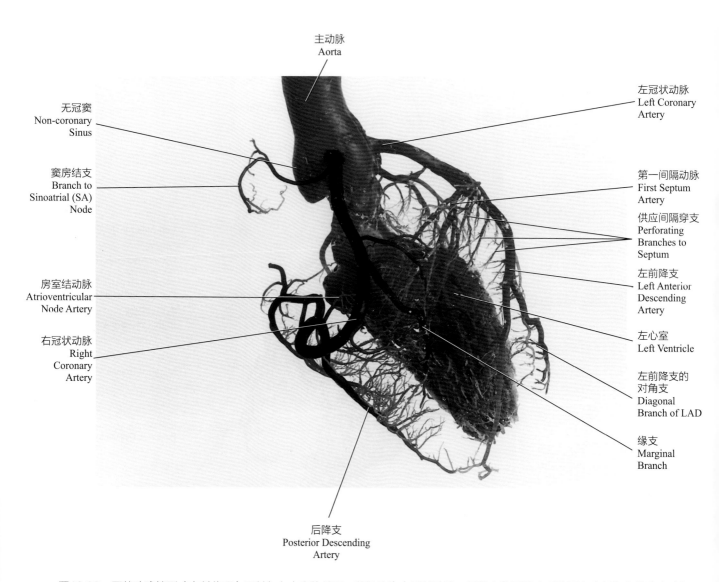

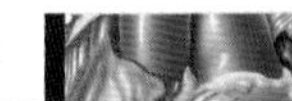

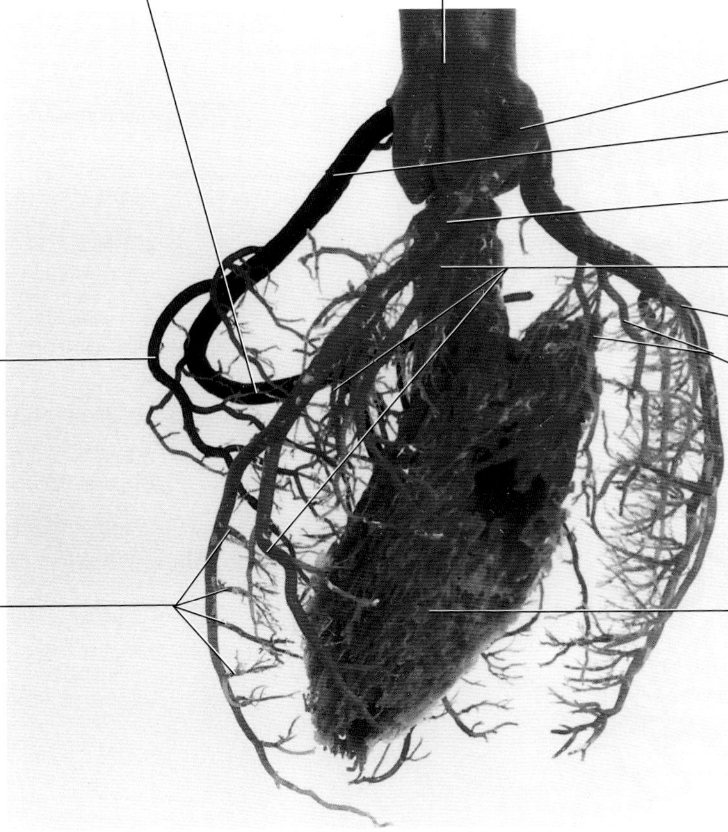

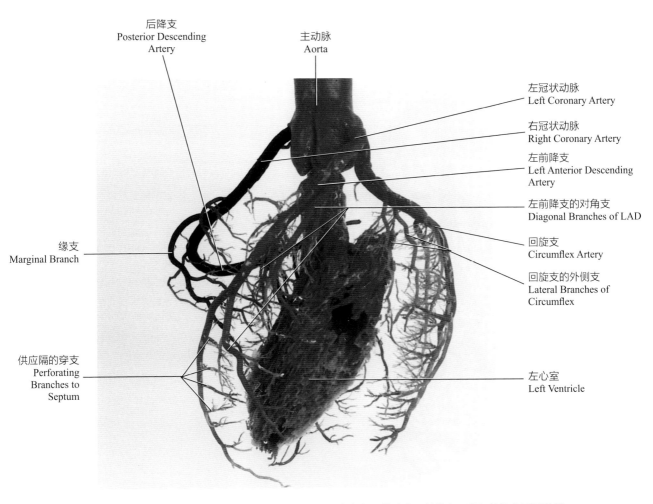

图13.39 左斜位观冠状动脉（铸型）及其与左心室的关系。红色的为左冠状动脉及其分支，蓝色的为右冠状动脉

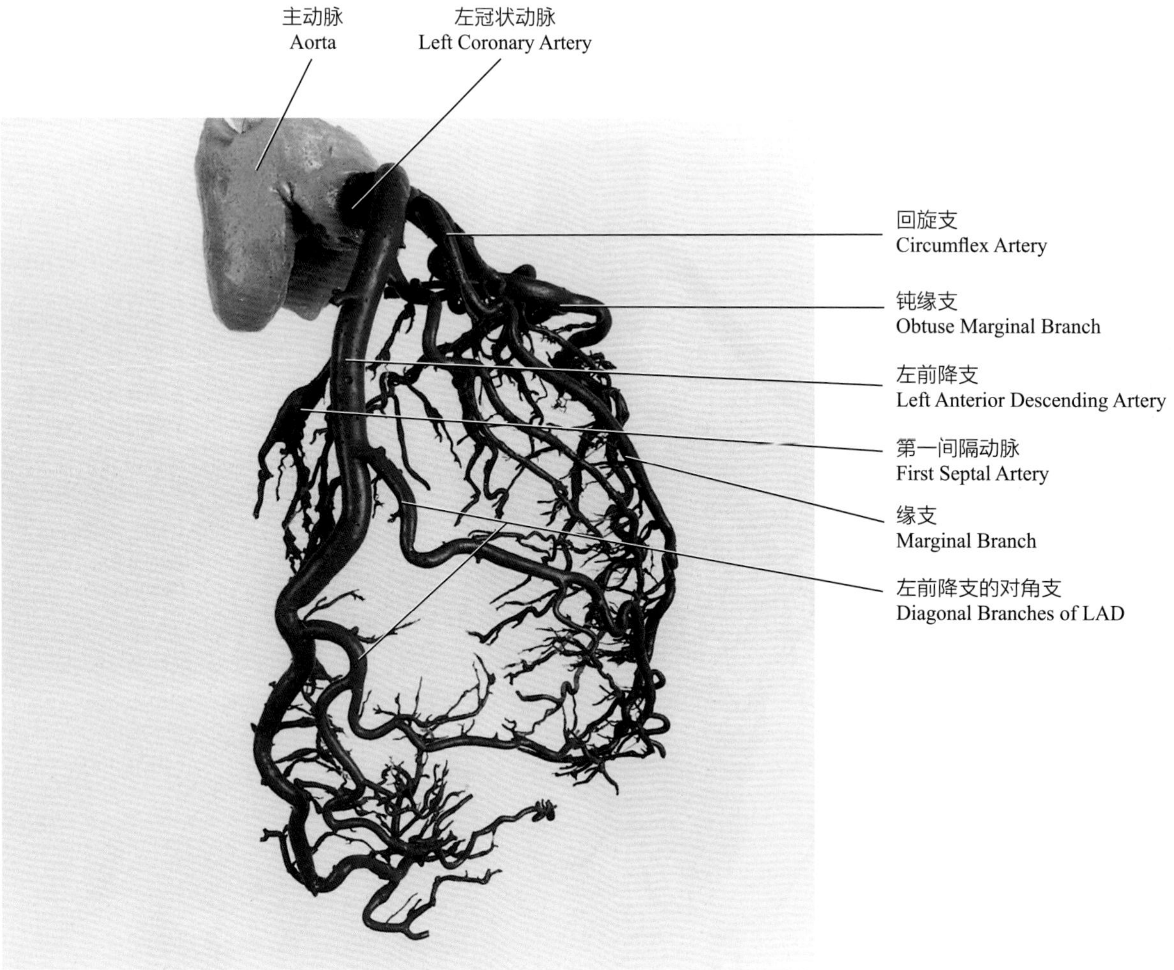

图13.40　左冠状动脉（左斜位观）。蓝色的为冠状动脉，黄色的为主动脉

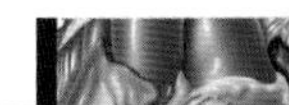

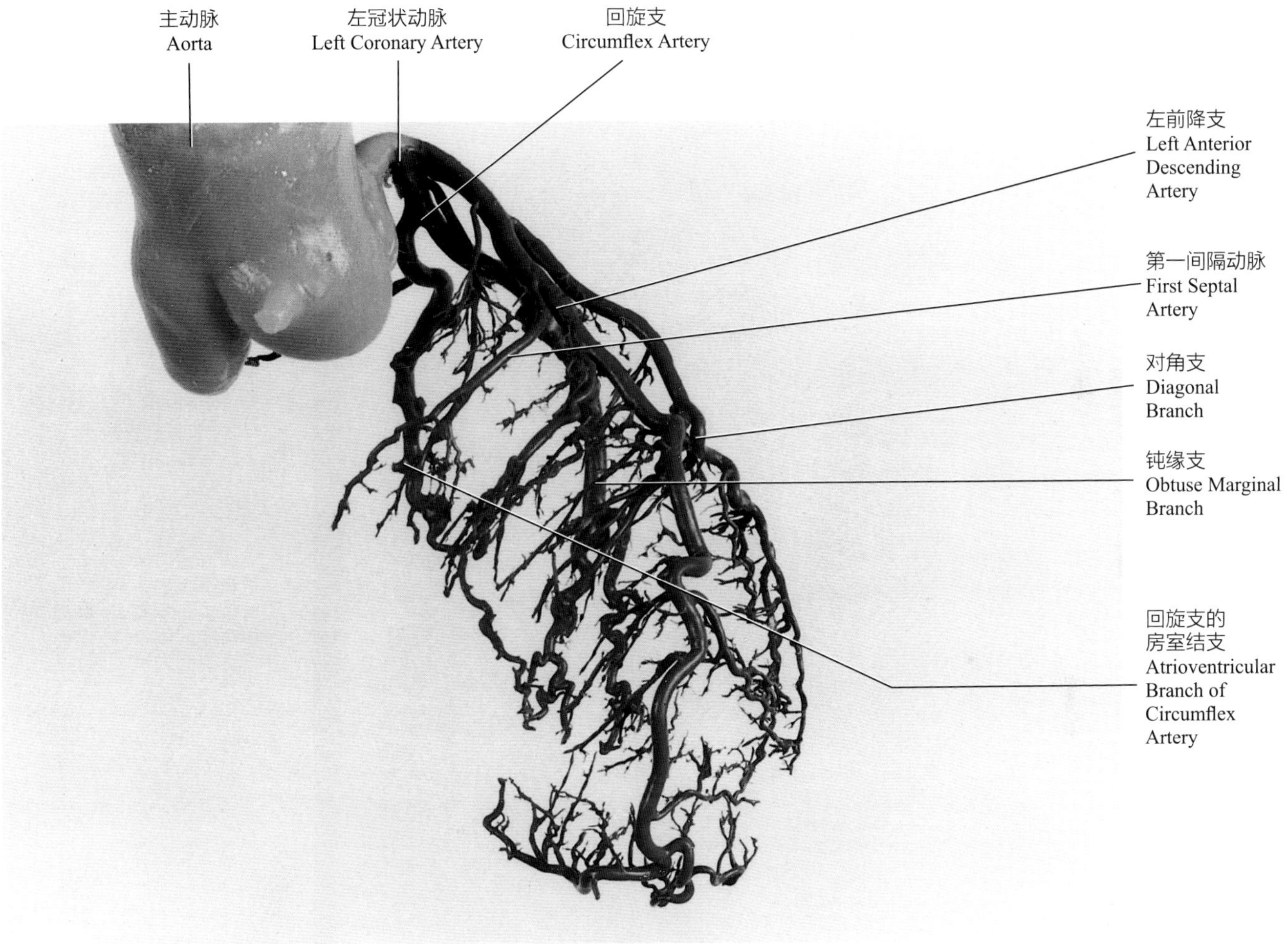

主动脉
Aorta

左冠状动脉
Left Coronary Artery

回旋支
Circumflex Artery

左前降支
Left Anterior Descending Artery

第一间隔动脉
First Septal Artery

对角支
Diagonal Branch

钝缘支
Obtuse Marginal Branch

回旋支的房室结支
Atrioventricular Branch of Circumflex Artery

图13.41　左冠状动脉（右斜位观）。蓝色的为冠状动脉，黄色的为主动脉

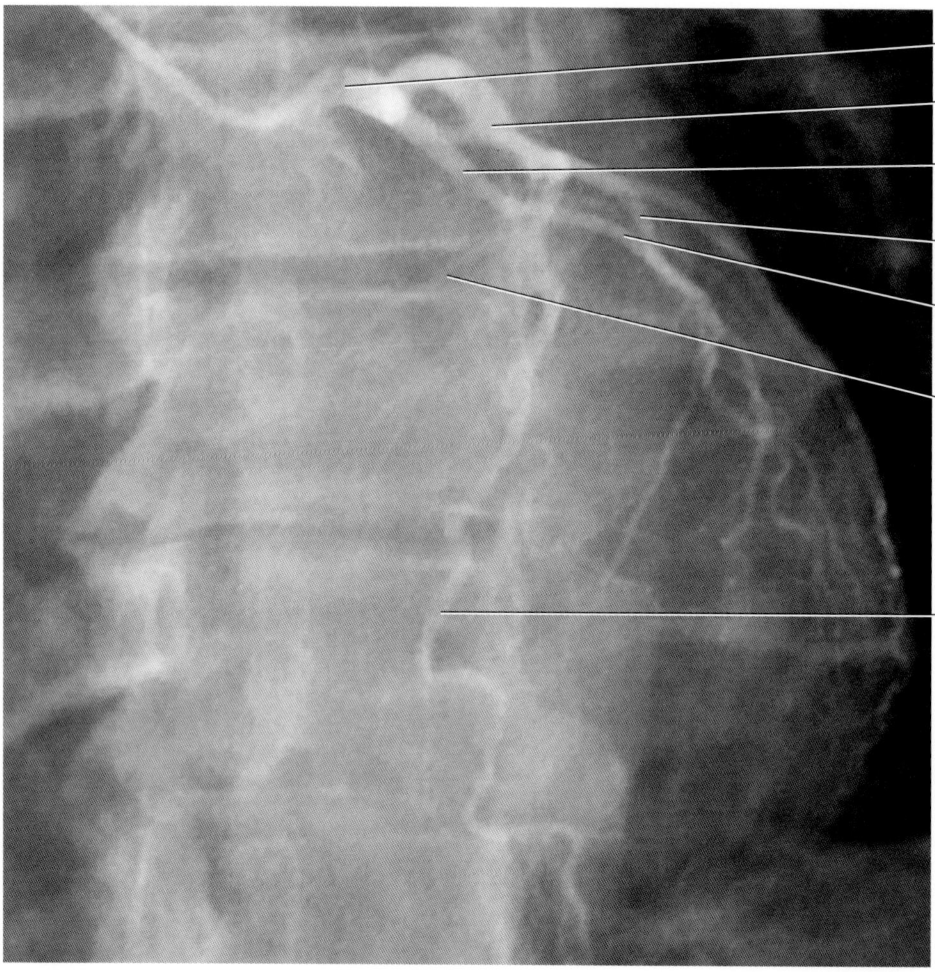

左冠状动脉主干
Left Main Coronary Artery

左回旋支
Left Circumflex Coronary Artery

冠状动脉左前降支
Left Anterior Descending
Branch of Coronary Artery

钝缘支
Obtuse Marginal Branch

对角支
Diagonal Branch

第一间隔穿支
First Septal Perforator

冠状动脉左前降支
Left Anterior Descending
Branch of Coronary Artery

图13.42 头位左前斜位投照的左冠状动脉血管造影

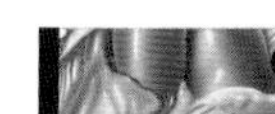

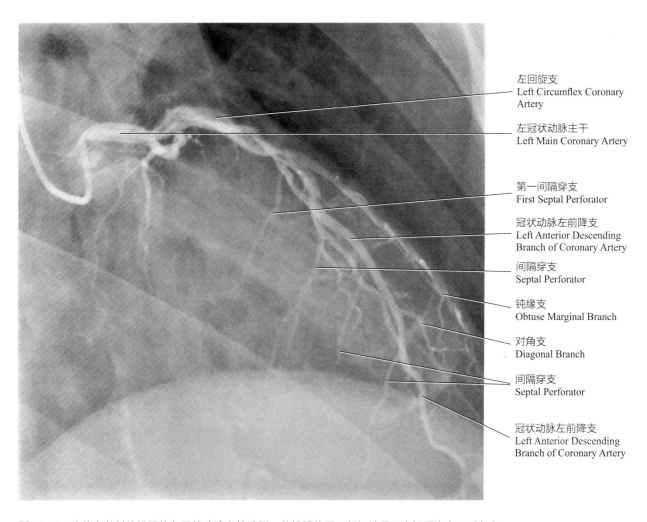

左回旋支
Left Circumflex Coronary Artery

左冠状动脉主干
Left Main Coronary Artery

第一间隔穿支
First Septal Perforator

冠状动脉左前降支
Left Anterior Descending Branch of Coronary Artery

间隔穿支
Septal Perforator

钝缘支
Obtuse Marginal Branch

对角支
Diagonal Branch

间隔穿支
Septal Perforator

冠状动脉左前降支
Left Anterior Descending Branch of Coronary Artery

图13.43　头位右前斜位投照的左冠状动脉血管造影。此投照位置可很好地显示出间隔穿支及对角支

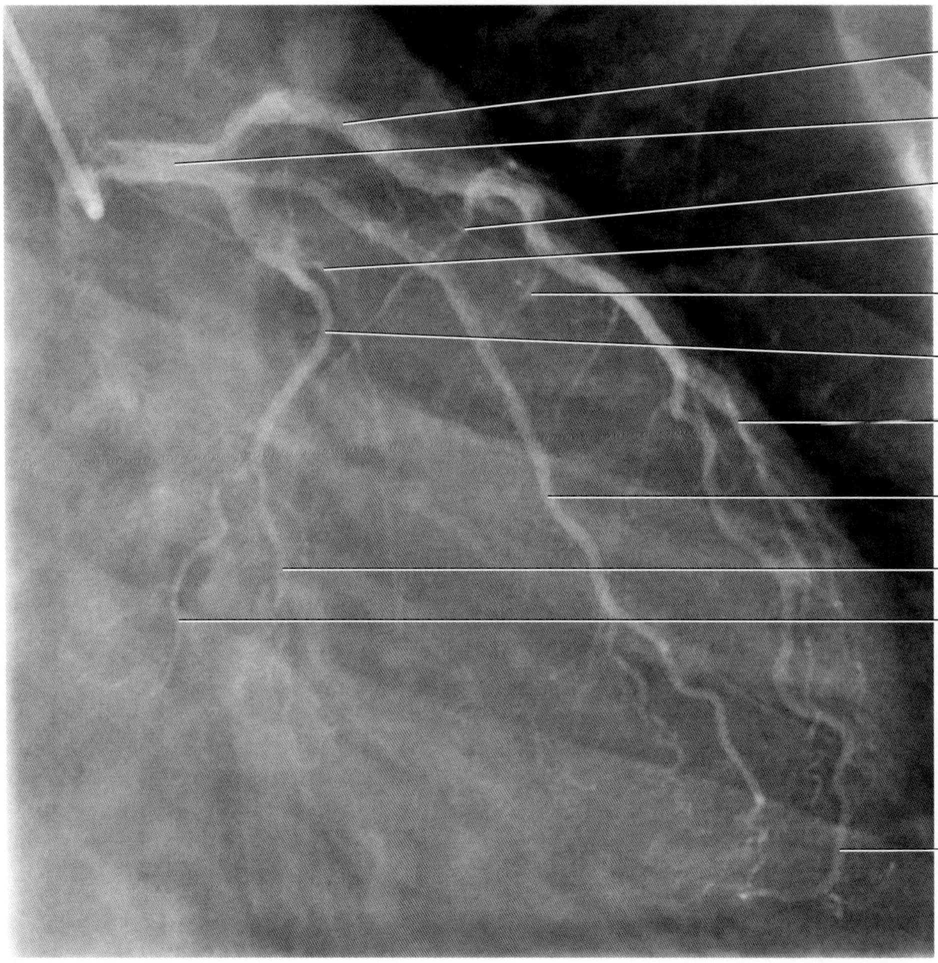

冠状动脉左前降支
Left Anterior Descending Branch of Coronary Artery

左冠状动脉主干
Left Main Coronary Artery

第一间隔穿支
First Septal Perforator

钝缘支
Obtuse Marginal Branch

间隔穿支
Septal Perforator

左回旋支
Left Circumflex Coronary Artery

对角支
Diagonal Branch

中间支
Ramus Intermedius

钝缘支
Obtuse Marginal Branch

房室支
Atrioventricular Branch

冠状动脉左前降支
Left Anterior Descending Branch of Coronary Artery

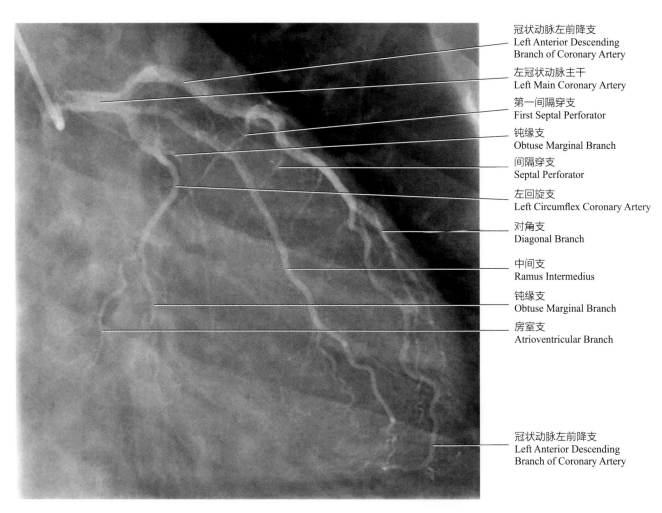

图13.44　左冠状动脉血管造影（右前斜位）

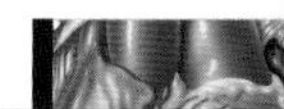

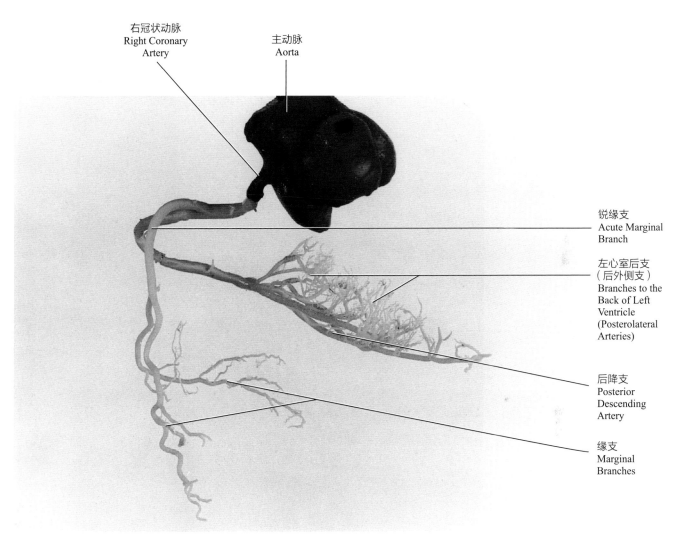

右冠状动脉
Right Coronary Artery

主动脉
Aorta

锐缘支
Acute Marginal Branch

左心室后支
（后外侧支）
Branches to the Back of Left Ventricle (Posterolateral Arteries)

后降支
Posterior Descending Artery

缘支
Marginal Branches

图13.45 右冠状动脉（左斜位）

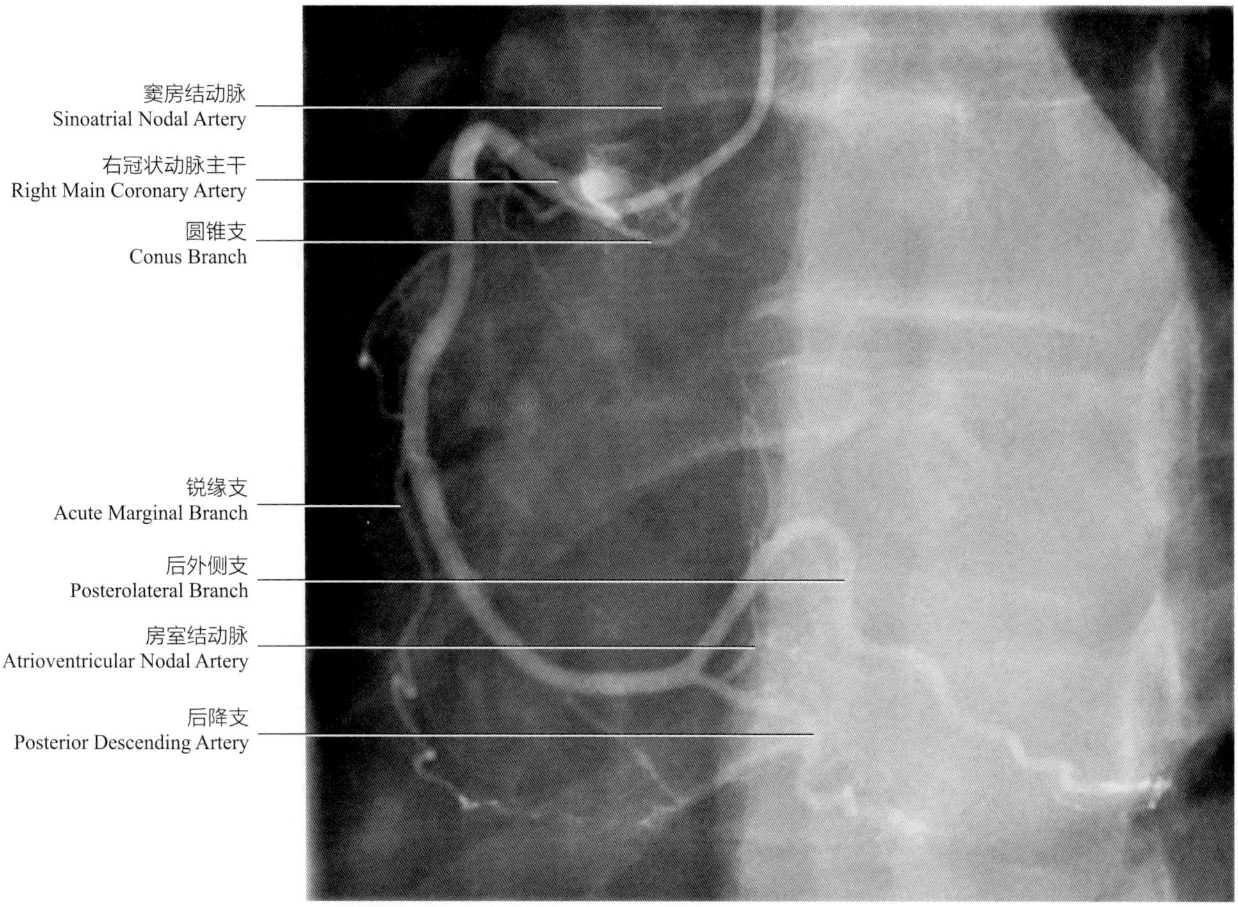

图13.46　左前斜位投照的右冠状动脉造影。房室结动脉起自“U”形弯曲处

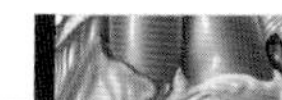

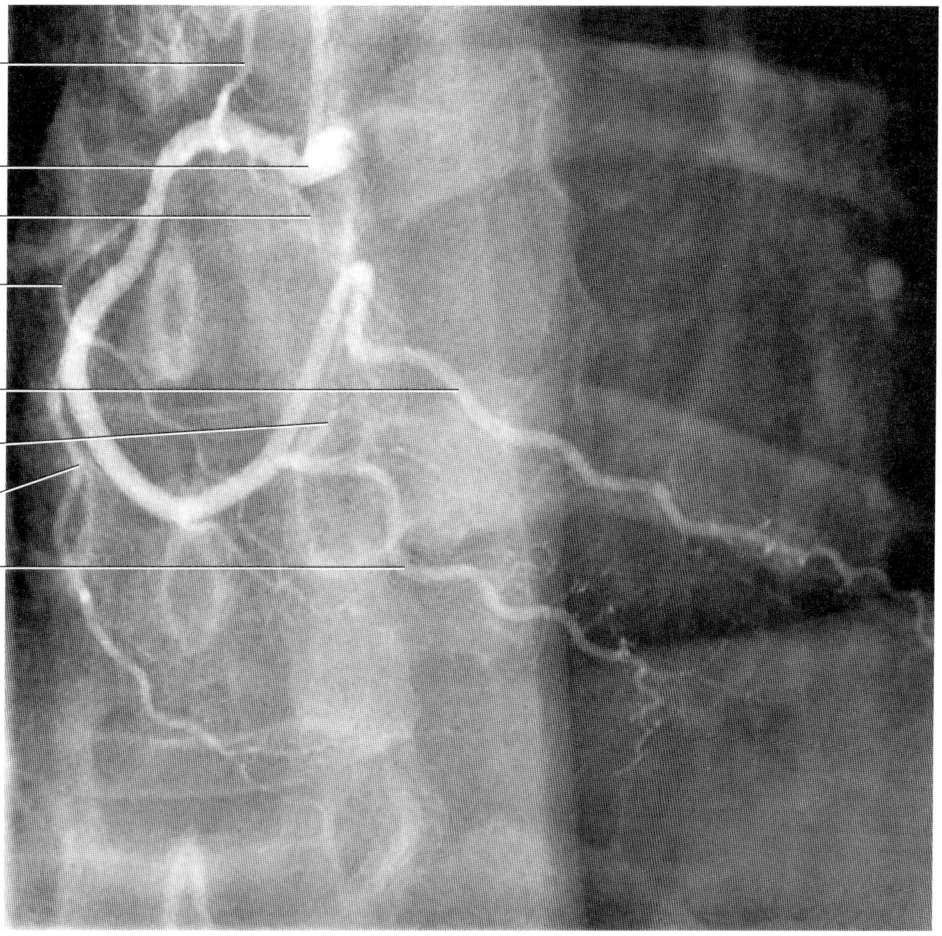

窦房结动脉
Sinoatrial Nodal Artery
右冠状动脉主干
Right Main Coronary Artery
圆锥支
Conus Branch
锐缘支
Acute Marginal Branch
后外侧支
Posterolateral Branch
房室结动脉
Atrioventricular Nodal Artery
锐缘支
Acute Marginal Branch
后降支
Posterior Descending Artery

图13.47　左前斜位投照的右冠状动脉血管造影。有多支动脉供应房室结

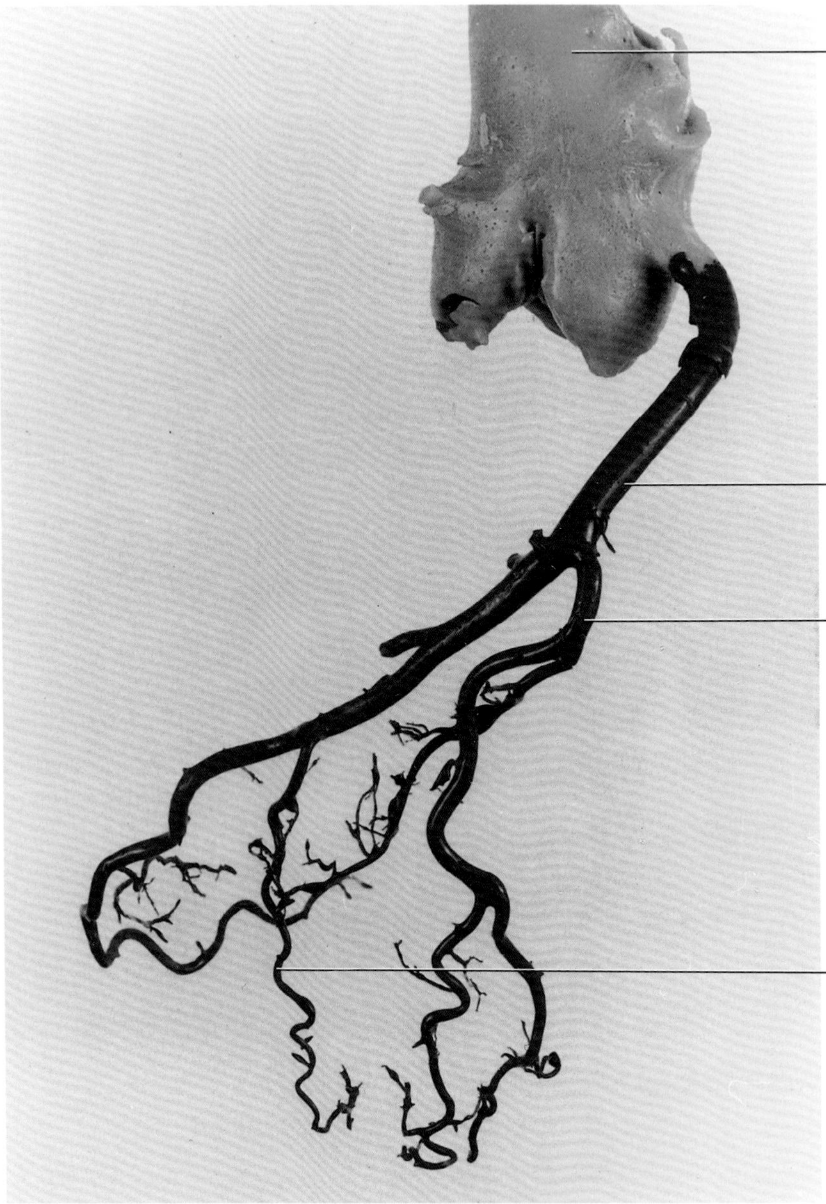

主动脉
Aorta

右冠状动脉
Right Coronary
Artery

锐缘支
Acute Marginal
Branch

后降支
Posterior
Descending
Artery

图13.48　右冠状动脉铸型（右斜位）。后降支是右冠状动脉的终末支，没有后侧支

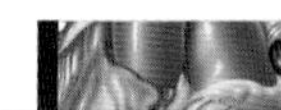

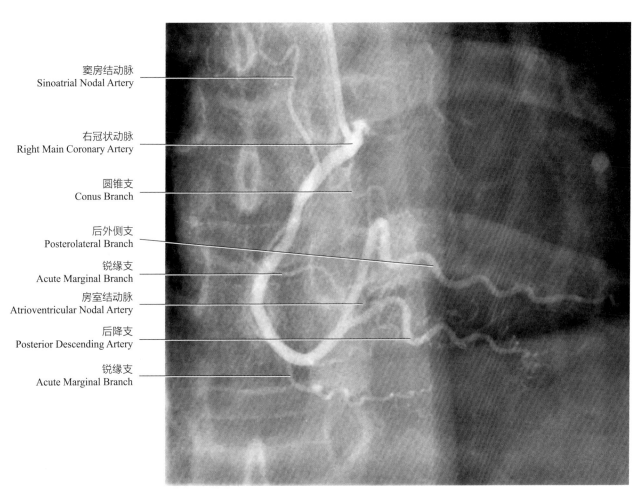

窦房结动脉
Sinoatrial Nodal Artery

右冠状动脉
Right Main Coronary Artery

圆锥支
Conus Branch

后外侧支
Posterolateral Branch

锐缘支
Acute Marginal Branch

房室结动脉
Atrioventricular Nodal Artery

后降支
Posterior Descending Artery

锐缘支
Acute Marginal Branch

图13.49　右前斜位投照的右冠状动脉血管造影

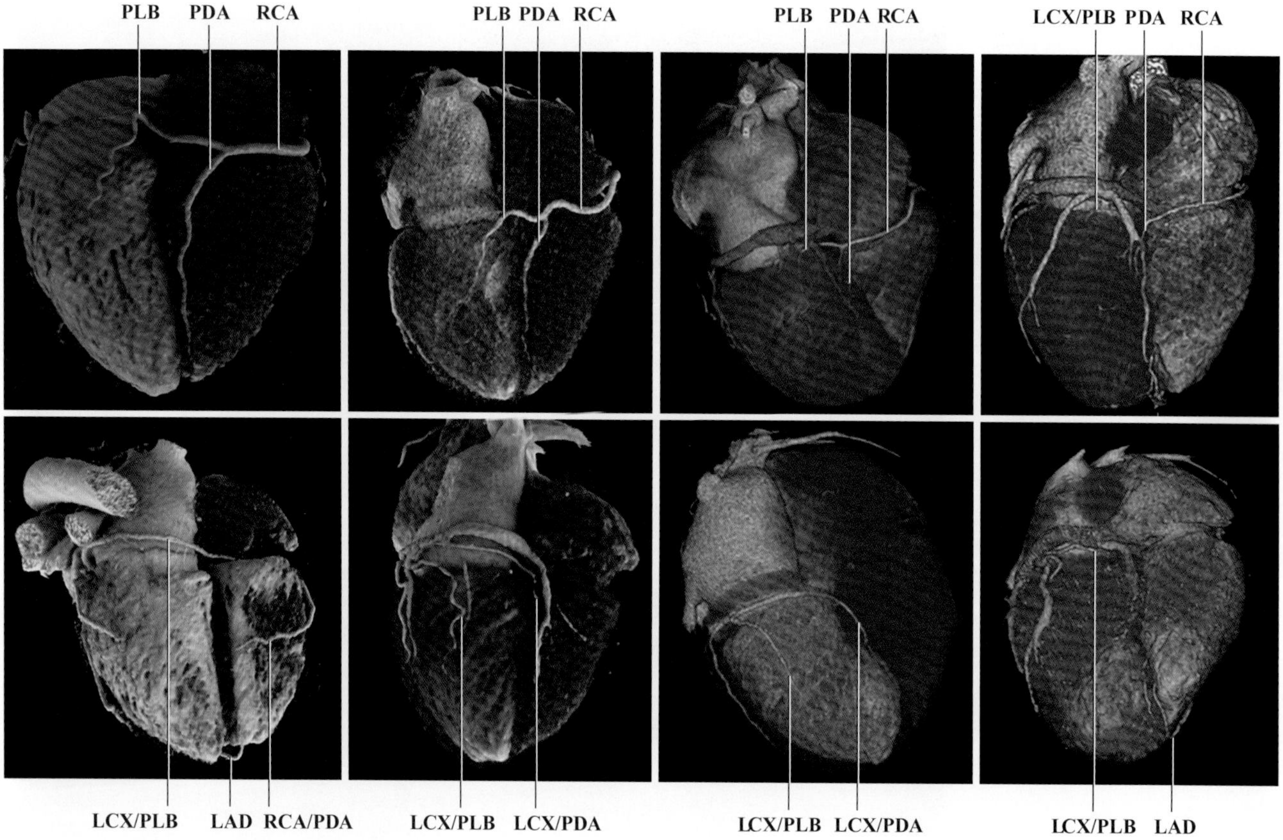

PLB PDA RCA　　PLB PDA RCA　　PLB PDA RCA　　LCX/PLB PDA RCA

LCX/PLB LAD RCA/PDA　　LCX/PLB LCX/PDA　　LCX/PLB LCX/PDA　　LCX/PLB LAD

图13.50　冠状动脉分支在心脏后表面的分布。CT三维容积图像显示心脏后部的八种变异。注意后壁及下壁的血供变化。RCA，右冠状动脉；LAD，左前降支；LCX，左回旋支；PDA，后降支；PLB，后外侧支

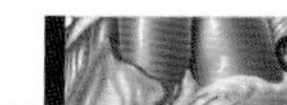

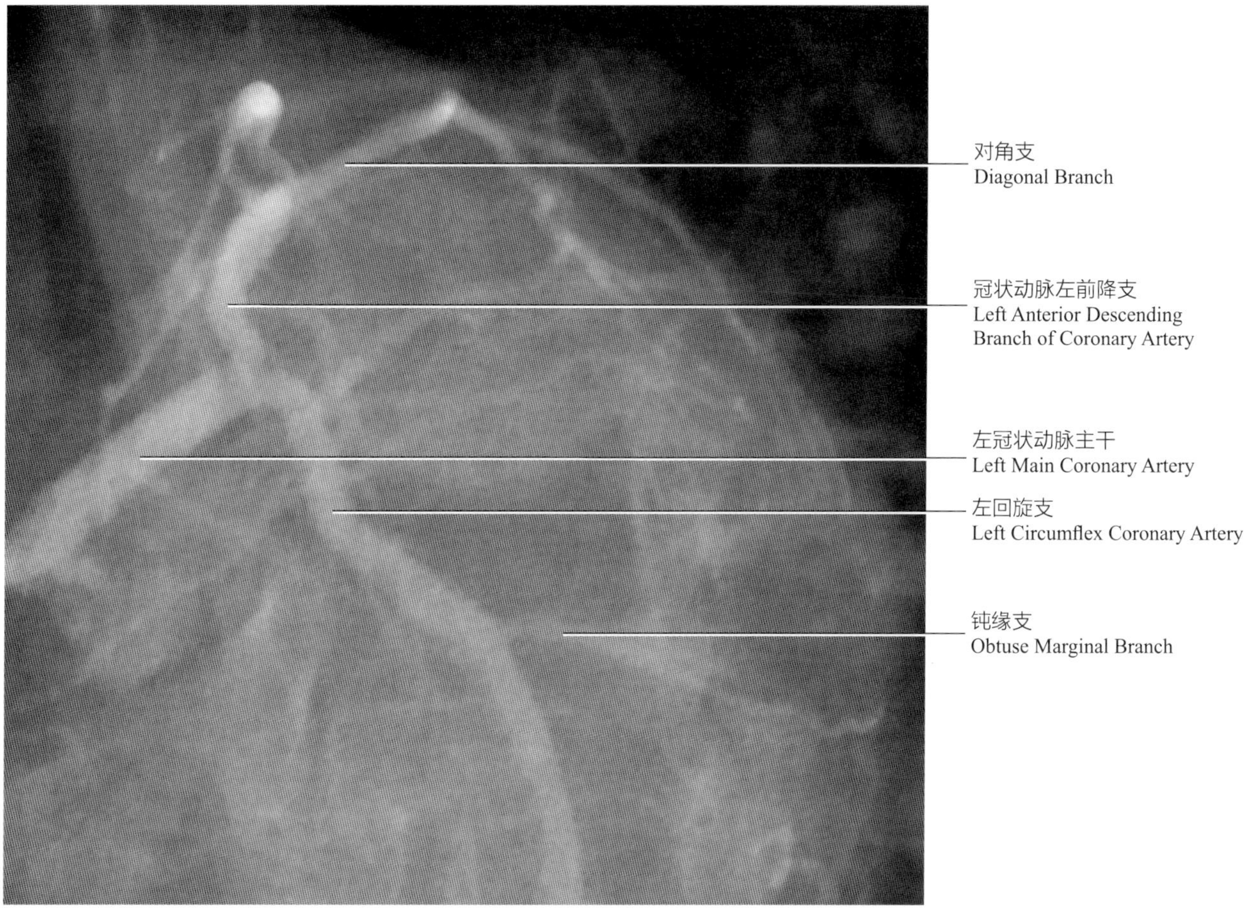

对角支
Diagonal Branch

冠状动脉左前降支
Left Anterior Descending Branch of Coronary Artery

左冠状动脉主干
Left Main Coronary Artery

左回旋支
Left Circumflex Coronary Artery

钝缘支
Obtuse Marginal Branch

图13.51　足位左前斜位投照的左冠状动脉造影。在图中可见左前降支、左回旋支和对角支的起源处

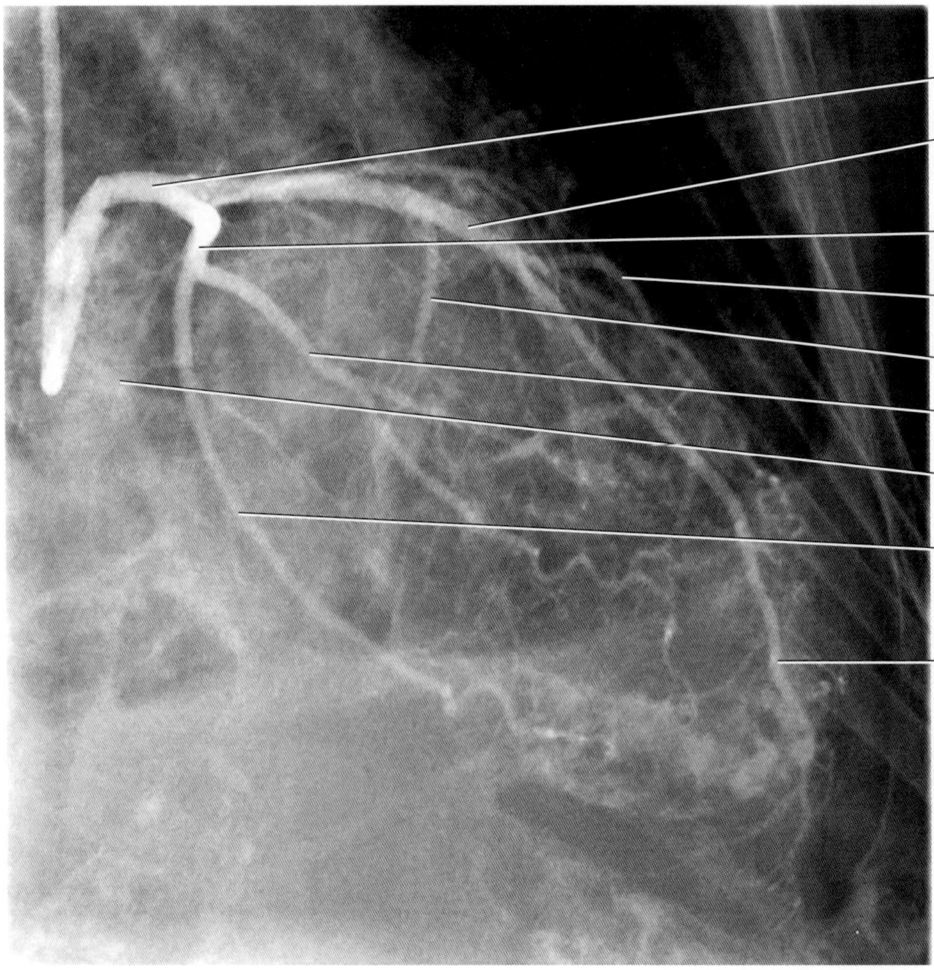

左冠状动脉主干
Left Main Coronary Artery

冠状动脉左前降支
Left Anterior Descending
Branch of Coronary Artery

左回旋支
Left Circumflex Coronary Artery

斜冠状动脉
Diagonal Coronary Artery

第一间隔穿支
First Septal Perforator

钝缘支
Obtuse Marginal Branch

房室支
Atrioventricular Branch

钝缘冠状动脉
Obtuse Marginal Coronary Artery

冠状动脉左前降支
Left Anterior Descending
Branch of Coronary Artery

图13.52　右前斜位投照的左冠状动脉造影。左回旋支很短，分出发育良好的钝缘支和非常小的房室支

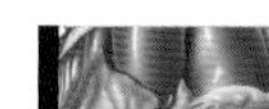

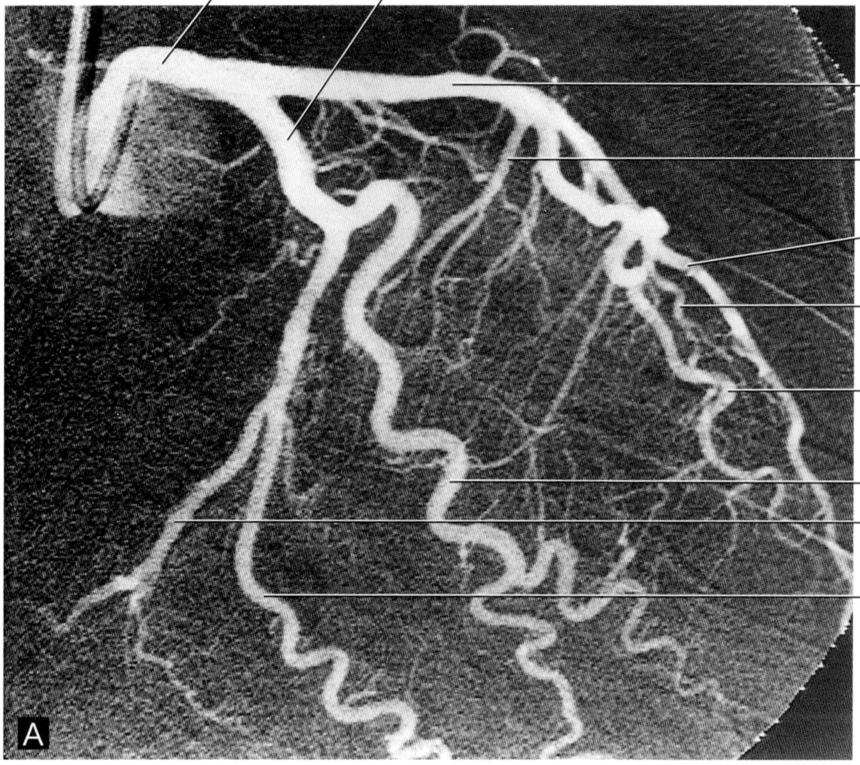

左冠状动脉
Left Coronary Artery

回旋支
Circumflex Artery

左前降支
Left Anterior Descending Artery

第一间隔穿支
First Septal Artery

冠状动脉左前降支（对角支）
Left Anterior Descending Branch of Coronary Artery (for diagonal branch)

对角支
Diagonal Artery

冠状动脉左前降支（对角支）
Left Anterior Descending Branch of Coronary Artery (for diagonal branch)

钝缘支
Obtuse Marginal Branch

房室支
Artioventricular Branch

后外侧支
Posterolateral Branch

A

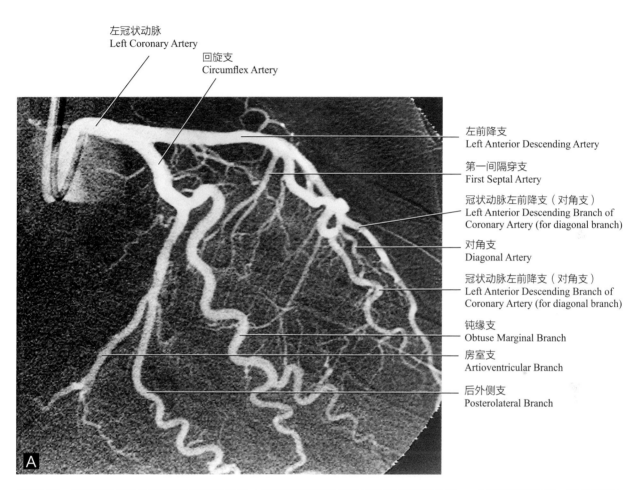

图13.53 足位右前斜位投照的左冠状动脉造影。左前降支较短并分出两条平行的动脉分支，一条沿室间沟走行，供应室间隔；另一条走行于左心室的前壁并发出对角支，二者共同构成双左前降支

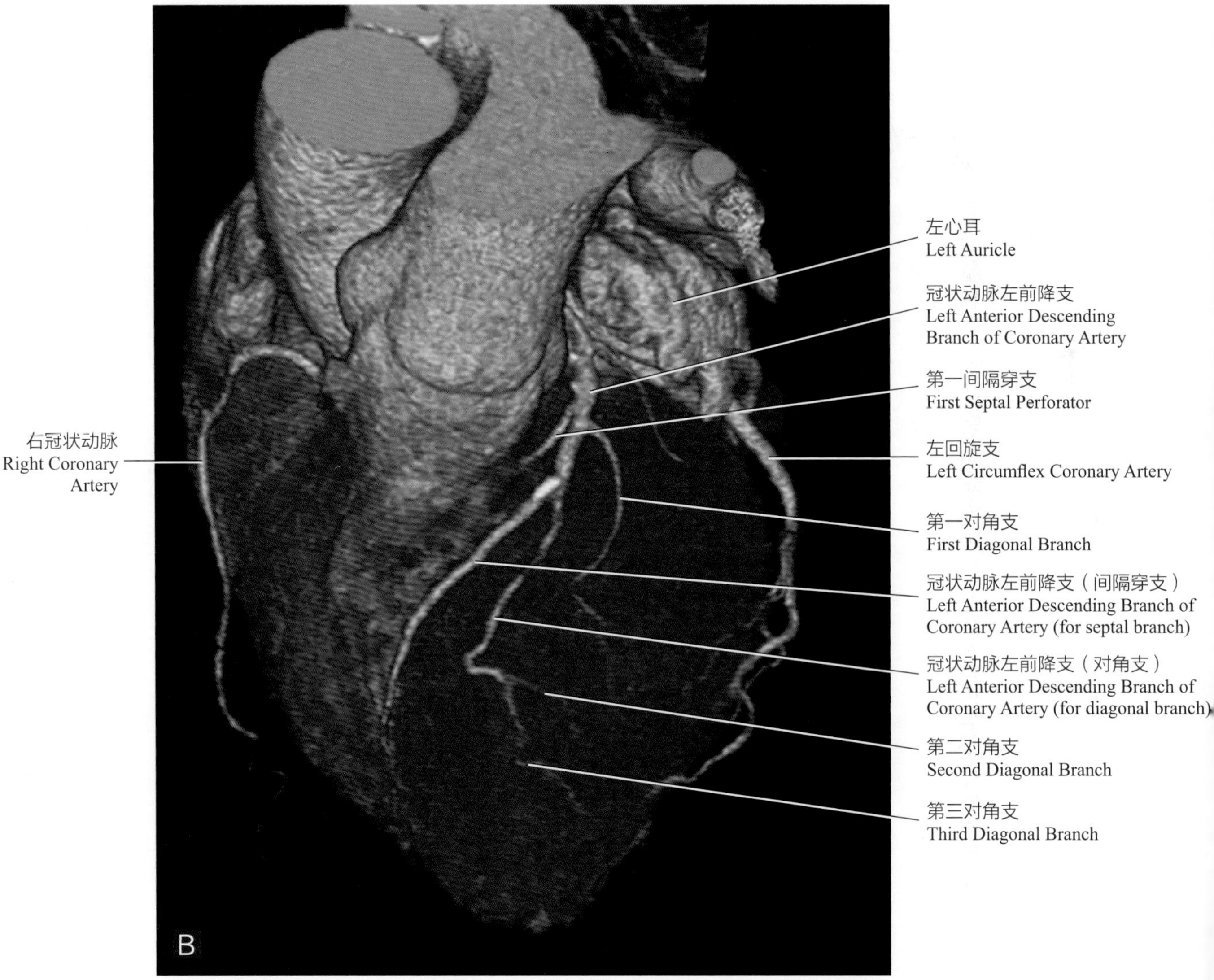

左心耳
Left Auricle

冠状动脉左前降支
Left Anterior Descending Branch of Coronary Artery

第一间隔穿支
First Septal Perforator

右冠状动脉
Right Coronary Artery

左回旋支
Left Circumflex Coronary Artery

第一对角支
First Diagonal Branch

冠状动脉左前降支（间隔穿支）
Left Anterior Descending Branch of Coronary Artery (for septal branch)

冠状动脉左前降支（对角支）
Left Anterior Descending Branch of Coronary Artery (for diagonal branch)

第二对角支
Second Diagonal Branch

第三对角支
Third Diagonal Branch

B

图13.53（续） B. 另一例患者的心脏三维立体成像

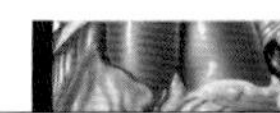

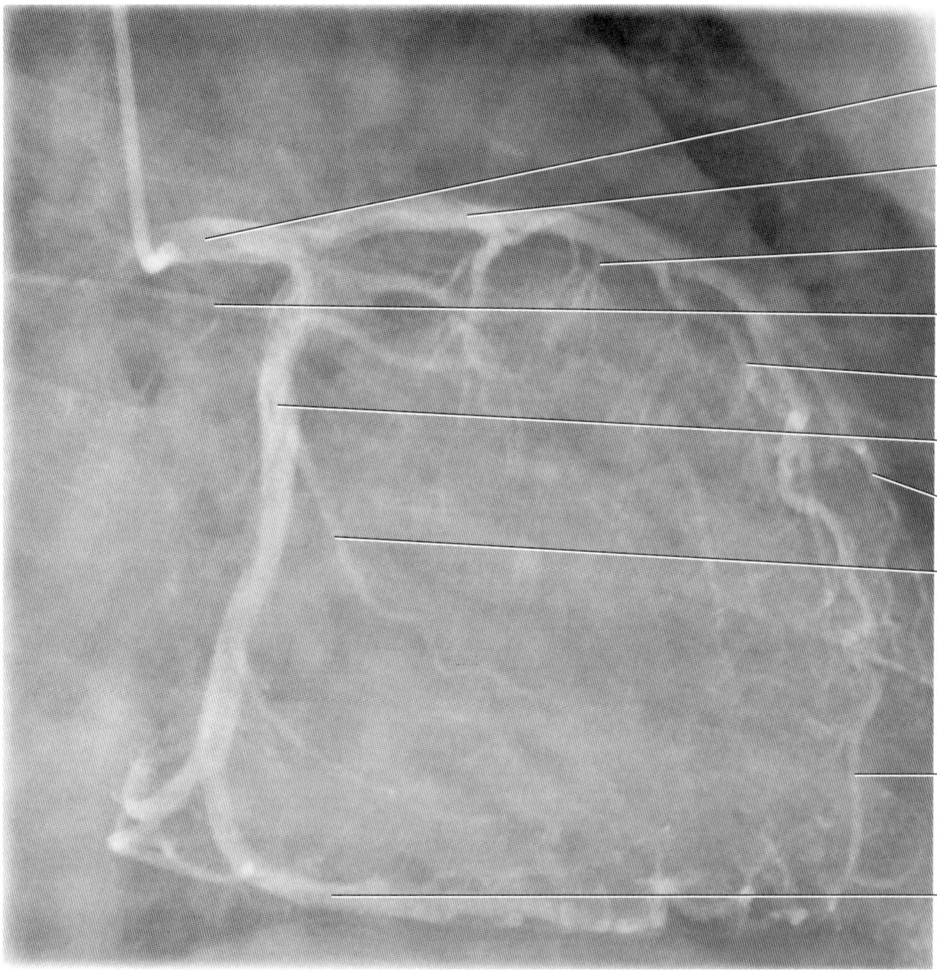

左冠状动脉主干
Left Main Coronary Artery

冠状动脉左前降支
Left Anterior Descending Branch of Coronary Artery

间隔穿支
Septal Perforator

窦房结支
Sinoatrial Nodal Branch

对角支
Diagonal Branch

左回旋支
Left Circumflex Coronary Artery

钝缘支
Obtuse Marginal Branch

后降支
Posterior Descending Branch

冠状动脉左前降支
Left Anterior Descending Branch of Coronary Artery

后降支
Posterior Descending Artery

图13.54 左优势型冠状动脉（头位右前斜位造影）。后降支起自回旋支，窦房结支起自回旋支的近端

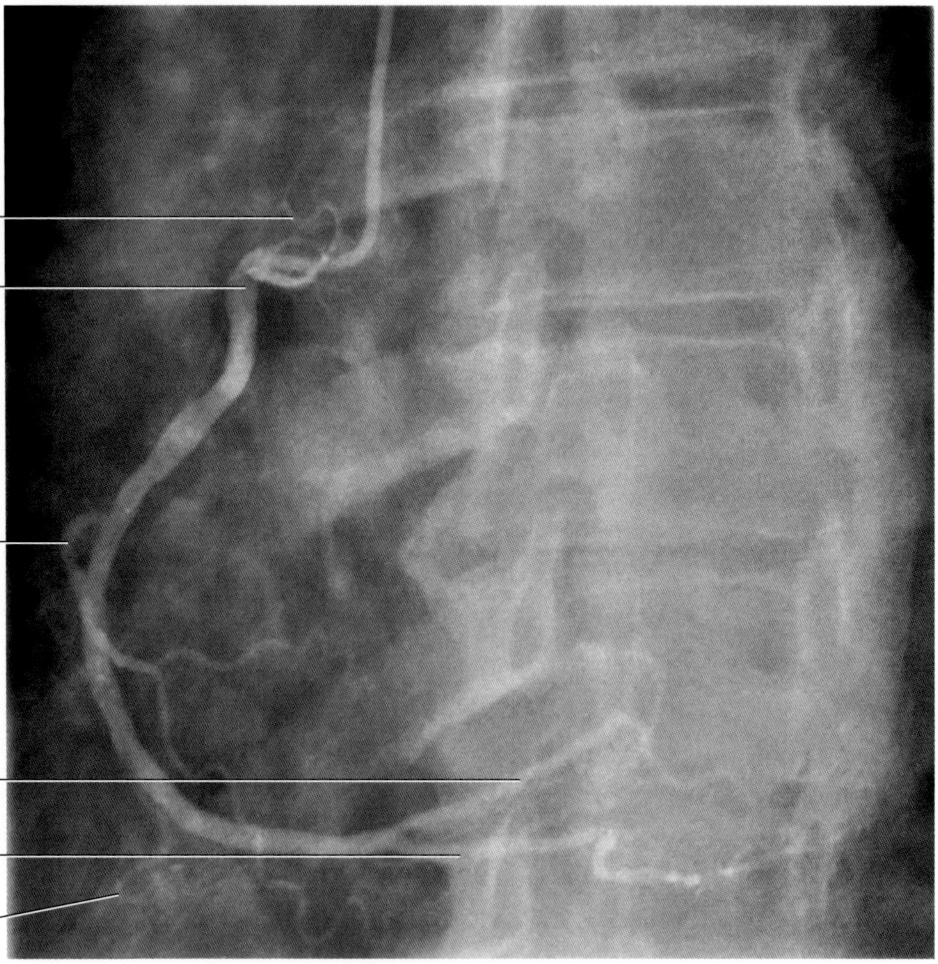

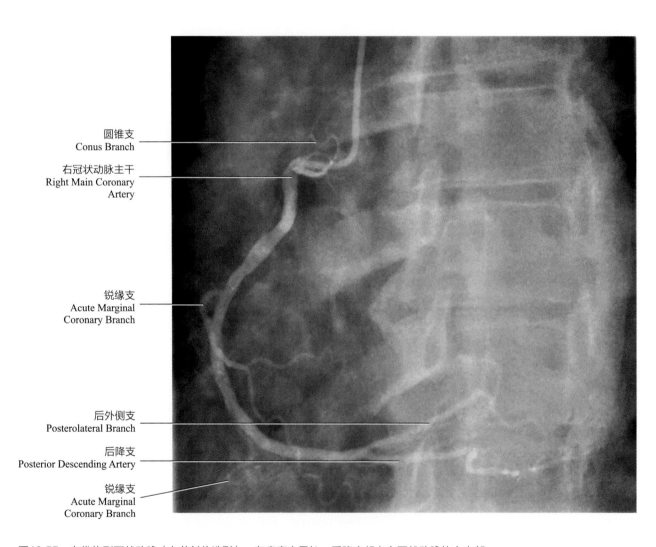

圆锥支
Conus Branch

右冠状动脉主干
Right Main Coronary Artery

锐缘支
Acute Marginal Coronary Branch

后外侧支
Posterolateral Branch

后降支
Posterior Descending Artery

锐缘支
Acute Marginal Coronary Branch

图13.55　右优势型冠状动脉（左前斜位造影）。在房室交界处，后降支起自右冠状动脉的心尖部

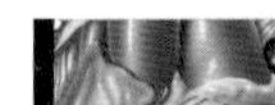

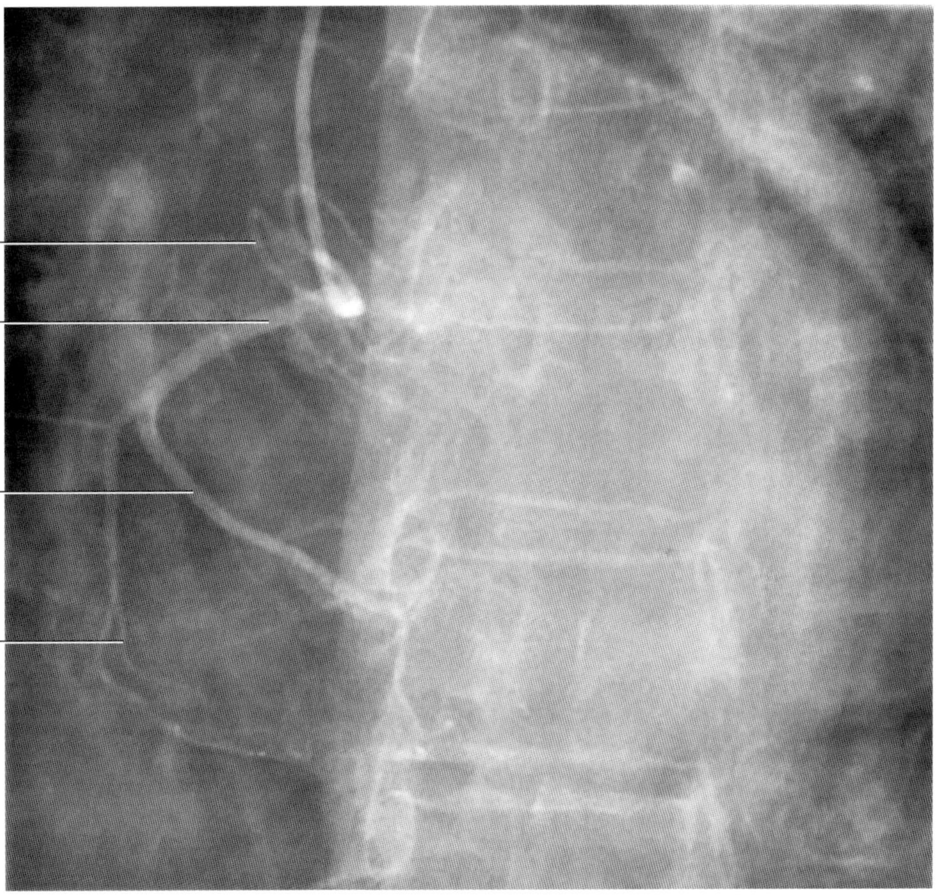

圆锥支
Conus Branch

右冠状动脉
Right Coronary Artery

锐缘支
Acute Marginal
Coronary Branch

锐缘支
Acute Marginal
Coronary Branch

图13.56　非右优势型右冠状动脉造影（右前斜位投照）。右冠状动脉在发出锐缘支后变细

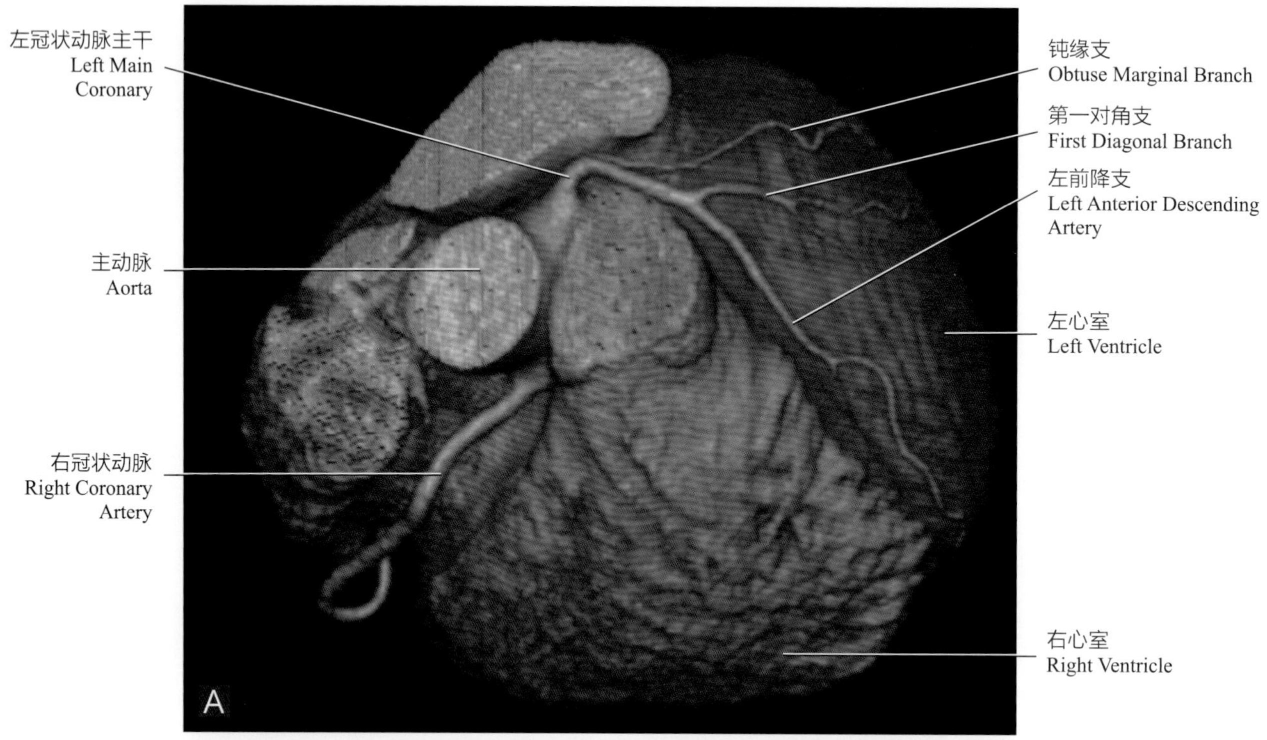

左冠状动脉主干
Left Main Coronary

主动脉
Aorta

右冠状动脉
Right Coronary Artery

钝缘支
Obtuse Marginal Branch

第一对角支
First Diagonal Branch

左前降支
Left Anterior Descending Artery

左心室
Left Ventricle

右心室
Right Ventricle

A

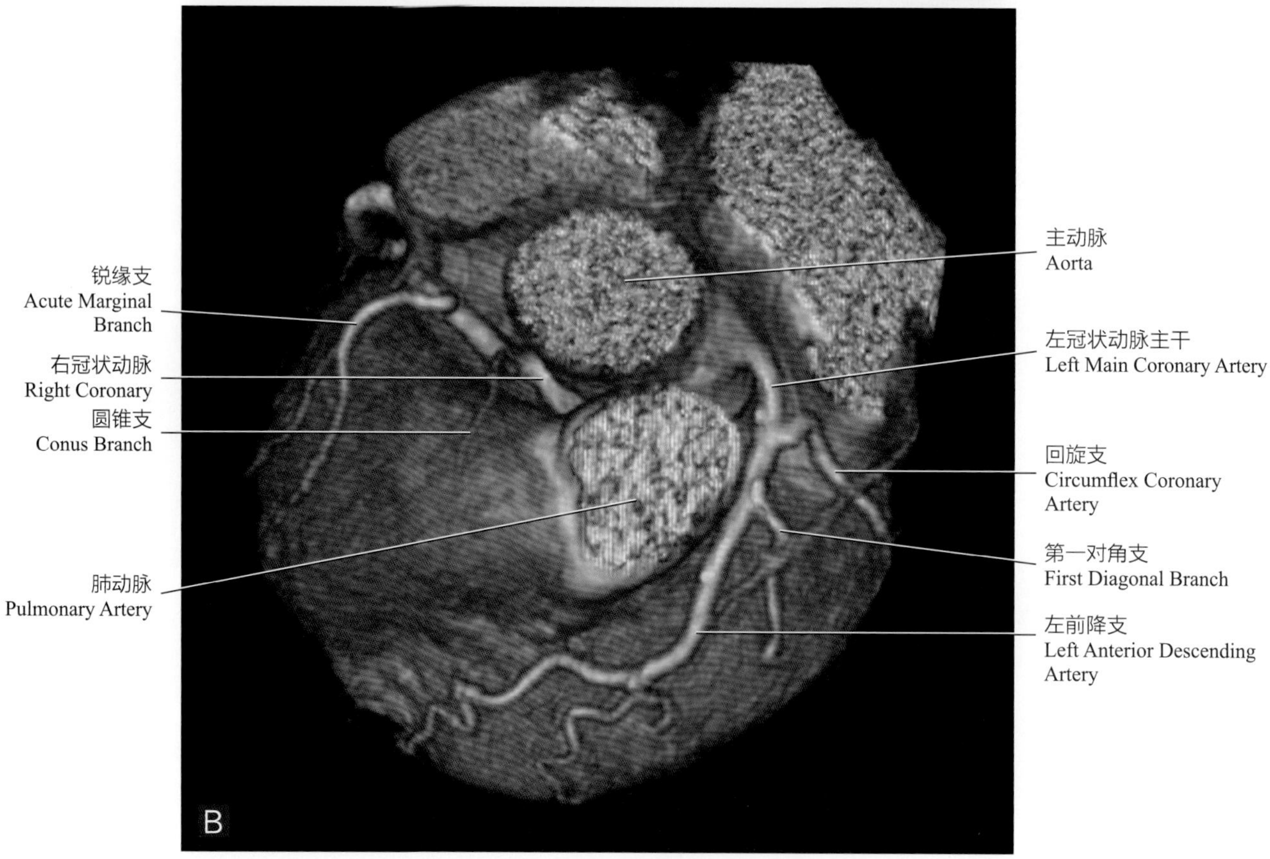

锐缘支
Acute Marginal Branch

右冠状动脉
Right Coronary

圆锥支
Conus Branch

肺动脉
Pulmonary Artery

主动脉
Aorta

左冠状动脉主干
Left Main Coronary Artery

回旋支
Circumflex Coronary Artery

第一对角支
First Diagonal Branch

左前降支
Left Anterior Descending Artery

B

图13.57　CT三维容积成像。A、B. 两个正常起源的左、右冠状动脉

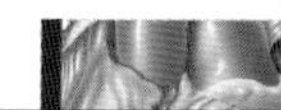

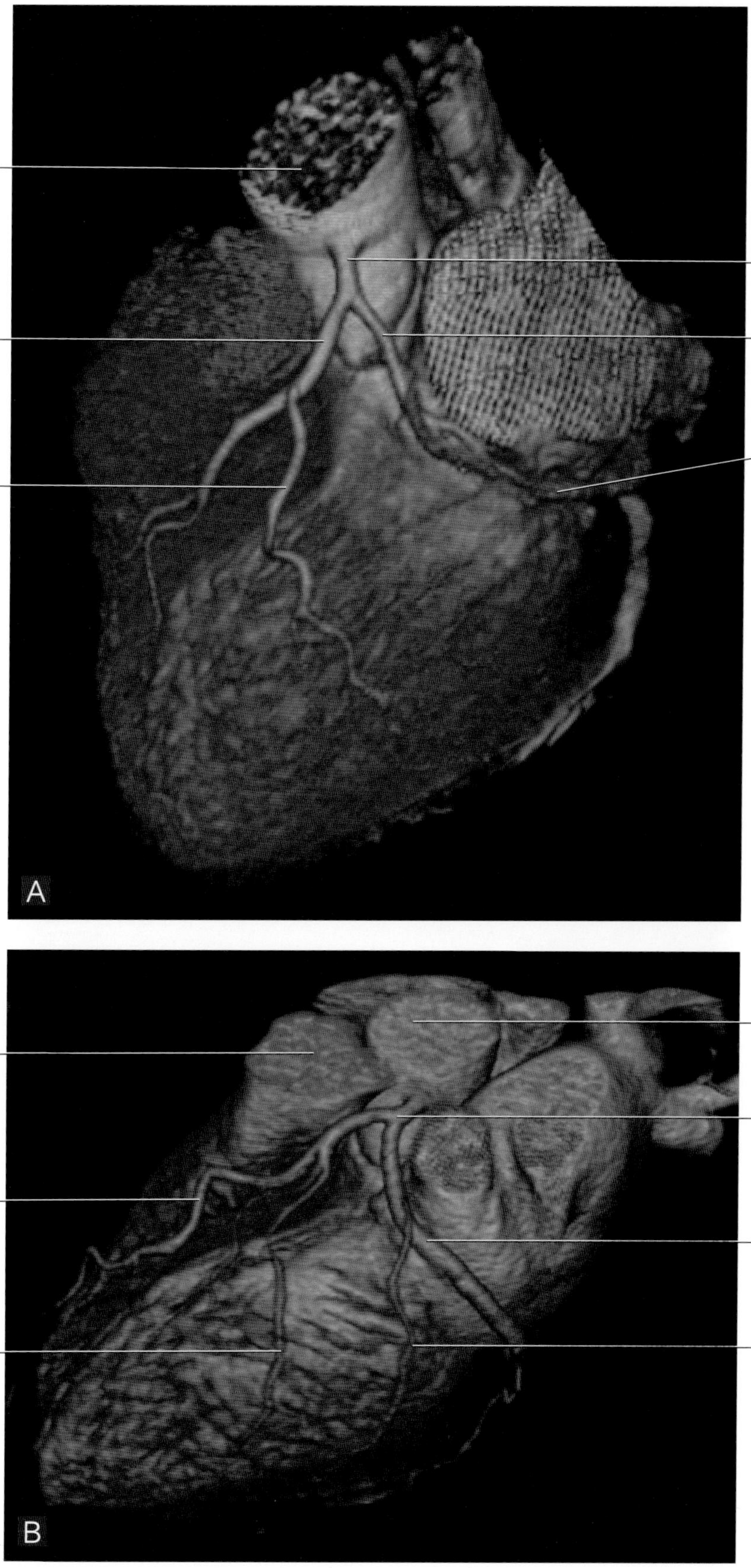

主动脉
Aorta

左冠状动脉主干
Left Main Cornary Artery

左前降支
Left Anterior
Descending
Artery

左回旋支
Left Circumflex

心大静脉
Great Cardiac Vein

对角支
Diagonal Branch

A

肺动脉主干
Main Pulmonary
Artery

主动脉
Aorta

左冠状动脉主干
Left Main Coronary
Artery

左前降支
Left Anterior
Descending
Artery

左回旋支
Left Circumflex

对角支
Diagonal Branch

钝缘支
Obtuse Marginal
Branch

B

图13.58 CT三维容积成像显示左冠状动脉主干及分支。A. 注意冠状静脉与左回旋支的交叉。B. 巨大的左回旋支

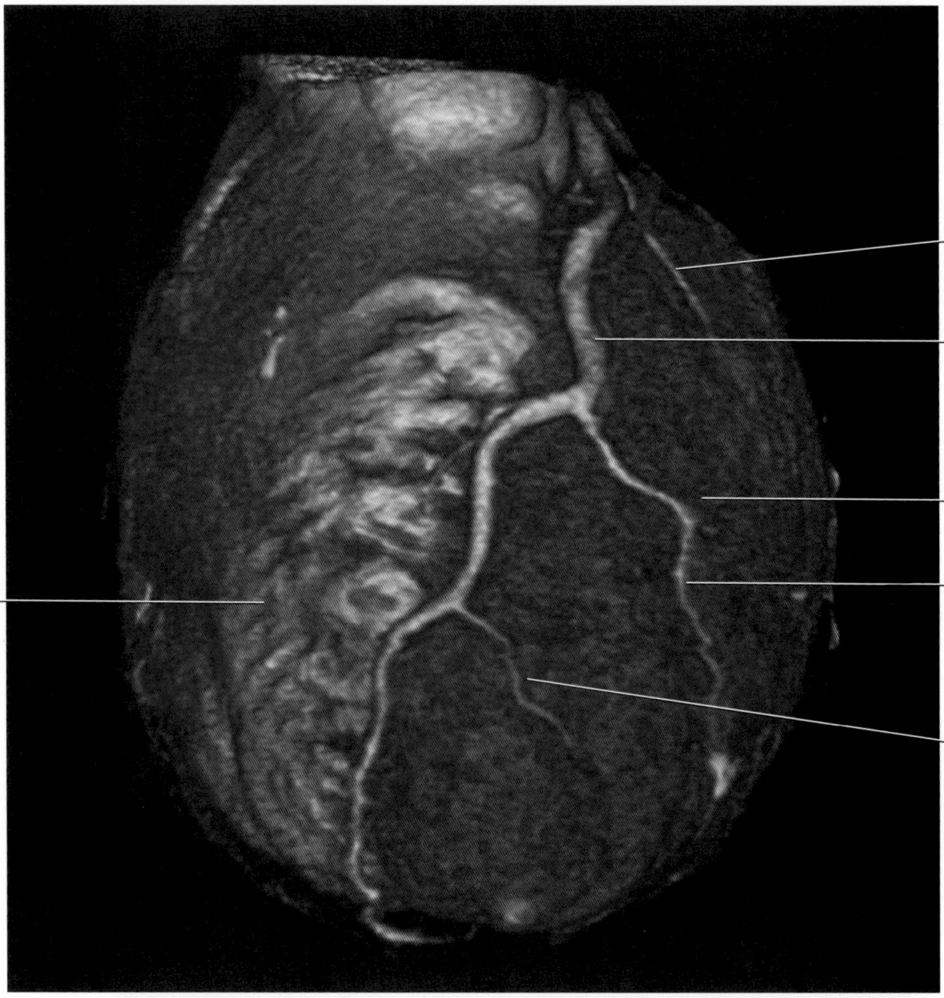

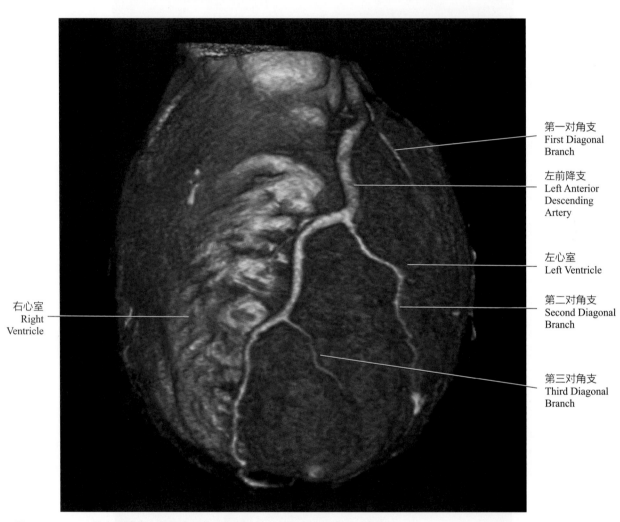

第一对角支
First Diagonal Branch

左前降支
Left Anterior Descending Artery

左心室
Left Ventricle

第二对角支
Second Diagonal Branch

第三对角支
Third Diagonal Branch

右心室
Right Ventricle

图13.59　CT三维容积成像。图示位于前室间隔内的左前降支及其多个对角支

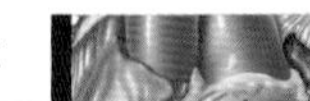

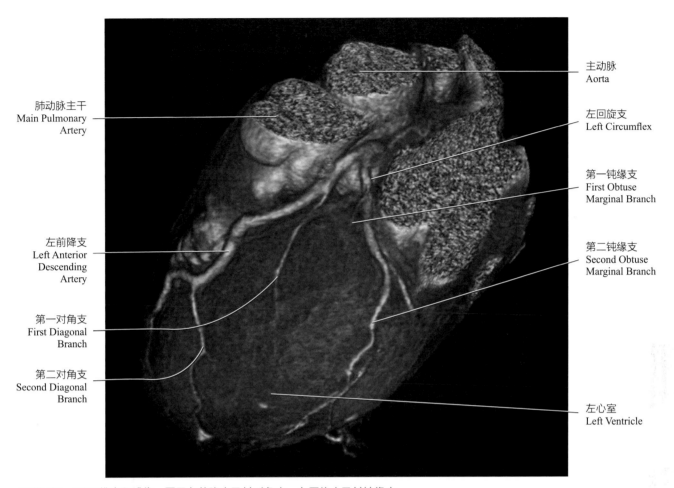

主动脉
Aorta
肺动脉主干
Main Pulmonary Artery
左回旋支
Left Circumflex
第一钝缘支
First Obtuse Marginal Branch
左前降支
Left Anterior Descending Artery
第二钝缘支
Second Obtuse Marginal Branch
第一对角支
First Diagonal Branch
第二对角支
Second Diagonal Branch
左心室
Left Ventricle

图13.60　CT三维容积成像。图示左前降支及其对角支，左回旋支及其钝缘支

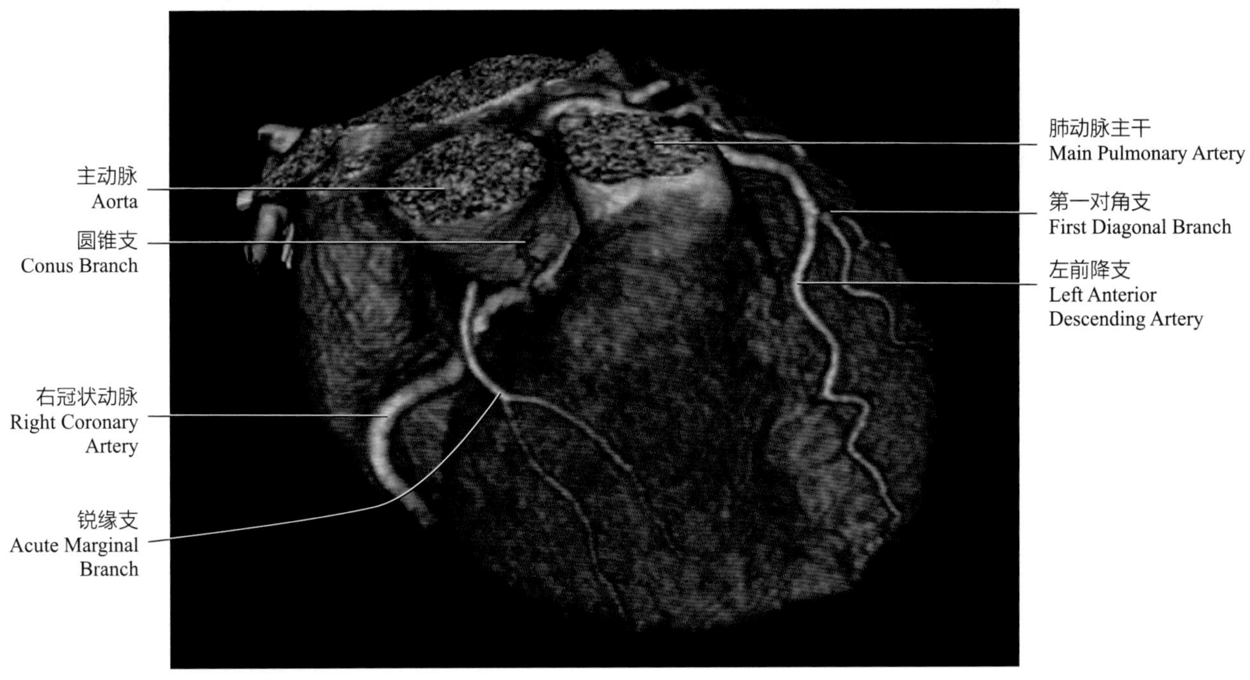

图13.61　三维容积成像。图示右冠状动脉及其锐缘支

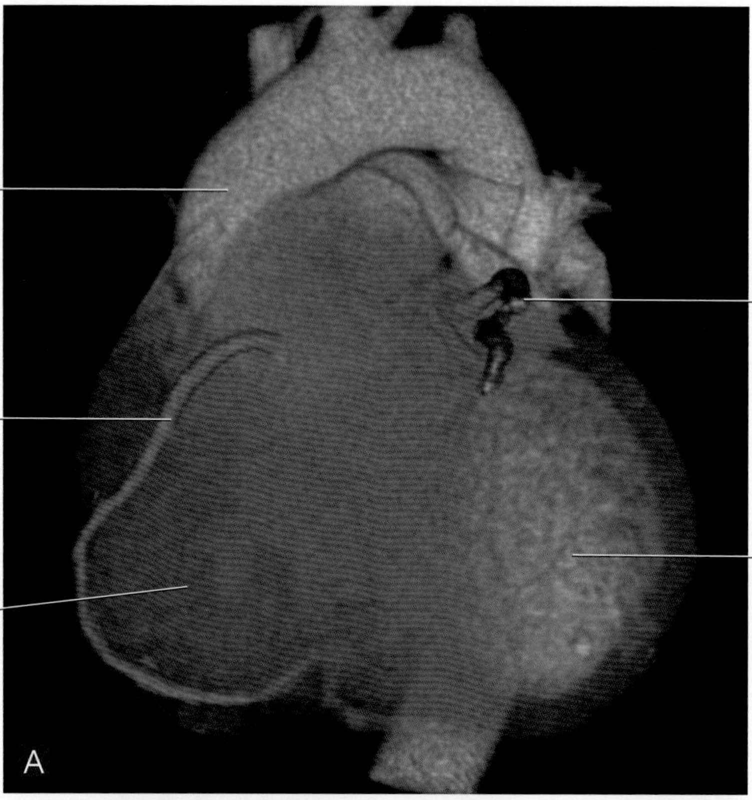

主动脉
Aorta

冠状动脉左前降支
Left Anterior Descending Branch of Coronary Artery

右冠状动脉
Right Coronary Artery

左心室
Left Ventricle

右心室
Right Ventricle

A

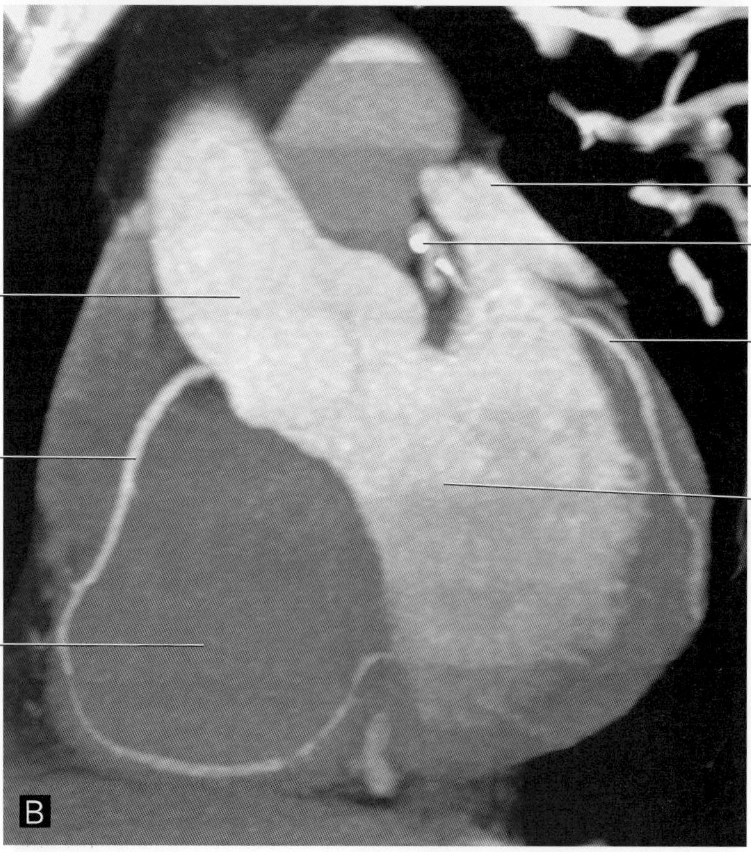

左心耳
Left Auricle

冠状动脉左前降支
Left Anterior Descending Branch of Coronary Artery

主动脉
Aorta

左回旋支
Left Circumflex Coronary Artery

右冠状动脉
Right Coronary Artery

左心室
Left Ventricle

右心室
Right Ventricle

B

图13.62　右优势型冠状动脉的三维容积成像。A. 突显冠状动脉的三维容积成像。B. 最大密度投影成像

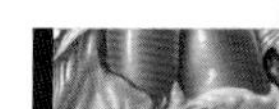

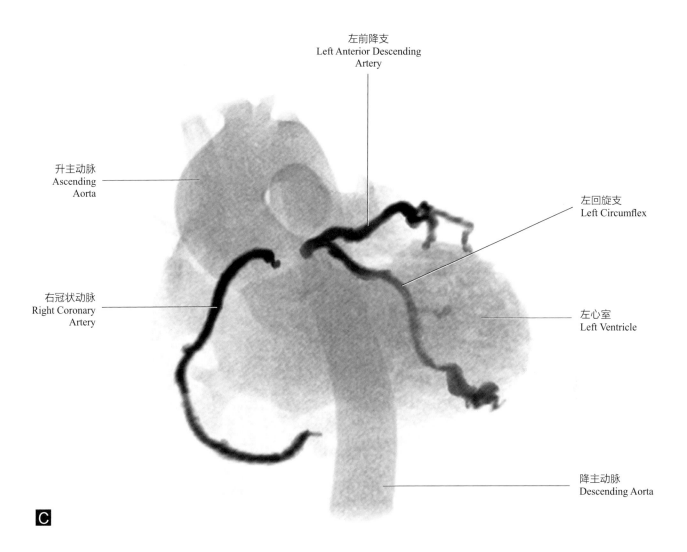

左前降支
Left Anterior Descending Artery

升主动脉
Ascending Aorta

左回旋支
Left Circumflex

右冠状动脉
Right Coronary Artery

左心室
Left Ventricle

降主动脉
Descending Aorta

C

图13.62（续）　C. 血管造影式成像

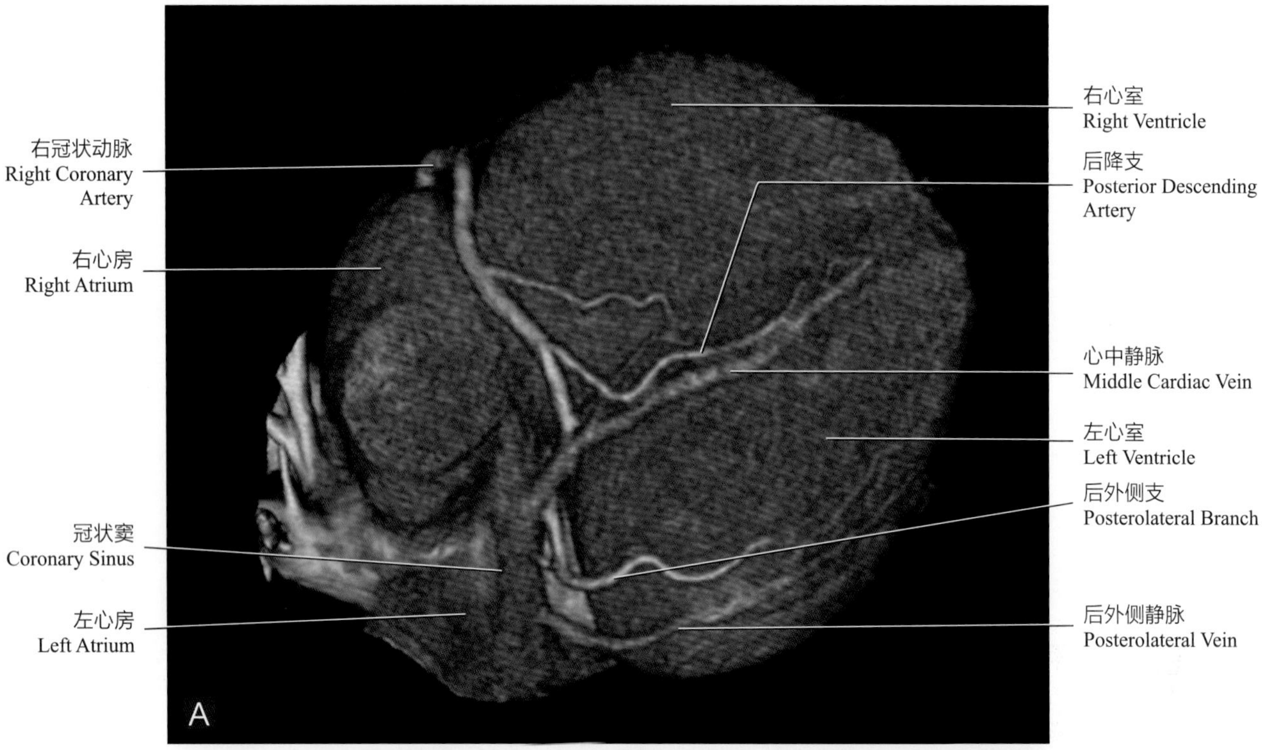

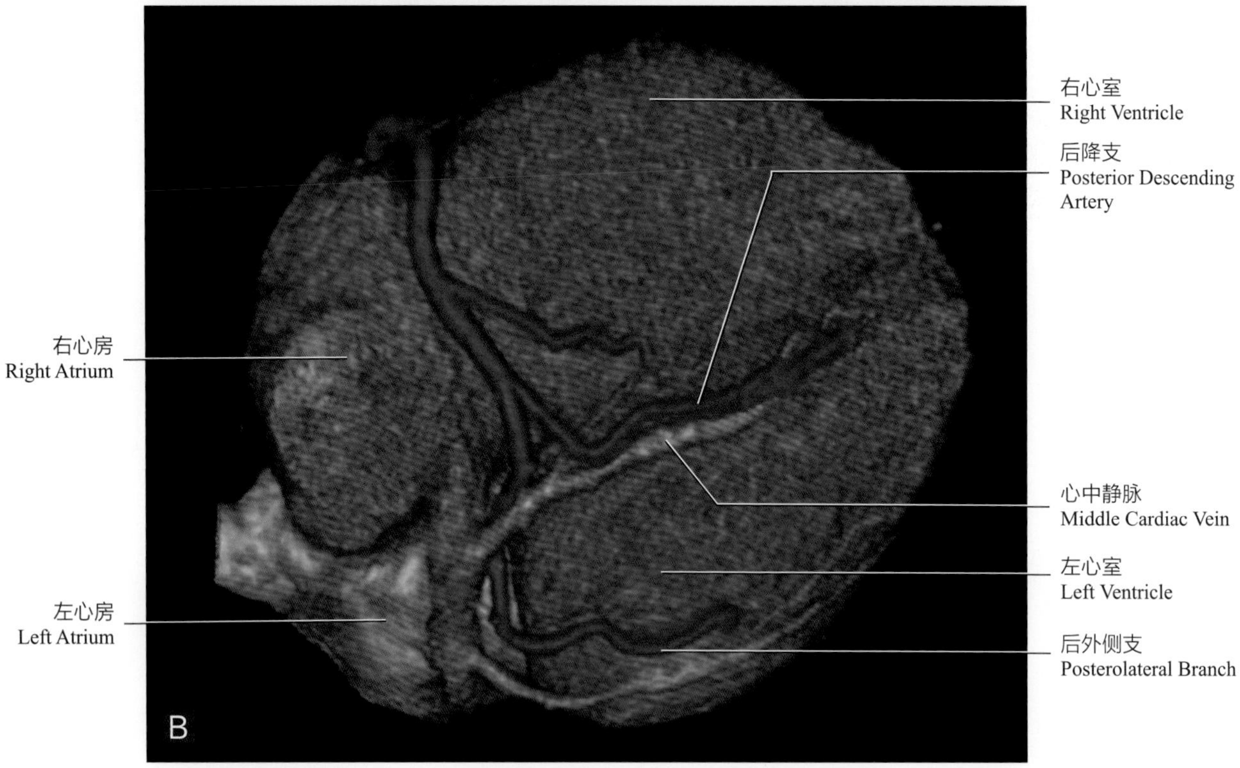

图13.63　三维容积成像的两种显示方法。A. 在心脏的下表面，右冠状动脉的末端发出后降支。B. 突显右冠状动脉末端的CT图像。注意与汇入冠状窦的静脉相区别

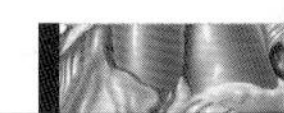

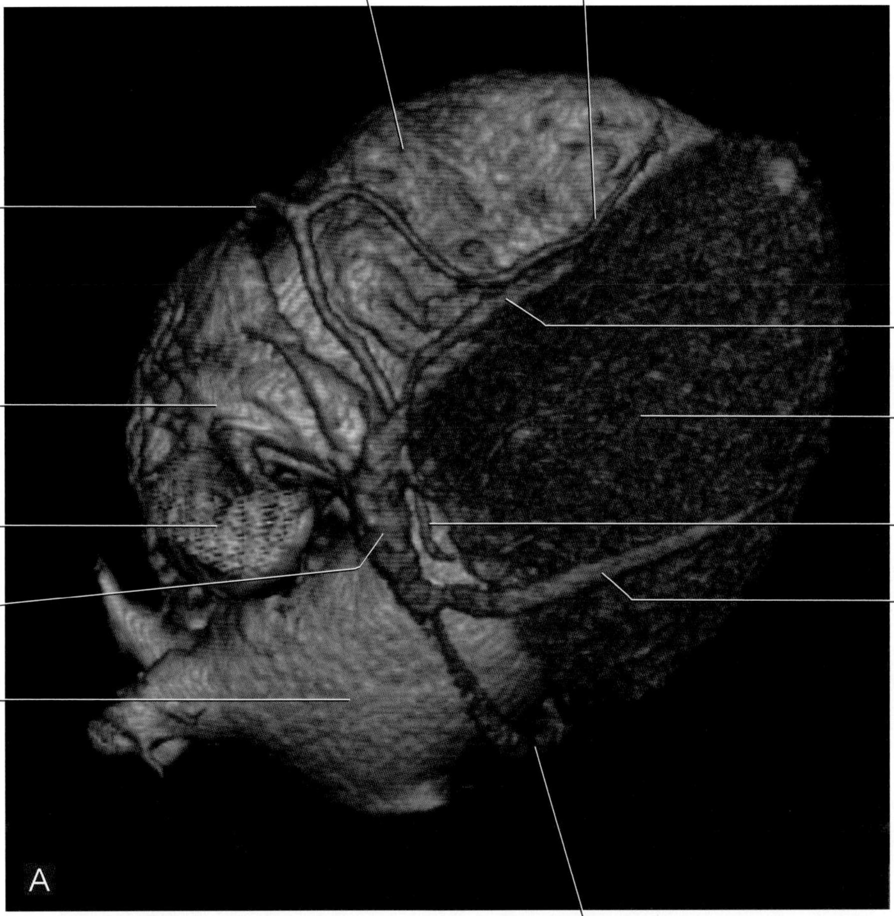

后降支
Posterior Descending Artery

右心室
Right Ventricle

右冠状动脉
Right Coronary Artery

心中静脉
Middle Cardiac Vein

右心房
Right Atrium

左心室
Left Ventricle

下腔静脉
Inferior Vena Cava

后外侧支
Posterolateral Branch

冠状窦
Coronary Sinus

后外侧静脉
Posterolateral Vein

左心房
Left Atrium

A

心大静脉
Great Cadiac Vein

图13.64　心脏下面的三维容积成像对比显示左优势型和右优势型的情况。A.右优势型，右冠状动脉为后降支提供血流，注意后降支很短，这是一种微小的解剖变异

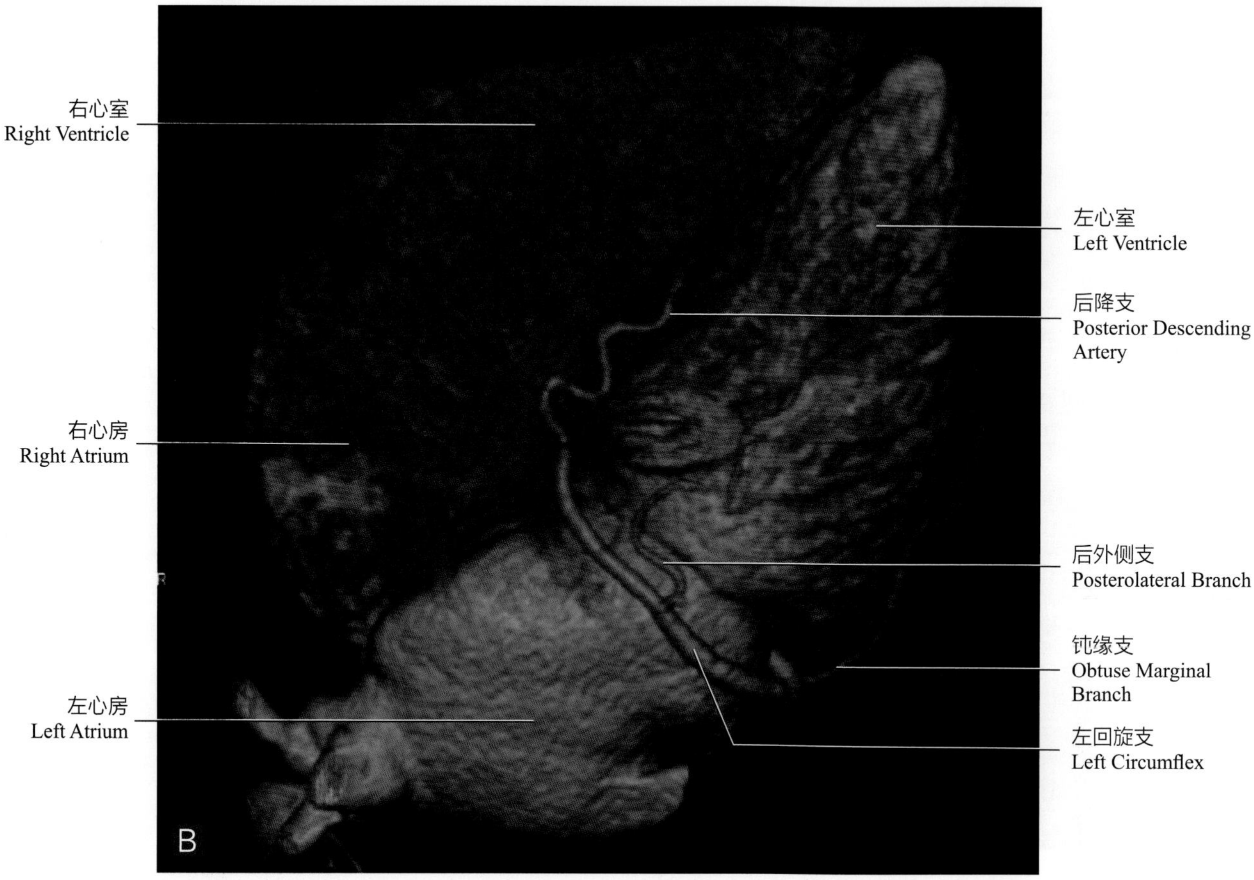

右心室
Right Ventricle

左心室
Left Ventricle

后降支
Posterior Descending Artery

右心房
Right Atrium

后外侧支
Posterolateral Branch

钝缘支
Obtuse Marginal Branch

左心房
Left Atrium

左回旋支
Left Circumflex

B

图13.64（续） B. 左优势型，左回旋支为后降支供血，注意，切除冠状窦和静脉后，可更好地观察左回旋支的根部

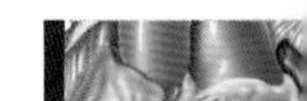

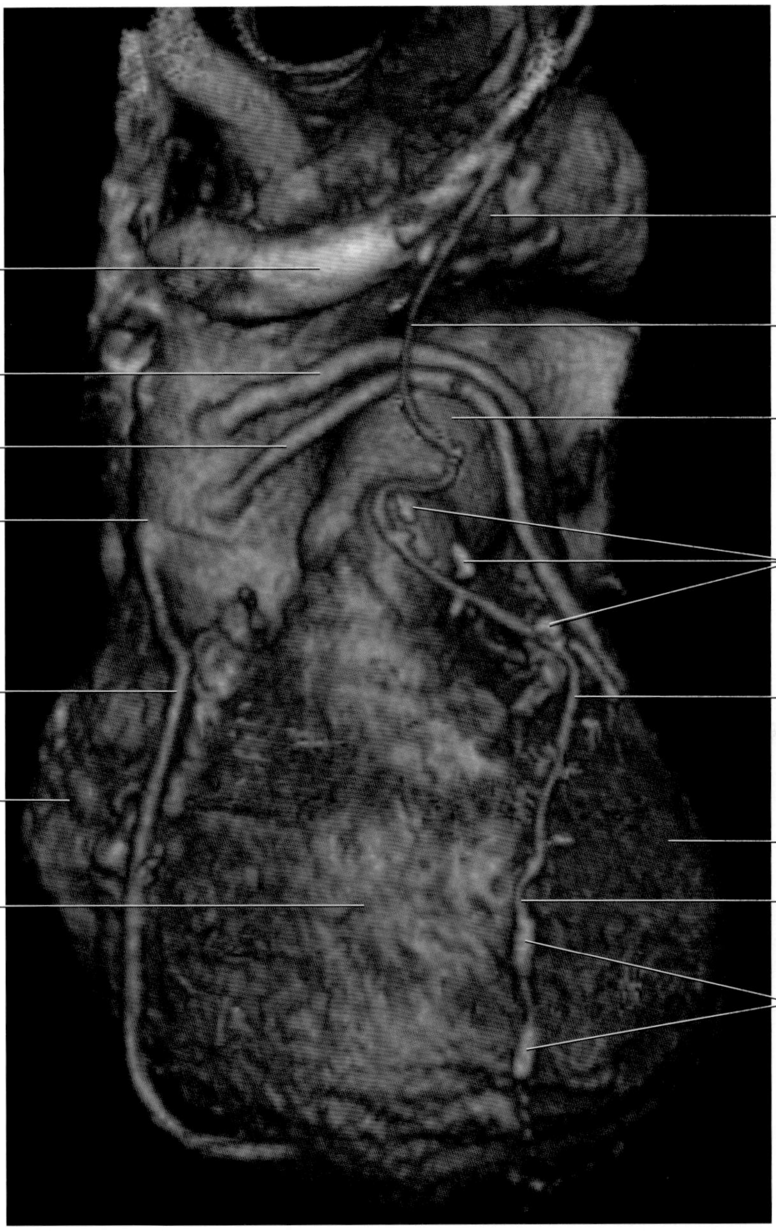

左头臂静脉
Left Branchiocephalic Vein

静脉搭桥 Ⅰ
Vein Graft Ⅰ

静脉搭桥 Ⅱ
Vein Graft Ⅱ

升主动脉
Ascending Aorta

静脉搭桥 Ⅲ
Vein Graft Ⅲ

左心室
Left Ventricle

右心室
Right Ventricle

主动脉弓
Aortic Arch

左胸廓内动脉搭桥
LIMA Graft

肺动脉主干
Main Pulmonary Artery

金属手术夹
Metallic Surgical Clips

左胸廓内动脉（原位移植）
Left Internal Mammary Artery (In Situ Graft)

左心室
Left Ventricle

冠状动脉左前降支
Left Anterior Descending Branch of Coronary Artery

金属支架
Metallic Stents

图13.65 四血管冠状动脉旁路移植术后的三维容积成像（前面观）。注意左前降支的根部有两枚此前植入的金属支架

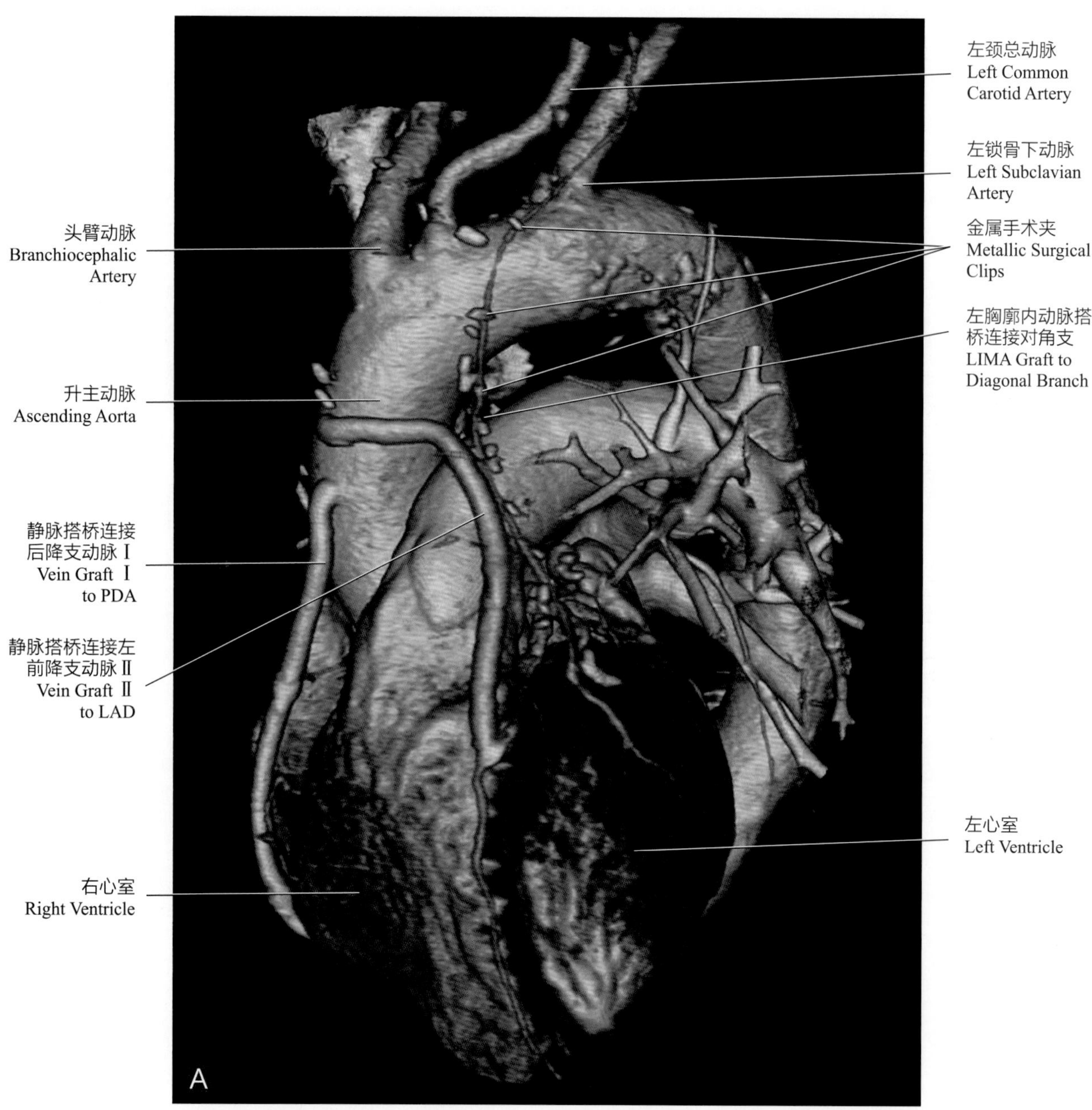

图13.66　三血管冠状动脉旁路移植术后的三维容积成像。A.两支替代静脉起自主动脉弓，左胸廓内动脉搭桥仍然存在

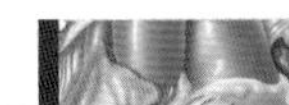

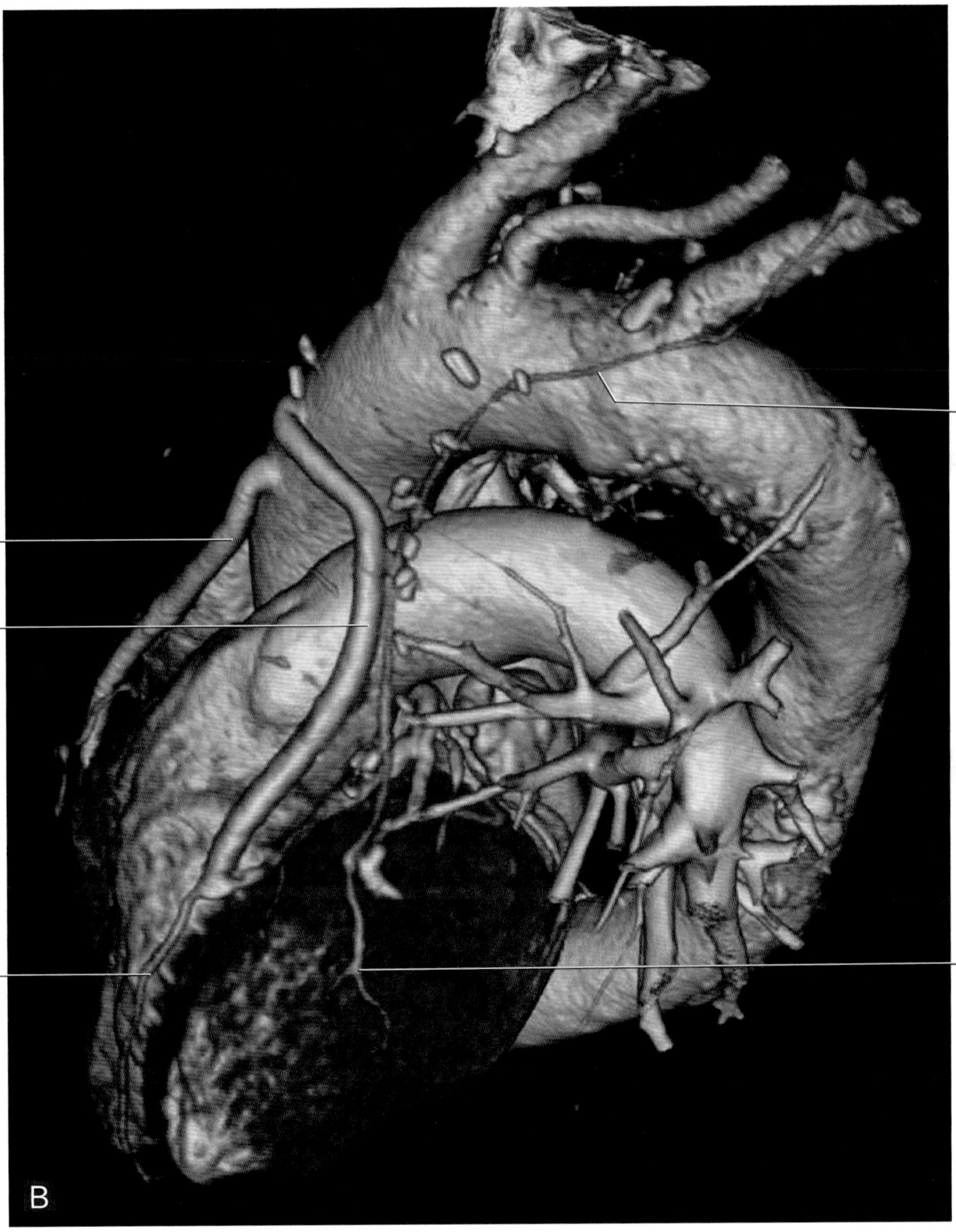

左胸廓内动脉搭桥
LIMA Graft
静脉搭桥Ⅰ
Vein Graft Ⅰ
静脉搭桥Ⅱ
Vein Graft Ⅱ
左前降支
LAD
左前降支的对角支
Diagonal Branch of LAD
B

图13.66（续）　B.侧位图像显示左前降支替代静脉的解剖及胸廓内动脉替代对角支的解剖

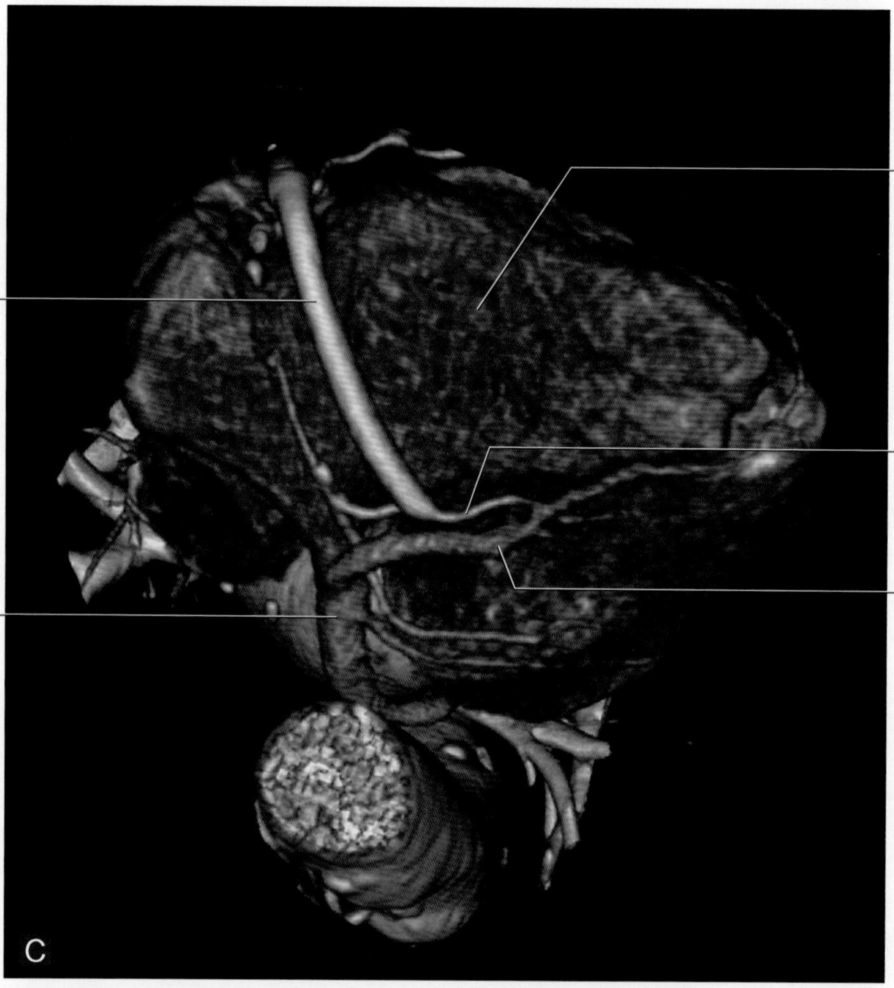

右心室
Right Ventricle

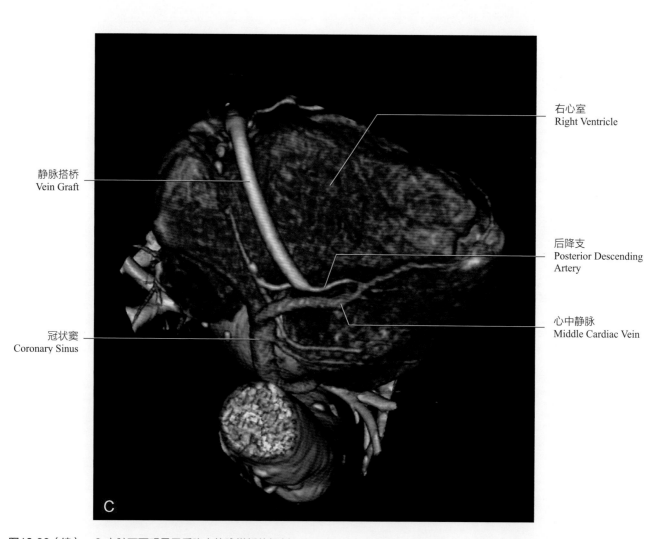

静脉搭桥
Vein Graft

后降支
Posterior Descending Artery

心中静脉
Middle Cardiac Vein

冠状窦
Coronary Sinus

C

图13.66（续） C.心脏下面观显示后降支静脉搭桥的解剖

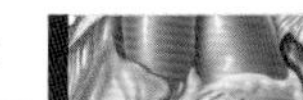

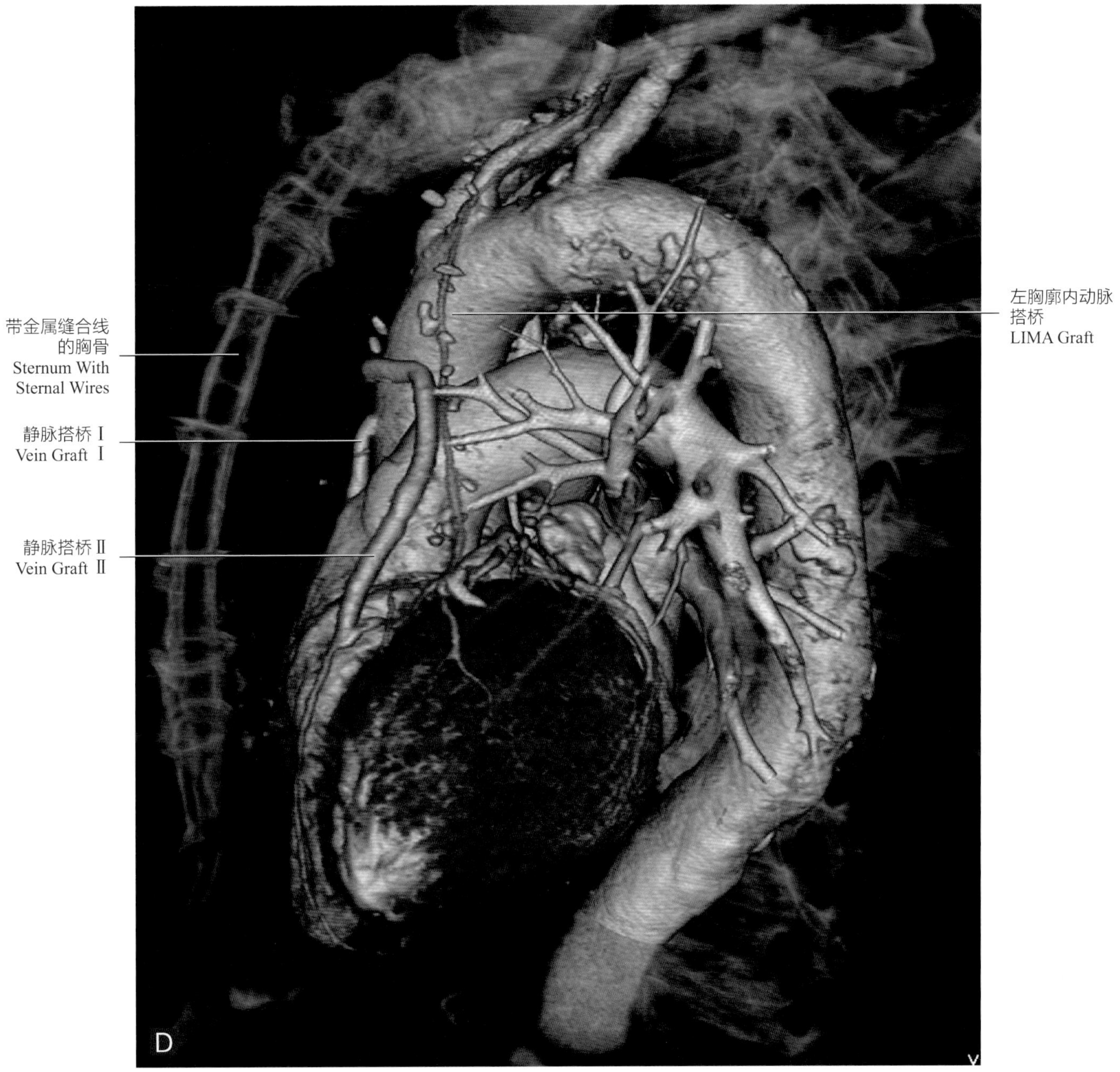

左胸廓内动脉搭桥
LIMA Graft

带金属缝合线的胸骨
Sternum With Sternal Wires

静脉搭桥Ⅰ
Vein GraftⅠ

静脉搭桥Ⅱ
Vein GraftⅡ

D

图13.66（续）　D.保存骨的侧位成像显示静脉搭桥与胸壁之间的关系

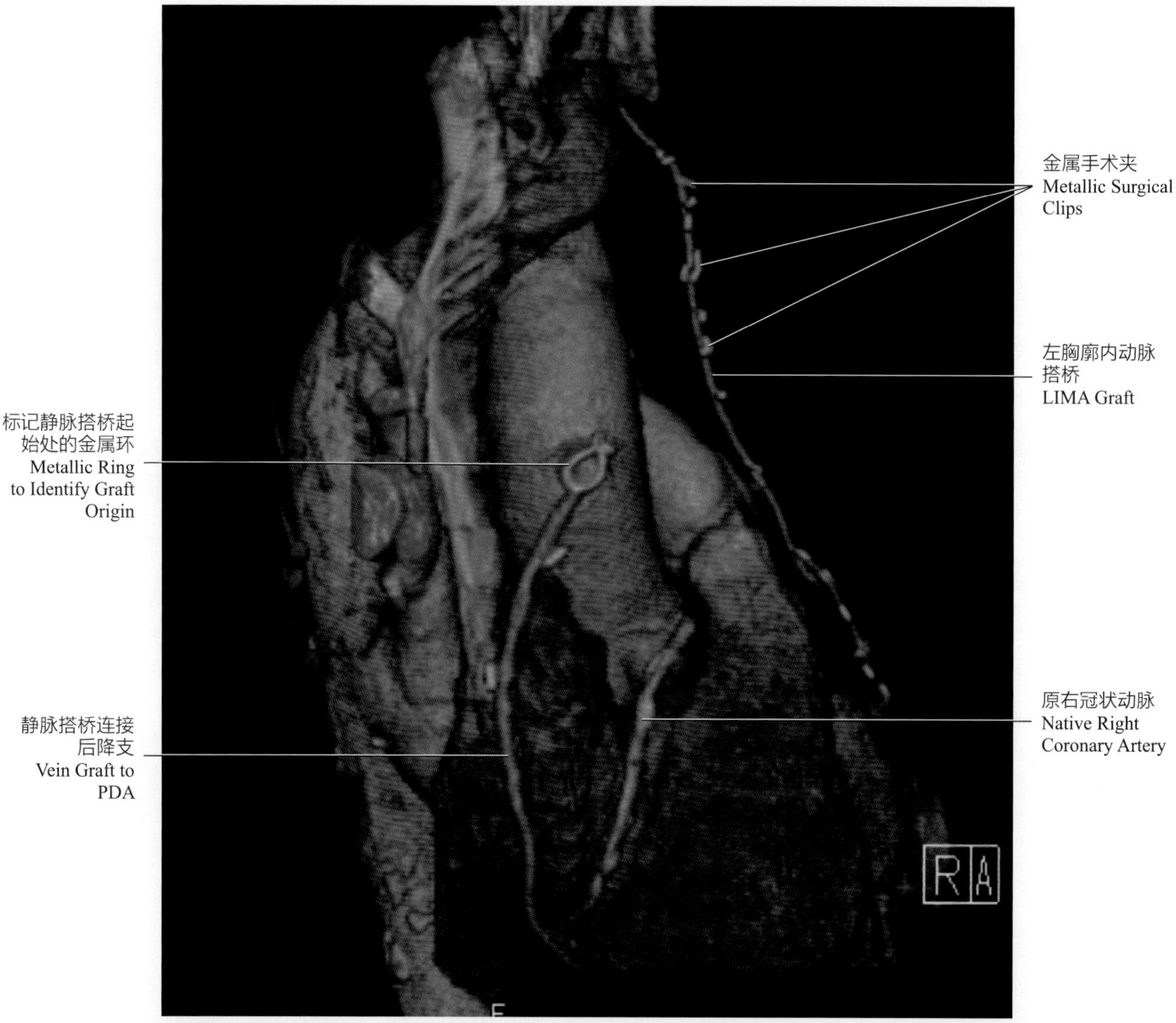

金属手术夹
Metallic Surgical Clips

左胸廓内动脉搭桥
LIMA Graft

标记静脉搭桥起始处的金属环
Metallic Ring to Identify Graft Origin

原右冠状动脉
Native Right Coronary Artery

静脉搭桥连接后降支
Vein Graft to PDA

RA

图13.67　二血管冠状动脉旁路移植术后的三维容积成像。可见连接左冠状动脉循环的左胸廓内动脉和连接右冠状动脉循环的静脉搭桥。注意静脉搭桥起始处的金属环，可用于指导后续的心脏导管检查

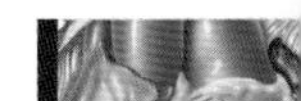

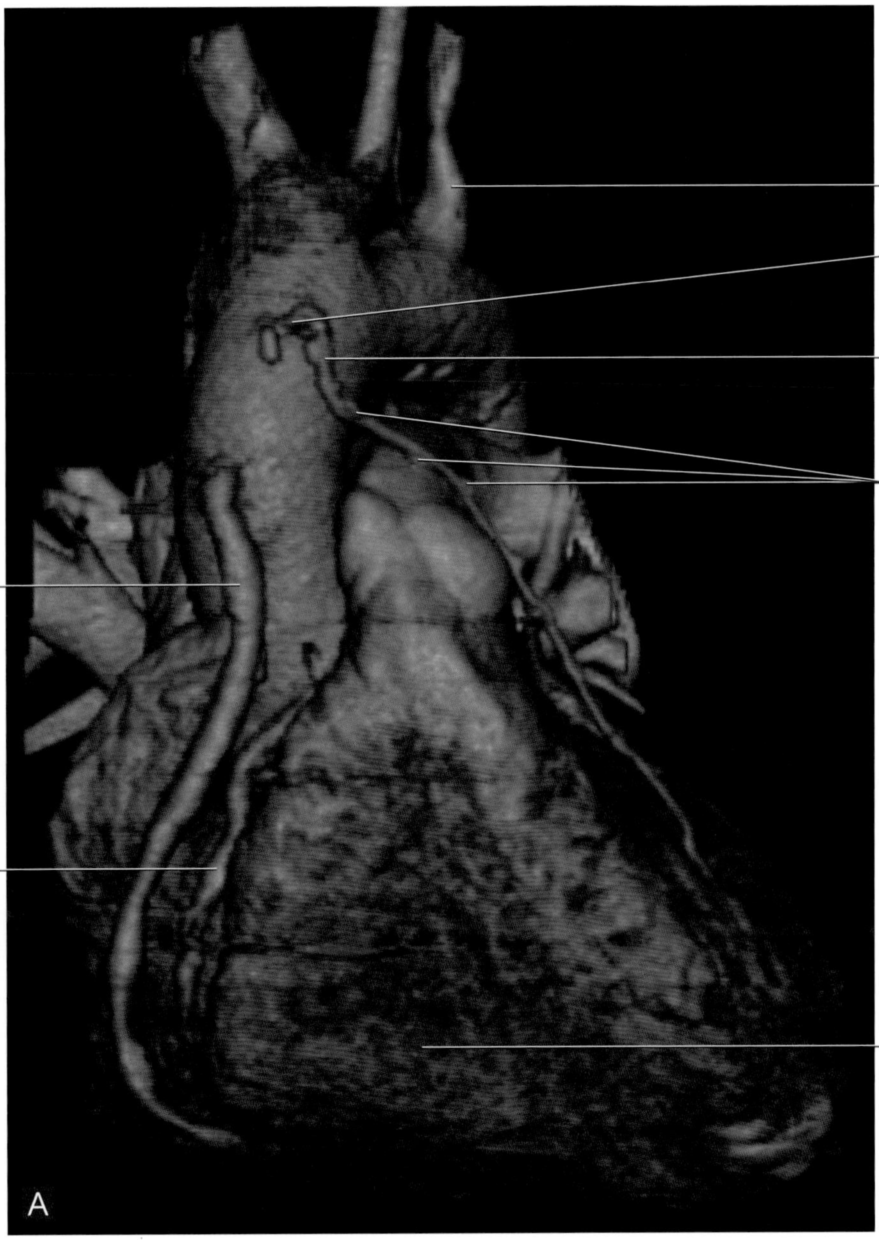

图13.68 CT三维容积成像。A. 左锁骨下动脉的狭窄导致左胸廓内动脉被改路，连接到升主动脉。注意，由于原右冠状动脉狭窄，所以采用静脉搭桥为后降支供血

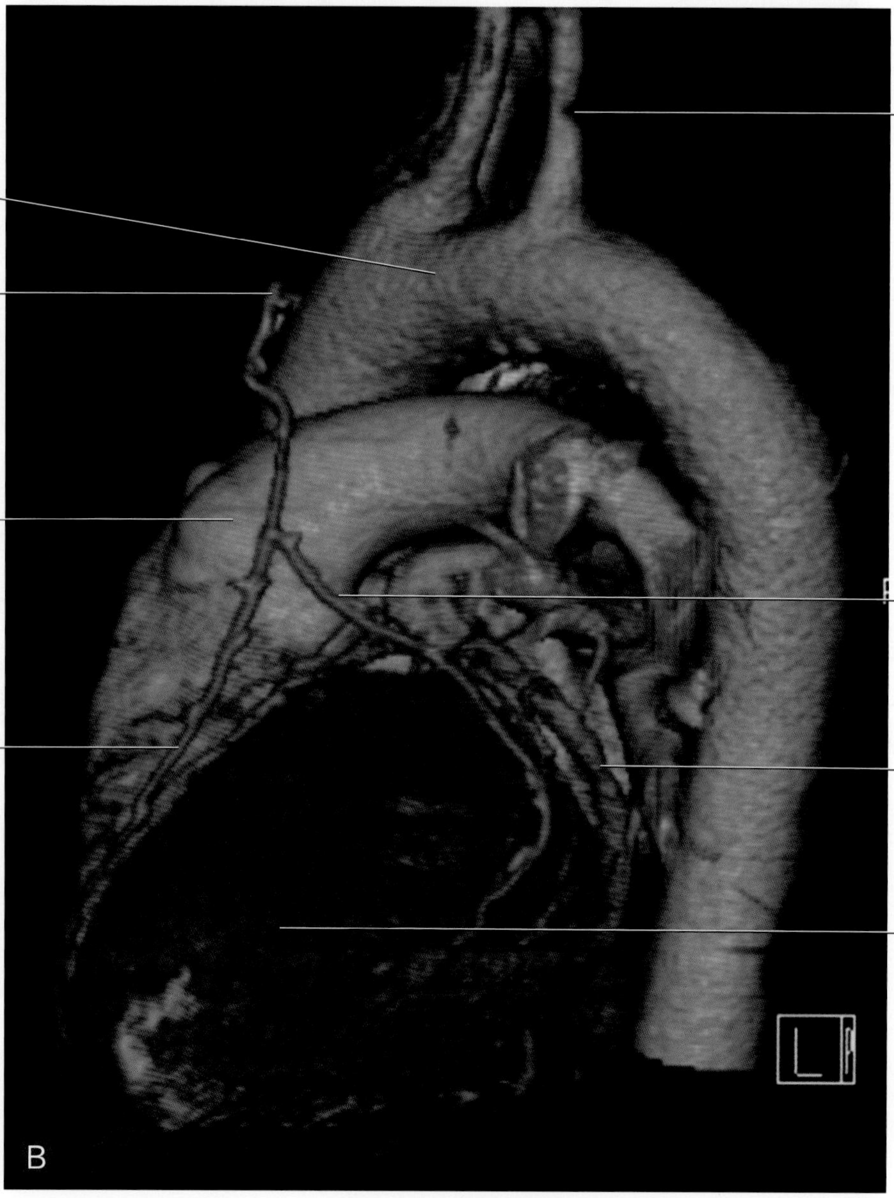

狭窄的左锁骨下动脉
Narrowing In Left Subclavian Artery

主动脉弓
Aortic Arch

左胸廓内动脉复位连接升主动脉
LIMA Reattacted to Ascending Aorta

肺动脉主干
Main Pulmonary Artery

Y 形移植物替代钝缘支
Segmental Graft to Obtuse Marginal Y Graft

连接左前降支的左胸廓内动脉
LIMA to LAD

心大静脉
Great Cadiac Vein

左心室
Left Ventricle

B

图13.68（续） B. 侧位观察左锁骨下动脉的狭窄，注意另一分支静脉搭桥被吻合到供应左前降支的左胸廓内动脉上，该静脉搭桥用来供应左回旋支的钝缘支

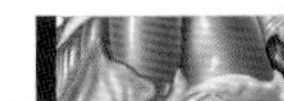

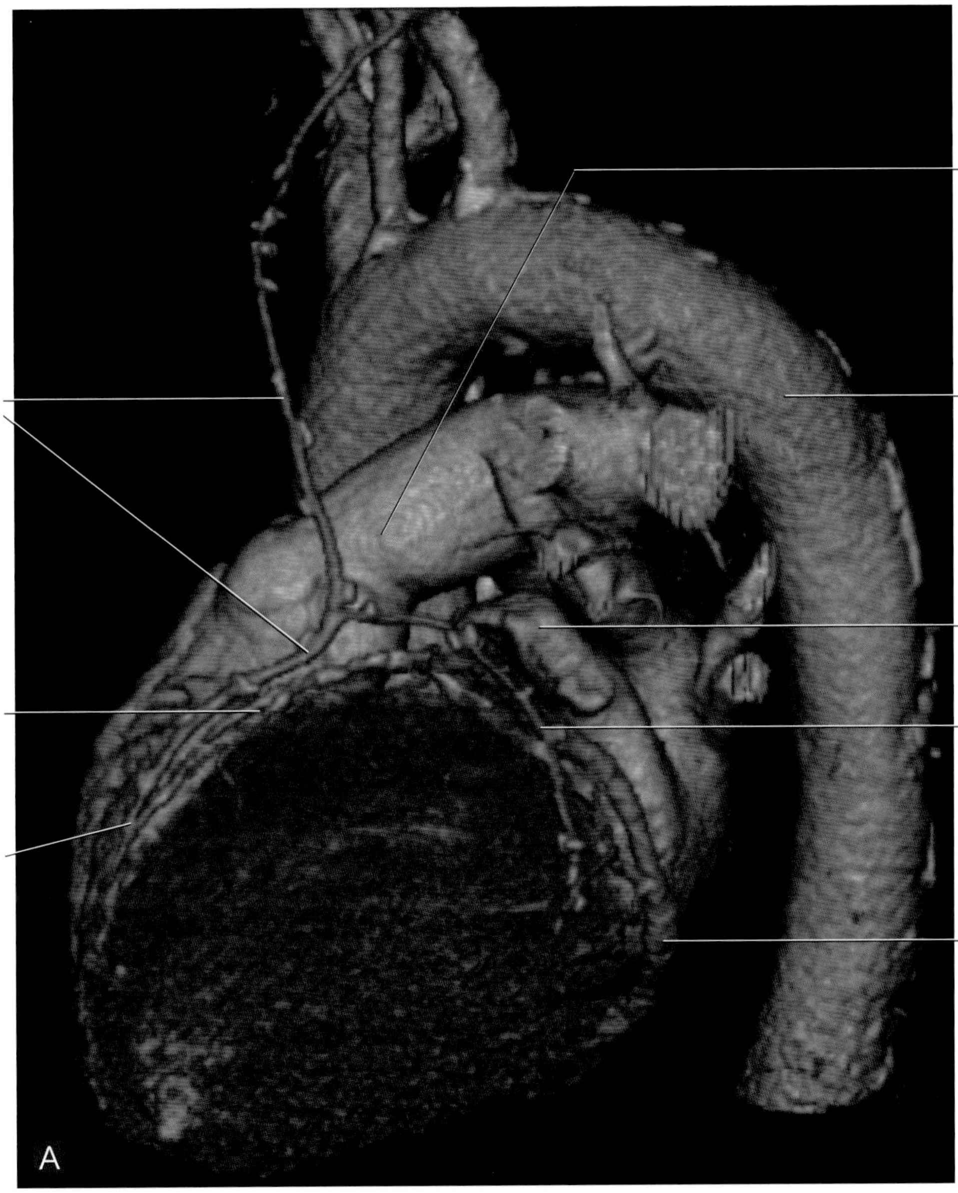

肺动脉
Pulmonary Artery

连接左前降支的左胸廓内动脉搭桥
LIMA Graft to LAD

胸降主动脉
Thoracic Descending Aorta

左心耳
Left Auricle

原左前降支
Native LAD

Y 形移植物替代钝缘支
Y Graft to Obtuse Marginal Branch of LCX

远端吻合
Distal Anatstomosis

心大静脉
Great Cadiac Vein

A

图13.69　分支静脉搭桥示例。A. 左胸廓内动脉连接原左前降支（注意左前降支近端的病变），而来自左胸廓内动脉的另一分支通向左回旋支分布区

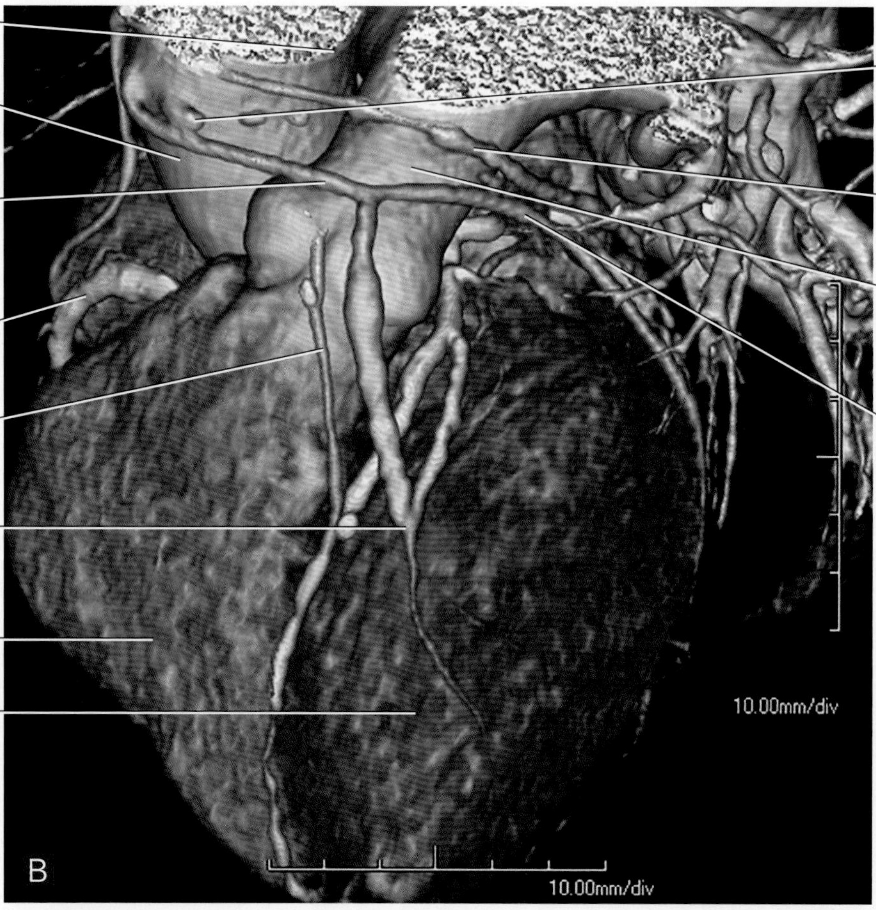

大隐静脉搭桥到右冠状动脉
SVG Graft to RCA

升主动脉
Ascending Aorta

大隐静脉 Y 形移植物搭桥到对角支和钝缘支
SVG Y-Graft to Diagonal and Obtuse Marginal Branch

有严重病变的右冠状动脉
Native Severely Diseased RCA

左胸廓内动脉搭桥到左前降支
LIMA to LAD Graft

大隐静脉移植物搭桥到对角支的远端吻合
SVG Graft, Distal Anastomosis of Diagonal Limb

右心室
Right Ventricle

左心室
Left Ventricle

闭塞大隐静脉搭桥到钝缘支
Occluded SVG Graft Obtuse Marginal Branch

大隐静脉搭桥到后外侧支
SVG Graft to Postero-lateral Branch

肺动脉主干
Main Pulmonary Artery

大隐静脉－钝缘支搭桥
SVG Graft Obtuse Marginal Limb

10.00mm/div

B

10.00mm/div

图13.69（续） B. 另一个行冠状动脉旁路移植术的病例。图中有一条Y形静脉搭桥，供应一条对角支和一条钝缘支。注意，在升主动脉前部有一个闭塞的静脉搭桥残余物

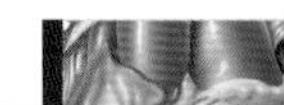

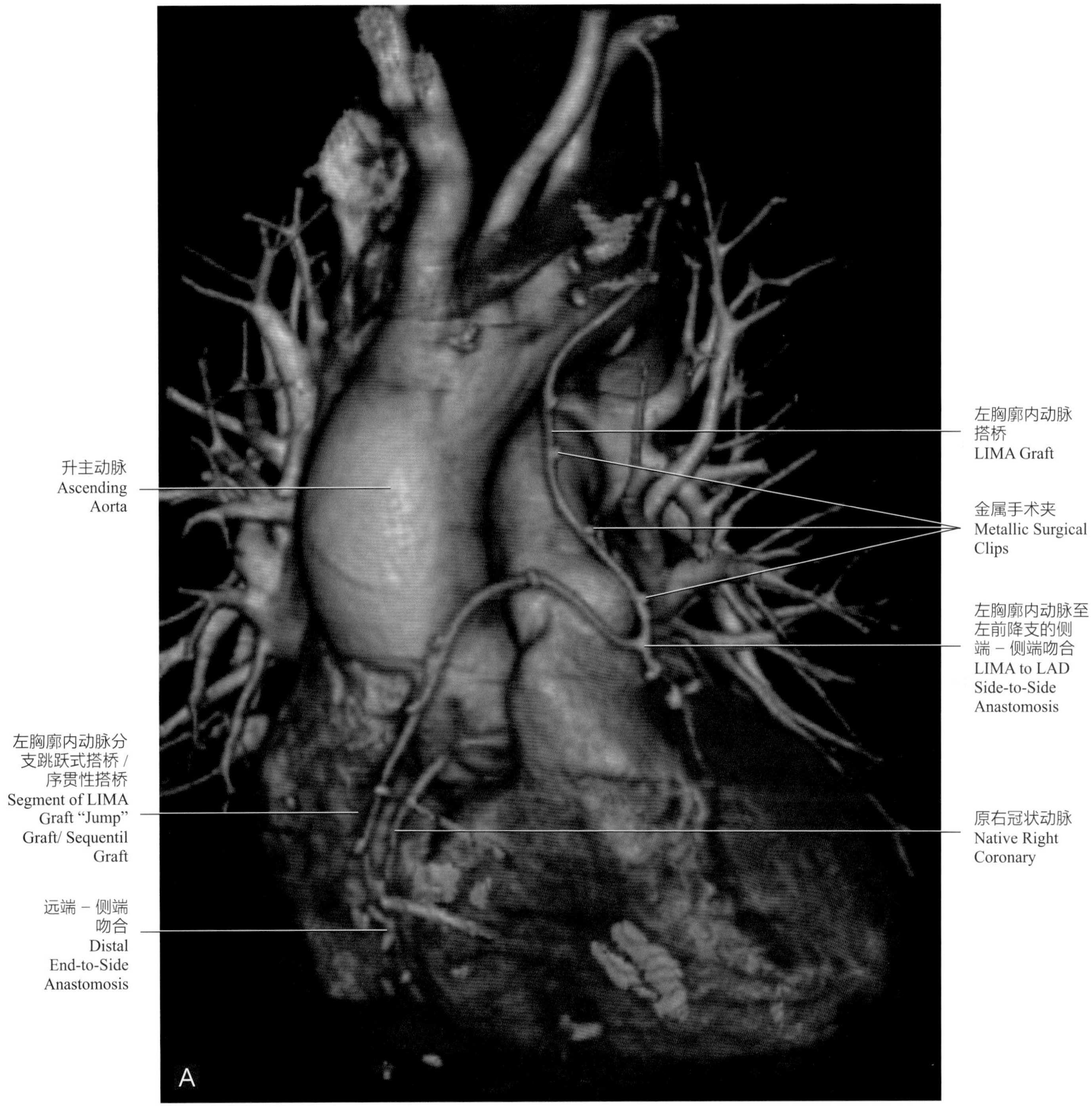

升主动脉
Ascending
Aorta

左胸廓内动脉分
支跳跃式搭桥 /
序贯性搭桥
Segment of LIMA
Graft "Jump"
Graft/ Sequentil
Graft

远端－侧端
吻合
Distal
End-to-Side
Anastomosis

左胸廓内动脉
搭桥
LIMA Graft

金属手术夹
Metallic Surgical
Clips

左胸廓内动脉至
左前降支的侧
端－侧端吻合
LIMA to LAD
Side-to-Side
Anastomosis

原右冠状动脉
Native Right
Coronary

A

图13.70 CT三维容积成像。A. 标准三维成像显示左胸廓内动脉发出分支到左前降支，然后继续沿右冠状动脉走行

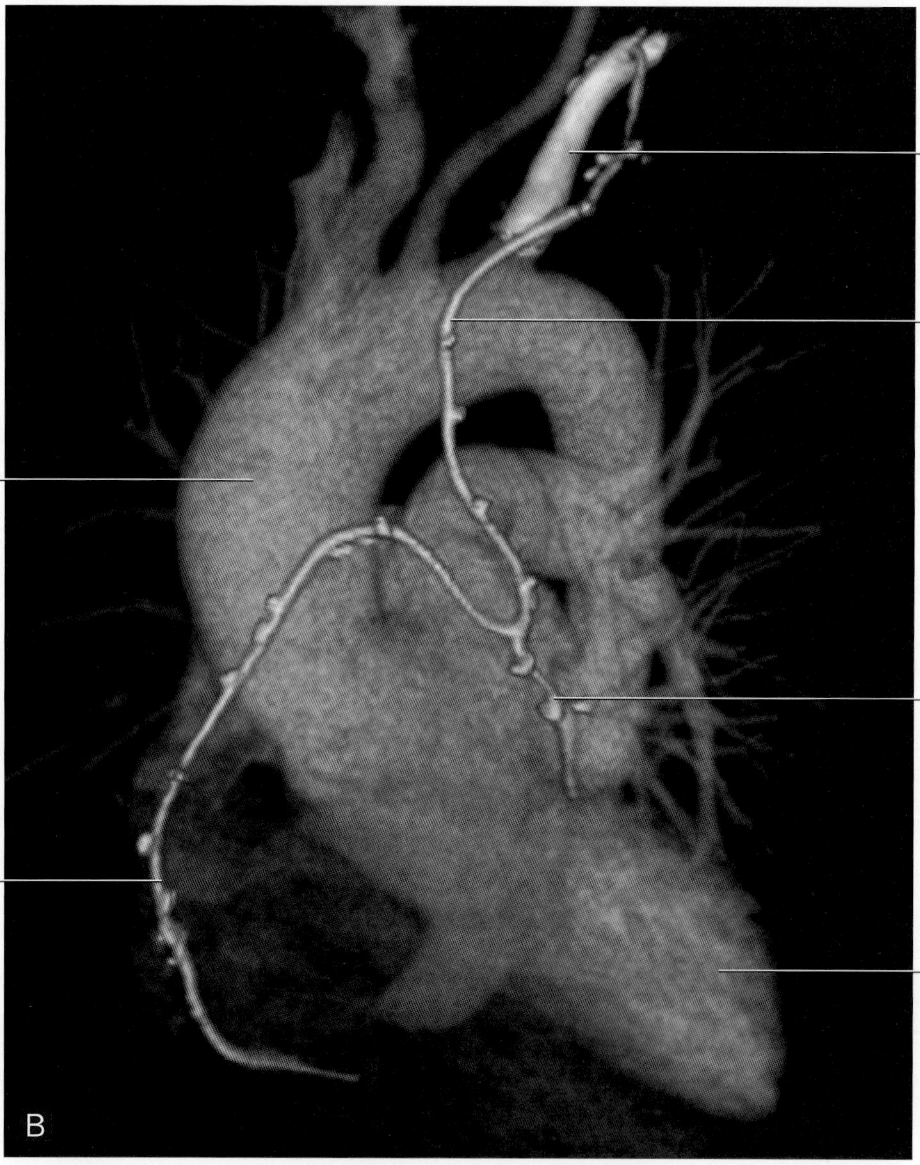

左锁骨下动脉
Left Subclvian
Artery

左胸廓内动脉
搭桥
LIMA Graft

升主动脉
Ascending
Aorta

分支搭桥连接
左前降支
Segmental Graft
to LAD

右冠状动脉中
间段的跳跃式
搭桥 / 序贯性
搭桥
"Jump" Graft/
Sequential Graft
to Mid-RCA

左心室
Left Ventricle

B

图13.70（续） B. 血管造影可以更好地显示替代血管起源于左锁骨下动脉及其两分支

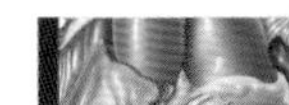

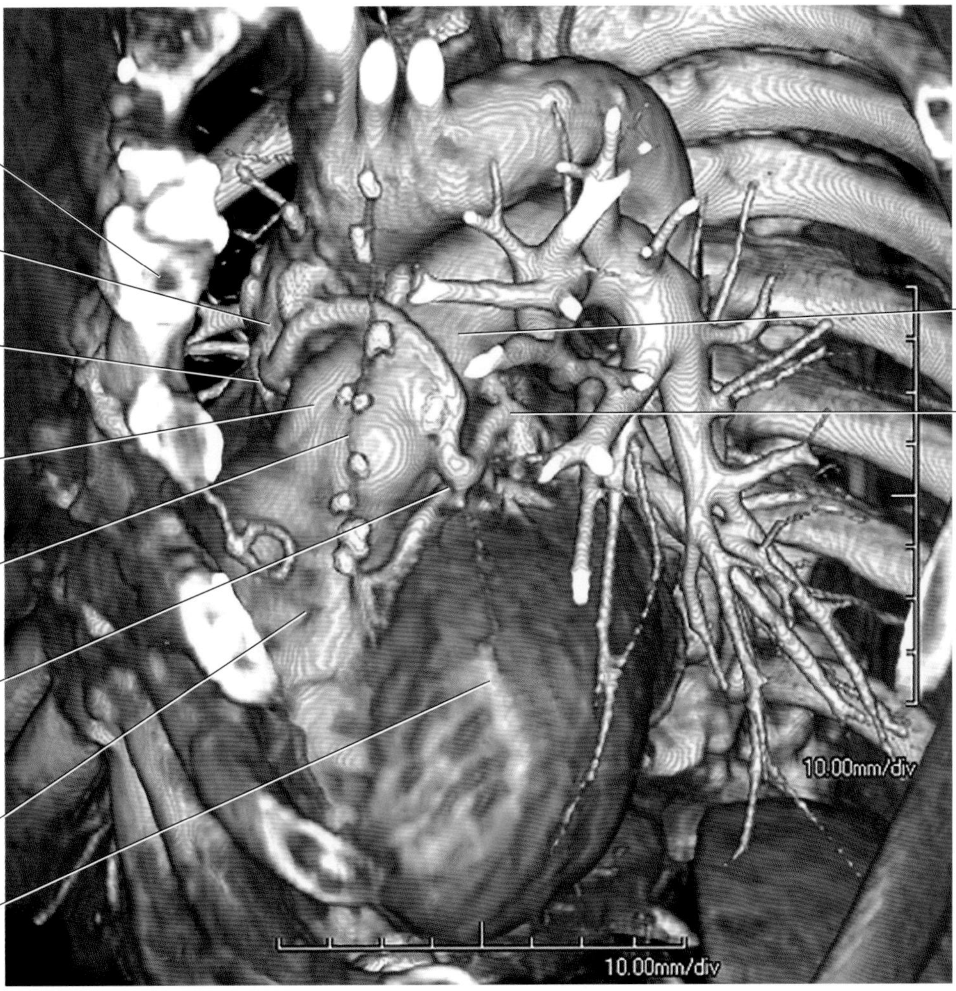

图13.71 CT三维容积成像。图示另一个跳跃式搭桥的病例，其静脉搭桥从左前降支“跳”到左回旋支

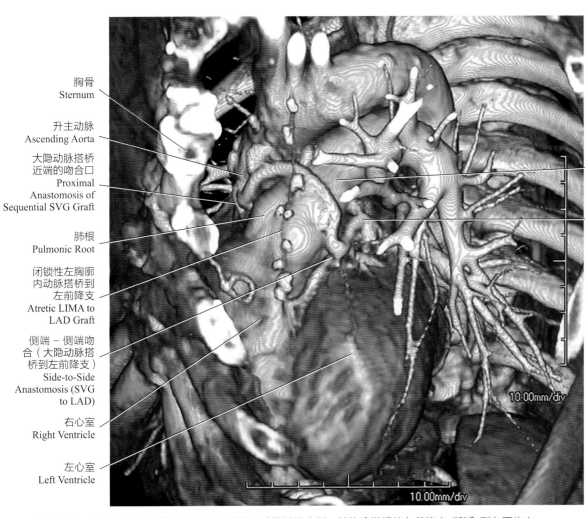

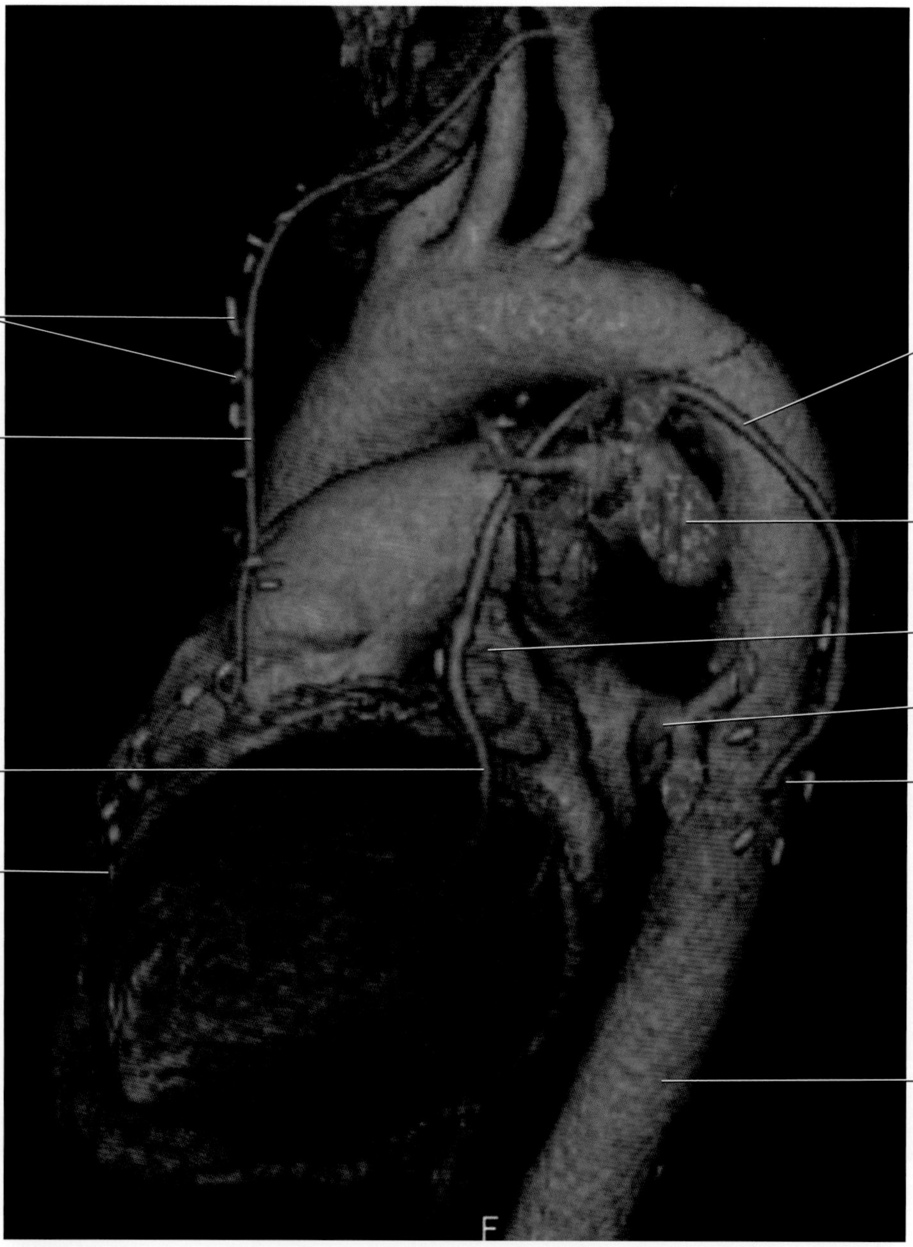

手术夹
Surgical Clips

左胸廓内动脉搭桥
LIMA Graft

钝缘支搭桥的吻合口
Anastomosis of Vein Graft with Obtuse Marginal Branch

左胸廓内动脉－左前降支的远端吻合口
Distal LIMA-LAD Anastomosis

静脉搭桥
Vein Graft

左肺动脉
Left Pulmonary Artery

左心耳
Left Auricle

左下肺静脉
Left Inferior Pulmonary Vein

近端吻合
Proximal Anastomosis

降主动脉
Descending Aorta

F

图13.72　CT三维容积渲染图像。搭桥的特殊情况：从降主动脉开始的静脉搭桥，经过左肺动脉后，与回旋支的钝缘支吻合。也存在左胸廓内动脉搭桥到左前降支

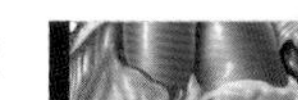

肺动脉主干
Main Pulmonary Artery
右冠状动脉
Right Coronary Artery
冠状动脉左前降支
Left Anterior Descending Branch of Coronary Artery
右冠状窦
Right Coronary Sinus of Valsalva
非冠状窦
Non-Coronary Sinus of Valsalva
A

左冠状动脉主干
Left Main Coronary Artery
右冠状动脉
Right Coronary Artery
左冠状窦
Left Coronary Sinus of Valsalva
左回旋支
Left Circumflex Coronary Artery
冠状动脉左前降支
Left Anterior Descending Branch of Coronary Artery
B

锐缘支
Acute Marginal Branch
左冠状窦
Left Coronary Sinus of Valsalva
窦房结支
SA Nodal Branch
左冠状动脉主干
Left Main Coronary Artery
右冠状动脉
Right Coronary Artery
左回旋支
Left Circumflex Coronary Artery
中间支
Ramus Intermedius / Intermediate Branch
右心室流出道
Right Ventricular Outflow Tract
冠状动脉左前降支
Left Anterior Descending Coronary Artery
对角支
Diagonal Branch
C

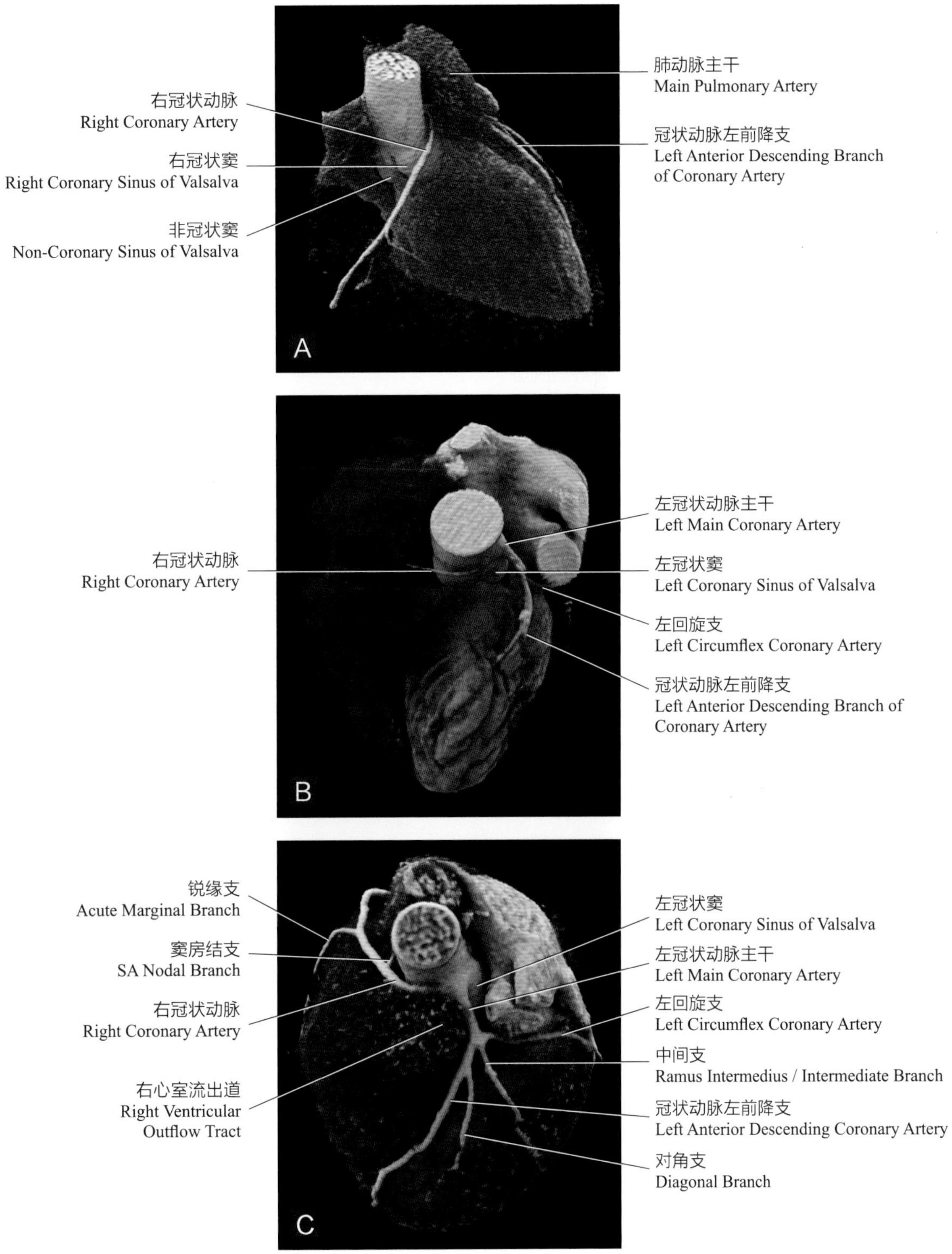

图13.73　CT三维成像。图中可见潜在的右冠状动脉“恶性”异常，其起源于左冠状窦，在大动脉之间（动脉间）。A~C. 同一心脏的不同方位

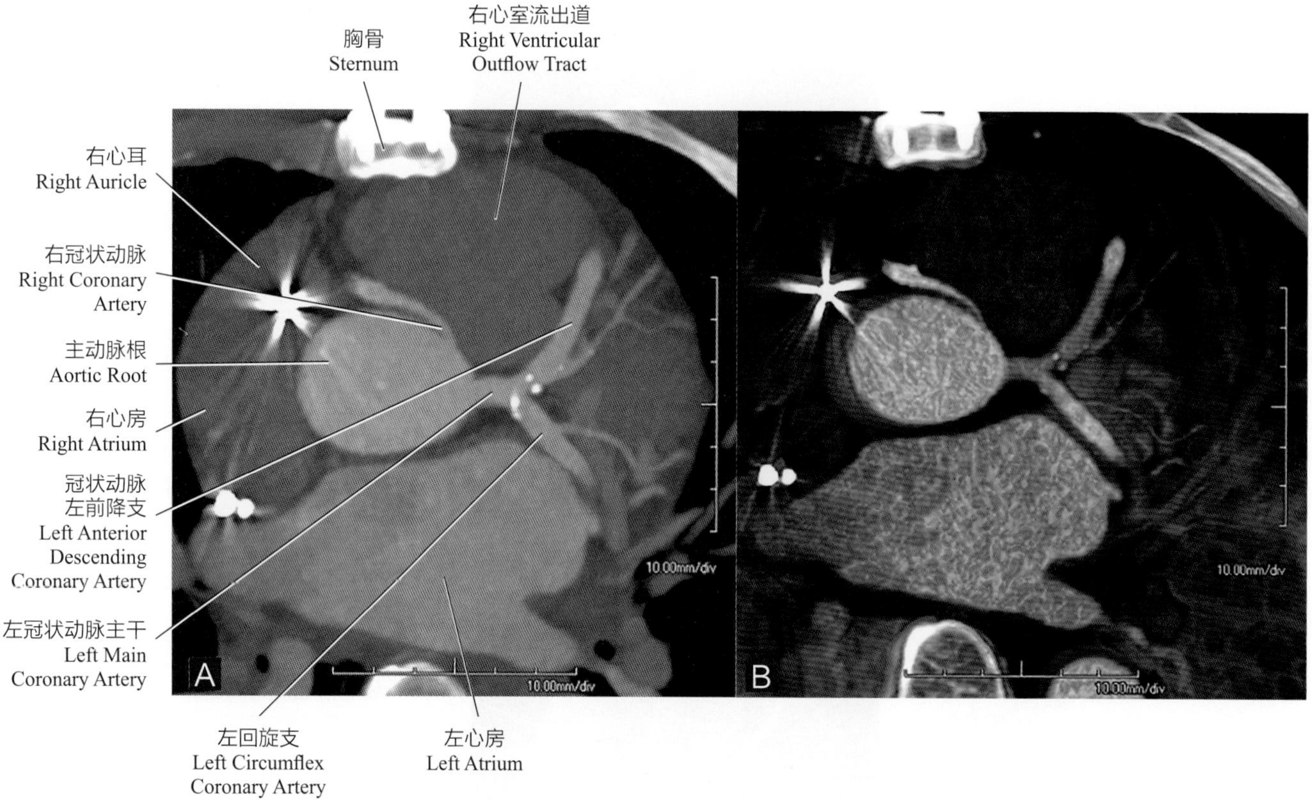

图13.74 A. 轴向最大密度投影图像。B. CT三维容积渲染图像。右冠状动脉异常起源于左冠状窦，近端局部走行于心肌内，随后是较短的动脉间程

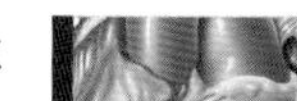

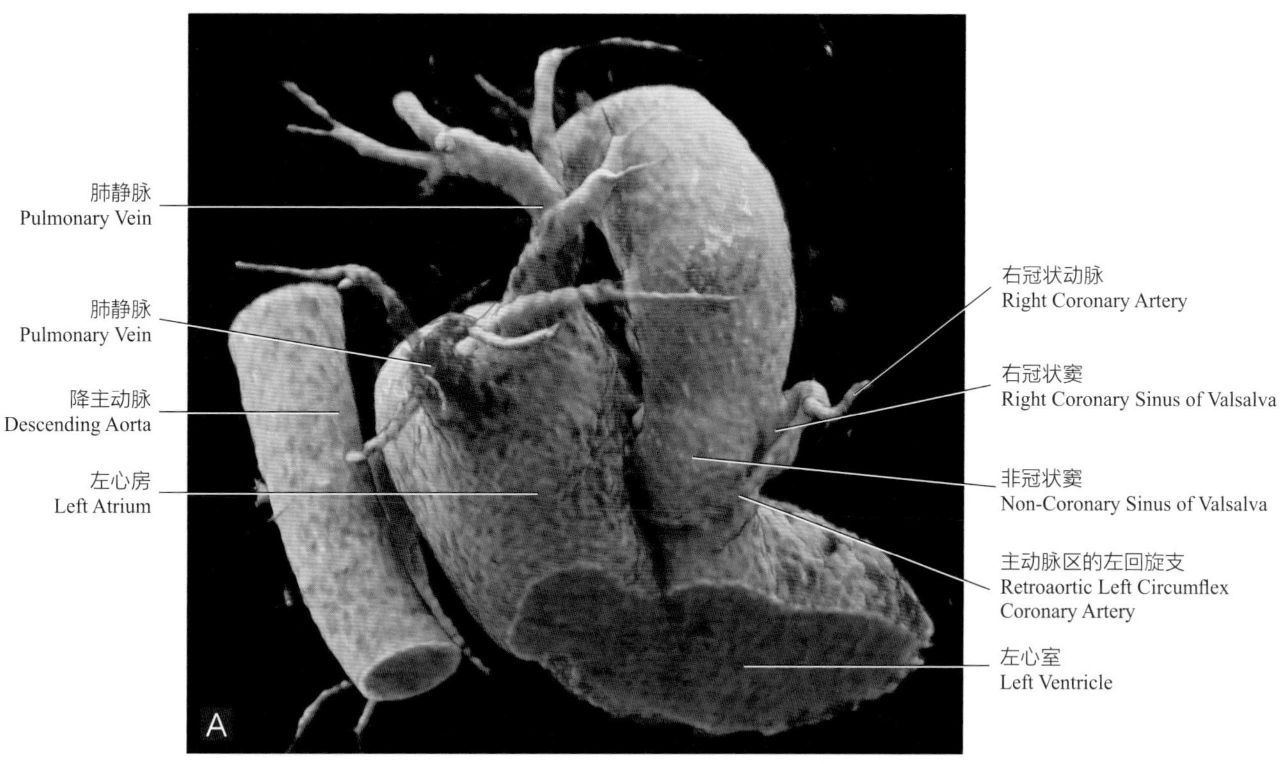
肺静脉
Pulmonary Vein
肺静脉
Pulmonary Vein
降主动脉
Descending Aorta
左心房
Left Atrium
右冠状动脉
Right Coronary Artery
右冠状窦
Right Coronary Sinus of Valsalva
非冠状窦
Non-Coronary Sinus of Valsalva
主动脉区的左回旋支
Retroaortic Left Circumflex Coronary Artery
左心室
Left Ventricle
A

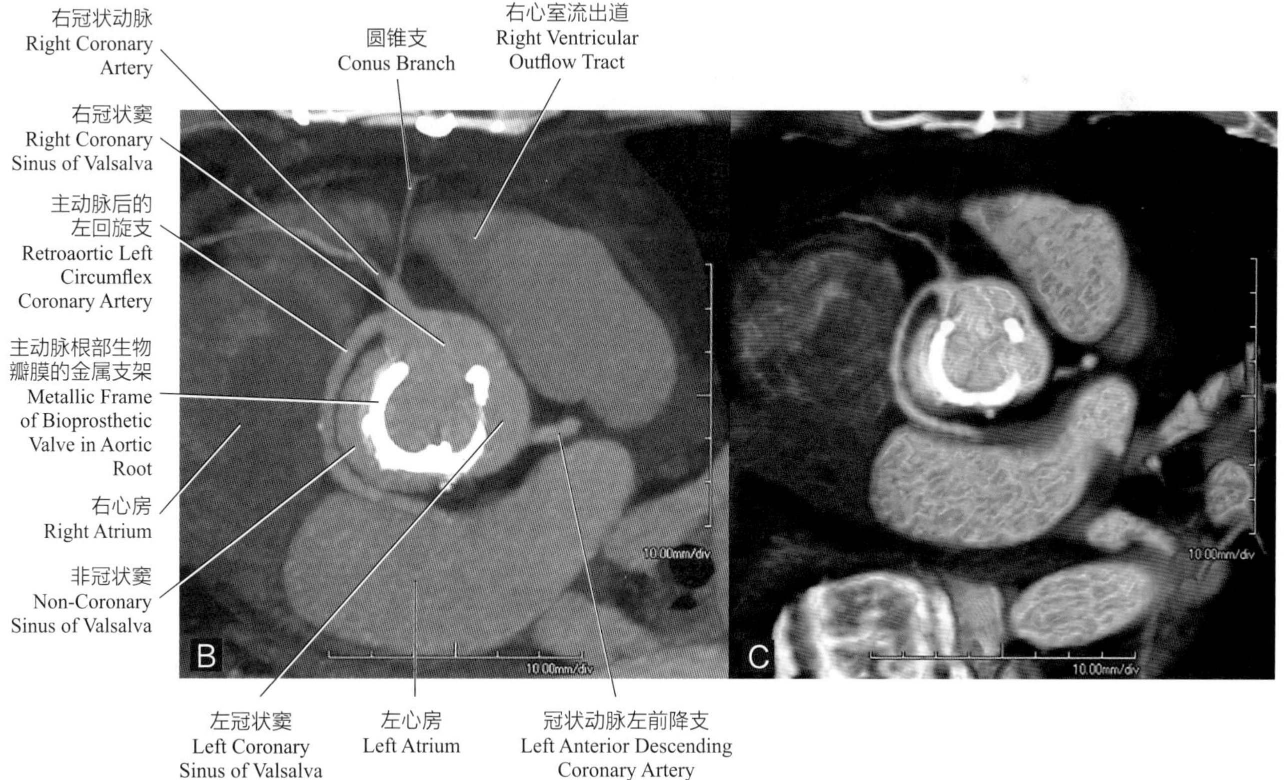
右冠状动脉
Right Coronary Artery
右冠状窦
Right Coronary Sinus of Valsalva
主动脉后的左回旋支
Retroaortic Left Circumflex Coronary Artery
主动脉根部生物瓣膜的金属支架
Metallic Frame of Bioprosthetic Valve in Aortic Root
右心房
Right Atrium
非冠状窦
Non-Coronary Sinus of Valsalva
圆锥支
Conus Branch
右心室流出道
Right Ventricular Outflow Tract
左冠状窦
Left Coronary Sinus of Valsalva
左心房
Left Atrium
冠状动脉左前降支
Left Anterior Descending Coronary Artery
B
C
10.00mm/div

图13.75 主动脉后方的左回旋支，良性变异。A. CT三维成像（后斜位）。B. 轴向最大密度投影。C. CT三维成像（轴位）

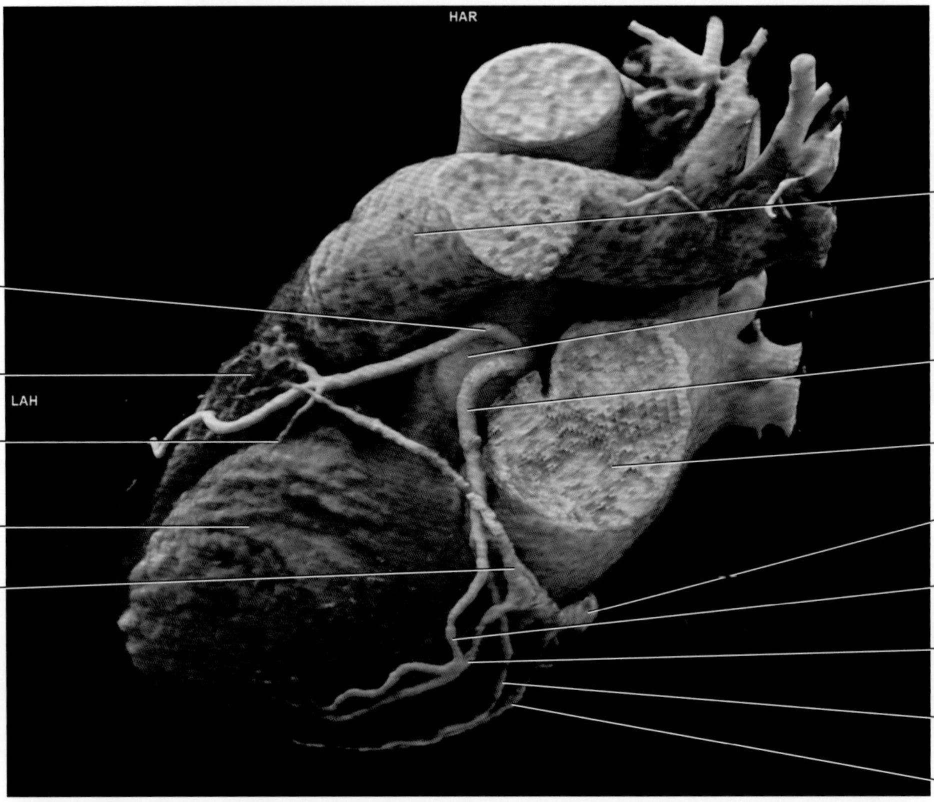

HAR

LAH

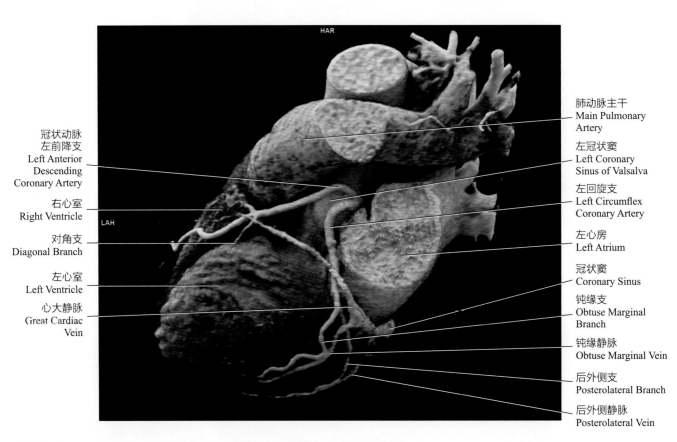

冠状动脉左前降支
Left Anterior Descending Coronary Artery

右心室
Right Ventricle

对角支
Diagonal Branch

左心室
Left Ventricle

心大静脉
Great Cardiac Vein

肺动脉主干
Main Pulmonary Artery

左冠状窦
Left Coronary Sinus of Valsalva

左回旋支
Left Circumflex Coronary Artery

左心房
Left Atrium

冠状窦
Coronary Sinus

钝缘支
Obtuse Marginal Branch

钝缘静脉
Obtuse Marginal Vein

后外侧支
Posterolateral Branch

后外侧静脉
Posterolateral Vein

图13.76　CT三维成像。良性变异病例，左前降支和左回旋支，均起自左冠状窦

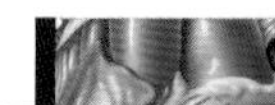

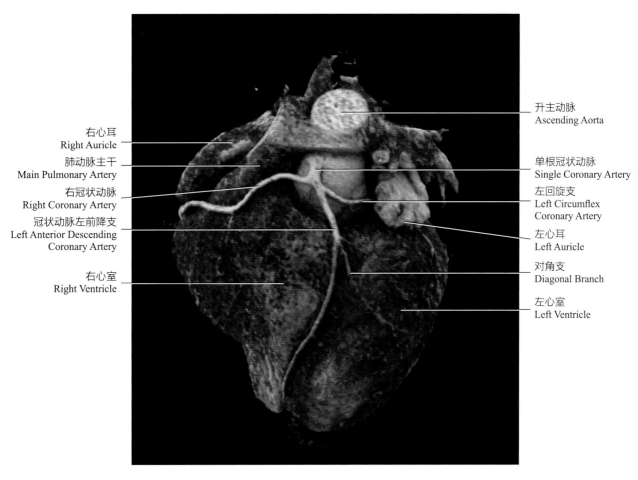

右心耳
Right Auricle
肺动脉主干
Main Pulmonary Artery
右冠状动脉
Right Coronary Artery
冠状动脉左前降支
Left Anterior Descending Coronary Artery
右心室
Right Ventricle
升主动脉
Ascending Aorta
单根冠状动脉
Single Coronary Artery
左回旋支
Left Circumflex Coronary Artery
左心耳
Left Auricle
对角支
Diagonal Branch
左心室
Left Ventricle

图13.77　CT三维成像。有完全型大动脉转位病史的患者，经LeCompte手术（将肺动脉覆盖在升主动脉上）治疗后状态良好。单根冠状动脉起源于升主动脉

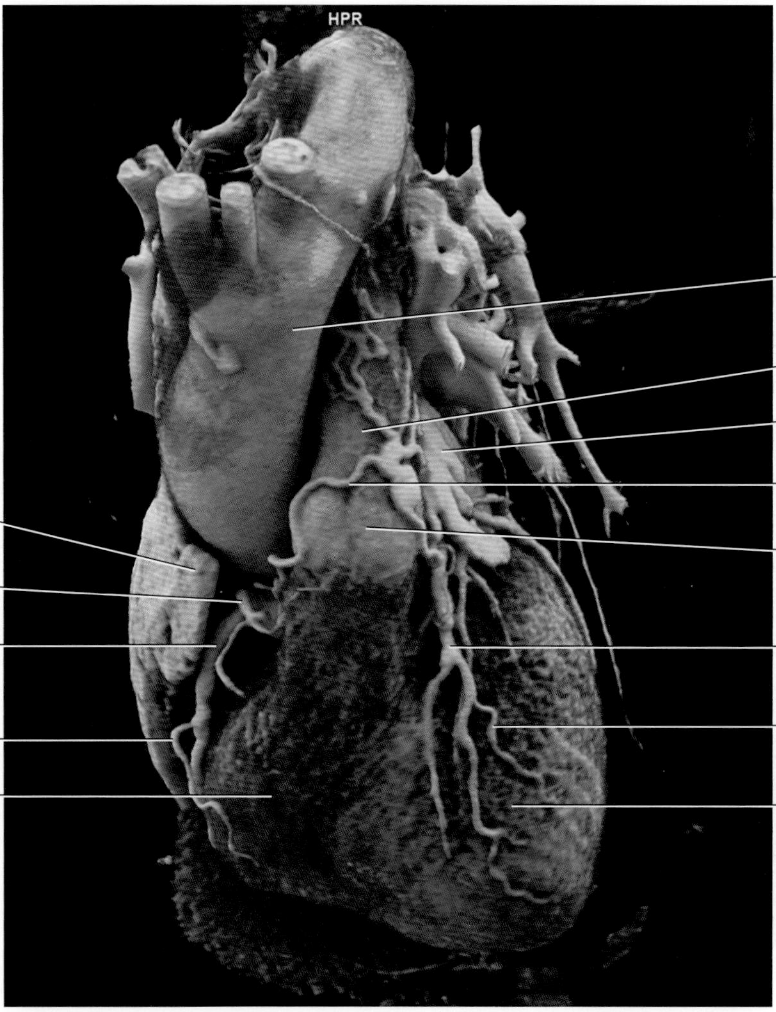

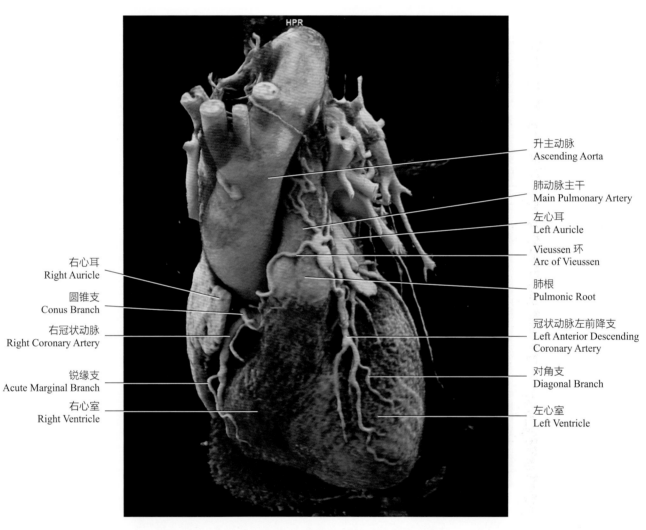

图13.78　CT三维成像。Vieussen环构成了左冠状动脉和右冠状动脉系统之间特殊的连接

（译者：樊　奇）

14

第14章 心脏的静脉

人的心脏有三套静脉系统——左心室静脉、右心室静脉和冠状静脉。它们是彼此分离但又相互沟通的系统。

左心室静脉引流绝大部分左心室的静脉血，其主要由前室间隔静脉、左缘静脉、心中静脉和右缘静脉汇合而成（图 14.1）。前室间隔静脉与冠状动脉左前降支伴行上升（图 14.2），然后进入左房室沟，成为心大静脉（图 14.3）。心大静脉与开口于右心房的冠状窦相延续（图 14.4）；左缘静脉（又称钝缘支静脉或侧心室静脉）汇入心大静脉（图 14.5A）。有些患者有明显引流下侧壁的静脉，称为下侧静脉或后外侧静脉，汇入冠状窦（图 14.5B、C）。

后室间隔静脉（又称心中静脉）沿着后室间沟走行，可以汇入右心房，也可以汇入冠状窦；右缘静脉（又称心小静脉）汇入冠状窦或右心房（图 14.6）。注意，以上所有血管在不同的个体中存在巨大差异，并且不是所有分支都清晰可见。

右心室静脉被称为心前静脉，有 2 ~ 4 支长静脉走行于右心室的前壁，直接引流入右心房。

心最小静脉直接汇入右心房或右心室。

冠状窦在临床医疗实践中变得越来越重要，因为它常被作为放置心脏起搏器和其他生理性导联的定位。在血管造影过程中，一根导管被插入右心房，然后进入冠状窦，导联的尖端最常被放进左心室表面的静脉（左缘静脉或后外侧静脉）或者心中静脉，以便使导联尖端与心肌靠得很近。导联尖端很少在冠状窦或心大静脉起作用，因为它与房室沟走行的静脉和心肌不直接接触。

一个值得注意的变异是永存的左侧上腔静脉，其通常汇入冠状窦，会形成一个异常的大冠状窦，这被认为是一个功能正常的变异（图 14.7）。

一些结构可以出现在右心房的下方、下腔静脉的接合处和冠状窦口。通常，位于下腔静脉进入右心房入口处的半月瓣称为腔静脉瓣（图 14.8）。在 Klimek-Piotrowska 的尸体研究中，腔静脉瓣的平均高度为 2.3 ~ 7.5 mm，并且 14% 可能出现孔眼。腔静脉瓣平均覆盖腔静脉口的 8.3% ~ 37.5%。在冠状窦与右心房的交汇处可以找到心最小静脉的静脉瓣（图 14.9）。

心最小静脉的静脉瓣是右静脉窦瓣的胚胎残余，并存在于 88.2% 的个体中，起源于冠状窦口的右缘。它的平均高度为 1.9 ~ 7.7 mm，通常作为一个心内膜的褶皱出现，系于冠状窦口，平均覆盖此口表面的 11.4% ~ 84.6%。也可以观察到网状或有孔的心最小静脉的静脉瓣，以及条索类型的瓣膜（图 14.9）。心最小静脉的静脉瓣可能伴有希阿里网（该网也是右静脉窦瓣的胚胎残余）（图 14.10）。

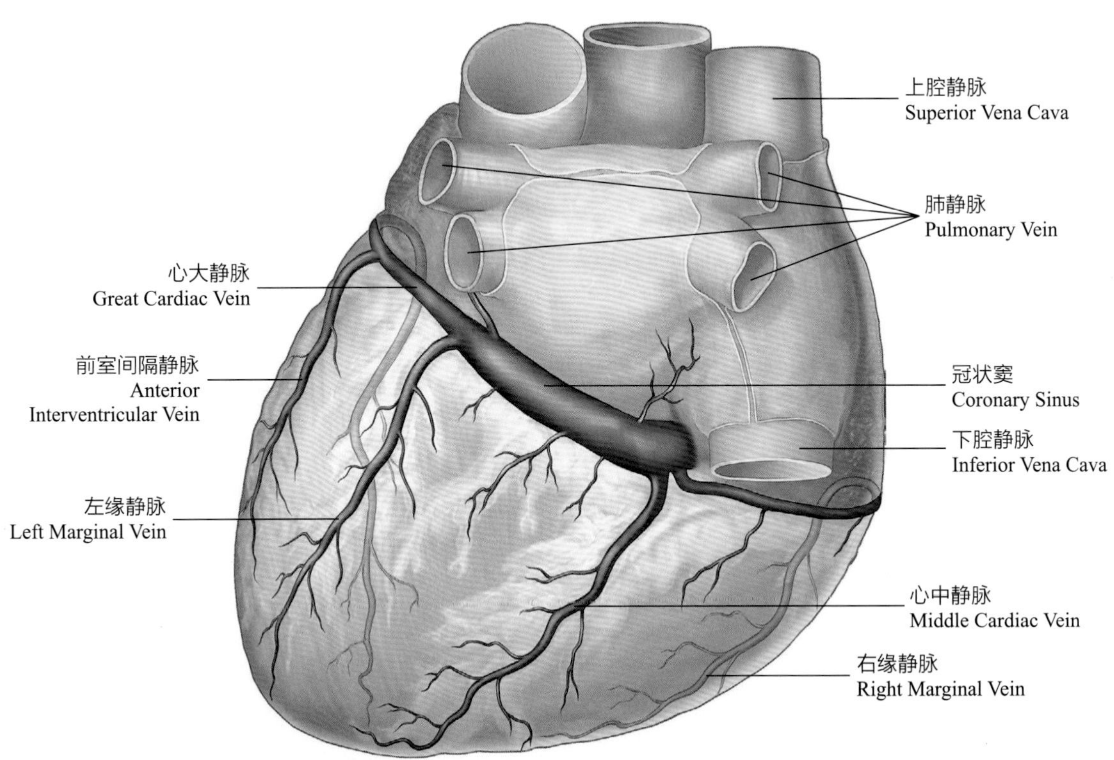

图14.1　心脏静脉的分布图

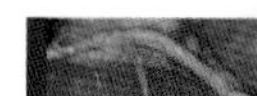

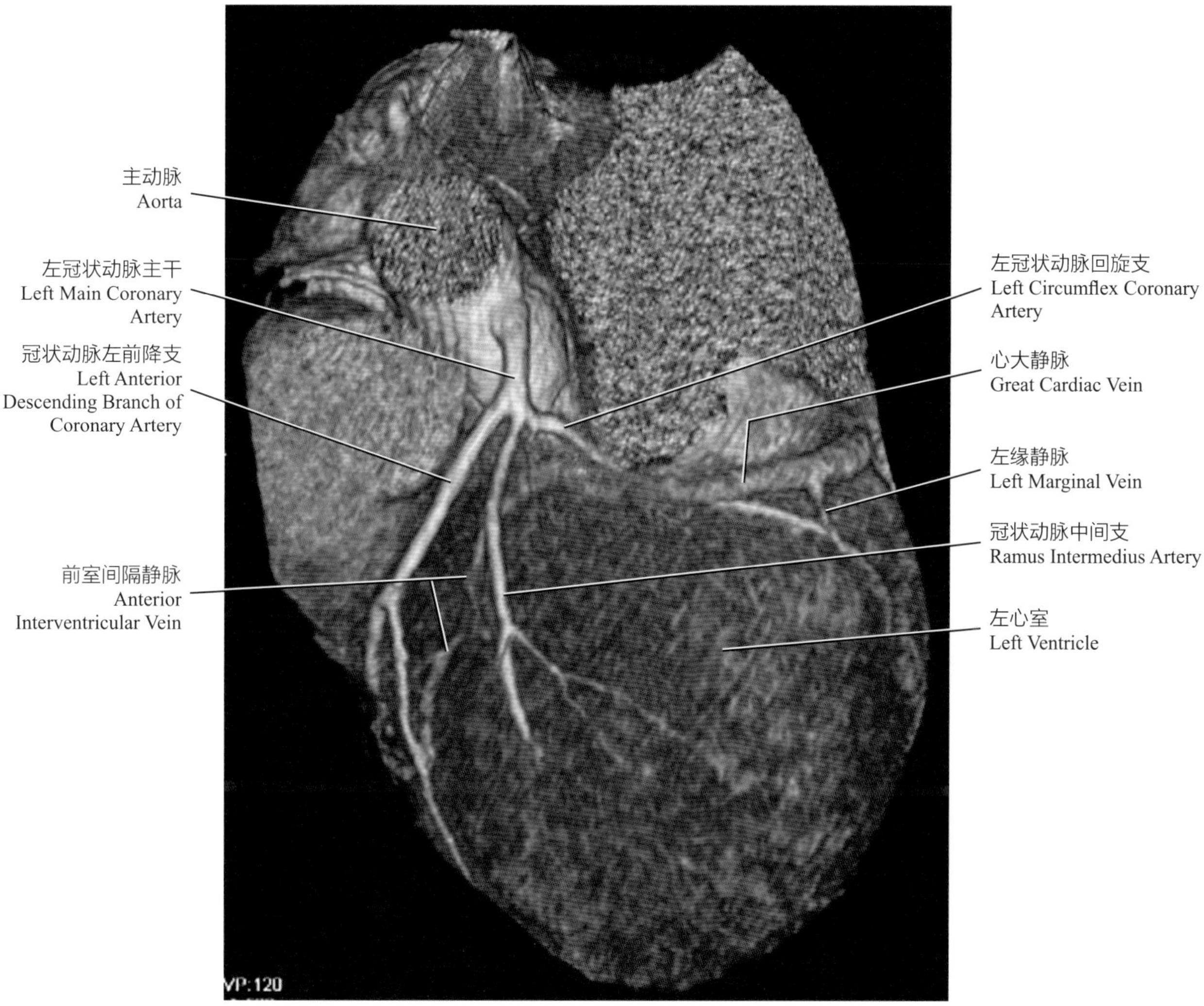

主动脉
Aorta

左冠状动脉主干
Left Main Coronary Artery

冠状动脉左前降支
Left Anterior Descending Branch of Coronary Artery

前室间隔静脉
Anterior Interventricular Vein

左冠状动脉回旋支
Left Circumflex Coronary Artery

心大静脉
Great Cardiac Vein

左缘静脉
Left Marginal Vein

冠状动脉中间支
Ramus Intermedius Artery

左心室
Left Ventricle

VP:120

图14.2 前室间隔静脉及其他小静脉汇入心大静脉。注意与冠状动脉伴行的静脉

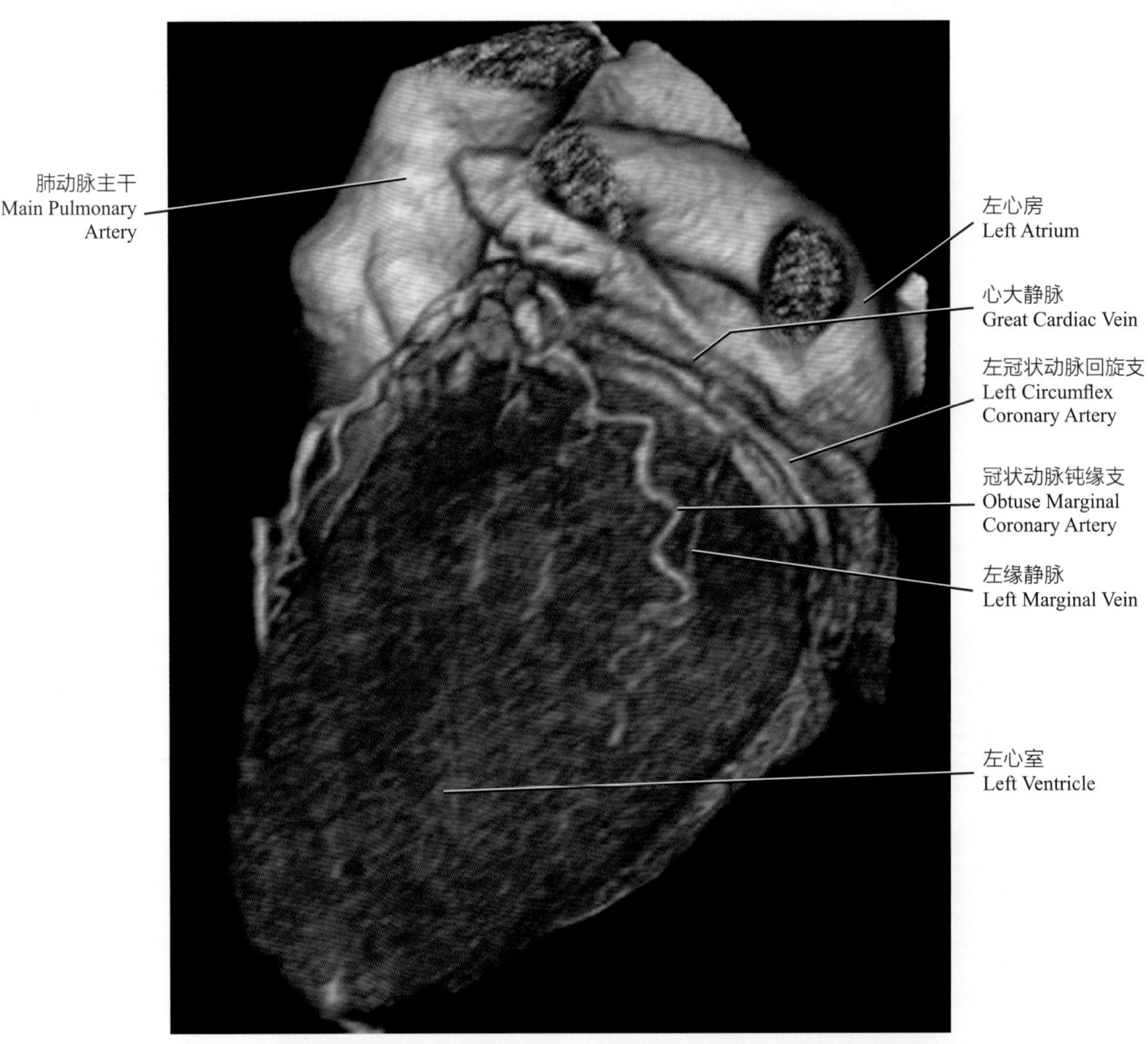

图14.3　心大静脉与左冠状动脉回旋支伴行于左房室沟内

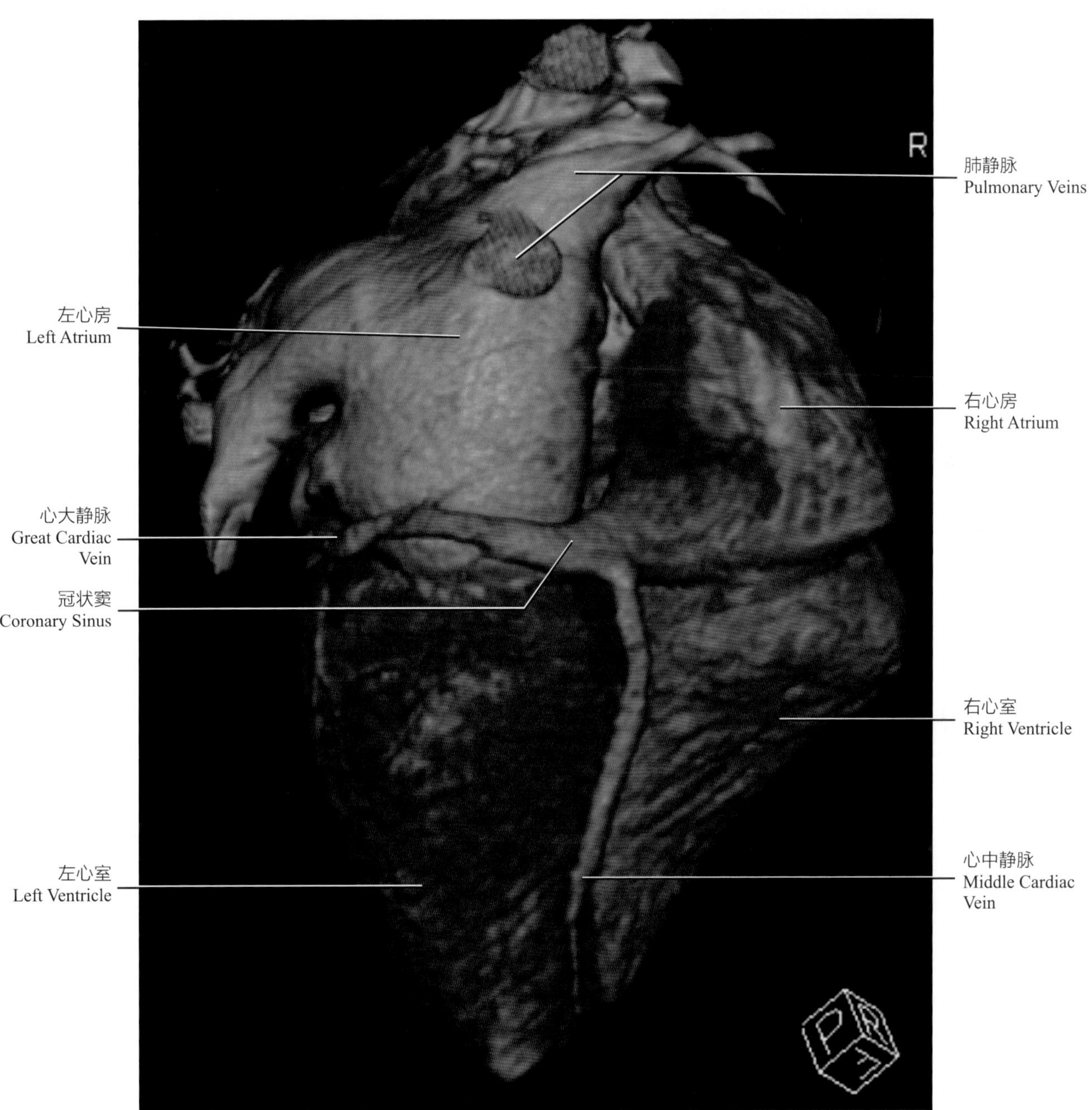

图14.4 汇入右心房的冠状窦。冠状窦在汇入右心房处增粗

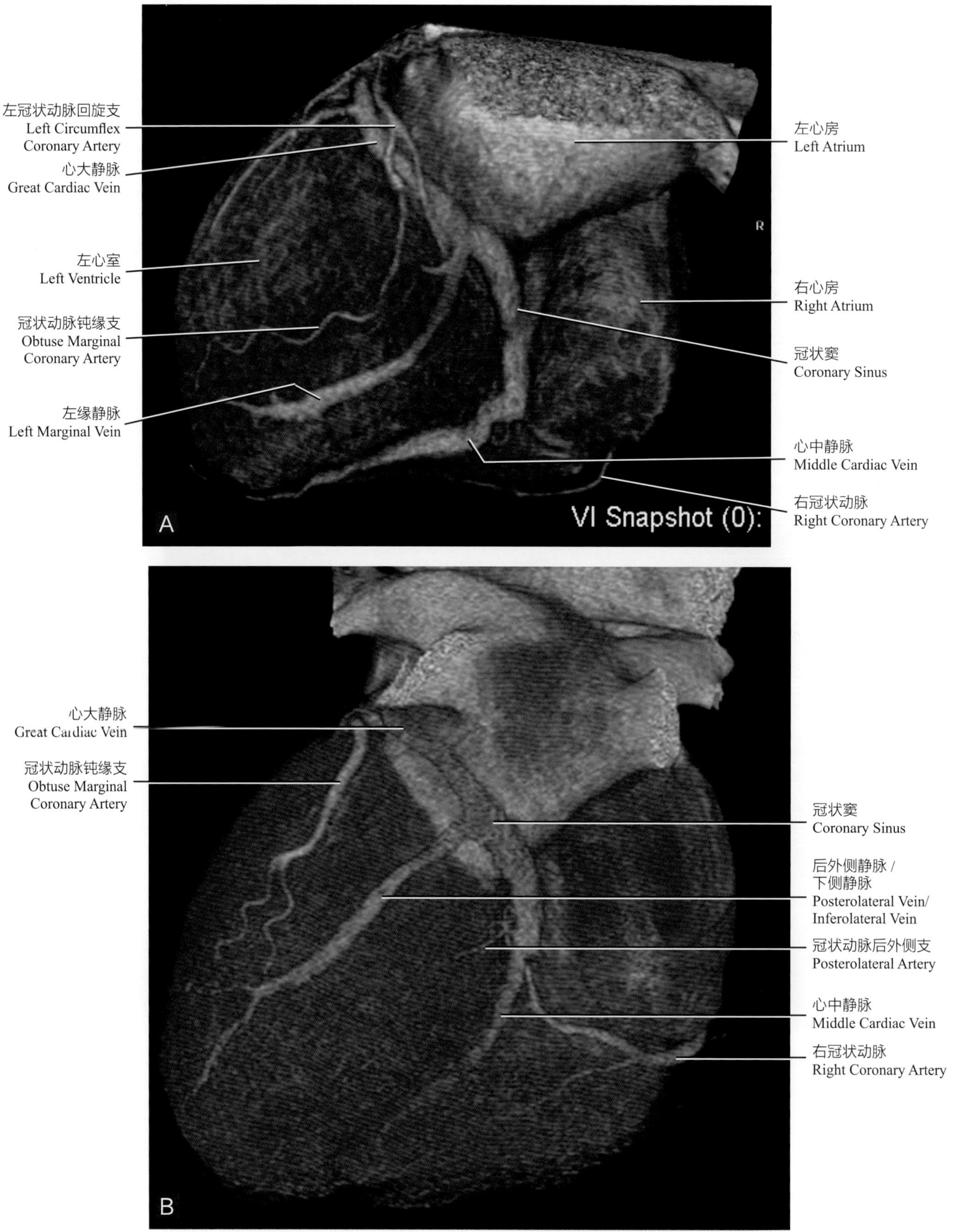

左冠状动脉回旋支
Left Circumflex Coronary Artery
心大静脉
Great Cardiac Vein
左心室
Left Ventricle
冠状动脉钝缘支
Obtuse Marginal Coronary Artery
左缘静脉
Left Marginal Vein
左心房
Left Atrium
R
右心房
Right Atrium
冠状窦
Coronary Sinus
心中静脉
Middle Cardiac Vein
右冠状动脉
Right Coronary Artery
A
VI Snapshot (0):
心大静脉
Great Cardiac Vein
冠状动脉钝缘支
Obtuse Marginal Coronary Artery
冠状窦
Coronary Sinus
后外侧静脉 /
下侧静脉
Posterolateral Vein/
Inferolateral Vein
冠状动脉后外侧支
Posterolateral Artery
心中静脉
Middle Cardiac Vein
右冠状动脉
Right Coronary Artery
B

图14.5　A. 左缘静脉与一支较大的动脉（冠状动脉钝缘支）伴行。B. 后外侧静脉/下侧静脉直接汇入冠状窦

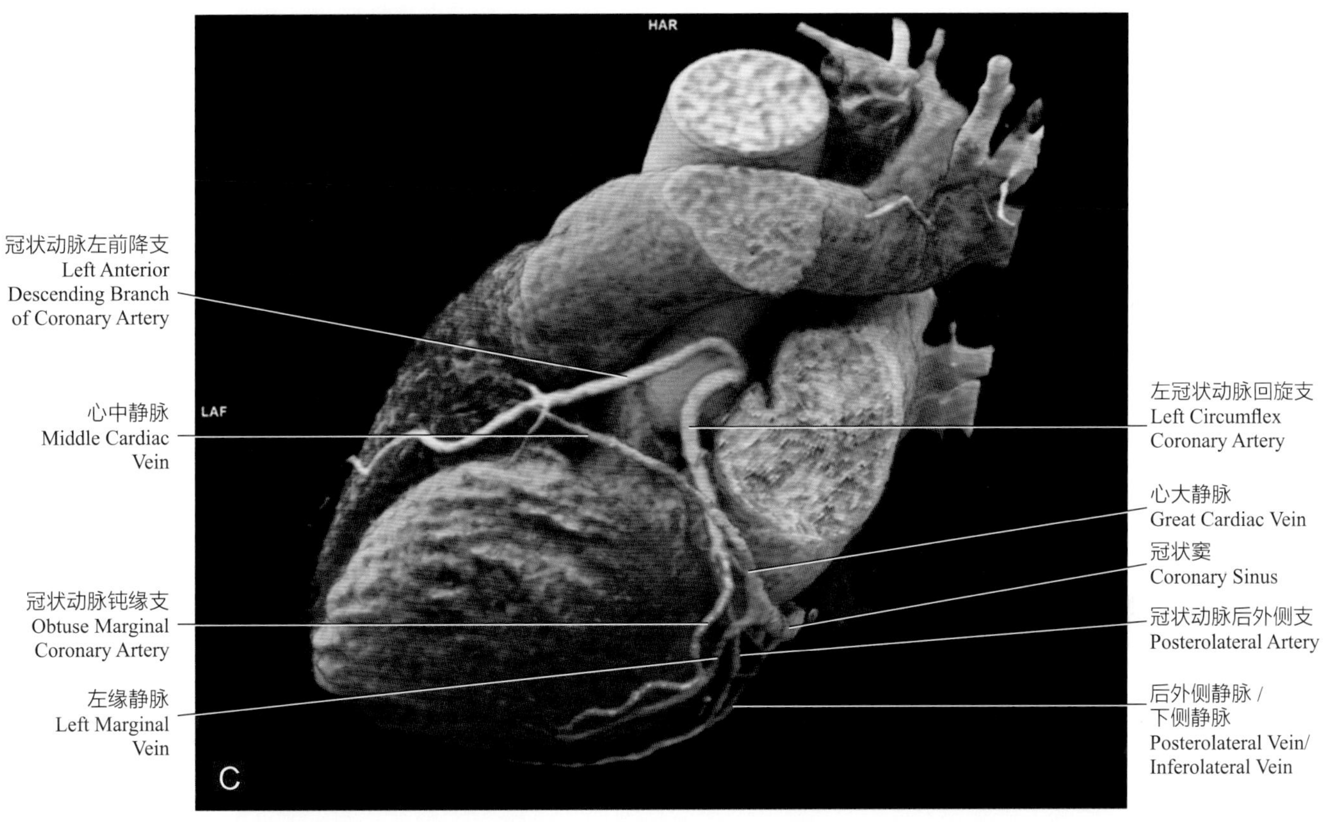

图14.5（续）　C. 左心室侧面观。在同一视野下同时可见左缘静脉和后外侧静脉

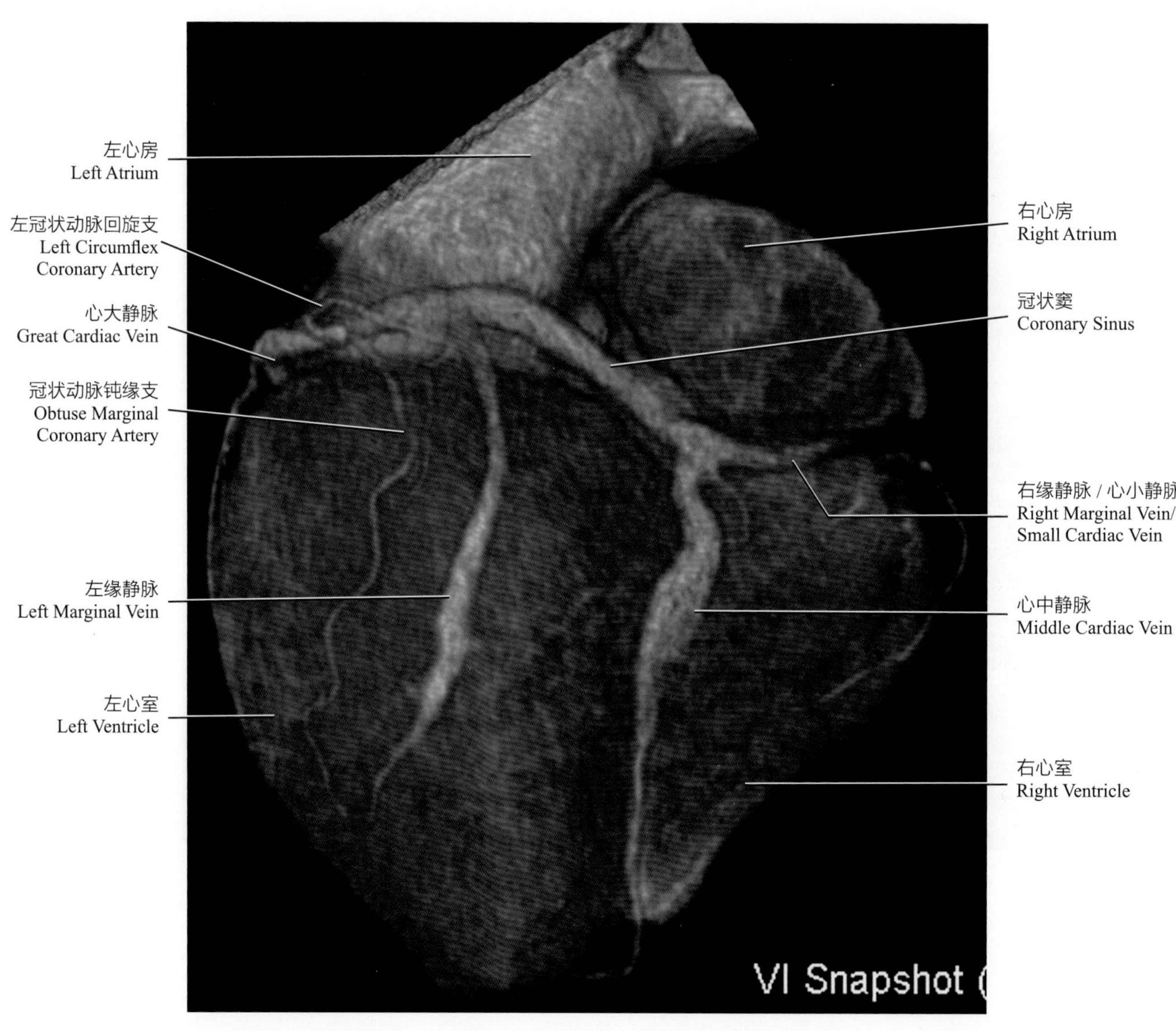

图14.6　心底侧面观。图中可见右缘静脉、心中静脉、左缘静脉和心大静脉汇入冠状窦的情况

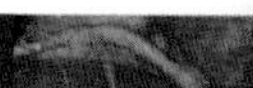

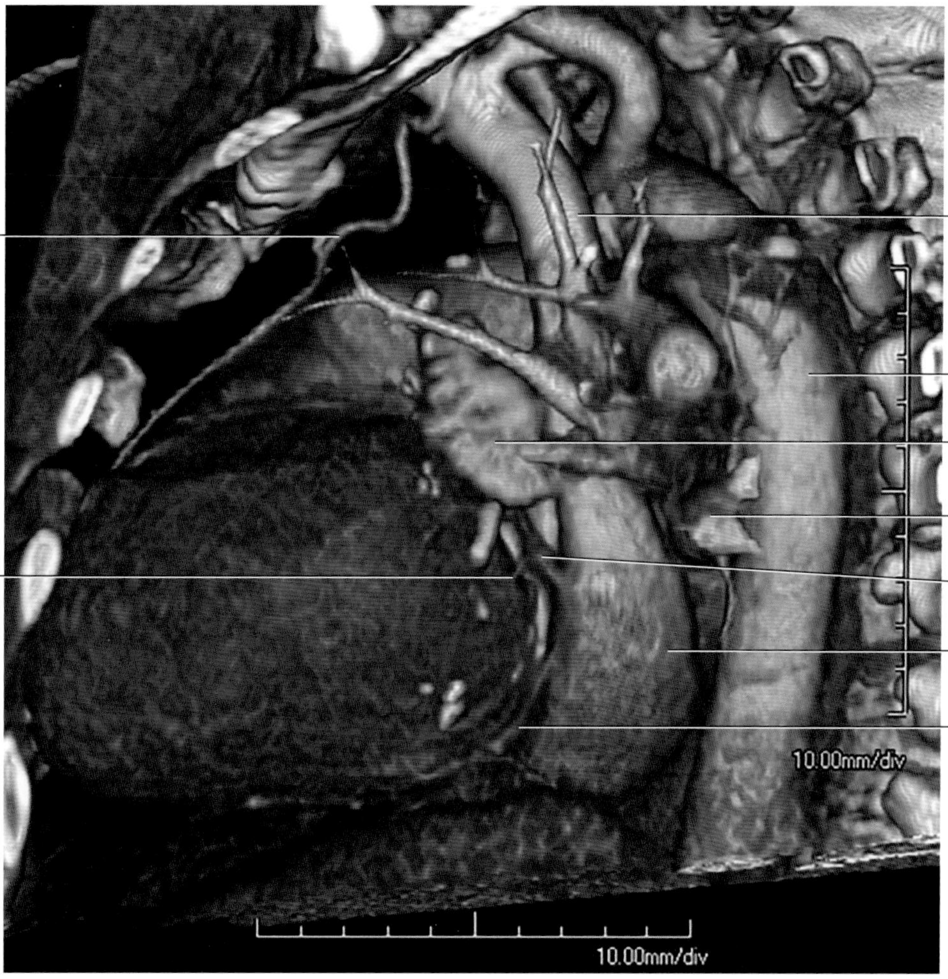

左胸廓内动脉
Left Internal
Mammary Artery

左心耳
Left Auricle

降主动脉
Descending Aorta

左侧上腔静脉
Left Superior
Vena Cava

肺静脉
Pulmonary Vein

左缘静脉
Left Marginal
Vein

心大静脉
Great Cardiac Vein

冠状窦
Coronary Sinus

后外侧静脉
Posterolateral Vein

10.00mm/div

10.00mm/div

图14.7　左侧上腔静脉引流到冠状窦。注意冠状窦的显著扩张

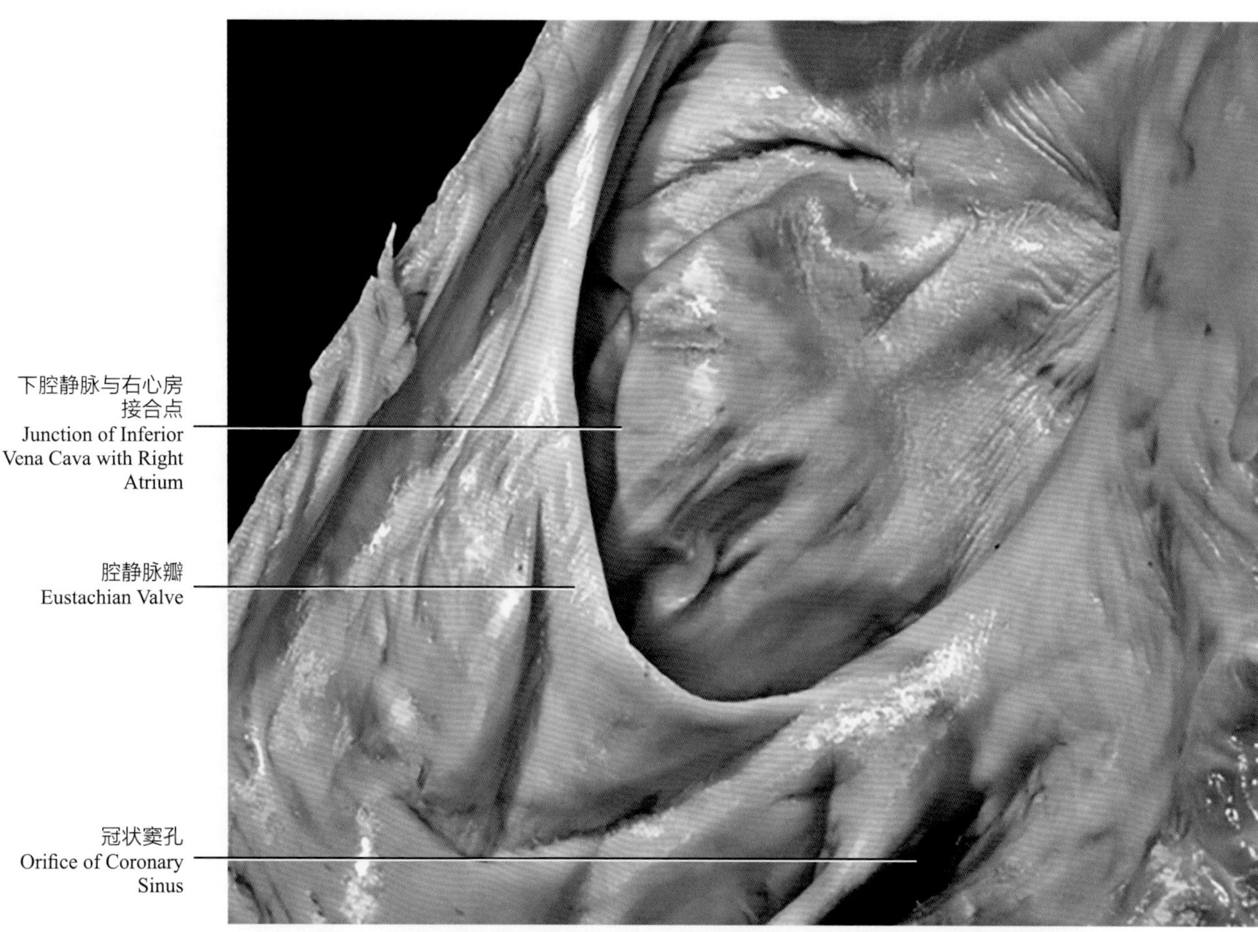

图14.8 腔静脉瓣的尸体心脏标本（图片由Matheusz K. Holda, MD, PhD.提供）

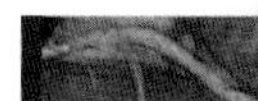

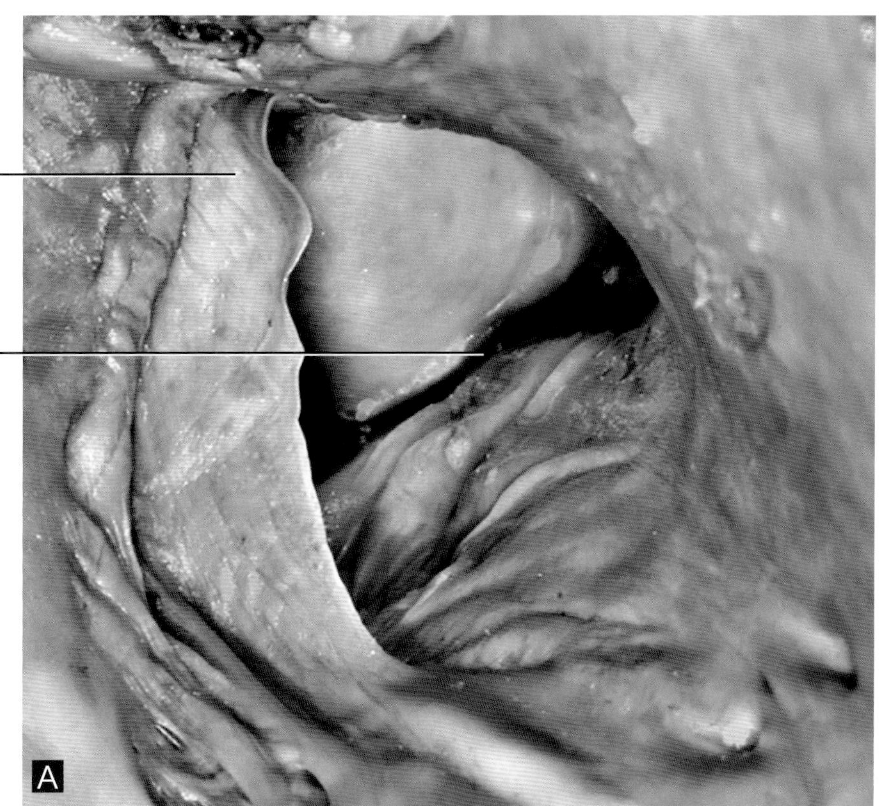

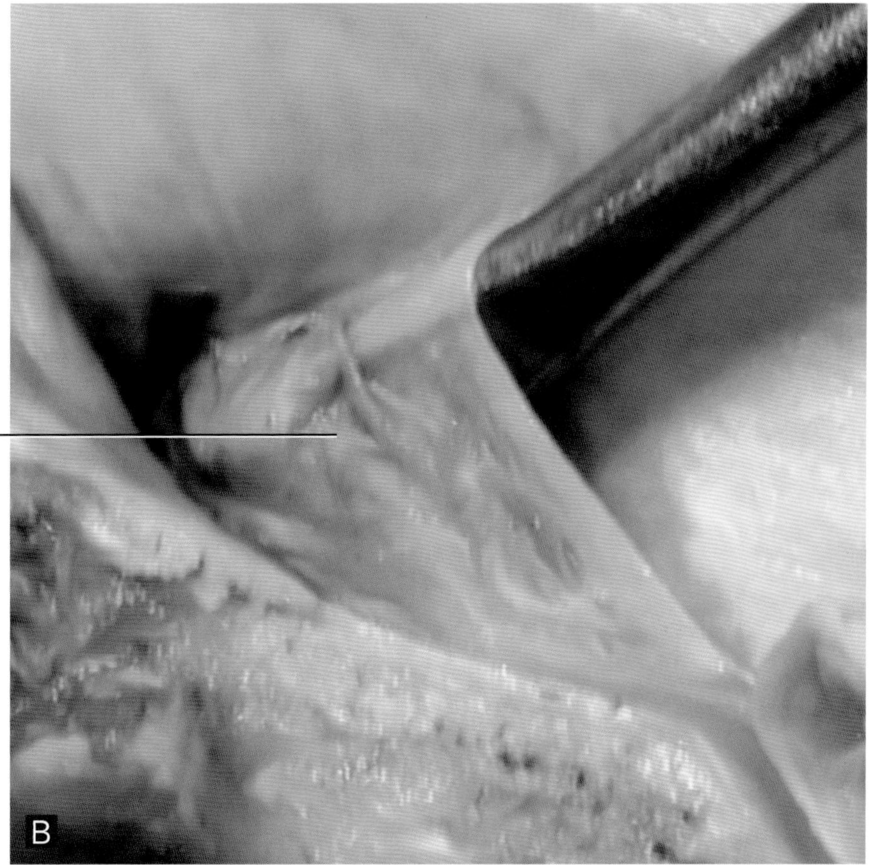

图14.9　冠状窦瓣的尸体心脏标本。A. 冠状窦瓣最常见的类型是心内膜褶皱型。B. 冠状窦瓣可以非常大

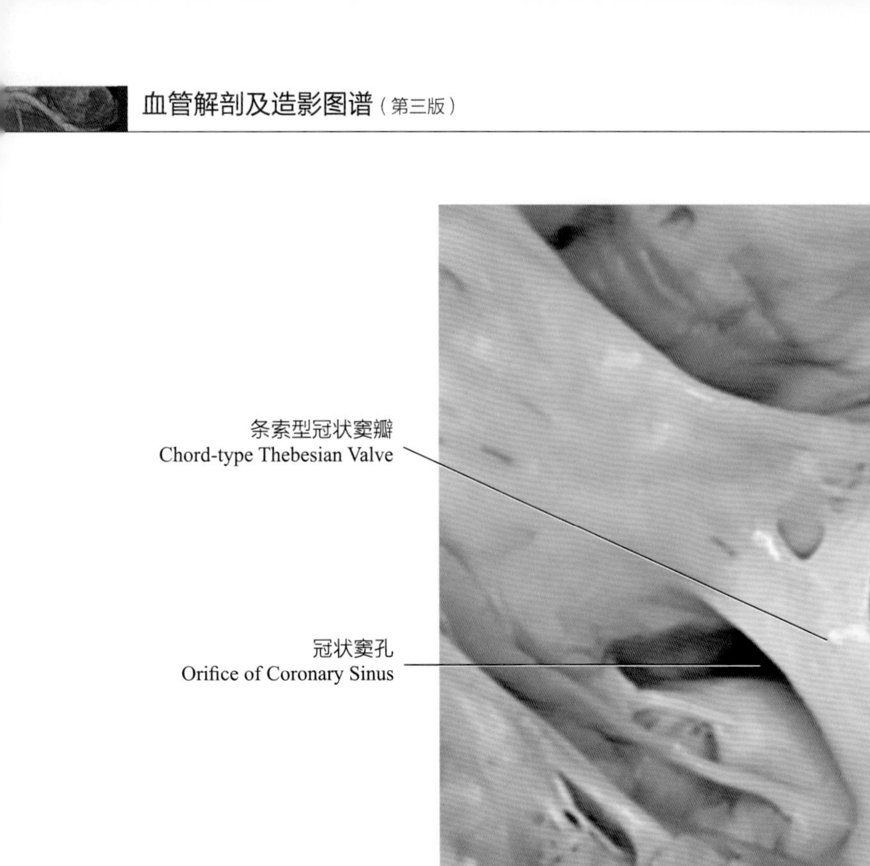
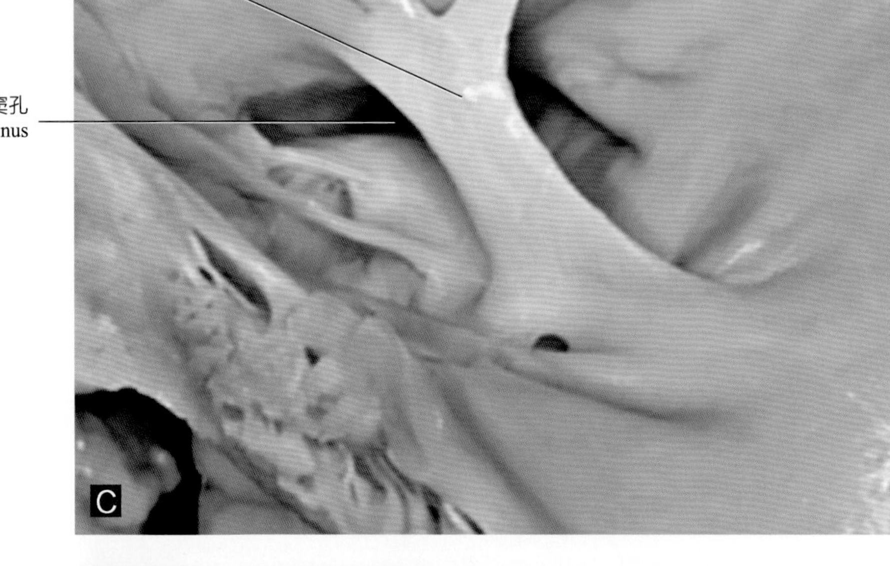

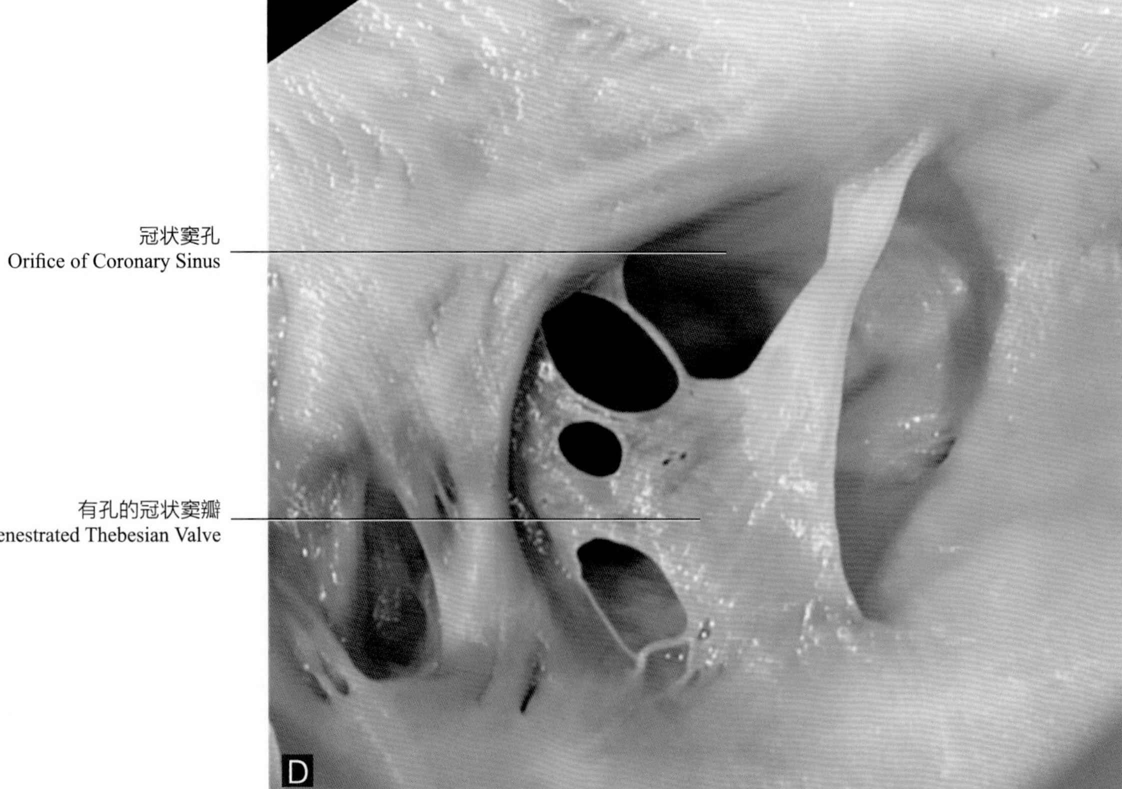

图14.9（续） C. 条索型冠状窦瓣。D. 有网格或孔的冠状窦瓣（图片由Matheusz K. Holda, MD, PhD.提供）

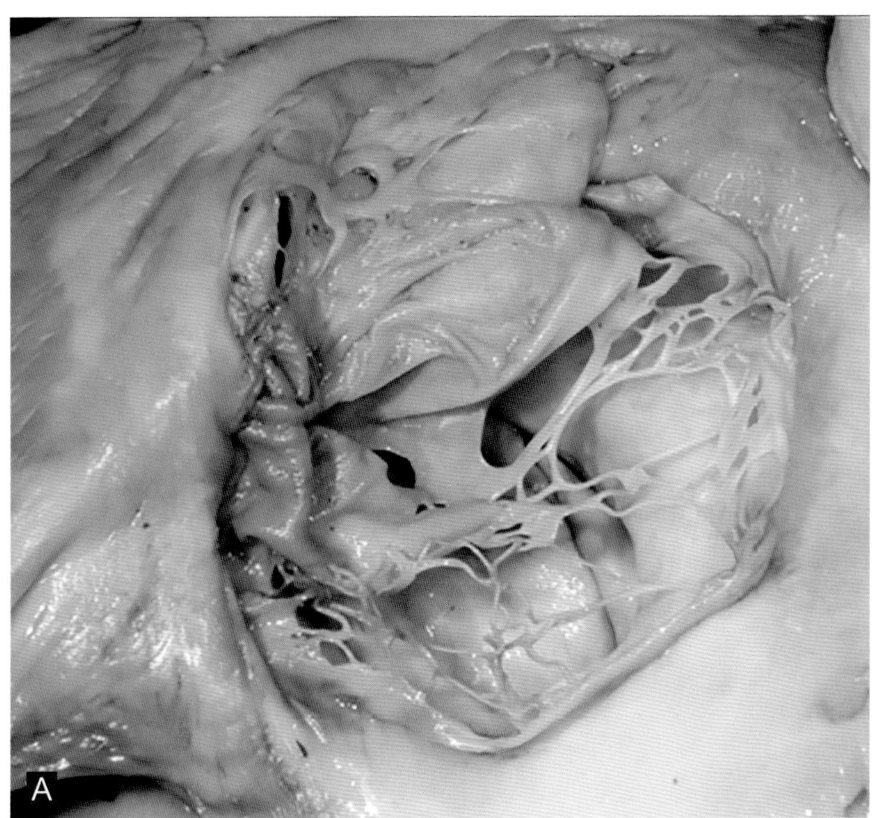

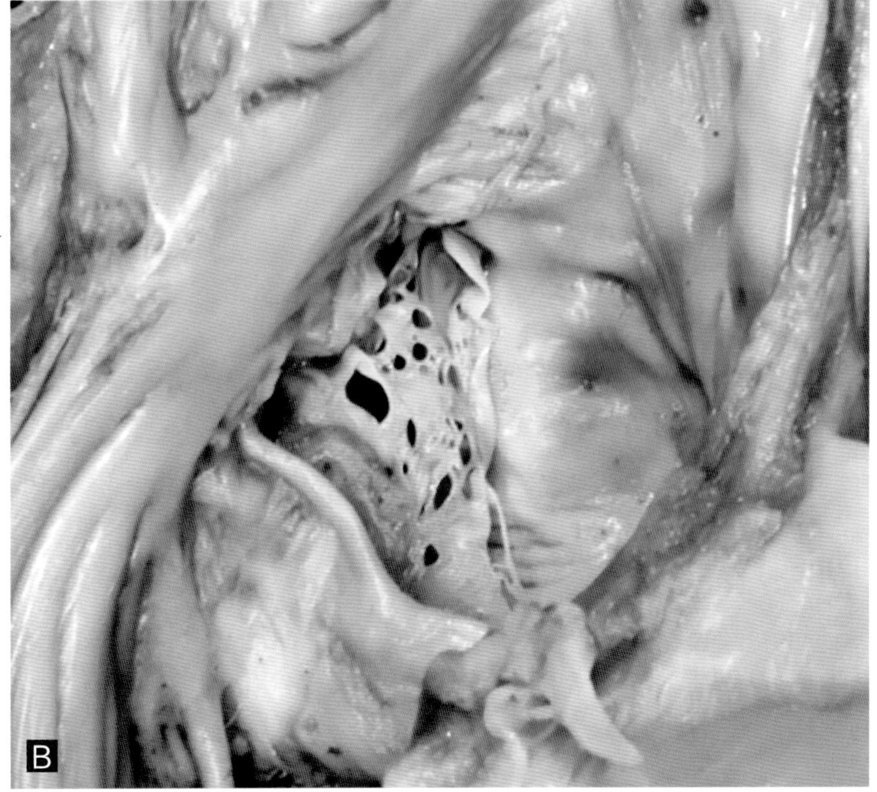

图14.10　A～D. 希阿里网病例的尸体心脏标本（图片由Matheusz K. Holda, MD, PhD. 提供）

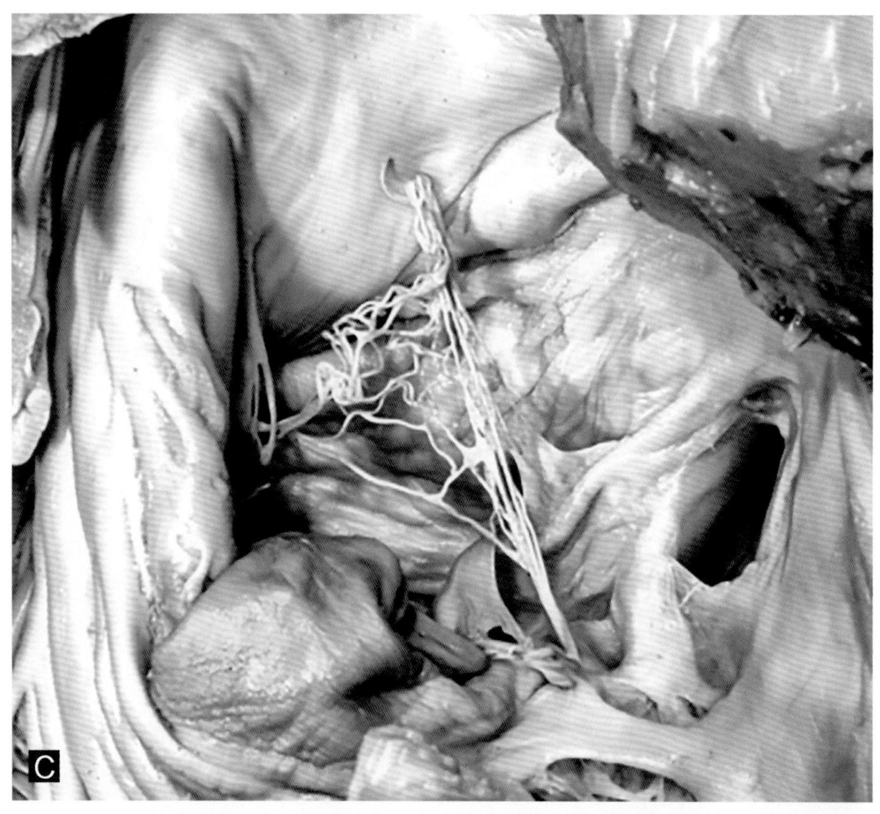

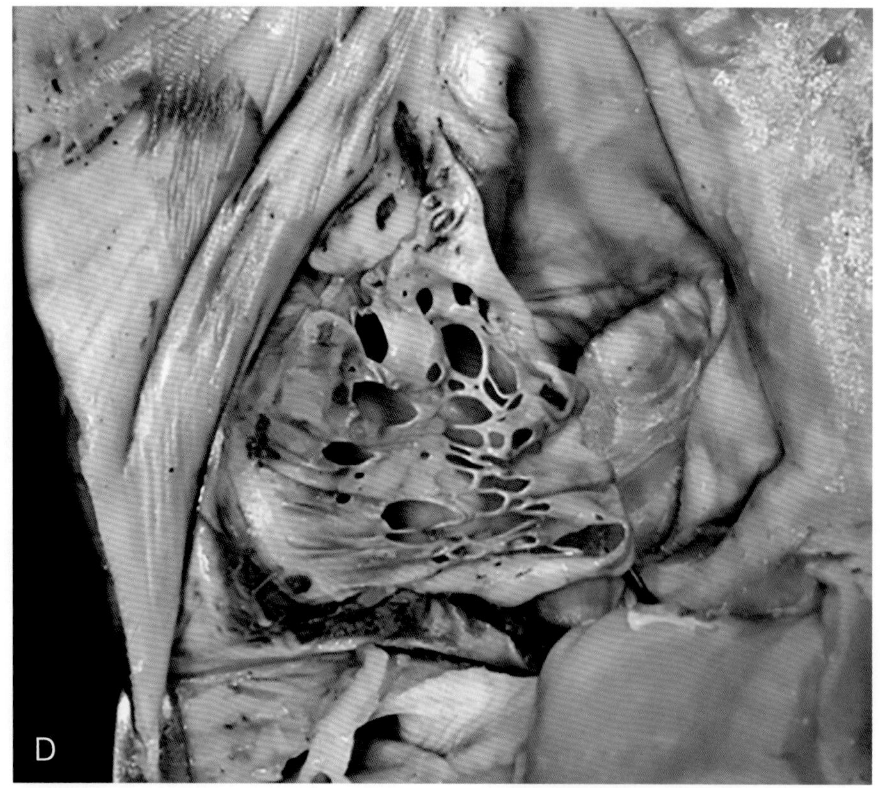

图14.10（续）

（译者：杨功鑫）

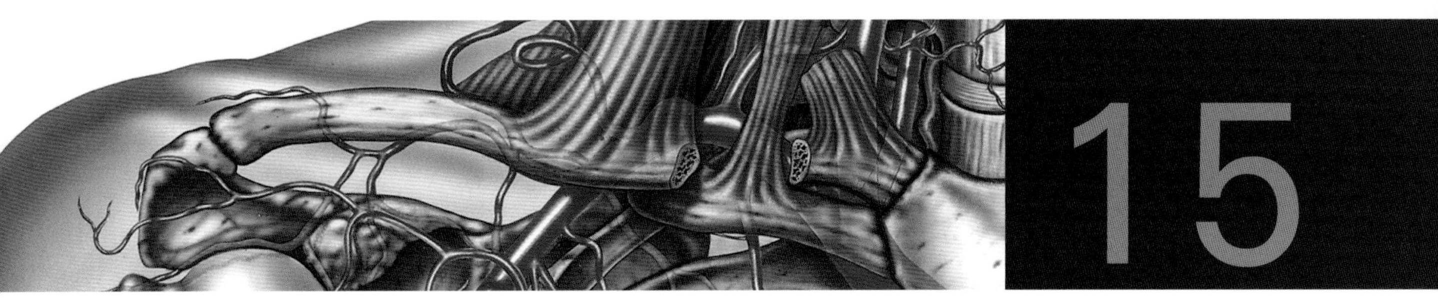

第15章 上肢的动脉

锁骨下动脉（右上肢动脉）起自头臂干，是头臂干的分支（第一部分），在右胸锁关节后面向上走行到达前斜角肌后方（第二部分），后水平走行略向下到达第一肋外缘（第三部分），到达胸廓上动脉起点附近。（图 15.1，15.2）

左锁骨下动脉起自主动脉弓，在第三、四胸椎水平的左颈总动脉之后发出，向颈部方向上行，在左前斜角肌后方绕行通过（第一部分），第二部分和第三部分的走行方式与右侧锁骨下动脉相同。

锁骨下动脉

分支

椎动脉
胸廓内动脉
甲状颈干
颈浅动脉
肋颈干
肩胛背动脉

椎动脉

详见本书第 2 章。

胸廓内动脉

胸廓内动脉起自距锁骨下动脉起点 2 cm 处，在上部肋软骨的后面向前下方走行，在第六肋间水平分为肌膈动脉和腹壁上动脉（图 15.3 ~ 15.5）。胸廓内动脉、肋间前动脉、胸肩峰动脉和胸外侧动脉为乳腺的主要供血动脉。最近，有学者描述了一种胸廓内动脉通过胸廓上第四肋间隙的穿支（图 15.6），滋养乳腺内侧和中央区实质（乳头乳晕复合体）的血供的断面模式，这些穿支吻合了来自胸外侧动脉的分支，它们也可以起源于第五和第六前肋间隙。Van Deventer 等通过尸体解剖发现这个乳腺动脉供血的断面模式是可行的。所有病例中，胸廓内动脉供应乳头乳晕复合体，而来自胸外侧动脉的血供是不确定的。供应乳头乳晕复合体的穿支血管虽然不确定，但是会穿过胸骨旁缘、乳腺下褶皱并沿着胸小肌外侧缘的外侧胸壁走行。

分支

心包膈动脉

纵隔动脉

心包支

肋间支

穿支

肌膈动脉

腹壁上动脉

甲状颈干

甲状颈干是由锁骨下动脉第一部分发出的第三分支（图 15.2）。

甲状腺下动脉（图 15.7，15.8）

分支

肌支

颈升动脉

喉下动脉

咽支

气管支

食管支

大腺支

上行支（供应甲状旁腺）

下行支（供应甲状腺）

变异：支气管动脉有可能起源于甲状颈干（图 15.9）。

肩胛上动脉

可能是锁骨下动脉或胸廓内动脉的分支（图 15.10 ~ 15.12）

分支

胸骨上支

肩峰支

关节支

锁骨营养动脉

肩胛骨营养动脉

颈浅动脉（图 15.13）

该动脉与枕骨动脉的浅支和降支吻合。

肋颈干（图 15.14）

右肋颈干起自锁骨下动脉第二部分背侧；左肋颈干起自锁骨下动脉第一部分。

肋间最上动脉

该动脉与第三肋间后动脉吻合，可能由主动脉的分支供血。

颈深动脉

绝大多数颈深动脉由肋颈干发出，但也有可能是锁骨下动脉的分支。

肩胛背动脉（图 15.15, 15.16）

这支动脉由锁骨下动脉的第二部分或第三部分发出。

腋动脉（图 15.1 ~ 15.3, 15.17）

腋动脉是锁骨下动脉的延续。

近端界限——第一肋外侧缘。

远端界限——大圆肌或肌腱的下缘。

分支

胸上动脉（胸最上动脉）

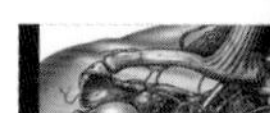

胸肩峰动脉

胸廓支

肩峰支

锁骨支

三角肌支

胸外侧动脉（乳房外侧支）

肩胛下动脉

旋肱前动脉

旋肱后动脉

胸上动脉（胸最上动脉）

胸上动脉是一支小血管，由腋动脉的第一部分发出，它也可能是胸肩峰动脉的分支。

胸肩峰动脉（供应肩峰和胸廓的动脉）（图 15.18 ~ 15.20）

分支

胸廓支

肩峰支

锁骨支

三角肌支（可能由肩峰支发出）

胸外侧动脉（乳房外侧或胸廓下动脉）

这支动脉与胸廓内动脉、肩胛下动脉、肋间动脉和胸肩峰动脉的胸肌支吻合。在女性中，该动脉较粗并发出乳房侧支到乳腺。

肩胛下动脉

这支动脉是腋动脉最大的分支，它与胸外侧动脉、肋间动脉和颈横动脉深支吻合，为胸壁肌肉供血。

分支

旋肩胛动脉

肩胛下动脉

肩胛骨外侧缘支（胸背动脉）

肌支

旋肱前动脉

该动脉是一个小分支，位于肱骨外科颈前方，供应肱骨头和肩关节，并且可能与旋肱后动脉有共同的起源。

旋肱后动脉（图 15.2, 15.3, 15.17）

该动脉比旋肱前动脉大，起自腋动脉的第三部分，环绕在肱骨外科颈周围，其分支分布于肩关节、三角肌、大圆肌、小圆肌和肱三头肌外侧头及长头。降支与肱深动脉三角肌支、旋肱前动脉、肩胛上动脉的肩峰支和胸肩峰动脉吻合。

腋胸动脉（变异）

肩胛下动脉、旋肱动脉和肱深动脉可以起源于共同的主干（图 15.21）。腋动脉可以发出桡动脉和尺动脉，或分出前臂的骨间前动脉。桡动脉可以由腋动脉远端发出（图 15.20）。肱深动脉也可以起源于腋动脉（图 15.22A）。肩胛下动脉、胸外侧动脉和胸廓动脉也可以是总干的一部分（图 15.22B）。

肱动脉

肱动脉是腋动脉的延续，它起始于大圆肌肌腱的下缘，末梢位于肘部下 1 cm 处，分为桡动脉和尺动脉。它位于前臂内、肱骨内侧，并逐渐向骨的前方走行（图 15.22 ~ 15.27）。

分支

肱深动脉（臂深动脉）（图 15.22，15.23）

肱骨营养动脉（图 15.25）

肌支（图 15.25）

尺侧上副动脉（图 15.26）

尺侧下副动脉（图 15.27）

桡动脉（图 15.27）

尺动脉（图 15.27）

肱深动脉（臂深动脉）

分支

肱骨营养动脉

三角肌动脉（向上与肱骨后动脉吻合）

中副动脉（背侧下行，和骨间返动脉吻合）

桡侧副动脉（肱深动脉的延续）

肌支

肱骨营养动脉

主要营养管——下行。

肌支

有 3 ～ 4 支进入喙肱肌、肱二头肌和肱肌。

尺侧上副动脉

这支小动脉向下走行于内上髁和鹰嘴之间，与尺侧返动脉前支和尺侧下副动脉吻合。

尺侧下副动脉

这支动脉为弓状吻合支，于鹰嘴窝附近与侧副支中部相连。此外，它还与尺侧返动脉前支吻合。

桡动脉（图 15.20, 15.27, 15.28）

桡动脉是肱动脉的直接延续，大约于肘弯下方 1 cm 处形成，沿着桡骨下行，到达手部。它主要分为三部分：一部分在前臂，一部分在腕，一部分到达手。

变异

桡动脉可以起源于腋动脉或肱动脉的上部（图 15.20），与肱动脉并行，进入腕和手。

前臂和腕的分支（图 15.28）

桡侧返动脉（与桡动脉侧副支吻合）

肌支

腕掌支（与尺动脉的腕掌支吻合）

尺动脉（图 15.28）

尺动脉是肱动脉两个远端分支中较大的一支，它在桡骨颈水平发出，向下向内穿行，到达前臂的尺侧。当到达腕部的时候，其经由外侧到达豌豆骨并发出深支，后穿过手掌形成掌浅弓。

前臂和腕部的分支（图 15.23，15.29）

尺侧返动脉前支

尺侧返动脉后支

骨间总动脉

骨间前动脉

骨间后动脉

肌支

腕掌支

手部动脉

手部的动脉是尺动脉和桡动脉的远支，与骨间前、后动脉吻合。（图 15.30，15.31）。

 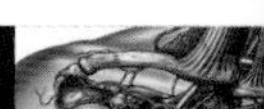

手部的桡动脉分支

掌浅支

掌浅支位于鱼际肌，与尺动脉的末端吻合形成完整的掌浅弓（位于手掌浅表的弓状血管）。

腕背支

腕背支与尺动脉腕背支和骨间后动脉吻合，形成腕背侧弓（腕背网）。掌背动脉下行进入第2～4骨间背侧肌并分叉形成指背支进入手指。它们与掌浅弓的掌指支吻合。掌背动脉与掌深弓附近的穿动脉近分叉点处的掌指动脉浅层的指掌侧固有血管和穿动脉末梢的掌浅弓分支吻合。

拇主要动脉（图 15.32 ～ 15.34）

拇主要动脉是拇指的主要动脉，它起源于桡动脉，后转向内侧进入手掌。它分成两支走行于拇指的两侧。

示指桡侧动脉

示指桡侧动脉起源于掌浅弓和拇主要动脉，走行于示指的外侧缘。

掌深弓（图 15.30, 15.32, 15.33）

掌深弓由桡动脉末梢和尺动脉掌深支吻合而成。

分支

3个掌心动脉：发自掌深弓的中凸（与掌浅弓的手指支主干吻合）。

3个穿支：与掌背动脉吻合。

返支：与腕掌弓吻合。

手部的尺动脉分支

腕掌支

腕掌支与桡动脉腕掌支吻合，连接骨间前动脉的分支，由此在腕部形成掌腕弓。

腕背支

腕背支在豌豆骨的上方分出，与桡动脉的腕背支吻合。

掌深支

掌深支通常有两支，与桡动脉吻合形成掌深弓。

掌浅弓（图 15.30, 15.31）

掌浅弓是尺动脉主要的吻合支。1/3的掌浅弓由尺动脉单独构成，1/3由桡动脉的掌浅支构成，余下1/3由桡动脉示指支、拇主要动脉的分支或正中动脉构成。

3个指掌侧总动脉

这些动脉起自掌浅弓的中凸部，远端与相应掌心动脉（起自掌深弓）吻合，后又分成两条指掌侧固有动脉，在相应的手指上走行。它们在关节水平和指尖血管丛通过小分支与指背动脉自由吻合（图 15.35）。

变异

永存正中动脉可能是供应手部的最大动脉（图 15.36），掌浅弓完全吻合的占78.5%（图 15.34），不完全吻合的占21.5%（图 15.31，15.37，15.38）。

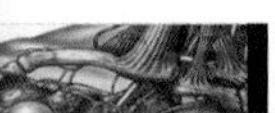

颈横动脉
Transverse Cervical Artery

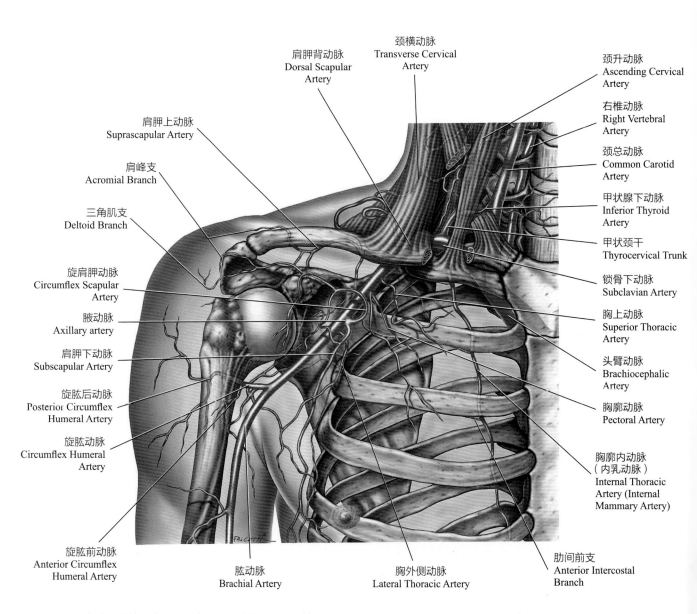

肩胛背动脉
Dorsal Scapular Artery

颈升动脉
Ascending Cervical Artery

肩胛上动脉
Suprascapular Artery

右椎动脉
Right Vertebral Artery

肩峰支
Acromial Branch

颈总动脉
Common Carotid Artery

三角肌支
Deltoid Branch

甲状腺下动脉
Inferior Thyroid Artery

甲状颈干
Thyrocervical Trunk

旋肩胛动脉
Circumflex Scapular Artery

锁骨下动脉
Subclavian Artery

腋动脉
Axillary artery

胸上动脉
Superior Thoracic Artery

肩胛下动脉
Subscapular Artery

头臂动脉
Brachiocephalic Artery

旋肱后动脉
Posterior Circumflex Humeral Artery

胸廓动脉
Pectoral Artery

旋肱动脉
Circumflex Humeral Artery

胸廓内动脉（内乳动脉）
Internal Thoracic Artery (Internal Mammary Artery)

旋肱前动脉
Anterior Circumflex Humeral Artery

肱动脉
Brachial Artery

胸外侧动脉
Lateral Thoracic Artery

肋间前支
Anterior Intercostal Branch

图15.1　右肩部血管结构图。注意锁骨下动脉与锁骨、第一肋和前斜角肌的关系。锁骨被部分清除（以实际血管造影片为依据）

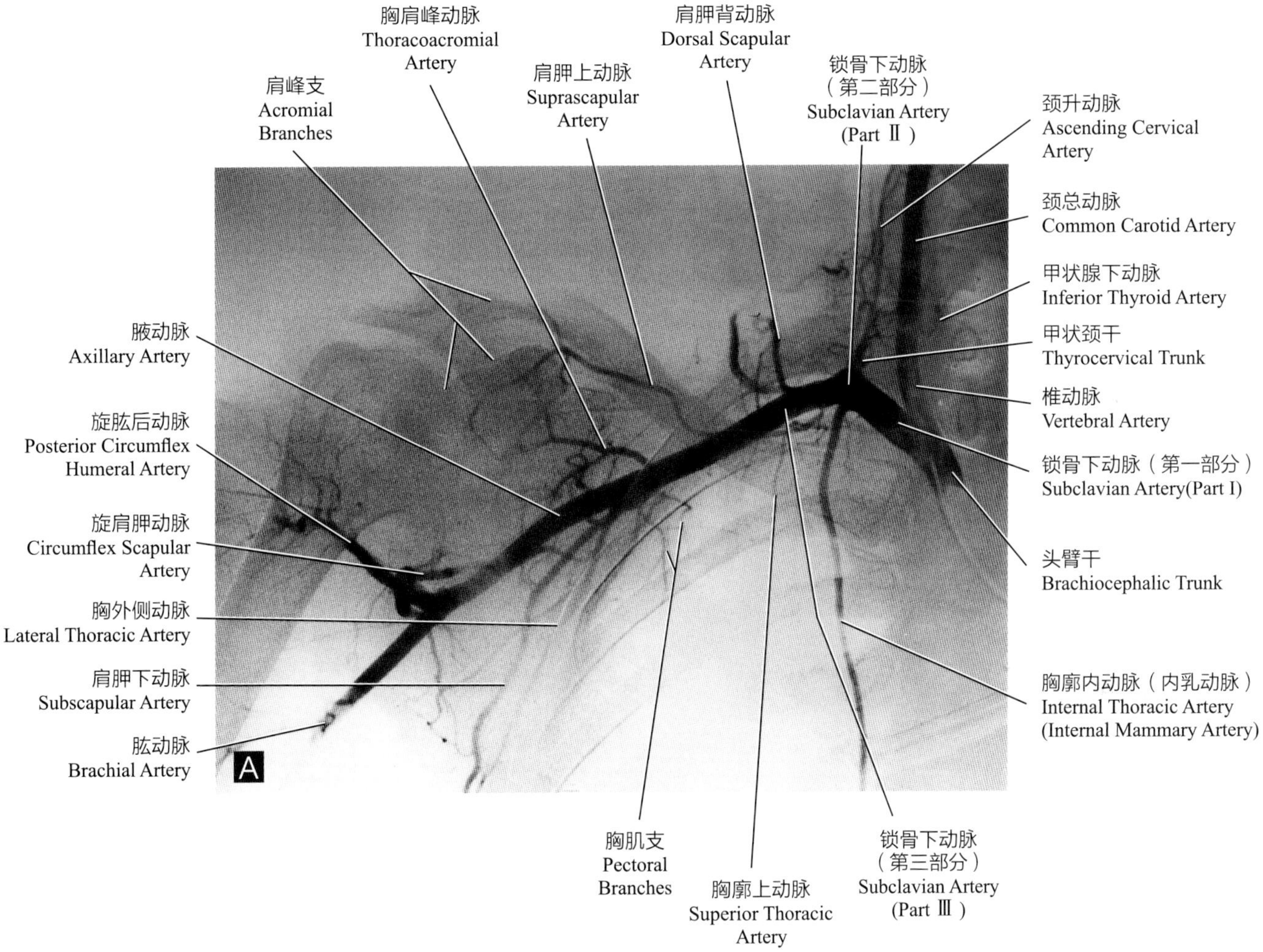

肩峰支
Acromial Branches

胸肩峰动脉
Thoracoacromial Artery

肩胛上动脉
Suprascapular Artery

肩胛背动脉
Dorsal Scapular Artery

锁骨下动脉（第二部分）
Subclavian Artery (Part Ⅱ)

颈升动脉
Ascending Cervical Artery

颈总动脉
Common Carotid Artery

甲状腺下动脉
Inferior Thyroid Artery

甲状颈干
Thyrocervical Trunk

椎动脉
Vertebral Artery

锁骨下动脉（第一部分）
Subclavian Artery(Part I)

头臂干
Brachiocephalic Trunk

胸廓内动脉（内乳动脉）
Internal Thoracic Artery
(Internal Mammary Artery)

腋动脉
Axillary Artery

旋肱后动脉
Posterior Circumflex Humeral Artery

旋肩胛动脉
Circumflex Scapular Artery

胸外侧动脉
Lateral Thoracic Artery

肩胛下动脉
Subscapular Artery

肱动脉
Brachial Artery

A

胸肌支
Pectoral Branches

胸廓上动脉
Superior Thoracic Artery

锁骨下动脉（第三部分）
Subclavian Artery (Part Ⅲ)

图15.2　A. 右锁骨下动脉、腋动脉、肱动脉及其分支的血管造影

肩胛背动脉
Dorsal Scapular Artery
肩胛上动脉
Suprascapular Artery
胸肩峰动脉
Thoracoacromial Artery
左椎动脉
Left Vertebral Artery
甲状腺下动脉
Inferior Thyroid Artery
锁骨下动脉
Subclavian Artery
旋肱后动脉
Posterior Circumflex Humeral Artery
胸廓内动脉
Internal Thoracic Artery
B
胸廓上动脉
Superior Thoracic Artery
腋动脉
Axillary Artery
肩胛下动脉
Subscapular Artery
肱动脉
Brachial Artery
旋肩胛动脉
Circumflex Scapular Artery

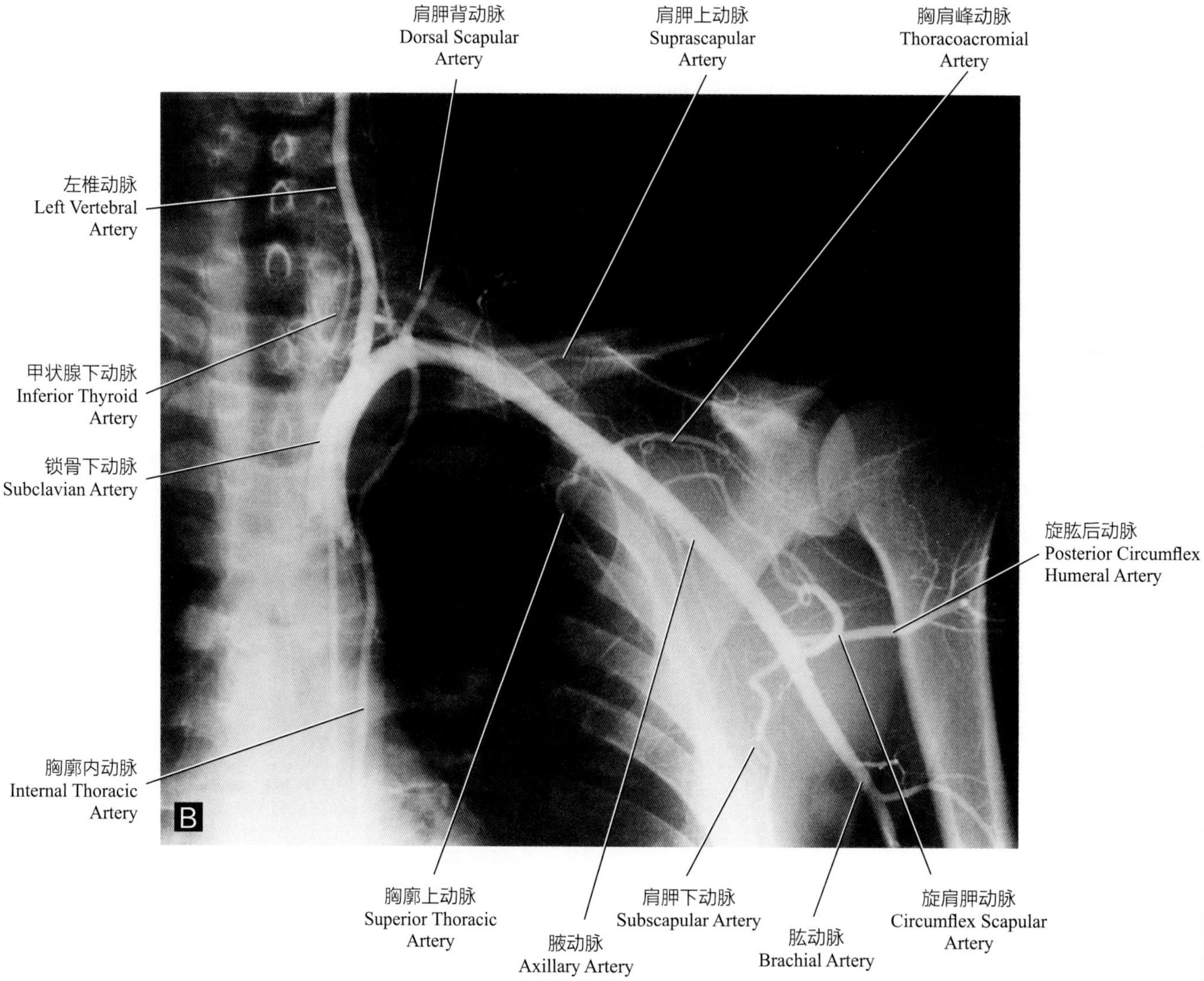

图15.2（续） B. 左锁骨下动脉血管造影。注意椎动脉起自锁骨下动脉第二部分

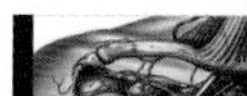

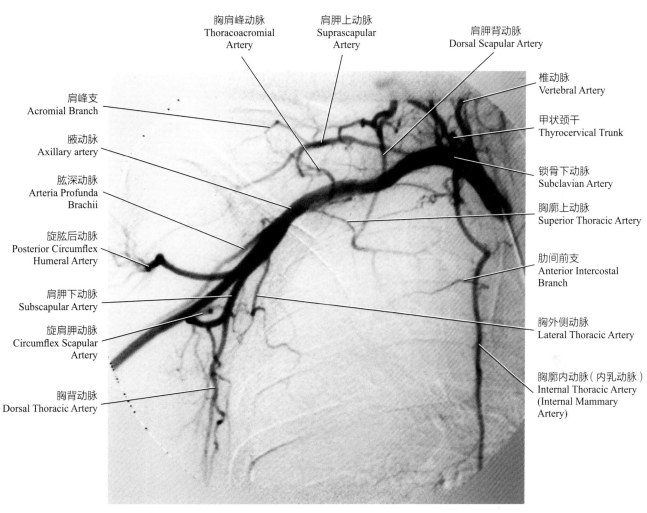

胸肩峰动脉
Thoracoacromial Artery

肩胛上动脉
Suprascapular Artery

肩胛背动脉
Dorsal Scapular Artery

椎动脉
Vertebral Artery

肩峰支
Acromial Branch

甲状颈干
Thyrocervical Trunk

腋动脉
Axillary artery

锁骨下动脉
Subclavian Artery

肱深动脉
Arteria Profunda Brachii

胸廓上动脉
Superior Thoracic Artery

旋肱后动脉
Posterior Circumflex Humeral Artery

肋间前支
Anterior Intercostal Branch

肩胛下动脉
Subscapular Artery

胸外侧动脉
Lateral Thoracic Artery

旋肩胛动脉
Circumflex Scapular Artery

胸廓内动脉（内乳动脉）
Internal Thoracic Artery (Internal Mammary Artery)

胸背动脉
Dorsal Thoracic Artery

图15.3　右锁骨下动脉和腋动脉的DSA图像

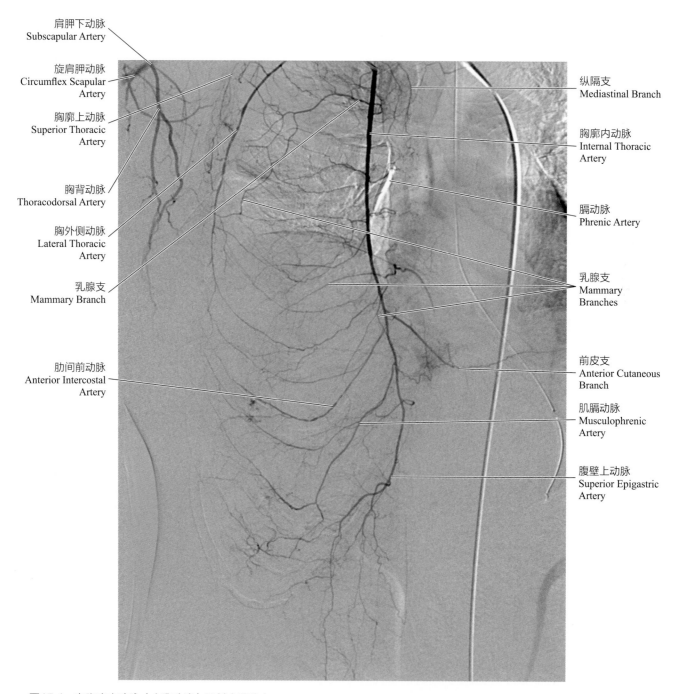

肩胛下动脉
Subscapular Artery

旋肩胛动脉
Circumflex Scapular Artery

胸廓上动脉
Superior Thoracic Artery

胸背动脉
Thoracodorsal Artery

胸外侧动脉
Lateral Thoracic Artery

乳腺支
Mammary Branch

肋间前动脉
Anterior Intercostal Artery

纵隔支
Mediastinal Branch

胸廓内动脉
Internal Thoracic Artery

膈动脉
Phrenic Artery

乳腺支
Mammary Branches

前皮支
Anterior Cutaneous Branch

肌膈动脉
Musculophrenic Artery

腹壁上动脉
Superior Epigastric Artery

图15.4　右胸廓内动脉（内乳动脉）及其主要分支

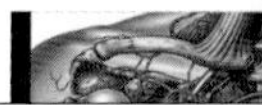

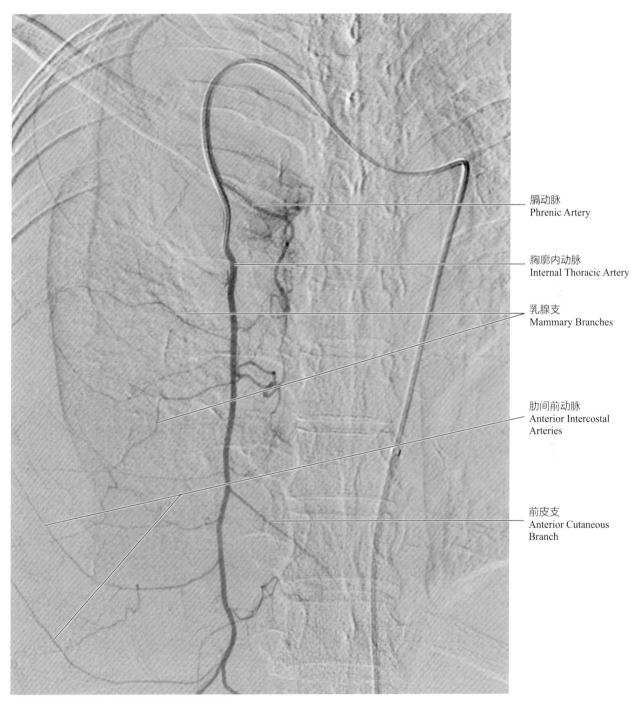

膈动脉
Phrenic Artery

胸廓内动脉
Internal Thoracic Artery

乳腺支
Mammary Branches

肋间前动脉
Anterior Intercostal Arteries

前皮支
Anterior Cutaneous Branch

图15.5　右胸廓内动脉及相关分支

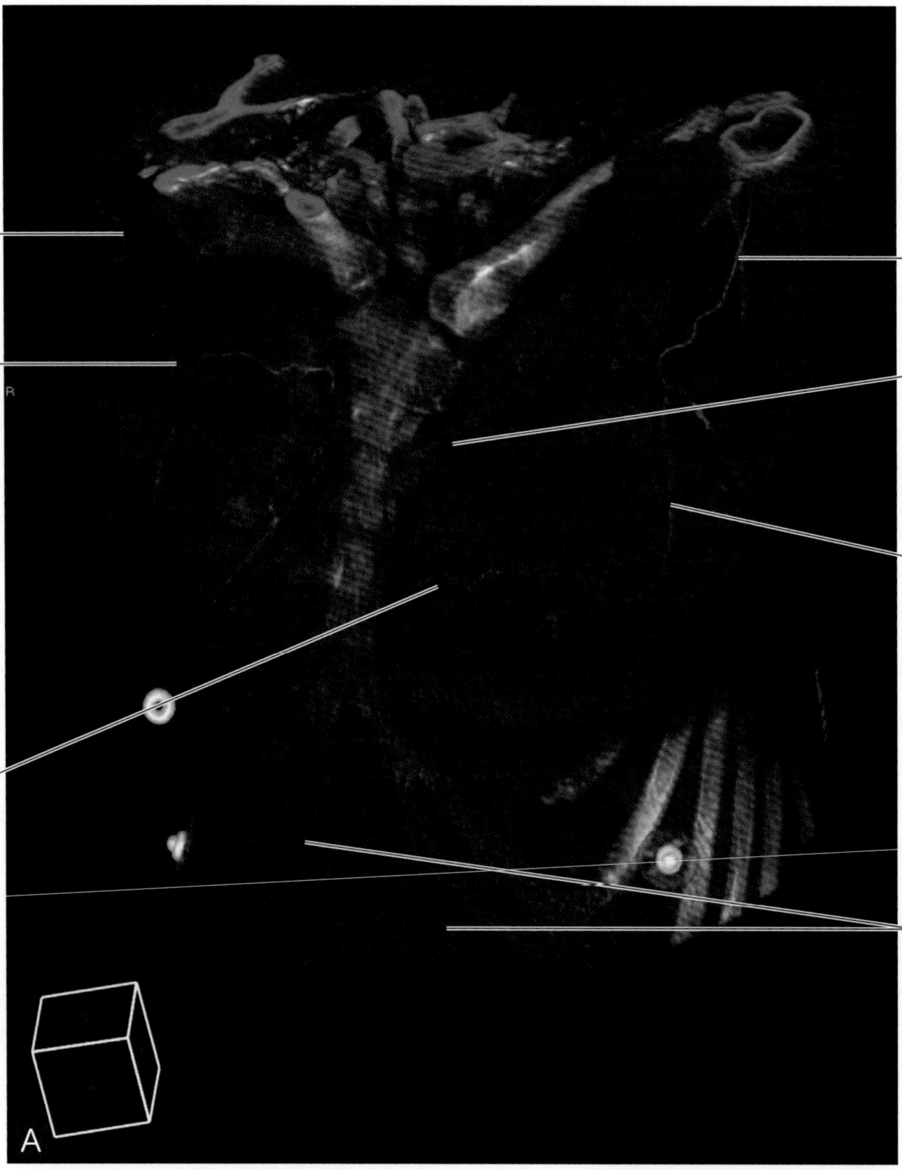

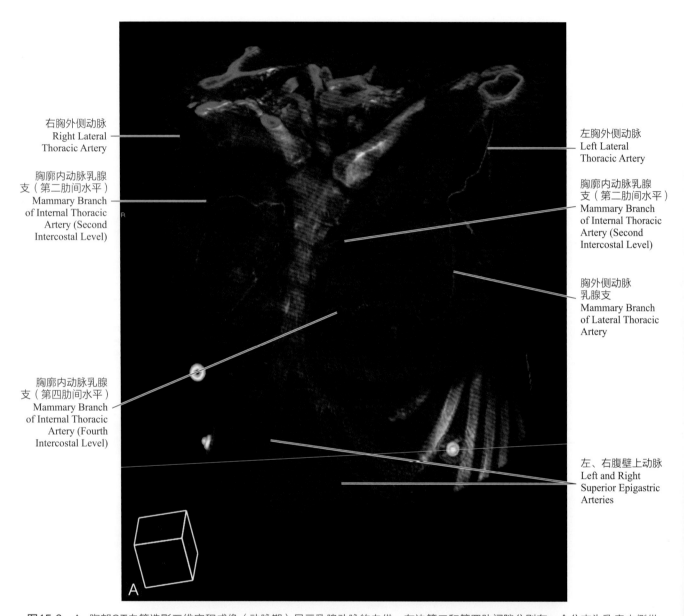

右胸外侧动脉
Right Lateral Thoracic Artery

胸廓内动脉乳腺支（第二肋间水平）
Mammary Branch of Internal Thoracic Artery (Second Intercostal Level)

胸廓内动脉乳腺支（第四肋间水平）
Mammary Branch of Internal Thoracic Artery (Fourth Intercostal Level)

左胸外侧动脉
Left Lateral Thoracic Artery

胸廓内动脉乳腺支（第二肋间水平）
Mammary Branch of Internal Thoracic Artery (Second Intercostal Level)

胸外侧动脉乳腺支
Mammary Branch of Lateral Thoracic Artery

左、右腹壁上动脉
Left and Right Superior Epigastric Arteries

R

A

图15.6 A. 胸部CT血管造影三维容积成像（动脉期）显示乳腺动脉的血供。左边第二和第四肋间隙分别有一个分支为乳房内侧供血，并在乳头乳晕复合体处与胸外侧动脉吻合

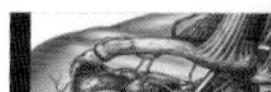

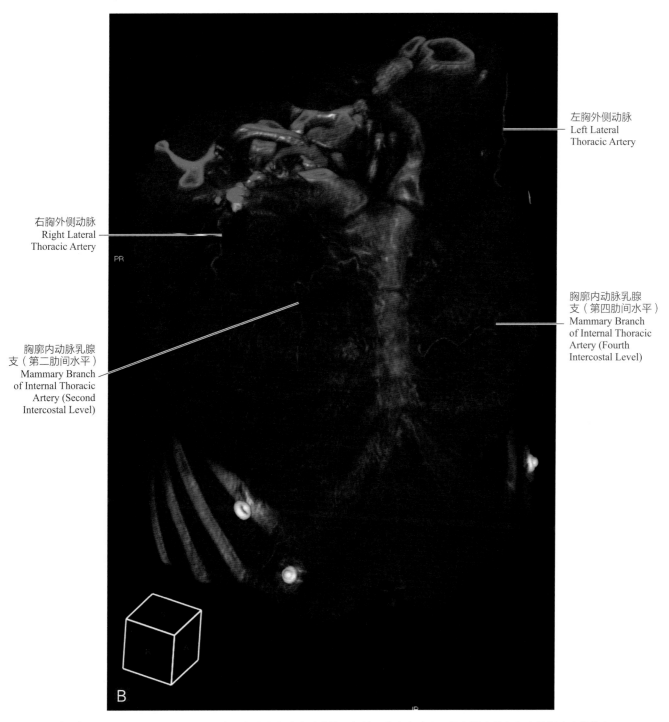

左胸外侧动脉
Left Lateral
Thoracic Artery

右胸外侧动脉
Right Lateral
Thoracic Artery

PR

胸廓内动脉乳腺
支（第四肋间水平）
Mammary Branch
of Internal Thoracic
Artery (Fourth
Intercostal Level)

胸廓内动脉乳腺
支（第二肋间水平）
Mammary Branch
of Internal Thoracic
Artery (Second
Intercostal Level)

B

图15.6（续） B. 同一患者的三维容积成像，起自右胸廓内动脉的一条单一的穿支动脉，拥有横向的来自胸外侧动脉的供血

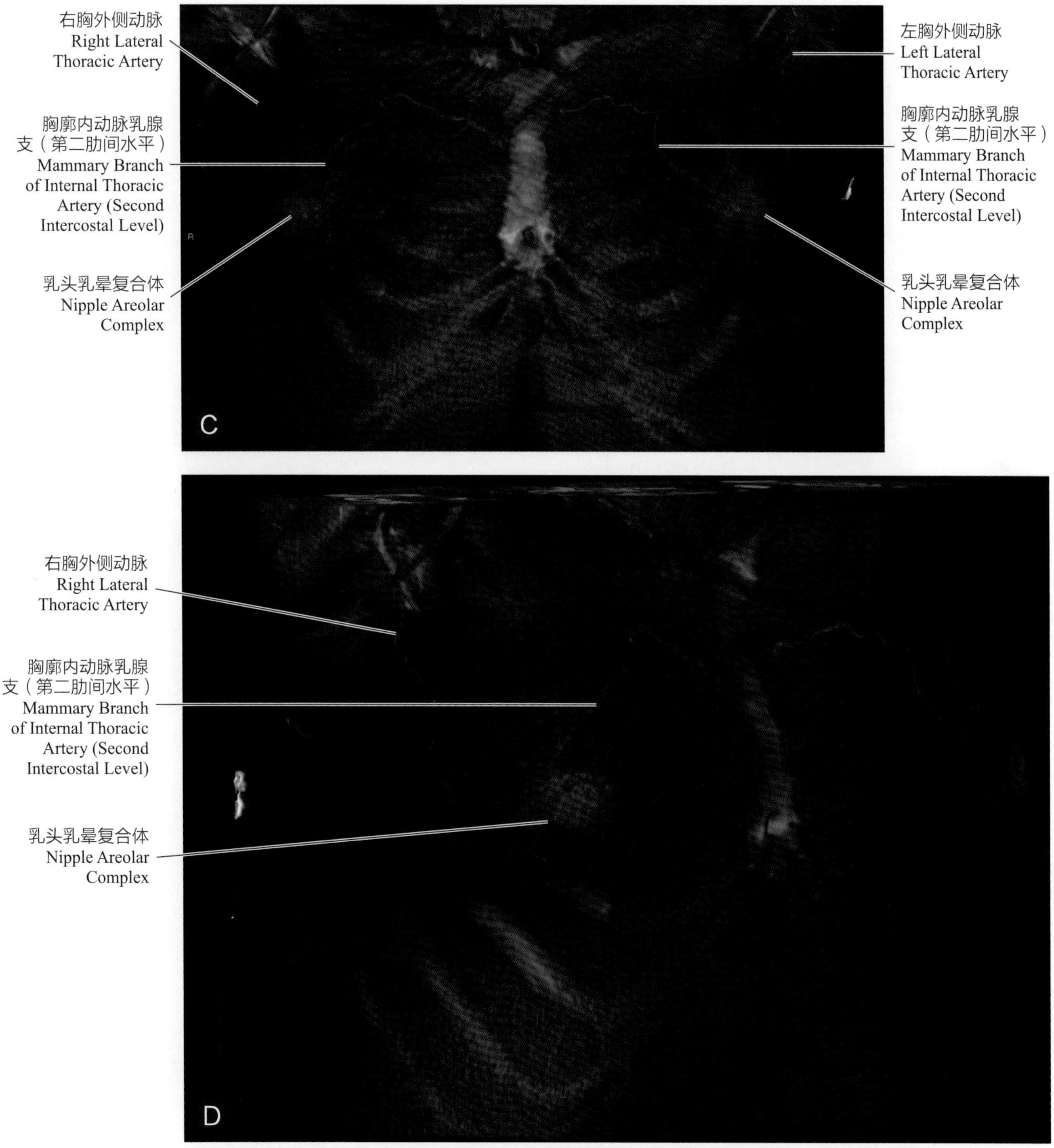

右胸外侧动脉
Right Lateral Thoracic Artery

胸廓内动脉乳腺支（第二肋间水平）
Mammary Branch of Internal Thoracic Artery (Second Intercostal Level)

乳头乳晕复合体
Nipple Areolar Complex

左胸外侧动脉
Left Lateral Thoracic Artery

胸廓内动脉乳腺支（第二肋间水平）
Mammary Branch of Internal Thoracic Artery (Second Intercostal Level)

乳头乳晕复合体
Nipple Areolar Complex

C

右胸外侧动脉
Right Lateral Thoracic Artery

胸廓内动脉乳腺支（第二肋间水平）
Mammary Branch of Internal Thoracic Artery (Second Intercostal Level)

乳头乳晕复合体
Nipple Areolar Complex

D

图15.6（续） C、D. 另一位患者的三维容积成像显示出相似的结构，两条内侧穿支动脉与胸外侧动脉的分支动脉吻合。前面观（C），右前斜面观（D）

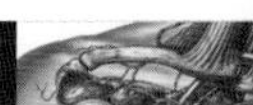

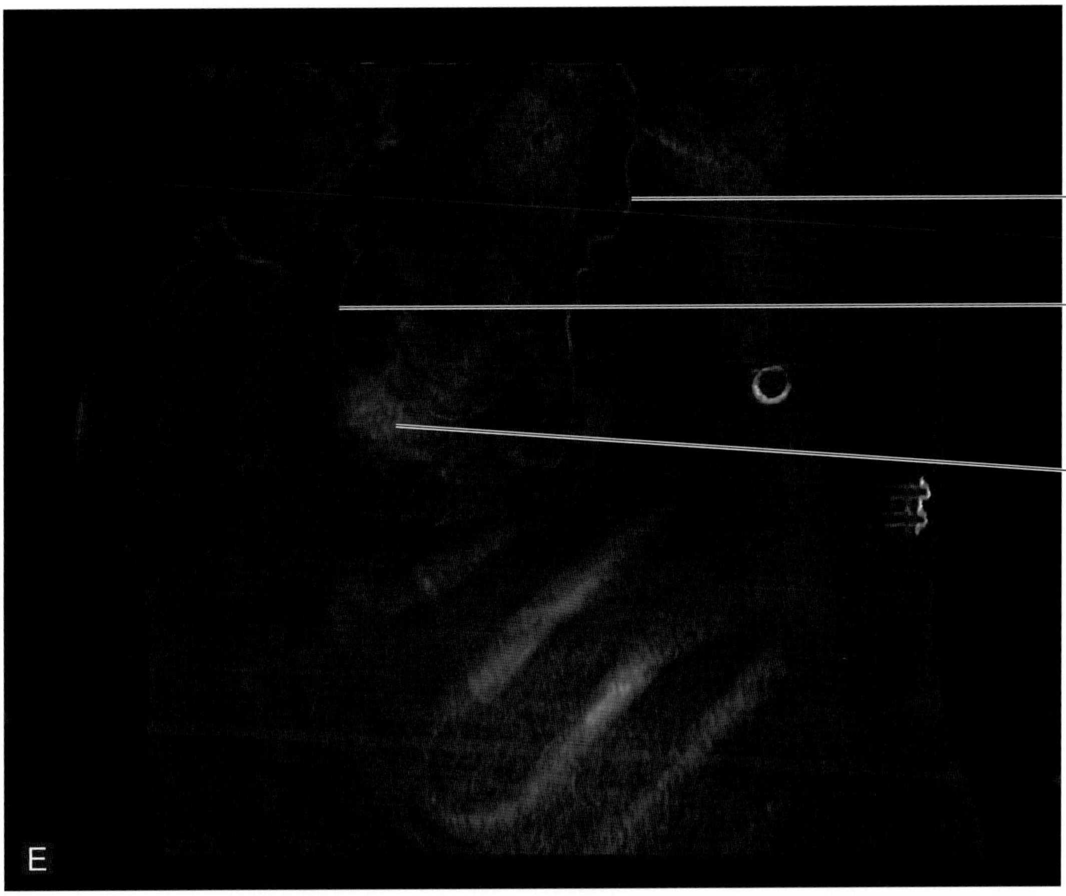

E

左胸外侧动脉
Left Lateral
Thoracic Artery

左侧胸廓内动脉乳腺支（第二肋间水平）
Left Mammary Branch
of Internal Thoracic
Artery (Second Intercostal
Level)

乳头乳晕复合体
Nipple Areolar
Complex

图15.6（续）　E. 与C、D同一患者的三维容积成像（左前斜面观）

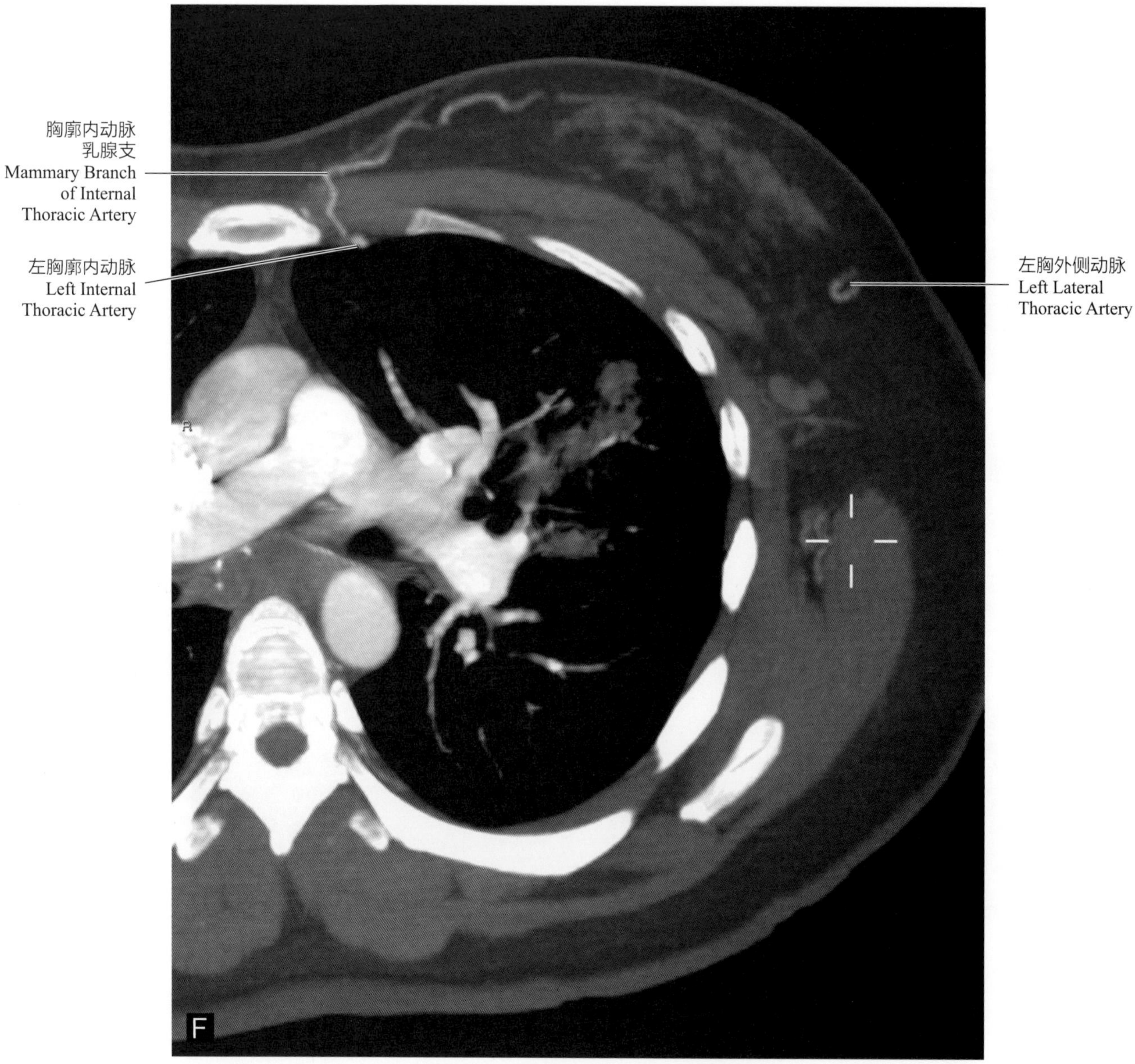

图15.6（续） F. 动脉期CT血管造影的最大密度投影。左胸廓内动脉发出的穿支动脉为乳腺内侧供血

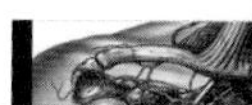

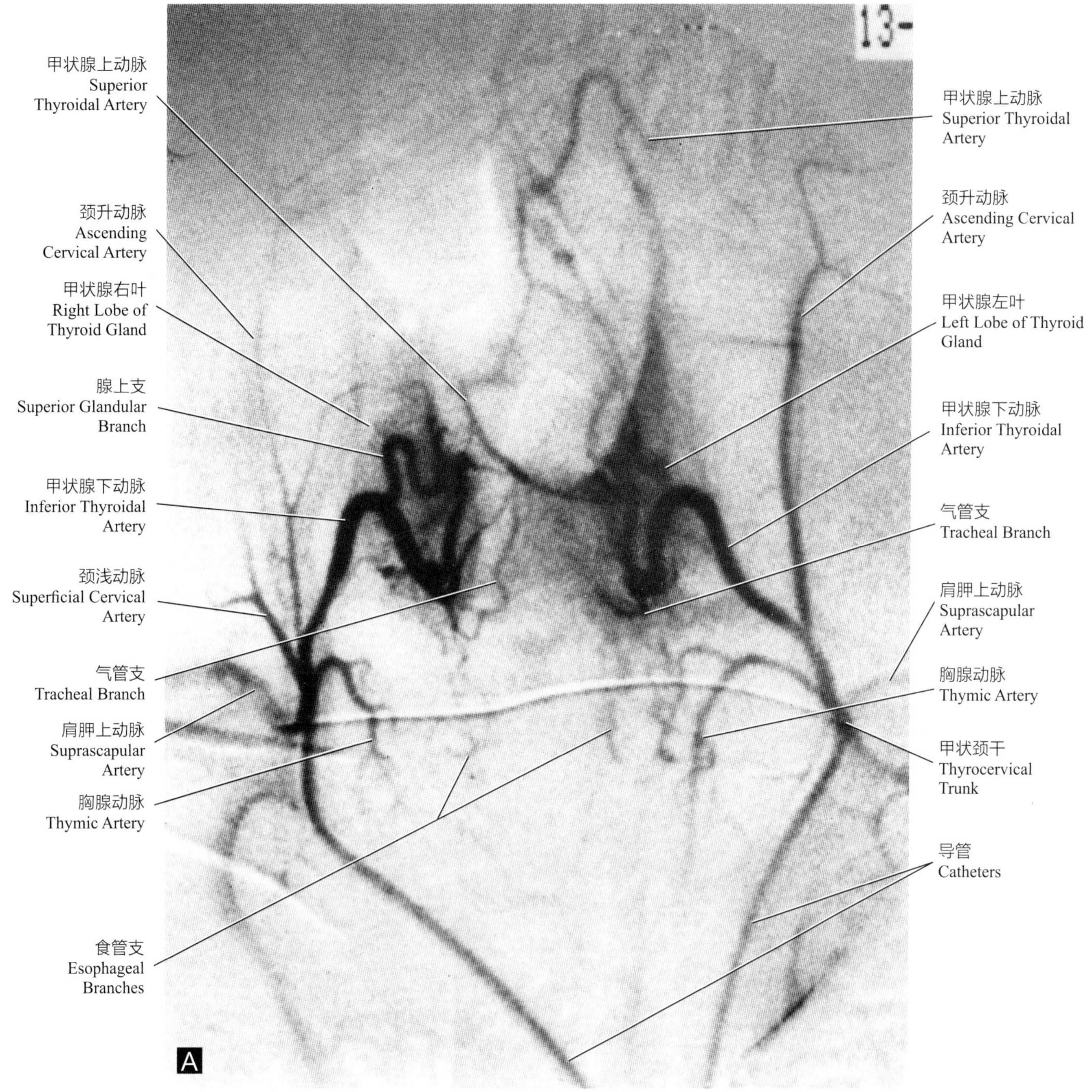

甲状腺上动脉
Superior Thyroidal Artery

颈升动脉
Ascending Cervical Artery

甲状腺右叶
Right Lobe of Thyroid Gland

腺上支
Superior Glandular Branch

甲状腺下动脉
Inferior Thyroidal Artery

颈浅动脉
Superficial Cervical Artery

气管支
Tracheal Branch

肩胛上动脉
Suprascapular Artery

胸腺动脉
Thymic Artery

食管支
Esophageal Branches

甲状腺上动脉
Superior Thyroidal Artery

颈升动脉
Ascending Cervical Artery

甲状腺左叶
Left Lobe of Thyroid Gland

甲状腺下动脉
Inferior Thyroidal Artery

气管支
Tracheal Branch

肩胛上动脉
Suprascapular Artery

胸腺动脉
Thymic Artery

甲状颈干
Thyrocervical Trunk

导管
Catheters

A

图15.7　A. 双侧甲状颈干的血管造影。注意被染色的甲状腺和血管

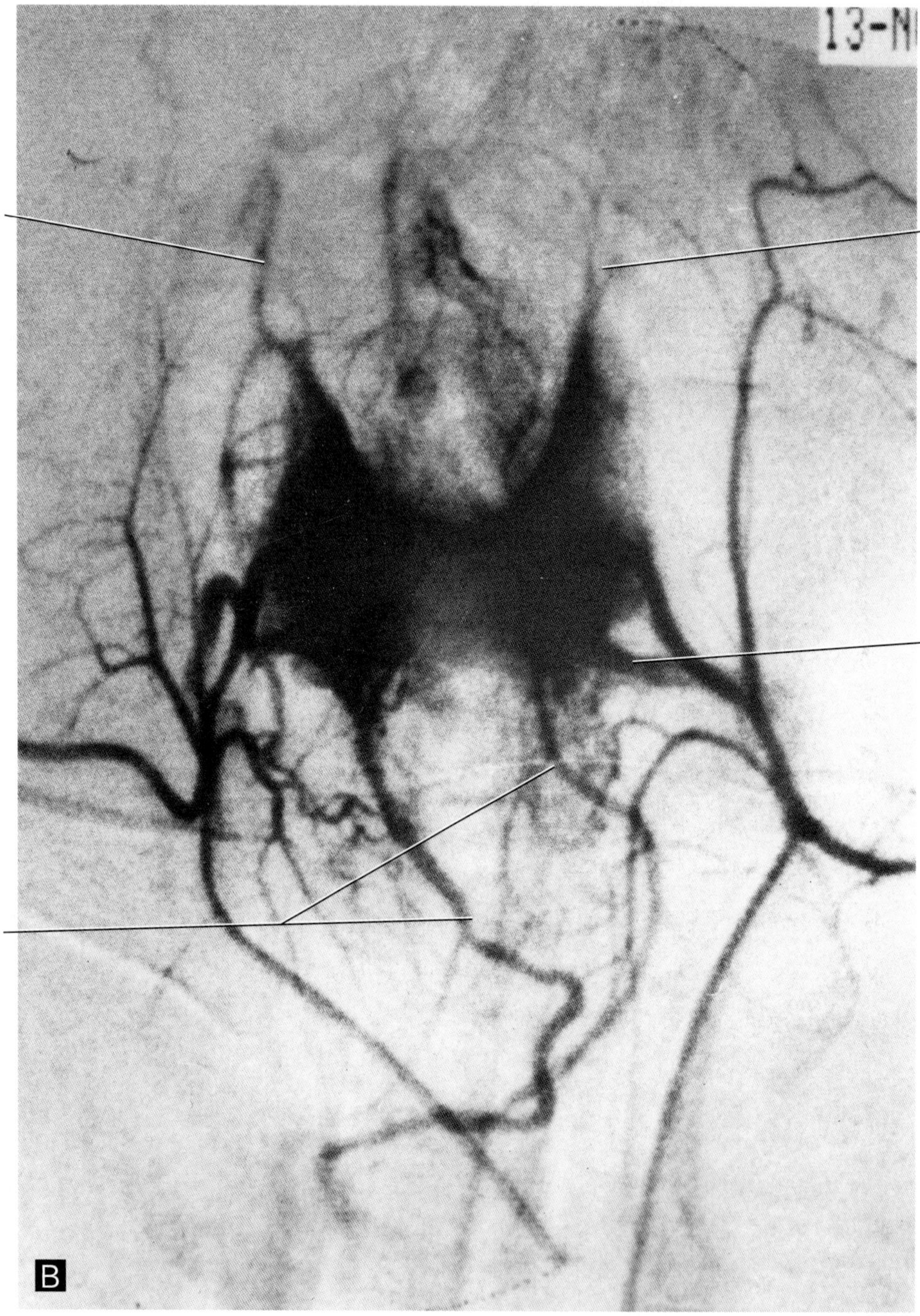

甲状腺上静脉
Superior Thyroidal Vein

甲状腺上静脉
Superior Thyroidal Vein

左甲状腺中静脉
Left Middle Thyroidal Vein

甲状腺下静脉
Inferior Thyroidal Veins

13-N

B

图15.7（续） B. 双侧甲状腺静脉的血管造影

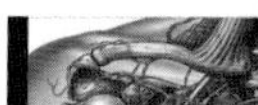

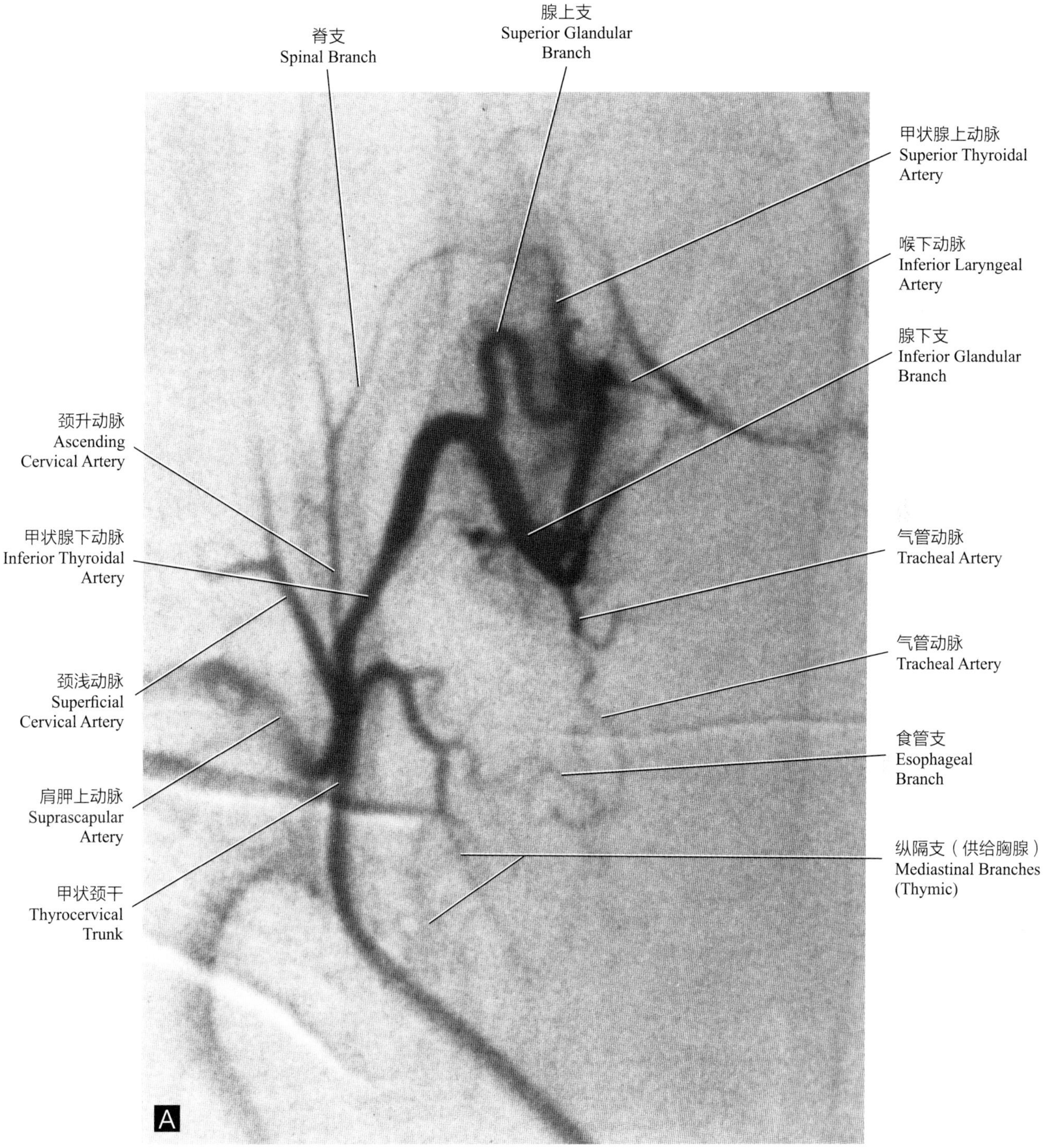

脊支
Spinal Branch

腺上支
Superior Glandular Branch

甲状腺上动脉
Superior Thyroidal Artery

喉下动脉
Inferior Laryngeal Artery

腺下支
Inferior Glandular Branch

颈升动脉
Ascending Cervical Artery

甲状腺下动脉
Inferior Thyroidal Artery

气管动脉
Tracheal Artery

颈浅动脉
Superficial Cervical Artery

气管动脉
Tracheal Artery

食管支
Esophageal Branch

肩胛上动脉
Suprascapular Artery

纵隔支（供给胸腺）
Mediastinal Branches (Thymic)

甲状颈干
Thyrocervical Trunk

A

图15.8　A. 右侧甲状腺血管的放大图

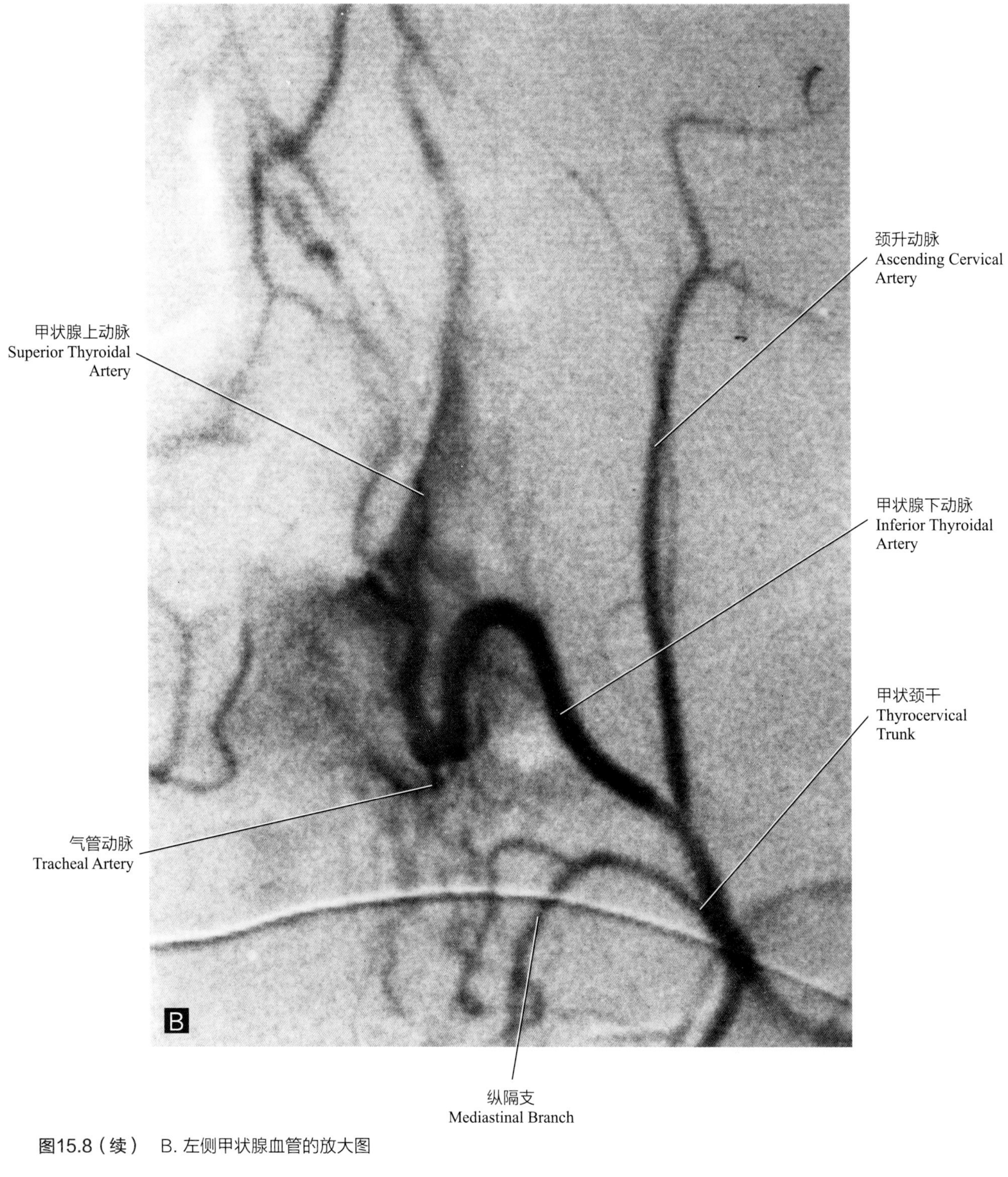

颈升动脉
Ascending Cervical Artery

甲状腺上动脉
Superior Thyroidal Artery

甲状腺下动脉
Inferior Thyroidal Artery

甲状颈干
Thyrocervical Trunk

气管动脉
Tracheal Artery

B

纵隔支
Mediastinal Branch

图15.8（续） B. 左侧甲状腺血管的放大图

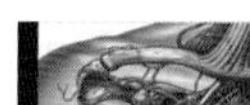

颈浅动脉
Superficial
Cervical Artery
颈升动脉
Ascending
Cervical Artery
甲状腺下动脉
Inferior
Thyroidal Artery
颈横动脉
Transverse
Cervical Artery
肩胛上动脉
Suprascapular
Artery
喉下动脉
Inferior Laryngeal
Arteries
气管支
Tracheal
Branches
C

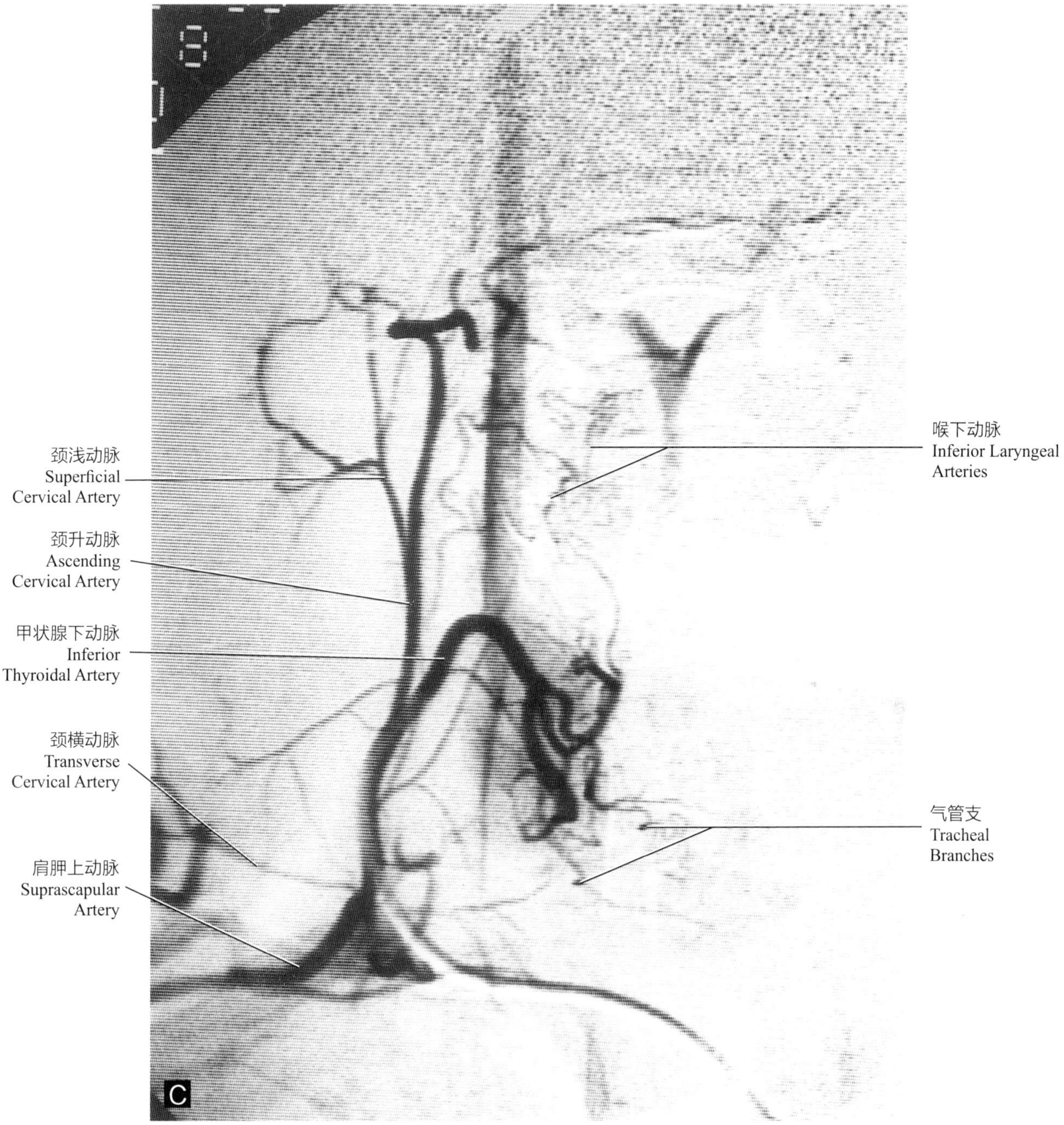

图15.8（续） C. 右甲状颈干的选择性血管造影

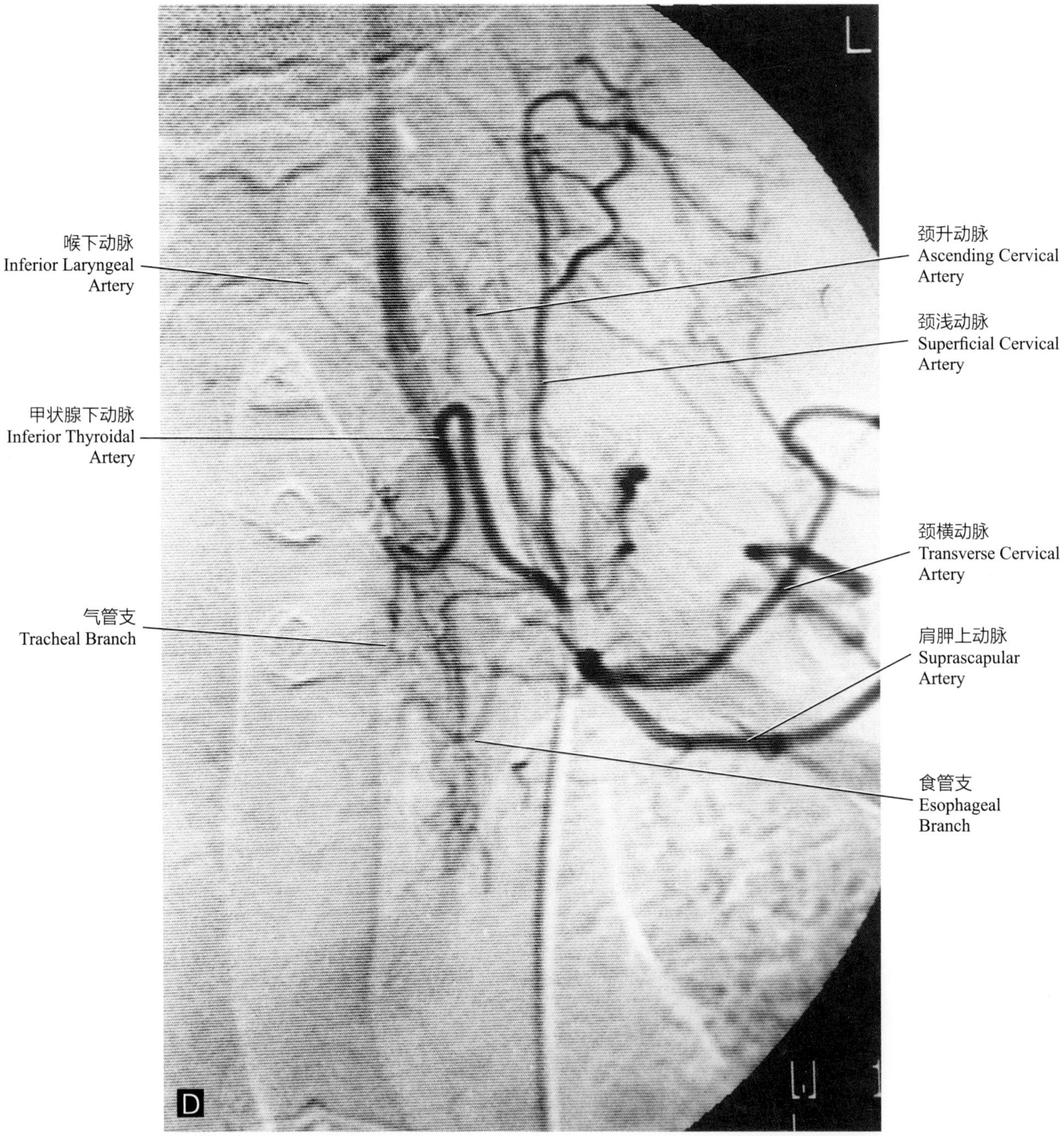

喉下动脉
Inferior Laryngeal Artery

甲状腺下动脉
Inferior Thyroidal Artery

气管支
Tracheal Branch

颈升动脉
Ascending Cervical Artery

颈浅动脉
Superficial Cervical Artery

颈横动脉
Transverse Cervical Artery

肩胛上动脉
Suprascapular Artery

食管支
Esophageal Branch

L

D

图15.8（续） D. 左甲状颈干的选择性血管造影

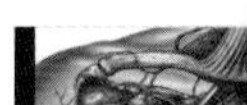

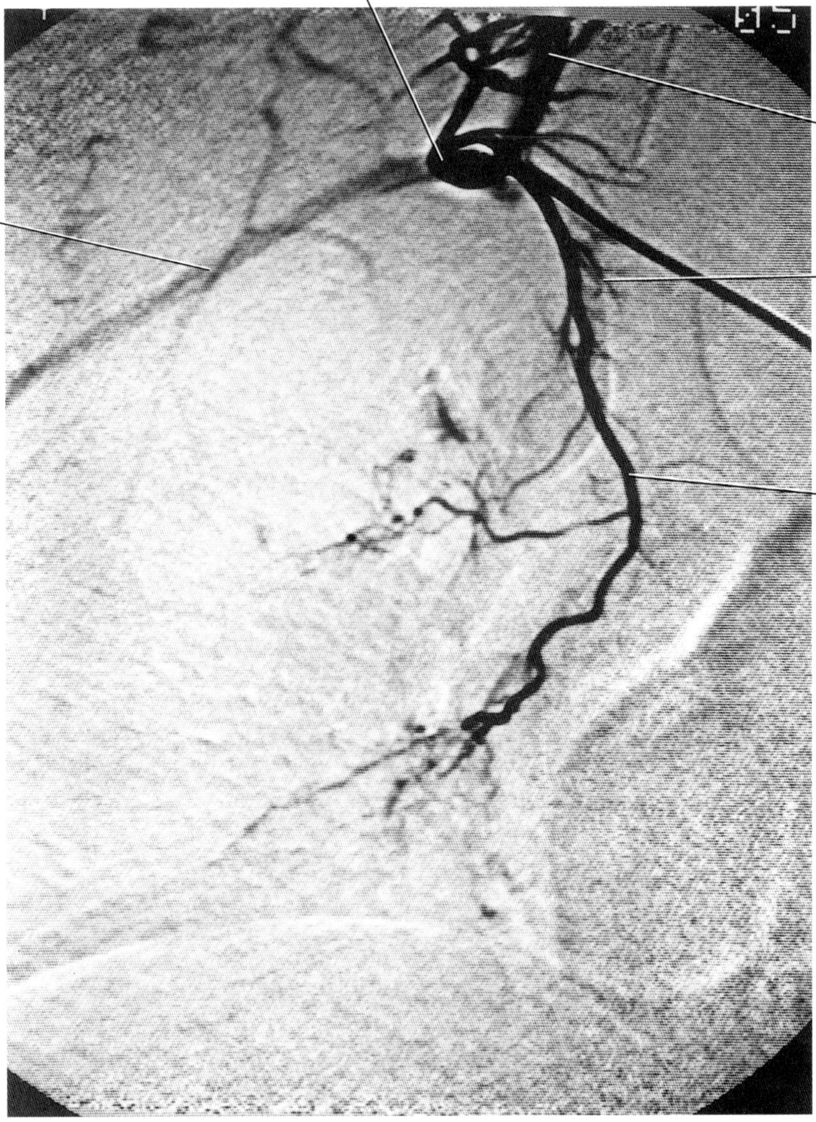

甲状颈干
Thyrocervical Trunk
椎动脉
Vertebral Artery
锁骨下动脉
Subclavian Artery
气管支
Tracheal Branch
变异的支气管动脉
Replaced Bronchial Artery

图15.9　起自右甲状颈干的右支气管动脉为正常的解剖变异（详见与支气管动脉相关的部分）

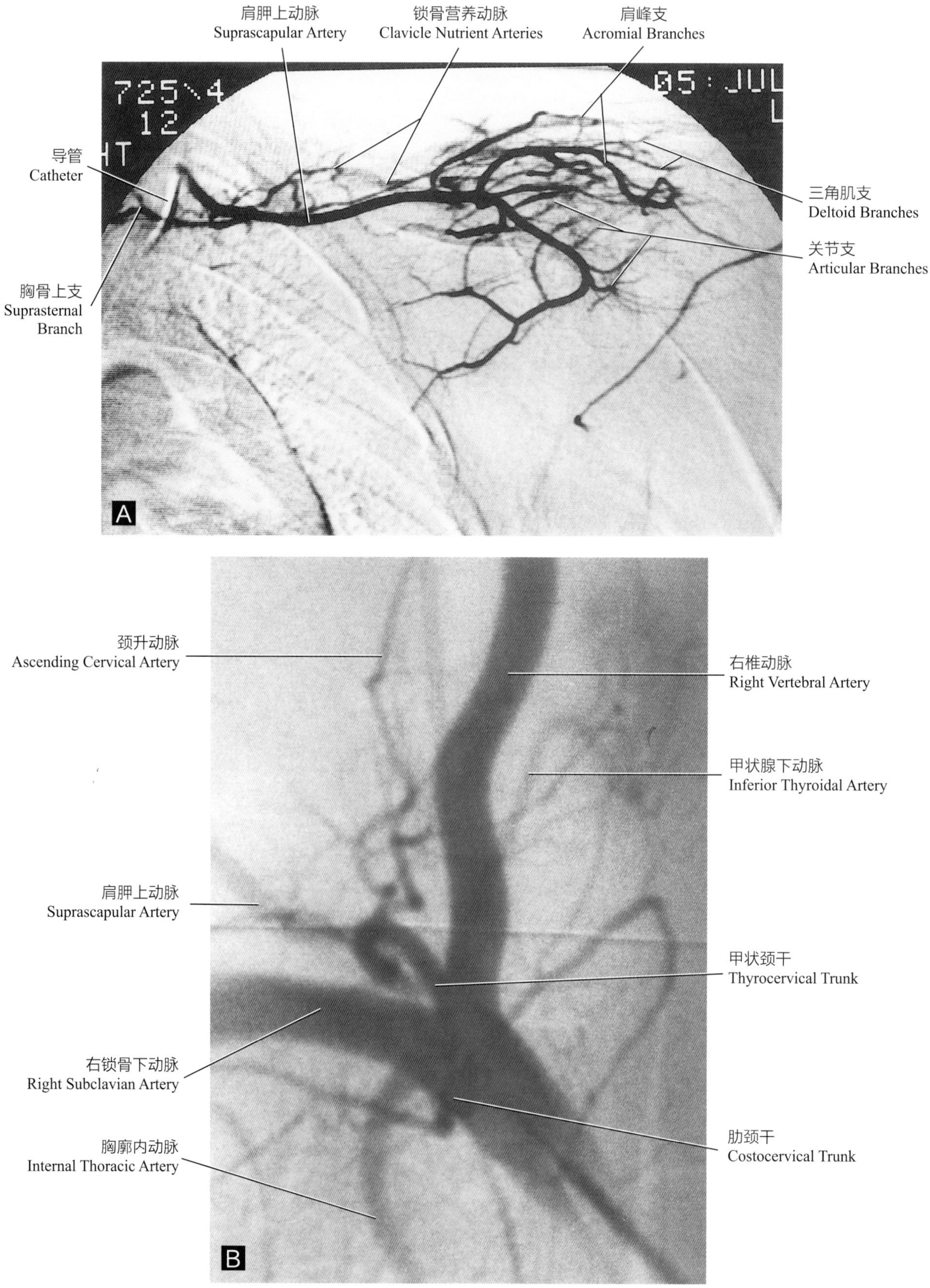

图15.10 A. 左肩胛上动脉及其分支的选择性血管造影。B. 右锁骨下动脉及其主要分支的选择性血管造影

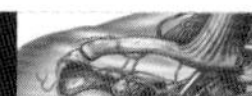

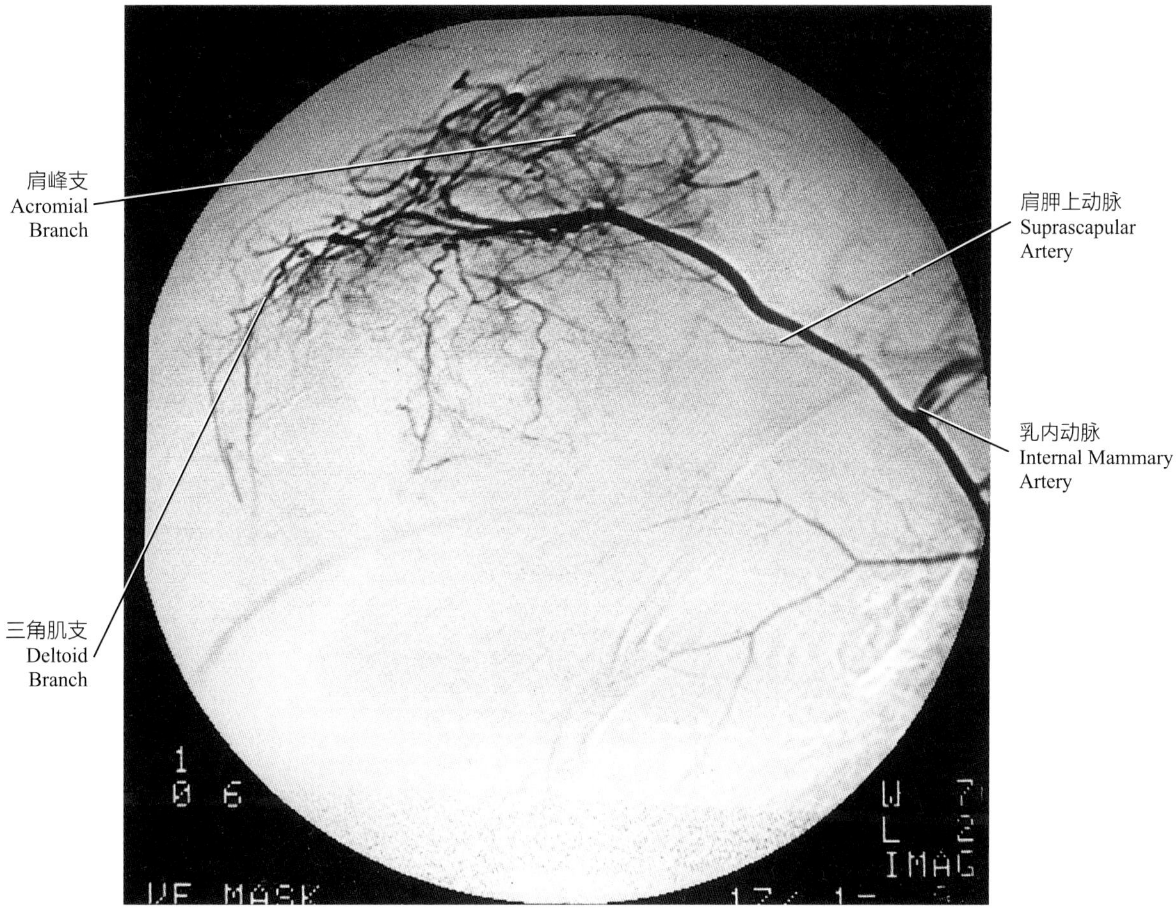

图15.11　右肩胛上动脉及其分支的选择性血管造影。注意解剖变异。肩胛上动脉起自右胸廓内动脉（内乳动脉）。末梢动脉由于关节盂的动脉瘤样骨囊肿而发生推移

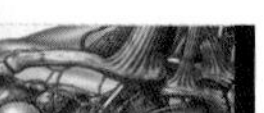

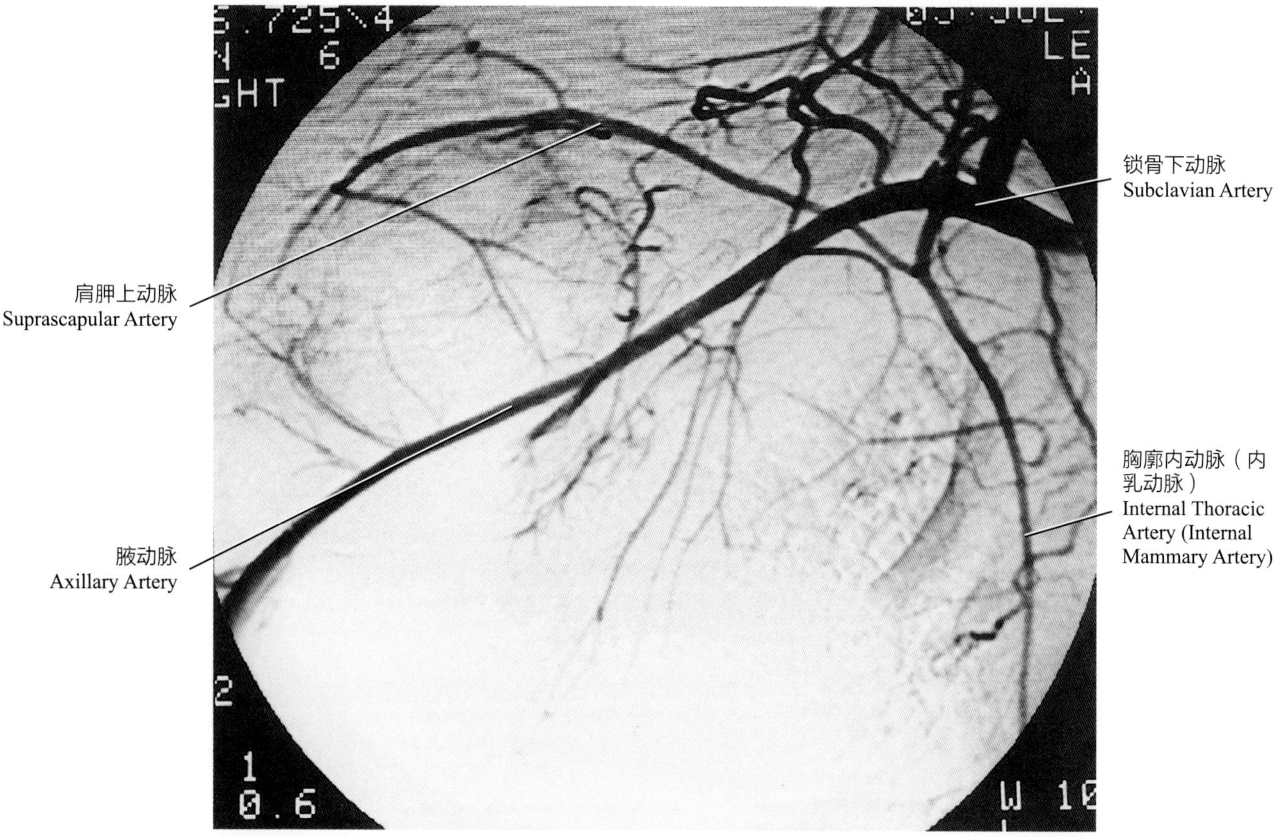

图15.12 肩胛上动脉起自胸廓内动脉。注意其与锁骨下动脉的关系

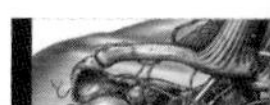

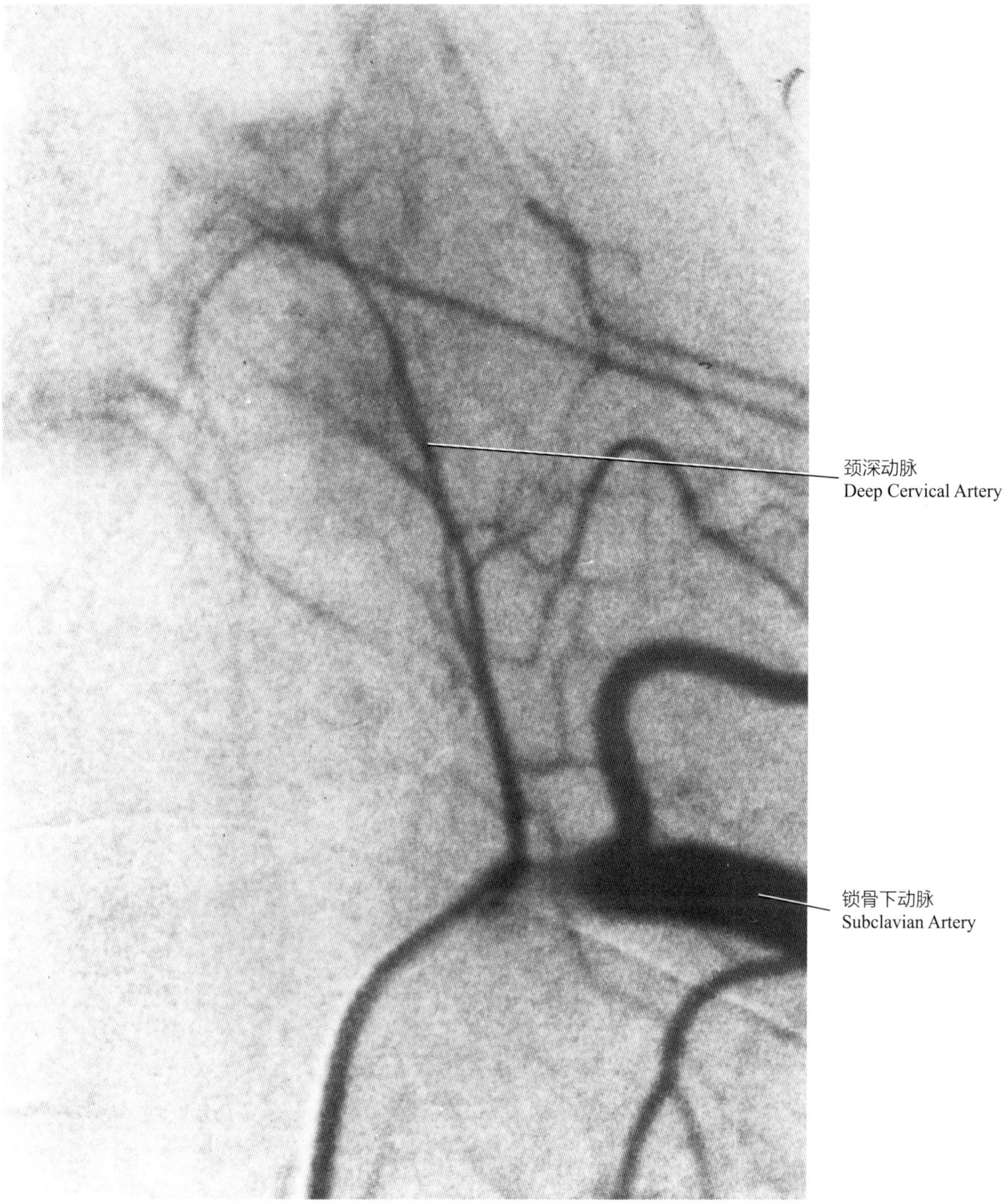

颈深动脉
Deep Cervical Artery

锁骨下动脉
Subclavian Artery

图15.13　颈深动脉起自胸廓内动脉。注意其与锁骨下动脉的关系

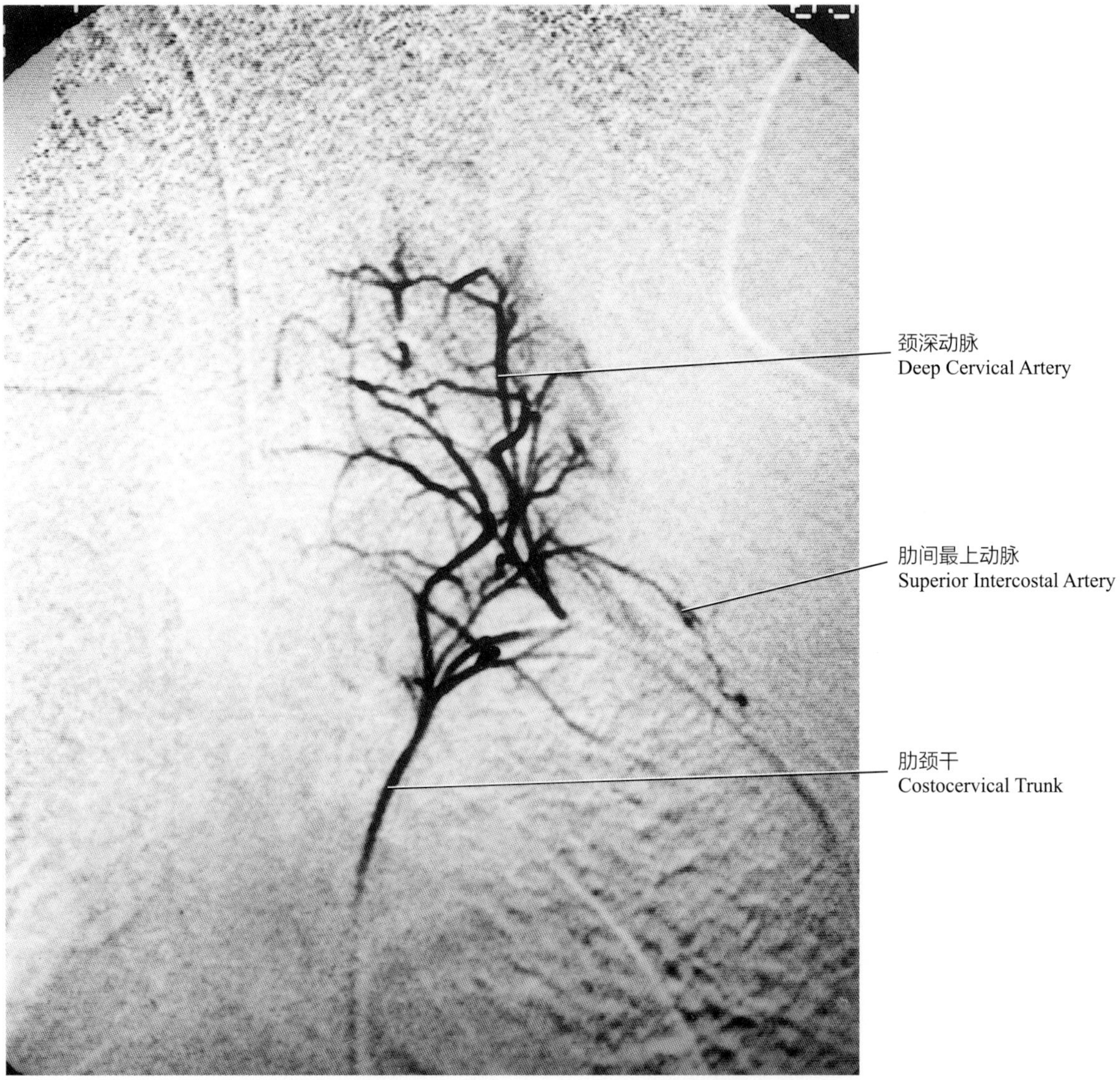

颈深动脉
Deep Cervical Artery

肋间最上动脉
Superior Intercostal Artery

肋颈干
Costocervical Trunk

图15.14　起自肋颈干的颈深动脉。该患者的颈深动脉较短，注意肌肉动脉和肋间动脉的吻合

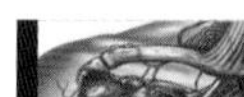

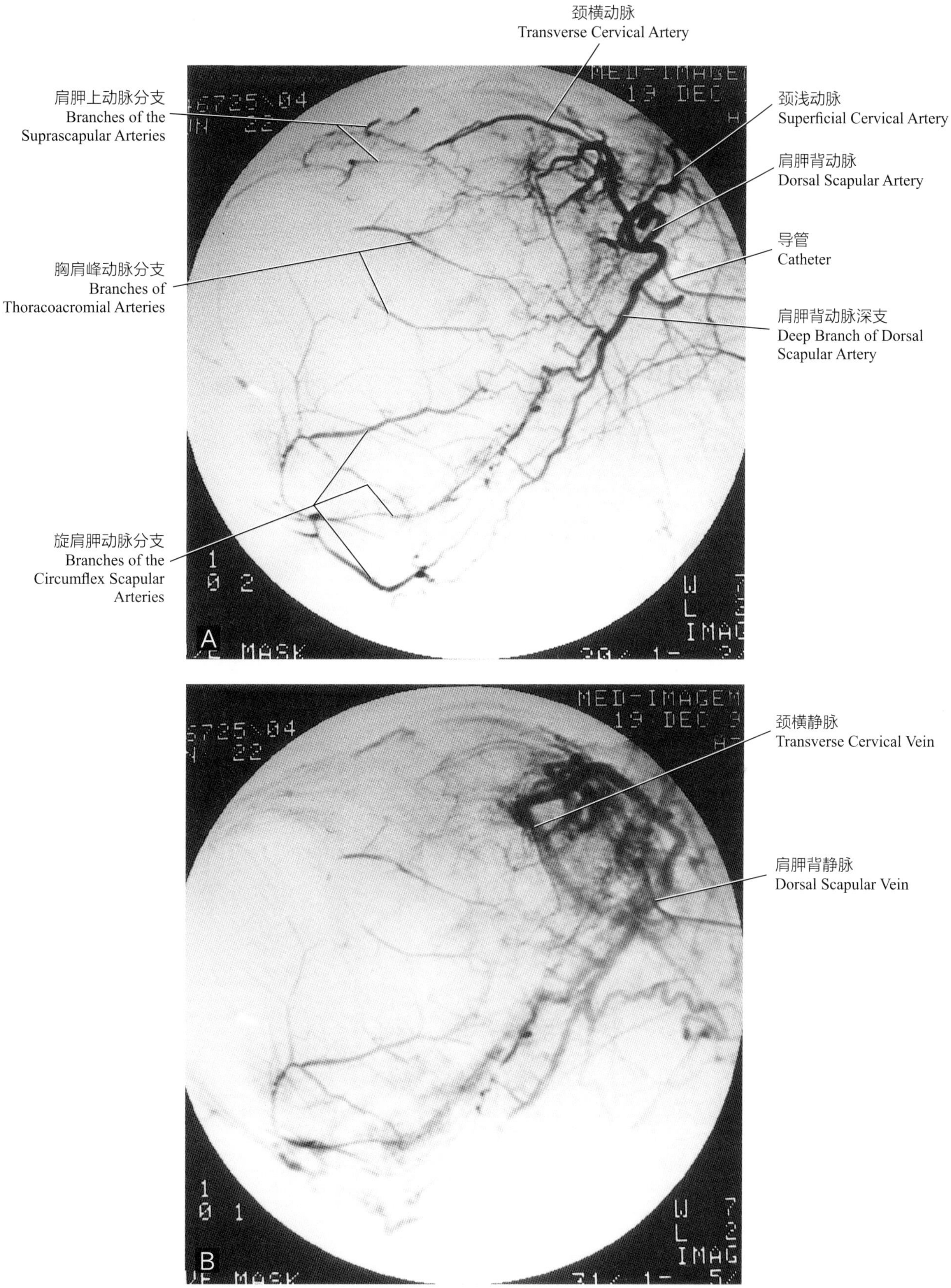

颈横动脉
Transverse Cervical Artery

肩胛上动脉分支
Branches of the Suprascapular Arteries

颈浅动脉
Superficial Cervical Artery

肩胛背动脉
Dorsal Scapular Artery

导管
Catheter

胸肩峰动脉分支
Branches of Thoracoacromial Arteries

肩胛背动脉深支
Deep Branch of Dorsal Scapular Artery

旋肩胛动脉分支
Branches of the Circumflex Scapular Arteries

A

颈横静脉
Transverse Cervical Vein

肩胛背静脉
Dorsal Scapular Vein

B

图15.15　A. 肩胛部的动脉吻合。图中可见肩胛背动脉及其主要分支。由于动脉血栓形成，可见末梢吻合。B. 后期血管造影。图中可见静脉

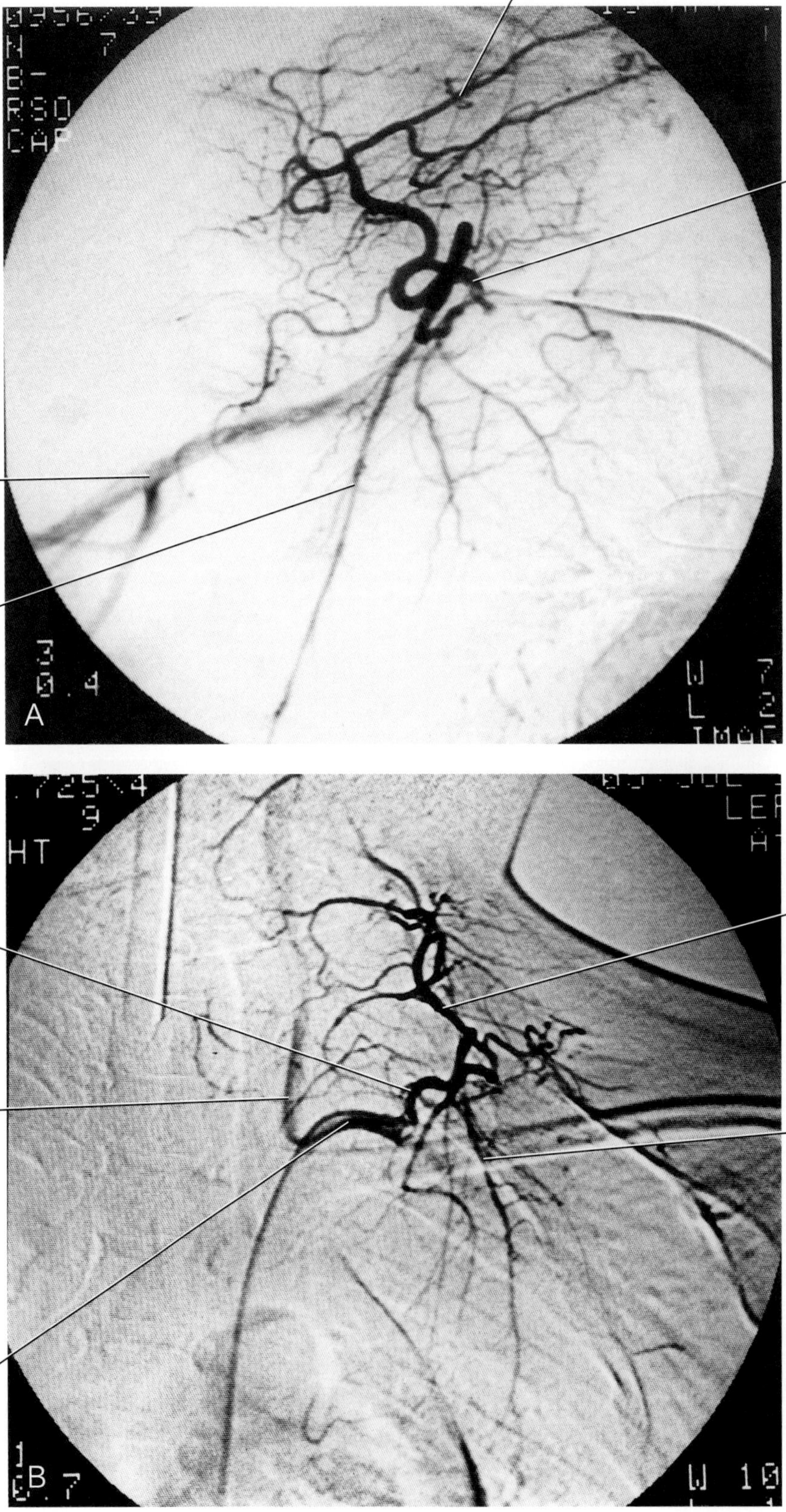

颈浅动脉
Superficial Cervical Artery

肩胛背动脉
Dorsal Scapular Artery

腋动脉
Axillary Artery

肩胛背动脉深支
Deep Branch of Dorsal Scapular Artery

颈浅动脉
Superficial Cervical Artery

肩胛背动脉
Dorsal Scapular Artery

椎动脉
Vertebral Artery

肩胛背动脉深支
Deep Branch of Dorsal Scapular Artery

左锁骨下动脉
Left Subclavian Artery

图15.16　A. 右肩胛背动脉的血管造影。B. 左肩胛背动脉的选择性血管造影。图中可见颈浅动脉和肩胛背动脉深支

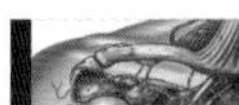

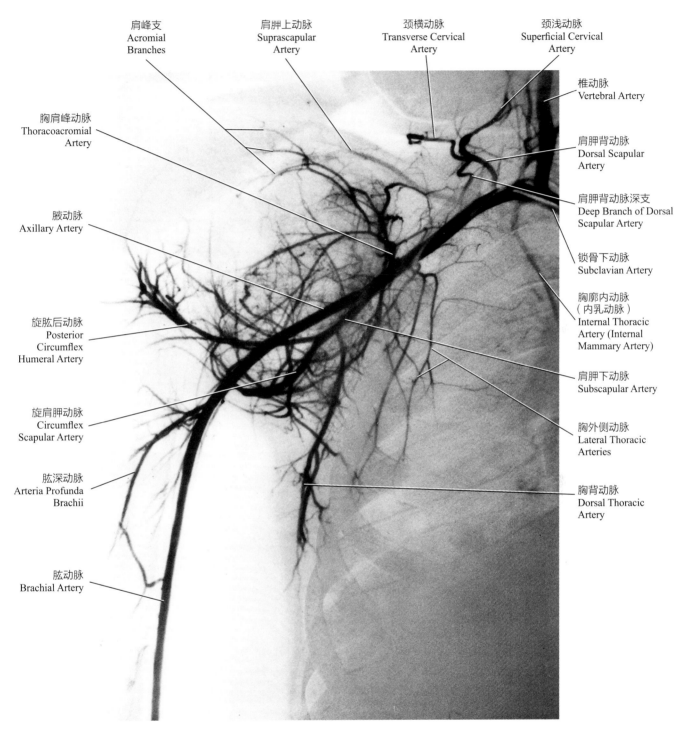

肩峰支
Acromial Branches

肩胛上动脉
Suprascapular Artery

颈横动脉
Transverse Cervical Artery

颈浅动脉
Superficial Cervical Artery

椎动脉
Vertebral Artery

胸肩峰动脉
Thoracoacromial Artery

肩胛背动脉
Dorsal Scapular Artery

肩胛背动脉深支
Deep Branch of Dorsal Scapular Artery

腋动脉
Axillary Artery

锁骨下动脉
Subclavian Artery

胸廓内动脉
（内乳动脉）
Internal Thoracic Artery (Internal Mammary Artery)

旋肱后动脉
Posterior Circumflex Humeral Artery

肩胛下动脉
Subscapular Artery

旋肩胛动脉
Circumflex Scapular Artery

胸外侧动脉
Lateral Thoracic Arteries

肱深动脉
Arteria Profunda Brachii

胸背动脉
Dorsal Thoracic Artery

肱动脉
Brachial Artery

图15.17 右锁骨下动脉、腋动脉和肱动脉的血管造影。注意总干分出旋肩胛动脉和后方迂曲的肩胛动脉

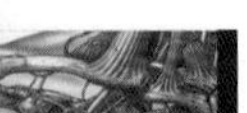

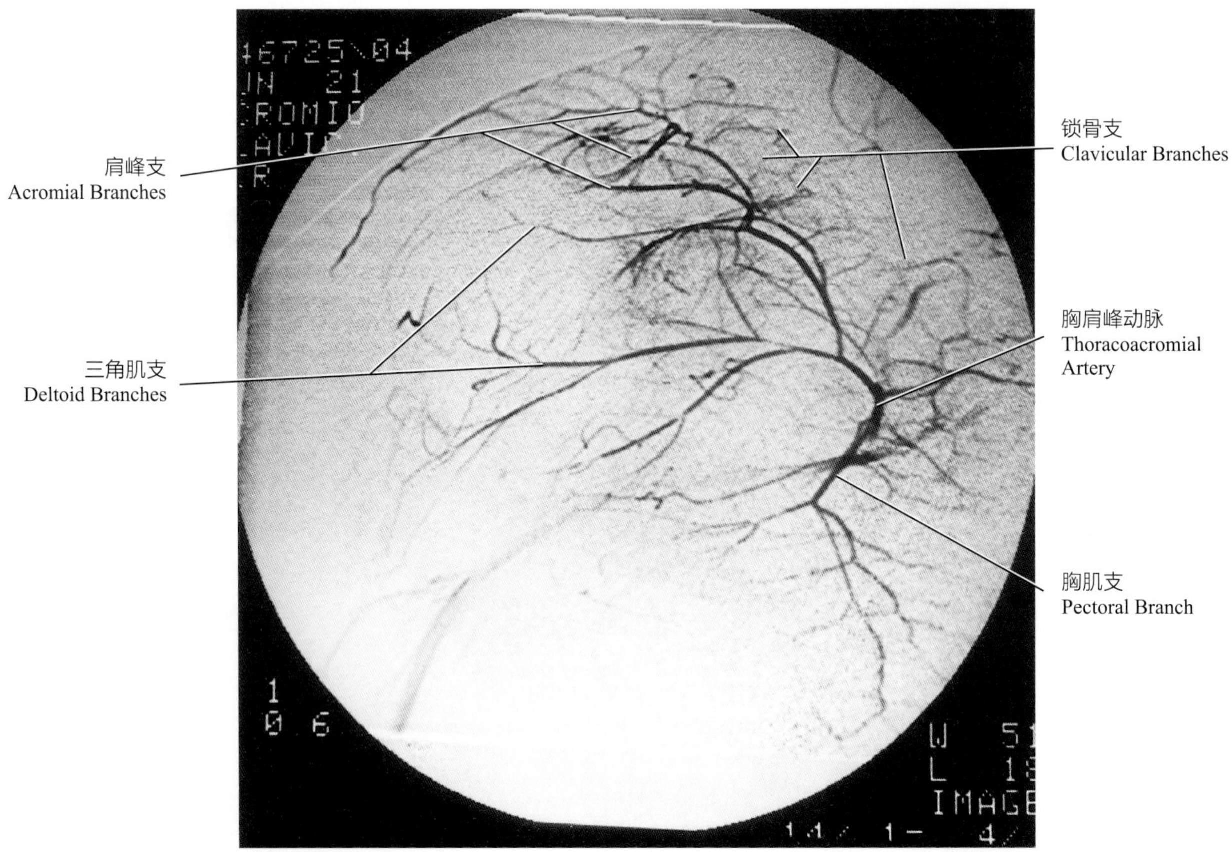

图15.18　右胸肩峰动脉及其主要分支

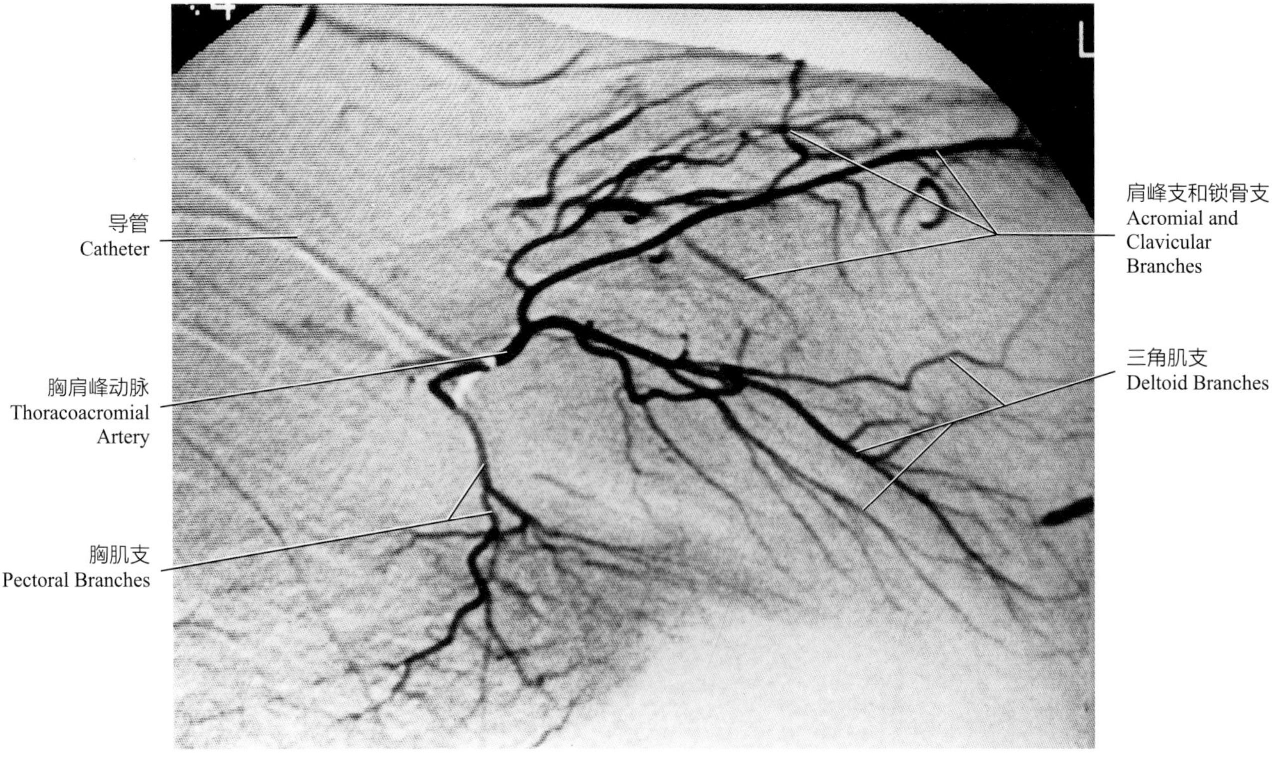

图15.19　左胸肩峰动脉及其主要分支

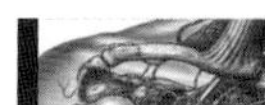

腋动脉
Axillary Artery
肩胛下动脉
Subscapular Artery
旋肱后动脉
Posterior Circumflex Humeral Artery
桡动脉
Radial Artery
肱动脉
Brachial Artery
肱动脉
Brachial Artery
肱深动脉
Arteria Profunda Brachii
尺动脉
Ulnar Artery
桡动脉
Radial Artery
A

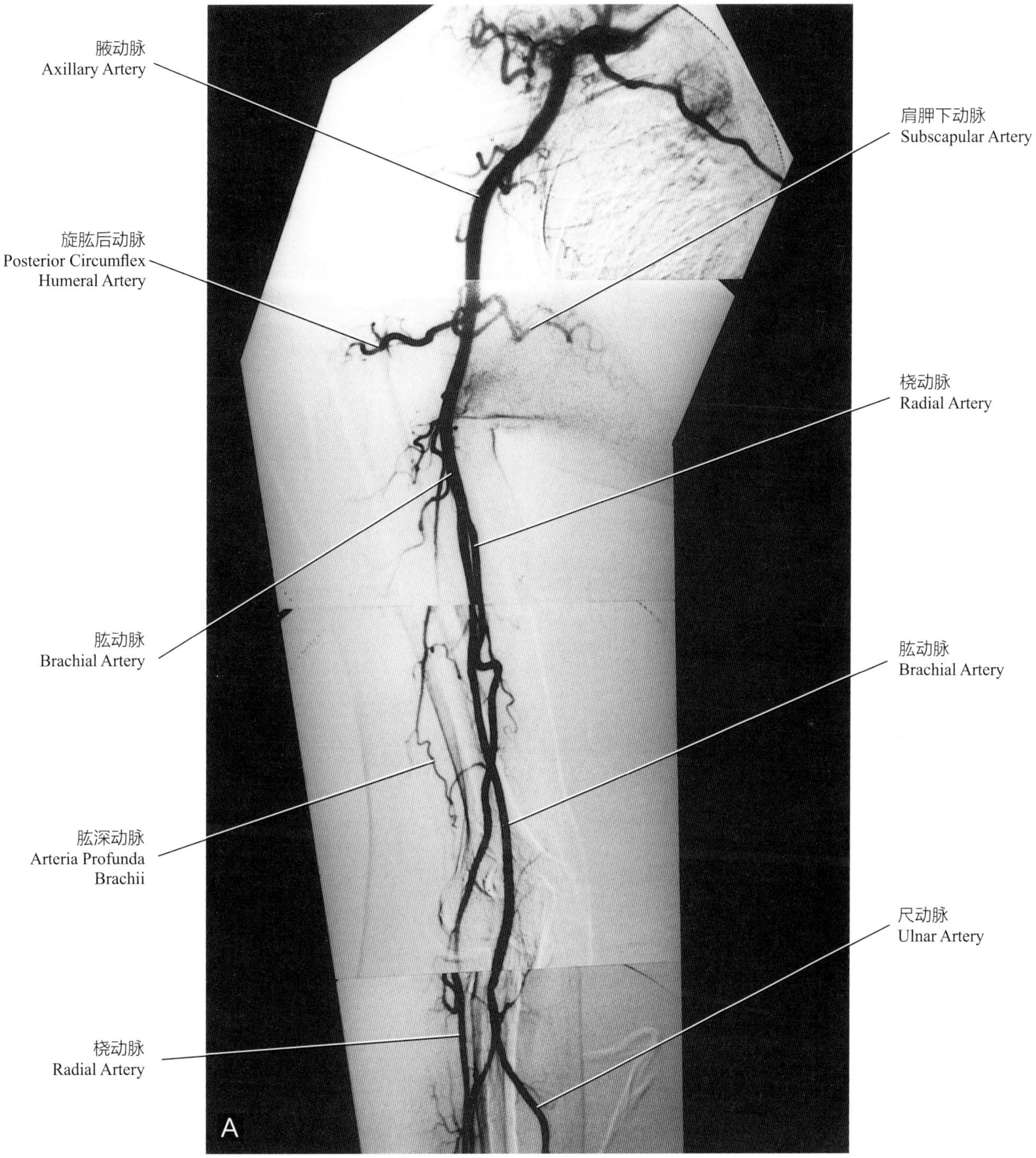

图15.20　A. 右肱动脉的选择性血管造影。注意桡动脉起源位置高

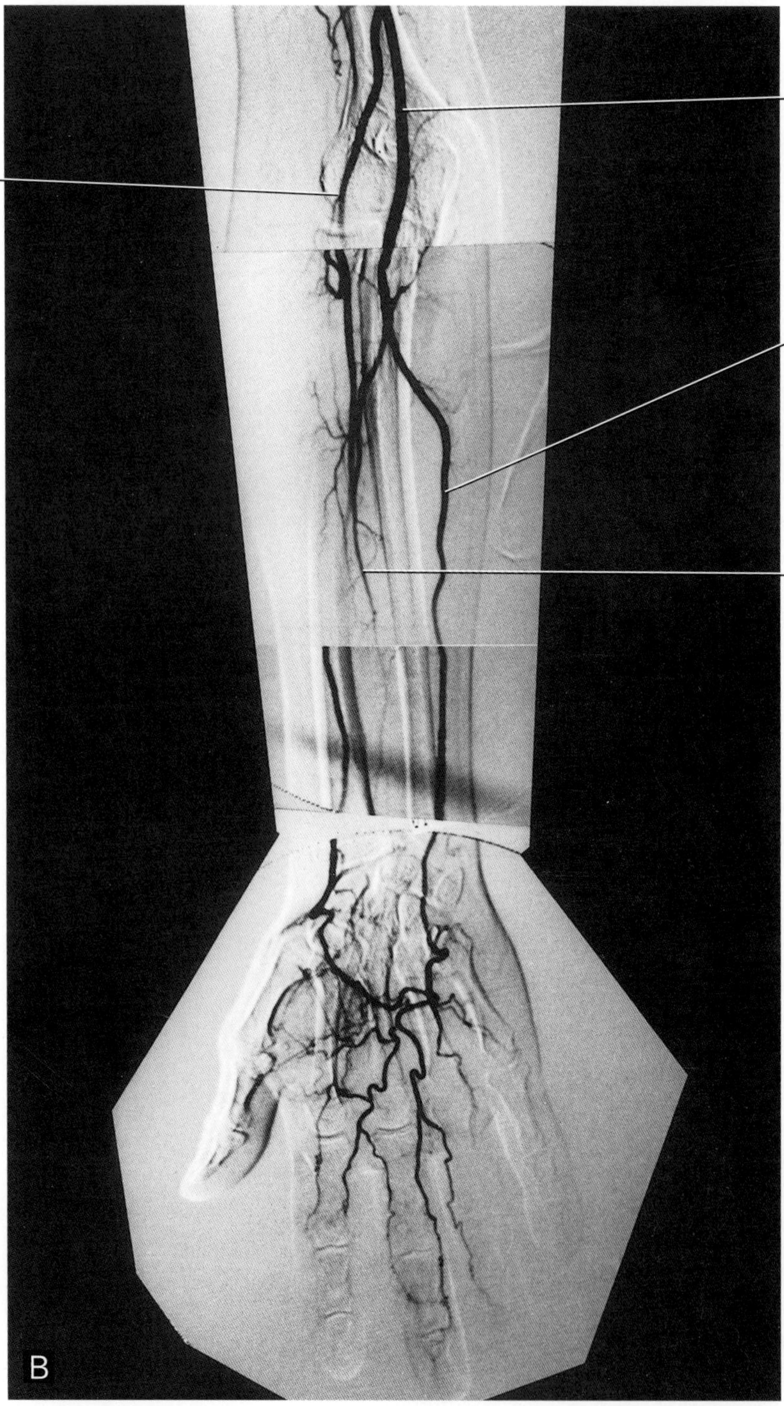

图15.20（续） B. 上肢远端的血管造影显示桡动脉走行至腕部

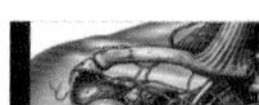

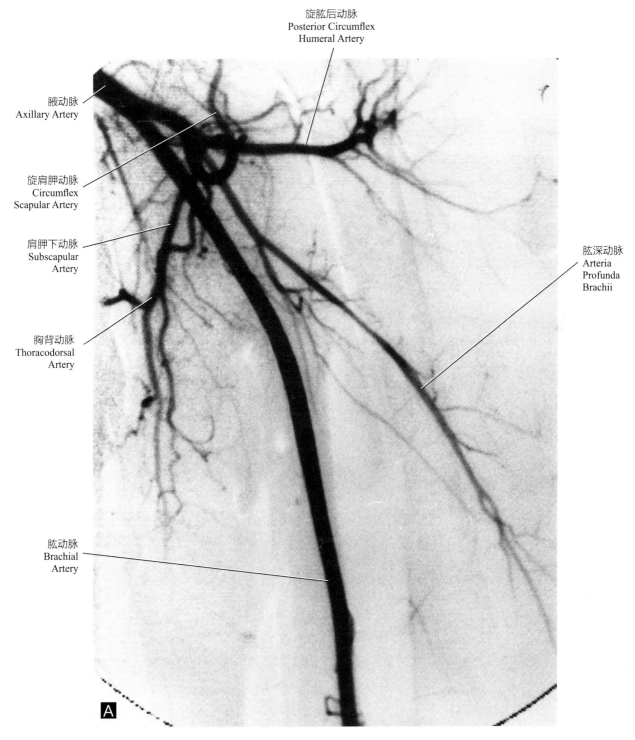

旋肱后动脉
Posterior Circumflex
Humeral Artery

腋动脉
Axillary Artery

旋肩胛动脉
Circumflex
Scapular Artery

肩胛下动脉
Subscapular
Artery

胸背动脉
Thoracodorsal
Artery

肱深动脉
Arteria
Profunda
Brachii

肱动脉
Brachial
Artery

A

图15.21　A. 左腋动脉及其主要分支

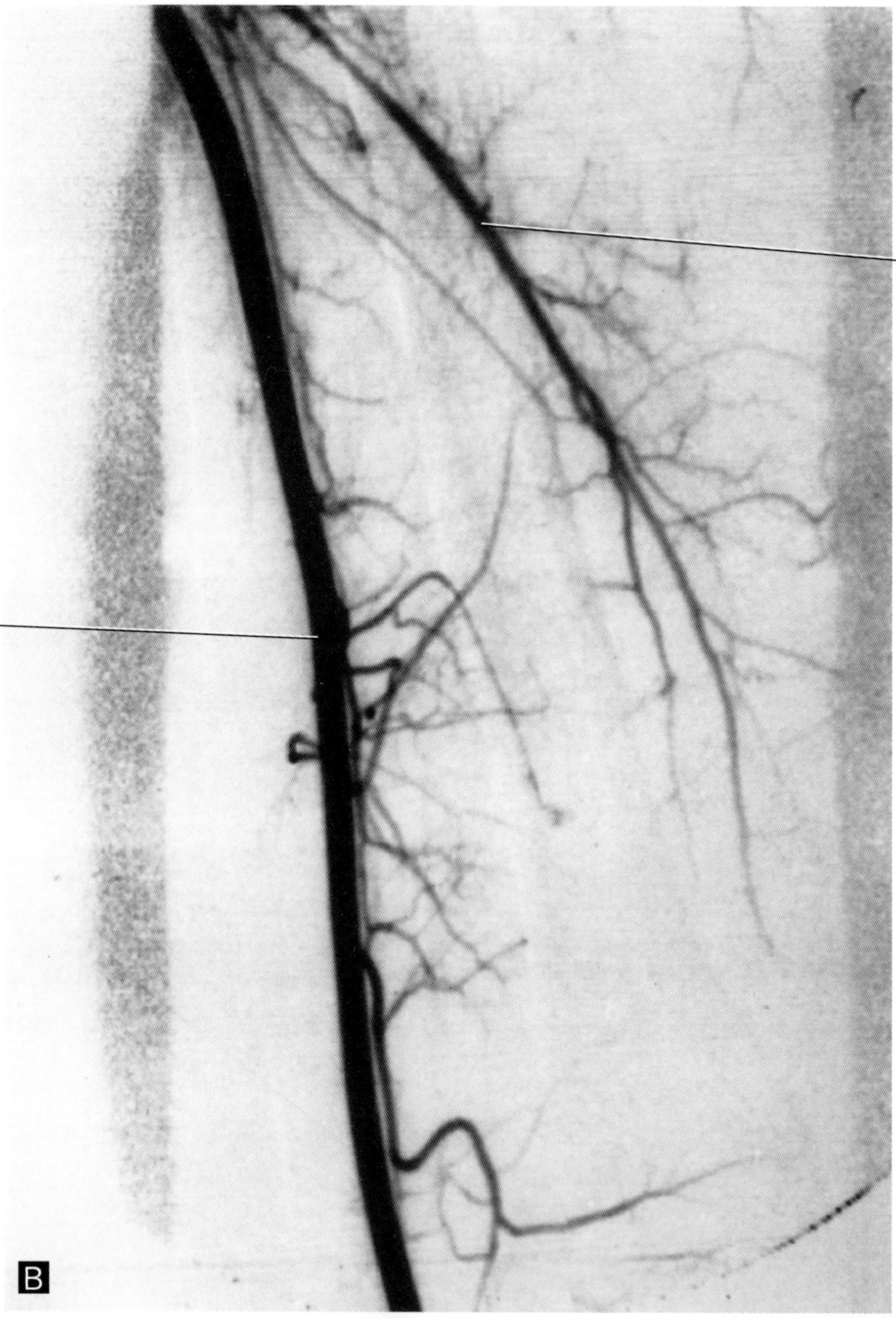

图15.21（续） B. 注意肱深动脉、旋肱后动脉和旋肩胛动脉共同起源于左腋动脉

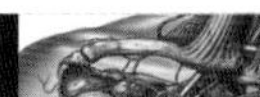

20

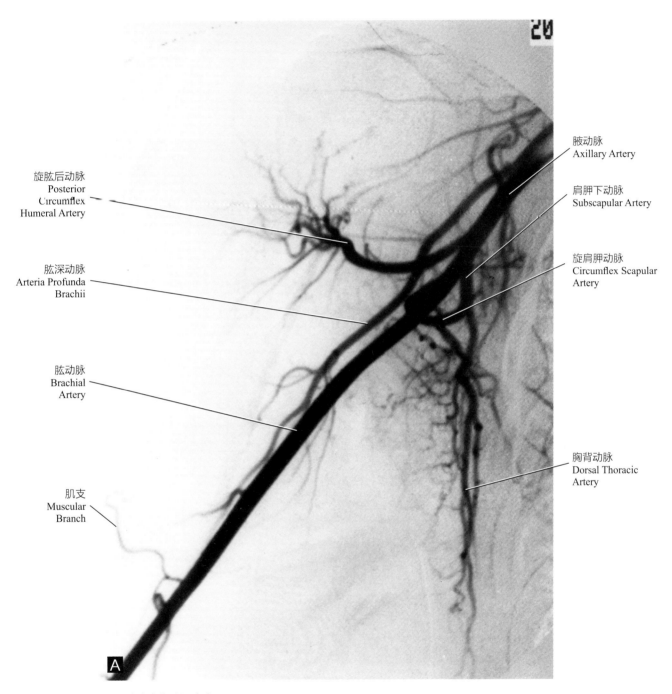

旋肱后动脉
Posterior
Circumflex
Humeral Artery

腋动脉
Axillary Artery

肩胛下动脉
Subscapular Artery

肱深动脉
Arteria Profunda
Brachii

旋肩胛动脉
Circumflex Scapular
Artery

肱动脉
Brachial
Artery

胸背动脉
Dorsal Thoracic
Artery

肌支
Muscular
Branch

A

图15.22 A. 起源于腋动脉的肱深动脉

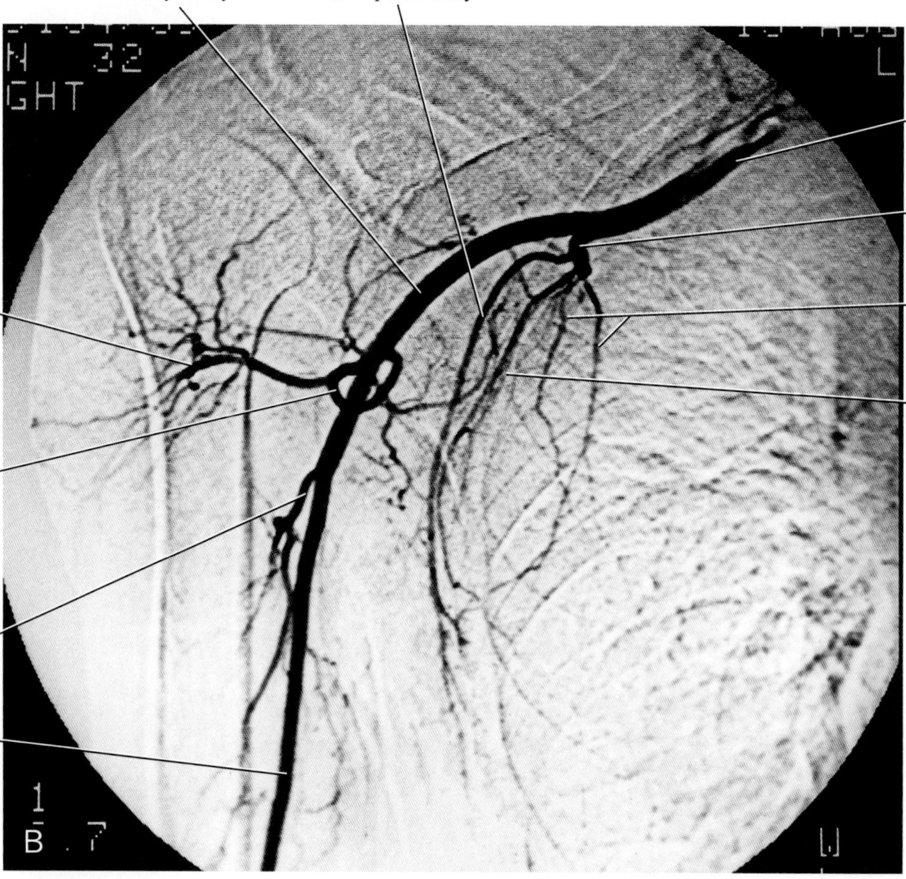

腋动脉
Axillary Artery

肩胛下动脉
Subscapular Artery

锁骨下动脉
Subclavian Artery

共干
Common Trunk

旋肱后动脉
Posterior Circumflex Humeral Artery

胸廓动脉
Pectoral Arteries

胸外侧动脉
Lateral Thoracic Artery

旋肩胛动脉
Circumflex Scapular Artery

肱深动脉
Arteria Profunda Brachii

肱动脉
Brachial Artery

图15.22（续） B. 起源于腋动脉的肩胛下动脉、胸外侧动脉和胸廓动脉

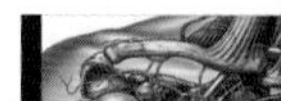

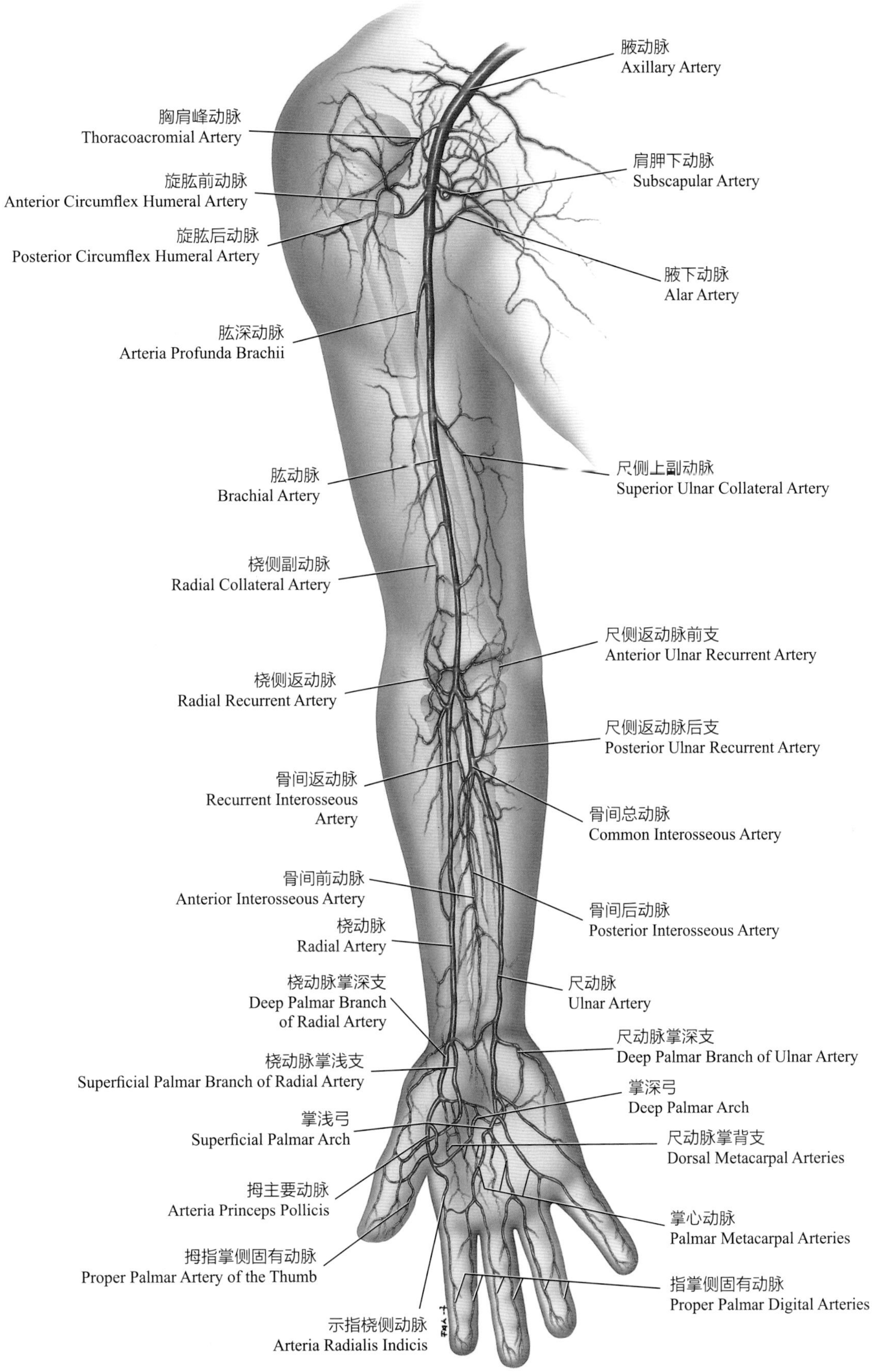

腋动脉
Axillary Artery

胸肩峰动脉
Thoracoacromial Artery

肩胛下动脉
Subscapular Artery

旋肱前动脉
Anterior Circumflex Humeral Artery

旋肱后动脉
Posterior Circumflex Humeral Artery

腋下动脉
Alar Artery

肱深动脉
Arteria Profunda Brachii

尺侧上副动脉
Superior Ulnar Collateral Artery

肱动脉
Brachial Artery

桡侧副动脉
Radial Collateral Artery

尺侧返动脉前支
Anterior Ulnar Recurrent Artery

桡侧返动脉
Radial Recurrent Artery

尺侧返动脉后支
Posterior Ulnar Recurrent Artery

骨间返动脉
Recurrent Interosseous Artery

骨间总动脉
Common Interosseous Artery

骨间前动脉
Anterior Interosseous Artery

骨间后动脉
Posterior Interosseous Artery

桡动脉
Radial Artery

尺动脉
Ulnar Artery

桡动脉掌深支
Deep Palmar Branch of Radial Artery

尺动脉掌深支
Deep Palmar Branch of Ulnar Artery

桡动脉掌浅支
Superficial Palmar Branch of Radial Artery

掌深弓
Deep Palmar Arch

掌浅弓
Superficial Palmar Arch

尺动脉掌背支
Dorsal Metacarpal Arteries

拇主要动脉
Arteria Princeps Pollicis

掌心动脉
Palmar Metacarpal Arteries

拇指掌侧固有动脉
Proper Palmar Artery of the Thumb

指掌侧固有动脉
Proper Palmar Digital Arteries

示指桡侧动脉
Arteria Radialis Indicis

图15.23 右肱动脉及其分支（以血管造影为依据）

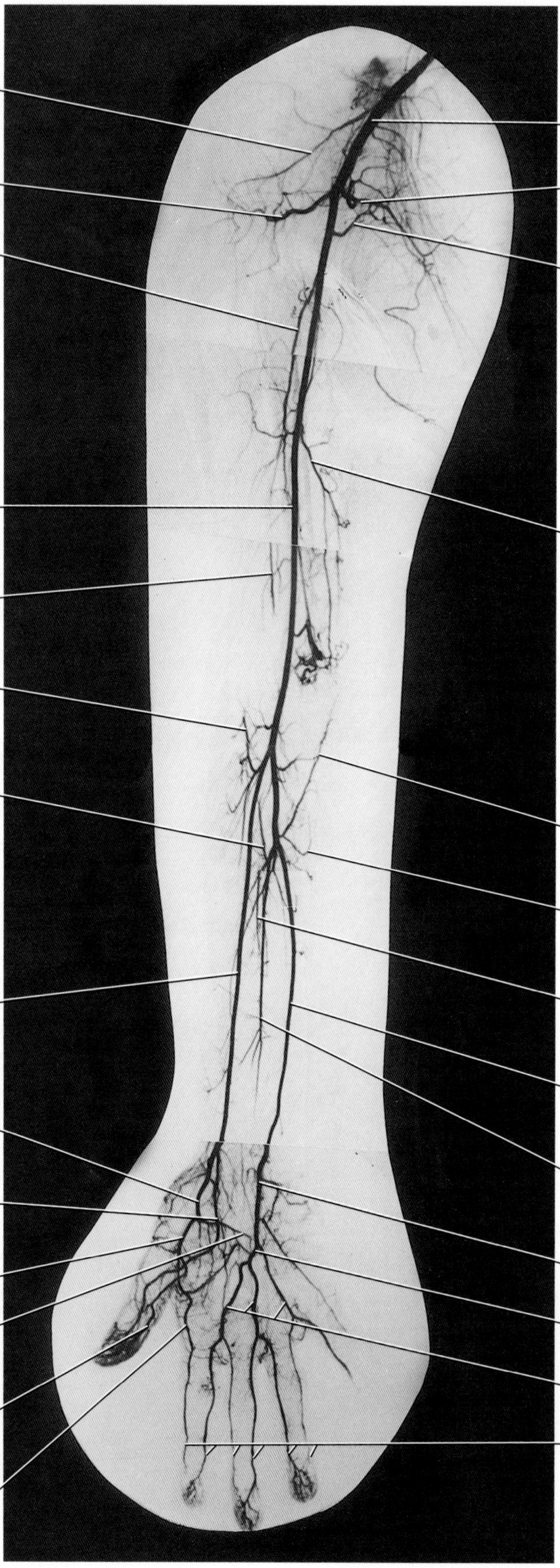

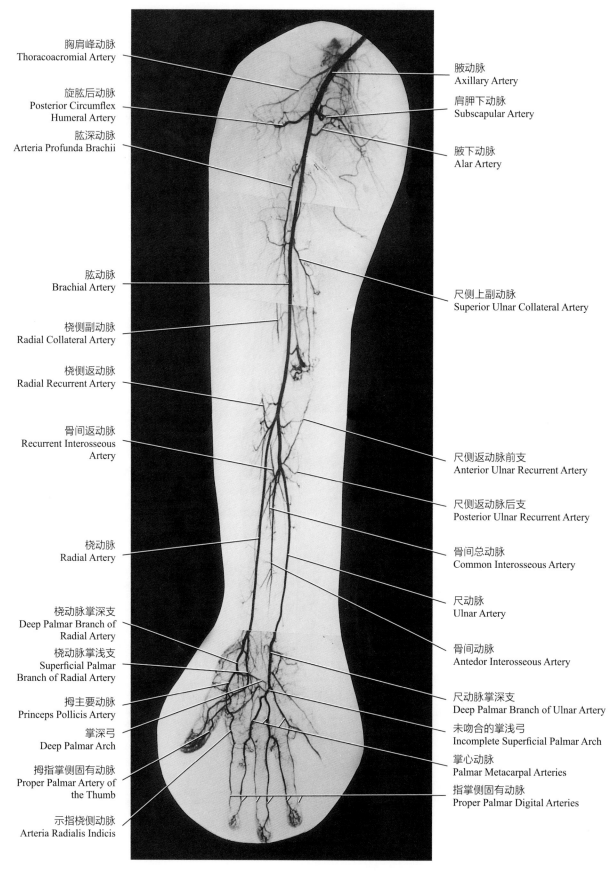

胸肩峰动脉
Thoracoacromial Artery

旋肱后动脉
Posterior Circumflex Humeral Artery

肱深动脉
Arteria Profunda Brachii

肱动脉
Brachial Artery

桡侧副动脉
Radial Collateral Artery

桡侧返动脉
Radial Recurrent Artery

骨间返动脉
Recurrent Interosseous Artery

桡动脉
Radial Artery

桡动脉掌深支
Deep Palmar Branch of Radial Artery

桡动脉掌浅支
Superficial Palmar Branch of Radial Artery

拇主要动脉
Princeps Pollicis Artery

掌深弓
Deep Palmar Arch

拇指掌侧固有动脉
Proper Palmar Artery of the Thumb

示指桡侧动脉
Arteria Radialis Indicis

腋动脉
Axillary Artery

肩胛下动脉
Subscapular Artery

腋下动脉
Alar Artery

尺侧上副动脉
Superior Ulnar Collateral Artery

尺侧返动脉前支
Anterior Ulnar Recurrent Artery

尺侧返动脉后支
Posterior Ulnar Recurrent Artery

骨间总动脉
Common Interosseous Artery

尺动脉
Ulnar Artery

骨间动脉
Antedor Interosseous Artery

尺动脉掌深支
Deep Palmar Branch of Ulnar Artery

未吻合的掌浅弓
Incomplete Superficial Palmar Arch

掌心动脉
Palmar Metacarpal Arteries

指掌侧固有动脉
Proper Palmar Digital Arteries

图15.24　右臂DSA图像。可见肱动脉及其主要分支

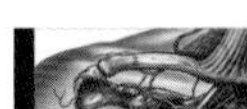

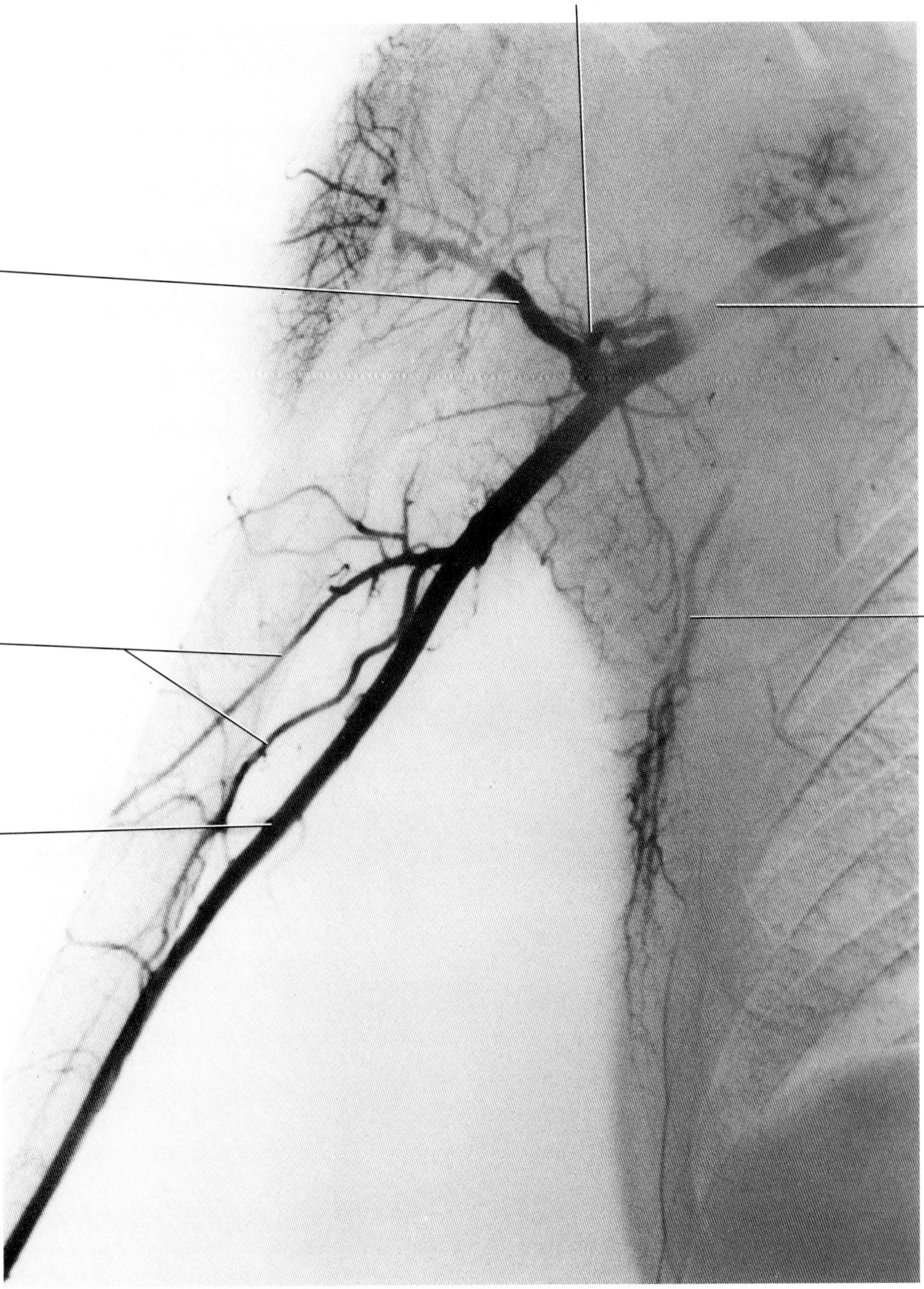

旋肩胛动脉
Circumflex Scapular Artery
旋肱后动脉
Posterior Circumflex Humeral Artery
腋动脉
Axillary Artery
胸背动脉
Dorsal Thoracic Artery
肱深动脉
Arteria Profunda Brachii
肱动脉
Brachial Artery

图15.25　腋动脉、肱动脉及其主要分支的数字减影血管造影

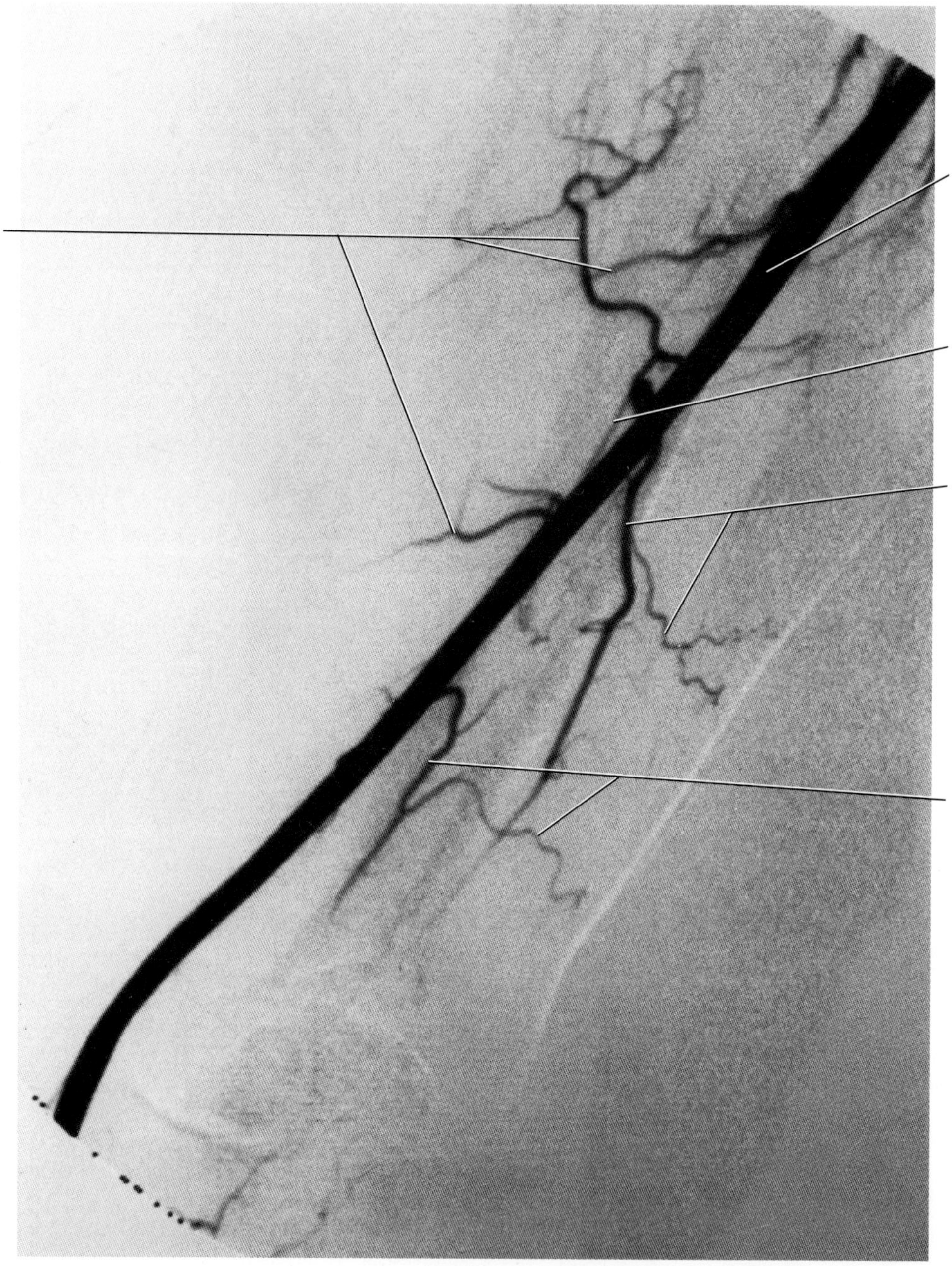

肱动脉
Brachial Artery

肌支
Muscular
Branches

肱骨营养动脉
Nutrient Artery to
Humerus

尺侧上副动脉及肌支
Superior Ulnar
Collateral and
Muscular Branches

肱骨营养动脉及肌支
Nutrient Artery to
Humerus and Muscular
Branches

图15.26　肱动脉及其分支

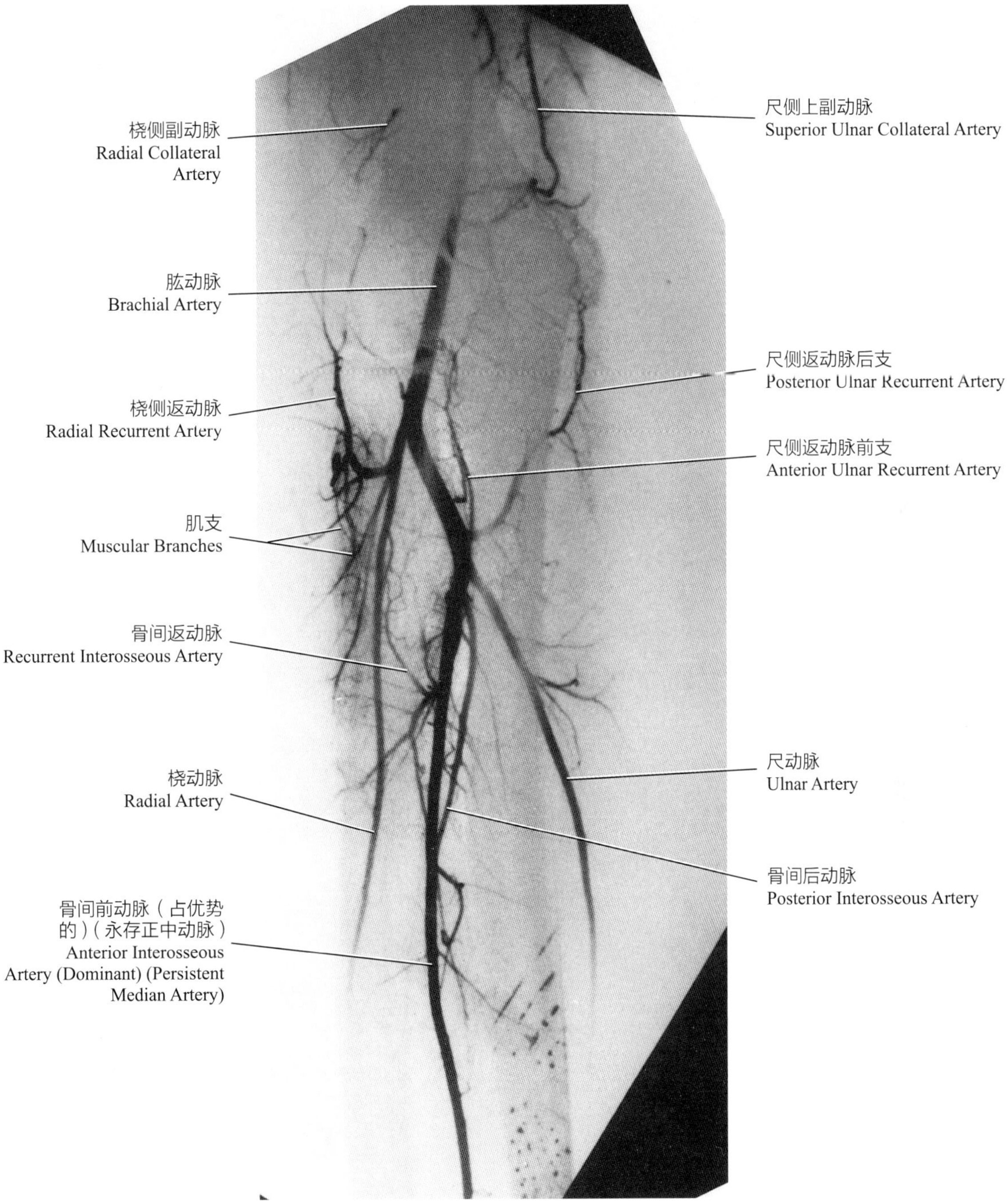

桡侧副动脉
Radial Collateral Artery

肱动脉
Brachial Artery

桡侧返动脉
Radial Recurrent Artery

肌支
Muscular Branches

骨间返动脉
Recurrent Interosseous Artery

桡动脉
Radial Artery

骨间前动脉（占优势的）（永存正中动脉）
Anterior Interosseous Artery (Dominant) (Persistent Median Artery)

尺侧上副动脉
Superior Ulnar Collateral Artery

尺侧返动脉后支
Posterior Ulnar Recurrent Artery

尺侧返动脉前支
Anterior Ulnar Recurrent Artery

尺动脉
Ulnar Artery

骨间后动脉
Posterior Interosseous Artery

图15.27　肱动脉分支。注意占优势的永存正中动脉

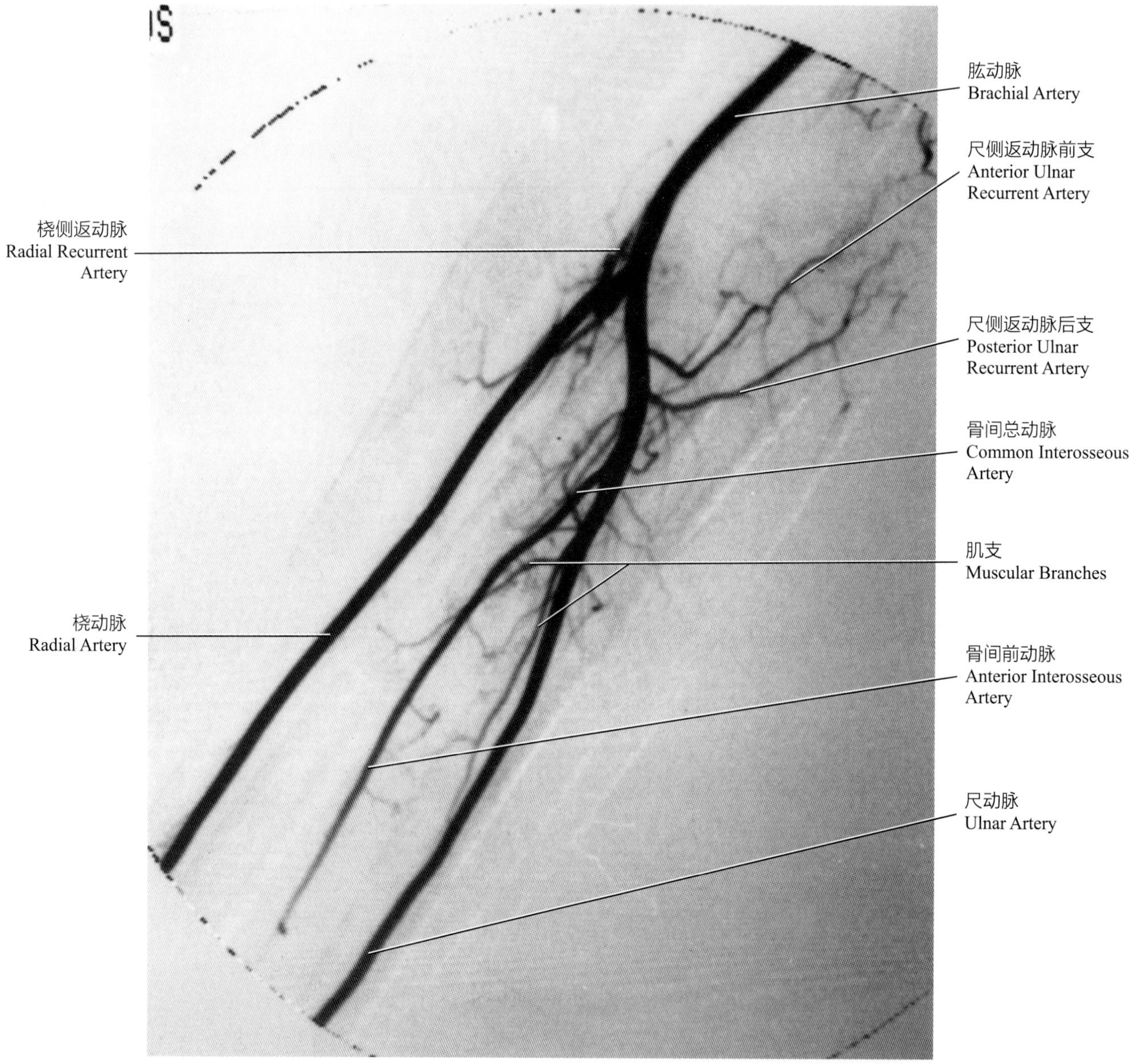

肱动脉
Brachial Artery

尺侧返动脉前支
Anterior Ulnar Recurrent Artery

桡侧返动脉
Radial Recurrent Artery

尺侧返动脉后支
Posterior Ulnar Recurrent Artery

骨间总动脉
Common Interosseous Artery

肌支
Muscular Branches

桡动脉
Radial Artery

骨间前动脉
Anterior Interosseous Artery

尺动脉
Ulnar Artery

图15.28　肱动脉及其正常分支

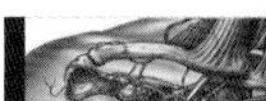

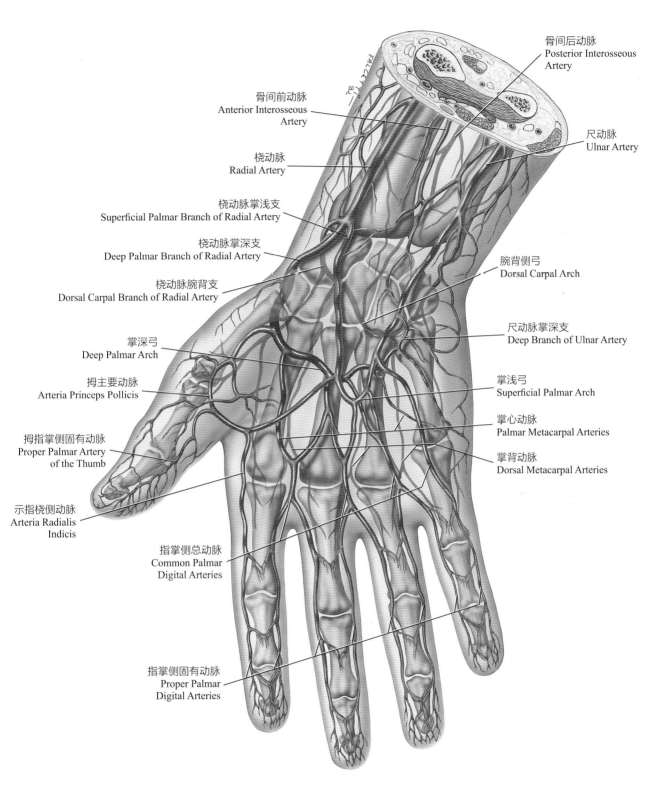

骨间后动脉
Posterior Interosseous Artery

骨间前动脉
Anterior Interosseous Artery

尺动脉
Ulnar Artery

桡动脉
Radial Artery

桡动脉掌浅支
Superficial Palmar Branch of Radial Artery

桡动脉掌深支
Deep Palmar Branch of Radial Artery

腕背侧弓
Dorsal Carpal Arch

桡动脉腕背支
Dorsal Carpal Branch of Radial Artery

尺动脉掌深支
Deep Branch of Ulnar Artery

掌深弓
Deep Palmar Arch

掌浅弓
Superficial Palmar Arch

拇主要动脉
Arteria Princeps Pollicis

掌心动脉
Palmar Metacarpal Arteries

拇指掌侧固有动脉
Proper Palmar Artery of the Thumb

掌背动脉
Dorsal Metacarpal Arteries

示指桡侧动脉
Arteria Radialis Indicis

指掌侧总动脉
Common Palmar Digital Arteries

指掌侧固有动脉
Proper Palmar Digital Arteries

图15.29 右手桡动脉及尺动脉的分支图（解剖位置依据真实的手掌腹侧观动脉血管造影绘制）

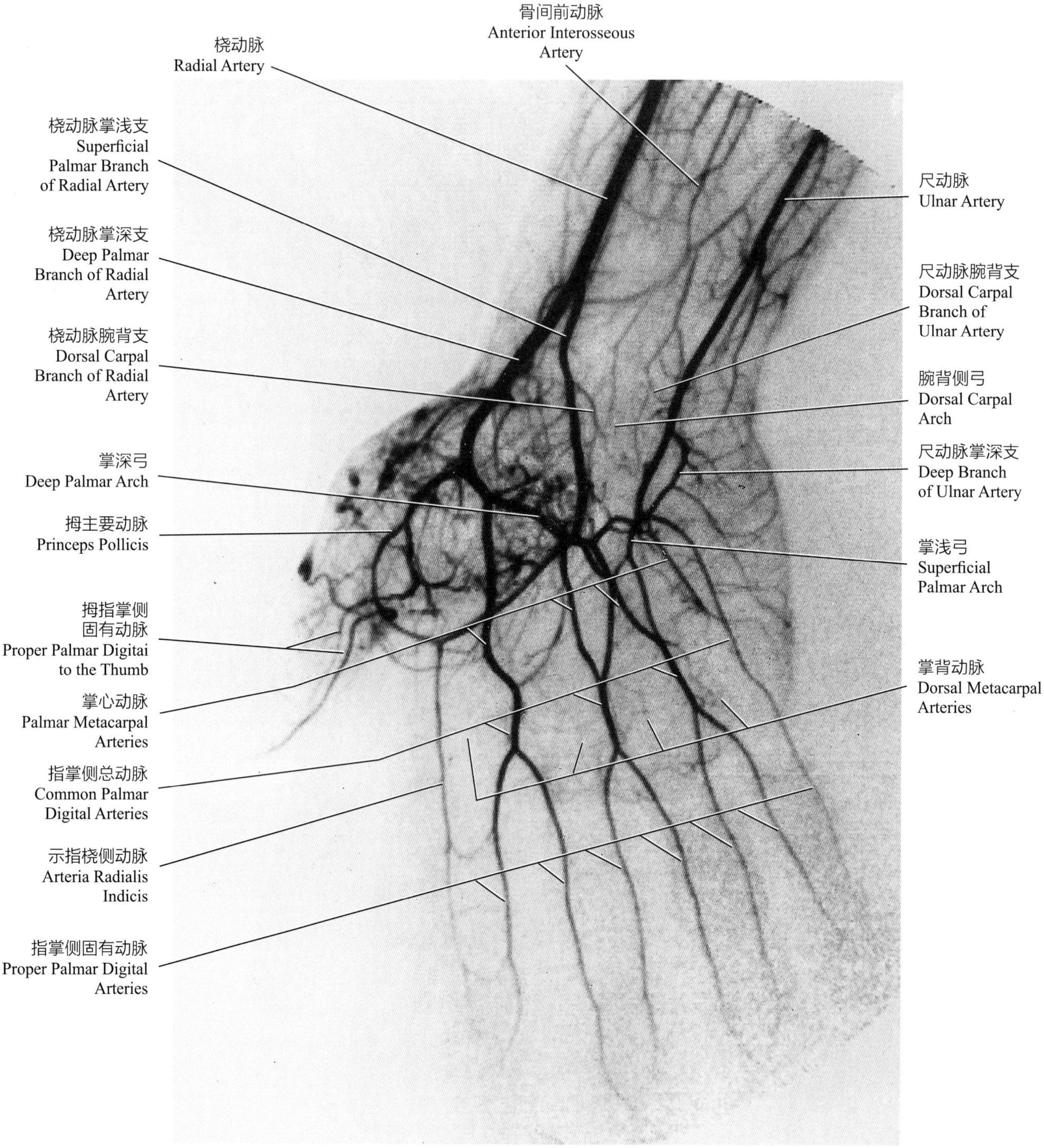

骨间前动脉
Anterior Interosseous Artery

桡动脉
Radial Artery

桡动脉掌浅支
Superficial Palmar Branch of Radial Artery

桡动脉掌深支
Deep Palmar Branch of Radial Artery

桡动脉腕背支
Dorsal Carpal Branch of Radial Artery

掌深弓
Deep Palmar Arch

拇主要动脉
Princeps Pollicis

拇指掌侧固有动脉
Proper Palmar Digitai to the Thumb

掌心动脉
Palmar Metacarpal Arteries

指掌侧总动脉
Common Palmar Digital Arteries

示指桡侧动脉
Arteria Radialis Indicis

指掌侧固有动脉
Proper Palmar Digital Arteries

尺动脉
Ulnar Artery

尺动脉腕背支
Dorsal Carpal Branch of Ulnar Artery

腕背侧弓
Dorsal Carpal Arch

尺动脉掌深支
Deep Branch of Ulnar Artery

掌浅弓
Superficial Palmar Arch

掌背动脉
Dorsal Metacarpal Arteries

图15.30 右手主要动脉的血管造影。注意局部的动、静脉畸形。掌深弓和掌浅弓完整

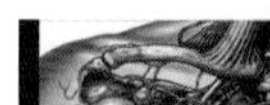

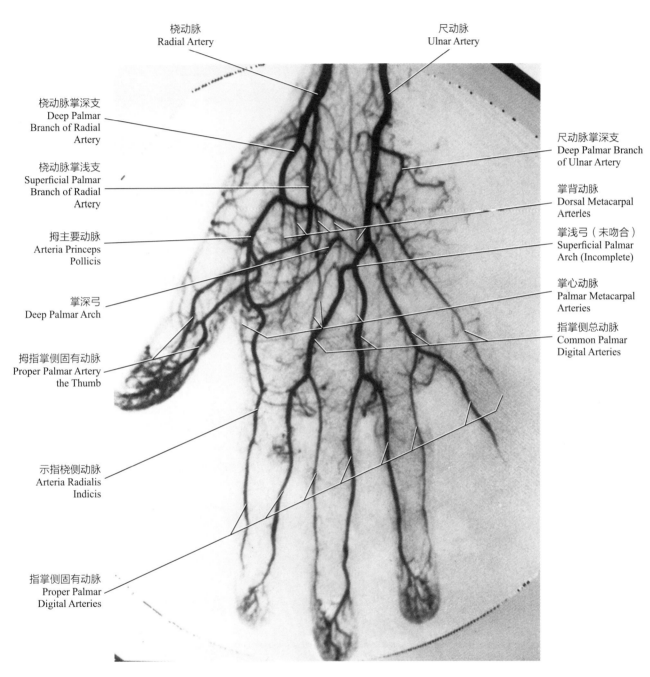

桡动脉
Radial Artery

尺动脉
Ulnar Artery

桡动脉掌深支
Deep Palmar Branch of Radial Artery

桡动脉掌浅支
Superficial Palmar Branch of Radial Artery

拇主要动脉
Arteria Princeps Pollicis

掌深弓
Deep Palmar Arch

拇指掌侧固有动脉
Proper Palmar Artery the Thumb

示指桡侧动脉
Arteria Radialis Indicis

指掌侧固有动脉
Proper Palmar Digital Arteries

尺动脉掌深支
Deep Palmar Branch of Ulnar Artery

掌背动脉
Dorsal Metacarpal Arteries

掌浅弓（未吻合）
Superficial Palmar Arch (Incomplete)

掌心动脉
Palmar Metacarpal Arteries

指掌侧总动脉
Common Palmar Digital Arteries

图15.31　右手部分掌浅弓和主要分支

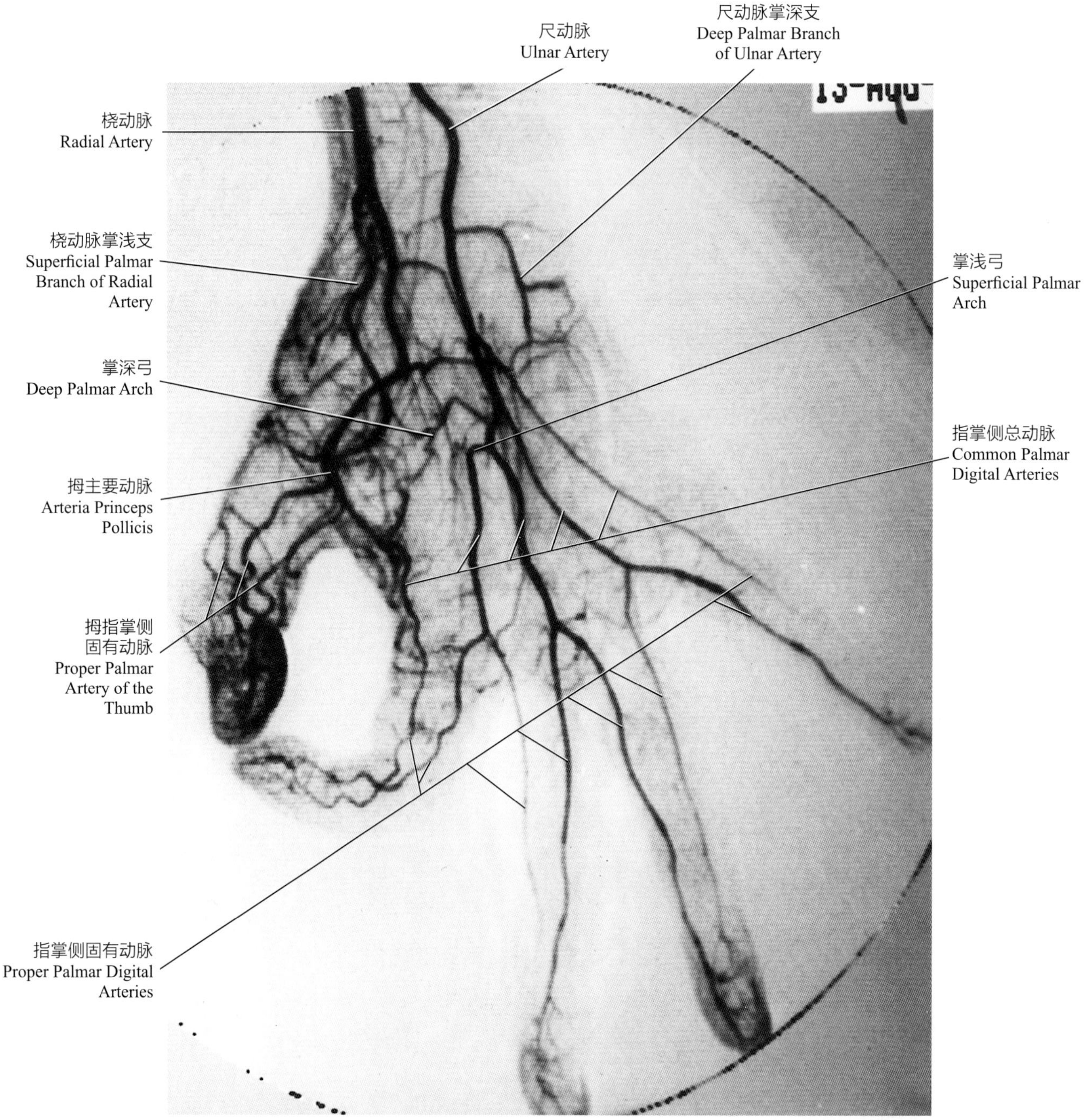

尺动脉
Ulnar Artery

尺动脉掌深支
Deep Palmar Branch of Ulnar Artery

桡动脉
Radial Artery

桡动脉掌浅支
Superficial Palmar Branch of Radial Artery

掌浅弓
Superficial Palmar Arch

掌深弓
Deep Palmar Arch

指掌侧总动脉
Common Palmar Digital Arteries

拇主要动脉
Arteria Princeps Pollicis

拇指掌侧固有动脉
Proper Palmar Artery of the Thumb

指掌侧固有动脉
Proper Palmar Digital Arteries

图15.32　右手斜位血管造影（为图15.31同一只手的斜位观）

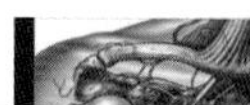

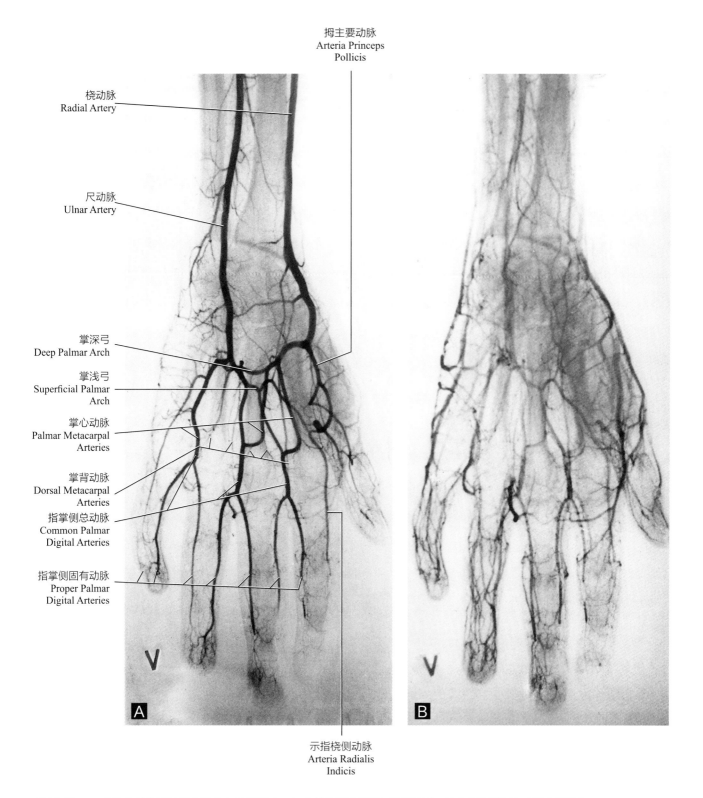

拇主要动脉
Arteria Princeps Pollicis

桡动脉
Radial Artery

尺动脉
Ulnar Artery

掌深弓
Deep Palmar Arch

掌浅弓
Superficial Palmar Arch

掌心动脉
Palmar Metacarpal Arteries

掌背动脉
Dorsal Metacarpal Arteries

指掌侧总动脉
Common Palmar Digital Arteries

指掌侧固有动脉
Proper Palmar Digital Arteries

V

A

V

B

示指桡侧动脉
Arteria Radialis Indicis

图15.33　A. 前位血管造影显示完整的左手掌浅弓。B. 血管造影晚期显示静脉回流。注意指掌侧固有动脉末梢闭塞

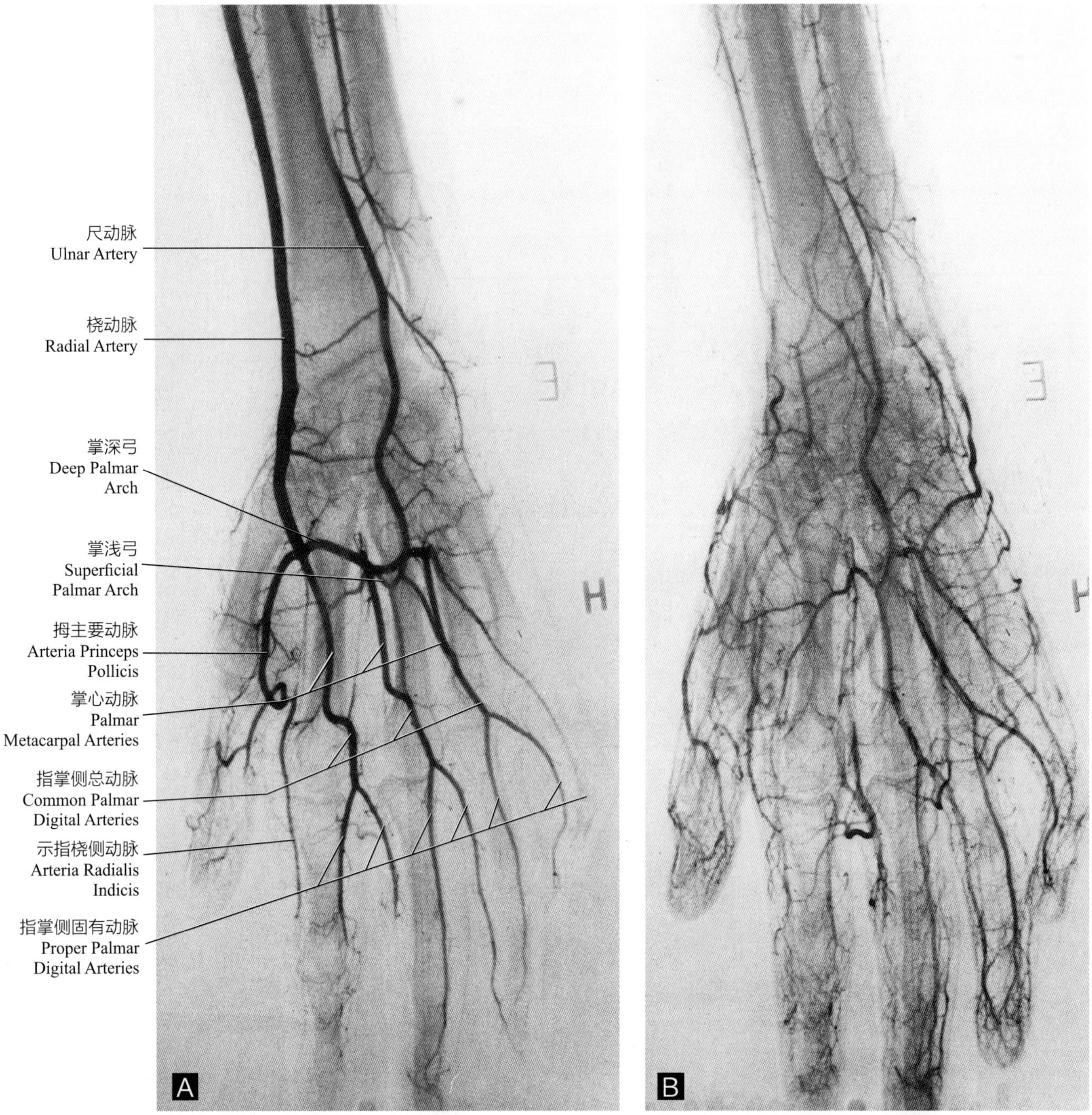

尺动脉
Ulnar Artery

桡动脉
Radial Artery

掌深弓
Deep Palmar
Arch

掌浅弓
Superficial
Palmar Arch

拇主要动脉
Arteria Princeps
Pollicis

掌心动脉
Palmar
Metacarpal Arteries

指掌侧总动脉
Common Palmar
Digital Arteries

示指桡侧动脉
Arteria Radialis
Indicis

指掌侧固有动脉
Proper Palmar
Digital Arteries

A

B

图15.34 A. 前位造影显示完整的右手掌浅弓。B. 血管造影晚期显示末梢动脉和静脉回流。注意指掌侧固有动脉末梢闭塞

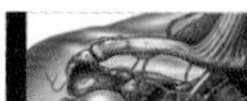

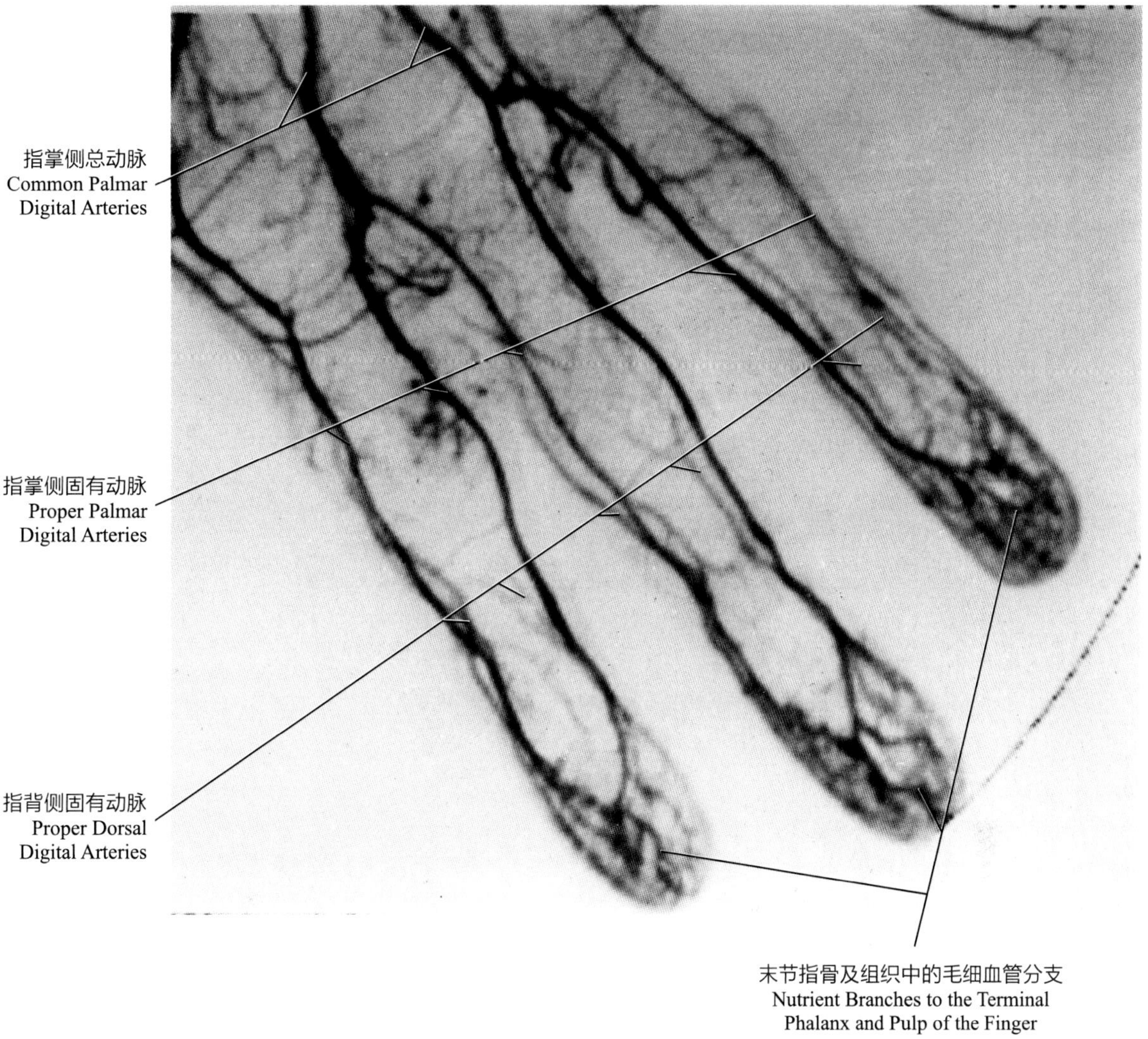

指掌侧总动脉
Common Palmar
Digital Arteries

指掌侧固有动脉
Proper Palmar
Digital Arteries

指背侧固有动脉
Proper Dorsal
Digital Arteries

末节指骨及组织中的毛细血管分支
Nutrient Branches to the Terminal
Phalanx and Pulp of the Finger

图15.35　右手示指、中指和无名指指尖血管造影。图中可见丰富的动脉吻合床，以及固有的掌侧和背侧动脉。注意背侧的动脉显影较淡

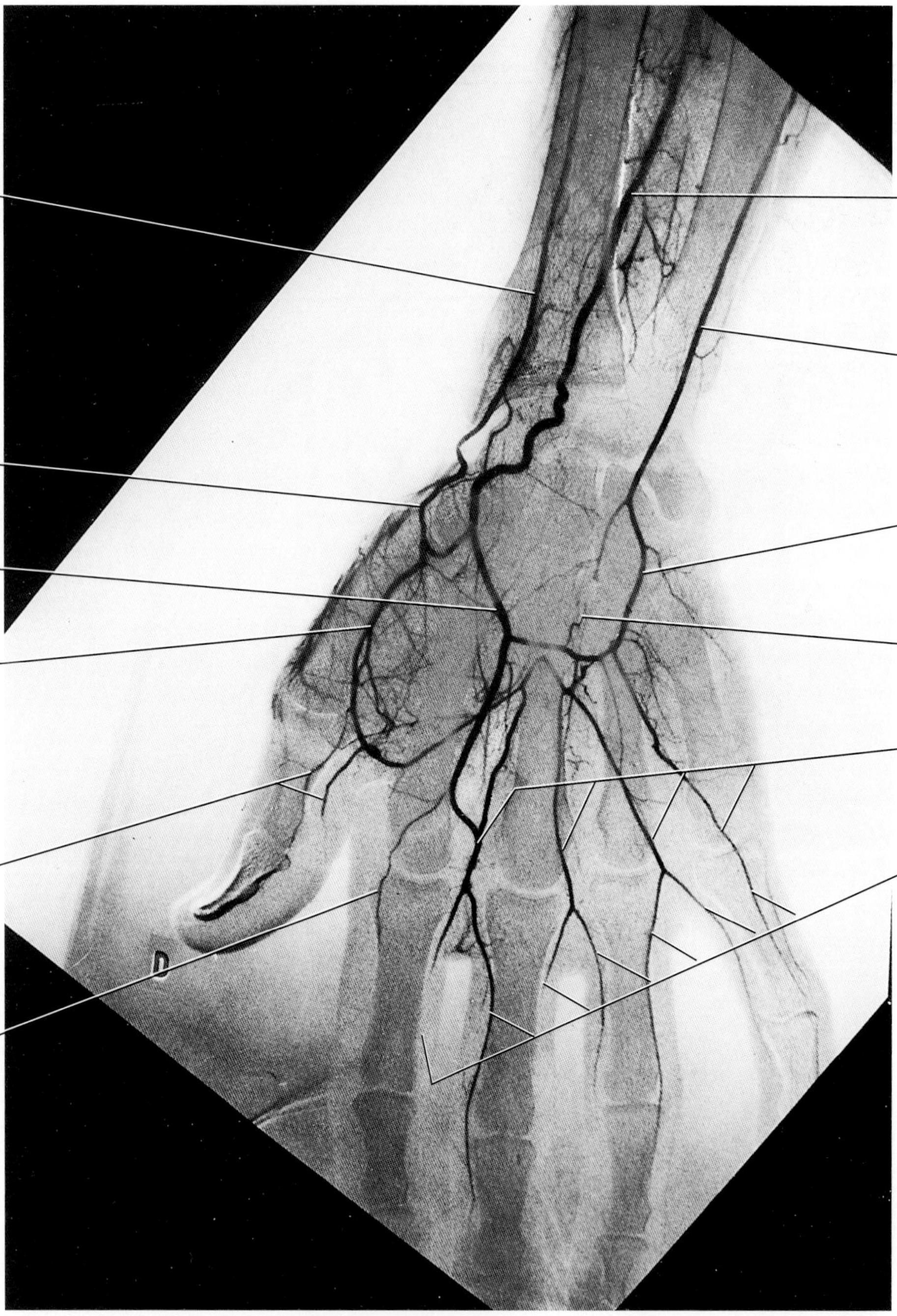

桡动脉
Radial Artery

骨间前动脉（永存正中动脉）
Anterior Interosseous Artery (Persistent Median Artery)

尺动脉
Ulnar Artery

桡动脉掌深支
Deep Palmar Branch of Radial Artery

尺动脉掌深支
Deep Branch of Ulnar Artery

掌深弓
Deep Palmar Arch

掌浅弓（吻合）
Superficial Palmar Arch (Occluded)

拇主要动脉
Arteria Princeps Pollicis

指掌侧总动脉
Common Palmar Digital Arteries

拇指掌侧固有动脉
Proper Palmar Artery of the Thumb

指掌侧固有动脉
Proper Palmar Digital Arteries

示指桡侧动脉
Arteria Radialis Indicis

图15.36　数字减影血管造影显示吻合的掌浅弓。注意永存正中动脉是掌深弓的一部分

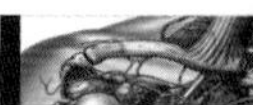

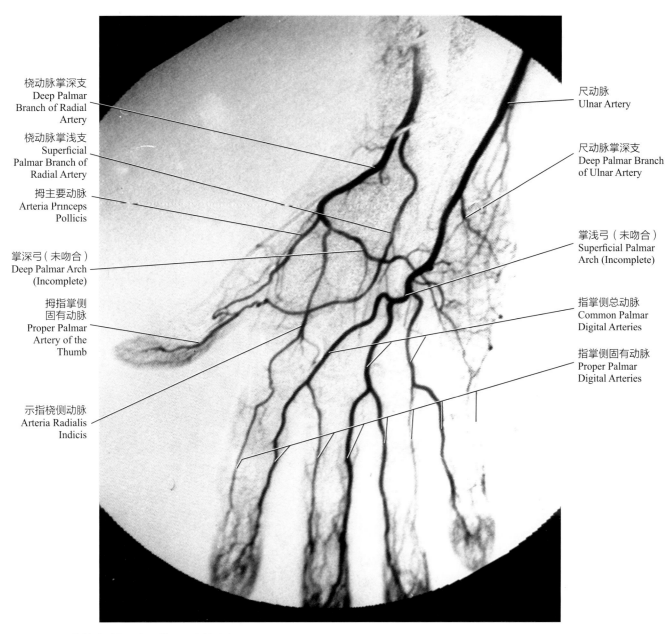

桡动脉掌深支
Deep Palmar Branch of Radial Artery

桡动脉掌浅支
Superficial Palmar Branch of Radial Artery

拇主要动脉
Arteria Princeps Pollicis

掌深弓（未吻合）
Deep Palmar Arch (Incomplete)

拇指掌侧固有动脉
Proper Palmar Artery of the Thumb

示指桡侧动脉
Arteria Radialis Indicis

尺动脉
Ulnar Artery

尺动脉掌深支
Deep Palmar Branch of Ulnar Artery

掌浅弓（未吻合）
Superficial Palmar Arch (Incomplete)

指掌侧总动脉
Common Palmar Digital Arteries

指掌侧固有动脉
Proper Palmar Digital Arteries

图15.37　血管造影显示右手掌弓和末梢动脉

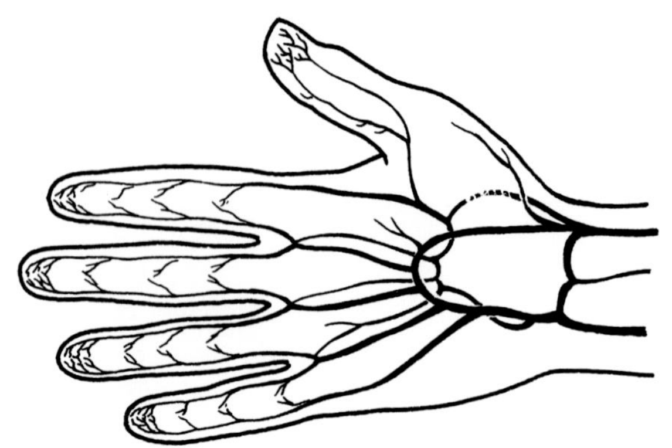

A

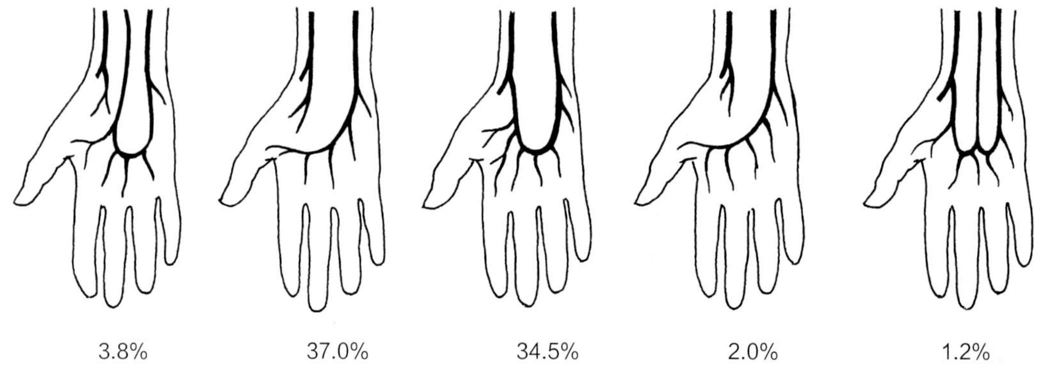

B

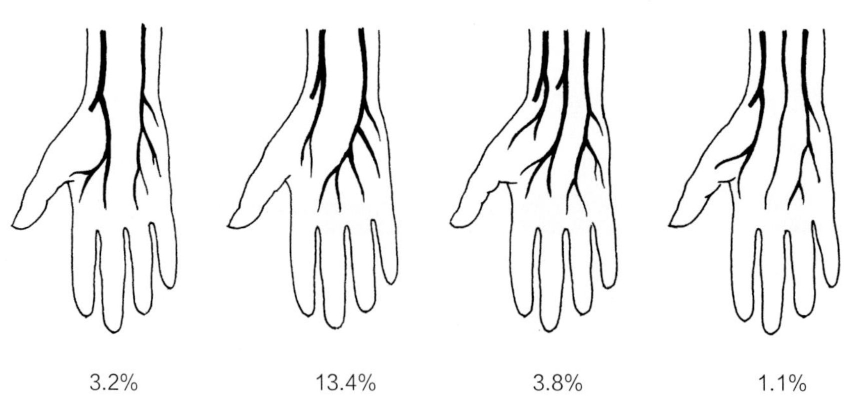

C

图15.38　手完整的血管弓及变异类型的示意图。A. 完整的血管弓示意图。B. 掌浅弓吻合。C. 掌浅弓未吻合

（译者：杨功鑫）

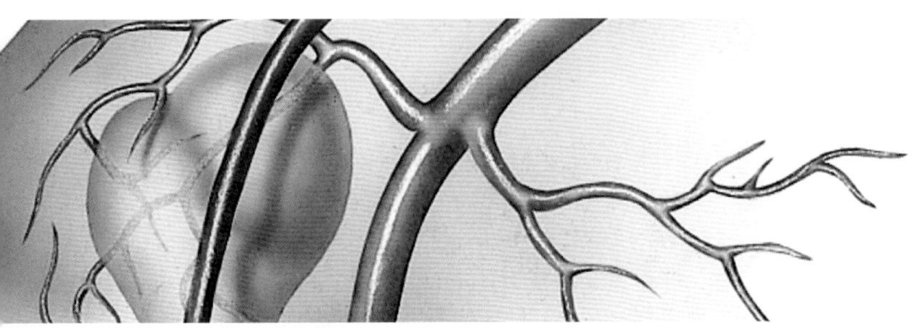

16

第16章 上肢的静脉

上肢有浅静脉系统和深静脉系统两组静脉系统，两组静脉系统间有吻合支。浅静脉位于皮下浅筋膜中；深静脉通常有两支，与动脉伴行。

上肢浅静脉

上肢的浅静脉有头静脉、贵要静脉、前臂正中静脉及其分支（图 16.1）。

手部（图 16.2 ～ 16.4）

- 指背静脉
- 掌背静脉
- 手背静脉网

在外侧，拇指的 2 条指背静脉和示指桡侧的指背静脉汇入手背静脉网，向近心端延伸为头静脉。

在内侧，手背静脉网接收第五指尺侧的指背静脉，并向上延伸为贵要静脉。

- 指掌侧静脉
    - 通过管间静脉与指背静脉系统相连
- 手掌静脉丛
    - 汇入前臂正中静脉
- 前臂正中静脉
    - 与贵要静脉相连

前臂（图 16.1）

头静脉（图 16.5 ～ 16.7）

头静脉起源于手背静脉网，沿前臂桡侧边界走行。肘正中静脉位于肘关节前方，接收前臂深静脉的交通支，于内侧与贵要静脉相交通。头静脉在皮下上行至肱二头肌外侧，行至锁骨下窝，汇入锁骨下的腋静脉。可存在副头静脉。

贵要静脉（图 16.5, 16.6）

贵要静脉起源于手背静脉网的尺侧，沿前臂背侧皮下走行至腹侧，与肘正中静脉相连，并在肱二头肌和旋前圆肌之间上行，在肩部穿过深筋膜延续为腋静脉。

前臂正中静脉（图 16.5）

前臂正中静脉起自手掌浅静脉丛，汇入贵要

静脉或肘正中静脉。

上肢深静脉

上肢深静脉为伴行静脉，一般总是成对地与同名动脉伴行，通常比较细小。

手部

掌浅静脉弓和掌深静脉弓分别与掌浅弓和掌深弓伴行。指掌侧总静脉流入掌浅静脉弓，掌心静脉流入掌深静脉弓。

前臂（图 16.8）

桡动脉、骨间动脉和尺动脉的伴行静脉在肘部水平处与肱静脉相连。

肱静脉（图 16.1）

肱静脉成对地与肱动脉伴行，并接收分支汇入，连接腋静脉，偶尔连接贵要静脉。

腋静脉（图 16.9 ~ 16.17）

腋静脉起始于大圆肌的下缘，为贵要静脉的延续，走行至第 1 肋的外侧缘；位于腋动脉的内侧，主要的汇入分支为头静脉。

锁骨下静脉（图 16.9 ~ 16.11）

锁骨下静脉是腋静脉的延续，从肋骨外侧缘延伸至前斜角肌内侧缘，与颈内静脉相连形成头臂静脉，位于锁骨下动脉的前下方。

锁骨下静脉的主要分支为颈外静脉和肩胛背静脉。左锁骨下静脉与左颈内静脉汇合处的夹角（左静脉角）为胸导管的注入部位。在右侧，多支右淋巴干在颈 – 锁骨下连接处独立汇入。大约 1/5 的人会形成 1 条短的右淋巴干，在右锁骨下静脉与右颈内静脉的交界处（右静脉角）直接汇入。

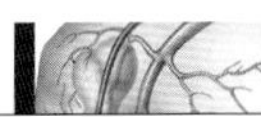

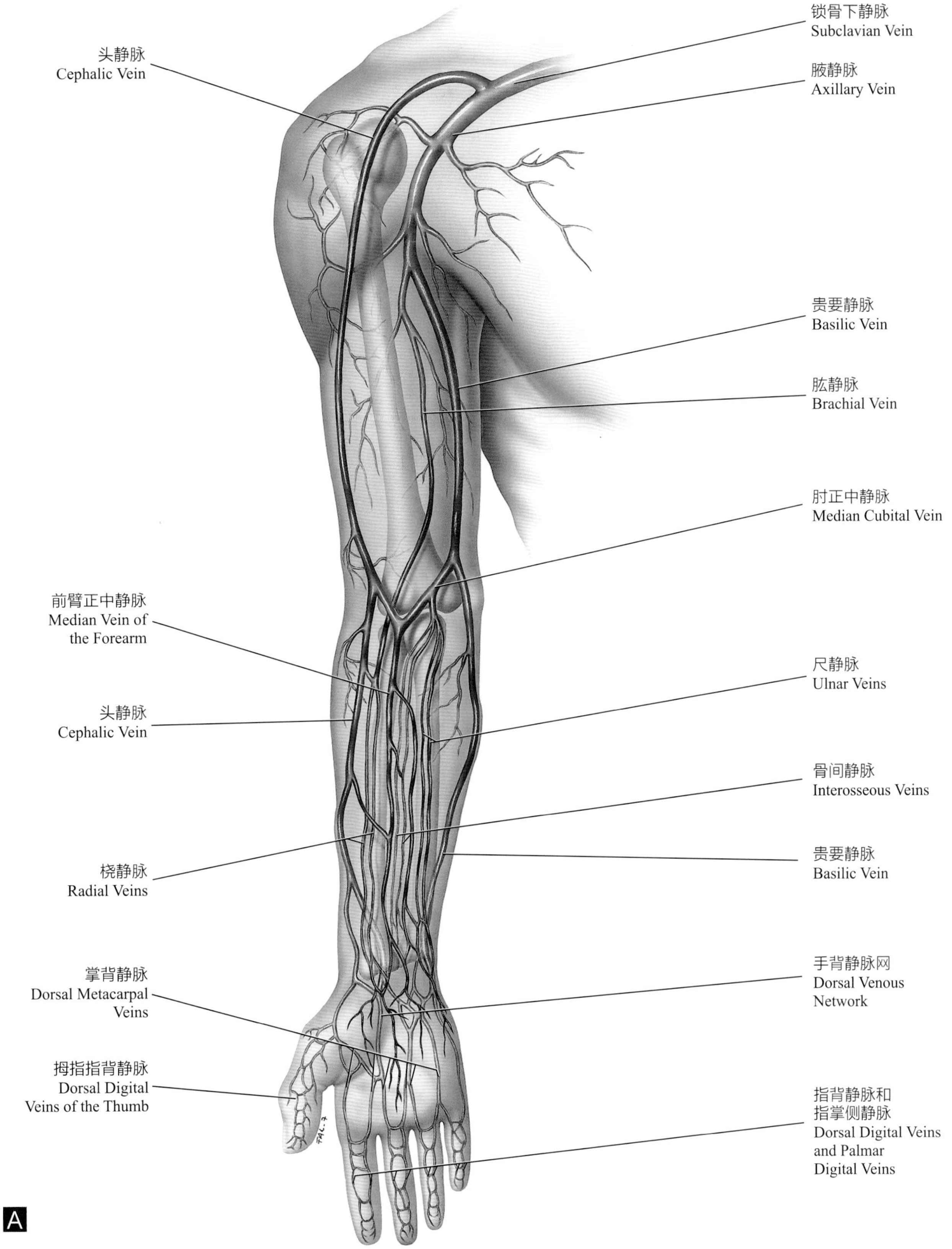

锁骨下静脉
Subclavian Vein

头静脉
Cephalic Vein

腋静脉
Axillary Vein

贵要静脉
Basilic Vein

肱静脉
Brachial Vein

肘正中静脉
Median Cubital Vein

前臂正中静脉
Median Vein of the Forearm

尺静脉
Ulnar Veins

头静脉
Cephalic Vein

骨间静脉
Interosseous Veins

桡静脉
Radial Veins

贵要静脉
Basilic Vein

掌背静脉
Dorsal Metacarpal Veins

手背静脉网
Dorsal Venous Network

拇指指背静脉
Dorsal Digital Veins of the Thumb

指背静脉和
指掌侧静脉
Dorsal Digital Veins and Palmar Digital Veins

A

图16.1　A. 右上肢静脉解剖示意图

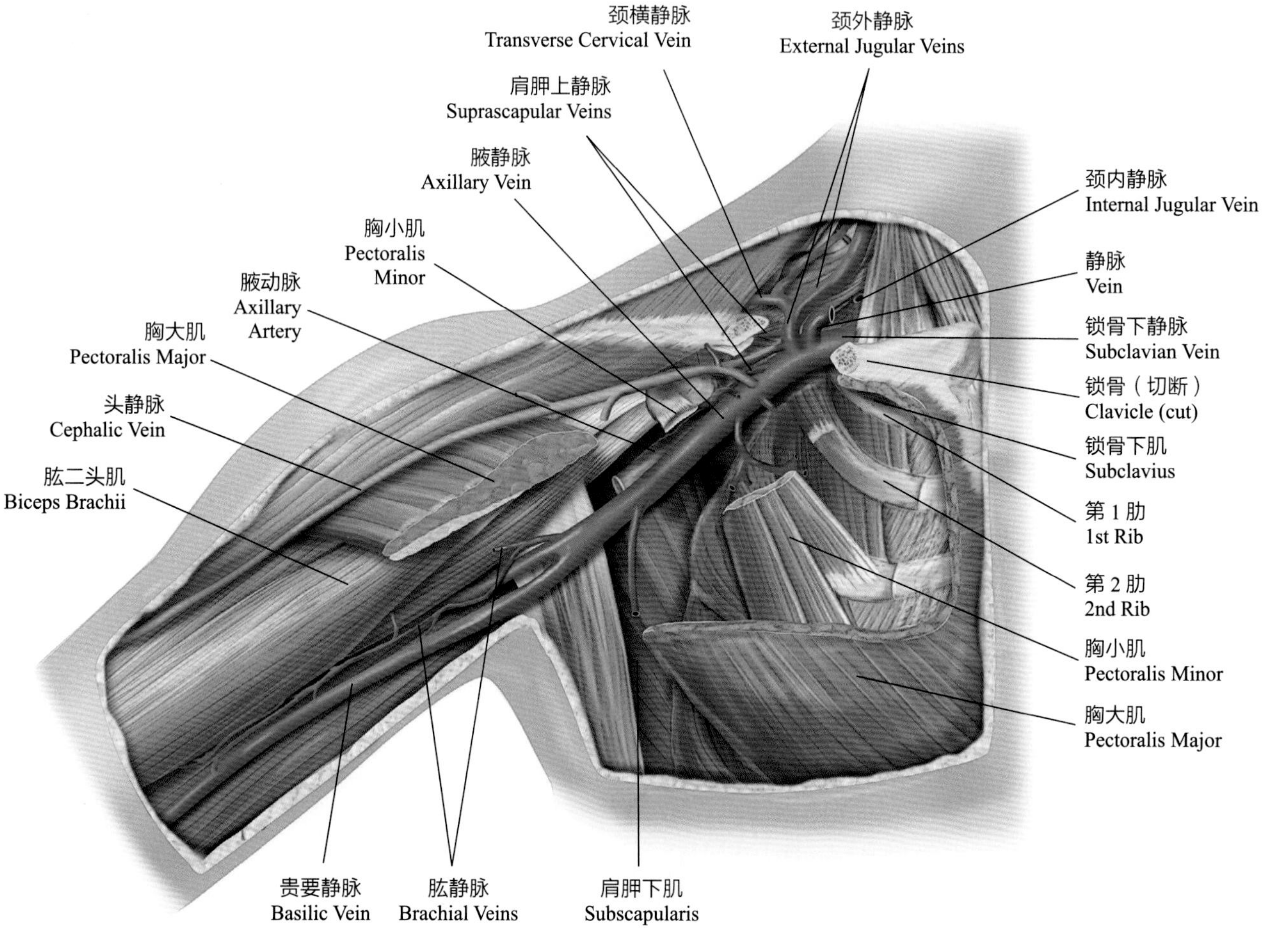

图16.1（续） B. 腋窝处静脉解剖示意图

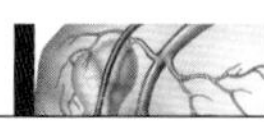

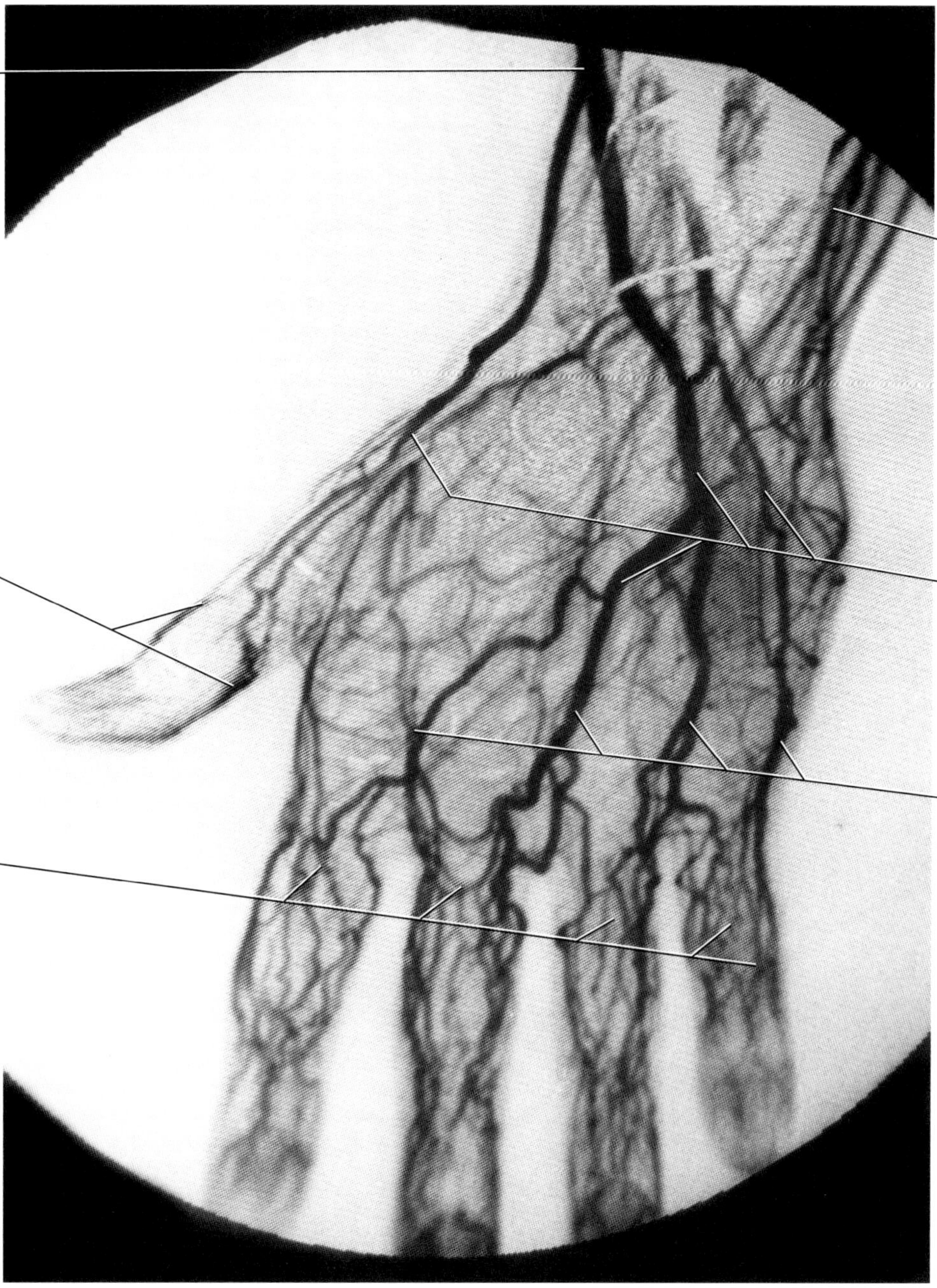

头静脉
Cephalic Vein

贵要静脉
Basilic Vein

拇指指背静脉
Dorsal Digital
Veins of the
Thumb

手背静脉网
Dorsal Venous
Network

掌背静脉
Dorsal Metacarpal
Veins

指背静脉
Dorsal Digital
Veins

图16.2　右手静脉造影（静脉期），可见手背静脉网

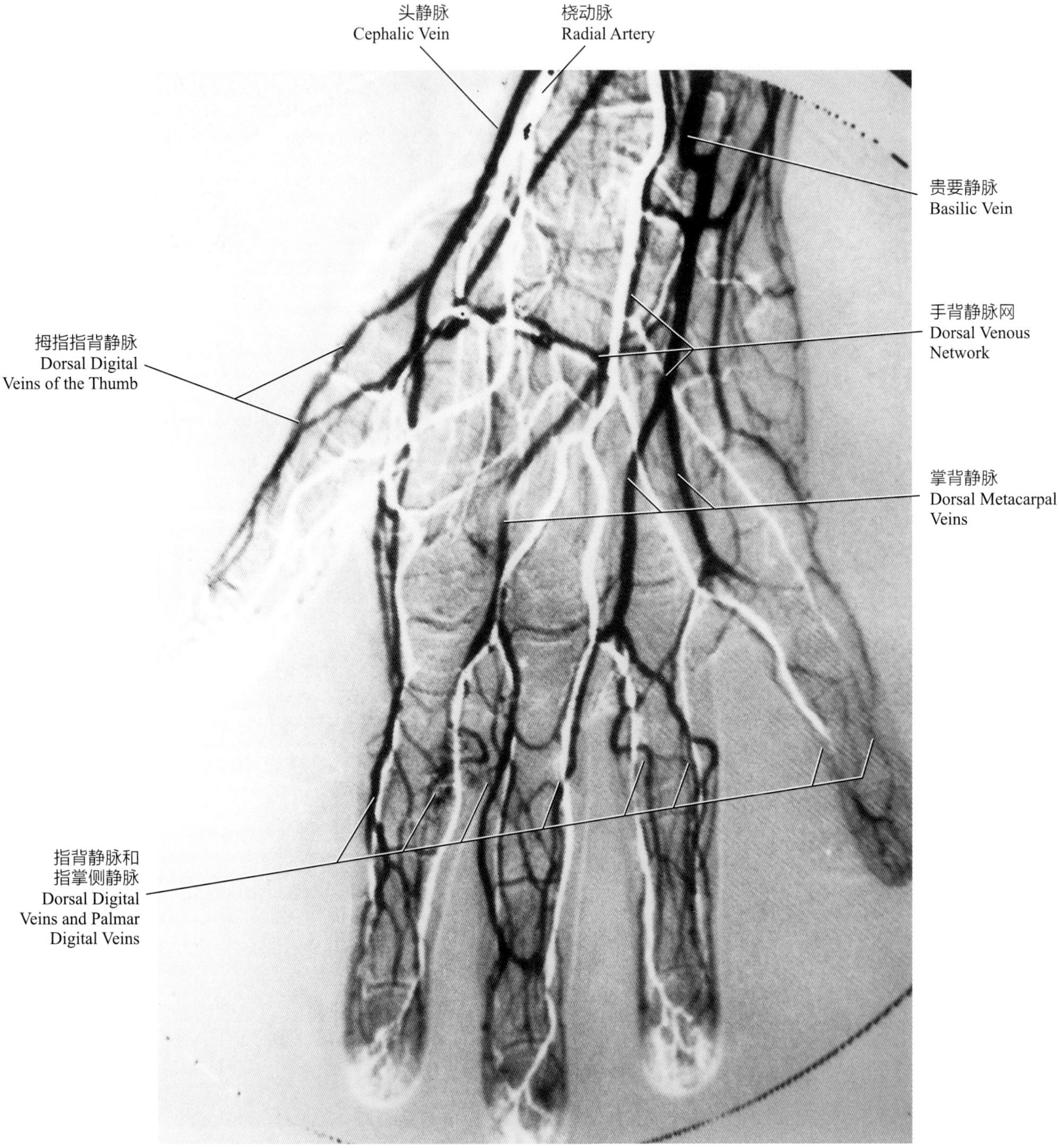

头静脉
Cephalic Vein

桡动脉
Radial Artery

贵要静脉
Basilic Vein

手背静脉网
Dorsal Venous Network

拇指指背静脉
Dorsal Digital Veins of the Thumb

掌背静脉
Dorsal Metacarpal Veins

指背静脉和
指掌侧静脉
Dorsal Digital Veins and Palmar Digital Veins

图16.3　数字减影血管造影，可见与动脉重叠的右手静脉

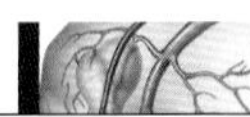

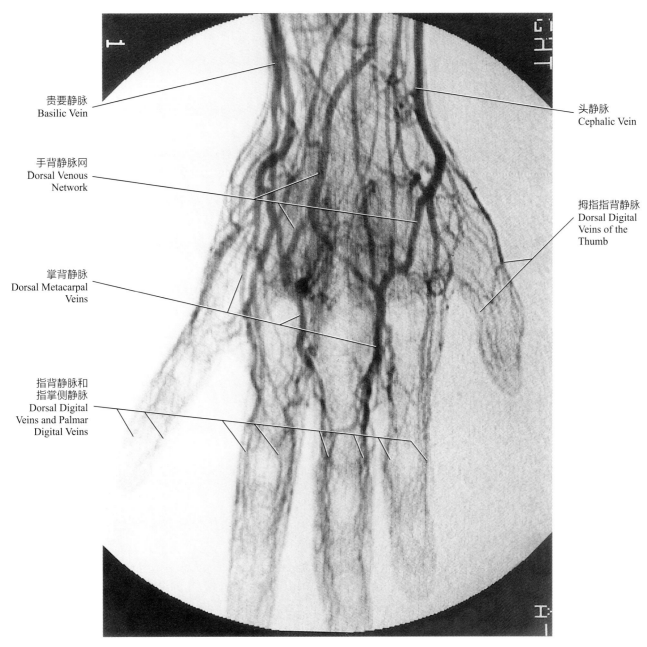

贵要静脉
Basilic Vein

头静脉
Cephalic Vein

手背静脉网
Dorsal Venous
Network

拇指指背静脉
Dorsal Digital
Veins of the
Thumb

掌背静脉
Dorsal Metacarpal
Veins

指背静脉和
指掌侧静脉
Dorsal Digital
Veins and Palmar
Digital Veins

图16.4　右手血管造影后期（后面观），显示右手静脉的解剖结构

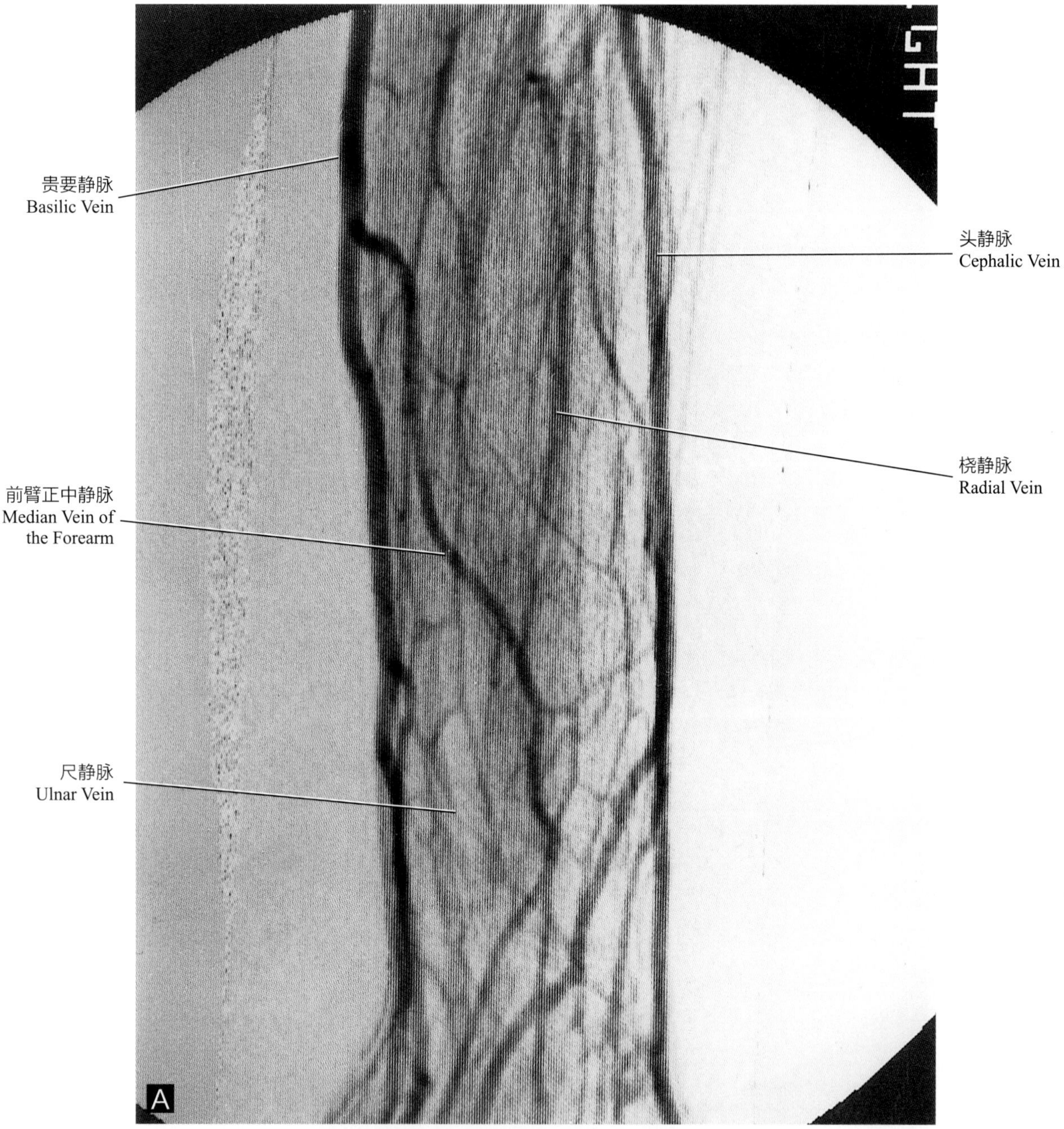

贵要静脉
Basilic Vein
头静脉
Cephalic Vein
桡静脉
Radial Vein
前臂正中静脉
Median Vein of the Forearm
尺静脉
Ulnar Vein
A

图16.5 A. 右前臂的静脉。头静脉和贵要静脉属于浅静脉系统，桡静脉、骨间静脉和尺静脉属于深静脉系统

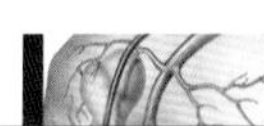

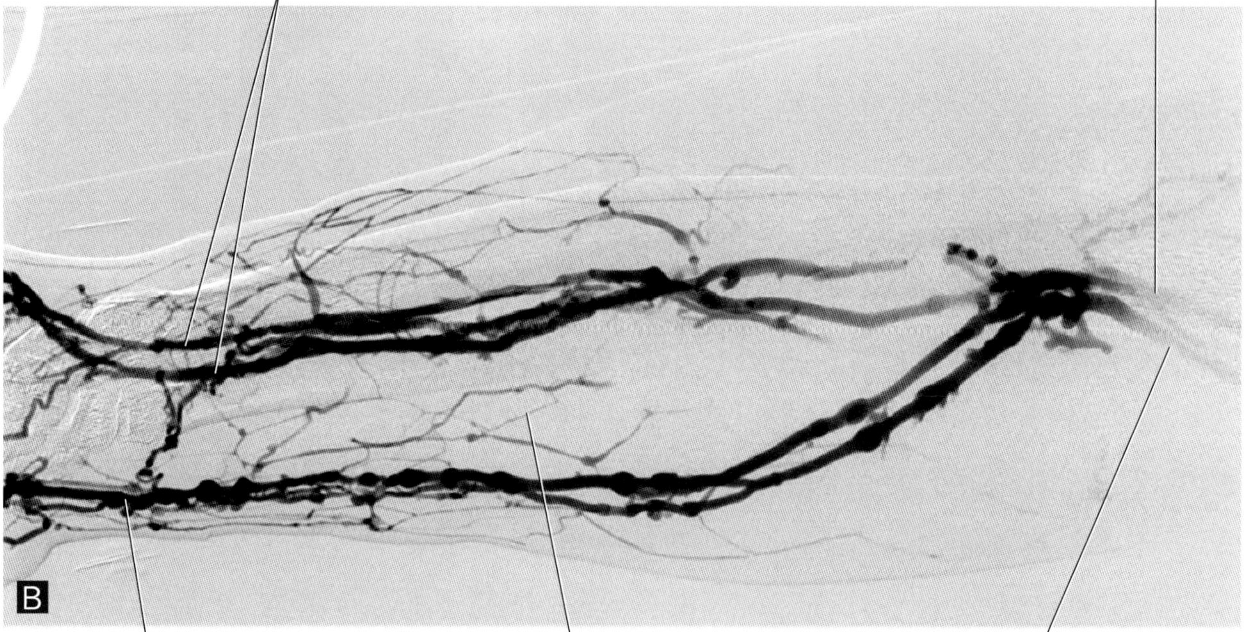

成对的桡静脉
Pair of Radial Veins

肱静脉
Brachial Vein

B

成对的尺静脉
Pair of Ulnar Veins

穿支静脉
Perforator Vein

肱静脉
Brachial Vein

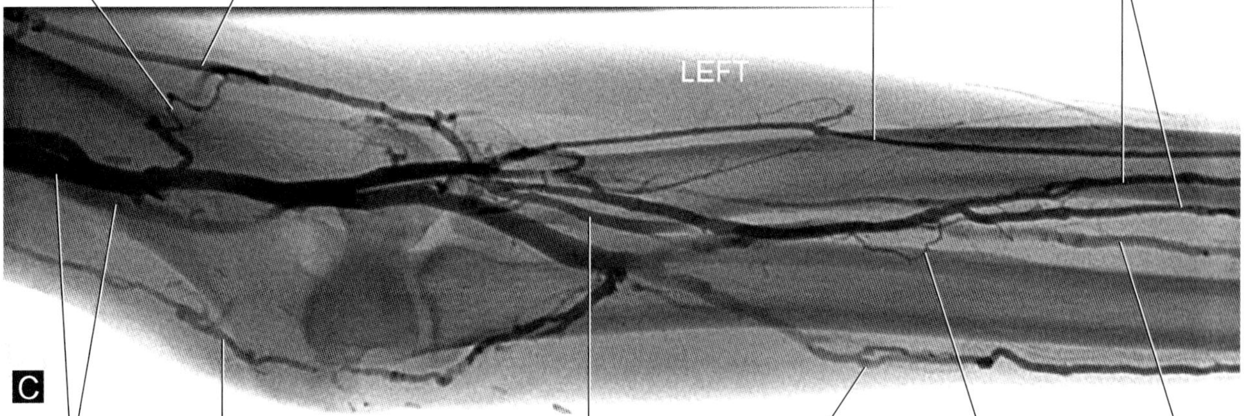

穿支静脉
Perforator Vein

头静脉
Cephalic Vein

头静脉
Cephalic Vein

桡静脉
Radial Veins

LEFT

C

肱静脉
Brachial Veins

贵要静脉
Basilic Vein

肘前内侧静脉
Medial Antecubital Vein

尺静脉
Ulnar Vein

穿支静脉
Perforator Vein

骨间静脉
Interosseous Vein

图16.5（续） B、C. 右前臂的静脉。头静脉和贵要静脉属于浅静脉系统，桡静脉、骨间静脉和尺静脉属于深静脉系统

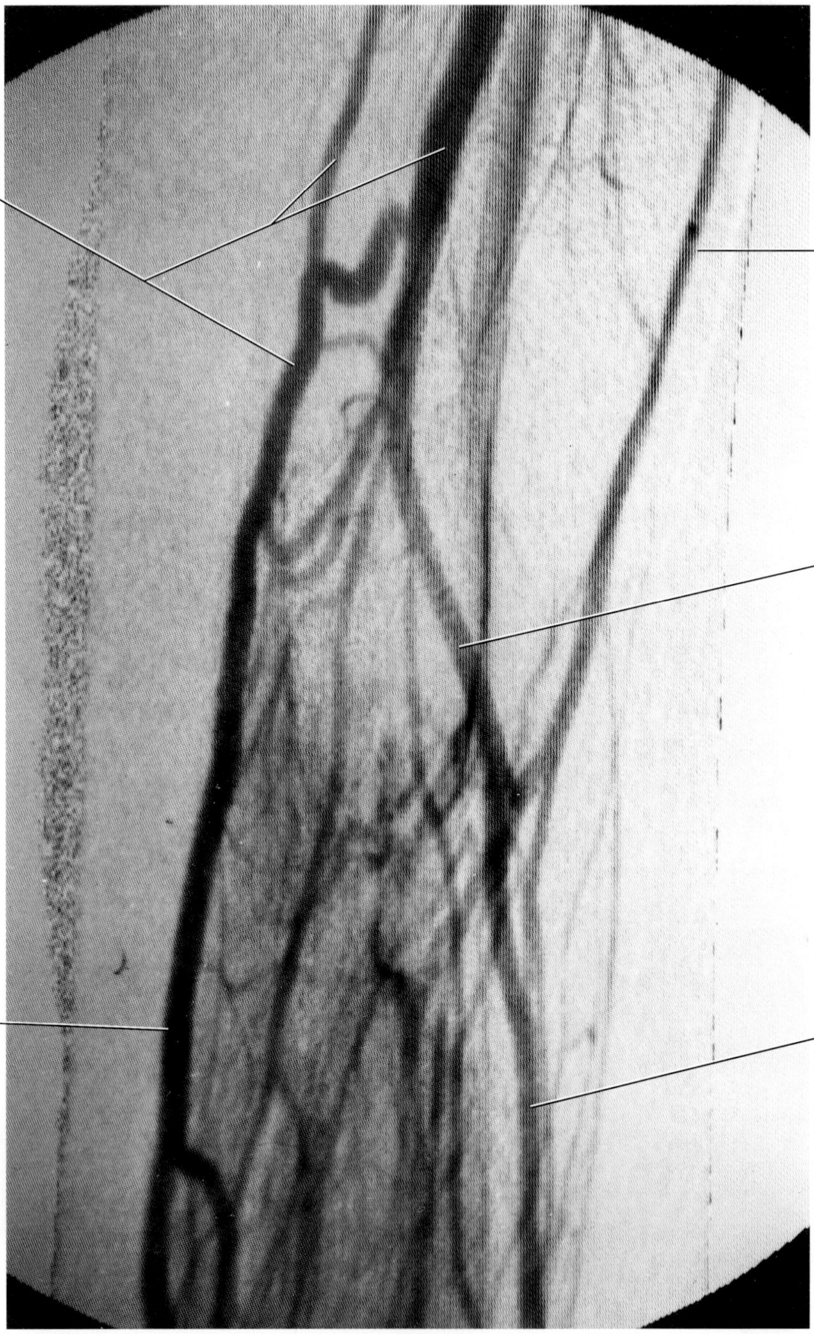

贵要静脉
Basilic Veins

头静脉
Cephalic Vein

肘正中静脉
Median Cubital Vein

贵要静脉
Basilic Vein

头静脉
Cephalic Vein

图16.6　右肘区的静脉

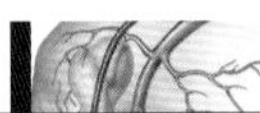

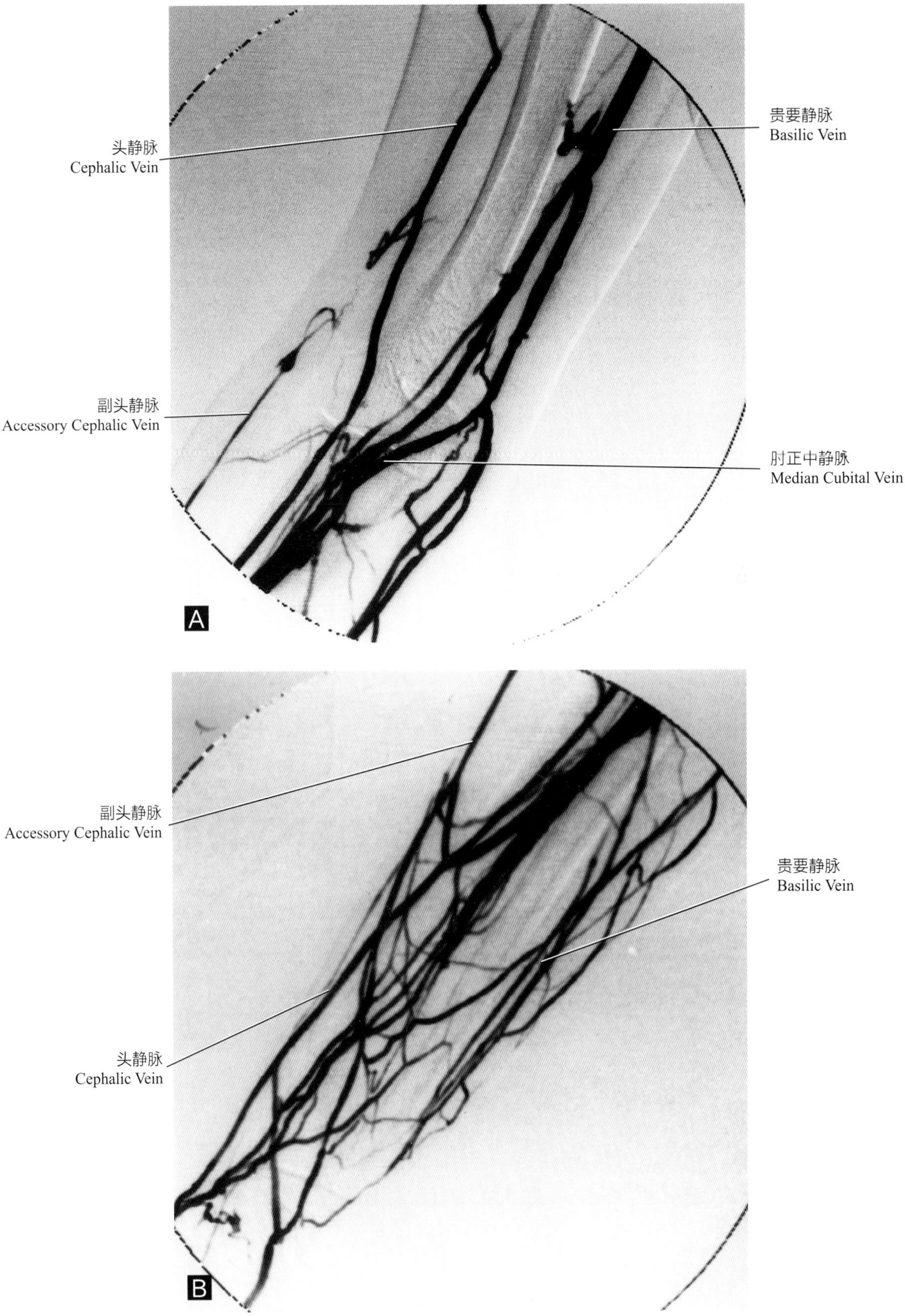

头静脉
Cephalic Vein

贵要静脉
Basilic Vein

副头静脉
Accessory Cephalic Vein

肘正中静脉
Median Cubital Vein

A

副头静脉
Accessory Cephalic Vein

贵要静脉
Basilic Vein

头静脉
Cephalic Vein

B

图16.7 右上肢静脉造影。A. 前臂。B. 肘前区

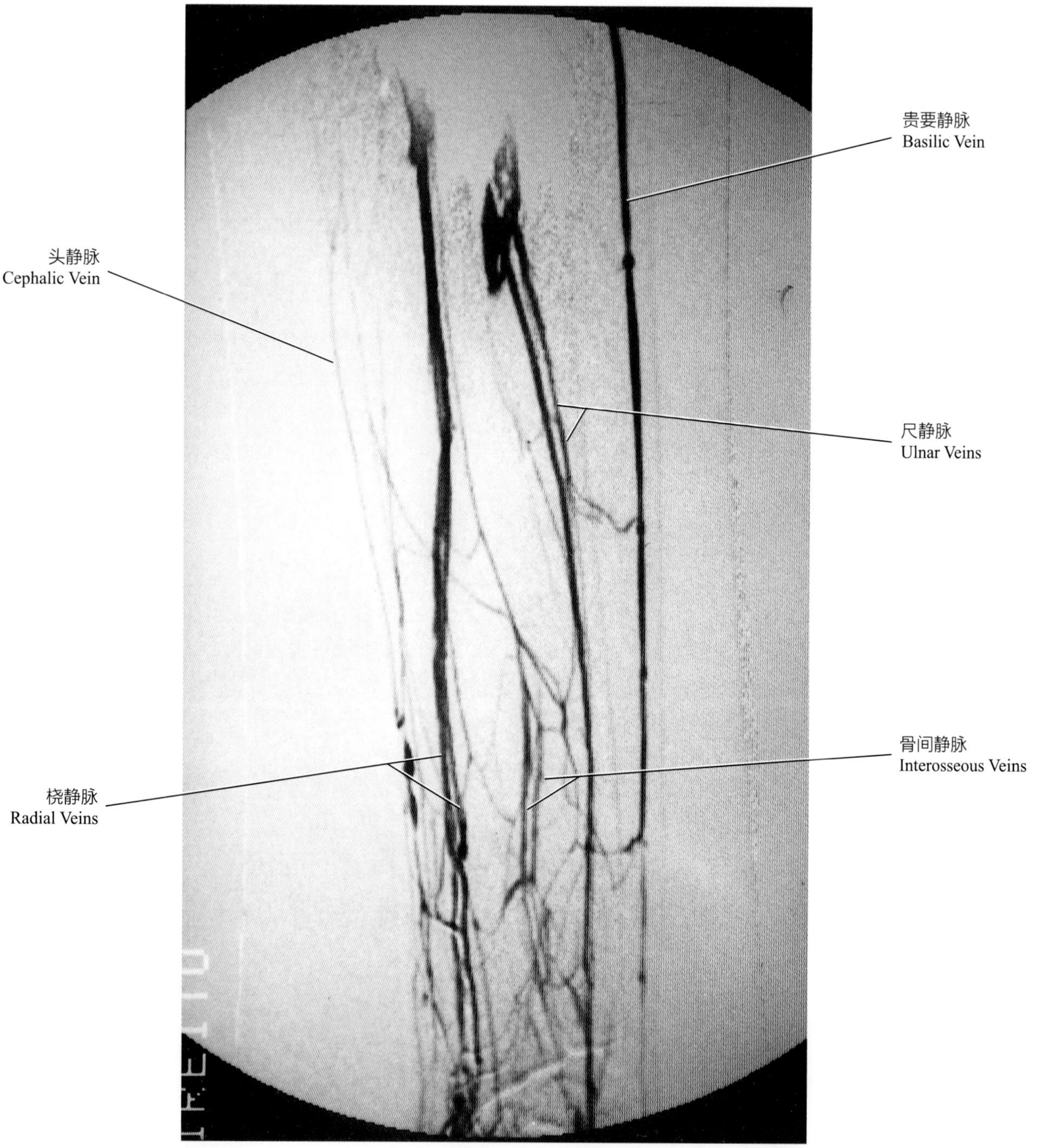

贵要静脉
Basilic Vein

头静脉
Cephalic Vein

尺静脉
Ulnar Veins

骨间静脉
Interosseous Veins

桡静脉
Radial Veins

图16.8 前臂的深静脉系统

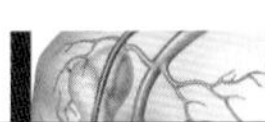

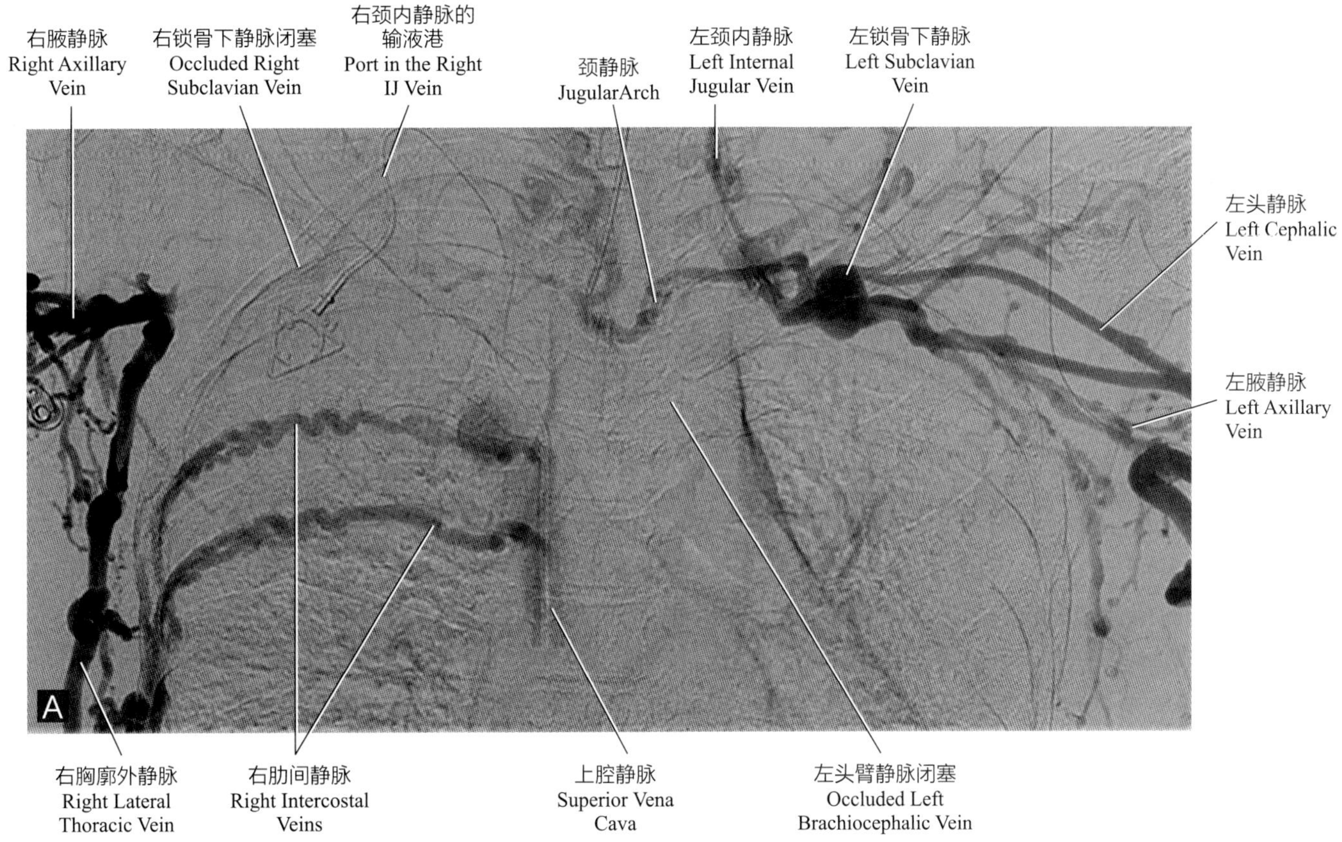

图16.9　A. 上肢静脉造影时的胸部静脉。注意两侧锁骨下静脉和头臂静脉闭塞。右胸廓外静脉经肋间静脉流入上腔静脉

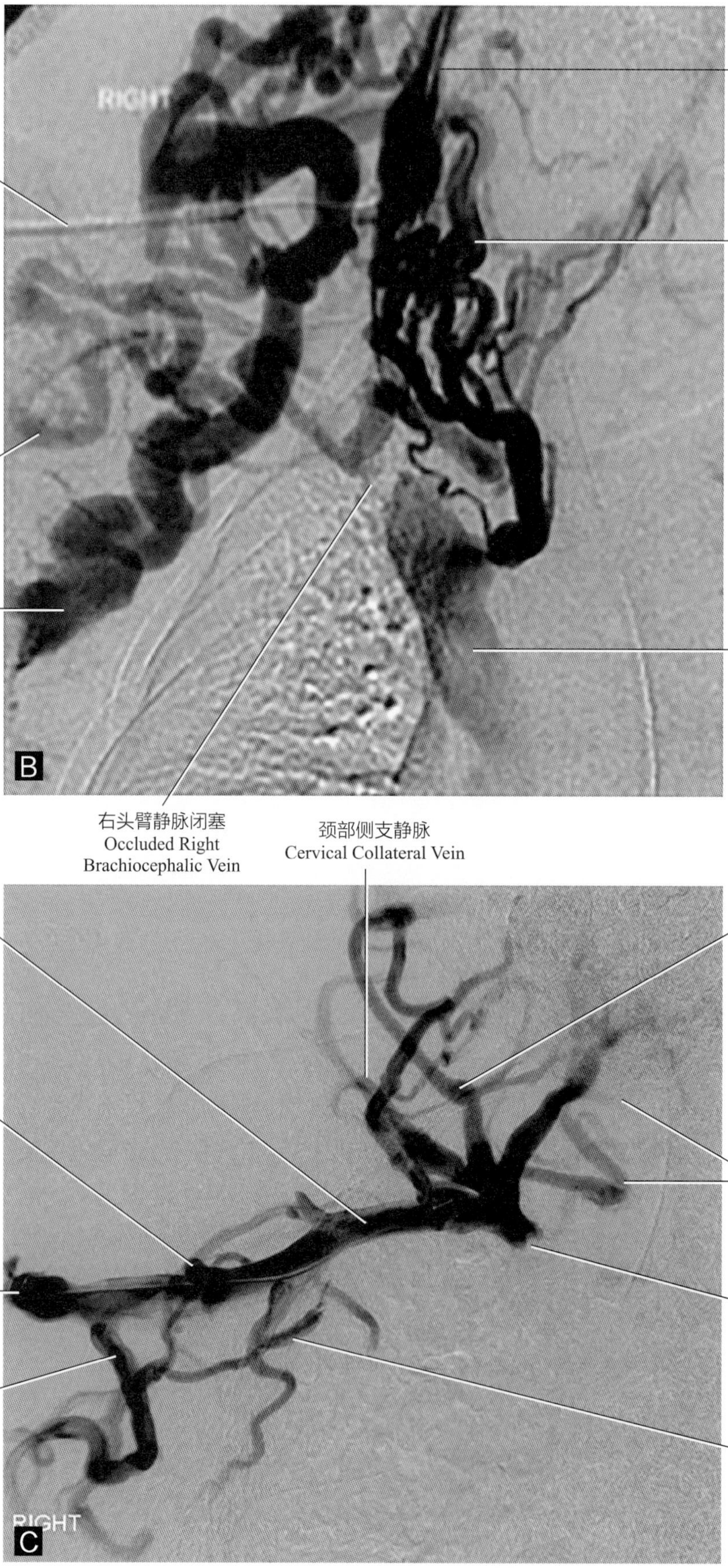

右颈内静脉
Right Internal Jugular Vein

右头静脉导管
Catheter in the Right Cephalic Vein

颈部侧支静脉
Cervical Collateral Vein

右腋静脉
Right Axillary Vein

右上臂侧支静脉
Collateral Vein in the Right Upper Arm

上腔静脉
Superior Vena Cava

RIGHT

B

右头臂静脉闭塞
Occluded Right Brachiocephalic Vein

颈部侧支静脉
Cervical Collateral Vein

右锁骨下静脉
Right Subclavian Vein

右颈外静脉
Right External Jugular Vein

右腋静脉
Right Axillary Vein

颈部侧支静脉
Cervical Collateral Vein

右臂静脉
Right Brachial Vein

右头臂静脉闭塞
Occluded Right Brachiocephalic Vein

右胸外静脉
Right Lateral Thoracic Vein

右胸廓内静脉
Right Internal Thoracic Vein

RIGHT

C

图16.9（续） B、C. 右锁骨下静脉闭塞。可见不同类型的侧支，包括颈部和胸壁的侧支

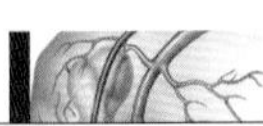

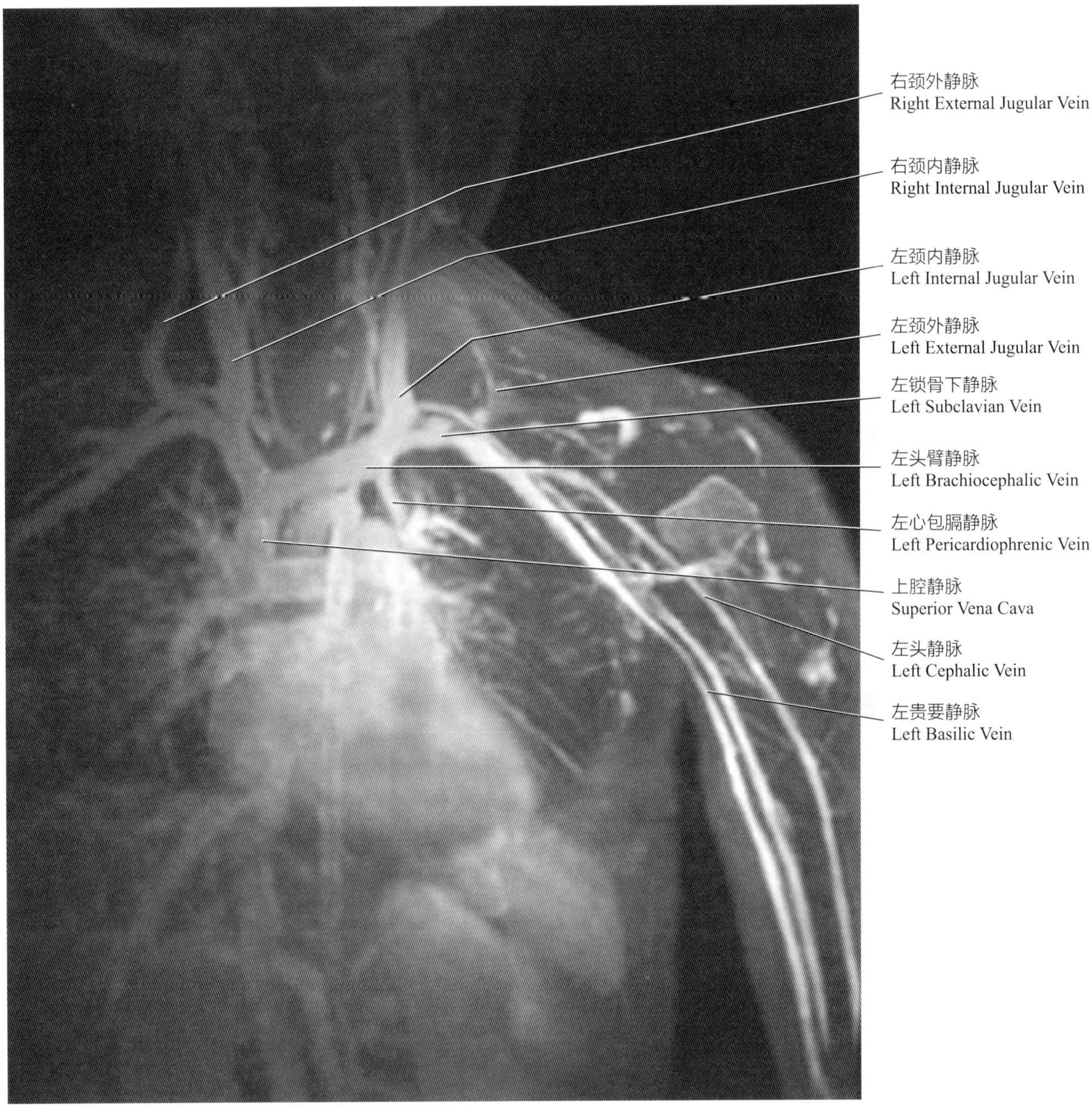

右颈外静脉
Right External Jugular Vein

右颈内静脉
Right Internal Jugular Vein

左颈内静脉
Left Internal Jugular Vein

左颈外静脉
Left External Jugular Vein

左锁骨下静脉
Left Subclavian Vein

左头臂静脉
Left Brachiocephalic Vein

左心包膈静脉
Left Pericardiophrenic Vein

上腔静脉
Superior Vena Cava

左头静脉
Left Cephalic Vein

左贵要静脉
Left Basilic Vein

图16.10　左上臂静脉系统和胸内静脉的MRA二维重建的静脉后期，但动脉仍清晰显示

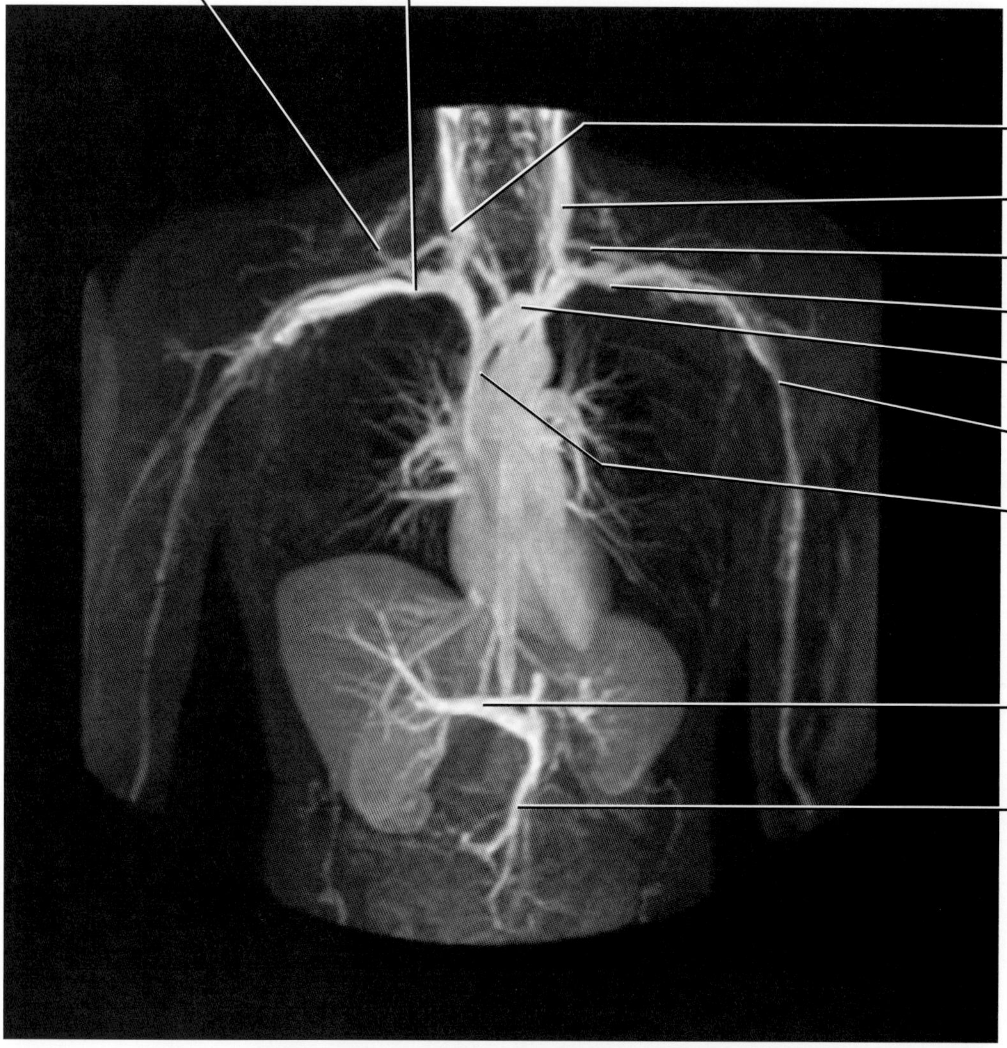

右颈外静脉
Right External Jugular Vein

右锁骨下静脉
Right Subclavian Vein

右颈内静脉
Right Internal Jugular Vein

左颈内静脉
Left Internal Jugular Vein

左锁骨下动脉
Left Subclavian Artery

左锁骨下静脉
Left Subclavian Vein

左头臂静脉
Left Brachiocephalic Vein

左贵要静脉
Left Basilic Vein

上腔静脉
Superior Vena Cava

门静脉
Portal Vein

肠系膜上静脉
Superior Mesenteric Vein

图16.11　胸部血管（包括双上臂）的MRA二维重建。注意动脉后期仍可见

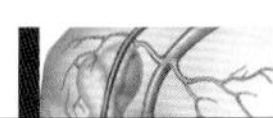

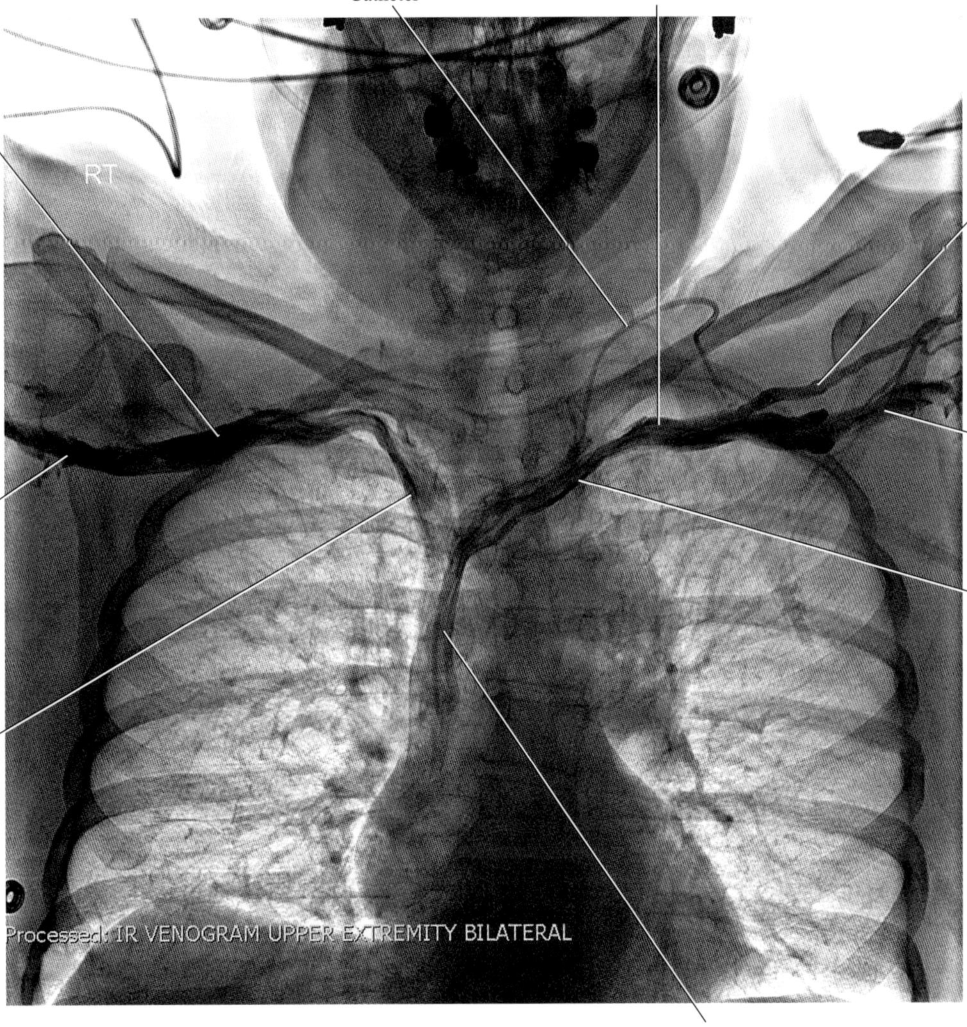

左颈内静脉导管
Left Internal Jugular Vein Catheter

左锁骨下静脉
Left Subclavian Vein

右锁骨下静脉
Right Subclavian Vein

RT

左头静脉
Left Cephalic Vein

左腋静脉
Left Axillary Vein

右腋静脉
Right Axillary Vein

左头臂静脉
Left Brachiocephalic Vein

右头臂静脉
Right Brachiocephalic Vein

Processed: IR VENOGRAM UPPER EXTREMITY BILATERAL

上腔静脉
Superior Vena Cava

图16.12　双侧上肢同时注射对比剂后的中心静脉造影

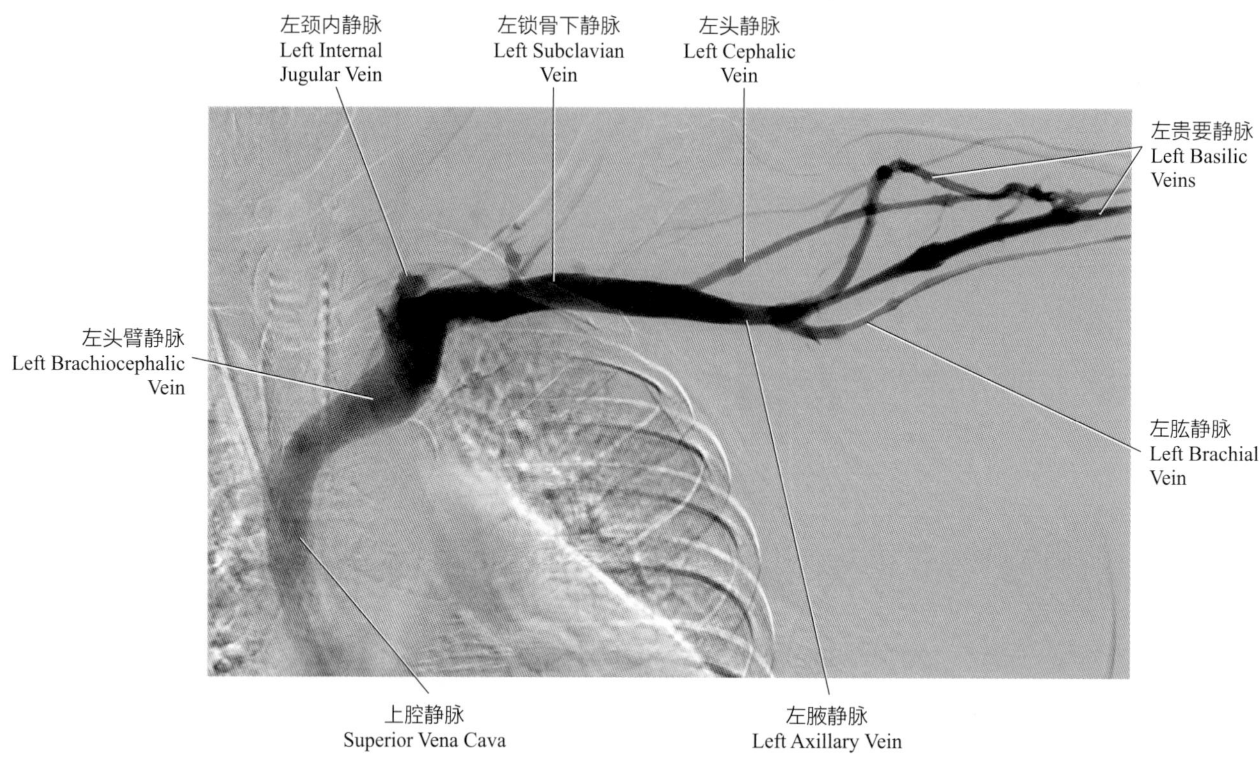

图16.13　左上肢和中心静脉造影。可见通畅的贵要静脉、头静脉和1对肱静脉。注意左头静脉汇入腋静脉的典型表现

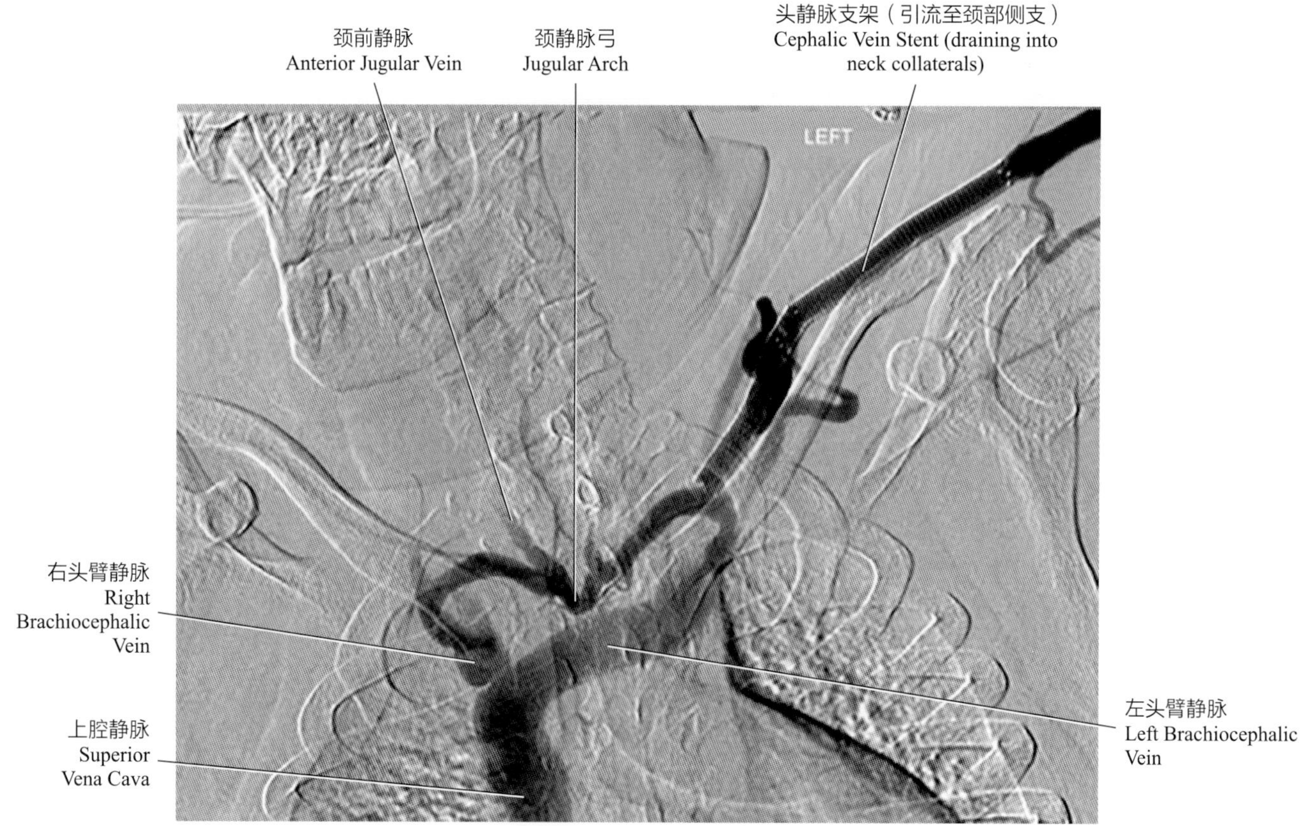

图16.14　头静脉支架通畅，锁骨下静脉头臂静脉移行段严重狭窄，可见颈部侧支形成

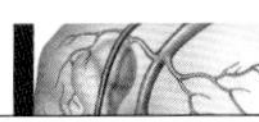

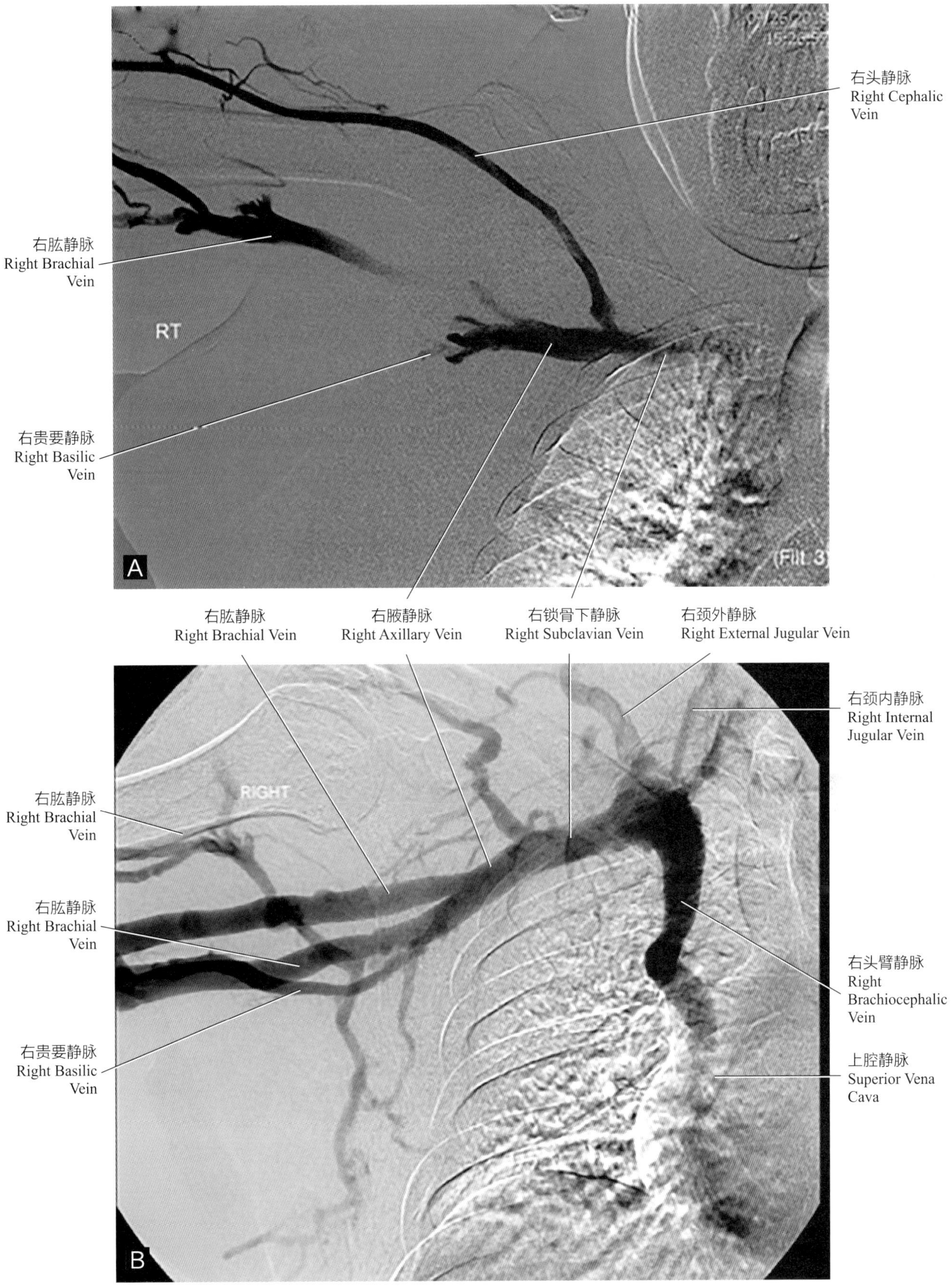

右头静脉
Right Cephalic Vein

右肱静脉
Right Brachial Vein

RT

右贵要静脉
Right Basilic Vein

A

右肱静脉
Right Brachial Vein

右腋静脉
Right Axillary Vein

右锁骨下静脉
Right Subclavian Vein

右颈外静脉
Right External Jugular Vein

右颈内静脉
Right Internal Jugular Vein

RIGHT

右肱静脉
Right Brachial Vein

右肱静脉
Right Brachial Vein

右贵要静脉
Right Basilic Vein

右头臂静脉
Right Brachiocephalic Vein

上腔静脉
Superior Vena Cava

B

图16.15　右上臂和中心静脉造影

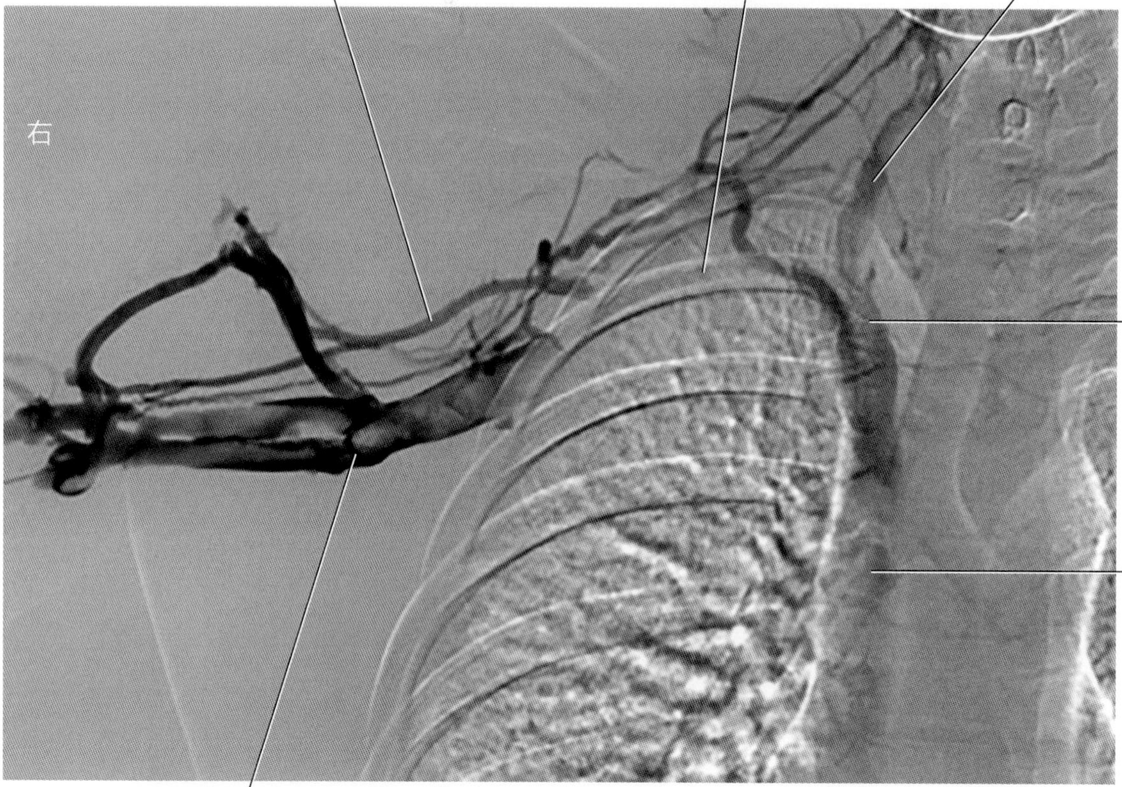

图16.16　胸廓出口综合征。急性血栓形成导致右锁骨下静脉闭塞和右腋静脉部分闭塞

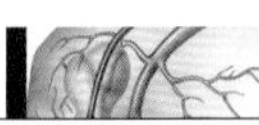

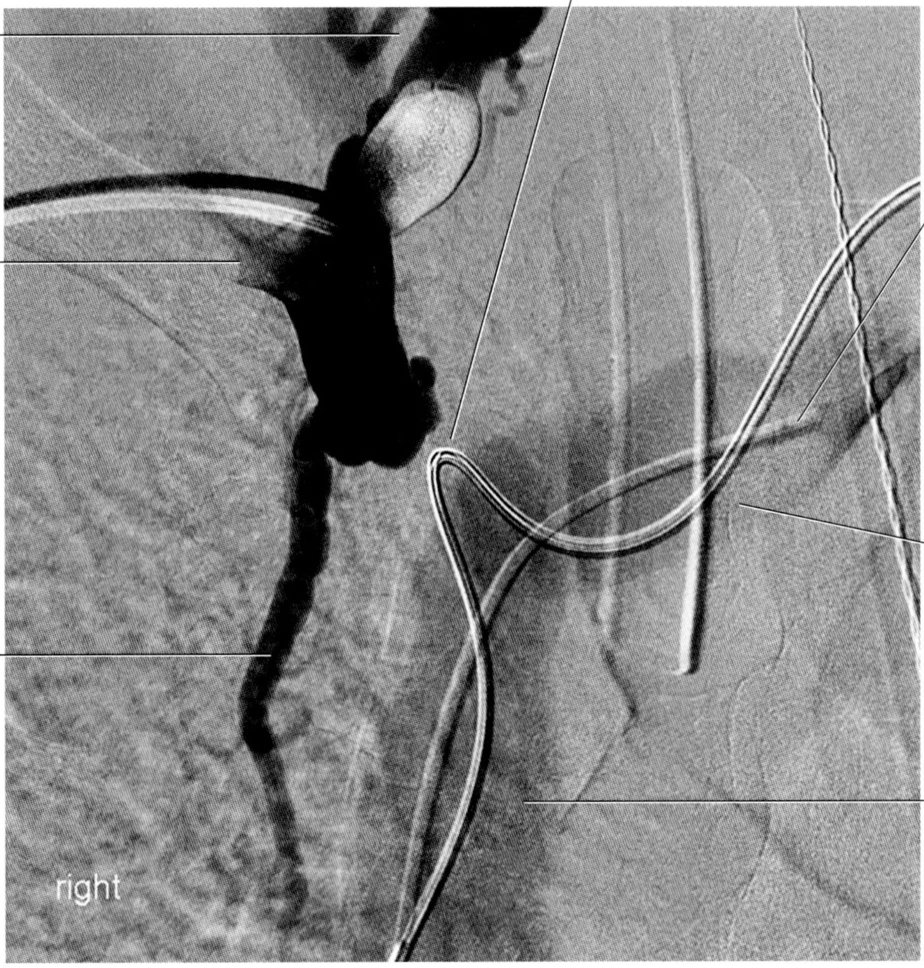

右头臂静脉闭塞
Occluded Right
Brachiocephalic Vein

右颈内静脉
Right Internal
Jugular Vein

起搏器导线
Pacemaker
Wires

右锁骨下静脉
Right
Subclavian Vein

左头臂静脉
Left
Brachiocephalic
Vein

右胸廓内静脉
Right Internal
Thoracic Vein

上腔静脉
Superior Vena
Cava

right

图16.17　右锁骨下静脉造影，显示右头臂静脉闭塞，经右胸廓内静脉侧支汇入上腔静脉和左头臂静脉

（译者：许立超）

17

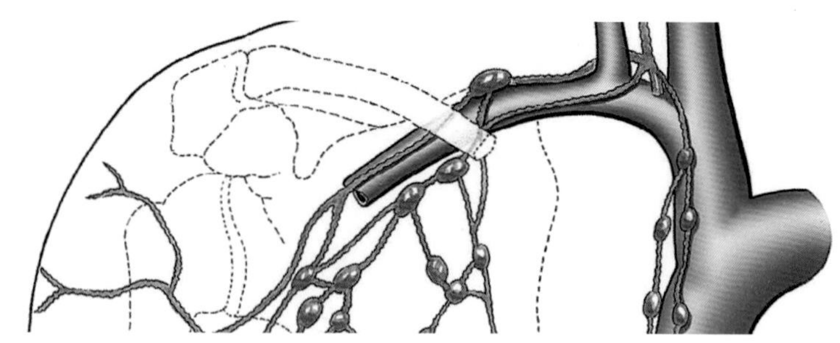

第17章 上肢的淋巴引流

上肢深部组织的淋巴引流沿主要的神经血管束走行，止于腋窝外侧淋巴结群。引流深部组织的淋巴管位于深筋膜内部（图 17.1）。手臂淋巴管通过外侧淋巴结群、乳晕下丛的外侧（从乳房）和胸侧淋巴结群引流至顶部淋巴结群（图 17.2），这些淋巴结通过锁骨下淋巴干引流，由颈干连接至锁骨下静脉或胸导管（左侧）（图 17.3）。

浅表组织的淋巴管

浅表组织的淋巴引流从皮肤的淋巴丛开始，向浅静脉的方向汇合，沿着大致相同的方向流入腋窝淋巴结群（图 17.1）。

手部

掌侧淋巴结群较背侧细。手指淋巴管沿着手指的边缘走行，在手掌处汇入较大的脉管，向手背方向流动。掌侧的主要淋巴管在腕部与手部尺侧边缘的淋巴管相连，外侧的主要淋巴管与拇指的引流淋巴管相连。

前臂和上臂

前臂和上臂的淋巴管与浅静脉伴行。前臂和上臂的腹侧淋巴管数目最多，其依次从上臂后方行至前方，包绕前臂而行，与腹侧较大的淋巴管连接。在上臂，肘部以上的淋巴管汇聚，沿上臂内侧止于腋窝淋巴结群的外侧组（图 17.2）。沿着桡、尺侧及骨间血管，以及肘窝、上臂的肱血管的内侧，有小的孤立淋巴结分布。

深层组织的淋巴管与腋窝淋巴结群

腋窝淋巴结群为上肢淋巴管的终点，数量为 20 ~ 30 个，分为 5 组（图 17.1，17.2 和 17.4）。

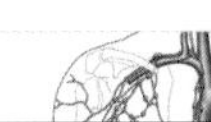

外侧组

外侧组位于腋静脉的内后侧，引流大部分上肢淋巴液，与中央组、尖组以及较低的深部颈淋巴结相连。

胸前组或胸组

胸前组位于胸小肌的下缘，接收来自躯干侧壁、前壁以及乳腺中央和外侧部分的皮肤和肌肉的淋巴汇入。

后组或肩胛下组

后组或肩胛下组位于腋窝后壁的下缘，与肩胛下血管伴行，接收来自躯干后部和颈下部引流的淋巴汇入。

中央组

中央组位于腋窝脂肪中，接收上述所有组的淋巴汇入。

尖组

尖组位于腋窝顶端，沿腋静脉内侧走行，接收其他所有组的汇入。输出淋巴管形成锁骨下干，直接汇入颈内静脉和锁骨下静脉的连接处。在左侧，该组可能终止于胸导管。

上肢其他淋巴结群

滑车上组
锁骨下组
孤立淋巴结群

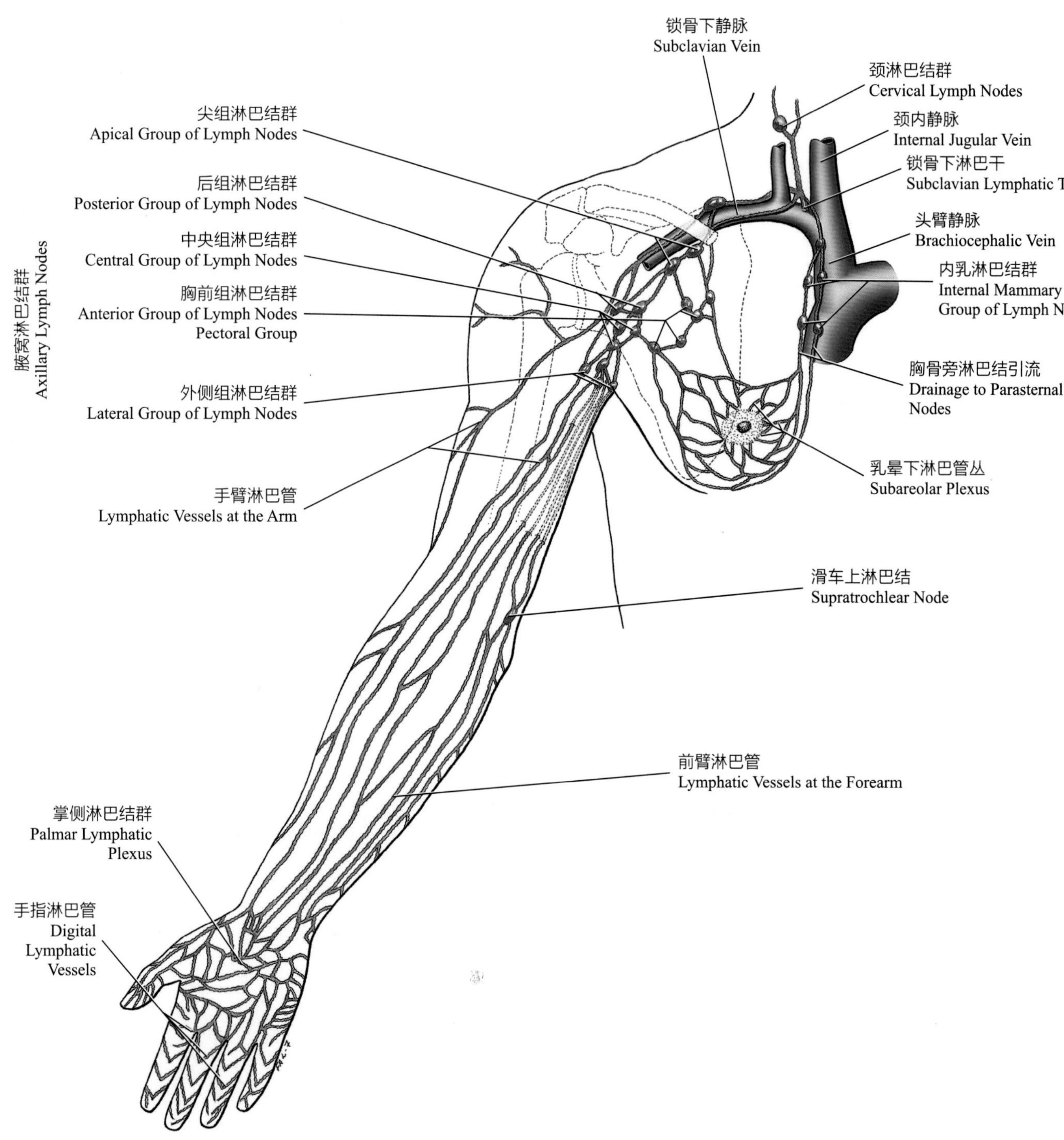

锁骨下静脉
Subclavian Vein
颈淋巴结群
Cervical Lymph Nodes
颈内静脉
Internal Jugular Vein
锁骨下淋巴干
Subclavian Lymphatic Trun
头臂静脉
Brachiocephalic Vein
内乳淋巴结群
Internal Mammary
Group of Lymph Node
胸骨旁淋巴结引流
Drainage to Parasternal
Nodes
乳晕下淋巴管丛
Subareolar Plexus
尖组淋巴结群
Apical Group of Lymph Nodes
后组淋巴结群
Posterior Group of Lymph Nodes
中央组淋巴结群
Central Group of Lymph Nodes
胸前组淋巴结群
Anterior Group of Lymph Nodes
Pectoral Group
外侧组淋巴结群
Lateral Group of Lymph Nodes
腋窝淋巴结群
Axillary Lymph Nodes
手臂淋巴管
Lymphatic Vessels at the Arm
滑车上淋巴结
Supratrochlear Node
前臂淋巴管
Lymphatic Vessels at the Forearm
掌侧淋巴结群
Palmar Lymphatic
Plexus
手指淋巴管
Digital
Lymphatic
Vessels

图17.1　上肢淋巴引流示意图

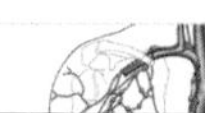

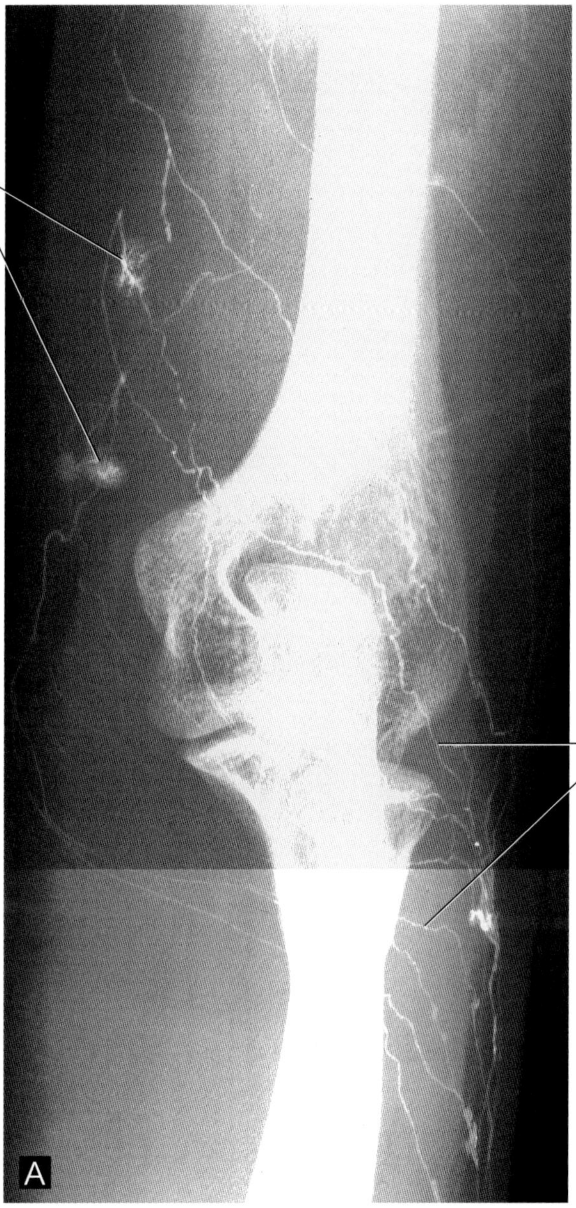

滑车上淋巴结群
Supratrochlear Nodes

前臂淋巴管
Lymphatic Vessels at the Forearm

A

图17.2　左上肢淋巴管造影，显示前臂、手臂、腋窝的淋巴管和淋巴结（图A和B由弗里茨・安格尔医学博士提供。）

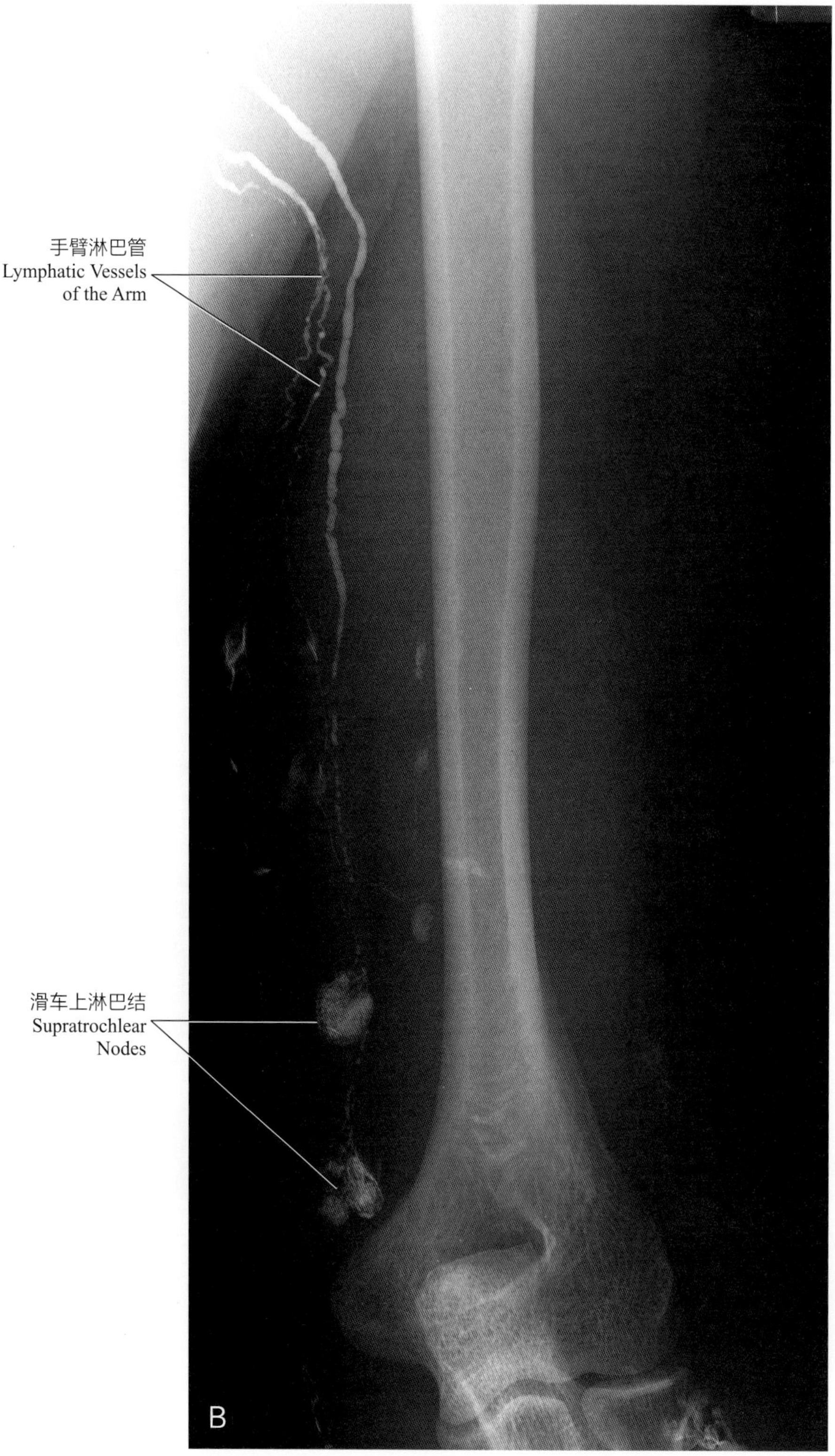

手臂淋巴管
Lymphatic Vessels of the Arm
滑车上淋巴结
Supratrochlear Nodes
B

图17.2（续）

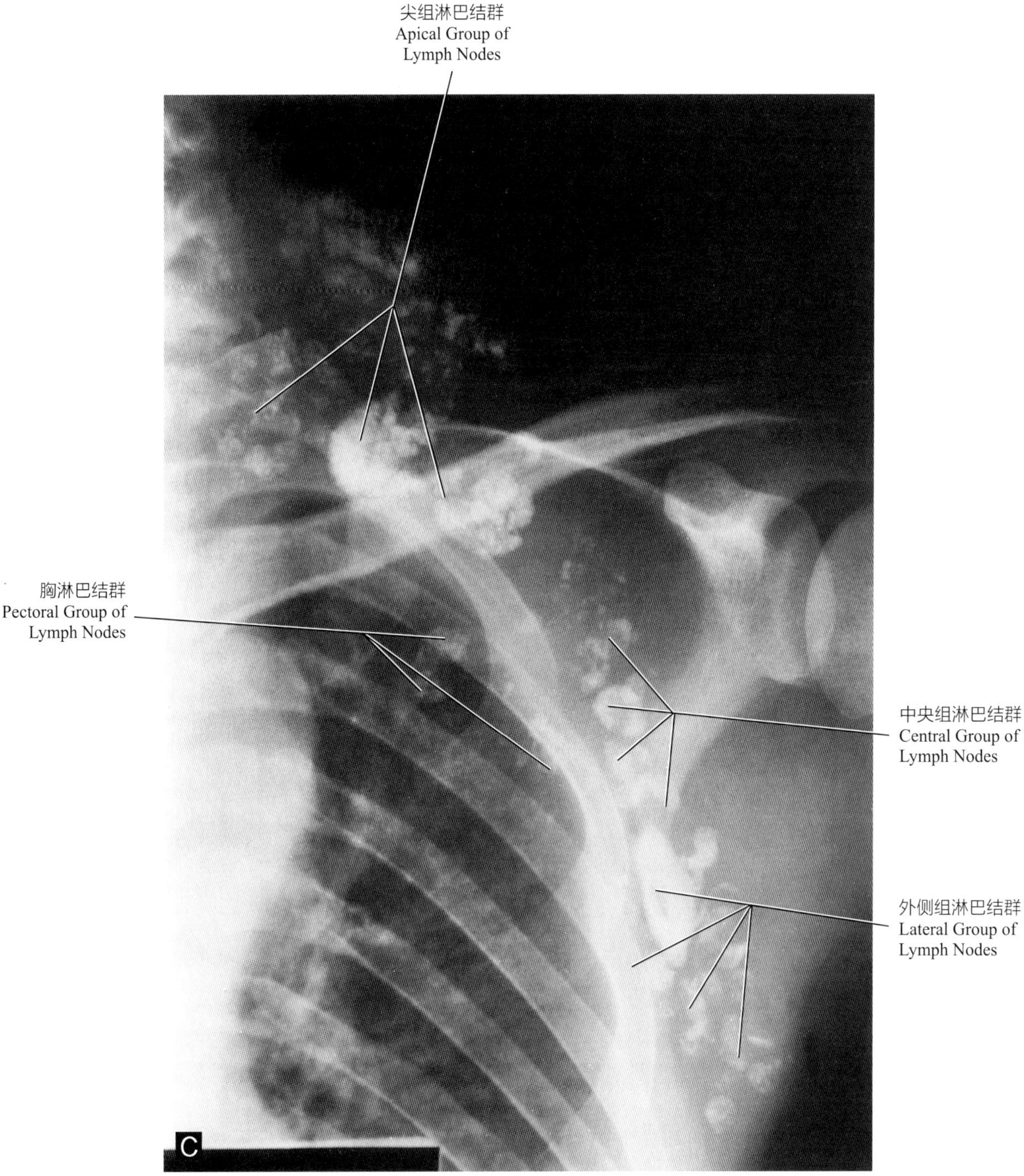

尖组淋巴结群
Apical Group of Lymph Nodes

胸淋巴结群
Pectoral Group of Lymph Nodes

中央组淋巴结群
Central Group of Lymph Nodes

外侧组淋巴结群
Lateral Group of Lymph Nodes

C

图17.2（续）

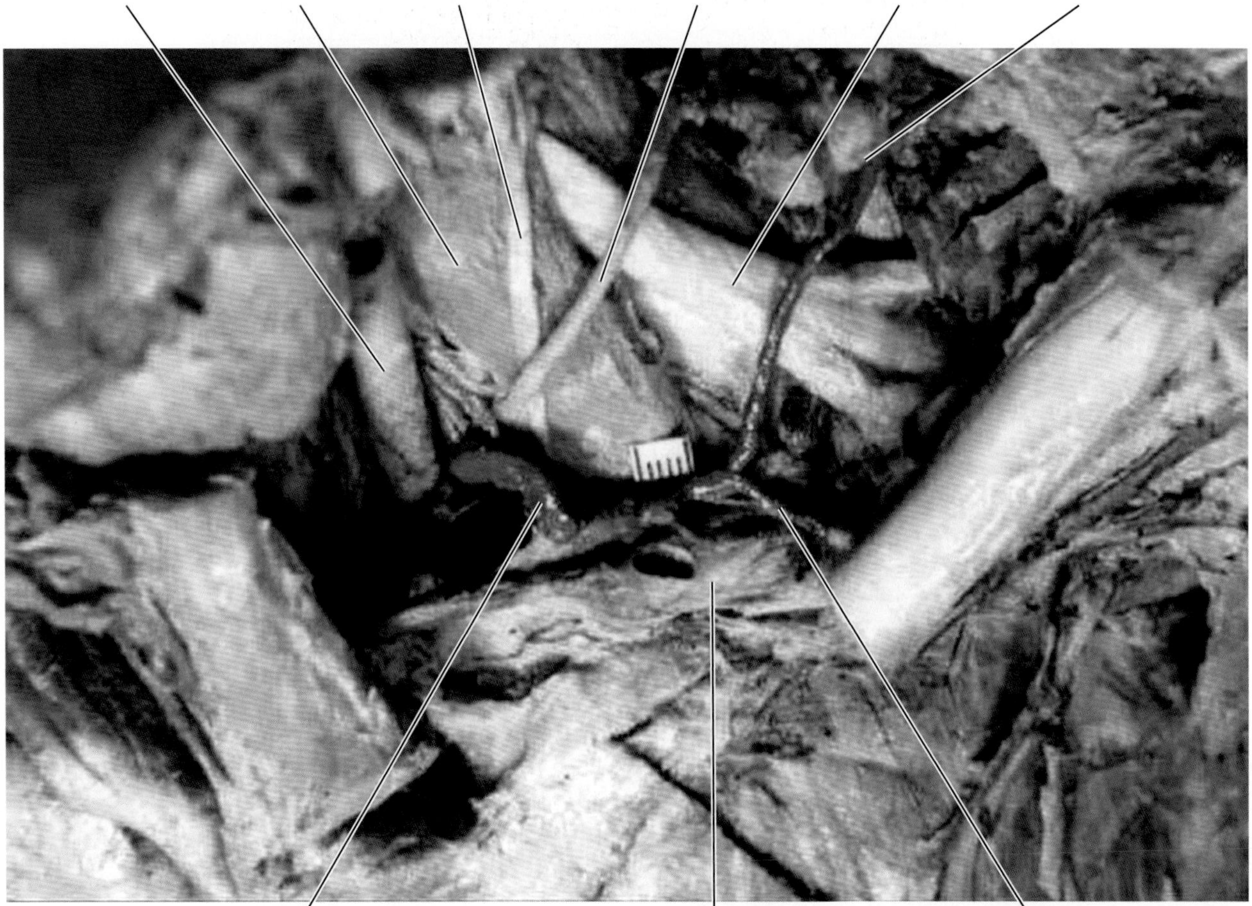

左颈总动脉
Left Common Carotid Artery

前斜角肌
Scalenus Anterior Muscle

左迷走神经
Left Vagus Nerve

左肩胛上动脉
Left Suprascapular Artery

臂丛神经
Brachial Plexus

颈淋巴干
Jugular Lymphatic Trunk

胸导管
Thoracic Duct

左锁骨下静脉
Left Subclavian Vein

锁骨下淋巴干
Subclavian Lymphatic Trunk

图17.3　左锁骨上窝的解剖标本，显示绿色的胸导管、颈淋巴干和锁骨下淋巴干。注意与其他结构的关系。锁骨下淋巴干通过腋窝淋巴结群引流上肢淋巴

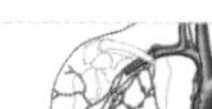

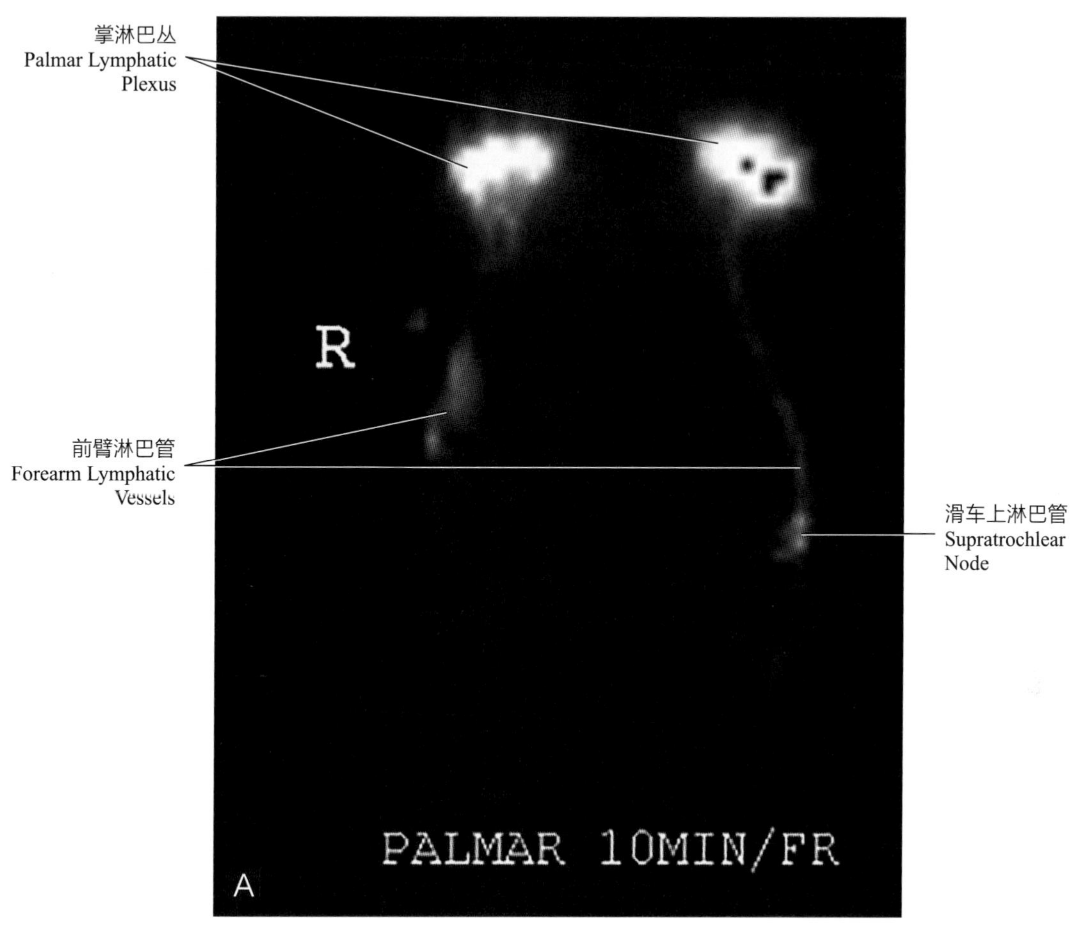

掌淋巴丛
Palmar Lymphatic Plexus
R
前臂淋巴管
Forearm Lymphatic Vessels
滑车上淋巴管
Supratrochlear Node
PALMAR 10MIN/FR
A

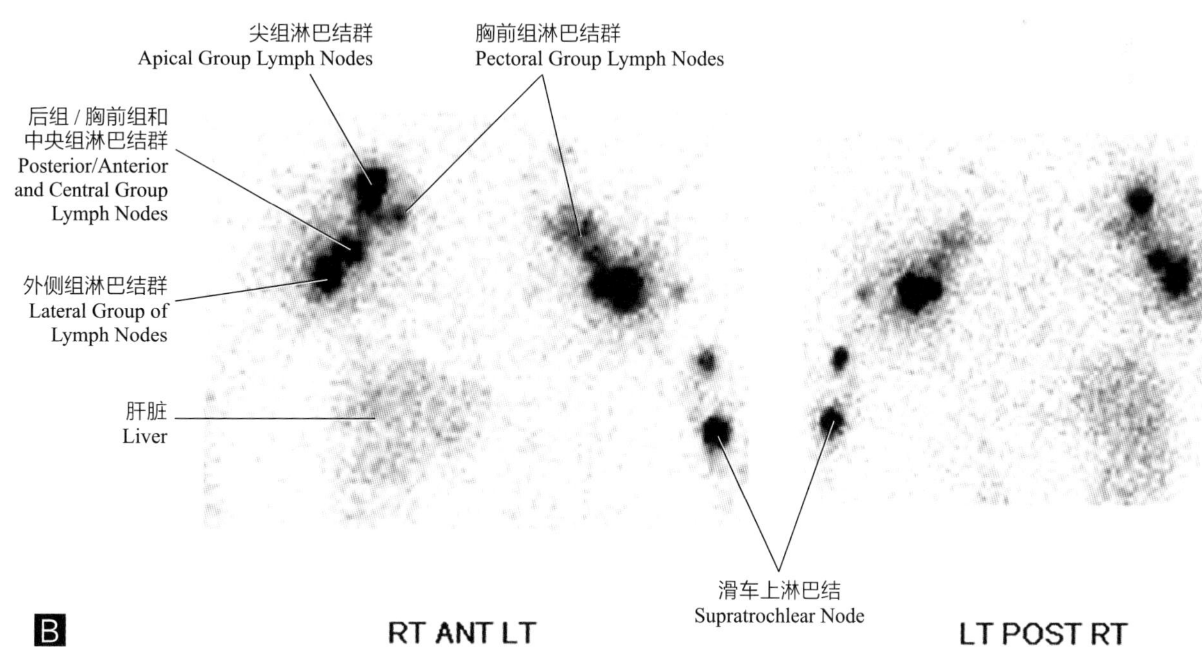

尖组淋巴结群
Apical Group Lymph Nodes
胸前组淋巴结群
Pectoral Group Lymph Nodes
后组 / 胸前组和中央组淋巴结群
Posterior/Anterior and Central Group Lymph Nodes
外侧组淋巴结群
Lateral Group of Lymph Nodes
肝脏
Liver
滑车上淋巴结
Supratrochlear Node
B
RT ANT LT
LT POST RT

图17.4 上肢（前臂和肩部）淋巴显像

（译者：许立超）

18

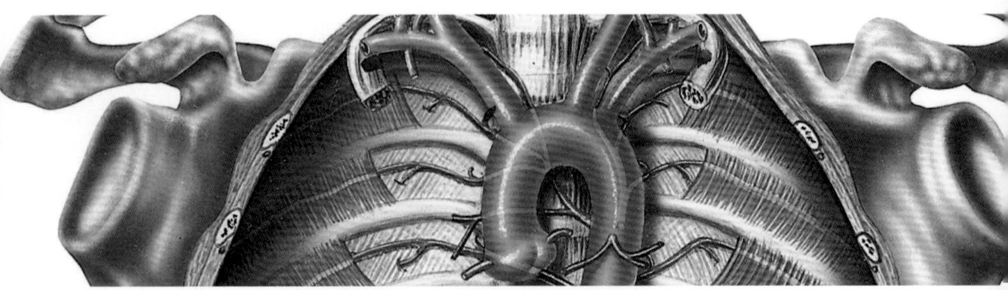

第18章 腹主动脉及其分支

腹主动脉起始于第 12 胸椎下缘前方的膈肌主动脉裂孔处，紧贴椎体稍偏左侧下行，止于第 4 腰椎水平。在此水平，腹主动脉分为左、右髂总动脉，其夹角约为 37°。由于腹主动脉发出的分支较粗且数量较多，因此其远端直径明显变细（图 18.1，18.2）。

腹主动脉前方与腹腔丛、小网膜囊、胰体及附于其后的脾静脉相邻。左肾静脉位于胰腺后方，走行于肠系膜上动脉和主动脉之间，并与腹主动脉前壁关系密切。十二指肠水平部位于胰腺下方。腹主动脉远端被腹膜后壁包裹，并被斜行的肠系膜跨过。腹主动脉右侧为乳糜池、胸导管、奇静脉以及将其与下腔静脉分开的右膈肌脚。从第 2 腰椎水平起，腹主动脉紧贴下腔静脉下行至髂动脉分叉处。腹主动脉的左侧为左膈肌脚和腹腔神经节。在第 2 腰椎水平，腹主动脉前方有十二指肠空肠曲、交感神经干、十二指肠升部及肠系膜下血管。腹主动脉分叉部的体表投影位于脐水平（图 18.3 ～ 18.8）。

腹主动脉

腹主动脉的分支

- 腹侧
  - 腹腔干
  - 肠系膜上动脉
  - 肠系膜下动脉
- 侧方
  - 膈下动脉
  - 肾上腺中动脉
  - 肾动脉
  - 睾丸或卵巢（性腺）动脉
- 背侧
  - 腰动脉
  - 骶正中动脉
- 终末
  - 髂总动脉

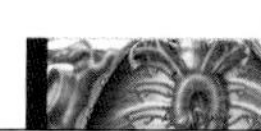

腹侧分支

腹腔干

腹腔干是腹主动脉发出的第一支较粗的腹侧分支，长约 1.5 cm，开口于膈肌主动脉裂孔下方（图 18.9，18.10）。通常呈水平方向向前走行，也可向尾侧或者头侧走行（图 18.11 ~ 18.15）。腹腔干在发出胃左动脉前可发出膈下动脉。约 50% 的人群腹腔干呈典型表现，而 0.4% ~ 2.5% 的人群腹腔干缺如。

分支

胃左动脉

肝动脉

　肝总动脉

胃十二指肠动脉

胰十二指肠动脉弓

胃网膜右动脉

肝固有动脉

胃右动脉

胆囊动脉

肝脏动脉

肺段支气管支

肝脏显微结构

肝动脉终末支

肝动脉侧支

肝动脉变异

脾动脉

胰腺动脉

胰十二指肠动脉弓

胰背动脉

胰大动脉

胰尾动脉

胃短动脉

胃后动脉

胃网膜左动脉

脾动脉终末支

脾动脉段支

腹腔干变异

胃左动脉

胃左动脉是腹腔干最小的分支，起自靠近腹腔干的腹主动脉或腹腔干的头侧，起始部位可从腹腔干开口至分叉部，形成一个三叉形结构。胃左动脉发出后在网膜囊后面向左上方走行，到达胃的上端，在发出远端食管支及胃底的分支后，转向前下方胃胰皱襞，沿着胃小弯走行，到达幽门，供应胃前后壁，最终同胃右动脉吻合（图 18.16，18.17）。胃左动脉可与肝左动脉相连，副胃左动脉有时可起始于肝左动脉（图 18.18 ~ 18.22）。在胃底，胃左动脉通过胃短动脉与脾动脉吻合（图 18.23）。

肝动脉

成人的肝动脉较脾动脉细，但较胃左动脉粗。肝动脉起自腹腔干的分叉部，向前、向右走行至肝门，在肝门部分成左、右支进入肝叶（图 18.10）。肝动脉可分为肝总动脉及肝固有动脉：腹腔干至胃十二指肠动脉起始处为肝总动脉，胃十二指肠动脉至肝左、右动脉分叉处为肝固有动脉（图 18.12）。肝总动脉可极短或缺如（图 18.15）。肝固有动脉可缺如（图 18.11），也可为肝总动脉三个分支中的一支。肝动脉可起自肠系膜上动脉（替代肝动脉），肝左、右动脉分支可分别起自胃左动脉和肠系膜上动脉。参见本章“肝动脉变异”部分。

肝总动脉

胃十二指肠动脉 胃十二指肠动脉起自肝总动脉，是肝固有动脉的起始标志（图 18.24，18.25）。该血管短而粗，在十二指肠和胰颈之间下行，可位于胆管的左侧或前方。胃十二指肠动脉有 3 个固定的分支：胰十二指肠前弓、胰十二指肠后弓、胰十二指肠终末分支及胃网膜右动脉（图 18.26，18.27）。胃十二指肠动脉可能有 2 条，胰十二指肠动脉弓也可能起自肝总动脉（图 18.28）。

胰十二指肠后弓 该动脉是形成胰头、钩突及十二指肠球部丰富血管网的一部分，并与胰十二指肠前弓相吻合。78% 的胰十二指肠后弓从距胃十二指肠动脉起点 1 ~ 2 cm 处发出，但也有 15% 的病例起自肝动脉的各个分支，约 5% 的病例起自肠系膜上动脉。胰十二指肠后弓也被称为十二指肠后动脉或胰十二指肠上后动脉，可沿肝总管走行（图 18.29）。胰十二指肠后弓发出分支至十二指肠（向右）及胰头（向左）。其胰腺分支与胰头部动脉、胰十二指肠前弓、十二指肠上动脉及胰背动脉形成自由吻合（图 18.26，18.27）。常为多个血管弓，发出 2 ~ 4 个分支。胆管下段血供主要来自胰十二指肠后弓。

胰十二指肠前弓 胰十二指肠前弓同胃网膜右动脉一样，是胃十二指肠动脉的终末分支，也被称为十二指肠上动脉或胰十二指肠上前动脉，可发出分支至幽门，远端与肠系膜上动脉或胰十二指肠下动脉相吻合。胰十二指肠前弓与胰十二指肠后弓、胰背动脉和胰横动脉间存在广泛吻合（图 18.26，18.27，18.30），也可与中结肠动脉相吻合。

胃网膜右动脉 胃网膜右动脉是胃十二指肠动脉的终末分支，是胃的主要供血动脉（图 18.31，18.32）。胃网膜右动脉沿胃大弯呈弧形走行，发出 1 支幽门升支及几支胃的升支，与胃左动脉和胃右动脉的降支相吻合。胃网膜右动脉也发出几个网膜支，左、右网膜支在大网膜处形成吻合弓，并与来自横结肠系膜的网膜后支相吻合。胃网膜右动脉与胃网膜左动脉在终末端吻合（图 18.33 ~ 18.37）。

其他分支 偶可见一些不固定出现的分支，包括胃右动脉、胰横动脉、胆囊副动脉及十二指肠上动脉。

胃右动脉 胃右动脉可起自肝动脉的任何位置（胃十二指肠动脉前或后），并与胃左动脉相吻合（图 18.19，18.38）。

胆囊动脉 胆囊动脉多起自肝右动脉，分为深、浅两支，也可起自肝动脉或其他动脉，如胃十二指肠动脉。胆囊动脉从胆总管前方水平走行至胆囊。有时可有胆囊副动脉，起自肝总动脉或其分支之一。一些胆囊动脉的小分支可延伸至胆囊床周围的肝实质。63.9% 的胆囊动脉起自肝右动脉，26.9% 起自肝动脉主干，5.5% 起自肝左动脉，2.6% 起自胃十二指肠动脉，0.3% 起自胰十二指肠上动脉弓，0.8% 直接起自肠系膜上动脉（图 18.39）。

十二指肠上动脉 十二指肠上动脉为十二指肠水平段外科手术时的特征性动脉，人群中 90% 以上可出现该动脉，但其起源的变异程度较大。十二指肠上动脉供应十二指肠远端上 2/3 部分及小肠近端（图 18.40）。当该动脉缺如时，可出现多根起自胃右动脉的血管。据报道，27% 的十二指肠上动脉起自胃十二指肠动脉，20% 起自肝总动脉，13% 起自肝右动脉，10% 起自胆囊动脉。十二指肠上动脉也可参与肝外胆管的供血。

肝脏动脉

肝动脉

在成人中，肝动脉的大小介于胃左动脉和脾动脉之间，但在胎儿期及出生后早期，它是腹腔干最大的分支。肝动脉发出后向前、向右走行，经网膜孔下方至十二指肠球部上方走行，在小网膜内、

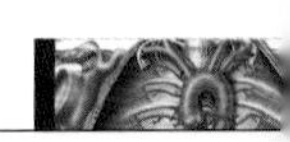

网膜孔的前方上行，与门静脉并行，位于门静脉前方、胆总管的左侧，至肝门区，分为肝左、右动脉，在门静脉间隙内与门静脉和肝管的分支伴行。肝动脉的分段已在前文描述（图 18.41）。肝动脉在肝内和肝外有多个分支，包括胃右动脉、胆囊动脉、与十二指肠上动脉沟通的胆管支及十二指肠后动脉。

叶间交通动脉弓

Redman 和 Reuter 通过血管造影的方法首次证实了叶间交通血管的存在，并认为大多数人的肝门区存在细小交通动脉。但其他学者最近才对肝叶间交通动脉进行了描述，Tohma 等系统地描述了在超过 85% 病例中，肝左、右动脉之间存在交通动脉弓（communicating arcades, CAs），并提出了分型（图 18.42，18.43）。在肝左叶，62% 的 CAs 起源于肝Ⅳ段动脉（Ⅰ型），38% 起源于肝左动脉（Ⅱ型）（图 18.44）。在肝右叶，46% 的 CAs 起源于肝右前叶动脉（Ⅰ型），15% 起源于肝右动脉（Ⅱ型）（图 18.45），38% 起源于肝右动脉和肝右前叶动脉（Ⅲ型）。18% 的 CAs 分出两个分支至肝尾状叶，46% 只有一个分支，其余的 36% 则未发现肝尾状叶分支。CAs 位于肝外，门静脉分叉处上方，靠近肝门部胆管（图 18.46）。

胚胎学

肝胆系统的胚胎起源比较复杂，这导致了较多的血管变异以适应肝脏血液供应模式。在胚胎期，随着十二指肠憩室携肝外胆管向肝门部移行，主动脉、腹腔干和肠系膜上动脉发出多根动脉以提供该系统发育所需的血流灌注。一般认为，肝内胆管的形成依赖于发育中的胚胎肝组织和已预先形成的带有动脉的肝外胆道系统之间的连接。随着胆道系统的成熟，大部分血管被再吸收或合并至主要的动脉床，但这种吸收和合并是多变的，可形成多种动脉模式。因此，人群中仅有 57% ~ 61% 具有“标准”的肝动脉灌注模式。肝动脉在解剖学上的显著变异是形成“替代动脉”，该动脉虽与经典的动脉解剖不同，但也可形成灌注完整的血管床。副动脉只是一支辅助性的动脉，其与常规解剖学上的动脉一起参与肝脏的供血（参见本章“肝动脉变异”部分）。

肝动脉的其他分支与连接

镰状动脉

镰状韧带将肝左叶分为内侧段和外侧段，并将肝脏与膈肌和前腹壁脐上部分相连，其游离缘包含肝圆韧带、细小的脐旁静脉和镰状动脉。镰状动脉起源于肝中动脉（当其存在时）和肝左动脉，血管造影时的出现率为 2% ~ 25%，但尸检时的发现率为 67%（图 18.47）。镰状动脉的终末分支与膈动脉、内乳动脉及腹壁上动脉相吻合（图 18.48）。

肝中动脉

肝中动脉（或称肝Ⅳ段动脉）可单独供应肝脏的第Ⅳ段，但一般不被认为是解剖变异。肝中动脉也可发出镰状动脉、胃右动脉及副胃左动脉，其可起源于肝右动脉近端，或独立起源于肝固有动脉而形成一个三叉形结构。

肝动脉 – 膈动脉连接

肝动脉，尤其是肝左动脉，与膈动脉系统间可形成交通。肝周肿瘤、膈下间隙和肺底部的炎症可形成多条动脉连接，尤其在肝脏表面的裸区。偶尔可见膈动脉直接起源于肝左动脉（图 18.49）。

肝段解剖学

肝内动脉呈段性分布（图 18.50，18.51）。肝脏的分段根据肝裂、血管及胆管的分布划分。3 支主要肝静脉将肝脏分为 4 个部分，每个部分都接收 1 支门静脉。肝脏的 4 个肝裂中，只有脐裂在肝表面显现，其余 3 个肝裂同 3 支肝静脉相关，但在肝表面上并未显现。

右裂 右裂始于下腔静脉的右缘，从右冠状韧带上层与下层交接处开始，沿右上冠状韧带附着点走行 3 ~ 4 cm，然后向前弯曲至胆囊窝与肝右缘的中点，与胆囊窝平行向后走行，越过尾状叶突出部至下腔静脉右侧。肝右裂几乎呈冠状面分布，内含肝右静脉，肝右静脉发出分支向前至肝Ⅴ段和Ⅷ段，向后至肝Ⅵ段和Ⅶ段（图 18.50，18.51）。

正中裂 正中裂又称为主门裂、Cantlie 线，为胆囊窝至下腔静脉左缘的连线。从后下方观察，正中裂为胆囊窝至肝蒂主分叉处（门三联管）至肝后下腔静脉的连线（图 18.50，18.51）。

左裂 左裂又称为左门裂，为下腔静脉左缘至肝左缘背侧 1/3 与腹侧 2/3 的连线，将左半肝分成两个部分：前部和后部，即Ⅲ段和Ⅱ段。左裂并不是脐裂。从下面观察，左裂延伸至静脉韧带起始处（图 18.50，18.51）。

脐裂 脐裂又称为脐旁裂，表面标志为镰状韧带，下缘处含有肝圆韧带。脐裂与肝下界的夹角约呈 50°，该角度比右裂的小。

正中裂（肝中静脉的走行在肝表面的投影）将肝脏分成肝左叶和肝右叶。正中裂沿下腔静脉内侧延伸至胆囊床中央。肝右叶、肝左叶分别由肝右动脉、肝左动脉供血。肝叶可进一步划分为亚叶。肝右叶被右裂（肝右静脉的走行在肝表面的投影）分为前叶和后叶（也称为前内侧叶和后外侧叶）。肝左叶被镰状韧带和脐裂（脐静脉延伸线的部分投影，又称圆韧带）分为外侧叶（左）和内侧叶（右）（图 18.50 ~ 18.52）。

肝段

尾状叶是一个独立的肝段，由肝右动脉、肝左动脉及门静脉供血，称为Ⅰ段，静脉引流直接汇入下腔静脉，也称为 Spiegel 小叶。在临床上，外科视其为肝左叶的一部分（即肝左叶Ⅰ段）。肝门后方的尾状叶通过 1 个称为尾状突起的狭窄桥与肝右叶相连。在其左下方，存在 1 个小而圆的乳头状突起，有时会完全覆盖下腔静脉，连接尾状叶与肝右叶（图 18.53）。

肝左叶可进一步分为 3 段。肝左外叶被门静脉左裂（门静脉的走行在肝左叶表面的投影）分为Ⅱ段和Ⅲ段，Ⅱ段位于后上方，Ⅲ段位于前下方（图 18.54，18.55）。肝左内叶为Ⅳ段，呈楔形，基底部朝前，可进一步分为头侧部和尾侧部，分别称为ⅣA 段、ⅣB 段，ⅣA 段也称为肝方叶（图 18.56）。

肝右叶可进一步分为 4 段。肝右前叶被分为Ⅷ段和Ⅴ段，Ⅷ段位于上方，Ⅴ段位于下方（图 18.57，18.58）。肝右后叶被分为Ⅵ段和Ⅶ段，Ⅵ段位于下方，Ⅶ段位于上方。肝右后叶位于后方，比肝右前叶更靠外侧（图 18.59，18.60）。

无论是肝左叶还是肝右叶，都按顺时针分段。肝动脉、胆管及门静脉走行于肝段中央，而肝静脉走行于肝段之间的裂隙中。除了脐裂因镰状韧带及圆韧带能在肝表面显现外，其余肝裂均不能在肝表面显现（图 18.50 ~ 18.52）。

肝脏显微结构

经典的肝小叶呈多面体结构（在组织切片上呈六角形），直径约 1 mm，以中央静脉为中心，被门管区包围（图 18.61）。每个门管区包括门静脉分支、肝动脉、淋巴管及小叶间胆管。门管区被血管

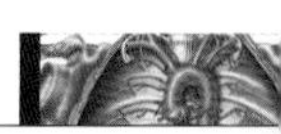

周围纤维囊的结缔组织所覆盖，四周有界板围绕，中间有小空隙（Mall 间隙）。在人类的肝脏中，肝小叶不易被观察，故功能单位这一概念被提出。功能单位是指由至少 3 个相邻的经典小叶组成的门小叶，胆汁从 3 个这样的肝小叶之间流入门管区中的小胆管。切片显示门小叶也呈多边形，以门管区为中心，其边界穿过与之相邻的中央静脉。门静脉腺泡的概念对代谢器官而言更有意义。门静脉腺泡以肝小动脉末端前分支为中心，包括受其供血的肝组织，以其他腺泡及两个相邻的中央静脉为界（图 18.62）。腺泡被分为三个区域：1 区（环门静脉区）、2 区及 3 区（靠近中央静脉引流区）。3 区（位于循环的外周和靠近中央静脉）最容易受损伤，损伤后发展为桥接坏死。1 区靠近输入血管，存活时间较长，并可激发肝脏的再生（图 18.61 ~ 18.63）。

门管区

门管区，也称为门三联管或门脉管，位于肝小叶的边角，被大量的肝细胞索和肝窦包绕。每个门管区包含 3 个略明显的管状结构，包裹在结缔组织中，由胆管、门静脉和肝动脉的分支组成（图 18.64）。门管区内还有两个不太明显的结构，即神经和淋巴管，在常规标本中不易显示。门静脉为肝脏提供约 70% 的血液，而肝动脉提供约 30% 的血液，门静脉的分支明显粗于相伴行的肝动脉分支。因此，门管区伴行的动静脉比例有别于身体其他部位。通常，其他部位动脉输送的血液量与伴行静脉返回的血液量相同。在门管区内，门静脉分支与门静脉主轴呈直角放射状排列发出，通过入口小静脉与肝窦直接相连（图 18.65）。动脉和胆管位于门管区的外周，可呈多条分布。在肝间质和肝细胞之间存在着小的间隙（称为 Mall 间隙），是淋巴液产生的部位之一。

肝脏终末动脉

肝动脉分支与门静脉和胆管伴行，小动脉进入小叶间质并终止于小叶不同水平，与门小静脉入口吻合，为腺泡 1 区供血（图 18.66）。与支气管动脉在肺中提供支气管循环及与肺动脉吻合一样，肝脏的动脉血流主要由动脉分支直接供应门静脉周围区的胆管周围丛和胆管，为腺泡及肝实质提供的营养较少，主要通过微小动脉与门静脉入口小静脉形成吻合。鉴于肝动脉对胆管的重要性，肝动脉又称作胆道动脉（图 18.67）。

Lunderquist 认为存在 4 种动脉门静脉交通：①胆道周围丛；②连接肝窦的终末动脉与门静脉的吻合；③门静脉壁的滋养血管；④直接的动脉门静脉交通。门静脉壁的滋养血管直接来自肝动脉小分支（图 18.68）。在较粗的胆管周围有 2 层环形血管构成胆道周围丛。内层是位于黏膜下层的毛细血管，汇入外膜静脉丛。外层则通过小叶间静脉直接进入肝窦，或通过小叶间静脉进入门静脉（图 18.69，18.70）。肝内胆管由形成胆道周围丛的肝动脉分支供血，而肝外胆管接受血供的渠道较多，最常来自胃十二指肠动脉分支。

Ekataksin 认为，与门静脉仅供应肝窦不同，肝动脉供应 5 个区域：①胆管周围丛；②汇管区间质；③门静脉滋养血管；④血管周围纤维囊；⑤中央亚小叶肝静脉滋养血管，此血管经肝小叶回流或直接汇入肝静脉。

在汇管区，动脉床形成独特的收集血管，构成一个门脉系统，即肝动脉衍生的门脉系统，与微静脉形成吻合，或沿着或汇入微静脉而开口于小叶外周。

在汇管区外，肝动脉为“孤立动脉”，直接流入 2 处区域：血管周围纤维囊及中央亚小叶肝静脉滋养血管。最终流入附近小叶的鞘膜动脉可能使肺动脉被误解为肝窦的主要供血来源。肝静脉滋养血管不经过肝窦而直接注入各肝静脉，是至今尚未被认识、又偶尔被怀疑为不寻常路径的血管，即“旁路动脉”。肝动脉和门静脉间存在大量的外周交通，尤其在病理状态下，如肝硬化时，肝动脉门静脉分流可广泛开放，导致门静脉压力增高，促进肝内门静脉分支的血流离肝（图 18.71）。肝硬化结节的生成使肝血窦的数量明显减少，导致结节周围分流的形成，肝硬化结节的中央形成 1 条或 1 组供血动脉，可见于中央束（图 18.72）。

为便于叙述，胆道被划分为 3 段，分别命名为肝门部（左、右胆管）、十二指肠上部（肝总管和胆总管上部）及胰腺后部（胆总管下部）。

肝门部（左、右）胆管的血供由来自左右肝动脉的大量小分支在胆管表面形成的丰富血管网直接提供，血管网与胆管上部周围血管相连续（图 18.73）。

供应十二指肠上胆管的动脉常呈轴向走行，大部分动脉起源于与其上下端相关的同名动脉，沿着胆管侧面分布。Terblanche 将这些血管命名为 3 点钟动脉和 9 点钟动脉，其大多起源于胰十二指肠后弓和胃十二指肠动脉。在供应十二指肠上方胆管的动脉中，约 60% 来自下方，向上走行；38% 的供应动脉源自肝右动脉和其他动脉，向下走行；仅有 2% 的供血动脉为非轴向，来自肝总动脉或肝固有动脉。3 点钟和 9 点钟处的动脉发出分支至胆管形成胆总管周围丛（图 18.35，18.73 ~ 18.77）。

还有一条供应十二指肠上部胆管的血管是门静脉后动脉，起自腹腔干或肠系膜上动脉根部，在门静脉及胰头后方向右走行，到达十二指肠上胆管的下端，与胰十二指肠后弓汇合，在十二指肠上胆管远端发出小分支至胆管后方（Ⅰ型）。在 1/3 的病例中，门静脉后动脉上行经过十二指肠上胆管后部至肝右动脉（Ⅱ型）。门静脉后动脉沿途发出分支加入胆总管周围丛（图 18.74）。

胰后胆管由来自胰十二指肠后动脉或胃十二指肠动脉的小分支供血，形成壁内血管丛（图 18.73）。1999 年，Vellar 描述了在少数个体中，除了前面提到的 3 点钟和 9 点钟动脉还存在 12 点钟边缘动脉，参与形成肝总管后表面的血管丛。

门丛　肝门板为致密的结缔组织，连接肝门并形成隔膜将肝门内结构与肝实质隔离。左右肝管与肝门板联系密切。肝左、右动脉的分支间存在许多侧支血管，在肝门板的下表面可见这些侧支血管形成门丛。门丛提供胆管汇合区及左右胆管的血液供应，与整个胆管动脉丛交通，也是肝左、右动脉及其分支之间的重要交通，如同 Tohma 等于 2005 年报道的交通弓。门丛的分支亦供应尾状叶和尾状突。尾状叶在肝左右叶侧支血流中起着重要的桥梁作用。据文献报道，尾状叶的血供不仅来源于肝Ⅰ段动脉，也来源于交通弓，这或许是经导管动脉化疗栓塞治疗肝尾状叶肝细胞肝癌疗效不佳的原因。根据上述观点，动脉分支从肝门板经左右肝管的后方向上延伸（图 18.77）。据推测，交通动脉可能以肝门胆管的边缘动脉的形式存在，并与胆管旁动脉相连，形成供给胆道的胆管周围动脉网，也与起自胰十二指肠后上动脉弓的 3 点钟动脉、9 点钟动脉相连，后者为胆总管的边缘动脉。

肝动脉侧支

已知有 26 种为肝脏供血的侧支，可分为肝内侧支（图 18.78）和肝外侧支（图 18.79）。

肝内侧支（图 18.78）

血管外周

叶间或段间血管

叶内或段内血管

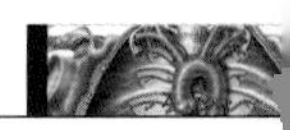

门静脉和肝静脉的滋养血管

胆管周围丛

肝外侧支（图 18.79）

- 胰十二指肠动脉弓
  - 胰十二指肠下动脉
  - 胰背动脉
  - Bühler 弓（图 18.80）
- 门静脉周围途径
  - 胆总管侧支
  - 十二指肠后动脉或十二指肠上动脉
  - 胆囊动脉
  - 胰背动脉右支
  - 肝门部无名分支
- 胃左动脉途径
  - 胃左动脉与胃右动脉吻合
  - 胃左动脉通过小网膜囊与肝左动脉吻合
- 膈下动脉途径
  - 右膈下动脉
  - 左膈下动脉
- 右结肠旁沟途径
  - 中结肠动脉分支或右结肠动脉分支
  - 结肠肝曲直接粘连
- 网膜支
- 内乳动脉和腹壁上动脉
- 肋间动脉和腰动脉
- 右肾动脉的被膜支

肝动脉变异

在 40% 以上的病例中，肝动脉的起始部位和路径存在变异（图 18.81）。两个定义必须明确：①“替代动脉”为非经典起源并取代经典供血动脉的血管；②“副动脉”为在原有经典供血动脉基础上的附加血管。

Ⅰ型

第 1 种类型：替代肝总动脉起自肠系膜上动脉，穿过胰头或在其后行走（图 18.81，18.82）。肝脏的一部分动脉血供源自肠系膜上动脉的情况在人群中占 10%，全部肝动脉的血供源自肠系膜上动脉的情况占 2.5%，源自主动脉的情形占 2%。

Ⅱ型

第 2 种类型：肝总动脉较短，分成肝左、右动脉。左、右肝动脉可分别起自腹腔干，胃十二指肠动脉起自肝右动脉（图 18.81）。

Ⅲ型

第 3 种类型：替代肝右动脉起自肠系膜上动脉，而肝左动脉自腹腔干发出（图 18.81，18.83），此类型在人群中占 15%。

Ⅳ型

第 4 种类型：替代肝左动脉起自胃左动脉，而肝右动脉自腹腔干发出（图 18.20 ~ 18.22，18.81）。肝左动脉走行于静脉韧带内，常发出细小分支供应胃和食管。肝左动脉分支或整支肝左动脉起自胃左动脉的情况占 12% ~ 23%。

Ⅴ型

第 5 种类型：肝左动脉和肝右动脉起自腹腔干，且有副肝右动脉从肠系膜上动脉发出。副肝右动脉通常是肠系膜上动脉的第一条分支，并几乎总是发出胆囊主动脉或胆囊副动脉。副肝右动脉穿过胰头或在其后行走（图 18.81）。此类型在人群中占 10% ~ 31%。其中，起自肠系膜上动脉的占 96%，起自胰十二指肠干的占 4%，极少数起自膈动脉或胃十二指肠动脉。

Ⅵ型

第 6 种类型：副肝左动脉起自胃左动脉（图 18.81）。此类型在人群中占 8%。

Ⅶ型

第 7 种类型：副肝左动脉起自肝右动脉（图 18.81）。

Ⅷ型

第 8 种类型：肝右动脉从肝总管前方而非后方通过（图 18.81）。

脾动脉

脾动脉发出分支至胰、胃和脾，80% 的病例中脾动脉起自腹腔干。脾动脉的正常直径为 5.6 mm（±1.3 mm），脾功能亢进时可扩大 3 ~ 4 倍。大多数供应胰体和胰尾的血管起自脾动脉（图 18.84 ~ 18.86）。

胰腺动脉

胰腺没有类似其他腹腔脏器的门，它位于腹腔干和肠系膜上动脉之间，供血动脉源自上述动脉的分支（图 18.87），胰头的动脉起自胃十二指肠动脉，胰体和胰尾的动脉起自脾动脉、腹腔干或肝总动脉。

胰十二指肠动脉弓

胰头被两套动脉弓环绕——胰十二指肠前弓和后弓，均为胃十二指肠动脉的分支。后弓起自胃十二指肠动脉近端，而前弓和胃网膜右动脉为胃十二指肠动脉的终末支。胰十二指肠前弓在胰头后方与后弓相连，形成一个总干，称为胰十二指肠下动脉（或胰十二指肠下干），最后与肠系膜上动脉或第一空肠动脉相吻合。在一些病例中，胰十二指肠动脉弓为一中间弓；但在某些病例中，胰十二指肠动脉弓并非真正的弓，而是至胰头的 1 支终末动脉（图 18.26 ~ 18.30）。

胰背动脉

胰背动脉（也称为胰腺上动脉、胰颈动脉、最上动脉、固有动脉、中间动脉、峡部动脉或不是很准确的胰大动脉）是供应胰颈及近段胰体的主要血管（图 18.24，18.87）。胰背动脉多起自脾动脉起始段，也常起自腹腔干分叉（图 18.88）或肝总动脉（图 18.89），少数起自肠系膜上动脉或其分支（图 18.25，18.90，18.91）。胰背动脉通常在右侧与胰十二指肠前弓或其他胃十二指肠动脉分支通过 1 条吻合支（胰前弓）相连接，在左侧发出胰横动脉贯穿整个胰体和胰尾（图 18.87，18.88）。胰背动脉也可发出网膜支、中结肠动脉或副中结肠动脉（图 18.92）。

胰大动脉

胰体由胰大动脉供血（图 18.93）。胰大动脉可为单支，但常为 1 组梳状分支，垂直于脾动脉，与胰横动脉相吻合。

胰尾动脉

胰尾由起自脾动脉、胃网膜右动脉或脾动脉分支的多条分支供血（图 18.94），这些分支同胰横动脉和胰大动脉的分支相吻合。

胃短动脉

胃短动脉起自脾动脉及其分支或脾的上下极

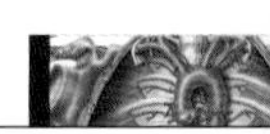

动脉（图 18.23，18.31），供应上部胃大弯（图 18.17），数目为 1 ~ 4 条不等，最多有 9 条，与其他胃血管相吻合。

胃后动脉

胃后动脉起自脾动脉，供应胃底后部，位于脾胃韧带内，可发出分支至脾上极。

胃网膜左动脉

胃网膜左动脉通常为脾动脉的分支，常与脾动脉下面的分支共干，也可单独起自脾动脉。胃网膜左动脉到达胃大弯中部后最终与胃网膜右动脉相吻合（图 18.95）。左侧网膜动脉是胃网膜左动脉的主要分支，在许多病例中可形成明显的动脉弓。其他分支有网膜动脉和沿胃体与胃窦分布的前后胃短动脉前后支（图 18.23，18.31，18.86）。

脾动脉终末支

脾动脉在分成 5 支或更多分支后进入脾门（图 18.96，18.97）。脾动脉循环包括多个独立的脾段，相邻脾段之间的动脉不相通。在脾脏内，小动脉的最细分支从小梁中伸出，其外膜被小动脉周围鞘取代，这些鞘同脾淋巴滤泡一起构成白髓。微动脉进一步分成一系列直动脉（穿支动脉），这些动脉穿过白髓边缘区后，鞘膜增厚，同时有巨噬细胞和纤维细胞聚集，形成新月体。穿过新月体，每一支动脉延续为 1 条小动脉或分成 2 支，最终血液进入红骨髓、静脉窦、微静脉和小静脉，小静脉形成较大静脉，离开脾门。

脾段分支

超过 80% 的病例仅有 2 个脾段：上段和下段。在 65% 以上的病例中，上段较下段大且重。少数病例有 3 个（上、中、下段）或 4 个脾段。

腹腔干变异

在 55% ~ 65% 的病例中，腹腔干分为 3 支：胃左动脉、脾动脉和肝总动脉。在 55% 以上的病例中，左、右膈下动脉共干或分别起自腹腔干。在其余病例中，有 1 条或多条替代动脉。腹腔干也可缺如，3 条动脉独立起自腹主动脉（图 18.98）。

Couinaud 描述了下面 8 种不同类型的腹腔干变异。

Ⅰ型 经典腹腔干：肝 – 胃 – 脾干

此为经典的腹腔干结构，肝动脉、胃左动脉和脾动脉共干起自腹主动脉（图 18.99）。有 3 种亚型：①肝脾共干，胃左动脉从该干发出（图 18.96）；② 3 支动脉同时发出，形成三叉形结构（图 18.99）；③胃脾共干，脾动脉较粗，肝动脉从脾干上发出（图 18.20，18.100）。

Ⅱ型 肝 – 脾干

肝动脉和脾动脉共干，而胃左动脉从腹主动脉发出（图 18.16）。

Ⅲ型 肝 – 胃干

肝动脉与胃左动脉共干，而脾动脉直接从腹主动脉（图 18.85）或肠系膜上动脉发出，称为脾—肠系膜干。

Ⅳ型 肝 – 脾 – 肠系膜干

胃左动脉直接从腹主动脉发出，肝动脉、脾动脉及肠系膜动脉共干（图 18.101，18.102）。

Ⅴ型 胃 – 脾干

该类型最复杂。胃左动脉和脾动脉起自同一个干。肝中动脉若存在，可从腹主动脉或肠系膜上动脉发出。肝中动脉若不存在，可被肝右动脉和（或）肝左动脉替代。

Ⅵ型 腹腔－肠系膜干

肠系膜上动脉从腹腔干发出，此类型的发生率小于1%。

Ⅶ型 腹腔－结肠干

左结肠动脉或中结肠动脉起自腹腔干。

Ⅷ型 腹腔干缺如

3支动脉直接起自腹主动脉。

肠系膜上动脉

肠系膜上动脉是腹主动脉腹侧的第二大分支，供应所有小肠、右半结肠、大部分横结肠（图18.103，18.104）。肠系膜上动脉起始于腹腔干根部下方约1 cm处，位于胰腺后方，脾静脉在其前方穿过。左肾静脉从肠系膜上动脉根部后方穿过，然后经过胰腺钩突和十二指肠水平部后方或前方。

分支

- 胰十二指肠下动脉
  - 前支
  - 后支
- 空回肠动脉
  - 直血管
- 回结肠动脉
  - 上支
  - 下支
  - 升支
  - 盲肠前、后动脉
  - 阑尾动脉
  - 回肠支
- 右结肠动脉
  - 升支
  - 降支
- 中结肠动脉
  - 右支
  - 左支
- 其他替代动脉或副动脉
- 不同起始的肠系膜上动脉
- 终末动脉和小肠绒毛

胰十二指肠下动脉

胰十二指肠下动脉为肠系膜上动脉右侧的第一条分支，也可起源于第一空肠支，分为前支和后支。前支在胰头前方与胰十二指肠前弓吻合。后支在胰头后方与胰十二指肠后弓吻合（图18.105）。

空回肠动脉

空回肠动脉起自肠系膜上动脉左侧，数目为12～15条，形成一系列3～4级弓和吻合，供应除末端回肠外的空回肠。直动脉和短动脉起自第4或第5级弓，为小肠壁和黏膜供血（图18.106）。

回结肠动脉

回结肠动脉是肠系膜上动脉右侧的最后一条分支，在腹膜后向右走行，供应末端回肠、右半结肠及阑尾（图18.107，18.108），有4条主要分支：升支至右半结肠，与右结肠动脉吻合；（前和后）盲肠支至盲肠；回肠支至回肠，与肠系膜上动脉终末支吻合；阑尾动脉至阑尾。

右结肠动脉

右结肠动脉起自肠系膜上动脉中段，可与回结肠动脉共干，在壁腹膜后走行至升结肠，可分为

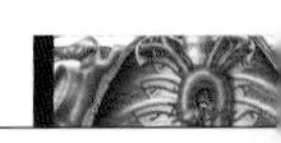

升支和降支。降支与回结肠动脉吻合，升支与中结肠动脉吻合（图 18.109 ~ 18.113）。

中结肠动脉

中结肠动脉起自肠系膜上动脉，经过胰腺后在横结肠系膜中走行，分为左、右两支，右支与右结肠动脉吻合，左支与左结肠动脉的边缘动脉及左结肠动脉（肠系膜下动脉分支）吻合。中结肠动脉可被替代，替代动脉从胰背动脉或腹腔干发出（图 18.114 ~ 119）。

其他替代动脉和副支

肠系膜上动脉可发出肝总动脉、胃十二指肠动脉、副肝右动脉、副胰腺动脉或脾动脉。胰背动脉起自肠系膜上动脉者占人群的 14%（图 18.25，18.90）。替代肝动脉或副肝动脉在胰头后紧贴胰腺组织走行，有时被胰腺实质包绕（图 18.120）。Bühler 弓不多见，是腹腔干和肠系膜上动脉间的直接通路，为残留的胚胎期腹主动脉腹侧吻合（图 18.80）。

肠系膜上动脉的不同起源

肠系膜上动脉大多起自腹主动脉，但有时也起自腹腔－肠系膜干，或与脾动脉共干（图 18.98）。

终末动脉和小肠绒毛

小肠壁层血管起自形成肌外丛的直动脉和短动脉（图 18.121）。穿过肌肉后，形成丰富的黏膜下血管丛，同时发出少许返支进入肌肉，并可汇入肌外丛。黏膜下血管丛见于小肠全长，近似直角分布，由黏膜下血管丛发出垂直动脉到绒毛及黏膜，在小肠还可见到黏膜血管丛（图 18.122）。

绒毛的血液循环由起源于黏膜下血管丛的单个微动脉供应，直径约 20 um，走行至绒毛基质后毛细血管化，失去平滑肌包绕。在绒毛的尖端，微动脉呈树枝状，形成细微的上皮下管道系统，最终回流入一条中心小静脉。此外，还存在中心淋巴通道。绒毛的动脉袢和静脉袢紧密相贴，可使绒毛内营养物质及氧气发生逆向交换，这种反应在小肠缺血等血流缓慢的情况下更显著（图 18.123）。

有证据表明，肠壁黏膜下血管丛存在动静脉吻合，在胃和结肠处比小肠更明显。肠腔血流的调节是复杂和相互依存的，在血管平行管道学说中，一系列的阻力在中心和局部机制中起着重要作用（图 18.124）。

肠系膜下动脉

肠系膜下动脉供应横结肠的左侧 1/3、降结肠、乙状结肠及部分直肠。它从主动脉分叉上方数厘米处发出，直径明显小于肠系膜上动脉。肠系膜下动脉在腹膜后走行，发出左结肠分支，进入乙状结肠系膜并发出直肠动脉（图 18.125，18.126）。

分支

- 左结肠动脉
  - 升支
  - 降支
- 乙状结肠动脉（左下结肠动脉）
- 直肠上动脉（痔上动脉）
  - 右支
  - 左支

左结肠动脉

该动脉走行于腹膜后，分为升支和降支。升支到达横结肠系膜，与中结肠动脉吻合（图 18.127），来自升支的血管弓为横结肠远侧及降结肠供血。降支与最高位乙状结肠动脉相吻合。从这些动脉吻合支发出结肠壁旁连续的边缘动脉，称为 Drummond

边缘动脉（图 18.128，18.129）。边缘动脉与左结肠动脉升支和中结肠动脉左支远端间的吻合通常由 Riolan 弓完成。当 Riolan 弓发育不良时，在吻合处形成临界区域，称为 Griffith 点，位于结肠脾曲，当肠系膜血管的一支闭塞时，可导致左半结肠缺血。

乙状结肠动脉

在乙状结肠系膜中有 2 ~ 3 条乙状结肠动脉，其分支供应降结肠和乙状结肠，与左结肠动脉降支形成高位吻合，与直肠动脉形成低位吻合（图 18.129，18.130）。

直肠上动脉

直肠上动脉从乙状结肠系膜内下行进入骨盆，到达直肠时分为左、右两支，之后进一步分成小分支到达肛门括约肌，形成动脉环，环绕低位直肠（图 18.131），与直肠中动脉（髂内动脉分支）及直肠下动脉（阴部内动脉的分支）间存在交通（图 18.132）。

腹主动脉的两侧分支

膈下动脉

膈下动脉可共干或单独从腹腔干的起始部或上方发出（图 18.1，18.4），沿膈肌脚上行（图 18.133），分成中间支和侧支（图 18.134）。中间支呈弧形向前，侧支到达胸壁与肋间动脉及膈肌动脉形成吻合（图 18.135）。每条动脉发出细小的肾上腺上动脉供应肾上腺上部（图 18.136 ~ 18.138）。膈下动脉在肝脏裸区经三角韧带内的血管吻合供应肝脏的血管周围纤维囊（图 18.139）。

肾上腺中动脉

这些小动脉在肠系膜上动脉的起始部水平从主动脉侧壁发出，到达肾上腺，与肾上腺上动脉及起于肾动脉的肾上腺下动脉吻合（图 18.1，18.4）。右肾上腺中动脉走行于下腔静脉的后方。

肾上腺动脉

肾上腺是血运丰富的器官，由 3 组动脉供血（图 18.140）：肾上腺上动脉（图 18.138）、肾上腺中动脉（图 18.141）和肾上腺下动脉，分别起始于膈下动脉、主动脉和肾动脉。

被膜动脉在进入腺体前广泛分叉形成被膜下丛，进入球状带形成血窦。肝窦延续进入束状带，在细胞束间形成皮质窦状体，随即在网状带形成深静脉丛，在网状带的内部有肌纤维，具有皮层髓质阀门的作用，以调节肾上腺动脉血流。一些稍大的微动脉绕过上述路径，连接髓质毛细血管与被膜动脉（图 18.142）。髓质毛细血管丛连接髓质静脉，髓质静脉从肾门发出，形成肾上腺静脉，右侧肾上腺静脉注入下腔静脉，左侧肾上腺静脉注入肾静脉。

肾脏的动脉

肾外动脉

每侧肾脏通常只有 1 条动脉，在第 1 腰椎和第 2 腰椎之间，肠系膜上动脉的下方 1 ~ 2 cm 处，从主动脉两侧发出。肾动脉通常稍向足侧倾斜，发出肾上腺下动脉后，在邻近肾窦处分成前、后两支。左肾动脉起始部高于右肾动脉，但并不是恒定的。

肾脏的血供常存在解剖变异。肾动脉变异的发生较肾静脉普遍，也较其他器官的相同大小的血管常见。

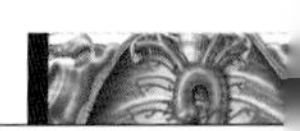

研究材料　从 133 具经福尔马林固定的成年患者尸体标本中分离出 266 个肾脏，患者死因与尿路无关。

结果　图 18.143 ~ 18.145 描述了每种肾动脉血供类型的发生率。与肾动脉相关的专业术语如下。

肾门动脉　肾门动脉为穿过肾门进入肾脏的主动脉分支（图 18.143A）。

肾门外动脉　肾门外动脉为肾动脉的分支，在肾门外进入肾脏（图 18.143B）。

上极动脉　上极动脉为主动脉的分支，在上极进入肾脏（图 18.143D）。

下极动脉　下极动脉为主动脉或髂总动脉的分支，在下极进入肾脏（图 18.144A）。

早分叉动脉　早分叉动脉指肾动脉主干的长度小于 1 cm（分支前）的情况（图 18.144C）。当肾动脉存在变异时，这些血管应称为多支动脉。应避免使用“额外的”“异常”和“副”等词，因为这些血管是正常的段动脉，相互间没有吻合。甚至“多余的”一词也不应使用，因其可能暗示这些血管不应存在。

肾门外上极支不应被认为是解剖变异，而应被认为是肾动脉主干的分支（图 18.143B）。在 266 个肾脏中，有 81 个存在肾动脉血供变异，左、右肾之间无明显差异。有 12 例（4.5%）表现为双侧变异，其中有 5 例（1.9%）两侧变异相同（图 18.145）。

有文献报道报道，黑人的多支肾动脉变异的发生率较低（0.17%），但也有个别文献报道黑人的多支肾动脉变异的发生率比白人高。

肾动脉起源的角度

从横断面看，右肾动脉起源于主动脉的近前外侧，角度在 0° ~ 70° 之间，平均为 30° ~ 35°。左肾动脉起源于后外侧或外侧，角度在 −50° ~ 35° 之间，平均为 −11° ~ 15°。肾动脉的位置及分布区域变化较大（图 18.146）。

异位肾

异位肾罕见，发生率约占人群的 0.1%，通常认为尾侧异位肾有多支供血动脉，但不尽然。融合肾的最常见类型是马蹄肾，还存在多种异位肾，例如，十字肾、骶骨前端融合肾及骨盆内肾。这些畸形肾的血供难以预判，从主动脉低位或盆腔动脉发出的动脉均可供应异位肾（图 18.147，18.148）。

肾内动脉

肾动脉在分出肾上腺下动脉后分为前、后两支。后支（肾盂后动脉）作为后段动脉供应同名肾段，不再分支。肾动脉前支分出 3 ~ 4 支段动脉。肾动脉分支为终末动脉，段动脉之间无吻合。这些段动脉在进入肾实质之前分成小叶间动脉（漏斗内动脉），与肾盂漏斗和肾小盏相邻，进入肾锥体间的肾柱（图 18.149 ~ 18.151）。

叶间动脉发出弓状动脉（通常是二分裂）（图 18.149 ~ 18.151），弓状动脉发出小叶间动脉，沿肾周围走行，再发出入球小动脉（图 18.150）。入球小动脉进入肾小囊形成肾小球，出球小动脉由此发出（图 18.152），由肾小球内陷到包膜内形成的复合物称为肾小体。在肾小体中，可见血管极，出球小动脉与入球小动脉位于此处，对侧为尿极（肾小球包膜缩小成管状的部位）（图 18.152）。

由于肾动脉分支及其在肾内的分布存在变异，故对这些单独血管研究的实用价值有限，而对肾内动脉与肾集合系统之间的关系及其在肾特殊部位的关系的研究更具有价值。此外，不同肾区的动脉和集合系统之间的解剖学关系相对固定，与段动脉的数量和排列无关。

研究材料 82例带有肾内动脉的三维铸型的肾脏集合系统，标本取自41具新鲜尸体标本，均死于非肾脏性疾病。依照已知的比例和技术，将黄色聚酯注入输尿管填充肾集合系统，红色聚酯注入肾动脉主干充填肾动脉分支。仅研究只有1条肾动脉的肾脏。

为了研究肾内动脉与集合系统的关系，需要使肾动脉树尽量充盈，以保持与活体时一样的空间关系。黄色聚酯黏度低、穿透力高，能进入叶间动脉、入球小动脉、肾小球、出球小动脉甚至直血管，经过腐蚀和清洗，肾小球充满了聚酯，标本呈海绵状（图18.153）。显微镜下可清晰观察肾脏的微循环（图18.154，18.155）。用针去除小动脉和肾小球，即可清楚观察肾内动脉与肾集合系统（图18.156）。

结果 动脉与肾盂、肾盏间的关系清楚呈现，尤其是肾脏的特定区域。

上极

肾上段动脉（尖）可有多种起源，但通常由前上段动脉发出，从内侧中线行至上极顶部。该动脉常起源于近端，远离漏斗走行到达上段（图18.157A，18.158），且与集合系统无关。

在86.6%（71/82）的标本中，上部肾盏的血液供应来自两条动脉：一条源于肾动脉的前支，另一条源于肾动脉的后支。两条动脉包绕上极肾盏，沿着肾盏漏斗的前后表面走行（图18.157）。在其余13.4%（11/82）的病例中，这两条动脉均起源于肾动脉的前支或后支。

中区（肾门）

在所有标本中，肾中部前表面中区的血液供应均来自肾动脉前支。有两种可能：有1支动脉水平走行于肾中部（图18.159A，18.160），出现于64%（53/82）的标本中；肾中部接受起源于其他区域的分支（图18.159B，18.161）。肾盏与前支的关系有很多变异且依赖于肾盏的变异。可通过静脉肾盂血管造影预测中肾的动脉分布，若中肾肾盏引流不依赖于上、下组肾盏，则中肾有1支独立的动脉。相反，若中肾肾盏引流依赖于上、下肾盏组，则中肾常受到其他区域动脉的二次分流（参考图18.14中的静脉）。

下极

在肾下极可观察到两种类型的动脉分布。在62.2%（51/82）的标本中，肾下极由下极动脉供血，包括前下极动脉和后下极动脉（图18.162，18.163）。该血管来自肾动脉主干的前支，走行于肾盂输尿管交接处的前方，进入下级后分出前支及后支。前支行至下漏斗的前方（图18.162A）。后支经下组肾盏颈的下方到达肾的后方（图18.162）。在这些标本中，后段动脉不抵达下漏斗，故不参与肾后表面的供血（图18.162B）。在这些标本中，肾下极的前、后部均由肾前动脉（下段动脉）供血。

在37.8%（31/82）的标本中发现，前支由下段动脉发出，而后支是后段动脉（肾盂后动脉）的直接延续（图18.164，18.165）。因此，在这些标本中，下极的前部由前支供应，后部由后支供应。

肾背侧

肾背侧由后段动脉供血（肾盂后动脉），为肾动脉主干后分支的直接延续。在肾实质中，肾盂后动脉常呈弧形，从凸面发出3个固定分支（上支、中支、下支，图18.166，18.167）。上支邻近上漏斗的后面，有时后段动脉可分出2条或3条与肾上

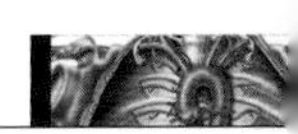

极背侧有关的分支（图 18.166）。中支供应后段的中部并与肾中部前支相互交错。下支是肾盂后动脉的延续（图 18.166），如前所述，其根据下部的血管分布而走行及排列（图 18.162，18.164）。

在 57.3% 的标本中，后段动脉与上漏斗或肾盏输尿管连接部（图 18.168A）关系密切。动脉常呈弧形与上漏斗相贴（图 18.168B）。在其余 42.7% 的标本中，后段动脉走行于肾盂的中后方（图 18.168C）。

与输尿管肾盂交界处的关系

在 53.7%（44/82）的标本中，当肾下段动脉经过肾盂输尿管交界处（UPJ）前表面进入下极时，两者关系密切（图 18.169A）：一条动脉在 UPJ 前面，另一条在 UPJ 后面（图 18.170）。在其余 46.3%（38/82）的标本中，UPJ 与前后动脉都没有关系（图 18.169B，图 18.170 ~ 18.172）。

动脉段分析

器官各部分（节段）之间的独立性取决于其不同的结构及功能的重要性。在肾脏，动脉分支之间无吻合。肾动脉的一些一级和二级分支被称为段动脉，其所供应的区域被称为肾段。由于肾内静脉缺乏段的区分，且相互之间自由吻合，因此肾脏的分段主要以动脉供应为基础。

下文除了对肾动脉节段的分布进行了研究，还对肾动脉血管系统在聚酯树脂灌注后每个节段所占的表面积比例进行了测量。

研究材料　对 33 例新鲜尸体（均死于非肾脏性疾病）的 49 个肾脏予以动脉铸型，其中 16 例行双侧研究，17 例行单侧研究，本研究只分析由单一肾动脉供血的肾脏标本。

肾段动脉指肾门外可辨别分离的主肾动脉的一级或二级分支。后段动脉（肾盂后动脉）为肾动脉的后支，而不将肾实质内段动脉的亚分支考虑在内。

如前所述，将不同颜色的聚酯树脂（容积为 2.6 ~ 6.0 ml）注入各段动脉，具体如下：

后段：红色

上段：棕色

上前段：蓝色

下前段：白色

下段：黄色

对两种可能出现的情形予以特殊处理。首先，若到达肾上端（上段）的肾动脉为后段动脉（肾盂后动脉）的分支，则将上段染成与后段相同的颜色（红色），因为在这些标本中，无论解剖上还是功能上，肾上端的动脉血供均来自后段动脉。其次，若肾中部只有 1 条段动脉，则上前段和下前段动脉用蓝色聚酯树脂灌注成 1 条段动脉。

肾段可能的分布情况见图 18.173 和图 18.174。将灌注后的肾脏水平放置，拍摄前面和后面的照片（图 18.175）。在照片上放置一个半透明的 B-100 Weibel 网格，利用点计数法估计每一段的表面积（图 18.175）。B-100 网格上有 100 个点，每一点均为一个正方形几何中心（图 18.175C）。将 B-100 Weibel 网格与灌注照片相叠后，即可计算出一侧投影表面相对应的点的数目（图 18.175D）。因每个肾段注入了不同颜色的聚酯树脂，故可求出对应每一个肾段的点数。对前后两面运用此方法计数并将结果相加，即可推算出每一个肾段在整个肾脏中所占的比例。

取百分比的绝对值，即计算投影中每个面（前面和后面）的点数，相加得出的点数相当于整个肾脏（100%），而后依同一标准计算每一段每个面上的点数，即可估算出每一段的百分比。

例如，全肾（前面和后面）占 85 点，下段（前后表面）占 27 点。

因此：

85 点（全肾）= 100%

27 点（下段）= X

X = 27 ÷ 85 = 31.8%

结论 在所有单一肾动脉的肾脏中，肾动脉分为 1 支前支和 1 支后支，通常前支直径大于后支。

61.2%（30/49）的肾脏有 5 个动脉节段（图 18.176A、B），38.8%（19/49）的肾脏有 4 个动脉节段（图 18.176C、D）。

上段 上段动脉通常起源于肾门外。在 73.5%（36/49）的标本中，该动脉由肾动脉主干的前支发出，而在 26.5% 的标本中，该动脉由后支（后段动脉）发出。当到达肾上端（上段）的主要动脉为后段动脉（肾后动脉）的分支时，则不认为上段为独立的段，而是包含了后段。当上段独立存在时（图 18.176），其面积占整个肾脏面积的 1.84% ~ 27.03%（平均 13.02%）。

前上段 61.2%（30/49）的肾脏存在前上段（图 18.176A、B），其面积占整个肾脏面积的 5.17% ~ 34.22%（平均 21.36%）。

前下段 61.2%（30/49）的肾脏存在前下段（图 18.176A、B），其面积占整个肾脏面积的 1.29% ~ 25.8%（平均 17.18%）。

前段 38.8%（19/49）的肾脏中，肾中部只有 1 条段动脉，上前段及下前段融合为前段（图 18.176C、D），其面积占整个肾脏面积的 16.57% ~ 42.95%（平均 28.44%）。

下段 100% 的肾脏存在下段（图 18.176），其面积占整个肾脏面积的 7.42% ~ 38.18%（平均 22.65%）。

后段 与下段相同，100% 的肾脏存在后段（图 18.177），其面积占整个肾脏面积的 14.5% ~ 52.93%（平均 33.76%）。

后段由后段动脉供血，其占全肾的比例平均值最大（33.76%），其占肾比例的最大值也最大，可达 52.93%（图 18.177B），可见后段动脉的重要性。

被膜及肾周侧支循环

肾被膜动脉系统由 3 条动脉组成：上、中、下被膜动脉（图 18.178，18.179）。这些血管通常起源于肾上腺动脉或与肾上腺动脉共干，也可起源于肾动脉主干或性腺动脉。

上被膜动脉通常由肾上腺下动脉发出，或由肾动脉主干及其分支发出，也可由膈下动脉、主动脉或上极动脉发出。

中被膜动脉由肾动脉或其肾门处主要分支发出。

下被膜动脉并不常见，通常起自睾丸（或卵巢）动脉和下极动脉。

弓状动脉及叶间动脉可发出一些被膜动脉穿支，连接被膜动脉与肾内循环。这些被膜动脉穿支通常非常细小，仅在肾病晚期或动脉阻塞时才扩张。

肾盂动脉细小，在血管造影和解剖时均难以发现，肾动脉阻塞性疾病时可扩张成扭曲的小血管。输尿管动脉及肾盂输尿管动脉也细小，通常由肾动脉主干（或其主要分支）发出，也可由睾丸动脉（或卵巢动脉）发出。

睾丸动脉及卵巢动脉

睾丸动脉及卵巢动脉由腹主动脉前侧壁发出并下行，在 80% ~ 90% 的人群中该动脉开口于肾动脉下方几厘米处（图 18.1）。该动脉在下腔静脉前与性腺静脉伴行，右侧走行于输尿管的前方，左

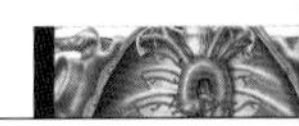

侧起始部走行于左性腺静脉后方，但位于左输尿管前方（图 18.178，18.180）。性腺动脉可由肾下极动脉发出（图 18.181），并可发出分支供应输尿管。卵巢或睾丸动脉偶可起源于腰动脉、肾上腺动脉或髂动脉。两侧的睾丸动脉均通过腹股沟深环进入精索，沿着腹股沟管进入阴囊。在睾丸后上部的内外表面有两条血管分支，发出分支形成血管膜（图 18.182）。睾丸动脉供应输尿管、肾周脂肪、髂淋巴结及提睾肌。卵巢动脉与睾丸动脉相对应，但在盆腔内的走行不同，卵巢动脉行至子宫阔韧带供应卵巢。卵巢动脉的一些分支供应输卵管、子宫颈，并与子宫动脉相吻合。在 40% 的病例中，卵巢的血供来自卵巢动脉，56% 来自子宫动脉和卵巢动脉，4% 全部来自子宫动脉。

腹主动脉背侧分支

腰动脉

每侧通常有 4 条腰动脉，由腹主动脉后方发出。骶正中动脉可发出第 5 对细小的腰动脉，但常由髂腰动脉的腰支取代其供血。腰动脉沿腰椎向后走行至后腹壁（图 18.1）相互吻合（图 18.183），并与肋间动脉、肋下动脉、髂腰动脉、旋髂深动脉及腹壁下动脉相吻合（图 18.184 ~ 18.186）。

分支

背支

脊柱支

肌支

腰动脉的背支供应背部肌肉、关节及皮肤（图 18.184，18.185）。腰动脉背支的脊柱支进入椎管供应其内部结构及椎体，与来自上、下层面的动脉相吻合，并越过中线。第 1 腰动脉的脊柱支供应脊髓末端，其余的供应马尾、脊膜和椎管。

背支的肌支供应附近的肌肉、筋膜、骨、红骨髓、韧带和关节（图 18.186）。

骶正中动脉

骶正中动脉为腹主动脉后部的细小分支，在腹主动脉分叉上方分出，沿中线下行于第 4 及第 5 腰椎的椎体、骶骨和尾骨的前面，与髂腰动脉的直肠支、腰支及骶外侧动脉均有吻合（图 18.185）。

腹主动脉的末端分支

髂总动脉

腹主动脉在第 4 腰椎水平分叉成左、右两条髂总动脉，为盆腔及下肢供血。髂总动脉分成沿同一方向走行的髂外动脉及向内后走行的髂内动脉。

除末端分支外，髂总动脉发出分支供应周围组织、腹膜、腰大肌、输尿管及神经，偶可分出髂腰动脉和供应正常或异位肾的副肾动脉。

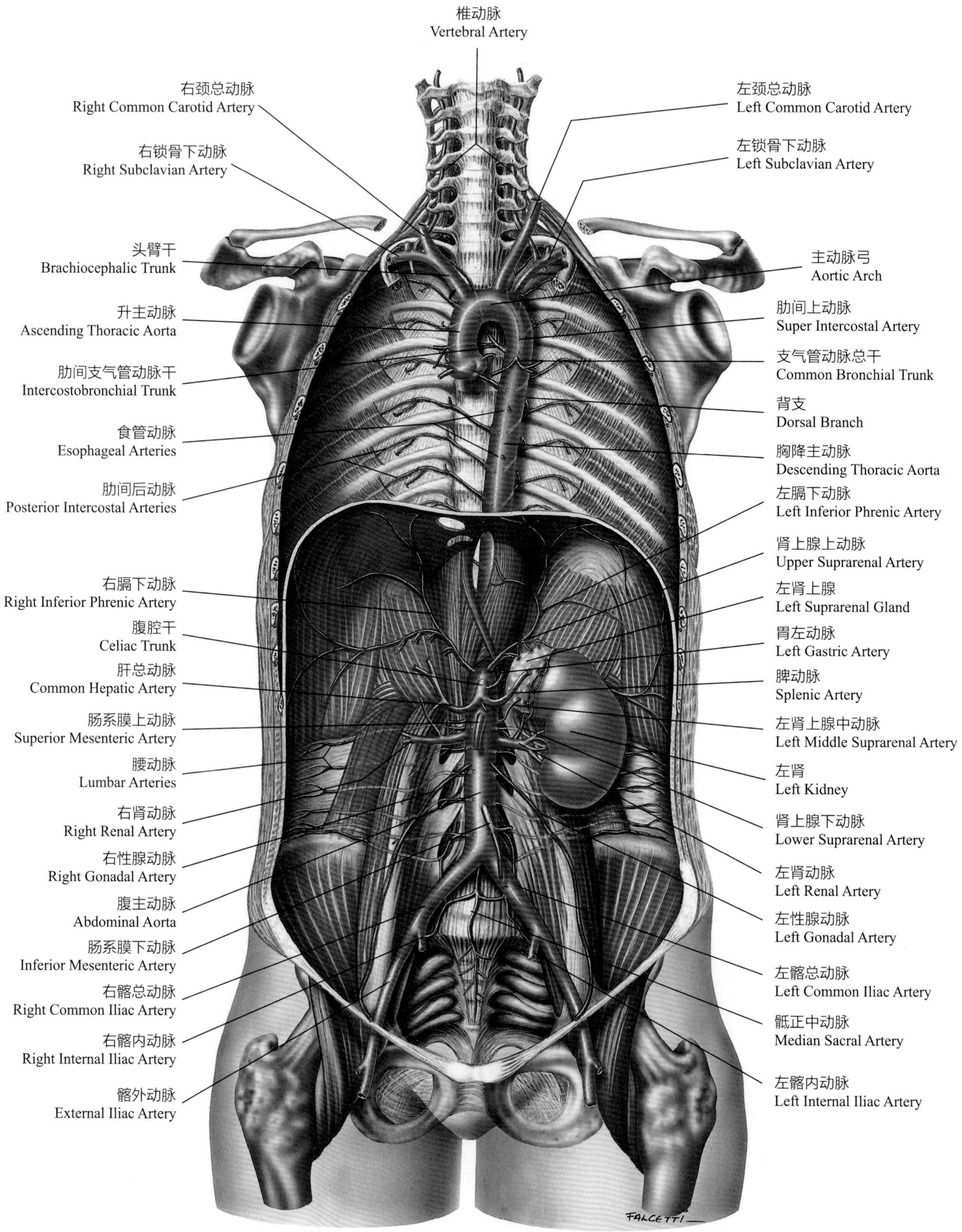

椎动脉
Vertebral Artery

右颈总动脉
Right Common Carotid Artery

右锁骨下动脉
Right Subclavian Artery

头臂干
Brachiocephalic Trunk

升主动脉
Ascending Thoracic Aorta

肋间支气管动脉干
Intercostobronchial Trunk

食管动脉
Esophageal Arteries

肋间后动脉
Posterior Intercostal Arteries

右膈下动脉
Right Inferior Phrenic Artery

腹腔干
Celiac Trunk

肝总动脉
Common Hepatic Artery

肠系膜上动脉
Superior Mesenteric Artery

腰动脉
Lumbar Arteries

右肾动脉
Right Renal Artery

右性腺动脉
Right Gonadal Artery

腹主动脉
Abdominal Aorta

肠系膜下动脉
Inferior Mesenteric Artery

右髂总动脉
Right Common Iliac Artery

右髂内动脉
Right Internal Iliac Artery

髂外动脉
External Iliac Artery

左颈总动脉
Left Common Carotid Artery

左锁骨下动脉
Left Subclavian Artery

主动脉弓
Aortic Arch

肋间上动脉
Super Intercostal Artery

支气管动脉总干
Common Bronchial Trunk

背支
Dorsal Branch

胸降主动脉
Descending Thoracic Aorta

左膈下动脉
Left Inferior Phrenic Artery

肾上腺上动脉
Upper Suprarenal Artery

左肾上腺
Left Suprarenal Gland

胃左动脉
Left Gastric Artery

脾动脉
Splenic Artery

左肾上腺中动脉
Left Middle Suprarenal Artery

左肾
Left Kidney

肾上腺下动脉
Lower Suprarenal Artery

左肾动脉
Left Renal Artery

左性腺动脉
Left Gonadal Artery

左髂总动脉
Left Common Iliac Artery

骶正中动脉
Median Sacral Artery

左髂内动脉
Left Internal Iliac Artery

FALCETTI

图18.1 胸主动脉、腹主动脉及其分支的示意图

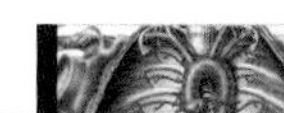

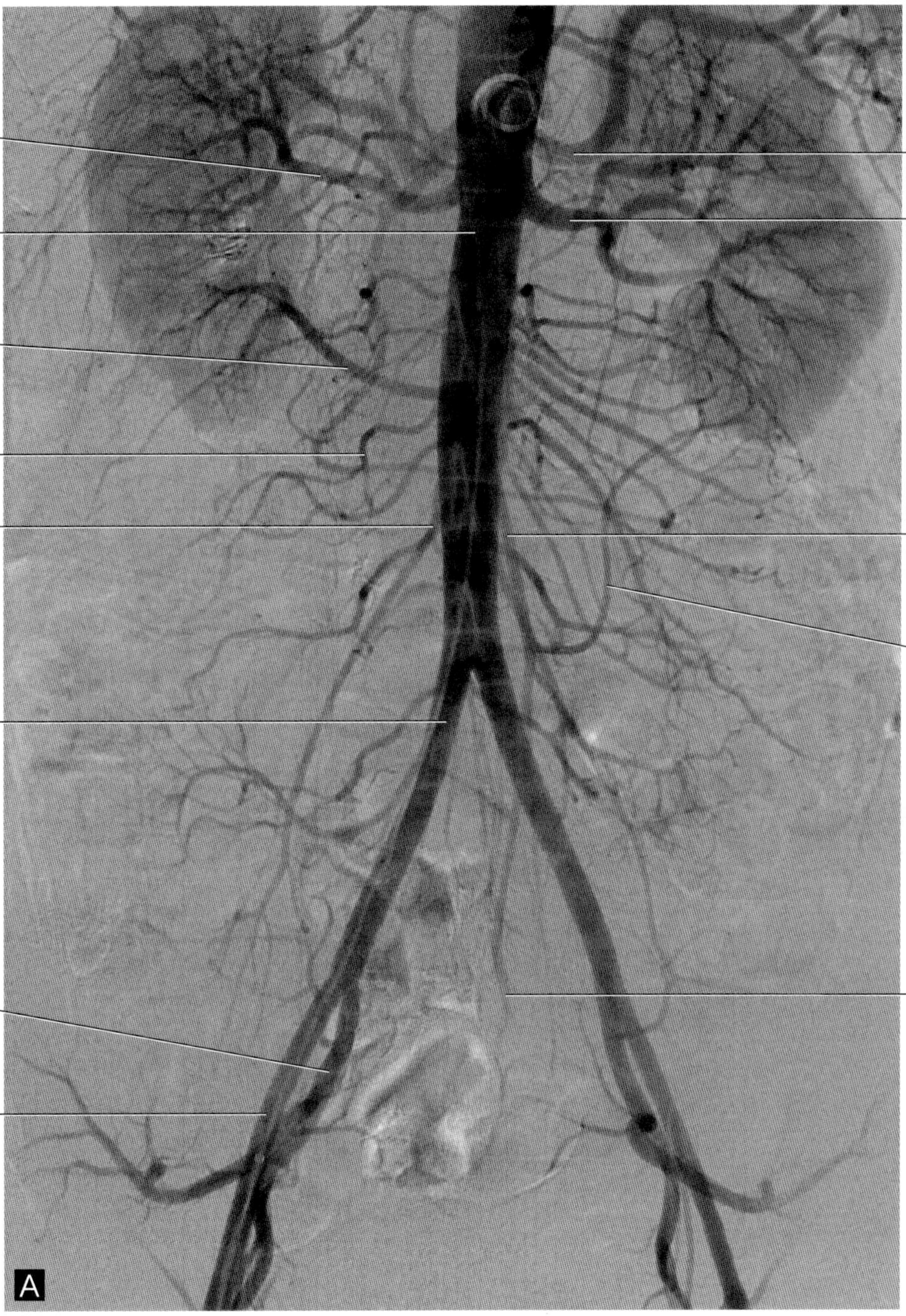

右肾动脉
Right Renal Artery

腹主动脉
Abdominal Aorta

副右肾动脉
Accessory Right Renal Artery

腰动脉
Lumbar Artery

回结肠动脉
Ileocolic Artery

右髂总动脉
Right Common Iliac Artery

右髂内动脉
Right Internal Iliac Artery

右髂外动脉
Right External Iliac Artery

脾动脉
Splenic Artery

左肾动脉
Left Renal Artery

肠系膜下动脉
Inferior Mesenteric Artery

左结肠动脉
Left Colic Artery

直肠上动脉
Superior Rectal Artery

A

图18.2 A. 胸主动脉、腹主动脉及其主要分支的血管造影

肝总动脉
Common Hepatic Artery
肝固有动脉
Proper Hepatic Artery
胃十二指肠动脉
Gastroduodenal Artery
结肠右动脉
Right Colic Artery
肠系膜上动脉
Superior Mesenteric Artery
回结肠动脉
Ileocolic Artery
右髂总动脉
Right Common Iliac Artery
右髂内动脉
Right Internal Iliac Artery
右髂外动脉
Right External Iliac Artery
HAL
脾动脉
Splenic Artery
腹腔动脉
Celiac Artery
左肾动脉
Left Renal Artery
腹主动脉
Abdominal Aorta
腰动脉
Lumbar Artery
肠系膜下动脉
Inferior Mesenteric Artery
B

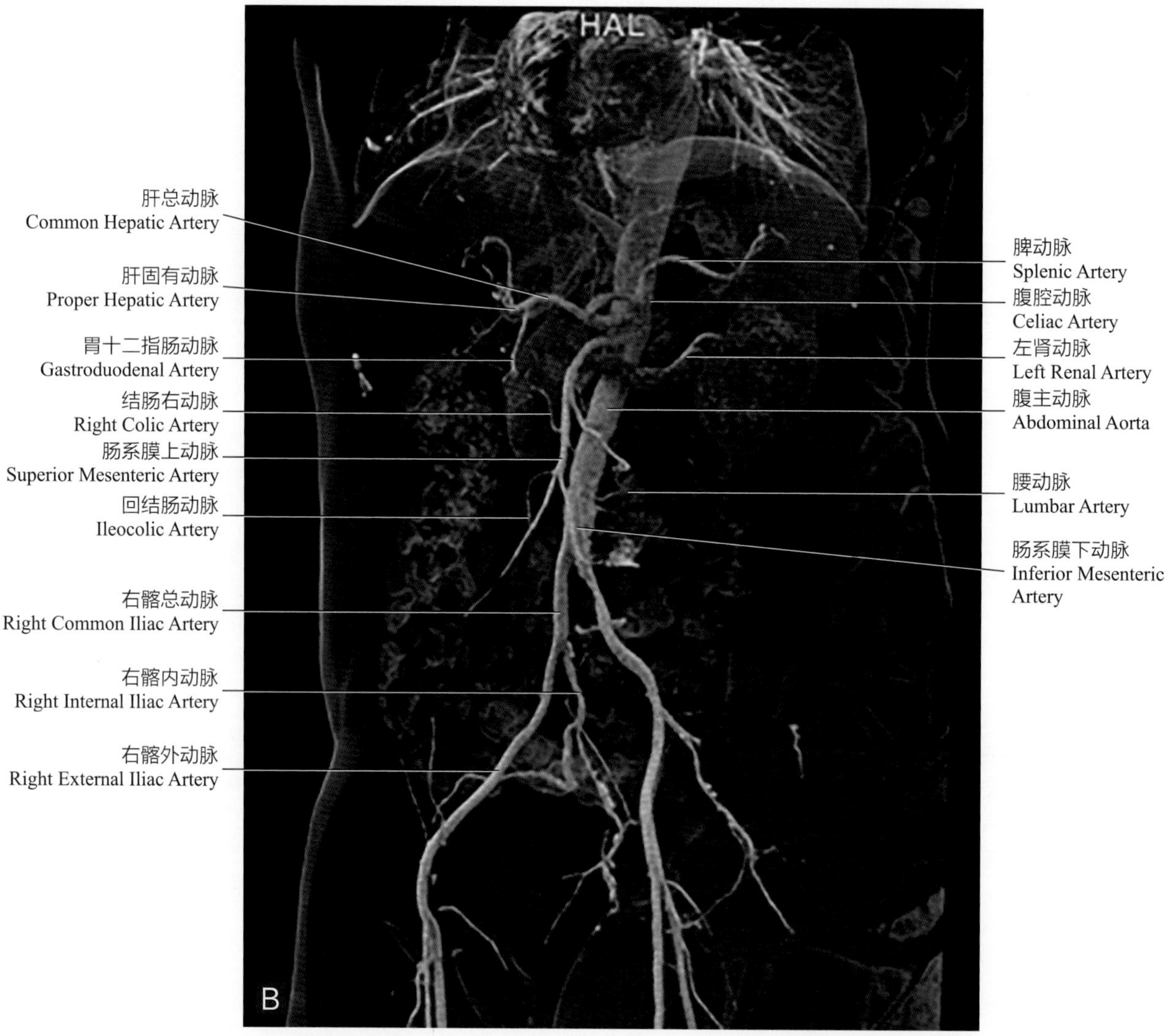

图18.2（续） B. 腹主动脉及主要分支的重建

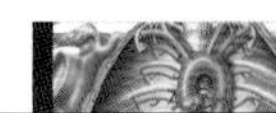

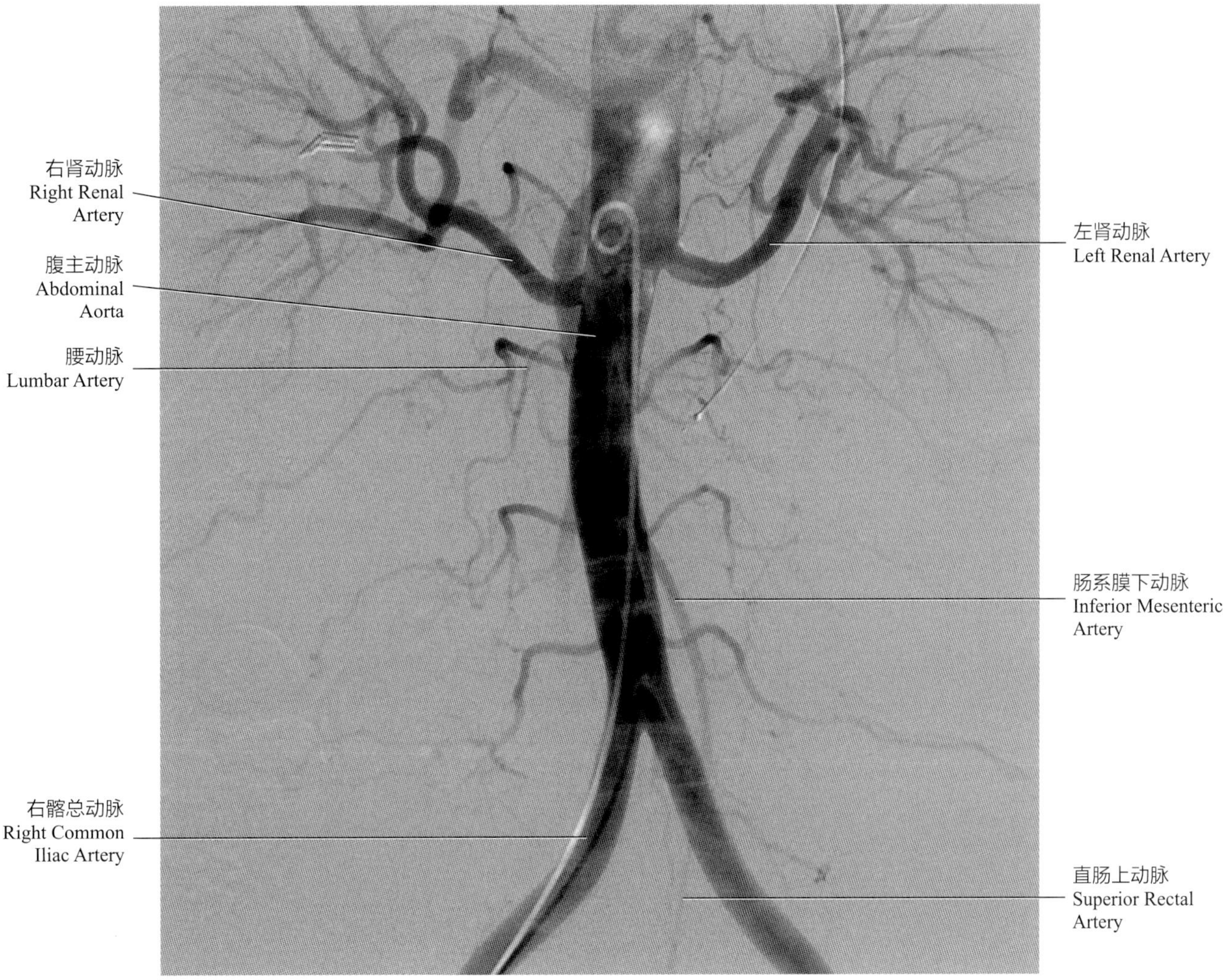

右肾动脉
Right Renal Artery
腹主动脉
Abdominal Aorta
腰动脉
Lumbar Artery
右髂总动脉
Right Common Iliac Artery
左肾动脉
Left Renal Artery
肠系膜下动脉
Inferior Mesenteric Artery
直肠上动脉
Superior Rectal Artery

图18.3　腹主动脉及其主要分支的血管造影

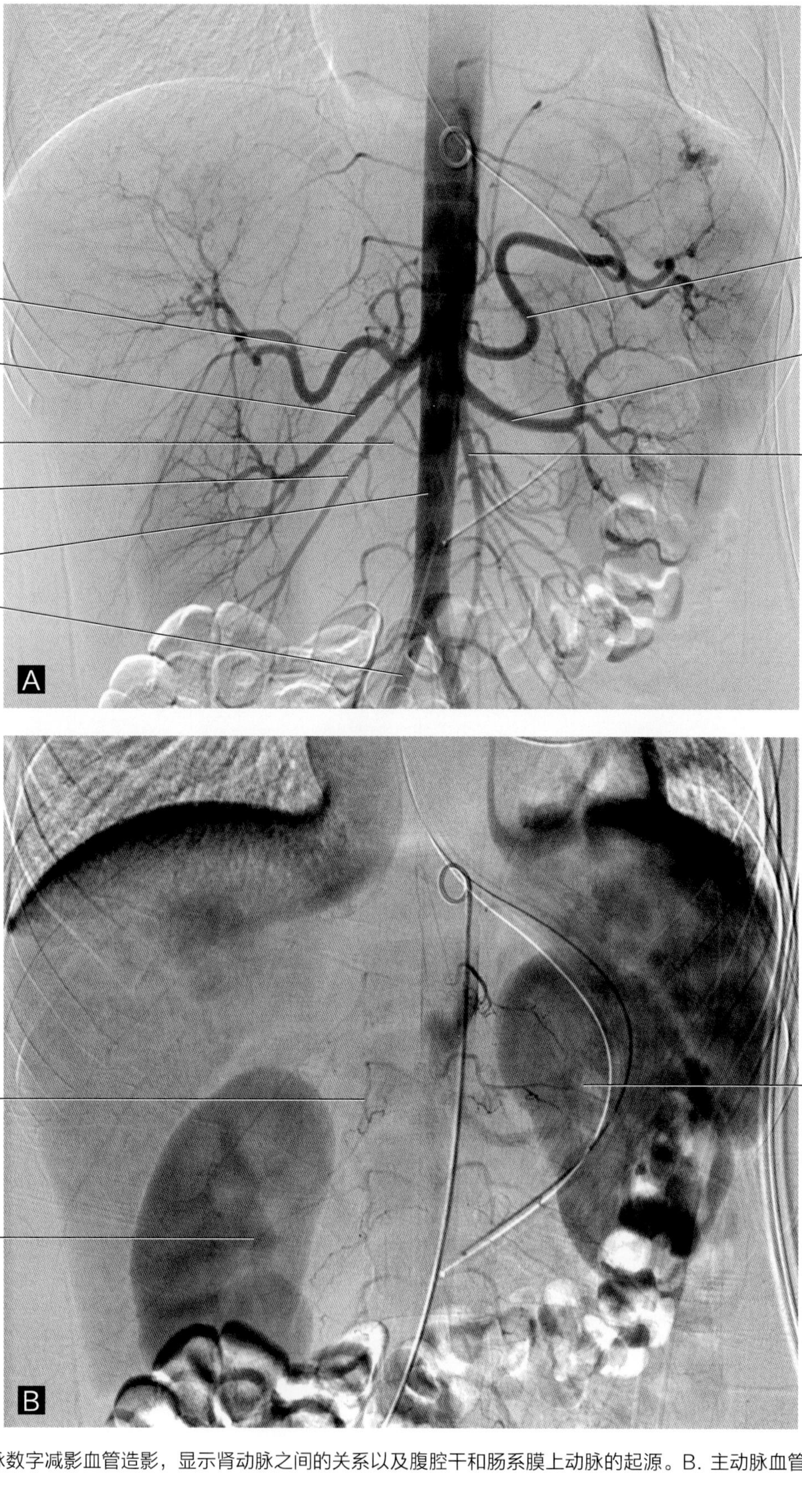

肝右动脉
Right Hepatic Artery
右肾动脉
Right Renal Artery
腰动脉
Lumbar Artery
副右肾动脉
Accessory Right Renal Artery
腹主动脉
Abdominal Aorta
右髂总动脉
Right Common Iliac Artery
脾动脉
Splenic Artery
左肾动脉
Left Renal Artery
肠系膜上动脉
Superior Mesenteric Artery
A

腰动脉
Lumbar Artery
右肾
Right Kidney
左肾
Left Kidney
B

图18.4 A. 腹主动脉数字减影血管造影，显示肾动脉之间的关系以及腹腔干和肠系膜上动脉的起源。B. 主动脉血管造影后期，显示双侧肾脏静脉

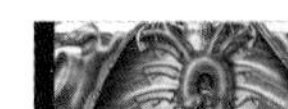

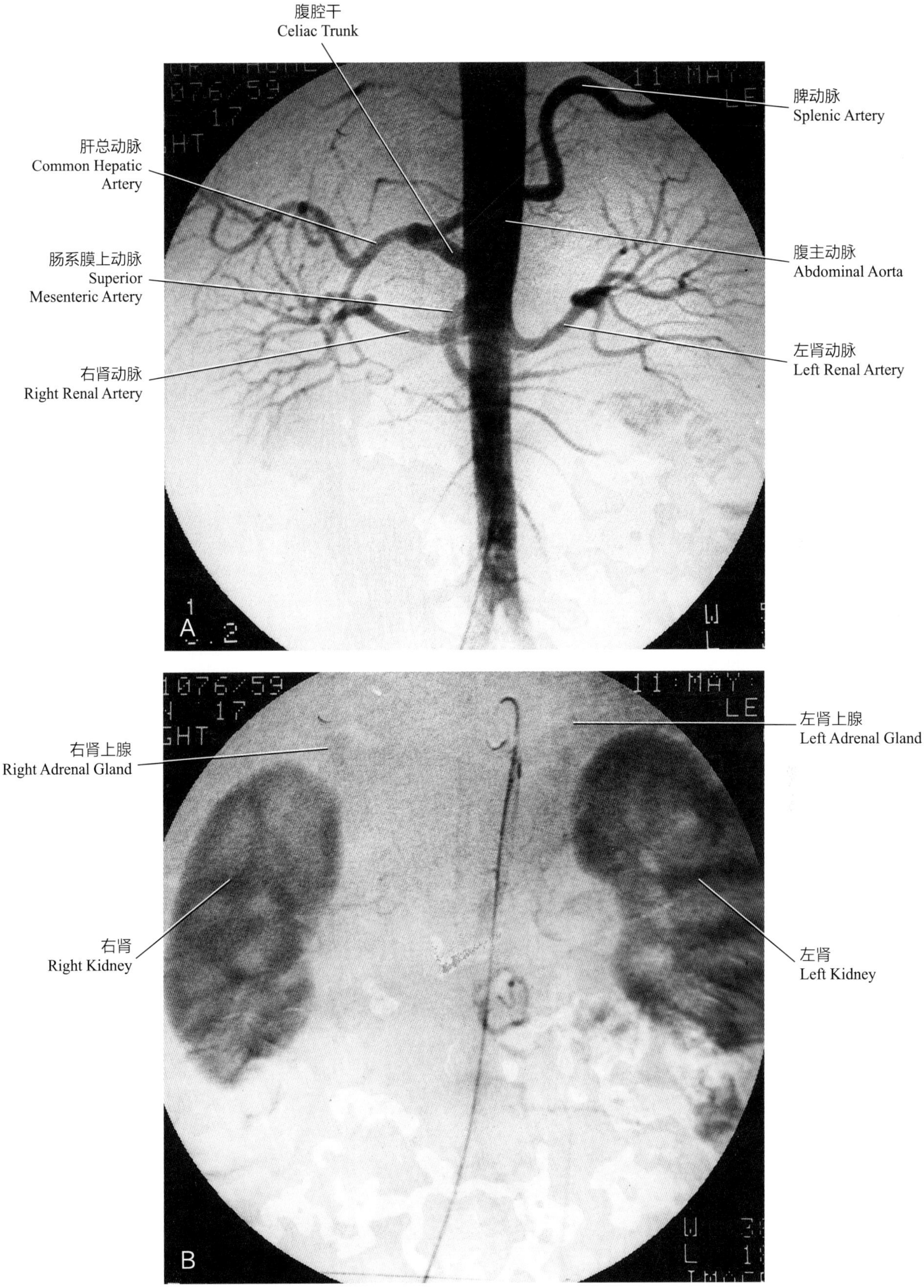

图18.5　A. 腹主动脉数字减影血管造影。B. 主动脉血管造影后期，显示双侧肾脏静脉

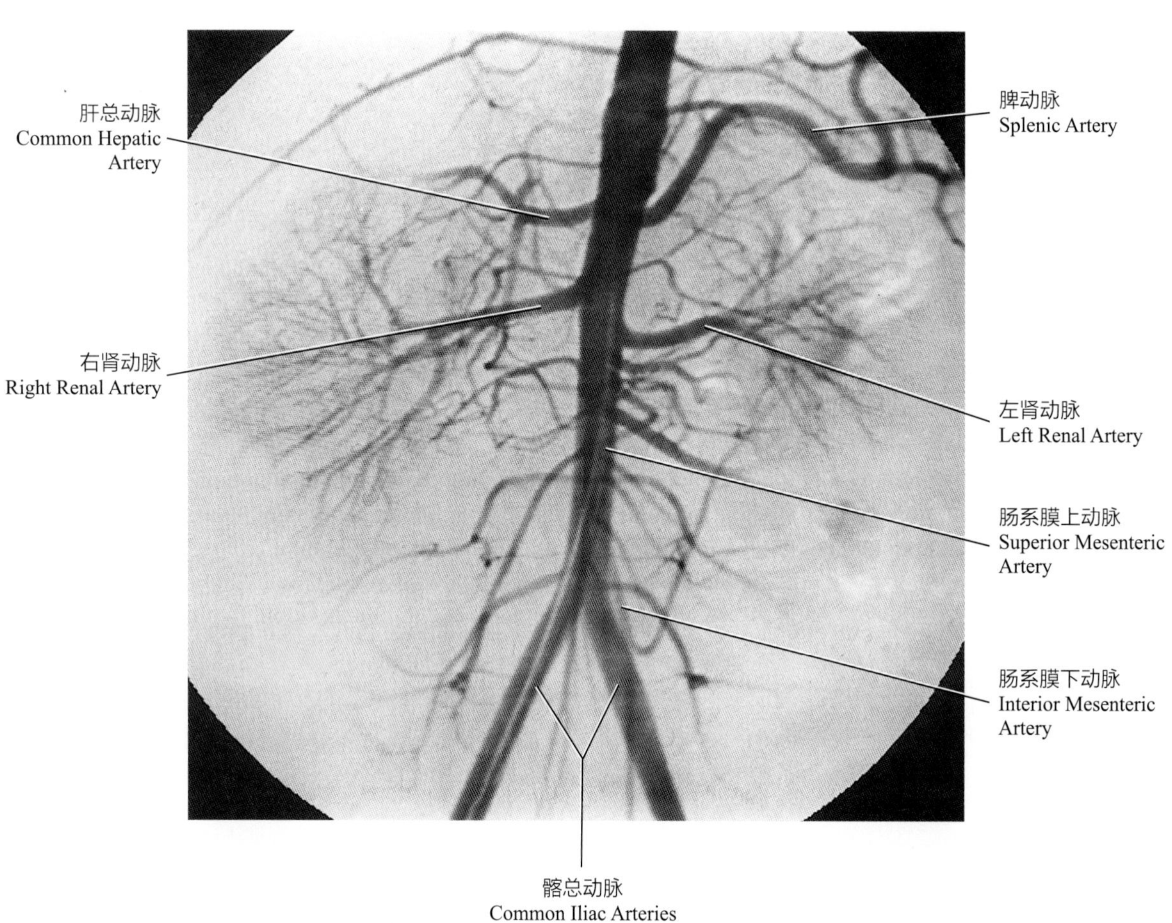
肝总动脉
Common Hepatic Artery
右肾动脉
Right Renal Artery
脾动脉
Splenic Artery
左肾动脉
Left Renal Artery
肠系膜上动脉
Superior Mesenteric Artery
肠系膜下动脉
Interior Mesenteric Artery
髂总动脉
Common Iliac Arteries

图18.6　腹主动脉血管造影

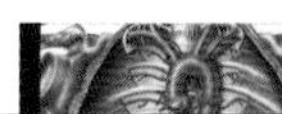

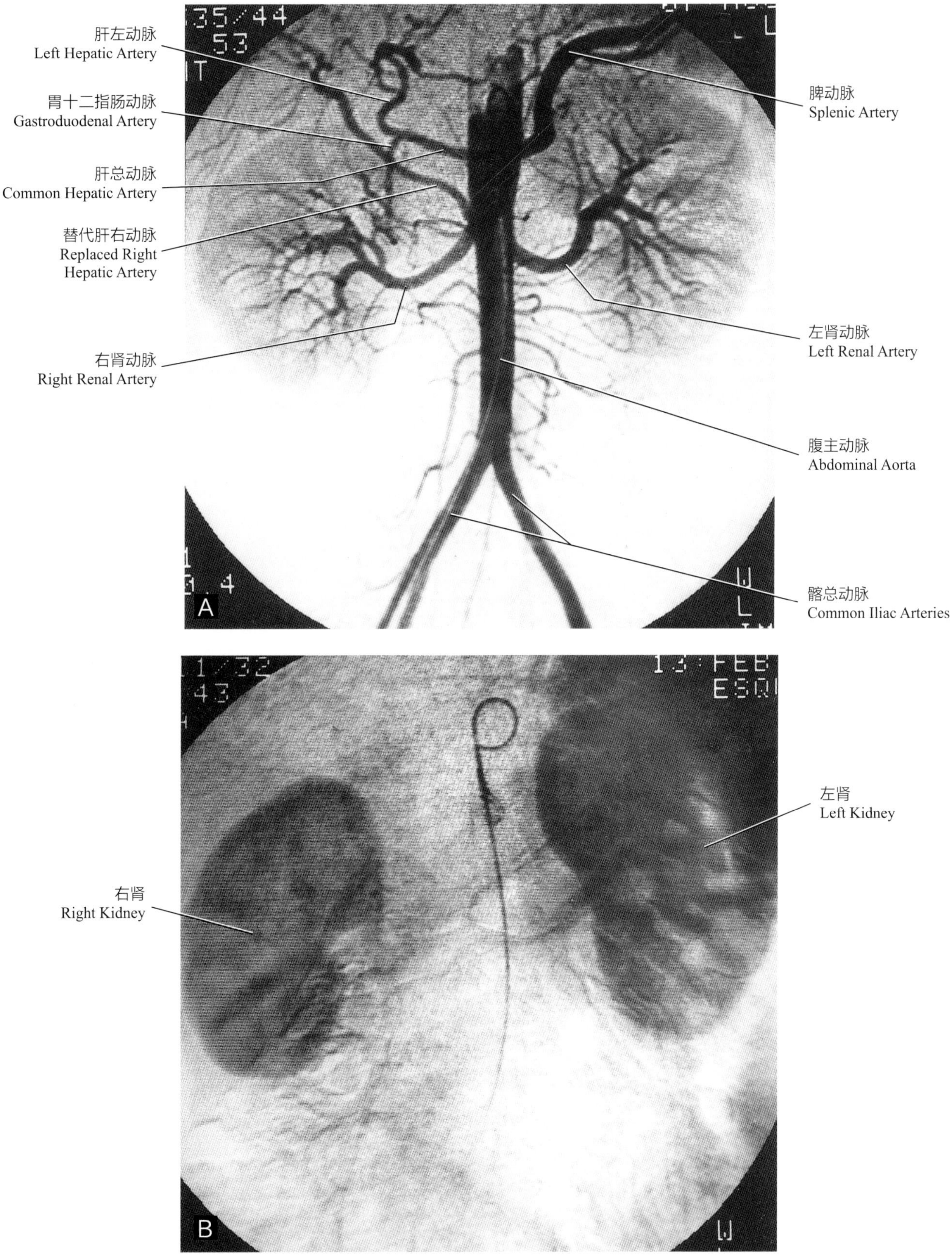

肝左动脉
Left Hepatic Artery

胃十二指肠动脉
Gastroduodenal Artery

肝总动脉
Common Hepatic Artery

替代肝右动脉
Replaced Right
Hepatic Artery

右肾动脉
Right Renal Artery

脾动脉
Splenic Artery

左肾动脉
Left Renal Artery

腹主动脉
Abdominal Aorta

髂总动脉
Common Iliac Arteries

A

右肾
Right Kidney

左肾
Left Kidney

B

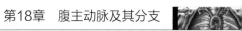

图18.7 A. 腹主动脉血管造影。B. 主动脉血管造影后期，显示双侧肾脏影像

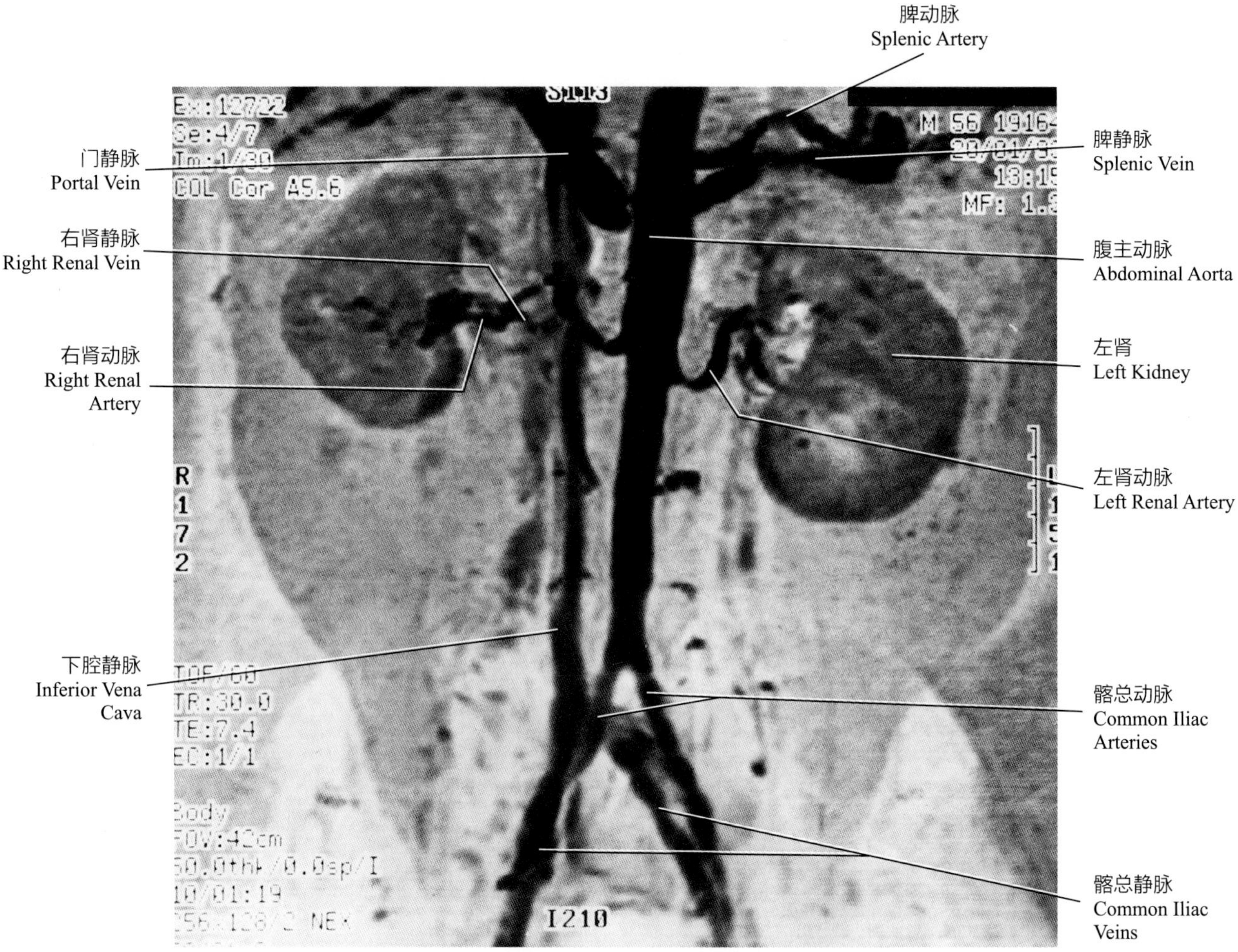

脾动脉
Splenic Artery

门静脉
Portal Vein

脾静脉
Splenic Vein

右肾静脉
Right Renal Vein

腹主动脉
Abdominal Aorta

右肾动脉
Right Renal Artery

左肾
Left Kidney

左肾动脉
Left Renal Artery

下腔静脉
Inferior Vena Cava

髂总动脉
Common Iliac Arteries

髂总静脉
Common Iliac Veins

图18.8　MRI显示腹主动脉、下腔静脉（部分）、门静脉和脾静脉

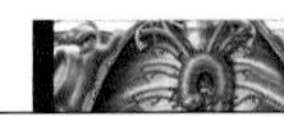

胃左动脉
Left Gastric
Artery
Ⅷ段
Segment Ⅷ
Ⅰ段尾状叶
Segment Ⅰ Caudate
Lobe
胃右动脉
Right Gastric
Artery
胃短动脉
Short Gastric
Arteries
Ⅶ段
Segment Ⅶ
肝左动脉
Left Hepatic
Artery
Ⅱ段
Segment Ⅱ
腹腔干
Celiac Trunk
Ⅲ段
Segment Ⅲ
脾动脉段支
Segmental Splenic
Branches
胰背动脉
Dorsal Pancreatic
Artery
胃十二指肠动脉
Gastroduodenal
Artery
脾动脉
Splenic Artery
胃网膜左动脉
Left Gastroepiploic
Artery
胆囊动脉
Cystic
Artery
胃网膜右动脉
Right Gastroepiploic
Artery
Ⅵ段
Segment Ⅵ
肝右动脉
Right Hepatic
Artery
胰大动脉
Arteria Pancreatica
Magna
Ⅴ段
Segment Ⅴ
肝总动脉
Common Hepatic
Artery
Ⅳ段
Segment Ⅳ

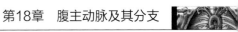

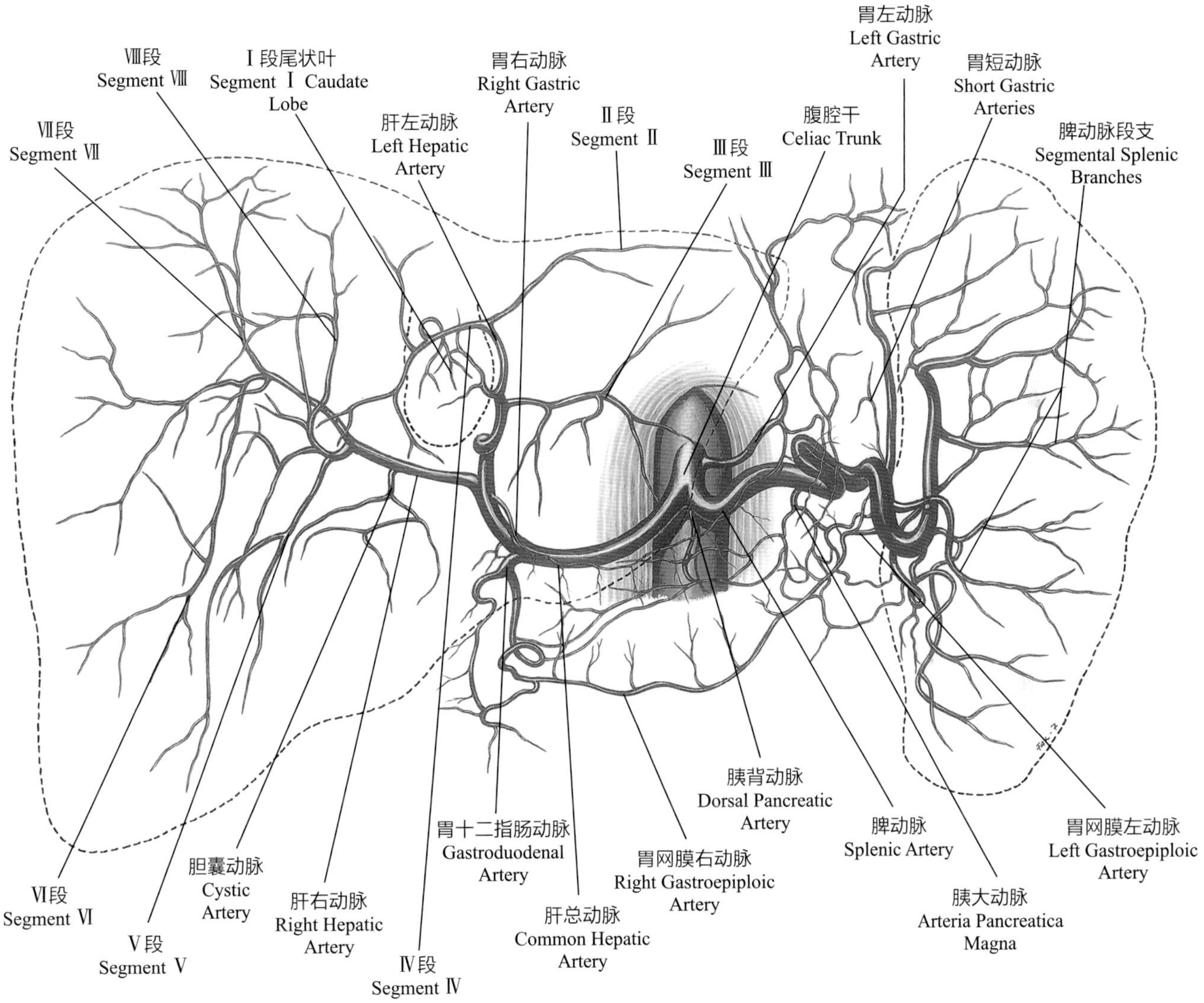

图18.9　基于血管造影实例的腹腔干示意图，显示肝动脉、肝段（Couinaud）、胃和脾循环

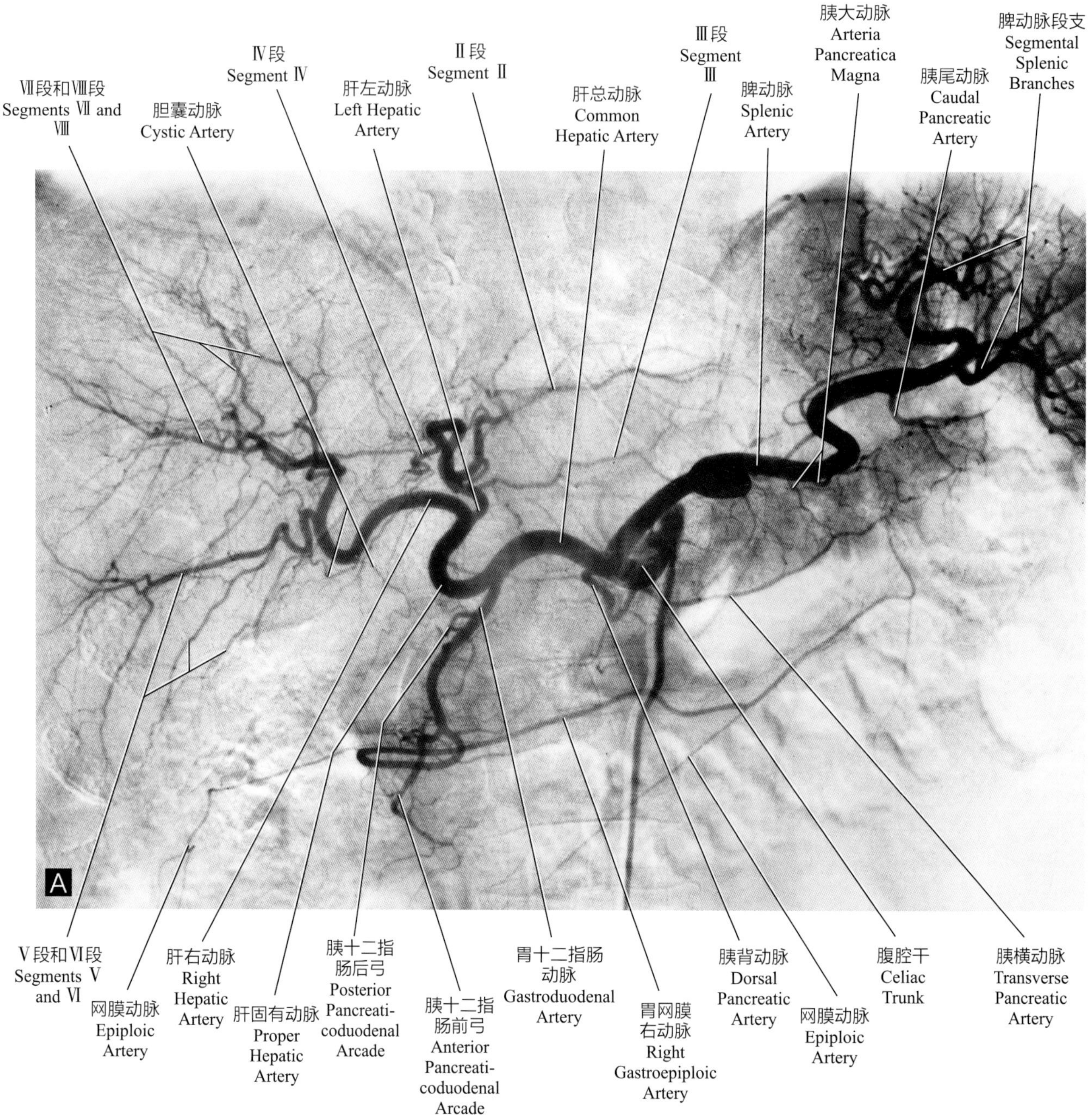

Ⅶ段和Ⅷ段
Segments Ⅶ and Ⅷ
胆囊动脉
Cystic Artery
Ⅳ段
Segment Ⅳ
肝左动脉
Left Hepatic Artery
Ⅱ段
Segment Ⅱ
肝总动脉
Common Hepatic Artery
Ⅲ段
Segment Ⅲ
脾动脉
Splenic Artery
胰大动脉
Arteria Pancreatica Magna
胰尾动脉
Caudal Pancreatic Artery
脾动脉段支
Segmental Splenic Branches

A

Ⅴ段和Ⅵ段
Segments Ⅴ and Ⅵ
网膜动脉
Epiploic Artery
肝右动脉
Right Hepatic Artery
肝固有动脉
Proper Hepatic Artery
胰十二指肠后弓
Posterior Pancreaticoduodenal Arcade
胰十二指肠前弓
Anterior Pancreaticoduodenal Arcade
胃十二指肠动脉
Gastroduodenal Artery
胃网膜右动脉
Right Gastroepiploic Artery
胰背动脉
Dorsal Pancreatic Artery
网膜动脉
Epiploic Artery
腹腔干
Celiac Trunk
胰横动脉
Transverse Pancreatic Artery

图18.10 A. 选择性腹腔干血管造影，显示肝循环及胃、胰和脾的循环，该类型最常见，占人群的40%～50%

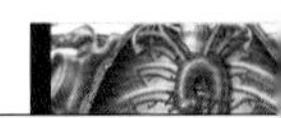

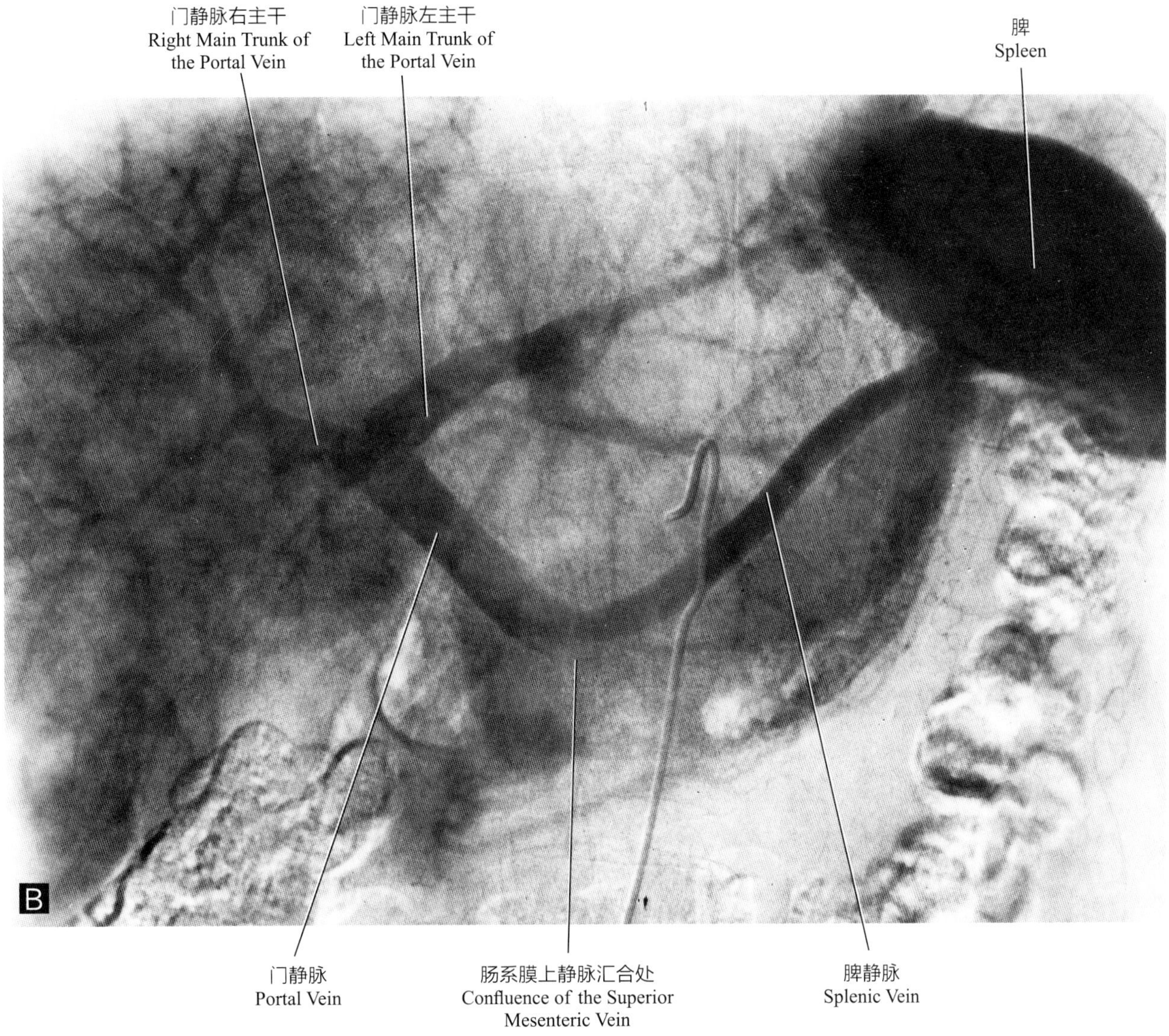

门静脉右主干
Right Main Trunk of the Portal Vein

门静脉左主干
Left Main Trunk of the Portal Vein

脾
Spleen

B

门静脉
Portal Vein

肠系膜上静脉汇合处
Confluence of the Superior Mesenteric Vein

脾静脉
Splenic Vein

图18.10（续） B. 血管造影后期，显示脾静脉、门静脉及脾、肝染色

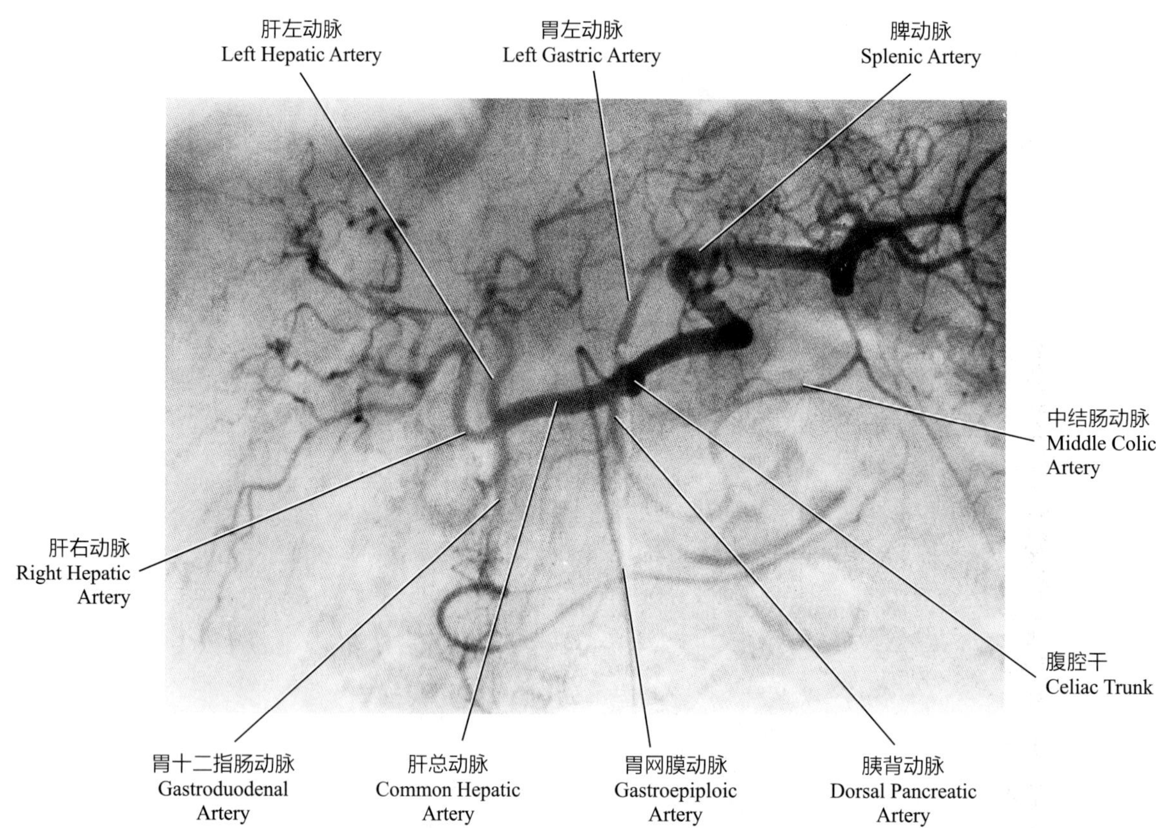

图18.11 选择性腹腔干血管造影，显示由于肝固有动脉缺如，肝总动脉同时发出肝右动脉、肝左动脉和胃十二指肠动脉。注意胰背动脉发出中结肠动脉

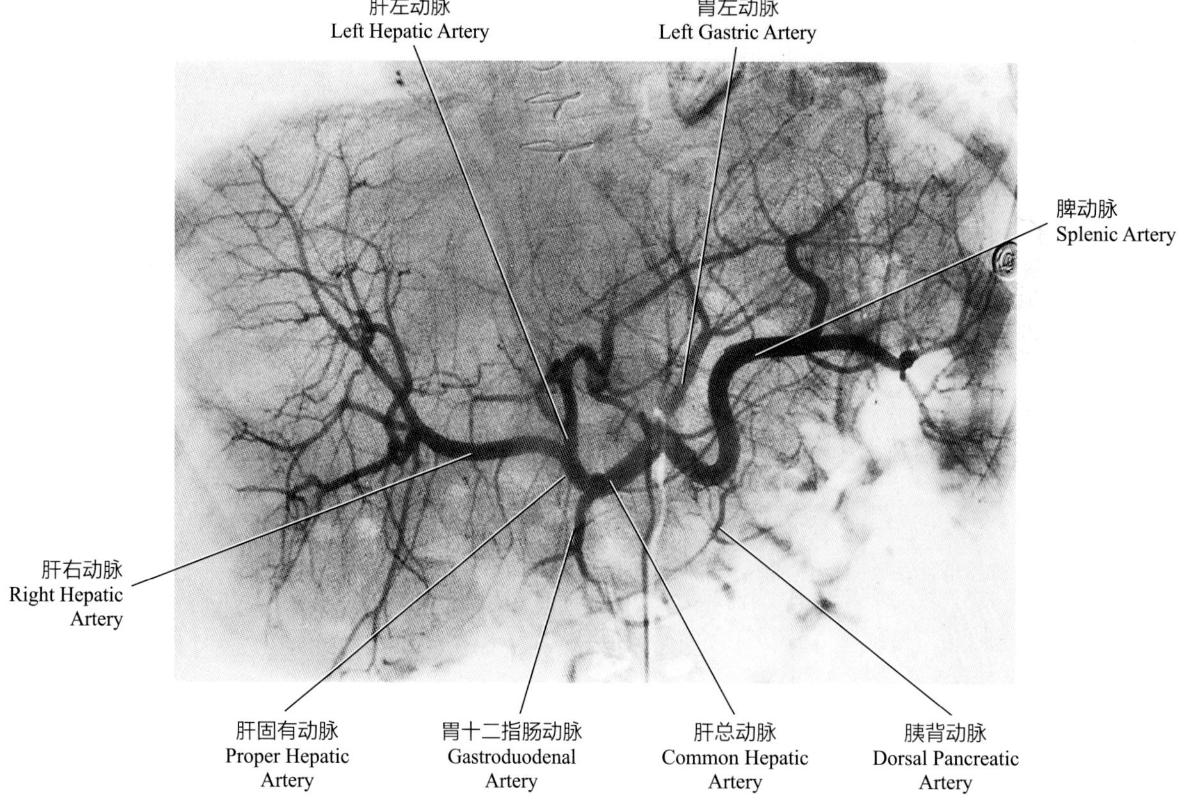

图18.12 选择性腹腔干血管造影，显示肝动脉、脾动脉的正常分布，本例为水平型腹腔干

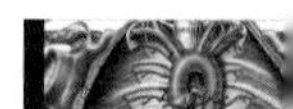

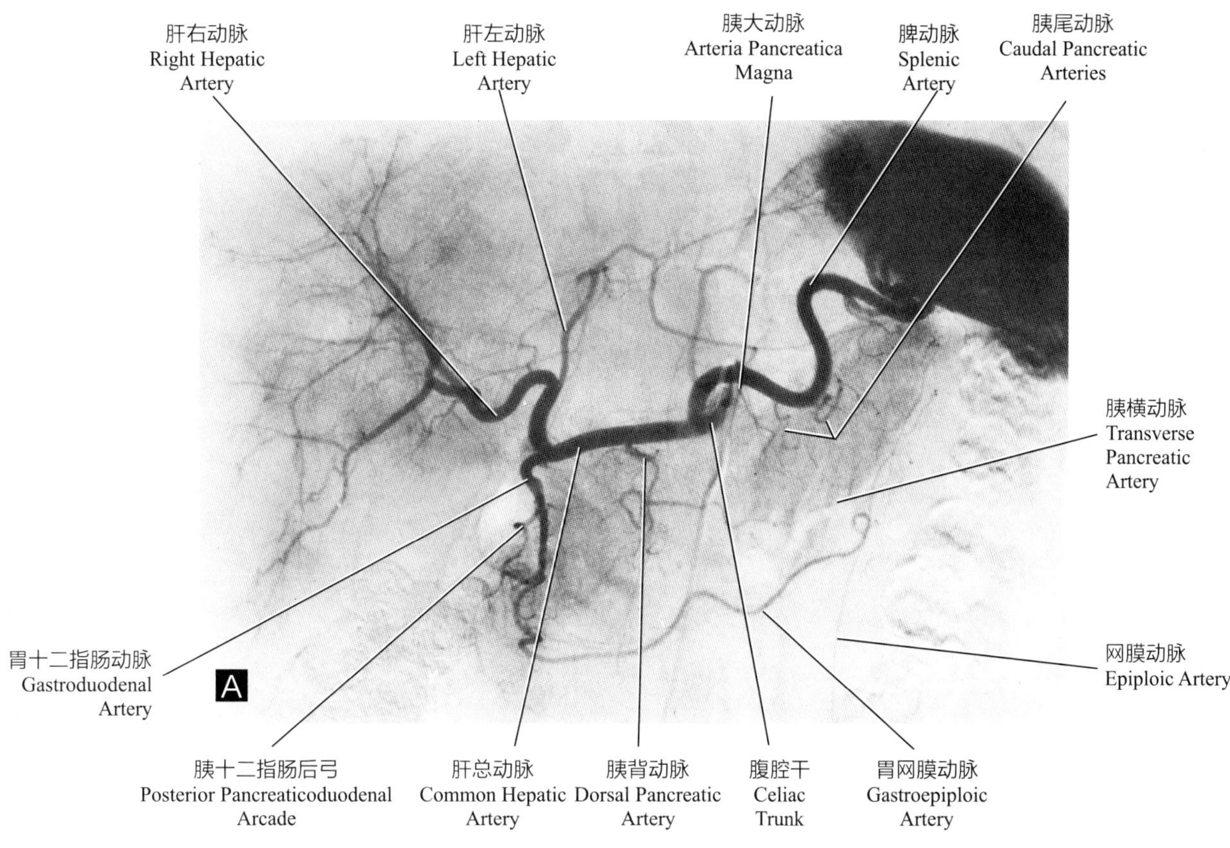
肝右动脉
Right Hepatic Artery
肝左动脉
Left Hepatic Artery
胰大动脉
Arteria Pancreatica Magna
脾动脉
Splenic Artery
胰尾动脉
Caudal Pancreatic Arteries
胰横动脉
Transverse Pancreatic Artery
网膜动脉
Epiploic Artery
胃十二指肠动脉
Gastroduodenal Artery
A
胰十二指肠后弓
Posterior Pancreaticoduodenal Arcade
肝总动脉
Common Hepatic Artery
胰背动脉
Dorsal Pancreatic Artery
腹腔干
Celiac Trunk
胃网膜动脉
Gastroepiploic Artery

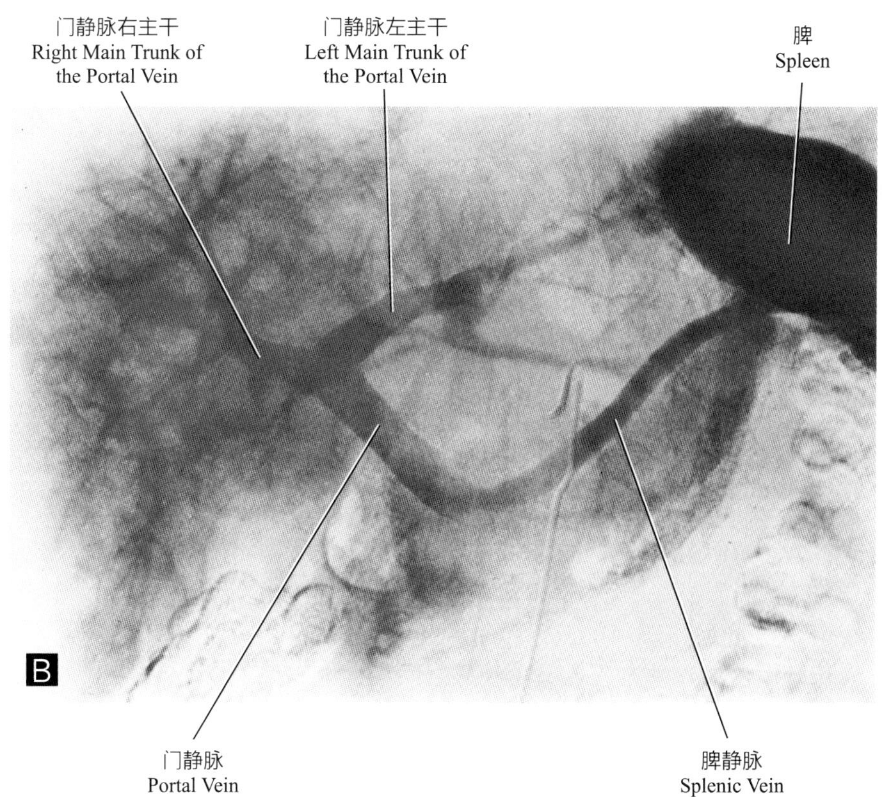
门静脉右主干
Right Main Trunk of the Portal Vein
门静脉左主干
Left Main Trunk of the Portal Vein
脾
Spleen
B
门静脉
Portal Vein
脾静脉
Splenic Vein

图18.13　A. 选择性腹腔干血管造影，显示动脉正常分布。腹腔干朝向足侧。B. 正常的脾静脉和门静脉

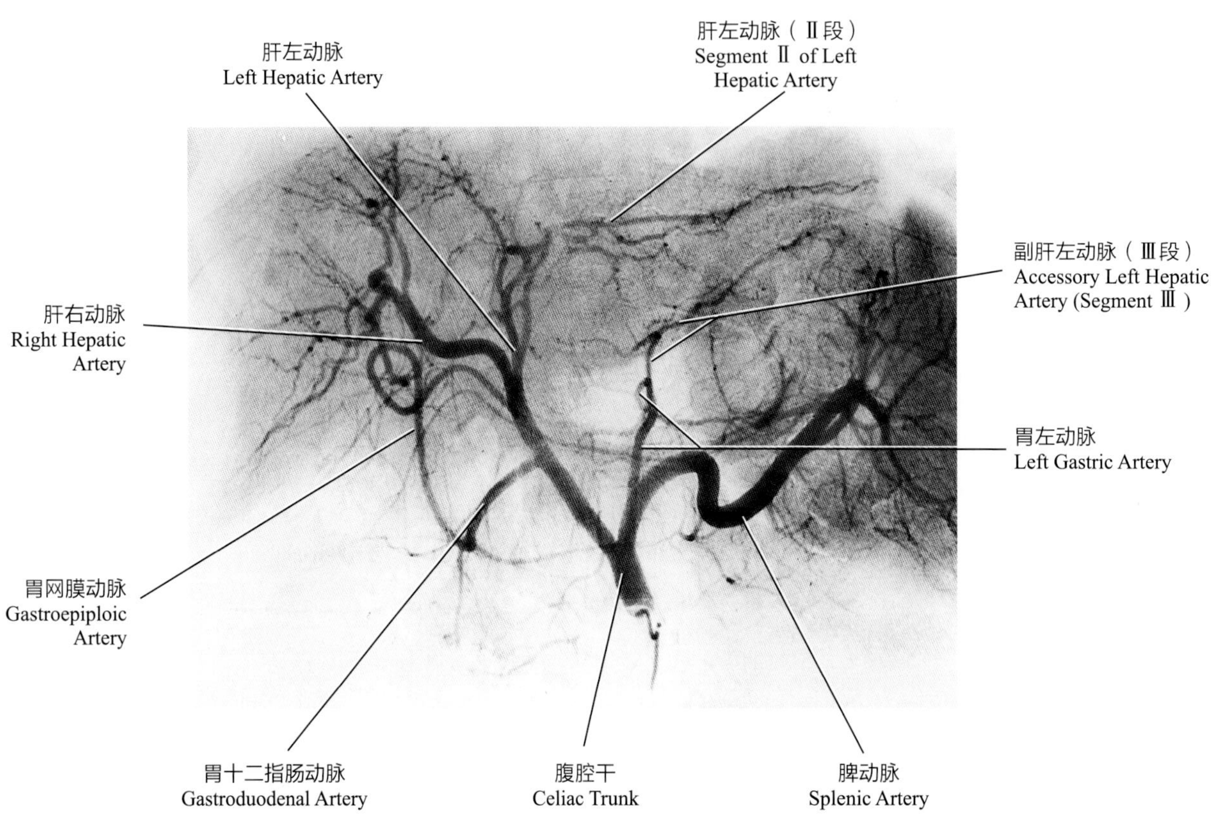

图18.14 选择性腹腔干血管造影，腹腔干朝向头侧，这是一种最常见的动脉分布类型

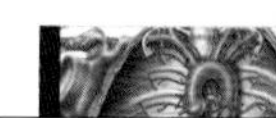

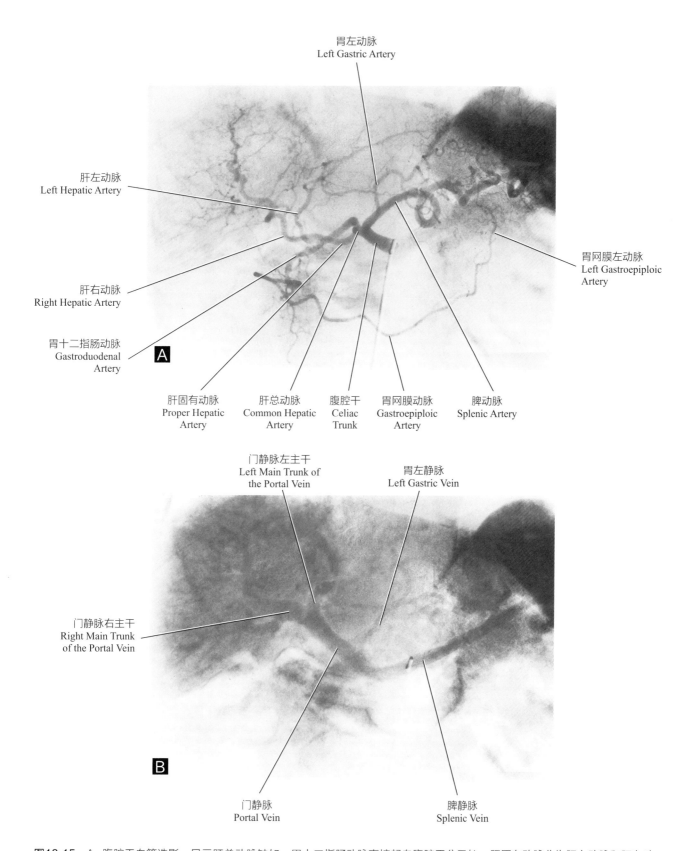

胃左动脉
Left Gastric Artery
肝左动脉
Left Hepatic Artery
肝右动脉
Right Hepatic Artery
胃十二指肠动脉
Gastroduodenal Artery
胃网膜左动脉
Left Gastroepiploic Artery
A
肝固有动脉
Proper Hepatic Artery
肝总动脉
Common Hepatic Artery
腹腔干
Celiac Trunk
胃网膜动脉
Gastroepiploic Artery
脾动脉
Splenic Artery

门静脉左主干
Left Main Trunk of the Portal Vein
胃左静脉
Left Gastric Vein
门静脉右主干
Right Main Trunk of the Portal Vein
B
门静脉
Portal Vein
脾静脉
Splenic Vein

图18.15　A. 腹腔干血管造影，显示肝总动脉缺如，胃十二指肠动脉直接起自腹腔干分叉处，肝固有动脉分为肝右动脉和肝左动脉。B.血管造影后期，显示正常的脾静脉和门静脉

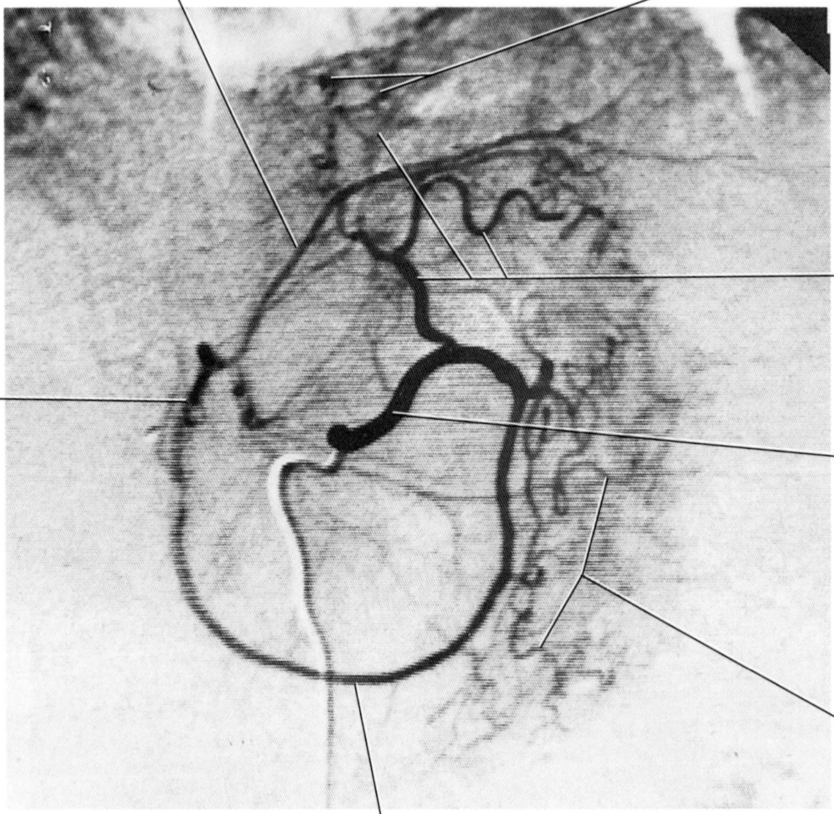

肝左动脉分支
Branch of the Left
Hepatic Artery

食管支
Esophageal
Branches

胃底动脉
Fundic Arteries

胃右动脉
Right Gastric
Artery

胃左动脉
Left Gastric Artery

胃体动脉
Arteries to the Body
of the Stomach

沿胃小弯走行的胃动脉
Gastric Artery along the Gastric
Lesser Curvature

图18.16 选择性胃左动脉血管造影，显示胃底动脉和胃体动脉。胃左动脉与肝左动脉吻合，沿胃小弯走行，可见肝左动脉部分充盈

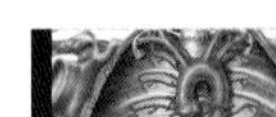

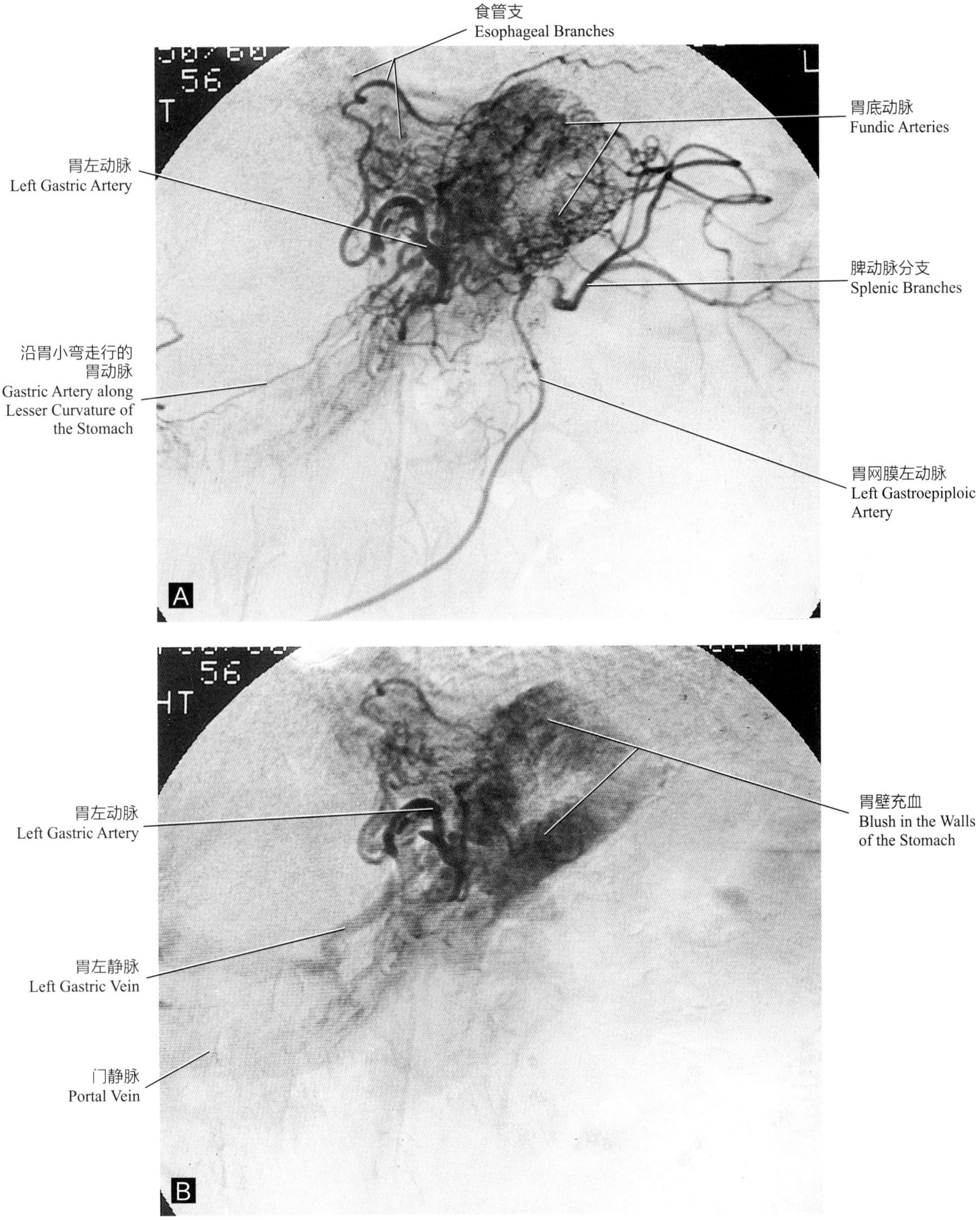

食管支
Esophageal Branches

胃底动脉
Fundic Arteries

胃左动脉
Left Gastric Artery

脾动脉分支
Splenic Branches

沿胃小弯走行的胃动脉
Gastric Artery along Lesser Curvature of the Stomach

胃网膜左动脉
Left Gastroepiploic Artery

A

胃左动脉
Left Gastric Artery

胃壁充血
Blush in the Walls of the Stomach

胃左静脉
Left Gastric Vein

门静脉
Portal Vein

B

图18.17 A. 选择性胃左动脉血管造影，显示胃底动脉和胃网膜左动脉，胃底动脉与脾动脉吻合。B. 选择性胃左动脉血管造影后期，显示胃壁染色，引流静脉尤其是胃左静脉充盈

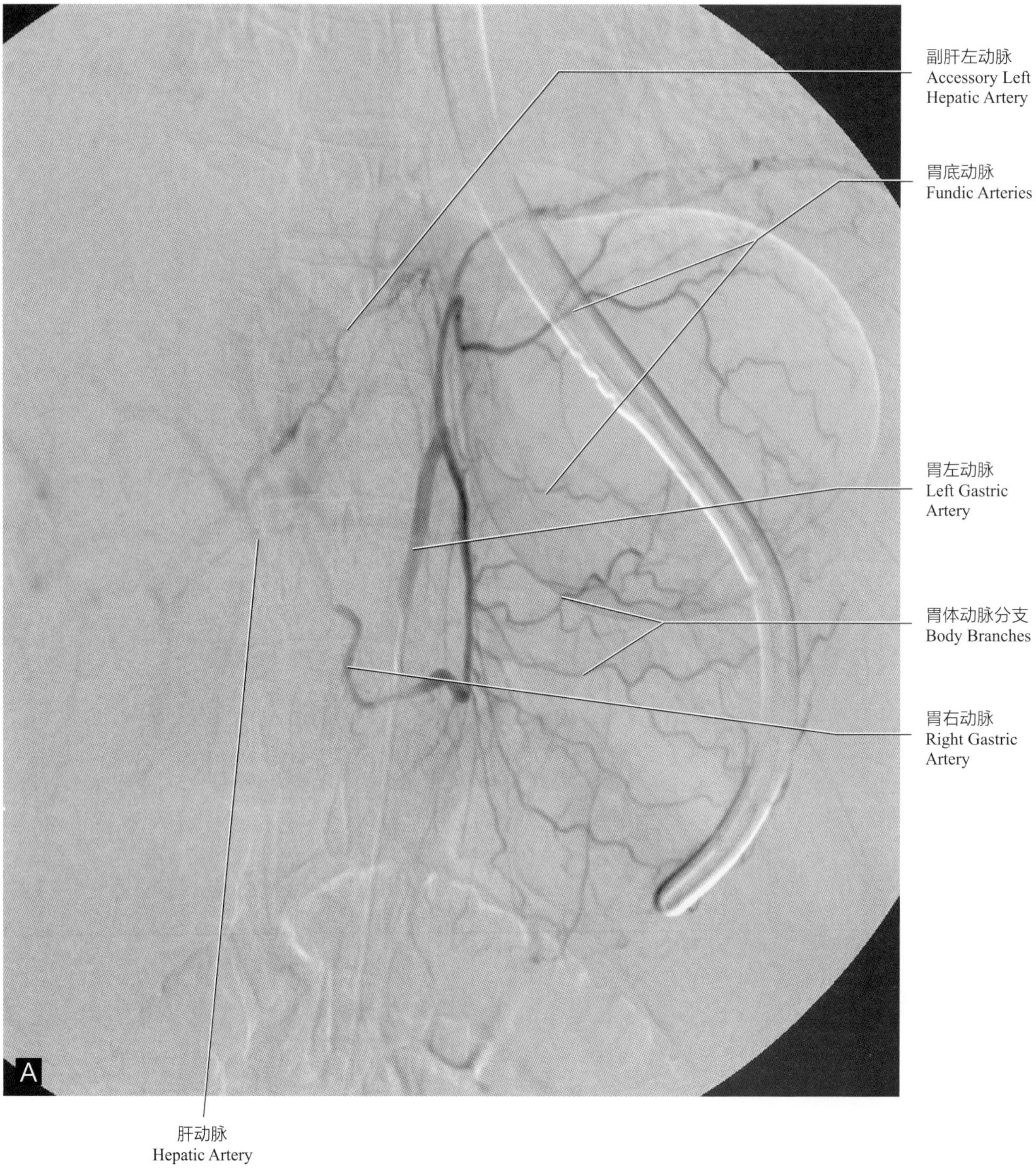

图18.18 A. 选择性胃左动脉（腹腔干分支）血管造影，显示胃底动脉和胃体动脉的分支，可见细小的副肝左动脉，胃右动脉显影并与肝动脉吻合。肝右动脉发出的胃分支比胃底动脉和胃体动脉的分支更细小

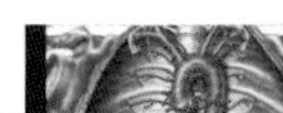

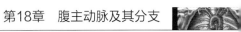

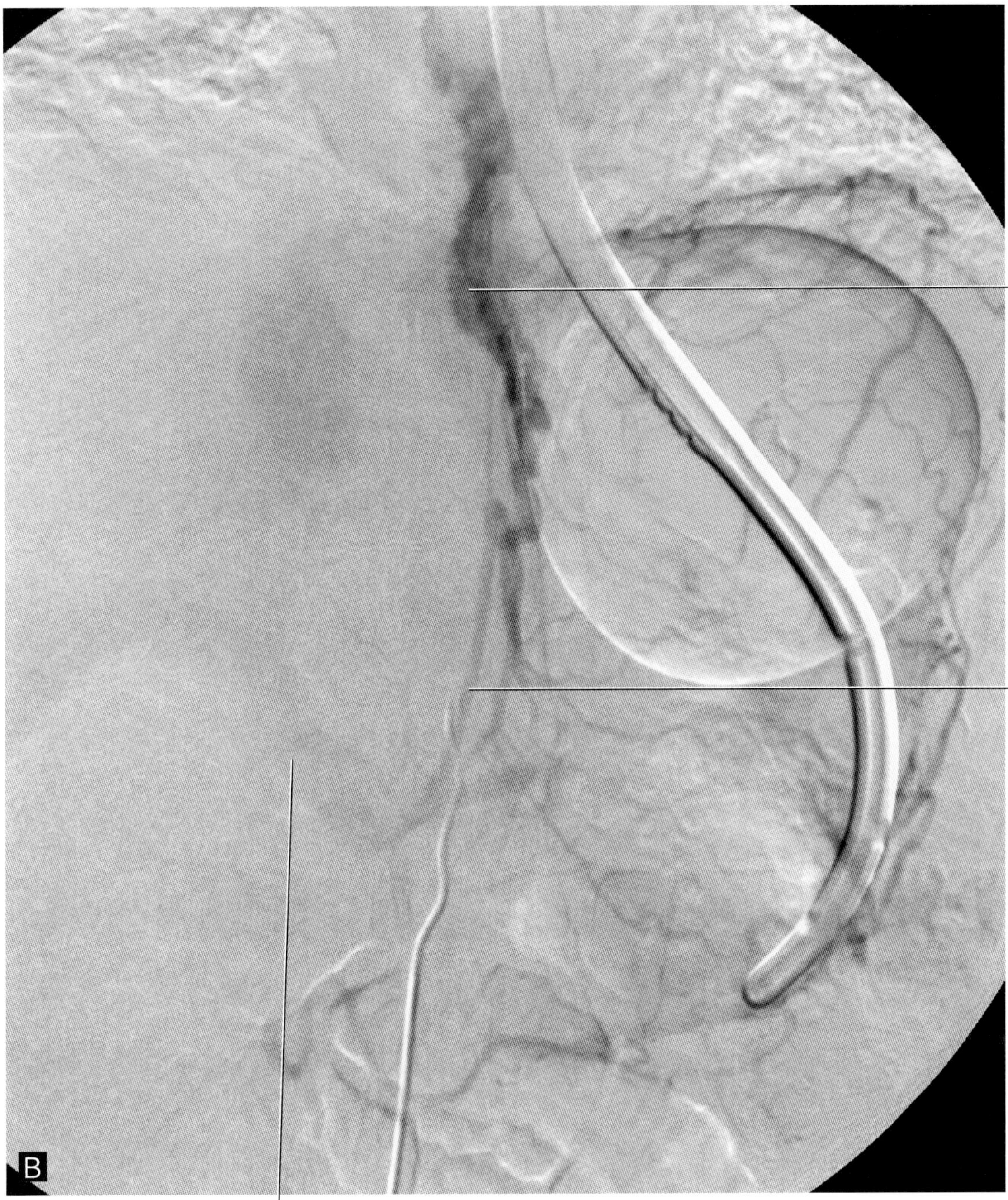

食管曲张静脉
Esophageal Varices

胃左静脉
Left Gastric Vein

门静脉
Portal Vein

B

图18.18（续） B. 选择性胃左动脉血管造影后期，显示胃底和胃体的静脉血液回流至胃左静脉和门静脉（浅淡显影），可见食管远端的曲张静脉

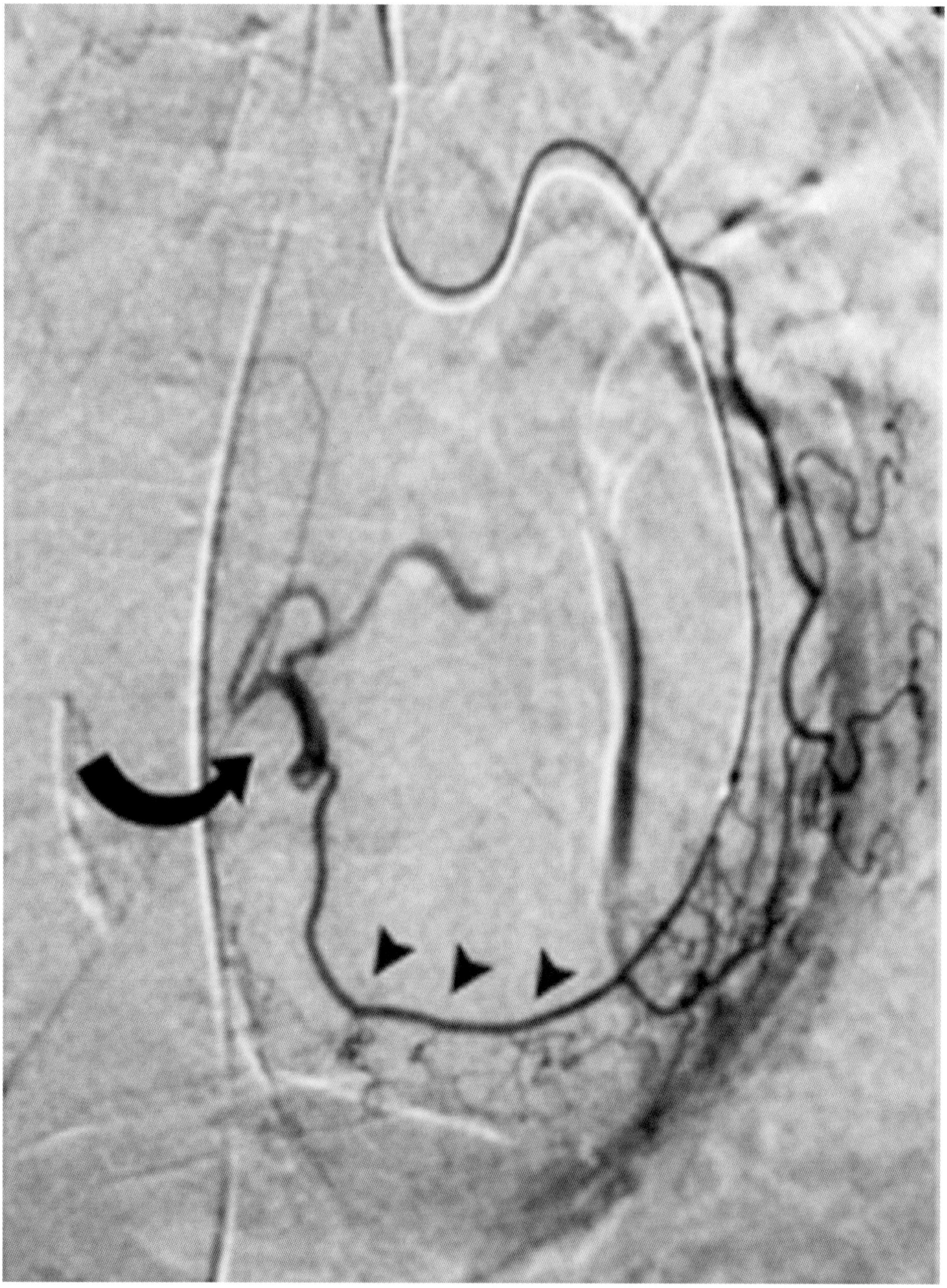

图18.19 超选择性胃左动脉血管造影，显示胃左、右动脉弓。胃右动脉浓染（箭头）并与肝左动脉（弯箭头）相连（引自 Liu DM, et al. Angiographic considerations in patients undergoing liver-direct therapy. *J Vasc Interv Radiol*. 2005;16:911-935.）

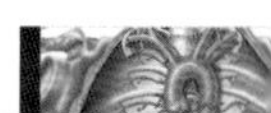

肝右动脉
Right Hepatic Artery

肝中动脉（Ⅳ段）
Middle Hepatic Artery (Segment Ⅳ)

替代肝左动脉
Replaced Left Hepatic Artery

胃左动脉
Left Gastric Artery

脾动脉
Splenic Artery

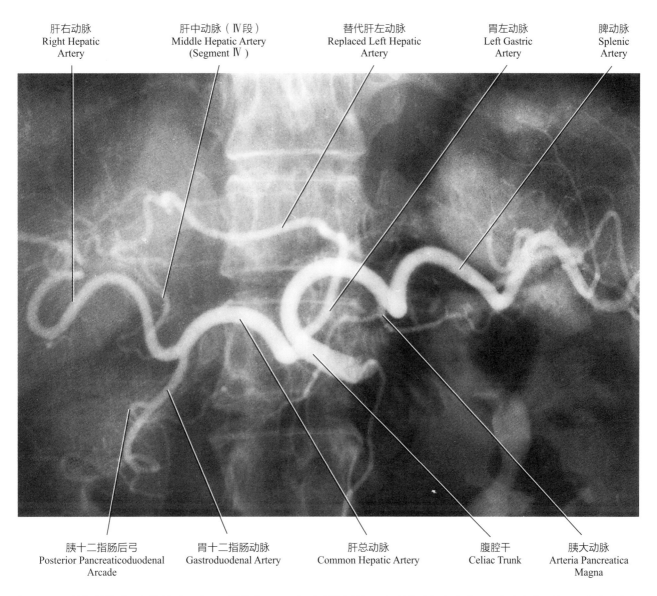

胰十二指肠后弓
Posterior Pancreaticoduodenal Arcade

胃十二指肠动脉
Gastroduodenal Artery

肝总动脉
Common Hepatic Artery

腹腔干
Celiac Trunk

胰大动脉
Arteria Pancreatica Magna

图18.20　选择性腹腔干血管造影，显示正常的分叉，胃左动脉发出较迟，远端发出肝左动脉。肝中动脉（又称肝Ⅳ段动脉）起自肝右动脉的近端。脾动脉长且迂曲。胰体和胰尾部的血液主要由胰大动脉供应

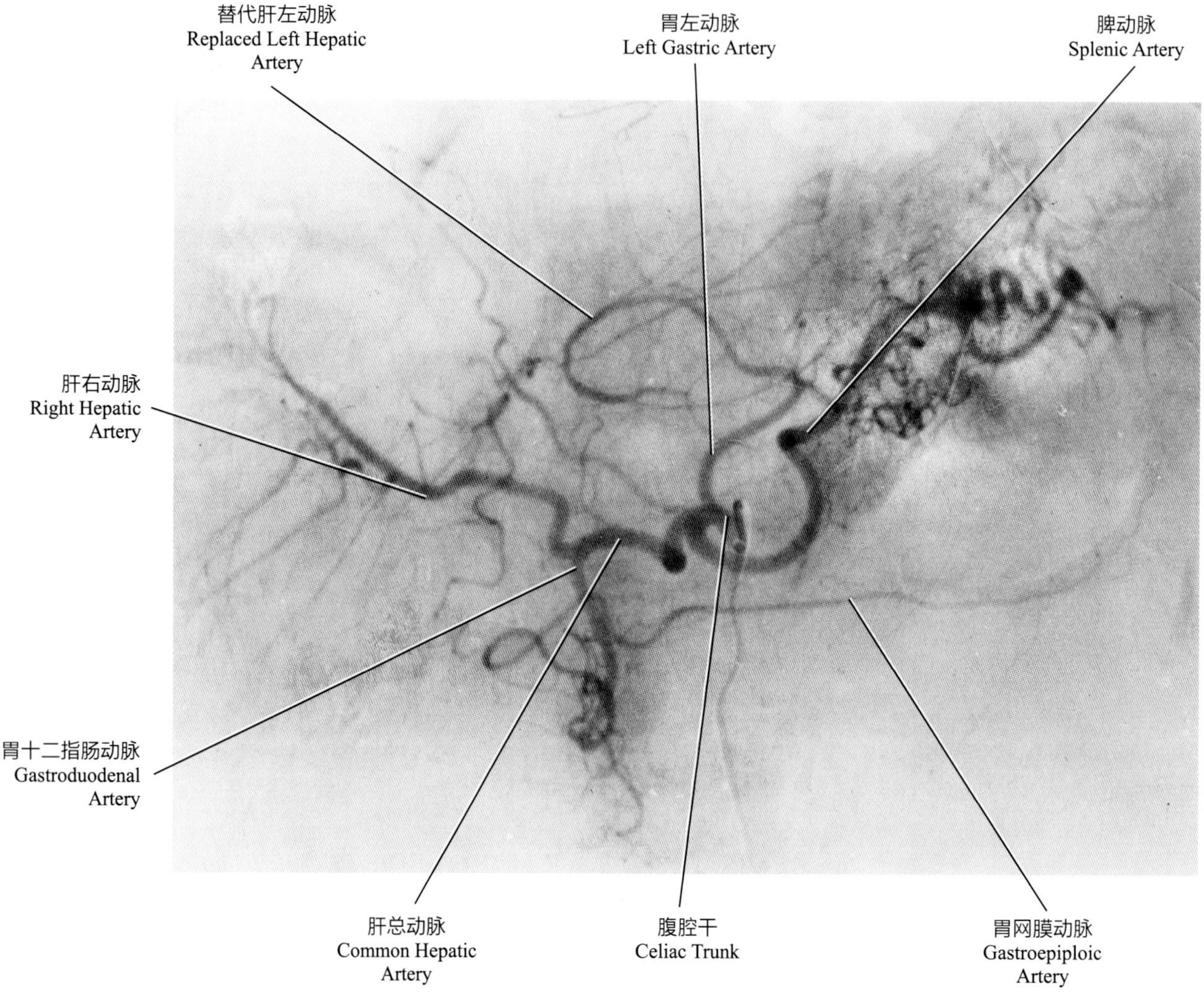

替代肝左动脉
Replaced Left Hepatic Artery

胃左动脉
Left Gastric Artery

脾动脉
Splenic Artery

肝右动脉
Right Hepatic Artery

胃十二指肠动脉
Gastroduodenal Artery

肝总动脉
Common Hepatic Artery

腹腔干
Celiac Trunk

胃网膜动脉
Gastroepiploic Artery

图18.21　腹腔干血管造影，显示正常的分叉，但由粗大的胃左动脉发出肝左动脉。肝Ⅳ段动脉起自肝右动脉。脾动脉长且迂曲。胰尾部分显影

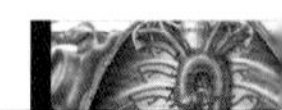

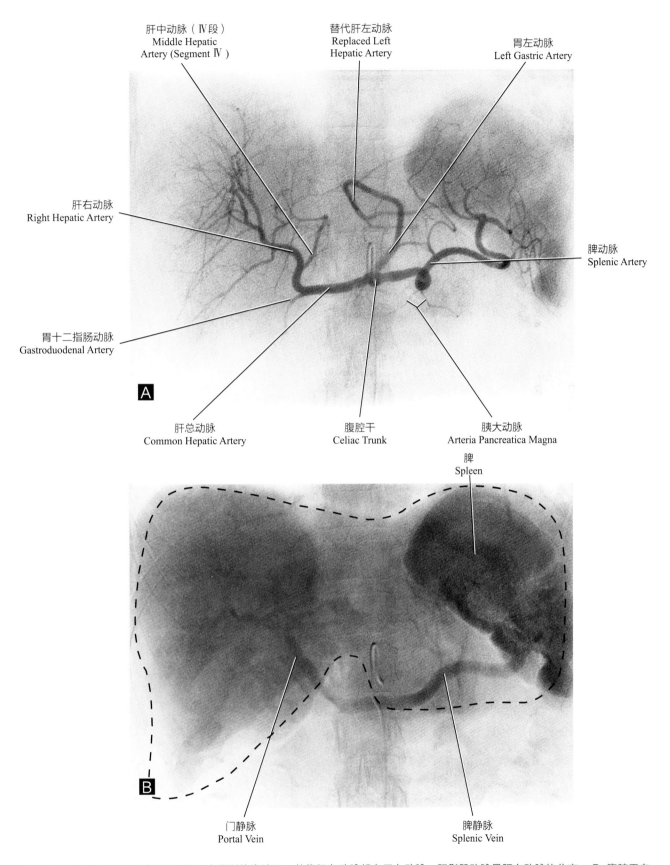

肝中动脉（Ⅳ段）
Middle Hepatic Artery (Segment Ⅳ)
替代肝左动脉
Replaced Left Hepatic Artery
胃左动脉
Left Gastric Artery
肝右动脉
Right Hepatic Artery
脾动脉
Splenic Artery
胃十二指肠动脉
Gastroduodenal Artery
A
肝总动脉
Common Hepatic Artery
腹腔干
Celiac Trunk
胰大动脉
Arteria Pancreatica Magna

脾
Spleen
B
门静脉
Portal Vein
脾静脉
Splenic Vein

图18.22　A. 腹腔干血管造影，显示水平型的腹腔干，替代肝左动脉起自胃左动脉。肝Ⅳ段动脉是肝右动脉的分支。 B. 腹腔干血管造影后期，显示充盈的脾静脉和门静脉，以层流的形式汇入门静脉

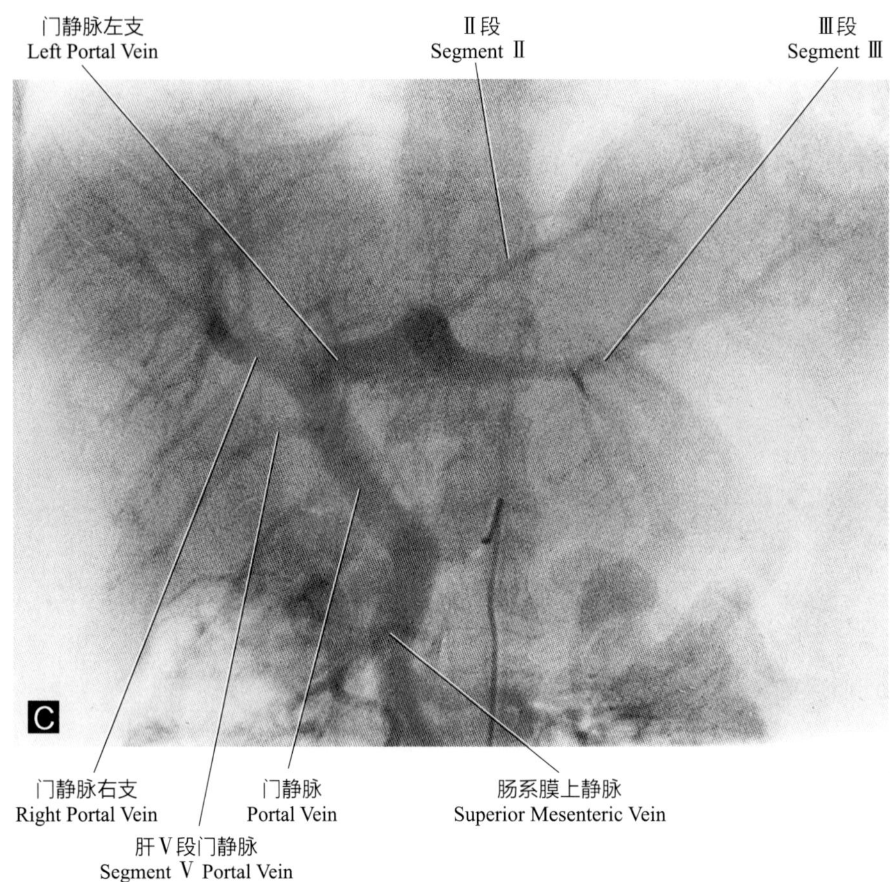

图18.22（续） C. 肠系膜上动脉血管造影后期，显示肠系膜上静脉和肝内门静脉。可见独立的肝段，肝Ⅴ段有1根特殊的分支，起源于门静脉

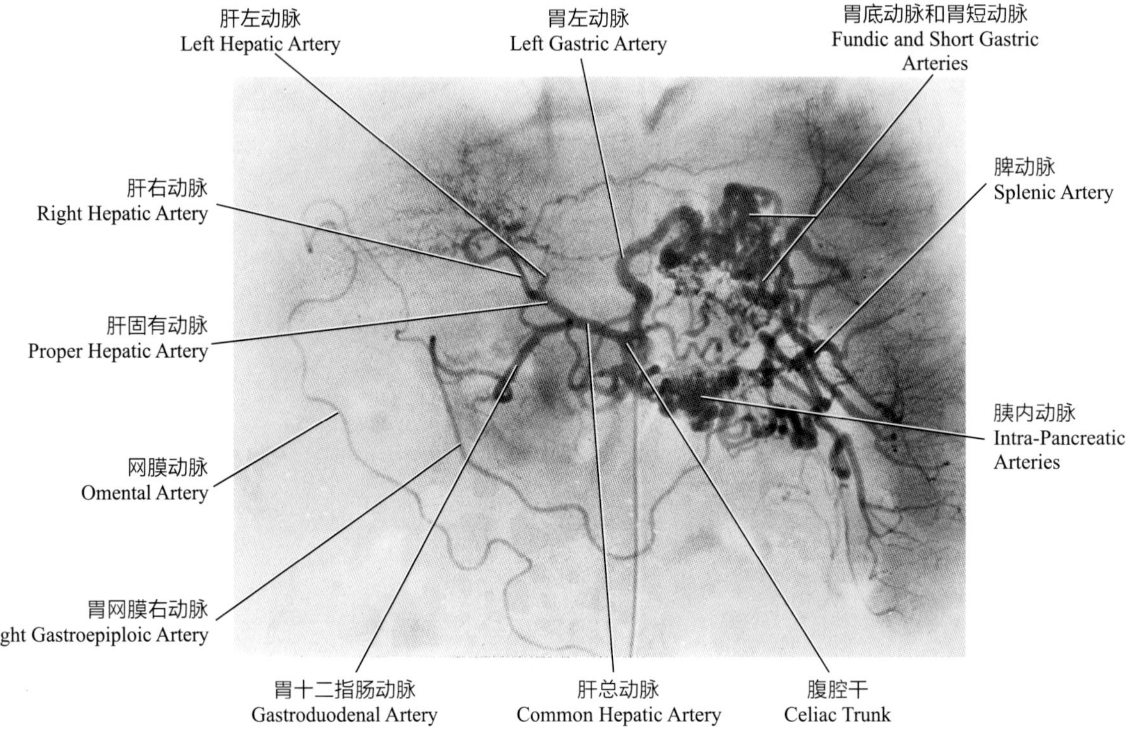

图18.23 腹腔血管造影，显示脾动脉阻塞，通过胃左动脉、胃底动脉、胃短动脉建立侧支循环，脾门处脾动脉显影。有些侧支循环通过胰体动脉、胰尾动脉和胰背动脉建立

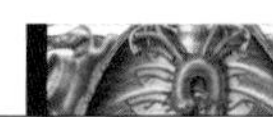

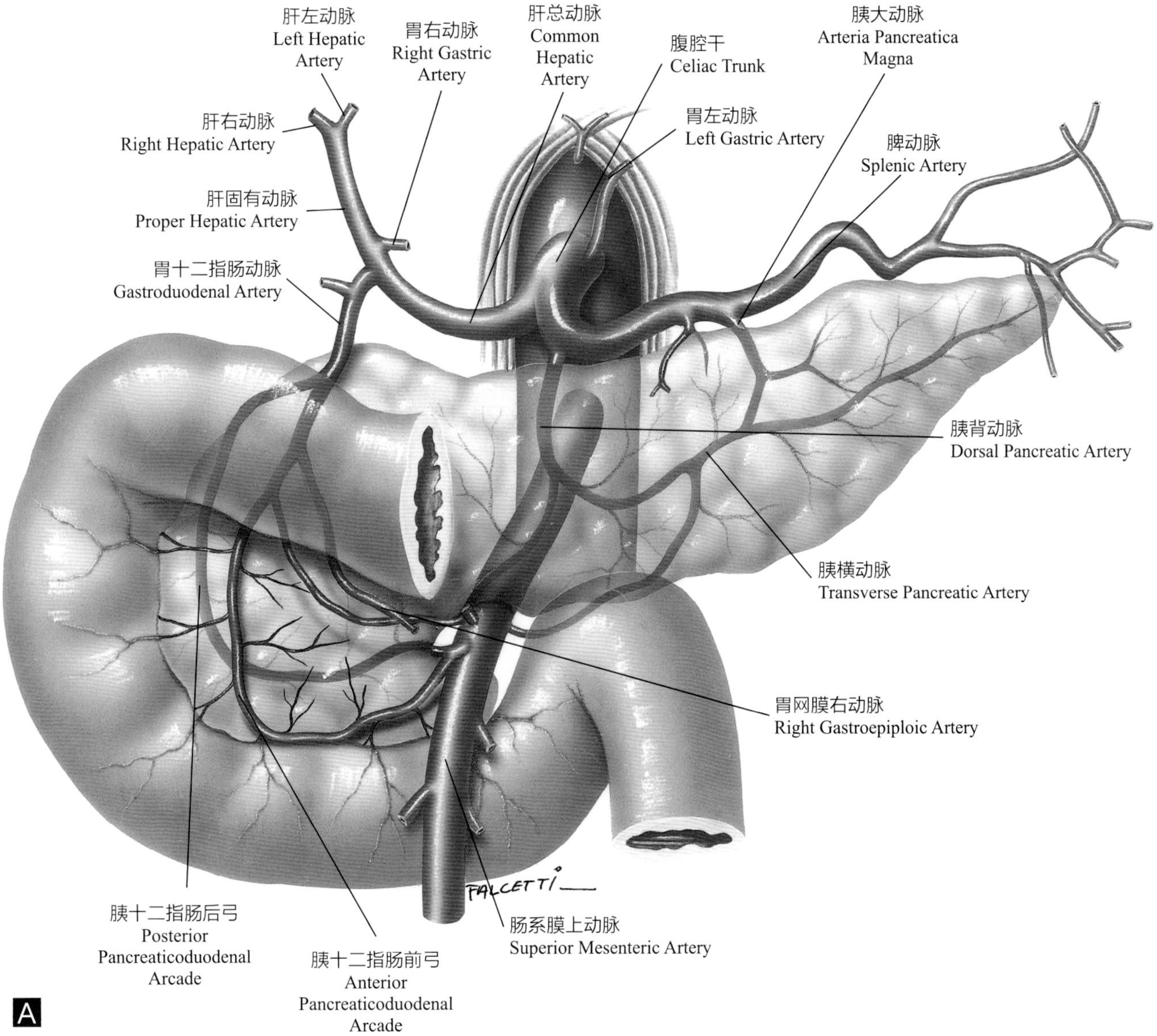

肝左动脉 Left Hepatic Artery
胃右动脉 Right Gastric Artery
肝总动脉 Common Hepatic Artery
腹腔干 Celiac Trunk
胰大动脉 Arteria Pancreatica Magna
肝右动脉 Right Hepatic Artery
胃左动脉 Left Gastric Artery
脾动脉 Splenic Artery
肝固有动脉 Proper Hepatic Artery
胃十二指肠动脉 Gastroduodenal Artery
胰背动脉 Dorsal Pancreatic Artery
胰横动脉 Transverse Pancreatic Artery
胃网膜右动脉 Right Gastroepiploic Artery
胰十二指肠后弓 Posterior Pancreaticoduodenal Arcade
胰十二指肠前弓 Anterior Pancreaticoduodenal Arcade
肠系膜上动脉 Superior Mesenteric Artery
A

图18.24　腹腔动脉和胃左动脉变异的分支示意图。A. 腹腔动脉及其供应十二指肠、胰腺的分支，与肠系膜上动脉的连接

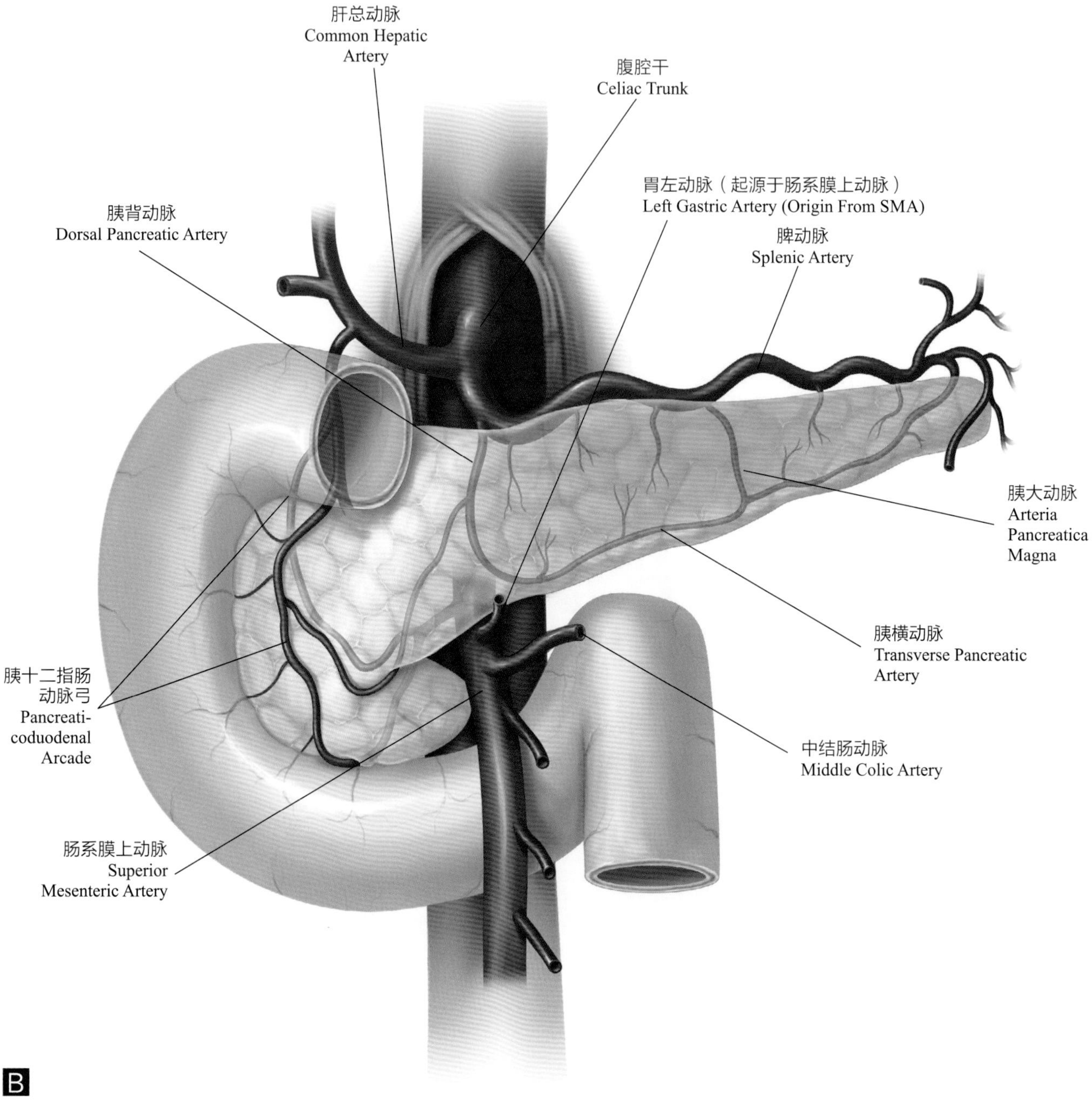

图18.24（续） B. 胃左动脉起自肠系膜上动脉

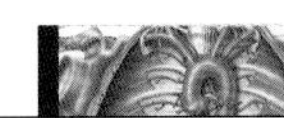

胃左动脉（直接起源于主动脉）
Left Gastric Artery (Origin Directly from the Aorta)

腹腔干
Celiac Trunk

肝总动脉
Common Hepatic Artery

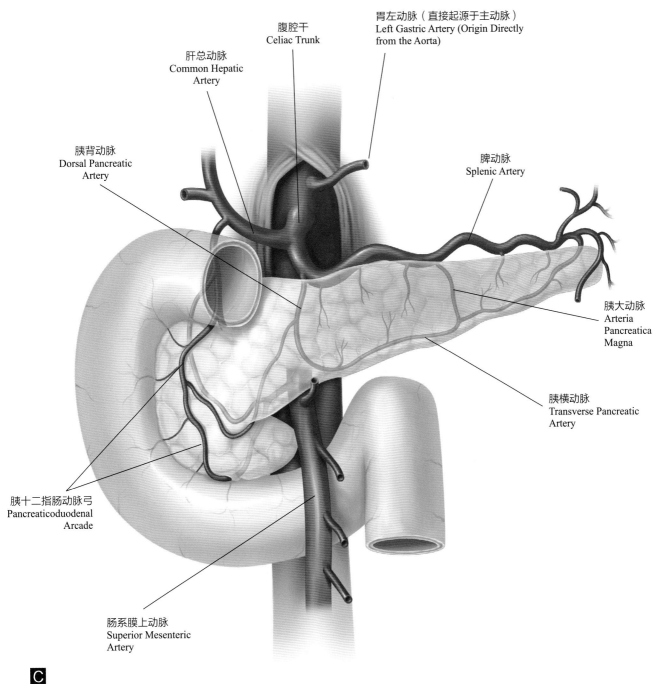

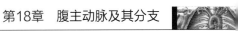

胰背动脉
Dorsal Pancreatic Artery

脾动脉
Splenic Artery

胰大动脉
Arteria Pancreatica Magna

胰横动脉
Transverse Pancreatic Artery

胰十二指肠动脉弓
Pancreaticoduodenal Arcade

肠系膜上动脉
Superior Mesenteric Artery

C

图18.24（续）　C. 胃左动脉直接起自腹主动脉

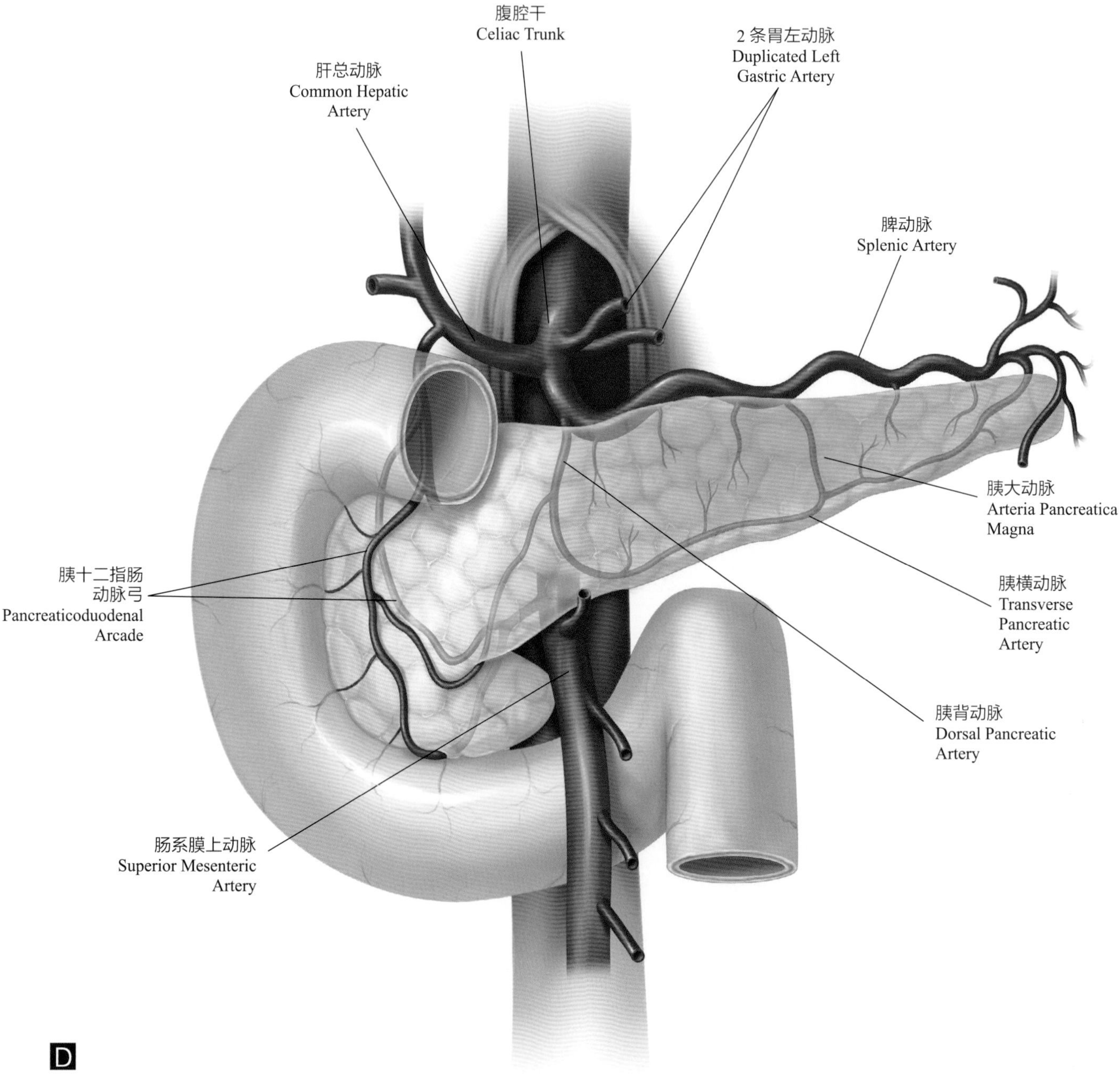

腹腔干
Celiac Trunk

肝总动脉
Common Hepatic Artery

2 条胃左动脉
Duplicated Left Gastric Artery

脾动脉
Splenic Artery

胰大动脉
Arteria Pancreatica Magna

胰十二指肠动脉弓
Pancreaticoduodenal Arcade

胰横动脉
Transverse Pancreatic Artery

胰背动脉
Dorsal Pancreatic Artery

肠系膜上动脉
Superior Mesenteric Artery

D

图18.24（续） D. 2条胃左动脉起源于腹腔动脉

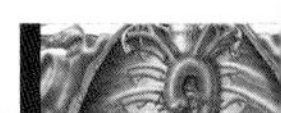

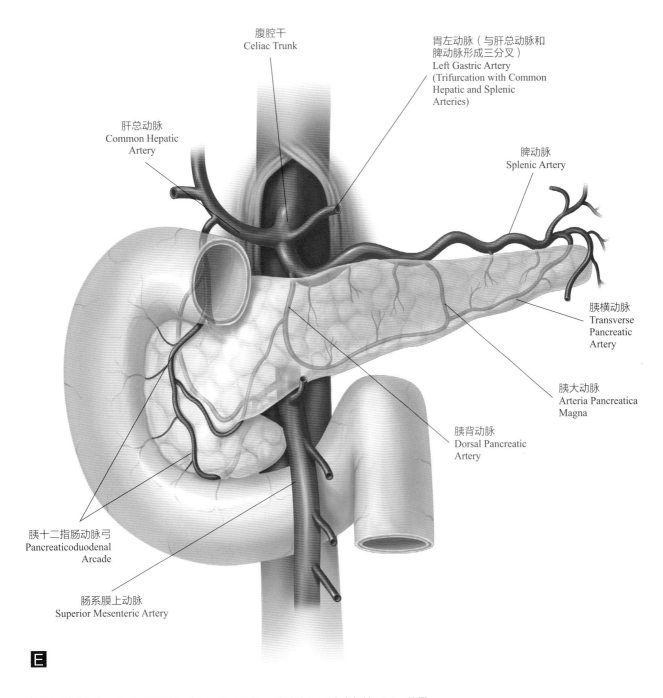

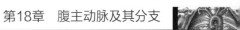

腹腔干
Celiac Trunk

胃左动脉（与肝总动脉和脾动脉形成三分叉）
Left Gastric Artery (Trifurcation with Common Hepatic and Splenic Arteries)

肝总动脉
Common Hepatic Artery

脾动脉
Splenic Artery

胰横动脉
Transverse Pancreatic Artery

胰大动脉
Arteria Pancreatica Magna

胰背动脉
Dorsal Pancreatic Artery

胰十二指肠动脉弓
Pancreaticoduodenal Arcade

肠系膜上动脉
Superior Mesenteric Artery

E

图18.24（续）　E. 腹腔干的三分叉：肝总动脉、脾动脉和胃动脉起始于同一位置

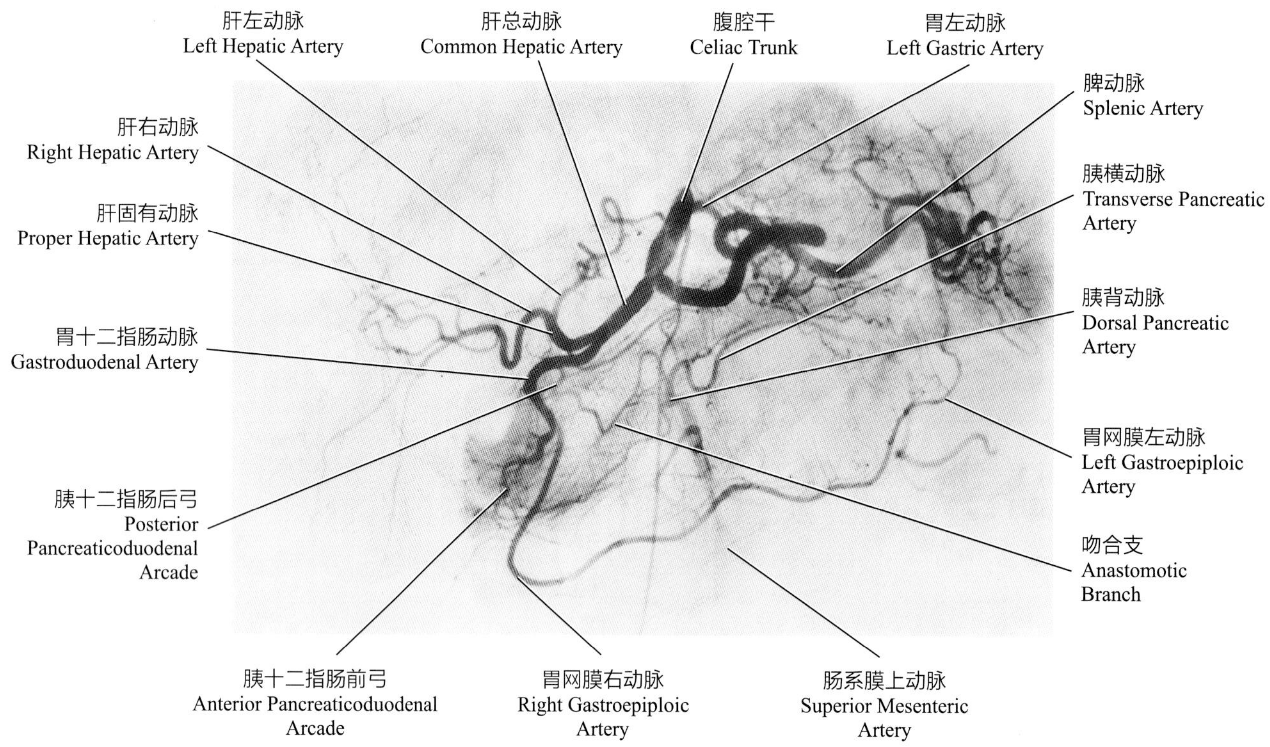

图18.25　腹腔干血管造影，显示主要分支、胰腺分支及胃和十二指肠分支的正常分布

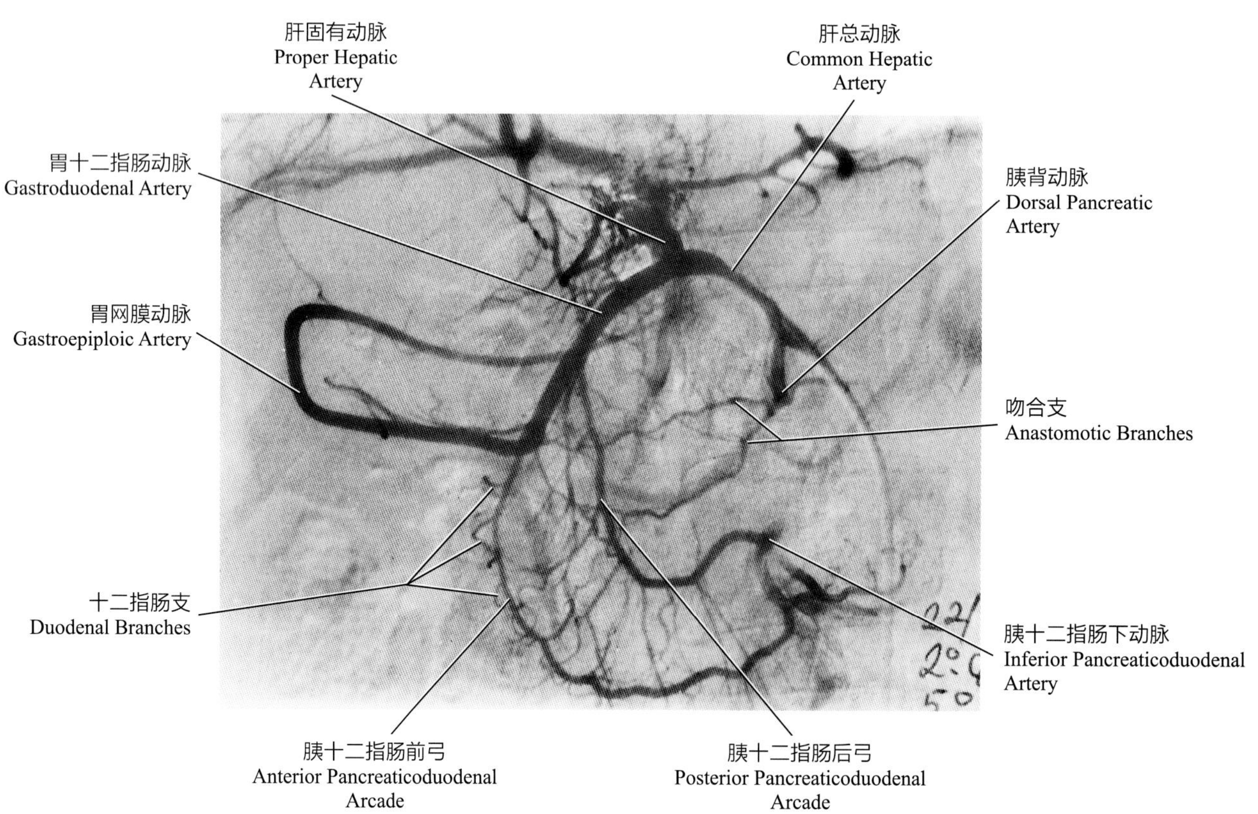

图18.26　选择性胃十二指肠动脉血管造影，显示十二指肠和胰头的分支。肝固有动脉闭塞，胰背动脉起自肝总动脉，被逆行显影

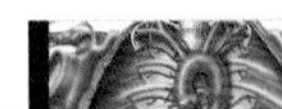

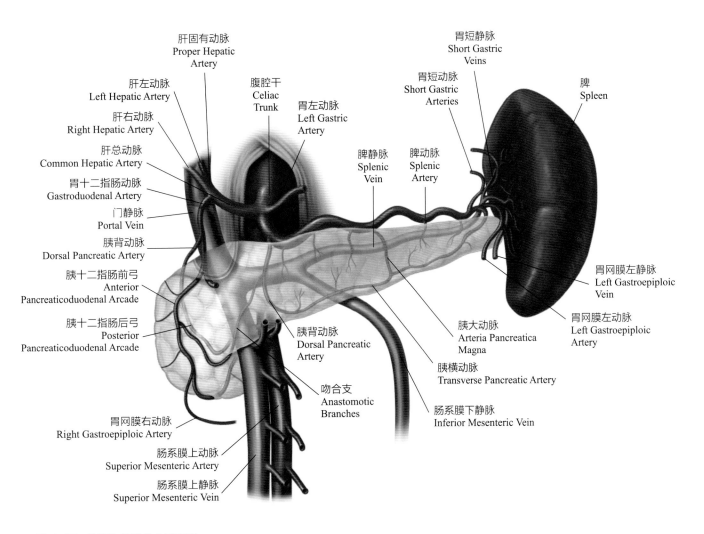

肝固有动脉
Proper Hepatic Artery

肝左动脉
Left Hepatic Artery

肝右动脉
Right Hepatic Artery

肝总动脉
Common Hepatic Artery

胃十二指肠动脉
Gastroduodenal Artery

门静脉
Portal Vein

胰背动脉
Dorsal Pancreatic Artery

胰十二指肠前弓
Anterior Pancreaticoduodenal Arcade

胰十二指肠后弓
Posterior Pancreaticoduodenal Arcade

胃网膜右动脉
Right Gastroepiploic Artery

肠系膜上动脉
Superior Mesenteric Artery

肠系膜上静脉
Superior Mesenteric Vein

腹腔干
Celiac Trunk

胃左动脉
Left Gastric Artery

胃短静脉
Short Gastric Veins

胃短动脉
Short Gastric Arteries

脾
Spleen

脾静脉
Splenic Vein

脾动脉
Splenic Artery

胃网膜左静脉
Left Gastroepiploic Vein

胃网膜左动脉
Left Gastroepiploic Artery

胰大动脉
Arteria Pancreatica Magna

胰横动脉
Transverse Pancreatic Artery

肠系膜下静脉
Inferior Mesenteric Vein

胰背动脉
Dorsal Pancreatic Artery

吻合支
Anastomotic Branches

图18.27　胰腺和腹腔分支示意图

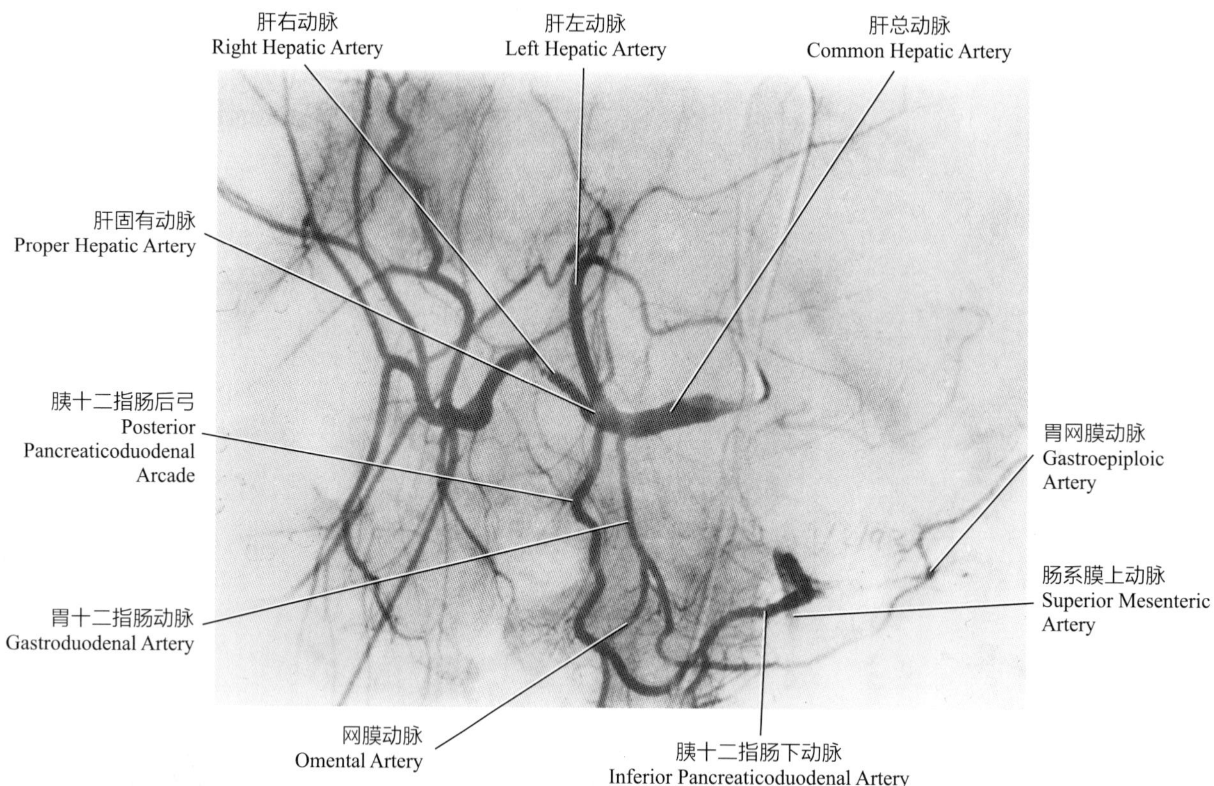

图18.28　选择性肝总动脉血管造影，显示有2条胃十二指肠动脉或胃十二指肠动脉缺如，胰十二指肠动脉弓直接起自肝总动脉。可见肝右动脉明显痉挛，胰下动脉及肠系膜上动脉近端小部分显影

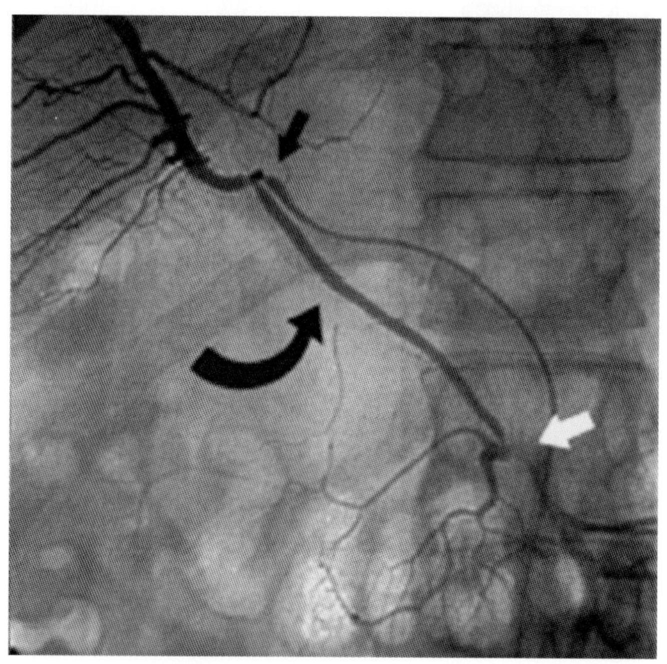

图18.29　选择性肝固有动脉血管造影，可见肝固有动脉在导管头端痉挛（黑色箭头）。粗大的十二指肠后动脉（弯箭头）反流，使肠系膜上动脉显影（白色箭头）（引自Liu DM, et al. Angiographic considerations in patients undergoing liver-direct therapy. *J Vasc Interv Radiol*. 2005;16:911–935.）

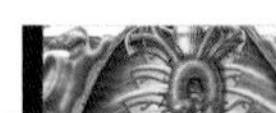

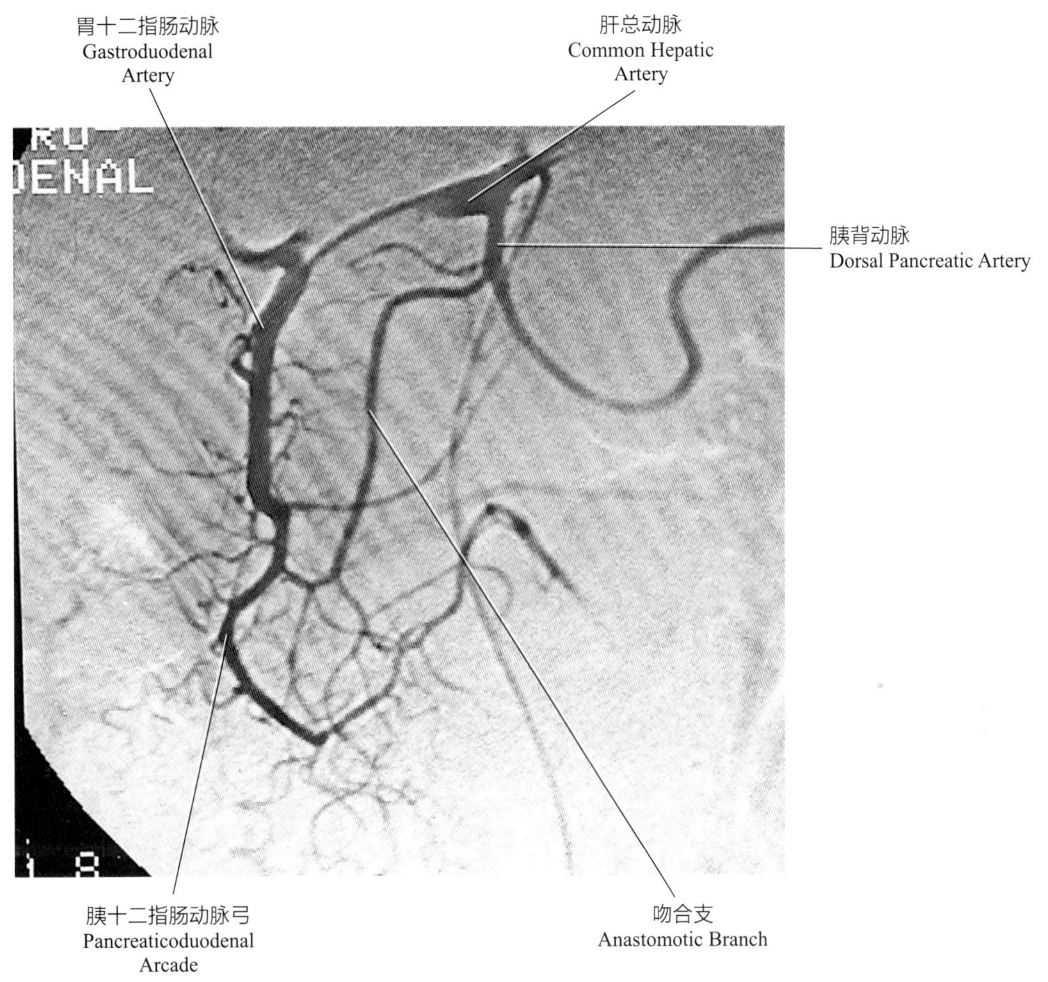

图18.30 选择性胃十二指肠动脉血管造影，显示胰十二指肠动脉弓及其与胰背动脉的吻合，胰下动脉显影

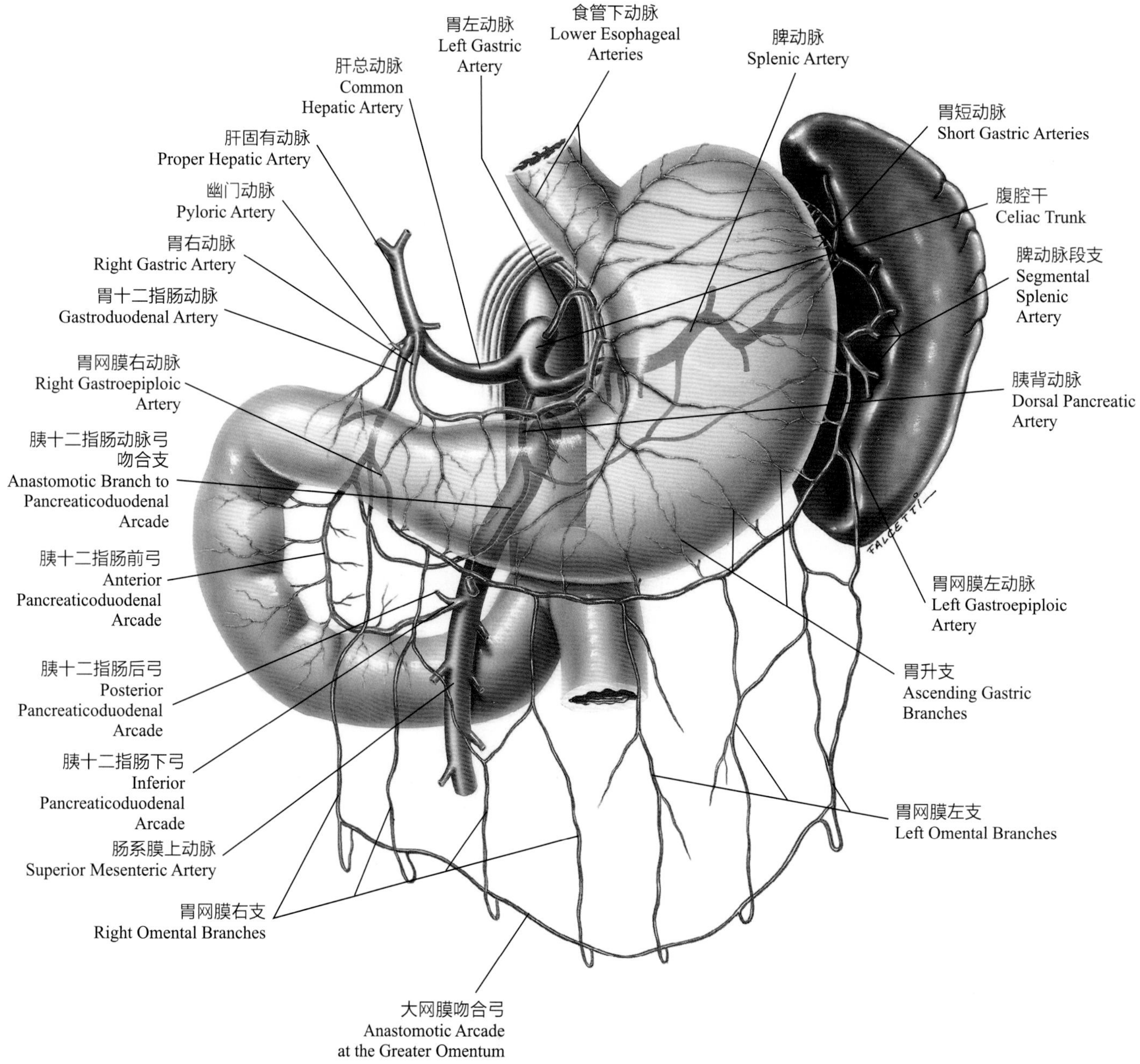

食管下动脉
Lower Esophageal Arteries
胃左动脉
Left Gastric Artery
脾动脉
Splenic Artery
肝总动脉
Common Hepatic Artery
胃短动脉
Short Gastric Arteries
肝固有动脉
Proper Hepatic Artery
幽门动脉
Pyloric Artery
腹腔干
Celiac Trunk
胃右动脉
Right Gastric Artery
脾动脉段支
Segmental Splenic Artery
胃十二指肠动脉
Gastroduodenal Artery
胃网膜右动脉
Right Gastroepiploic Artery
胰背动脉
Dorsal Pancreatic Artery
胰十二指肠动脉弓吻合支
Anastomotic Branch to Pancreaticoduodenal Arcade
胰十二指肠前弓
Anterior Pancreaticoduodenal Arcade
胃网膜左动脉
Left Gastroepiploic Artery
胰十二指肠后弓
Posterior Pancreaticoduodenal Arcade
胃升支
Ascending Gastric Branches
胰十二指肠下弓
Inferior Pancreaticoduodenal Arcade
胃网膜左支
Left Omental Branches
肠系膜上动脉
Superior Mesenteric Artery
胃网膜右支
Right Omental Branches
大网膜吻合弓
Anastomotic Arcade at the Greater Omentum
FALCETTI

图18.31　十二指肠、胃、脾和大网膜以及吻合侧支的动脉循环示意图

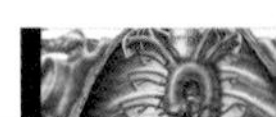

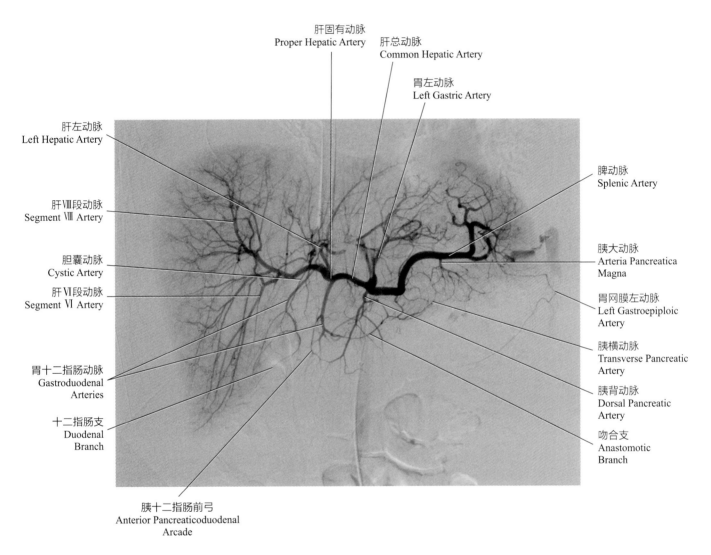

肝固有动脉
Proper Hepatic Artery

肝总动脉
Common Hepatic Artery

胃左动脉
Left Gastric Artery

肝左动脉
Left Hepatic Artery

肝Ⅷ段动脉
Segment Ⅷ Artery

胆囊动脉
Cystic Artery

肝Ⅵ段动脉
Segment Ⅵ Artery

胃十二指肠动脉
Gastroduodenal Arteries

十二指肠支
Duodenal Branch

胰十二指肠前弓
Anterior Pancreaticoduodenal Arcade

脾动脉
Splenic Artery

胰大动脉
Arteria Pancreatica Magna

胃网膜左动脉
Left Gastroepiploic Artery

胰横动脉
Transverse Pancreatic Artery

胰背动脉
Dorsal Pancreatic Artery

吻合支
Anastomotic Branch

图18.32　选择性腹腔干血管造影，显示腹腔干分支的正常分布。可见胰背动脉起自腹腔干分叉处，胰腺的大部分动脉循环起自胰背动脉。胰横动脉较细小

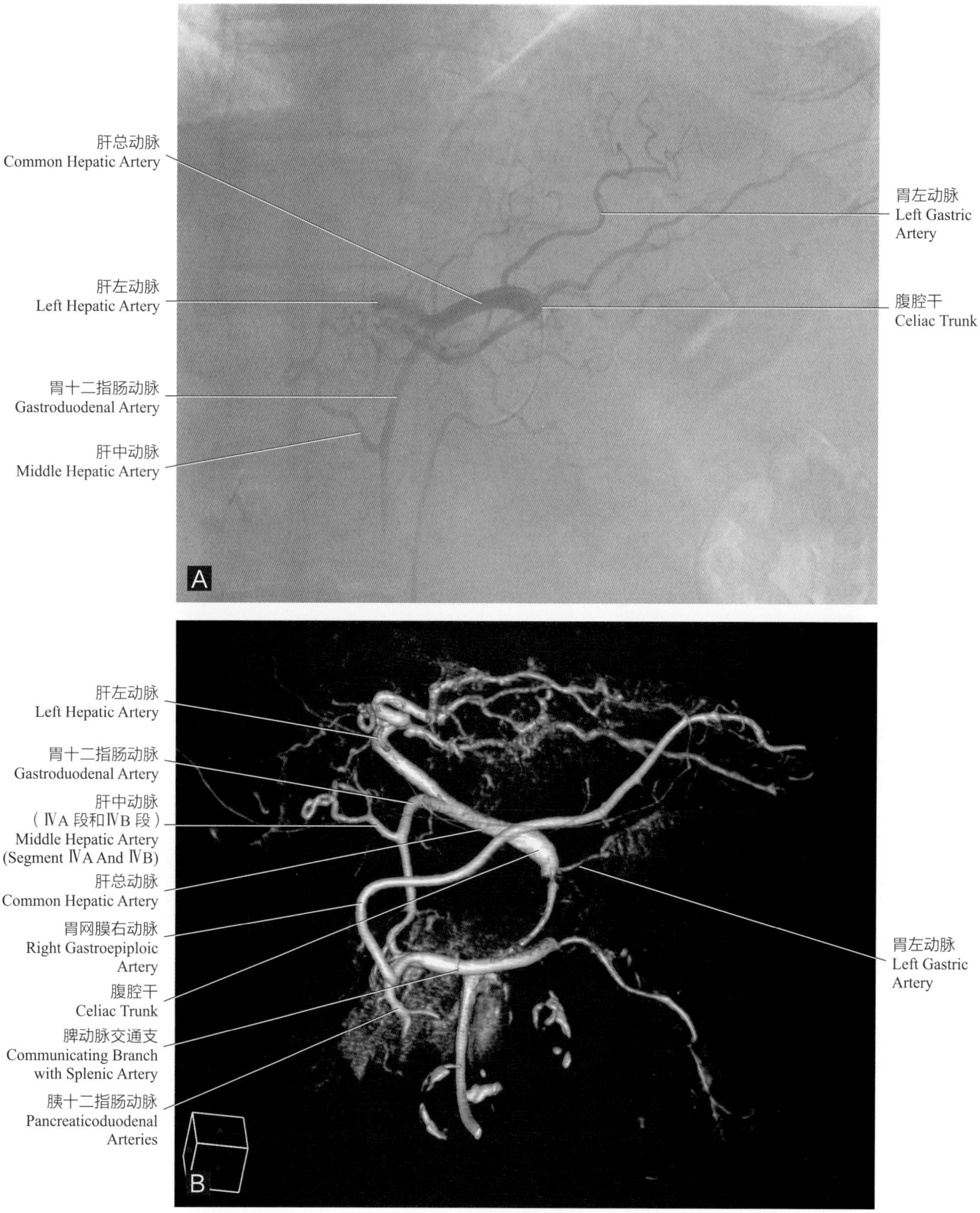

肝总动脉
Common Hepatic Artery
肝左动脉
Left Hepatic Artery
胃十二指肠动脉
Gastroduodenal Artery
肝中动脉
Middle Hepatic Artery
胃左动脉
Left Gastric Artery
腹腔干
Celiac Trunk
A

肝左动脉
Left Hepatic Artery
胃十二指肠动脉
Gastroduodenal Artery
肝中动脉
（ⅣA 段和ⅣB 段）
Middle Hepatic Artery
(Segment ⅣA And ⅣB)
肝总动脉
Common Hepatic Artery
胃网膜右动脉
Right Gastroepiploic Artery
腹腔干
Celiac Trunk
脾动脉交通支
Communicating Branch with Splenic Artery
胰十二指肠动脉
Pancreaticoduodenal Arteries
胃左动脉
Left Gastric Artery
B

图18.33　A. 选择性腹腔干血管造影，显示肝左动脉起自肝固有动脉。肝中动脉直接起自胃十二指肠动脉，供应肝ⅣA段和ⅣB段。肠系膜上动脉发出替代肝右动脉。B. 锥形束CT扫描行腹腔干三维重建，显示肝中动脉变异，未通过胰十二指肠动脉弓与肠系膜上动脉吻合

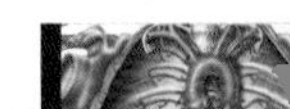

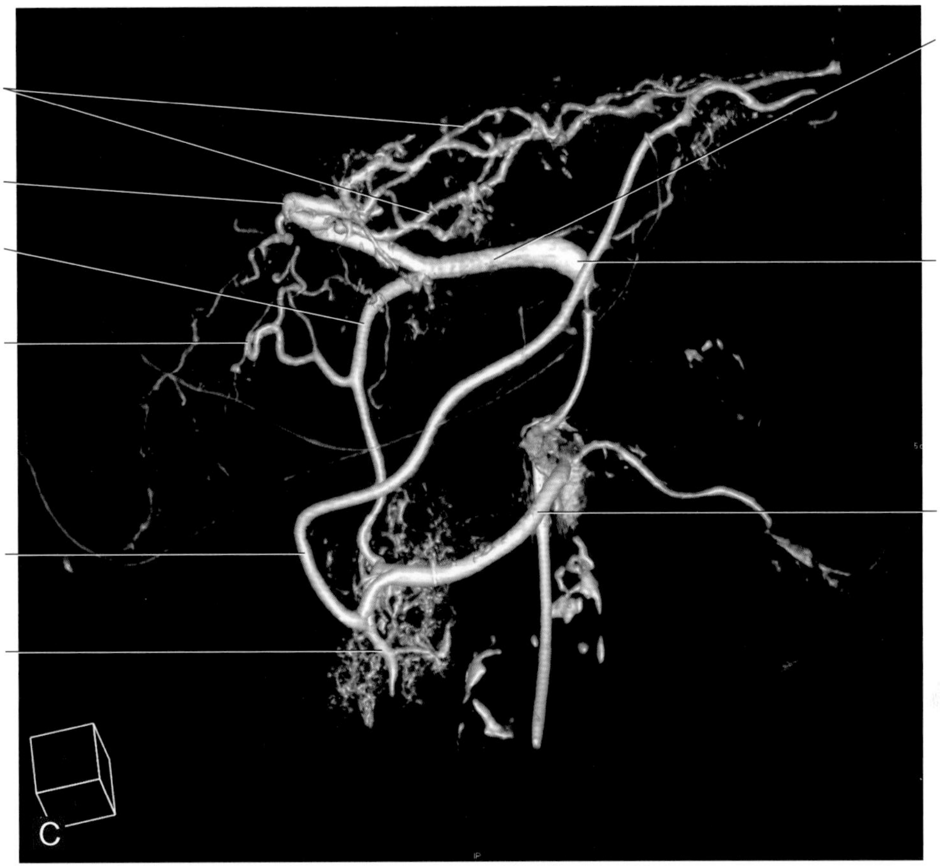

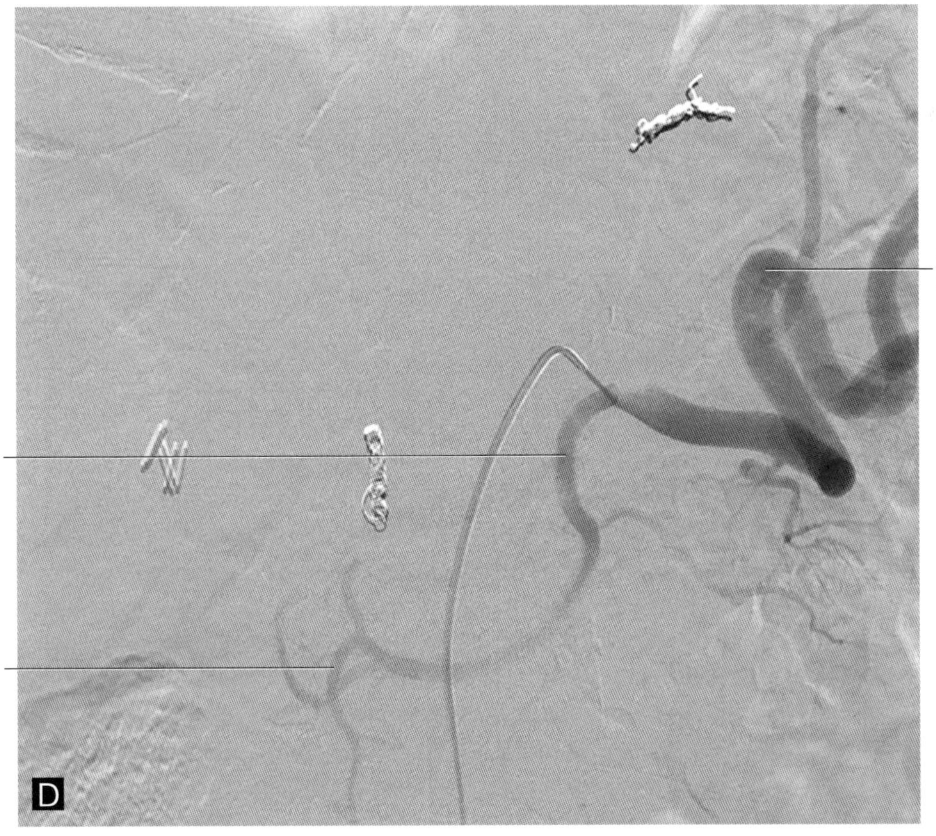

图18.33（续） C. 锥形束CT扫描行腹腔干三维重建，显示肝中动脉变异，未通过胰十二指肠动脉弓与肠系膜上动脉吻合。D. 选择性脾动脉血管造影，显示脾动脉与胃十二指肠动脉之间有一粗大的吻合支，与肠系膜上动脉之间无吻合

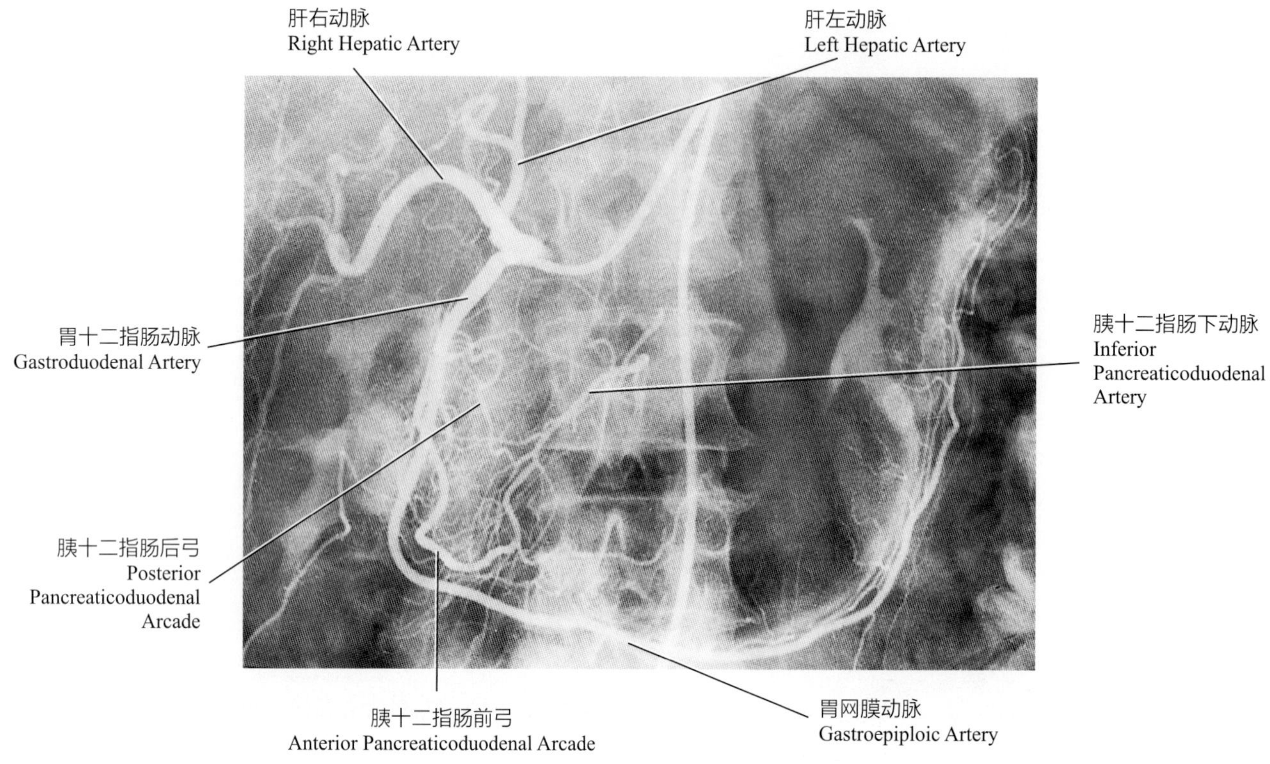

图18.34 选择性胃十二指肠动脉血管造影，显示胰十二指肠动脉弓和胃网膜动脉，胰十二指肠前弓是优势血管

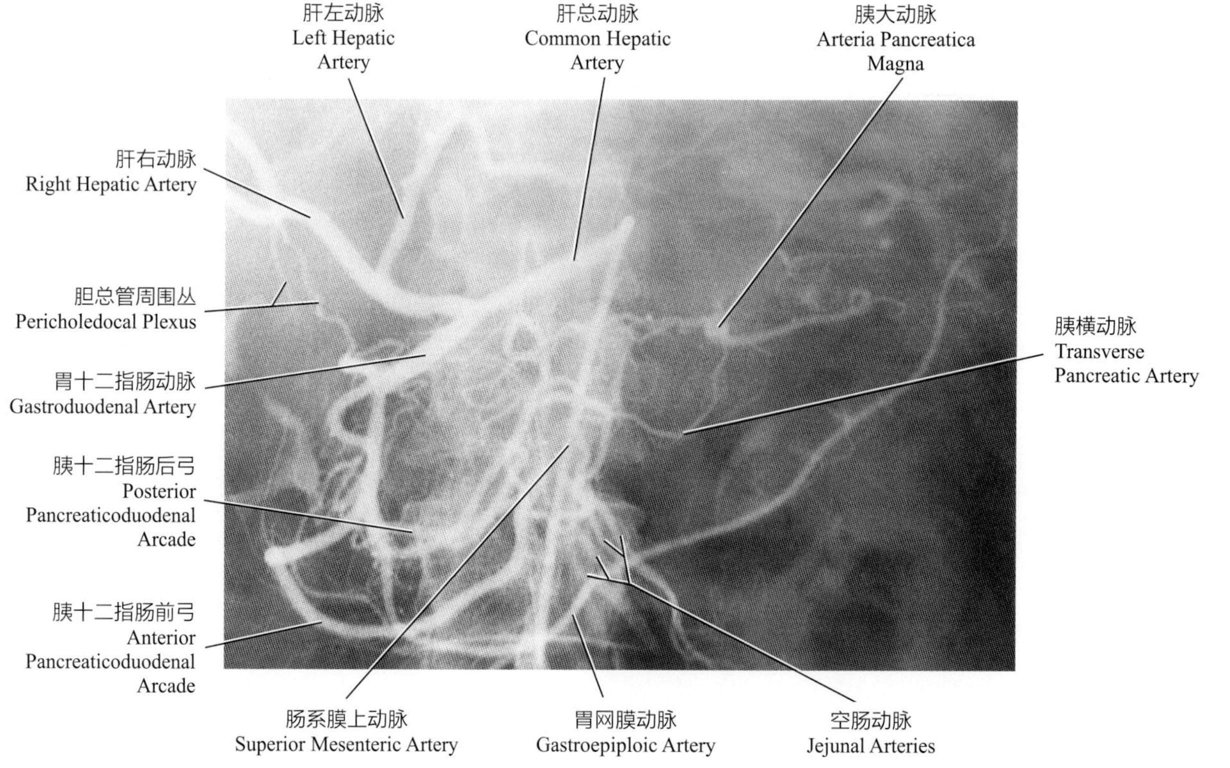

图18.35 选择性胃十二指肠动脉血管造影，显示胰头和胰内的动脉吻合，胰大动脉和胃网膜右动脉显影

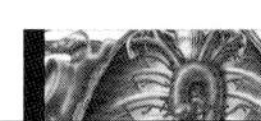

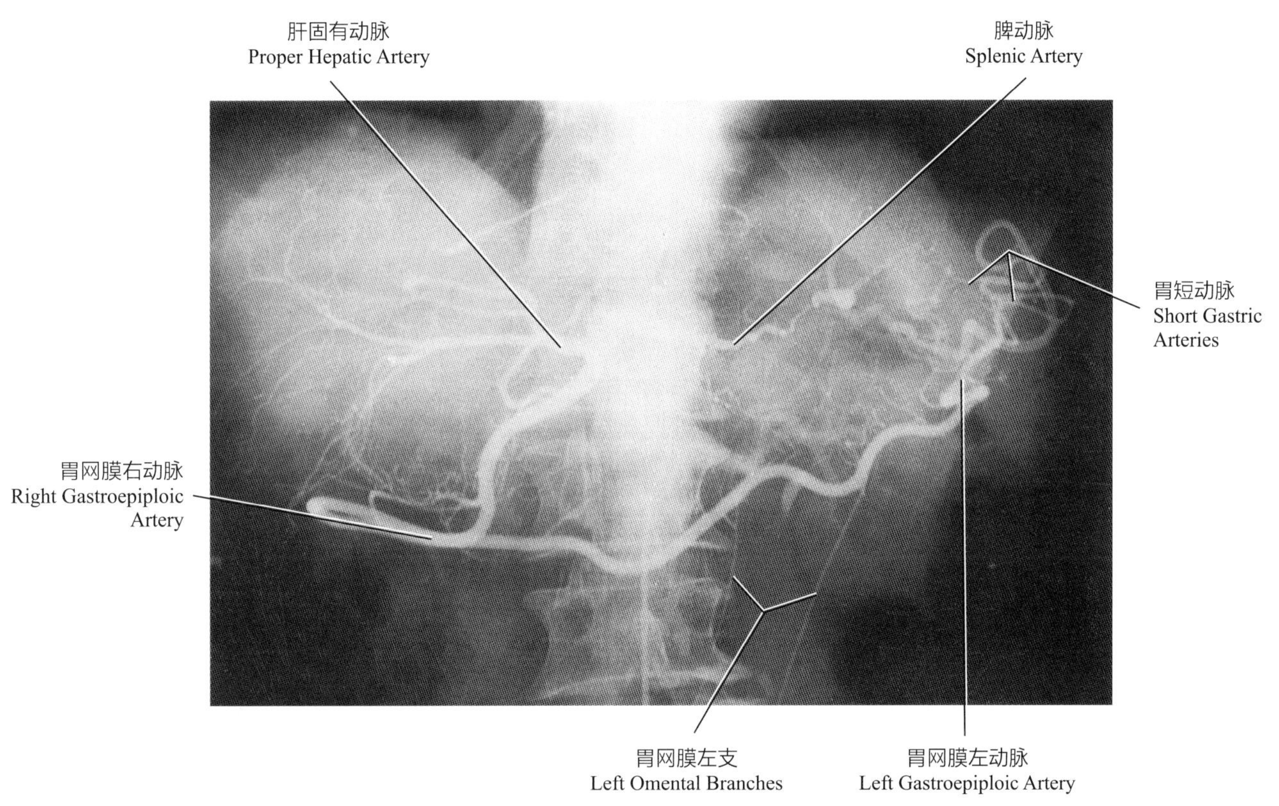

图18.36　选择性腹腔干血管造影，由于胰腺肿瘤侵犯了脾动脉，使其变窄，导致胃网膜动脉增粗，其远端与脾循环相吻合

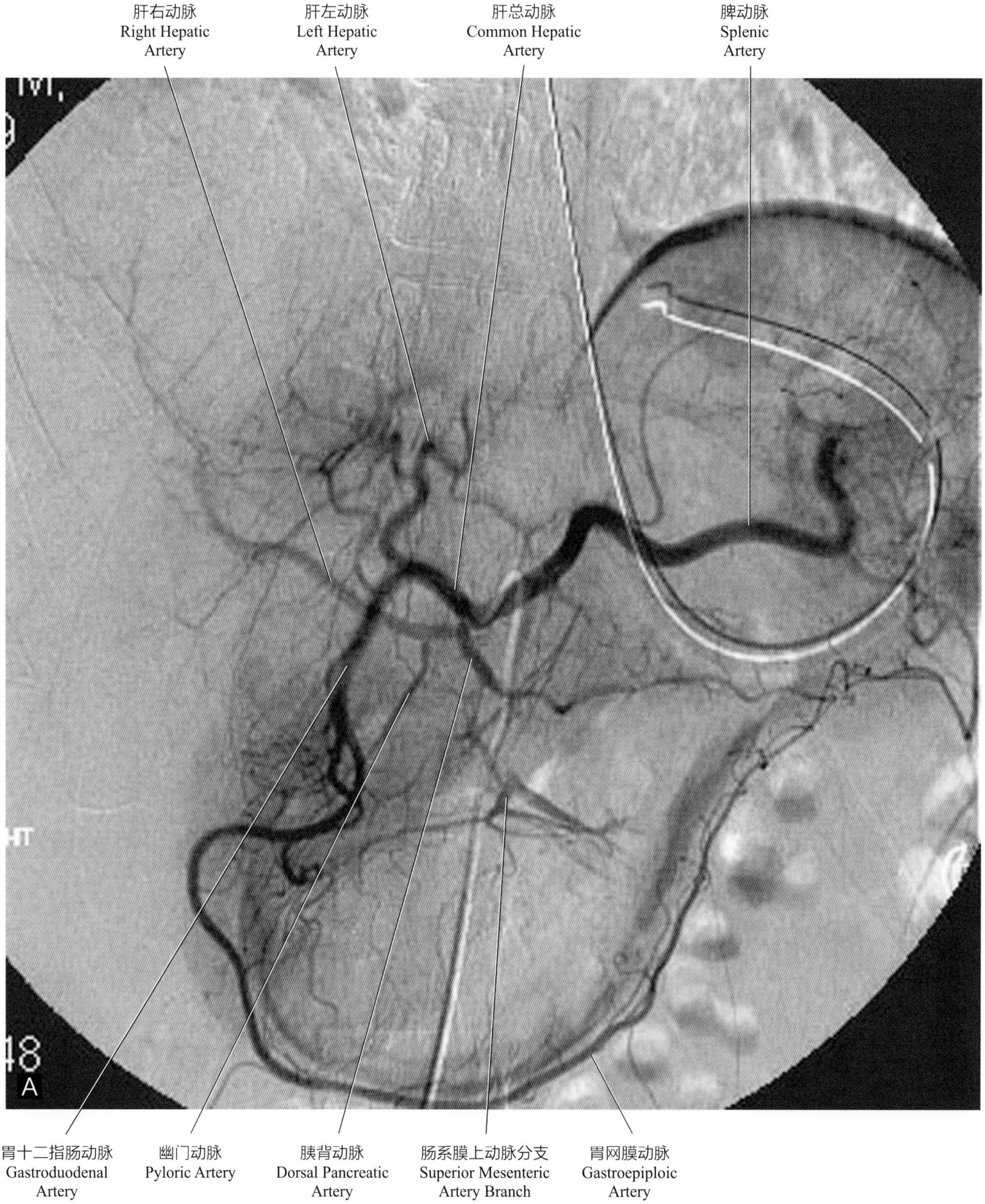

肝右动脉 Right Hepatic Artery
肝左动脉 Left Hepatic Artery
肝总动脉 Common Hepatic Artery
脾动脉 Splenic Artery
胃十二指肠动脉 Gastroduodenal Artery
幽门动脉 Pyloric Artery
胰背动脉 Dorsal Pancreatic Artery
肠系膜上动脉分支 Superior Mesenteric Artery Branch
胃网膜动脉 Gastroepiploic Artery

图18.37 A. 选择性腹腔干血管造影，可见肝动脉分叉较早，肝固有动脉缺如。肝左动脉起自肝总动脉，胰背动脉起自肝右动脉近端，幽门动脉也起自肝右动脉。胃十二指肠动脉起自肝总动脉，肝中动脉则起自胃十二指肠动脉近端。可见经胃壁强化的冗长的胃网膜动脉，沿胃大弯走行，沿途发出胃体分支。肠系膜上动脉近端分支经胰背动脉显影

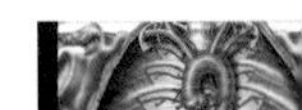

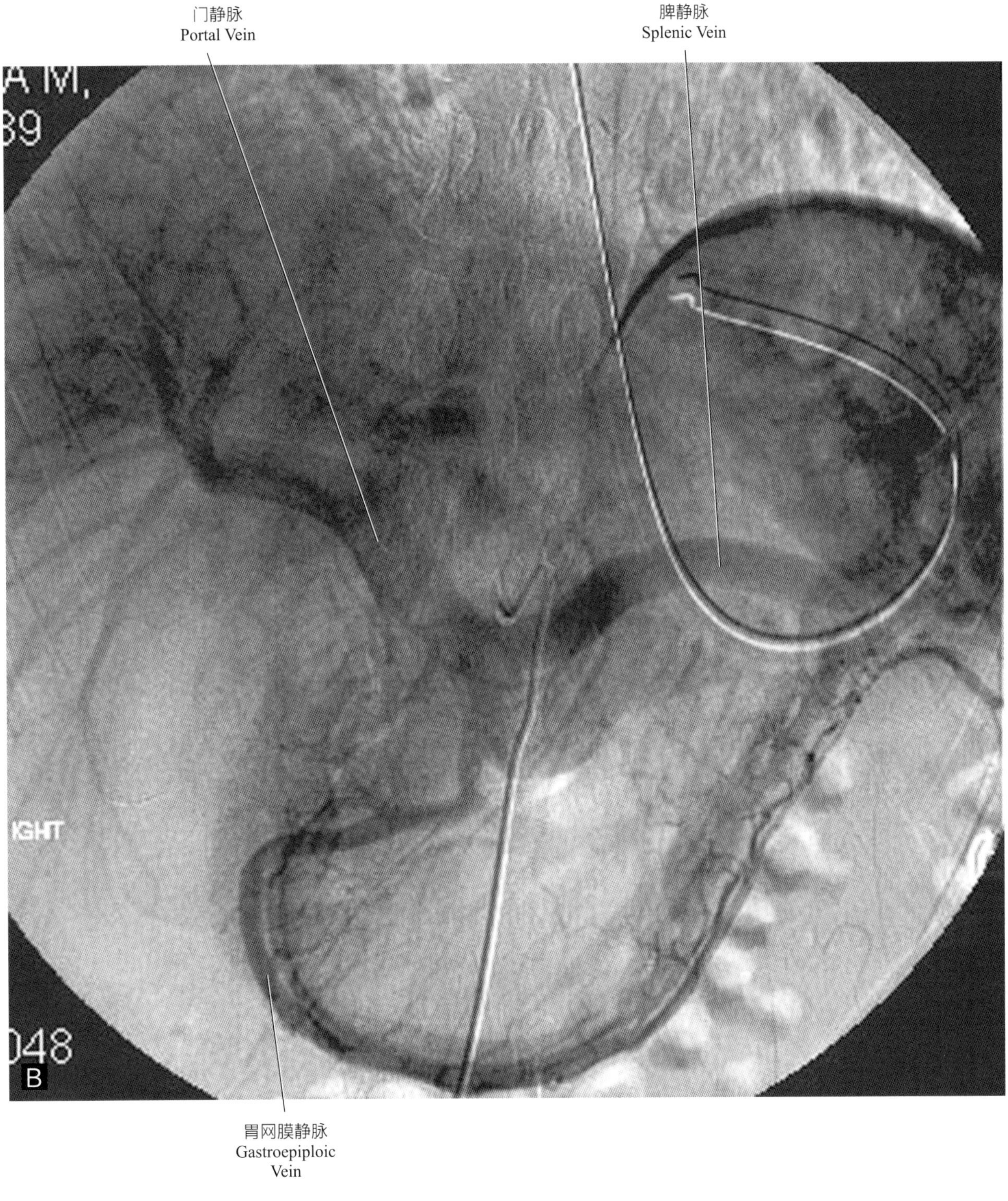

门静脉
Portal Vein

脾静脉
Splenic Vein

B

胃网膜静脉
Gastroepiploic
Vein

图18.37（续） B. 选择性腹腔干血管造影后期，显示胃网膜静脉回流至肠系膜上静脉和门静脉。注意增厚的胃壁

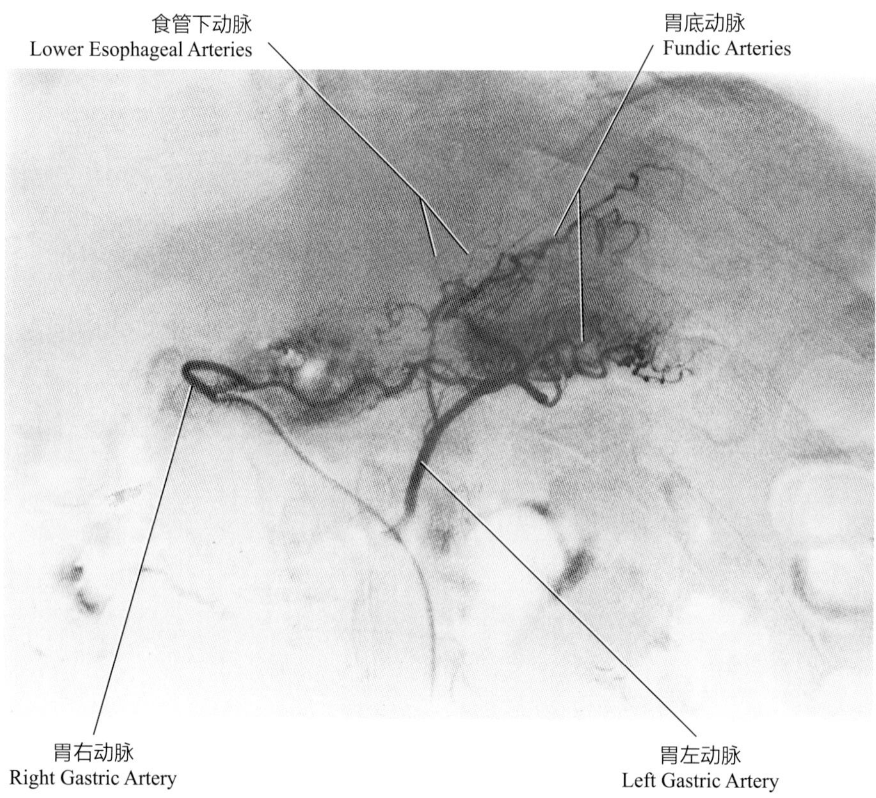

图18.38 选择性胃右动脉血管造影，显示胃右动脉与胃左动脉相吻合，胃底部的胃壁动脉循环显影

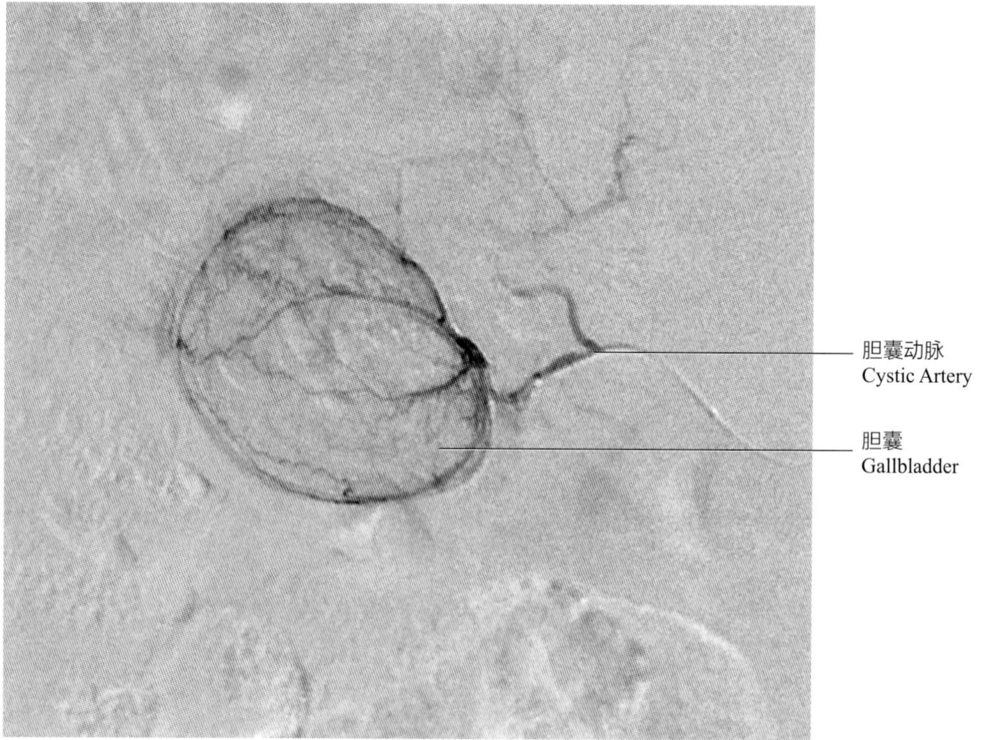

图18.39 选择性胆囊动脉血管造影，显示胆囊动脉细小，胆囊周围动脉膨隆

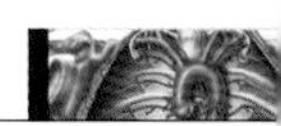

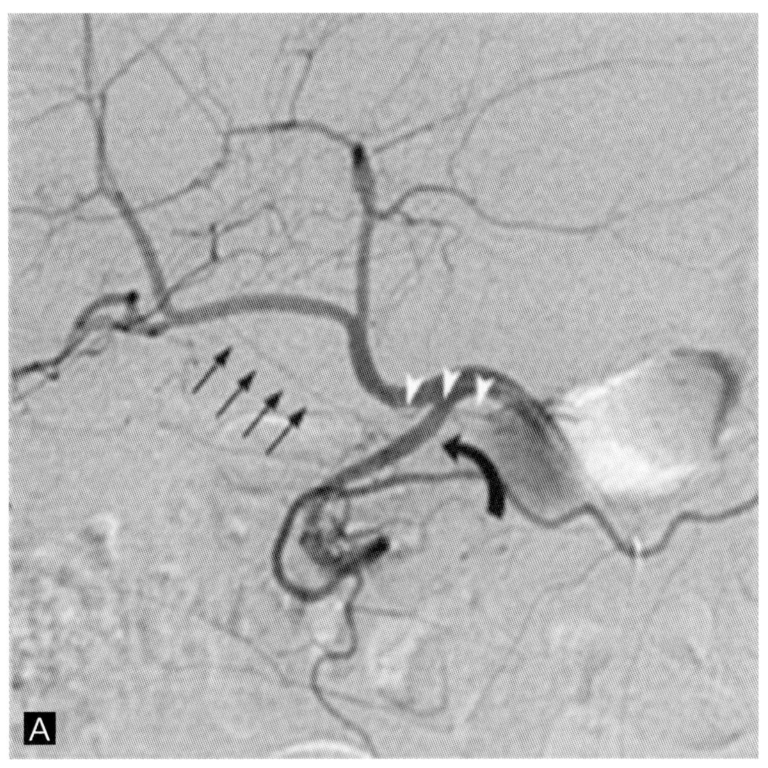

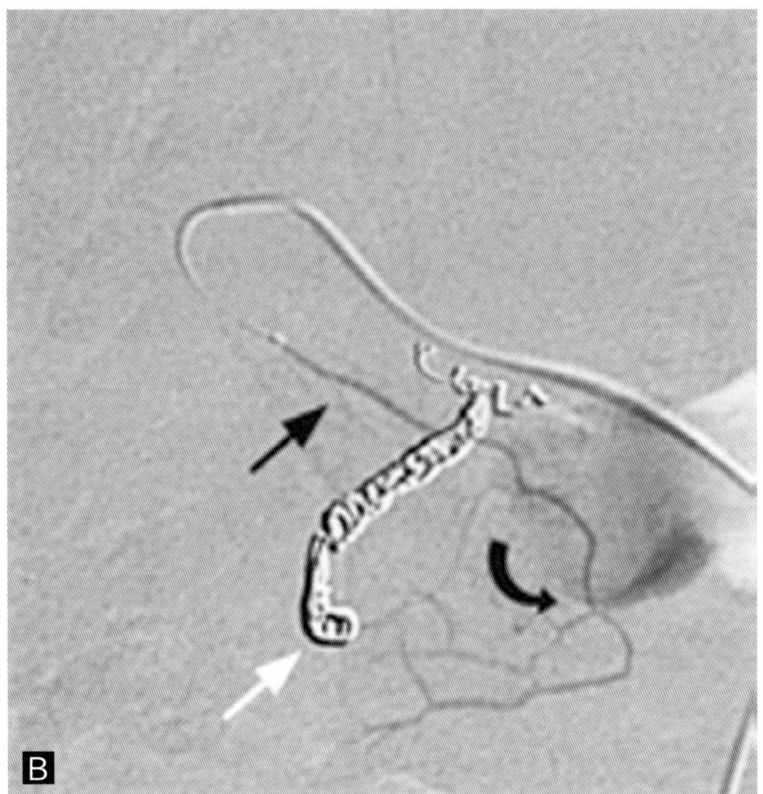

图18.40　A. 肝动脉血管造影显示细小的十二指肠上动脉起自肝右动脉（黑色直箭头）。弯箭头示胃十二指肠动脉。胃右动脉起自肝固有动脉（白色三角箭头）。B. 超选择性十二指肠上动脉血管造影，显示十二指肠上动脉（黑色直箭头）与十二指肠支相连（弯箭头），胃十二指肠动脉和胃右动脉被栓塞（白色箭头）（引自Liu DM, et al. Angiographic considerations in patients undergoing liver-direct therapy. *J Vasc Interv Radiol*. 2005;16:911–935.）

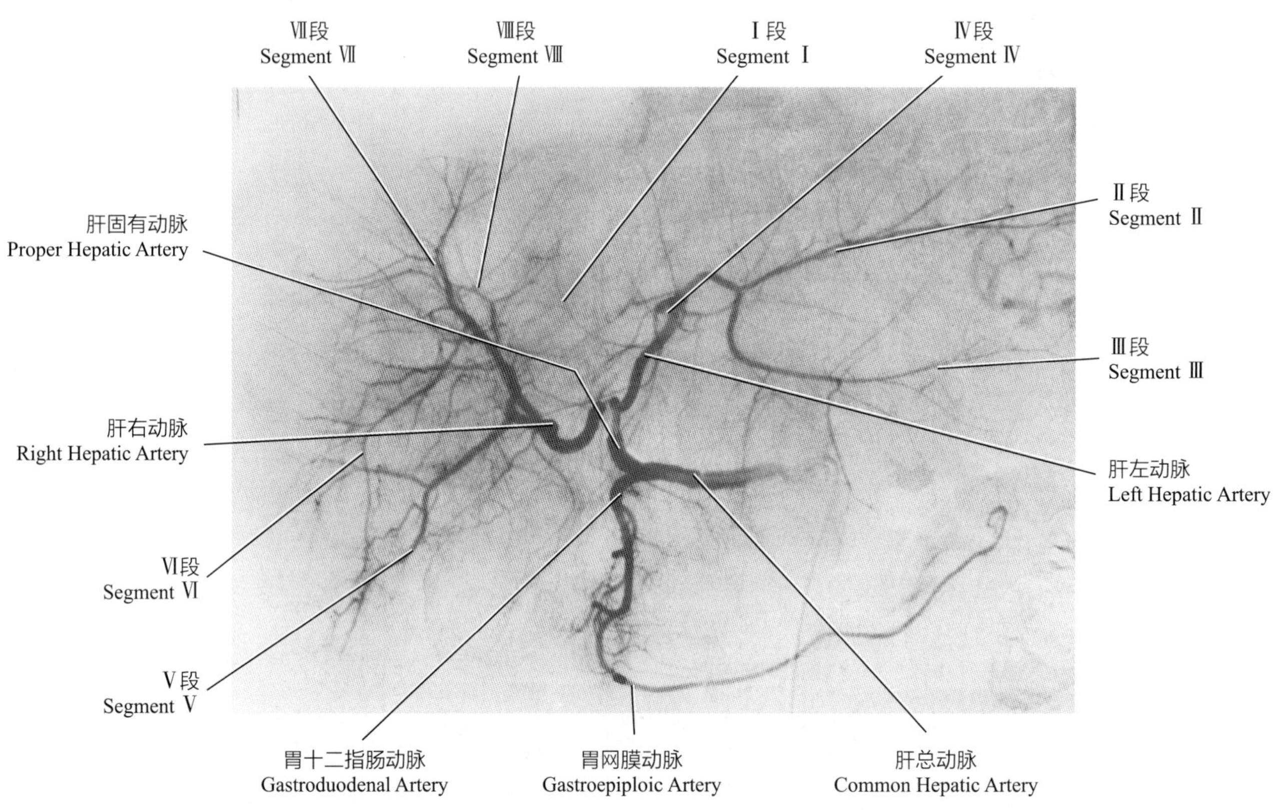

图18.41 选择性肝固有动脉血管造影，显示肝内循环、胃十二指肠动脉及胃网膜动脉。肝左叶形态增大，肝动脉分叉处痉挛

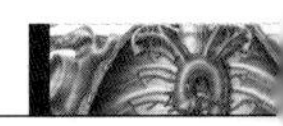

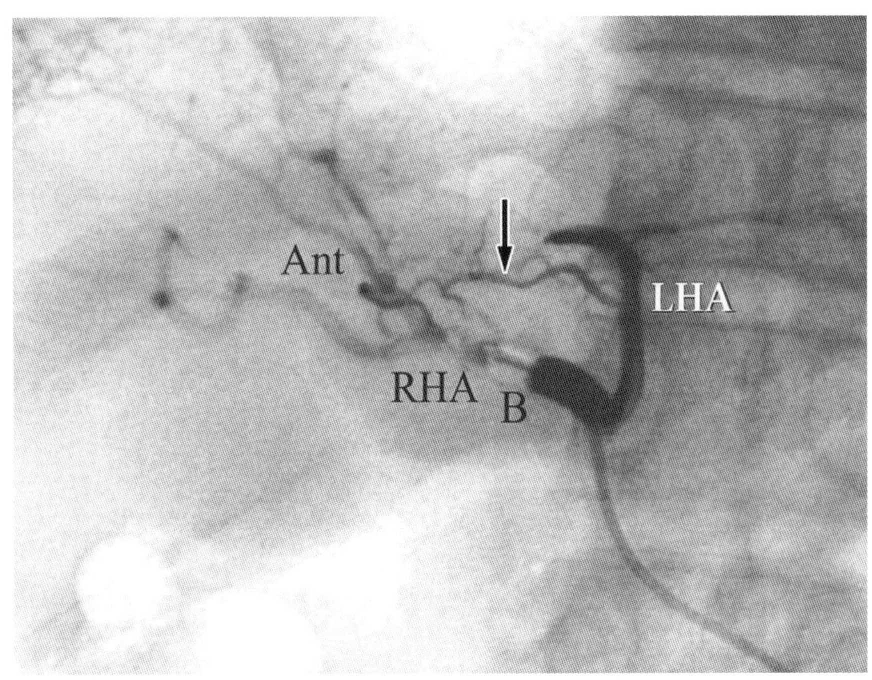

图18.42 使用球囊暂时阻塞肝右动脉行肝左动脉血管造影。显示肝门处较细小的交通动脉（箭头），该动脉起自肝左动脉，与肝右动脉和肝右前动脉相连。Ant，肝右前动脉；B，球囊；LHA，肝左动脉；RHA，肝右动脉（引自Tohma T, et al. Communicating arcade between the right and left hepatic arteries: evaluation with CT and angiography during temporary balloon occlusion of the right or left hepatic artery. *Radiology*. 2005;237:361–365.）

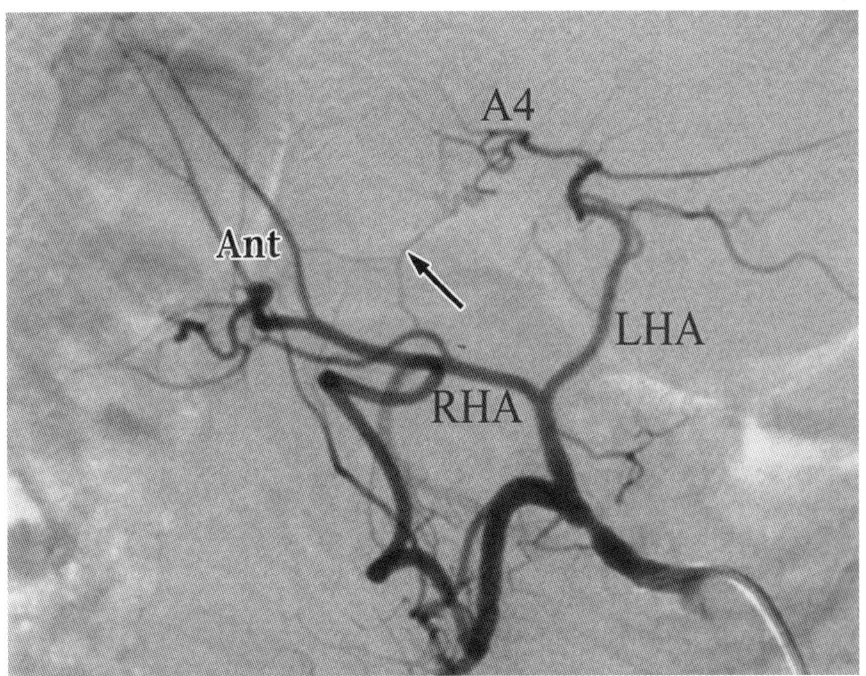

图18.43 肝固有动脉血管造影，显示在肝门处的交通弓（箭头）起源于肝Ⅳ段动脉（肝左动脉的分支），至肝右动脉和肝右前动脉弓。A4，肝Ⅳ段动脉；Ant，肝右前动脉；LHA，肝左动脉；RHA，肝右动脉（引自Tohma T, et al. Communicating arcade between the right and left hepatic arteries: evaluation with CT and angiography during temporary balloon occlusion of the right or left hepatic artery. *Radiology*. 2005;237:361–365.）

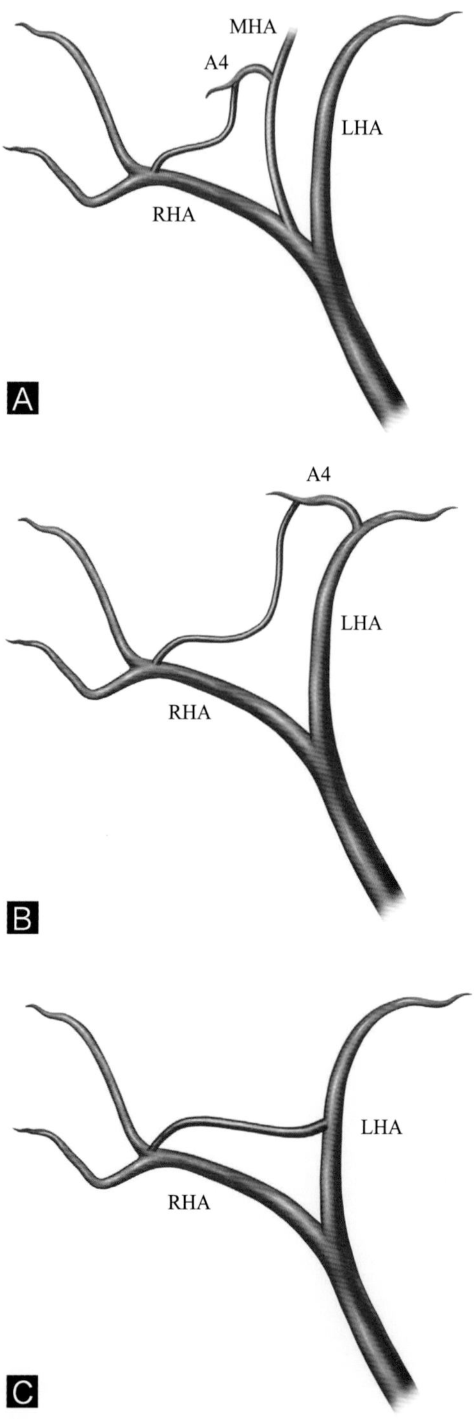

图18.44 左半肝交通弓（CA）（粉红色实线）分支的示意图。A. CA起源于肝中动脉的肝Ⅳ段动脉（ⅠA型）。B. CA起源于肝左动脉的肝Ⅳ段动脉（ⅠB型）。C. CA起源于肝左动脉（Ⅱ型）。A4，肝Ⅳ段动脉；LHA，肝左动脉；MHA，肝中动脉；RHA，肝右动脉（引自Tohma T, et al. Communicating arcade between the right and left hepatic arteries: evaluation with CT and angiography during temporary balloon occlusion of the right or left hepatic artery. *Radiology*. 2005;237:361-365.）

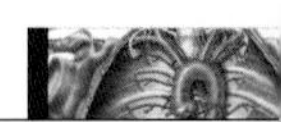

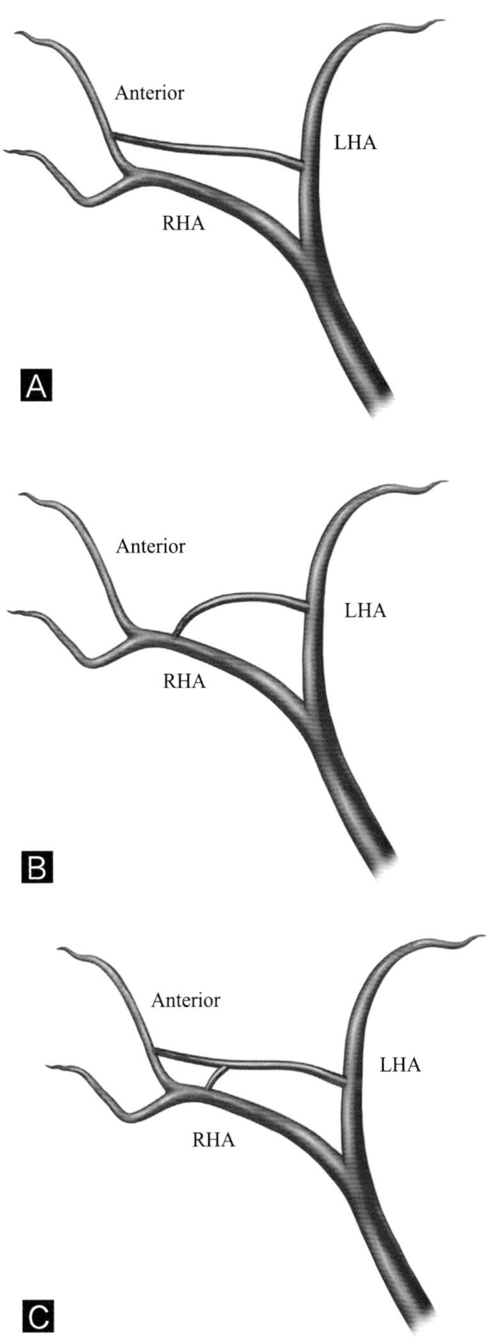

图18.45 右半肝交通弓（CA）（粉红色实线）分支的示意图。A. CA起源于肝右前动脉（Ⅰ型）。B. CA起源于肝右动脉（Ⅱ型）。C. CA起源于肝右前动脉和肝右动脉（Ⅲ型）。Anterior，右前支；LHA，肝左动脉；RHA，肝右动脉（引自Tohma T, et al. Communicating arcade between the right and left hepatic arteries: evaluation with CT and angiography during temporary balloon occlusion of the right or left hepatic artery. *Radiology*. 2005; 237:361–365.）

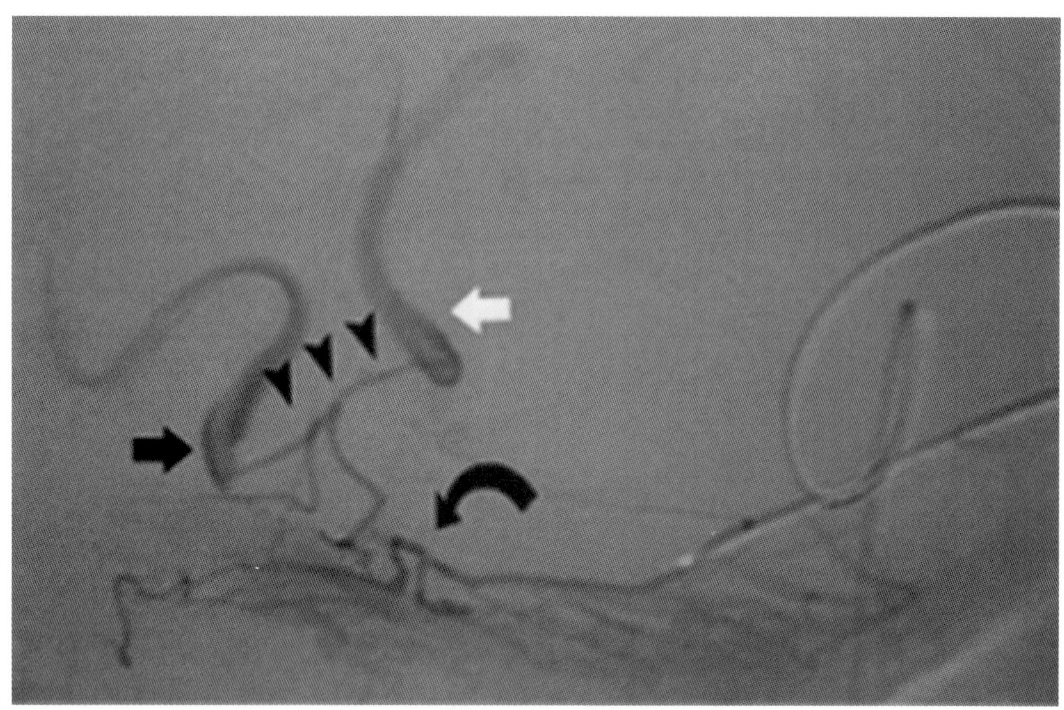

图18.46 经导管胃左动脉血管造影，显示血管呈直角（弯箭头），为胃右动脉与肝内的交通弓（黑色小箭头）之间的交通，进而与肝右动脉（黑色直箭头）和肝左动脉（白色箭头）相交通（引自Liu DM, et al. Angiographic considerations in patients undergoing liver-direct therapy. *J Vasc Interv Radiol*. 2005;16:911–935.）

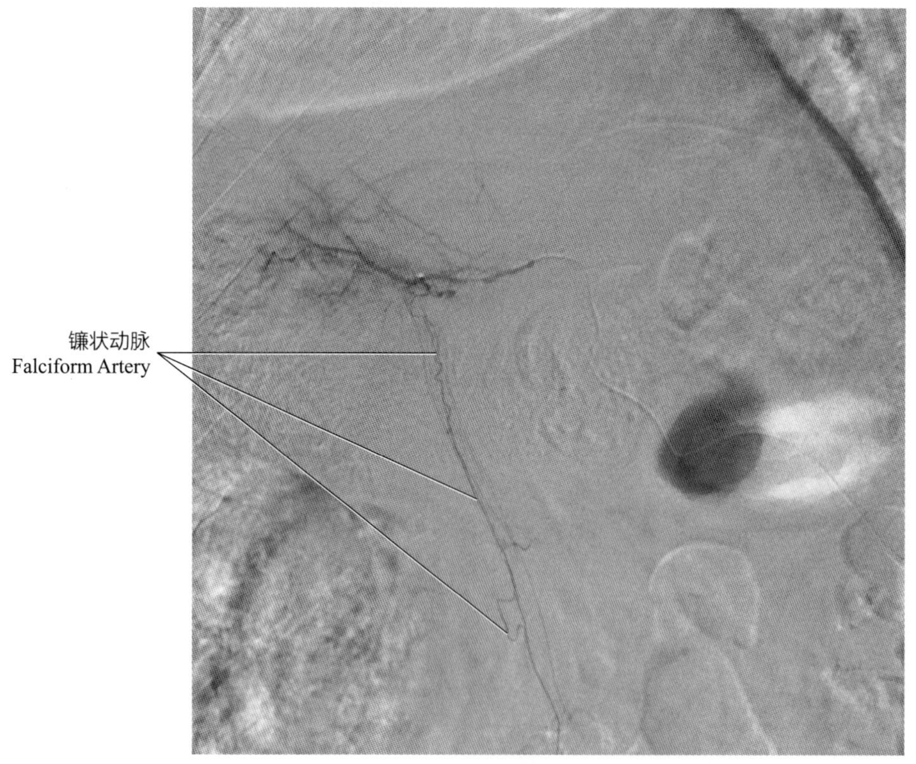

图18.47 肝左动脉血管造影显示镰状动脉穿过镰状韧带，止于腹前壁，并与腹壁上动脉吻合

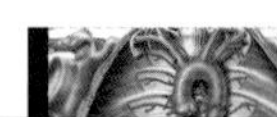

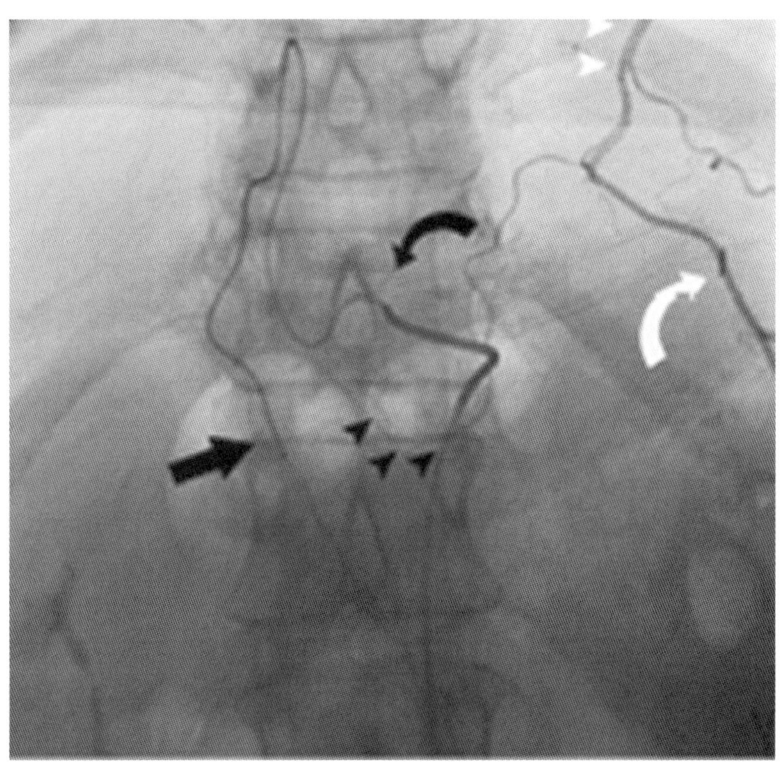

图18.48　镰状动脉（黑色直箭头）血管造影显示其与腹壁上动脉（白色弯箭头）和膈肌动脉（白色三角箭头）相交通（黑色小箭头）。黑色弯箭头所示为导管（引自Liu DM, et al. Angiographic considerations in patients undergoing liver-direct therapy. *J Vasc Interv Radiol*. 2005;16:911–935.）

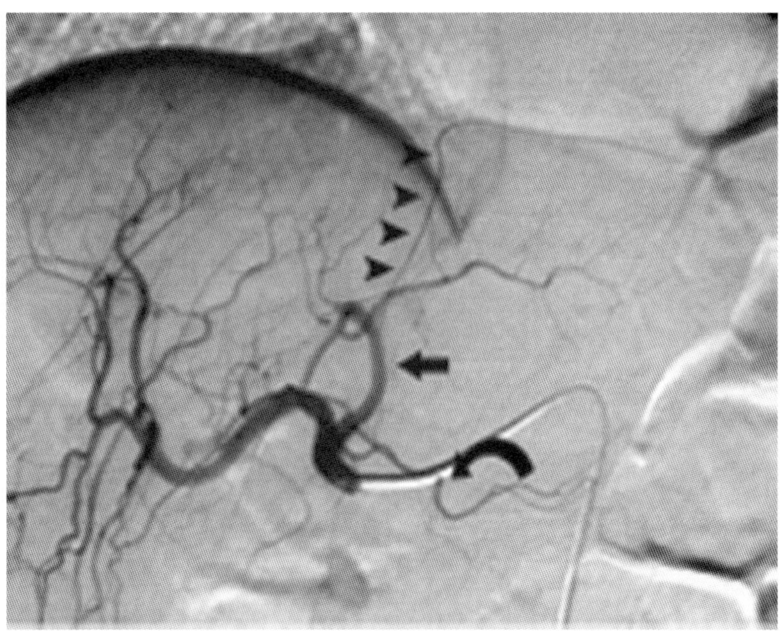

图18.49　肝总动脉血管造影，显示膈肌-食管支（小箭头）起源于肝左动脉（直箭头）和胃右动脉（弯箭头）（引自Liu DM, et al. Angiographic considerations in patients undergoing liver-direct therapy. *J Vasc Interv Radiol.* 2005;16:911–935.）

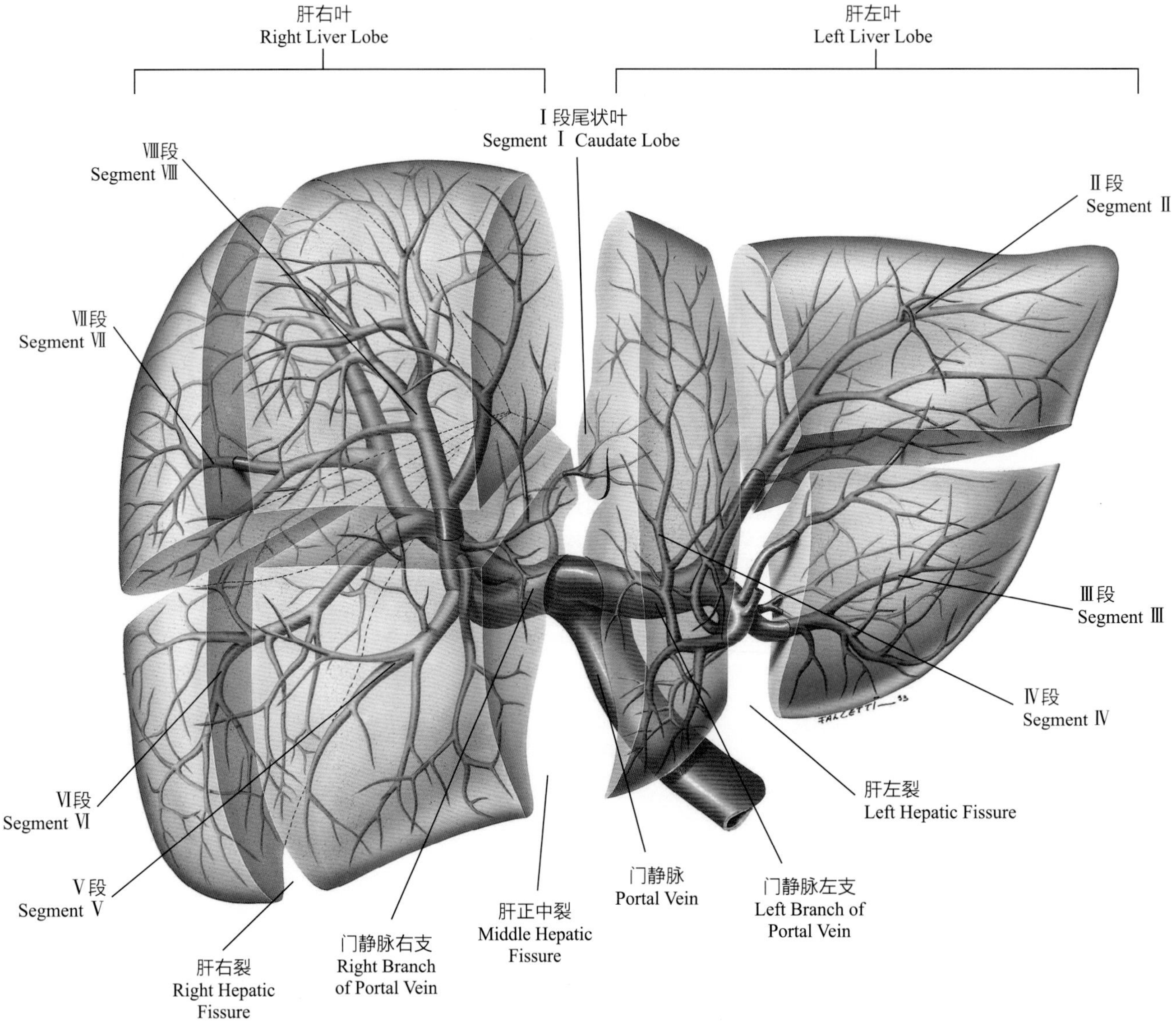

肝右叶
Right Liver Lobe
肝左叶
Left Liver Lobe
Ⅰ段尾状叶
Segment Ⅰ Caudate Lobe
Ⅷ段
Segment Ⅷ
Ⅱ段
Segment Ⅱ
Ⅶ段
Segment Ⅶ
Ⅲ段
Segment Ⅲ
Ⅳ段
Segment Ⅳ
肝左裂
Left Hepatic Fissure
Ⅵ段
Segment Ⅵ
Ⅴ段
Segment Ⅴ
门静脉
Portal Vein
门静脉左支
Left Branch of Portal Vein
肝正中裂
Middle Hepatic Fissure
门静脉右支
Right Branch of Portal Vein
肝右裂
Right Hepatic Fissure

图18.50　Couinaud的肝段示意图，显示门静脉的分布、肝叶的分段及肝裂

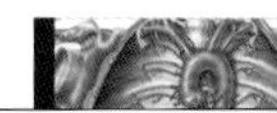

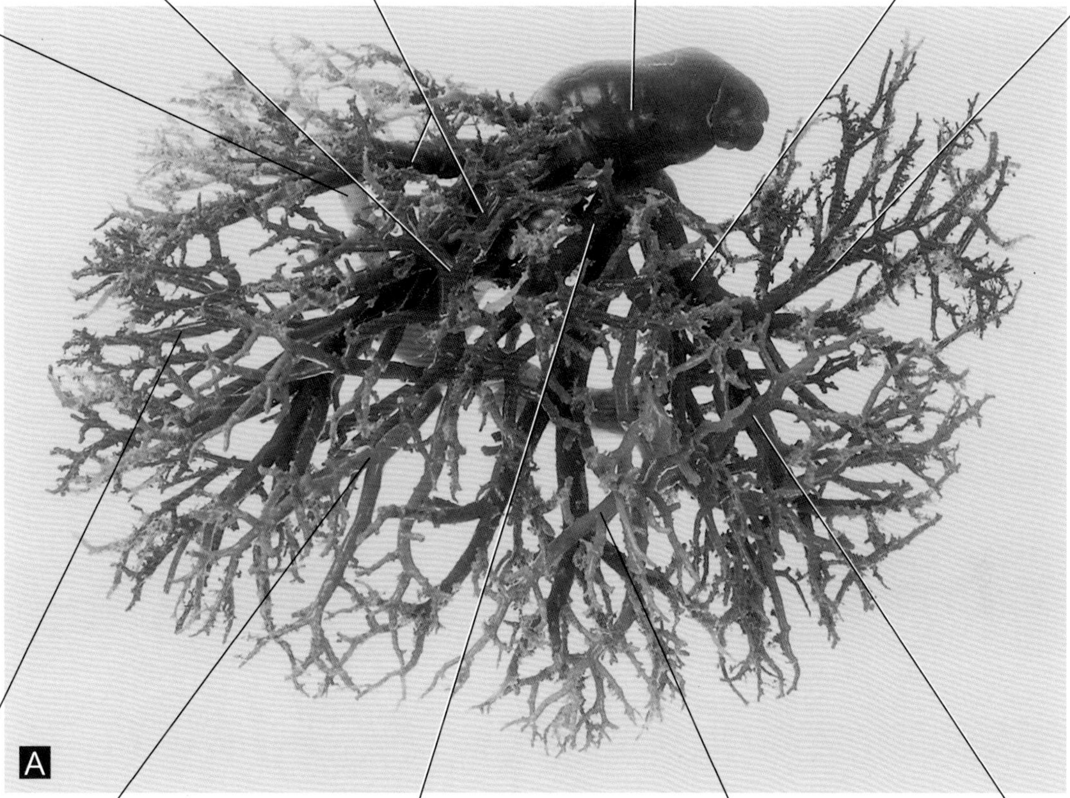

图18.51　A. 经门静脉和肝静脉血管造影肝脏模型的前面观，不同的颜色代表不同的肝段，海蓝色为下腔静脉（IVC）和肝静脉，浅蓝色为尾状叶或Ⅰ段，红色为Ⅱ段，天蓝色为Ⅲ段，浅棕色为Ⅳ段，绿色为Ⅴ段，浅红色为Ⅵ段，白色为Ⅶ段，棕色为Ⅷ段

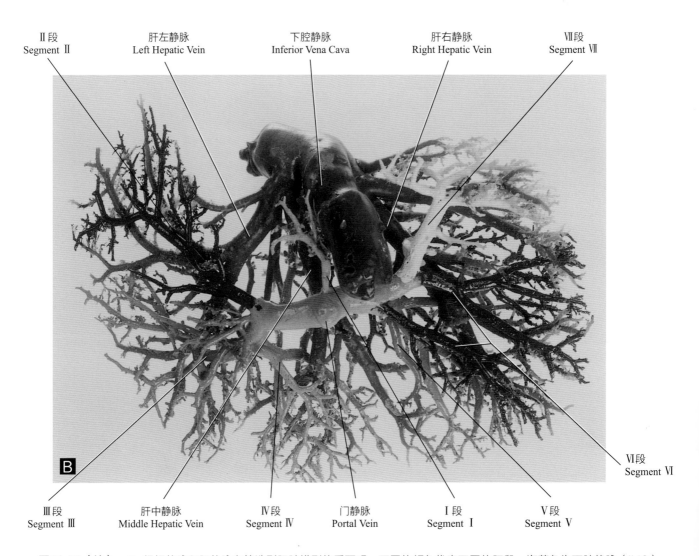

图18.51（续） B. 经门静脉和肝静脉血管造影肝脏模型的后面观，不同的颜色代表不同的肝段，海蓝色为下腔静脉（IVC）和肝静脉，浅蓝色为尾状叶或Ⅰ段，红色为Ⅱ段，天蓝色为Ⅲ段，浅棕色为Ⅳ段，绿色为Ⅴ段，浅红色为Ⅵ段，白色为Ⅶ段，棕色为Ⅷ段

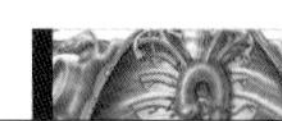

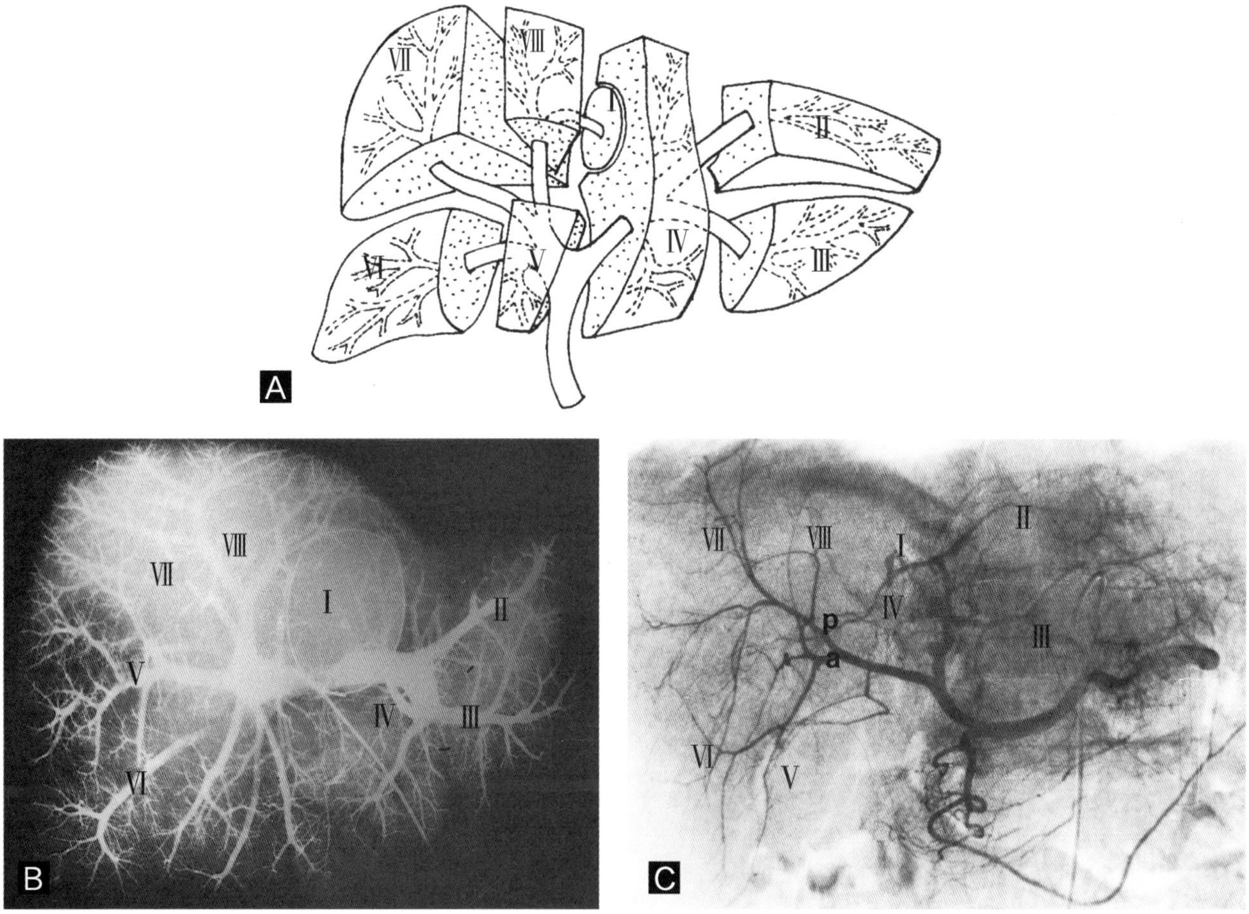

图18.52　A. Couinaud描述的肝段示意图。B. 门静脉注射的标本，显示Ⅰ段至Ⅷ段。C. 肝动脉血管造影，显示肝动脉分支中的肝段，可见肝左叶有1个巨大的肿瘤。a，肝右前动脉；p，肝右后动脉

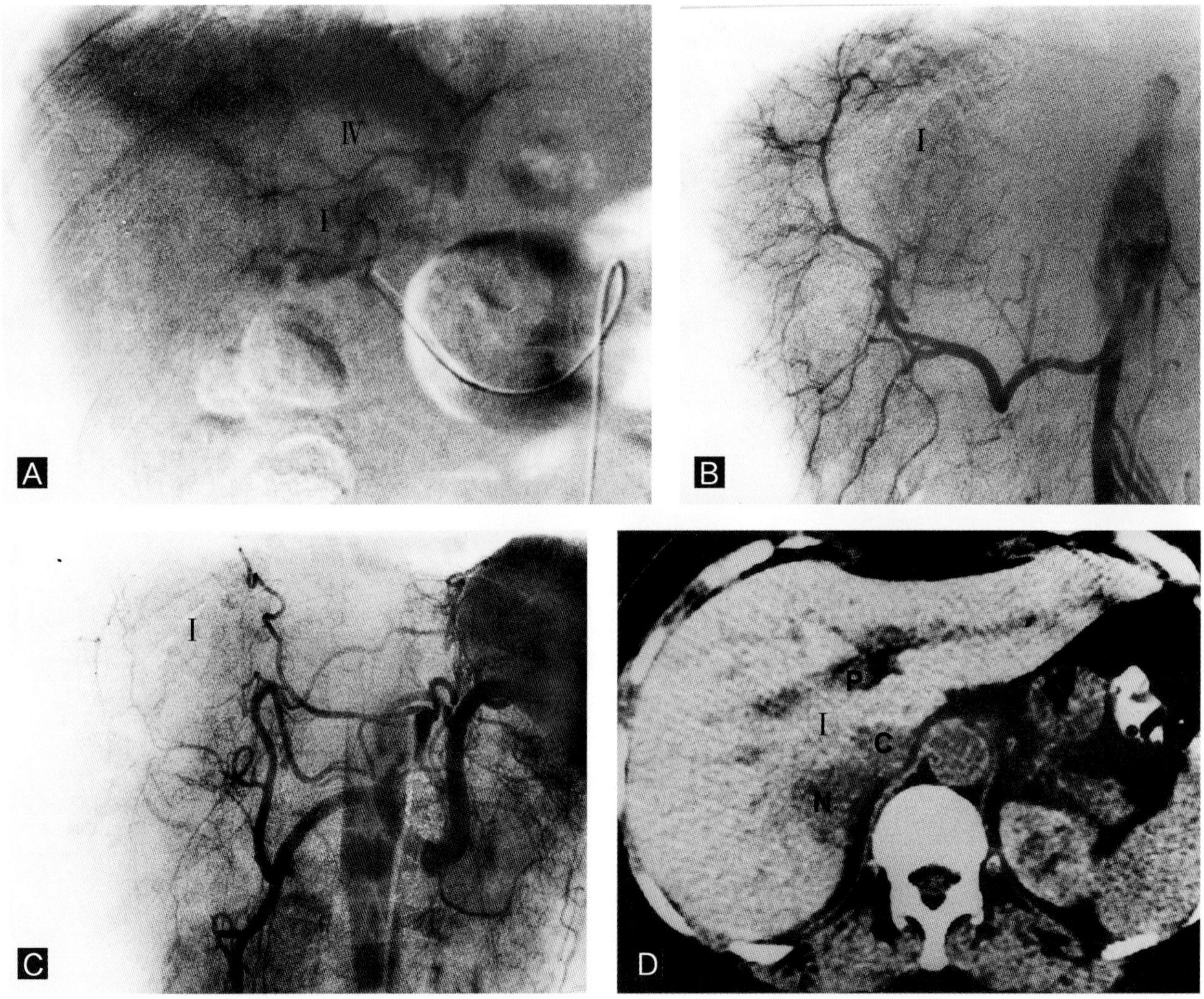

图18.53 肝动脉血管造影。A. 选择性Ⅰ段（尾状叶）血管造影，Ⅳ段也显影。B. 替代肝右动脉血管造影，显示Ⅰ段部分染色，供血来自肝右动脉。C. 与图B为同一患者，显示肝左动脉供应Ⅰ段，注意肝脏相同位置出现染色，为CT扫描观察到的肿瘤病灶。D. 肝脏CT扫描显示Ⅰ段有转移的肿瘤病灶，与下腔静脉相邻。C，下腔静脉；N，肿瘤；P，门静脉

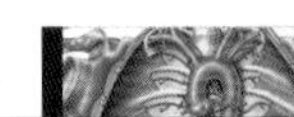

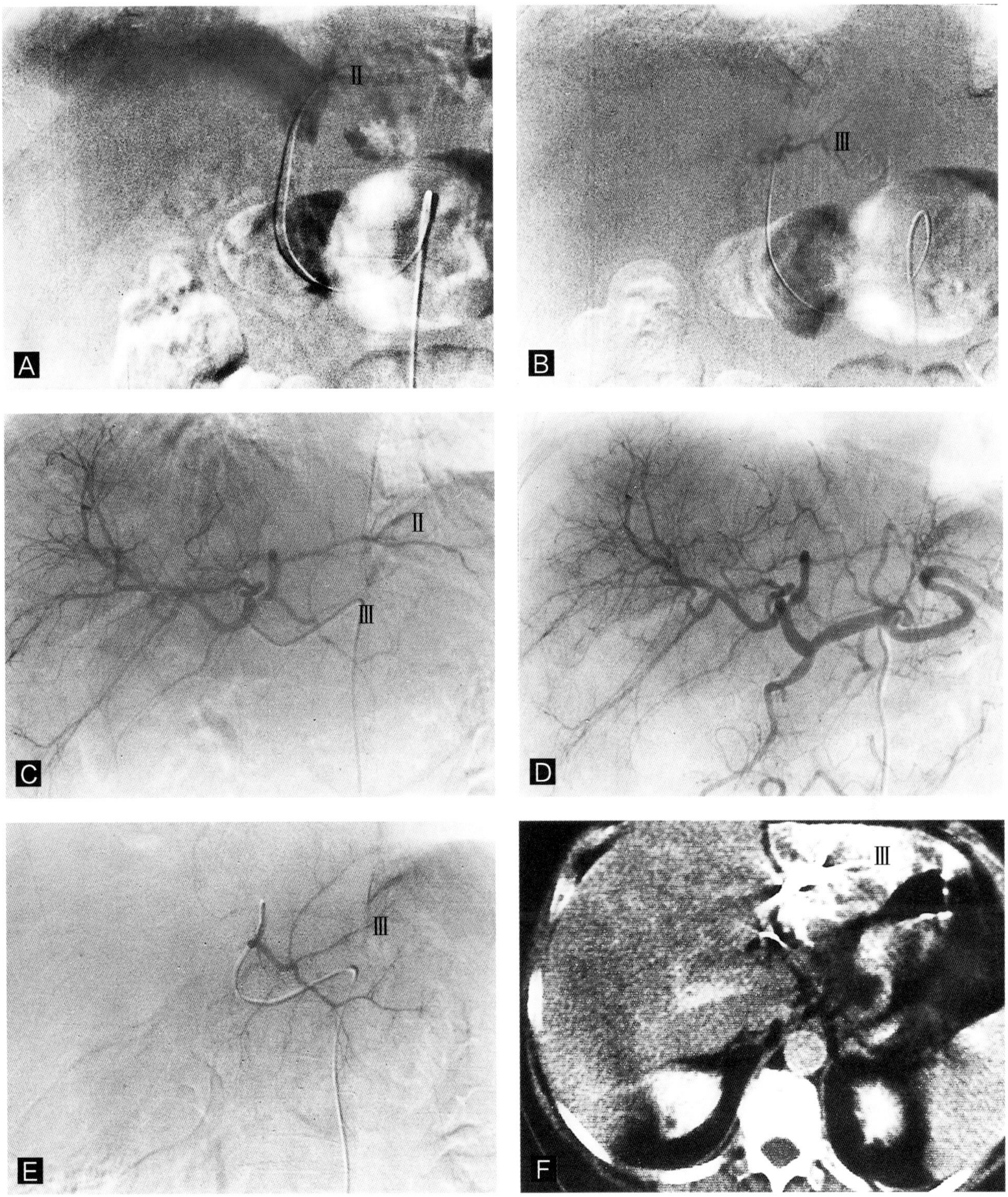

图18.54　A. 超选择性肝Ⅱ段血管造影。B. 超选择性肝Ⅲ段血管造影。C. 腹腔干血管造影显示肝段肝动脉。D. 超选择性肝Ⅱ段和Ⅲ段血管造影。E. 超选择性肝Ⅲ段血管造影。F. 肝脏CT扫描Ⅲ段选择性强化，可见Ⅲ段的内侧界为镰状韧带

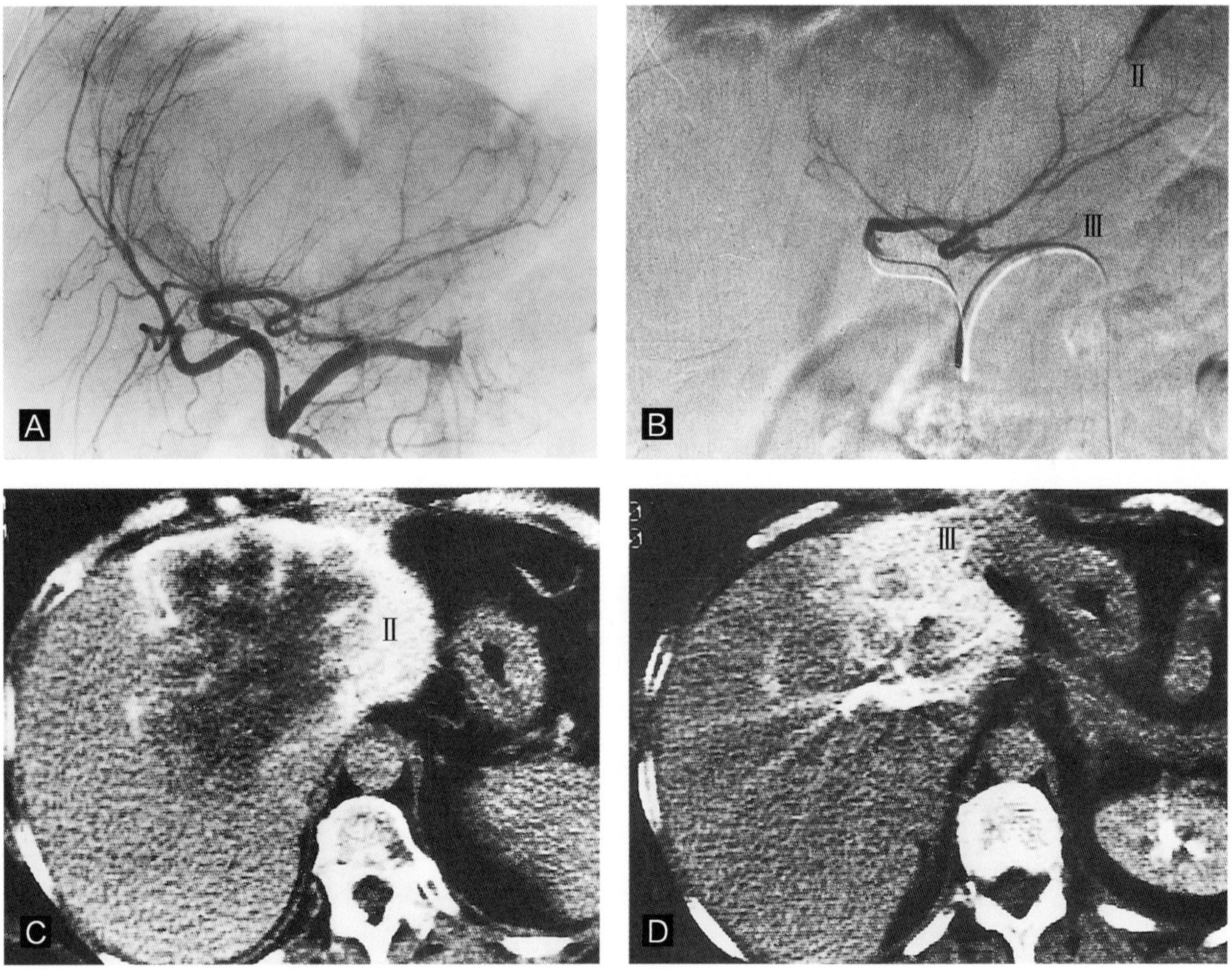

图18.55　A. 肝血管造影，显示肝左叶形态增大，转移性病变挤占动脉的位置，Ⅱ段和Ⅲ段可见。B. 选择性肝左动脉血管造影，显示Ⅱ段和Ⅲ段。C. 肝脏CT扫描Ⅱ段选择性强化。D. 肝脏CT扫描Ⅲ段选择性强化

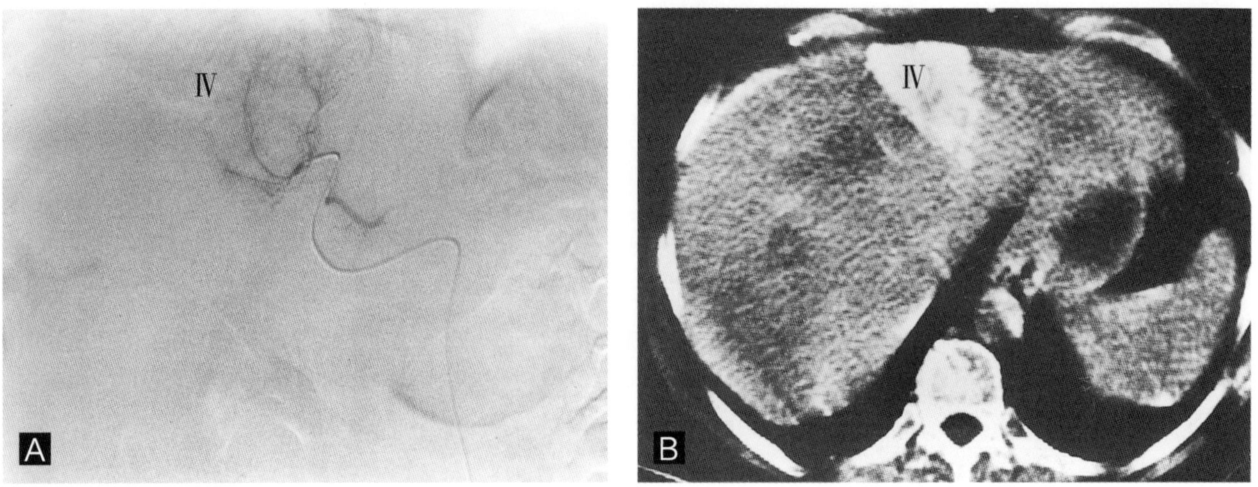

图18.56　A. 超选择性肝Ⅳ段血管造影。B. 肝脏CT扫描显示Ⅳ段为典型的楔形形态，底部朝向腹侧

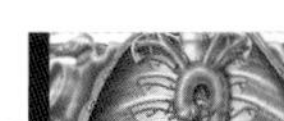

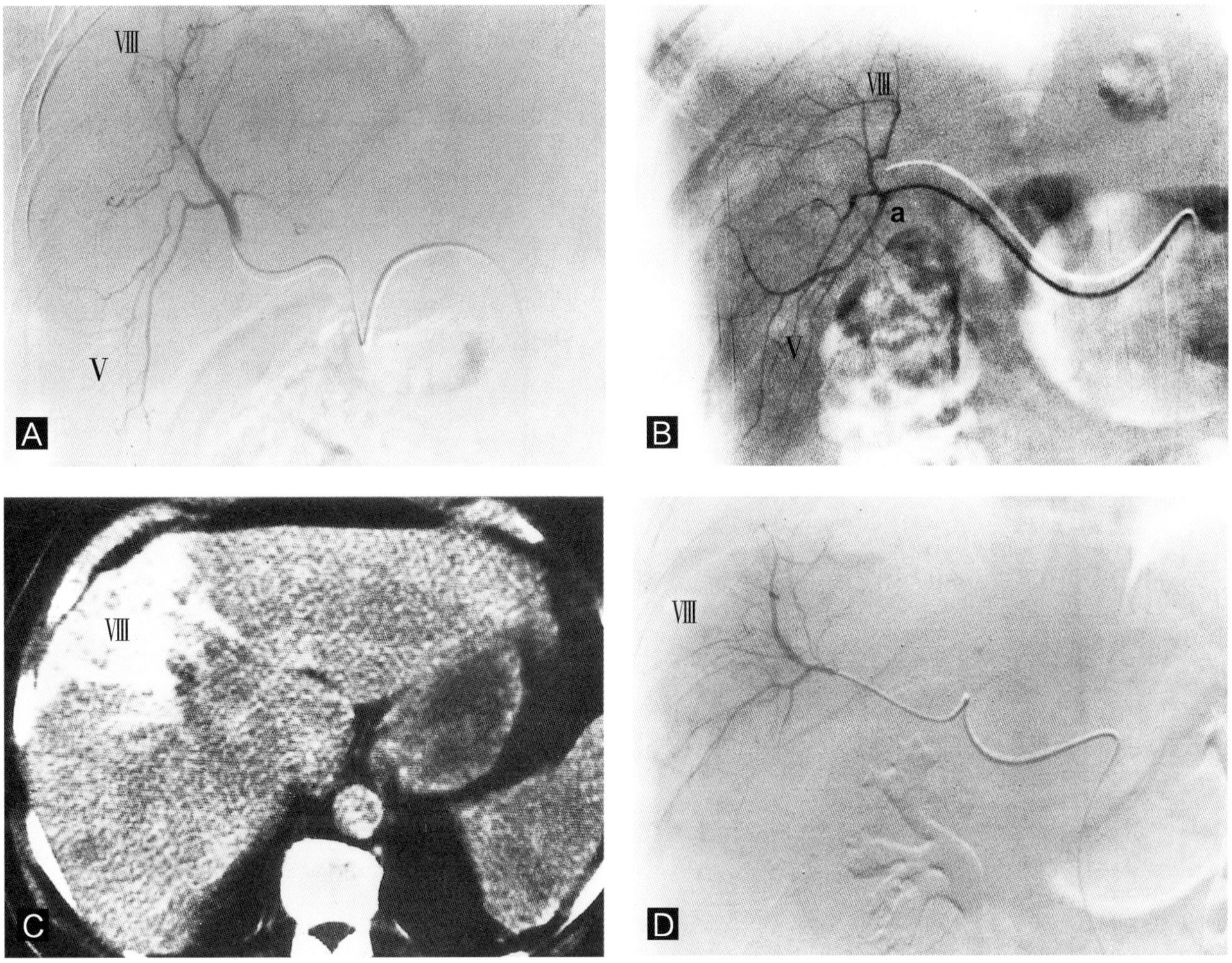

图18.57 A. 超选择性肝Ⅴ段和Ⅷ段血管造影（肝右叶的前内侧叶）。B. 与图A为不同患者的超选择性肝Ⅴ段和Ⅷ段血管造影。C. 肝脏CT扫描显示肝Ⅷ段因选择性注射而明显强化。D. 肝Ⅷ段超选择性血管造影用于CT扫描（如图C所示）。a，肝右前动脉；p，肝右后动脉

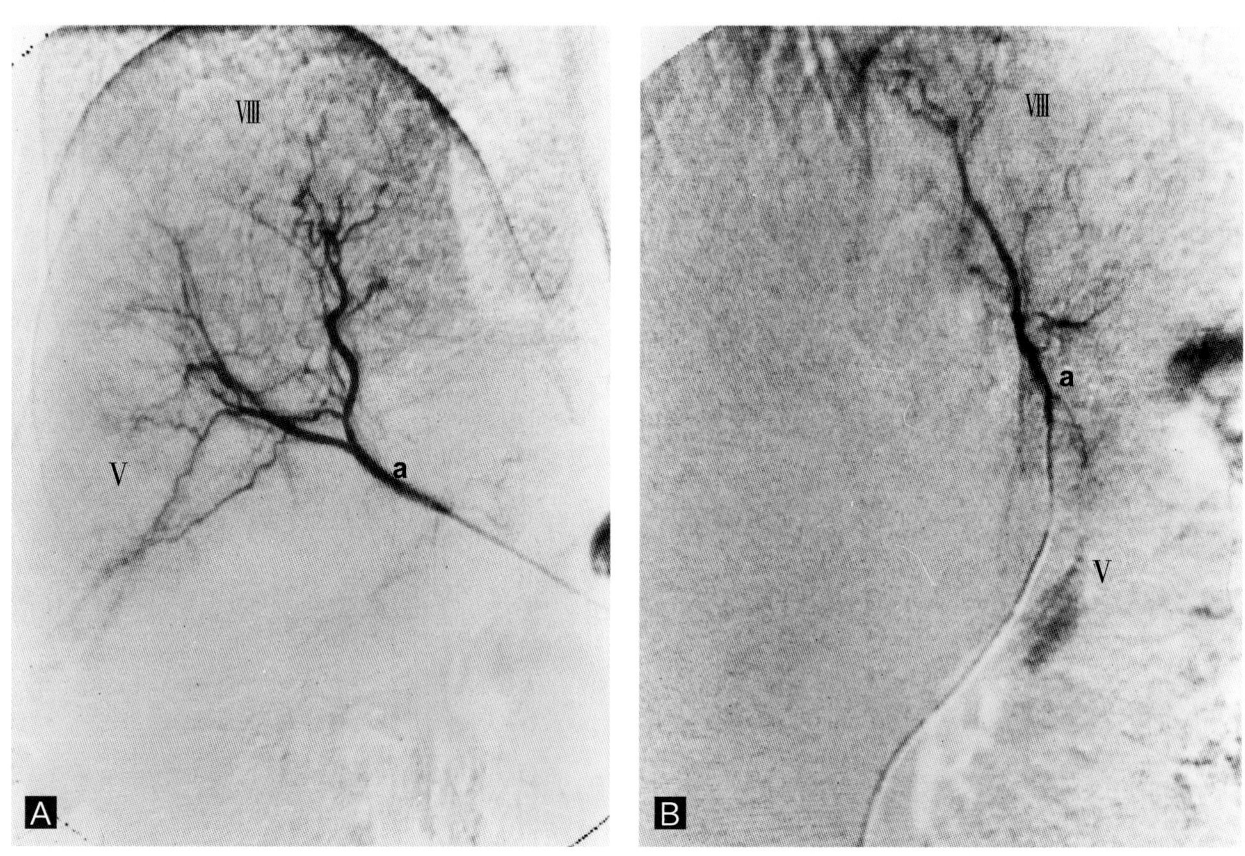

图18.58　A. 正位选择性肝右前动脉（a）血管造影，显示肝Ⅴ段和Ⅷ段。B. 侧位选择性肝右前动脉（a）血管造影，显示肝Ⅴ段和Ⅷ段

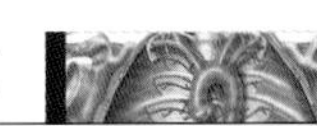

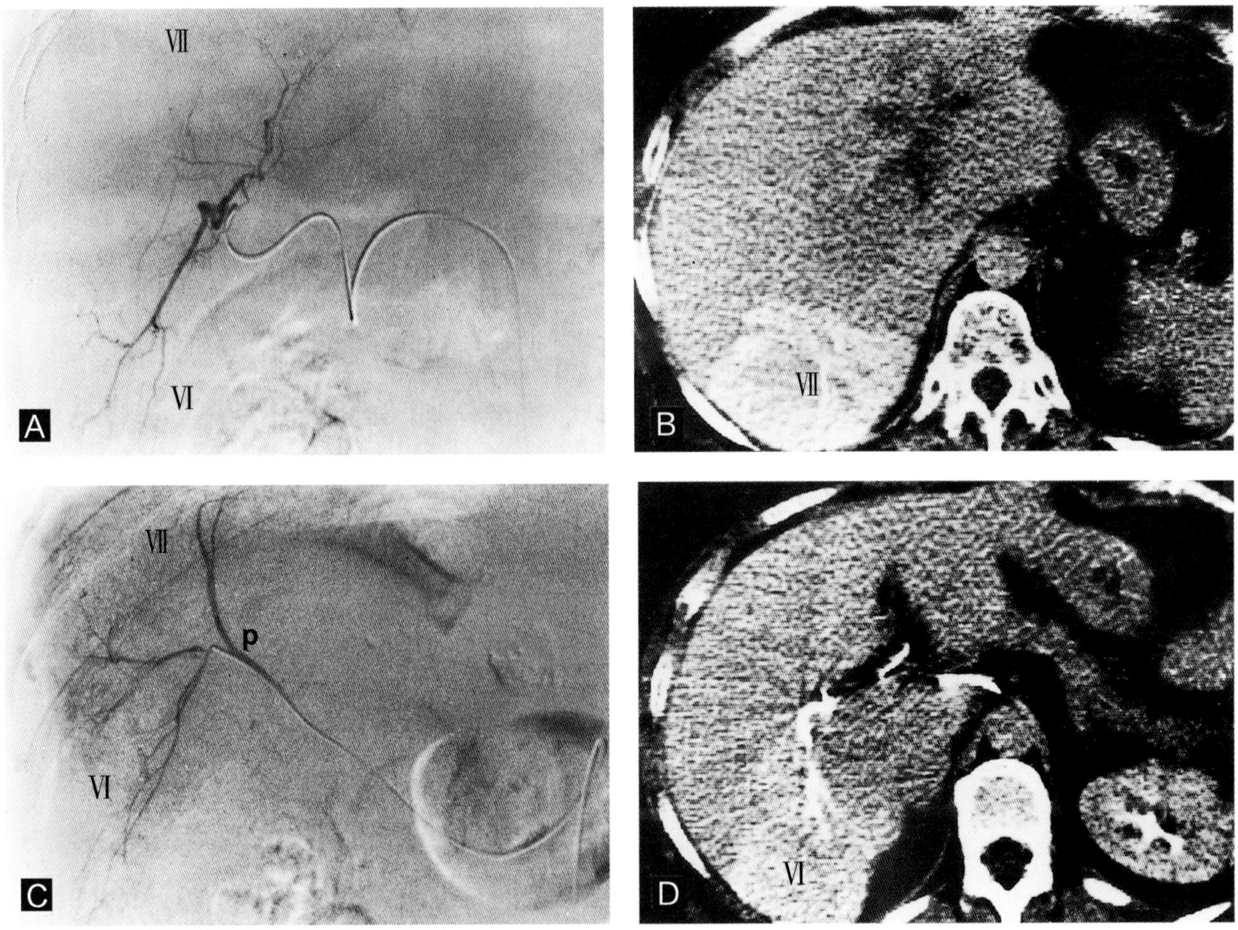

图18.59　A. 正位选择性肝右后动脉血管造影，显示肝Ⅵ段和Ⅶ段（肝右叶的后外侧段）。B. 肝脏CT扫描肝Ⅶ段强化。C. 选择性肝右后动脉（p）血管造影，显示肝Ⅵ段和Ⅶ段。D. 肝脏CT扫描肝Ⅵ段强化

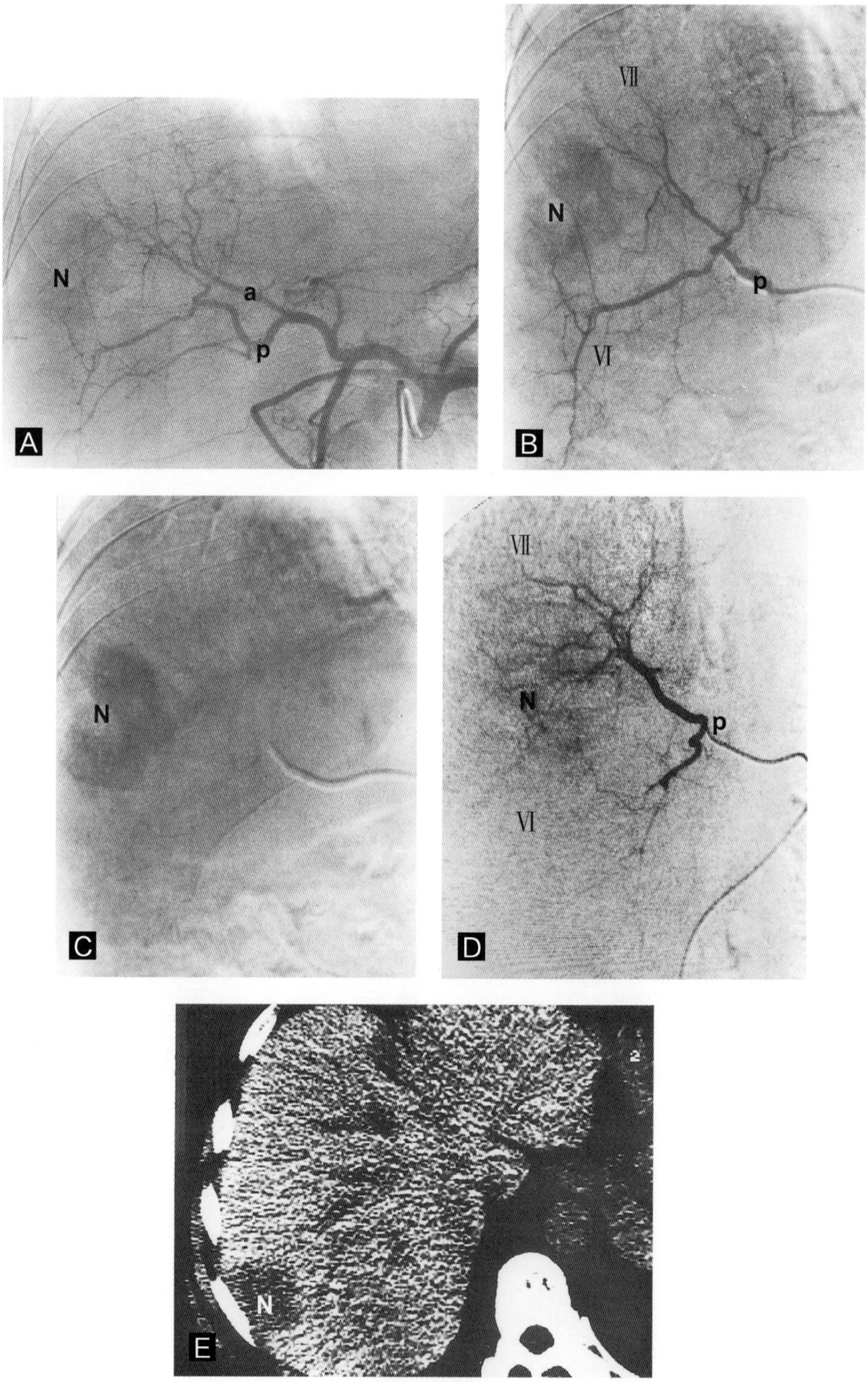

图18.60 A. 腹腔动脉血管造影显示肝右动脉的前支（a）和后支（p），N代表肿瘤结节。B. 超选择性肝右后动脉（p）血管造影，清晰显示肝Ⅵ段和Ⅶ段，N代表肿瘤结节，其血供来自Ⅵ段动脉和Ⅶ段动脉。C. 血管造影后期，显示肿瘤结节（N）。D. 侧位超选择性肝右后动脉（p）血管造影，显示肝Ⅵ段和Ⅶ段，可见肿瘤结节（N）染色显影。同一个患者的选择性肝右前动脉血管造影见图18.45A、B。E. 肝脏CT扫描显示肿瘤结节（N）位于肝右叶后外侧，肝Ⅵ段和Ⅶ段之间

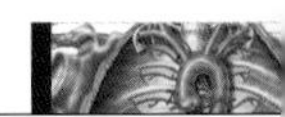

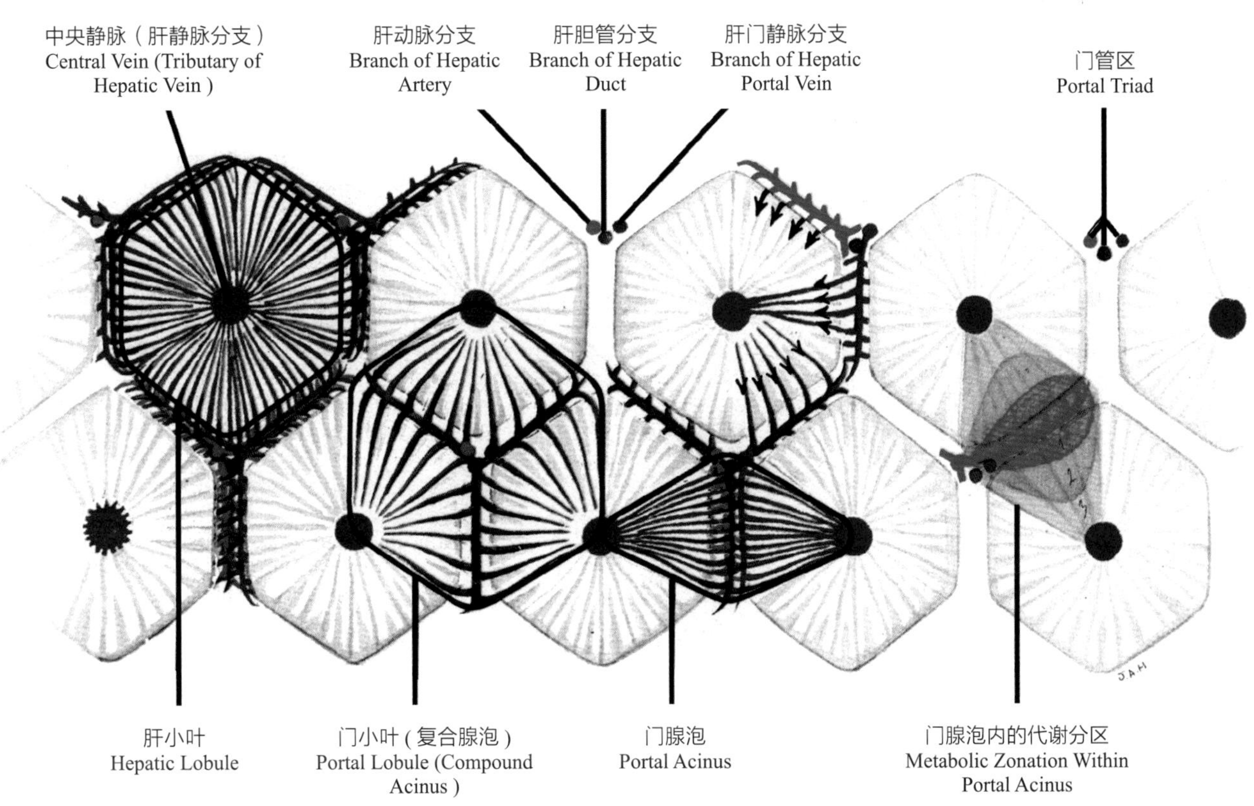

图18.61 肝的组织学结构示意图，显示已提出的不同类型亚区。六边形结构的提出基于一些动物标本，并不适用于人类，因为人类的肝组织结构具有很大的差异。选用本示意图是为了清楚地展示肝的组织结构

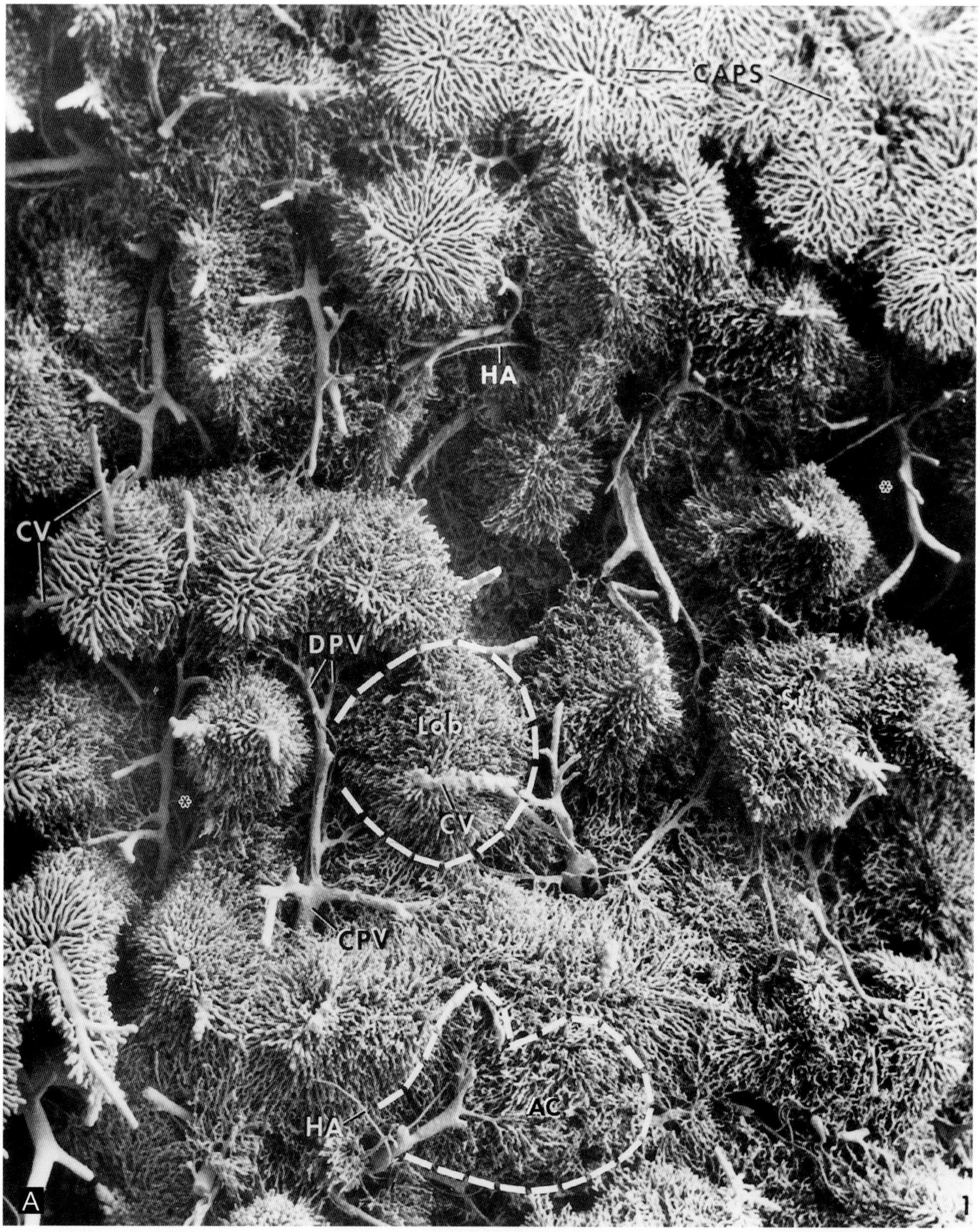

图18.62 A. 扫描电子显微镜（SEM）（×65）显示铸型后的肝被膜和被膜下锥形区域的微循环结构，右上方显示被膜的表面，下方为邻近区域，底部显示肝腺泡的1区（1）、2区（2）和3区（3）。其相邻区域也包含窦状体（Si），该排列与肝实质的肝小叶（Lob）结构相一致。CPV，传导门静脉；DPV，分布门静脉；CV，集合小静脉；HA，肝小动脉；*，门管区无锥型区

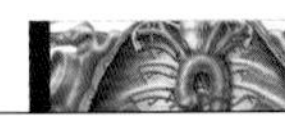

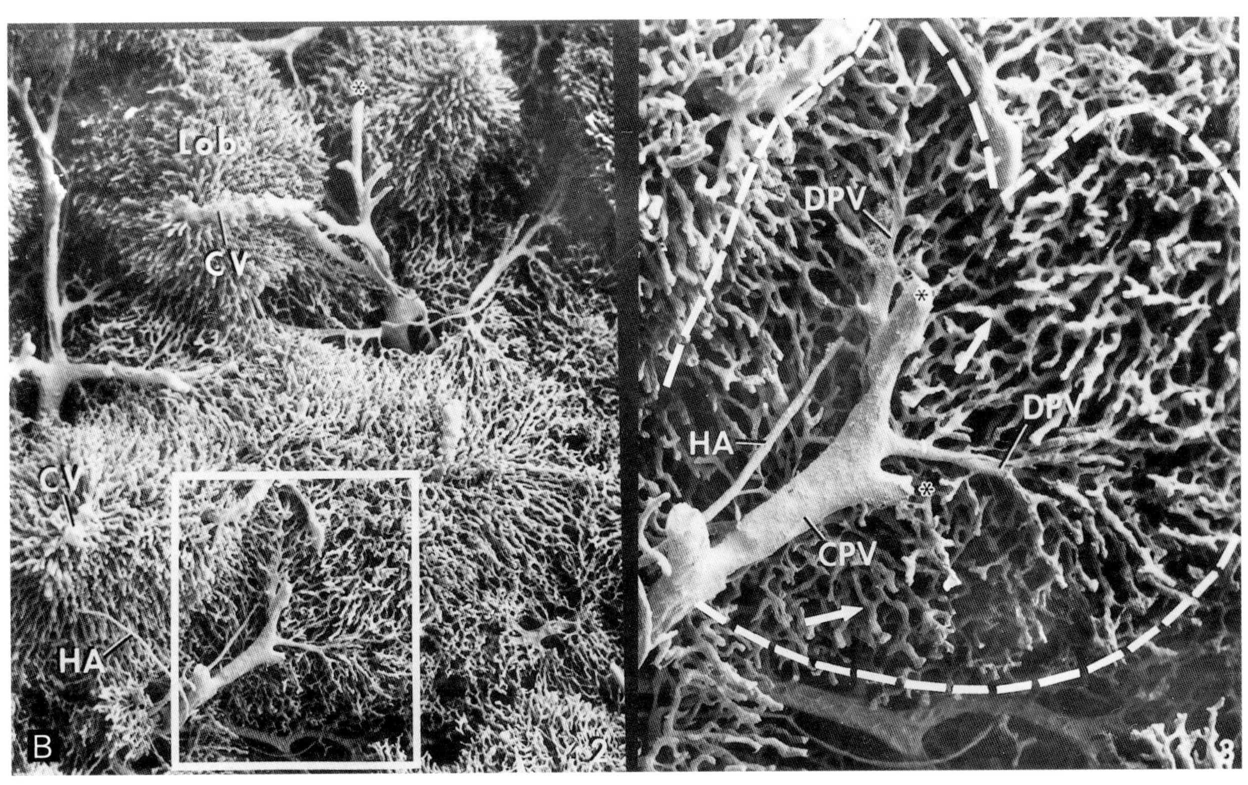

图18.62（续）　B. 左图为图A下部的放大图（×75），右图则为左图方框区域的放大图（×200）。肝腺泡1区的大概边界是右图中的虚线。CPV，传导门静脉；DPV，分布门静脉；CV，集合小静脉；HA，肝小动脉；Lob，肝小叶；*，门静脉盲区；箭头，肝窦吻合区。图18.62B右侧肝小动脉延伸至腺泡的2区和3区（引自Kardon RH, Kessel RG. Three-dimensional organization of the hepatic microcirculation in the rodent as observed by scanning electron microscopy of corrosion casts. *Gastroenterology*. 1980;79:72–81.）

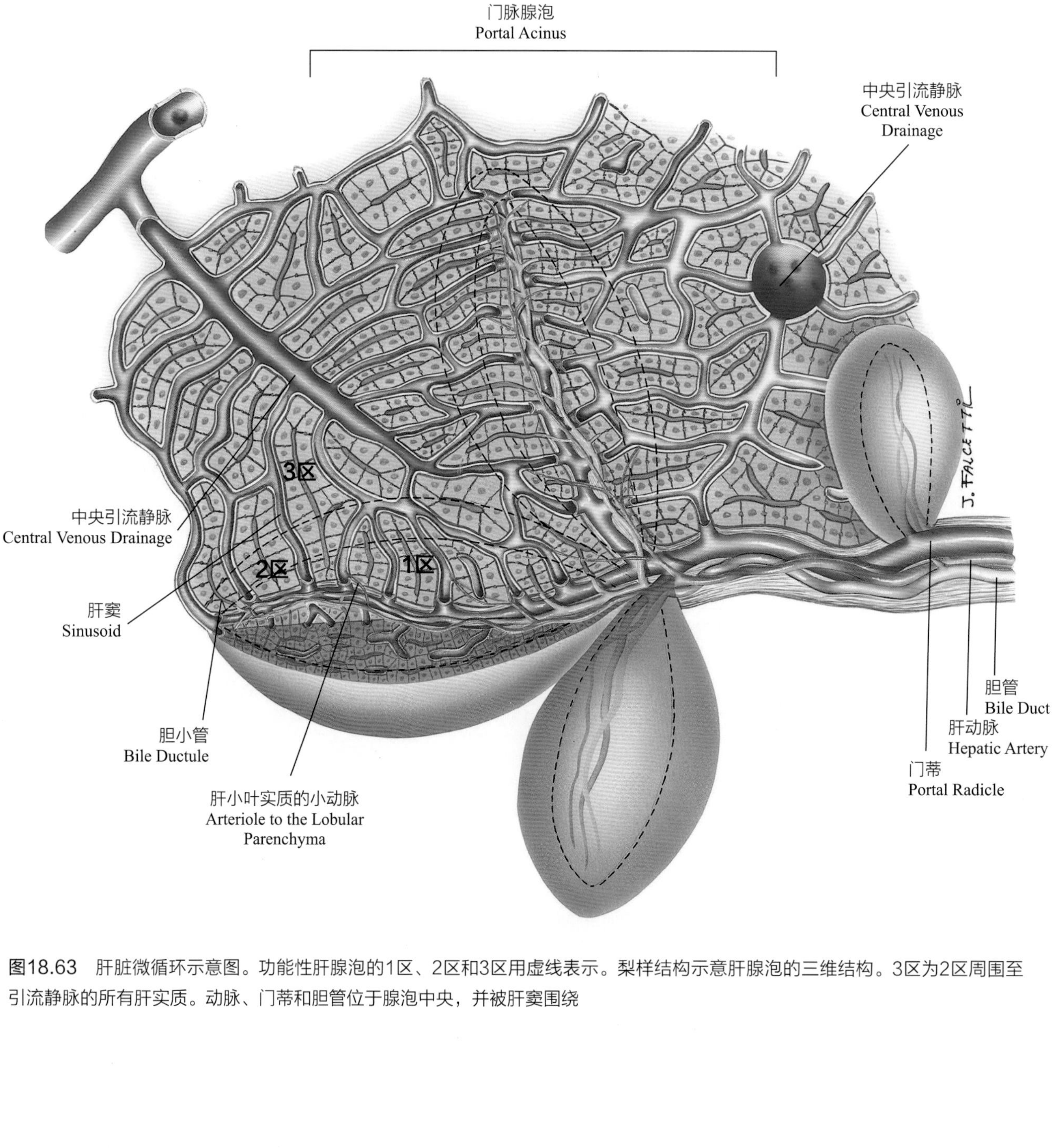

门脉腺泡
Portal Acinus

中央引流静脉
Central Venous
Drainage

3区

中央引流静脉
Central Venous Drainage

2区

1区

肝窦
Sinusoid

胆小管
Bile Ductule

肝小叶实质的小动脉
Arteriole to the Lobular
Parenchyma

胆管
Bile Duct

肝动脉
Hepatic Artery

门蒂
Portal Radicle

J. FALCETTI

图18.63　肝脏微循环示意图。功能性肝腺泡的1区、2区和3区用虚线表示。梨样结构示意肝腺泡的三维结构。3区为2区周围至引流静脉的所有肝实质。动脉、门蒂和胆管位于腺泡中央，并被肝窦围绕

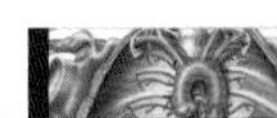

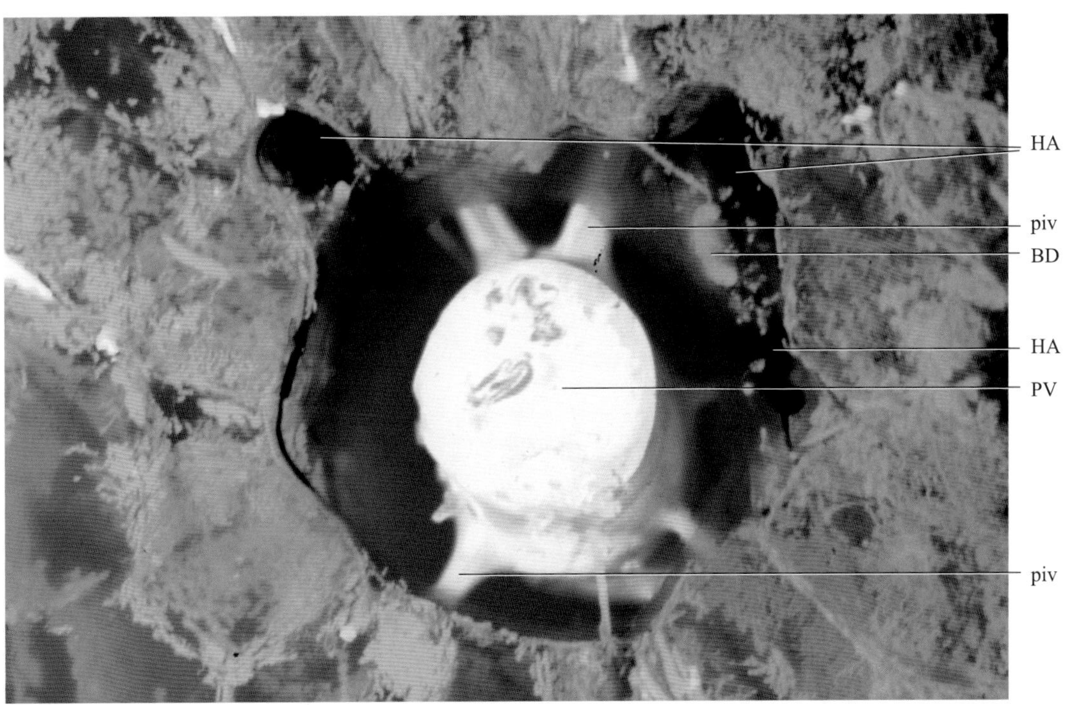

图18.64　白色结构为门脉束（PV）中的门静脉分支，大而空的间隙为门静脉壁。2点钟方向的黄色单一结构为胆管（BD）。肝实质中的黄色结构为胆小管。胆管近端可见两支肝动脉（HA）分支， 10点钟方向可见另一支动脉（HA）。蓝色结构为动脉分支，在门脉束内围绕门静脉。门静脉的入口小静脉（piv）垂直发出，延伸进入肝实质

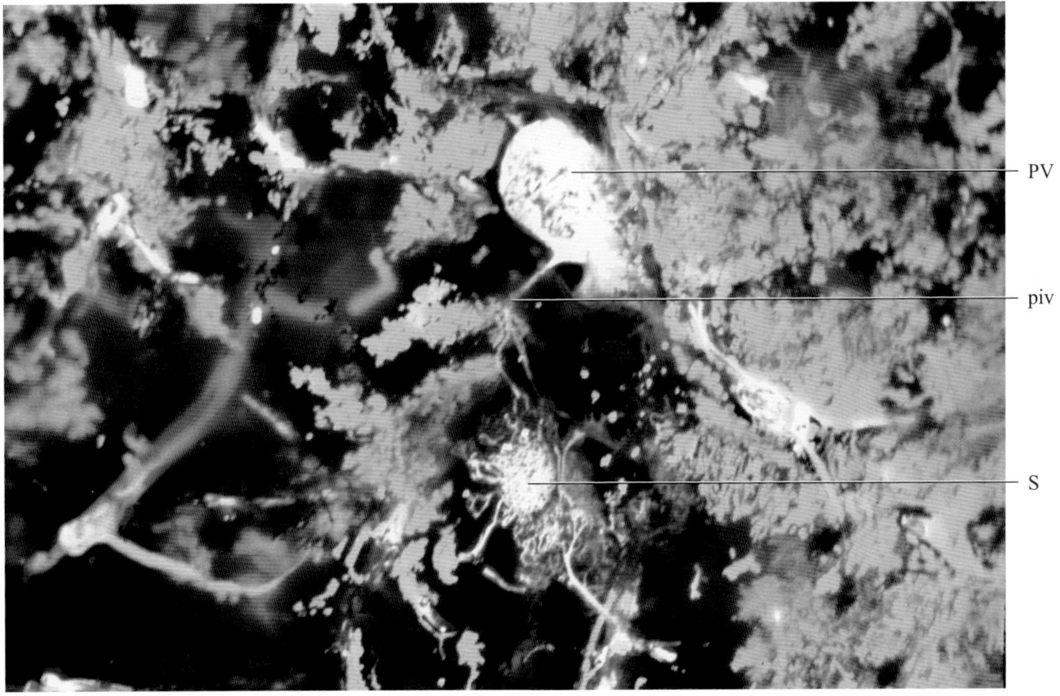

图18.65　猪的肝脏。白色结构为门静脉（PV），经入口小静脉（piv）直接交通进入6点钟方向的1组肝窦（S），部分蓝色染色来自动脉。注入蓝色染剂的动脉在该切片上不能直接显示。图片的主要颜色为黄色，由肝小叶内的小胆管充盈所致

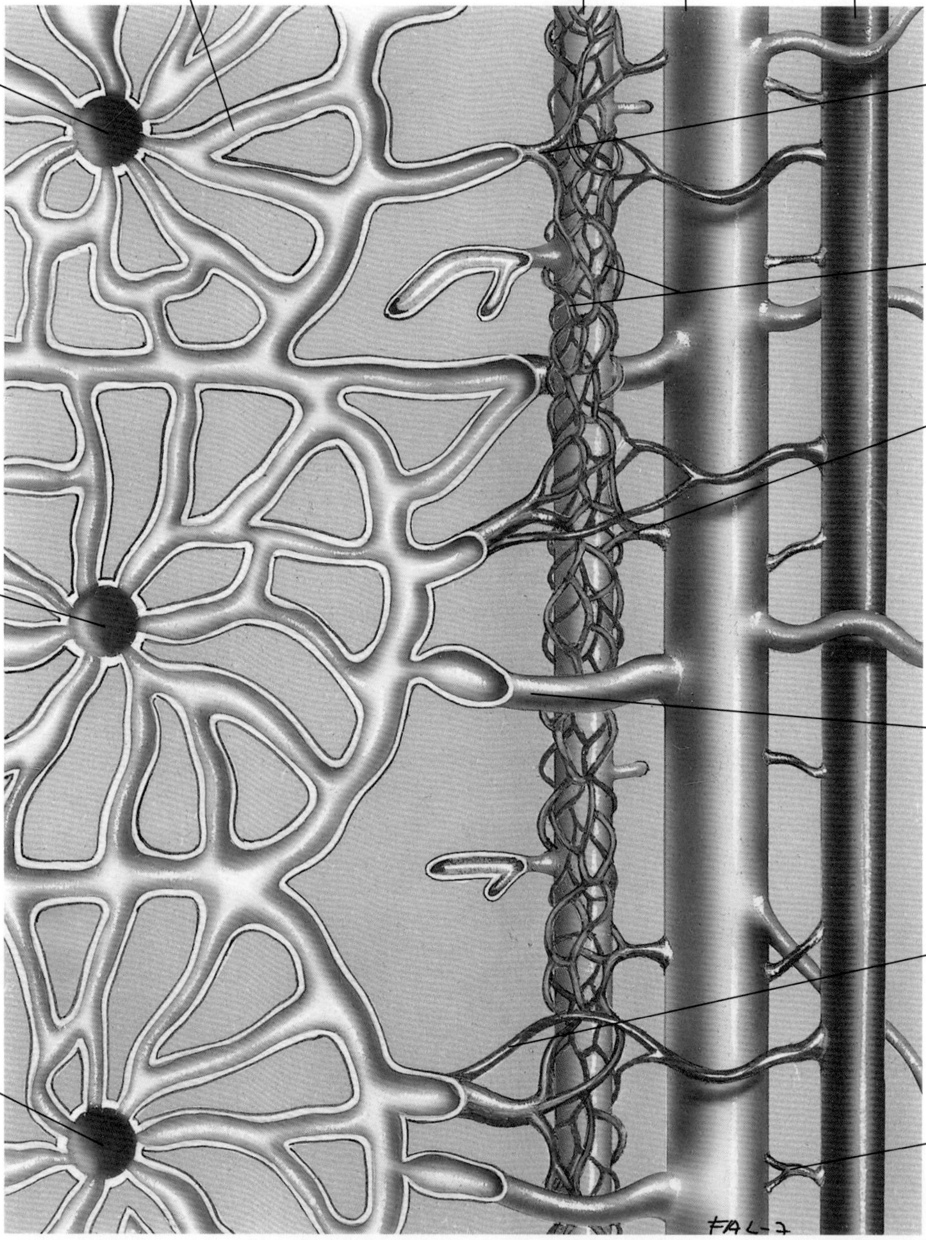

肝窦
Sinusoid

胆管
Bile Duct

门静脉
Portal Vein

肝动脉
Hepatic Artery

中央静脉
Central Vein

小叶间静脉
（从胆管至门静脉）
Interlobular Vein
(from Bile Duct to
Portal Vein)

胆管周围丛
Peribiliary Plexus

小叶静脉
（从胆管至肝窦）
Lobular Vein
(from Bile Duct to
Sinusoid)

中央静脉
Central Vein

门静脉的入口
小静脉
Portal Inlet Venule

肝窦的动脉分支
Arterial Branch to
Sinusoid

中央静脉
Central Vein

滋养血管
Vasa Vasorum

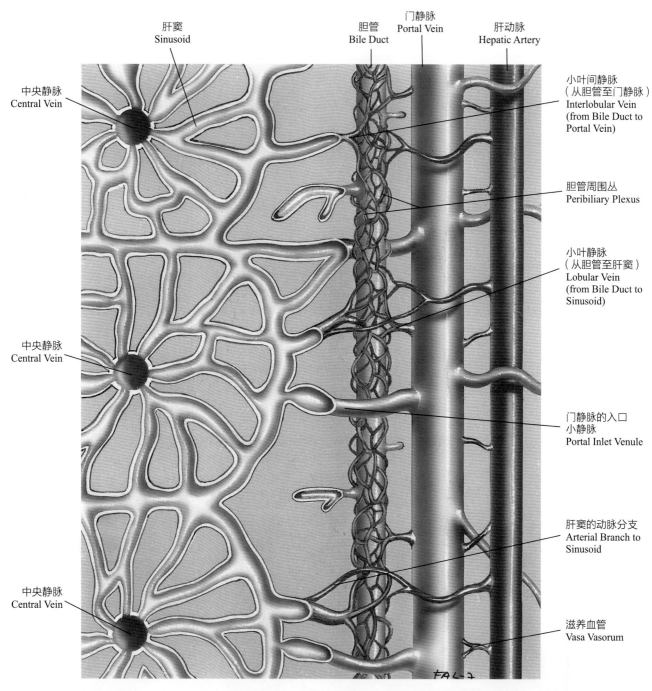

图18.66 胆管周围的血管丛和引流静脉（胆管周围丛）示意图。肝动脉发出分支（滋养血管）至肝窦、胆管和门静脉。胆管静脉丛（胆管周围的蓝色血管）经小叶间静脉引流至门静脉，再经小叶静脉引流至肝窦。动脉-门静脉交通有4种形式：①胆管周围丛；②动脉-门静脉终末吻合；③门静脉壁上的滋养血管；④动脉-门静脉直接交通（改自Cho YJ, et al. *Radiology*. 1983;147:357-364.）

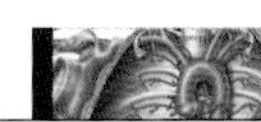

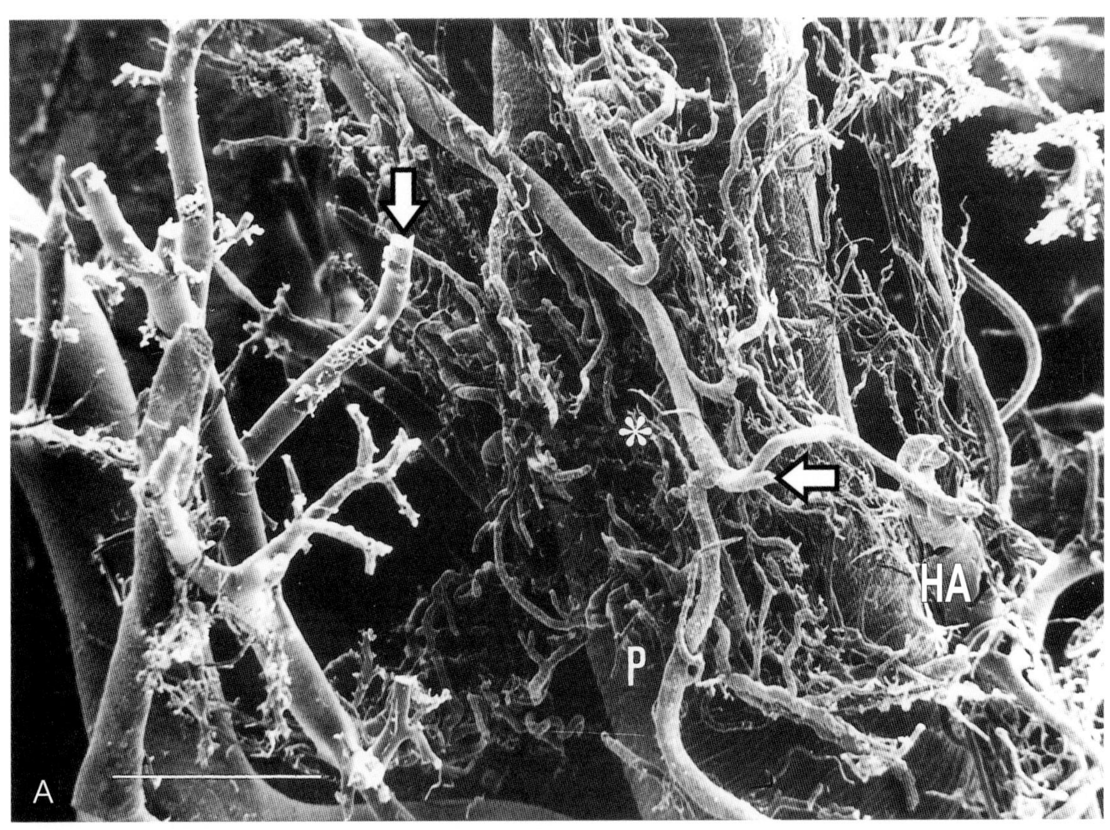

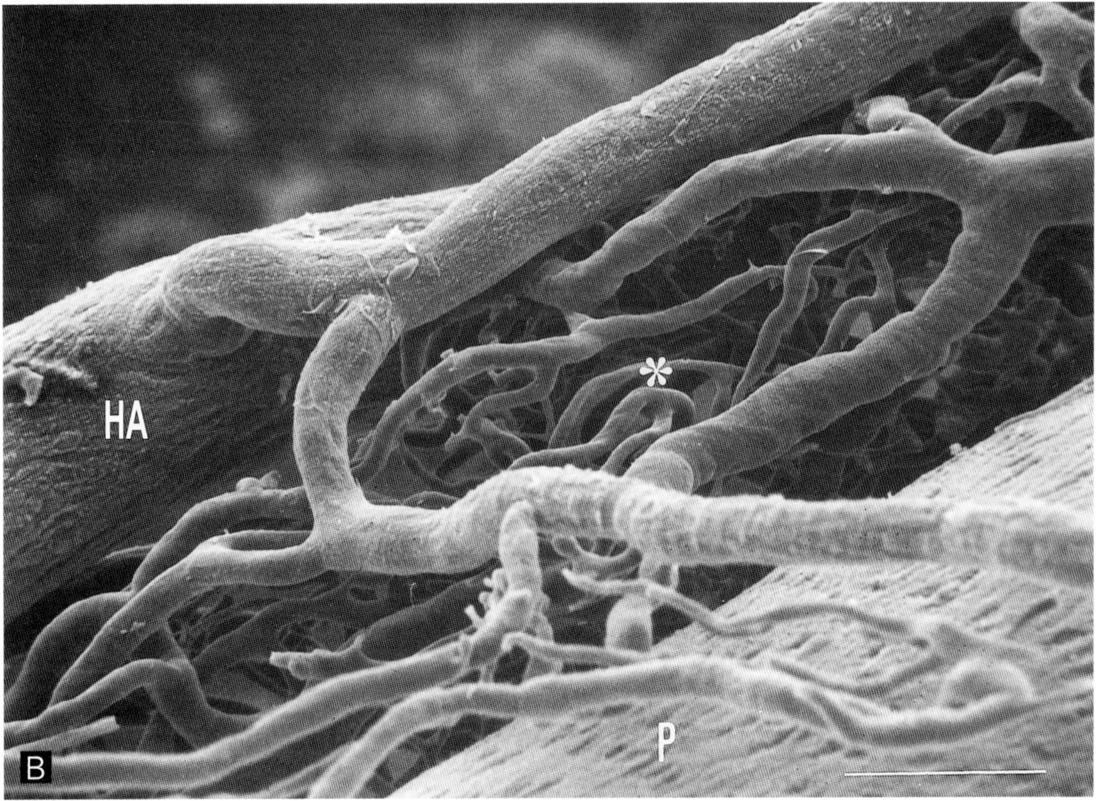

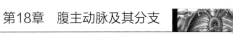

图18.67　A. 肝动脉经海绵颗粒栓塞3小时后的肝内微血管的扫描电镜显微照片，肝动脉（HA）的直径约为290 mm，被阻塞，胆管周围丛（*）被充满了铸型介质，可见门静脉（P）（Bar=1000 mm）。B. 正常大鼠的肝内血管扫描电镜显微照片，胆管周围丛包括2层，肝动脉（HA）供应胆管周围丛（*）（Bar=100 mm）

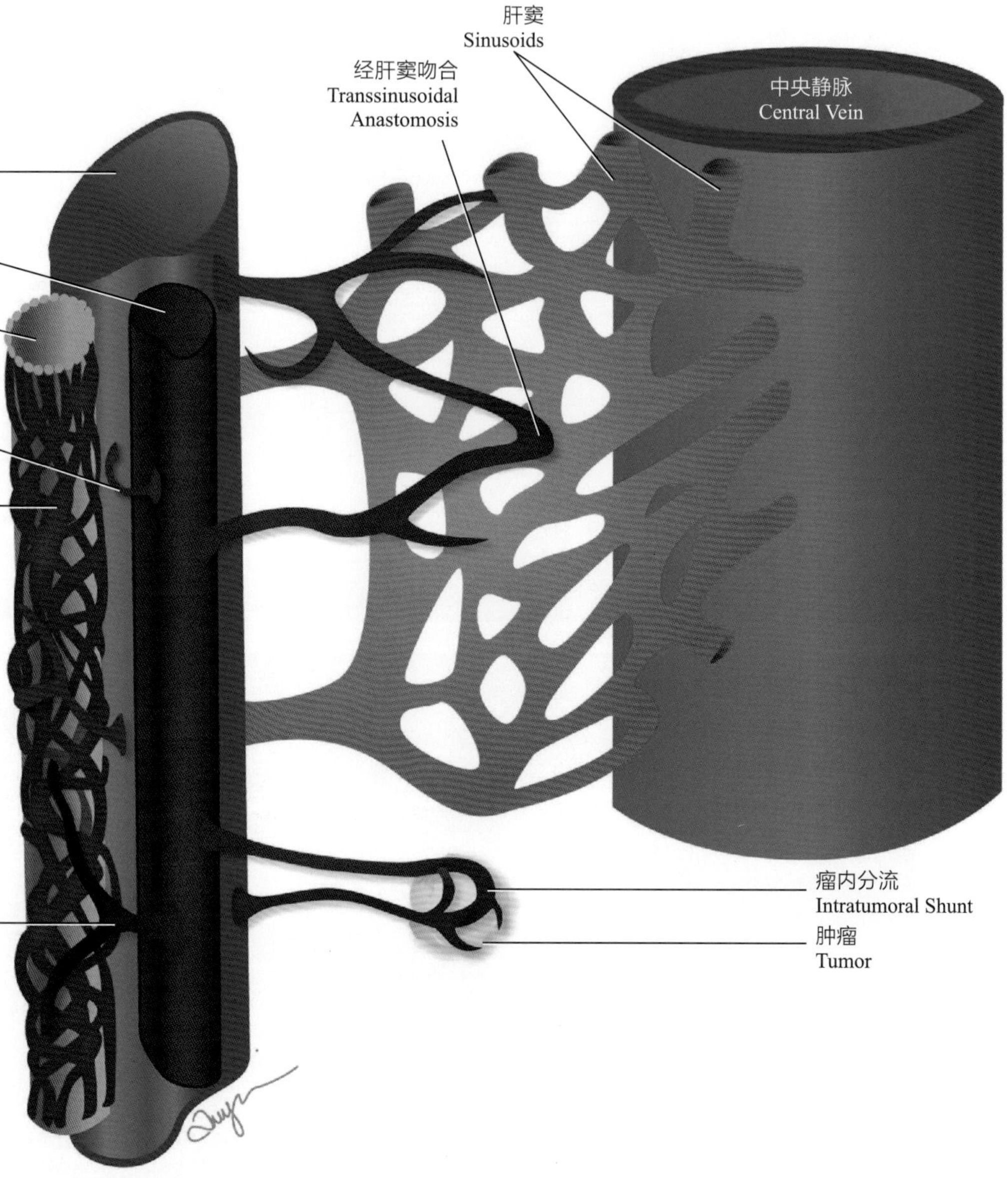

肝窦
Sinusoids
经肝窦吻合
Transsinusoidal
Anastomosis
中央静脉
Central Vein
门静脉
Portal Vein
肝动脉
Hepatic Artery
胆管
Bile Duct
经胆管周围丛吻合
Transvasal
Anastomosis
胆管周围丛
Peribiliary Plexus
经胆管周围丛吻合
Transplexal
Anastomosis
瘤内分流
Intratumoral Shunt
肿瘤
Tumor

图18.68　肝内微循环：动静脉可经胆周静脉丛、肝窦以及门静脉周围滋养血管相吻合。此外，当肿瘤引流血管至门静脉时，可发生经瘤内分流（引自Desser. Understanding transient hepatic attenuation differences. *Semin Ultrasound CT MRI*. 2009; 30:408-417.）

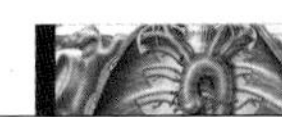

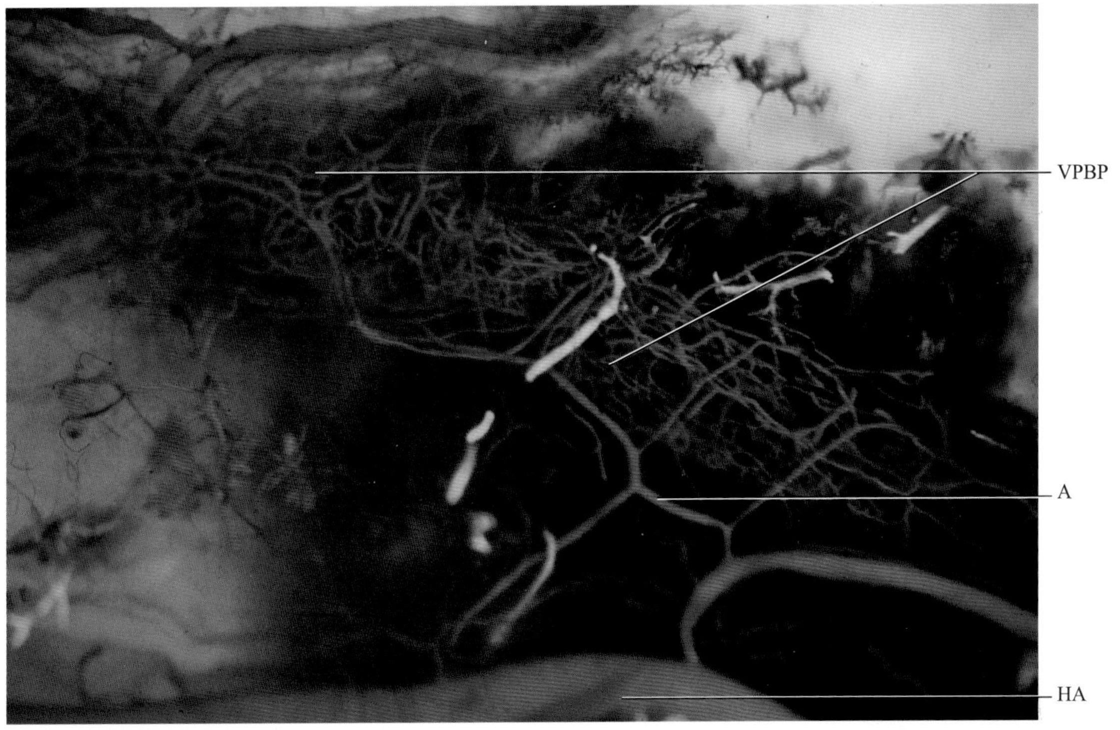

图18.69　胆管周围血管丛（VPBP）。底部可见肝动脉（HA）及其两个小分支（A）向浓密的周围丛供血

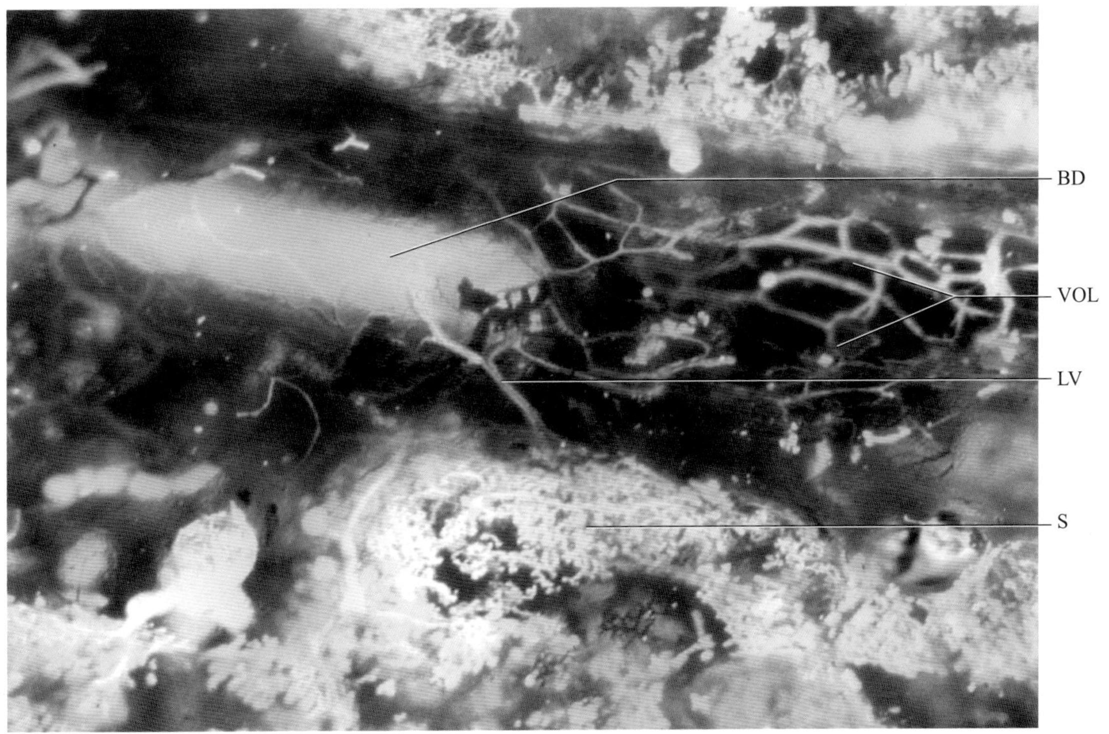

图18.70　胆管周围血管丛的静脉外层（VOL）呈浅蓝色，包括动脉的分支（深蓝色）和门静脉的分支（白色），经小叶静脉（LV）引流附近6点钟方向的肝窦（S）。血管丛内的黄色结构为胆管腔（BD），分散分布于胆管周围血管丛。动脉未见显示，仅见一些深蓝色的小段结构

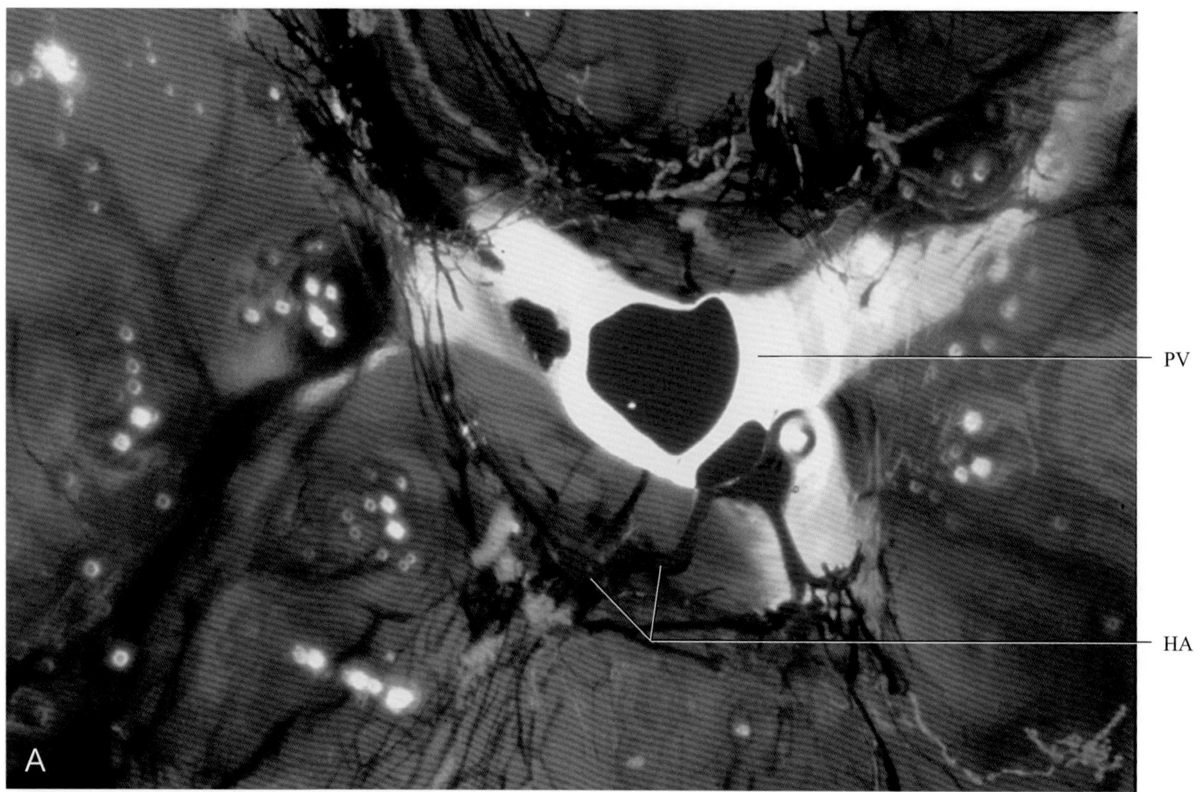

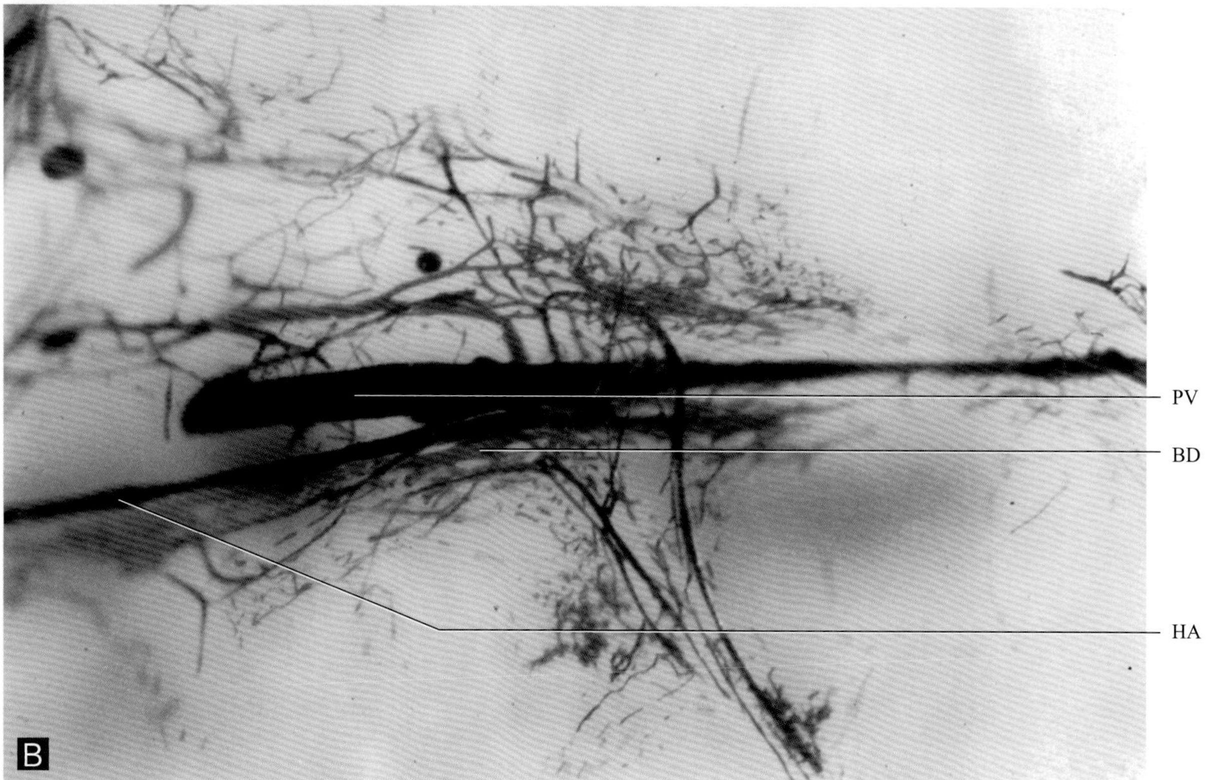

图18.71　门静脉的中央及周围分支中可见动脉与门静脉的直接交通。A. 门静脉内注射，显示白色的门静脉（PV），内有深蓝色的斑点，可见深蓝色的动脉（HA）经静脉壁直接进入门静脉，胆管呈橙色。B. 周围小的门静脉分支（PV）进入结节前即有动脉门静脉交通，可见深蓝色的细小直动脉（HA）与外周门静脉分支（PV）存在交通，使静脉亦呈深蓝色。周围橙色的结构为胆管

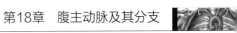

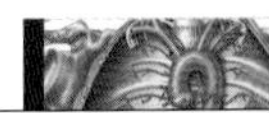

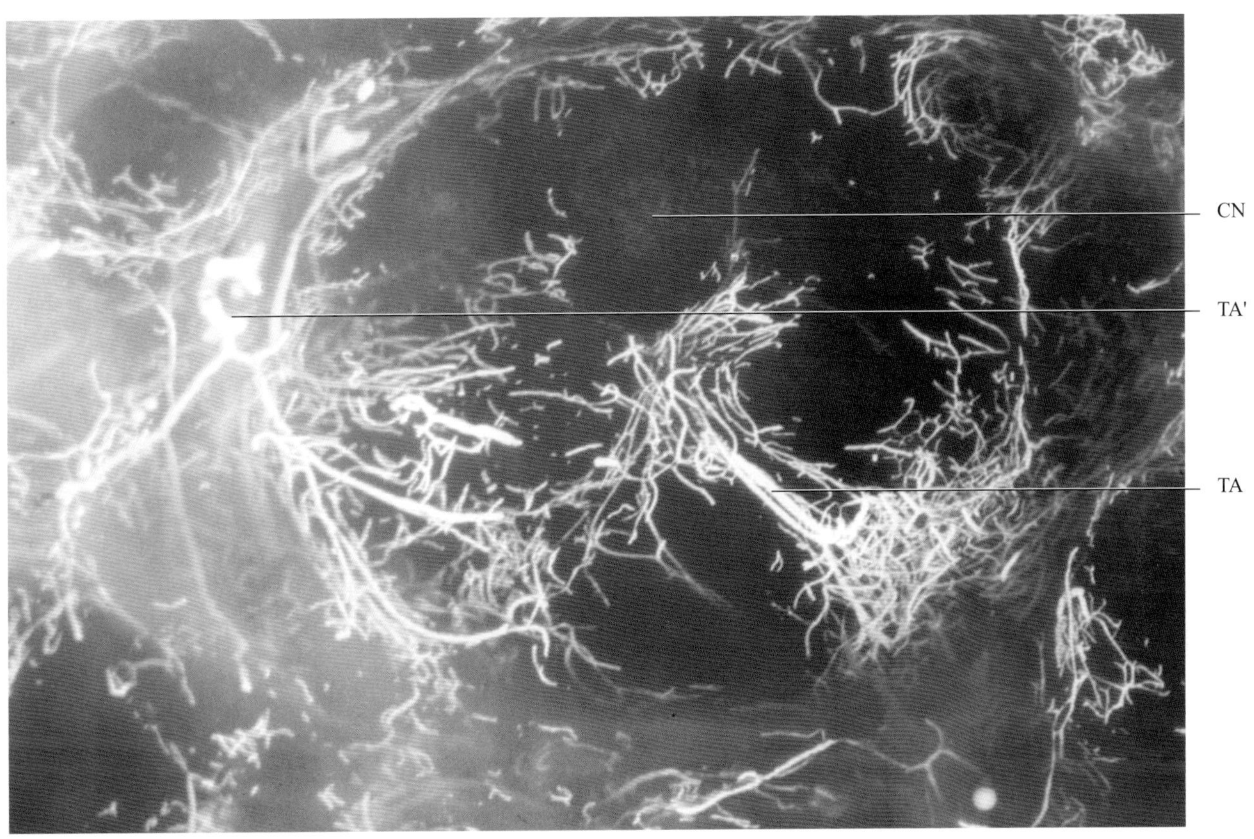

图18.72 显示1支终末微动脉（TA）进入肝硬化结节（CN），1支终末门静脉也进入同一结节，该情况不多见。在肝硬化结节（CN）周围可见另外1支终末微动脉（TA'）受结节压迫移位，发出弯形分支包绕结节

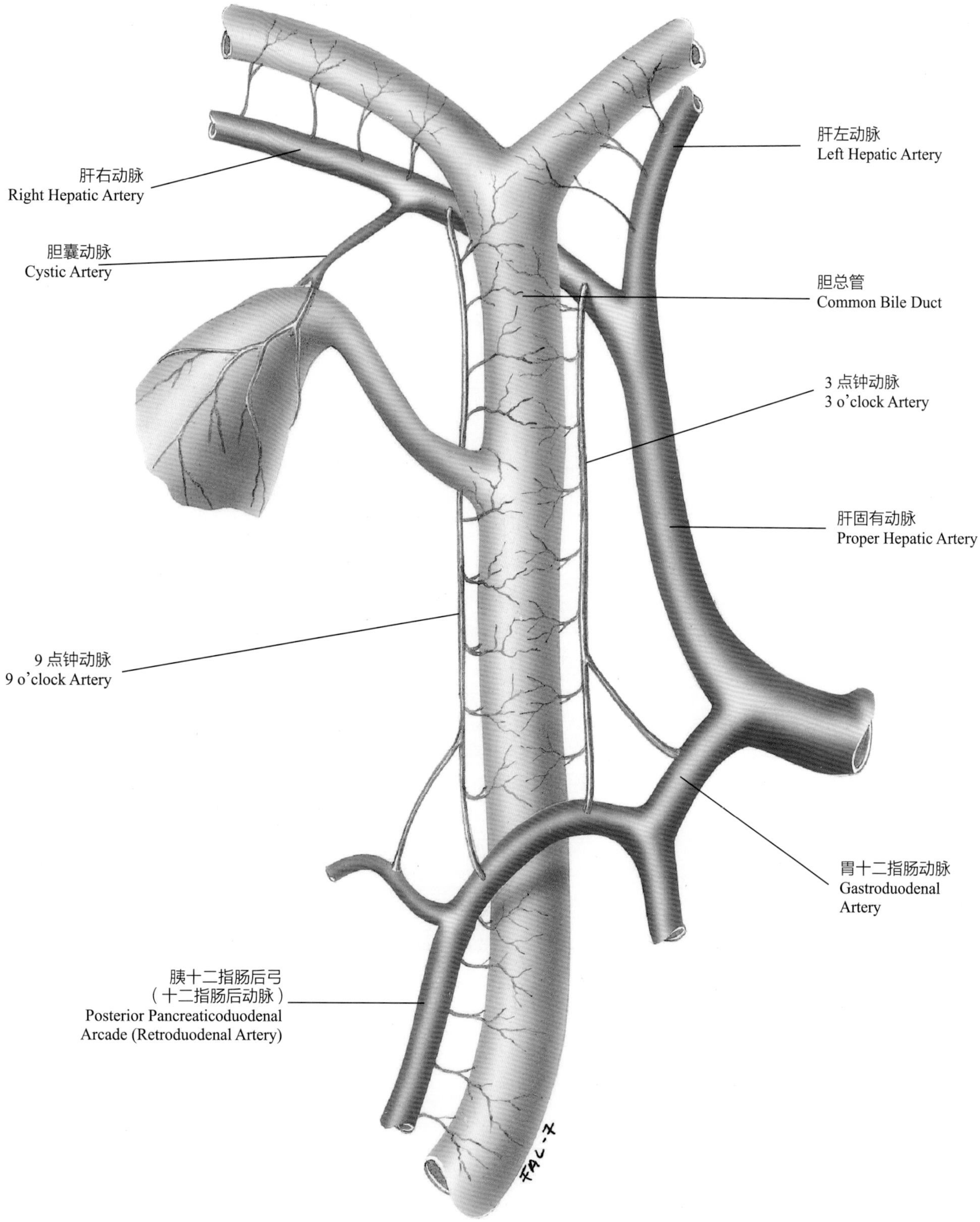

图18.73 主要胆管的动脉供应模式图。右肝管由肝右动脉发出的细小分支供应，左肝管由肝左动脉发出的细小分支供应。胆总管（十二指肠上段）由9点钟动脉和3点钟动脉供应，胆总管（十二指肠下段）由胰十二指肠后弓发出的细小分支供应

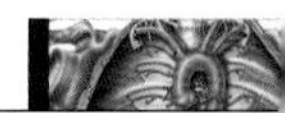

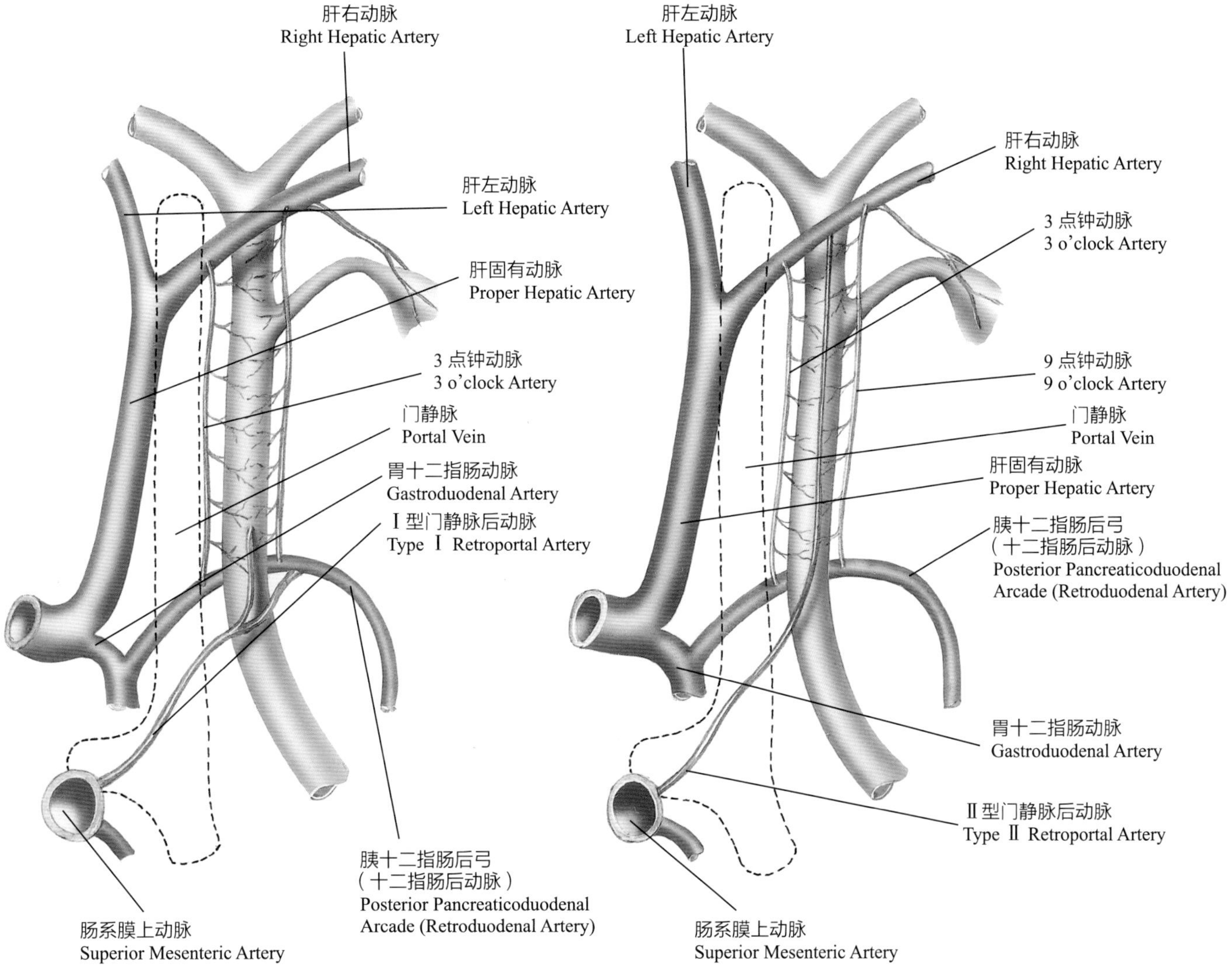

图18.74　胆总管动脉供应的后面观。显示Ⅰ型和Ⅱ型门静脉后动脉，Ⅱ型门静脉后动脉可提高胆总管的血液供应

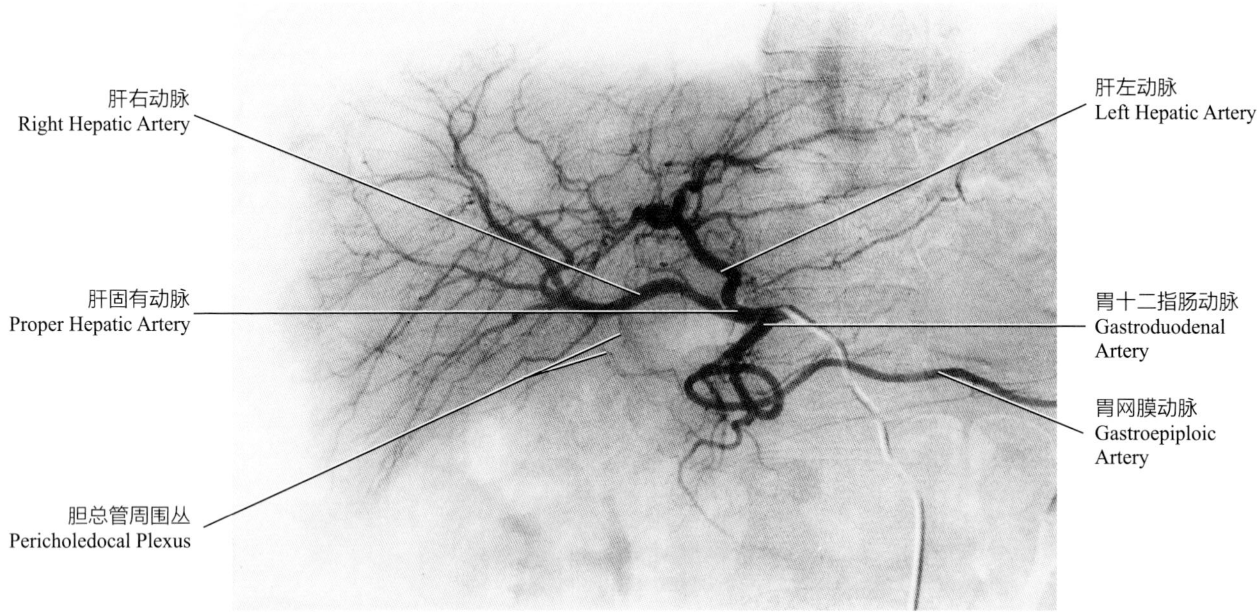

图18.75 肝总动脉血管造影（动脉期），胆管周围动脉来自胰十二指肠动脉弓，到达肝门区肝动脉分支处。可见3点钟动脉和9点钟动脉。肝固有动脉分叉较早

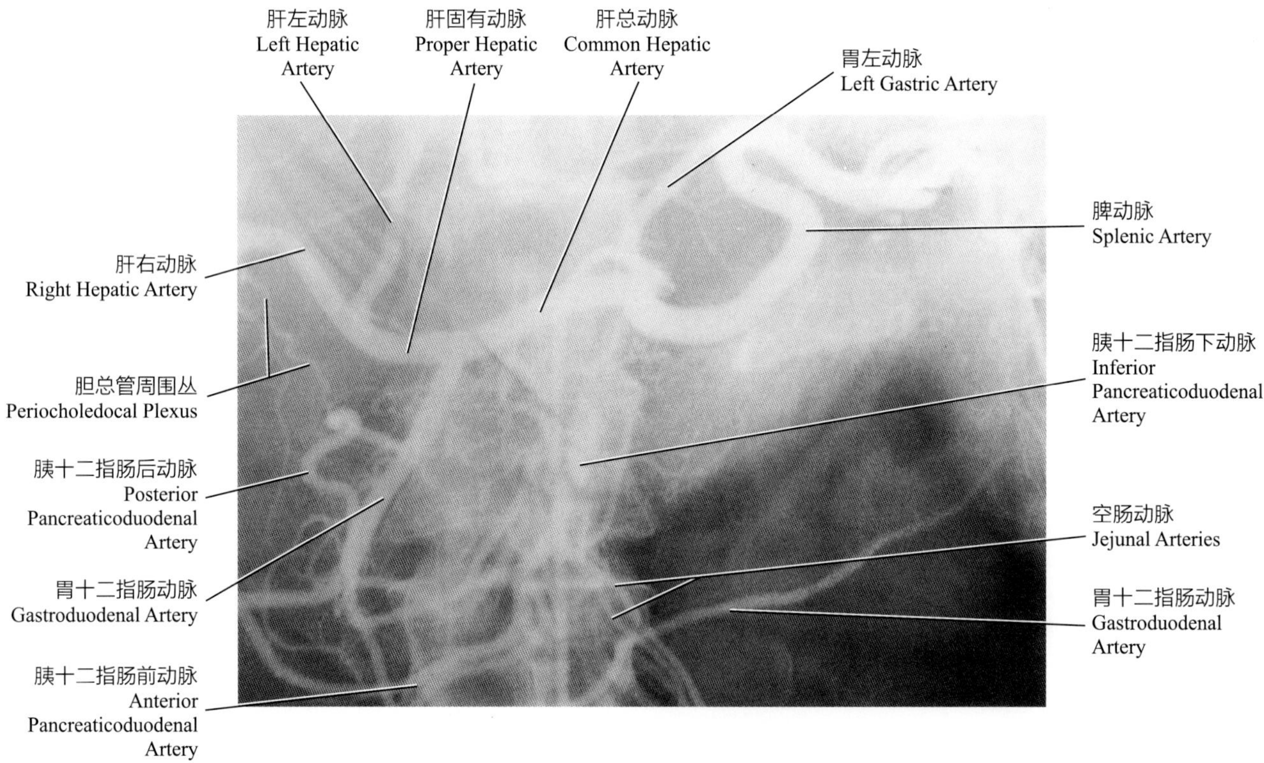

图18.76 选择性腹腔干血管造影，显示胆管周围动脉平行于胆管，起自胰十二指肠动脉弓

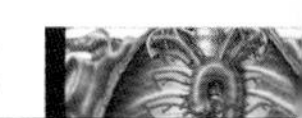

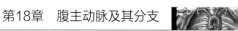

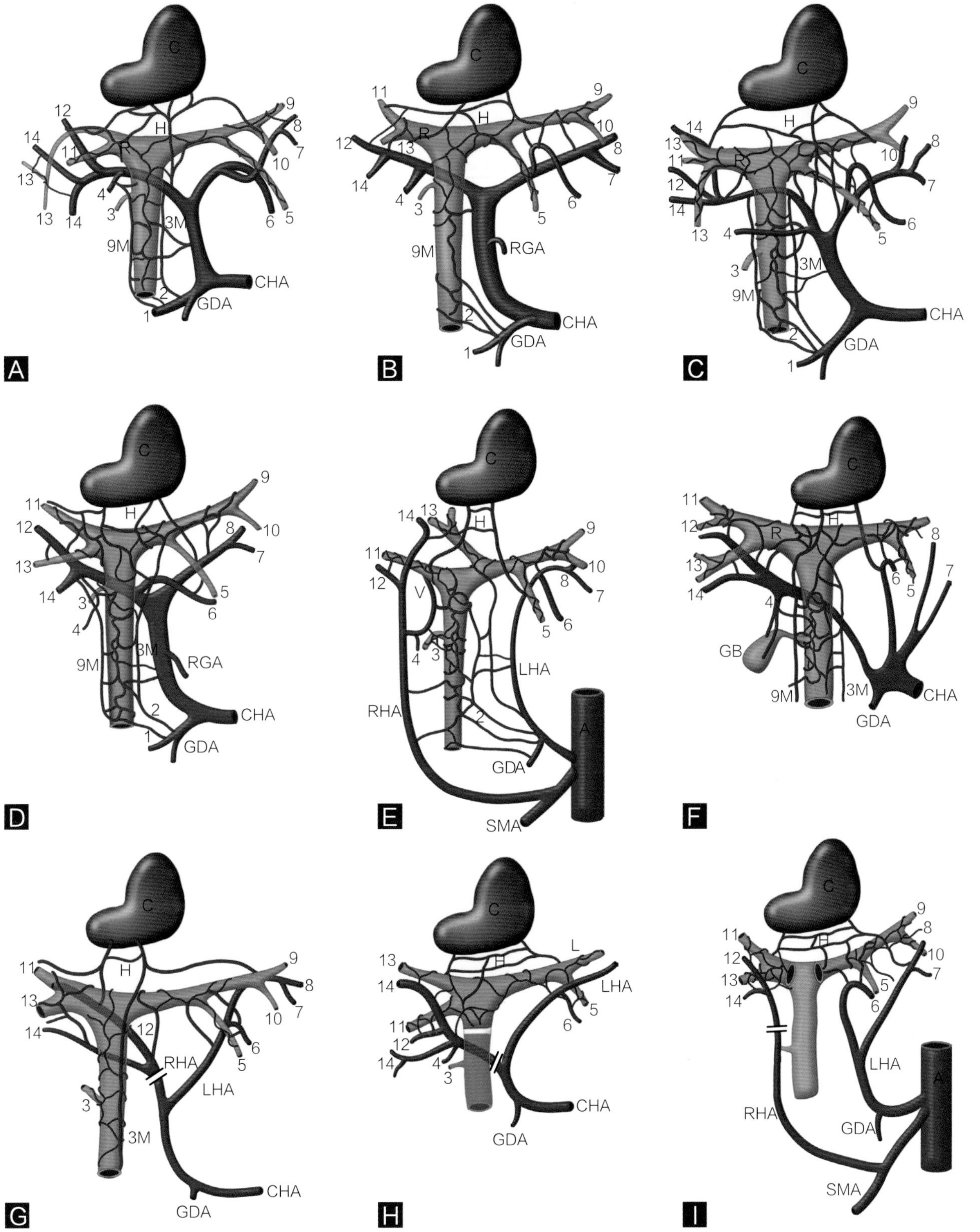

图18.77　A～E. 基于解剖标本的胆管的动脉供应示意图。F～I. 胆囊切除术致血管损伤的示意图。A，主动脉；C，尾状叶；CHA，肝总动脉；GB，胆囊；GDA，胃十二指肠动脉；H，门动脉丛；L，左肝管；LHA，肝左动脉；R，右肝管；RGA，胃右动脉；RHA，肝右动脉；3M，3点钟的边缘动脉；9M，9点钟的边缘动脉；SMA，肠系膜上动脉；1，胰十二指肠后上动脉；2，边缘动脉；3，胆囊管；4，胆囊动脉；5，Ⅳ段胆管；6，Ⅳ段动脉；7，Ⅲ段动脉；8，Ⅱ段动脉；9，Ⅱ段胆管；10，Ⅲ段胆管；11，右前扇形胆管；12，右前扇形动脉；13，右后扇形胆管；14，右后扇形动脉

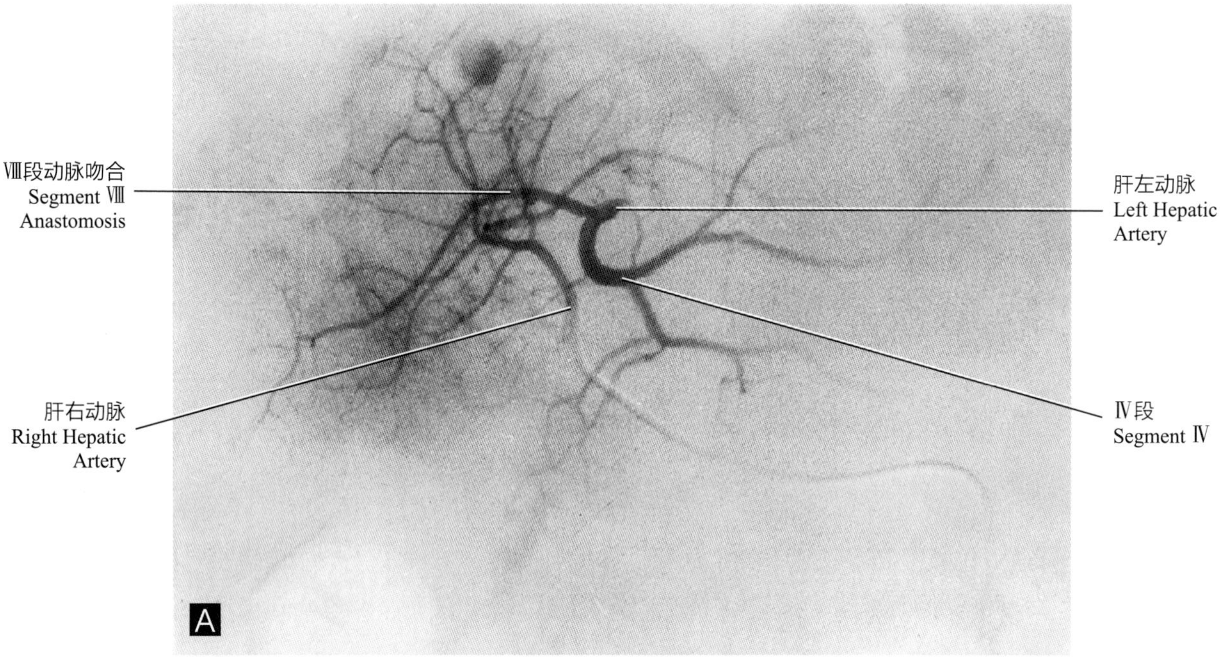

Ⅷ段动脉吻合
Segment Ⅷ
Anastomosis

肝左动脉
Left Hepatic
Artery

肝右动脉
Right Hepatic
Artery

Ⅳ段
Segment Ⅳ

A

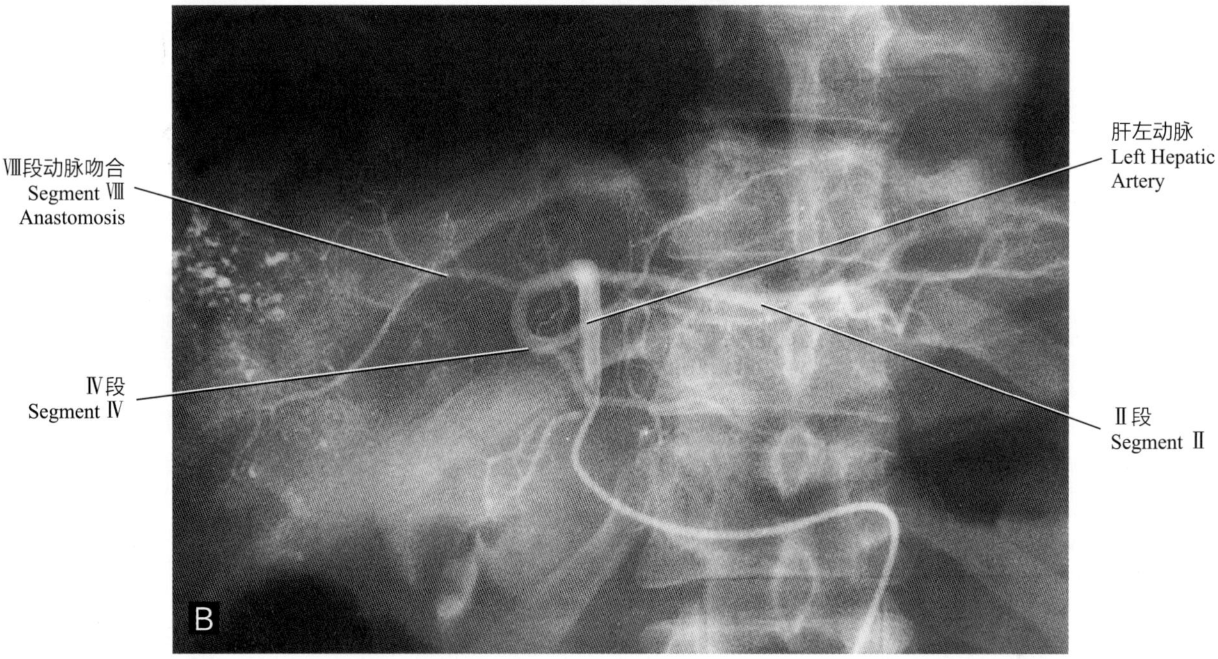

Ⅷ段动脉吻合
Segment Ⅷ
Anastomosis

肝左动脉
Left Hepatic
Artery

Ⅳ段
Segment Ⅳ

Ⅱ段
Segment Ⅱ

B

图18.78　肝内叶间动脉侧支。A. 选择性肝右动脉血管造影，显示肝左动脉（Ⅳ段和Ⅱ段）同时显影。B. 选择性肝左动脉血管造影，未见肝右动脉显影

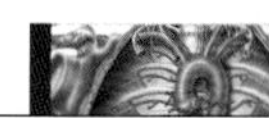

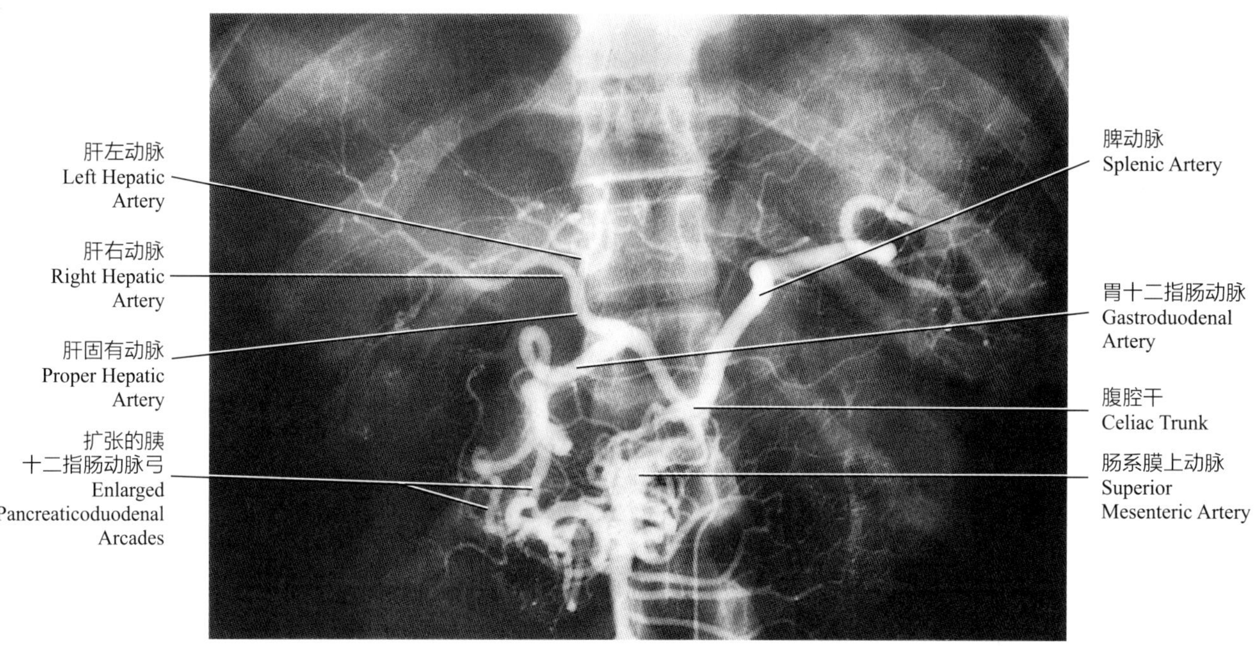

图18.79　肝动脉的肝外侧支。肠系膜上动脉血管造影显示经胰十二指肠动脉弓建立侧支循环，腹腔干起始部阻塞

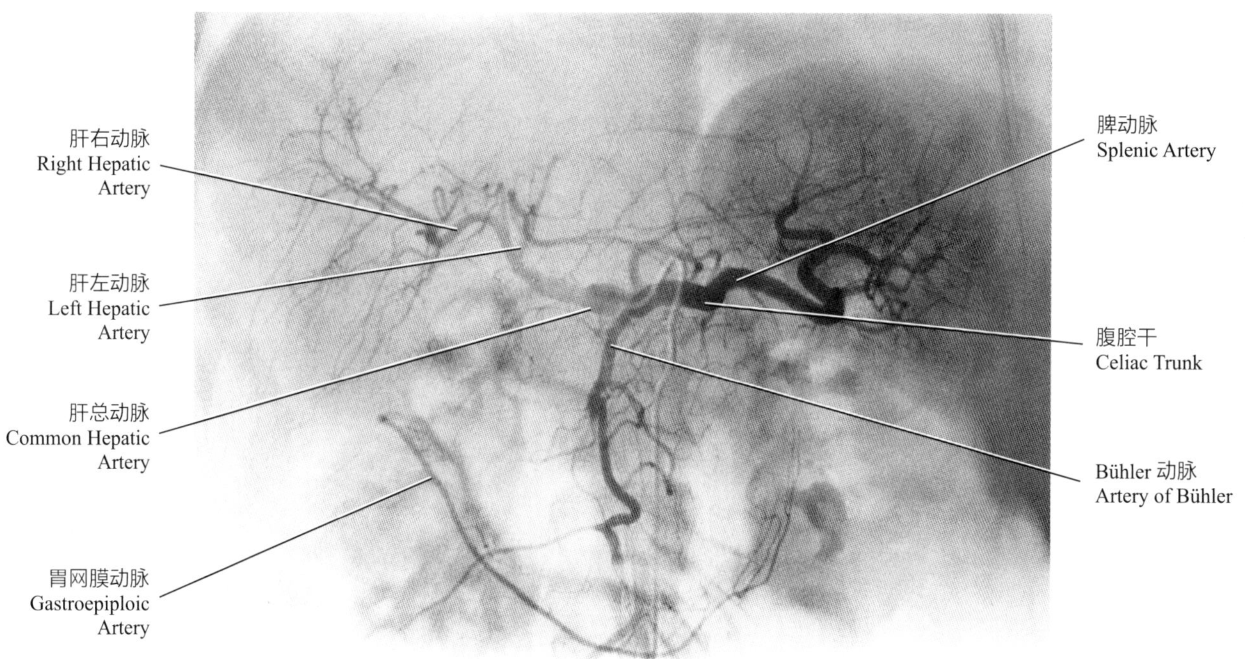

图18.80　肝动脉的肝外侧支。腹腔干血管造影显示Bühler动脉与肠系膜上动脉相连

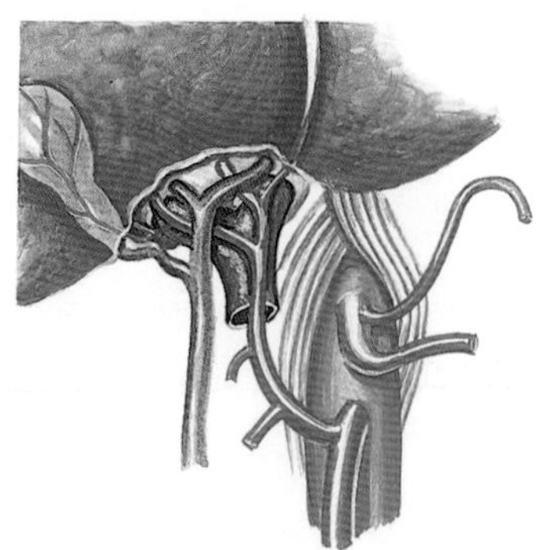

Ⅰ型：替代肝总动脉

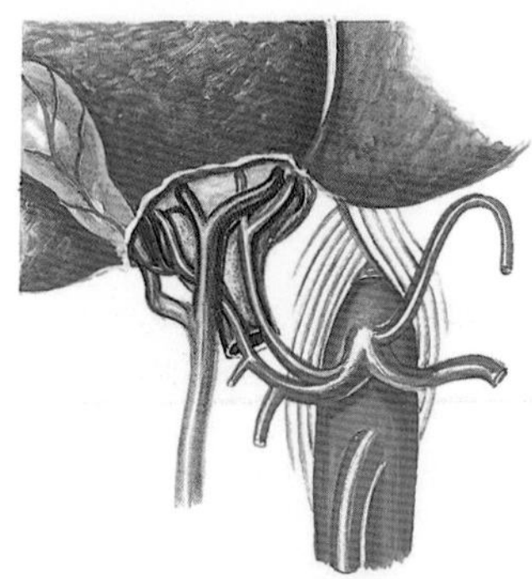

Ⅱ型：肝总动脉较早分支

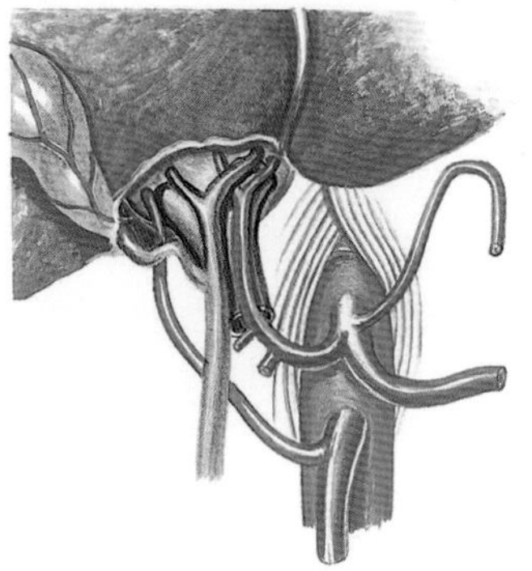

Ⅲ型：替代肝右动脉

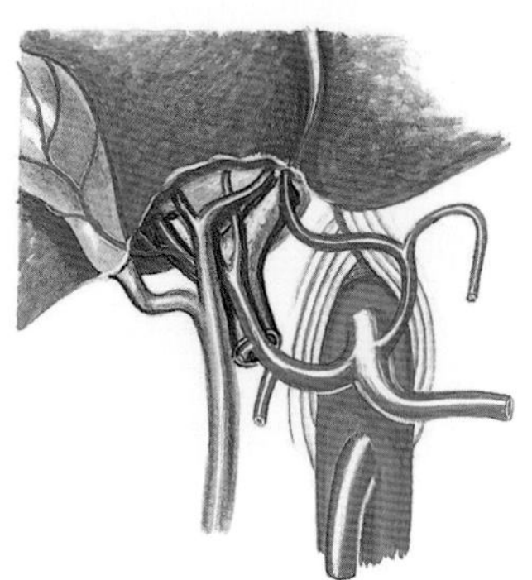

Ⅳ型：替代肝左动脉

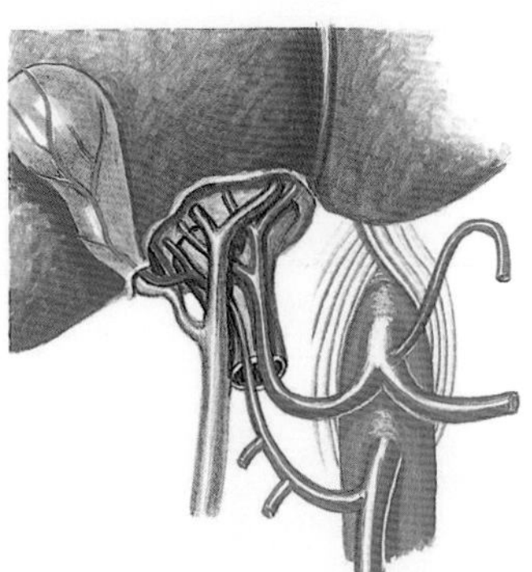

Ⅴ型：肝右动脉和肝左动脉发自腹腔干，副肝右动脉

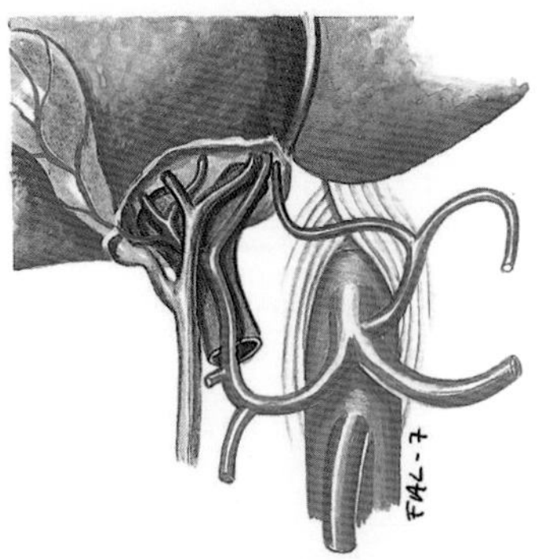

Ⅵ型：副肝左动脉发自胃左动脉

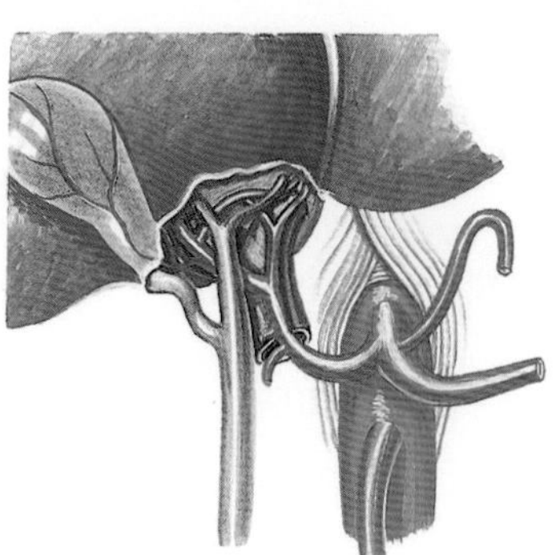

Ⅶ型：副肝左动脉发自肝右动脉

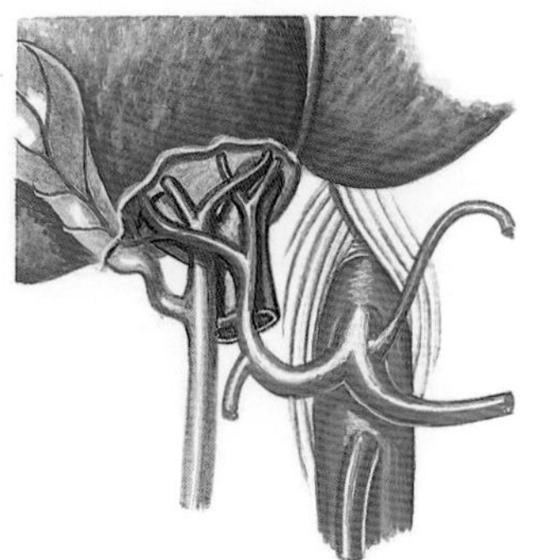

Ⅷ型：肝右动脉在胆总管的前面

图18.81　肝动脉变异。肝动脉的变异率约为40%，最常见的变异类型为Ⅰ型：替代肝总动脉

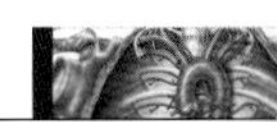

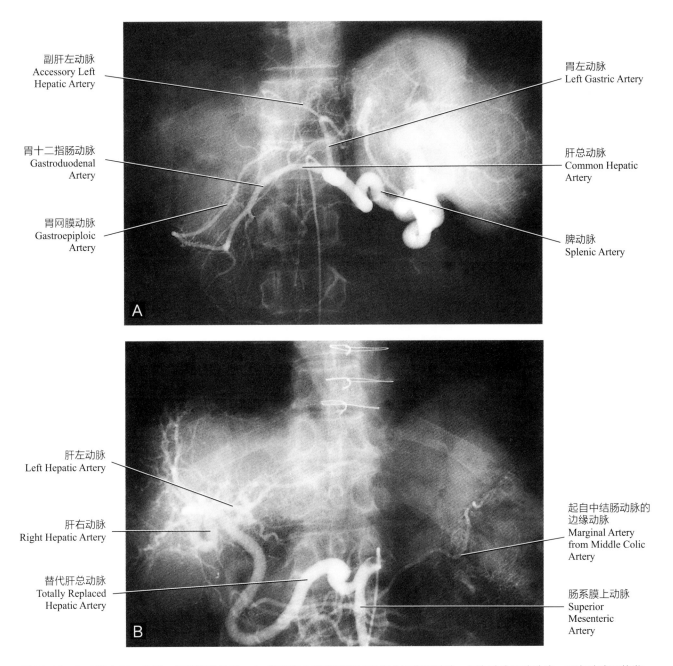

副肝左动脉
Accessory Left
Hepatic Artery
胃左动脉
Left Gastric Artery
胃十二指肠动脉
Gastroduodenal
Artery
肝总动脉
Common Hepatic
Artery
胃网膜动脉
Gastroepiploic
Artery
脾动脉
Splenic Artery
A

肝左动脉
Left Hepatic Artery
肝右动脉
Right Hepatic Artery
起自中结肠动脉的
边缘动脉
Marginal Artery
from Middle Colic
Artery
替代肝总动脉
Totally Replaced
Hepatic Artery
肠系膜上动脉
Superior
Mesenteric
Artery
B

图18.82　肝动脉变异，Ⅰ型：替代肝总动脉。A. 腹腔干血管造影仅显示胃十二指肠动脉、胃左动脉和脾动脉，胃左动脉可能发出非常细的副肝左动脉。B. 肠系膜上动脉血管造影显示替代肝总动脉

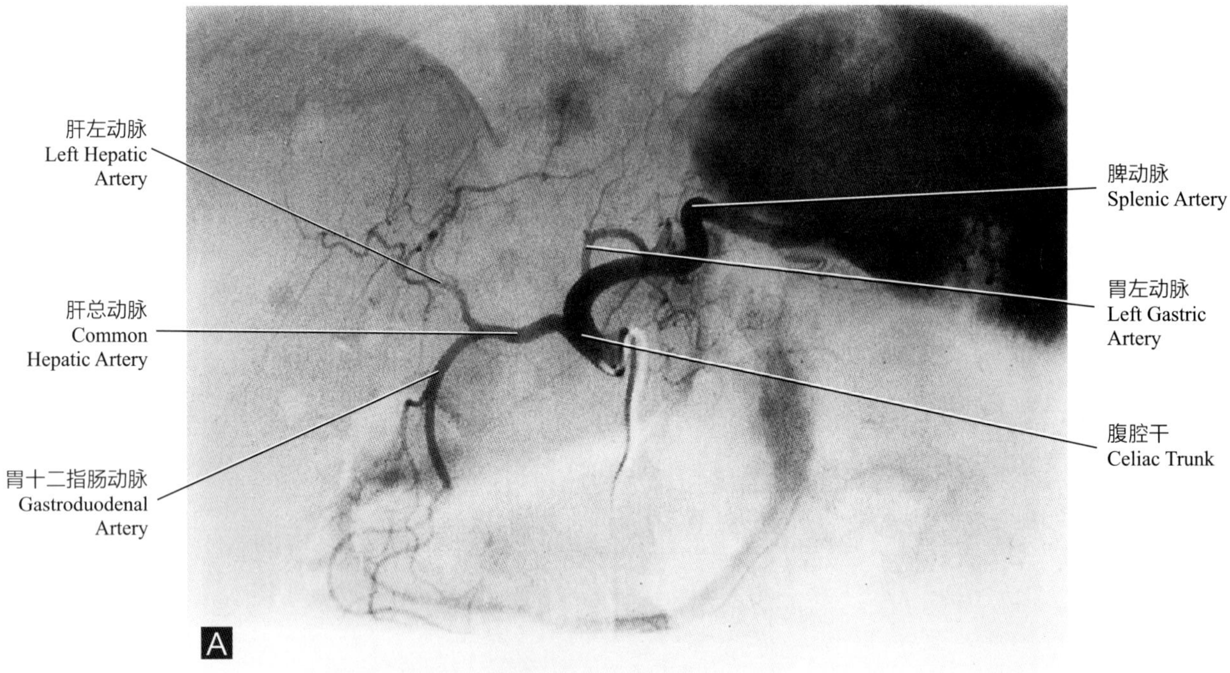

肝左动脉
Left Hepatic Artery

肝总动脉
Common Hepatic Artery

胃十二指肠动脉
Gastroduodenal Artery

脾动脉
Splenic Artery

胃左动脉
Left Gastric Artery

腹腔干
Celiac Trunk

A

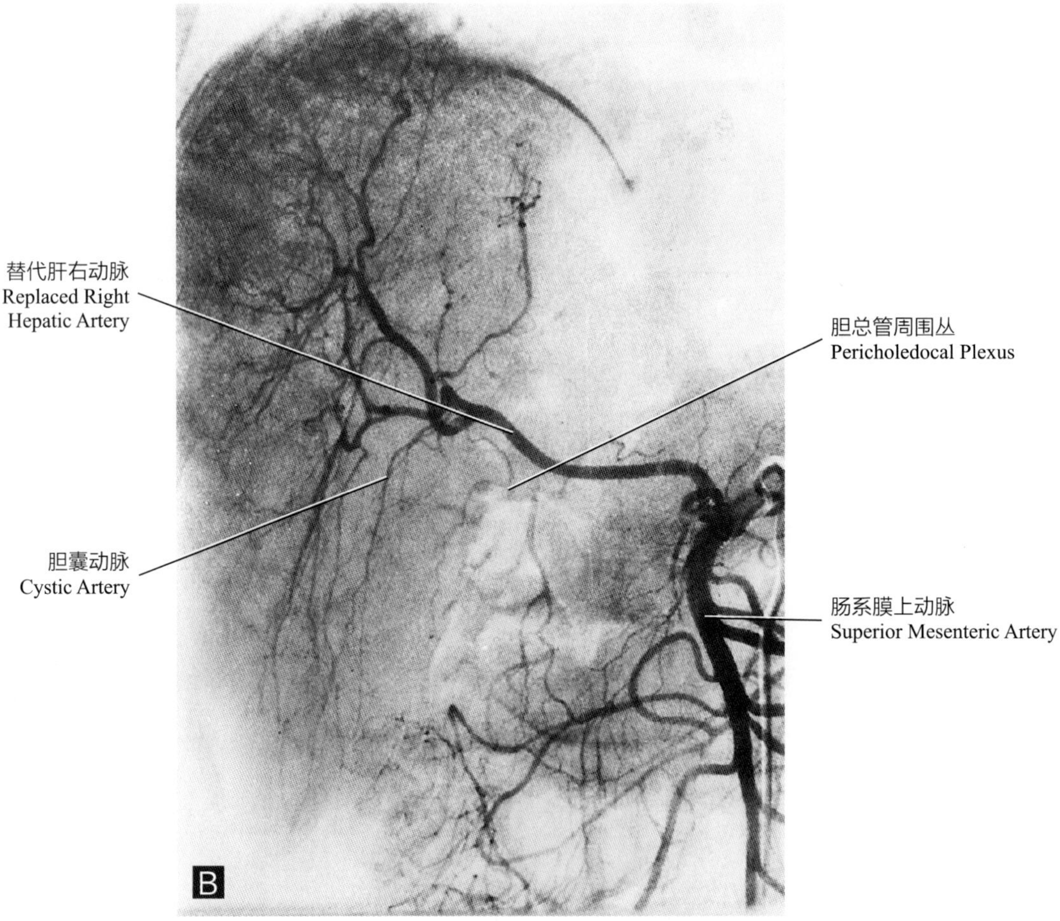

替代肝右动脉
Replaced Right Hepatic Artery

胆囊动脉
Cystic Artery

胆总管周围丛
Pericholedocal Plexus

肠系膜上动脉
Superior Mesenteric Artery

B

图18.83　肝动脉变异，Ⅲ型：替代肝右动脉。A. 腹腔干血管造影显示胃左动脉起自肝总动脉。B. 肠系膜上动脉造影显示替代肝右动脉

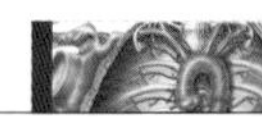

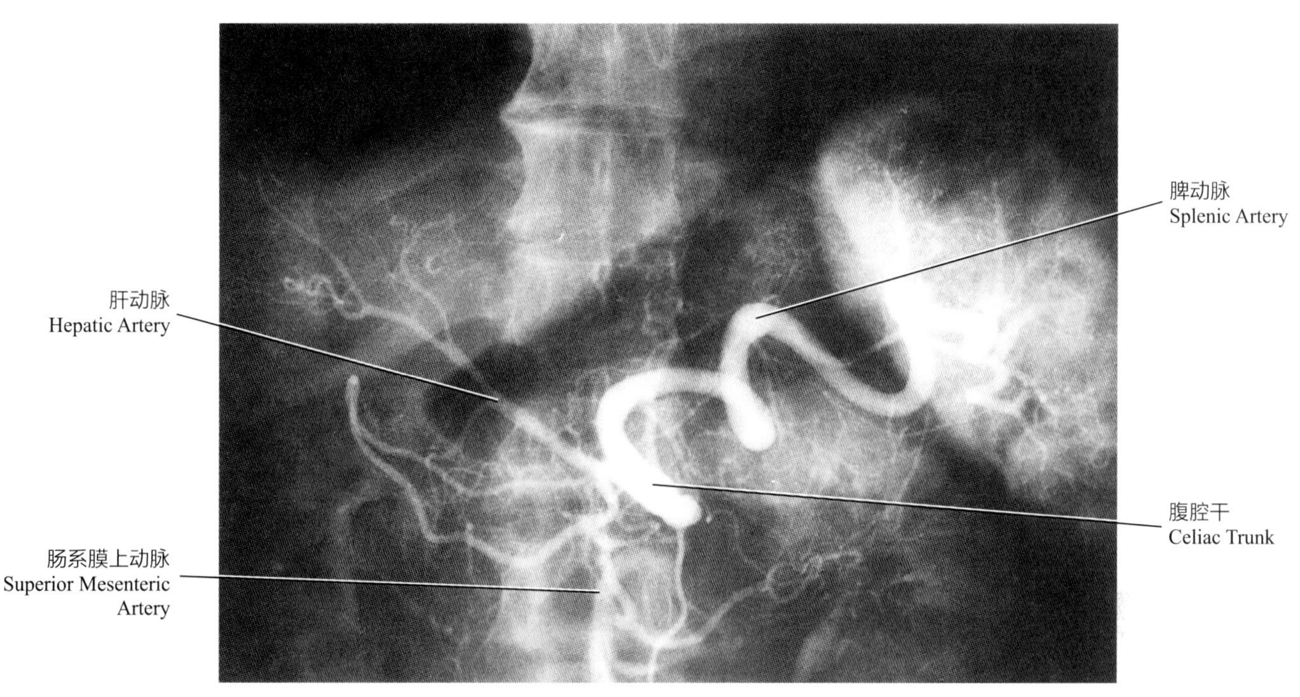

图18.84　腹腔干血管造影，显示粗而迂曲的脾动脉，可见数条胰支及脾动脉在脾门的分支

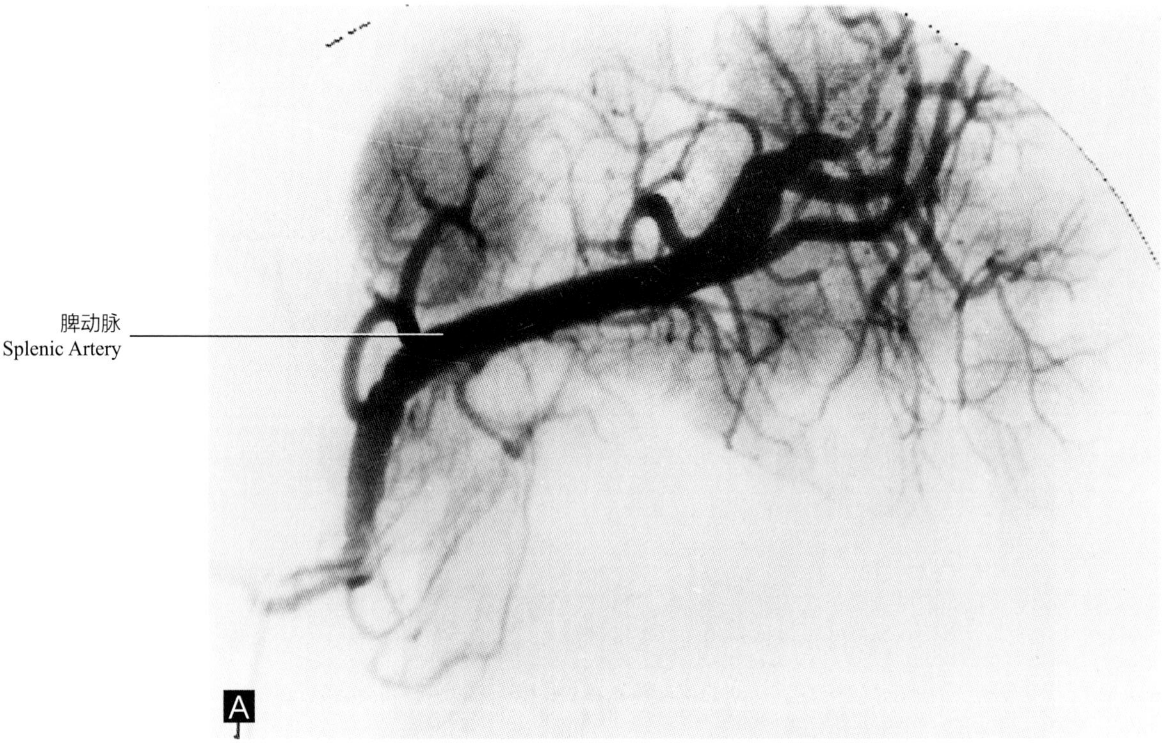

脾动脉
Splenic Artery

A

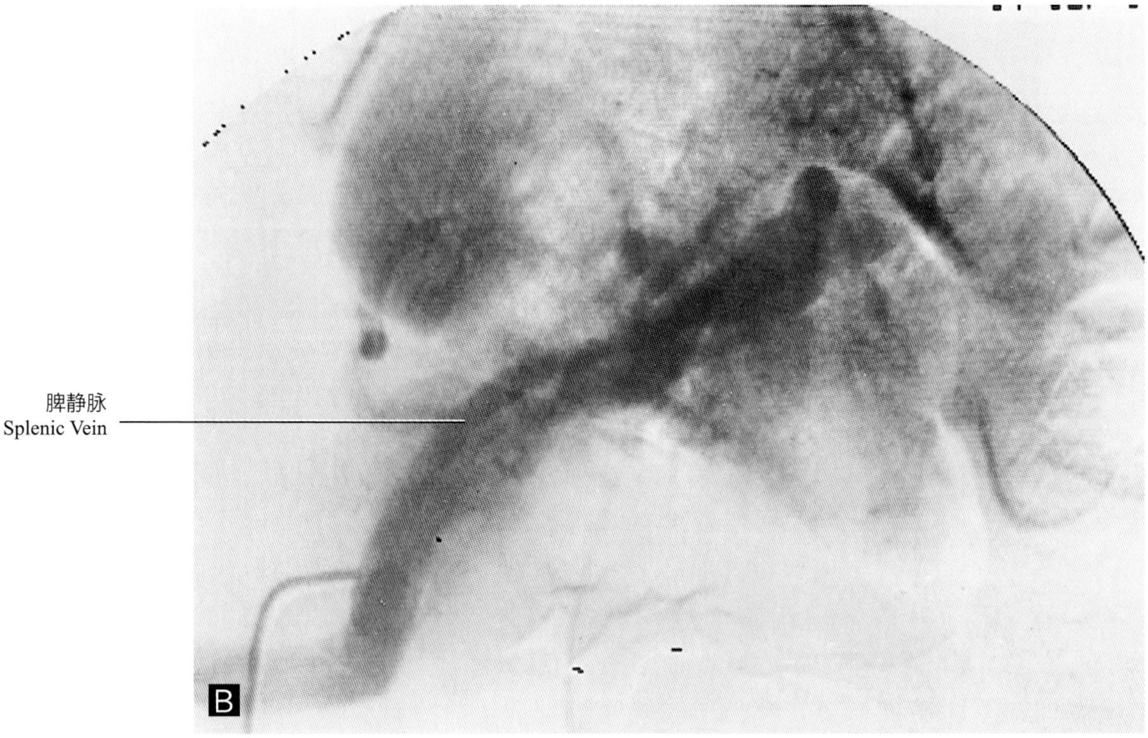

脾静脉
Splenic Vein

B

图18.85　A. 选择性脾动脉血管造影，显示脾内循环及发自脾动脉的胰动脉。B. 选择性脾动脉血管造影后期，显示脾静脉引流，可见脾静脉呈浓染

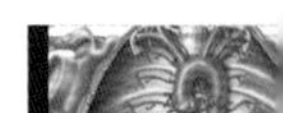

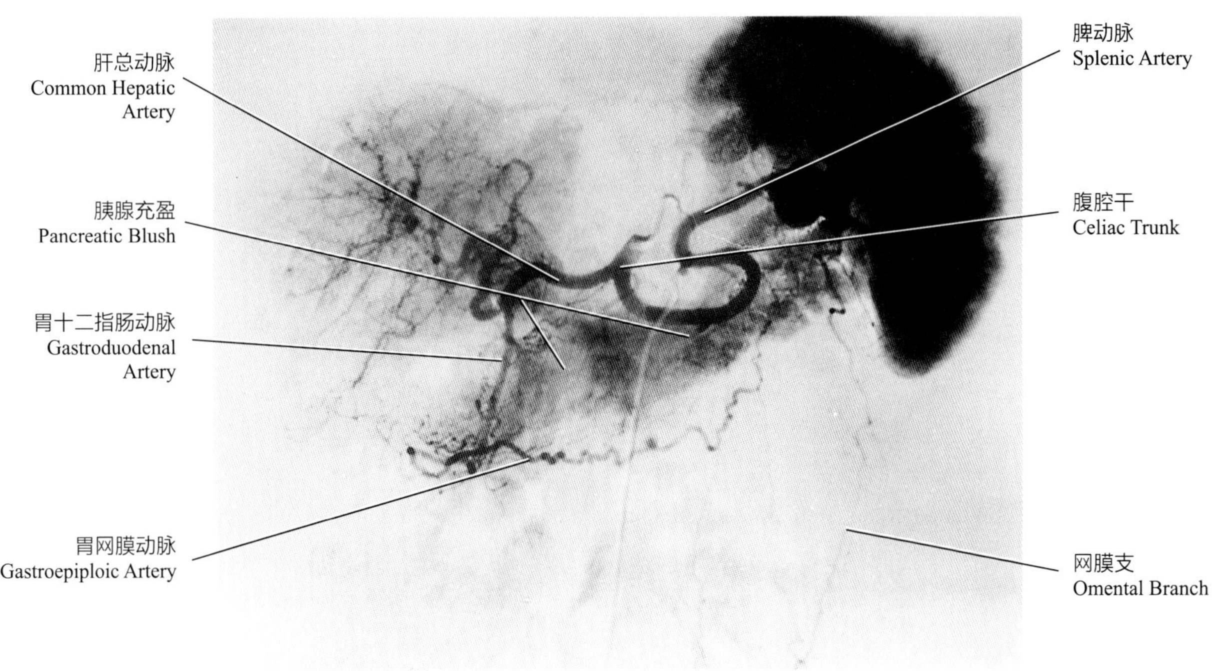

图18.86 选择性腹腔干血管造影，显示长而迂曲的脾动脉。可见胰腺显影、脾动脉与胰尾的密切关系。胃网膜动脉长而迂曲，胃网膜左动脉清晰可见

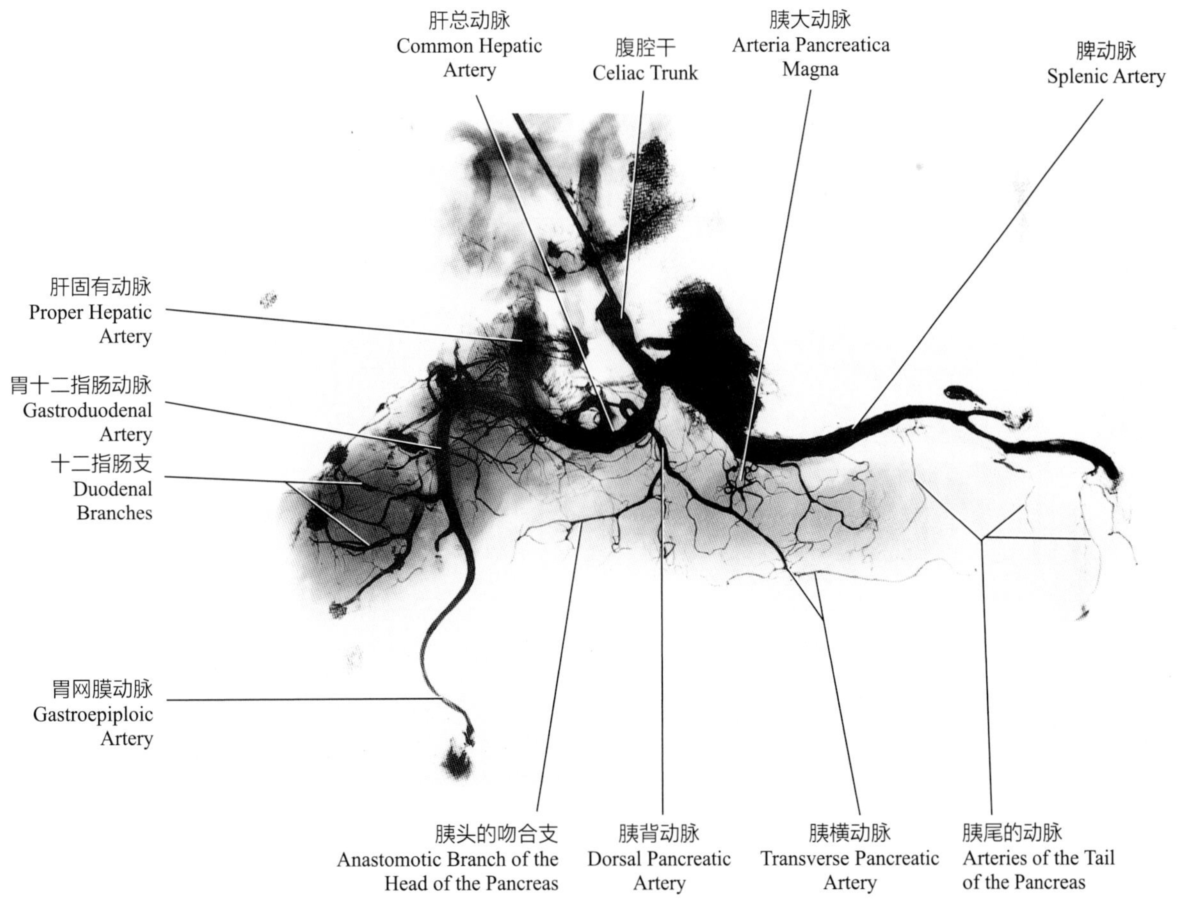

图18.87 尸检标本注射对比剂显示胰腺的动脉。由于对比剂渗出，有伪影产生

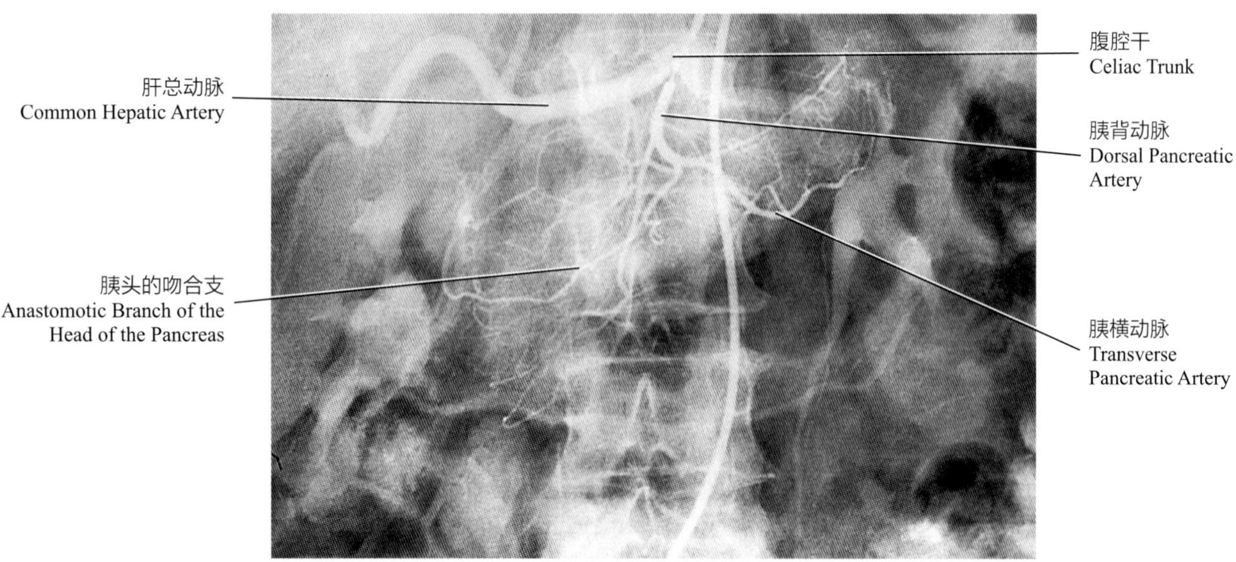

图18.88　选择性胰背动脉血管造影，胰背动脉发自腹腔干的分叉处，与胰十二指肠动脉弓和胰横动脉相交通

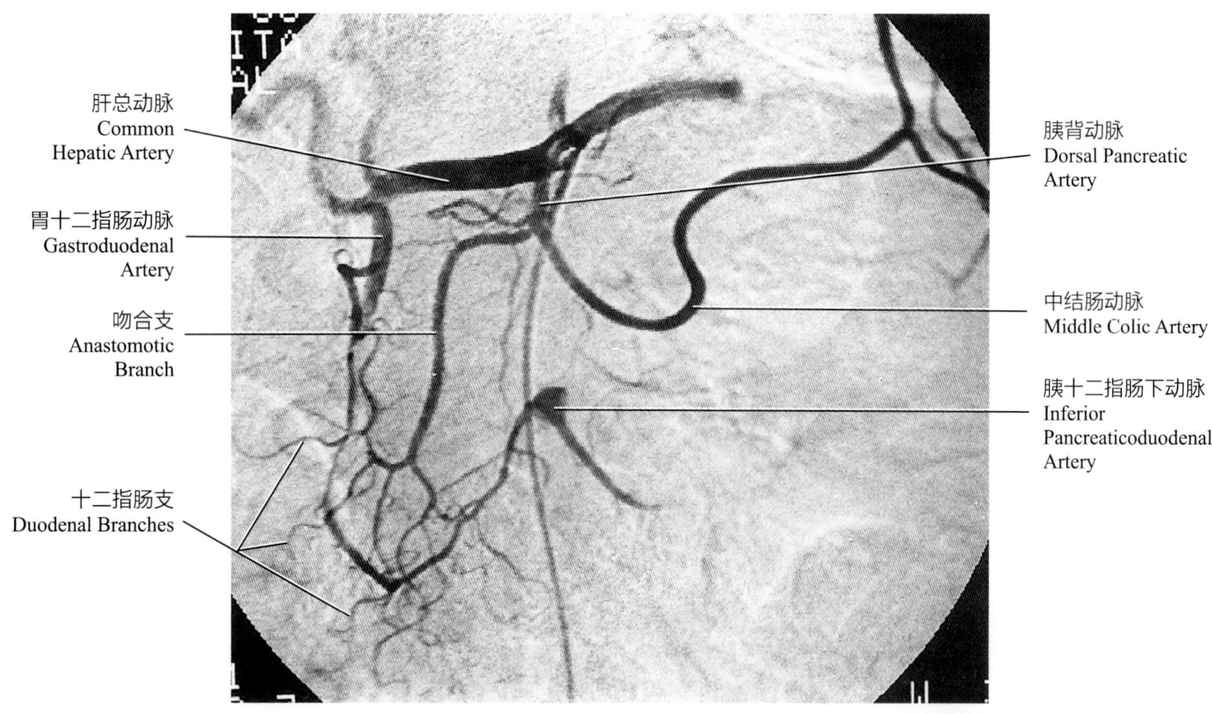

图18.89　选择性肝总动脉血管造影，显示胰背动脉从肝总动脉发出并与胰十二指肠动脉弓相吻合。中结肠动脉发自胰背动脉

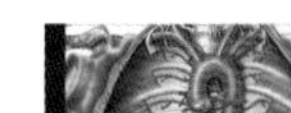

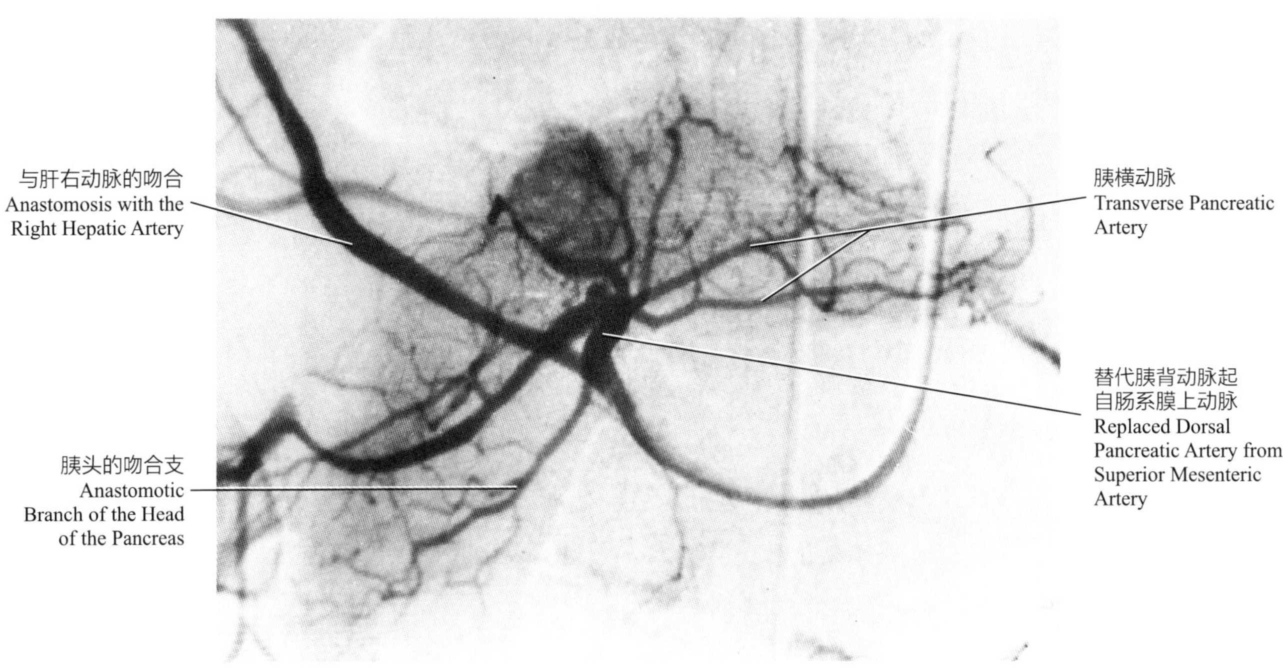

图18.90　胰背动脉起源的变异。选择性胰背动脉血管造影，在本例中，胰背动脉发自肠系膜上动脉，可见高密度病变（胰岛细胞瘤）。胰背动脉与肝右动脉直接交通

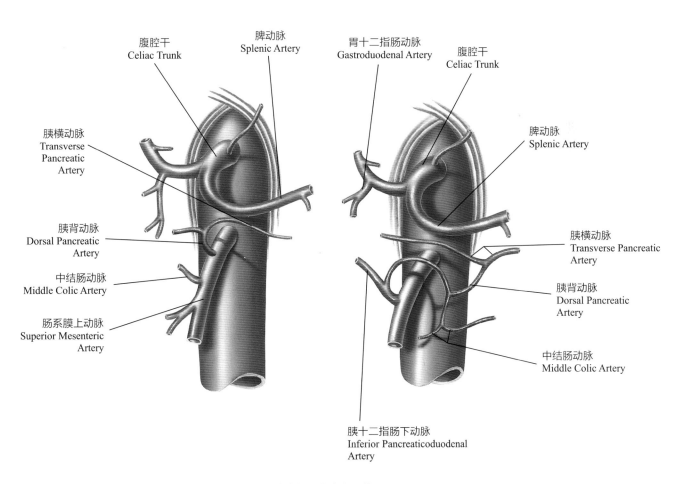

腹腔干
Celiac Trunk
脾动脉
Splenic Artery
胃十二指肠动脉
Gastroduodenal Artery
腹腔干
Celiac Trunk
胰横动脉
Transverse
Pancreatic
Artery
脾动脉
Splenic Artery
胰背动脉
Dorsal Pancreatic
Artery
胰横动脉
Transverse Pancreatic
Artery
中结肠动脉
Middle Colic Artery
胰背动脉
Dorsal Pancreatic
Artery
肠系膜上动脉
Superior Mesenteric
Artery
中结肠动脉
Middle Colic Artery
胰十二指肠下动脉
Inferior Pancreaticoduodenal
Artery

图18.91　胰背动脉起源变异的模式图。注意中结肠动脉与胰背动脉可共干

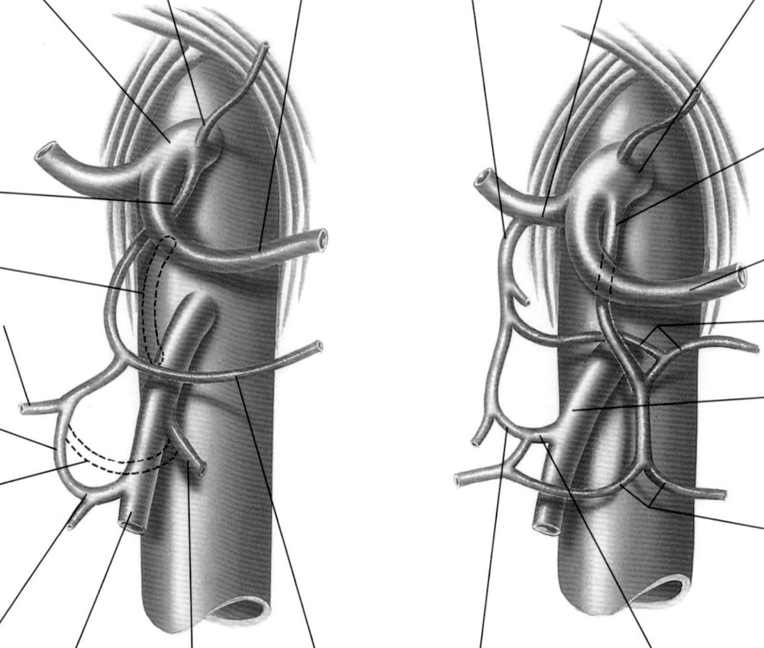

腹腔干
Celiac Trunk
胃左动脉
Left Gastric Artery
脾动脉
Splenic Artery
胰背动脉
Dorsal Pancreatic Artery
Bühler 动脉
Artery of Bühler
至胰十二指肠动脉弓的吻合支
Anastomotic Branch to Pancreaticoduodenal Arcade
胰背动脉钩突支
Uncinate Branch of Dorsal Pancreatic Artery
钩突支与空肠动脉的吻合支
Alternate Communication Between Uncinate Branch and Jejunal Artery
胰十二指肠下动脉
Inferior Pancreaticoduodenal Artery
肠系膜上动脉
Superior Mesenteric Artery
空肠动脉
Jejunal Artery
胰横动脉
Transverse Pancreatic Artery
胃十二指肠动脉
Gastroduodenal Artery
肝总动脉
Common Hepatic Artery
腹腔干
Celiac Trunk
胰背动脉
Dorsal Pancreatic Artery
脾动脉
Splenic Artery
胰横动脉
Transverse Pancreatic Artery
肠系膜上动脉
Superior Mesenteric Artery
中结肠动脉
Middle Colic Artery
胰十二指肠下动脉
Inferior Pancreaticoduodenal Artery
胰十二指肠下弓
Inferior Pancreaticoduodenal Arcade

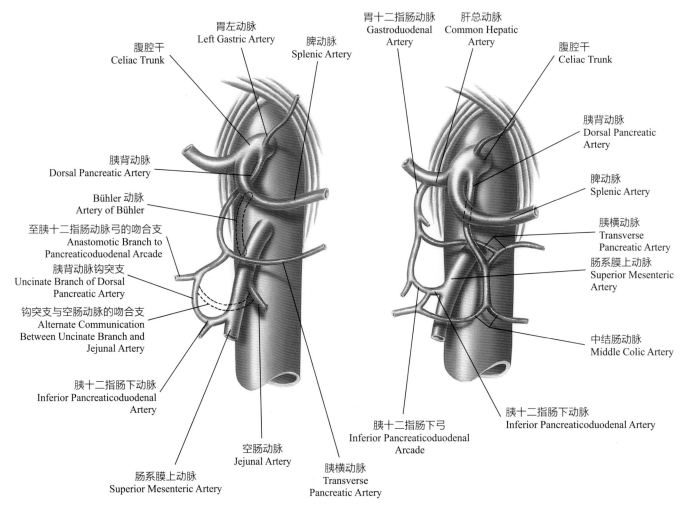

图18.92　腹腔干和肠系膜上动脉经胰背动脉与Bühler动脉相交通的模式图

脾动脉
Splenic Artery
胰背动脉
Dorsal Pancreatic Artery
胰横动脉
Transverse Pancreatic Artery
胃十二指肠动脉
Gastroduodenal Artery
吻合支
Anastomotic Branch

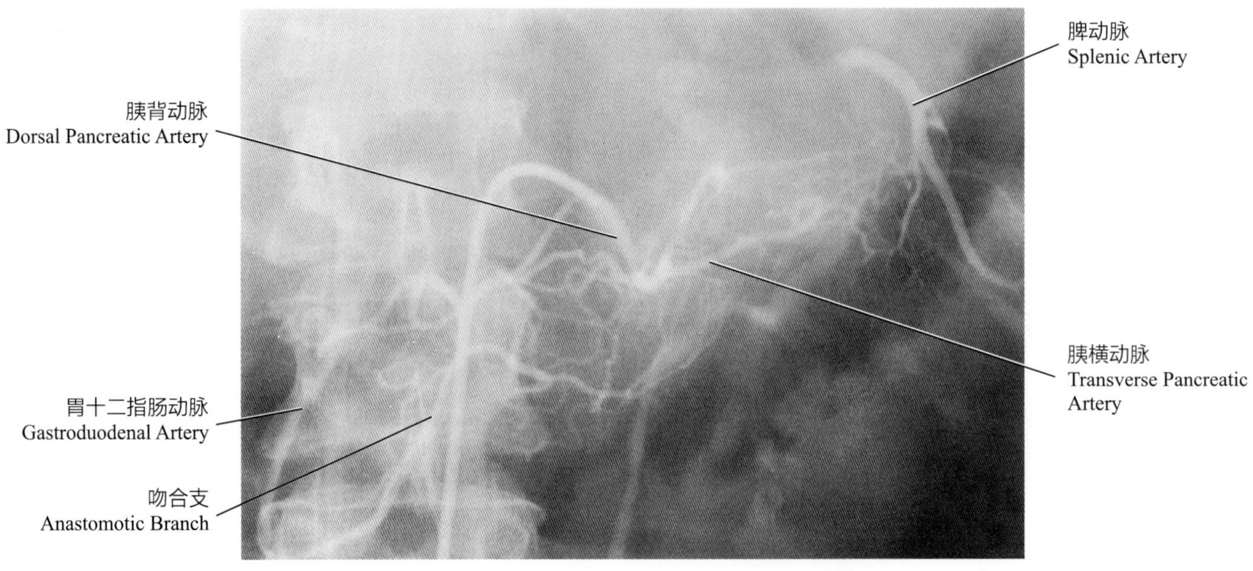

图18.93　选择性胰大动脉（脾动脉分支）血管造影，显示与胰颈动脉、胰头动脉和胰尾动脉的交通，胰横动脉和细小分支显影

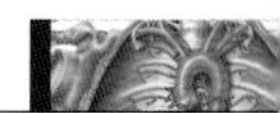

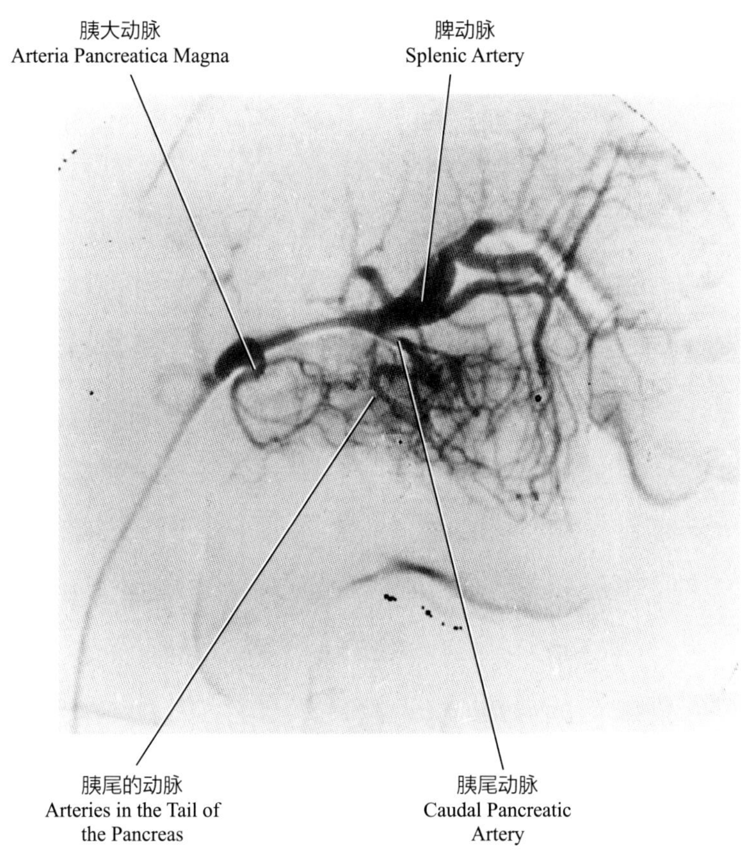

图18.94　选择性胰尾动脉（脾动脉分支）血管造影，可见脾动脉及胰尾远端的细小分支显影

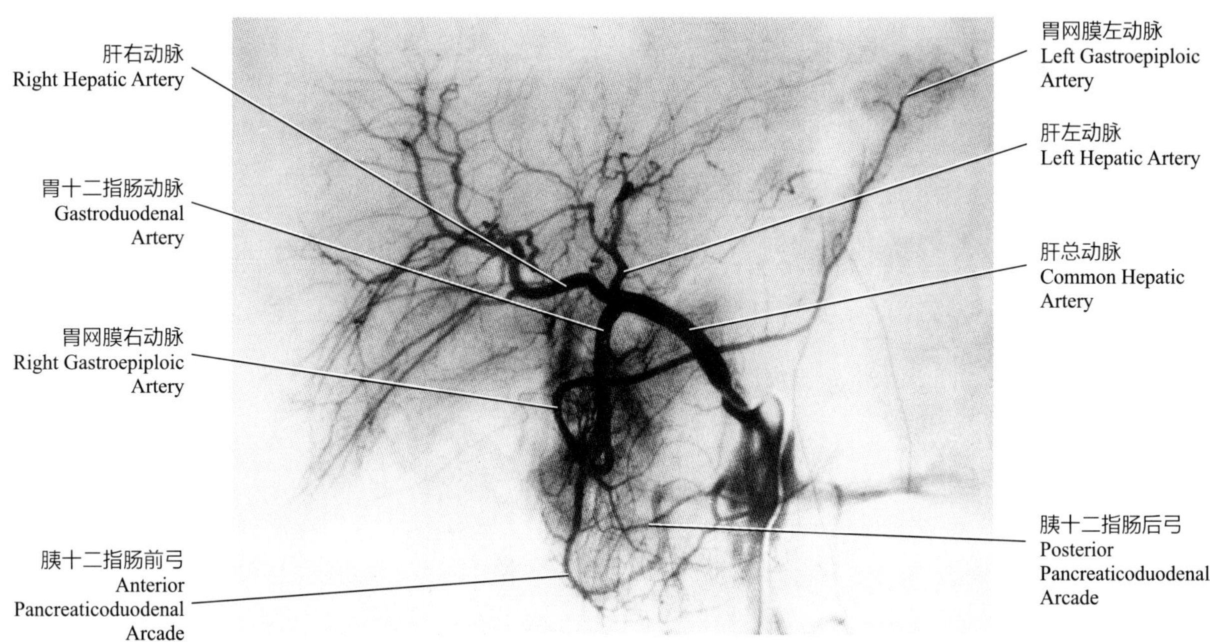

图18.95　选择性肝总动脉血管造影，显示胃十二指肠动脉、胰十二指肠动脉弓、肝内动脉和胃网膜右动脉充盈。胃网膜右动脉为胃十二指肠动脉的延续，供应胃壁并发出网膜支（网膜动脉）

Ⅳ段
Segment Ⅳ
肝左动脉
Left Hepatic Artery
胃左动脉
Left Gastric Artery
脾动脉
Splenic Artery
脾动脉分支
Splenic Branches
肝右动脉
Right Hepatic Artery
胰大动脉
Great Pancreatic Artery (Pancreatic Magna)
胃十二指肠动脉
Gastroduodenal Artery
肝总动脉
Common Hepatic Artery
胃网膜动脉
Gastroepiploic Artery

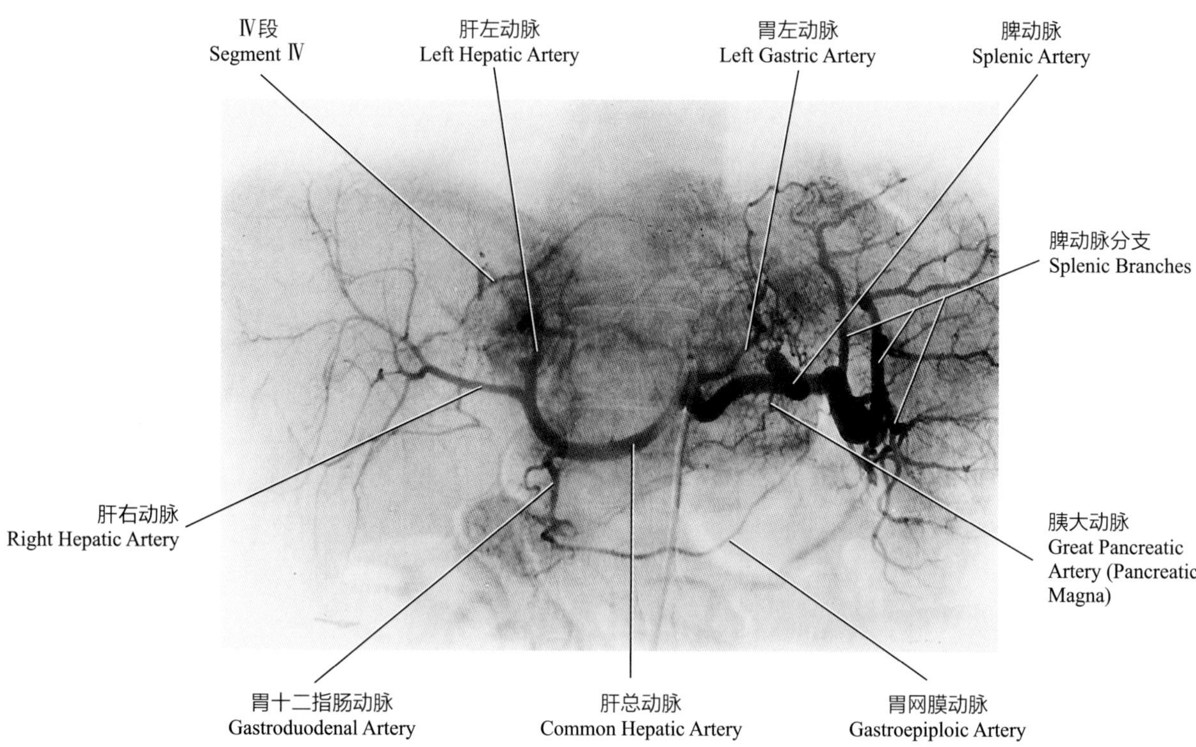

图18.96 腹腔干血管造影显示脾动脉增粗及脾内循环。可见动脉在脾门处的分支，在脾内形成至少3个独立的脾段。本例中的脾增大

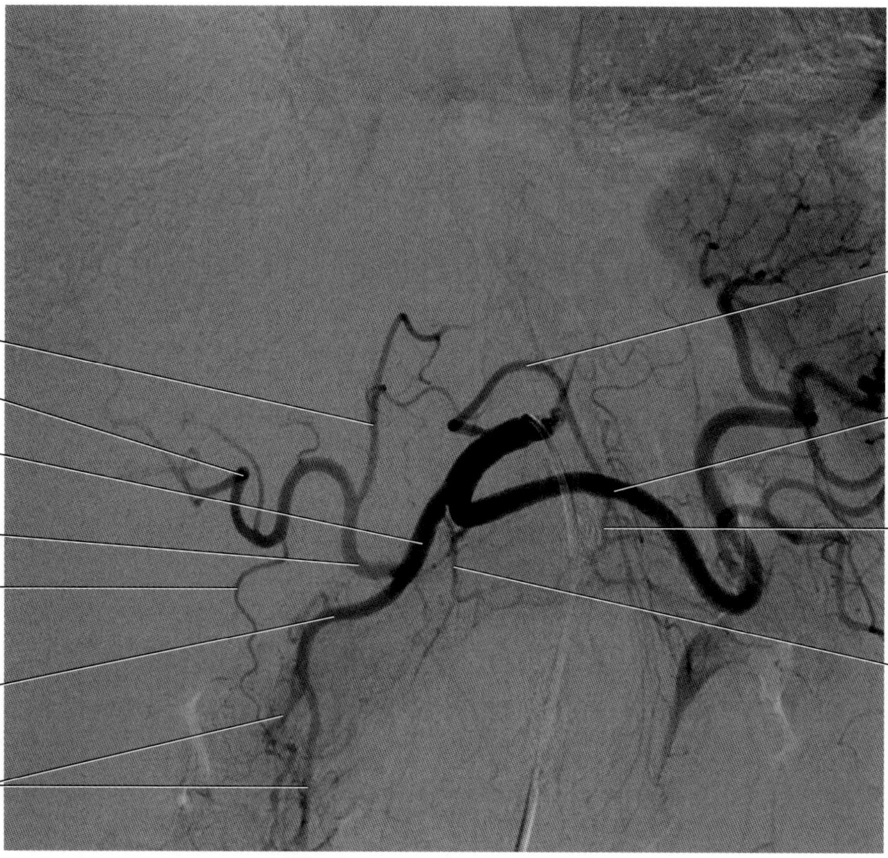

肝左动脉
Left Hepatic Artery
肝右动脉
Right Hepatic Artery
肝总动脉
Common Hepatic Artery
肝固有动脉
Proper Hepatic Artery
胆管周围动脉丛
Pericholedochal Plexus Artery
胃十二指肠动脉
Gastroduodenal Artery
胰十二指肠动脉弓
Pancreaticoduodenal Arcades
胃左动脉
Left Gastric Artery
脾动脉
Splenic Artery
胰大动脉
Arteria Pancreatica Magna
胰背动脉
Dorsal Pancreatic Artery

图18.97 脾动脉血管造影，显示迂曲的脾动脉及其分支，脾内至少分为3段

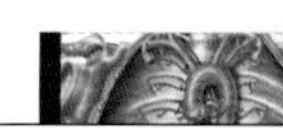

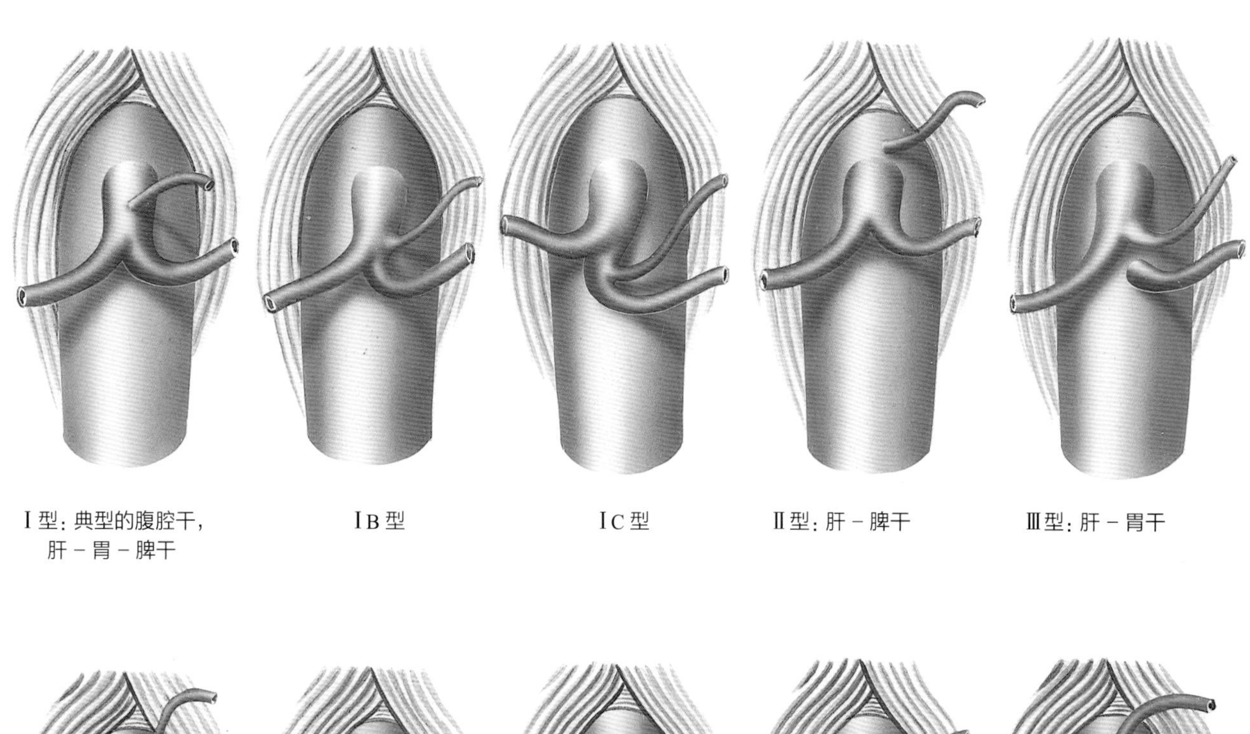

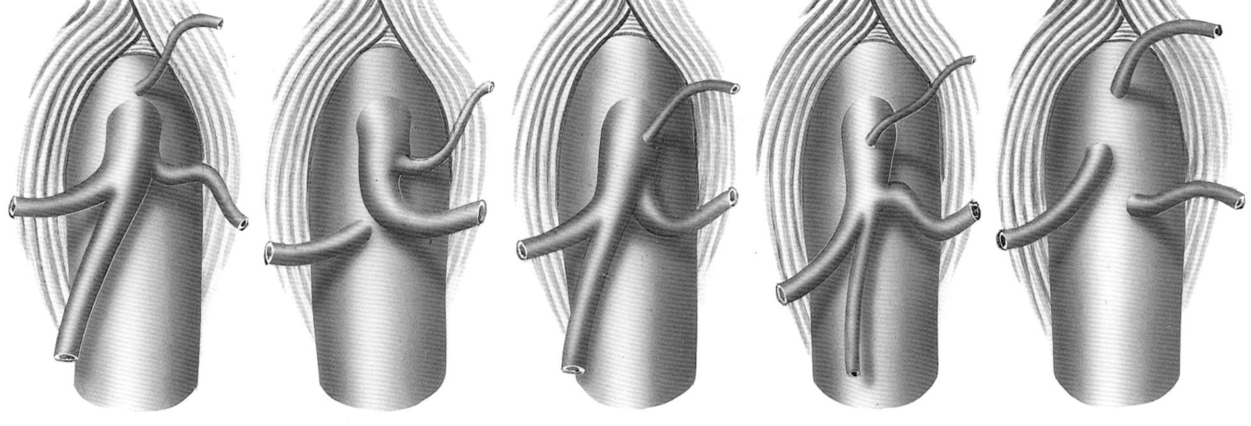

图18.98　腹腔干变异的模式图

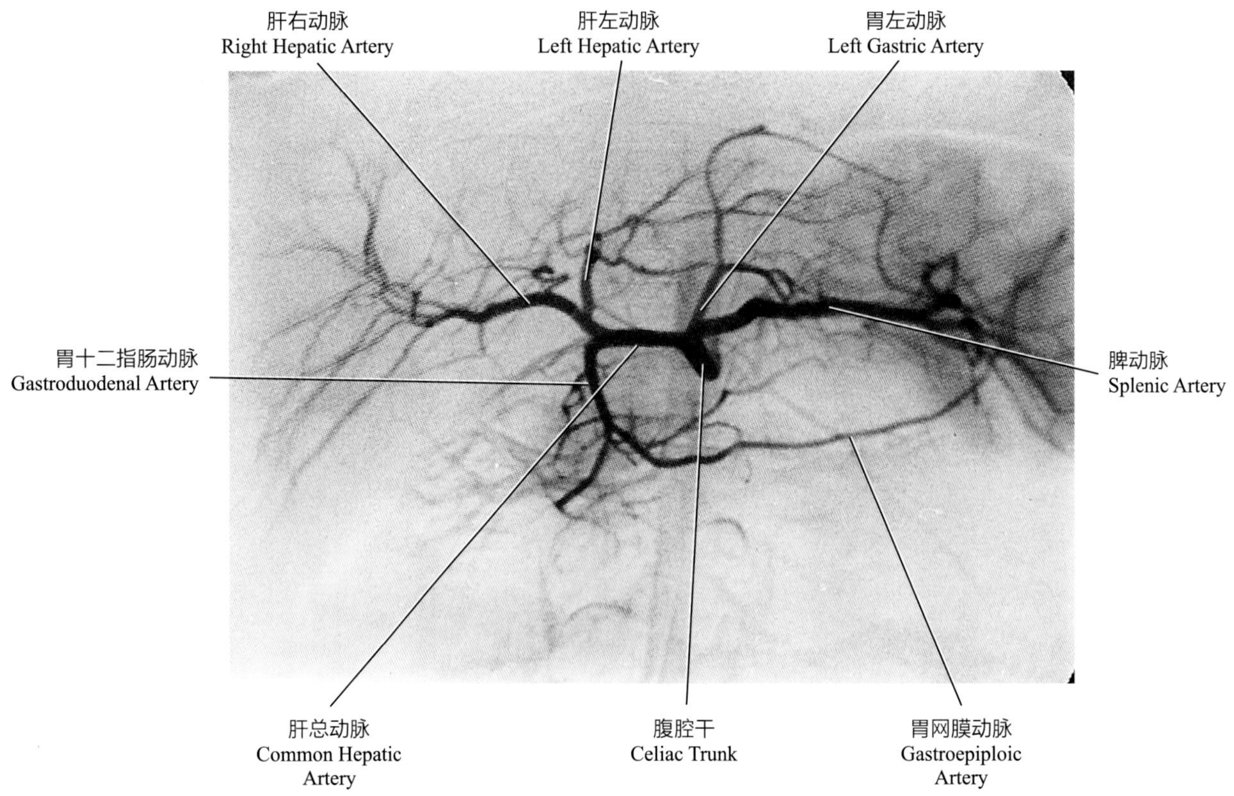

图18.99　腹腔干血管造影，显示典型的腹腔干：Ⅰ型，肝-胃-脾干

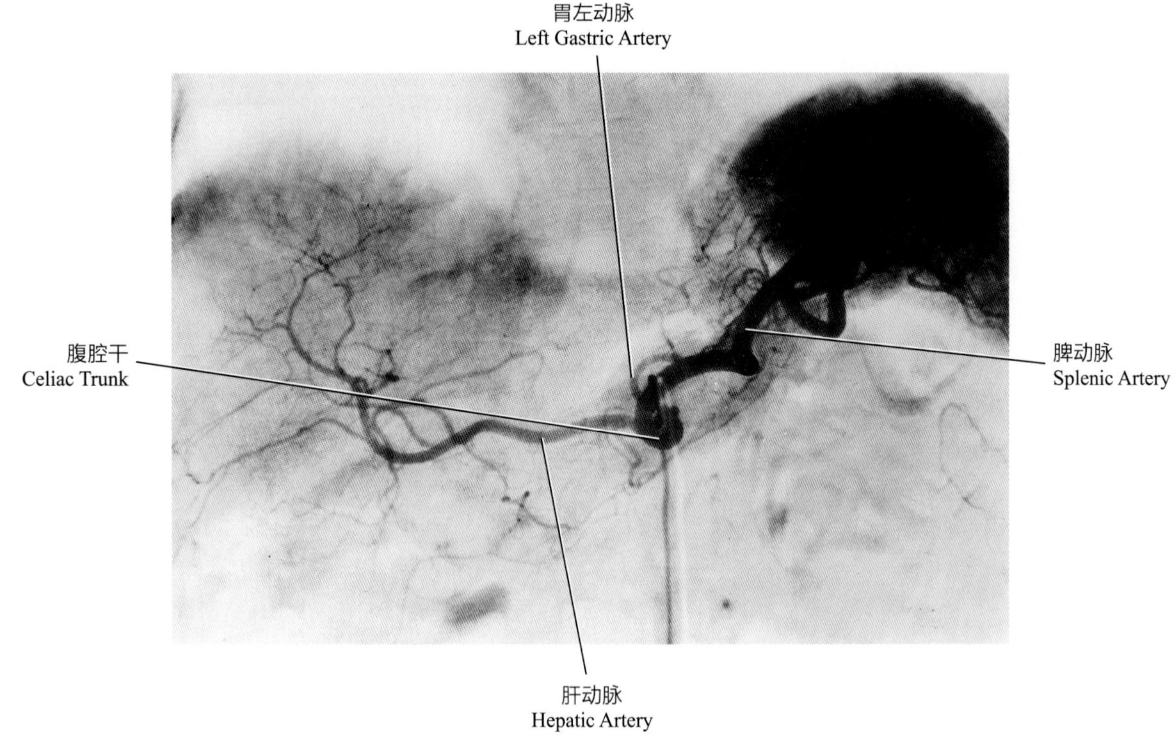

图18.100　腹腔干血管造影，显示ⅠC型腹腔干：胃脾共干。脾动脉为优势动脉，肝总动脉发自脾动脉

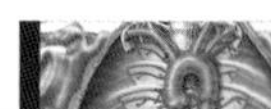

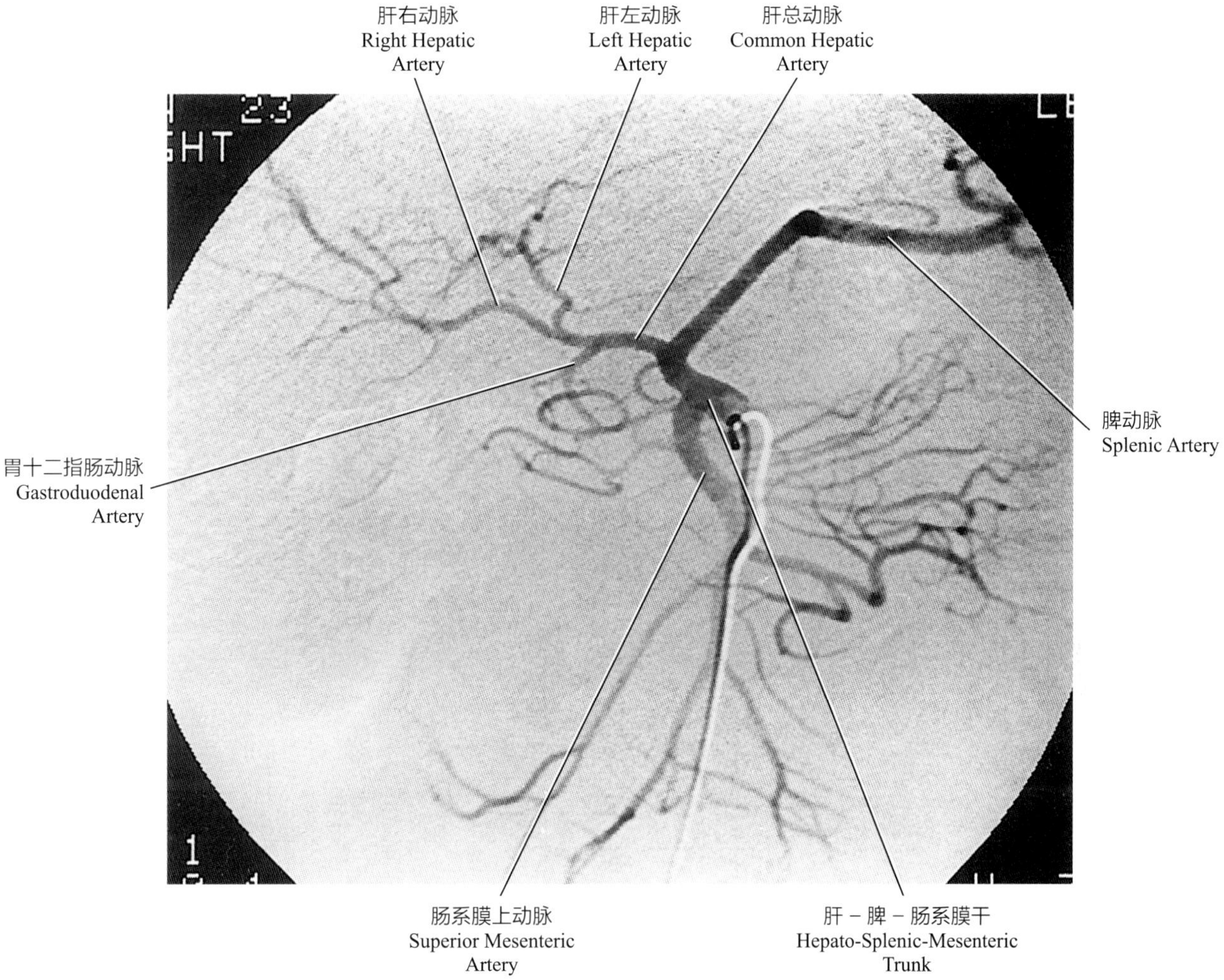

肝右动脉
Right Hepatic Artery

肝左动脉
Left Hepatic Artery

肝总动脉
Common Hepatic Artery

脾动脉
Splenic Artery

胃十二指肠动脉
Gastroduodenal Artery

肠系膜上动脉
Superior Mesenteric Artery

肝－脾－肠系膜干
Hepato-Splenic-Mesenteric Trunk

图18.101　腹腔干血管造影，显示肝-脾-肠系膜干。胃左动脉直接发自主动脉，肝总动脉、脾动脉和肠系膜上动脉起自同一动脉干

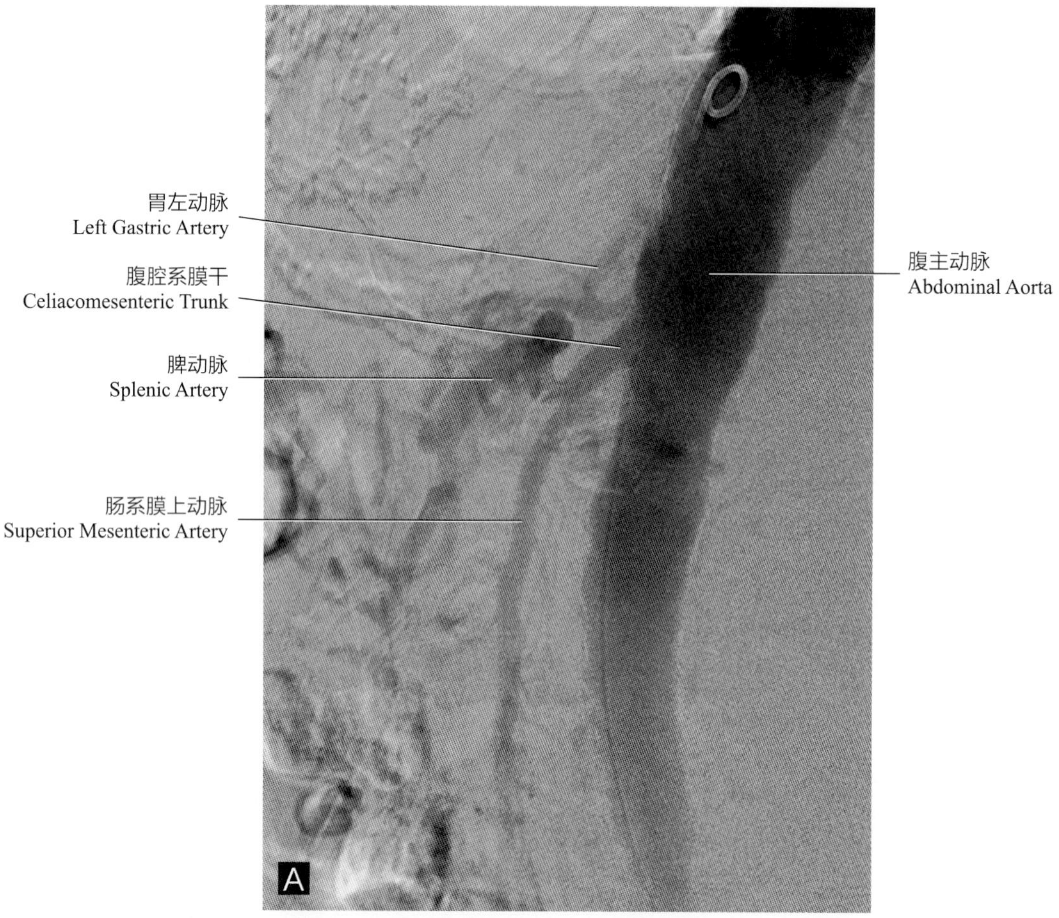

胃左动脉
Left Gastric Artery

腹腔系膜干
Celiacomesenteric Trunk

脾动脉
Splenic Artery

肠系膜上动脉
Superior Mesenteric Artery

腹主动脉
Abdominal Aorta

A

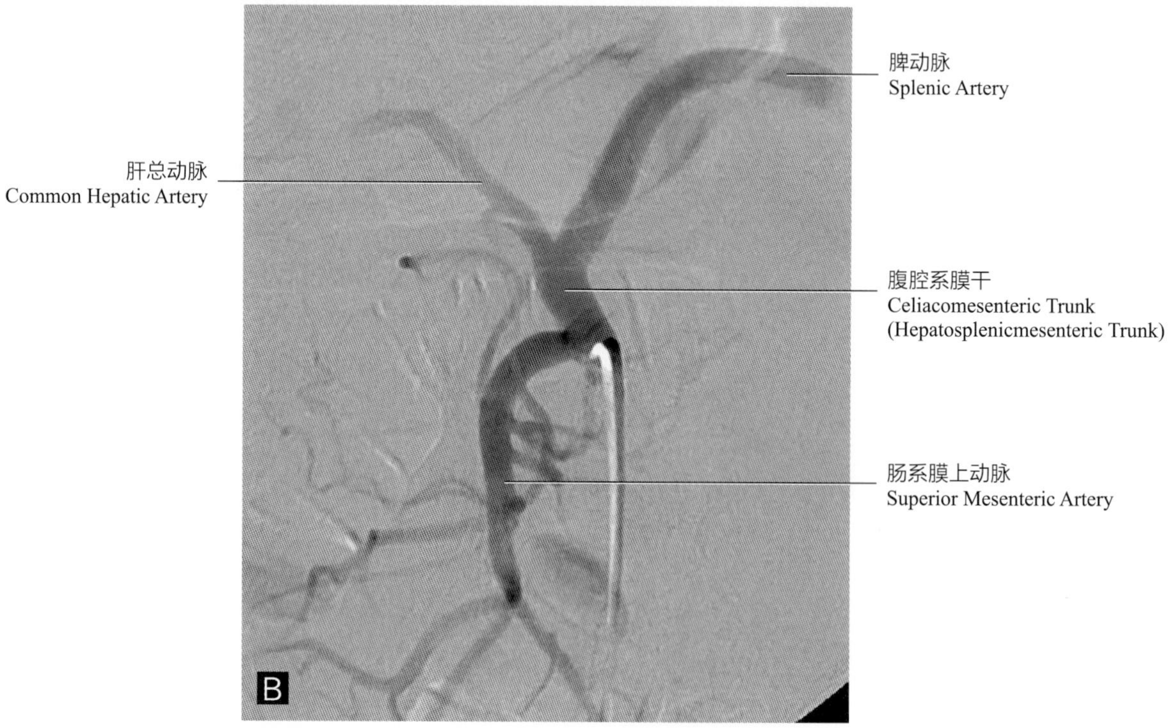

脾动脉
Splenic Artery

肝总动脉
Common Hepatic Artery

腹腔系膜干
Celiacomesenteric Trunk
(Hepatosplenicmesenteric Trunk)

肠系膜上动脉
Superior Mesenteric Artery

B

图18.102 腹腔干血管造影，显示肝-脾-肠系膜干。肝总动脉、脾动脉和肠系膜上动脉起自同一动脉干

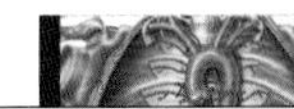

胰十二指肠下动脉
Inferior Pancreatico
Duodenal Artery
边缘动脉
Marginal Artery
大肠
Large Bowel
中结肠动脉
Middle Colic Artery
独立带
Free Taenia
(Taenia Libera)
膈下动脉
Phrenic Arteries
Riolan 弓
Arc of Riolan
直动脉（直肠动脉）
Straight Arteries
(Arteriae Rectae)
腹腔干
Celiac Trunk
直动脉
Straight Arteries
肠系膜上动脉
Superior Mesenteric
Artery
边缘动脉
Marginal Artery
右结肠动脉
Right Colic Artery
空肠动脉
Jejunal Arteries
回结肠动脉
Ileocolic Artery
结肠动脉
Colic Artery
回肠动脉
Ileal Arteries
回肠动脉
Ileal Artery
小肠
Small Bowel
盲肠
Cecum
FALCETTI
阑尾
Appendix Vermiformis
阑尾动脉
Appendicular Artery
阑尾系膜
Meso Appendix

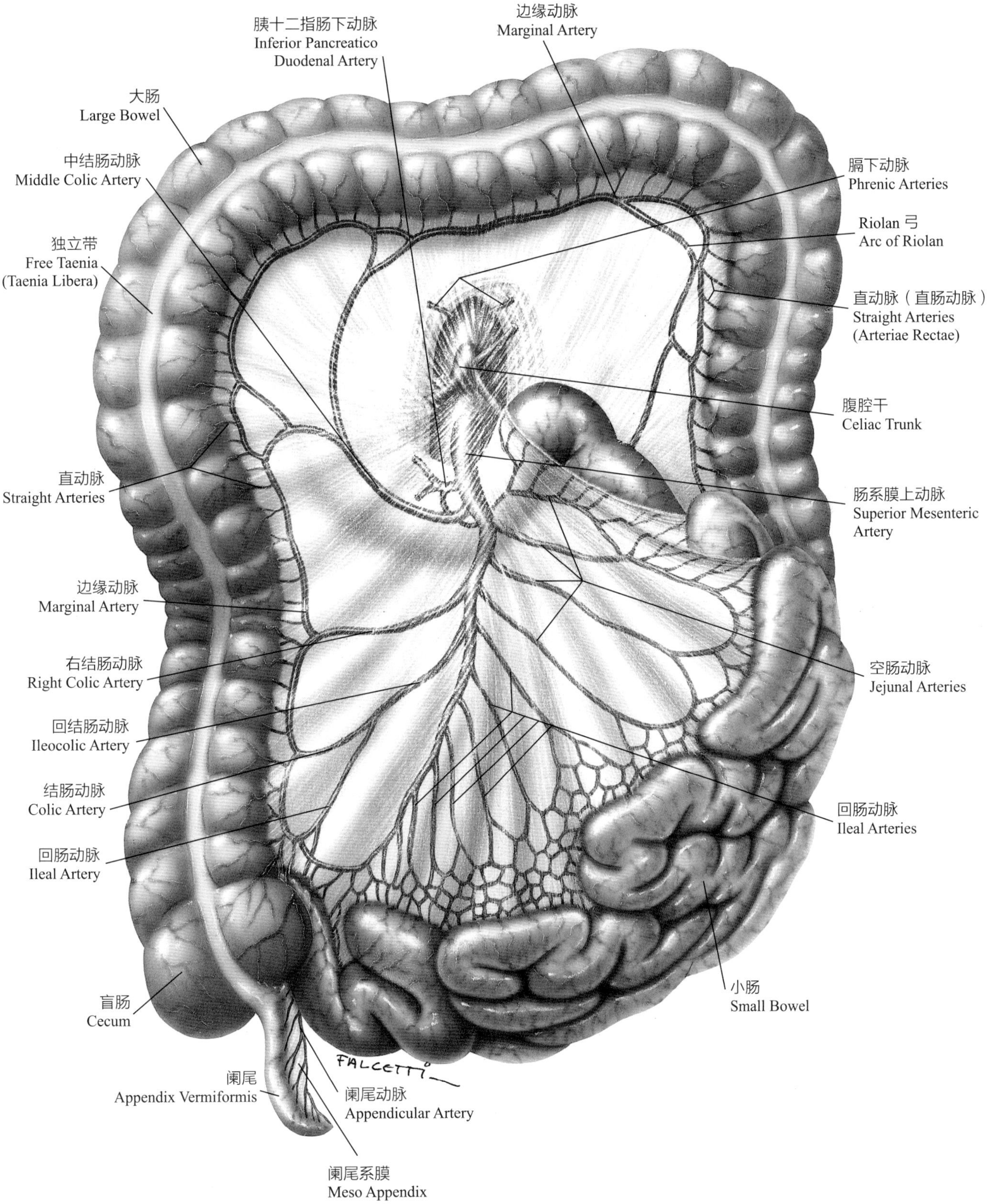

图18.103　肠系膜上动脉及至大小肠的主要分支的模式图

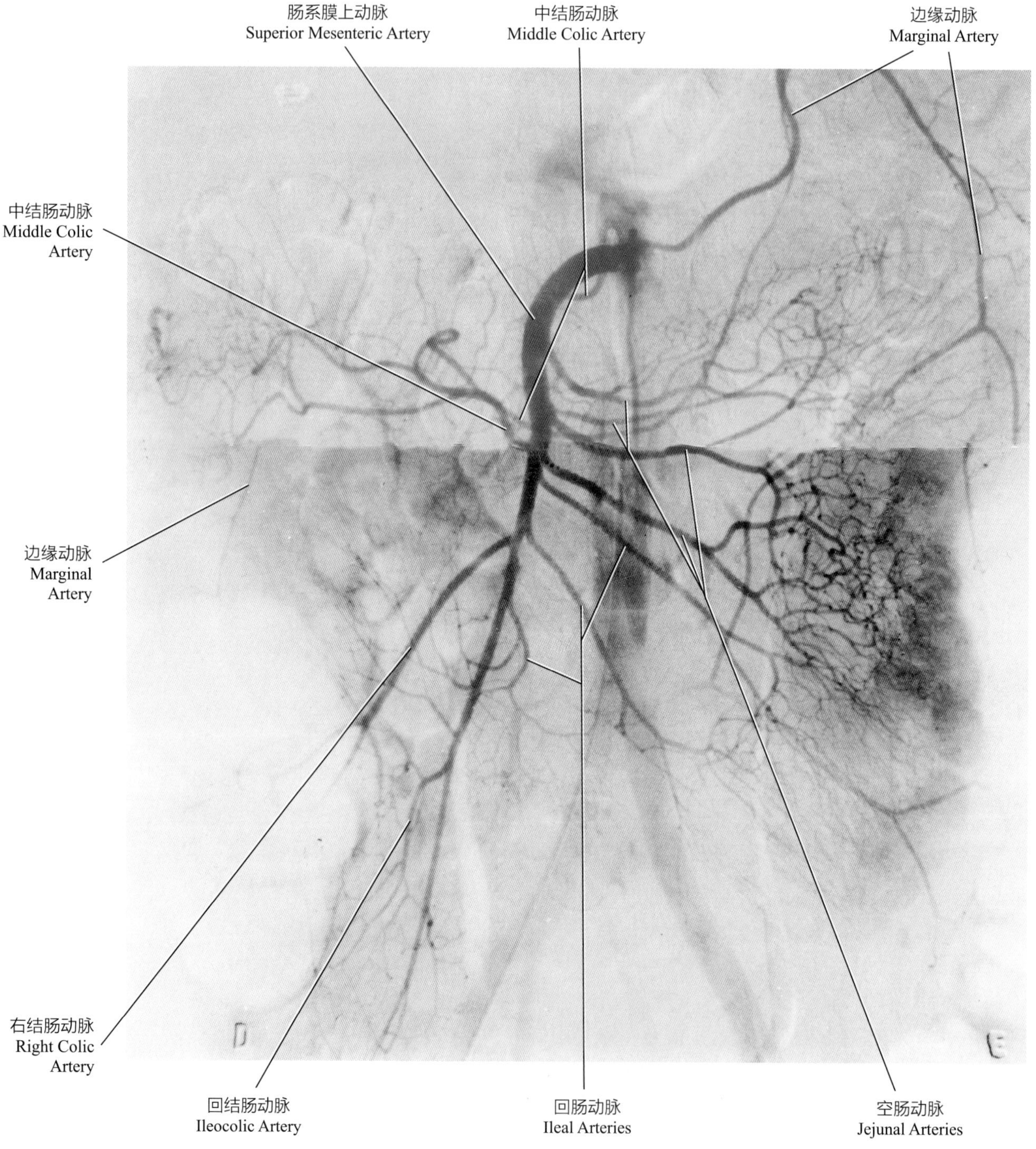

肠系膜上动脉
Superior Mesenteric Artery

中结肠动脉
Middle Colic Artery

边缘动脉
Marginal Artery

中结肠动脉
Middle Colic
Artery

边缘动脉
Marginal
Artery

右结肠动脉
Right Colic
Artery

回结肠动脉
Ileocolic Artery

回肠动脉
Ileal Arteries

空肠动脉
Jejunal Arteries

图18.104 肠系膜上动脉血管造影，至大小肠的主要分支，有2支独立的中结肠动脉

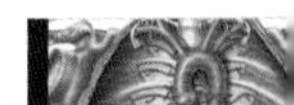

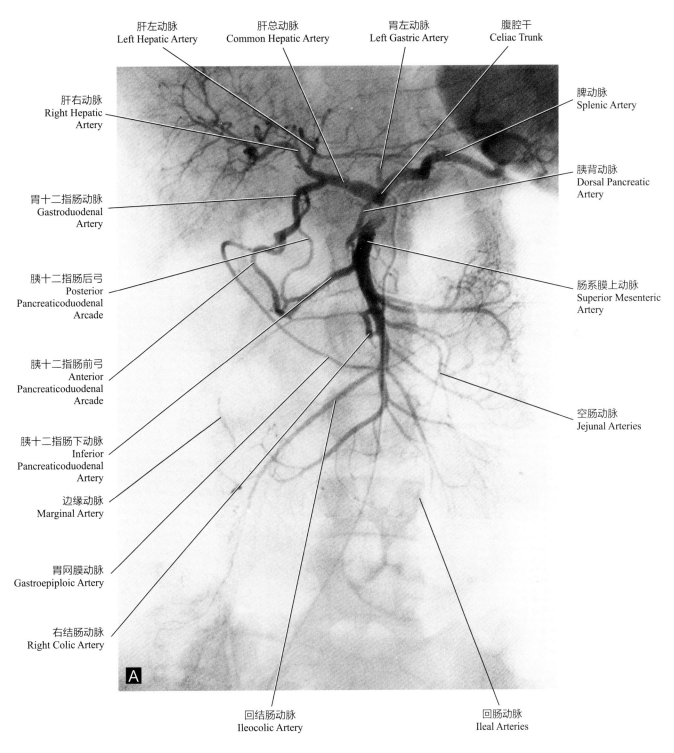

肝左动脉
Left Hepatic Artery

肝总动脉
Common Hepatic Artery

胃左动脉
Left Gastric Artery

腹腔干
Celiac Trunk

肝右动脉
Right Hepatic Artery

脾动脉
Splenic Artery

胰背动脉
Dorsal Pancreatic Artery

胃十二指肠动脉
Gastroduodenal Artery

胰十二指肠后弓
Posterior Pancreaticoduodenal Arcade

肠系膜上动脉
Superior Mesenteric Artery

胰十二指肠前弓
Anterior Pancreaticoduodenal Arcade

空肠动脉
Jejunal Arteries

胰十二指肠下动脉
Inferior Pancreaticoduodenal Artery

边缘动脉
Marginal Artery

胃网膜动脉
Gastroepiploic Artery

右结肠动脉
Right Colic Artery

A

回结肠动脉
Ileocolic Artery

回肠动脉
Ileal Arteries

图18.105　A. 肠系膜上动脉血管造影，显示增粗的胰十二指肠动脉弓通过胰十二指肠下动脉和胃十二指肠动脉使肠系膜上动脉与肝总动脉相交通。腹腔干有明显的狭窄

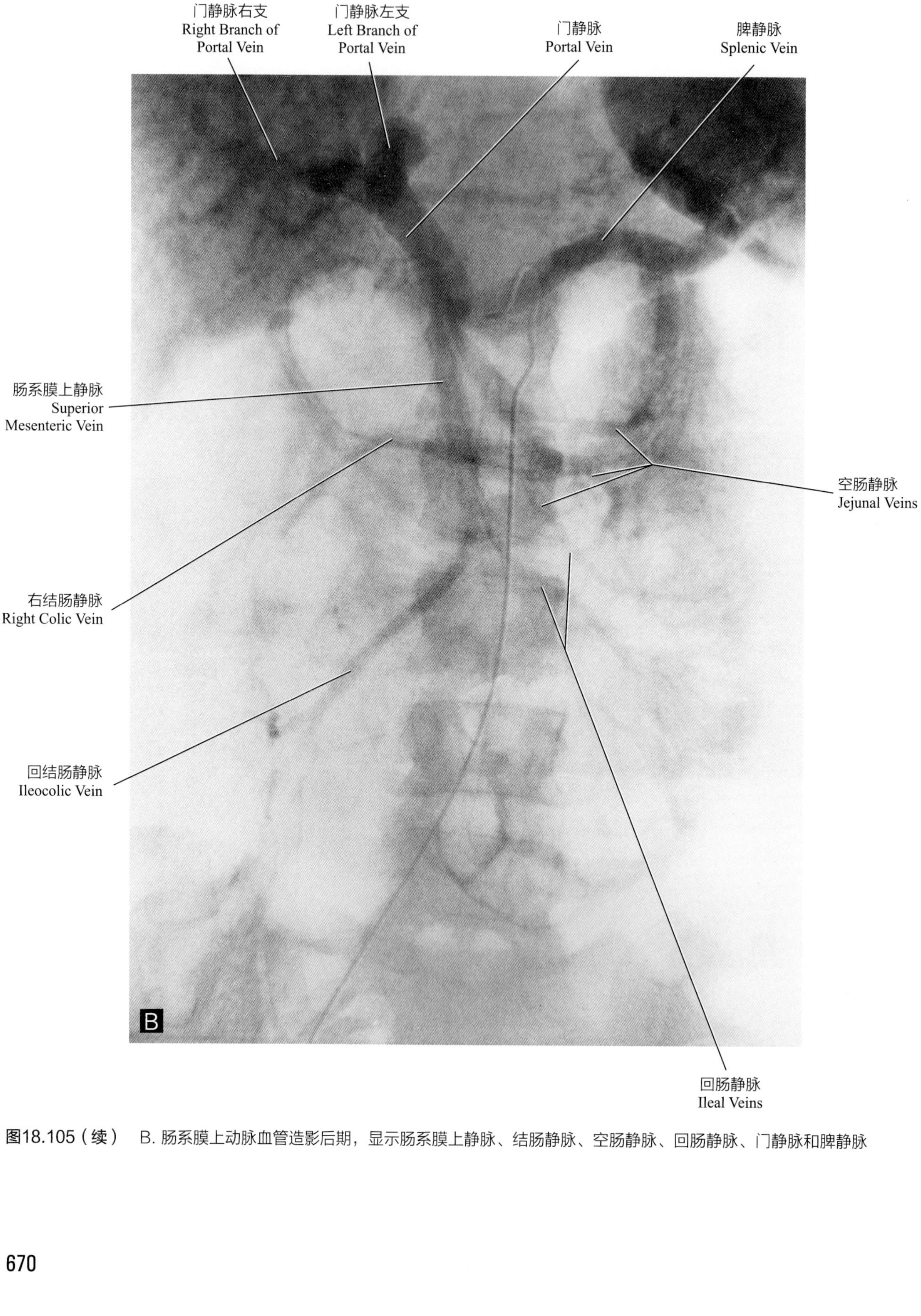

门静脉右支
Right Branch of Portal Vein

门静脉左支
Left Branch of Portal Vein

门静脉
Portal Vein

脾静脉
Splenic Vein

肠系膜上静脉
Superior Mesenteric Vein

空肠静脉
Jejunal Veins

右结肠静脉
Right Colic Vein

回结肠静脉
Ileocolic Vein

B

回肠静脉
Ileal Veins

图18.105（续） B. 肠系膜上动脉血管造影后期，显示肠系膜上静脉、结肠静脉、空肠静脉、回肠静脉、门静脉和脾静脉

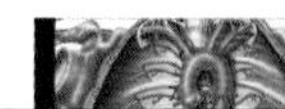

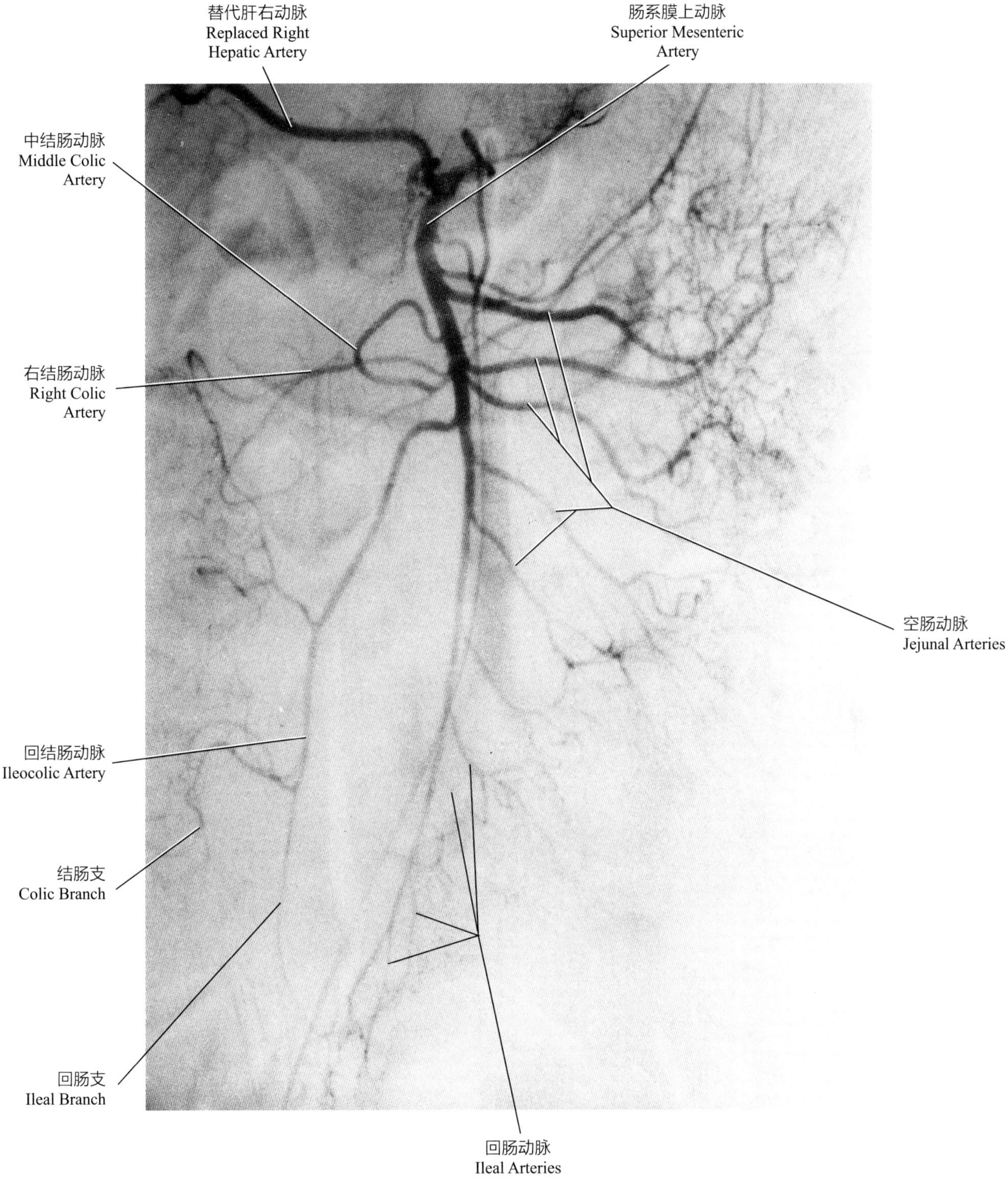

图18.106　肠系膜上动脉血管造影，显示至大小肠的主要分支，可见替代肝右动脉

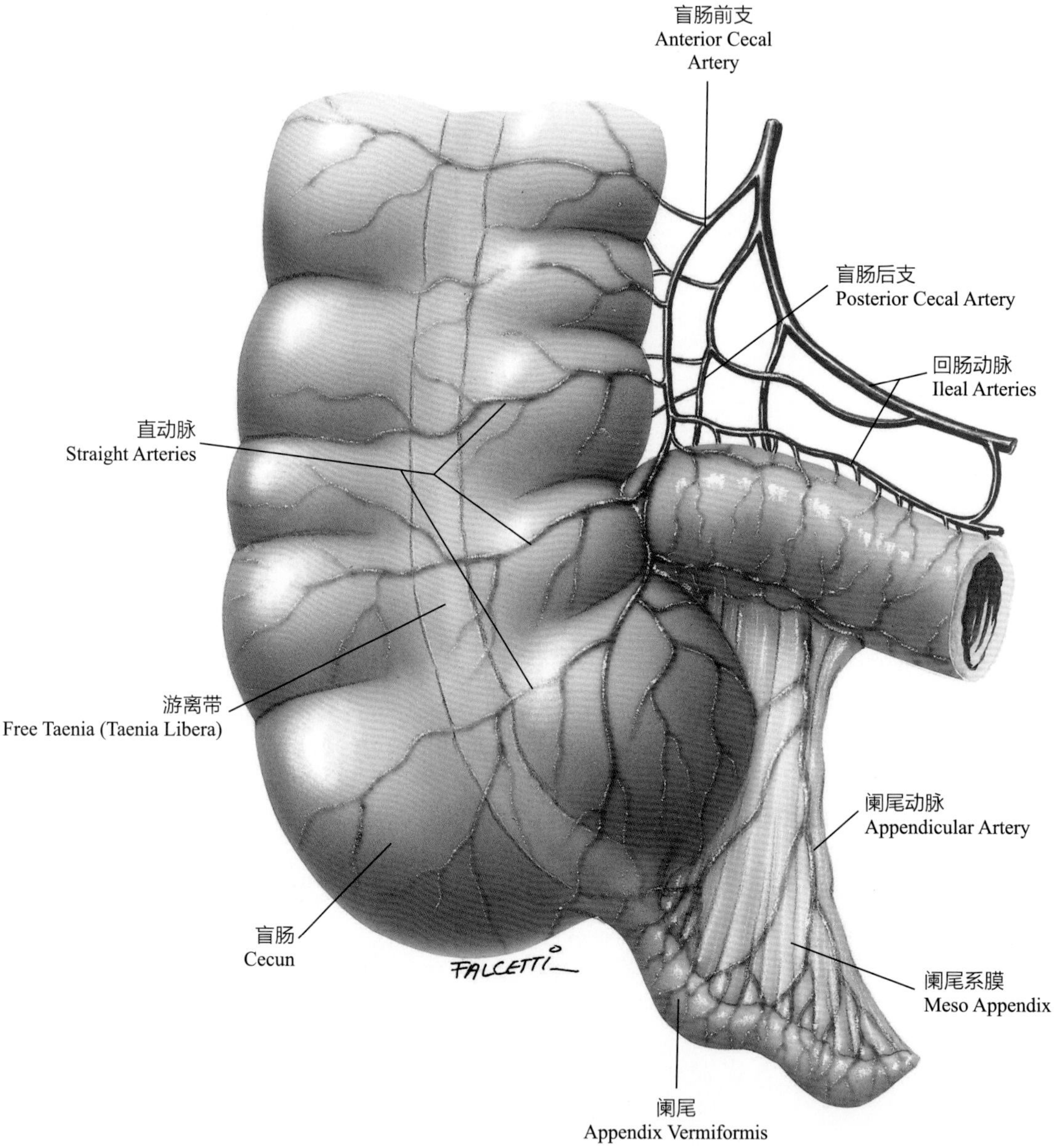

盲肠前支
Anterior Cecal Artery

盲肠后支
Posterior Cecal Artery

回肠动脉
Ileal Arteries

直动脉
Straight Arteries

游离带
Free Taenia (Taenia Libera)

阑尾动脉
Appendicular Artery

盲肠
Cecun

FALCETTI

阑尾系膜
Meso Appendix

阑尾
Appendix Vermiformis

图18.107　回肠远端动脉、盲肠动脉及阑尾动脉局部的模式图

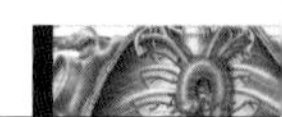

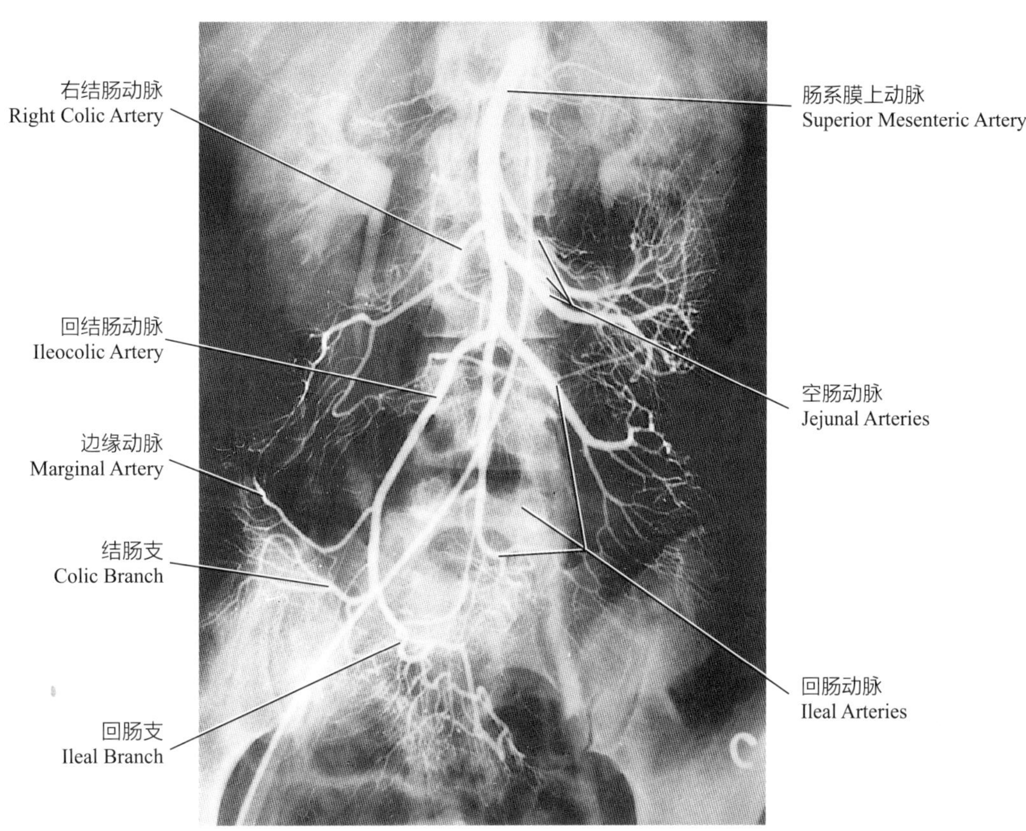

图18.108　肠系膜上动脉血管造影（1）。显示大小肠的分支

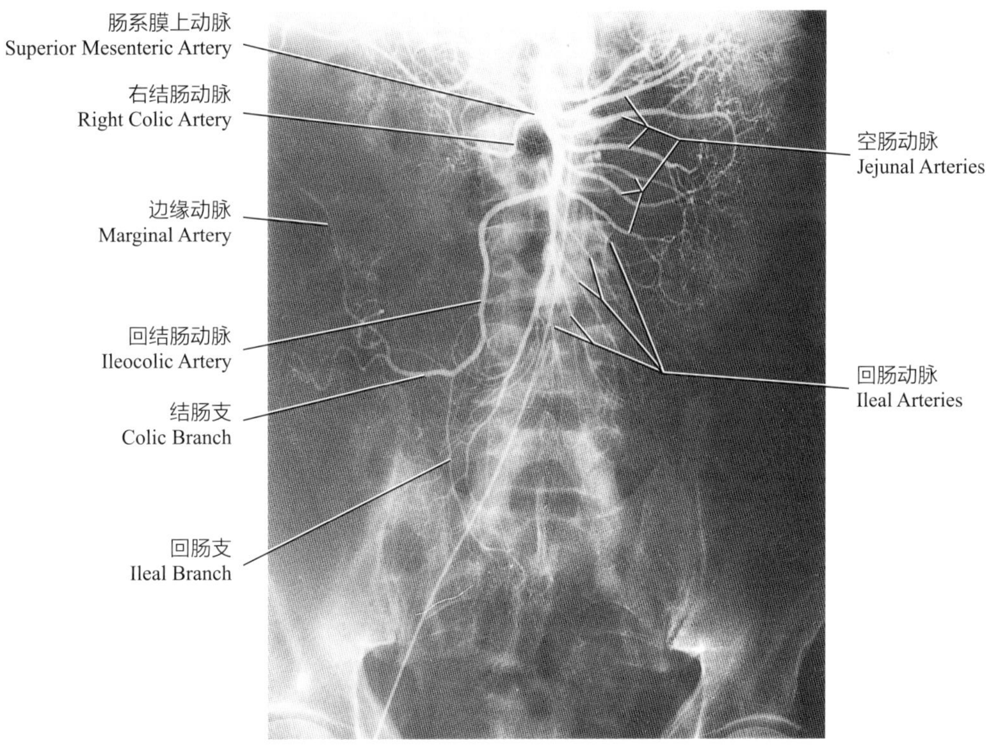

图18.109　肠系膜上动脉血管造影（2）。显示大小肠的分支

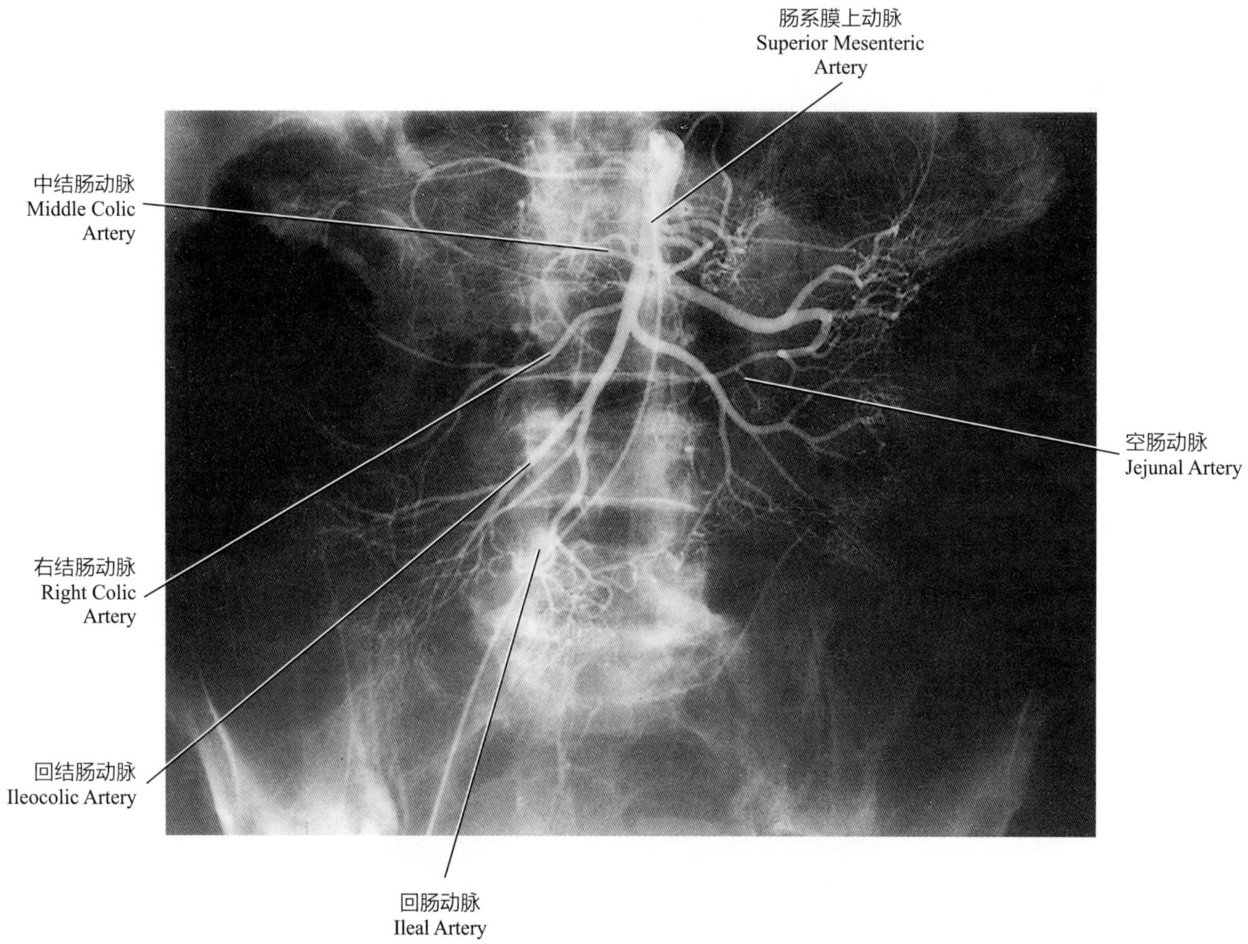

肠系膜上动脉
Superior Mesenteric
Artery

中结肠动脉
Middle Colic
Artery

空肠动脉
Jejunal Artery

右结肠动脉
Right Colic
Artery

回结肠动脉
Ileocolic Artery

回肠动脉
Ileal Artery

图18.110　肠系膜上动脉血管造影（3）。显示大小肠的分支

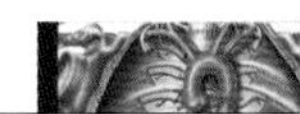

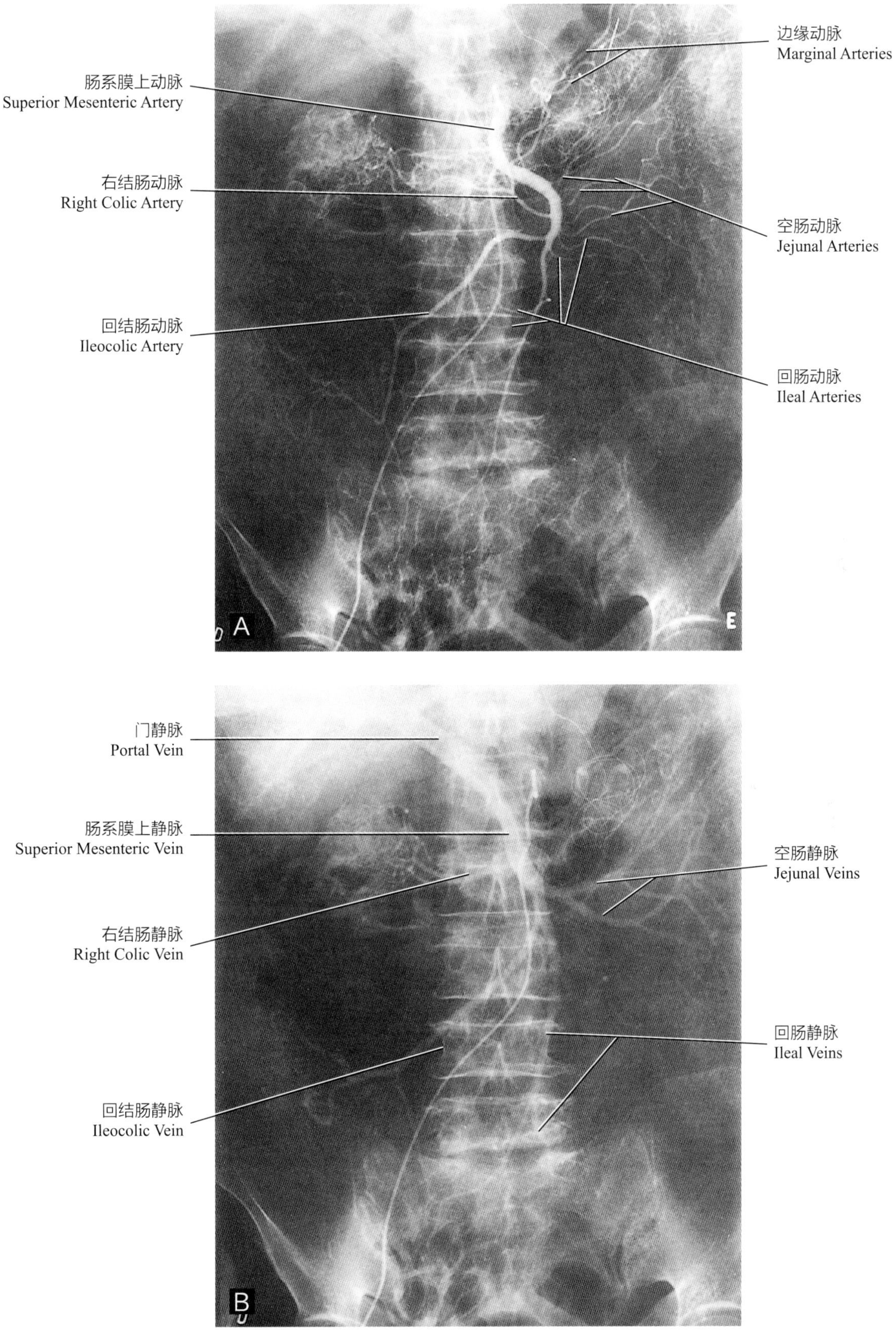

图18.111　A. 肠系膜上动脉血管造影早期，显示大小肠的分支。B. 肠系膜上动脉血管造影后期，显示肠系膜上静脉、结肠静脉、空肠静脉和回肠静脉

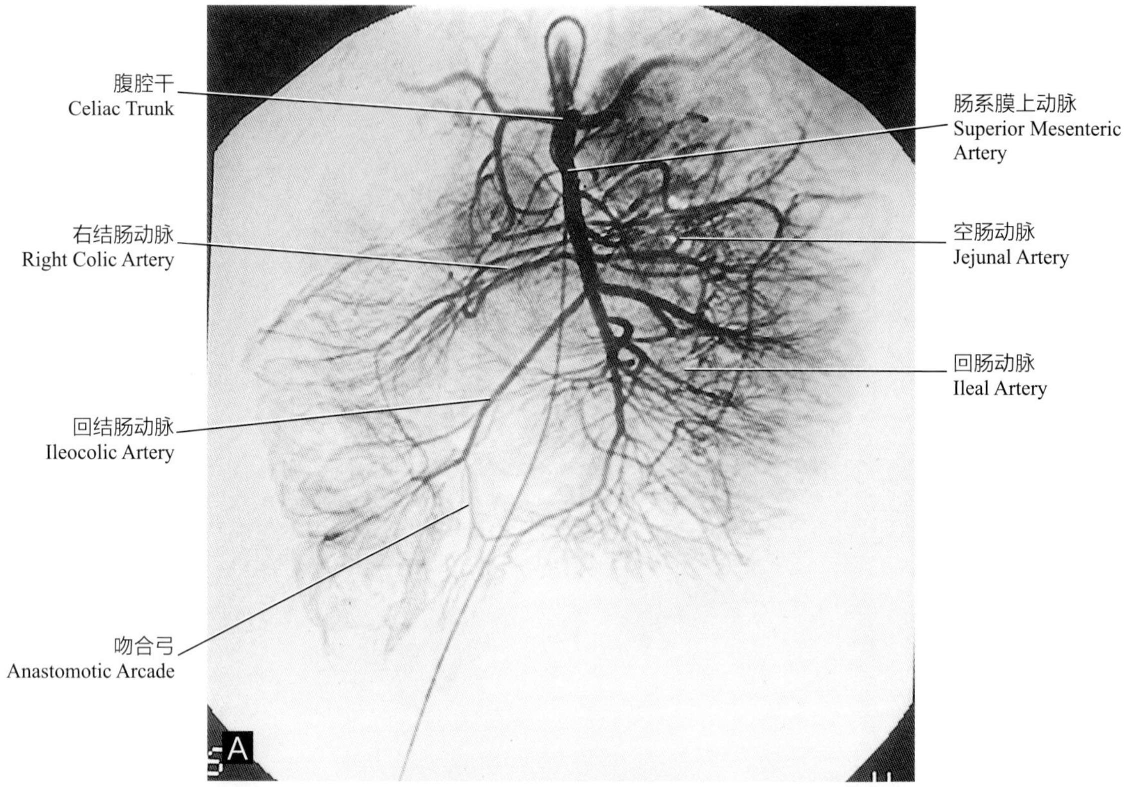

腹腔干
Celiac Trunk
肠系膜上动脉
Superior Mesenteric Artery
右结肠动脉
Right Colic Artery
空肠动脉
Jejunal Artery
回肠动脉
Ileal Artery
回结肠动脉
Ileocolic Artery
吻合弓
Anastomotic Arcade
A

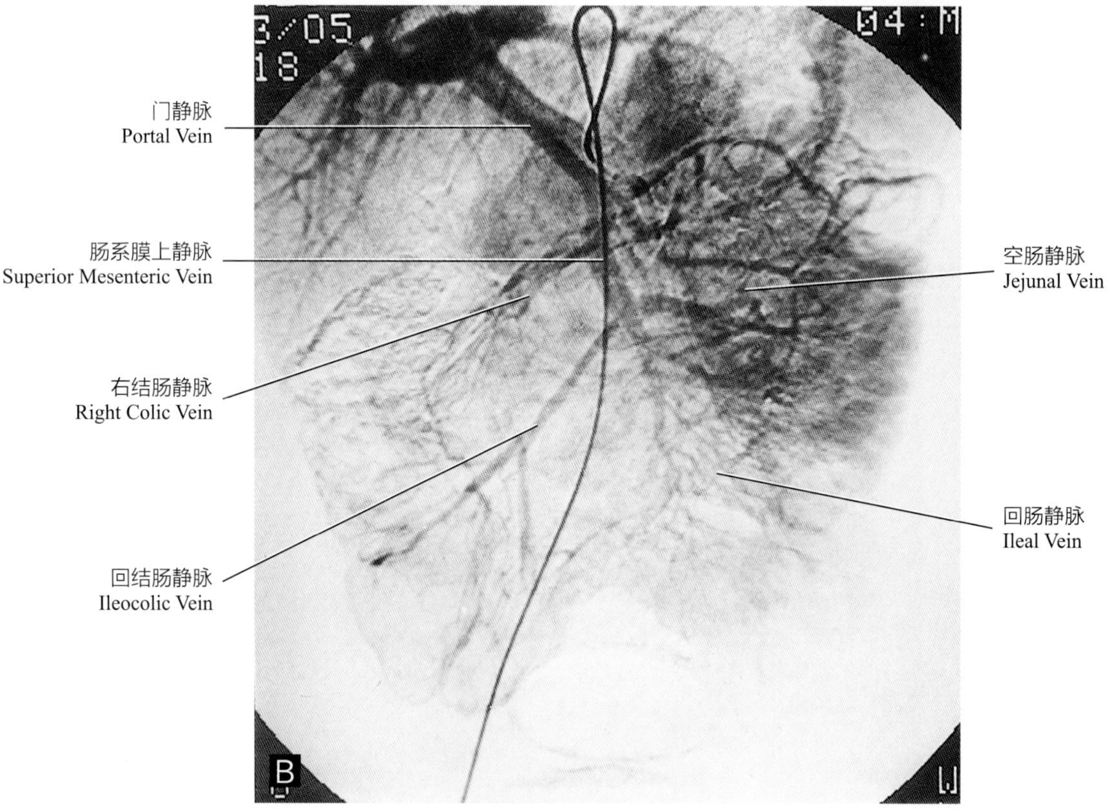

门静脉
Portal Vein
肠系膜上静脉
Superior Mesenteric Vein
空肠静脉
Jejunal Vein
右结肠静脉
Right Colic Vein
回肠静脉
Ileal Vein
回结肠静脉
Ileocolic Vein
B

图18.112　A. 肠系膜上动脉血管造影，显示大小肠的分支。B. 肠系膜上动脉血管造影后期，显示肠系膜上静脉、空肠静脉、回肠静脉及门静脉

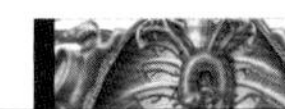

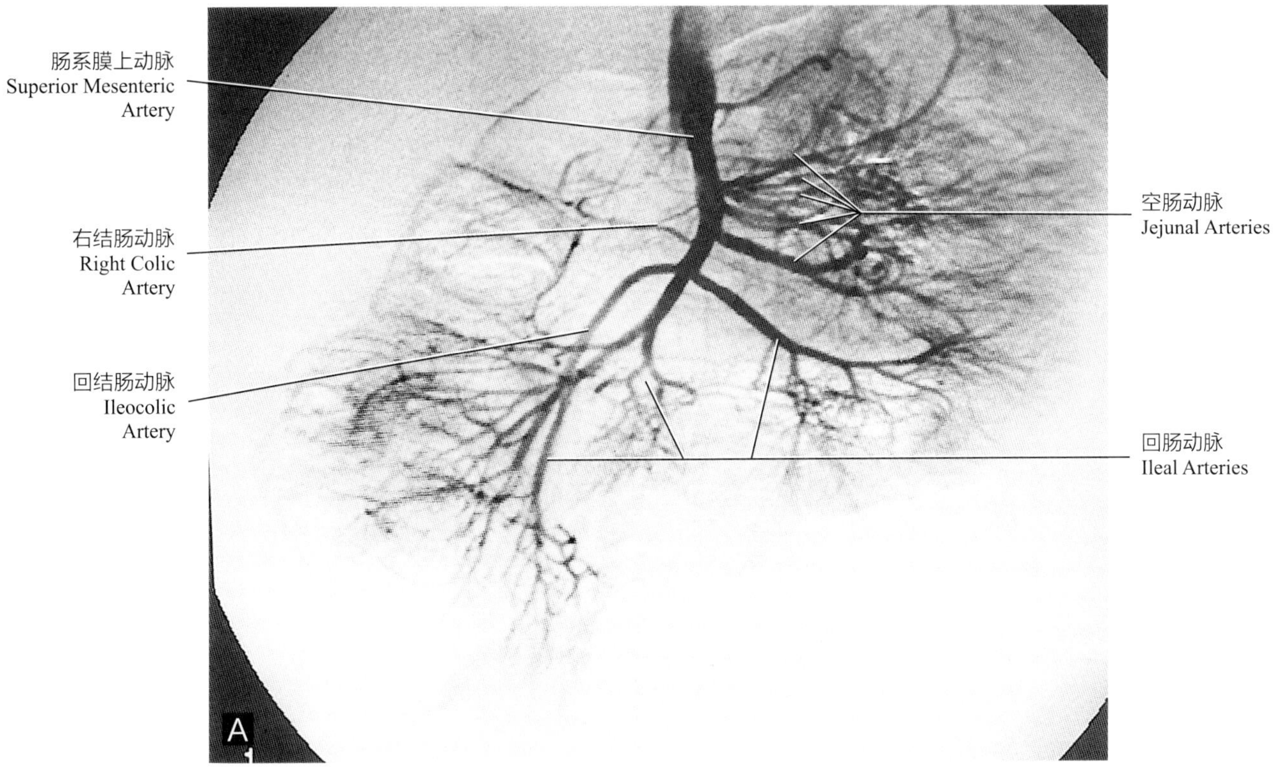

肠系膜上动脉
Superior Mesenteric Artery

右结肠动脉
Right Colic Artery

回结肠动脉
Ileocolic Artery

空肠动脉
Jejunal Arteries

回肠动脉
Ileal Arteries

A

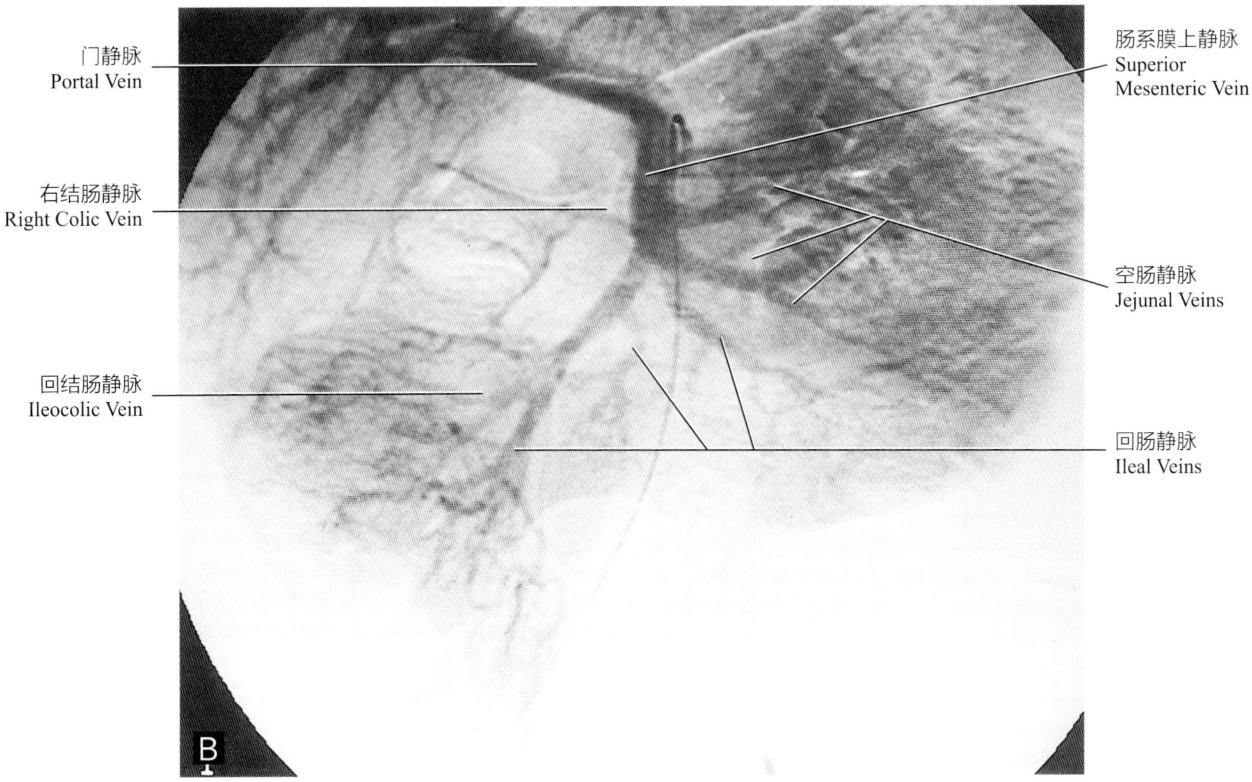

门静脉
Portal Vein

右结肠静脉
Right Colic Vein

回结肠静脉
Ileocolic Vein

肠系膜上静脉
Superior Mesenteric Vein

空肠静脉
Jejunal Veins

回肠静脉
Ileal Veins

B

图18.113　A. 肠系膜上动脉血管造影，显示大小肠的分支。B. 肠系膜上动脉血管造影后期，显示肠道静脉及门静脉

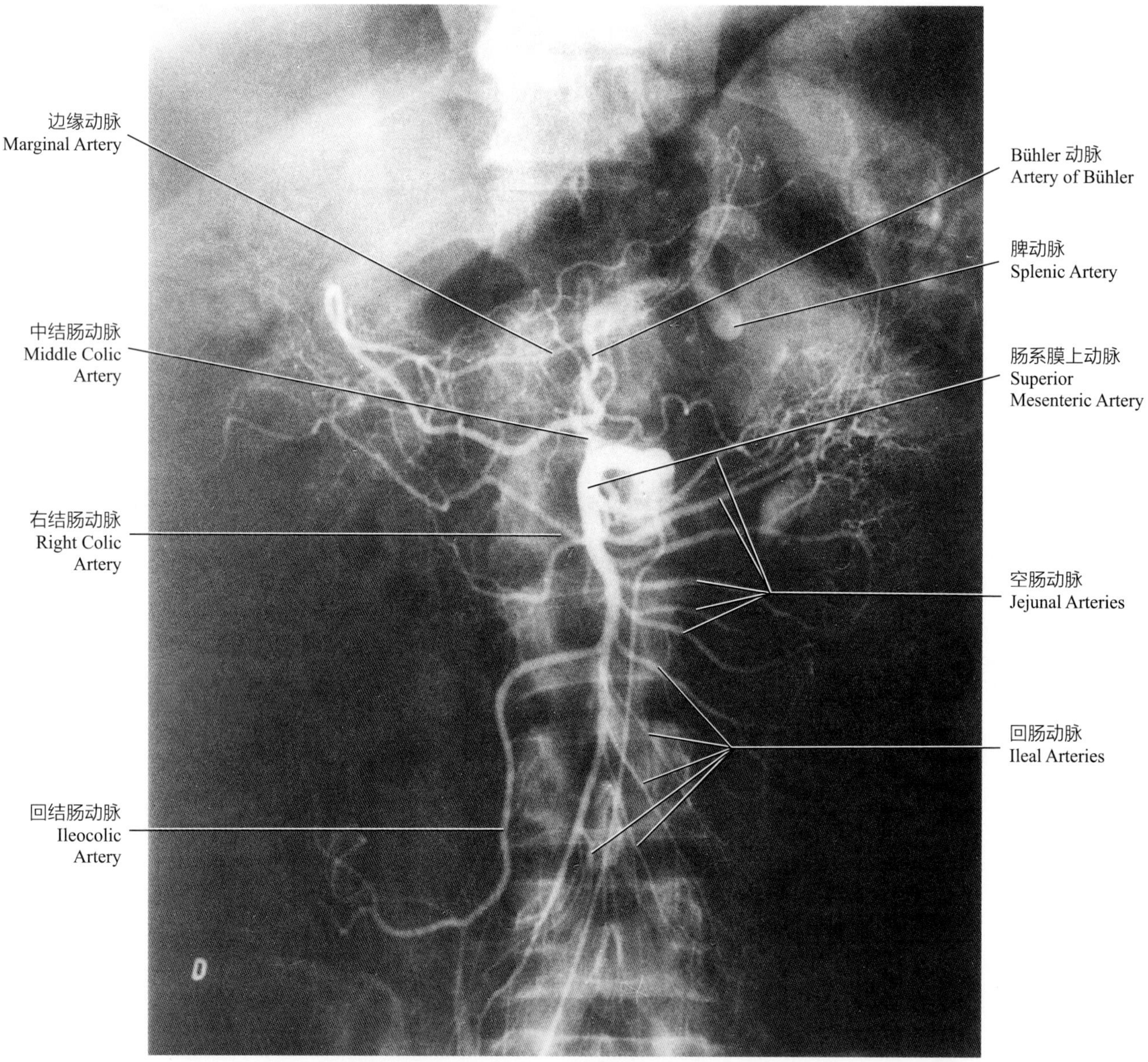

图18.114 肠系膜上动脉血管造影，显示大小肠的分支。可见Bühler动脉连接中结肠动脉与腹腔干，隐约可见脾动脉

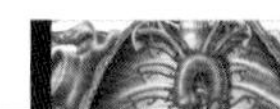

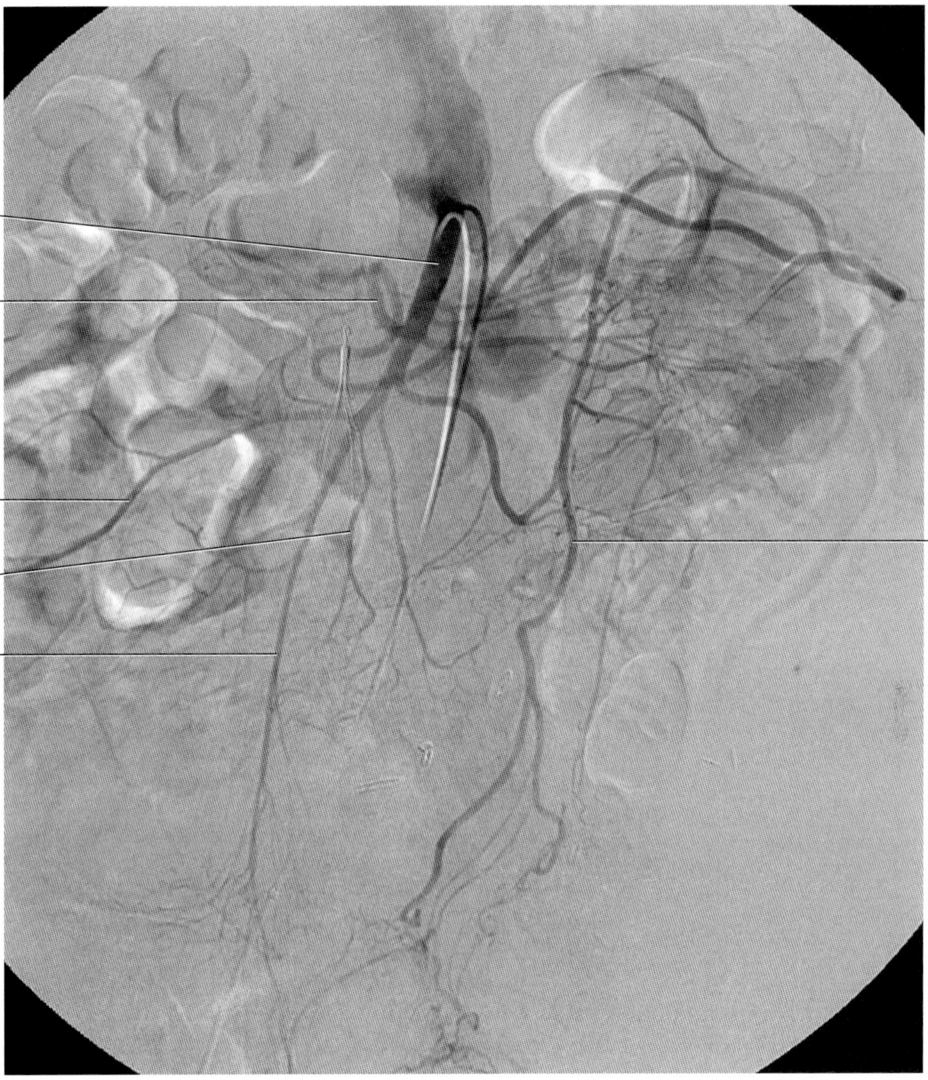

肠系膜上动脉
Superior Mesenteric Artery

中结肠动脉
Middle Colic Artery

右结肠动脉
Right Colic Artery

空肠动脉
Jejunal Artery

回结肠动脉
Ileocolic Artery

边缘动脉
Marginal Artery

图18.115　肠系膜上动脉血管造影，显示增粗的边缘动脉及中结肠动脉的分支

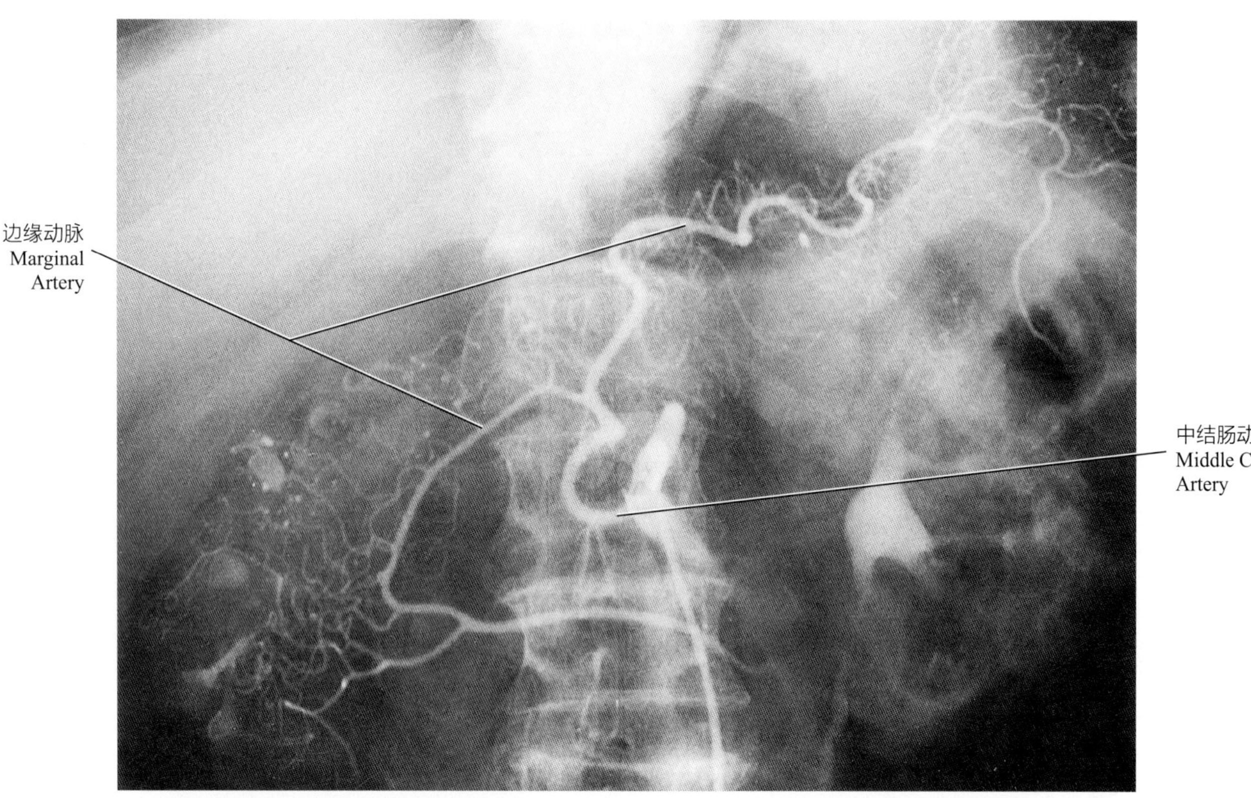

图18.116　选择性中结肠动脉血管造影，显示横结肠的边缘动脉

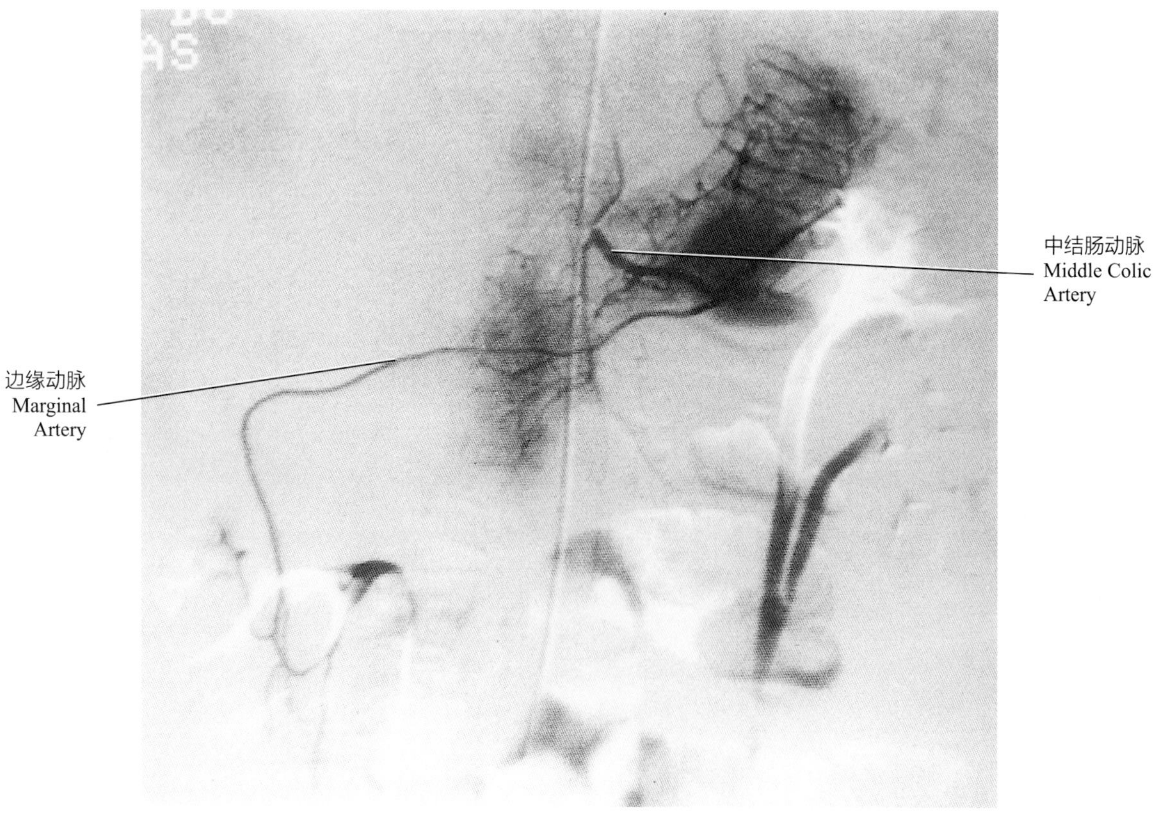

图18.117　选择性中结肠动脉血管造影

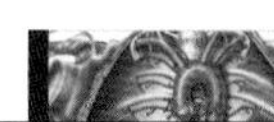

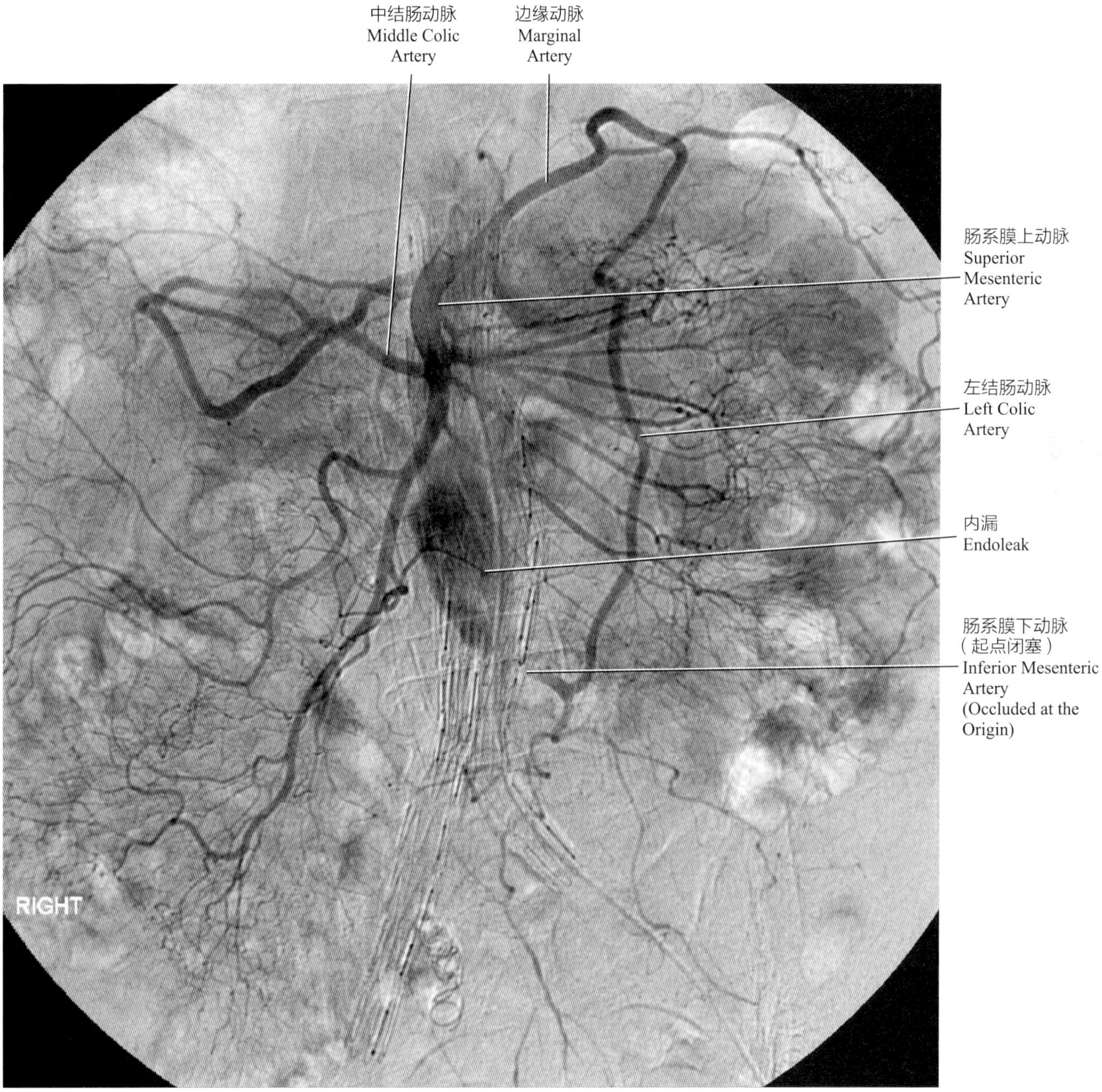

中结肠动脉
Middle Colic
Artery

边缘动脉
Marginal
Artery

肠系膜上动脉
Superior
Mesenteric
Artery

左结肠动脉
Left Colic
Artery

内漏
Endoleak

肠系膜下动脉
（起点闭塞）
Inferior Mesenteric
Artery
(Occluded at the
Origin)

RIGHT

图18.118 肠系膜上动脉血管造影，显示粗大的中结肠动脉与扩张的边缘动脉相连，该动脉再通过左结肠动脉与肠系膜下动脉相通。本例为腹主动脉瘤覆膜支架植入后，仍可见瘤腔，为大的Ⅱ型内漏，应予以栓塞治疗

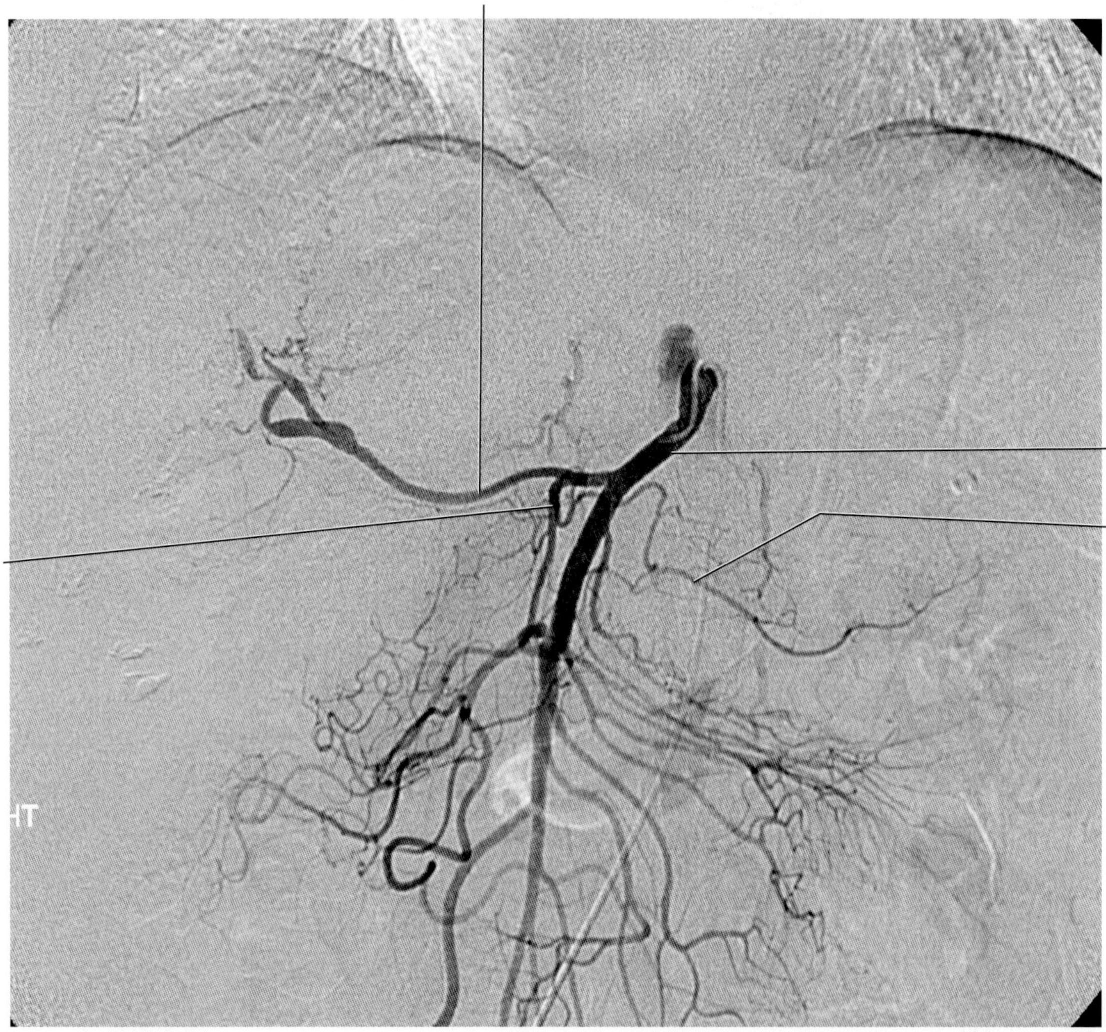

替代肝右动脉
Replaced Right
Hepatic Artery

肠系膜上
动脉
Superior
Mesenteric
Artery

中结肠动脉
Middle
Colic Artery

边缘动脉
Marginal
Artery

图18.119　肠系膜上动脉血管造影，显示替代肝右动脉，近端发出1支异常的中结肠动脉。胃十二指肠动脉从腹腔干的肝总动脉发出

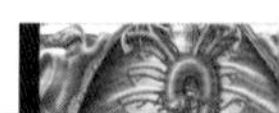

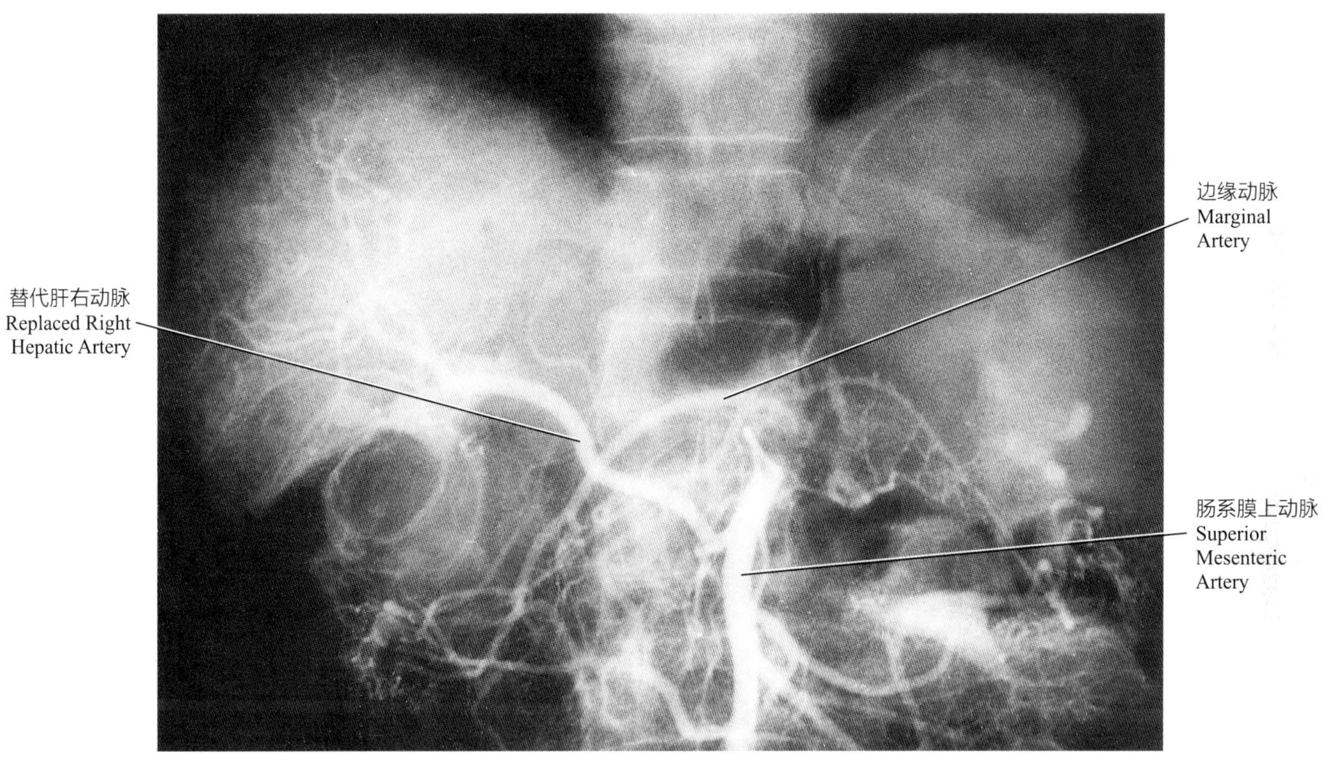

图18.120　选择性肠系膜上动脉血管造影，可见替代肝右动脉

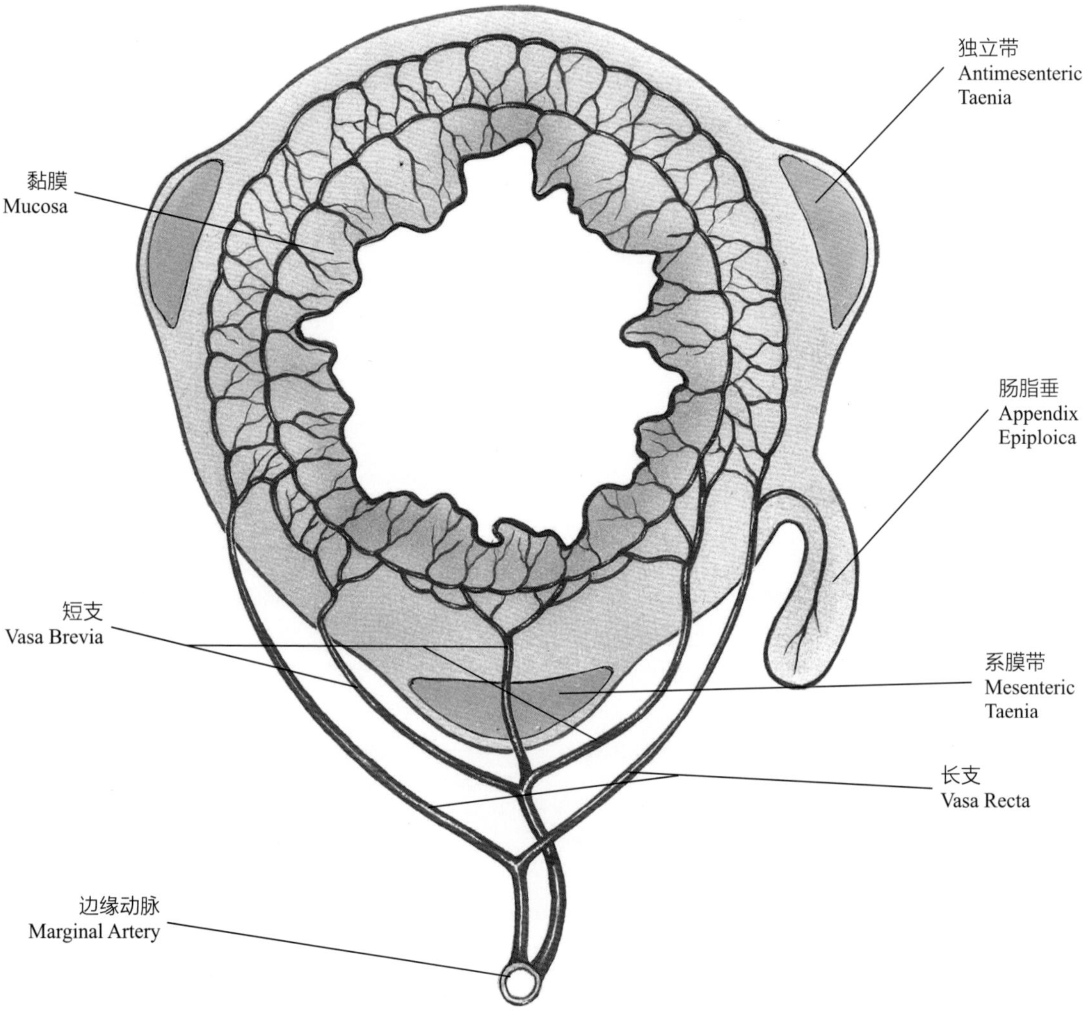

独立带
Antimesenteric Taenia

黏膜
Mucosa

肠脂垂
Appendix Epiploica

短支
Vasa Brevia

系膜带
Mesenteric Taenia

长支
Vasa Recta

边缘动脉
Marginal Artery

图18.121　大肠横断面模式图，显示黏膜动脉来自短支，肌层动脉来自长支

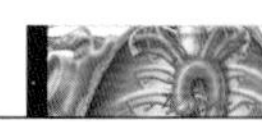

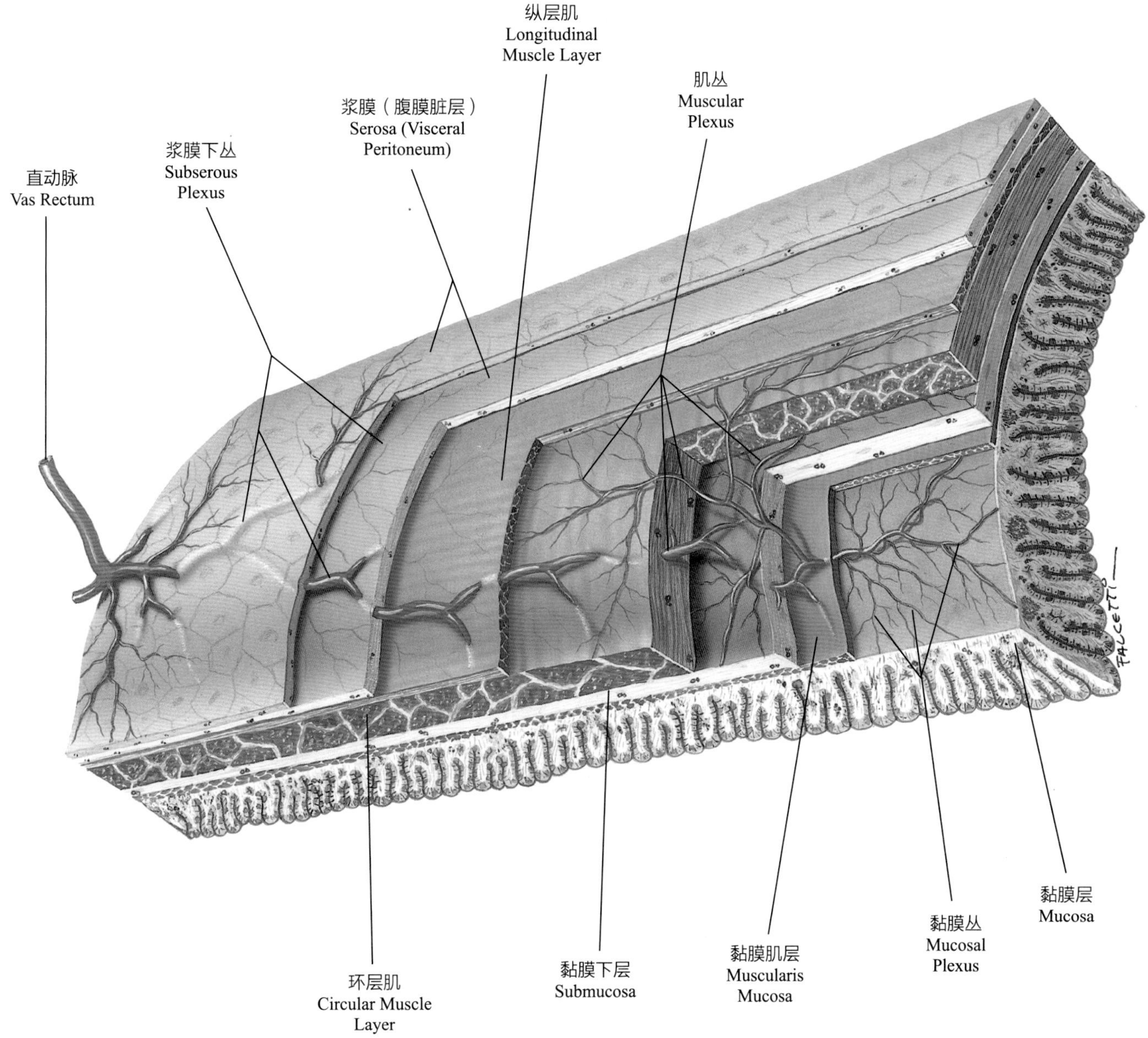

纵层肌
Longitudinal
Muscle Layer

肌丛
Muscular
Plexus

浆膜（腹膜脏层）
Serosa (Visceral
Peritoneum)

浆膜下丛
Subserous
Plexus

直动脉
Vas Rectum

FALCETTI

环层肌
Circular Muscle
Layer

黏膜下层
Submucosa

黏膜肌层
Muscularis
Mucosa

黏膜丛
Mucosal
Plexus

黏膜层
Mucosa

图18.122 小肠各层的模式图，显示从腹腔至黏膜的多层血管分布

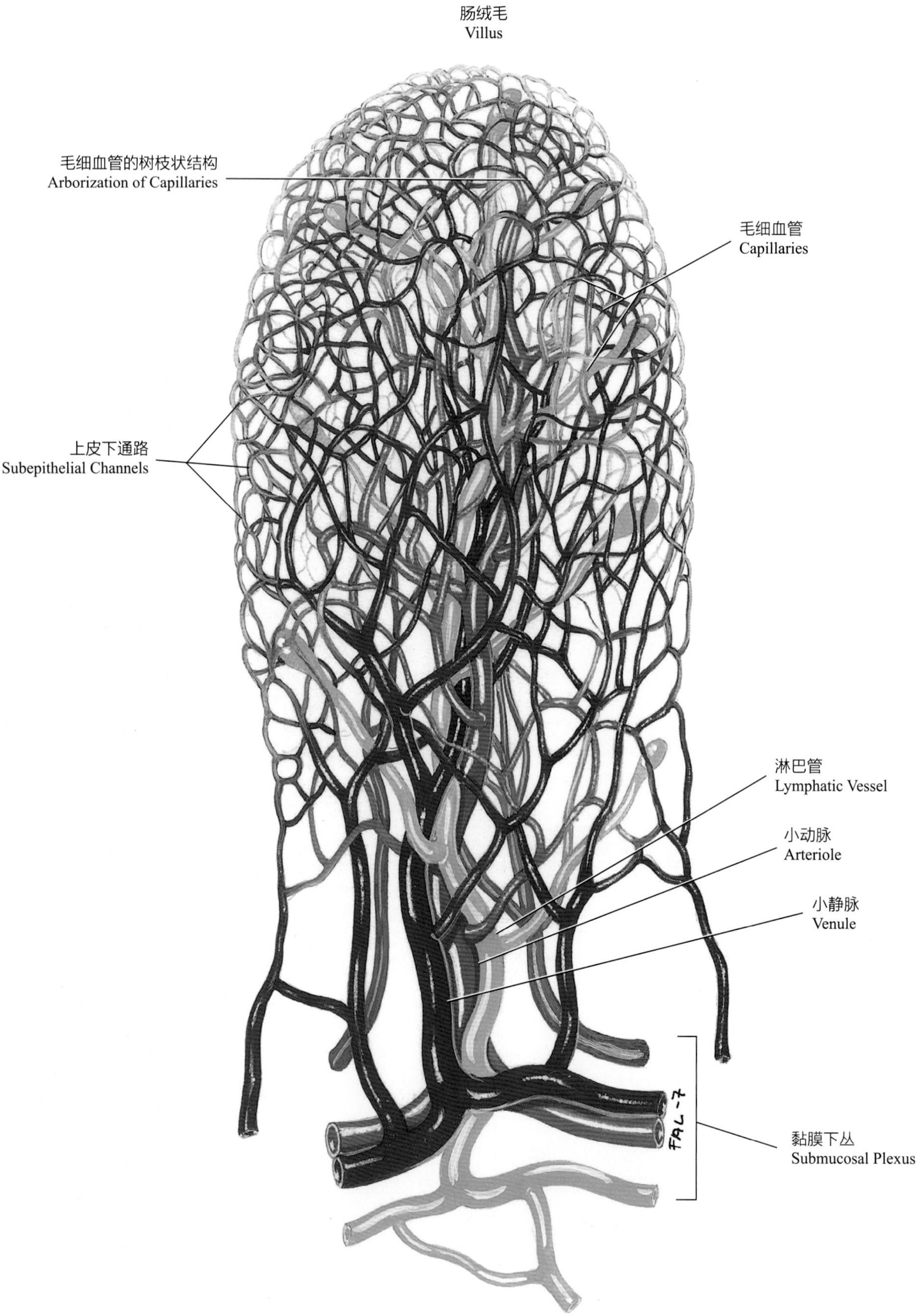

肠绒毛
Villus

毛细血管的树枝状结构
Arborization of Capillaries

毛细血管
Capillaries

上皮下通路
Subepithelial Channels

淋巴管
Lymphatic Vessel

小动脉
Arteriole

小静脉
Venule

黏膜下丛
Submucosal Plexus

图18.123　肠绒毛的模式图，蓝色代表小静脉，红色代表小动脉，棕色代表淋巴管。可见绒毛中心各小管的紧密关系，可解释小动脉和小静脉之间的氧气交换机制

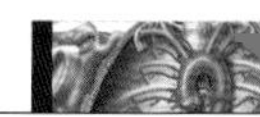

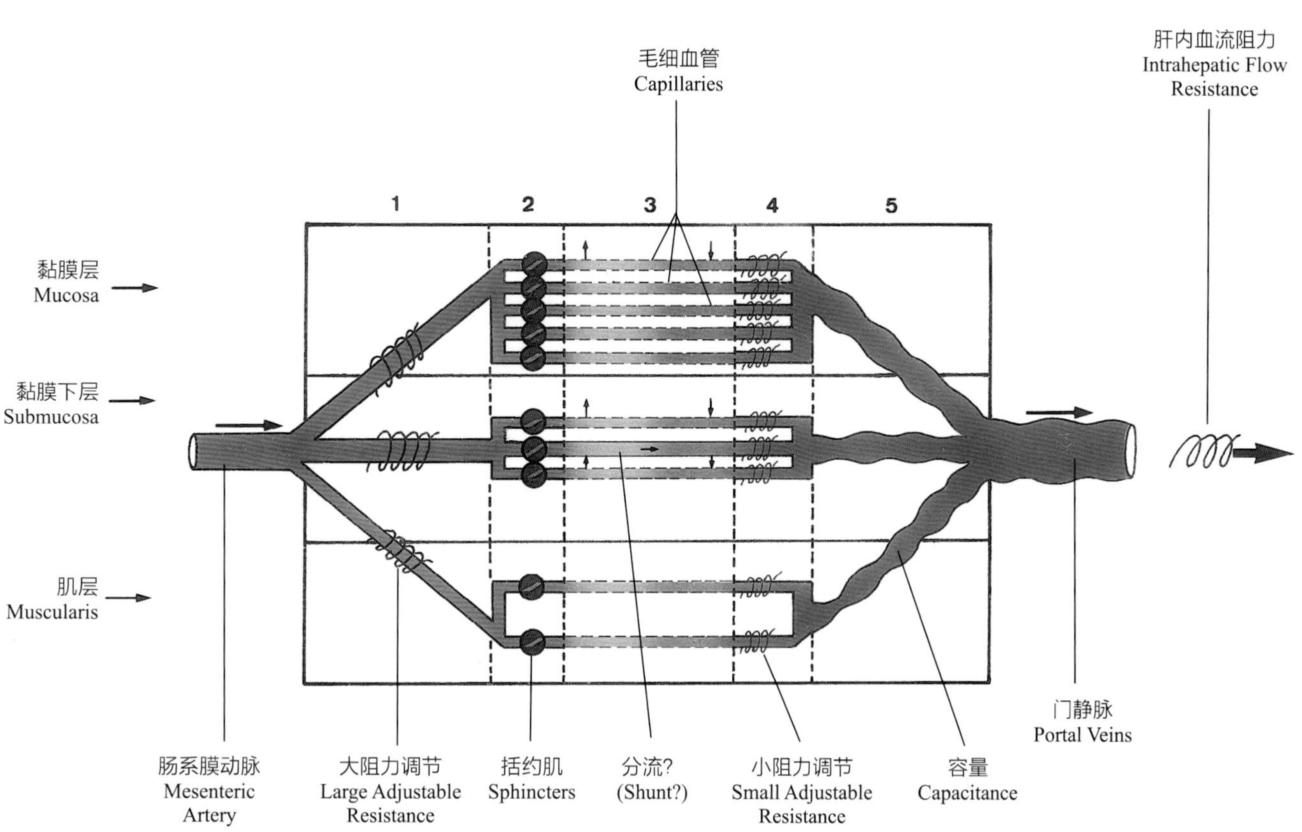

图18.124 肠壁黏膜层、黏膜下层和肌层的模式图。血流的调节由小动脉侧大阻力调节、括约肌机制和小阻力调节完成。肝内血流阻力也在调节中起作用

直动脉（直肠动脉）
Straight Arteries (Arteriae Rectae)
左结肠动脉升支
Ascending Branch of Left Colic Artery
左结肠动脉
Left Colic Artery
肠系膜下动脉
Inferior Mesenteric Artery
边缘动脉
Marginal Artery
左结肠动脉降支
Descending Branch of Left Colic Artery
直肠乙状结肠动脉
Rectosigmoid Arteries
乙状结肠动脉
Sigmoid Arteries
直肠上动脉
Superior Rectal Artery
直肠中动脉
Middle Rectal Artery
FALCETTI
直肠下动脉
Inferior Rectal Artery
A

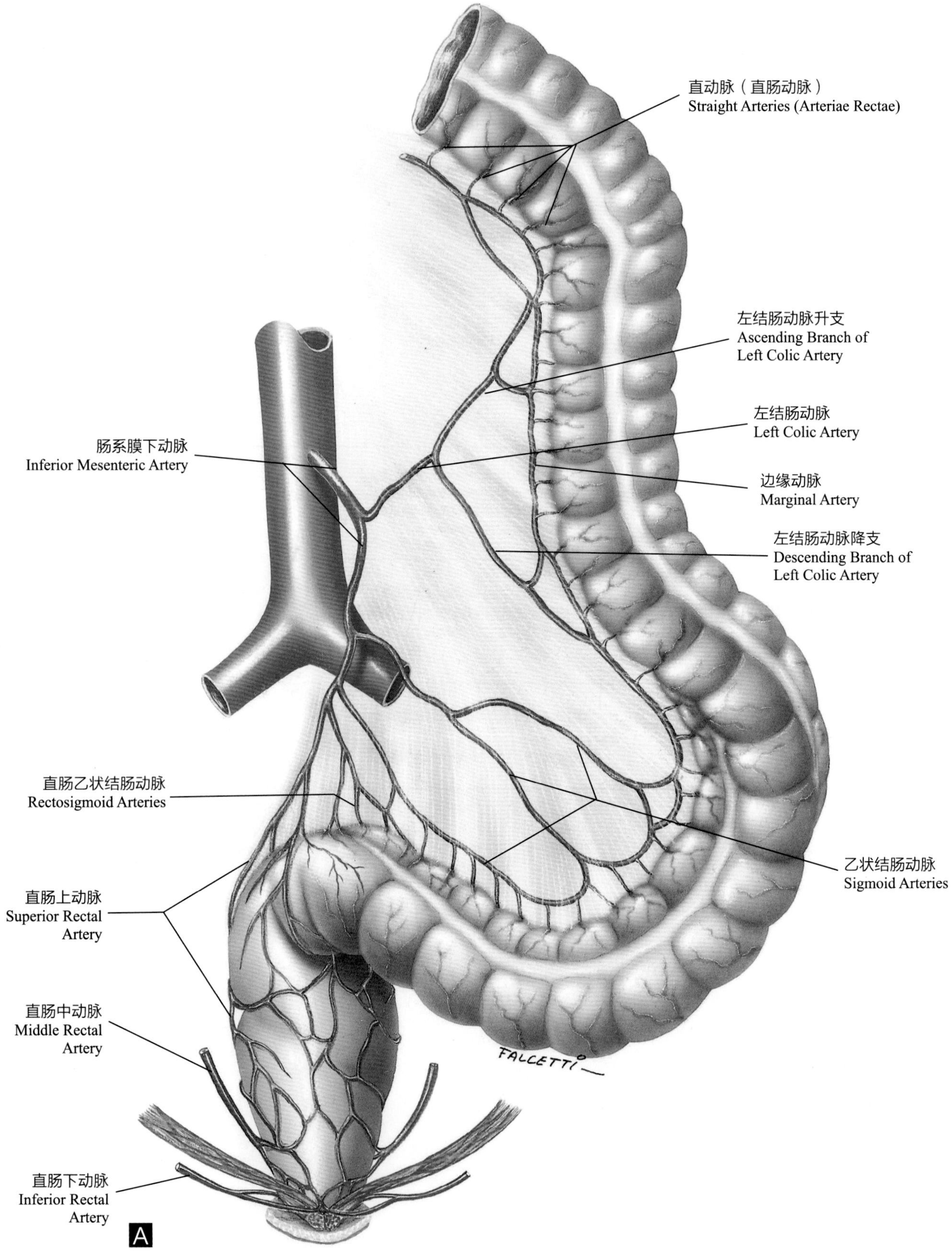

图18.125　A. 肠系膜下动脉循环模式图

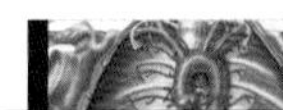

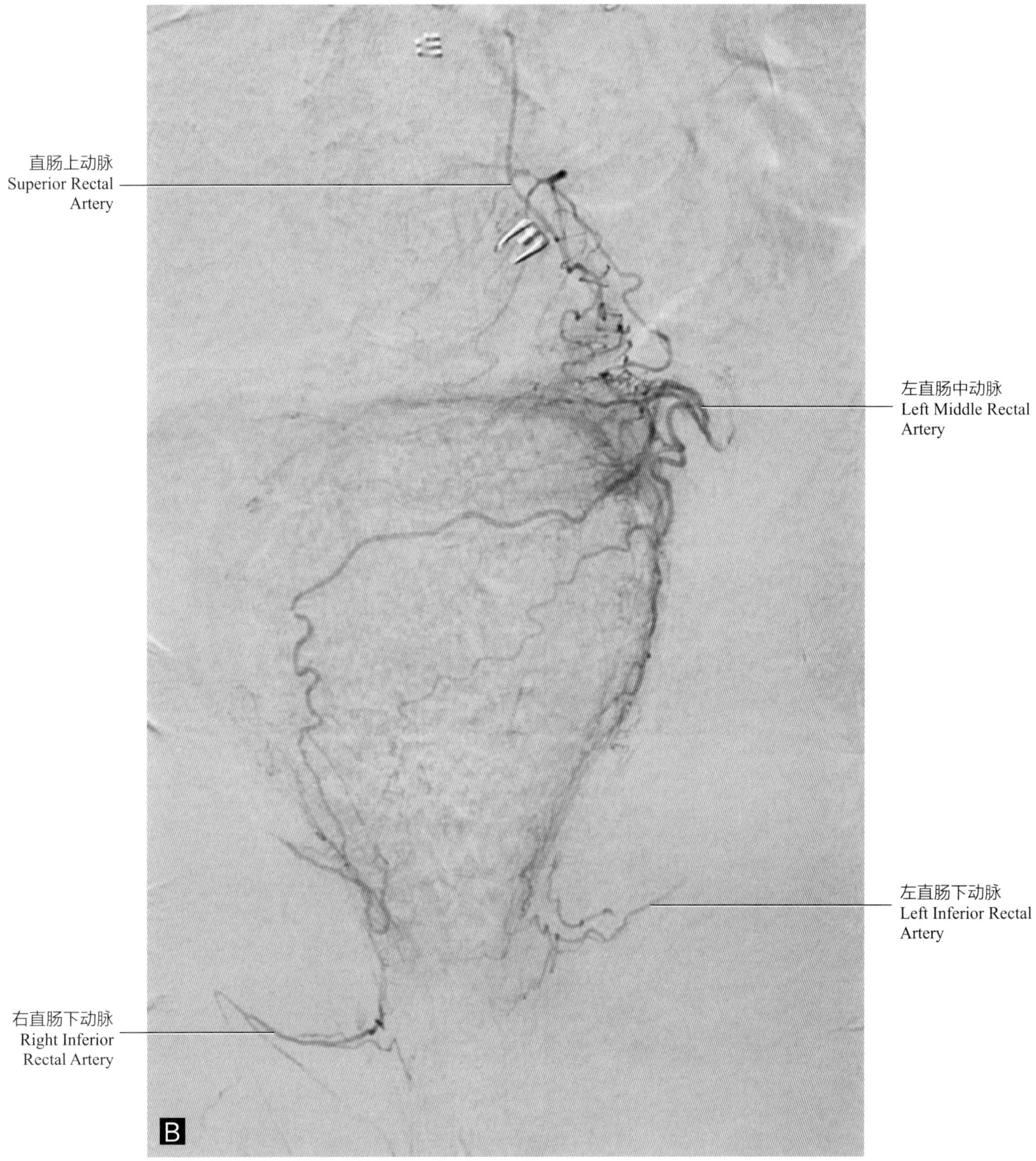

直肠上动脉
Superior Rectal Artery

左直肠中动脉
Left Middle Rectal Artery

左直肠下动脉
Left Inferior Rectal Artery

右直肠下动脉
Right Inferior Rectal Artery

B

图18.125（续）　B. 选择性直肠中动脉血管造影，显示该动脉与直肠上动脉和双侧直肠下动脉间的吻合

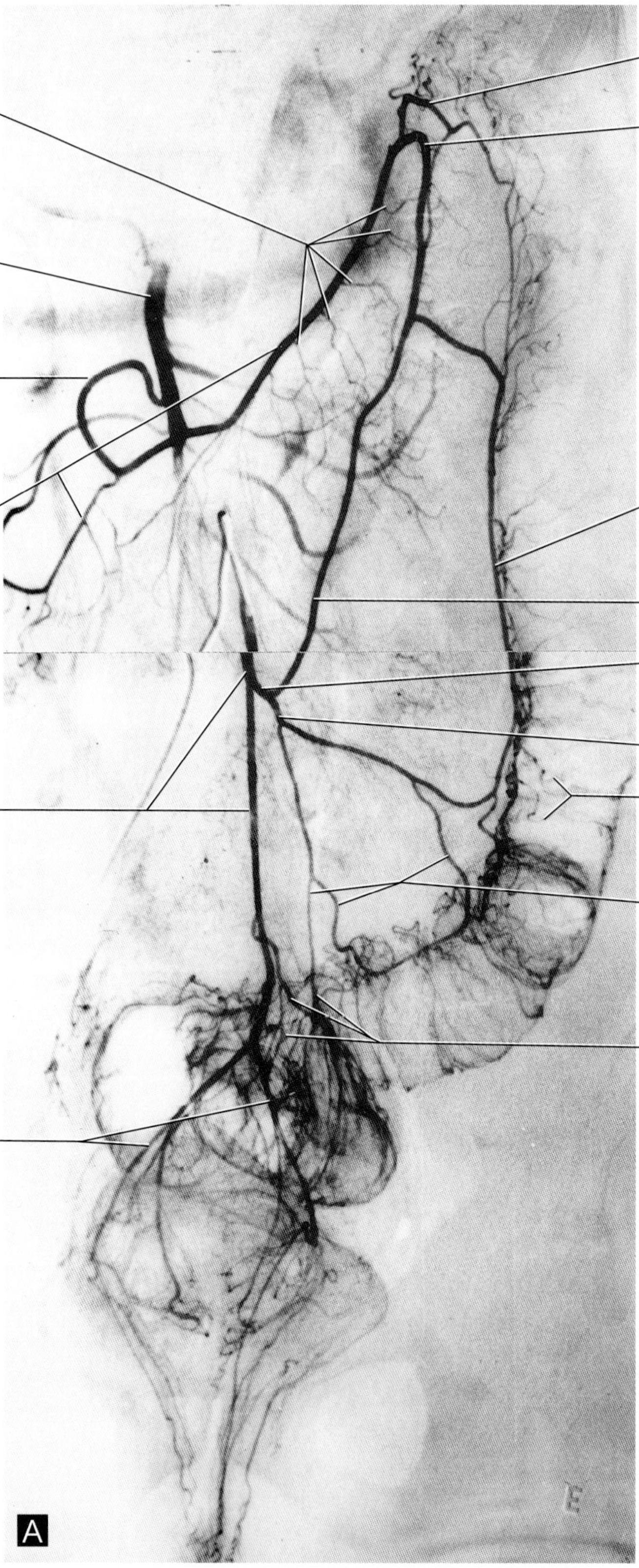

图18.126　A. 选择性肠系膜下动脉血管造影，肠系膜上动脉通过中结肠动脉显影，本例中的Riolan弓是连接升支和中结肠动脉的边缘动脉的主要动脉

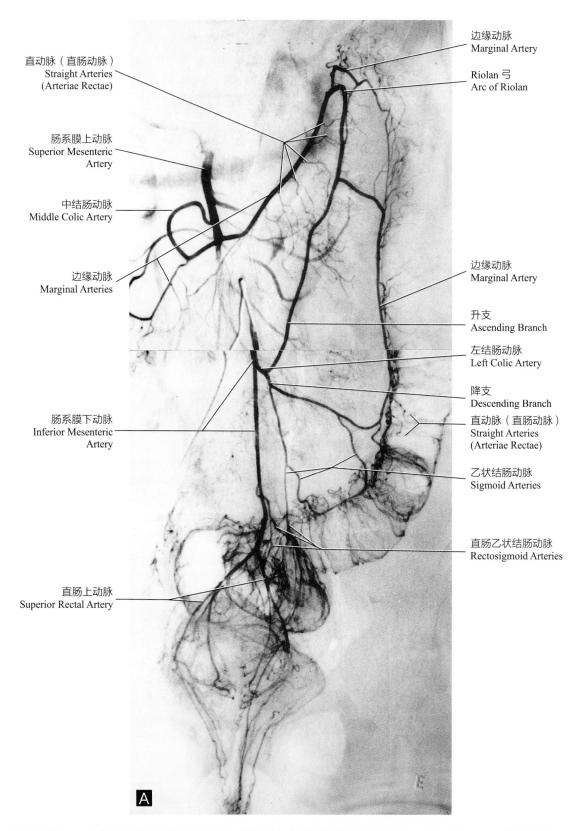

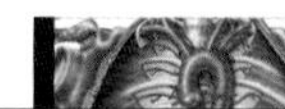

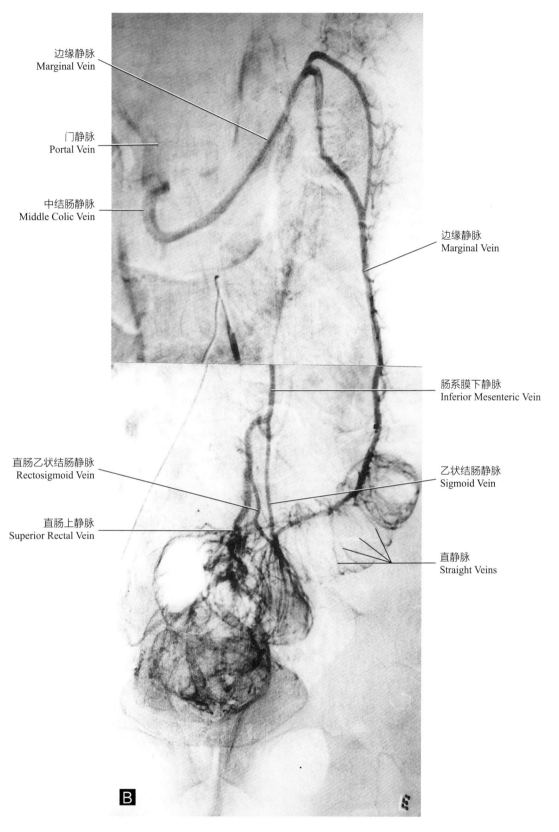

边缘静脉
Marginal Vein
门静脉
Portal Vein
中结肠静脉
Middle Colic Vein
边缘静脉
Marginal Vein
肠系膜下静脉
Inferior Mesenteric Vein
直肠乙状结肠静脉
Rectosigmoid Vein
乙状结肠静脉
Sigmoid Vein
直肠上静脉
Superior Rectal Vein
直静脉
Straight Veins
B

图18.126（续） B. 选择性肠系膜下静脉造影血管后期，肠系膜下静脉较细，肠系膜下静脉系统的血液引流主要经左侧结肠的边缘静脉汇入中结肠静脉。Riolan弓的伴行静脉也可见

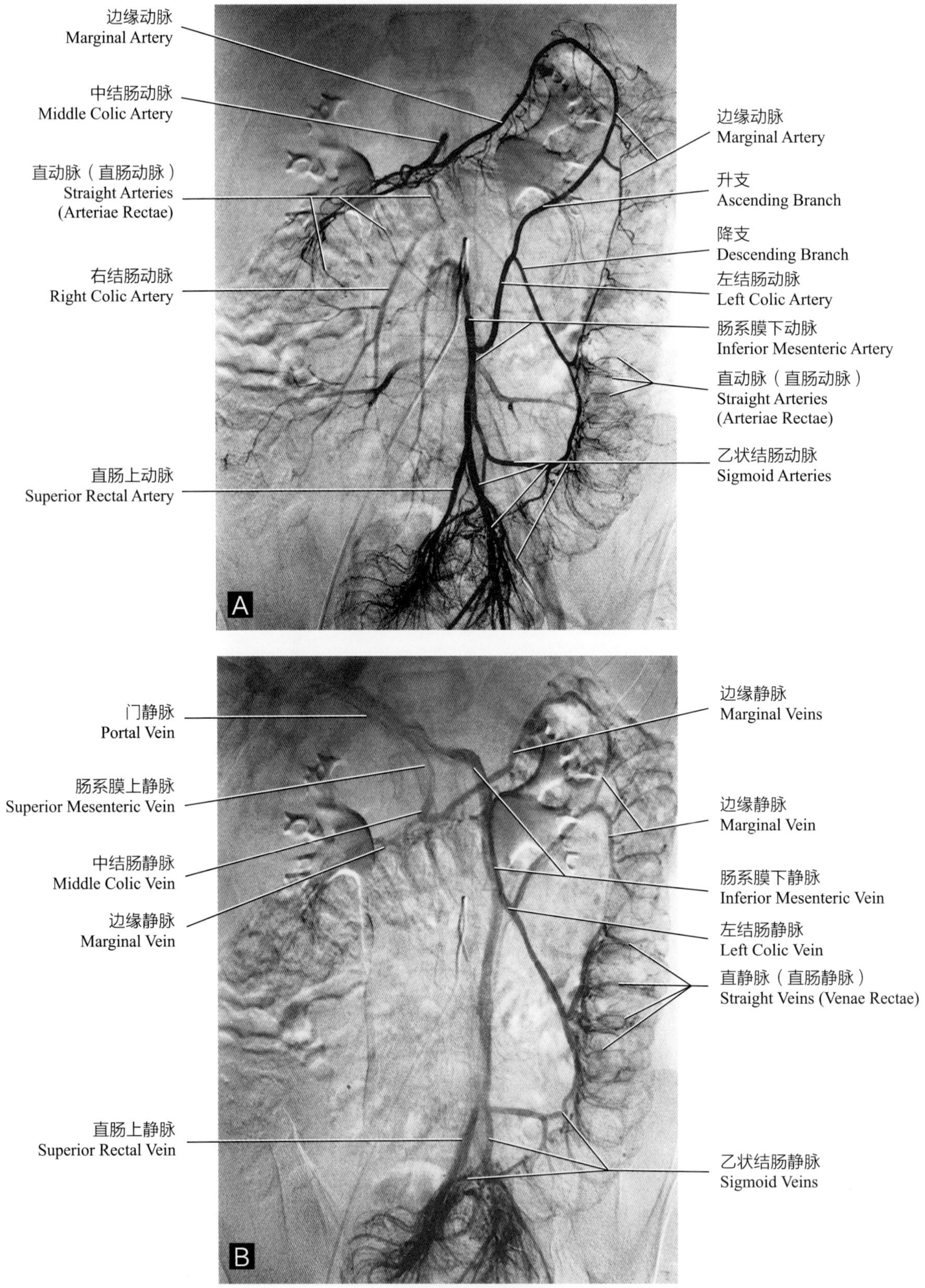

边缘动脉
Marginal Artery

中结肠动脉
Middle Colic Artery

直动脉（直肠动脉）
Straight Arteries
(Arteriae Rectae)

右结肠动脉
Right Colic Artery

直肠上动脉
Superior Rectal Artery

边缘动脉
Marginal Artery

升支
Ascending Branch

降支
Descending Branch

左结肠动脉
Left Colic Artery

肠系膜下动脉
Inferior Mesenteric Artery

直动脉（直肠动脉）
Straight Arteries
(Arteriae Rectae)

乙状结肠动脉
Sigmoid Arteries

A

门静脉
Portal Vein

肠系膜上静脉
Superior Mesenteric Vein

中结肠静脉
Middle Colic Vein

边缘静脉
Marginal Vein

直肠上静脉
Superior Rectal Vein

边缘静脉
Marginal Veins

边缘静脉
Marginal Vein

肠系膜下静脉
Inferior Mesenteric Vein

左结肠静脉
Left Colic Vein

直静脉（直肠静脉）
Straight Veins (Venae Rectae)

乙状结肠静脉
Sigmoid Veins

B

图18.127　A. 选择性肠系膜下动脉血管造影，显示直肠上动脉、乙状结肠动脉、左结肠动脉和边缘动脉，可见左结肠动脉和中结肠动脉之间的交通。B. 选择性肠系膜下动脉血管造影后期，左侧结肠和横结肠的静脉经肠系膜下静脉引流至门静脉

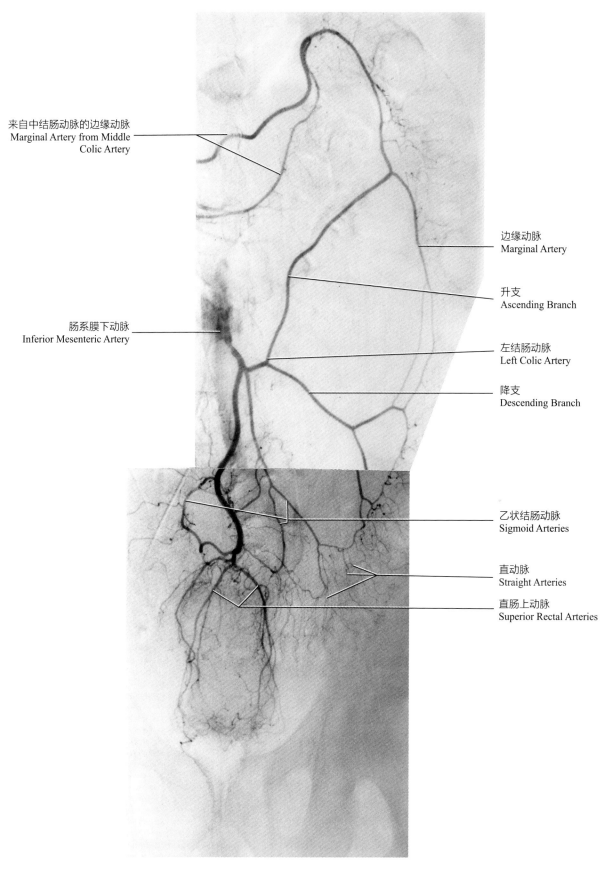

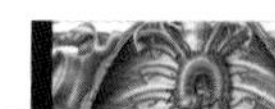

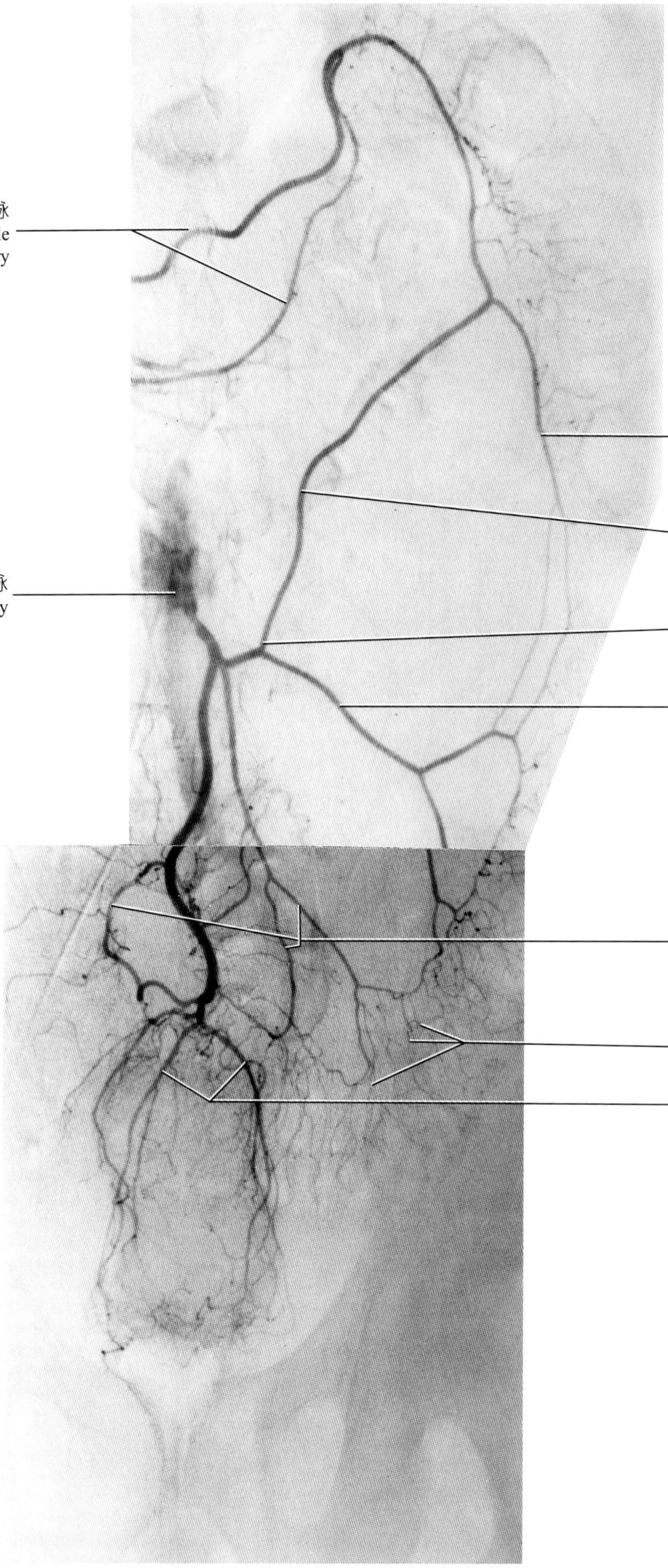

图18.128 选择性肠系膜下动脉血管造影，显示乙状结肠、直肠及左侧结肠和横结肠的血液循环

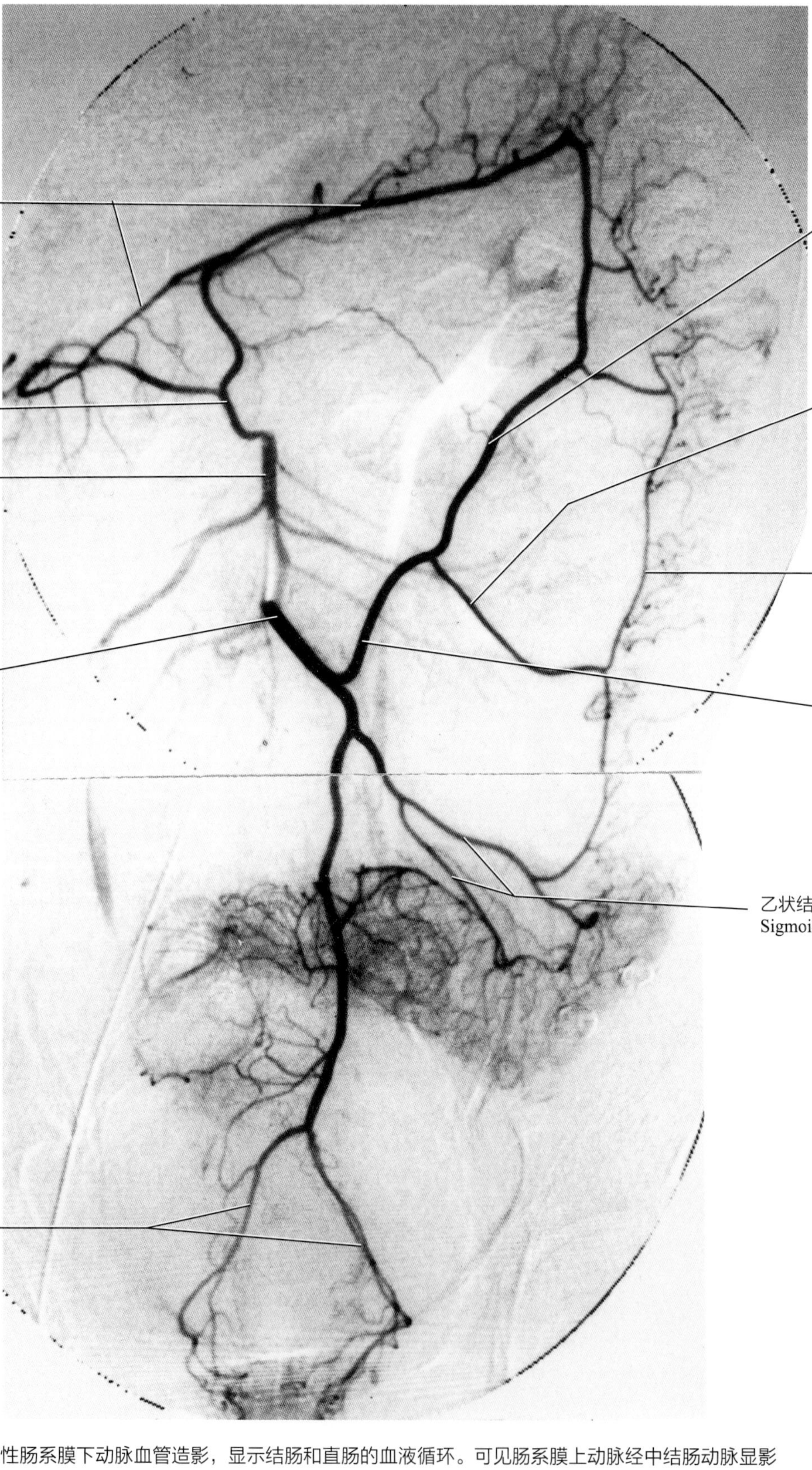

图18.129　选择性肠系膜下动脉血管造影，显示结肠和直肠的血液循环。可见肠系膜上动脉经中结肠动脉显影

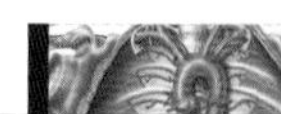

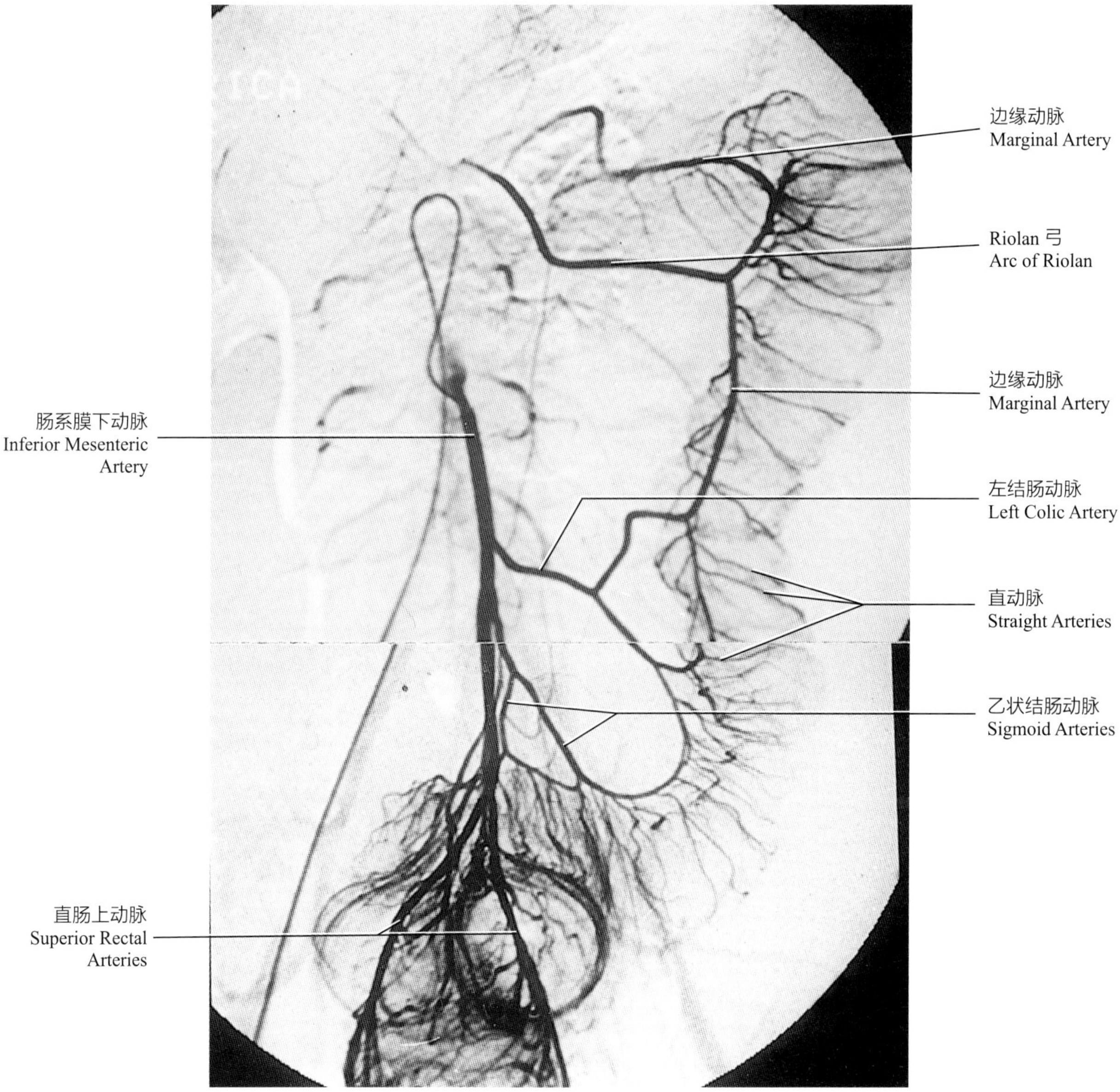

图18.130　选择性肠系膜下动脉血管造影，显示结肠和直肠的血液循环。Riolan弓为一较粗的侧支血管

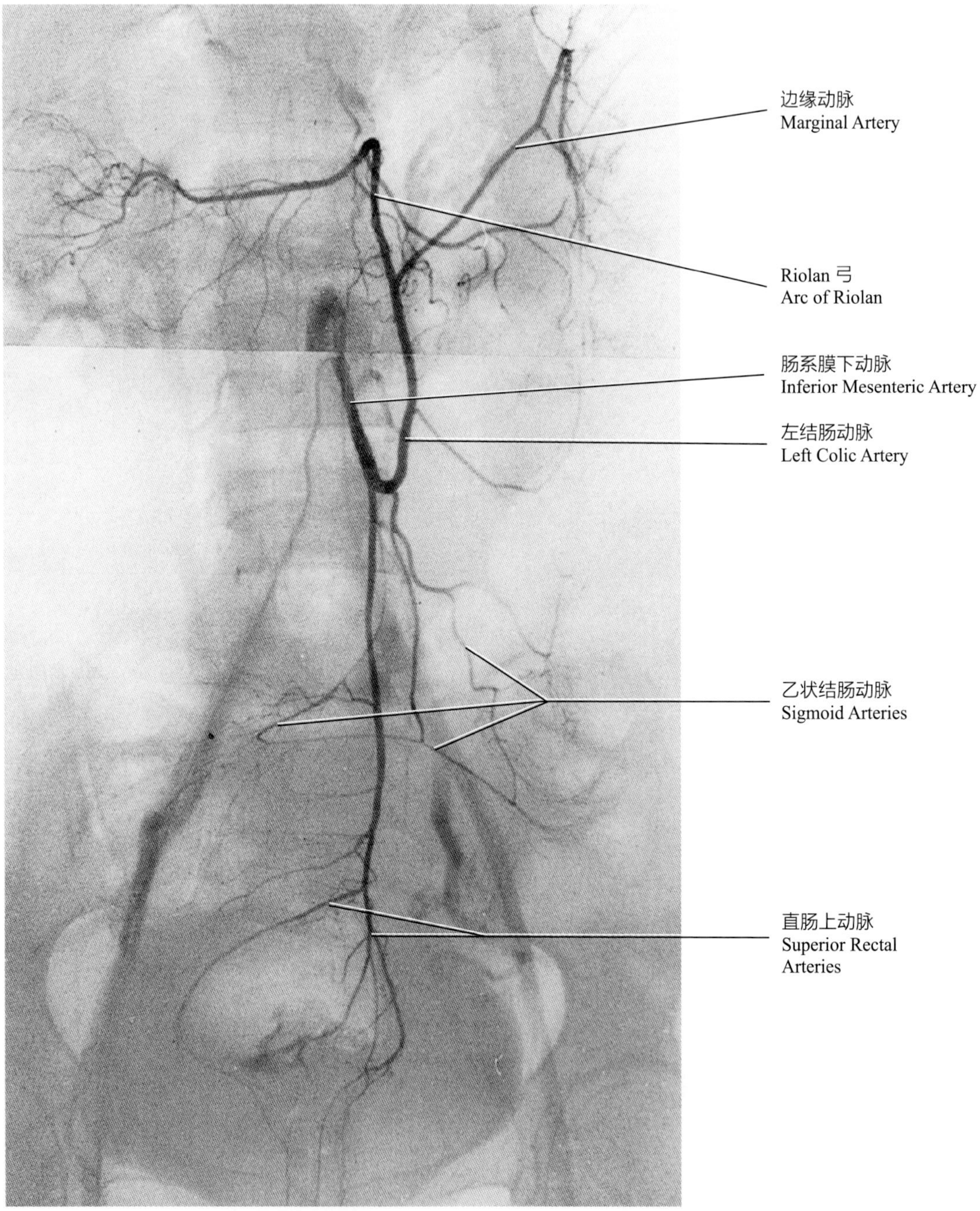

边缘动脉
Marginal Artery

Riolan 弓
Arc of Riolan

肠系膜下动脉
Inferior Mesenteric Artery

左结肠动脉
Left Colic Artery

乙状结肠动脉
Sigmoid Arteries

直肠上动脉
Superior Rectal
Arteries

图18.131　选择性肠系膜下动脉血管造影

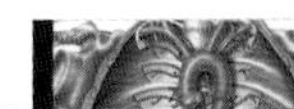

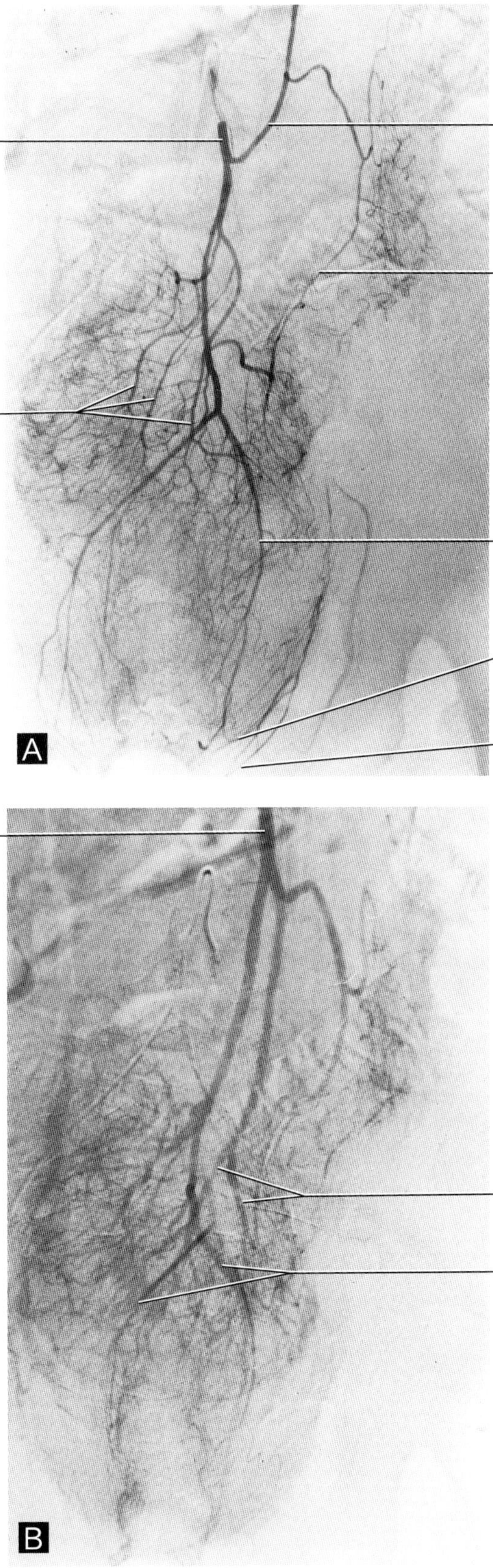

肠系膜下动脉
Inferior Mesenteric Artery
左结肠动脉
Left Colic Artery
边缘动脉
Marginal Artery
直肠乙状结肠动脉
Rectosigmoid Arteries
直肠上动脉
Superior Rectal Artery
直肠中动脉
Middle Rectal Artery
直肠下动脉
Inferior Rectal Artery
A

肠系膜下静脉
Inferior Mesenteric Vein
乙状结肠静脉
Sigmoid Veins
直肠上静脉
Superior Rectal Veins
B

图18.132　A. 选择性肠系膜下动脉血管造影，显示直肠上动脉、直肠中动脉及直肠下动脉的吻合。B. 选择性肠系膜下动脉血管造影后期，显示直肠的静脉引流

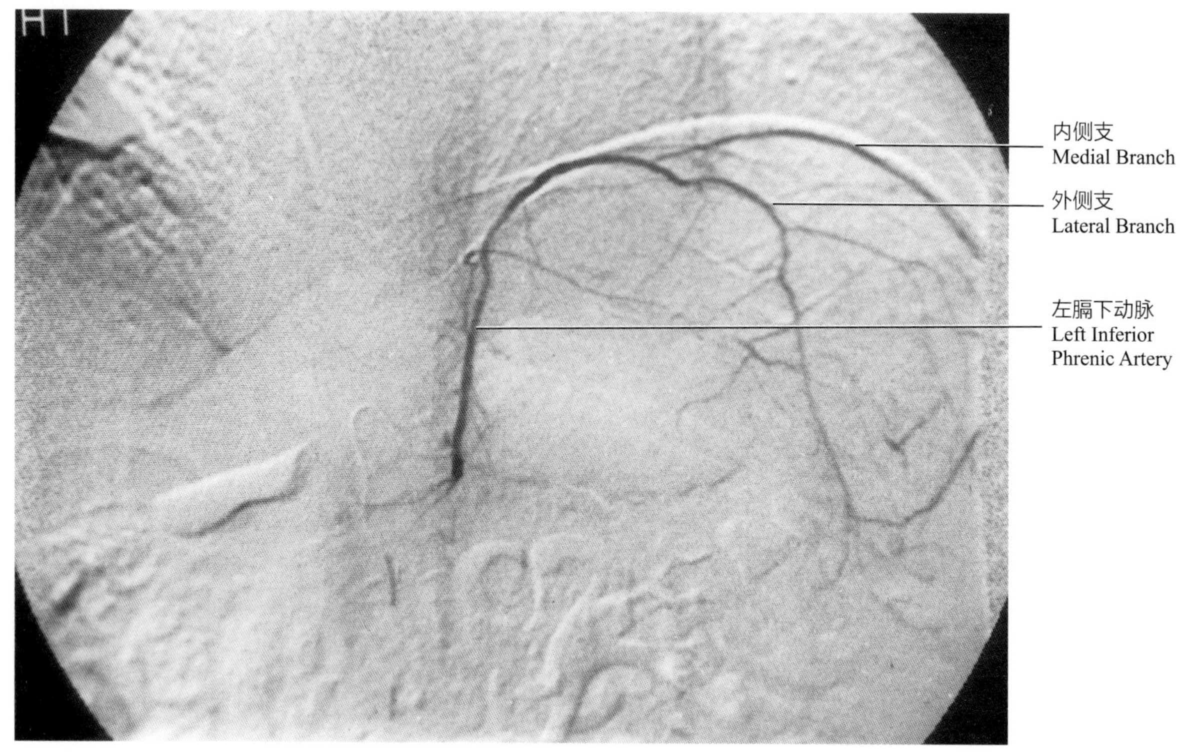

图18.133　选择性左膈下动脉血管造影，显示内、外侧支

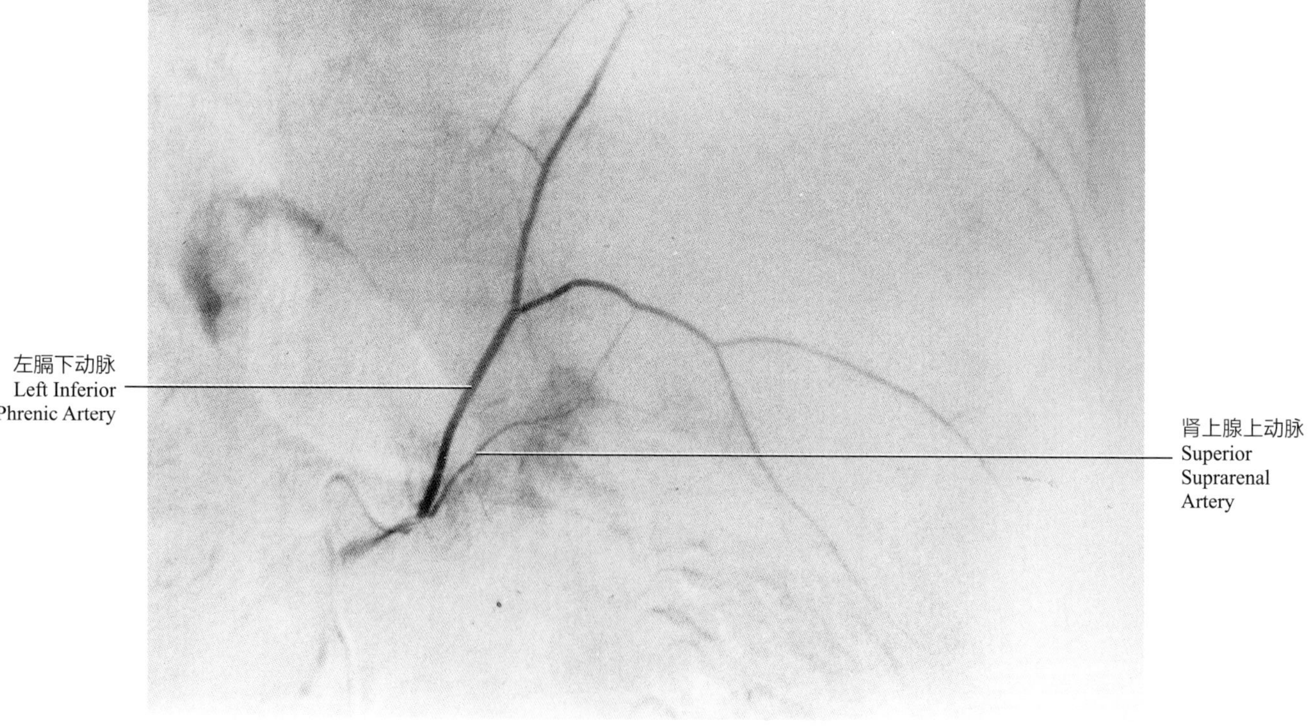

图18.134　选择性左膈下动脉血管造影。第一支为肾上腺动脉，可见肾上腺染色

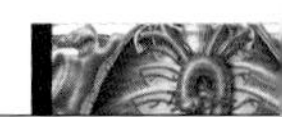

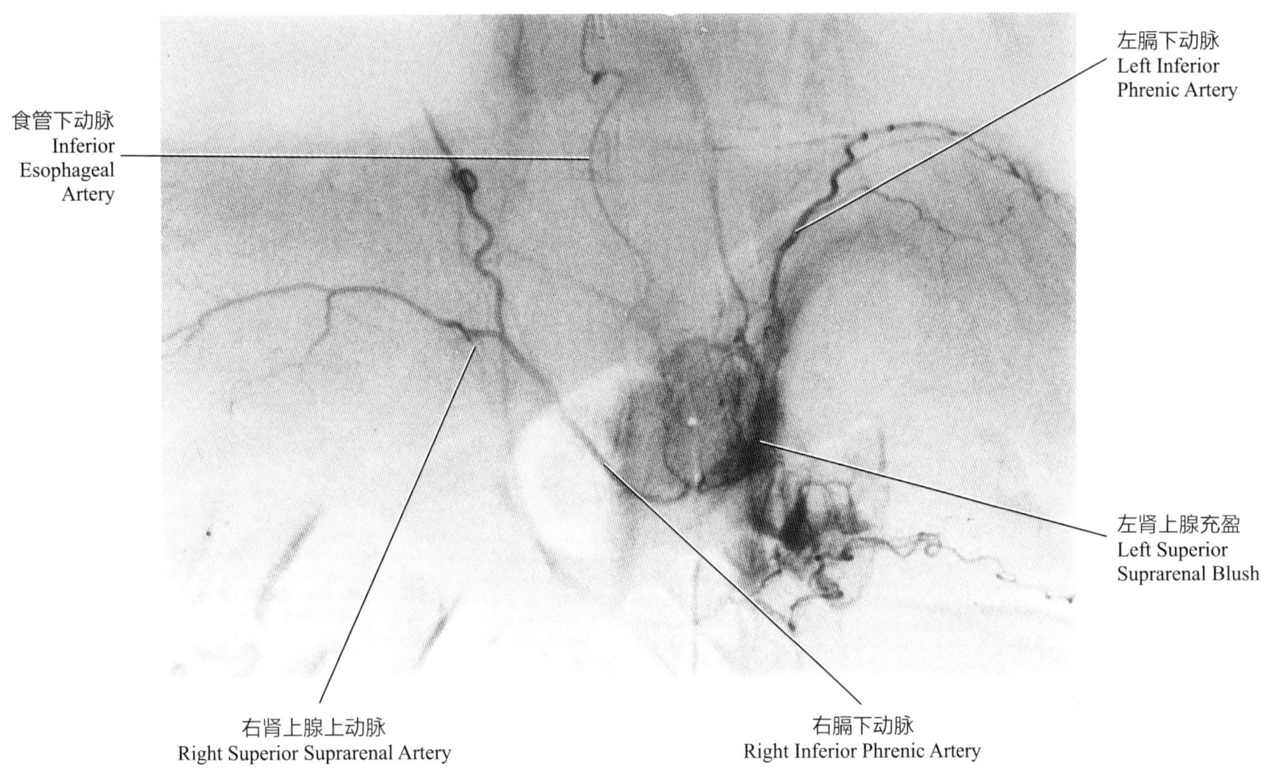

图18.135 选择性膈下动脉血管造影，左、右侧支共干，肾上腺动脉显影，左侧肾上腺染色。可见一些食管下动脉

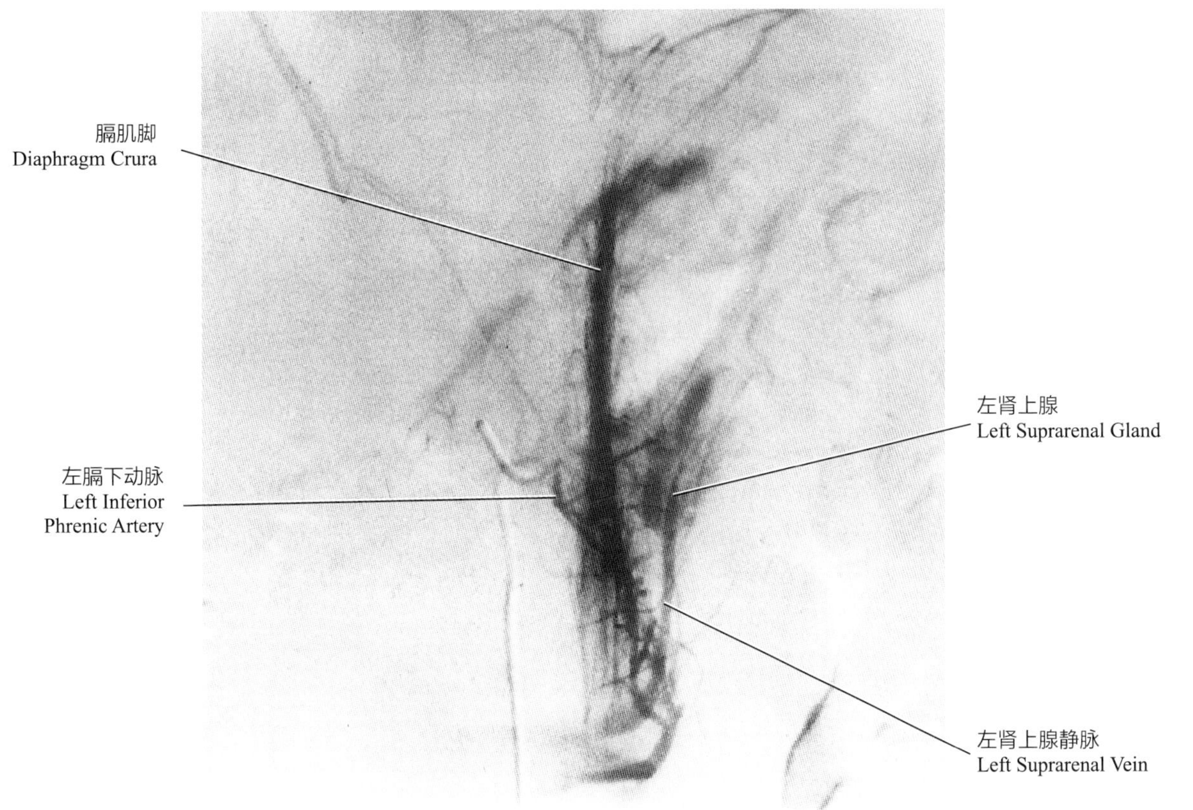

图18.136 选择性左膈下动脉血管造影，可见膈肌脚显影，左肾上腺染色，左肾上腺静脉引流入左肾静脉

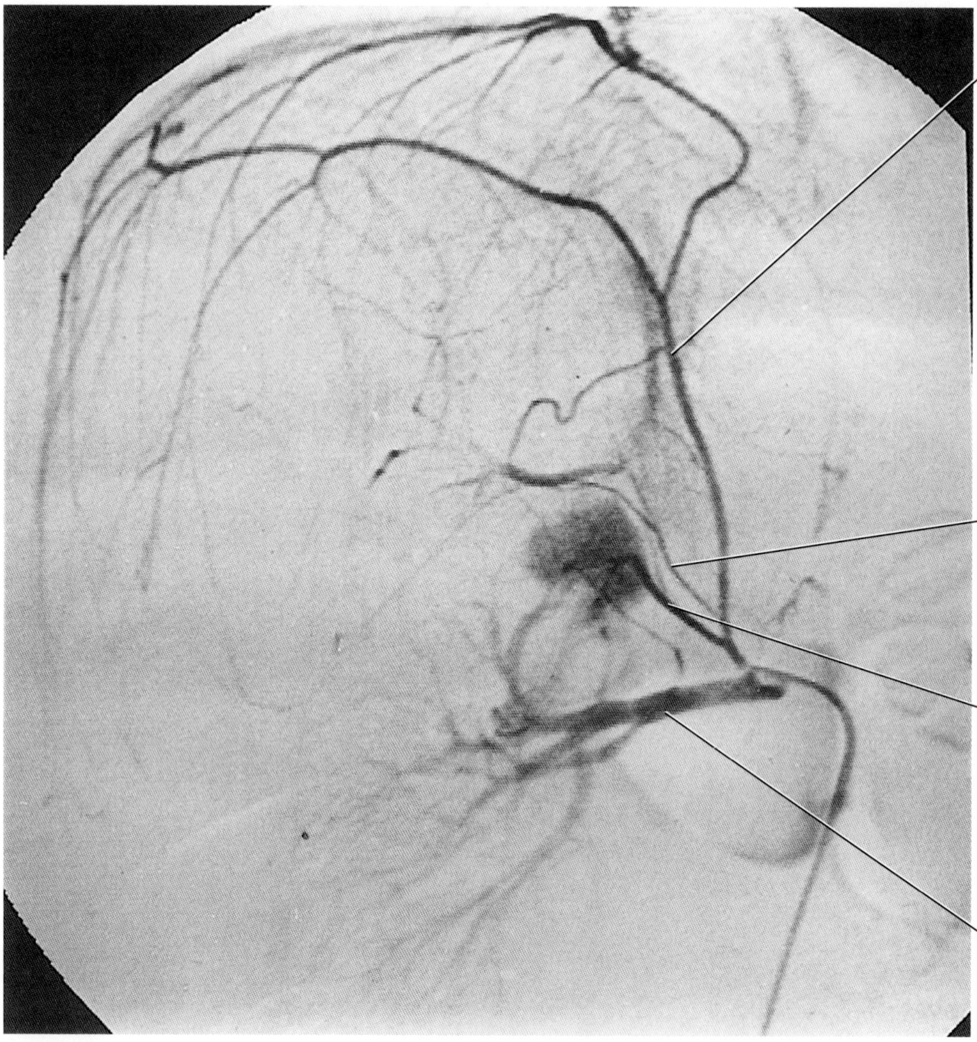

右膈下动脉
Right Inferior Phrenic Artery

右肾上腺下动脉
Right Inferior Adrenal Artery

右肾上极动脉
Right Upper Renal Polar Artery

右肾动脉
Right Renal Artery

图18.137　选择性右膈下动脉血管造影，显示右膈下动脉与右肾上腺下动脉及右肾上极动脉共干，右肾动脉部分充盈，右肾上腺染色、边界不清

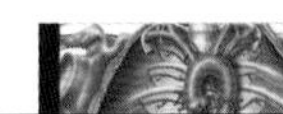

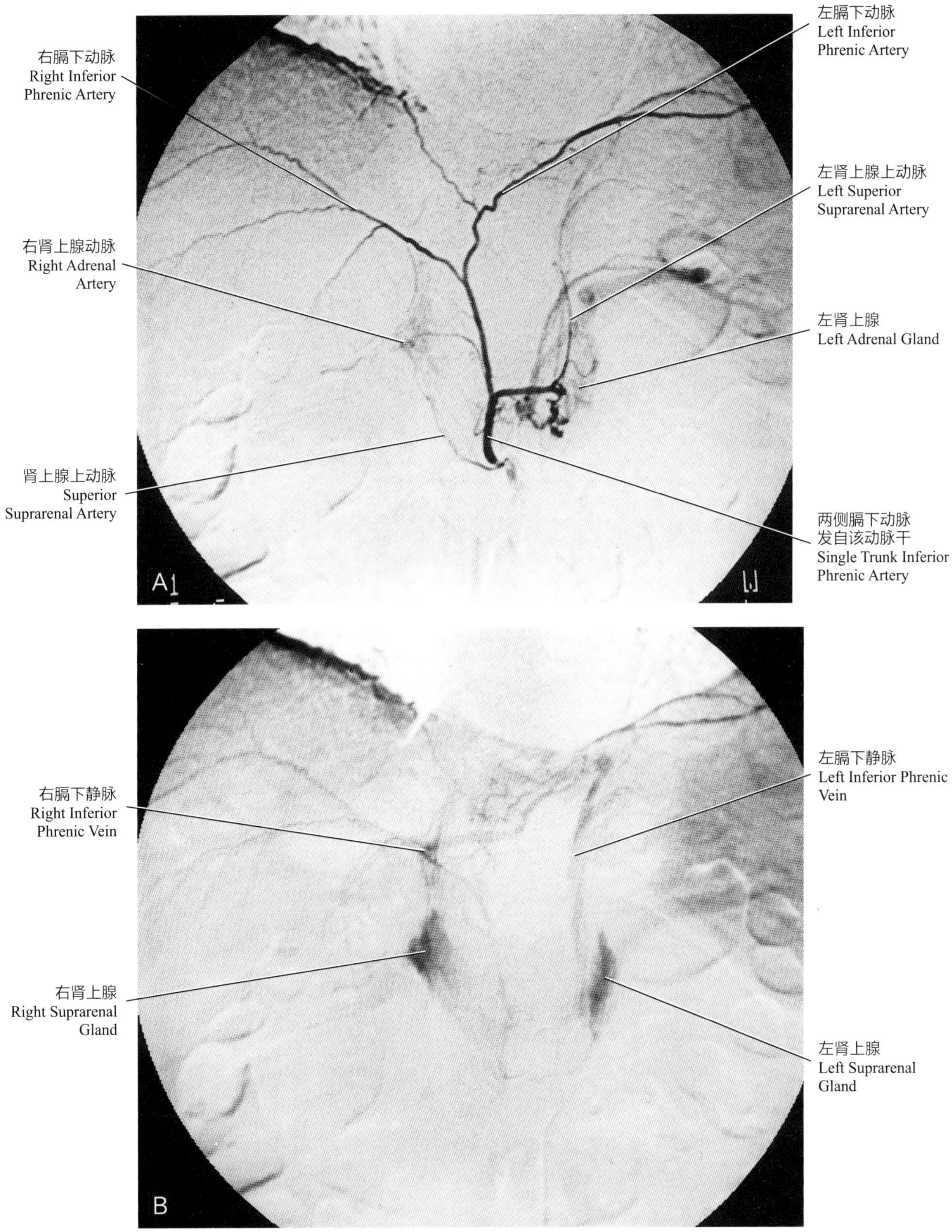

图18.138　A. 选择性膈下动脉血管造影，左、右膈下动脉发自同一动脉干，可见左、右肾上腺上动脉。两侧肾上腺动脉染色，边界不清。右肾上腺上动脉显影不佳。B. 选择性膈下动脉血管造影后期，两侧肾上腺及膈下静脉显影

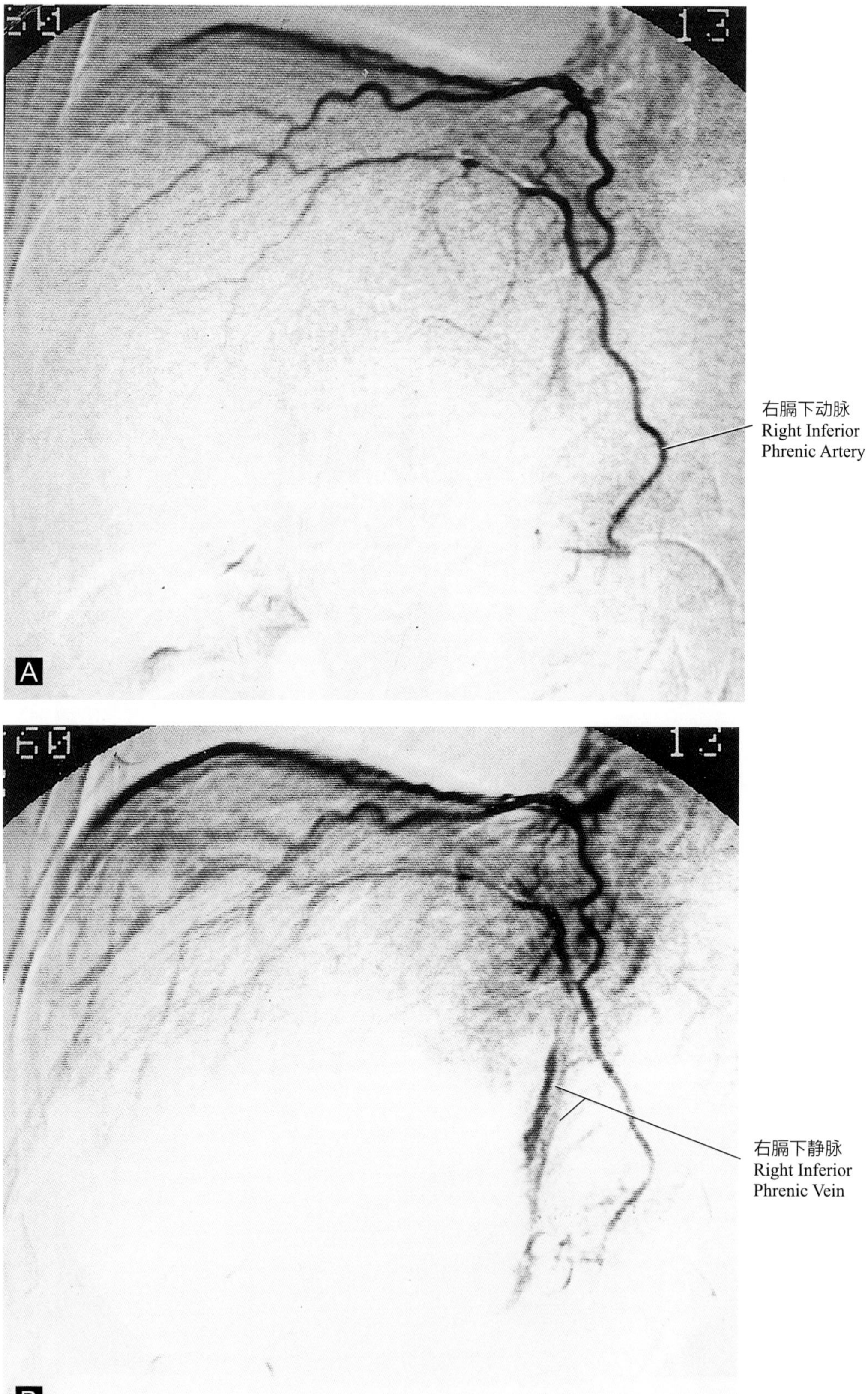

图18.139　A. 选择性右膈下动脉血管造影。B. 选择性右膈下动脉血管造影后期，显示平行于动脉的右膈下静脉引流

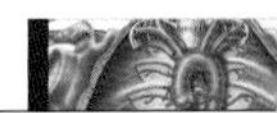

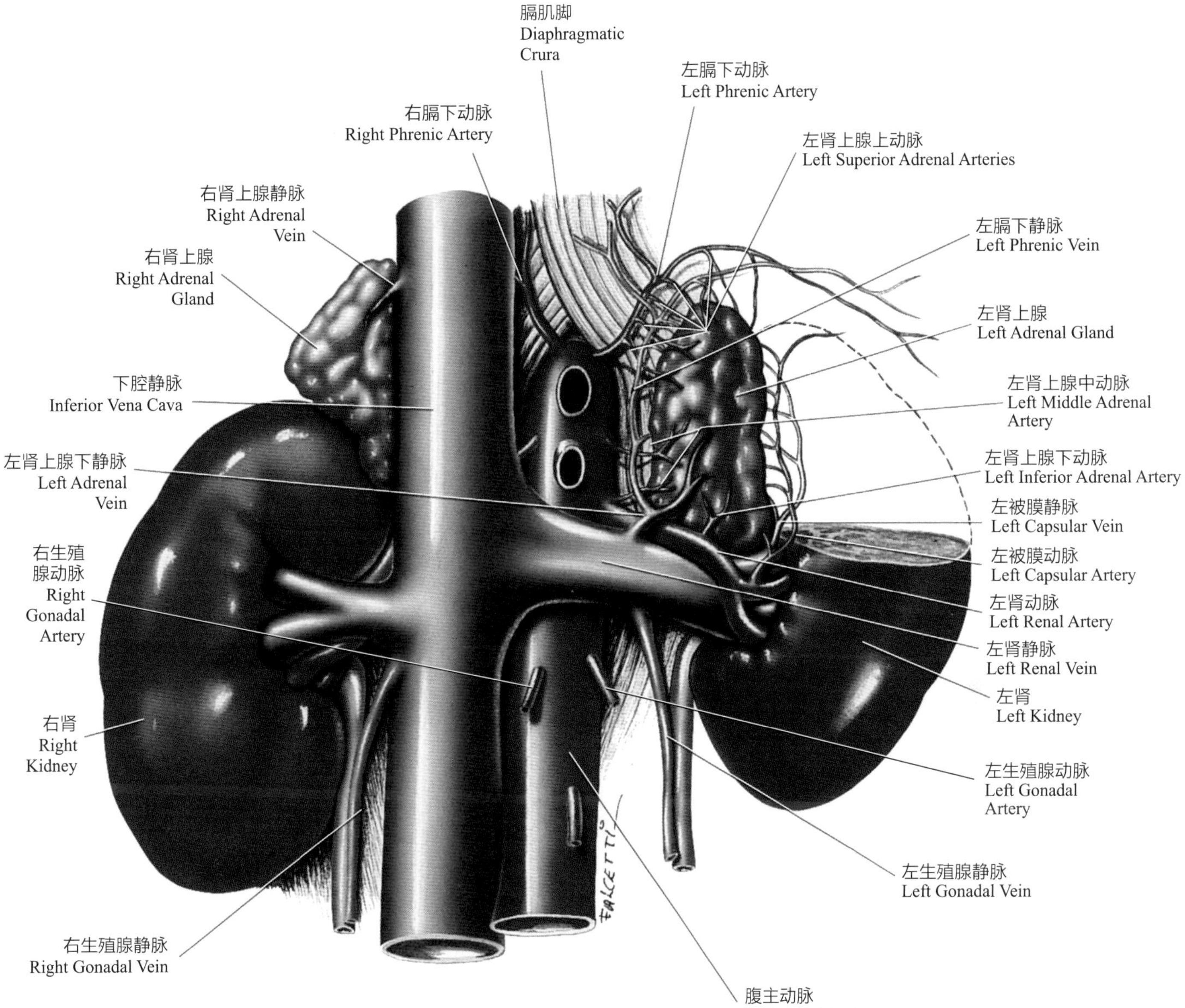

膈肌脚
Diaphragmatic
Crura

左膈下动脉
Left Phrenic Artery

右膈下动脉
Right Phrenic Artery

左肾上腺上动脉
Left Superior Adrenal Arteries

右肾上腺静脉
Right Adrenal
Vein

左膈下静脉
Left Phrenic Vein

右肾上腺
Right Adrenal
Gland

左肾上腺
Left Adrenal Gland

下腔静脉
Inferior Vena Cava

左肾上腺中动脉
Left Middle Adrenal
Artery

左肾上腺下静脉
Left Adrenal
Vein

左肾上腺下动脉
Left Inferior Adrenal Artery

左被膜静脉
Left Capsular Vein

右生殖
腺动脉
Right
Gonadal
Artery

左被膜动脉
Left Capsular Artery

左肾动脉
Left Renal Artery

左肾静脉
Left Renal Vein

左肾
Left Kidney

右肾
Right
Kidney

左生殖腺动脉
Left Gonadal
Artery

左生殖腺静脉
Left Gonadal Vein

右生殖腺静脉
Right Gonadal Vein

腹主动脉
Abdominal Aorta

图18.140　示意图显示下腔静脉、主动脉、肾静脉、肾动脉以及这些结构与肾上腺的关系。注意左侧肾上腺的动、静脉，右侧仅显示右肾上腺的静脉

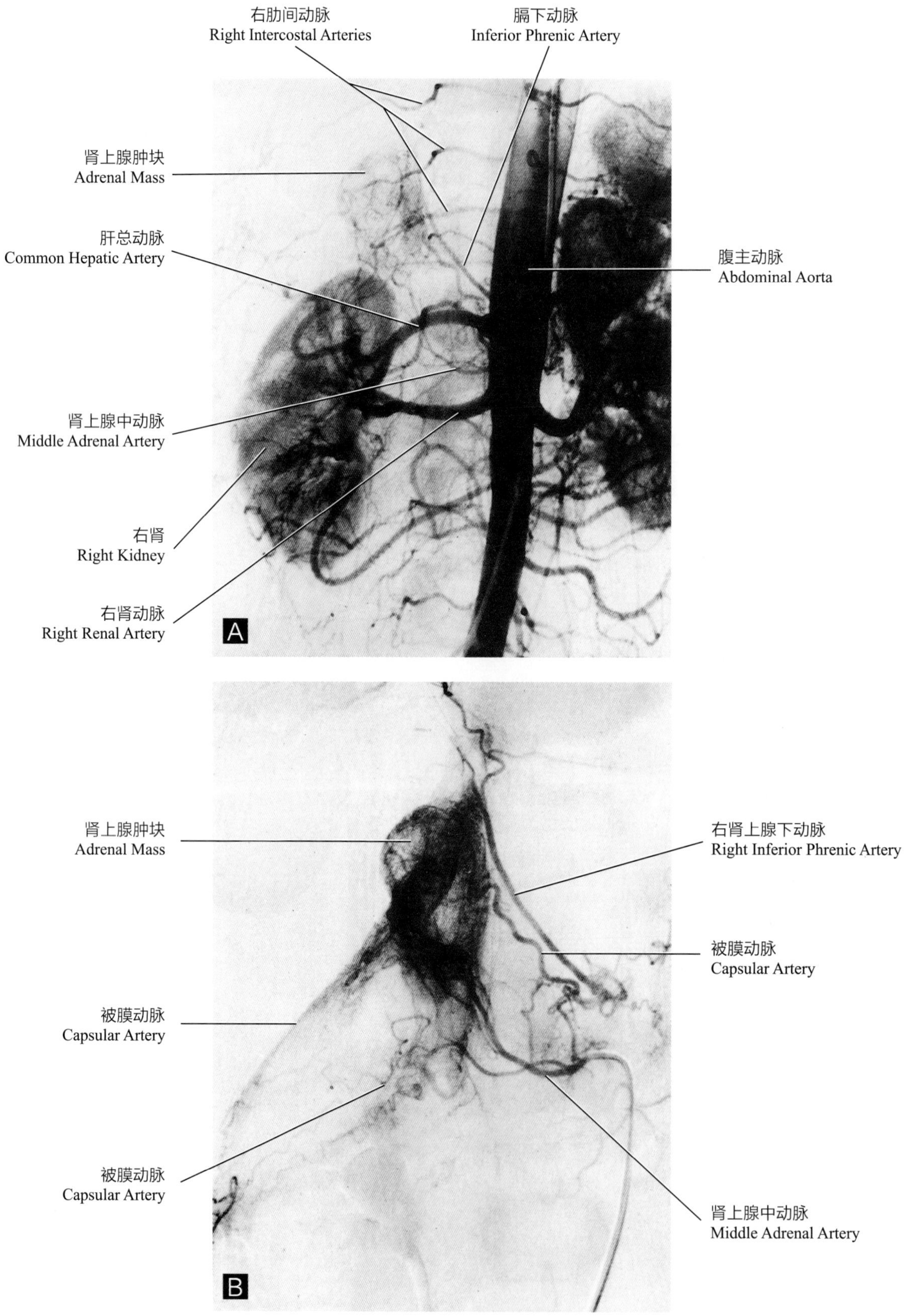

右肋间动脉
Right Intercostal Arteries

膈下动脉
Inferior Phrenic Artery

肾上腺肿块
Adrenal Mass

肝总动脉
Common Hepatic Artery

腹主动脉
Abdominal Aorta

肾上腺中动脉
Middle Adrenal Artery

右肾
Right Kidney

右肾动脉
Right Renal Artery

A

肾上腺肿块
Adrenal Mass

右肾上腺下动脉
Right Inferior Phrenic Artery

被膜动脉
Capsular Artery

被膜动脉
Capsular Artery

被膜动脉
Capsular Artery

肾上腺中动脉
Middle Adrenal Artery

B

图18.141 A. 腹主动脉血管造影，显示至右肾、右肾上腺的动脉。右肾上腺区可见一个富血供肿块（嗜铬细胞瘤）。B. 选择性肾上腺中动脉血管造影，显示对比剂经肾上腺上动脉反流至膈下动脉

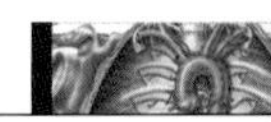

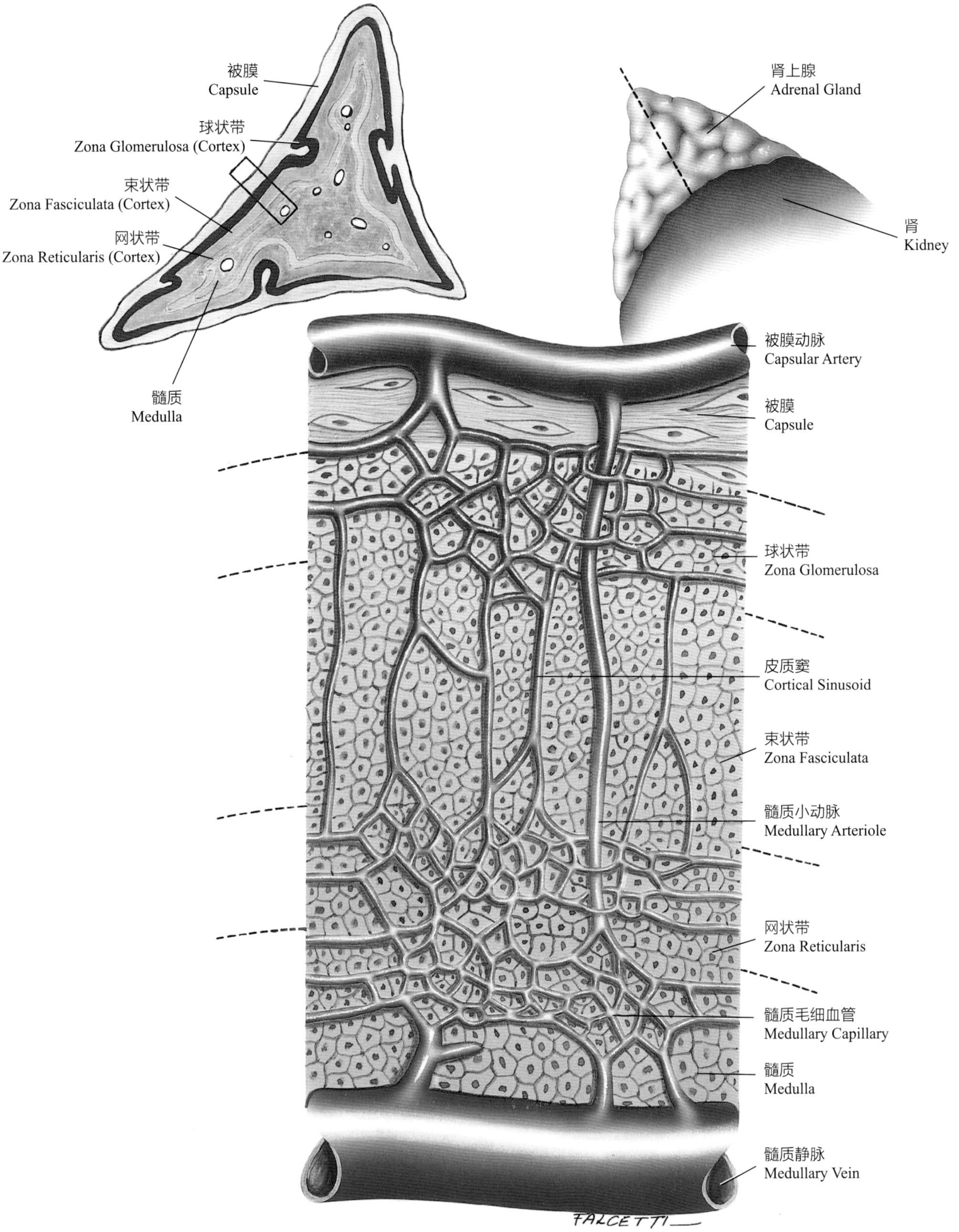

图18.142　左肾上腺模式图，显示肾上腺横断面的显微结构，可见被膜循环及其经肝窦与髓质静脉的交通

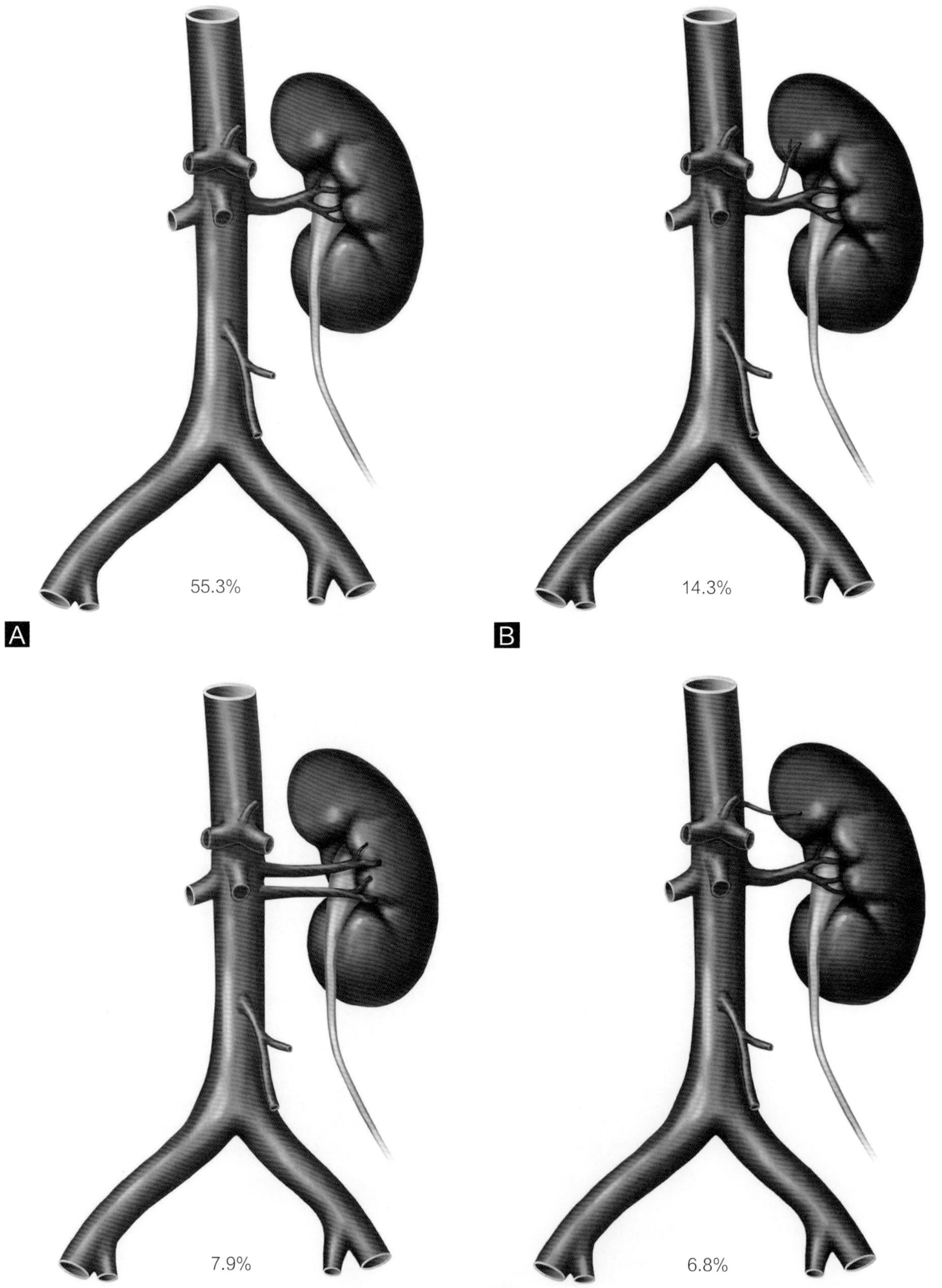

图18.143　肾动脉供应的类型和发生率。A. 1支肾门动脉，55.3%（147/266的肾蒂）。B. 1支肾门动脉伴1支肾门外发出的上极动脉，14.3%（38/266的肾蒂）。C. 2支肾门动脉，7.9%（21/266的肾蒂）。D. 1支肾门动脉伴1支上极动脉（发自腹主动脉），6.8%（18/266的肾蒂）

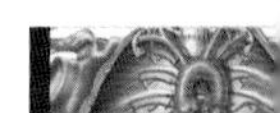

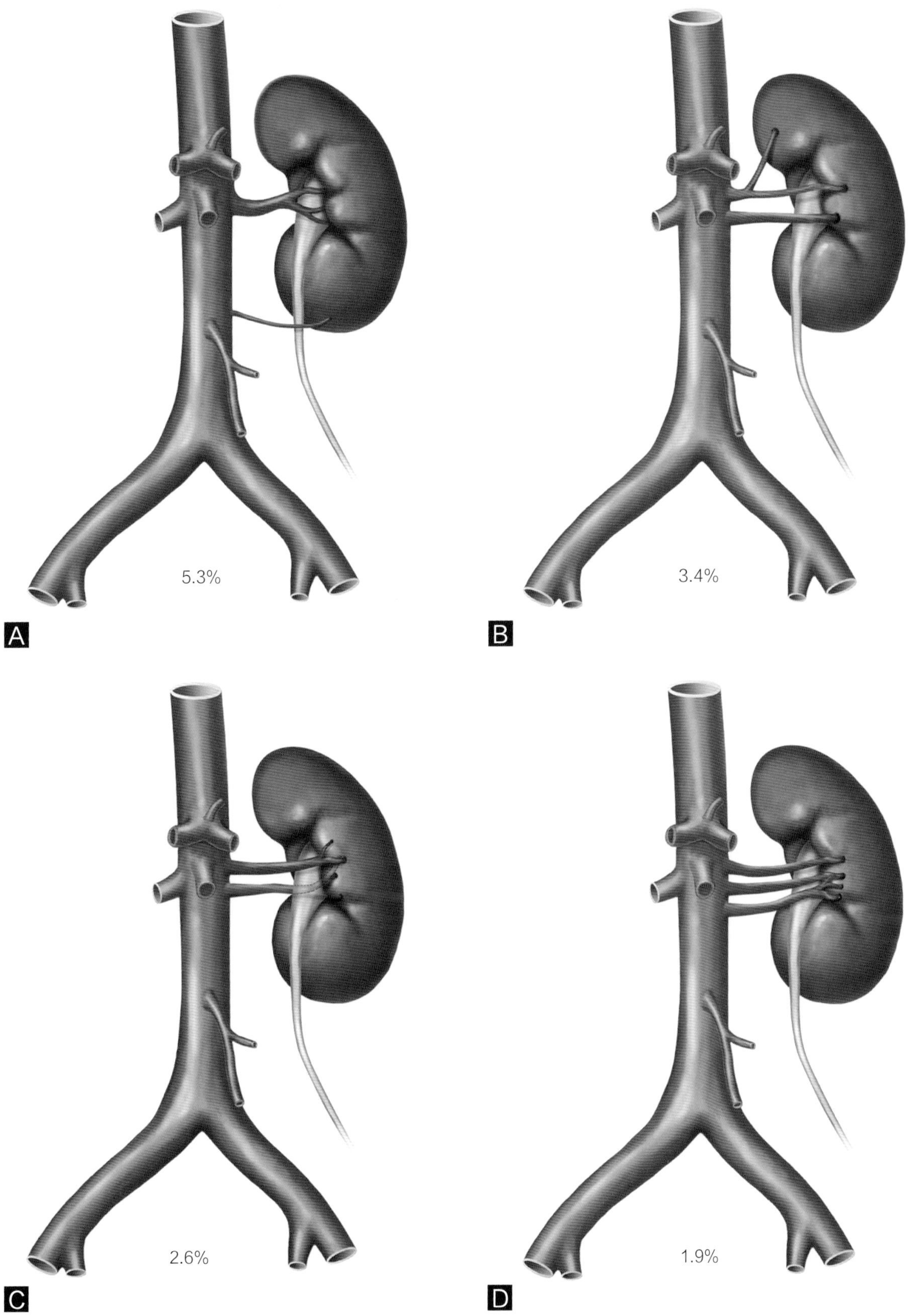

图18.144　肾动脉供应的类型和发生率。A. 1支肾门动脉伴1支下极动脉，5.3%（14/266的肾蒂）。B. 2支肾门动脉伴1支上极动脉（发自肾动脉），3.4%（9/266的肾蒂）。C. 1支肾门动脉伴1支早分叉动脉，2.6%（7/266的肾蒂)。D. 3支肾门动脉，1.9%（5/266的肾蒂）

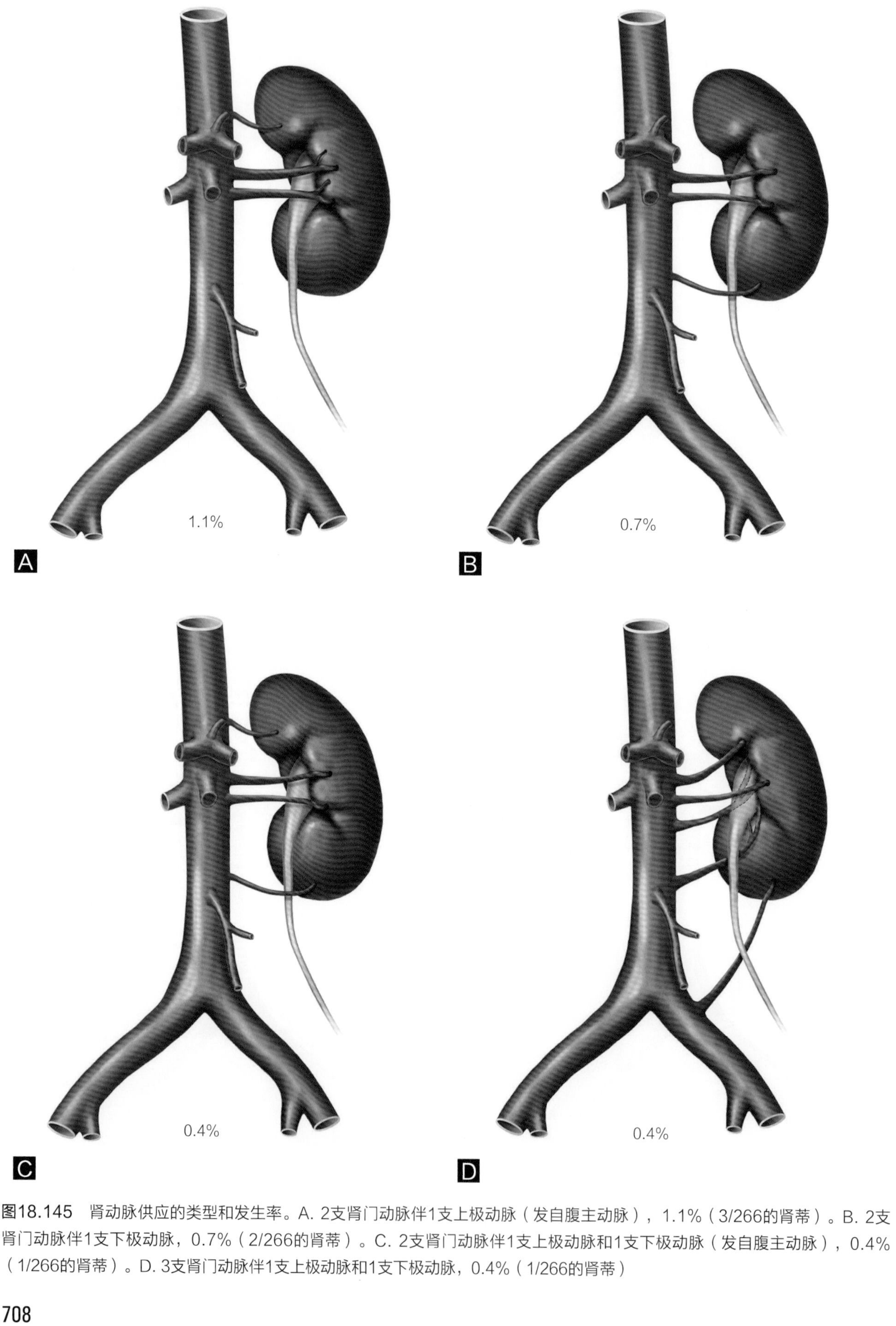

图18.145　肾动脉供应的类型和发生率。A. 2支肾门动脉伴1支上极动脉（发自腹主动脉），1.1%（3/266的肾蒂）。B. 2支肾门动脉伴1支下极动脉，0.7%（2/266的肾蒂）。C. 2支肾门动脉伴1支上极动脉和1支下极动脉（发自腹主动脉），0.4%（1/266的肾蒂）。D. 3支肾门动脉伴1支上极动脉和1支下极动脉，0.4%（1/266的肾蒂）

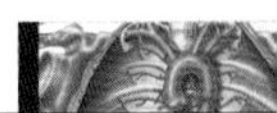

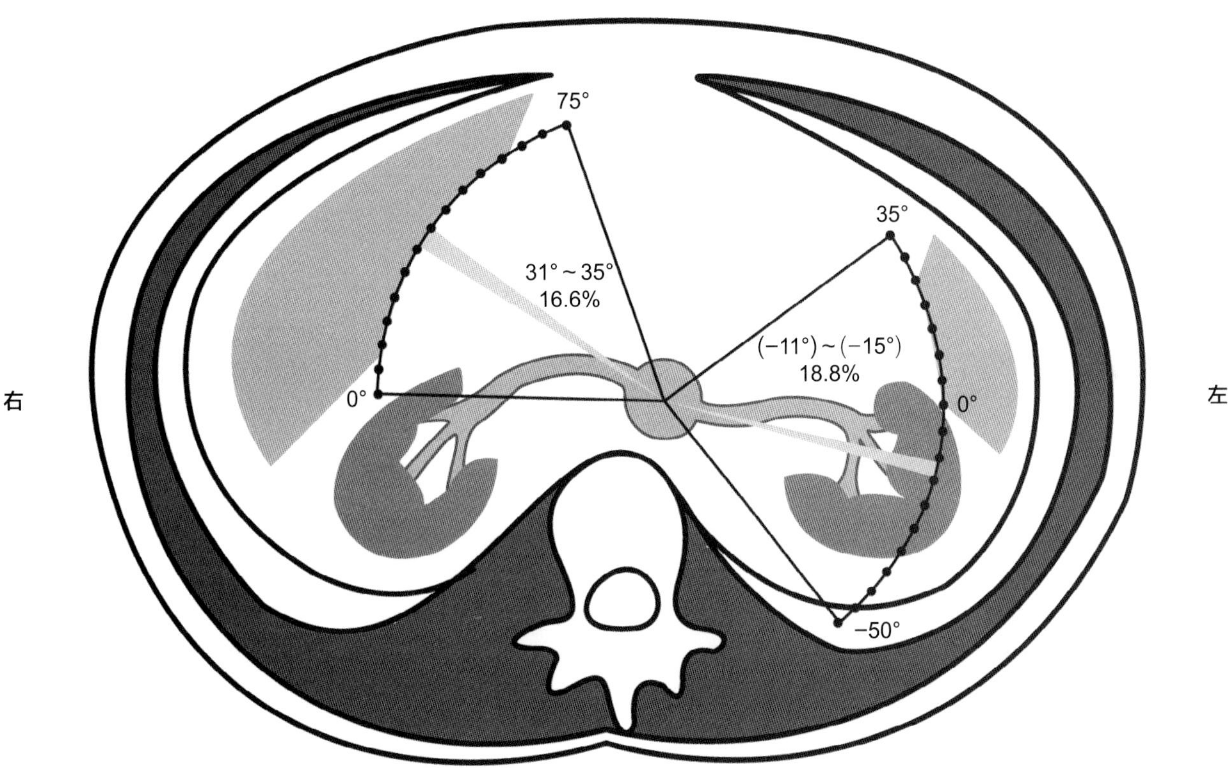

图18.146　肾动脉开口角度的横断面模式图。右肾动脉的开口趋于前外侧，角度在0°～70°之间，平均为30°～35°。左肾动脉的开口趋于后外侧或外侧，角度在−50°～35°之间，平均为−11°～15°。肾动脉的位置及分布的范围变异较大，以下为对400例患者的主动脉CT图像的分析得出的数据。

右肾动脉的开口角度：

0°～5°=3.3%，6°～10°=2.8%，11°～15°=5.7%，16°～20°=13.2%，21°～25°=14.3%，26°～30°=16.0%，31°～35°=16.6%，36°～40°=13.5%，41°～45°=8.3%，46°～50°=2.8%，51°～55°=2.0%，56°～60°=0.8%，61°～65°=0.2%，66°～70°=0.5%

左肾动脉的开口角度：

35°～30°=0.2%，29°～25°=1%，24°～20°=2%，19°～15°=3.7%，14°～10°=5.3%，9°～5°=7.3%，（−1°）～（−5°）=7.5%，（−6°）～（−10°）=8.3%，（−11°）～（−15°）=18.8%，（−16°）～（−20°）=18%，（−21°）～（−25°）=11%，（−26°）～（−30°）=3.8%，（−31°）～（−35°）=2.8%，（−36°）～（−40°）=1.2%，（−41°）～（−45°）=0.8%，（−46°）～（−50°）=1%

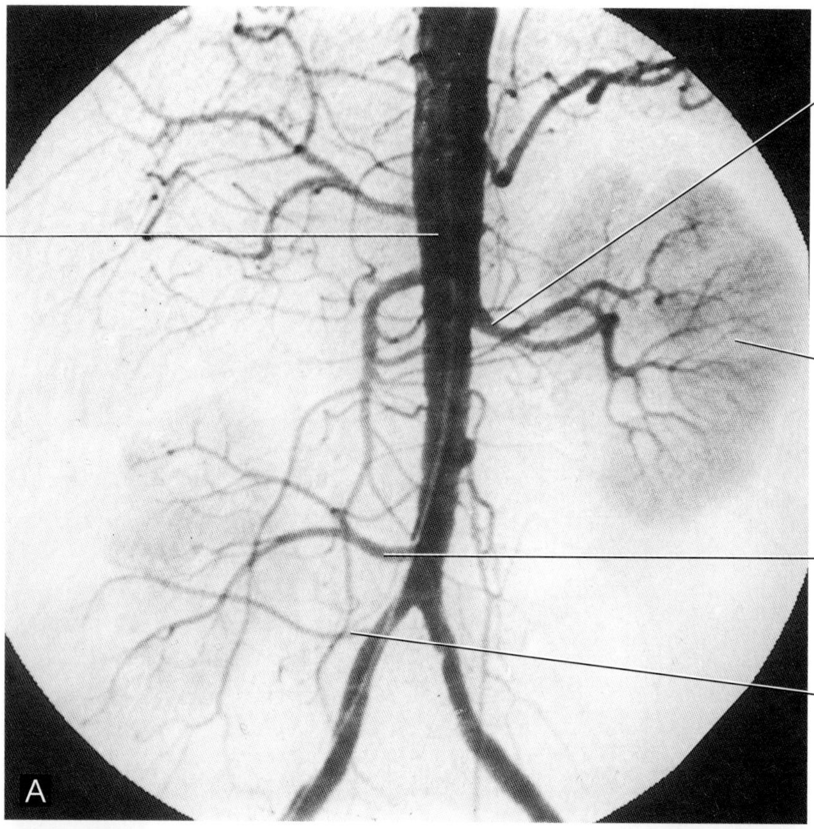

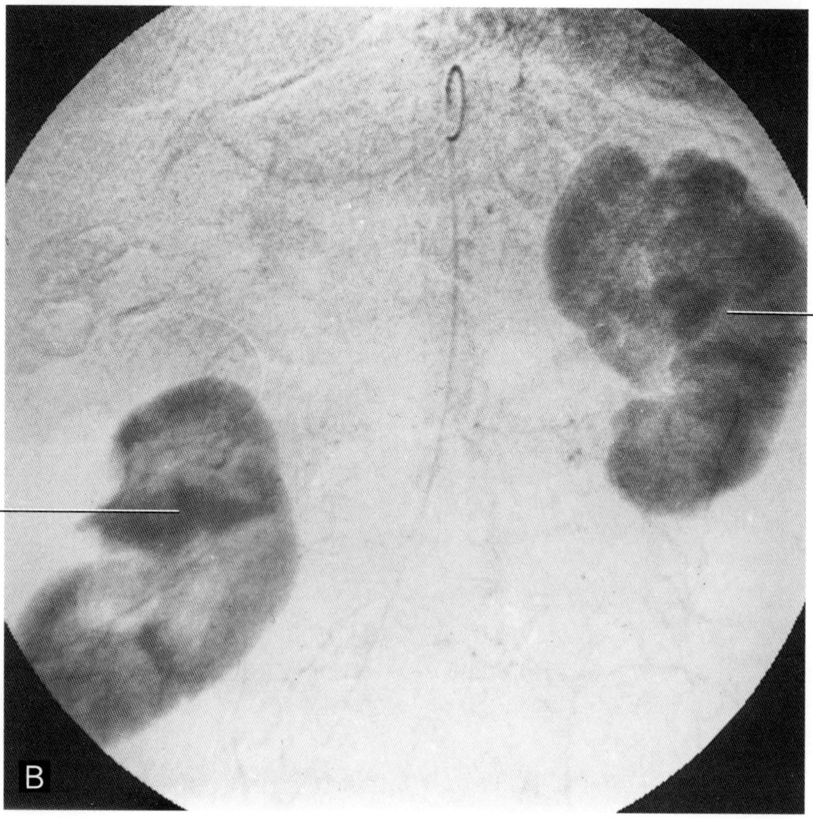

图18.147　A. 腹主动脉血管造影，显示左肾位置正常。右肾动脉发自腹主动脉的远侧，接近分叉处。右髂总动脉发出一小分支供应肾脏。B. 腹主动脉血管造影后期，显示双侧肾脏，右肾位置偏低

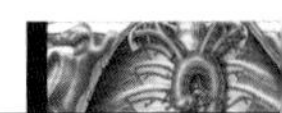

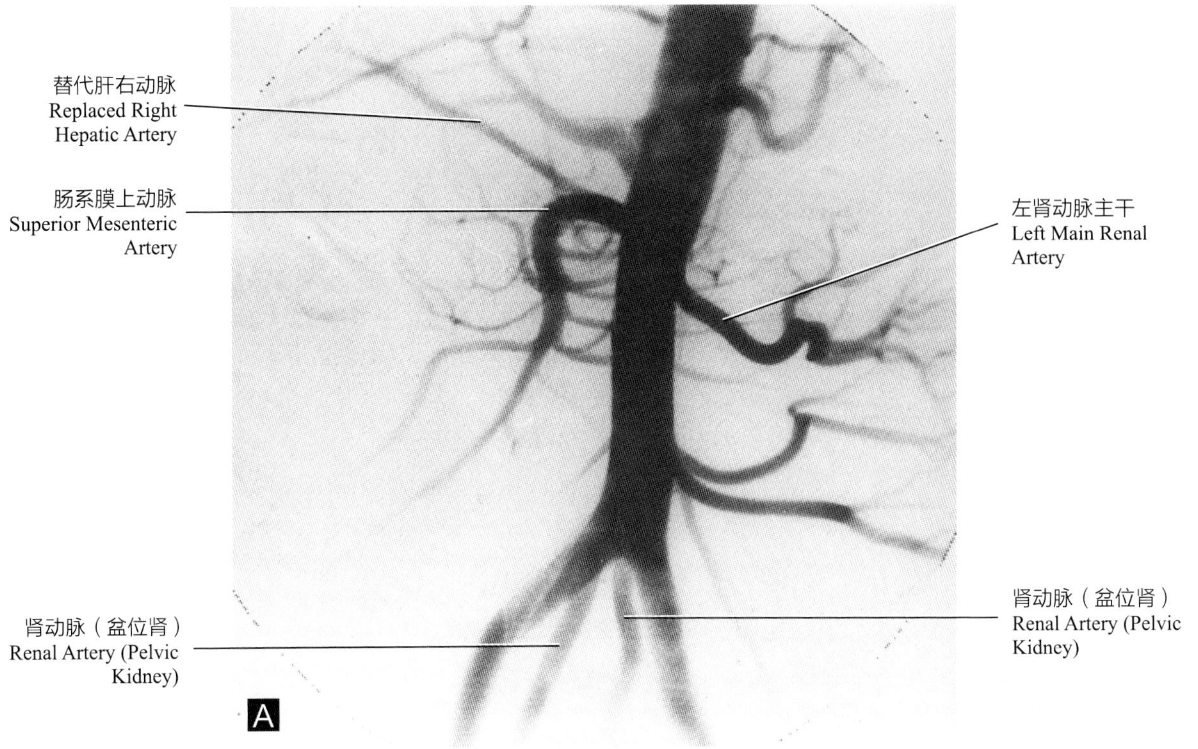

替代肝右动脉
Replaced Right Hepatic Artery

肠系膜上动脉
Superior Mesenteric Artery

左肾动脉主干
Left Main Renal Artery

肾动脉（盆位肾）
Renal Artery (Pelvic Kidney)

肾动脉（盆位肾）
Renal Artery (Pelvic Kidney)

A

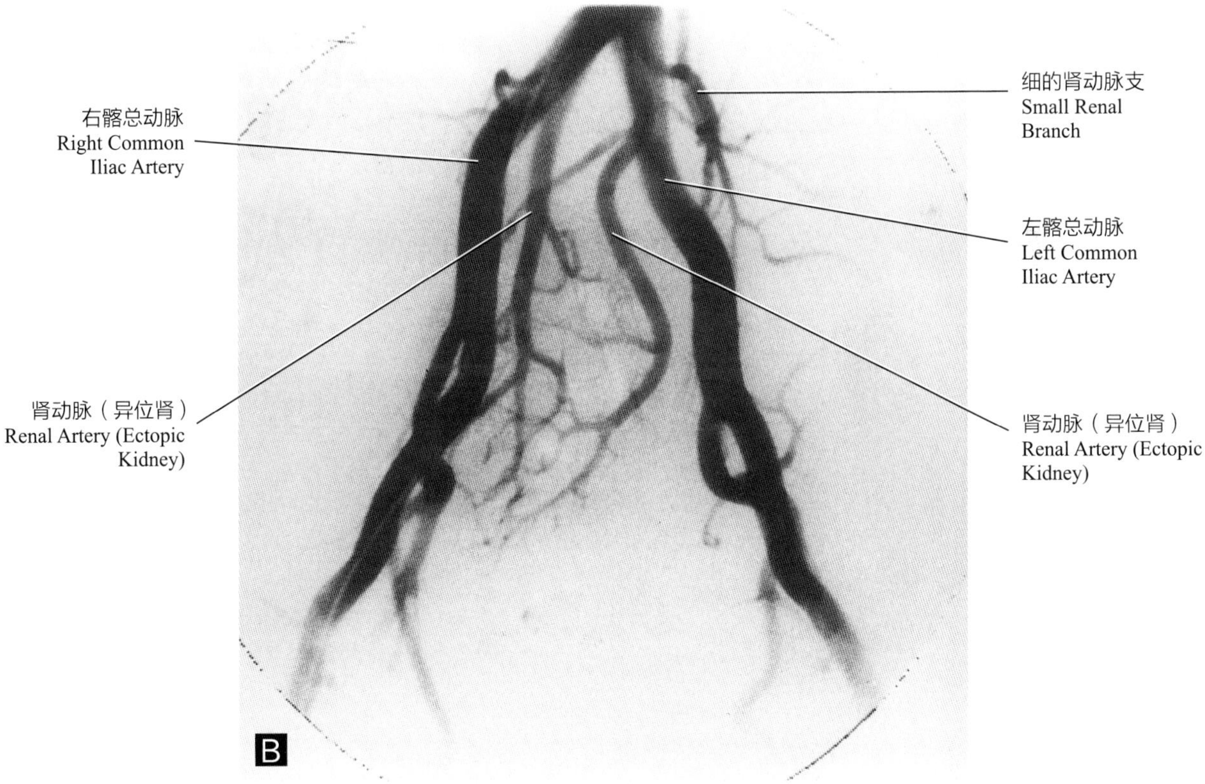

细的肾动脉支
Small Renal Branch

右髂总动脉
Right Common Iliac Artery

左髂总动脉
Left Common Iliac Artery

肾动脉（异位肾）
Renal Artery (Ectopic Kidney)

肾动脉（异位肾）
Renal Artery (Ectopic Kidney)

B

图18.148 A. 腹主动脉血管造影，显示右侧异位肾，右肾动脉发自腹主动脉分叉处和髂总动脉。B. 髂动脉血管造影显示3支肾动脉供应盆位肾脏，2支肾动脉发自髂总动脉，而较小的肾动脉发自腹主动脉远端

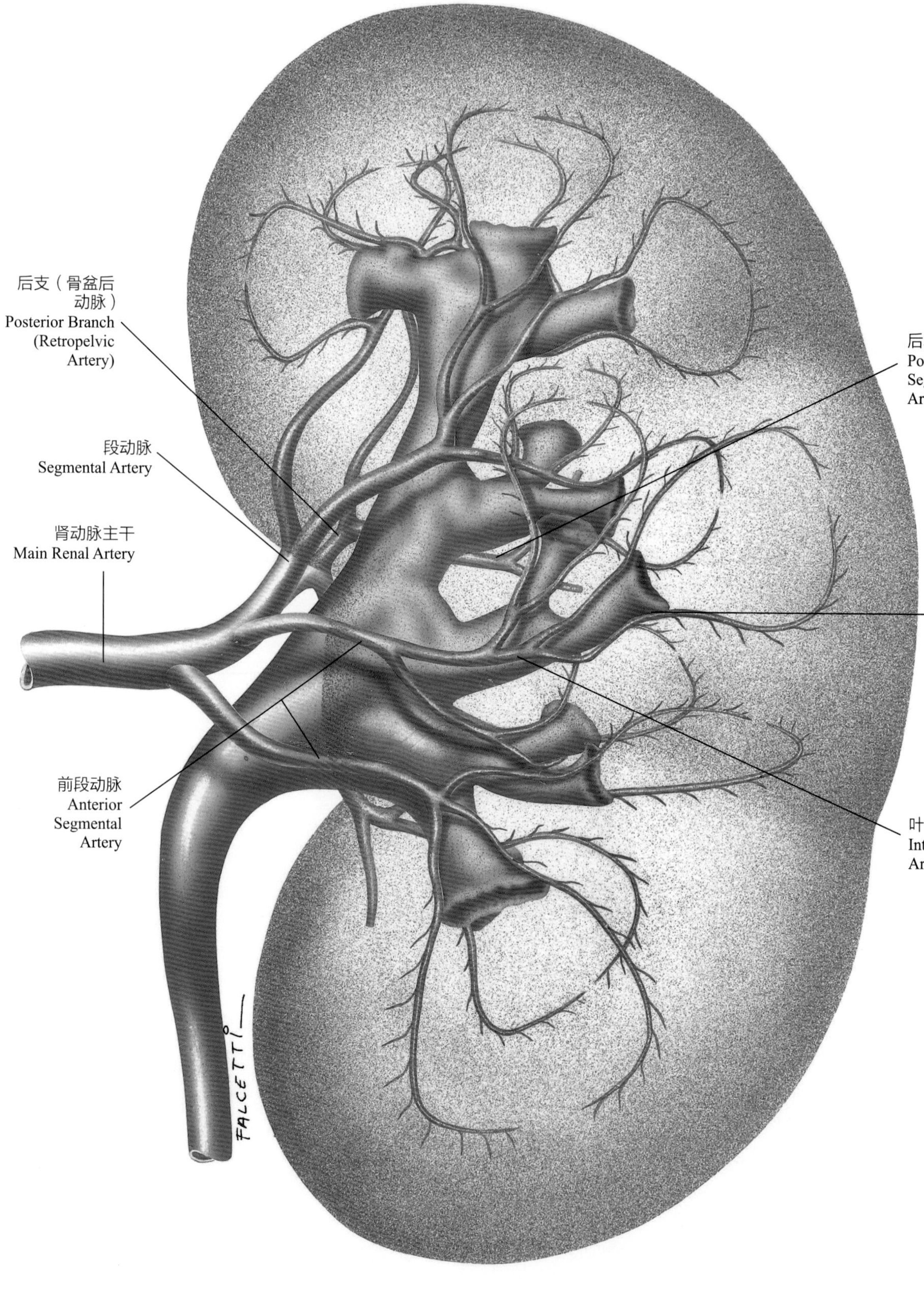

后支（骨盆后动脉）
Posterior Branch (Retropelvic Artery)

段动脉
Segmental Artery

肾动脉主干
Main Renal Artery

前段动脉
Anterior Segmental Artery

后段动脉
Posterior Segmental Artery

弓状动脉
Arcuate Artery

叶间动脉
Interlobar Artery

FALCETTI

图18.149　左肾前面观模式图。肾动脉分支及肾区域的标准术语：肾动脉、段动脉、叶间动脉和弓状动脉

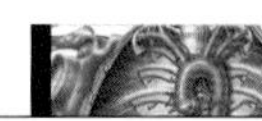

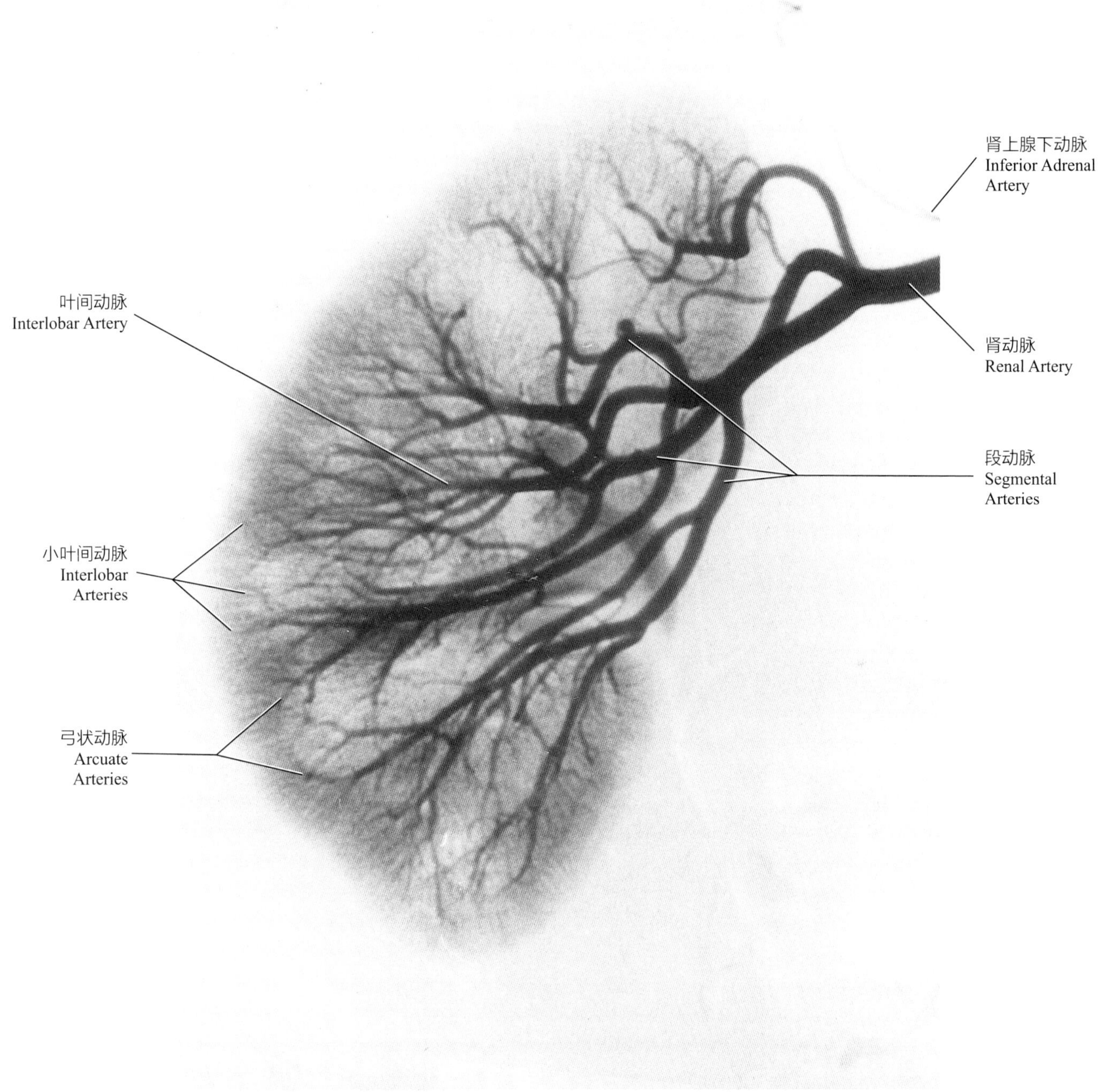

肾上腺下动脉
Inferior Adrenal Artery

叶间动脉
Interlobar Artery

肾动脉
Renal Artery

段动脉
Segmental Arteries

小叶间动脉
Interlobar Arteries

弓状动脉
Arcuate Arteries

图18.150　右肾动脉血管造影，肾动脉的正常分支及肾区域的标准术语

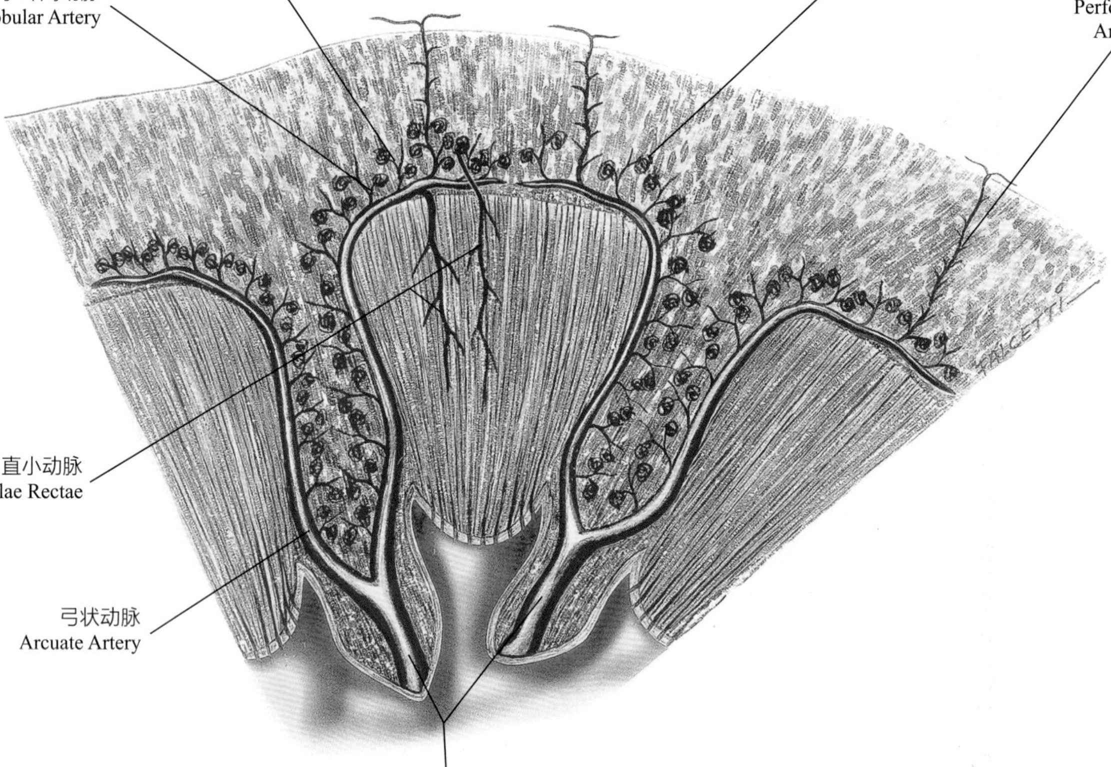

图18.151　两个邻近髓质及肾小盏的模式图。显示从叶间动脉至肾小球水平的肾实质的血管结构

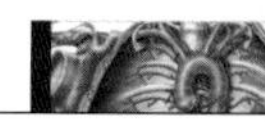

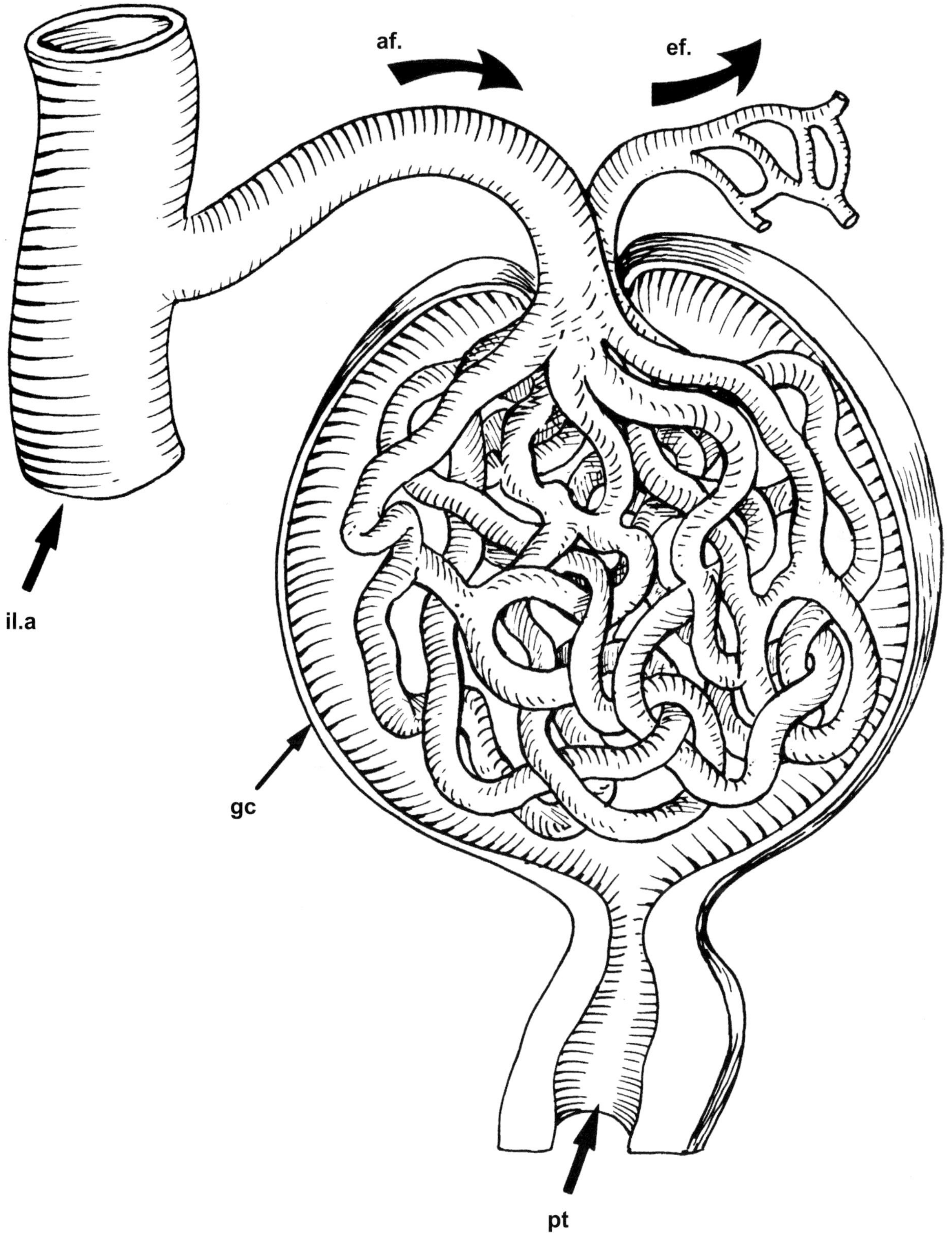

图18.152　肾小球模式图。il.a，小叶间动脉；af.，入球小动脉；ef.，出球小动脉；gc，肾小囊；pt，近端小管

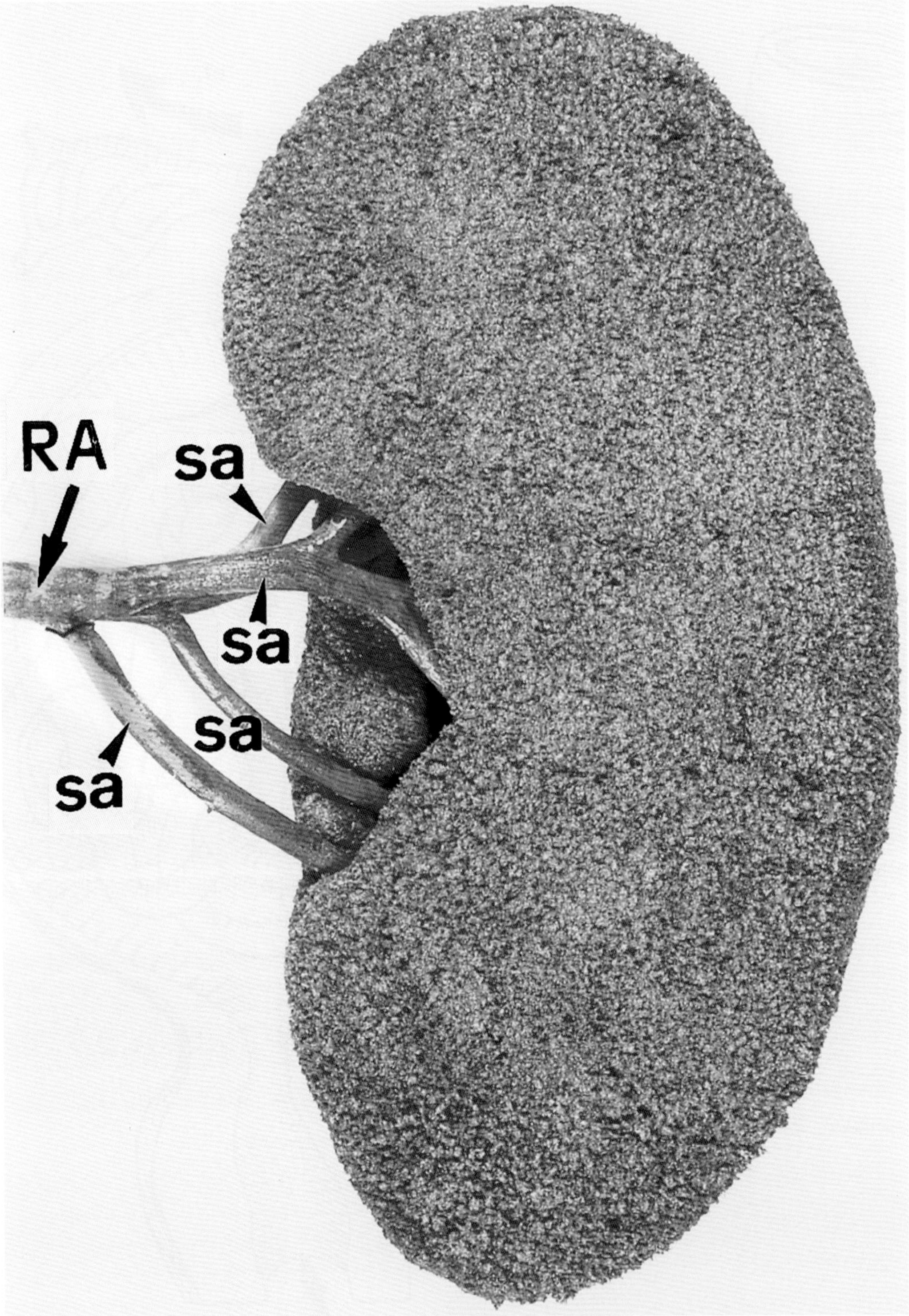

图18.153　左肾动脉血管腔内的聚酯铸型前面观。聚酯充满肾小球后，铸型标本呈海绵样。RA，肾动脉主干；sa，前段动脉

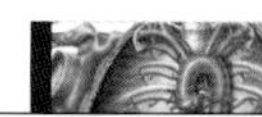

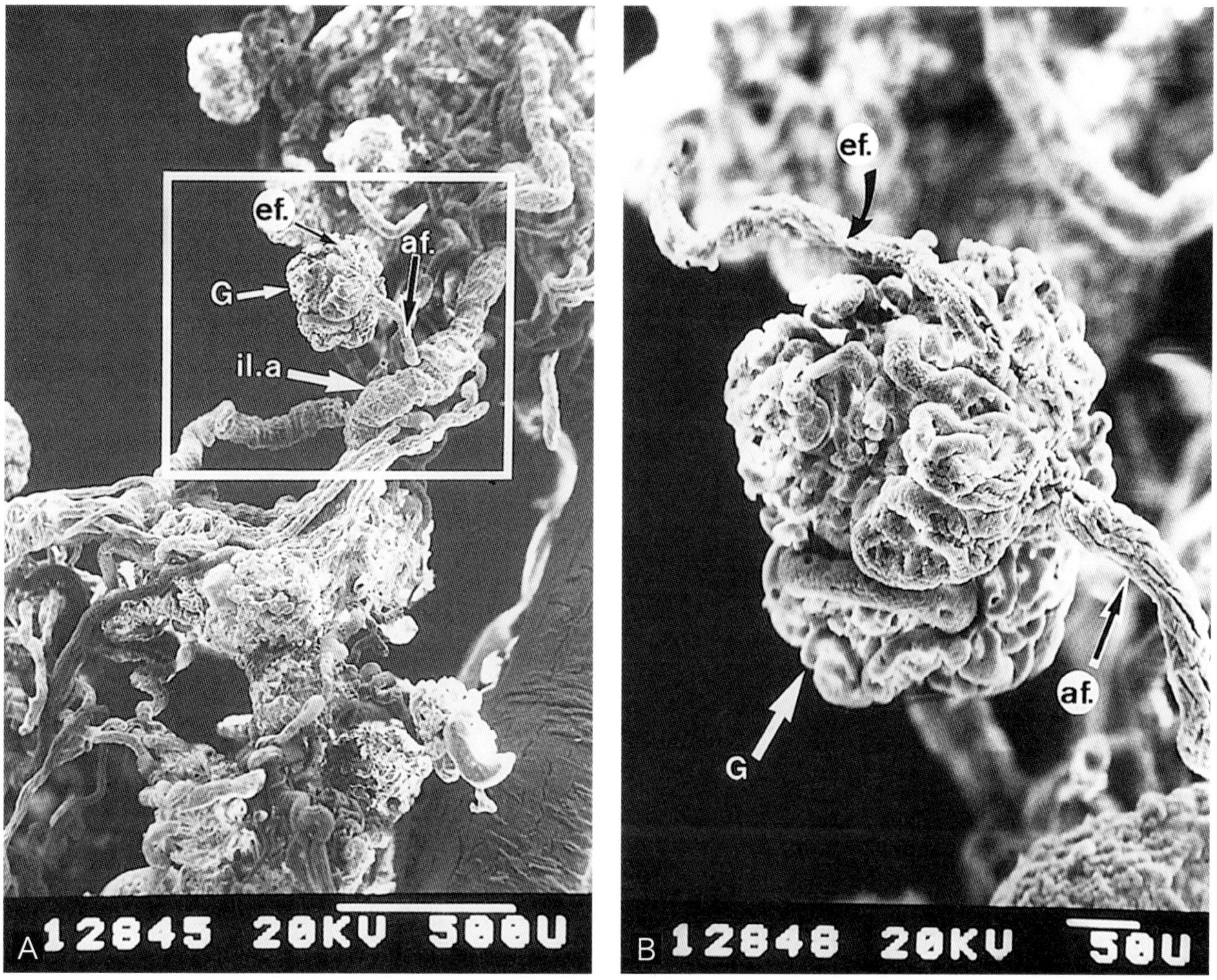

图18.154　A. 肾动脉血管腔内聚酯铸型后的扫描电镜照片，显示小叶间动脉（il.a）发出形成肾小球（G）的入球小动脉（af.）和出球小动脉（ef.）（×40）。B. 图A方框区域放大的扫描电镜照片，可见入球小动脉（af.）、出球小动脉（ef.）及肾小球（G）的细微结构（×300）（引自Sampaio FJB, Uflacker R, eds. *Renal Anatomy Applied to Urology, Endourology and Interventional Radiology*. New York: Thieme Medical Publishers; 1993 with permission.）

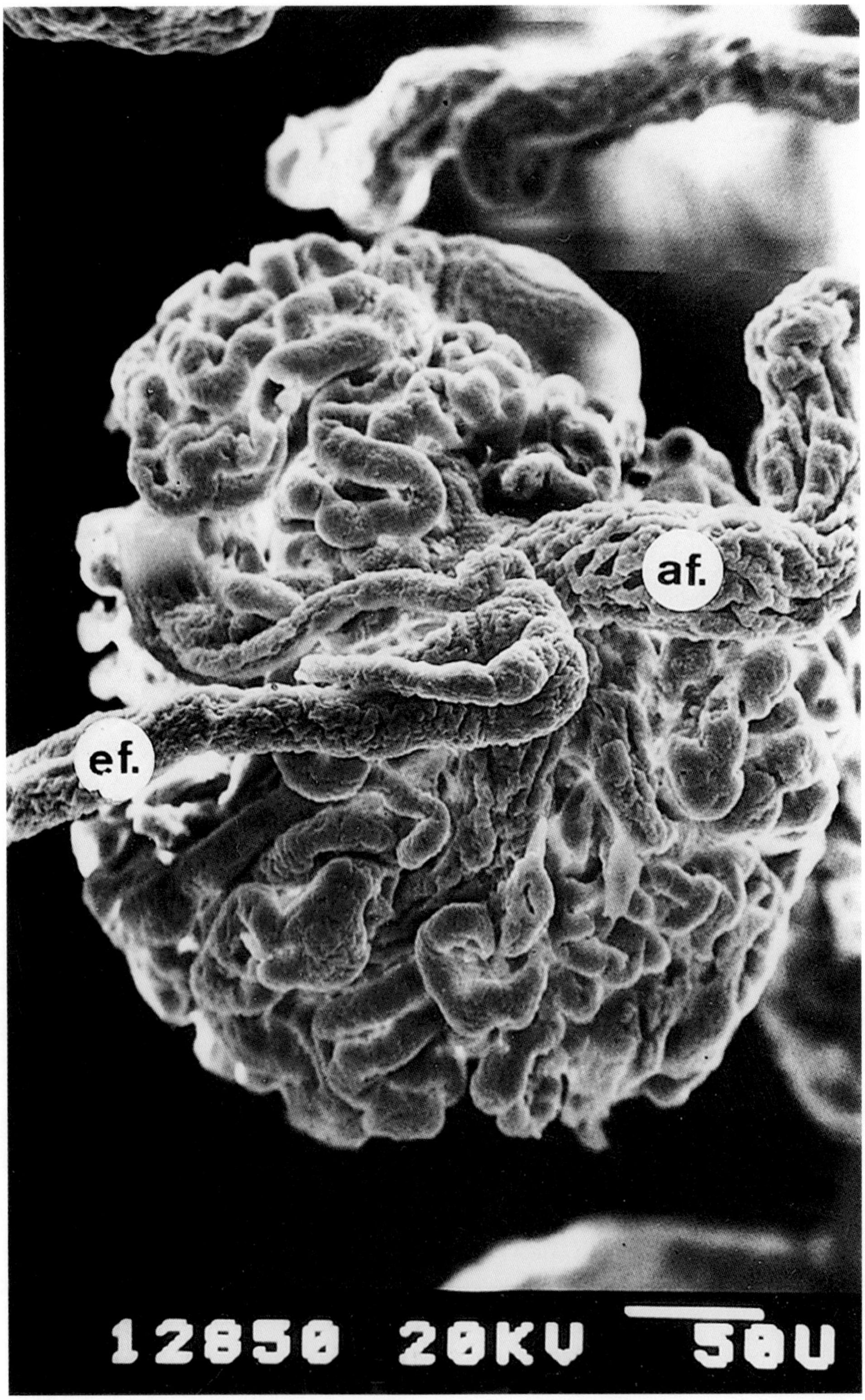

图18.155 肾动脉血管腔内聚酯铸型后的扫描电镜放大照片，显示入球小动脉（af.）和出球小动脉（ef.），可见入球小动脉（af.）的管腔明显大于出球小动脉（ef.）的管腔（×300）(引自Sampaio FJB, Uflacker R, eds. *Renal Anatomy Applied to Urology, Endourology and Interventional Radiology*. New York: Thieme Medical Publishers; 1993 with permission.)

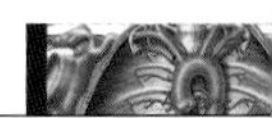

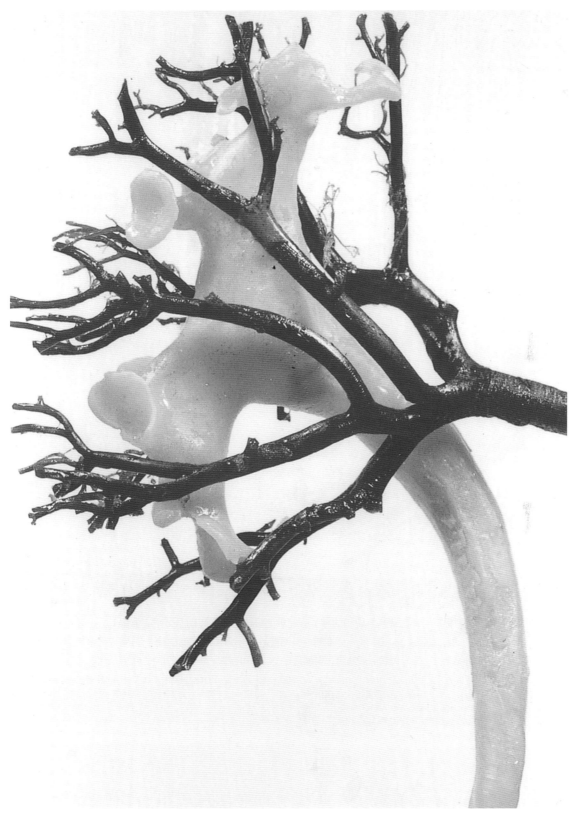

图18.156　右肾聚酯铸型标本（肾盂肾盏系统和动脉）前面观。用针去除细小动脉及肾小球后，显示主要肾内血管及集合系统

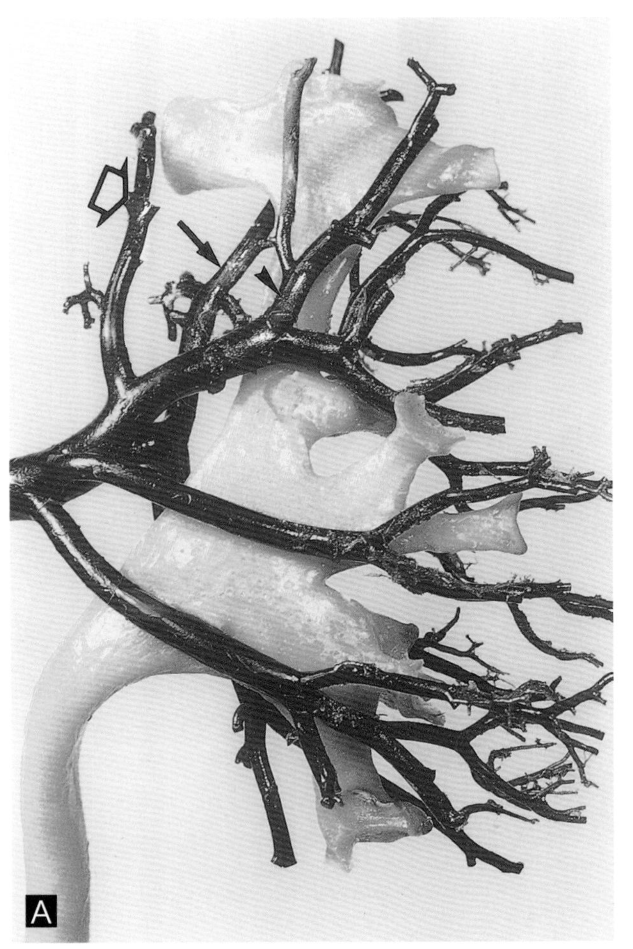

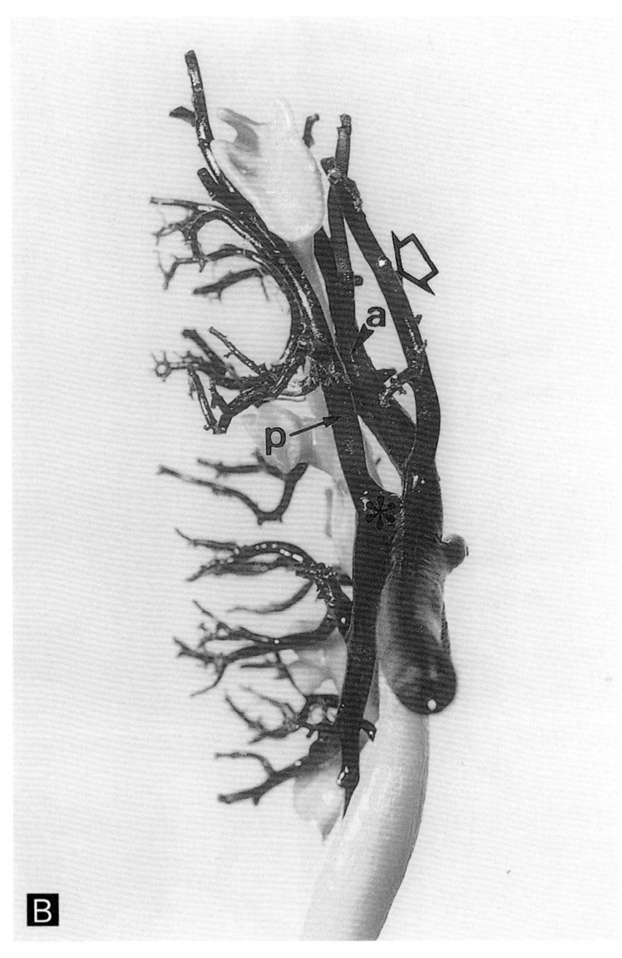

图18.157　A. 左肾聚酯铸型标本（肾盂肾盏系统和动脉）。显示上极动脉即上段动脉（空心箭头）、上部肾盂前面的动脉（三角箭头）和上部肾盂后面的动脉（箭头）。B. 同一标本的后斜面观，显示肾盂前面的动脉（a）和后面的动脉（p）。空心箭头所示为上段动脉（与上部肾盂无关），* 代表后段动脉（肾盂后动脉）（引自Sampaio FJB, Uflacker R, eds. *Renal Anatomy Applied to Urology, Endourology and Interventional Radiology*. New York: Thieme Medical Publishers; 1993 with permission.）

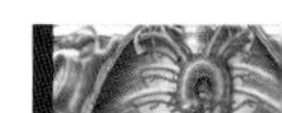

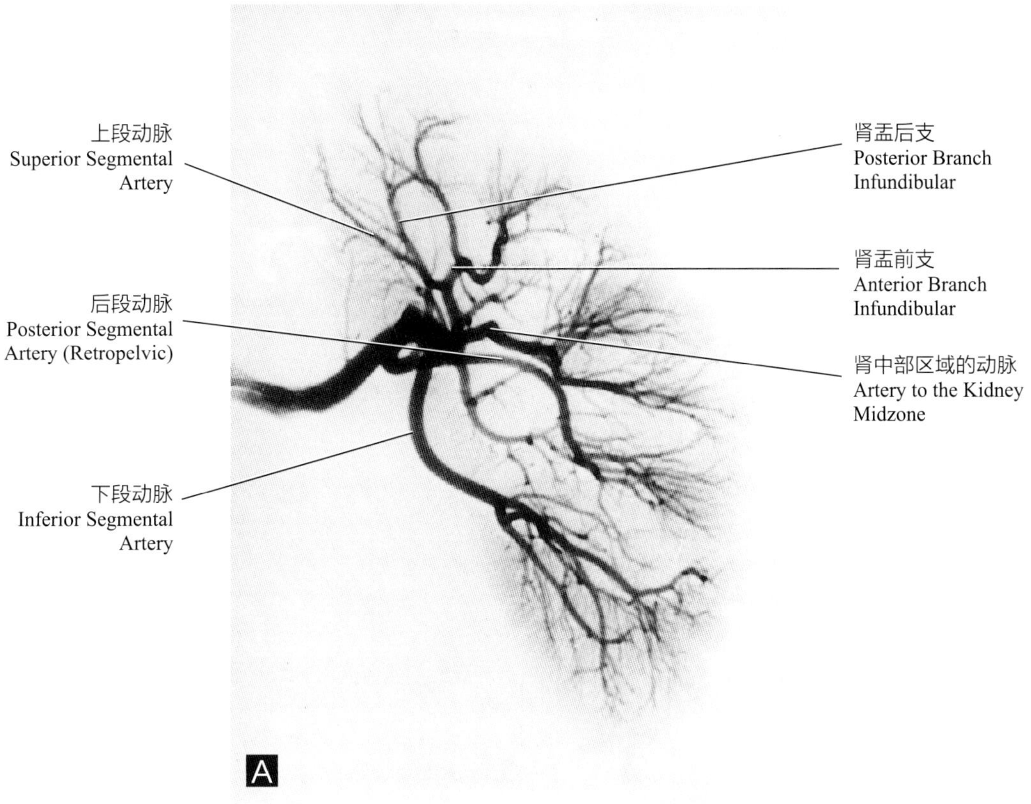

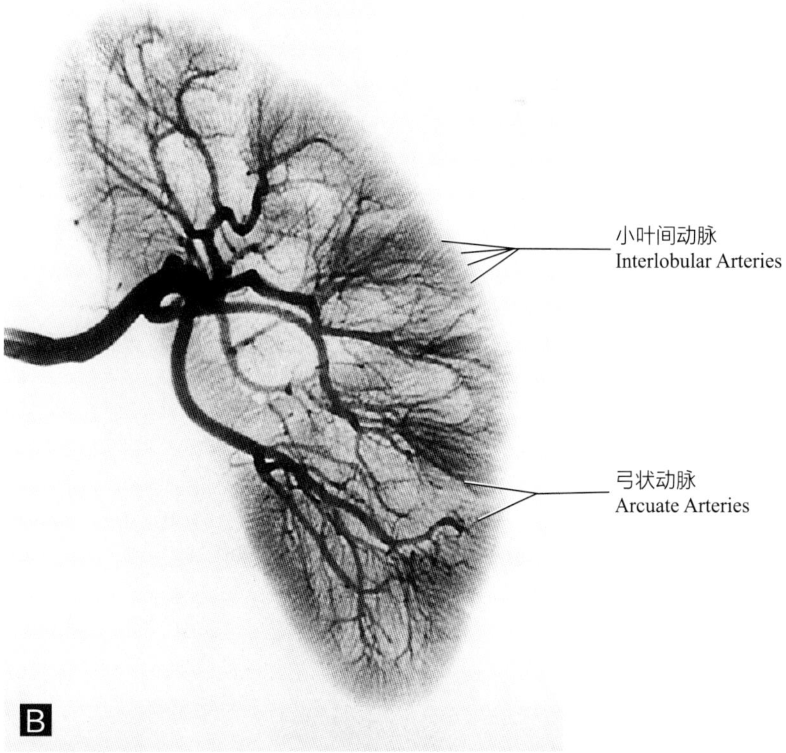

上段动脉
Superior Segmental Artery

肾盂后支
Posterior Branch Infundibular

肾盂前支
Anterior Branch Infundibular

后段动脉
Posterior Segmental Artery (Retropelvic)

肾中部区域的动脉
Artery to the Kidney Midzone

下段动脉
Inferior Segmental Artery

A

小叶间动脉
Interlobular Arteries

弓状动脉
Arcuate Arteries

B

图18.158　A. 左肾动脉血管造影显示肾上极的动脉；上段动脉位于上漏斗前方，后段动脉的分支位于上漏斗的后方。B. 肾动脉血管造影的后期，周围血管逐渐充盈，包括叶间动脉、弓状动脉及小叶间动脉

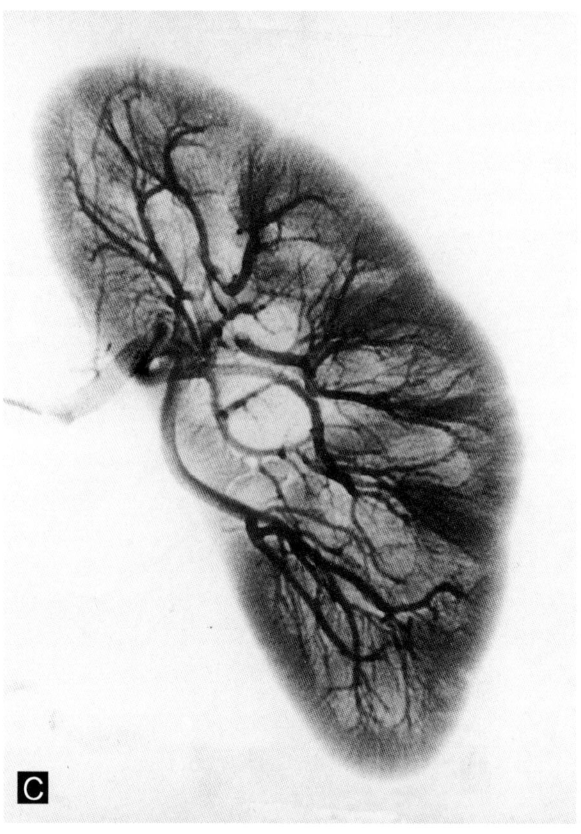

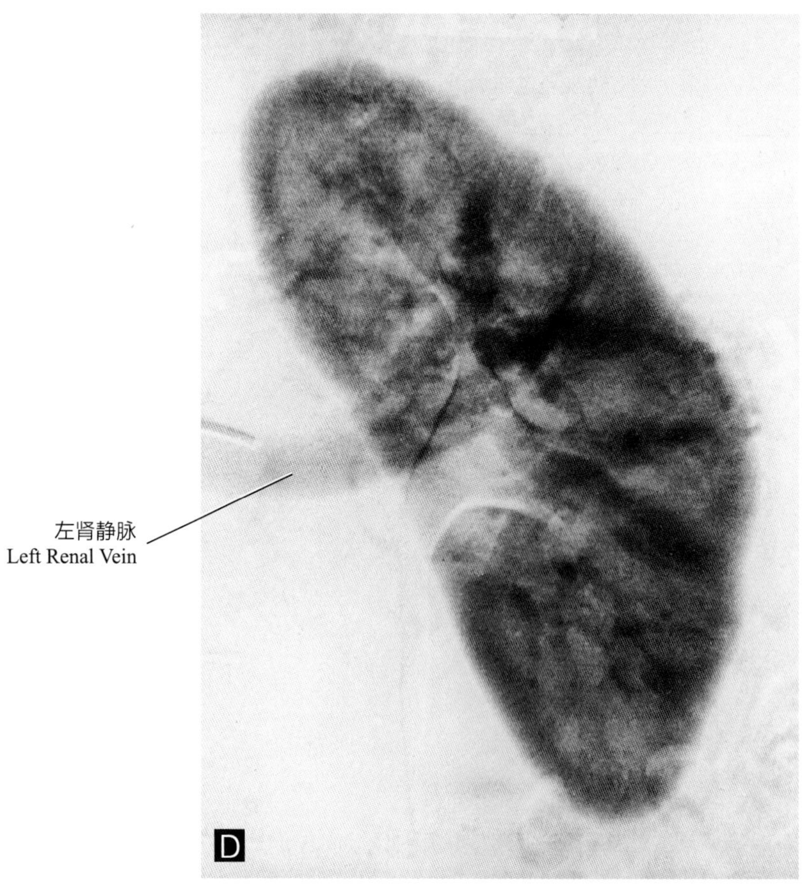

图18.158（续） C、D. 肾动脉血管造影的后期，周围血管逐渐充盈，包括叶间动脉、弓状动脉及小叶间动脉。图D中肾的显影更加明显

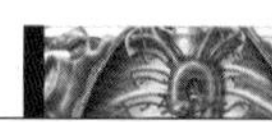

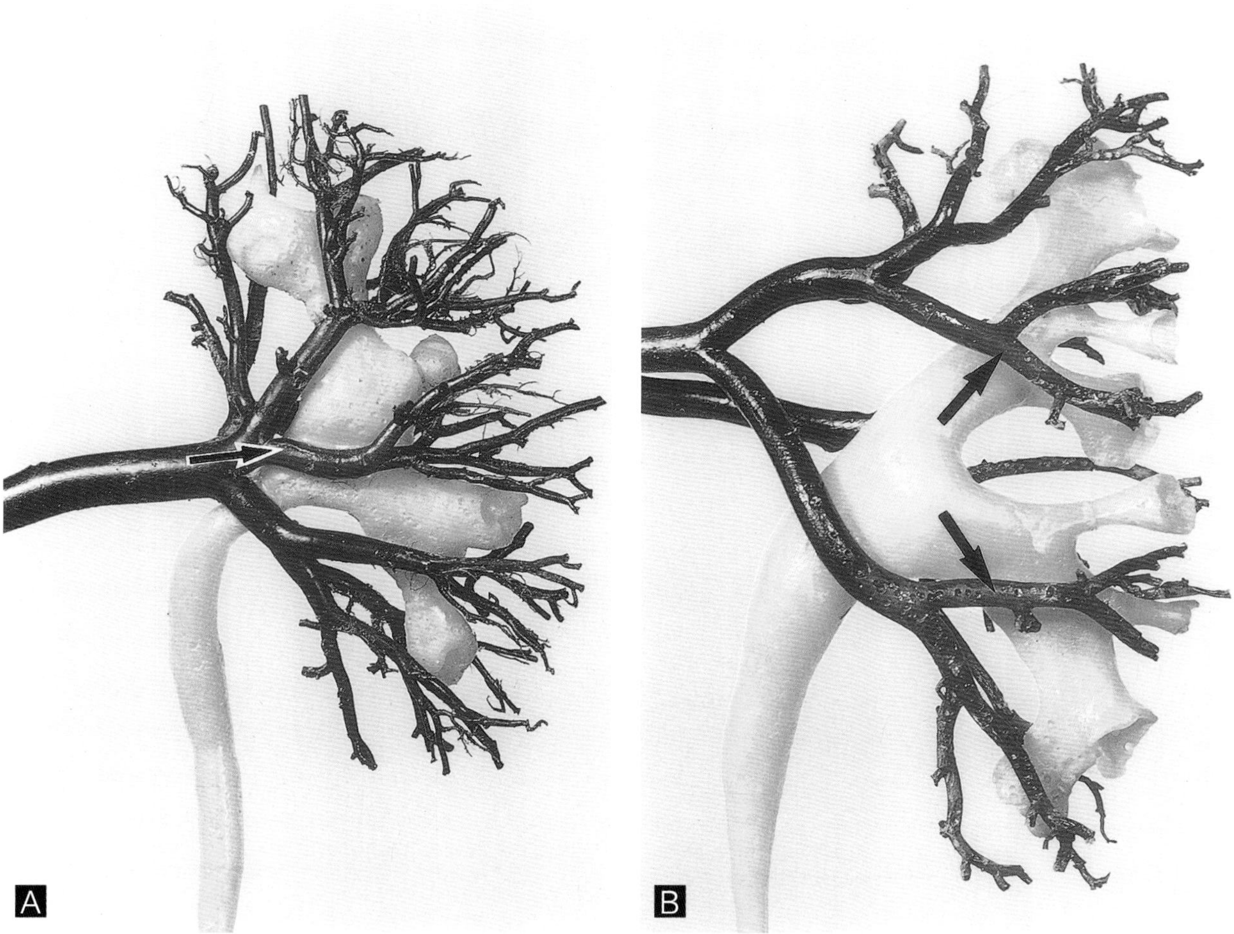

图18.159　A. 左肾聚酯铸型标本（肾盂肾盏系统和动脉），显示1支肾中部区域的动脉水平走行在肾盂前面（箭头）。B. 左肾聚酯铸型标本（肾盂肾盏系统和动脉），显示肾中部区域无独立的动脉，而接受来自其他区域动脉的二级分支的血液供应（箭头）(引自Sampaio FJB, Uflacker R, eds. *Renal Anatomy Applied to Urology,Endourology and Interventional Radiology*. New York: Thieme Medical Publishers; 1993 with permission.)

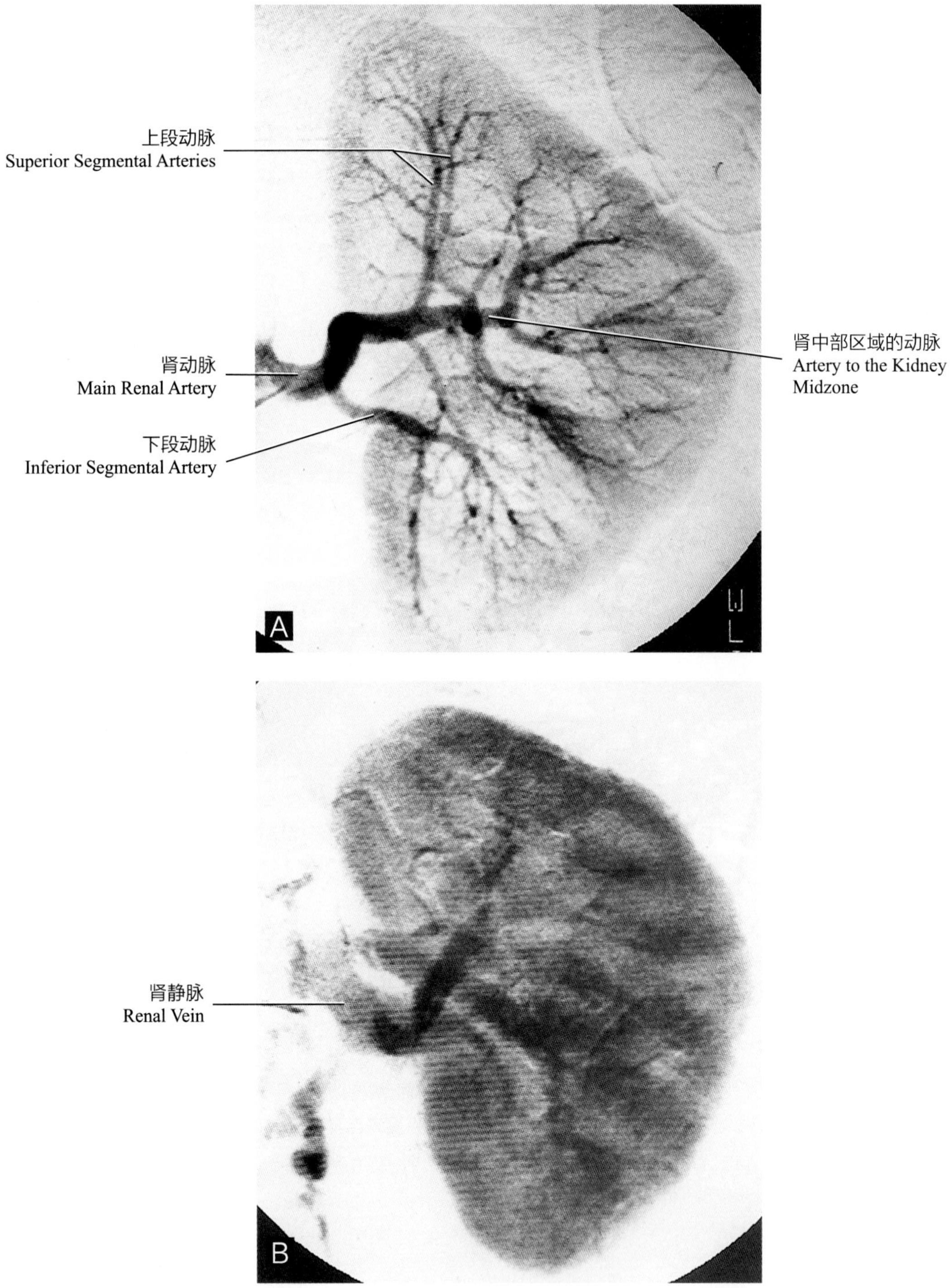

上段动脉
Superior Segmental Arteries

肾动脉
Main Renal Artery

下段动脉
Inferior Segmental Artery

肾中部区域的动脉
Artery to the Kidney Midzone

A

肾静脉
Renal Vein

B

图18.160　A. 左肾动脉血管造影正面观，显示至肾中部区域的1支动脉及上、下段动脉。B. 左肾动脉血管造影后期，显示肾的影像及引流静脉

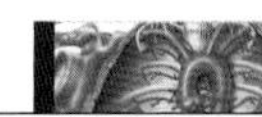

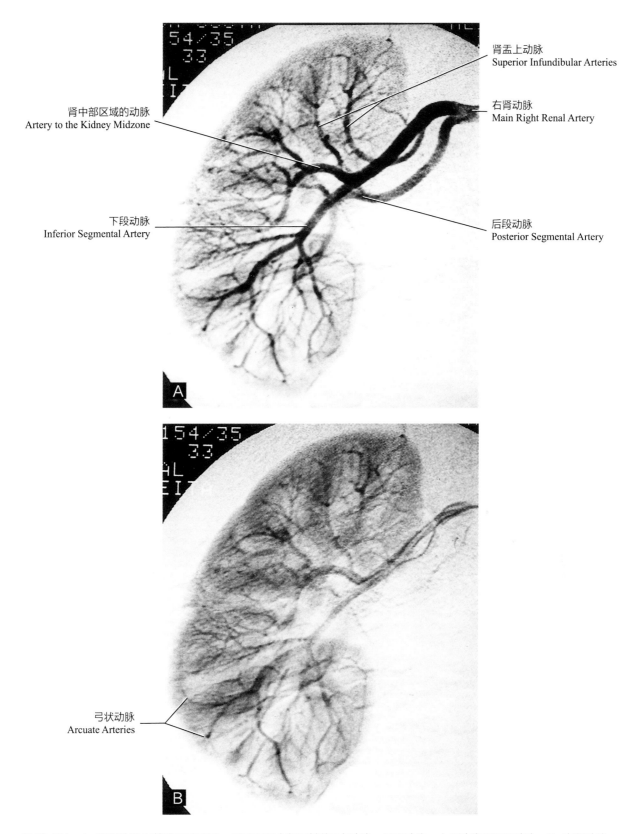

肾盂上动脉
Superior Infundibular Arteries

肾中部区域的动脉
Artery to the Kidney Midzone

右肾动脉
Main Right Renal Artery

下段动脉
Inferior Segmental Artery

后段动脉
Posterior Segmental Artery

A

弓状动脉
Arcuate Arteries

B

图18.161 A. 右肾动脉血管造影正面观，显示至肾中部区域的1支动脉、后段动脉、上段动脉和下段动脉。B. 右肾动脉血管造影后期，显示更多的周围动脉

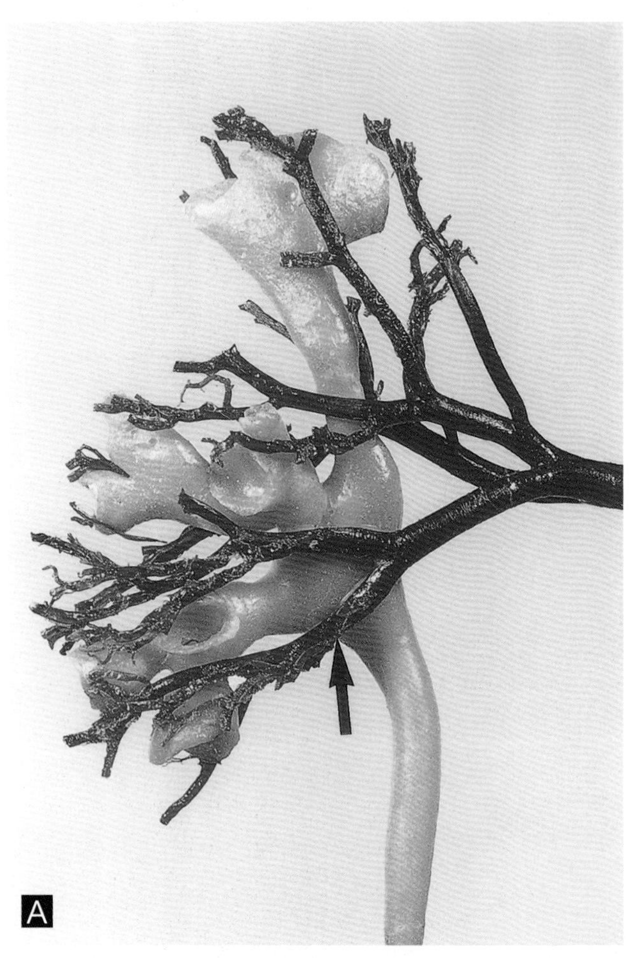

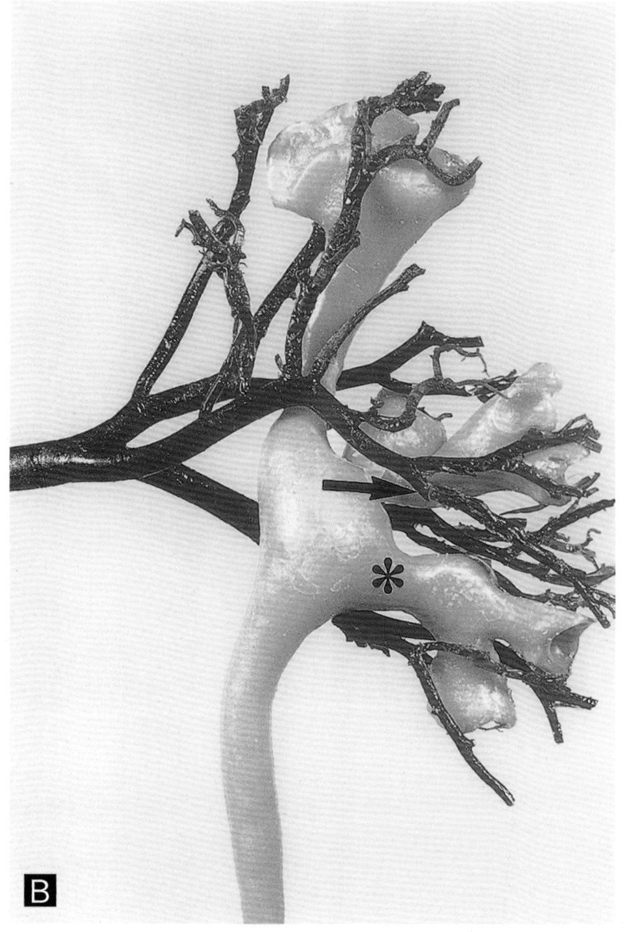

图18.162 A. 右肾聚酯铸型标本正面观（肾盂肾盏系统和动脉），显示起源于肾动脉的前分支（下段动脉）的动脉（箭头）供应肾下极的前后部。B. 同一标本的后面观，显示后段动脉（肾盂后动脉）（箭头）未到达肾盂下部，肾盂下部无动脉（*）(引自Sampaio FJB, Uflacker R, eds. *Renal Anatomy Applied to Urology, Endourology and Interventional Radiology*. New York: Thieme Medical Publishers; 1993 with permission.)

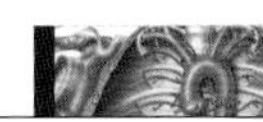

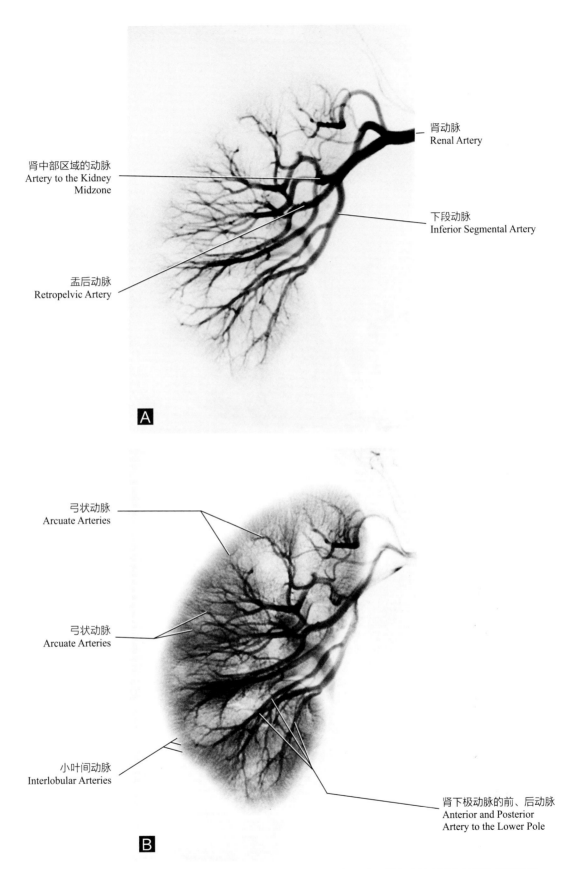

肾动脉
Renal Artery

肾中部区域的动脉
Artery to the Kidney Midzone

下段动脉
Inferior Segmental Artery

盂后动脉
Retropelvic Artery

A

弓状动脉
Arcuate Arteries

弓状动脉
Arcuate Arteries

小叶间动脉
Interlobular Arteries

肾下极动脉的前、后动脉
Anterior and Posterior Artery to the Lower Pole

B

图18.163　A. 选择性右肾血管造影，显示下段动脉供应肾盂下部，亦可见肾中部区域的动脉和后段动脉。B. 右肾动脉血管造影后期，显示叶间动脉及小叶间动脉

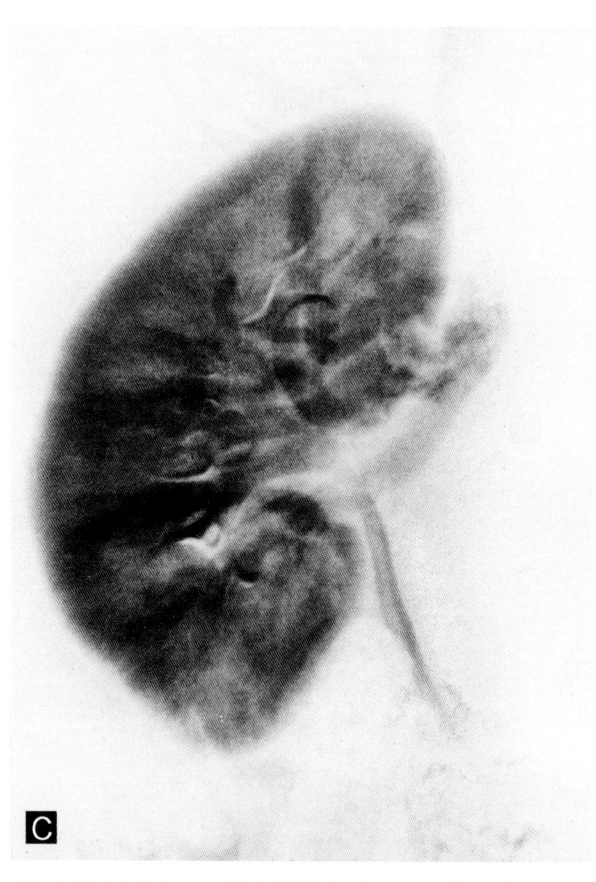

图18.163（续） C. 肾实质像显示肾皮质和静脉引流

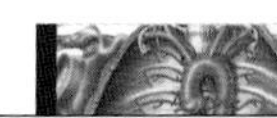

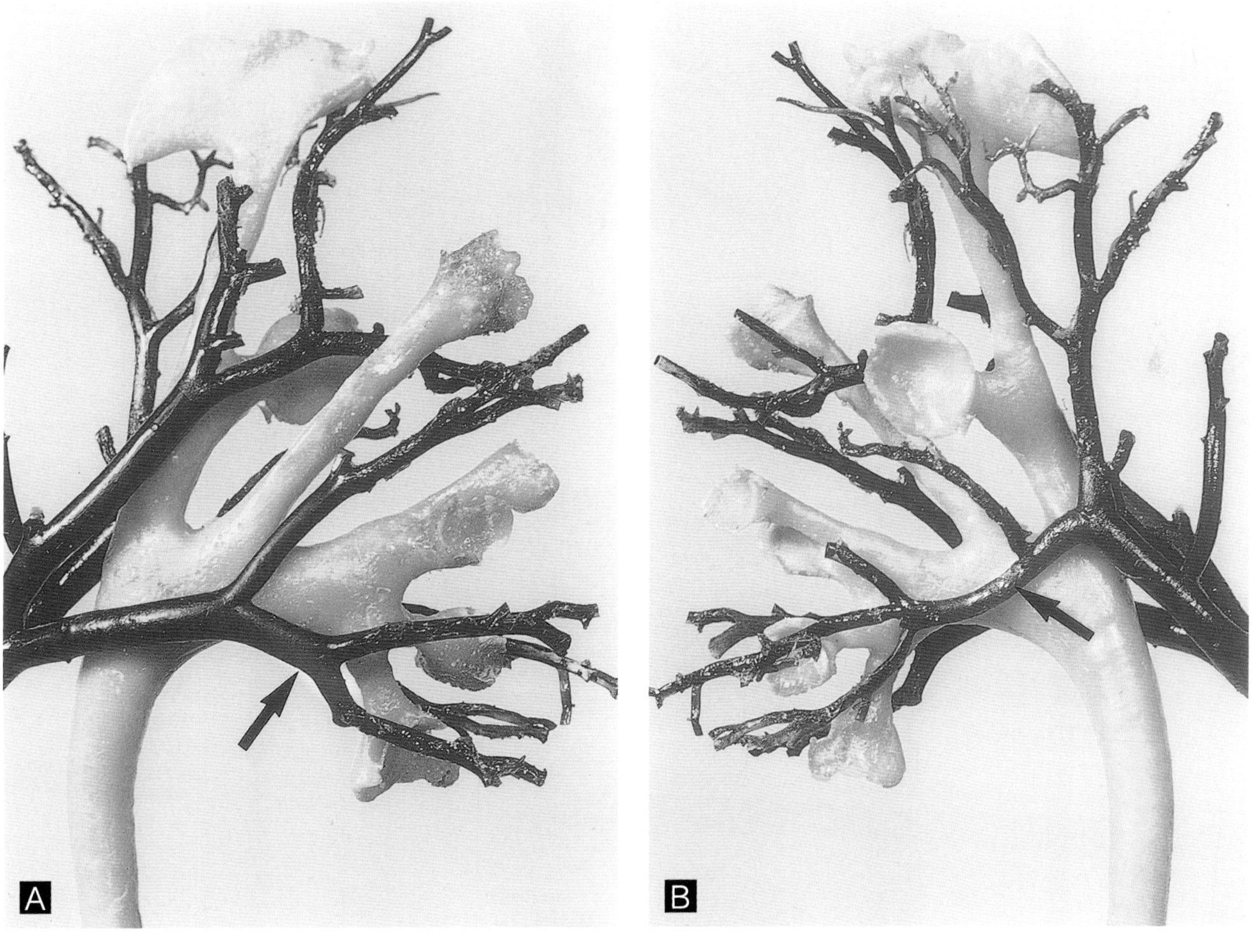

图18.164　A. 左肾聚酯铸型标本的前面观（肾盂肾盏系统和动脉）。显示下段动脉供应肾盂下部的前方（箭头）。B. 同一标本的后面观，显示后段动脉的下支供应肾盂下部的后方（箭头）（引自Sampaio FJB, Uflacker R, eds. *Renal Anatomy Applied to Urology, Endourology and Interventional Radiology*. New York: Thieme Medical Publishers; 1993 with permission.）

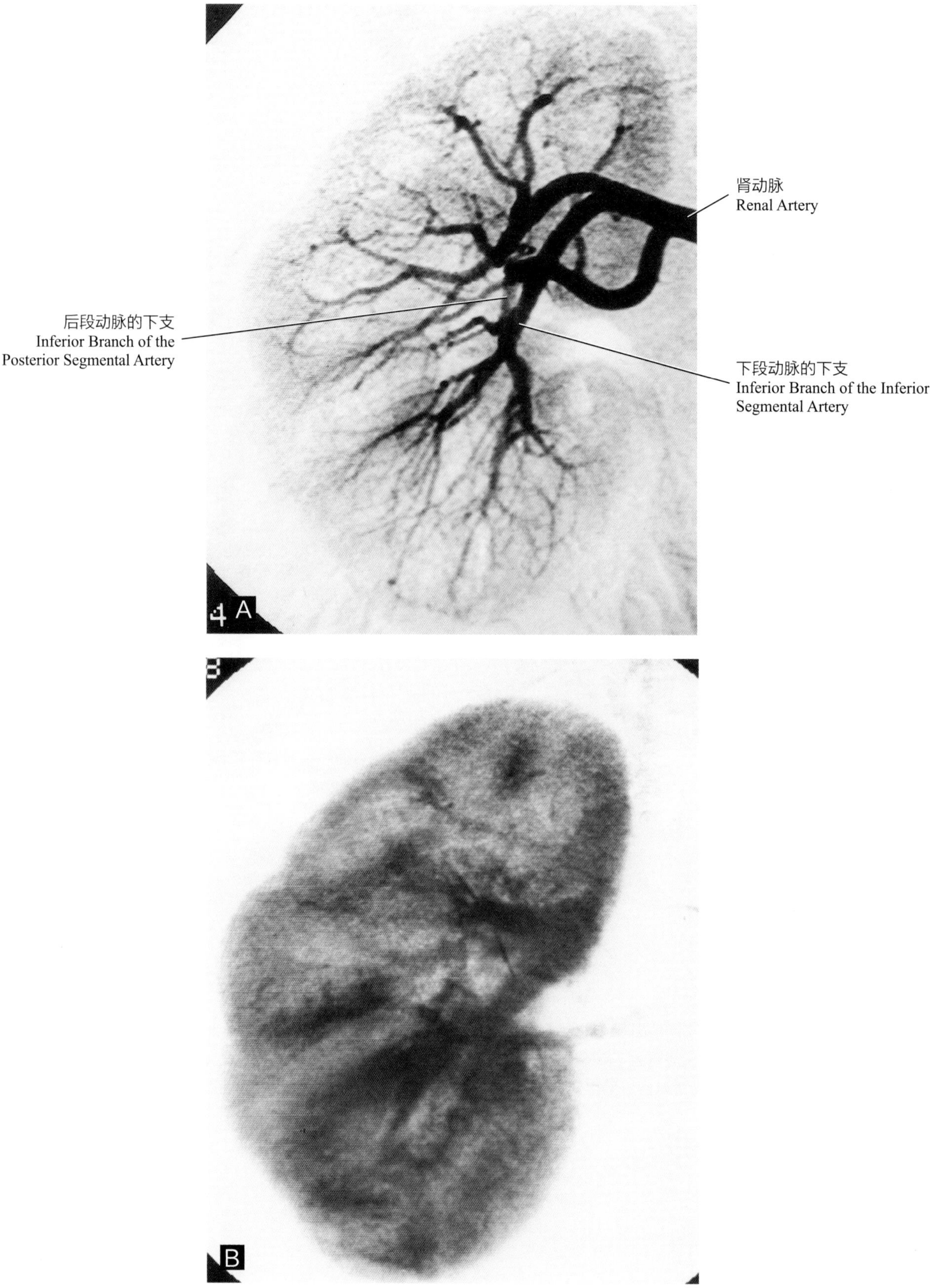

图18.165　A. 右肾动脉血管造影的前面观，显示下段动脉供应肾盂下部的前面，后段动脉的下支亦供应肾盂下部。B. 肾血管造影期，静脉显示不清楚

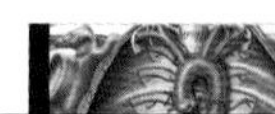

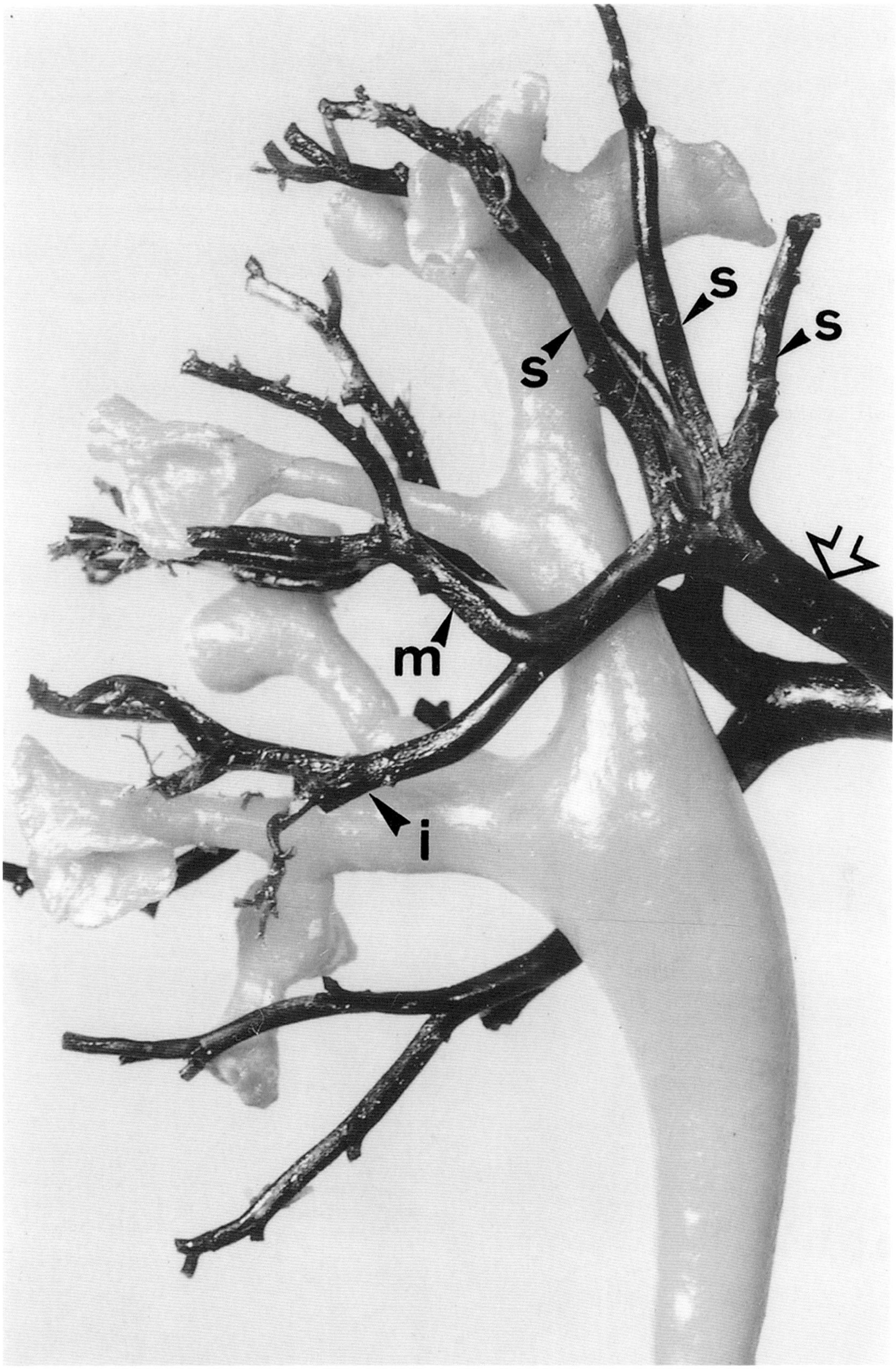

图18.166　左肾聚酯铸型标本的后面观，显示后段动脉（空心箭头）及其分支。本例中肾盂上部后面有三个分支：上支（s）、中支（m）、下支（i）(引自Sampaio FJB, Uflacker R, eds. *Renal Anatomy Applied to Urology, Endourology and Interventional Radiology*. New York: Thieme Medical Publishers; 1993 with permission.)

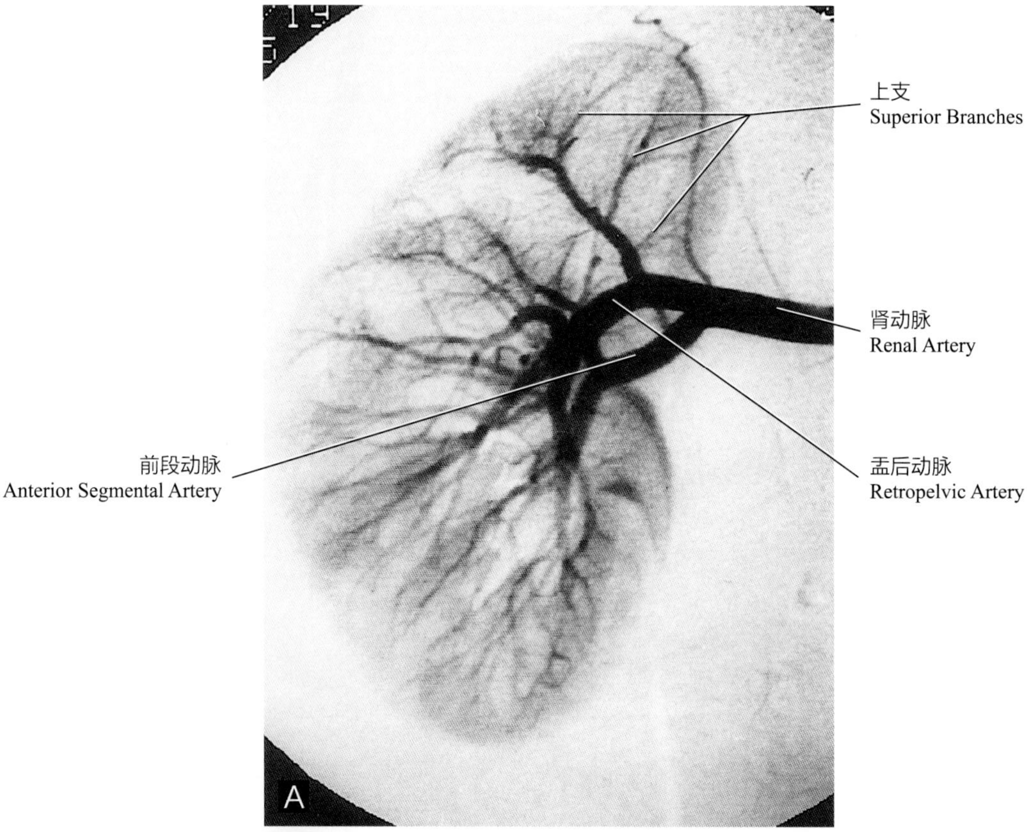

上支
Superior Branches

肾动脉
Renal Artery

前段动脉
Anterior Segmental Artery

盂后动脉
Retropelvic Artery

A

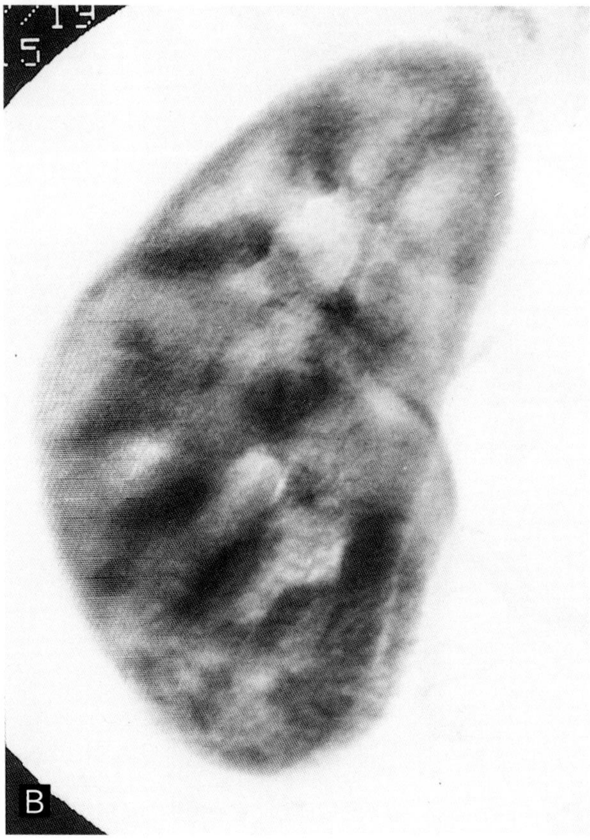

B

图18.167　A. 正位右肾动脉血管造影，显示后段动脉的分支。B. 肾血管造影期，未见静脉

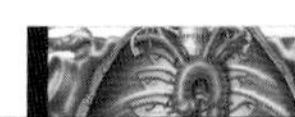

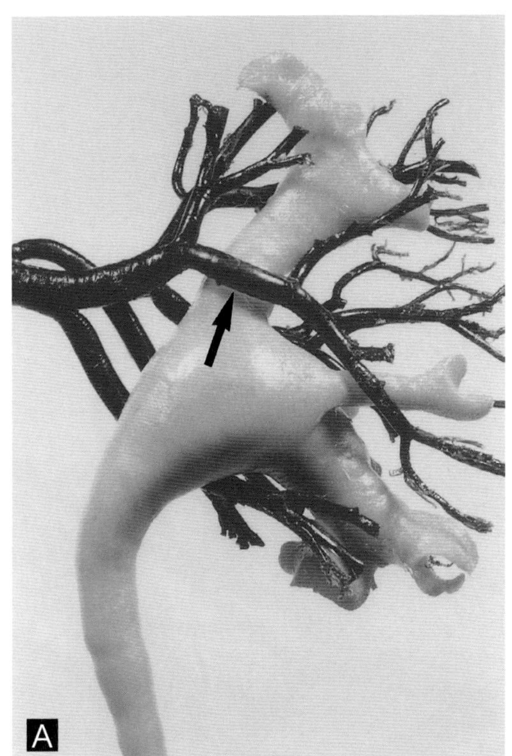

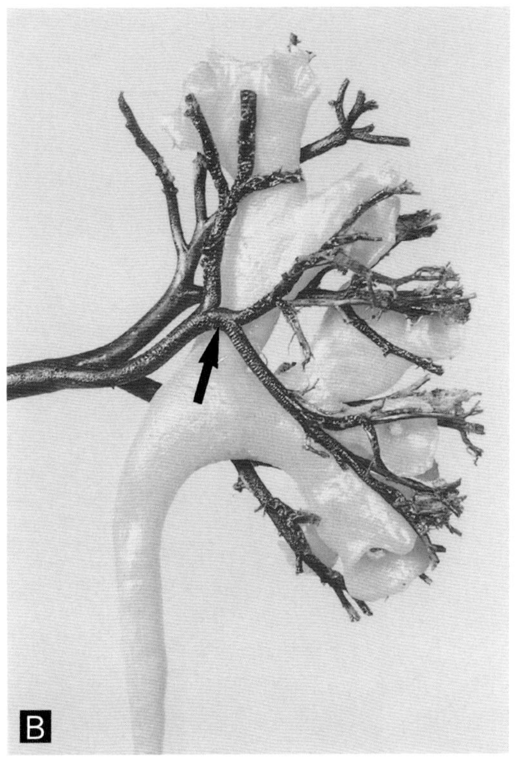

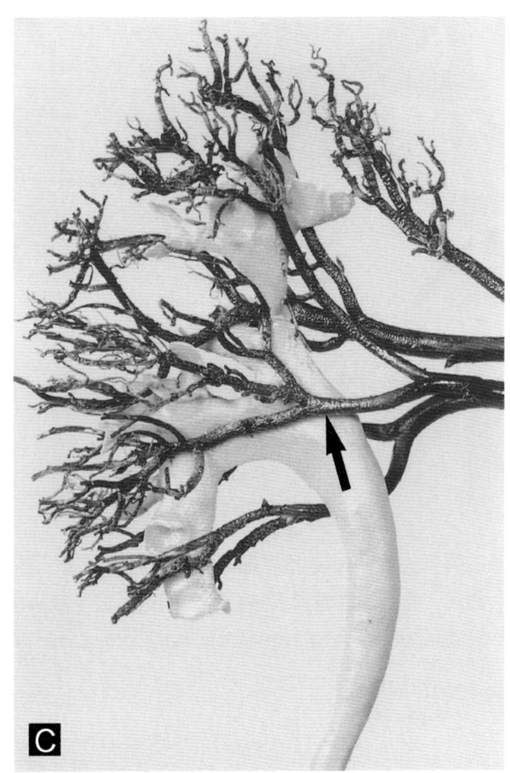

图18.168 A. 右肾聚酯铸型标本的后面观（肾盂肾盏系统和动脉），显示后段动脉跨过肾盂上部的背面（箭头）。B. 右肾聚酯铸型标本的后面观（肾盂肾盏系统和动脉），显示后段动脉呈弓形（箭头）并与肾盂上部关系密切。C. 左肾聚酯铸型标本的后面观（肾盂肾盏系统和动脉），显示盂后动脉（箭头）走行于肾盂后面的中部 (引自Sampaio FJB, Uflacker R, eds. *Renal Anatomy Applied to Urology, Endourology and Interventional Radiology*. New York: Thieme Medical Publishers; 1993 with permission.)

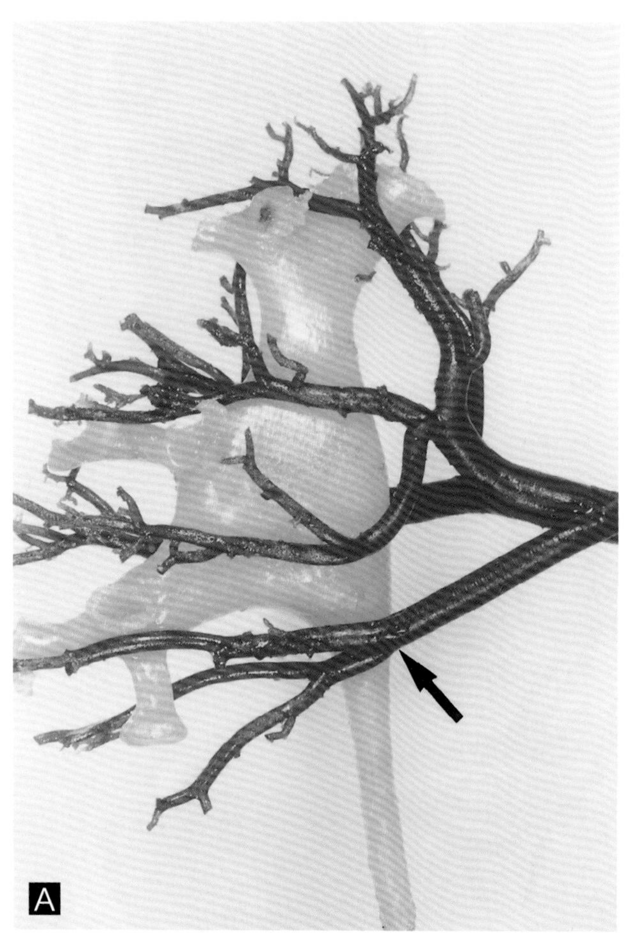

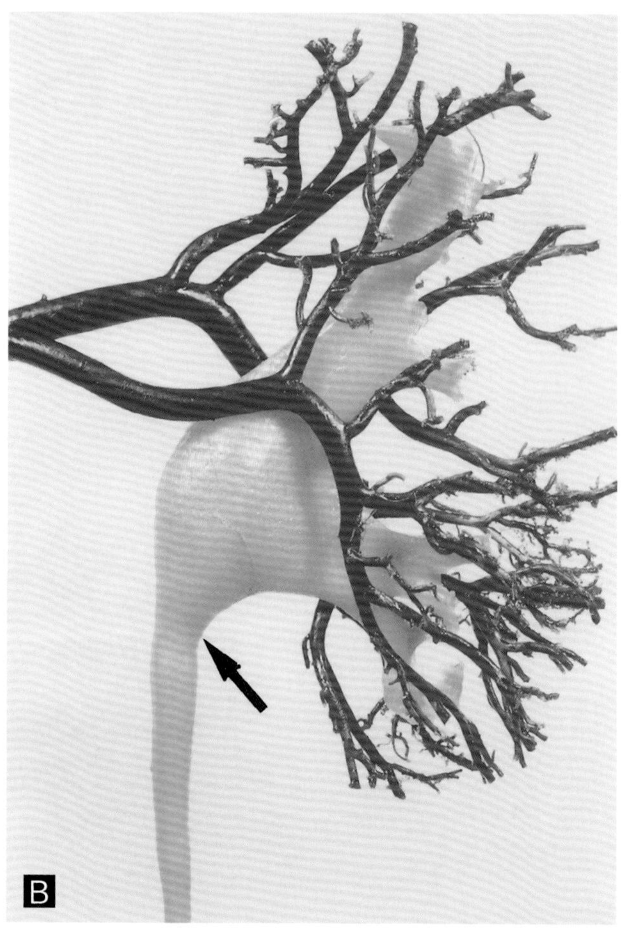

图18.169 输尿管肾盂结合部与肾动脉的解剖关系。A. 右肾聚酯铸型标本的前面观，显示下段动脉和输尿管肾盂结合部的紧密关系（箭头）。B. 右肾聚酯铸型标本的后面观，显示输尿管肾盂结合部无血管经过（箭头）(引自Sampaio FJB, Uflacker R, eds. *Renal Anatomy Applied to Urology, Endourology and Interventional Radiology*. New York: Thieme Medical Publishers; 1993 with permission.)

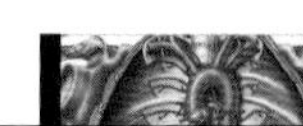

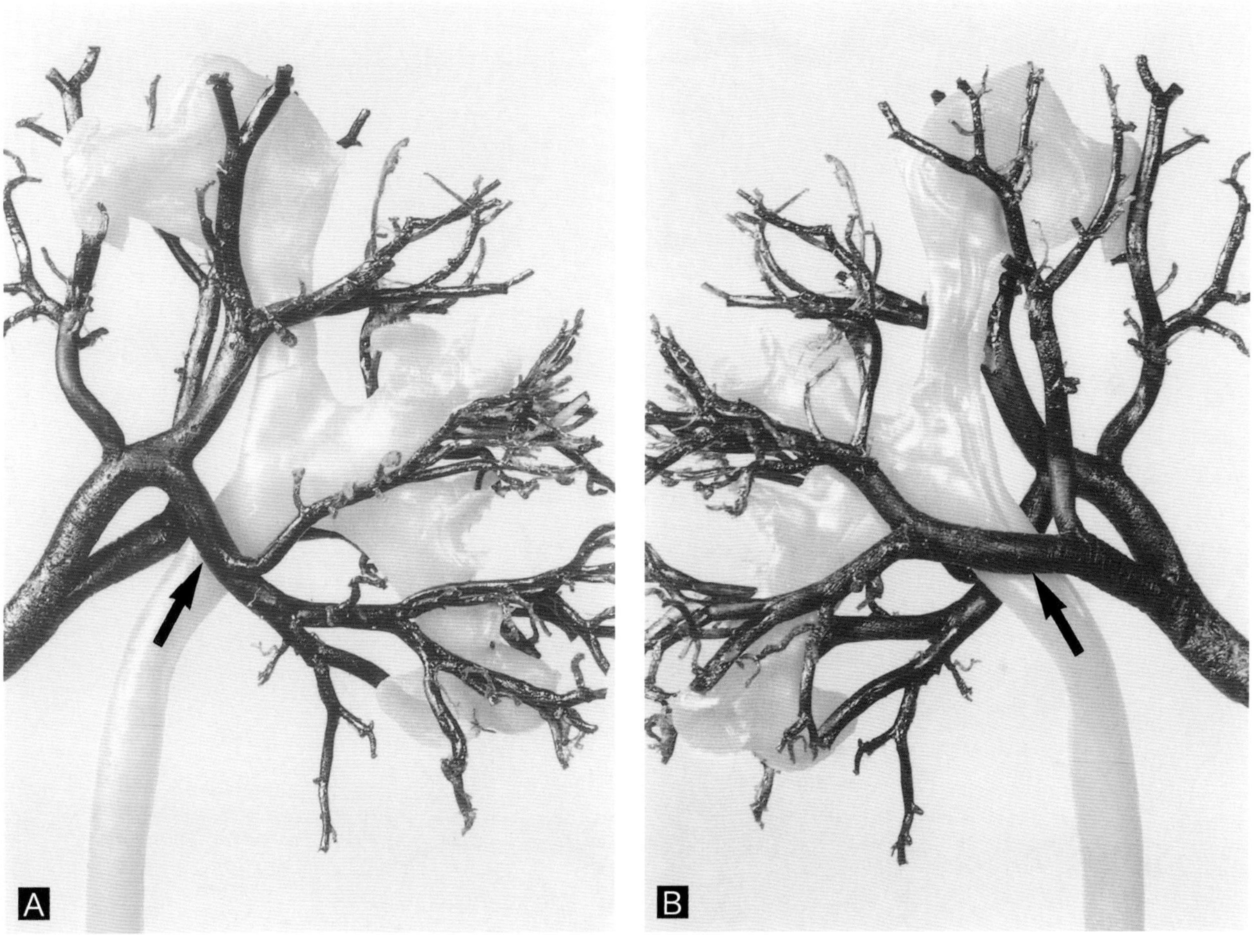

图18.170　输尿管肾盂结合部和肾动脉的解剖关系。A. 左肾聚酯铸型标本的前面观，显示前段动脉和输尿管肾盂结合部的紧密关系（箭头）。B. 左肾聚酯铸型标本的后面观，显示输尿管肾盂结合部与后段动脉的紧密关系（箭头）

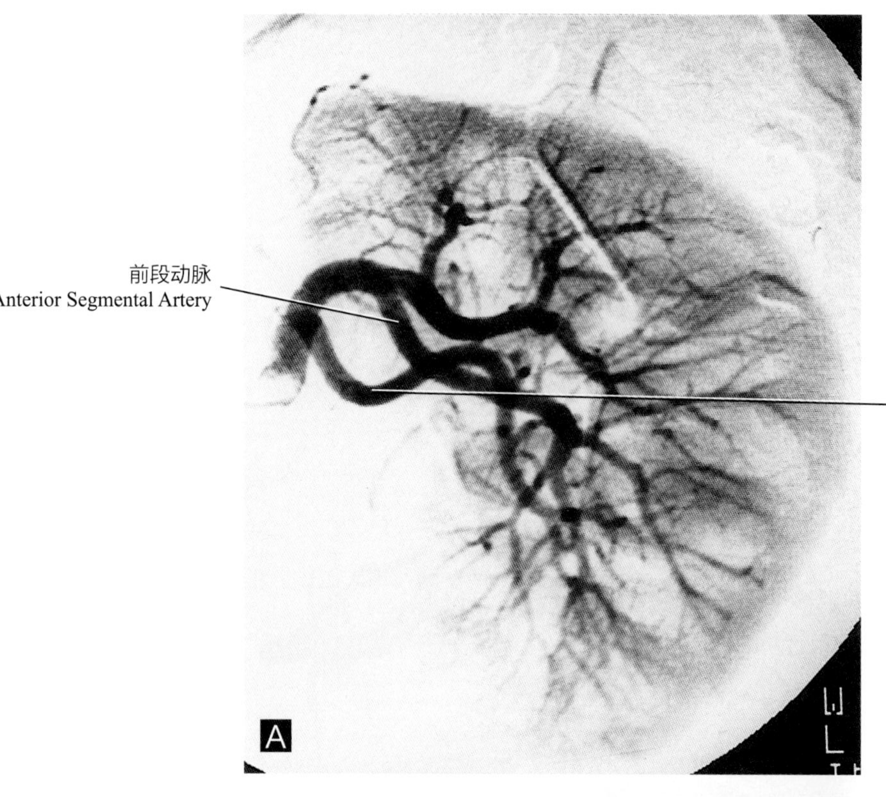

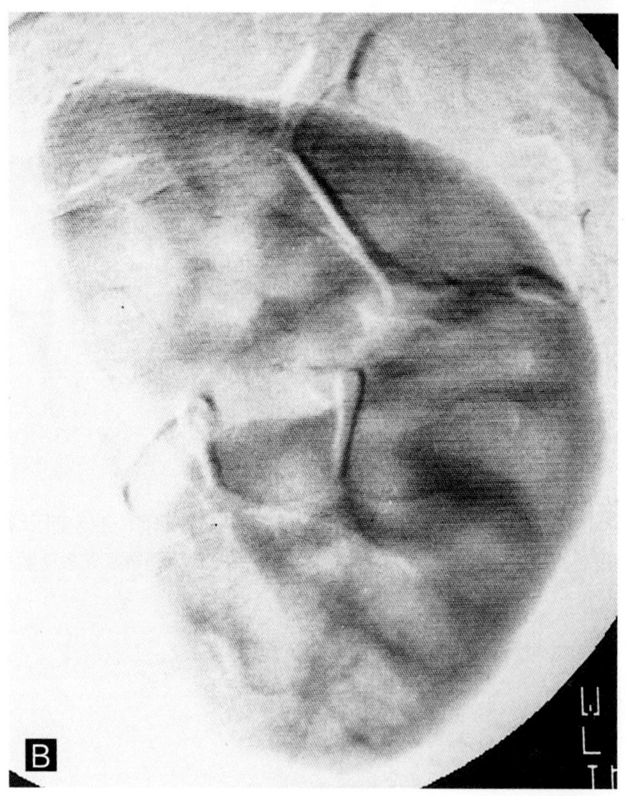

图18.171 A. 左肾动脉血管造影，显示前段动脉和输尿管肾盂结合部的关系。B. 肾血管造影后期

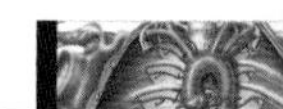

肾动脉
Renal Artery
前段动脉
Anterior Segmental Artery
后段动脉
Inferior Segmental Artery

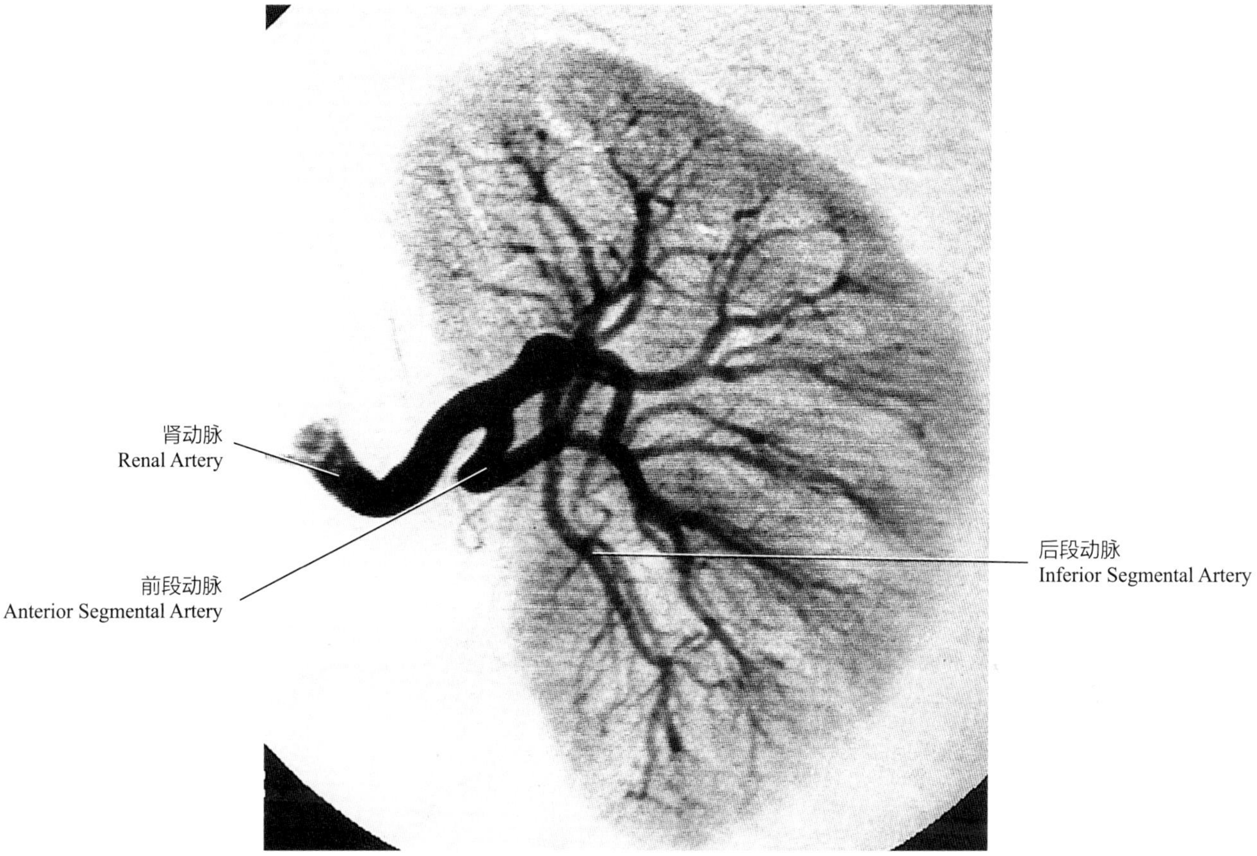

图18.172　左肾动脉血管造影，显示输尿管肾盂结合部与肾动脉的关系

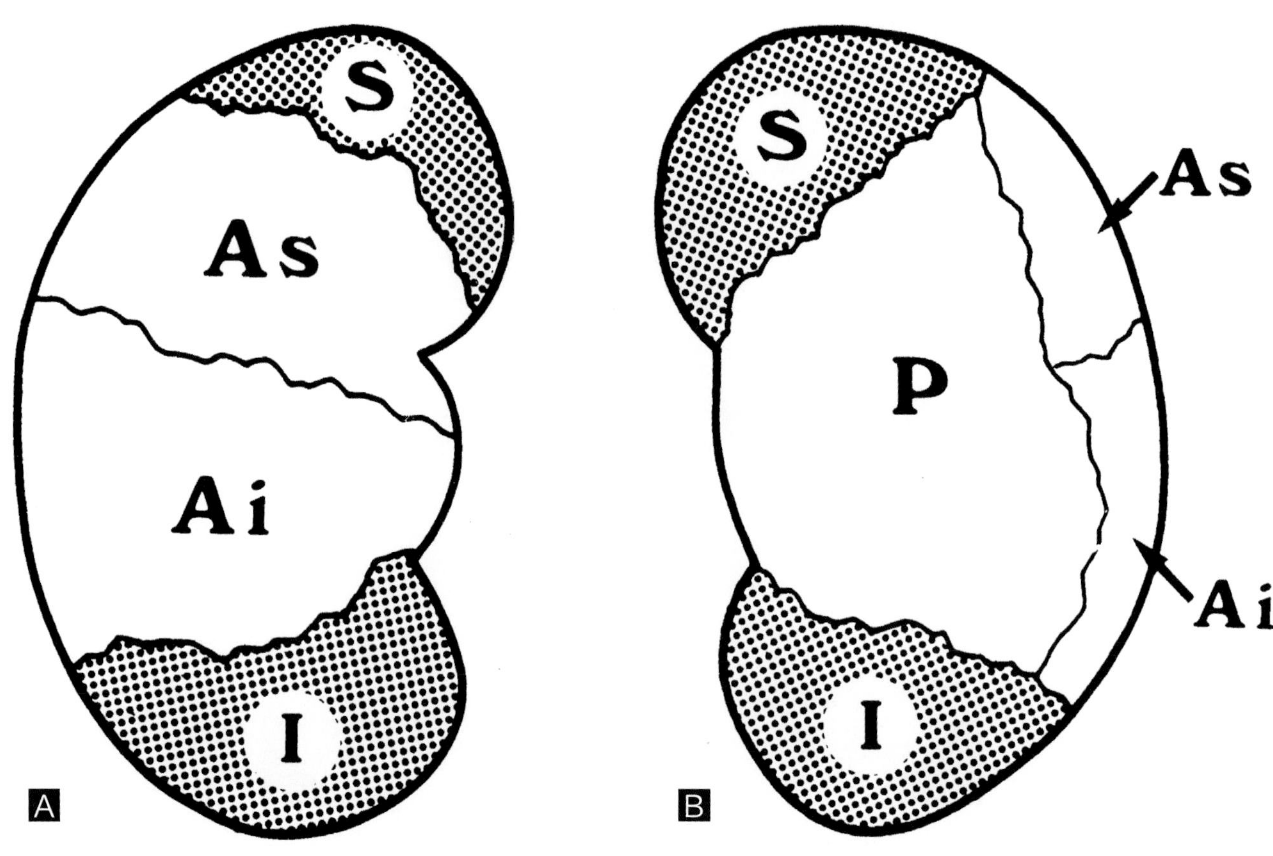

图18.173 模式图，显示肾段的最常见类型（5段）。A. 前面观。B. 后面观。S，上段；As，上前段；Ai，下前段；P，后段

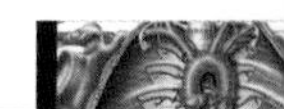

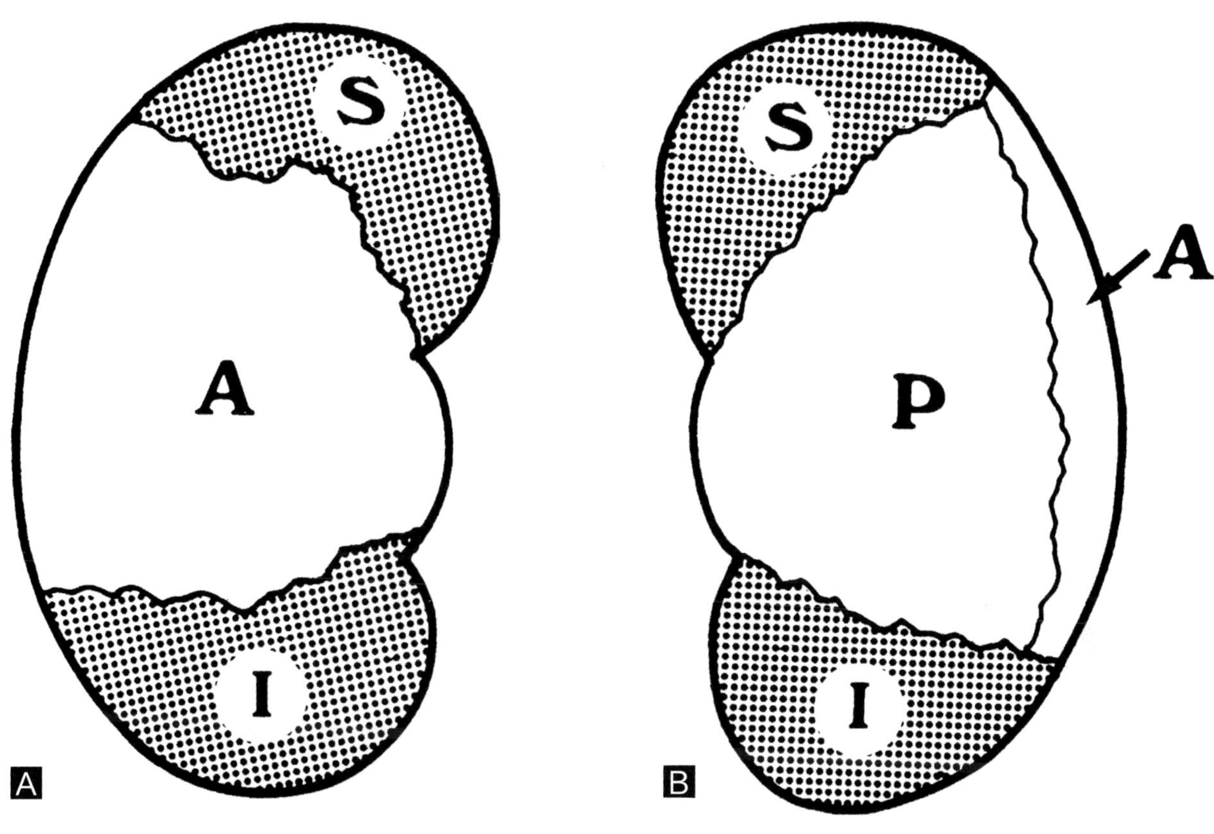

图18.174　模式图，显示4个肾段的肾。A. 前面观。B. 后面观。S，上段；A，前段；I，下段；P，后段

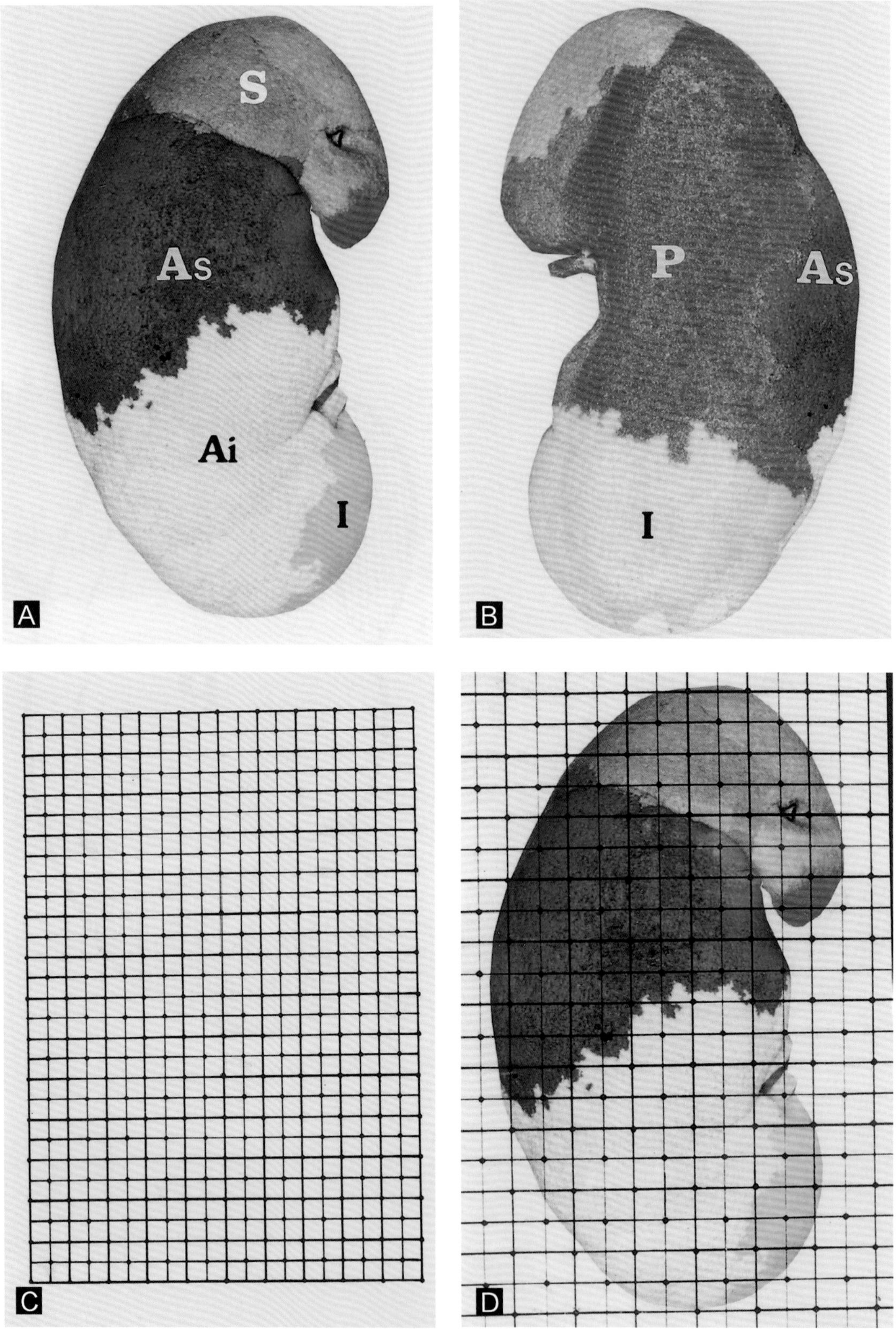

图18.175 用点计数法计算右肾聚酯铸型标本各段的表面积。A. 右肾聚酯铸型标本的前面观，显示注射不同颜色的5个肾段。B. 同一标本的后面观。S，上段（棕色）；As，上前段（蓝色）；Ai，下前段（白色）；I，下段（黄色）；P，后段（红色）。C. 点计数法中使用的平面B-100 Weibel网格。D. 将B-100 Weibel网格置于图A标本的照片上，用点计数法计算各段的表面积

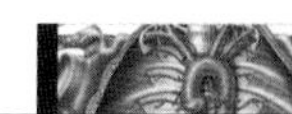

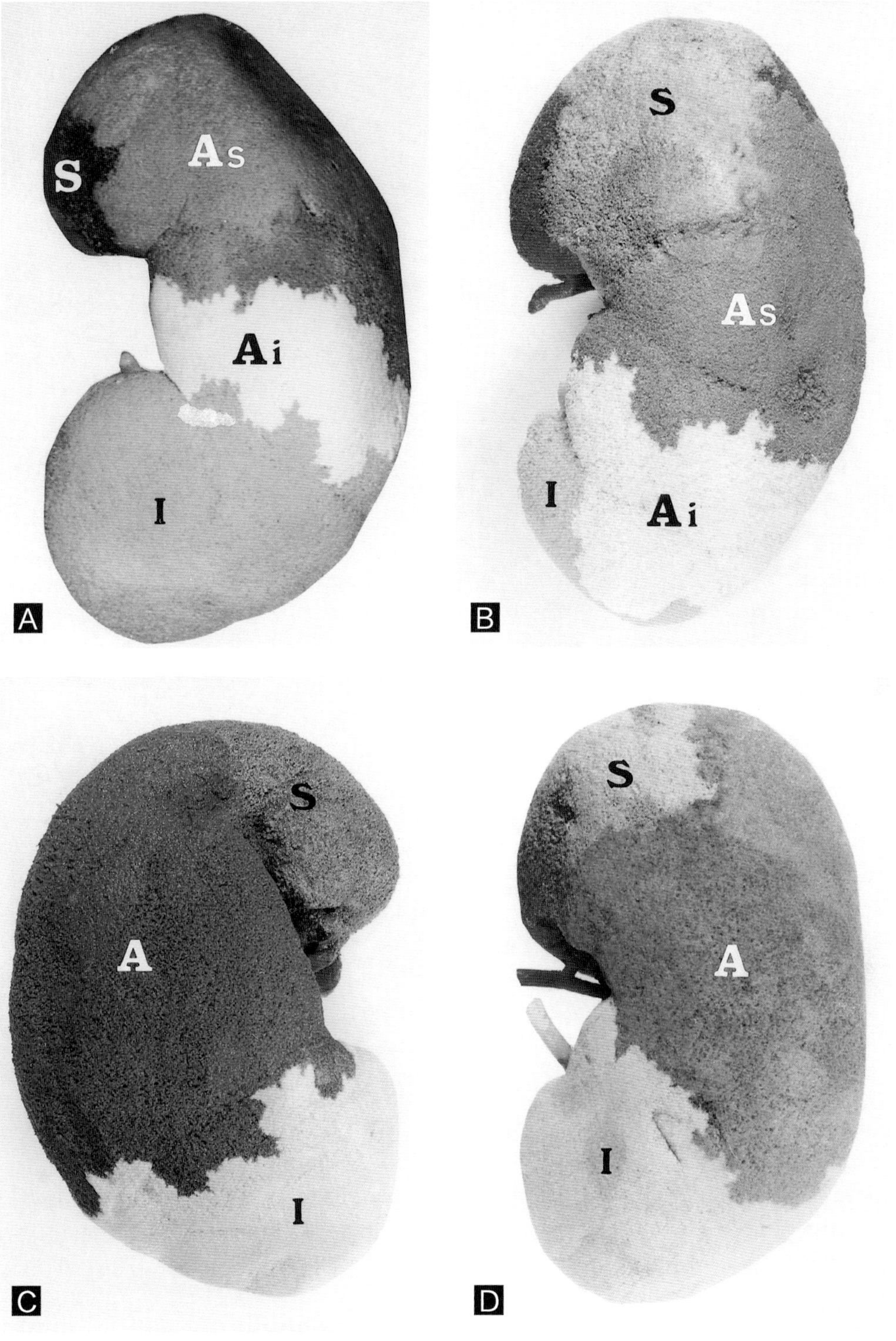

图18.176 肾聚酯铸型显示肾段排列的不同类型（前面观）。A. 左肾铸型标本的前面观，有5个肾段：上段（S）面积占整个肾脏的1.84%，上前段（As）占28.16%，下前段（Ai）占18.95%，下段（I）占30.0%。B. 左肾铸型标本的前面观，有5个肾段：上段（S）面积占整个肾脏的16.59%，上前段（As）占19.75%，下前段（Ai）占16.04%，下段（I）占16.49%。C. 右肾铸型标本的前面观，有4个肾段：上段（S）面积占整个肾脏的12.20%，前段（A）占37.28%，下段（I）占23.21%。D. 左肾铸型标本的前面观，有4个肾段：上段（S）面积占整个肾脏的19.71%，前段（A）占34.90%，下段（I）占27.39%

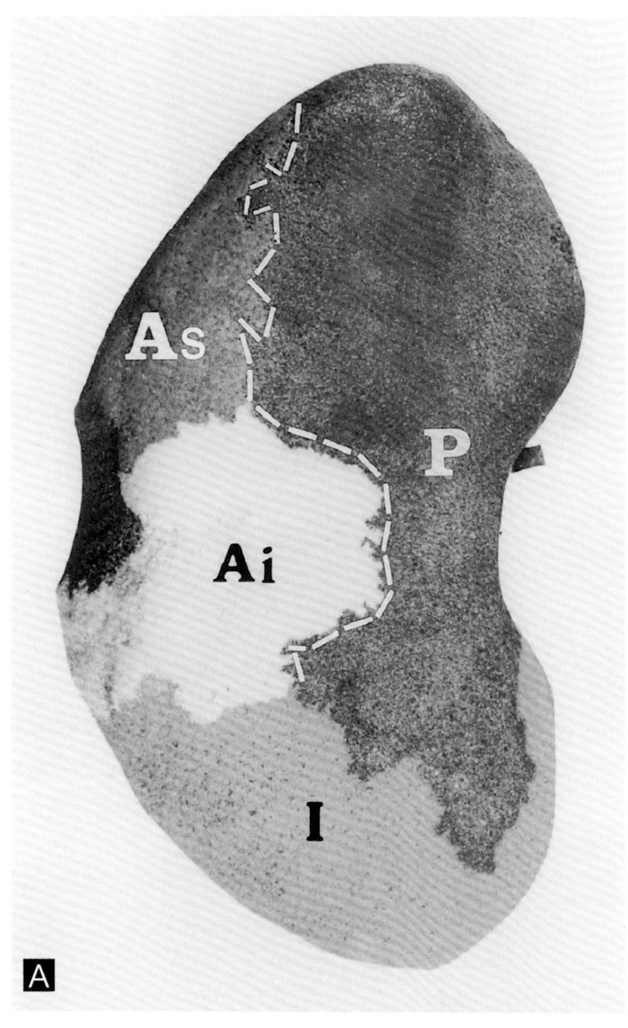

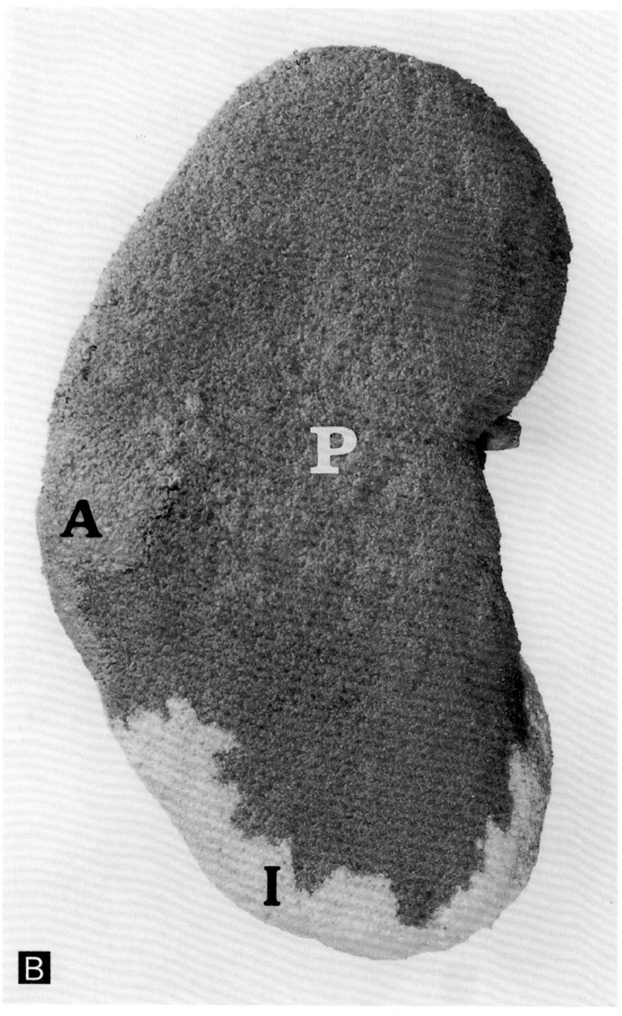

图18.177　肾聚酯铸型展示肾段排列的不同类型（后面观）。A. 左肾铸型标本的后面观，显示远离肾外侧缘的后段（P）和前段（Brodel线）之间的界限（白色虚线）。B. 左肾铸型标本的后面观，显示后段（P）为红色，占整个肾脏面积的49.36%。本例中，后段和前段的界限接近肾的外缘。As，上前段；Ai，下前段；A，前段；I，下段

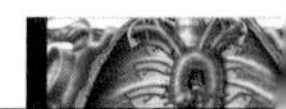

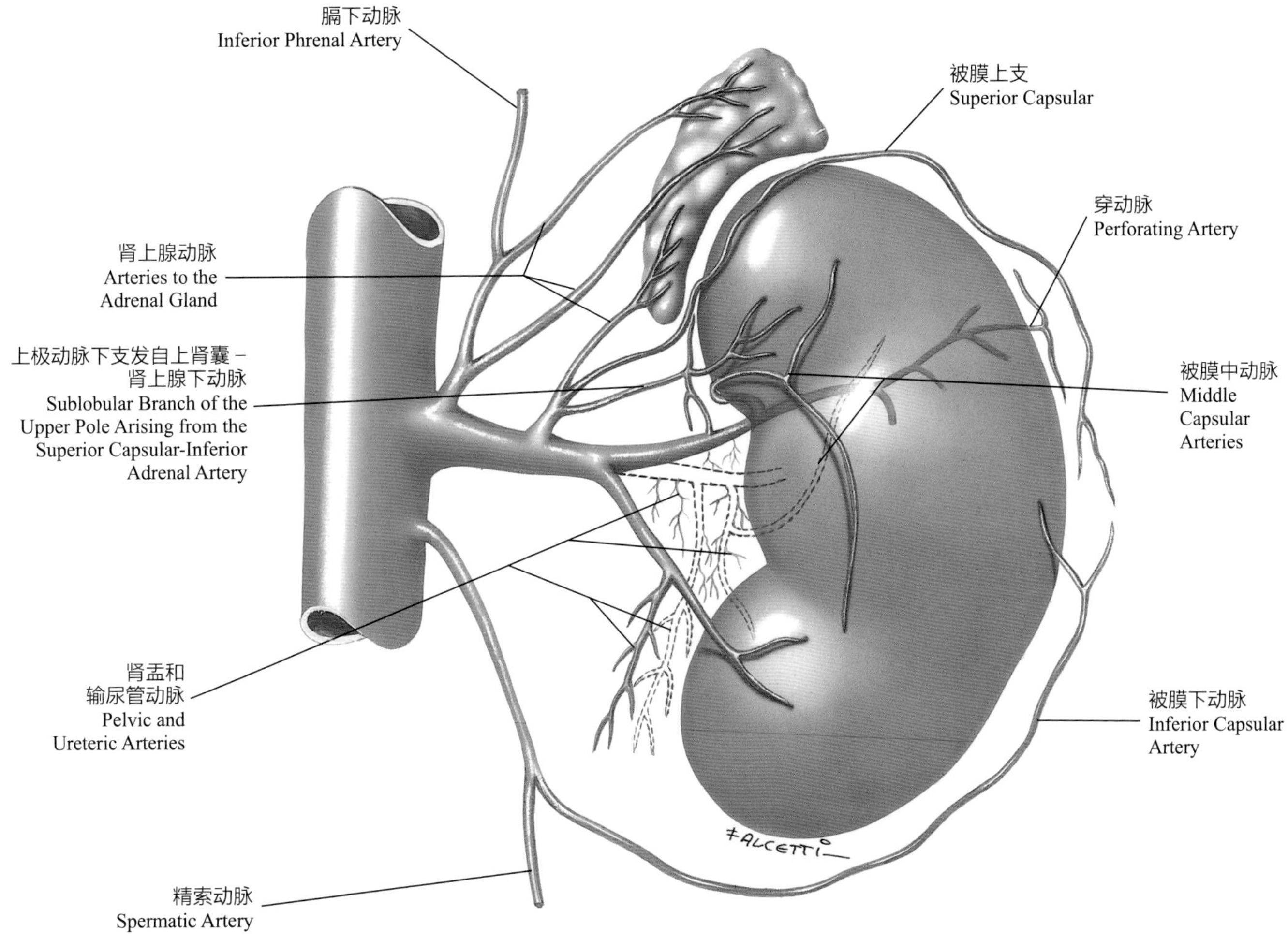

膈下动脉
Inferior Phrenal Artery

被膜上支
Superior Capsular

穿动脉
Perforating Artery

肾上腺动脉
Arteries to the
Adrenal Gland

上极动脉下支发自上肾囊－
肾上腺下动脉
Sublobular Branch of the
Upper Pole Arising from the
Superior Capsular-Inferior
Adrenal Artery

被膜中动脉
Middle
Capsular
Arteries

肾盂和
输尿管动脉
Pelvic and
Ureteric Arteries

被膜下动脉
Inferior Capsular
Artery

FALCETTI

精索动脉
Spermatic Artery

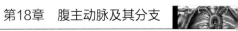

图18.178 血管造影常见的肾周和肾内肾上腺被膜以及肾盂间潜在侧支的示意图

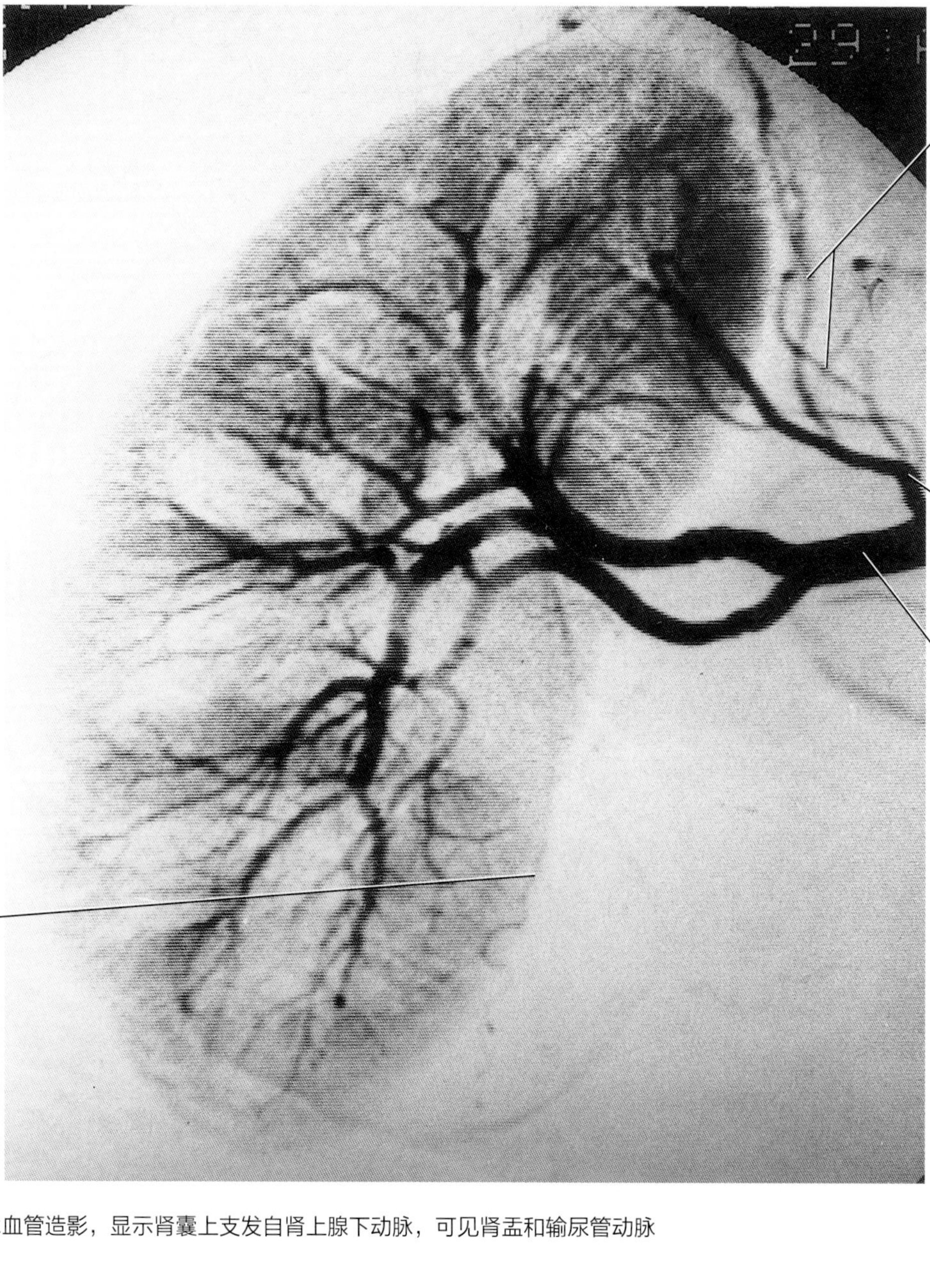

肾上腺下动脉
Inferior Adrenal Arteries

上极动脉
Superior Polar Artery

肾动脉
Renal Artery

肾盂和输尿管动脉
Pelvic and Ureteric Artery

图18.179　右肾动脉血管造影，显示肾囊上支发自肾上腺下动脉，可见肾盂和输尿管动脉

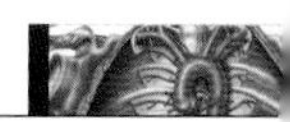

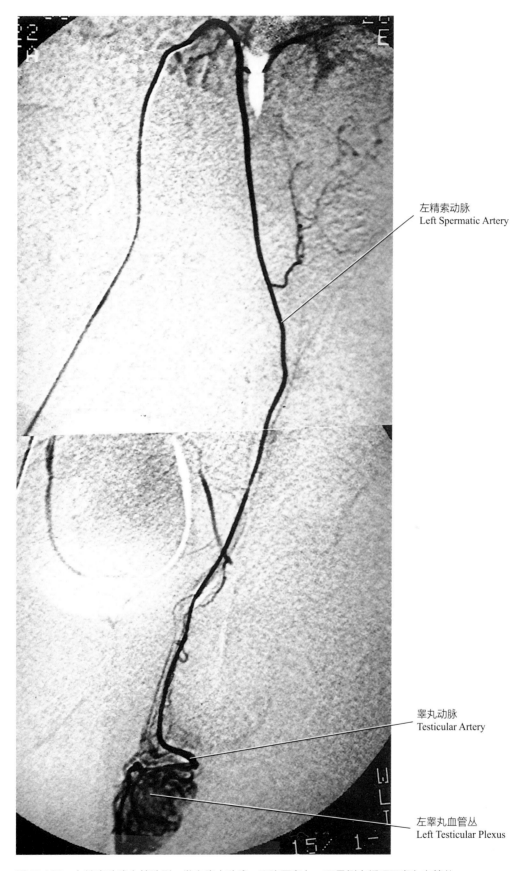

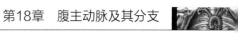

左精索动脉
Left Spermatic Artery

睾丸动脉
Testicular Artery

左睾丸血管丛
Left Testicular Plexus

图18.180　左精索动脉血管造影，发自腹主动脉，下降至睾丸，可见侧支循环及睾丸血管丛

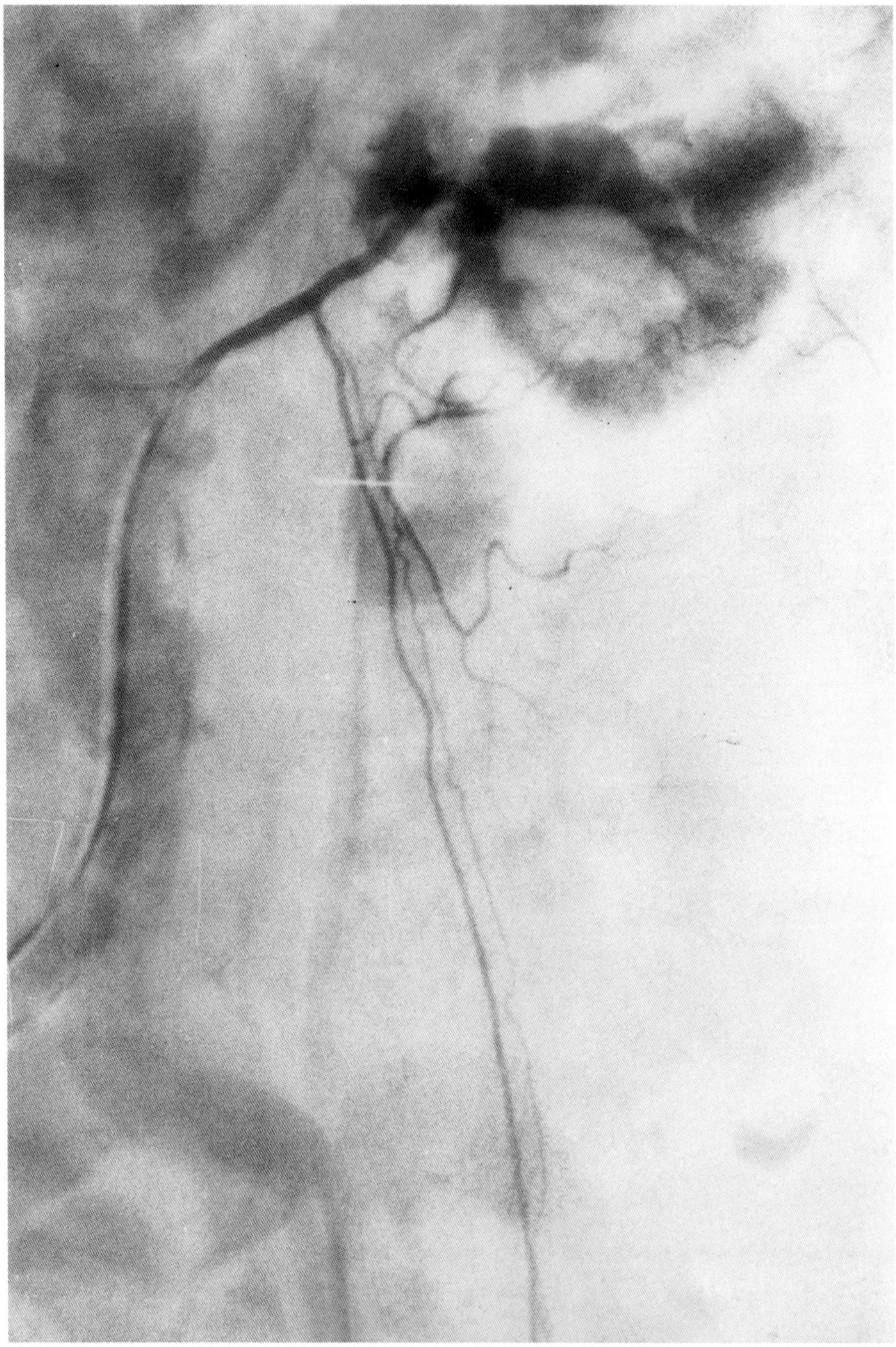

图18.181　选择性肾脏下极动脉血管造影，左精索动脉由下极动脉发出，可见侧支循环与肾囊动脉的吻合

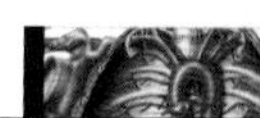

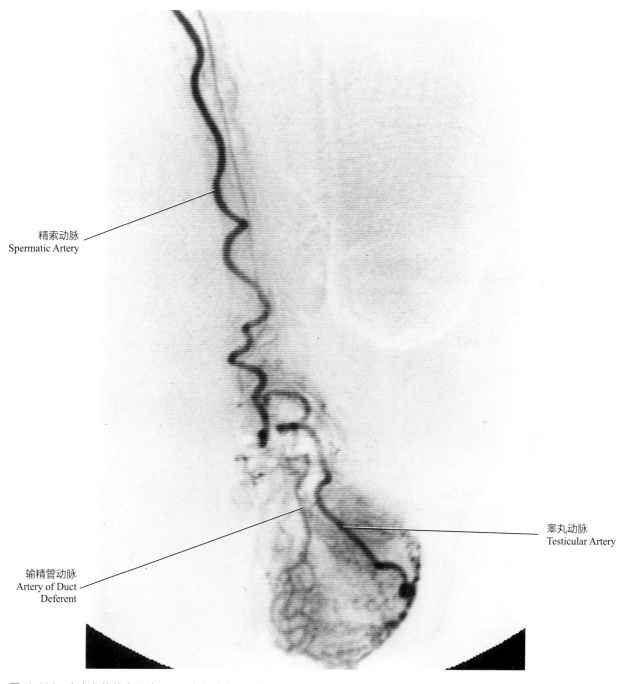

精索动脉
Spermatic Artery

睾丸动脉
Testicular Artery

输精管动脉
Artery of Duct
Deferent

图18.182　左睾丸的放大照片，显示睾丸动脉和睾丸血管丛

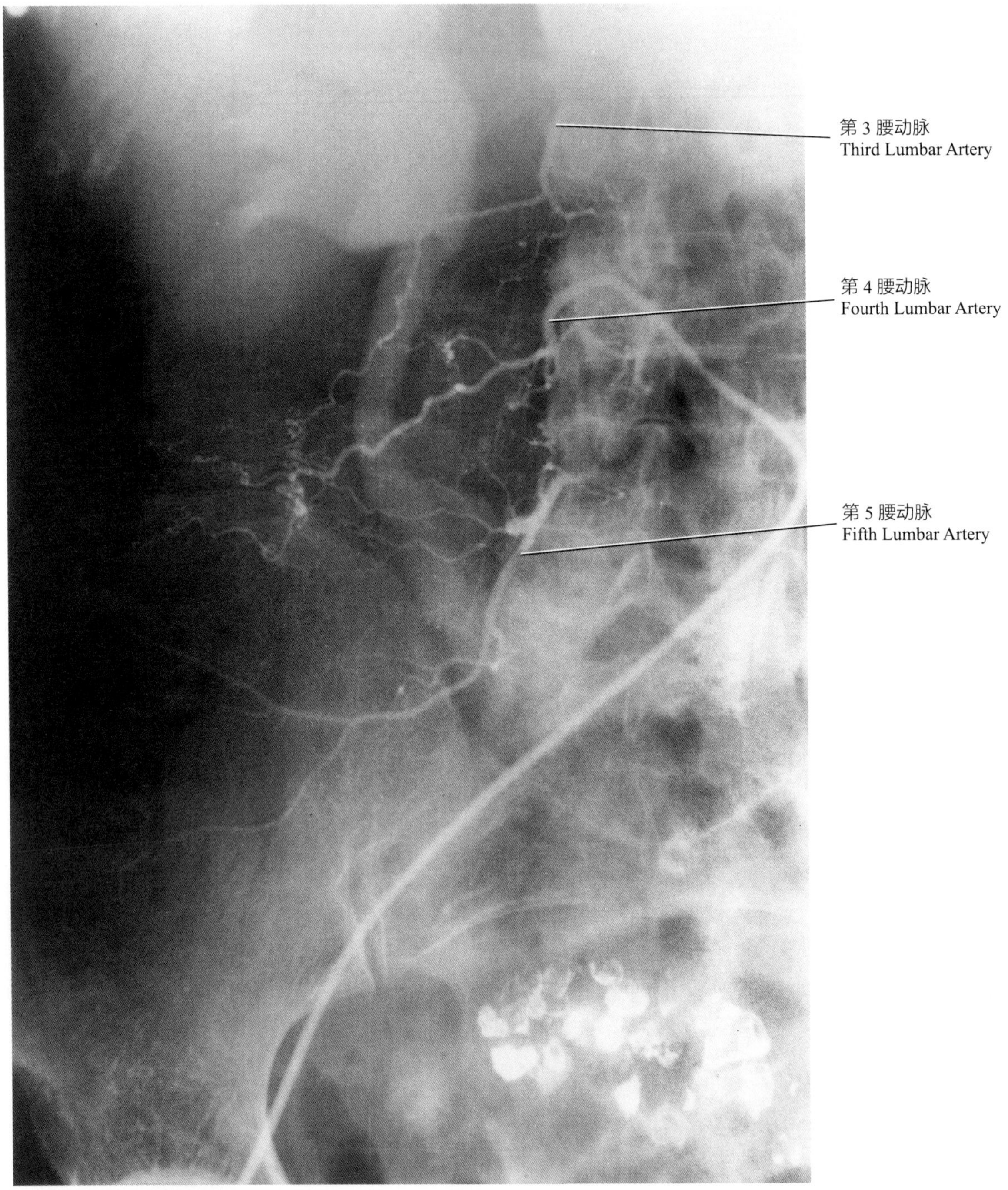

图18.183　第4腰动脉选择性血管造影，可见吻合支及第3腰动脉和第5腰动脉逆向显影

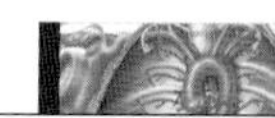

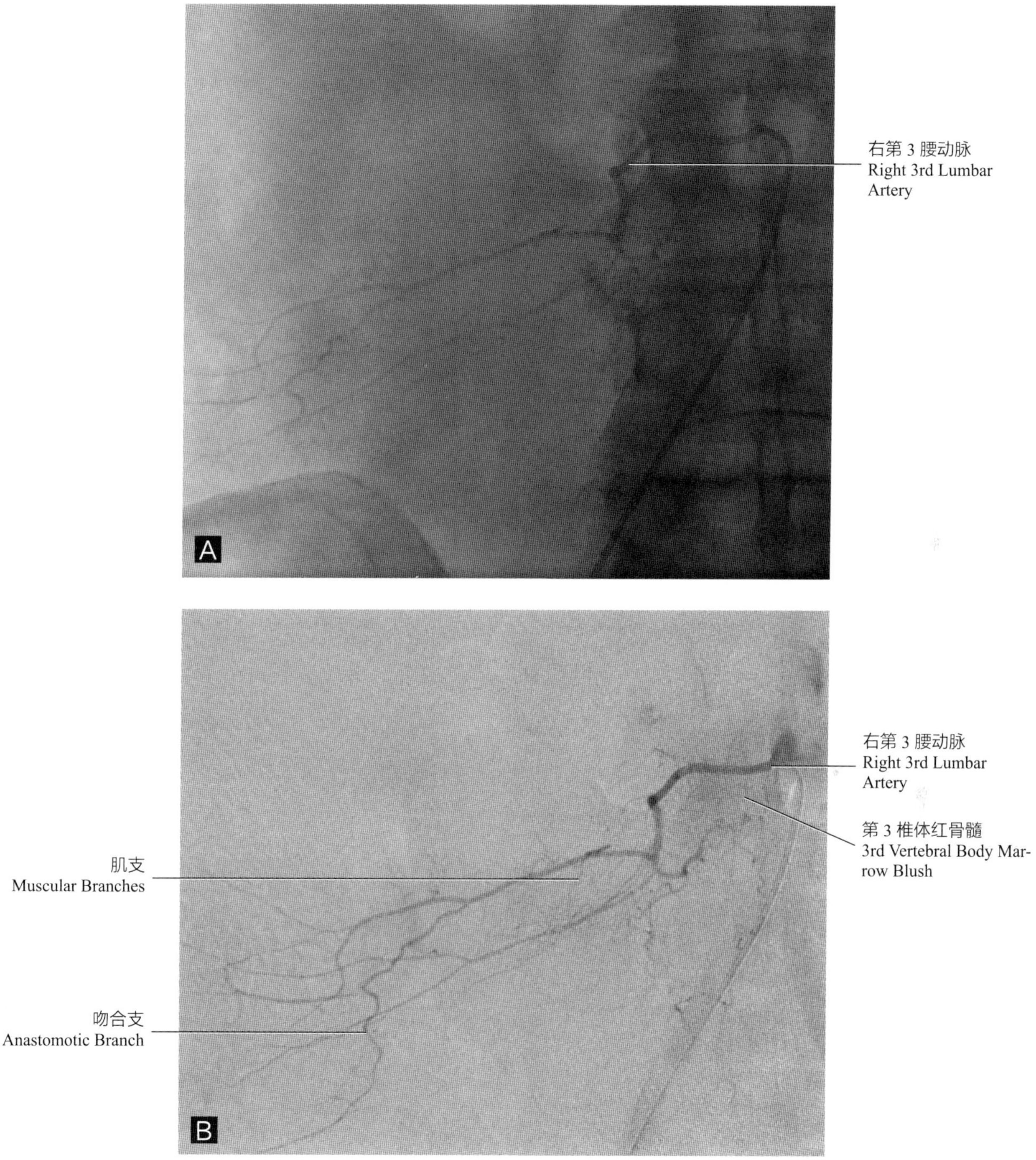

右第 3 腰动脉
Right 3rd Lumbar Artery

A

右第 3 腰动脉
Right 3rd Lumbar Artery

第 3 椎体红骨髓
3rd Vertebral Body Marrow Blush

肌支
Muscular Branches

吻合支
Anastomotic Branch

B

图18.184　右第3腰动脉选择性血管造影，可见肌支、椎体支，减影图上可见右侧第3椎体骨髓腔染色

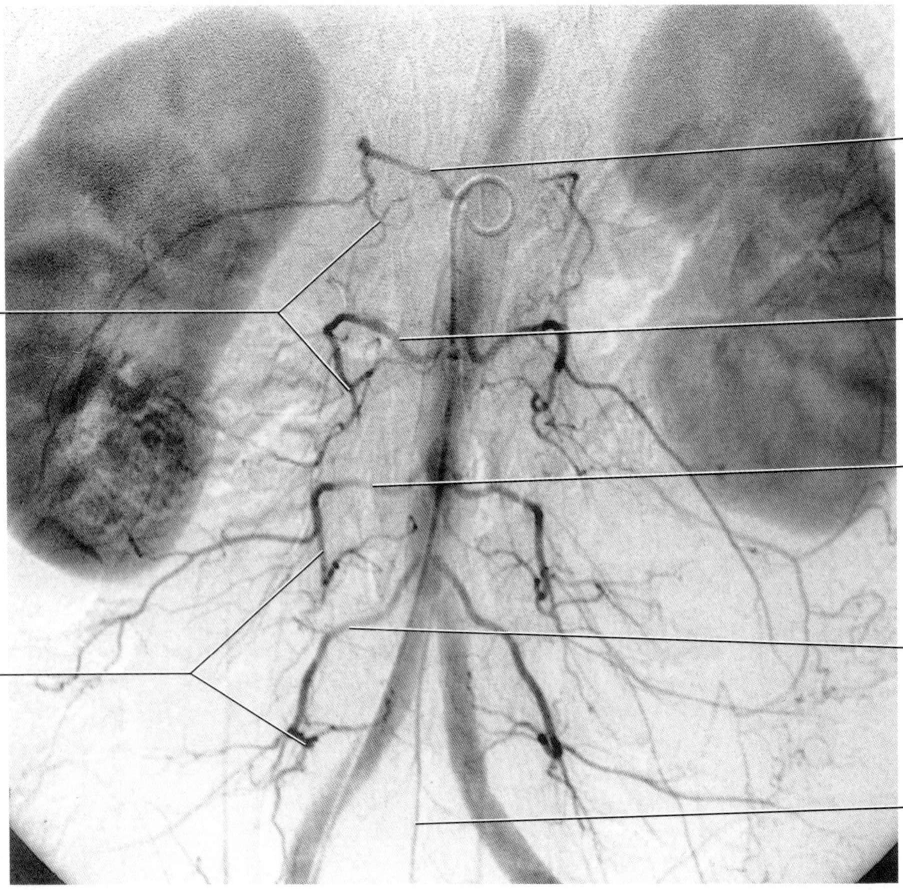

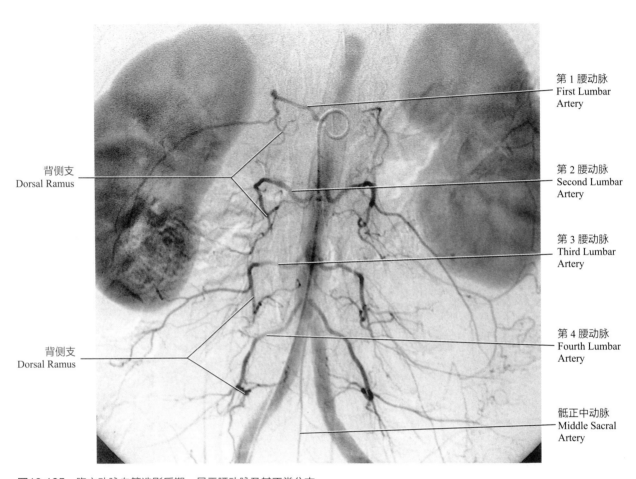

第 1 腰动脉
First Lumbar Artery

背侧支
Dorsal Ramus

第 2 腰动脉
Second Lumbar Artery

第 3 腰动脉
Third Lumbar Artery

背侧支
Dorsal Ramus

第 4 腰动脉
Fourth Lumbar Artery

骶正中动脉
Middle Sacral Artery

图18.185　腹主动脉血管造影后期，显示腰动脉及其正常分支

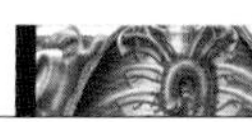

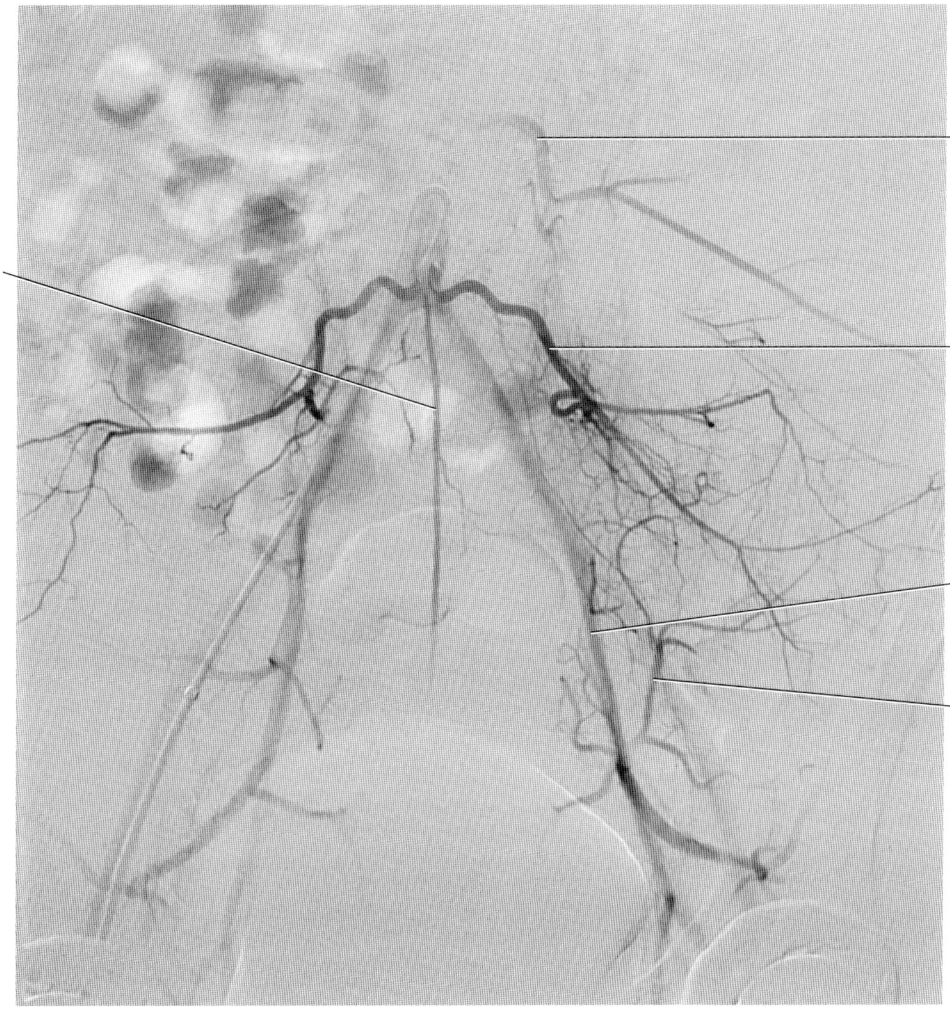

左第 4 腰动脉
Left 4th Lumbar Artery

骶正中动脉
Middle Sacral Artery

左第 5 腰动脉
Left 5th Lumbar Artery

左髂内动脉
Left Internal Iliac Artery

左髂腰动脉
Left Iliolumbar Artery

图18.186　双侧第5腰动脉共干选择性血管造影。显示与髂腰动脉和左侧第4腰动脉的吻合

（译者：孙志超）

19

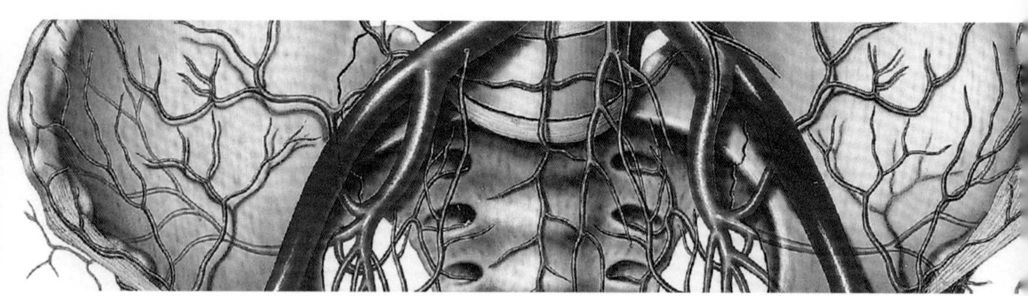

第19章
盆腔动脉

髂总动脉

双侧髂总动脉被认为是腹主动脉的终末分支(图19.1)。腹主动脉在第4腰椎水平分叉成两条大动脉，即左髂总动脉和右髂总动脉，供应骨盆和下肢。右髂总动脉在左髂总静脉的上方向右走行，可导致该静脉受压，出现闭塞或严重狭窄。左髂总静脉受压可导致左下肢静脉循环高血压和深静脉血栓的形成，称为髂静脉压迫综合征、梅－瑟纳综合征或Cockett综合征。15% ~ 20% 的人存在解剖结构异常，髂总静脉壁增厚，并逐渐梗阻。在一些病例中，可观察到由髂总静脉壁粘连导致的梗阻（图19.2）。通常髂总动脉在分叉成髂外动脉和髂内动脉之前无分支。偶可见肾下极动脉的分支，常见于有多条肾动脉的情况。异位盆腔肾较罕见，发生率约为0.1%，可有单支或多支肾动脉起源于髂动脉，最常见于髂总动脉。髂总动脉可发出小分支以供应周围的组织、腹膜、腰肌、输尿管和骨盆神经。髂总动脉分为髂外动脉和髂内动脉，髂外动脉常与髂总动脉形成一直线，髂内动脉则向后内侧走行。

髂内动脉（下腹动脉）

髂内动脉通常起源于髂总动脉分叉处，长约4 cm（图19.1 ~ 19.3）。根据Yamaki的分型，髂内动脉有四种不同的分支类型（图19.4），分别称为A型、B型、C型和D型。最常见的分支类型是A型，占60% ~ 80%，其次是B型，占15% ~ 30%。C型和D型不常见，分别占5% ~ 7%和1%以下。

A型向前分出阴部内动脉和臀下动脉，也称为臀－阴部干（或前干），向后分出臀上动脉。B型向前分出阴部内动脉（主要的前支），向后分出臀上动脉和臀下动脉。髂内动脉三分支为阴部内动脉、臀上动脉和臀下动脉的情况称为C型。D型最罕见，前分支为臀上动脉和阴部内动脉，后分支为臀下动脉。

前分支通常供应膀胱、子宫、直肠和阴道，并由闭孔动脉供应骨盆内、外的骨和肌肉，包括股骨头凹动脉经子宫圆韧带供应股骨头。后分支通常供应骨、肌肉和神经，包括形成坐骨神经的近端腰神经和骶神经。髂内动脉缺如较罕见。

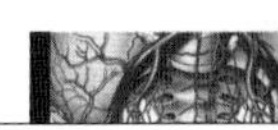

胎儿的髂内动脉较髂外动脉粗大，是髂总动脉的直接延续。膀胱上动脉在腹前壁升到脐部时，与对侧膀胱上动脉汇合。经脐孔后，该动脉被命名为脐动脉，进入脐带，绕着脐静脉到达胎盘。出生时，胎盘循环停止，动脉关闭，仅剩髂内动脉的盆腔段，其余部分变成纤维索，称为脐内侧韧带。

髂内动脉的分支（图 19.6, 19.7）

阴部内动脉（图 19.1, 19.7, 19.12, 19.13）

阴部内动脉是髂内动脉前干的较小分支，供应外生殖器。

分支

直肠下动脉（与对侧直肠下动脉、直肠上动脉和直肠中动脉吻合）

会阴动脉（图 19.17，19.20）

横向分支

阴囊支

肌支

阴茎动脉（图 19.16 ~ 19.19）

会阴动脉以下的阴部内动脉的名称

阴茎根部的动脉（图 19.16 ~ 19.18）

供应尿道海绵体

供应球部尿道球腺

尿道动脉（图 19.16 ~ 19.18）

供应尿道和勃起组织（尿道海绵体）

阴茎深动脉（海绵体动脉）（图 19.16，19.17）

阴茎深动脉是阴部内动脉的两条末端分支之一，它进入阴茎脚，纵向穿过海绵体，为两侧的勃起组织供血。

阴茎背动脉（图 19.16 ~ 19.20）

阴部内动脉的末端分支，在阴茎脚和耻骨之间上升，沿着背部到达龟头，与阴茎深动脉吻合，供应阴茎的皮肤和筋膜。

勃起组织（图 19.21）

由尿道海绵体、阴茎海绵体和龟头组成。勃起由阴部副交感神经的刺激引起，平滑肌收缩扩大了血窦和窦间连接，同时关闭了静脉流出口，增加了动脉流入量。

根部横向交通（图 19.20，19.23）

左、右两侧的闭孔动脉分支或阴部内动脉分支在耻骨区通过根部横向交通保持不断的吻合。

阴部副动脉（图 19.22）

阴部副动脉位于前列腺周围区域，在盆膈之上、耻骨之后，进入阴茎门。发生率尚不明确，因为在不同的研究中，其定义不一致。根据研究的不同，男性的发生率可能为 4% ~ 75%，而 20% ~ 30% 可能更接近真实的发生率。其起源不恒定，据观察，其可以起源于闭孔动脉、膀胱下动脉、膀胱上动脉或阴部内动脉。“异常的阴部动脉”一词曾被用来描述一侧唯一供应海绵体的阴部副动脉，见于约 3% 的男性。Secin 等将阴部副动脉分为外侧动脉和顶端动脉。外侧阴部副动脉沿骨盆筋膜腱弓走行，位于前列腺、膀胱和盆腔壁的凹陷内。顶端阴部副动脉在进入背侧血管复合体之前，沿前列腺顶端前外侧表面，在耻骨联合韧带的外侧和下方走行。约 70% 的病例存在阴部副动脉与阴部内动脉吻合（图 19.24），栓塞时若未能识别，则有勃起功能障碍或阴茎缺血性损伤的风险。

臀下动脉

常为髂内动脉前干的最大终末分支，供应臀部和大腿的肌肉（图 19.5，19.7），经坐骨大孔的下部到达臀部。臀下动脉和阴部内动脉常为共干，有时也包括臀上动脉。它沿坐骨神经和股后皮神经到达大腿，同时也供应这些神经，并在远端与大腿穿动脉的分支吻合。髂内动脉和臀下动脉栓塞可导致神经缺血和下肢节段性麻痹。股深动脉也是坐骨神经的重要供血动脉，栓塞时可导致神经损伤。

分支

骨盆内部

供应肌肉（梨状肌、尾骨肌和肛提肌）

供应直肠周围脂肪

供应膀胱底、精囊和前列腺

骨盆外

肌支

吻合臀上动脉、阴部内动脉、闭孔动脉和旋股内侧动脉

尾骨支

坐骨神经的滋养动脉

吻合支

连接交叉吻合（穿动脉）

关节支

皮支

臀上动脉（图 19.1，19.4，19.7）

臀上动脉是最大的髂内动脉分支，多数情况下，是髂内动脉后干的延续。它经梨状肌上方的坐骨大孔离开骨盆，分为浅支和深支。

分支

浅支

供应臀大肌，与臀下动脉和骶外侧动脉的后支吻合。

深支

分为上支和下支。上支与旋髂深动脉和旋股外侧动脉升支吻合。下支与旋股外侧动脉、臀下动脉和旋股内侧动脉升支吻合。

膀胱上动脉（胎儿脐动脉）

供应膀胱底部、输精管和尿道。

膀胱下动脉（可与直肠中动脉一起出现）

供应膀胱底部、前列腺（前列腺分支穿过中线吻合）、精囊、输尿管下段和输精管。

直肠中动脉

约 1/3 的患者存在直肠中动脉，单侧典型，多以前列腺直肠动脉干的形式出现。直肠中动脉与直肠上、下动脉吻合。

该动脉供应直肠下部、精囊、前列腺和膀胱壁。

前列腺动脉（图 19.25）

前列腺动脉的起源非常多变，但通常为膀胱下动脉的一个分支。有时在一侧可发现 3 支前列腺动脉。在 1/3 的病例中，前列腺动脉以前列腺膀胱干的形式单独从阴部内动脉发出，供应膀胱下部。前列腺动脉的其他常见起源包括髂内动脉的前支，常与膀胱上动脉共干，或作为固有分支而与膀胱上动脉无关。其他起源包括闭孔动脉、直肠中动脉、臀下动脉、臀上动脉和阴部副动脉。前列腺动脉还与其他骨盆分支间存在丰富的吻合，最常见的是阴部内动脉。吻合还常见于同侧和对侧前列腺动脉、直肠动脉、膀胱动脉和阴部副动脉。表 19.1 为 Bilhim 等通过对 214 例单侧骨盆的研究所得出的前列腺动脉的起源和吻合以及各自的发生率。表 19.2 为前列腺动脉血管造影分型（依据 de Assis 等的研究）。

前列腺动脉可发出分支供应输精管和精囊。供应输精管和精囊的分支称为输精管精囊动脉。多支前列腺动脉供应中央腺体或外周腺体。供应

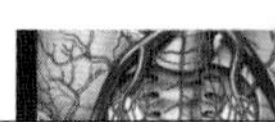

中央腺体的动脉称为前列腺前外侧动脉，供应外周腺体的动脉称为前列腺后外侧动脉。

子宫动脉（图 19.9, 19.11）

子宫动脉是髂内动脉前支的分支。动脉穿过子宫前壁或后壁。在宫颈管水平，动脉与子宫长轴成直角走行。在宫颈管水平下方，动脉向下倾斜；在该水平上方，动脉向上倾斜。子宫动脉的终末分支是壁内分支，又称弓状动脉。弓状动脉位于子宫壁的中、外 1/3 处，或前或后。弓状动脉止于内侧外周并呈辐射状分布，两侧弓状动脉间可有吻合。输卵管和卵巢的血液供应来自子宫动脉和卵巢动脉。一般来说，子宫动脉供应卵巢的内 1/2 和输卵管的内 2/3，而其余的血液供应来自卵巢动脉。输卵管和卵巢可由卵巢动脉单独供应。

子宫动脉在输尿管上方走行，有 1 条输尿管分支。它与阴道动脉吻合，形成阴道奇动脉。在 91% 的病例中，子宫颈－阴道支直接起源于子宫动脉，而在 9% 的病例中，子宫颈－阴道支直接起源于髂内动脉（图 19.11 ～ 19.14）。子宫动脉的起源非常多变，主要有 4 种不同类型：Ⅰ型子宫动脉为臀下动脉的第一分支（45%）；Ⅱ型子宫动脉为臀下动脉的第二或第三分支（6%）；Ⅲ型的臀上动脉、臀下动脉和子宫动脉起源于同一水平，形成真正的三叉型（43%）；Ⅳ型子宫动脉起源于前后分叉的近端（6%）。极少数情况下，一侧子宫供血不明时，子宫圆韧带动脉为子宫的主要供血动脉（图 19.15）。子宫圆韧带动脉通常较细小，起始于腹壁下动脉。

子宫动脉供应输尿管、阴道、子宫、子宫阔韧带、子宫圆韧带、输卵管和卵巢的一部分。子宫内扭曲的终末支称为螺旋动脉。

卵巢动脉

熟悉卵巢动脉的解剖结构对某些盆腔器官栓塞术非常重要。卵巢动脉－子宫动脉交通提示子宫动脉栓塞后可能出现卵巢衰竭和过早绝经。从生理学角度来看，卵巢动脉和子宫动脉之间有三种主要的吻合方式。Ⅰa 型——卵巢动脉与子宫壁内动脉吻合，是子宫肌瘤的主要供血来源。在这种情况下，输卵管动脉中的血流向子宫，而无向卵巢方向回流的迹象（13.2%）。Ⅰb 型——卵巢动脉以与Ⅰa 型相似的方式供应子宫肌瘤。输卵管动脉的血液流向子宫，但在栓塞前的选择性子宫动脉血管造影中可见到血液回流到卵巢动脉（8.6%）。Ⅱ型——卵巢动脉直接供应子宫肌瘤。可能存在与子宫壁内动脉的一些吻合；子宫动脉内无血液流向肌瘤（3.9%）。Ⅲ型——子宫选择性血管造影显示输卵管动脉的血液流向卵巢，卵巢染色（6.6%）。三种类型的子宫卵巢吻合如图 19.10 所示。

阴道动脉

阴道动脉可有 2 ～ 3 支，对应男性的膀胱下动脉。阴道动脉供应阴道、膀胱底和直肠。

闭孔动脉

该动脉经闭孔管离开骨盆，分为前支和后支（图 19.1，19.7，19.12，19.23C）。

分支

骨盆内

- 髂支
- 膀胱支
- 耻骨支

骨盆外

- 环绕闭孔的前支和后支。
- 前支供应多条肌肉，与旋股内侧动脉吻合。

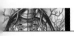

后支供应多条肌肉并与臀下动脉吻合，分出髋臼支，通过子宫圆韧带（股骨头凹动脉）供应髋臼窝和股骨头。

闭孔动脉可能是髂内动脉前干或后干的分支，也可能是臀上动脉或臀下动脉的分支。腹壁下动脉的耻骨支可替代闭孔动脉。这被称为闭孔动脉异常，也被称为“死亡之冠”。

髂腰动脉（图 19.1, 19.26）

该动脉在骶髂关节和腰骶束前外侧上行，在闭孔神经和髂外血管的后方分为腰支和髂支。

分支

腰支（供应腰大肌和腰方肌）

与第 4 腰椎椎动脉吻合，并向第 5 腰椎和第 1 骶椎之间的马尾发出一个小的脊柱分支。髂腰动脉供应骶丛和尾骨丛的第 5 腰椎、第 1 骶椎和第 2 骶椎的腹侧支，栓塞可致下肢感觉异常和麻痹。

髂支（通过营养分支供应髂骨）

与臀上动脉、旋髂动脉和旋股外侧动脉吻合。

骶外侧动脉（图 19.1，19.12, 19.27）

分支

骶骨上外侧支（位于第 1 和第 2 骶骨孔）供应骶椎、骶管和骶椎背侧的皮肤及肌肉。

骶骨下外侧支与骶正中动脉吻合，位于尾骨前方，经骶前孔进入骶管。

永存坐骨动脉（图 19.28 ～ 19.30）

永存坐骨动脉是一种罕见的胚胎异常，见于约 0.05% 的人，无性别差异。坐骨动脉是胚胎发育早期下肢的主要供血动脉。正常时，在胚胎发育的第 3 个月，当股动脉从髂外动脉发育后，该动脉退化形成臀下动脉的近端部分。若股动脉系统发育受挫，则坐骨动脉成为腿部的主要供血动脉，股浅动脉仍发育不良。相反，坐骨动脉未完全退化则可能导致坐骨动脉发育不良而股动脉系统正常。发生永存坐骨动脉时，动脉瘤发生率可高达 46%，这可能是存在永存坐骨动脉的首个证据，可导致臀部疼痛，有时坐骨神经受到压迫并伴有患腿坐骨疼痛。坐骨静脉常遵循与动脉的相同路径，但在影像中不易被发现。

髂外动脉（图 19.1，19.3，19.8）

髂外动脉是髂总动脉的自然延续，髂内动脉较粗，沿着腰大肌的内侧边缘下降，从腹股沟韧带后方进入大腿后成为股动脉。

分支

腹壁下动脉（图 19.1, 19.3）

腹壁下动脉起源于腹股沟韧带上方、远端髂外动脉的内侧，在腹直肌后方上行，与腹壁上动脉和后方的肋间动脉吻合。根据产生穿支的分支干的数量，腹壁下动脉的分支类型分为 3 种（类型 1 ～ 3）

分支

提睾肌动脉

耻骨支

肌支

皮支

旋髂深动脉（图 19.1）

该动脉起源于髂外动脉的外侧，与腹壁下动

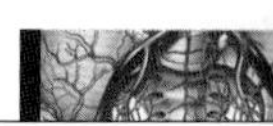

脉相反。它与旋股外侧动脉的升支、髂腰动脉和臀上动脉吻合，有一个较大的升支。

侧支循环（图 19.31）

大量潜在的侧支循环通路将腹主动脉和胸主动脉与骨盆动脉连接，可在主动脉髂股动脉阻塞性疾病的情况下形成。潜在的侧支循环连接体包括腹壁上动脉（图 19.32）、肋间动脉、肋下动脉、腰动脉、骶正中动脉、髂总动脉、髂外动脉、髂腰动脉、臀上动脉、骶外侧动脉、闭孔动脉、阴部内动脉、阴部外动脉、旋髂深动脉、旋髂浅动脉、旋股内侧动脉、旋股外侧动脉、升支外侧动脉、降支外侧动脉、股深动脉、股浅动脉和上腹部下动脉（图 19.33，19.34）。

讨论侧支循环时应注意使用的术语。流入道指起源于阻塞上方的通畅主干（或对侧）的侧支。流出道指阻塞下方接收流入道血液的分支，使血液逆向流动以重建阻塞的动脉。

血液可从流入道以一条连续管线的形式进入流出道，此种现象称为“吻合”，也可通过细小的血管网与流出道相连，形成“网状吻合”。吻合通常因流入道高压而保持足够的流量，使阻塞远端的主要血管再填充。形成网状吻合时，流入量和压力下降。网状吻合的例子是腰动脉和髂腰动脉间的交通或 Winslow 途径（即血液从肋间动脉和内乳动脉经腹壁动脉到达髂外动脉）(图 19.1，19.32)。“吻合”的例子是股深动脉外侧升支和臀上动脉外侧支之间的交通（图 19.33，19.34）。

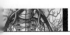

表19.1　前列腺动脉的起源和吻合以及各自的发生率

起源	发生率（%）	起源	发生率（%）
阴部内动脉	34.1	吻合 *	
膀胱上动脉总干	20.1	阴部内动脉	43.3
前分支（臀腹干）	17.8	外侧阴部副动脉	20
闭孔动脉	12.6	对侧前列腺动脉	17.6
直肠中动脉（前列腺直肠干）	8.4	直肠动脉	14.4
臀下动脉	3.7	同侧前列腺动脉	13.4
阴部副动脉	1.9	膀胱动脉	11.3
臀上动脉	1.4		

*：吻合的百分比不是累积的。

表19.2　前列腺动脉血管造影分型

	来源	发生率（%）
Ⅰ型	前列腺膀胱干与膀胱上动脉的共干	28.7
Ⅱ型	起始于髂内动脉前分支的前列腺膀胱干	14.7
Ⅲ型	起始于闭孔动脉的前列腺膀胱干	18.9
Ⅳ型	起始于膀胱下动脉的前列腺膀胱干	31.1
Ⅴ型	其他来源	5.6

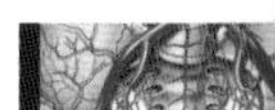

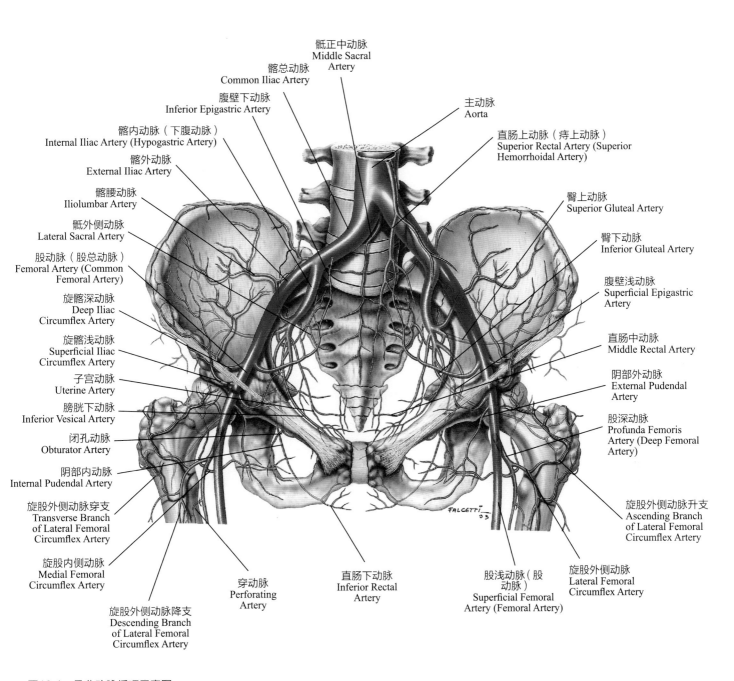

骶正中动脉
Middle Sacral Artery

髂总动脉
Common Iliac Artery

腹壁下动脉
Inferior Epigastric Artery

髂内动脉（下腹动脉）
Internal Iliac Artery (Hypogastric Artery)

髂外动脉
External Iliac Artery

髂腰动脉
Iliolumbar Artery

骶外侧动脉
Lateral Sacral Artery

股动脉（股总动脉）
Femoral Artery (Common Femoral Artery)

旋髂深动脉
Deep Iliac Circumflex Artery

旋髂浅动脉
Superficial Iliac Circumflex Artery

子宫动脉
Uterine Artery

膀胱下动脉
Inferior Vesical Artery

闭孔动脉
Obturator Artery

阴部内动脉
Internal Pudendal Artery

旋股外侧动脉穿支
Transverse Branch of Lateral Femoral Circumflex Artery

旋股内侧动脉
Medial Femoral Circumflex Artery

旋股外侧动脉降支
Descending Branch of Lateral Femoral Circumflex Artery

穿动脉
Perforating Artery

直肠下动脉
Inferior Rectal Artery

股浅动脉（股动脉）
Superficial Femoral Artery (Femoral Artery)

旋股外侧动脉
Lateral Femoral Circumflex Artery

旋股外侧动脉升支
Ascending Branch of Lateral Femoral Circumflex Artery

股深动脉
Profunda Femoris Artery (Deep Femoral Artery)

阴部外动脉
External Pudendal Artery

直肠中动脉
Middle Rectal Artery

腹壁浅动脉
Superficial Epigastric Artery

臀下动脉
Inferior Gluteal Artery

臀上动脉
Superior Gluteal Artery

直肠上动脉（痔上动脉）
Superior Rectal Artery (Superior Hemorrhoidal Artery)

主动脉
Aorta

FALCETTI 93

图19.1 骨盆动脉循环示意图

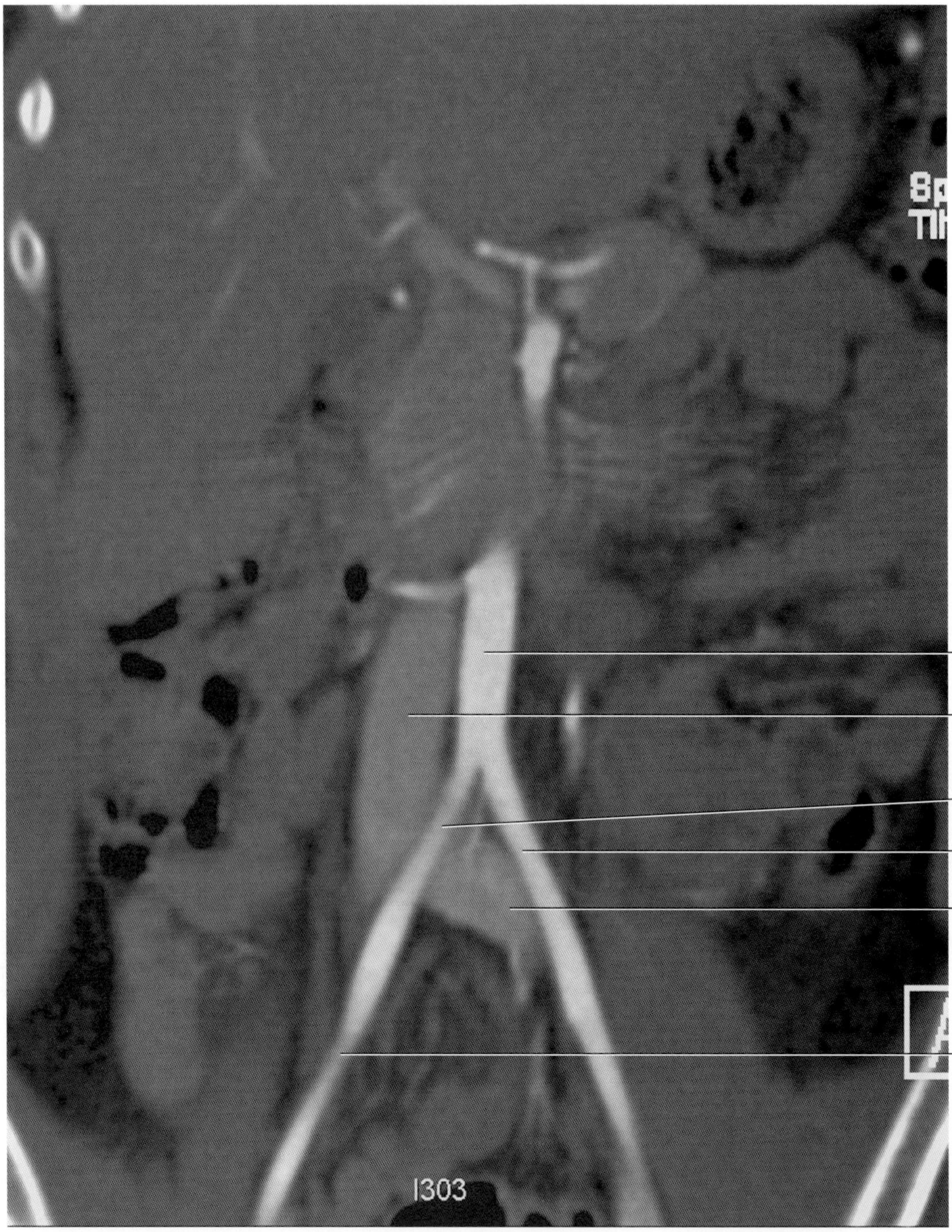

腹主动脉
Abdominal Aorta
下腔静脉
Inferior Vena Cava
右髂总动脉
Right Common Iliac Artery
左髂总动脉
Left Common Iliac Artery
左髂静脉
Left Iliac Vein
右髂外动脉
Right External Iliac Artery

图19.2　骨盆CTA显示右髂总动脉跨过左髂总静脉，并对其造成压迫

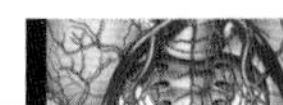

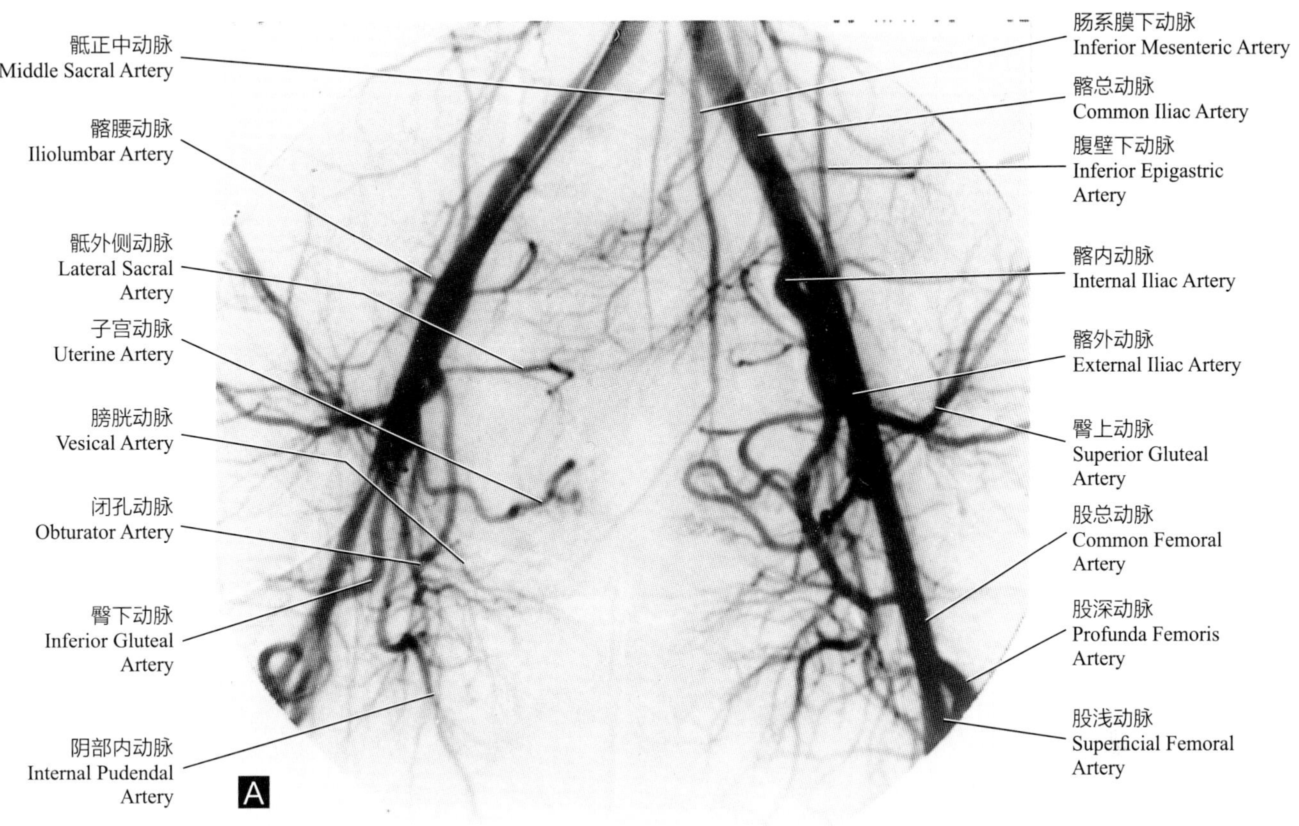
骶正中动脉
Middle Sacral Artery
髂腰动脉
Iliolumbar Artery
骶外侧动脉
Lateral Sacral Artery
子宫动脉
Uterine Artery
膀胱动脉
Vesical Artery
闭孔动脉
Obturator Artery
臀下动脉
Inferior Gluteal Artery
阴部内动脉
Internal Pudendal Artery
A
肠系膜下动脉
Inferior Mesenteric Artery
髂总动脉
Common Iliac Artery
腹壁下动脉
Inferior Epigastric Artery
髂内动脉
Internal Iliac Artery
髂外动脉
External Iliac Artery
臀上动脉
Superior Gluteal Artery
股总动脉
Common Femoral Artery
股深动脉
Profunda Femoris Artery
股浅动脉
Superficial Femoral Artery

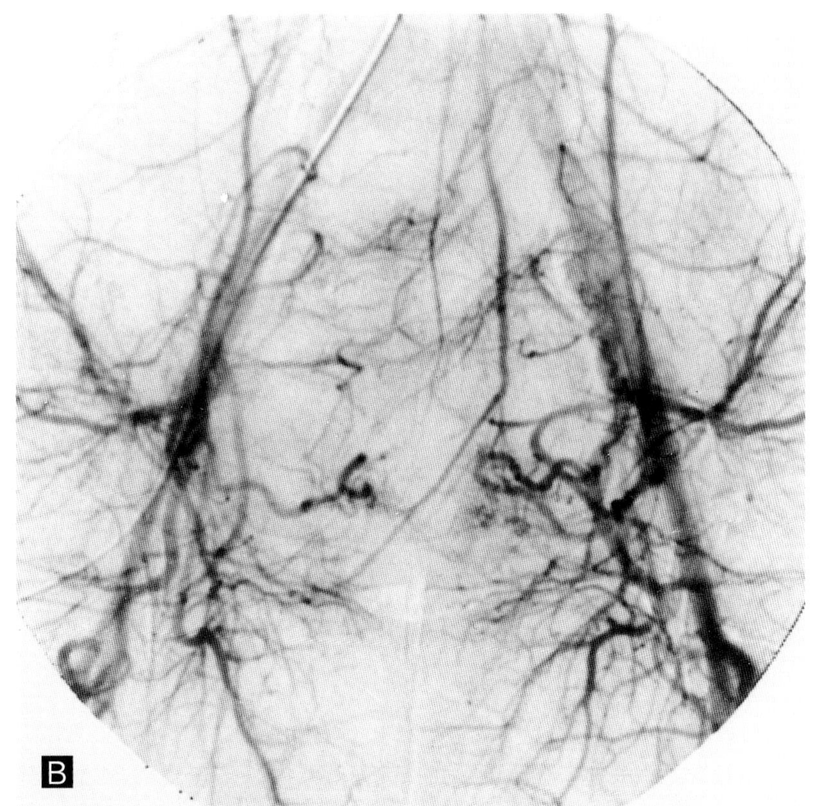
B

图19.3 A. 一例女性患者的盆腔血管造影（早期）。B. 同一例患者的盆腔血管造影（晚期）

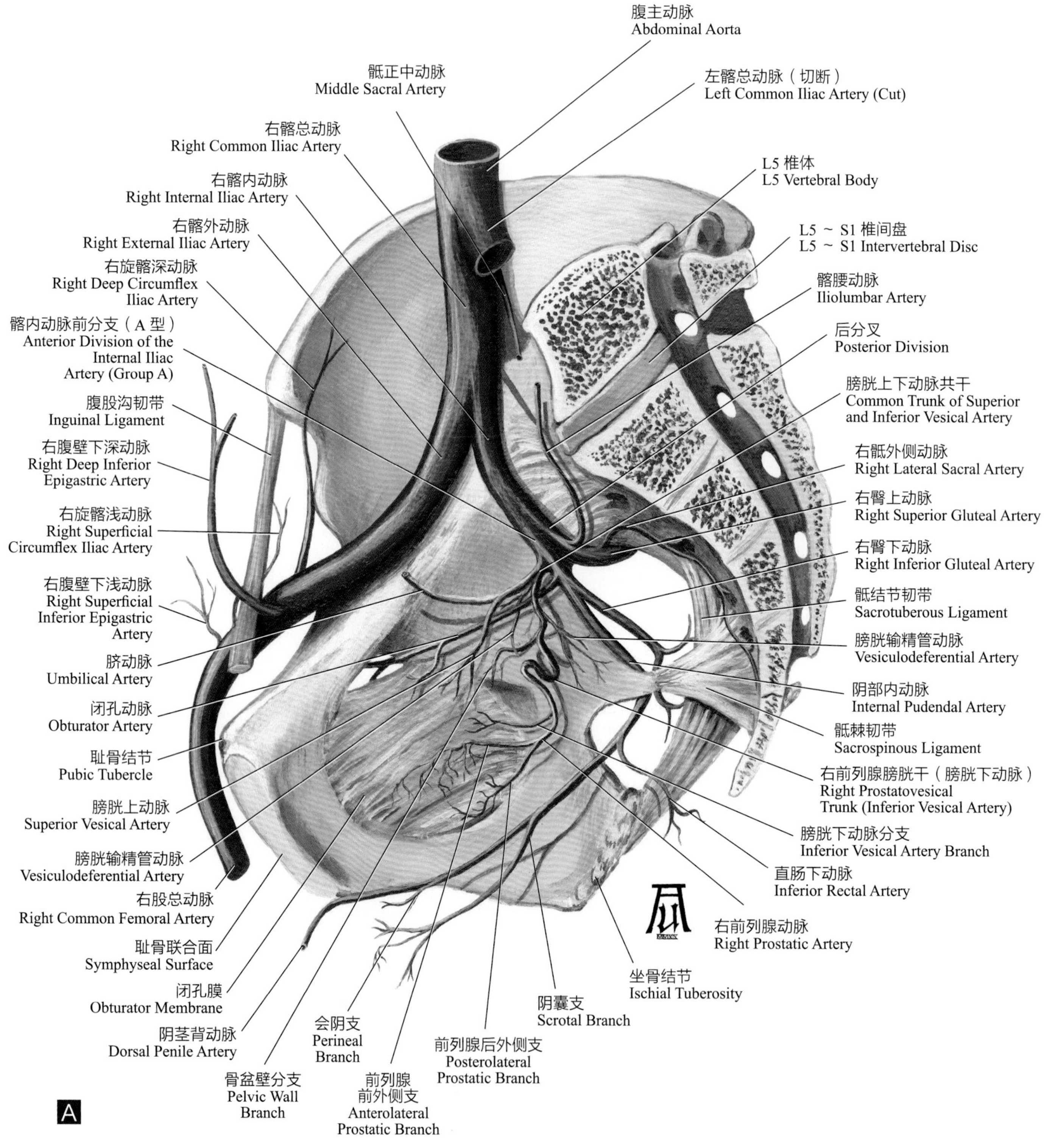

腹主动脉
Abdominal Aorta

骶正中动脉
Middle Sacral Artery

左髂总动脉（切断）
Left Common Iliac Artery (Cut)

右髂总动脉
Right Common Iliac Artery

L5 椎体
L5 Vertebral Body

右髂内动脉
Right Internal Iliac Artery

L5 ~ S1 椎间盘
L5 ~ S1 Intervertebral Disc

右髂外动脉
Right External Iliac Artery

髂腰动脉
Iliolumbar Artery

右旋髂深动脉
Right Deep Circumflex Iliac Artery

后分叉
Posterior Division

髂内动脉前分支（A 型）
Anterior Division of the Internal Iliac Artery (Group A)

膀胱上下动脉共干
Common Trunk of Superior and Inferior Vesical Artery

腹股沟韧带
Inguinal Ligament

右腹壁下深动脉
Right Deep Inferior Epigastric Artery

右骶外侧动脉
Right Lateral Sacral Artery

右臀上动脉
Right Superior Gluteal Artery

右旋髂浅动脉
Right Superficial Circumflex Iliac Artery

右臀下动脉
Right Inferior Gluteal Artery

右腹壁下浅动脉
Right Superficial Inferior Epigastric Artery

骶结节韧带
Sacrotuberous Ligament

脐动脉
Umbilical Artery

膀胱输精管动脉
Vesiculodeferential Artery

闭孔动脉
Obturator Artery

阴部内动脉
Internal Pudendal Artery

骶棘韧带
Sacrospinous Ligament

耻骨结节
Pubic Tubercle

右前列腺膀胱干（膀胱下动脉）
Right Prostatovesical Trunk (Inferior Vesical Artery)

膀胱上动脉
Superior Vesical Artery

膀胱下动脉分支
Inferior Vesical Artery Branch

膀胱输精管动脉
Vesiculodeferential Artery

直肠下动脉
Inferior Rectal Artery

右股总动脉
Right Common Femoral Artery

右前列腺动脉
Right Prostatic Artery

耻骨联合面
Symphyseal Surface

坐骨结节
Ischial Tuberosity

闭孔膜
Obturator Membrane

阴囊支
Scrotal Branch

阴茎背动脉
Dorsal Penile Artery

会阴支
Perineal Branch

前列腺后外侧支
Posterolateral Prostatic Branch

骨盆壁分支
Pelvic Wall Branch

前列腺前外侧支
Anterolateral Prostatic Branch

A

图19.4　四种髂内动脉Yamaki分支类型和多种骨盆动脉变异的示意图。请注意，示意图中分支的类型和骨盆动脉变异间无关联。A. A型，前分支由阴部内动脉和臀下动脉组成，臀上动脉是后支的主要分支。图中前列腺膀胱干与膀胱上动脉共干

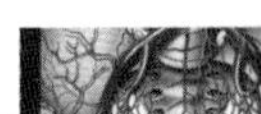

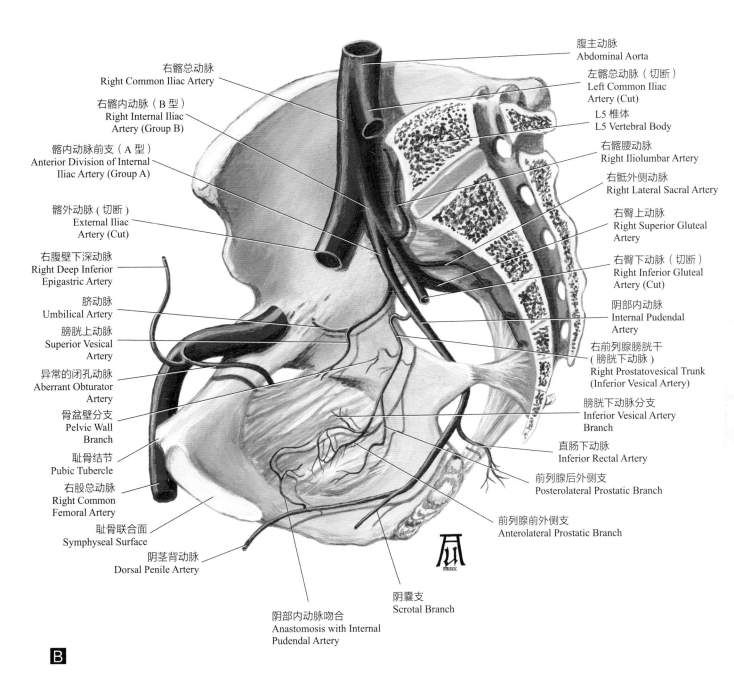

腹主动脉
Abdominal Aorta
右髂总动脉
Right Common Iliac Artery
左髂总动脉（切断）
Left Common Iliac Artery (Cut)
右髂内动脉（B 型）
Right Internal Iliac Artery (Group B)
L5 椎体
L5 Vertebral Body
髂内动脉前支（A 型）
Anterior Division of Internal Iliac Artery (Group A)
右髂腰动脉
Right Iliolumbar Artery
右骶外侧动脉
Right Lateral Sacral Artery
髂外动脉（切断）
External Iliac Artery (Cut)
右臀上动脉
Right Superior Gluteal Artery
右腹壁下深动脉
Right Deep Inferior Epigastric Artery
右臀下动脉（切断）
Right Inferior Gluteal Artery (Cut)
脐动脉
Umbilical Artery
阴部内动脉
Internal Pudendal Artery
膀胱上动脉
Superior Vesical Artery
右前列腺膀胱干（膀胱下动脉）
Right Prostatovesical Trunk (Inferior Vesical Artery)
异常的闭孔动脉
Aberrant Obturator Artery
骨盆壁分支
Pelvic Wall Branch
膀胱下动脉分支
Inferior Vesical Artery Branch
耻骨结节
Pubic Tubercle
直肠下动脉
Inferior Rectal Artery
右股总动脉
Right Common Femoral Artery
前列腺后外侧支
Posterolateral Prostatic Branch
耻骨联合面
Symphyseal Surface
前列腺前外侧支
Anterolateral Prostatic Branch
阴茎背动脉
Dorsal Penile Artery
阴囊支
Scrotal Branch
阴部内动脉吻合
Anastomosis with Internal Pudendal Artery

B

图19.4（续） B. B型，前支的主要分支是阴部内动脉，后支是臀上动脉和臀下动脉的共干。该图显示起自阴部内动脉的前列腺膀胱干，异常的闭孔动脉，以及前列腺动脉和同侧阴部内动脉间的吻合

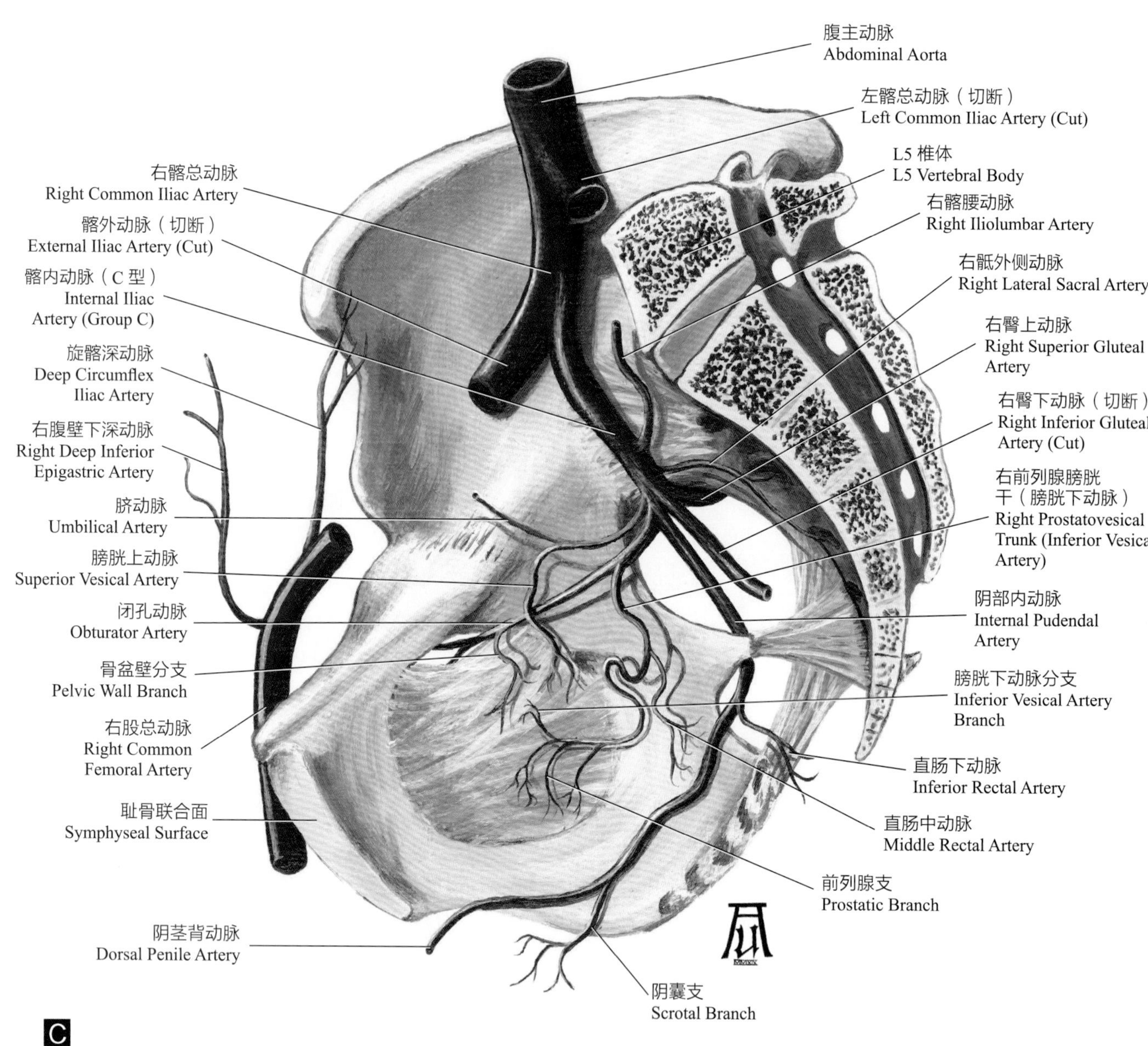
腹主动脉
Abdominal Aorta
左髂总动脉（切断）
Left Common Iliac Artery (Cut)
L5 椎体
L5 Vertebral Body
右髂腰动脉
Right Iliolumbar Artery
右骶外侧动脉
Right Lateral Sacral Artery
右臀上动脉
Right Superior Gluteal Artery
右臀下动脉（切断）
Right Inferior Gluteal Artery (Cut)
右前列腺膀胱干（膀胱下动脉）
Right Prostatovesical Trunk (Inferior Vesical Artery)
阴部内动脉
Internal Pudendal Artery
膀胱下动脉分支
Inferior Vesical Artery Branch
直肠下动脉
Inferior Rectal Artery
直肠中动脉
Middle Rectal Artery
前列腺支
Prostatic Branch
阴囊支
Scrotal Branch
右髂总动脉
Right Common Iliac Artery
髂外动脉（切断）
External Iliac Artery (Cut)
髂内动脉（C 型）
Internal Iliac Artery (Group C)
旋髂深动脉
Deep Circumflex Iliac Artery
右腹壁下深动脉
Right Deep Inferior Epigastric Artery
脐动脉
Umbilical Artery
膀胱上动脉
Superior Vesical Artery
闭孔动脉
Obturator Artery
骨盆壁分支
Pelvic Wall Branch
右股总动脉
Right Common Femoral Artery
耻骨联合面
Symphyseal Surface
阴茎背动脉
Dorsal Penile Artery
C

图19.4（续） C. C型，髂内动脉发出臀上动脉、臀下动脉和阴部内动脉。图中前列腺膀胱干起自闭孔动脉，发出直肠中动脉

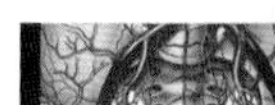

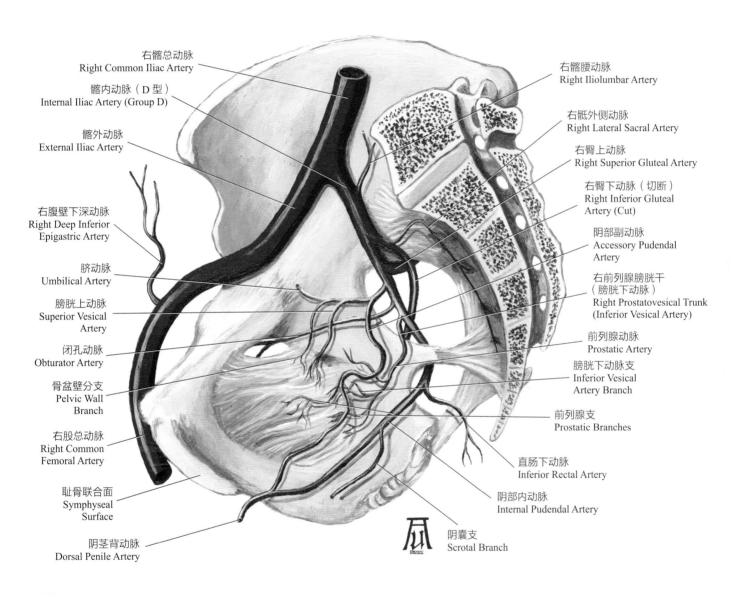

右髂总动脉
Right Common Iliac Artery
髂内动脉（D 型）
Internal Iliac Artery (Group D)
髂外动脉
External Iliac Artery
右腹壁下深动脉
Right Deep Inferior Epigastric Artery
脐动脉
Umbilical Artery
膀胱上动脉
Superior Vesical Artery
闭孔动脉
Obturator Artery
骨盆壁分支
Pelvic Wall Branch
右股总动脉
Right Common Femoral Artery
耻骨联合面
Symphyseal Surface
阴茎背动脉
Dorsal Penile Artery
右髂腰动脉
Right Iliolumbar Artery
右骶外侧动脉
Right Lateral Sacral Artery
右臀上动脉
Right Superior Gluteal Artery
右臀下动脉（切断）
Right Inferior Gluteal Artery (Cut)
阴部副动脉
Accessory Pudendal Artery
右前列腺膀胱干（膀胱下动脉）
Right Prostatovesical Trunk (Inferior Vesical Artery)
前列腺动脉
Prostatic Artery
膀胱下动脉支
Inferior Vesical Artery Branch
前列腺支
Prostatic Branches
直肠下动脉
Inferior Rectal Artery
阴部内动脉
Internal Pudendal Artery
阴囊支
Scrotal Branch

D

图19.4（续） D. D型，四种类型中最罕见的一种，前支发出臀上动脉和阴部内动脉，后支发出臀下动脉。图中，阴部副动脉发出前列腺前外侧支，前列腺后外侧支来自阴部内动脉

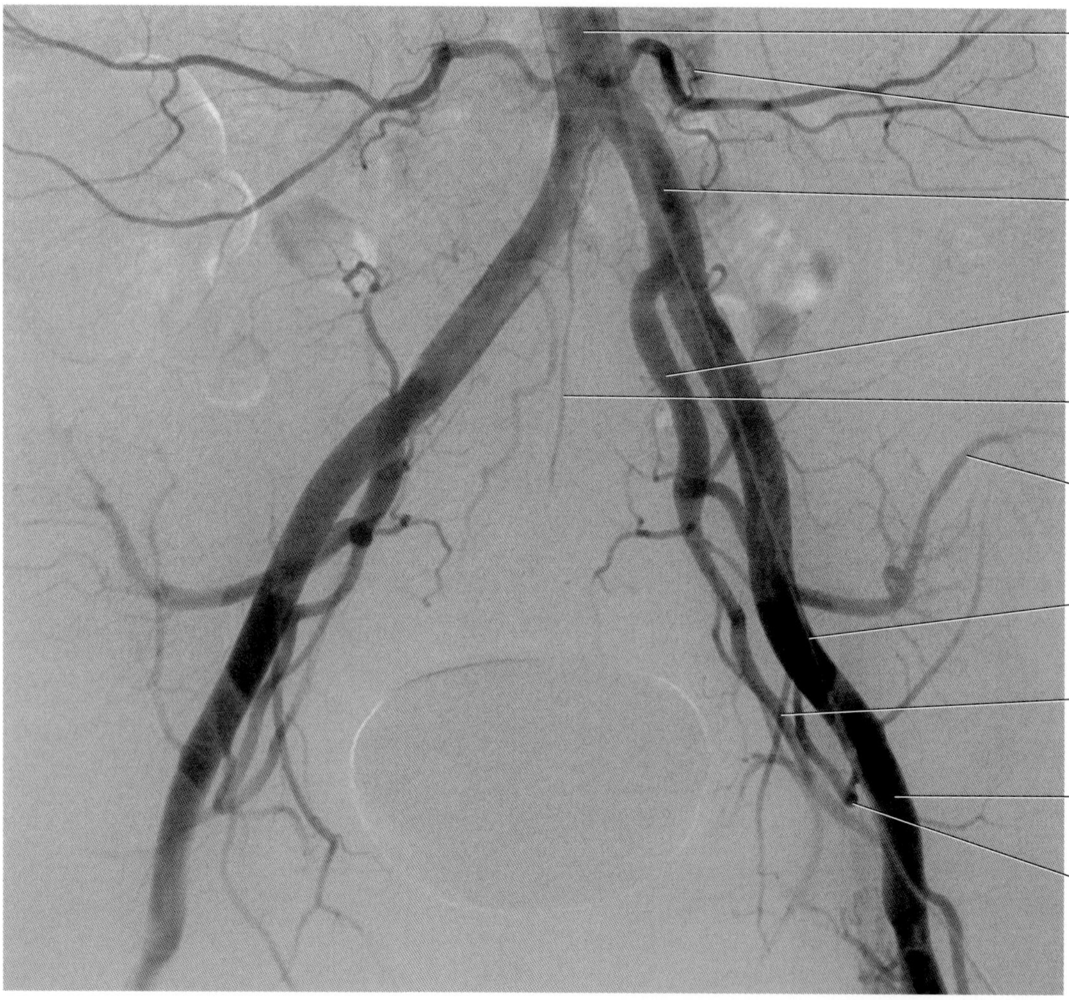

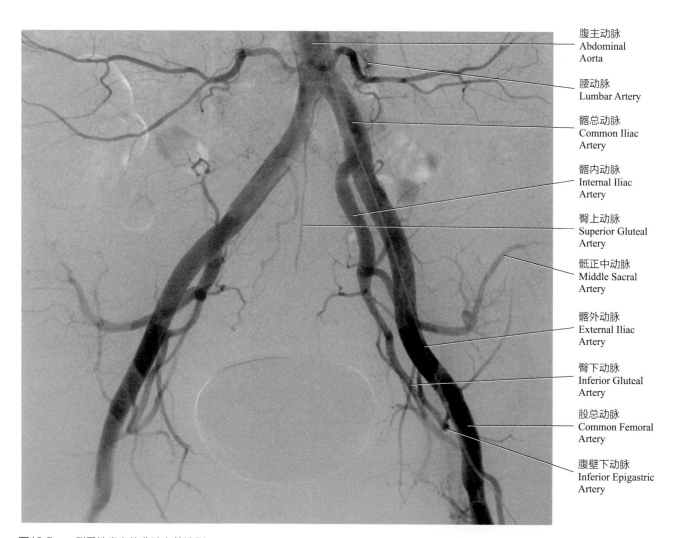

腹主动脉
Abdominal Aorta

腰动脉
Lumbar Artery

髂总动脉
Common Iliac Artery

髂内动脉
Internal Iliac Artery

臀上动脉
Superior Gluteal Artery

骶正中动脉
Middle Sacral Artery

髂外动脉
External Iliac Artery

臀下动脉
Inferior Gluteal Artery

股总动脉
Common Femoral Artery

腹壁下动脉
Inferior Epigastric Artery

图19.5　一例男性患者的盆腔血管造影

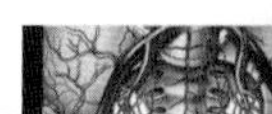

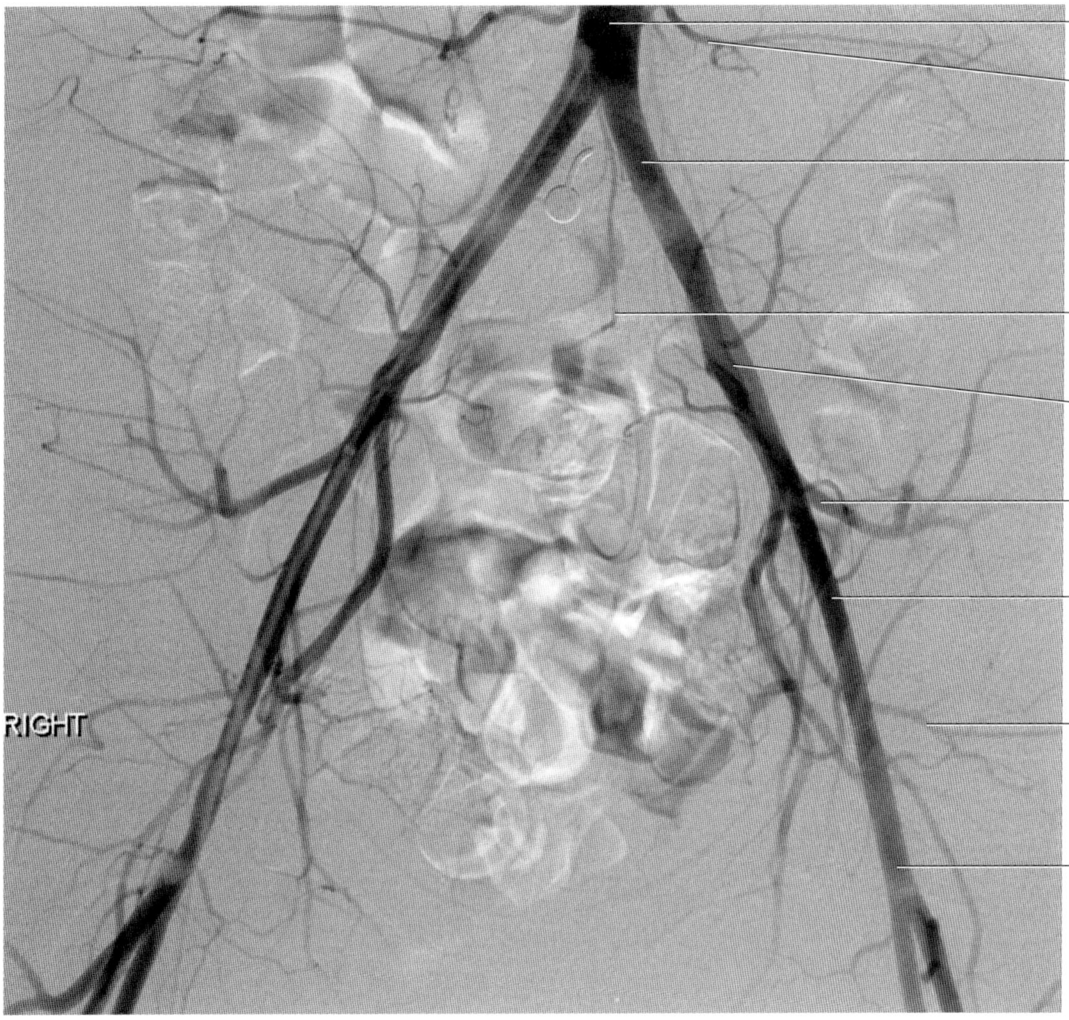

RIGHT

腹主动脉
Abdominal Aorta

腰动脉
Lumbar Artery

髂总动脉
Common Iliac Artery

骶正中动脉
Middle Sacral Artery

髂内动脉
Internal Iliac Artery

臀上动脉
Superior Gluteal Artery

髂外动脉
External Iliac Artery

臀下动脉
Inferior Gluteal Artery

股总动脉
Common Femoral Artery

图19.6　一例正常女性的盆腔血管造影

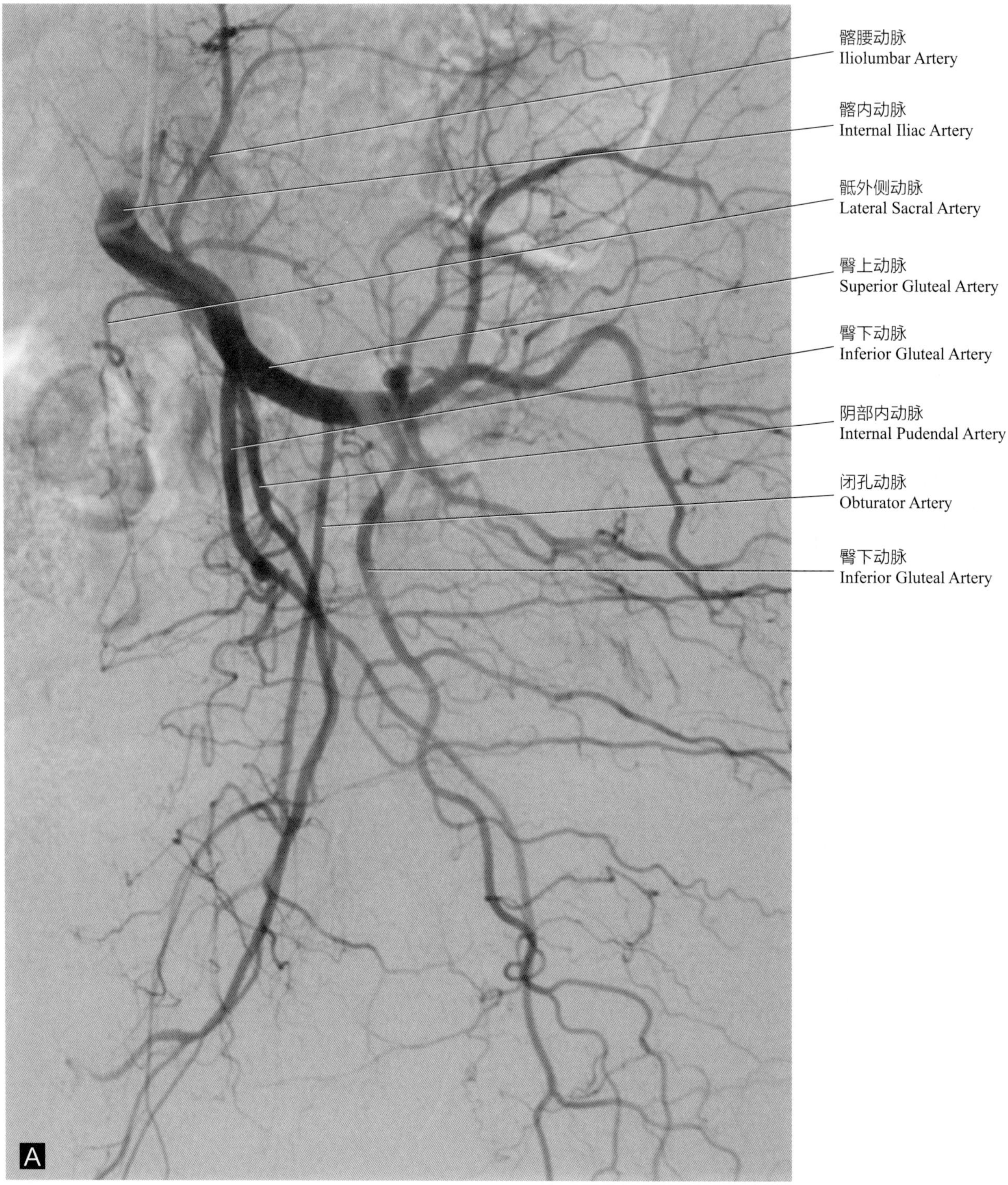

髂腰动脉
Iliolumbar Artery
髂内动脉
Internal Iliac Artery
骶外侧动脉
Lateral Sacral Artery
臀上动脉
Superior Gluteal Artery
臀下动脉
Inferior Gluteal Artery
阴部内动脉
Internal Pudendal Artery
闭孔动脉
Obturator Artery
臀下动脉
Inferior Gluteal Artery

A

图19.7 A. 左髂内动脉选择性血管造影显示臀部动脉及其分支

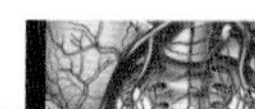

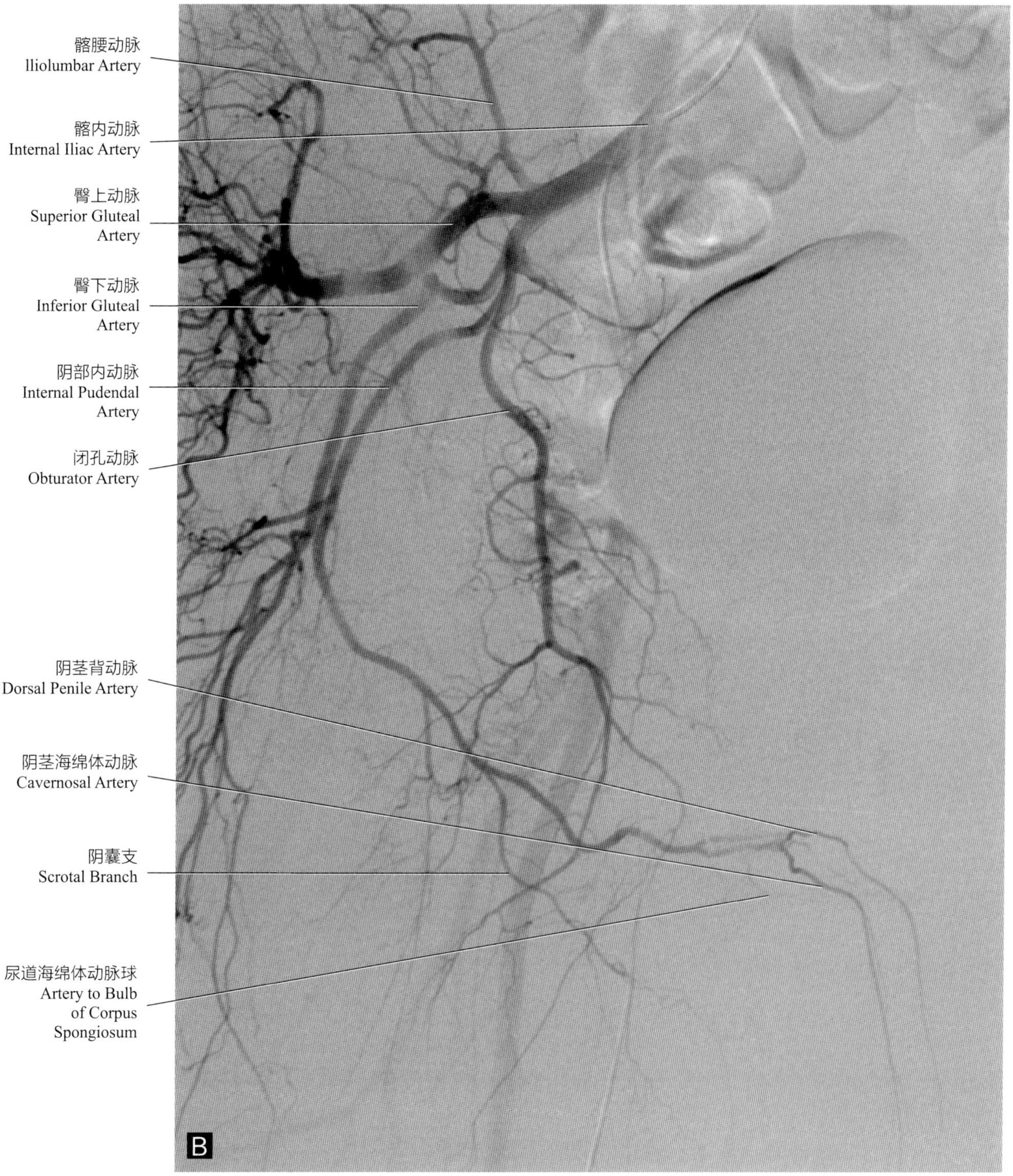

髂腰动脉
Iliolumbar Artery

髂内动脉
Internal Iliac Artery

臀上动脉
Superior Gluteal Artery

臀下动脉
Inferior Gluteal Artery

阴部内动脉
Internal Pudendal Artery

闭孔动脉
Obturator Artery

阴茎背动脉
Dorsal Penile Artery

阴茎海绵体动脉
Cavernosal Artery

阴囊支
Scrotal Branch

尿道海绵体动脉球
Artery to Bulb of Corpus Spongiosum

B

图19.7（续） B. 右髂内动脉选择性血管造影显示Yamaki A型

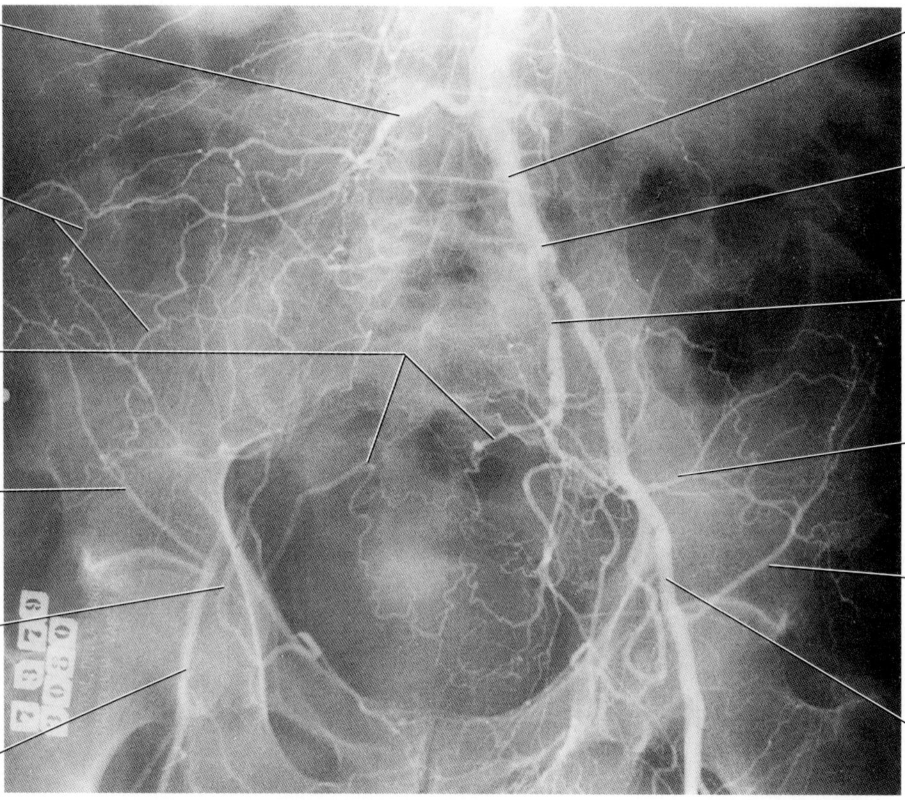

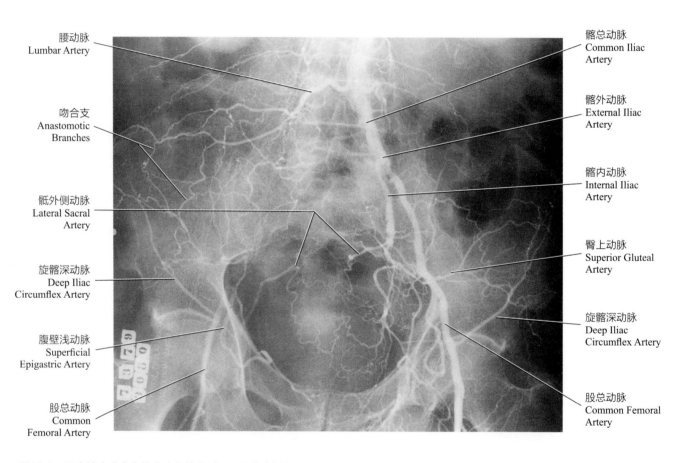

腰动脉
Lumbar Artery

吻合支
Anastomotic Branches

骶外侧动脉
Lateral Sacral Artery

旋髂深动脉
Deep Iliac Circumflex Artery

腹壁浅动脉
Superficial Epigastric Artery

股总动脉
Common Femoral Artery

髂总动脉
Common Iliac Artery

髂外动脉
External Iliac Artery

髂内动脉
Internal Iliac Artery

臀上动脉
Superior Gluteal Artery

旋髂深动脉
Deep Iliac Circumflex Artery

股总动脉
Common Femoral Artery

图19.8 阻塞性疾病患者的盆腔血管造影，可见盆腔侧支循环的建立

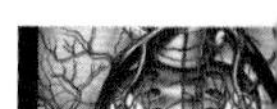

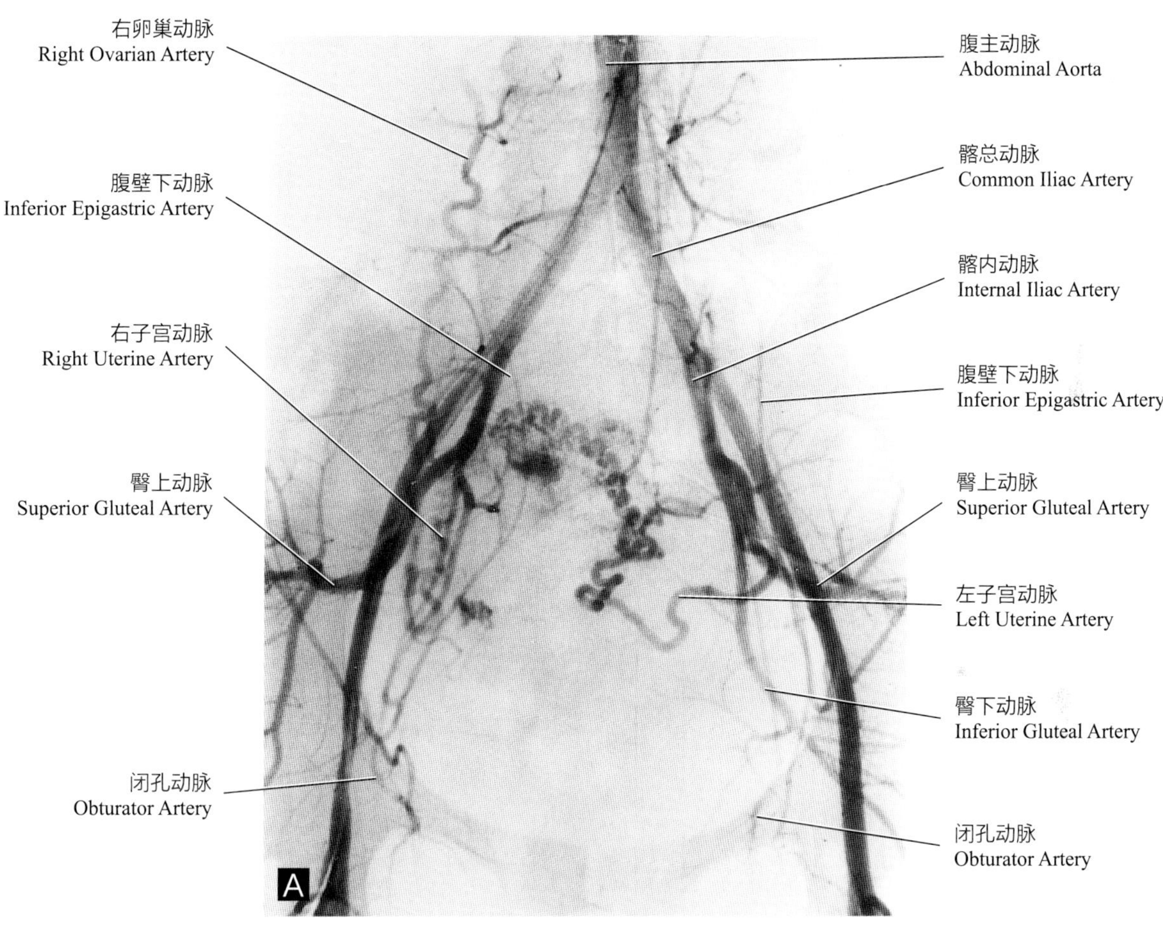

右卵巢动脉
Right Ovarian Artery
腹壁下动脉
Inferior Epigastric Artery
右子宫动脉
Right Uterine Artery
臀上动脉
Superior Gluteal Artery
闭孔动脉
Obturator Artery
腹主动脉
Abdominal Aorta
髂总动脉
Common Iliac Artery
髂内动脉
Internal Iliac Artery
腹壁下动脉
Inferior Epigastric Artery
臀上动脉
Superior Gluteal Artery
左子宫动脉
Left Uterine Artery
臀下动脉
Inferior Gluteal Artery
闭孔动脉
Obturator Artery
A

图19.9 A. 女性子宫平滑肌瘤患者盆腔血管造影显示子宫动脉增粗

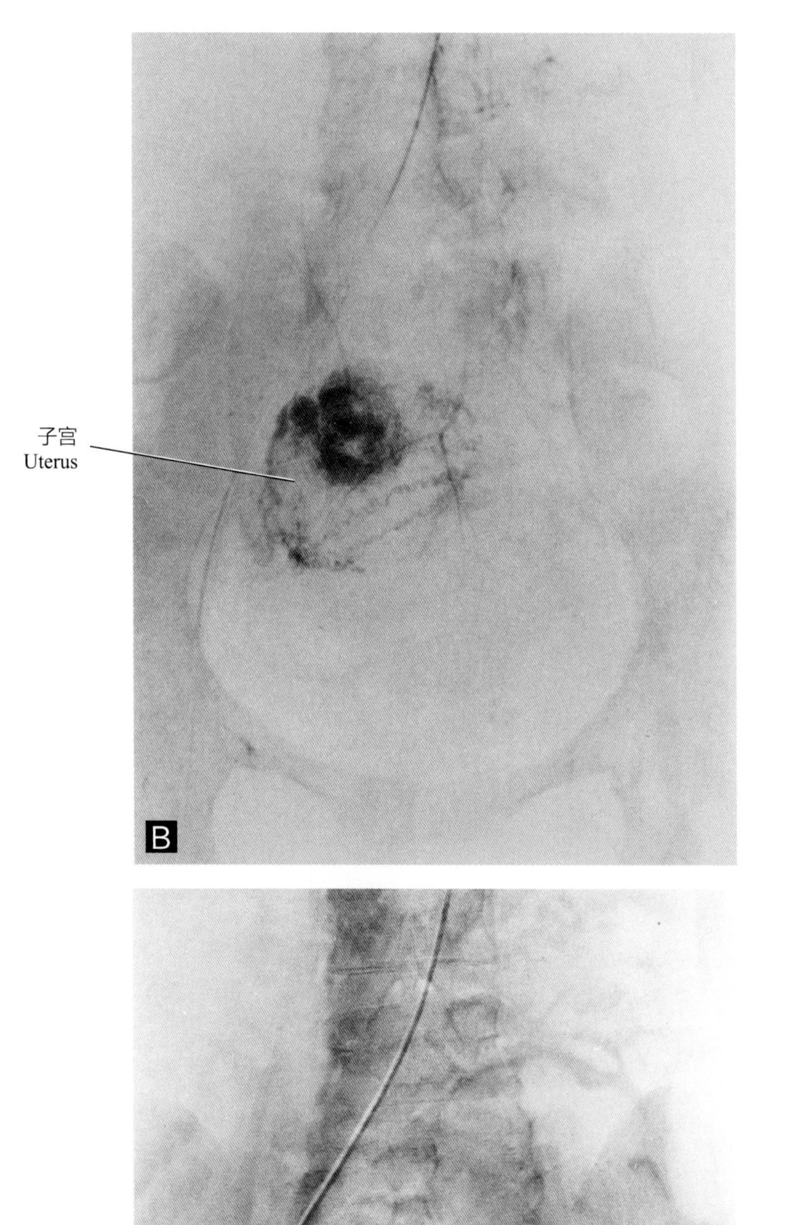

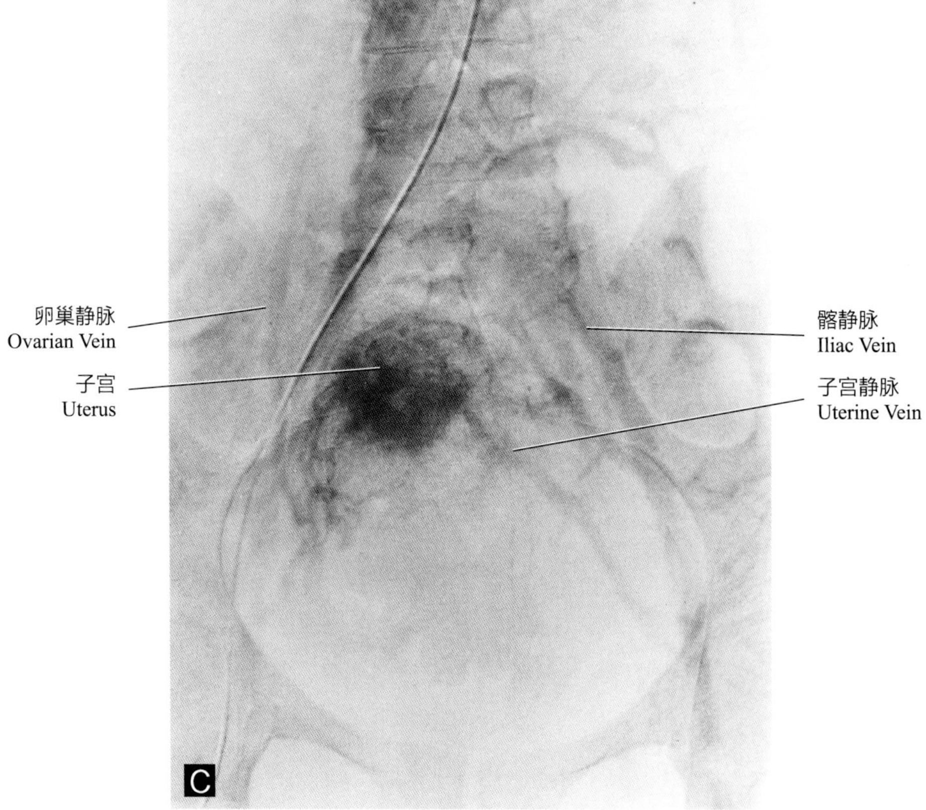

图19.9（续） B、C. 血管造影（晚期）显示子宫内有对比剂染色

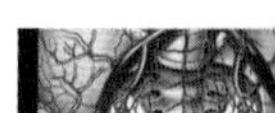

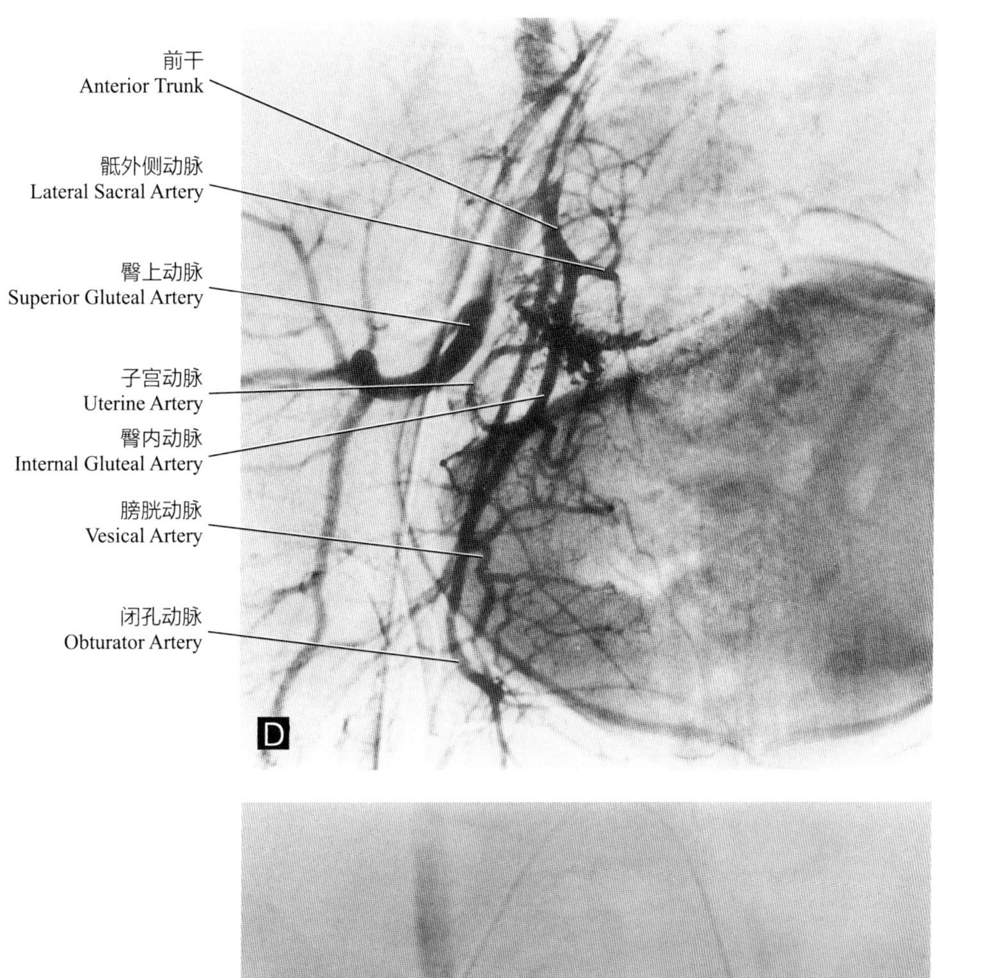

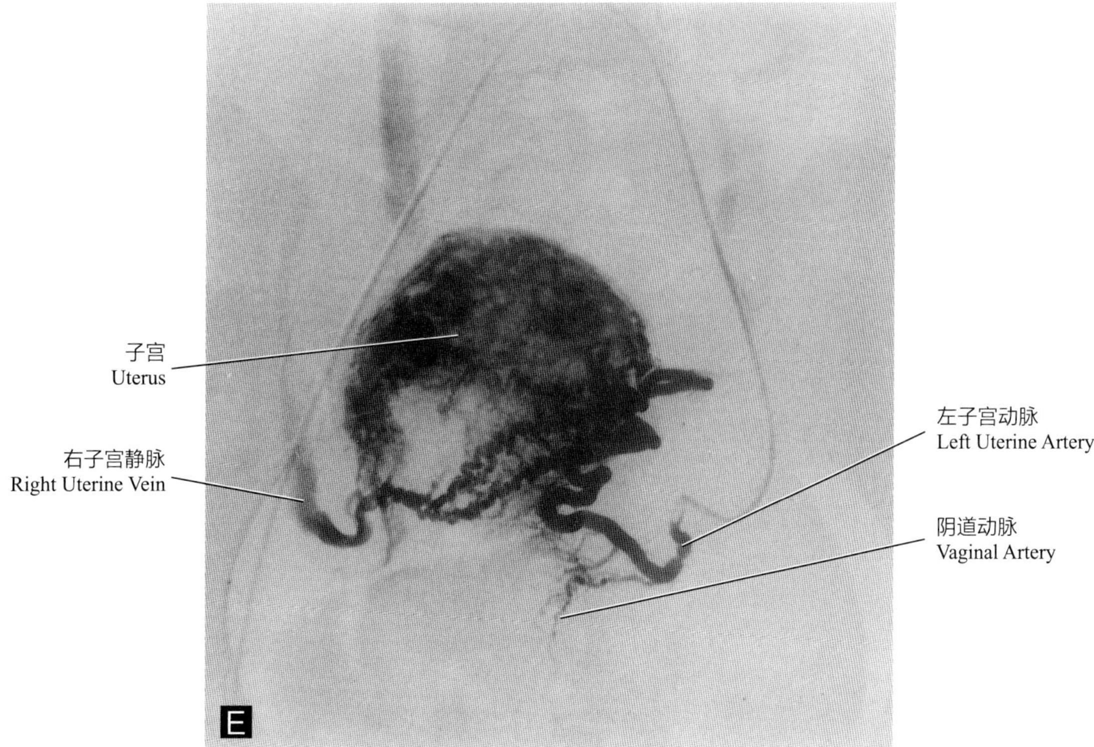

图19.9（续） D. 右髂内动脉选择性血管造影显示盆腔血液循环。E. 左子宫动脉选择性血管造影显示典型增粗的子宫动脉

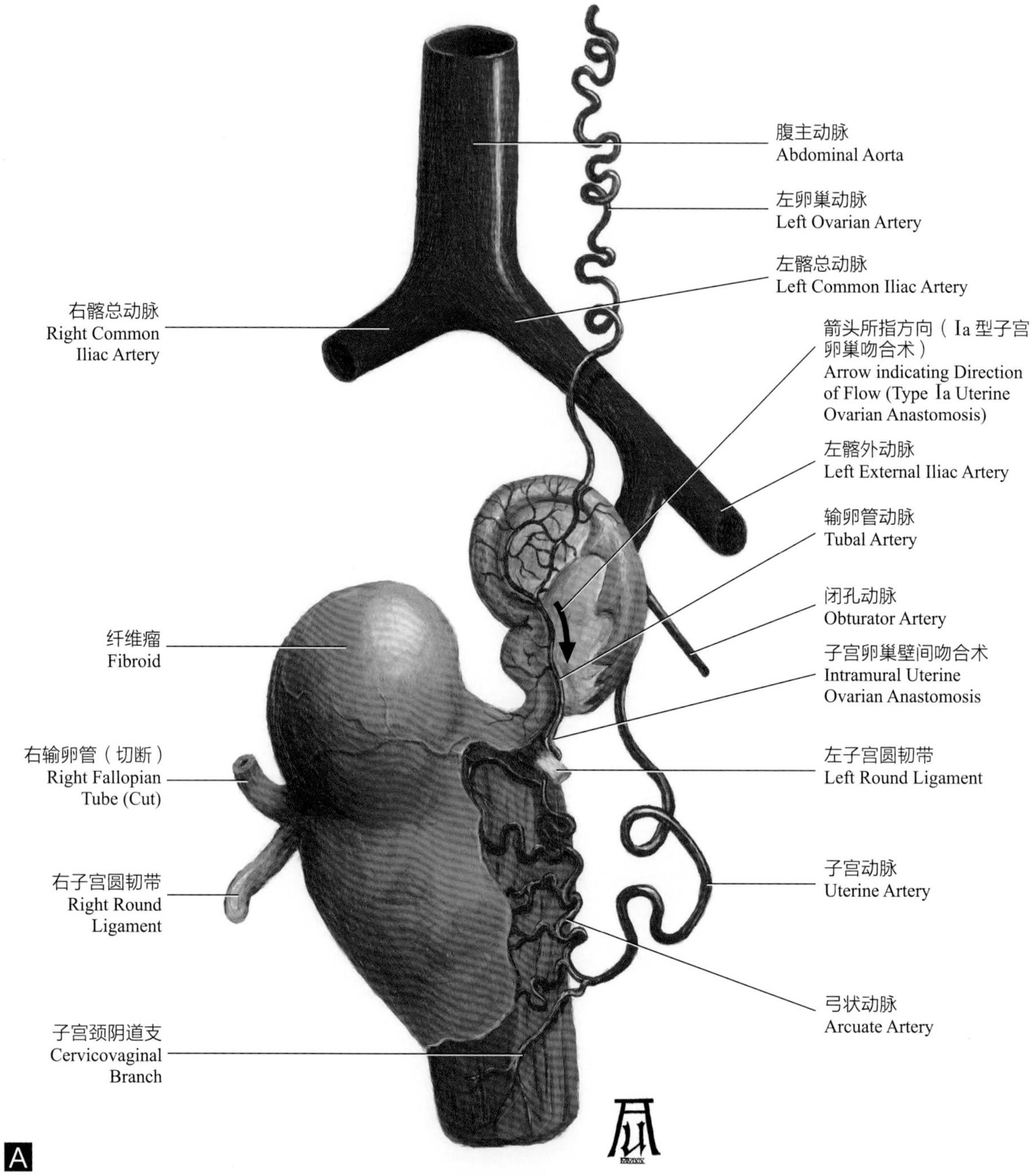

腹主动脉
Abdominal Aorta
左卵巢动脉
Left Ovarian Artery
左髂总动脉
Left Common Iliac Artery
右髂总动脉
Right Common Iliac Artery
箭头所指方向（Ⅰa 型子宫卵巢吻合术）
Arrow indicating Direction of Flow (Type Ⅰa Uterine Ovarian Anastomosis)
左髂外动脉
Left External Iliac Artery
输卵管动脉
Tubal Artery
闭孔动脉
Obturator Artery
纤维瘤
Fibroid
子宫卵巢壁间吻合术
Intramural Uterine Ovarian Anastomosis
右输卵管（切断）
Right Fallopian Tube (Cut)
左子宫圆韧带
Left Round Ligament
右子宫圆韧带
Right Round Ligament
子宫动脉
Uterine Artery
弓状动脉
Arcuate Artery
子宫颈阴道支
Cervicovaginal Branch
A

图19.10　卵巢动脉–子宫动脉吻合类型示意图。A. Ⅰa型（13.2%）和Ⅰb型（8.6%）吻合。卵巢动脉是子宫肌瘤的主要供血动脉，与壁内的子宫动脉吻合。输卵管动脉内的血液流向子宫，不回流至卵巢。Ⅰb型的解剖结构与Ⅰa型相似，但栓塞前子宫动脉选择性血管造影显示血液回流到卵巢动脉

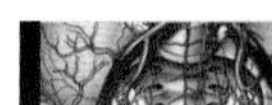

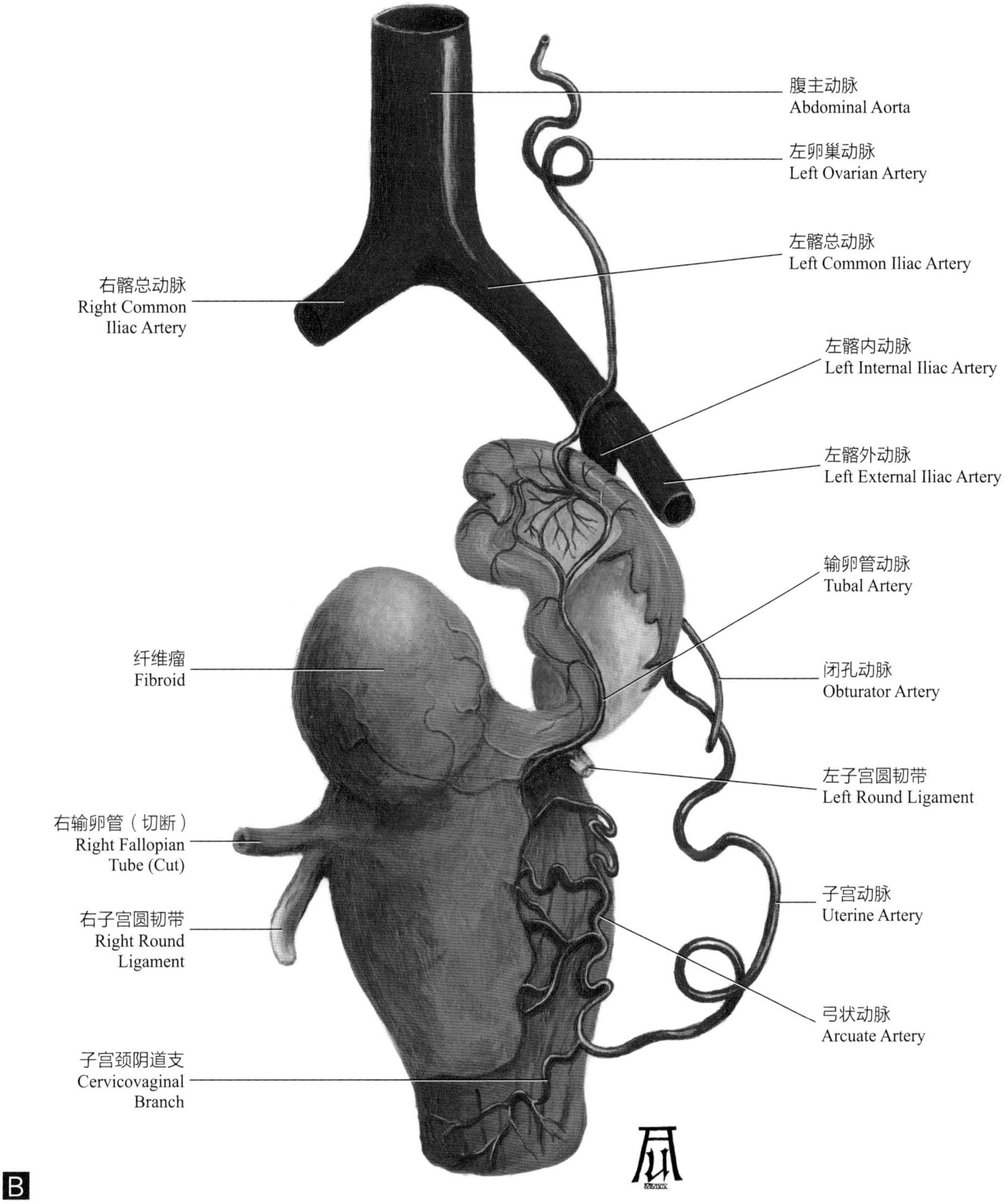

腹主动脉
Abdominal Aorta
左卵巢动脉
Left Ovarian Artery
左髂总动脉
Left Common Iliac Artery
右髂总动脉
Right Common Iliac Artery
左髂内动脉
Left Internal Iliac Artery
左髂外动脉
Left External Iliac Artery
输卵管动脉
Tubal Artery
纤维瘤
Fibroid
闭孔动脉
Obturator Artery
左子宫圆韧带
Left Round Ligament
右输卵管（切断）
Right Fallopian Tube (Cut)
子宫动脉
Uterine Artery
右子宫圆韧带
Right Round Ligament
弓状动脉
Arcuate Artery
子宫颈阴道支
Cervicovaginal Branch

B

图19.10（续） B. 卵巢动脉-子宫动脉Ⅱ型吻合（3.9%）。卵巢动脉直接供应子宫肌瘤，与子宫壁内动脉吻合，子宫动脉不供应子宫肌瘤

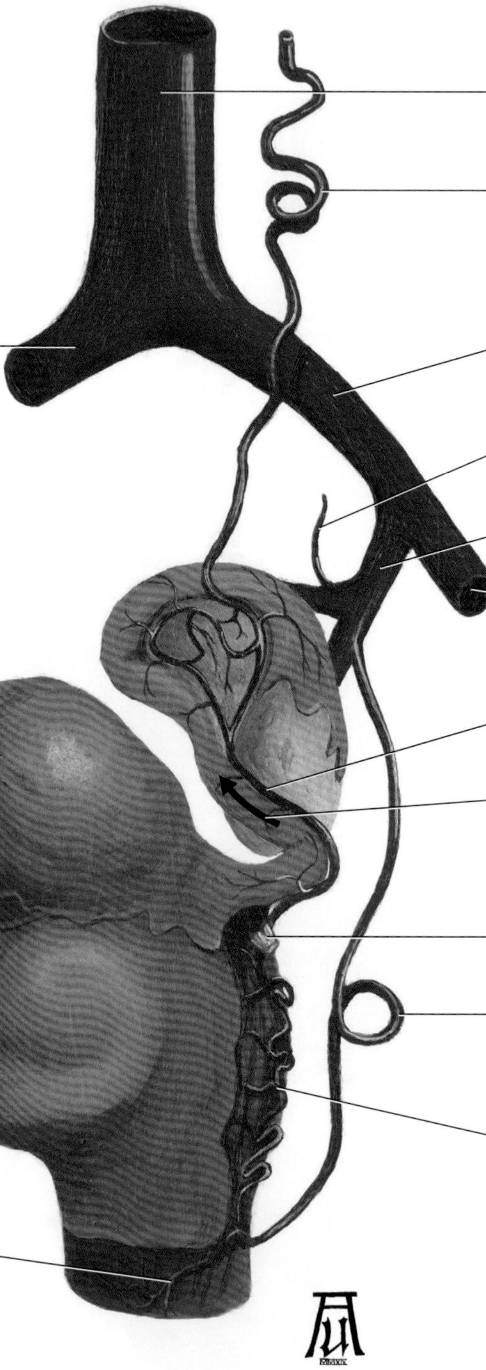

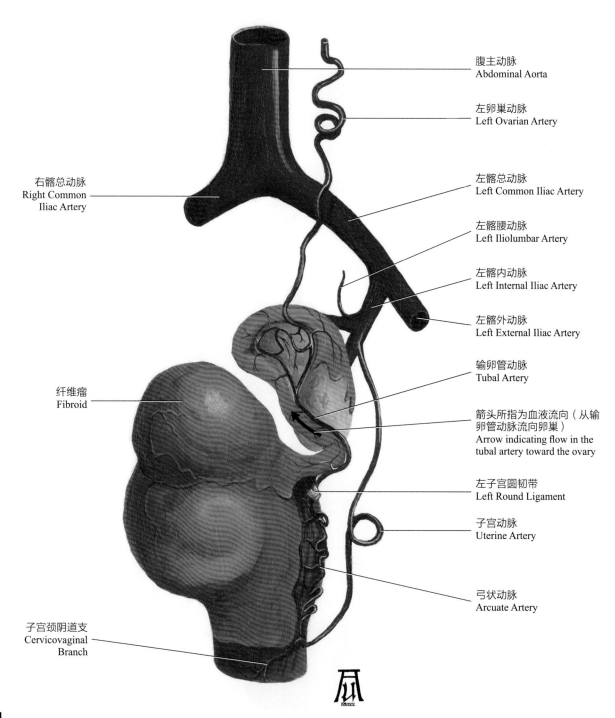

腹主动脉
Abdominal Aorta

左卵巢动脉
Left Ovarian Artery

右髂总动脉
Right Common
Iliac Artery

左髂总动脉
Left Common Iliac Artery

左髂腰动脉
Left Iliolumbar Artery

左髂内动脉
Left Internal Iliac Artery

左髂外动脉
Left External Iliac Artery

输卵管动脉
Tubal Artery

纤维瘤
Fibroid

箭头所指为血液流向（从输卵管动脉流向卵巢）
Arrow indicating flow in the tubal artery toward the ovary

左子宫圆韧带
Left Round Ligament

子宫动脉
Uterine Artery

弓状动脉
Arcuate Artery

子宫颈阴道支
Cervicovaginal
Branch

C

图19.10（续） C. 卵巢动脉-子宫动脉Ⅲ型吻合（6.6%）。输卵管动脉中的血液通过输卵管动脉吻合支流向卵巢

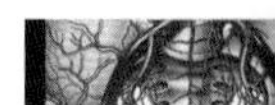

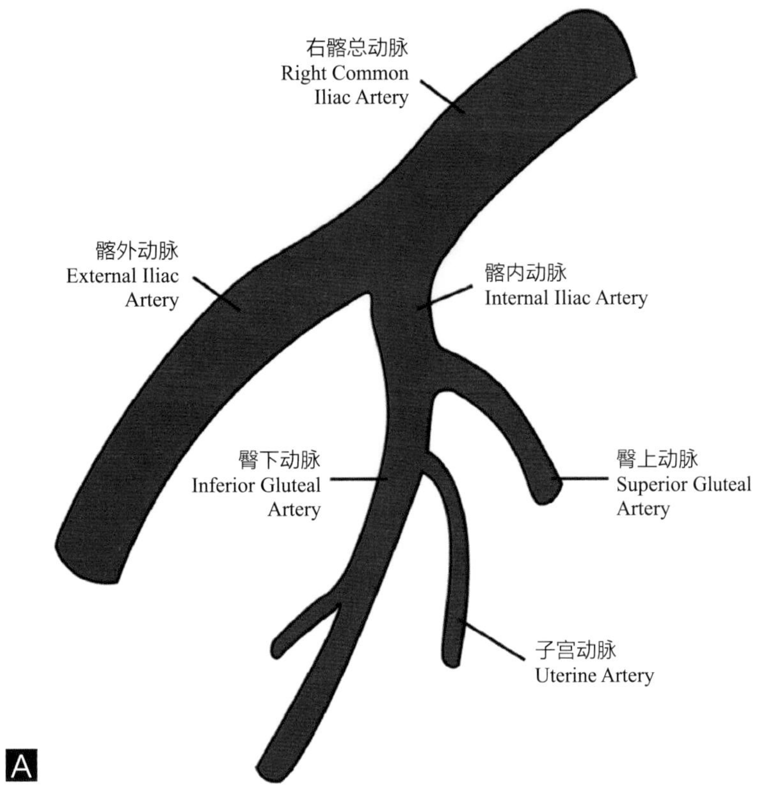

右髂总动脉
Right Common Iliac Artery
髂外动脉
External Iliac Artery
髂内动脉
Internal Iliac Artery
臀下动脉
Inferior Gluteal Artery
臀上动脉
Superior Gluteal Artery
子宫动脉
Uterine Artery

A

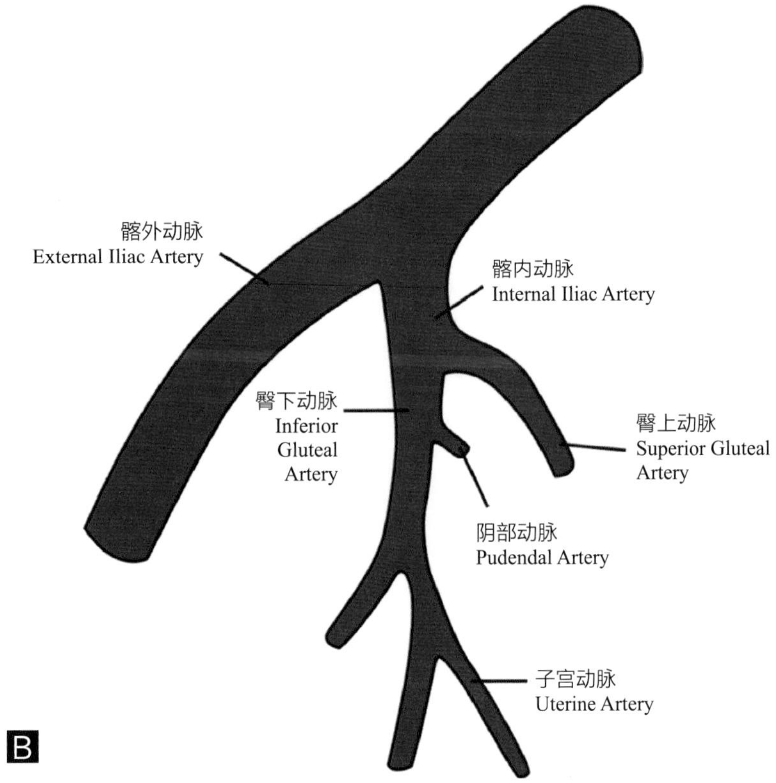

髂外动脉
External Iliac Artery
髂内动脉
Internal Iliac Artery
臀下动脉
Inferior Gluteal Artery
臀上动脉
Superior Gluteal Artery
阴部动脉
Pudendal Artery
子宫动脉
Uterine Artery

B

图19.11　A. Ⅰ型子宫动脉是起源于臀下动脉或前干的第一支分支，这也是子宫动脉最常见的起源，约占65%。B. Ⅱ型子宫动脉起源于臀下动脉的第二支或第三支分支（6%）。其他分支，如阴部内动脉，可能是臀下动脉的第一支分支

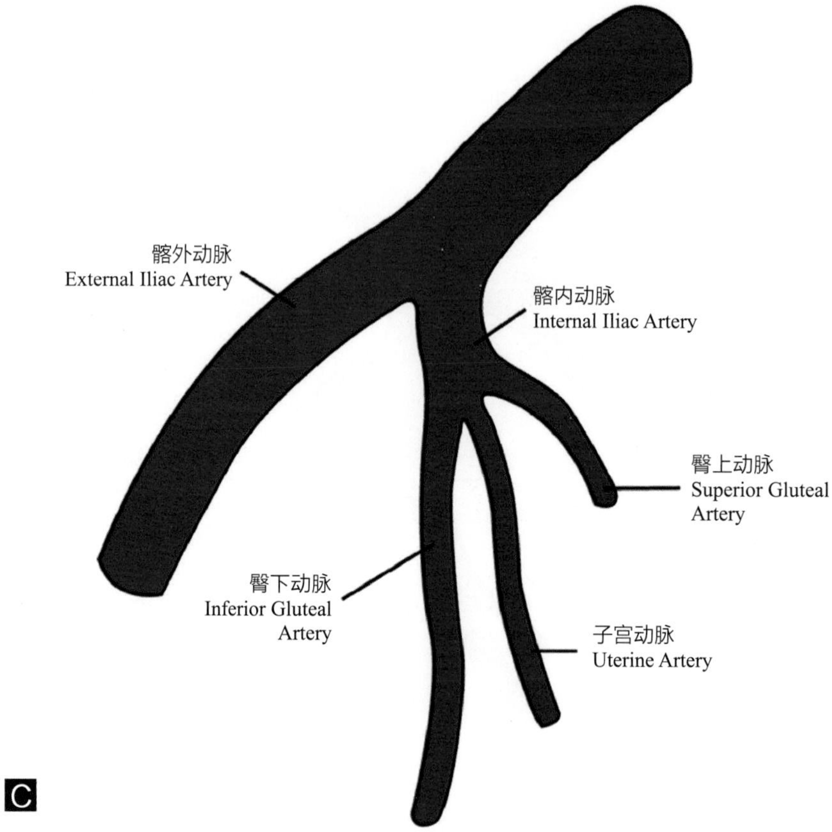

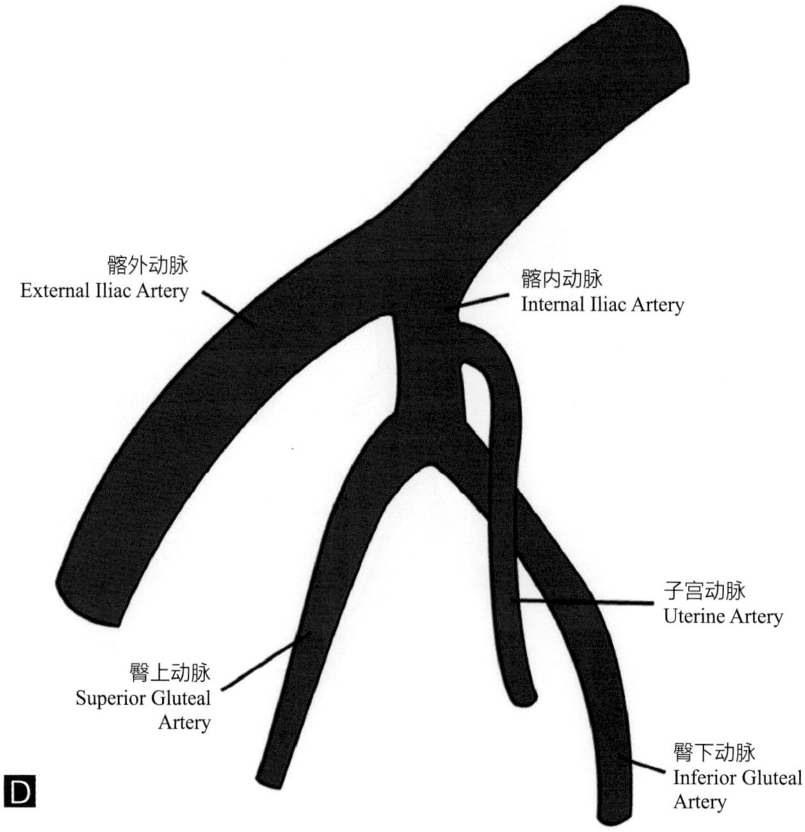

图19.11（续） C.Ⅲ型子宫动脉、臀下动脉和臀上动脉在同一水平分出，这种类型约占43%。D.Ⅳ型子宫动脉起源于臀下动脉和臀上动脉的近端，这种类型约占6%

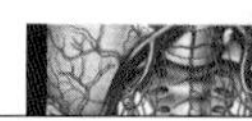

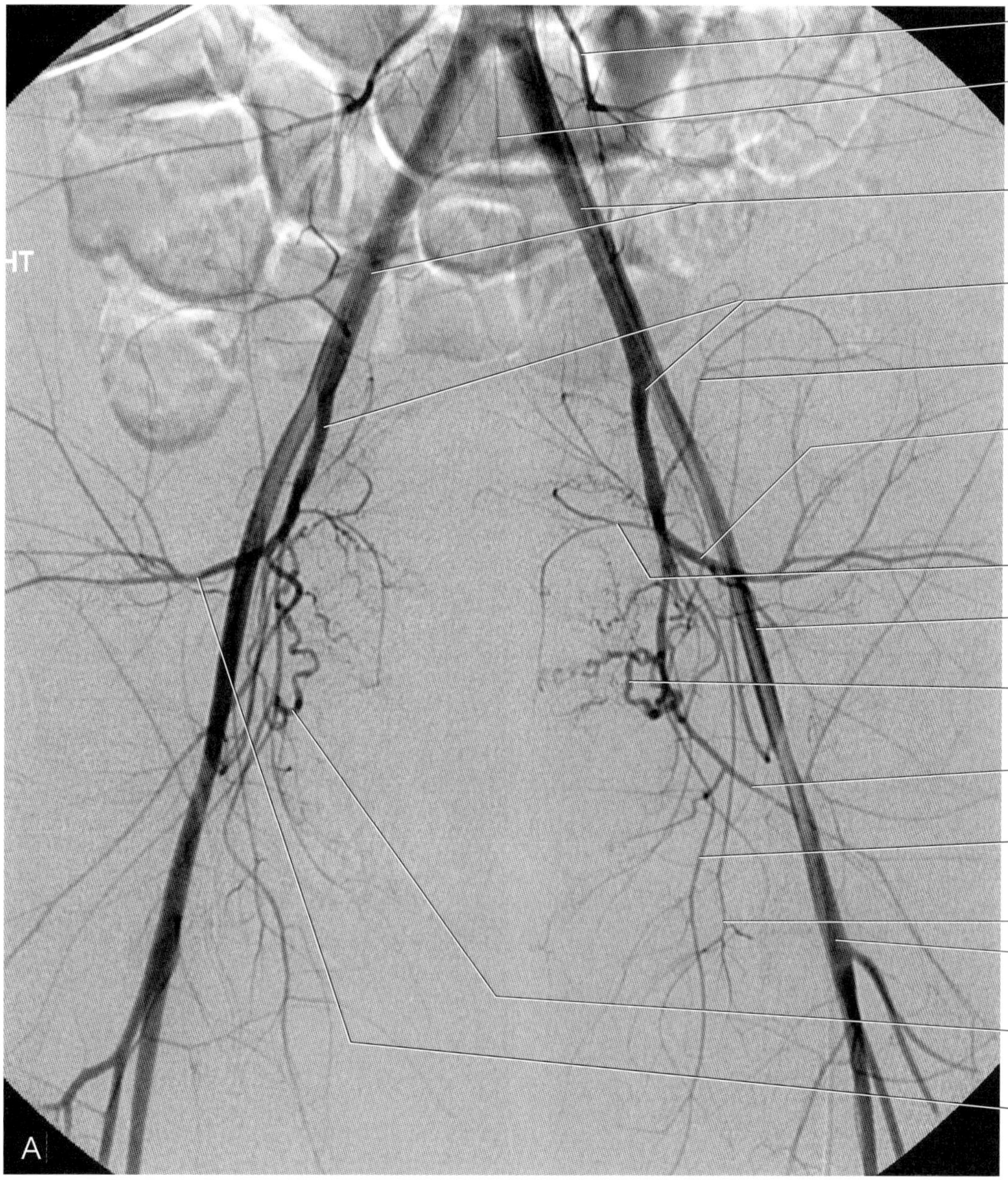

左第 4 腰动脉
Left fourth Lumbar Artery
骶正中动脉
Middle Sacral Artery
髂总动脉
Common Iliac Artery
左、右髂内动脉
Left and Right Internal Iliac Arteries
髂腰动脉
Iliolumbar Artery
臀上动脉
Superior Gluteal Artery
骶外侧动脉
Lateral Sacral Artery
髂外动脉
External Iliac Artery
左子宫动脉
Left Uterine Artery
臀下动脉
Inferior Gluteal Artery
阴部内动脉
Internal Pudendal Artery
闭孔动脉
Obturator Artery
股总动脉
Common Femoral Artery
右子宫动脉
Right Uterine Artery
臀上动脉
Superior Gluteal Artery

A

图19.12　A. 一例子宫肌瘤患者的盆腔动脉血管造影，左、右子宫动脉清晰地显示

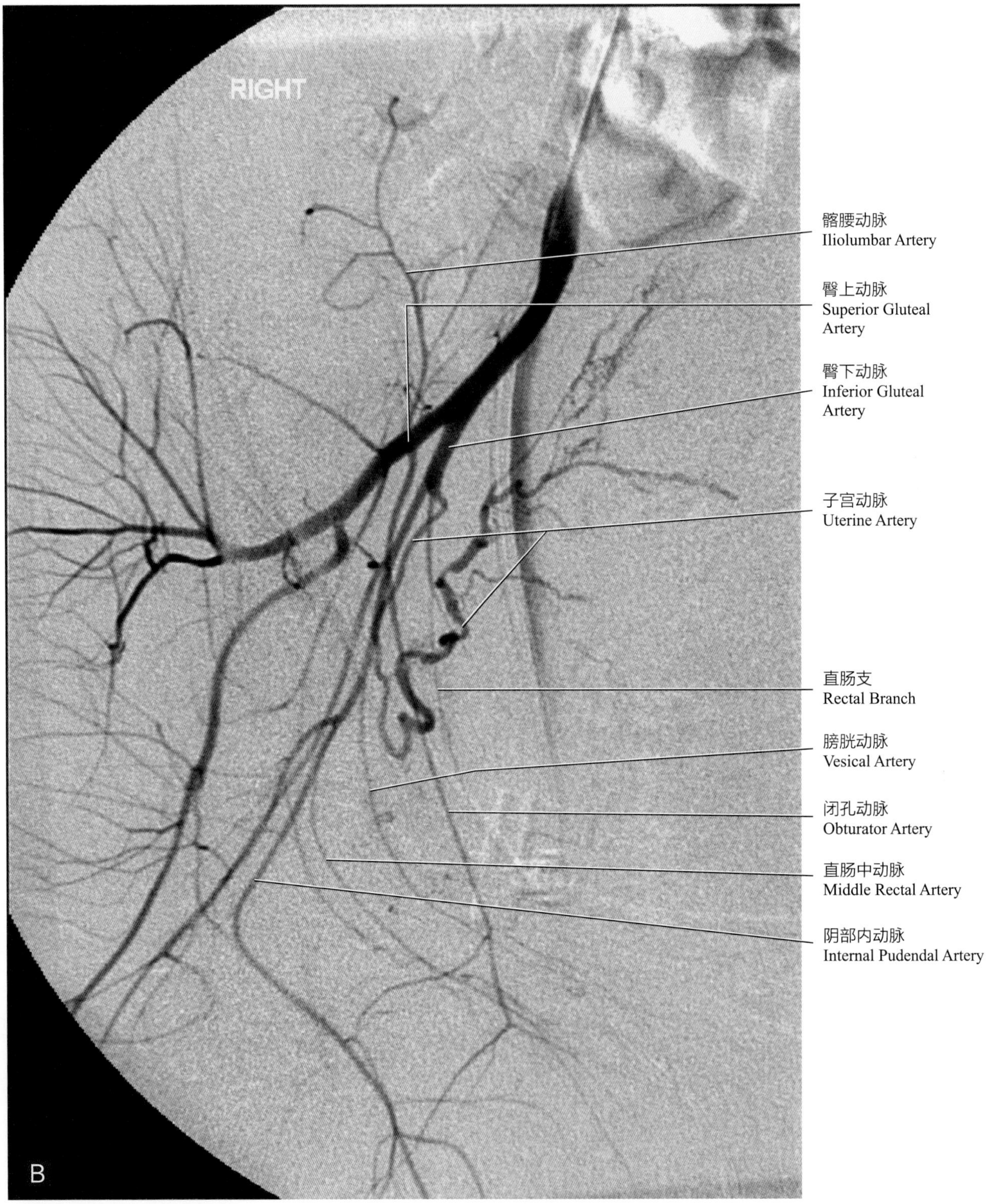

图19.12（续） B. 右髂内动脉选择性血管造影。右子宫动脉是前干或臀下动脉的第一条分支（Ⅰ型子宫动脉）

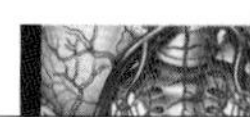

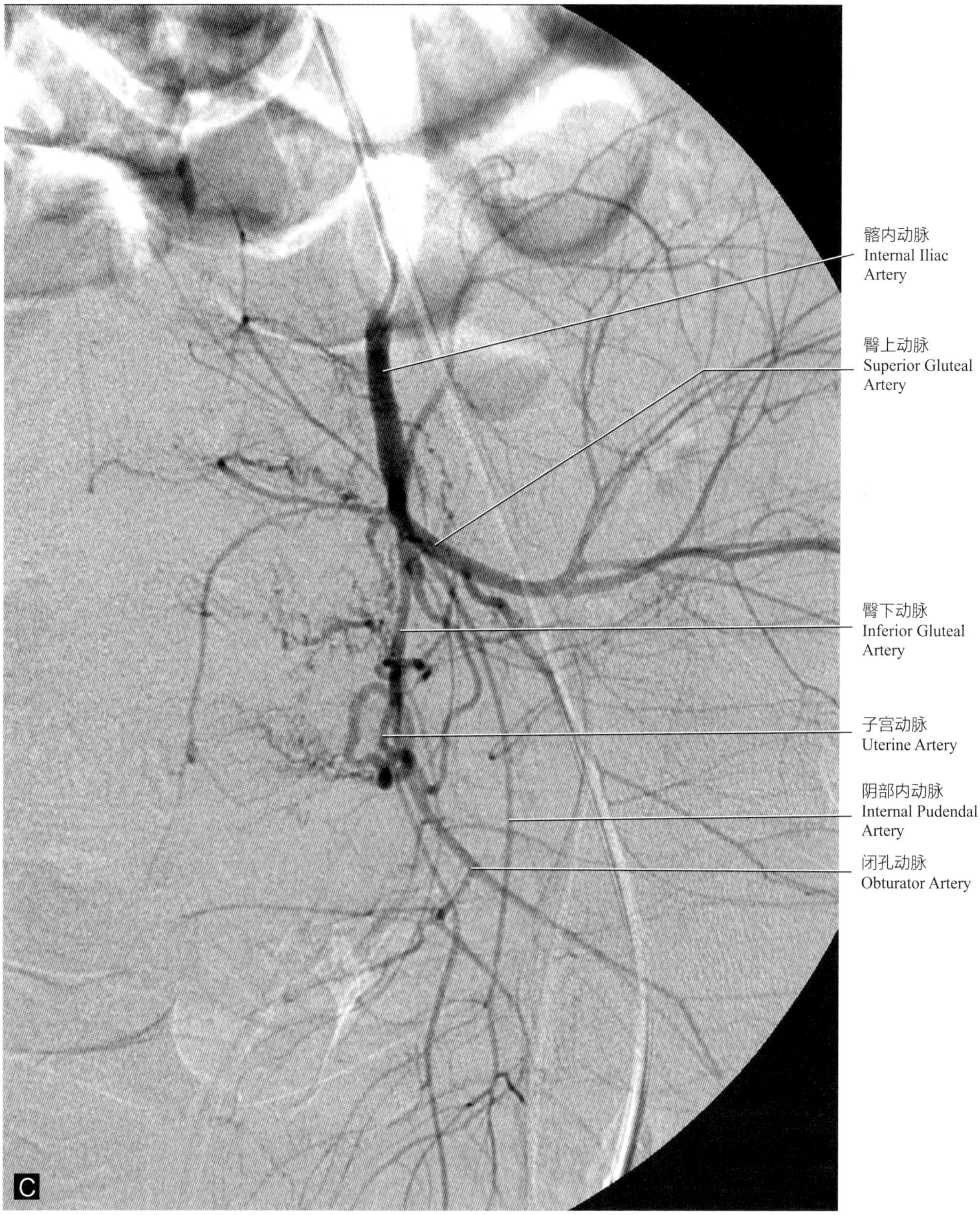

图19.12（续）　C. 左髂内动脉选择性血管造影。左子宫动脉是臀下动脉的第一条分支，但不明显（Ⅰ型子宫动脉）

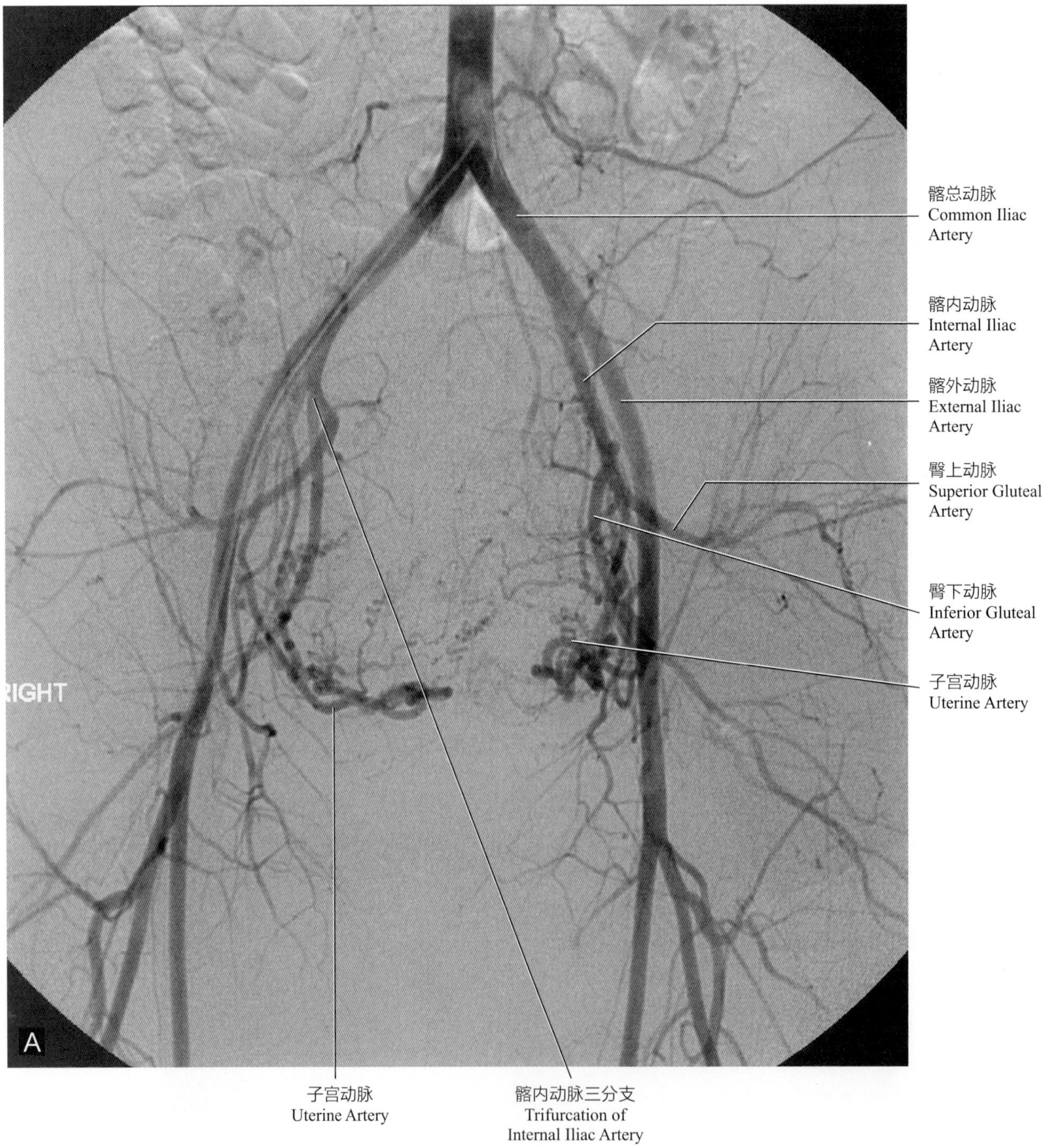

髂总动脉
Common Iliac Artery

髂内动脉
Internal Iliac Artery

髂外动脉
External Iliac Artery

臀上动脉
Superior Gluteal Artery

臀下动脉
Inferior Gluteal Artery

子宫动脉
Uterine Artery

RIGHT

A

子宫动脉
Uterine Artery

髂内动脉三分支
Trifurcation of Internal Iliac Artery

图19.13　A. 一例子宫肌瘤患者的盆腔动脉血管造影显示子宫动脉增粗迂曲

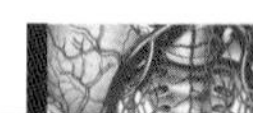

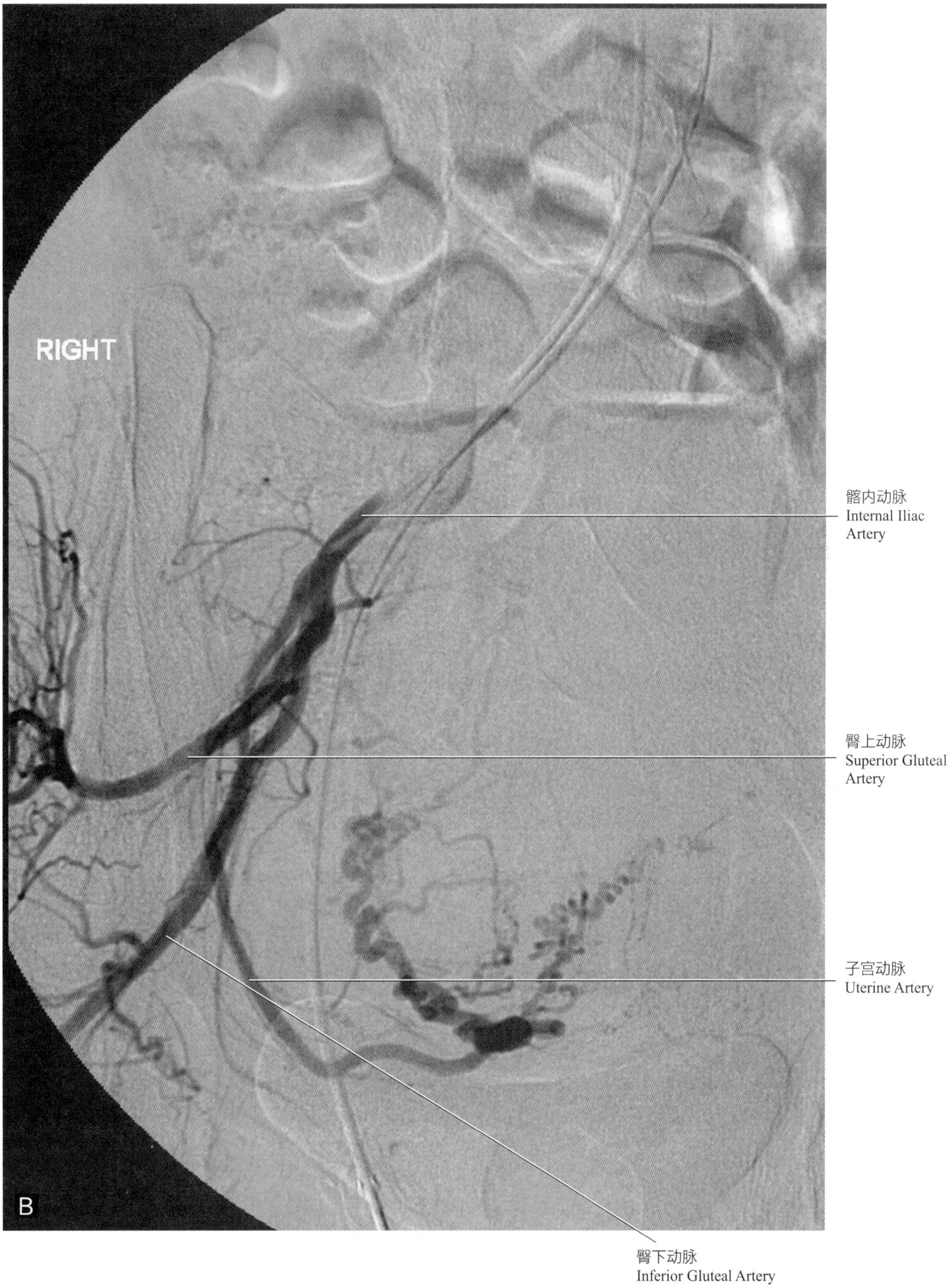

RIGHT

B

髂内动脉
Internal Iliac Artery

臀上动脉
Superior Gluteal Artery

子宫动脉
Uterine Artery

臀下动脉
Inferior Gluteal Artery

图19.13（续） B. 右髂内动脉选择性血管造影。子宫动脉、臀上动脉和臀下动脉起源于同一层面（Ⅲ型）

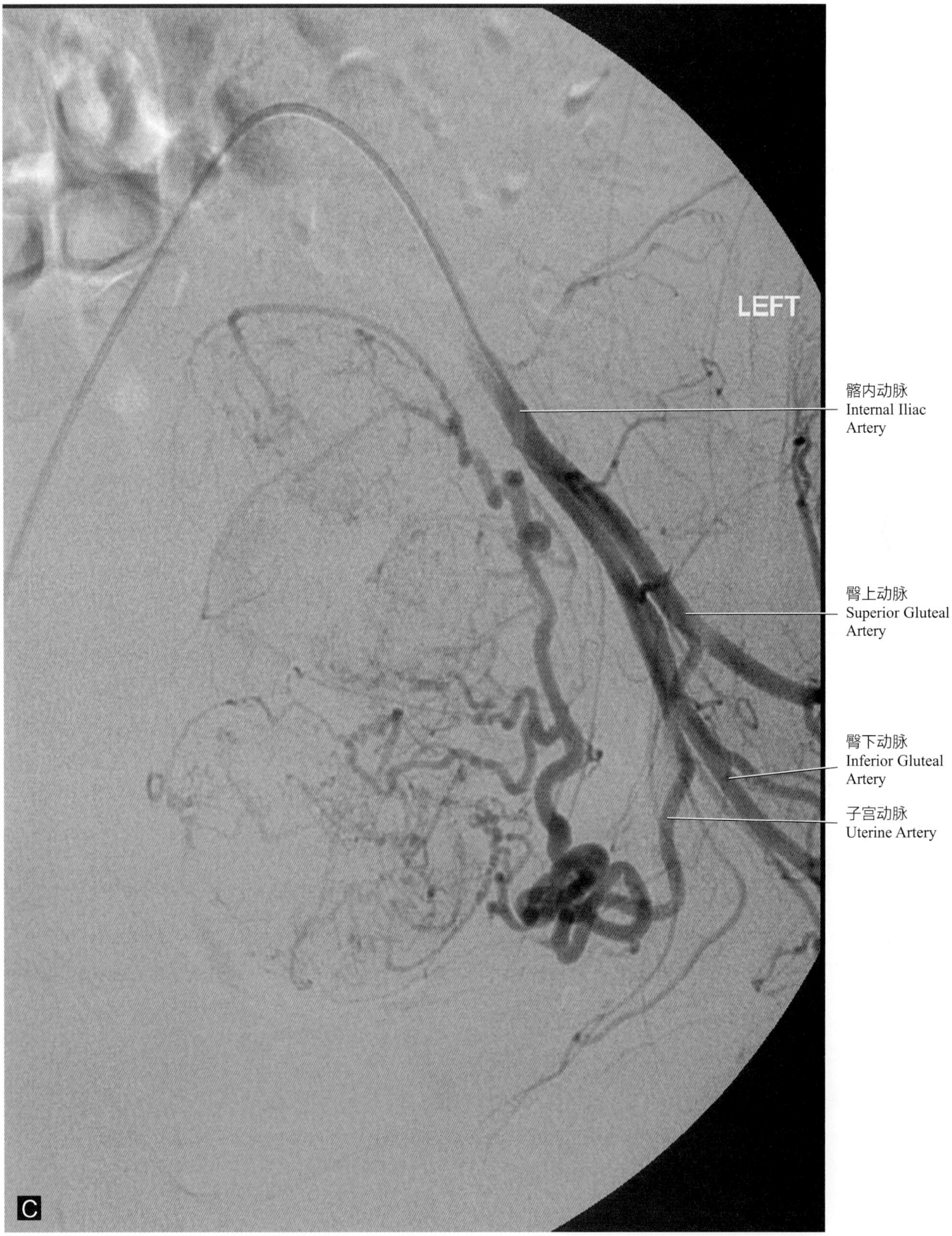

LEFT

髂内动脉
Internal Iliac Artery

臀上动脉
Superior Gluteal Artery

臀下动脉
Inferior Gluteal Artery

子宫动脉
Uterine Artery

C

图19.13（续） C. 左髂内动脉选择性血管造影。子宫动脉、臀上动脉和臀下动脉起源于同一层面（Ⅲ型）

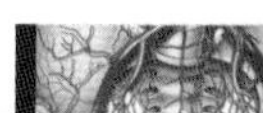

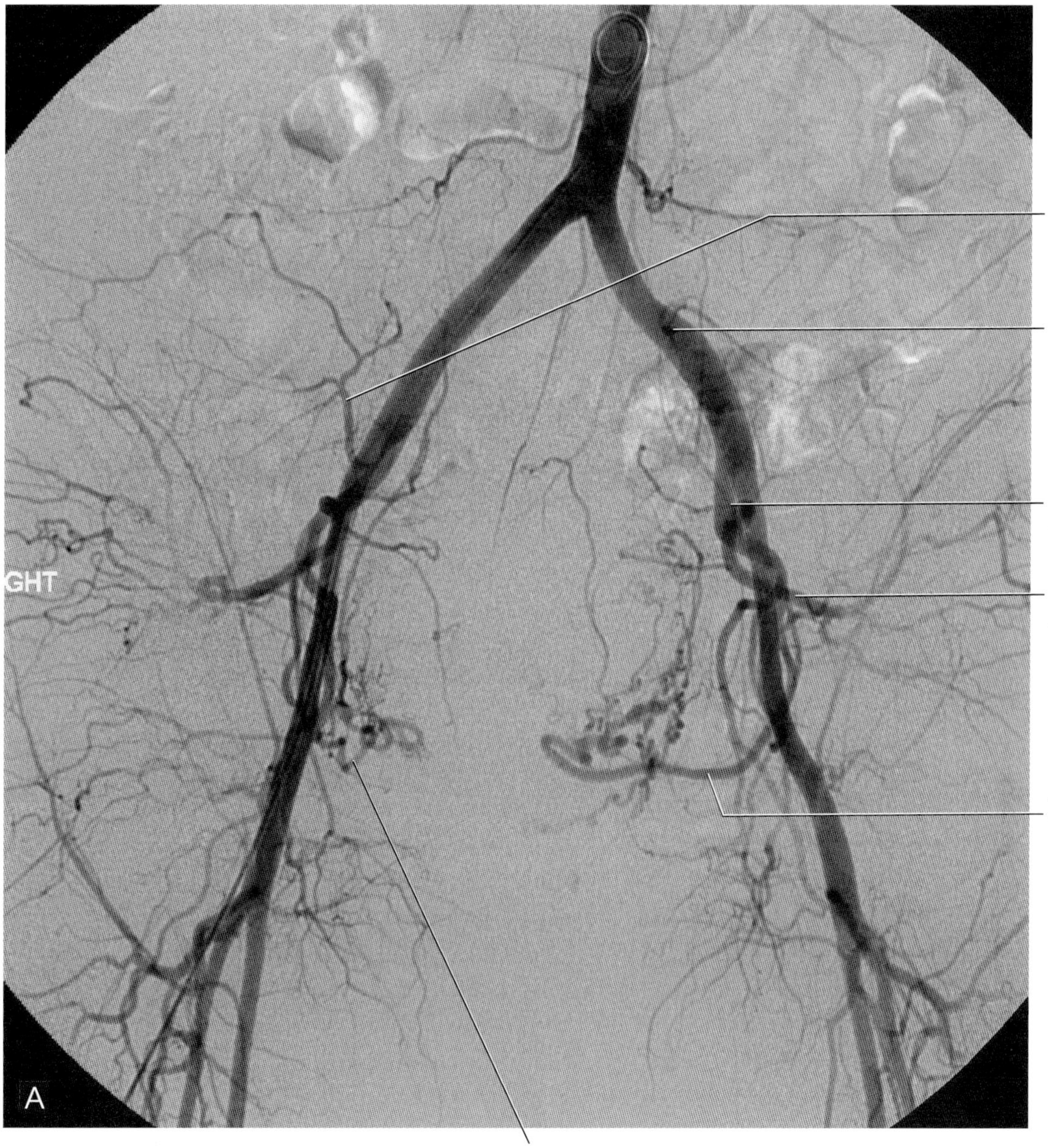

髂腰动脉
Iliolumbar
Artery

髂总动脉
Common Iliac
Artery

髂内动脉
Internal Iliac
Artery

臀上动脉
Superior Gluteal
Artery

子宫动脉
Uterine Artery

A

子宫动脉
Uterine Artery

图19.14　A. 一例子宫肌瘤患者的盆腔动脉血管造影显示子宫动脉增粗迂曲，左侧更明显

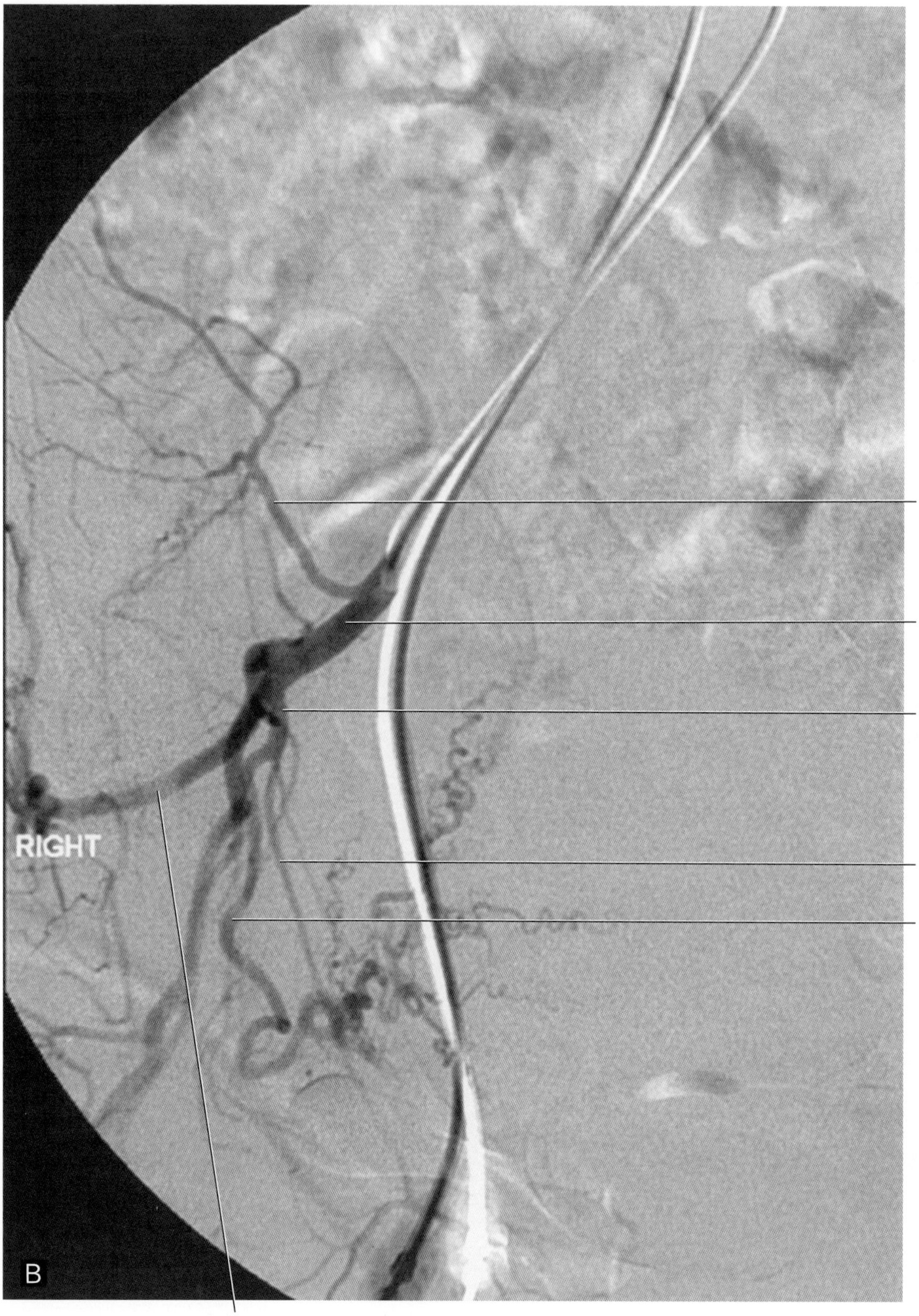

图19.14（续） B. 右髂内动脉选择性血管造影。子宫动脉起源于阴部内动脉起点下方（Ⅱ型）

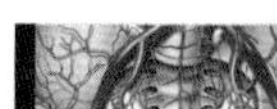

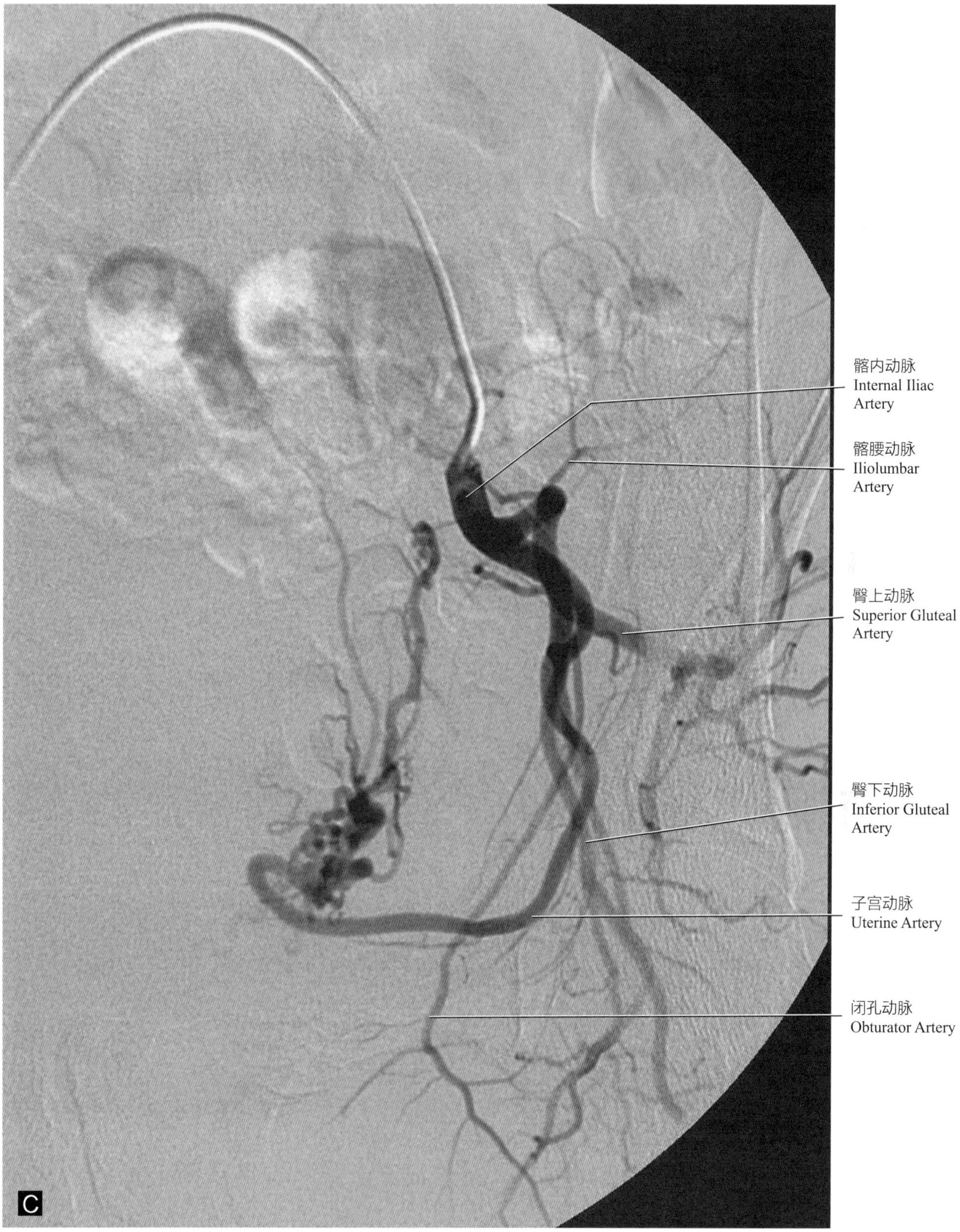

髂内动脉
Internal Iliac Artery

髂腰动脉
Iliolumbar Artery

臀上动脉
Superior Gluteal Artery

臀下动脉
Inferior Gluteal Artery

子宫动脉
Uterine Artery

闭孔动脉
Obturator Artery

C

图19.14（续）　C. 左髂内动脉选择性血管造影。子宫动脉起源于臀下动脉的第一支分支（Ⅰ型）

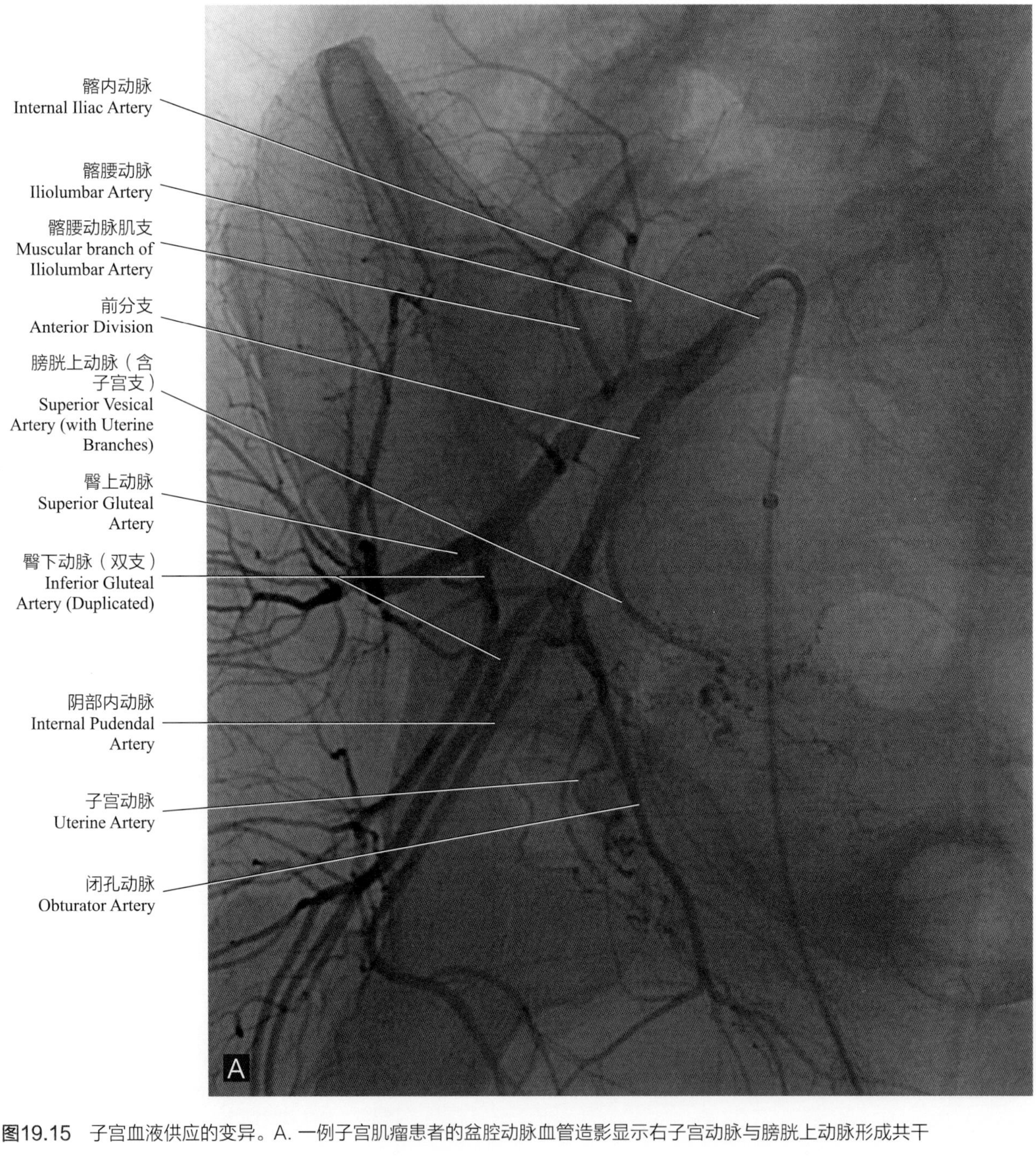

髂内动脉
Internal Iliac Artery
髂腰动脉
Iliolumbar Artery
髂腰动脉肌支
Muscular branch of Iliolumbar Artery
前分支
Anterior Division
膀胱上动脉（含子宫支）
Superior Vesical Artery (with Uterine Branches)
臀上动脉
Superior Gluteal Artery
臀下动脉（双支）
Inferior Gluteal Artery (Duplicated)
阴部内动脉
Internal Pudendal Artery
子宫动脉
Uterine Artery
闭孔动脉
Obturator Artery
A

图19.15　子宫血液供应的变异。A. 一例子宫肌瘤患者的盆腔动脉血管造影显示右子宫动脉与膀胱上动脉形成共干

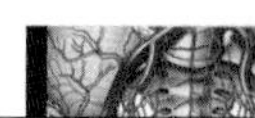

右卵巢动脉
Right Ovarian Artery
卵巢实质显影
Ovarian Parenchymal Blush
卵巢动脉子宫支
Uterine Branches of
Ovarian Artery
B

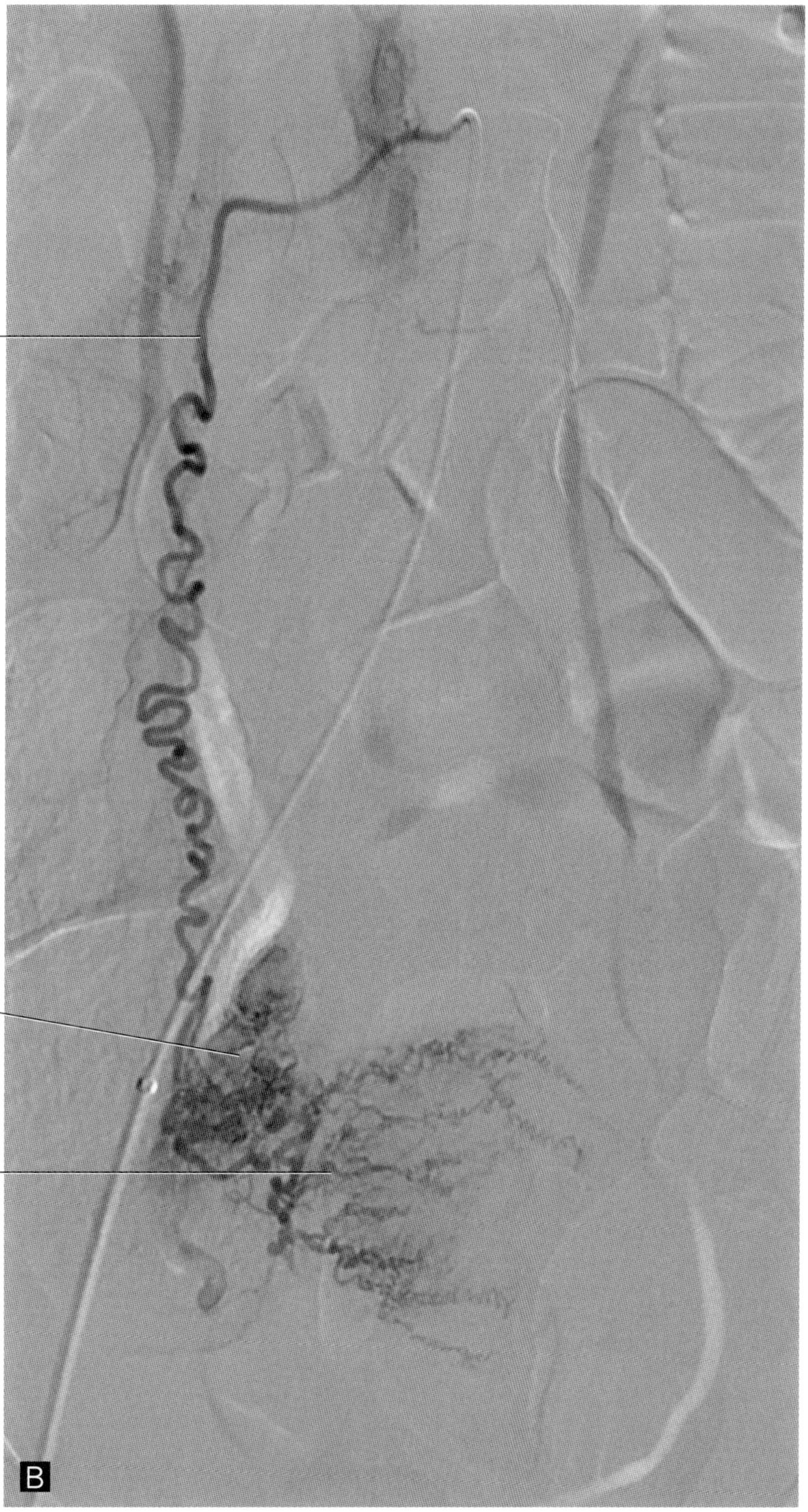

图19.15（续） B. 同一患者的右卵巢动脉选择性血管造影显示供应子宫肌瘤的主要血管，如在Ⅱ型卵巢动脉–子宫动脉吻合中所见

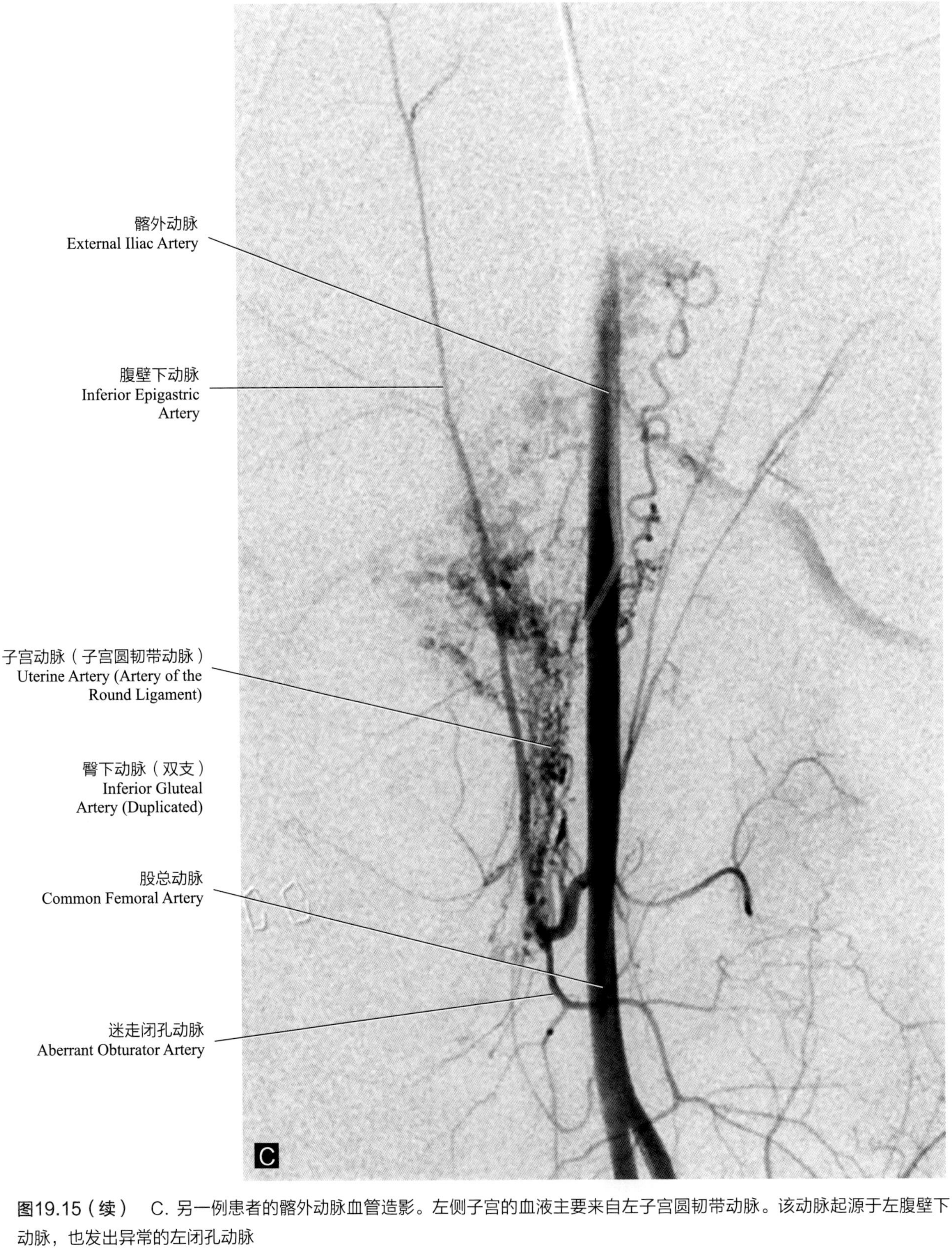

髂外动脉
External Iliac Artery

腹壁下动脉
Inferior Epigastric Artery

子宫动脉（子宫圆韧带动脉）
Uterine Artery (Artery of the Round Ligament)

臀下动脉（双支）
Inferior Gluteal Artery (Duplicated)

股总动脉
Common Femoral Artery

迷走闭孔动脉
Aberrant Obturator Artery

C

图19.15（续） C. 另一例患者的髂外动脉血管造影。左侧子宫的血液主要来自左子宫圆韧带动脉。该动脉起源于左腹壁下动脉，也发出异常的左闭孔动脉

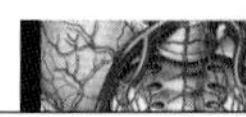

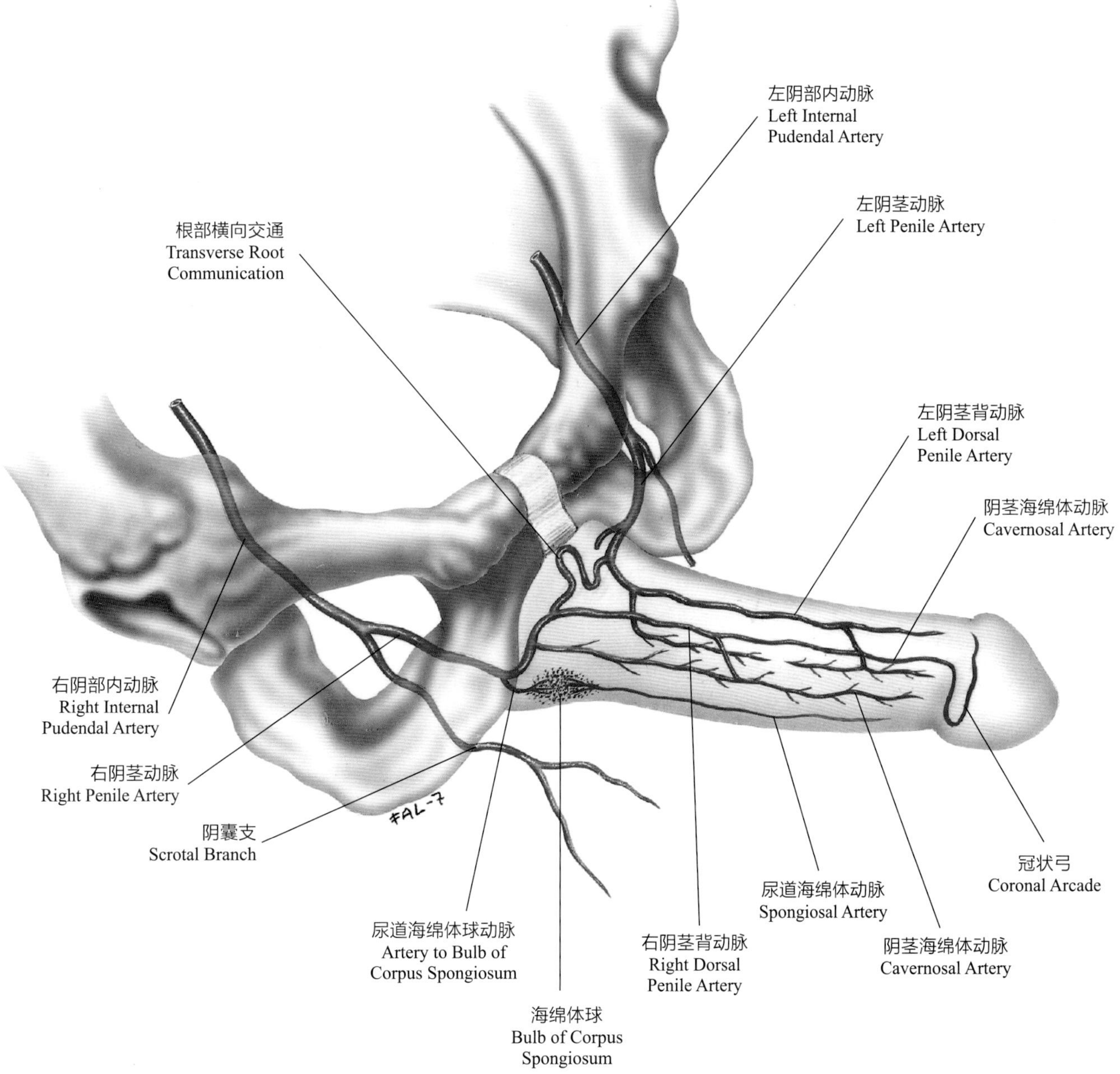

图19.16 阴茎动脉斜位解剖示意图。血管造影未必能显示所有动脉。阴茎海绵体动脉也被称为阴茎深动脉。阴茎海绵体动脉的分支是螺旋动脉。尿道海绵体动脉并不总是可见的，尿道海绵体动脉在球部的中断是一种血管造影时的伪影。有时尿道海绵体动脉单独从尿道海绵体球动脉发出

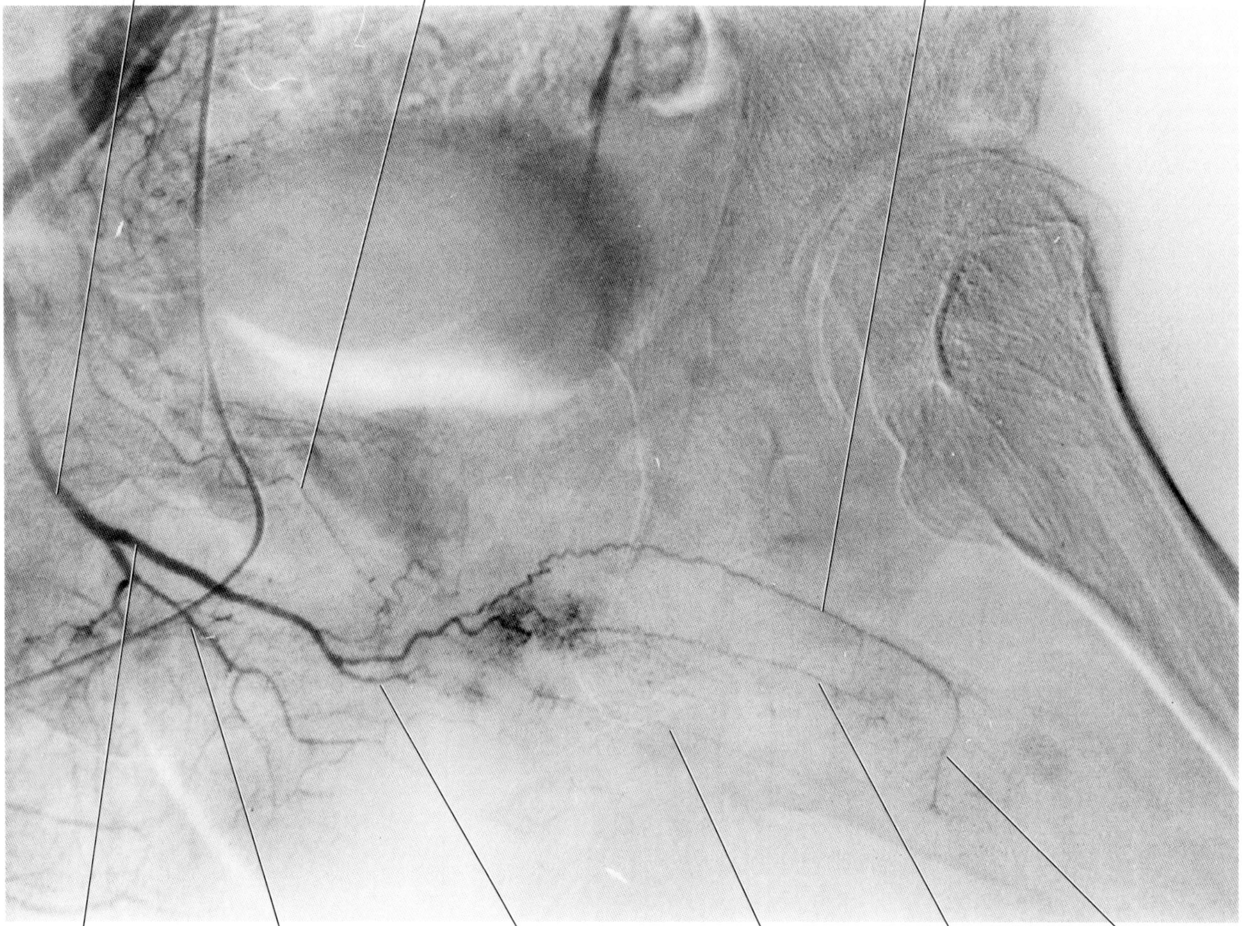

图19.17　右阴部内动脉选择性血管造影（左后投影）显示阴茎经典的动脉解剖结构。阴茎动脉是阴部内动脉发出会阴动脉和阴囊支后的延续。阴茎背部的阴茎背动脉粗且长。注意冠状弓。阴茎海绵体动脉较细，沿着海绵体内的路径走行。尿道海绵体球动脉是阴茎动脉的第一条分支

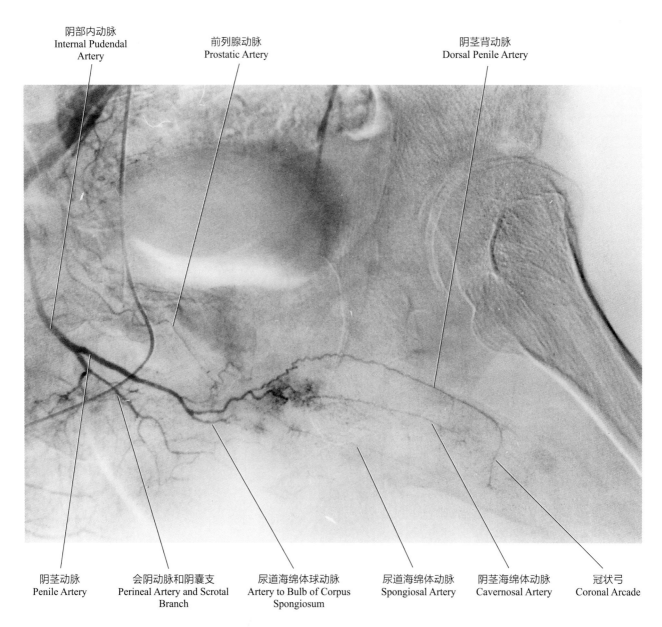

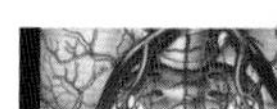

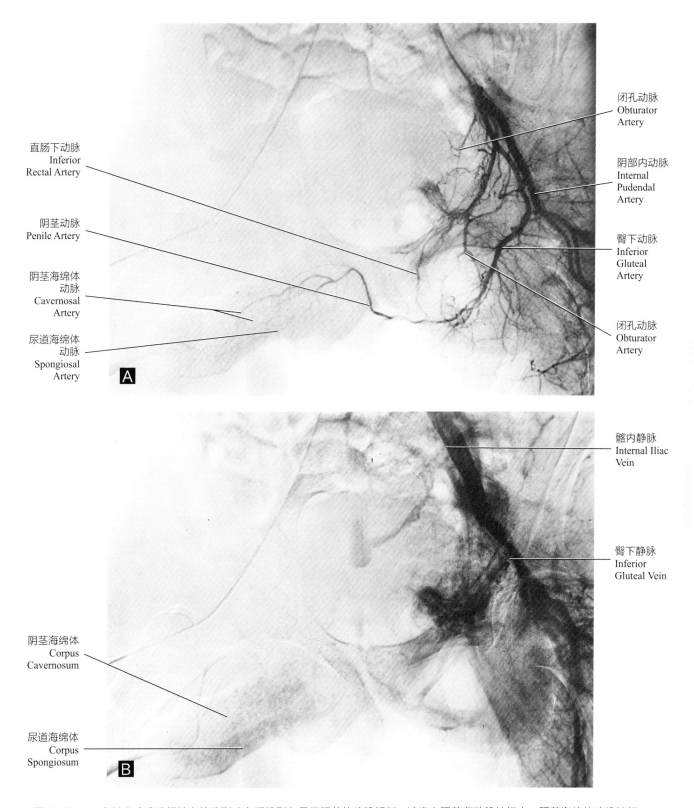

直肠下动脉
Inferior
Rectal Artery

阴茎动脉
Penile Artery

阴茎海绵体
动脉
Cavernosal
Artery

尿道海绵体
动脉
Spongiosal
Artery

闭孔动脉
Obturator
Artery

阴部内动脉
Internal
Pudendal
Artery

臀下动脉
Inferior
Gluteal
Artery

闭孔动脉
Obturator
Artery

A

髂内静脉
Internal Iliac
Vein

臀下静脉
Inferior
Gluteal Vein

阴茎海绵体
Corpus
Cavernosum

尿道海绵体
Corpus
Spongiosum

B

图19.18　A. 左髂内动脉选择性血管造影（右后投影）显示阴茎的动脉解剖。该患者阴茎背动脉较细小。阴茎海绵体动脉较粗，与阴茎背动脉存在部分吻合。B. 血管造影（晚期）显示阴茎海绵体和尿道海绵体

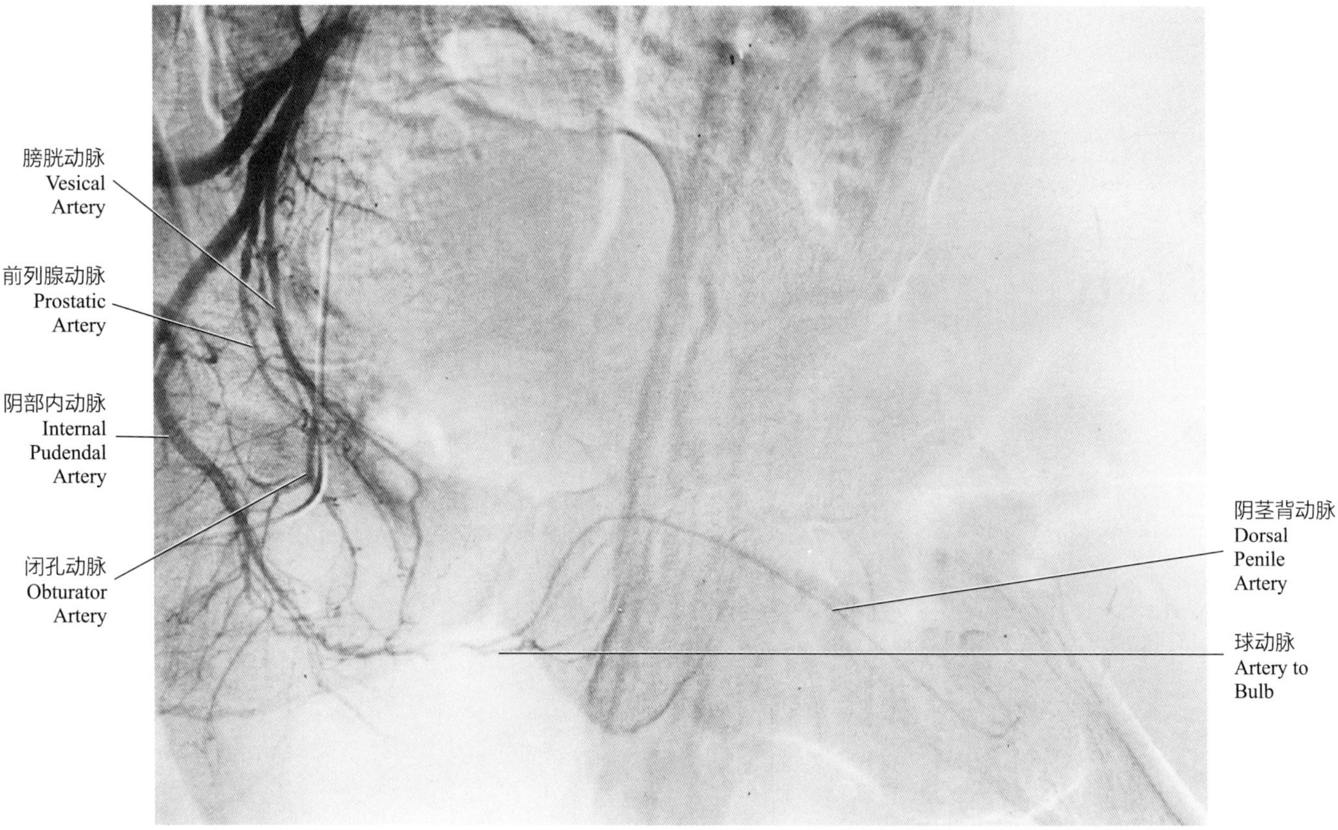

膀胱动脉
Vesical
Artery

前列腺动脉
Prostatic
Artery

阴部内动脉
Internal
Pudendal
Artery

闭孔动脉
Obturator
Artery

阴茎背动脉
Dorsal
Penile
Artery

球动脉
Artery to
Bulb

图19.19 右髂内动脉选择性血管造影仅显示阴茎背动脉。阴茎海绵体动脉可能闭塞或起源于左侧

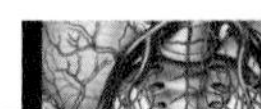

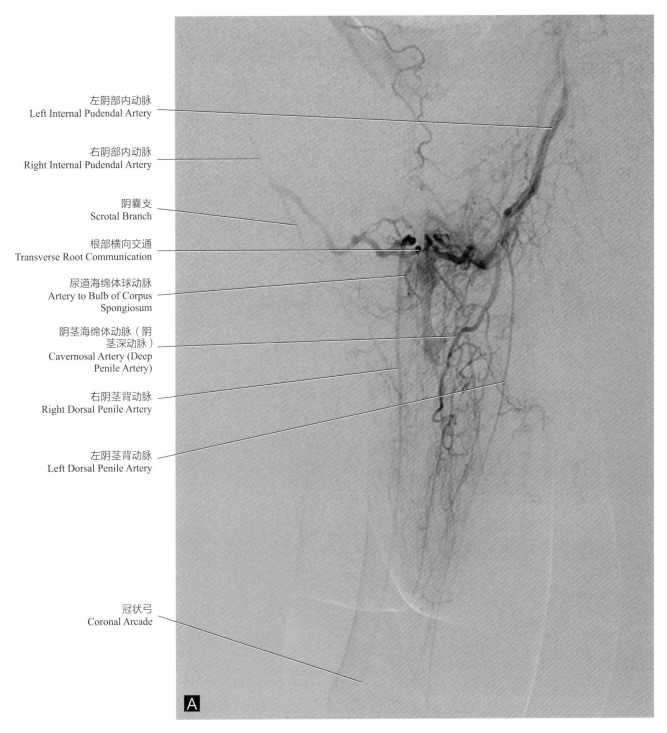

左阴部内动脉
Left Internal Pudendal Artery

右阴部内动脉
Right Internal Pudendal Artery

阴囊支
Scrotal Branch

根部横向交通
Transverse Root Communication

尿道海绵体球动脉
Artery to Bulb of Corpus Spongiosum

阴茎海绵体动脉（阴茎深动脉）
Cavernosal Artery (Deep Penile Artery)

右阴茎背动脉
Right Dorsal Penile Artery

左阴茎背动脉
Left Dorsal Penile Artery

冠状弓
Coronal Arcade

A

图19.20 A. 左阴部内动脉选择性血管造影（前后位投影）。右阴茎背动脉通过根部横向交通充盈，回流至右阴部内动脉和前列腺支。左阴茎背动脉较细小。左尿道海绵体动脉和阴茎海绵体动脉清晰可见。球动脉较细小

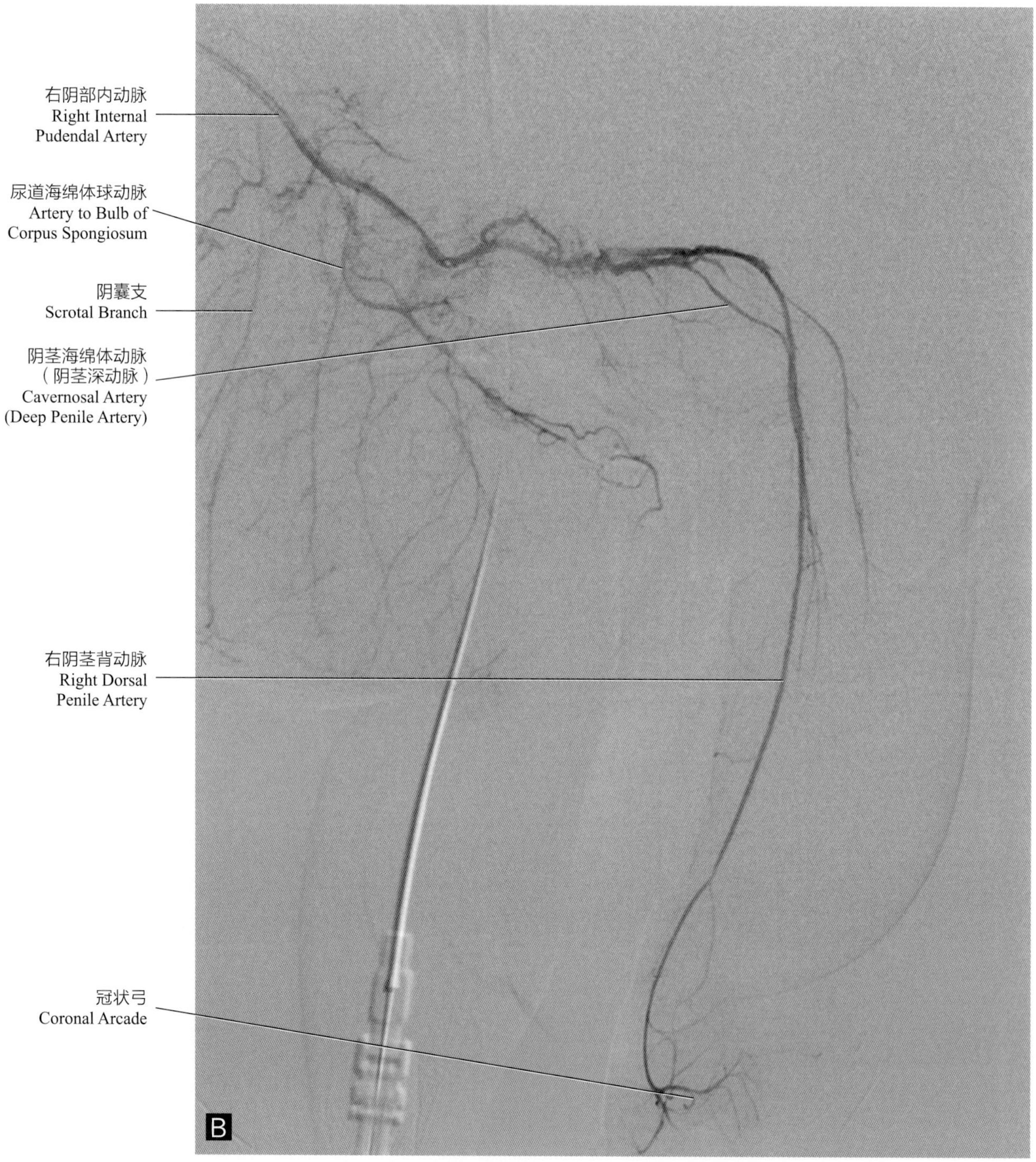

图19.20（续） B. 同一患者的右阴部内动脉选择性血管造影。图中可见阴茎背动脉、阴茎海绵体动脉、尿道海绵体动脉和尿道海绵体球动脉，亦可见阴部内动脉的阴囊支和会阴支，以及冠状弓

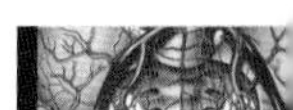

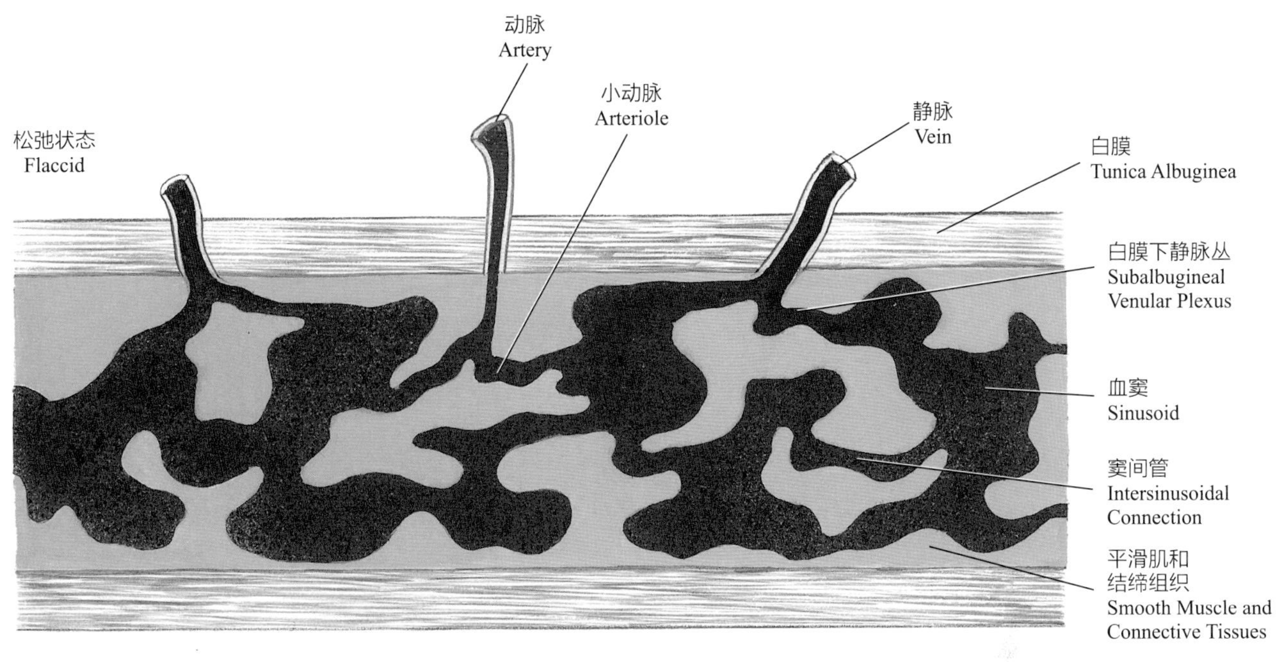

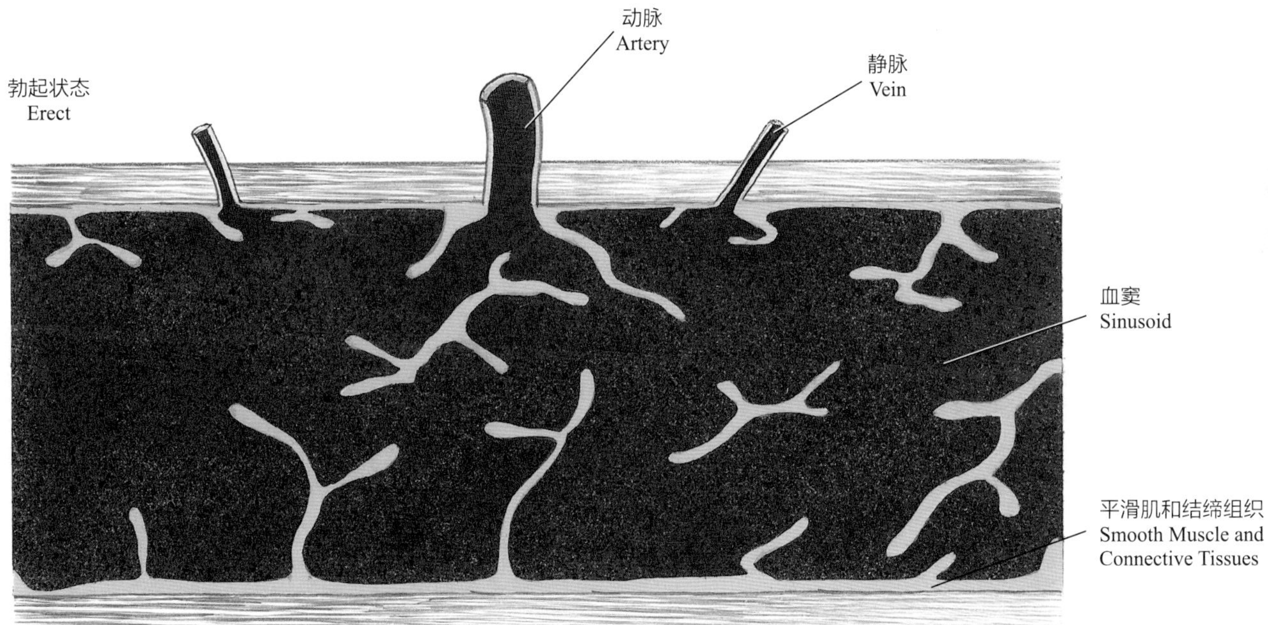

图19.21　阴茎海绵体平滑肌和血窦腔的示意图。当处于松弛状态时，血窦容量小，平滑肌张力高，限制动脉血液流入，而静脉流出常不受限制。受到刺激后，平滑肌松弛，血窦扩张，降低对动脉血流的阻力，通过压迫周围小静脉阻碍静脉流出并压迫白膜，使阴茎海绵体的压力升高至接近收缩压水平

髂总动脉
Common Iliac Artery
髂外动脉
External Iliac Artery
后分支（B型）
Posterior Division (Group B)
臀上动脉
Superior Gluteal Artery
膀胱上动脉
Superior Vesical Artery
脐动脉
Umbilical Artery
腹壁下动脉
Inferior Epigastric Artery
闭孔动脉
Obturator Artery
闭孔管
Obturator Canal
阴部内动脉
Internal Pudendal Artery
臀下动脉
Inferior Gluteal Artery
闭孔内肌
Obturator Internus
闭孔筋膜（切断）
Obturator Fascia (Cut)
肛提肌腱弓
Tendinous Arch of Levator Ani
前列腺膀胱干
Prostatovesical Trunk
阴部副动脉
Accessory Pudendal Artery
耻骨下（弓状）韧带
Inferior (arcuate) Pubic Ligament
肛提肌
Levator Ani
会阴横韧带
Transverse Perineal Ligament
髂内动脉
Internal Iliac Artery
右阴茎背动脉
Right Dorsal Penile Artery
阴囊支
Scrotal Branch
髂嵴
Iliac Crest
骶髂关节
SacroIliac Joint
前分支
Anterior Division
髋臼缘
Acetabular Margin
坐骨棘
Ischial Spine
直肠下动脉
Inferior Rectal Artery
坐骨结节
Ischial Tuberosity
A

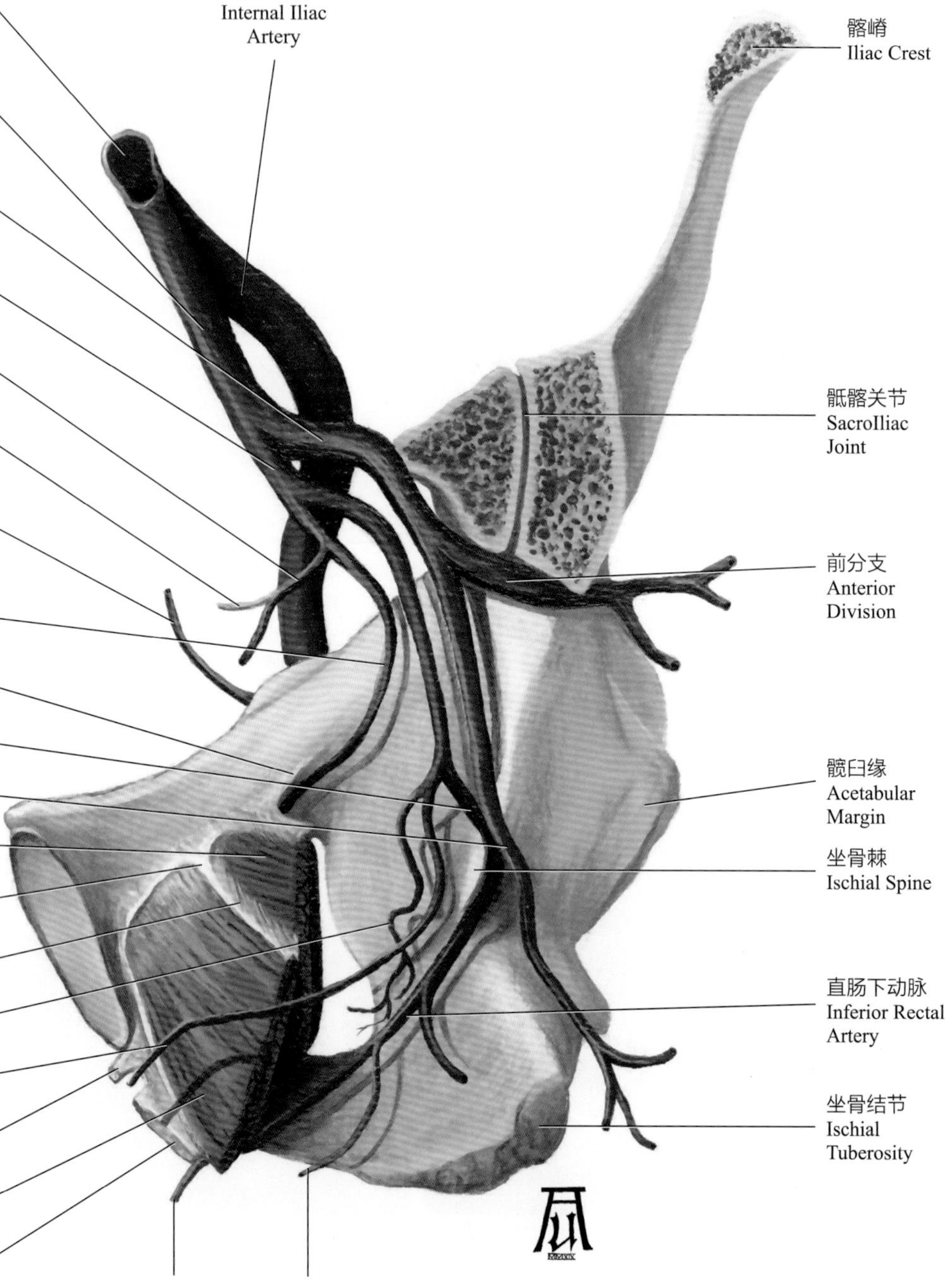

图19.22 四种类型的阴部副动脉示意图（骨盆后侧位投照血管造影）。A. 外侧阴部副动脉起源于髂内动脉B型分支的前支，在前列腺、膀胱和骨盆壁之间的凹陷中走行

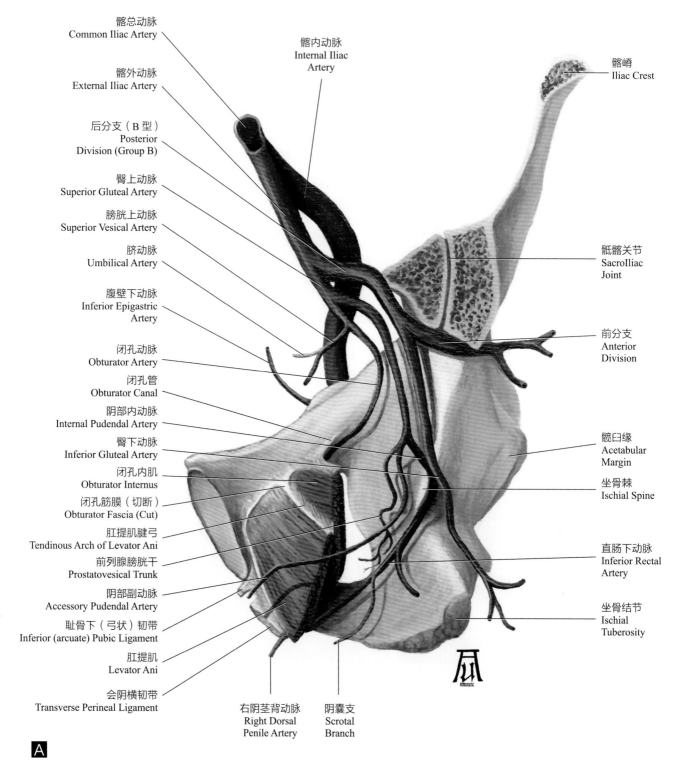

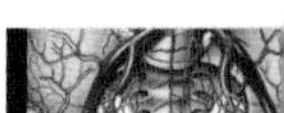

髂外动脉
External Iliac
Artery
髂总动脉
Common Iliac Artery
髂嵴
Iliac Crest
髂内动脉
Internal Iliac Artery
后分支（A 型）
Posterior Division (Group A)
前分支
Anterior Division
脐动脉
Umbilical Artery
膀胱上动脉
Superior Vesical Artery
骶髂关节
SacroIliac
Joint
腹壁下动脉
Inferior Epigastric Artery
臀上动脉
Superior
Gluteal Artery
闭孔动脉
Obturator Artery
闭孔管
Obturator Canal
闭孔内肌
Obturator Internus
闭孔筋膜（切断）
Obturator Fascia (Cut)
髋臼缘
Acetabular
Margin
肛提肌腱弓
Tendinous Arch of Levator Ani
臀阴部干
Gluteal Pudendal
Trunk
前列腺膀胱干
Prostatovesical Trunk
坐骨棘
Ischial Spine
阴部内动脉
Internal Pudendal Artery
直肠下动脉
Inferior Rectal Artery
臀下动脉
Inferior Gluteal
Artery
耻骨下（弓状）韧带
Inferior (Arcuate) Pubic Ligament
阴部副动脉
Accessory Pudendal Artery
坐骨结节
Ischial Tuber-
osity
会阴横韧带
Transverse Perineal Ligament
肛提肌
Levator Ani
右阴茎背动脉
Right Dorsal Penile
Artery
阴囊支
Scrotal
Branch
B

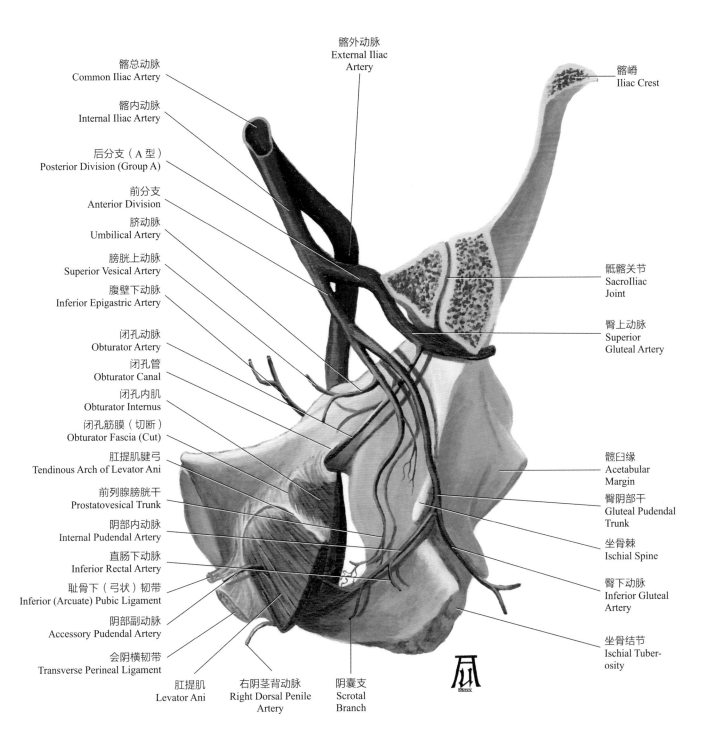

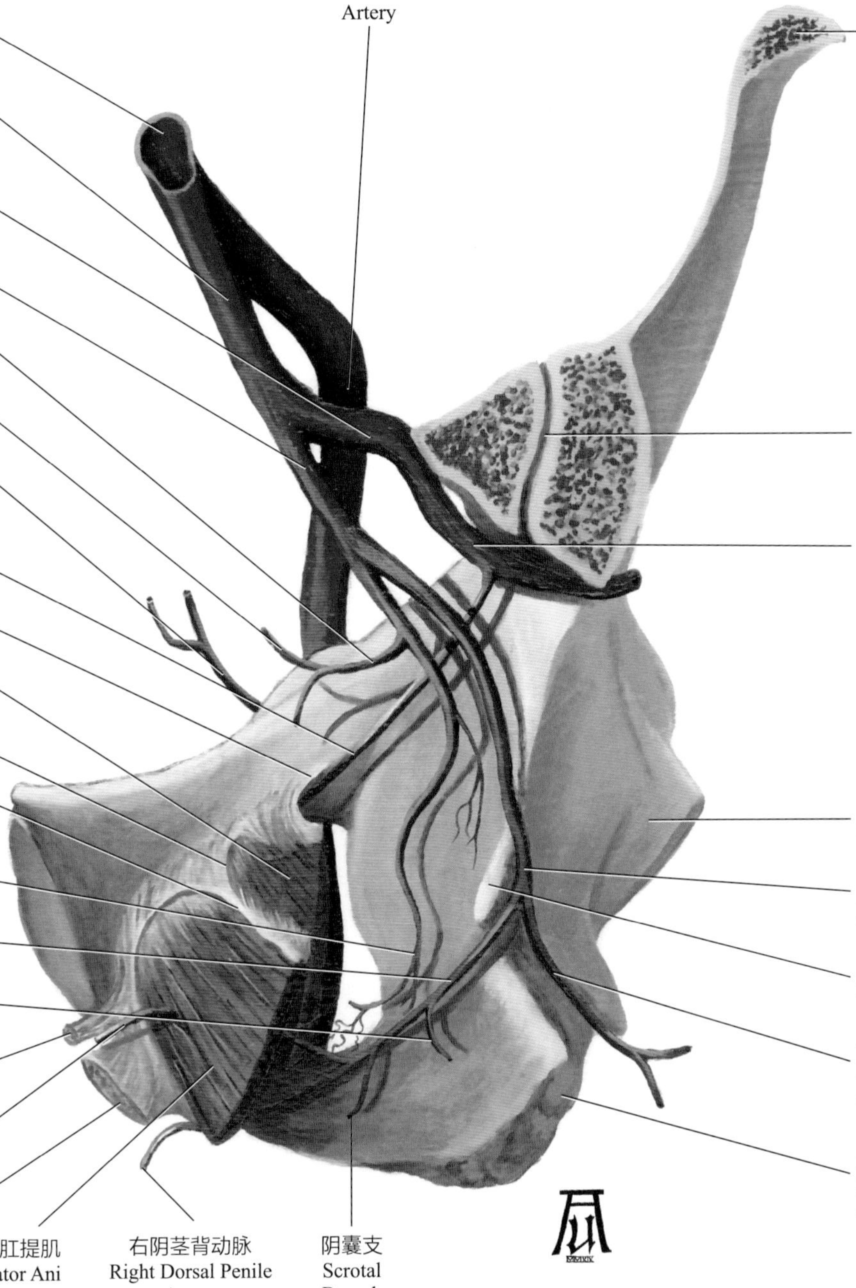

图19.22（续） B. 顶端阴部副动脉起源于阴部内动脉。在进入背侧血管复合体之前，该动脉沿着前列腺顶部的前外侧表面、耻骨联合韧带的侧面和下方走行

髂总动脉
Common Iliac Artery
髂内动脉
Internal Iliac Artery
向后分出（A组）
Posterior Division (Group A)
向前分出
Anterior Division
脐动脉
Umbilical Artery
膀胱上动脉
Superior Vesical Artery
腹壁下动脉
Inferior Epigastric Artery
臀下动脉
Prostatovesical Trunk
迷走闭孔动脉
Aberrant Obturator Artery
膀胱输精管动脉
Vesiculodeferential Artery
前列腺前外侧支
Anterolateral Prostatic Branch
前列腺后外侧支
Posterolateral Prostatic Branch
闭孔管
Obturator Canal
闭孔筋膜（切面）
Obturator Fascia (cut)
闭孔内孔
Obturator Internus
肛提肌腱弓
Tendinous Arch of Levator Ani
耻骨下（弓状）韧带
Inferior (arcuate) Pubic Ligament
阴部副动脉
Accessory Pudendal Artery
会阴横韧带
Transverse Perineal Ligament
右阴茎背动脉
Right Dorsal Penile Artery
肛提肌
Levator Ani
膀胱下支
Inferior Vesical Branch
阴囊支
Scrotal Branch
直肠下动脉
Inferior Rectal Artery
髂外动脉
External Iliac Artery
髂嵴
Iliac Crest
骶髂关节
SacroIliac Joint
臀上动脉
Superior Gluteal Artery
髋臼缘
Acetabular Margin
坐骨棘
Ischial Spine
臀下动脉
Inferior Gluteal Artery
阴部内动脉
Internal Pudendal Artery
坐骨结节
Ischial Tuberosity
C

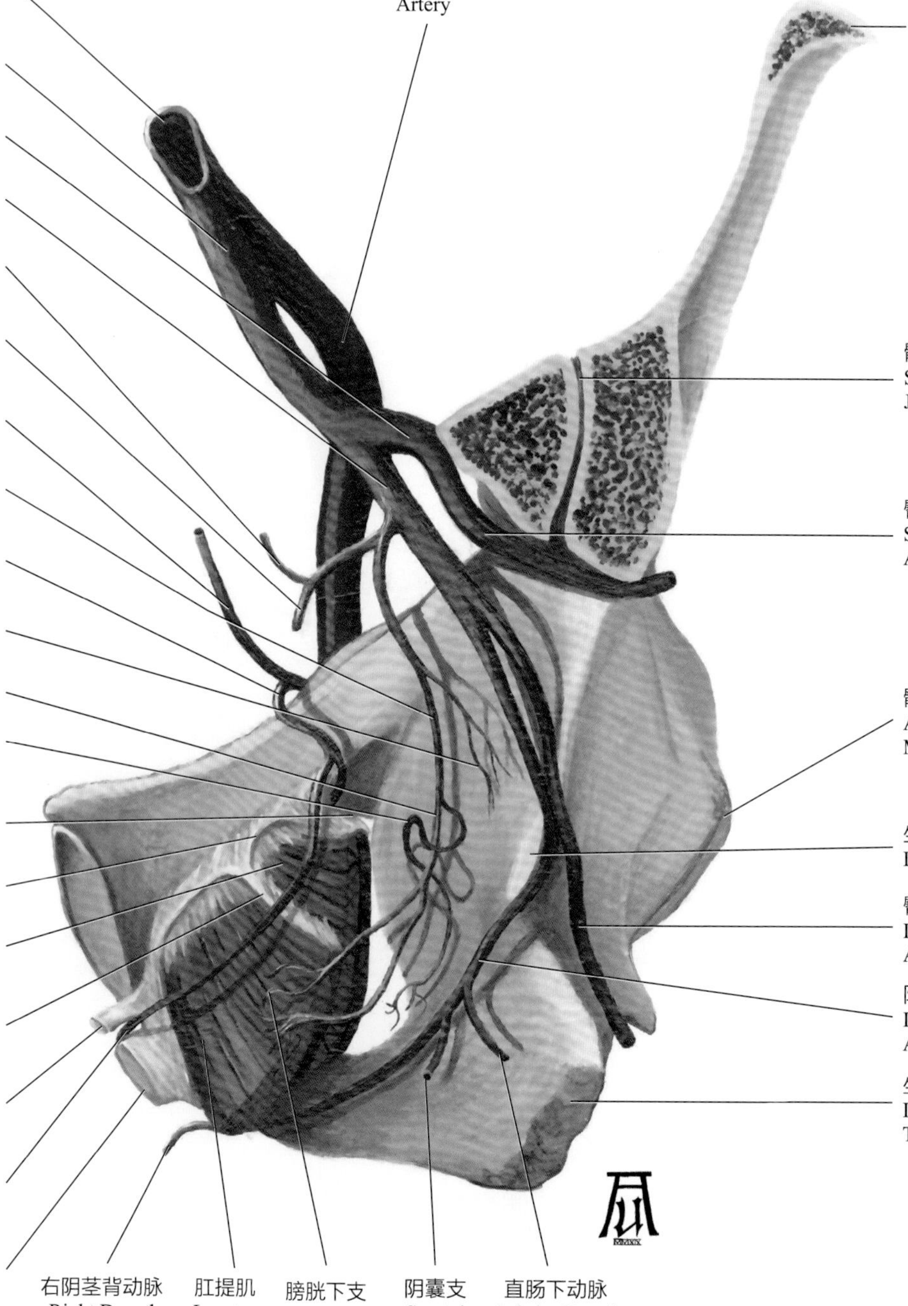

图19.22（续） C. 外侧阴部副动脉起源于异常的闭孔动脉

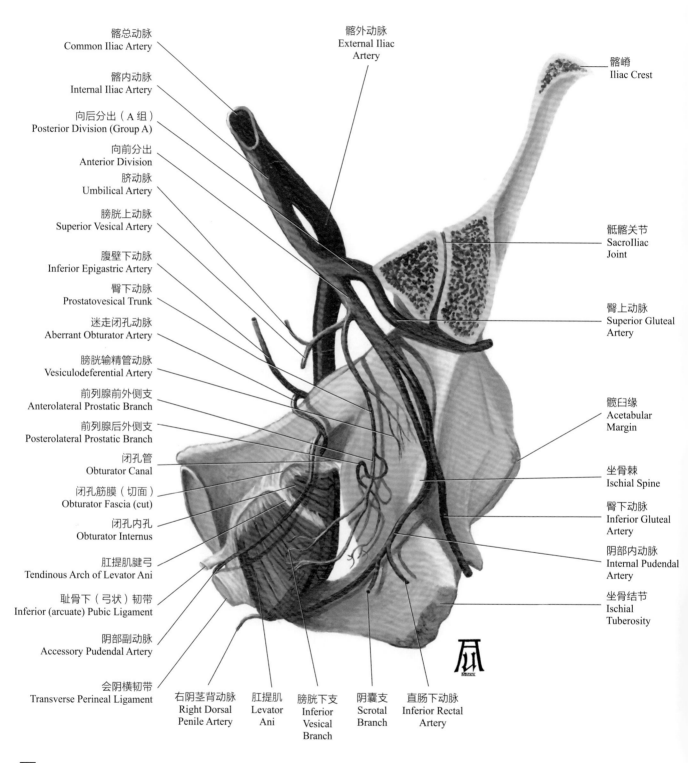

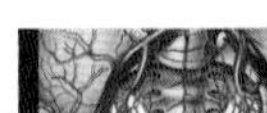

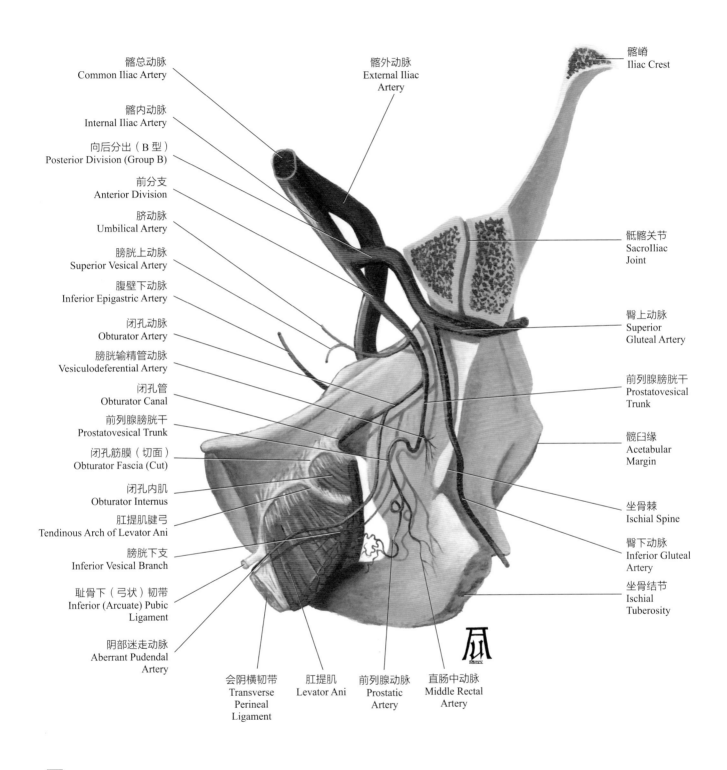

髂总动脉
Common Iliac Artery

髂内动脉
Internal Iliac Artery

向后分出（B 型）
Posterior Division (Group B)

前分支
Anterior Division

脐动脉
Umbilical Artery

膀胱上动脉
Superior Vesical Artery

腹壁下动脉
Inferior Epigastric Artery

闭孔动脉
Obturator Artery

膀胱输精管动脉
Vesiculodeferential Artery

闭孔管
Obturator Canal

前列腺膀胱干
Prostatovesical Trunk

闭孔筋膜（切面）
Obturator Fascia (Cut)

闭孔内肌
Obturator Internus

肛提肌腱弓
Tendinous Arch of Levator Ani

膀胱下支
Inferior Vesical Branch

耻骨下（弓状）韧带
Inferior (Arcuate) Pubic Ligament

阴部迷走动脉
Aberrant Pudendal Artery

髂外动脉
External Iliac Artery

髂嵴
Iliac Crest

骶髂关节
SacroIliac Joint

臀上动脉
Superior Gluteal Artery

前列腺膀胱干
Prostatovesical Trunk

髋臼缘
Acetabular Margin

坐骨棘
Ischial Spine

臀下动脉
Inferior Gluteal Artery

坐骨结节
Ischial Tuberosity

会阴横韧带
Transverse Perineal Ligament

肛提肌
Levator Ani

前列腺动脉
Prostatic Artery

直肠中动脉
Middle Rectal Artery

D

图19.22（续） D. 闭孔动脉发出异常的阴部动脉。在该变异中，阴部动脉是一侧背侧血管复合体的主要供血动脉

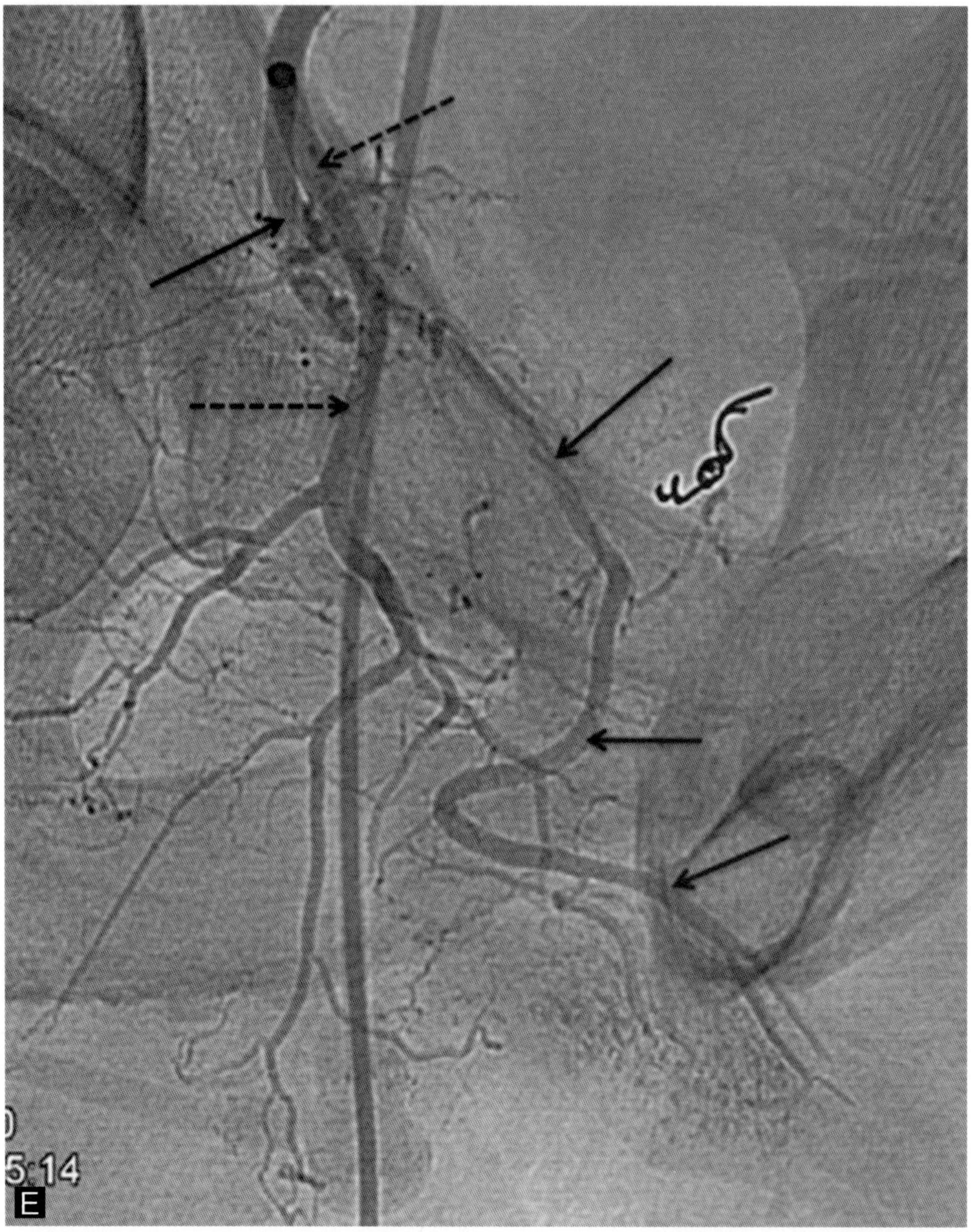

图19.22（续） E. 从闭孔动脉（虚线箭头）发出的异常阴部动脉（实线箭头）。该动脉向背部血管供血，参与海绵体染色，类似于图19.22D（由Tiago Bilhim医学博士和João Martins Pisco医学博士提供）

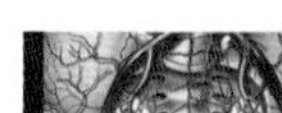

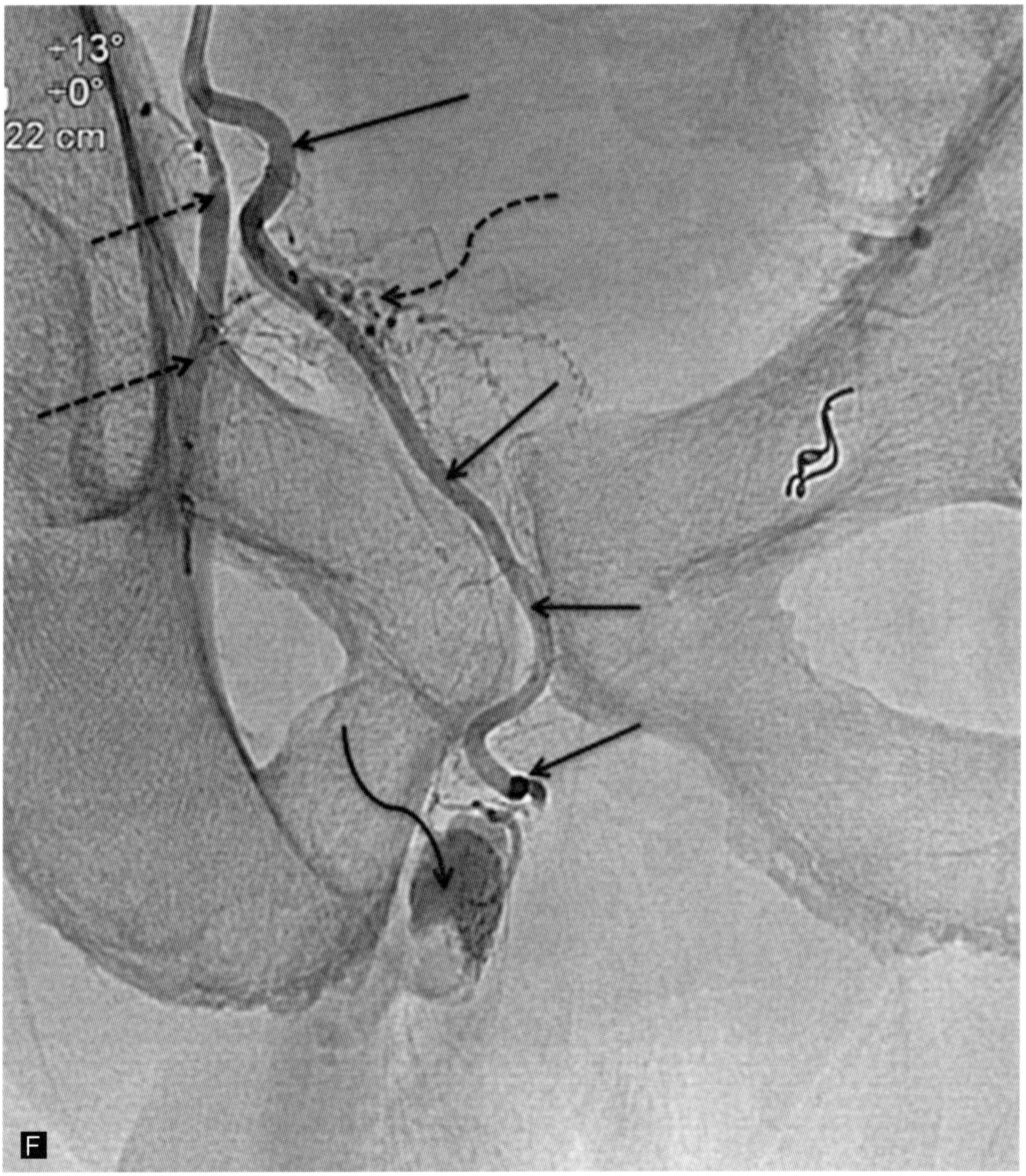

图19.22（续）　F. 闭孔动脉（直的虚线箭头）发出的异常的阴部动脉（直的实线箭头）与左前斜视图（E）相同。前列腺分支（弯曲的虚线箭头）使阴茎开口处的阴茎海绵体染色（弯曲的实线箭头）（由Tiago Bilhim医学博士和João Martins Pisco医学博士提供）

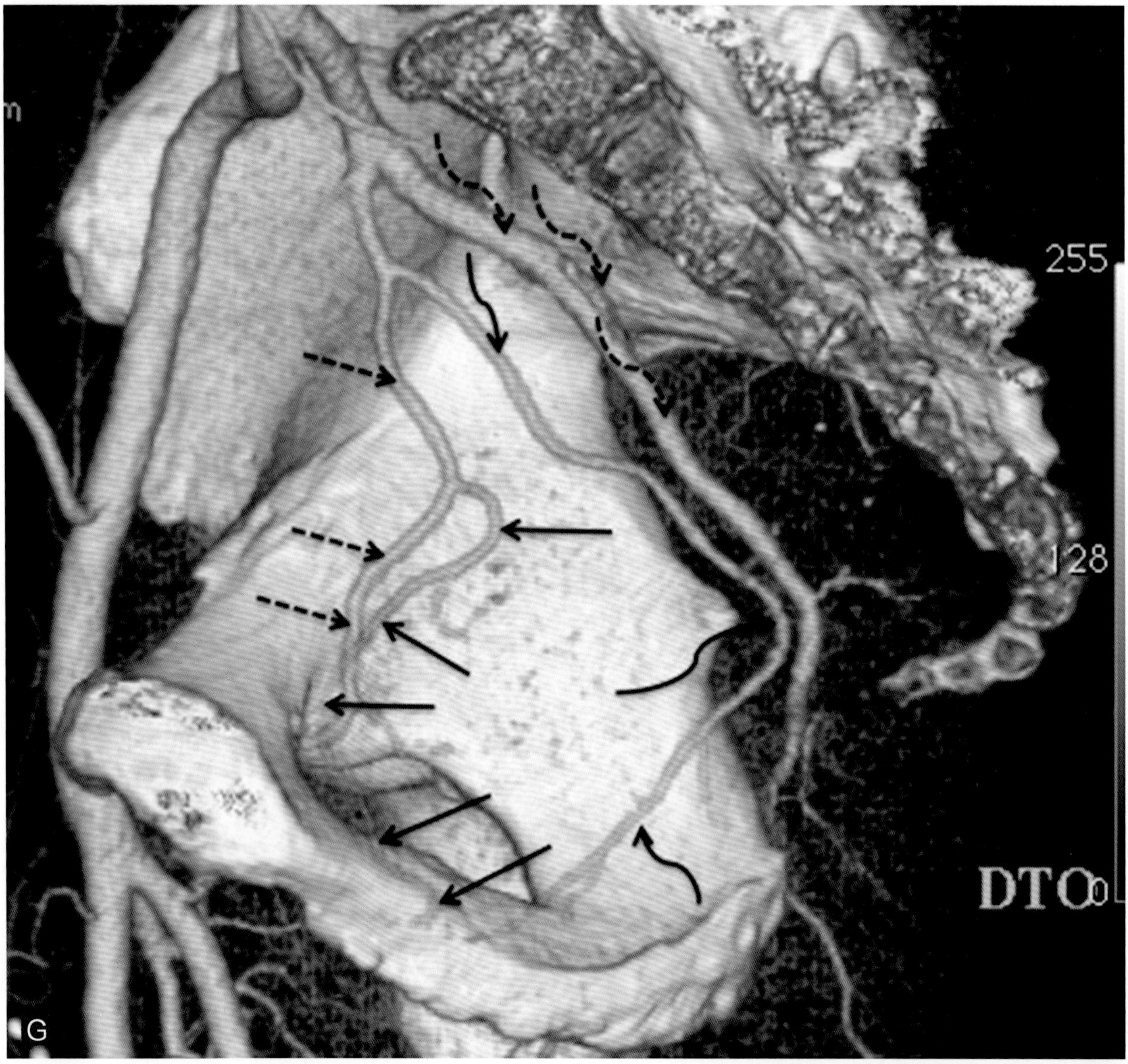

图19.22（续） G. 右侧骨盆矢状面三维容积重建。B型髂内动脉分支，臀上动脉和臀下动脉从后分支发出（弯曲的虚线箭头）。阴部内动脉（弯曲的实线箭头）与闭孔动脉（直的虚线箭头）组成一个大的主干，发出阴部副动脉（直的实线箭头）（由Tiago Bilhim医学博士和João Martins Pisco医学博士提供）

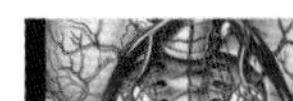

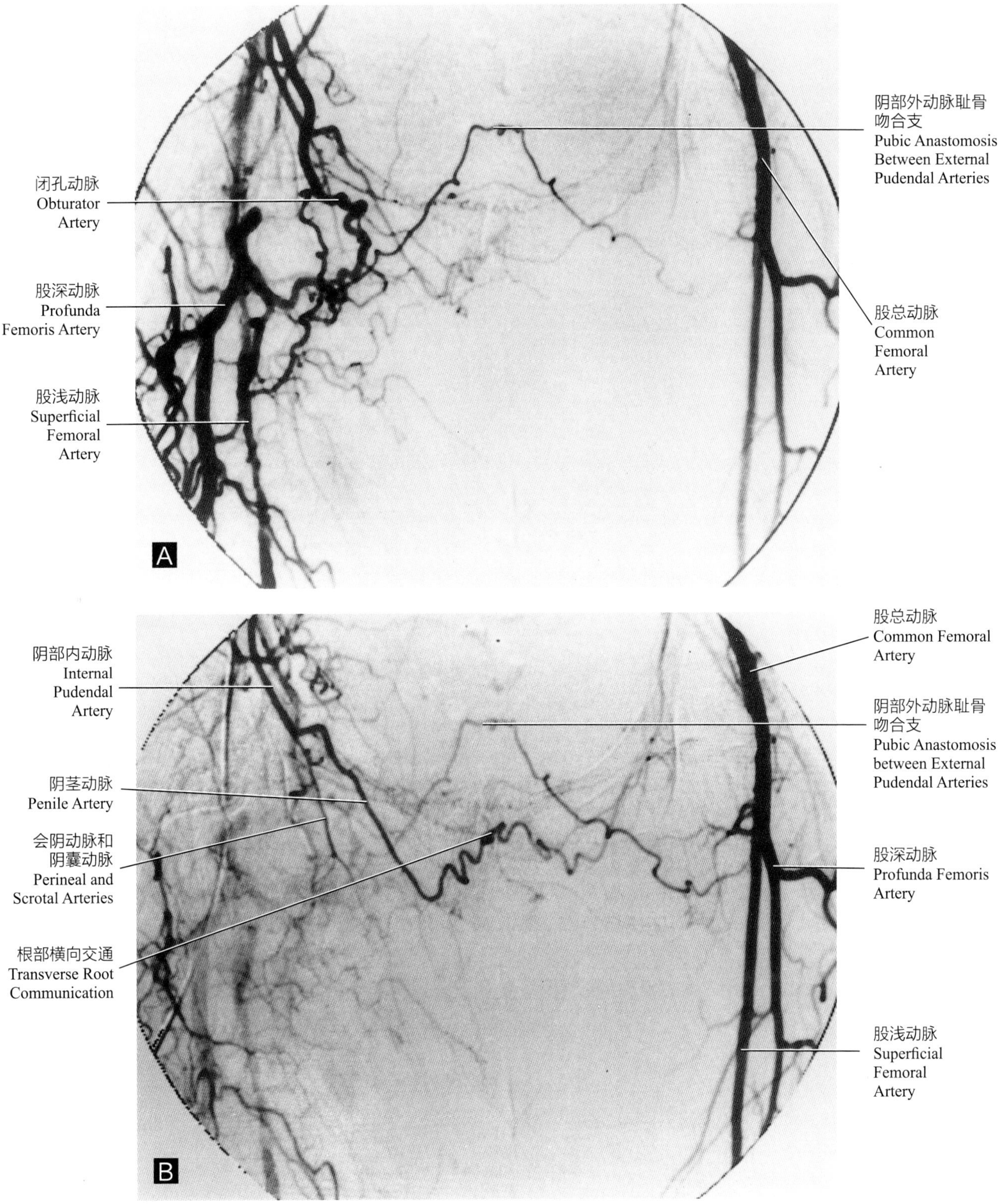

阴部外动脉耻骨吻合支
Pubic Anastomosis Between External Pudendal Arteries

闭孔动脉
Obturator Artery

股深动脉
Profunda Femoris Artery

股总动脉
Common Femoral Artery

股浅动脉
Superficial Femoral Artery

A

股总动脉
Common Femoral Artery

阴部内动脉
Internal Pudendal Artery

阴部外动脉耻骨吻合支
Pubic Anastomosis between External Pudendal Arteries

阴茎动脉
Penile Artery

会阴动脉和阴囊动脉
Perineal and Scrotal Arteries

股深动脉
Profunda Femoris Artery

根部横向交通
Transverse Root Communication

股浅动脉
Superficial Femoral Artery

B

图19.23　A. 盆腔血管造影显示一例血管疾病患者的双侧动脉系统之间通过根部横向交通互相吻合。B. 该患者旋股内动脉间或阴部外动脉（B）间的吻合

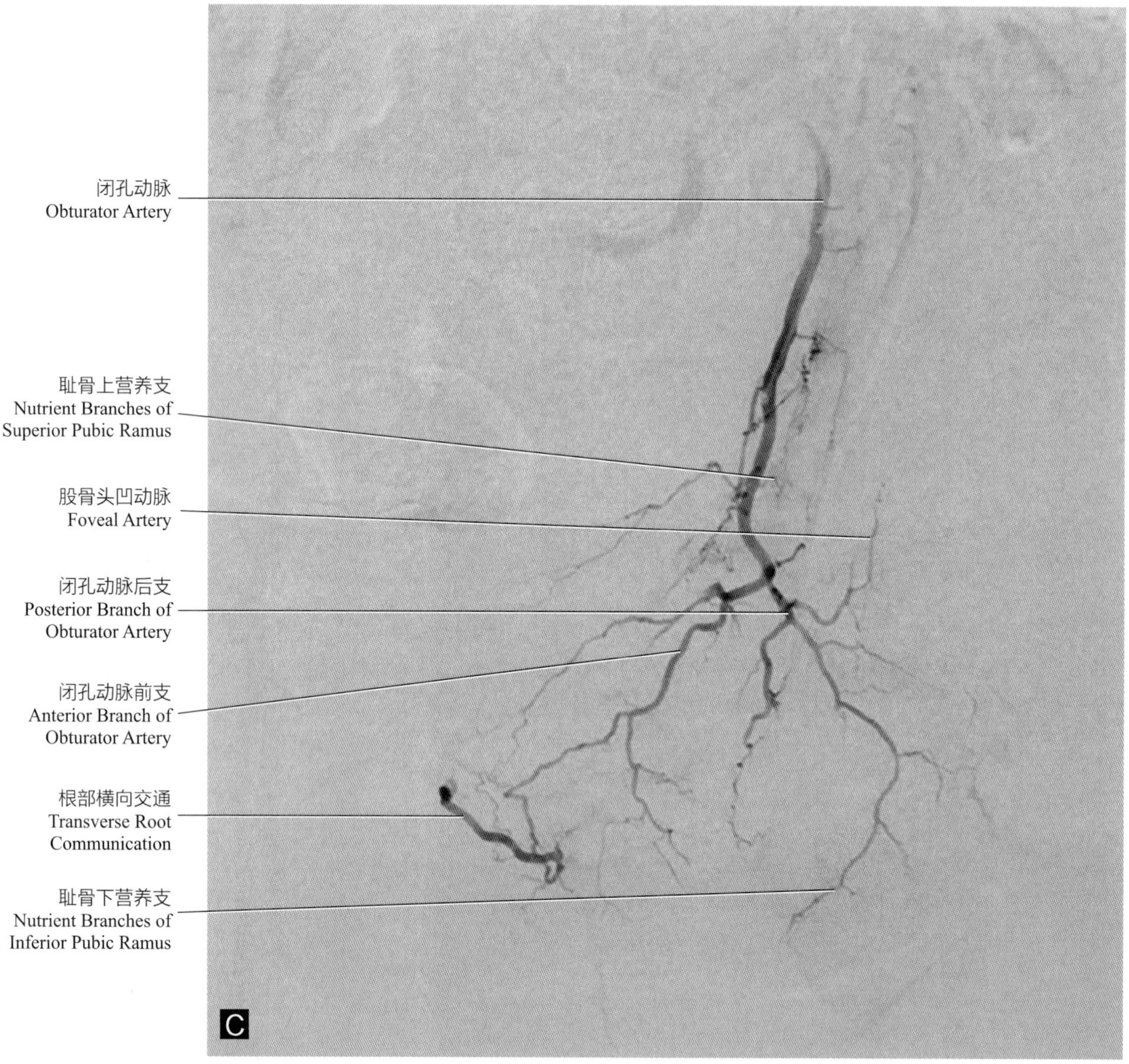

闭孔动脉
Obturator Artery

耻骨上营养支
Nutrient Branches of
Superior Pubic Ramus

股骨头凹动脉
Foveal Artery

闭孔动脉后支
Posterior Branch of
Obturator Artery

闭孔动脉前支
Anterior Branch of
Obturator Artery

根部横向交通
Transverse Root
Communication

耻骨下营养支
Nutrient Branches of
Inferior Pubic Ramus

C

图19.23（续） C. 左闭孔动脉超选择性血管造影显示根部横向交通的供血情况

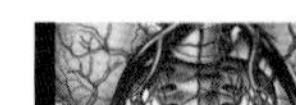

右前列腺动脉
Right Prostatic Artery
左前列腺动脉
Left Prostatic Artery
阴部副动脉
Accessory Pudendal Artery
右阴部内动脉
Right Internal Pudendal Artery
RIGHT

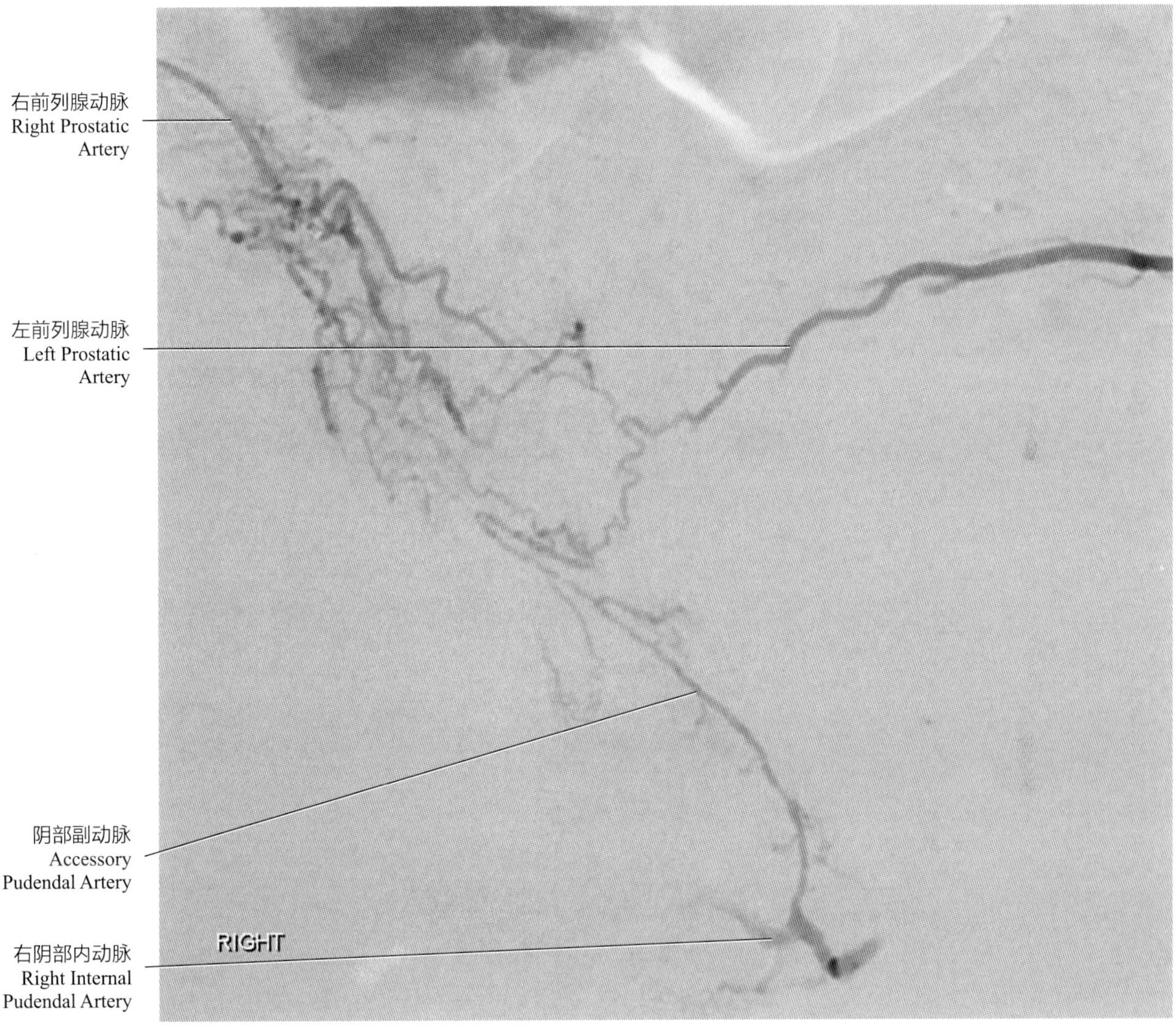

图19.24　右前列腺动脉超选择性血管造影显示阴部副动脉与右阴部内动脉吻合

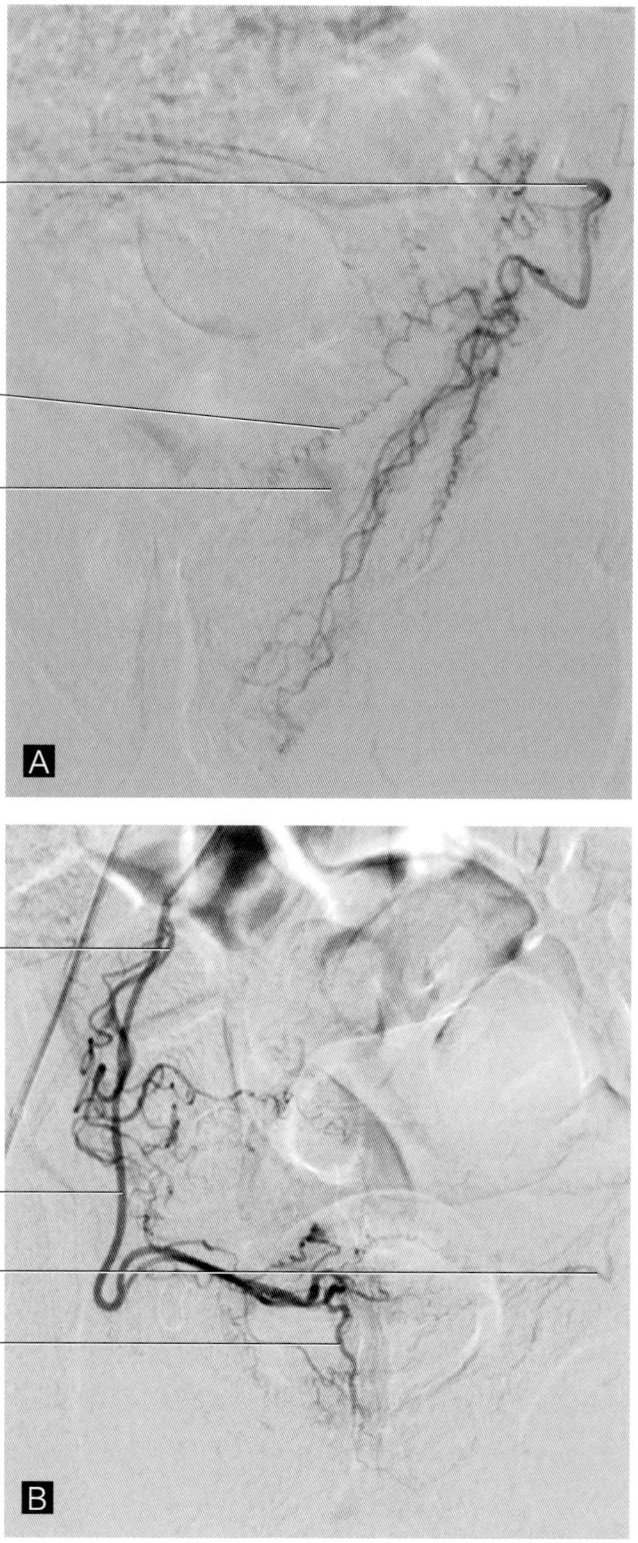

左前列腺动脉
Left Prostatic Artery

前列腺实质分支
Parenchymal Prostatic Branch

前列腺实质显影
Prostatic Parenchymal Blush

A

膀胱输精管动脉
Vesiculodeferential Artery

右前列腺动脉
Right Prostatic Artery

左前列腺动脉
Left Prostatic Artery

前列腺垂直降支
Descending Vertical Prostatic Branch

B

图19.25 前列腺动脉血管造影。A. 左前列腺动脉超选择性血管造影显示早期前列腺实质强化和特征性的螺旋状前列腺实质分支。B. 右前列腺动脉血管造影显示，膀胱下支和膀胱输精管动脉起源于右前列腺动脉，前列腺中央动脉清晰可见，交通支逆行充盈可显示出对侧前列腺动脉

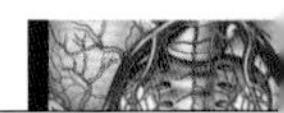

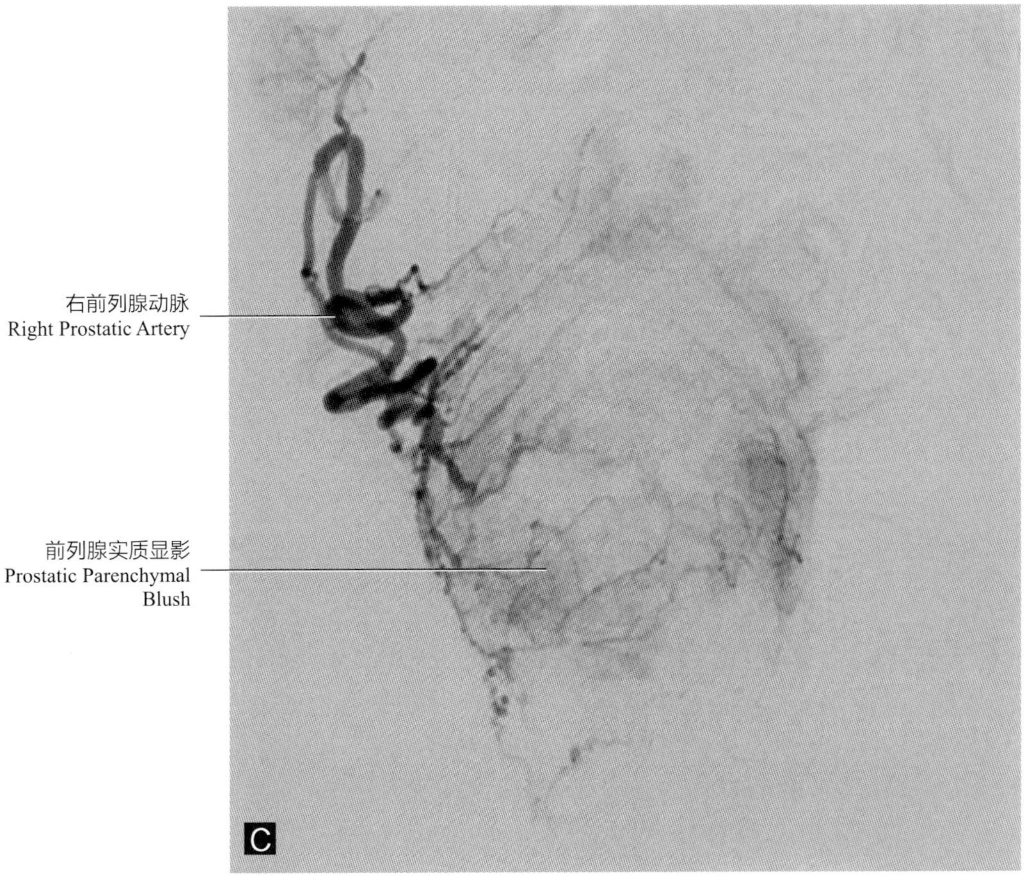

右前列腺动脉
Right Prostatic Artery

前列腺实质显影
Prostatic Parenchymal Blush

C

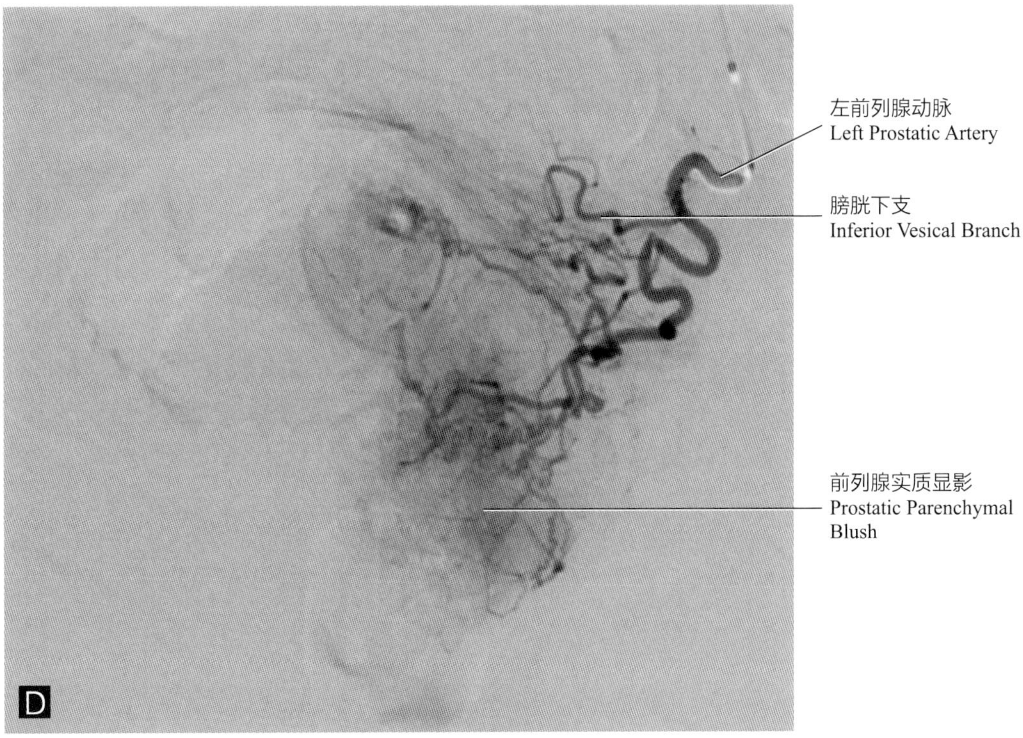

左前列腺动脉
Left Prostatic Artery

膀胱下支
Inferior Vesical Branch

前列腺实质显影
Prostatic Parenchymal Blush

D

图19.25（续）　C. 前列腺动脉超选择性血管造影（晚期）显示前列腺实质显影和对侧前列腺分支充盈。D. 前列腺动脉超选择性血管造影（晚期）显示前列腺实质显影、膀胱壁强化和前列腺正中叶分支

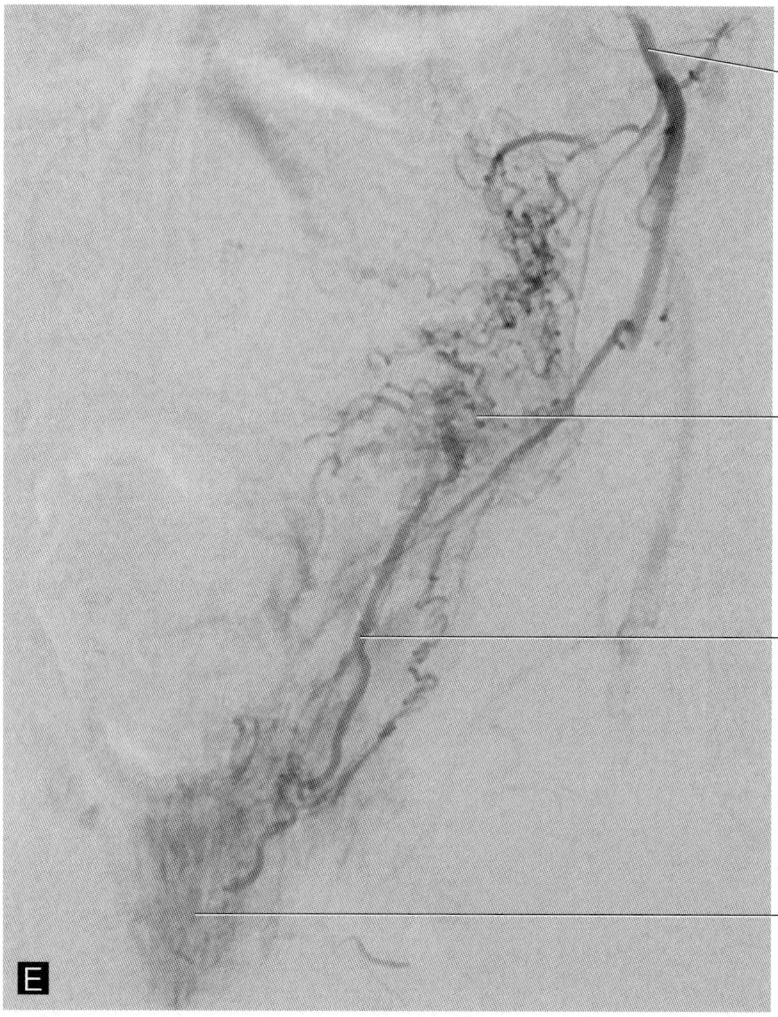

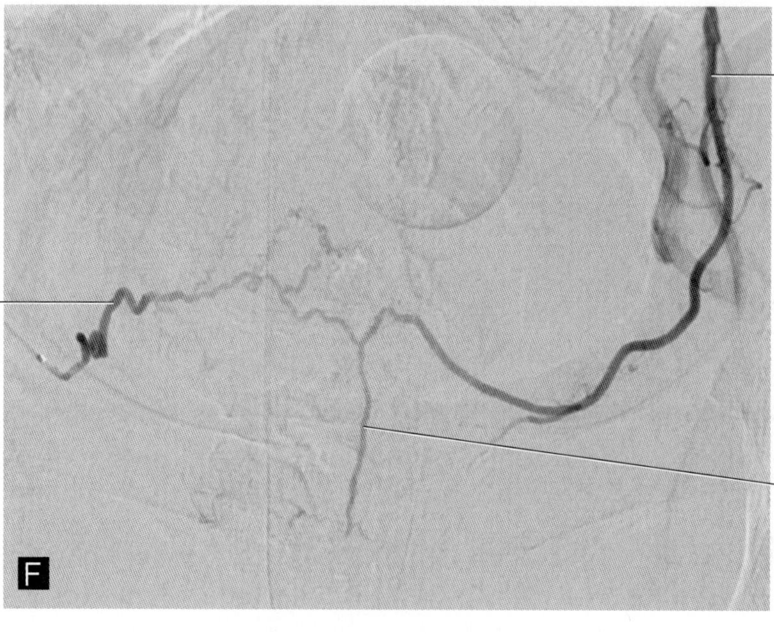

图19.25（续） E. 前列腺动脉超选择性血管造影显示与直肠中动脉间的吻合支，注意图片左下角的肛门显影。F. 对侧阴部内动脉、前列腺膀胱干和前列腺中央动脉交通支的充盈，类似图19.25B

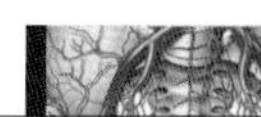

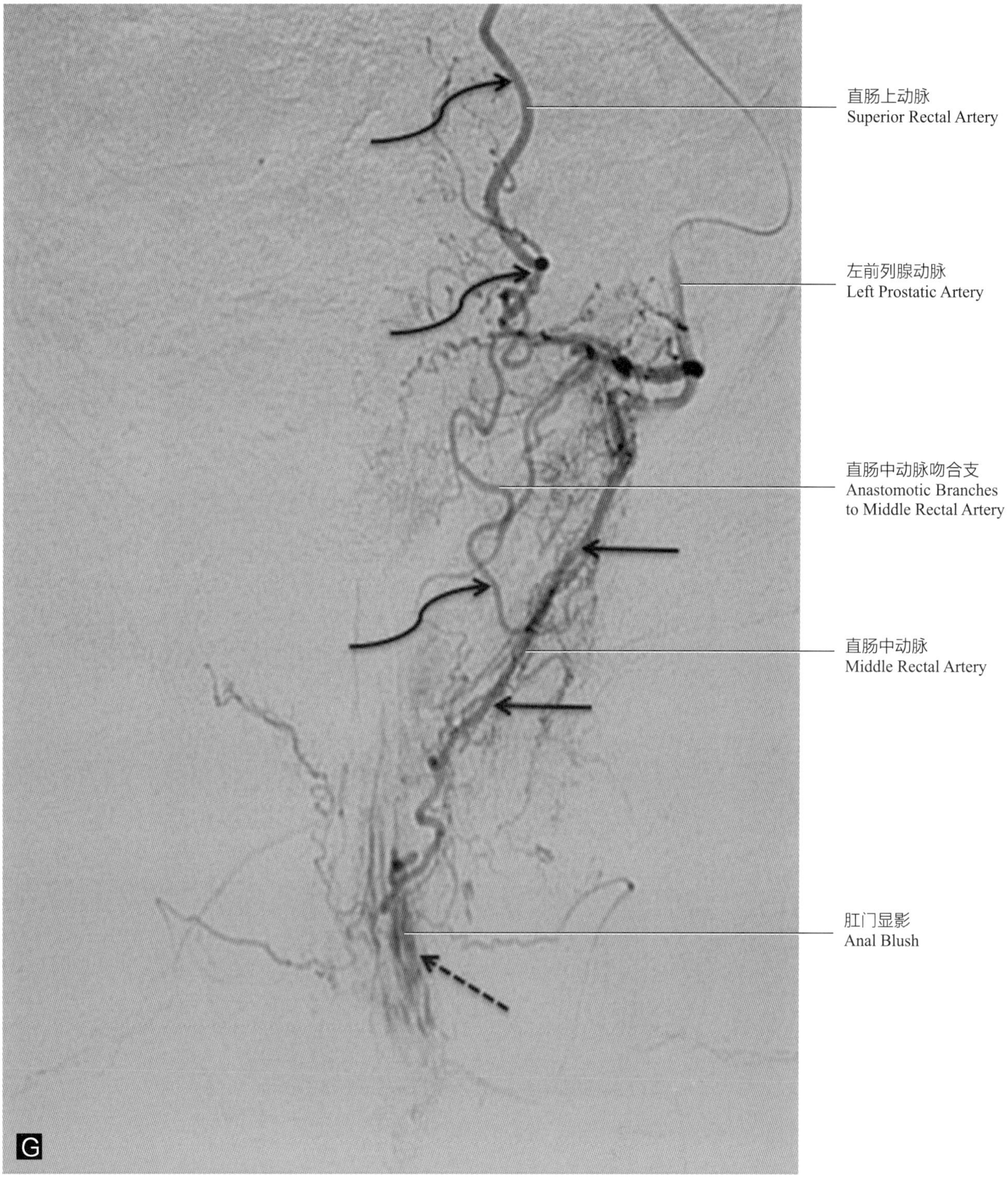

直肠上动脉
Superior Rectal Artery

左前列腺动脉
Left Prostatic Artery

直肠中动脉吻合支
Anastomotic Branches
to Middle Rectal Artery

直肠中动脉
Middle Rectal Artery

肛门显影
Anal Blush

G

图19.25（续） G. 左直肠中动脉（直的实线箭头）的超选择性血管造影显示与肠系膜下动脉发出的直肠上动脉（弯曲的实线箭头）间存在直肠交通支。在图像下部可见肛门显影（虚线箭头）和前列腺分支（图A～G由Tiago Bilhim医学博士和João Martins Pisco医学博士提供）

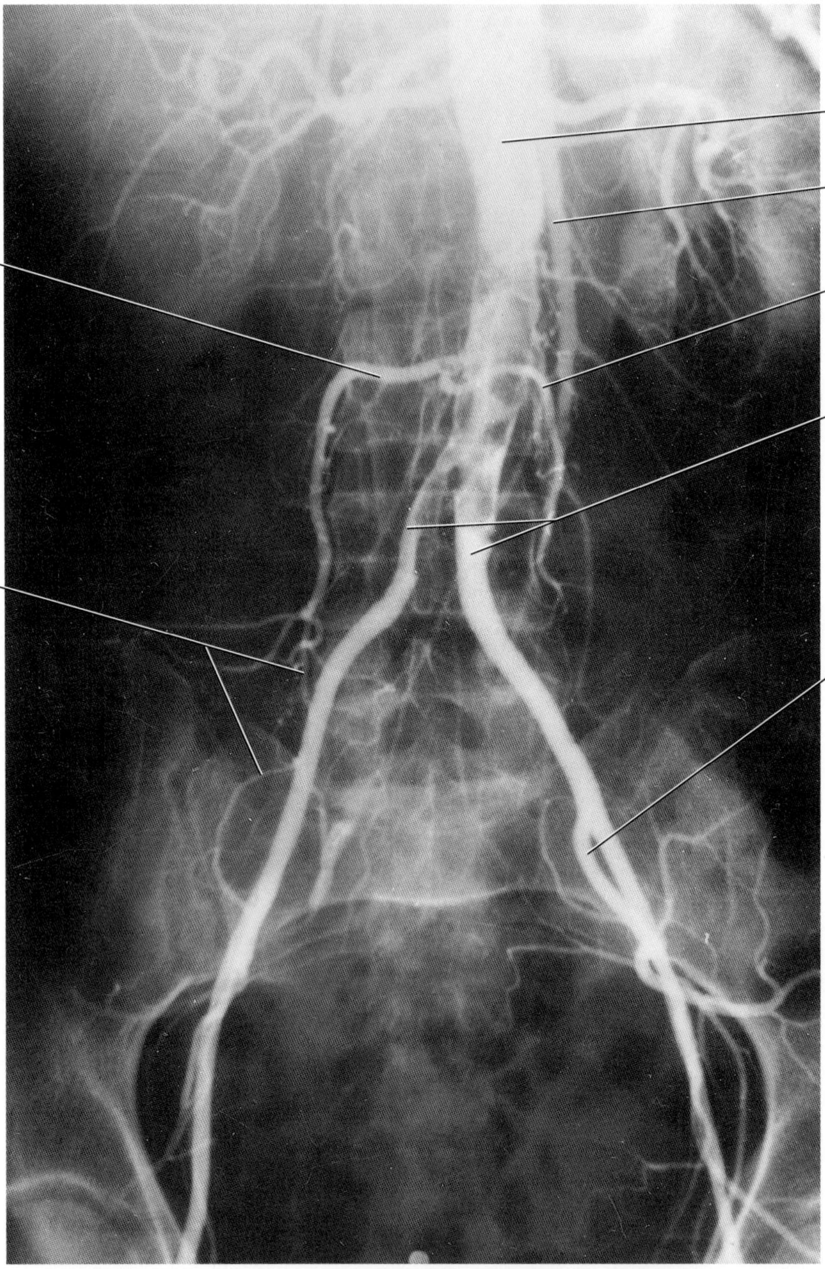

主动脉
Aorta
肠系膜上动脉
Superior Mesenteric Artery
腰动脉
Lumbar Artery
腰动脉
Lumbar Artery
髂总动脉
Common Iliac Artery
髂腰动脉吻合支
Anastomotic Branches with the Iliolumbar Artery
髂内动脉
Internal Iliac Artery

图19.26　盆腔血管造影显示，由于主动脉分叉处梗阻，腰动脉和髂内动脉之间形成吻合

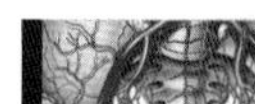

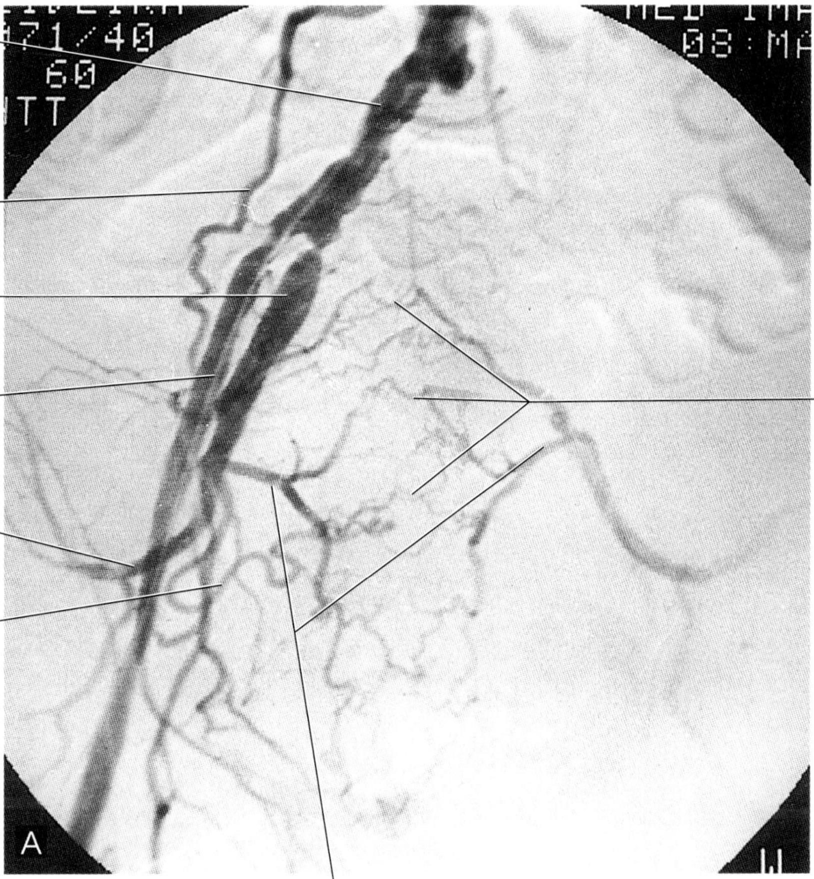

髂总动脉
Common Iliac Artery

髂腰动脉吻合支
Anastomotic Branches with the Iliolumbar Artery

髂内动脉
Internal Iliac Artery

髂外动脉
External Iliac Artery

臀上动脉
Superior Gluteal Artery

子宫动脉
Uterine Artery

骶动脉
Sacral Arteries

骶外侧动脉
Lateral Sacral Arteries

图19.27　A. 一名右髂内动脉近端梗阻患者的盆腔血管造影，可见骶外侧动脉和臀上动脉

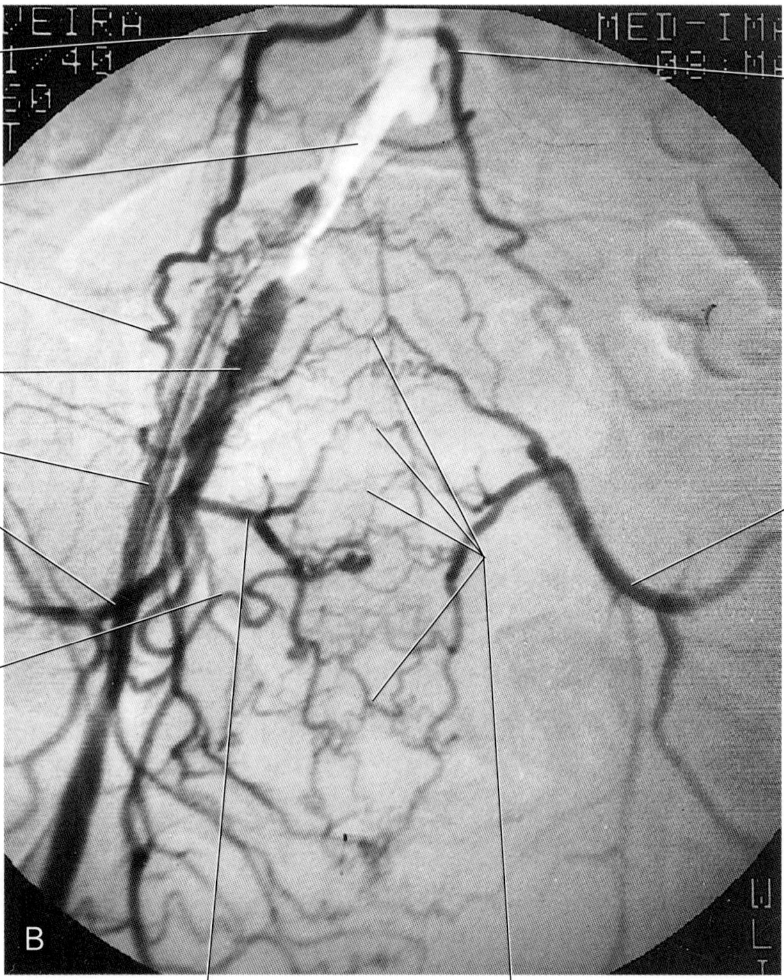

腰动脉
Lumbar Artery

髂总动脉
Common Iliac Artery

髂腰动脉吻合支
Anastomotic Branches with the Iliolumbar Artery

髂内动脉
Internal Iliac Artery

髂外动脉
External Iliac Artery

臀上动脉
Superior Gluteal Artery

子宫动脉
Uterine Artery

腰动脉
Lumbar Artery

臀上动脉
Superior Gluteal Artery

B

骶外侧动脉
Lateral Sacral Artery

骶动脉
Sacral Arteries

图19.27（续） B. 同一患者的盆腔血管造影（晚期）

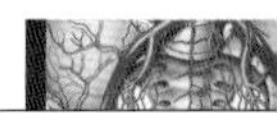

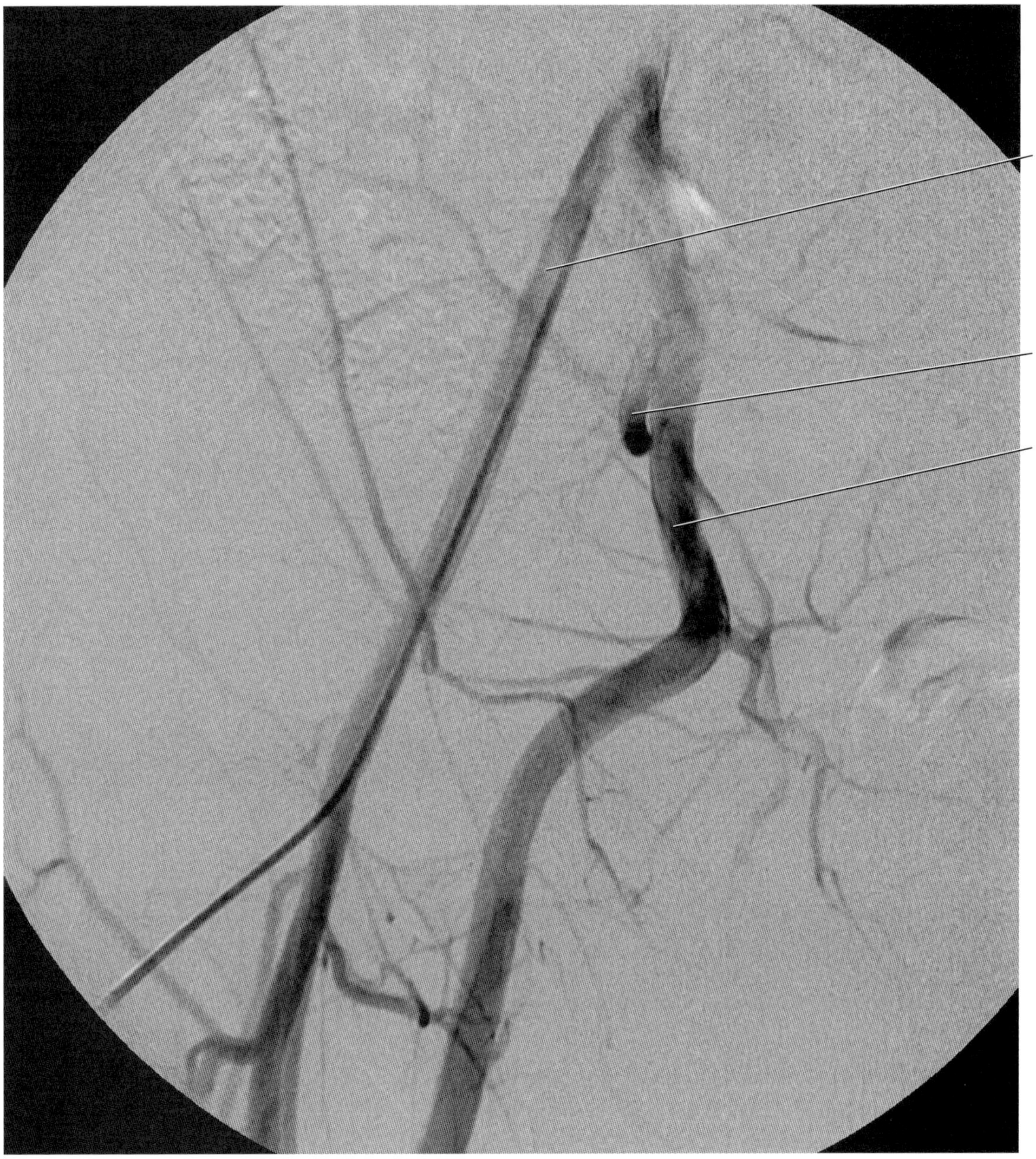

髂外动脉
External Iliac
Artery

臀上动脉
Superior Gluteal
Artery

永存坐骨动脉
Persistent
Sciatic Artery

图19.28 右髂内动脉血管造影显示永存坐骨动脉取代臀下动脉

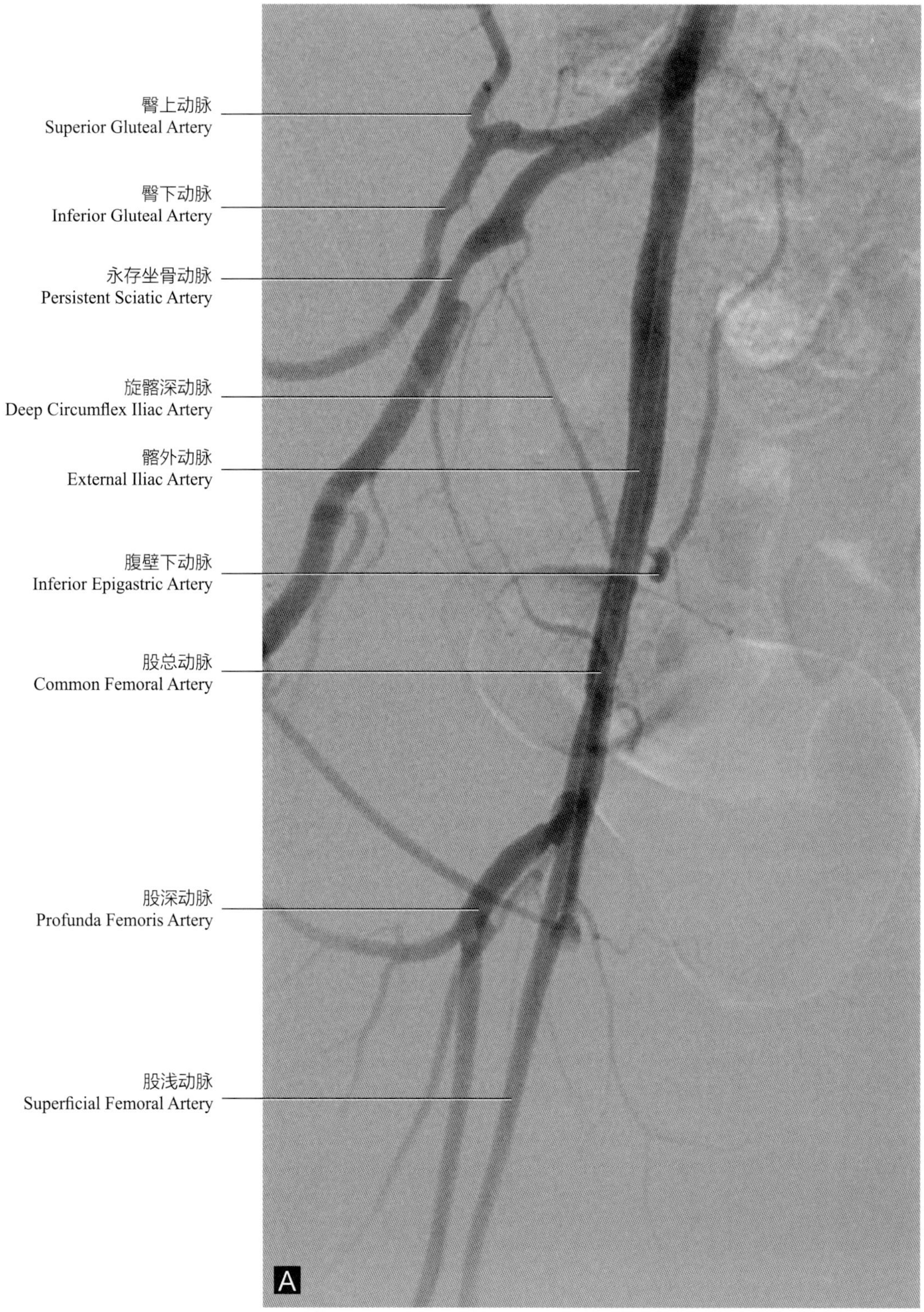

臀上动脉
Superior Gluteal Artery

臀下动脉
Inferior Gluteal Artery

永存坐骨动脉
Persistent Sciatic Artery

旋髂深动脉
Deep Circumflex Iliac Artery

髂外动脉
External Iliac Artery

腹壁下动脉
Inferior Epigastric Artery

股总动脉
Common Femoral Artery

股深动脉
Profunda Femoris Artery

股浅动脉
Superficial Femoral Artery

A

图19.29　A. 右髂外动脉右前斜位血管造影。髂总动脉回流，除股浅动脉外，还有一支永存坐骨动脉。臀下动脉位于永存坐骨动脉的上方

髂总动脉
Common Iliac Artery
髂外动脉
External Iliac Artery
臀上动脉
Superior Gluteal Artery
永存坐骨动脉
Persistent Sciatic Artery
旋髂深动脉
Deep Circumflex Iliac Artery
腹壁下动脉
Inferior Epigastric Artery
股总动脉
Common Femoral Artery
股深动脉
Profunda Femoris Artery
股浅动脉
Superficial Femoral Artery
阴部外动脉
External Pudendal Artery
B

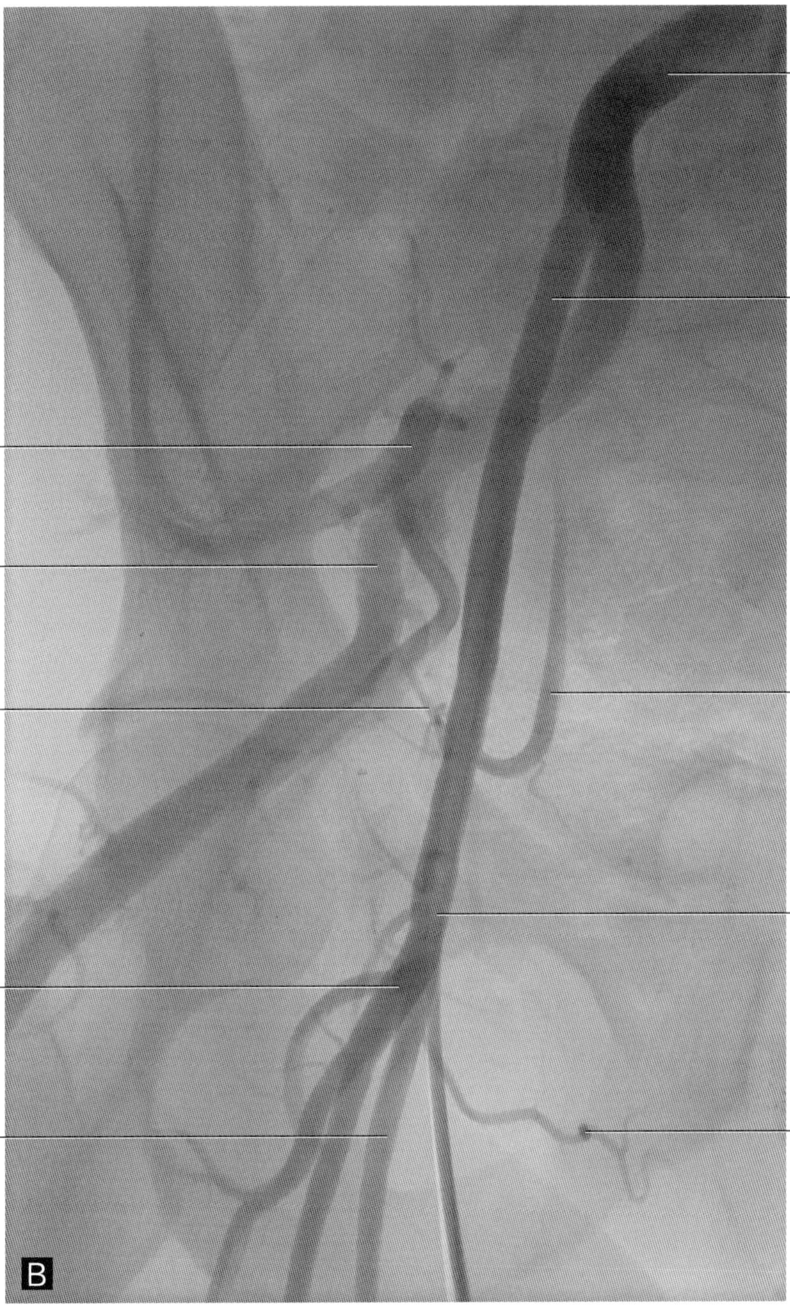

图19.29（续） B. 同一患者的前后位血管造影。狭窄在正面观中不明显

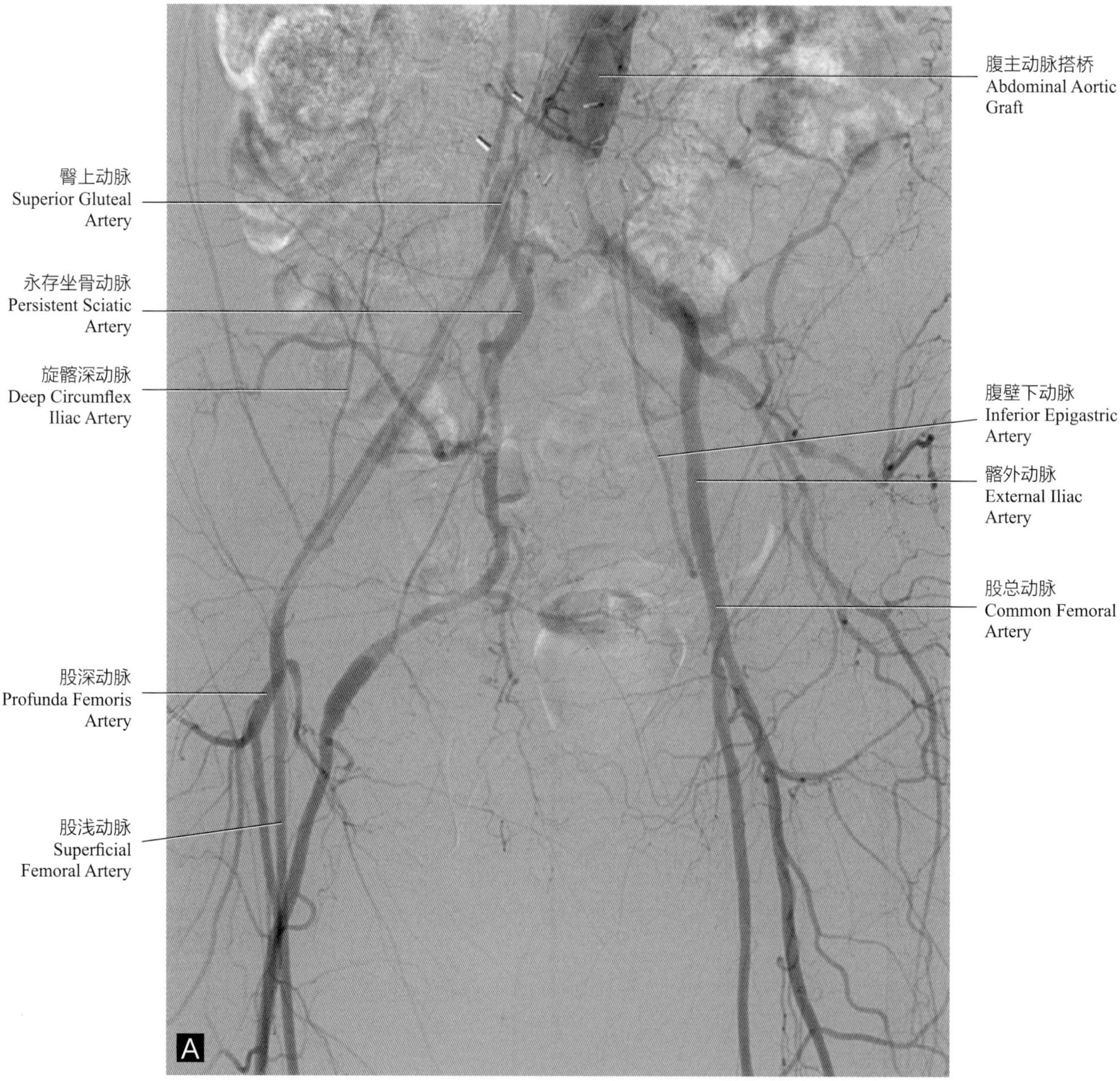

腹主动脉搭桥
Abdominal Aortic Graft

臀上动脉
Superior Gluteal Artery

永存坐骨动脉
Persistent Sciatic Artery

旋髂深动脉
Deep Circumflex Iliac Artery

腹壁下动脉
Inferior Epigastric Artery

髂外动脉
External Iliac Artery

股总动脉
Common Femoral Artery

股深动脉
Profunda Femoris Artery

股浅动脉
Superficial Femoral Artery

A

图19.30　主动脉-髂动脉旁路移植术患者的永存坐骨动脉。A. 主动脉左前斜位血管造影显示，除股浅动脉外还有一支永存坐骨动脉

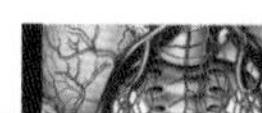

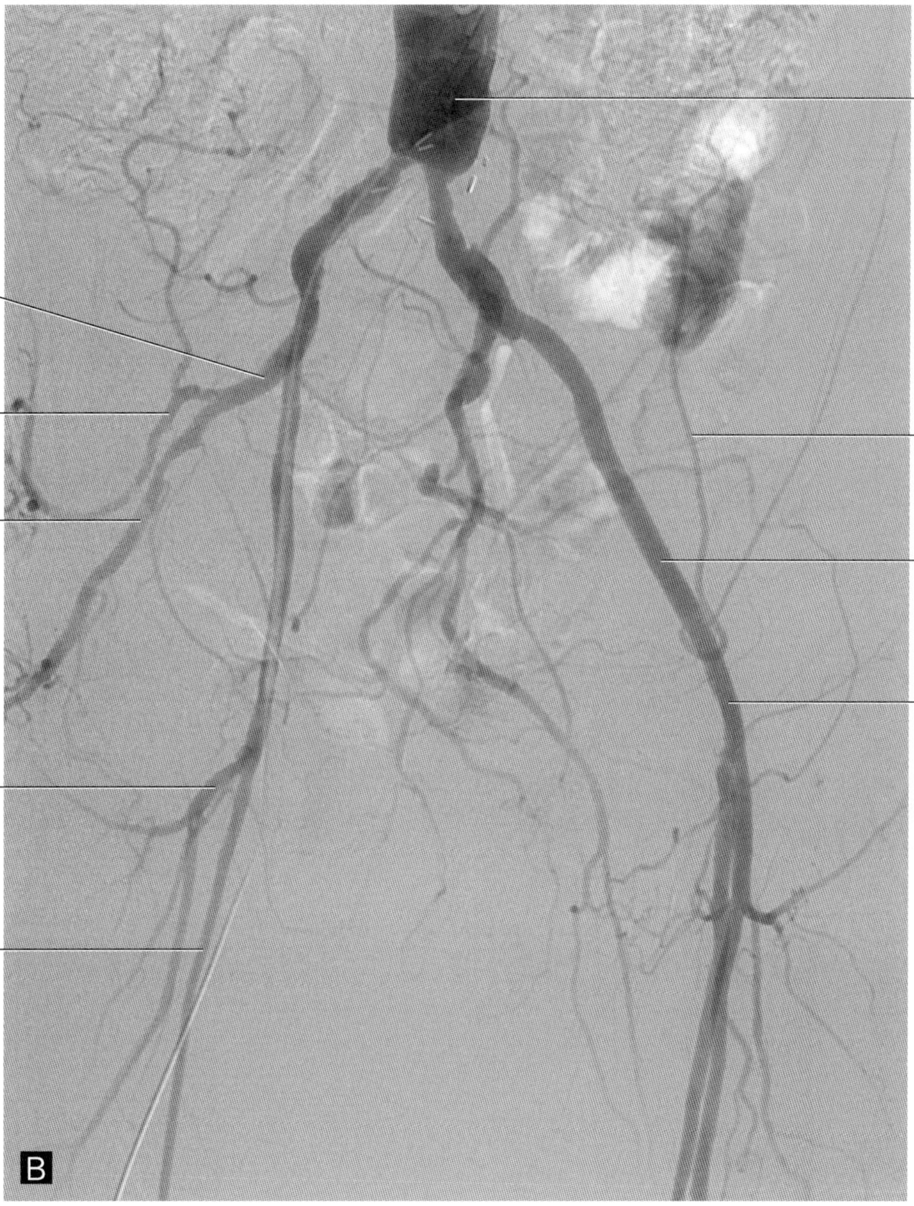

腹主动脉搭桥
Abdominal Aortic Graft

臀上动脉
Superior Gluteal Artery

臀下动脉
Inferior Gluteal Artery

腹壁下动脉
Inferior Epigastric Artery

永存坐骨动脉
Persistent Sciatic Artery

髂外动脉
External Iliac Artery

股总动脉
Common Femoral Artery

股深动脉
Profunda Femoris Artery

股浅动脉
Superficial Femoral Artery

B

图19.30（续）　B. 同一患者的主动脉血管造影（右前斜位）

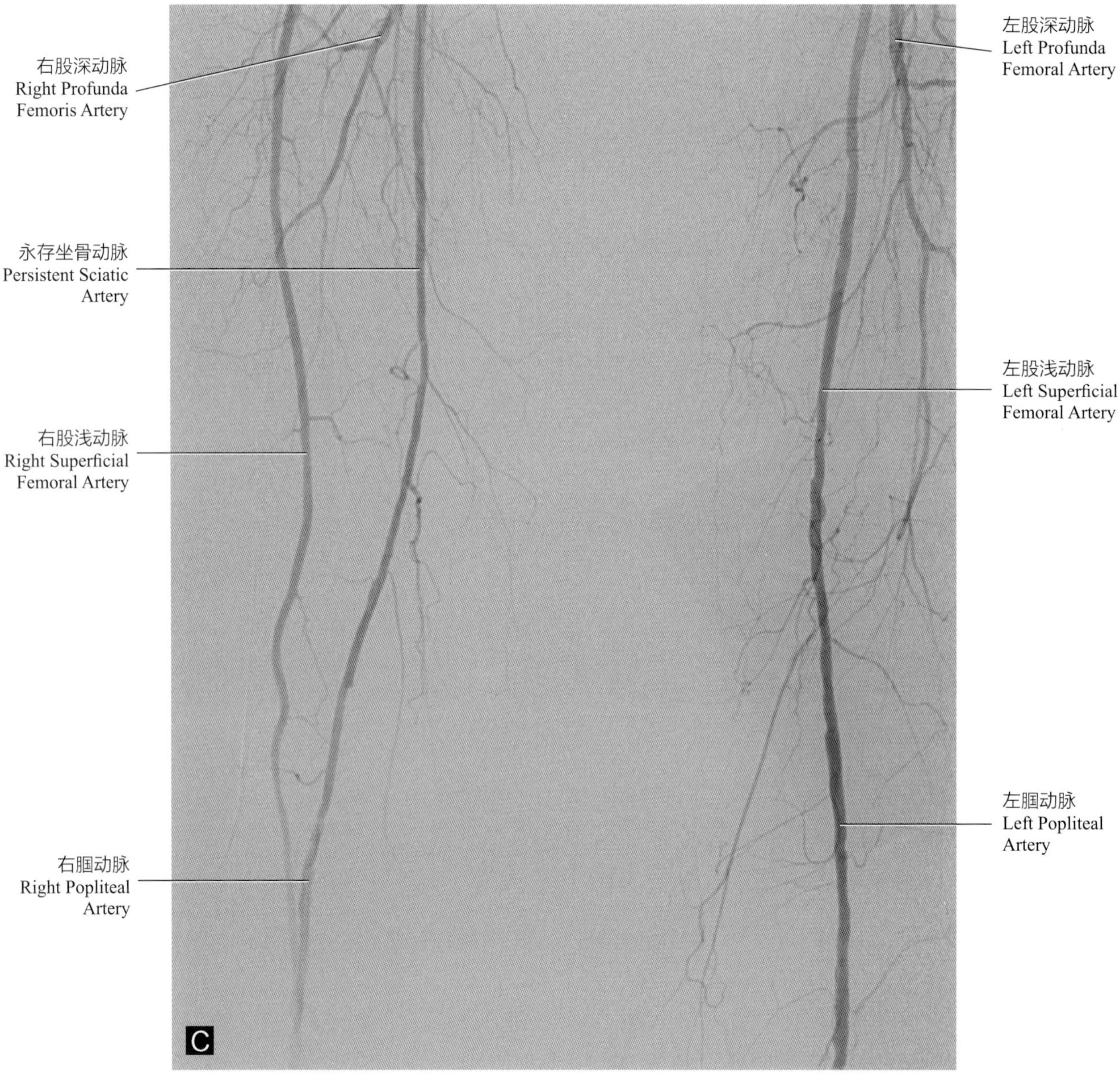

图19.30（续） C. 同一患者的主动脉血管造影。可见供应右下肢的永存坐骨动脉

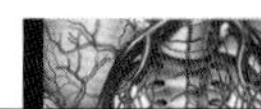

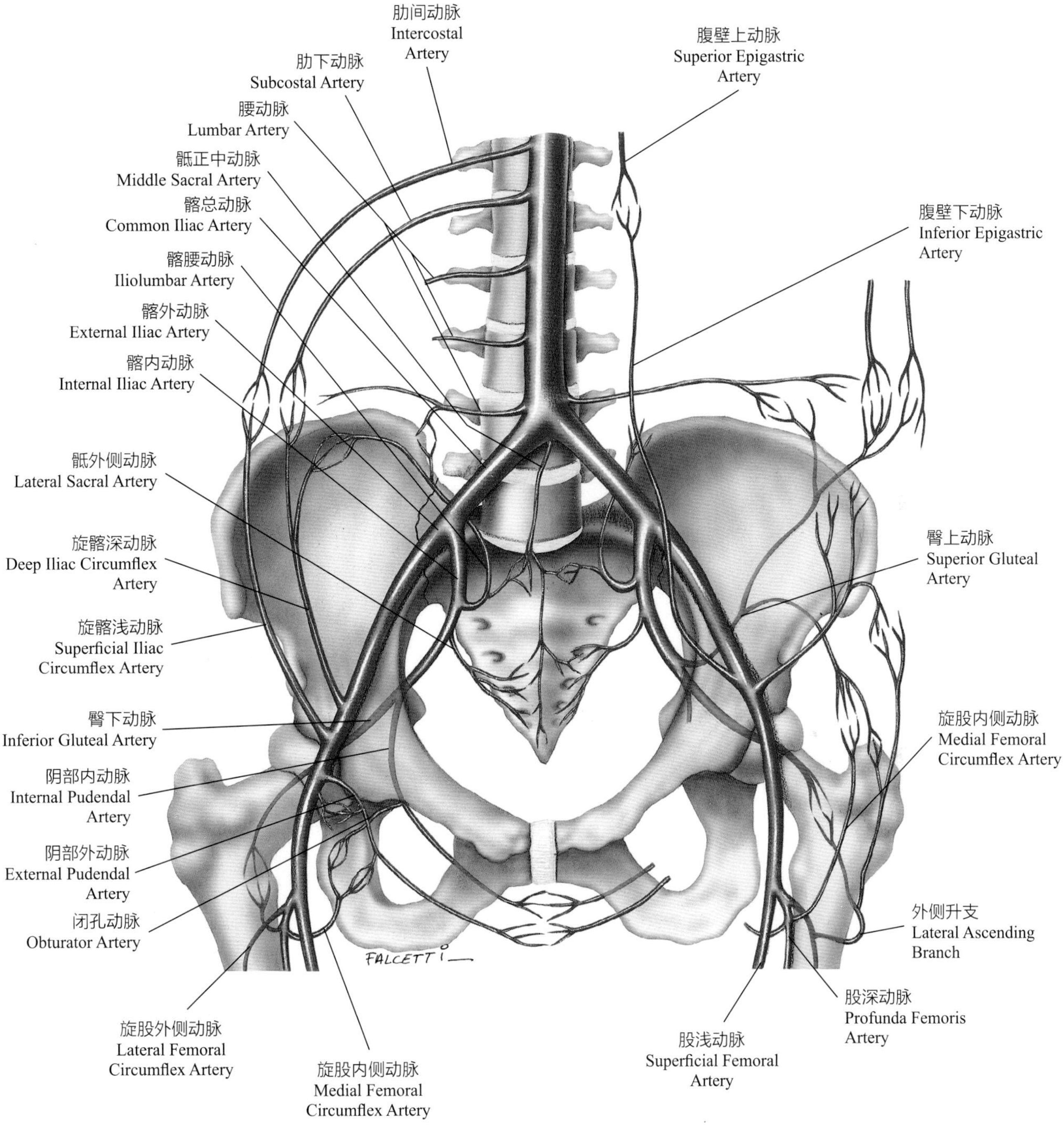

肋间动脉
Intercostal Artery
腹壁上动脉
Superior Epigastric Artery
肋下动脉
Subcostal Artery
腰动脉
Lumbar Artery
骶正中动脉
Middle Sacral Artery
髂总动脉
Common Iliac Artery
腹壁下动脉
Inferior Epigastric Artery
髂腰动脉
Iliolumbar Artery
髂外动脉
External Iliac Artery
髂内动脉
Internal Iliac Artery
骶外侧动脉
Lateral Sacral Artery
旋髂深动脉
Deep Iliac Circumflex Artery
臀上动脉
Superior Gluteal Artery
旋髂浅动脉
Superficial Iliac Circumflex Artery
臀下动脉
Inferior Gluteal Artery
旋股内侧动脉
Medial Femoral Circumflex Artery
阴部内动脉
Internal Pudendal Artery
阴部外动脉
External Pudendal Artery
闭孔动脉
Obturator Artery
外侧升支
Lateral Ascending Branch
FALCETTI
股深动脉
Profunda Femoris Artery
旋股外侧动脉
Lateral Femoral Circumflex Artery
股浅动脉
Superficial Femoral Artery
旋股内侧动脉
Medial Femoral Circumflex Artery

图19.31 当发生慢性阻塞性疾病时，腹部和盆腔主要的潜在侧支循环示意图

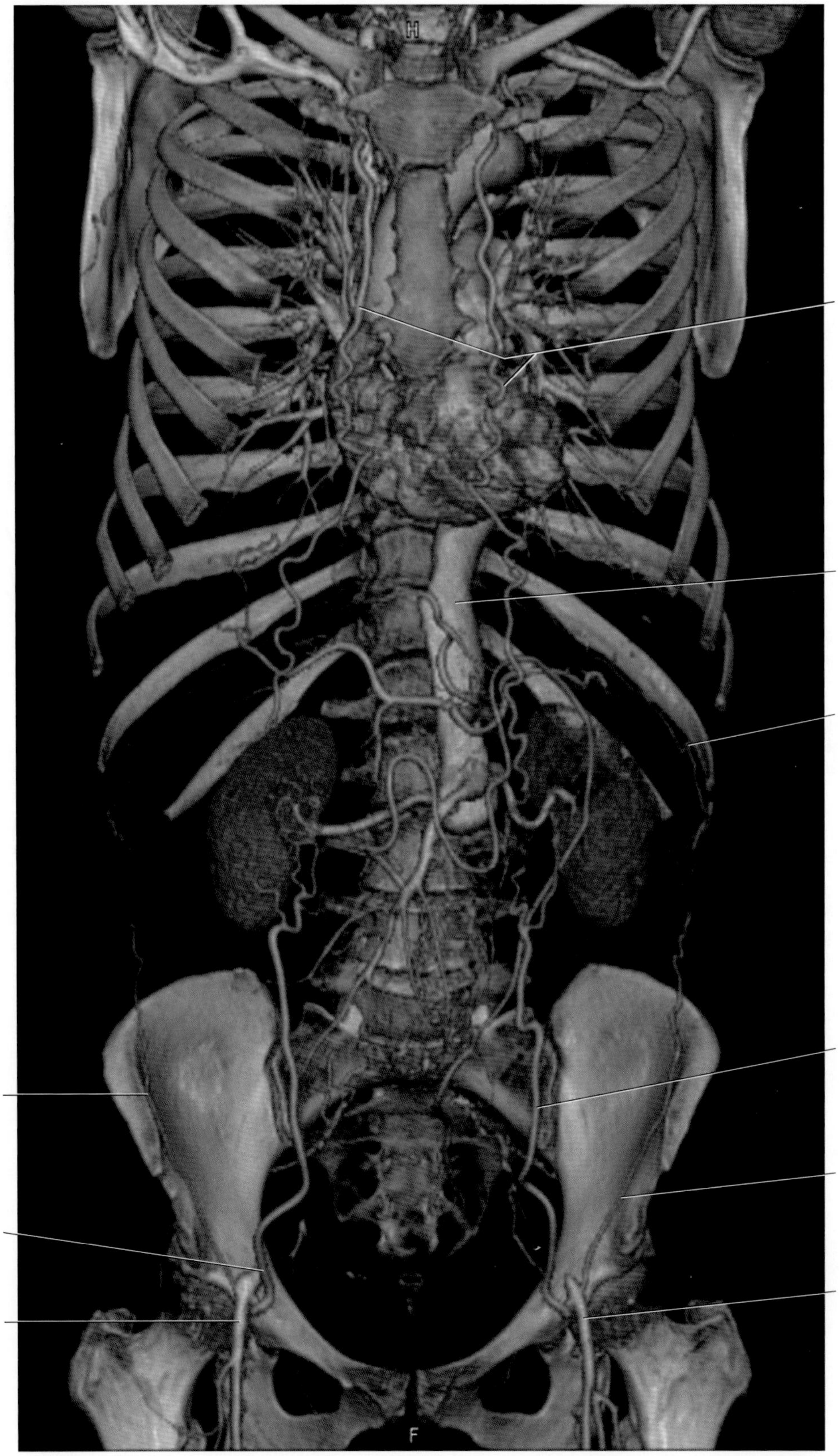

图19.32 胸部和腹部CT血管造影（此图为三维重建的前后位观）。胸腹动脉之间经腹壁上动脉和腹壁下动脉吻合，两个系统间通过网状吻合与股总动脉相连。腹主动脉梗阻导致了侧支循环的形成

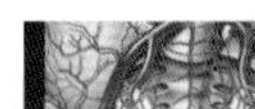

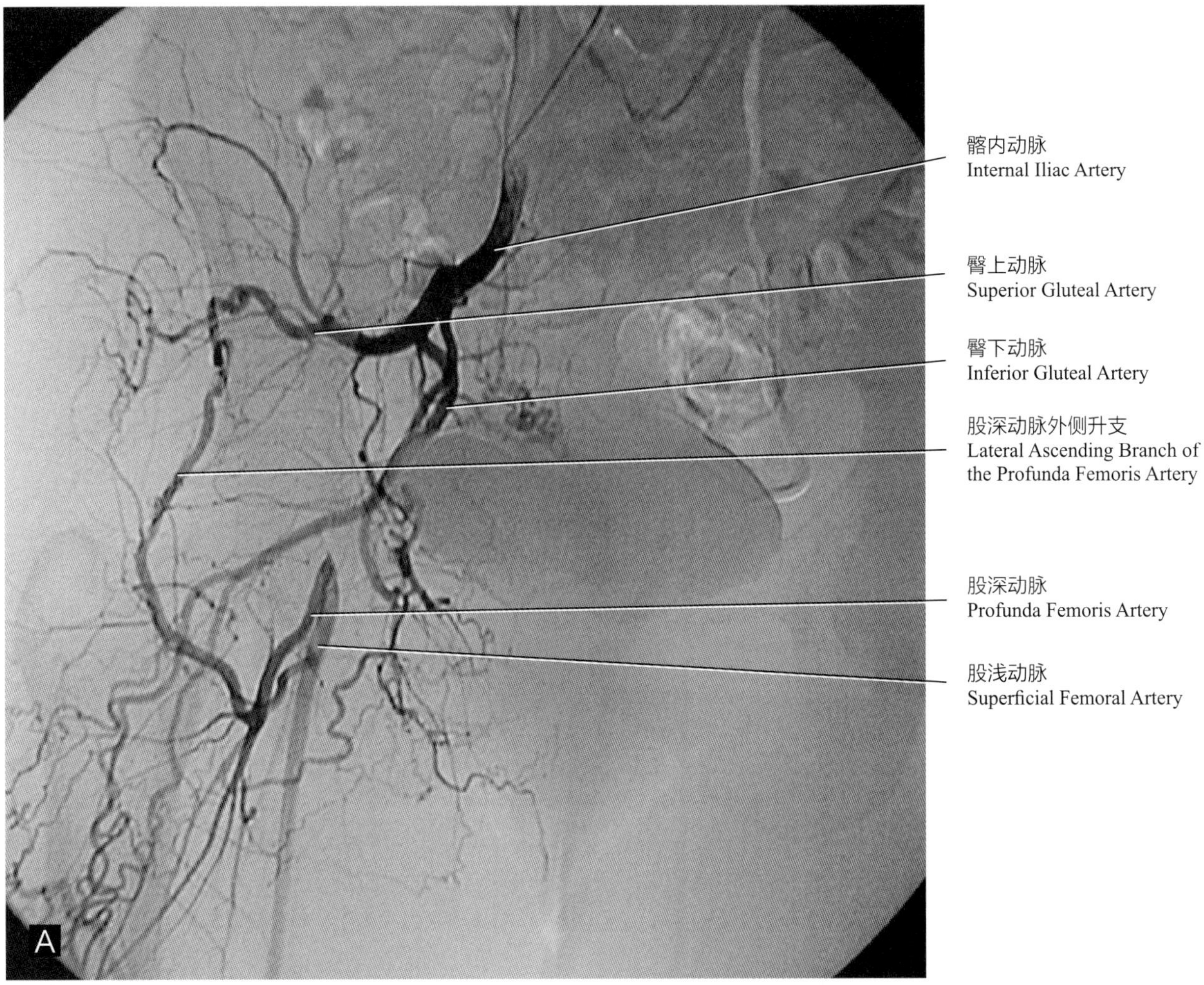

图19.33 A. 右髂外动脉闭塞患者的右髂内动脉前后位血管造影，臀上动脉外侧支与股深动脉外侧升支形成侧支吻合，重建股深动脉和股浅动脉。注意，两个动脉系统之间的连接称为“吻合”

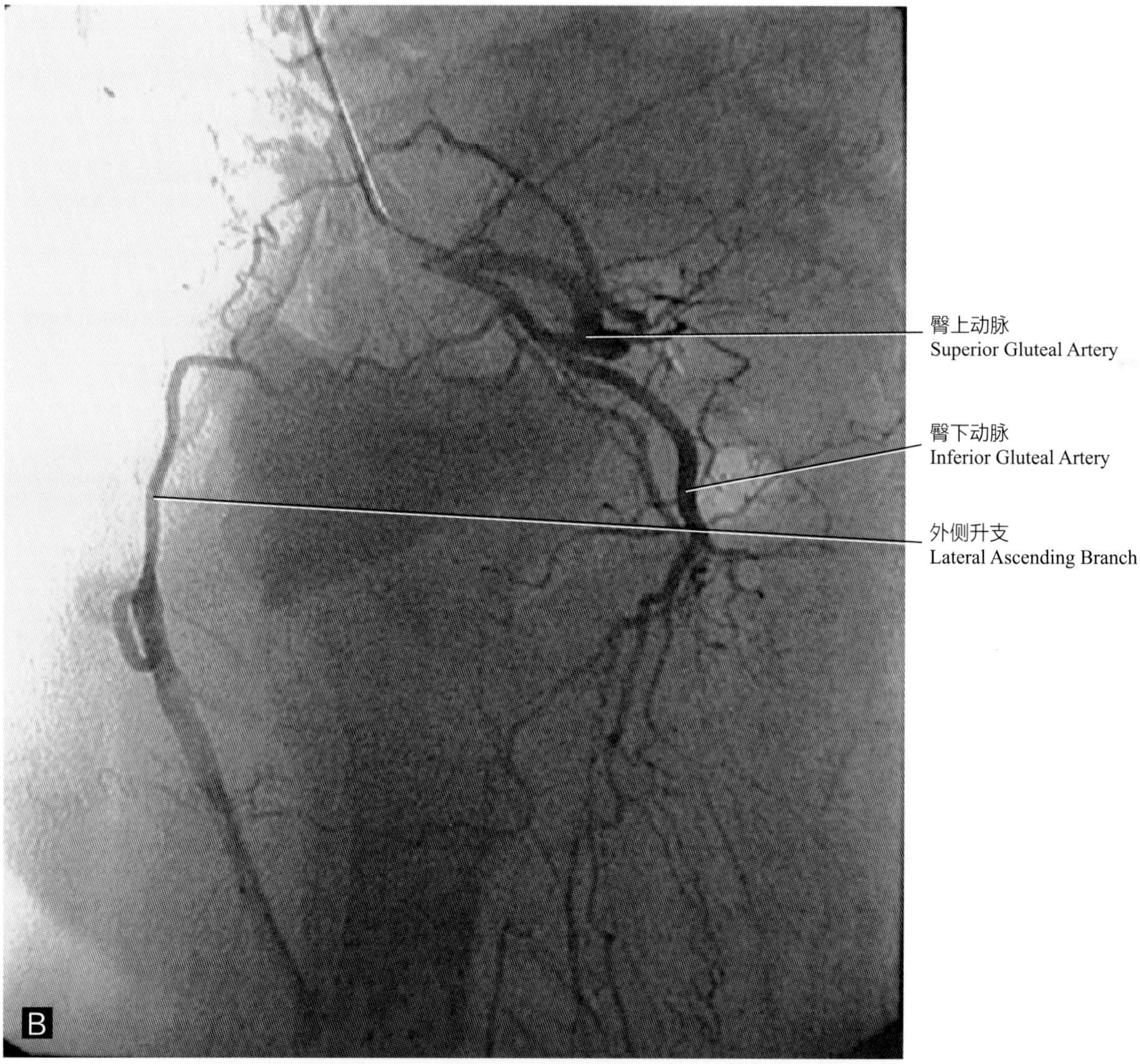

臀上动脉
Superior Gluteal Artery

臀下动脉
Inferior Gluteal Artery

外侧升支
Lateral Ascending Branch

B

图19.33（续）　B. 侧位血管造影显示两个动脉系统之间的连接情况

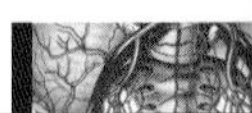

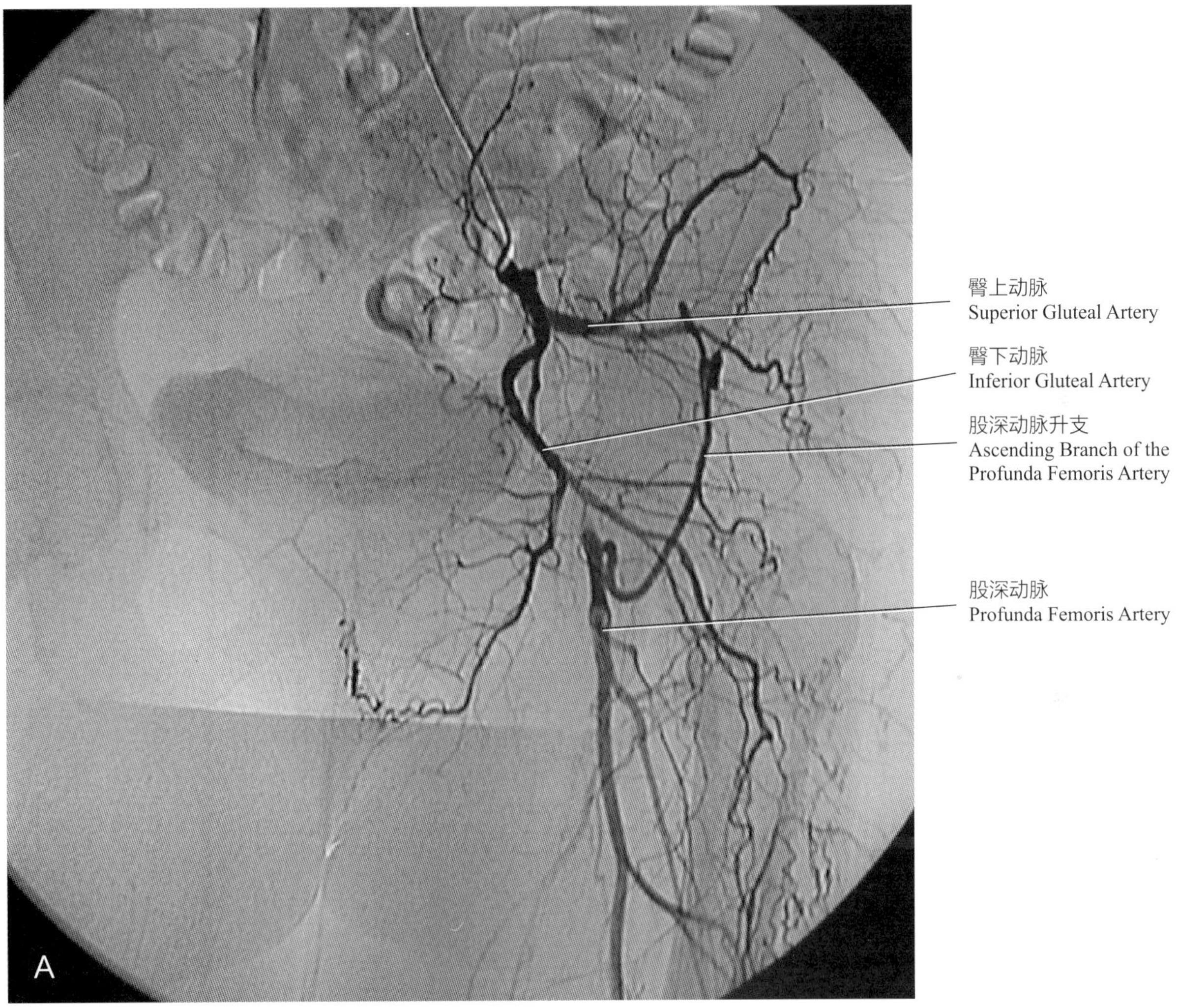

臀上动脉
Superior Gluteal Artery

臀下动脉
Inferior Gluteal Artery

股深动脉升支
Ascending Branch of the
Profunda Femoris Artery

股深动脉
Profunda Femoris Artery

A

图19.34　A. 左髂外动脉闭塞患者的左髂内动脉前后位血管造影，臀上动脉外侧支与股深动脉外侧升支形成侧支吻合，重建股深动脉和股浅动脉。注意，这种连接类型为吻合

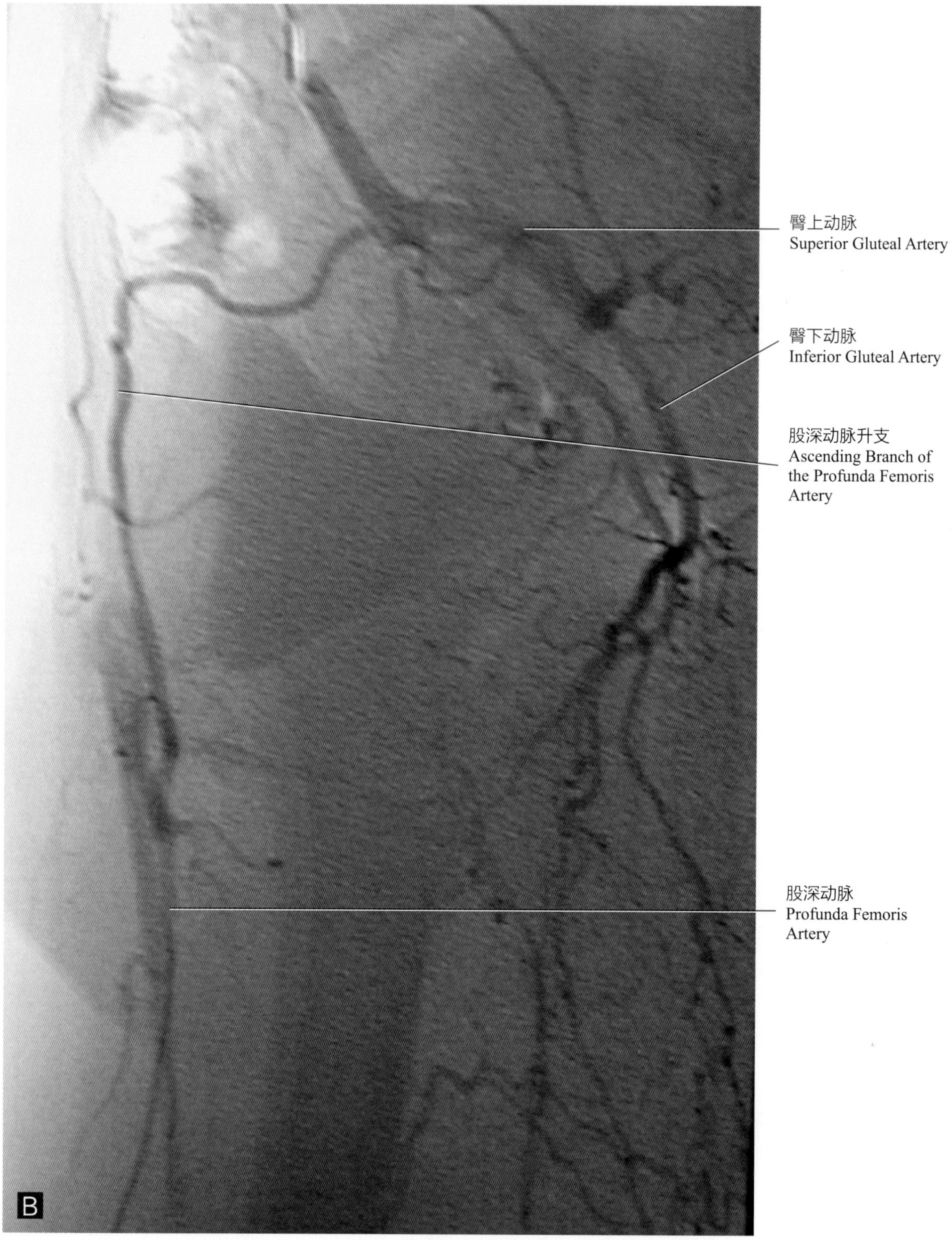

臀上动脉
Superior Gluteal Artery

臀下动脉
Inferior Gluteal Artery

股深动脉升支
Ascending Branch of the Profunda Femoris Artery

股深动脉
Profunda Femoris Artery

B

图19.34（续） B. 侧位血管造影显示两个系统的连接情况

（译者：许立超）

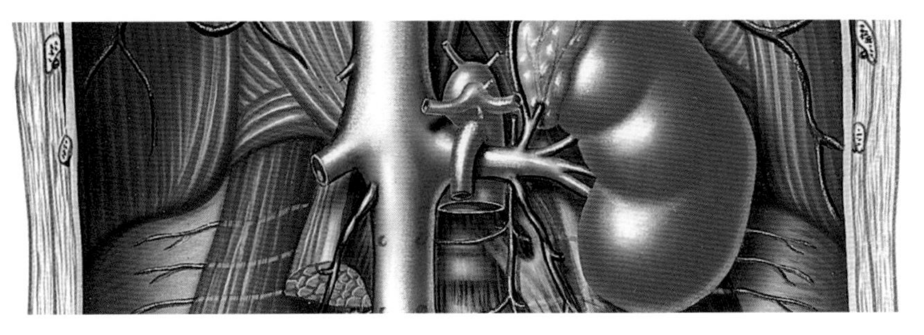

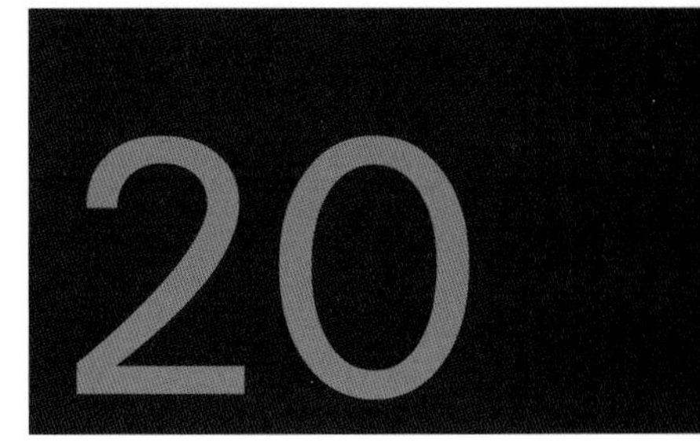

第20章
腹部和盆腔的静脉

盆腔静脉（图 20.1, 20.2）

髂外静脉

髂外静脉是股静脉的延续，起于腹股沟韧带水平，与髂内静脉汇合形成髂总静脉。髂外静脉位于髂动脉的内侧，通常无静脉瓣。

分支

腹壁下静脉

旋髂深静脉

阴部静脉

髂内静脉（图 20.3 ~ 20.5）

髂内静脉由多支静脉在坐骨大孔上部汇合而成，在骶髂关节前与髂外静脉汇合形成髂总静脉。极少数情况下，双侧髂内静脉在髂总静脉汇合处形成共干，合并成为下腔静脉，或引流至对侧的髂总静脉（图 20.4）。

分支

起源于骨盆外的静脉：臀上静脉、臀下静脉、阴部内静脉和闭孔静脉。

起源于骶骨前的静脉：骶外侧静脉。

起源于内脏的静脉和静脉丛：直肠中静脉、直肠静脉丛、前列腺静脉丛、膀胱静脉丛、阴茎静脉、阴茎背静脉、子宫静脉丛和阴道静脉丛。

臀上静脉（图 20.4）

臀上静脉为臀上动脉的并行静脉，其从梨状肌上方经坐骨大孔进入骨盆，汇合成单支后再汇入髂内静脉。

臀下静脉

臀下静脉为臀下动脉的并行静脉，起自大腿近端的后部，与旋股中静脉和第一支穿支静脉吻合，经坐骨大孔下部汇入髂内静脉，并通过臀部穿支静脉与臀浅静脉相连。

阴部内静脉（图 20.6）

阴部内静脉为阴部内动脉的并行静脉，起自前列腺静脉丛，止于髂内静脉，接收来自阴茎球、阴囊（或阴唇）和直肠下静脉的血液。阴茎背深静

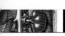

脉止于前列腺静脉丛，并通过该静脉丛与阴部内静脉相连。

闭孔静脉

闭孔静脉起源于内收肌的近端区域，经闭孔进入骨盆，在腹膜后从输尿管与髂内动脉间穿过，汇入髂内静脉。

骶外侧静脉（图 20.1，20.3，20.4）

骶外侧静脉与骶外侧动脉伴行，并通过骶静脉丛相互沟通。

直肠中静脉

该静脉起自直肠静脉丛，接受来自膀胱、前列腺和精囊的血液。

直肠静脉丛（详见本书第 18 章，图 18.126，18.127，18.132）

直肠静脉丛环绕直肠，前端与男性的膀胱静脉丛和女性的子宫阴道静脉丛相沟通。位于直肠和肛管上皮下者为直肠内静脉丛，位于肌层外者为直肠外静脉丛。在直肠与肛管的交界处，直肠内静脉丛形成纵向膨大，左侧、右前外侧和右后外侧部分最明显，易因曲张而形成内痔。直肠内静脉丛的血液主要流向直肠上静脉，但与直肠外静脉丛有广泛的交通。

下部的直肠外静脉丛经阴部内静脉的分支——直肠下静脉引流；中部的直肠外静脉丛经髂内静脉的分支——直肠中静脉引流；直肠上静脉是肠系膜下静脉的起始静脉，引流直肠外静脉丛上部的血液。位于表皮下的直肠外静脉丛可形成血栓，并发展成外痔。直肠静脉丛与髂内静脉和肠系膜下静脉间存在广泛的吻合，建立门静脉和腔静脉间的沟通。

前列腺静脉丛

前列腺前静脉丛由深、浅两个静脉丛组成。深静脉丛就是 Santorini 静脉丛。前列腺前静脉丛起源于阴茎背深静脉，该静脉在 Buck 筋膜下离开阴茎，经耻骨联合下方进入骨盆，然后分成 3 条主要的分支——浅支和左、右深静脉丛（图 20.5，20.7）。浅支位于中央，耻骨 – 前列腺韧带间的耻骨后脂肪组织内，分布于膀胱颈部和前列腺（图 20.8，20.9），该静脉常发出交通支，越过膀胱，进入盆内筋膜（图 20.8）。在 80% 的病例中，该静脉为单根血管，在其余 20% 的病例中，该静脉或早或晚地分成两支。在 10% 的病例中，该浅静脉会成对出现或有其他的解剖变异，在 10% 的病例中，该浅静脉缺如。

外侧静脉丛（深静脉丛）在内脏或前列腺前筋膜下向后外侧走行（图 20.10 ~ 20.12），与髂内静脉通过阴部静脉、闭孔静脉和膀胱静脉丛自由交通。在人体标本中，打开盆内筋膜及其左、右韧带后才能观察到该深静脉丛，后者连接前列腺与耻骨背侧（即耻骨前列腺韧带）（图 20.10 ~ 20.12）。

外侧静脉丛（深静脉丛）与其他盆腔静脉丛存在自然吻合，任何耻骨后手术过程中导致的组织结构损伤均可引起大量出血。另外，前列腺周围静脉丛与脊柱旁静脉丛（又称 Batson 静脉丛）相互交通，骨转移是前列腺癌血行转移的最常见形式，最常见的转移部位包括骨盆、腰椎、股骨、胸椎和肋骨。

膀胱静脉丛

膀胱静脉丛分布于膀胱下部和前列腺基底部，与男性的前列腺静脉丛和女性的阴道静脉丛相连，由多条膀胱静脉引流至髂内静脉。

阴茎静脉和阴茎背静脉（图 20.13 ~ 20.17）

阴茎静脉包括：阴茎背深静脉和阴茎背浅静脉。阴茎背浅静脉引流阴茎包皮和皮肤的血液，它沿着阴茎长轴纵向走行，流入阴部外静脉，沿途接收由螺旋静脉收集的阴茎海绵体的血液。阴茎背深静脉位于中线，在阴茎纤维鞘下走行，通过螺旋静

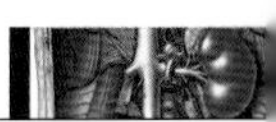

脉收集来自阴茎球和阴茎海绵体的血液，在分出左、右两支后汇入前列腺静脉丛，与阴部内静脉间亦有交通（图 20.11，20.18 ~ 20.24）。阴茎背深静脉在耻骨联合下方有一个静脉瓣。阴茎的浅静脉系统（包括阴茎背浅静脉）经阴部外静脉和隐静脉流入股浅静脉（图 20.25 ~ 20.28）。

阴茎海绵体由被平滑肌和结缔组织包绕的血窦构成，窦壁张力较高。在松弛状态下，血窦腔和动脉的流入受限制，而静脉的流出不受限制；在有神经刺激或海绵窦内注射罂粟碱后勃起时，海绵窦平滑肌松弛，海绵窦扩大，压迫阻断白膜内的外周小静脉，同时动脉的流入阻力下降，直至海绵窦内的压力达到收缩压水平（详见本书第 19 章，图 19.18）。阴茎海绵体脚的血液由海绵体脚的穿静脉引流，汇入阴部内静脉（图 20.13）。

子宫静脉丛

子宫静脉丛沿着阔韧带向两侧延伸，与卵巢静脉丛和阴道静脉丛相交通，经子宫静脉引流，后者是髂内静脉的分支（图 20.29，20.30）。子宫静脉丛常与卵巢静脉沟通。

阴道静脉丛

阴道静脉丛与子宫静脉丛、膀胱静脉丛和直肠静脉丛相连，经阴道静脉引流入髂内静脉。

髂总静脉

髂总静脉起于骶髂关节水平髂内静脉和髂外静脉的汇合点，并斜向上走行，在第 5 腰椎水平，双侧髂总静脉汇合成下腔静脉。右髂总静脉几乎垂直于水平面，而左髂总静脉斜行且较长。左髂总静脉从右髂总动脉的后面穿过，有时会受到压迫。髂总静脉接受髂腰静脉和骶外侧静脉的血液（图 20.1，20.2）。

变异

左髂总静脉可沿着主动脉的左侧上行至左肾静脉水平，从主动脉前方汇入下腔静脉。

骶正中静脉

骶正中静脉在骶骨前方与骶正中动脉伴行，汇成单一静脉后又汇入左髂总静脉或髂总静脉的汇合点（图 20.1，20.4）。

腹部静脉

下腔静脉（图 20.1，20.2，20.31，20.32）

下腔静脉由双侧髂总静脉汇合而成，接受膈肌以下所有组织和腹部器官的血液回流，在腰椎前方、腹主动脉右侧上行。下腔静脉在肝脏水平有一段在肝内，有时完全被肝实质包绕。下腔静脉经膈肌肌腱部进入右心房，在右心房的下后部入口处有一个下腔静脉半月瓣，被称为“下腔静脉瓣（Eustachian 瓣）”（图 20.32）。在该处可见“Eustachian 瓣”覆盖着冠状窦口（详见本书第 14 章）。

变异

胎儿的下腔静脉在形成时期可发生许多畸形。由于髂总静脉的融合失败，下腔静脉可能被多条静脉替代，左侧持续存在纵向的心上静脉或心下静脉。下腔静脉也可能完全转位至主动脉的左侧。

侧支循环

下腔静脉形成血栓、发育不全或发生梗阻时，浅静脉网或深静脉网间形成丰富的侧支以帮助回流。浅静脉系统包括上腹部静脉、旋髂静脉、胸外侧静脉、胸腹静脉、胸内静脉、肋间后静脉、阴部外静脉和腰椎吻合静脉。深静脉系统包括奇静脉、半奇静脉和腰静脉。椎静脉丛（包括 Batson 静脉丛）也参与侧支循环（图 20.33，20.34）。

分支

腰静脉
腰升静脉
性腺静脉
肾静脉
肾上腺静脉
膈下静脉

腰静脉

腰静脉有 4 对，引流腰肌和腹壁皮肤处的血液。腰静脉也引流椎静脉丛的血液，并与腰升静脉相连。左腰静脉较长，从腹主动脉后方穿过。第 1 和第 2 腰静脉可汇入下腔静脉、腰升静脉或奇静脉（图 20.1，20.33，20.35）。

腰升静脉

腰升静脉起源于髂总静脉，使髂总静脉与髂腰静脉和腰静脉相连。腰升静脉在腰大肌后方、脊柱横突前方上行，与肋下静脉汇合，并转向内侧，在右侧形成奇静脉，在左侧形成半奇静脉（图 20.35）。

性腺静脉（图 20.36，20.37）

睾丸静脉起源于睾丸后部，引流附睾血液形成蔓状静脉丛，在输精管前方沿精索走行，穿过腹股沟环和腹股沟管，在腹膜后输尿管旁、腰大肌前方上升，多条静脉在两侧的睾丸动脉旁走行，且有丰富的侧支和吻合。左睾丸静脉汇成一条单根静脉，呈直角汇入左肾静脉；右睾丸静脉也汇成一条单根静脉，且锐角汇入右肾静脉下方的下腔静脉。睾丸静脉有多个静脉瓣，发生功能障碍时可导致睾丸精索静脉曲张，左侧多见。

卵巢静脉是起源于子宫阔韧带的静脉丛，该静脉丛与子宫静脉丛相交通。两侧卵巢静脉与卵巢动脉伴行，右侧开口于下腔静脉，左侧开口于左肾静脉。卵巢静脉中有静脉瓣，瓣膜关闭不全可引起盆腔静脉曲张（图 20.20，20.36，20.37）。

肾静脉

肾内静脉：与动脉节段性供血不同，整个静脉系统的回流是相互沟通的。但肾静脉系统有些相对恒定的解剖学特征，行血管造影术时应注意。

研究资料：对 26 例新鲜人体标本（死因与泌尿系统无关）的 52 个肾脏的收集系统和肾内静脉进行三维铸型。

根据先前描述的方法，将蓝色的聚酯树脂（约 15 ml）注入肾静脉主干以充盈静脉树，将黄色的聚酯树脂（约 5 ml）注入输尿管以充盈收集系统。

结果：肾内静脉间呈丰富的自由吻合，肾皮质的小静脉（又称星形静脉）汇入小叶间静脉，并形成一系列的弓形结构（图 20.38，20.39），这些弓形结构主要按纵向以拱形排列，通常有 3 个拱形系统在不同水平形成吻合：星形静脉间吻合（更外周），弓状静脉间吻合（肾锥体基底部），以及叶间（圆锥间）静脉吻合（近肾窦区）（图 20.38，20.39）。这些吻合从外周到中心分别被命名为一级吻合、二级吻合和三级吻合（图 20.40）。

在肾盏颈部周围有大的吻合静脉（衣领样吻合），该吻合是肾脏后半部分的引流静脉穿过肾小盏颈部与前主干汇合时形成的（图 20.41）。肾脏内也有水平弓绕过肾小盏连接肾脏的前、后静脉及纵向拱形系统（图 20.42）。拱形静脉在纵向和水平方向上相互连接形成较大的静脉，再汇合成大的静脉

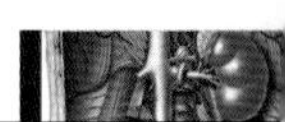

干，这些静脉向肾门汇拢，形成主肾静脉，最后注入下腔静脉。

在一组有 52 个铸型肾脏的研究中，由 3 条静脉干汇成主肾静脉者占 53.8%（28/52），由 2 条静脉汇成主肾静脉者占 28.8%（15/52）（图 20.43），由 4 条（15.4%，8/52）或 5 条（1.9%，1/52）静脉干汇成主肾静脉者较少见。

背侧肾脏：在 52 个铸型肾脏中，36 个（69.2%）有一条后侧（盂后）静脉从肾集合系统后面注入肾静脉或直接汇入下腔静脉。25 个（48.1%）盂后静脉紧邻上部圆锥或肾盂与肾上盏的移行处（图 20.44A）。另外的 11 个（21.1%）中盂后静脉从肾盂中部的后面绕过（图 20.44B）。16 个（30.8%）无盂后静脉，引流肾后部的静脉向前走行汇入肾静脉的前干（图 20.44C）。

与肾盂输尿管移行部的关系：在 52 个铸型肾脏中，有 21 个（40.4%）的肾静脉重要分支毗邻肾盂输尿管移行处（图 20.45A），肾盂输尿管移行处前方和后方同时有一条静脉经过（图 20.46）。另外的 31（59.6%）个中，肾盂输尿管移行处的前方和后方均无静脉毗邻（图 20.45B）。

肾外静脉：多数情况下，肾静脉由 2 支（53.8%）或 3 支（28.8%）肾内静脉干汇合而成。少数情况下，肾静脉由 4 支（15.4%）或 5 支（1.9%）汇合而成。出肾门后，两侧肾静脉均注入下腔静脉。左肾静脉比右肾静脉更长，且汇入下腔静脉的位置也更高。左肾静脉在腹主动脉前方绕过，位于肠系膜上动脉根部的下方。

右肾静脉无其他分支，而左肾静脉引流区域更广泛，通常收集左肾上腺静脉、左膈下静脉、左性腺静脉和左第 2 腰静脉的回流。肾静脉的解剖变异比肾动脉少见，多发生于右侧（图 20.47）。肾静脉可走行于腹主动脉的后方（主动脉后肾静脉），偶可分为前、后两支环绕腹主动脉。当存在单一的左主动脉后肾静脉时，其汇入下腔静脉的位置常比走行于前方的汇入位置更低。

研究资料：44 例经福尔马林固定的人体标本（死因与泌尿系统病无关，有男性也有女性），共 88 个原位肾外静脉。

结果：被分析的 44 个左肾均只有一条左肾静脉。3 个右肾有两条肾静脉注入下腔静脉（占所有右肾的 7.0% 或两肾总数的 3.5%），其中有 1 个右肾的两条静脉直径相似，下方的静脉略粗，另外 2 个右肾下方的静脉直径小于上方静脉的 50%。

肾包膜和肾周静脉：肾脏周围有丰富的静脉网引流肾包膜血液，并与肾内静脉系统间有丰富的吻合。肾周静脉引流入性腺静脉、膈下静脉和肾上腺静脉，与左肾静脉干和输尿管静脉有直接交通（图 20.1，20.47）。

肾上腺静脉

每侧只有一条肾上腺静脉（详见本书第 18 章，图 18.140）从肾门引出，右肾上腺静脉细而短，直接平行开口于右肾静脉上方的下腔静脉后外侧（图 20.48 ~ 20.50）。左肾上腺静脉较粗且长，从肾上腺下行至胰体后方，开口于左肾静脉，在距下腔静脉 1 cm 处连接左膈下静脉（图 20.50 ~ 20.52）。

血管造影时下组肝静脉可被误诊为右肾上腺静脉（图 20.53）。右肾上腺静脉偶可引流下组肝静脉的一小支。

膈下静脉

膈下静脉在膈面下与膈下动脉伴行分布，右膈下静脉在肝静脉上方或与肝右静脉一起注入下腔静脉。左膈下静脉常为两支，一支单独或与左肝静脉一起开口于下腔静脉，而另一支可汇入左肾上腺静脉或左肾静脉（图 20.54）（详见本书第 18 章，图 18.138，18.139）。

肝静脉和门静脉系统

肝静脉
- 肝静脉的分布
- 肝静脉的变异
- 静脉侧支通路

门静脉
- 胃右静脉
- 胃左静脉
- 脐旁静脉
- 胆囊静脉

脾静脉
- 胃短静脉
- 胃网膜左静脉
- 胰静脉
- 肠系膜下静脉
- 直肠上静脉
- 乙状结肠静脉
- 左结肠静脉

肠系膜上静脉
- 空肠和回肠静脉
- 回结肠静脉
- 右结肠静脉
- 中结肠静脉
- 胃网膜右静脉
- 胰十二指肠静脉

门静脉与体循环静脉之间的吻合

胰静脉系统

肝静脉

肝静脉的分布

肝静脉引流肝实质的血液，起自肝脏小叶间静脉，引流小叶内血窦的血液。根据经典的描述，肝窦小叶下静脉引流入肝静脉。肝静脉无静脉瓣，与肝组织紧邻。

3 条静脉主干在肝的后上顶部引流入下腔静脉，另有一条独立的静脉引流肝尾状叶的血流（图 20.55 ~ 20.57）。通常所说的上组静脉包括相对较大的肝右静脉、肝中静脉、肝左静脉和较小的尾状叶静脉，它们均有不同的引流区域（图 20.55 ~ 20.58）。

肝右静脉走行于右肝裂间，将右肝分为前叶和后叶。肝右静脉引流肝右前叶（Ⅴ段和Ⅷ段）及右后叶（Ⅵ段和Ⅷ段）的血液（图 20.55）。

在 25 个肝标本中，有 16 个肝仅有一条较粗的肝右静脉接受肝右叶各段回流的血液（图 20.59 ~ 20.64）。肝右静脉与门静脉主干的分叉、门静脉右支之间关系密切（图 20.65）。在肝外，门静脉绕过下腔静脉，肠系膜上静脉与下腔静脉相对平行地走行（图 20.66）。

有 2 例肝Ⅷ段静脉较粗大，在近下腔静脉水平汇入肝右静脉。1 例存在两条肝右静脉，它们大小相似且平行地走行。2 例肝右静脉有一条长约 1 cm 的短干，后分成两条平行的静脉。6 例肝存在副肝右静脉，与静脉主干平行，位于门静脉分叉的后方。2 例肝右静脉明显发育不全。在一组包括 60 例肝脏的研究中，1.6% 的肝脏有 3 支肝右静脉，最前面的一支位于门静脉分叉和门静脉右前支的前方（图 20.67）。

从肝右静脉前部（距离下腔静脉 1 cm 处）向门静脉分叉的后部引一条线，这条线的长度为 2.7 ~ 5.4 cm，平均为 4.41 cm。在有两支肝右静脉的病例中，从内侧支进行测量，这条线的长度约为 1.8 cm，从外侧支测量，这条线的长度约为 4.2 cm。

副肝右静脉与门静脉离得很近（图 20.60 ~

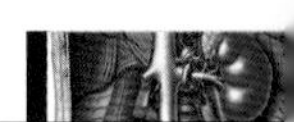

20.62）。从副肝右静脉前部（距离下腔静脉 1 cm 处）到门静脉分叉的距离为 2.2 ～ 4.3 cm，平均为 3.1 cm（图 20.65，20.66）。

肝中静脉位于肝正中裂内，将肝分为左、右两叶，主要引流左肝内侧段（Ⅳ）的血液，但通常也接受一支来自肝右叶（Ⅴ）且向肝左叶走行的静脉分支。肝中静脉与肝左静脉形成单一静脉干汇入下腔静脉的前外侧壁。

在一组有 25 例病例的研究中，所有病例均仅有一条肝中静脉，肝中静脉直接汇入下腔静脉者占 20%，而与肝左静脉形成共干者占 80%。

从肝中静脉下部（距离下腔静脉 1 cm 处）向门静脉分叉的后上部（门静脉左主干）引一条线，这条线的长度为 2.4 ～ 4.5 cm，平均约 3.9 cm（图 20.67）。

肝左静脉部分走行于肝动脉韧带裂内及肝左段间裂内，位于肝左叶的第Ⅱ、Ⅲ段之间，一般接受左外叶（第Ⅱ、Ⅲ段）的血液回流，但也接收第Ⅳ段的血液回流（图 20.68）。肝左静脉总是位于左门静脉的前方。

肝尾状叶静脉是下腔静脉的一个独立分支，与 3 条主肝静脉相比，其在下腔静脉的开口更低（图 20.57）。

下组肝静脉较小，数量较多，直接将肝右叶及尾状叶的血液引流至下腔静脉。

肝静脉的变异

肝脏中可有数条大的副肝静脉引流肝左叶上部和肝右叶上部的血液，并在近下腔静脉入口处汇入肝静脉。还可有几条副静脉引流不被肝左静脉、肝中静脉和肝右静脉引流的区域，最后汇入肝左静脉、肝中静脉或肝右静脉（图 20.61）。

副肝静脉也可见于下组肝静脉，引流不同量的肝右叶实质的血液，其发生率可达 15%（图 20.69）。

静脉侧支通路

当肝静脉或下腔静脉的肝上段发生梗阻时，可形成数条侧支通路，主要有以下 3 种类型。

1. 肝外型

肝包膜与腹膜后静脉和肋间静脉之间的侧支形成（图 20.70）。

2. 肝内叶间型

从静脉梗阻的肝段到邻近开放的肝静脉间的侧支形成（图 20.69，20.71）。

3. 不确定型（“蜘蛛网”征）

静脉造影显示从梗阻静脉向四周发出细小的和（或）杂乱的侧支血管网，无固定的流向（图 20.72）。

门静脉

门静脉长 7 ～ 8 cm，其主要功能是将腹腔脏器的血液运向肝。与肝动脉一样，在肝内，门静脉遵循肝段的模式逐级分支，到达肝窦，进行血液交换后，通过肝静脉引流入下腔静脉。成人门静脉内无瓣膜。门静脉起于脾静脉和肠系膜上静脉的汇合处，在胰头后方和下腔静脉的前方走行，经小网膜在小网膜孔的前方到达肝。（图 20.55，20.73 ～ 20.79）。在小网膜和肝门部，门静脉位于胆管和肝动脉的后方，胆管位于外侧，而肝动脉位于内侧，三者平行走行（图 20.80）。

在肝门部，门静脉分成左、右两支。门静脉右支在接收胆囊静脉的血液后进入肝右叶，发出分支分别进入肝右叶的 4 个肝段（第Ⅴ、Ⅵ、Ⅶ、Ⅷ段），在部分病例中，门静脉右支还发出分支进入肝尾状叶（Ⅰ段）。门静脉左支进入肝右叶，其相对较长，但直径较小，发出的分支进入肝左叶的 4 个肝段（第Ⅰ、Ⅳ、Ⅱ、Ⅲ段）（图 20.55，20.81，20.82）。在肝左叶，门静脉还接收来自脐旁静脉和圆韧带（残存闭锁的左脐静脉）的血液。它与下腔静脉还通过左静脉韧带（残留的闭锁静脉导管）相连接。

门静脉分叉的解剖

门静脉分叉的解剖是可变的，有 25% 的门静脉分叉位于肝外（图 20.83）。在一组有 24 个肝标本的研究中，门静脉均表现为短而薄的右支和较长的左支。几乎在每一个标本中都可见到尾状叶分支起自门静脉分叉或距左主干起点约 1 cm 处（图 20.82）。有一例肝的门静脉分叉存在变异，门静脉主干分出一支较大的左干和一支较小的右干，左干进而分出一支真正的门静脉左支和供应肝右叶第Ⅴ、Ⅷ段的分支。

其中一例的肝动脉从门静脉主干起始部的后方进入肝的第Ⅴ、Ⅷ段，并与供应肝后上部第Ⅵ、Ⅶ段的门静脉分支伴行。另一例中，肝动脉分叉较早，位于门静脉分叉的左侧，发出一支较大的前支和另一支小支，从门静脉的后方穿过并沿着门静脉右主干的后上方走行。另一例表现为在门静脉左主干近端 2 cm 处发出一支后动脉支。有 9 例肝右静脉近端 1 cm 处和门静脉分叉之间有动脉和（或）胆管结构（图 20.59 ~ 20.61），胆管和动脉分支都向肝第Ⅷ段或第Ⅵ、Ⅶ段走行，胆管与动脉间关系密切。总体上来说，胆管位于后方，通常胆管及动脉紧邻门静脉主干上方，且前上方更常见。

分支

除脾静脉和肠系膜上静脉分支外，其他分支还包括胃右静脉、胃左静脉、脐旁静脉和胆囊静脉等（图 20.78，20.84）。

胃右静脉

胃右静脉沿着胃小弯向右侧走行，引流胃壁的血液，最后汇入门静脉，胃右静脉与胃左静脉吻合形成一个环路（图 20.85）。

胃左静脉（冠状静脉）

胃左静脉引流胃小弯处的血流，经肝胃韧带汇入门静脉，与食管静脉间存在丰富的吻合，是门体分流的重要部位（图 20.86 ~ 20.89）。

脐旁静脉

脐旁静脉为一些数目不等的小静脉，沿着动脉韧带和脐正中韧带走行，将前腹壁的静脉与门静脉的左支相连。脐旁静脉连接着门静脉和腔静脉系统，是门体循环潜在的直接通路（图 20.90）。正常人残存的脐静脉不开放，肝硬化门静脉高压患者的动脉韧带也不开放。

胆囊静脉

胆囊静脉分两种类型。第一种为起源于胆囊表面的静脉，直接进入肝实质或汇入胆管静脉系统的静脉。第二种较少见，为单支或双支胆囊静脉，汇入门静脉右支，一般在 9 点方向汇入。

胆总管经两个相互沟通的静脉丛完成静脉引流（图 20.87, 20.89），这两个静脉丛被称为胆总管外静脉丛和 Petren 胆总管旁静脉丛。胆总管外静脉丛最浅表，为细小的网状静脉丛，通过胆管壁的穿支，与上皮下的静脉丛和壁内的静脉丛沟通。Petren 胆总管旁静脉丛通常在 3 点和 9 点方向形成两条边缘静脉，而在胆管的后方 6 点方向较少出现。

 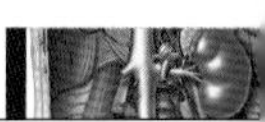

这些静脉与胃的静脉和胰十二指肠后上静脉沟通，并汇合肝脏下部的门静脉，流入肝门部静脉丛，汇入尾状叶和第Ⅳ段肝脏的门静脉分支。门静脉的海绵样改变主要由胆总管外静脉丛和胆总管旁静脉丛的静脉代偿性增粗导致。

门静脉的解剖变异和畸形

门静脉的解剖相对恒定，其解剖变异和发育异常较少见。门静脉的变异多见于门静脉分支的排列不同。胃左静脉可从脾静脉与门静脉的交界处汇入，也可直接汇入脾静脉。肠系膜下静脉可汇入肠系膜上静脉，而高位肠静脉也可直接汇入门静脉。门静脉的畸形多与位置变异相关，如：门静脉位于胰头和十二指肠球部前方；门静脉汇入下腔静脉；肺静脉汇入门静脉；门静脉的先天性狭窄。双支门静脉为一种罕见的变异，也可由梗阻再通导致（图 20.91）。

脾静脉

脾静脉是门静脉的两大分支之一，与肠系膜上静脉汇成门静脉。脾静脉较粗大，直径约为 1 cm，接近门静脉处更粗。正常情况下，脾静脉的走行相对较直，但在门静脉高压时可异常迂曲。一项包含 50 例标本的研究发现，脾静脉主干由 2 支分支汇成者占 76%，由 3 支分支汇成者占 20%，由 4 支分支汇成者占 4%。脾被静脉分为数目不等的脾段，脾静脉系统腔内铸型显示这些脾段是完全独立的（图 20.92，20.93）。脾静脉起于脾门，沿着胰尾和胰体的后方从左向右走行，沿途接收来自胰腺的静脉分支。

在 80.6% 的病例中，脾门静脉与脾门动脉在数目与走行上一致，而在 19.4% 的病例中无相关性。25 例注入聚酯树脂的标本分析显示存在 2 个静脉性脾段者占 85.0%，存在 3 个静脉性脾段者占 11.0%。脾静脉的分段和脾动脉的分段亦存在一致性，其中每一支脾小梁动脉对应一支脾小梁静脉。静脉性脾段在静脉循环或动脉循环上完全独立（图 20.92，20.93）。

分支

胃短静脉：有 4 ~ 5 支胃短静脉，引流胃底和部分胃大弯的血液，汇入脾静脉或其大分支。胃短静脉与食管下部静脉存在吻合，门静脉高压时可明显增大，血流逆行（图 20.86，20.94，20.95）。

胃网膜左静脉：该静脉沿着胃大弯从右向左走行，引流相应胃壁及大网膜的血液，汇入脾静脉的起始部（图 20.94，20.95）。

胰腺静脉：胰腺静脉引流胰腺的体部和尾部，数目不一，既可呈细小支直接进入脾静脉，也可由小分支汇合形成较粗而少的静脉汇入脾静脉。关于胰腺静脉的详细介绍请参见后文。

肠系膜下静脉（图 20.96）：肠系膜下静脉的分支包括直肠上静脉、乙状结肠静脉和左结肠静脉，它们分别引流直肠、乙状结肠和左结肠中的血液，在胰体后方靠近肠系膜上静脉汇合处汇入脾静脉。偶见汇入脾静脉与肠系膜上静脉的汇合处，有时也汇入肠系膜上静脉。

直肠上静脉：肠系膜下静脉起自直肠上静脉，通过直肠静脉丛，与直肠中静脉和直肠下静脉沟通。它自腹膜后向上走行，接收乙状结肠静脉和左结肠静脉的血液。左结肠静脉与中结肠静脉在结肠左曲相连。

肠系膜上静脉

肠系膜上静脉是门静脉的最大分支，引流小

肠、盲肠、升结肠和横结肠的血液进入门静脉循环，经过胰头和十二指肠水平部的后方、下腔静脉的前方与脾静脉汇合，形成门静脉。肠系膜上静脉起于末端回肠静脉、盲肠静脉和阑尾静脉等分支的汇合，沿途接收数个其他静脉分支的血液（图 20.97 ~ 20.99）。

分支

空肠静脉和回肠静脉：占肠系膜上静脉分支的绝大部分，以相应动脉的名称命名，呈弓形分布，位于肠系膜上静脉的左侧，起自十二指肠空肠交界处，下至回盲肠交界处的回结肠静脉。第一支（有时还有第二支）空肠静脉接收胰十二指肠下静脉的血液，呈单一干或双支（图 20.100 ~ 20.102）。

回结肠静脉：由盲肠前静脉、盲肠后静脉、阑尾静脉、末端回肠静脉和结肠静脉组成，在右侧汇入肠系膜上静脉，与回肠静脉和右结肠静脉自由吻合（图 20.100）。

右结肠静脉：引流右侧结肠的血液，起于右侧结肠壁数个静脉弓的汇合及缘静脉，与回结肠静脉和中结肠静脉吻合。该静脉位于腹膜后方，跨过十二指肠水平部汇入肠系膜上静脉（图 20.97）。

中结肠静脉：有左、右两个分支，引流横结肠中的血液。右侧中结肠静脉与右结肠静脉吻合，左侧中结肠静脉与左结肠静脉（肠系膜下静脉分支）在结肠左曲处吻合。多数情况下，中结肠静脉经胃结肠干汇入肠系膜上静脉，但也可直接汇入肠系膜上静脉。

胃网膜右静脉：引流大网膜、胃体远端和胃窦中的血液。该静脉较长，沿着胃大弯从左向右走行。与胃网膜左静脉存在吻合，当脾静脉发生梗阻时，该静脉是引流脾内血液的重要侧支通路。胃网膜右静脉与中结肠静脉和胰十二指肠前静脉汇合成胃结肠干，汇入肠系膜上静脉，偶可直接汇入肠系膜上静脉（图 20.103，20.104）。

胰十二指肠静脉：引流胰头和十二指肠壁中的血液，其解剖结构与胰十二指肠相似。胰十二指肠上、下静脉间形成胰十二指肠前、后静脉弓。十二指肠后上静脉汇入门静脉，十二指肠前上静脉汇入胃结肠干，而十二指肠前下静脉和十二指肠后下静脉经第 1 空肠静脉汇入肠系膜上静脉（图 20.105）。

门静脉与体循环静脉之间的吻合

当门静脉发生梗阻或肝脏疾病导致门静脉高压时，门静脉与体循环静脉间的侧支吻合可开放，使门静脉血液流向体循环（图 20.106）。

门体侧支循环主要有 4 组。

Ⅰ组

位于保护性黏膜上皮毗邻吸收性黏膜上皮结合部。

ⅠA 组

在胃的贲门部，门静脉系统的胃左静脉、胃短静脉与肋间静脉、膈－食管静脉和奇静脉分支等吻合，形成食管胃底静脉曲张。

ⅠB 组

在肛门部，肠系膜下静脉（门静脉系统）的分支直肠上静脉与下腔静脉系统的直肠中、下静脉吻合，形成痔。

Ⅱ组

经镰状韧带内的脐旁静脉（胎儿时脐循环的残留）。发生门静脉高压时，管腔扩大形成脐部放射状静脉曲张，呈水母头状（克－鲍综合征的一部分）。圆韧带中的脐静脉残留无再通。

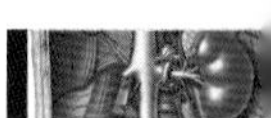

Ⅲ组

位于腹部器官与腹膜后组织相贴处或与腹壁粘连处（肋间静脉和腰静脉），包括从肝至膈的静脉（Sappey 静脉）、脾肾韧带静脉和网膜静脉、腰静脉（Retzius 静脉）和因术后粘连及瘢痕形成的静脉。

Ⅳ组

门静脉与左肾静脉间的沟通，可通过交通直接与脾静脉相连，或通过膈静脉、胰腺静脉、左肾上腺静脉、性腺静脉和胃静脉来连接。

其他侧支通路

腹部静脉系统通过胃－食管静脉等腹膜后侧支经奇静脉和半奇静脉最终引流至上腔静脉。在极罕见的情况下，门静脉左支经未闭的静脉导管下腔静脉相连。肝外门静脉发生梗阻时，门静脉周围的侧支循环就会形成，通过肝门部的门静脉汇入肝，这些侧支包括肝门部的静脉、门静脉和肝动脉的伴行静脉、肝悬韧带内的静脉、胆囊周围的无名静脉、膈静脉和网膜静脉。

通过胃曲张静脉的门体分流有明确分型。可根据静脉流入和静脉流出予以分型。根据静脉流入情况，该分流可分 3 个基本的分型。1 型为从胃左静脉单一流入曲张的静脉，这是最常见的类型。2 型为多支胃静脉流入。3 型为多支胃静脉直接形成分流（瘘），而无明显的静脉曲张。根据流出静脉的情况，该分流分为 4 个基本的分型。A 型为单一的引流静脉分流，典型者为左肾上腺静脉流入左肾静脉。B 型为除了 A 型的表现外，同时还有多支侧支的引流。C 型为胃－腔静脉和胃肾分流。D 型为多支细小的静脉引流而无胃肾分流。

胰静脉系统

胰静脉的分布情况大致与胰动脉的分布情况类似（图 21.107）。

胰头的静脉引流与门静脉主干根部和肠系膜上静脉有关。胰头的静脉有 4 条，并形成前、后 2 个弓。胰头后部血液由一条或数条胰十二指肠后上静脉引流，通常在脾静脉与肠系膜上静脉汇合点的上方 2 cm 处直接汇入门静脉背侧。后弓也可注入第一空肠静脉或直接通过胰十二指肠后下静脉汇入肠系膜上静脉，在胰头后部的胰十二指肠沟内走行，接收来自胰腺及十二指肠的分支。胰头前部的血液由胰十二指肠上静脉引流，直接汇入胃结肠干。胃结肠干接收胃网膜右静脉和结肠中静脉中的血液，在肠系膜上静脉、脾静脉和门静脉三者交汇点以远的 1 ～ 3 cm 处汇入肠系膜上静脉的右侧壁。

胰头前下部的血液由胰十二指肠前下静脉引流，汇入第一空肠静脉，有时也可汇入肠系膜上静脉。前下静脉通常在汇入第一空肠静脉前数厘米处接收胰十二指肠后下静脉中的血液。

胰头腹侧面的血液偶可通过一条静脉直接汇入门静脉的腹侧面，汇入点在门静脉汇合处或其上方 3 ～ 4 cm 处。

引流胰头的较大胰腺静脉走行于胰头表面，而非胰实质内（图 20.108 ～ 20.114）。

引流胰头的静脉常通过侧支与胰背静脉沟通，后者引流胰背中部的部分血液，并注入门静脉汇合处的背侧（图 20.115 ～ 20.118）。

胰体部的血液由胰横静脉引流，注入肠系膜下静脉、肠系膜上静脉或脾静脉（图 20.119，20.120）。胰横静脉走行于胰体的下缘，与脾静脉平行，接收来自胰体部的大量小分支，并可与胃左静脉相沟通（图 20.121）。胰体上的小静脉也可汇入胰十二指肠后上静脉和胃左静脉，或直接汇入门静脉汇合处附近较大的静脉干（图 20.119，20.120）。

胰尾血液由大量短小的静脉引流，通常汇入脾静脉的尾部，为胰内的小静脉，组成胰横静脉与脾静脉间丰富的侧支静脉床的一部分。脾的一些下极静脉也可参与胰尾的静脉引流（图 20.122 ~ 20.125）。

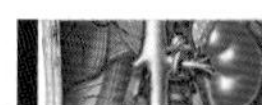

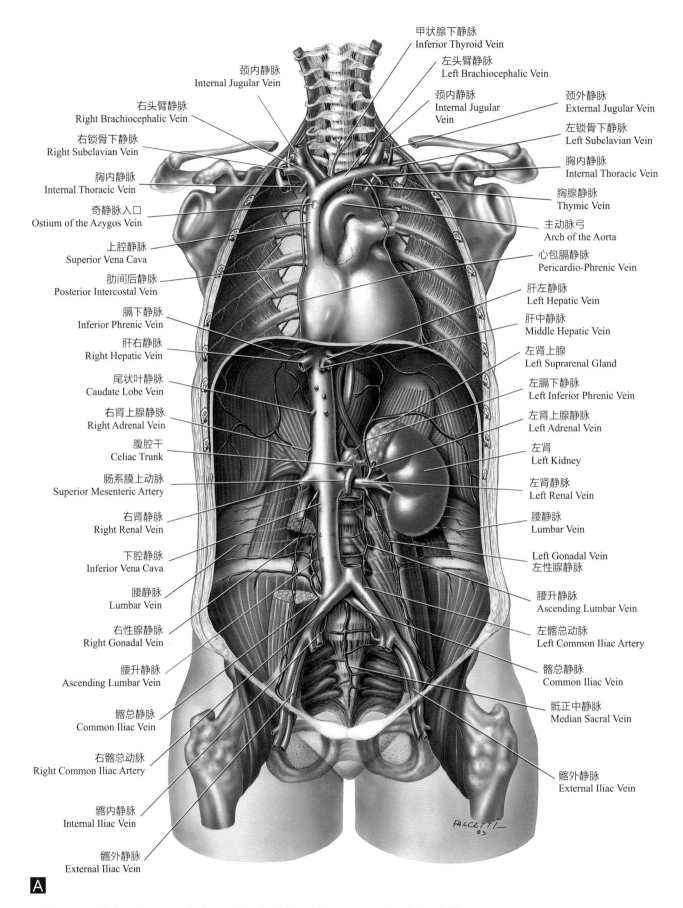

甲状腺下静脉
Inferior Thyroid Vein

左头臂静脉
Left Brachiocephalic Vein

颈内静脉
Internal Jugular Vein

右头臂静脉
Right Brachiocephalic Vein

右锁骨下静脉
Right Subclavian Vein

胸内静脉
Internal Thoracic Vein

奇静脉入口
Ostium of the Azygos Vein

上腔静脉
Superior Vena Cava

肋间后静脉
Posterior Intercostal Vein

膈下静脉
Inferior Phrenic Vein

肝右静脉
Right Hepatic Vein

尾状叶静脉
Caudate Lobe Vein

右肾上腺静脉
Right Adrenal Vein

腹腔干
Celiac Trunk

肠系膜上动脉
Superior Mesenteric Artery

右肾静脉
Right Renal Vein

下腔静脉
Inferior Vena Cava

腰静脉
Lumbar Vein

右性腺静脉
Right Gonadal Vein

腰升静脉
Ascending Lumbar Vein

髂总静脉
Common Iliac Vein

右髂总动脉
Right Common Iliac Artery

髂内静脉
Internal Iliac Vein

髂外静脉
External Iliac Vein

颈内静脉
Internal Jugular Vein

颈外静脉
External Jugular Vein

左锁骨下静脉
Left Subclavian Vein

胸内静脉
Internal Thoracic Vein

胸腺静脉
Thymic Vein

主动脉弓
Arch of the Aorta

心包膈静脉
Pericardio-Phrenic Vein

肝左静脉
Left Hepatic Vein

肝中静脉
Middle Hepatic Vein

左肾上腺
Left Suprarenal Gland

左膈下静脉
Left Inferior Phrenic Vein

左肾上腺静脉
Left Adrenal Vein

左肾
Left Kidney

左肾静脉
Left Renal Vein

腰静脉
Lumbar Vein

Left Gonadal Vein
左性腺静脉

腰升静脉
Ascending Lumbar Vein

左髂总动脉
Left Common Iliac Artery

髂总静脉
Common Iliac Vein

骶正中静脉
Median Sacral Vein

髂外静脉
External Iliac Vein

FALCETTI 83

A

图20.1　A. 下腔静脉及其腹部和盆腔静脉属支，以及上腔静脉及其胸部静脉属支的示意图

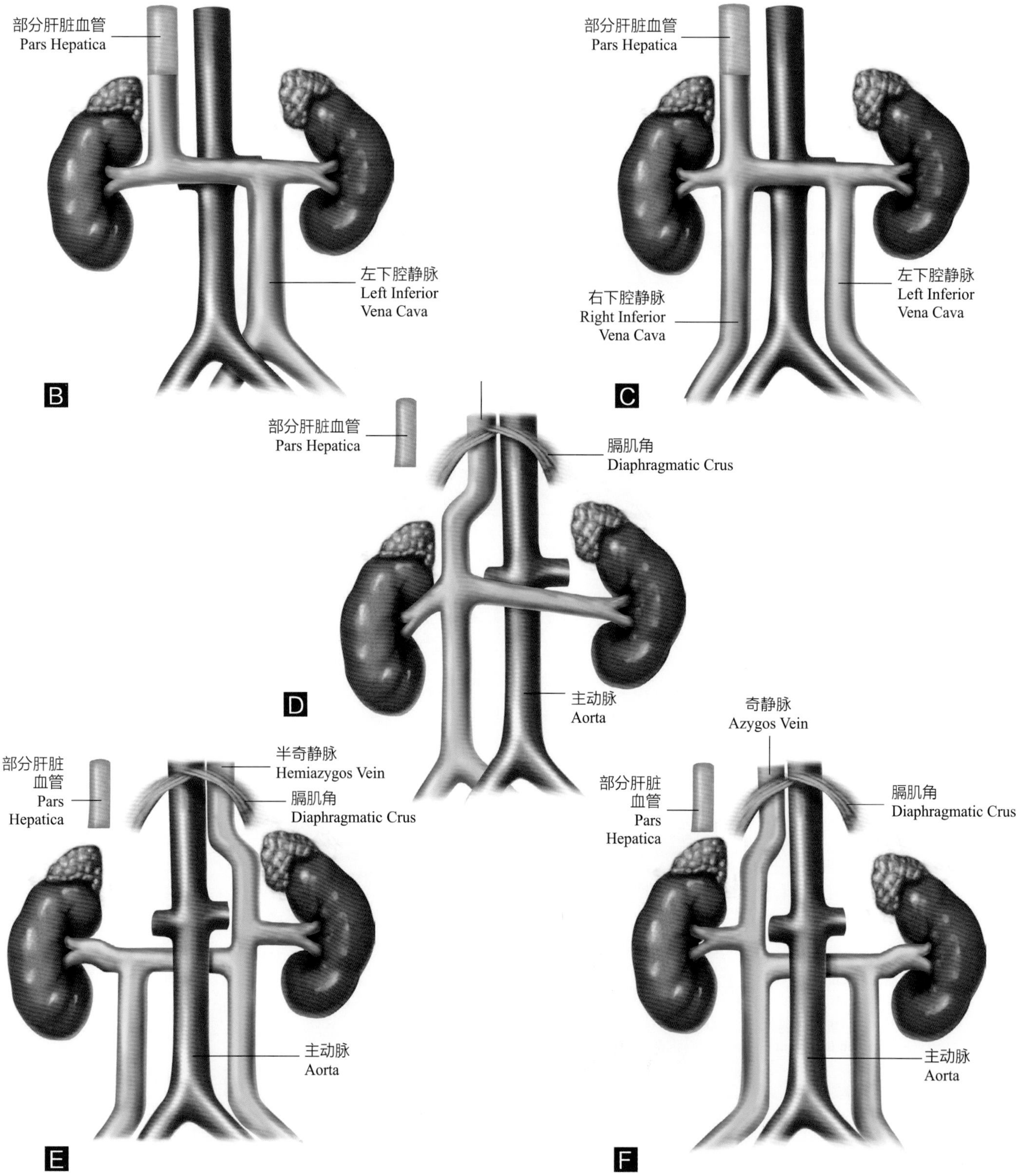

B

部分肝脏血管
Pars Hepatica

左下腔静脉
Left Inferior
Vena Cava

C

部分肝脏血管
Pars Hepatica

左下腔静脉
Left Inferior
Vena Cava

右下腔静脉
Right Inferior
Vena Cava

D

部分肝脏血管
Pars Hepatica

膈肌角
Diaphragmatic Crus

主动脉
Aorta

E

部分肝脏
血管
Pars
Hepatica

半奇静脉
Hemiazygos Vein

膈肌角
Diaphragmatic Crus

主动脉
Aorta

F

奇静脉
Azygos Vein

部分肝脏
血管
Pars
Hepatica

膈肌角
Diaphragmatic Crus

主动脉
Aorta

图20.1（续） B. 左下腔静脉变异示意图。C. 双下腔静脉示意图。 D. 奇静脉与下腔静脉的沟通示意图。 E. 半奇静脉与下腔静脉的沟通示意图。 F. 双下腔静脉和奇静脉的沟通示意图

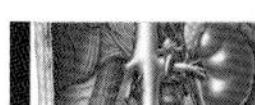

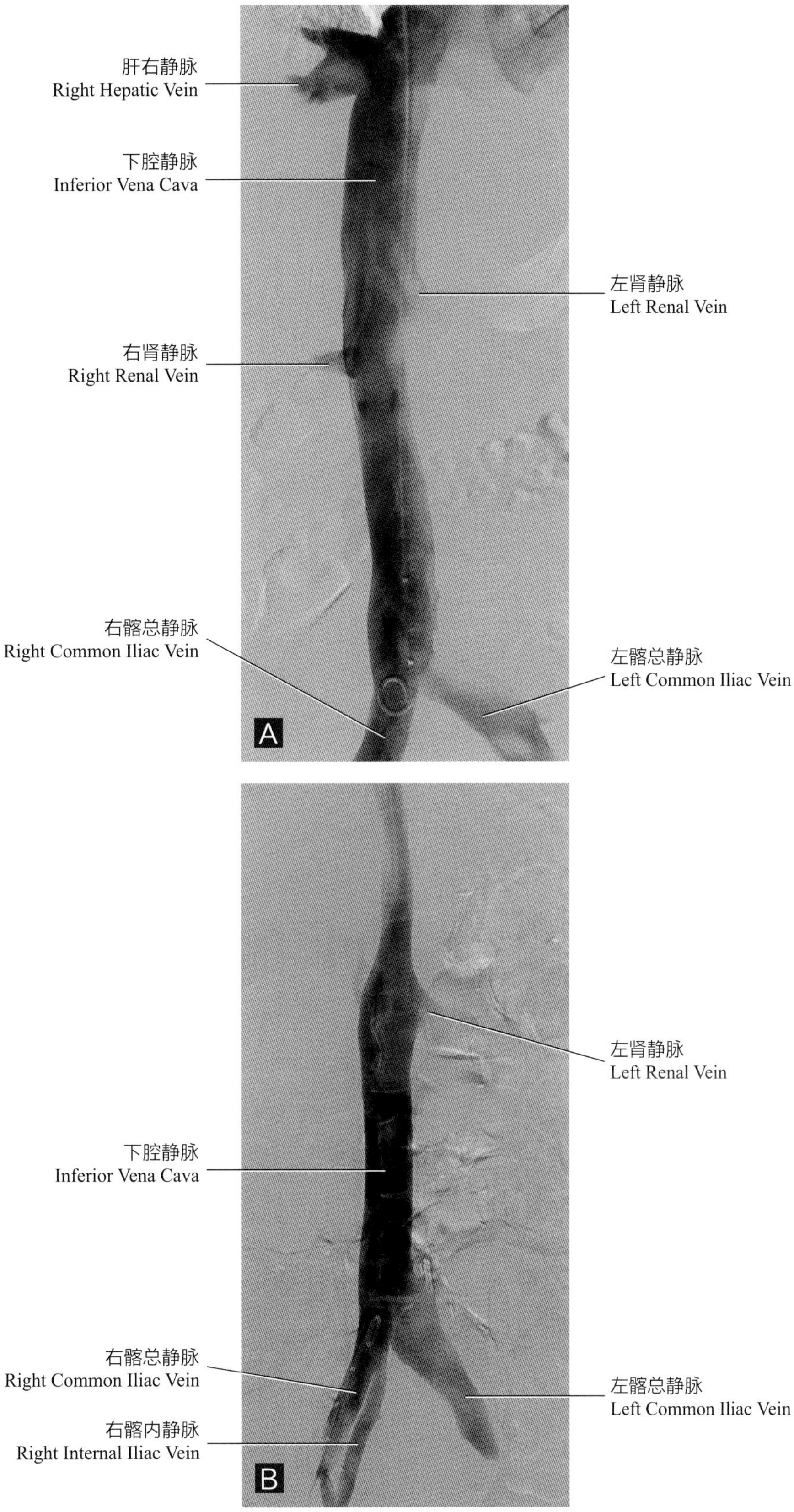

肝右静脉
Right Hepatic Vein
下腔静脉
Inferior Vena Cava
左肾静脉
Left Renal Vein
右肾静脉
Right Renal Vein
右髂总静脉
Right Common Iliac Vein
左髂总静脉
Left Common Iliac Vein
A

左肾静脉
Left Renal Vein
下腔静脉
Inferior Vena Cava
右髂总静脉
Right Common Iliac Vein
左髂总静脉
Left Common Iliac Vein
右髂内静脉
Right Internal Iliac Vein
B

图20.2 髂静脉和下腔静脉的血管造影。A.正常的腔静脉血管造影。可见肝静脉和肾静脉回流。 B. 正常的腔静脉血管造影，肝导致腔静脉部分受压。右髂静脉高位汇入

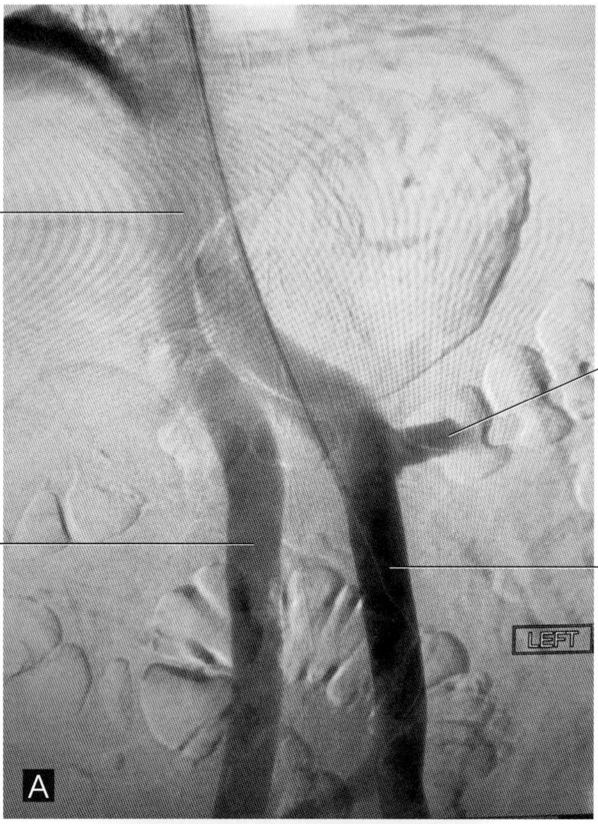

下腔静脉
Inferior Vena Cava

左肾静脉
Left Renal Vein

右下腔静脉
Right Inferior Vena Cava

左下腔静脉
Left Inferior Vena Cava

LEFT

A

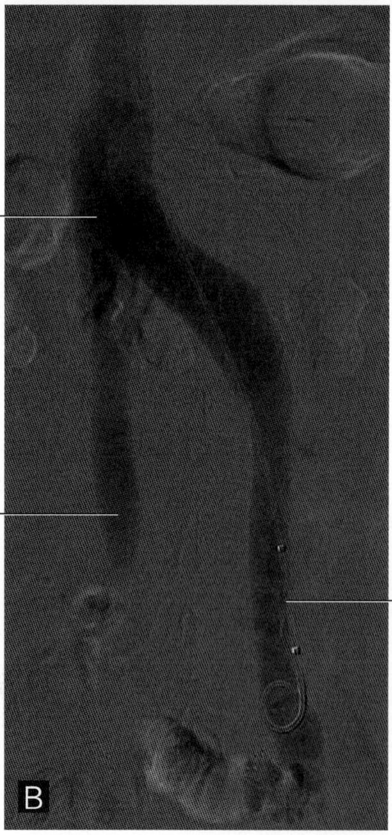

下腔静脉
Inferior Vena Cava

右下腔静脉
Right Inferior Vena Cava

左下腔静脉
Left Inferior Vena Cava

B

图20.3　2例静脉血管造影。可见双下腔静脉

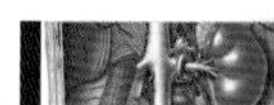

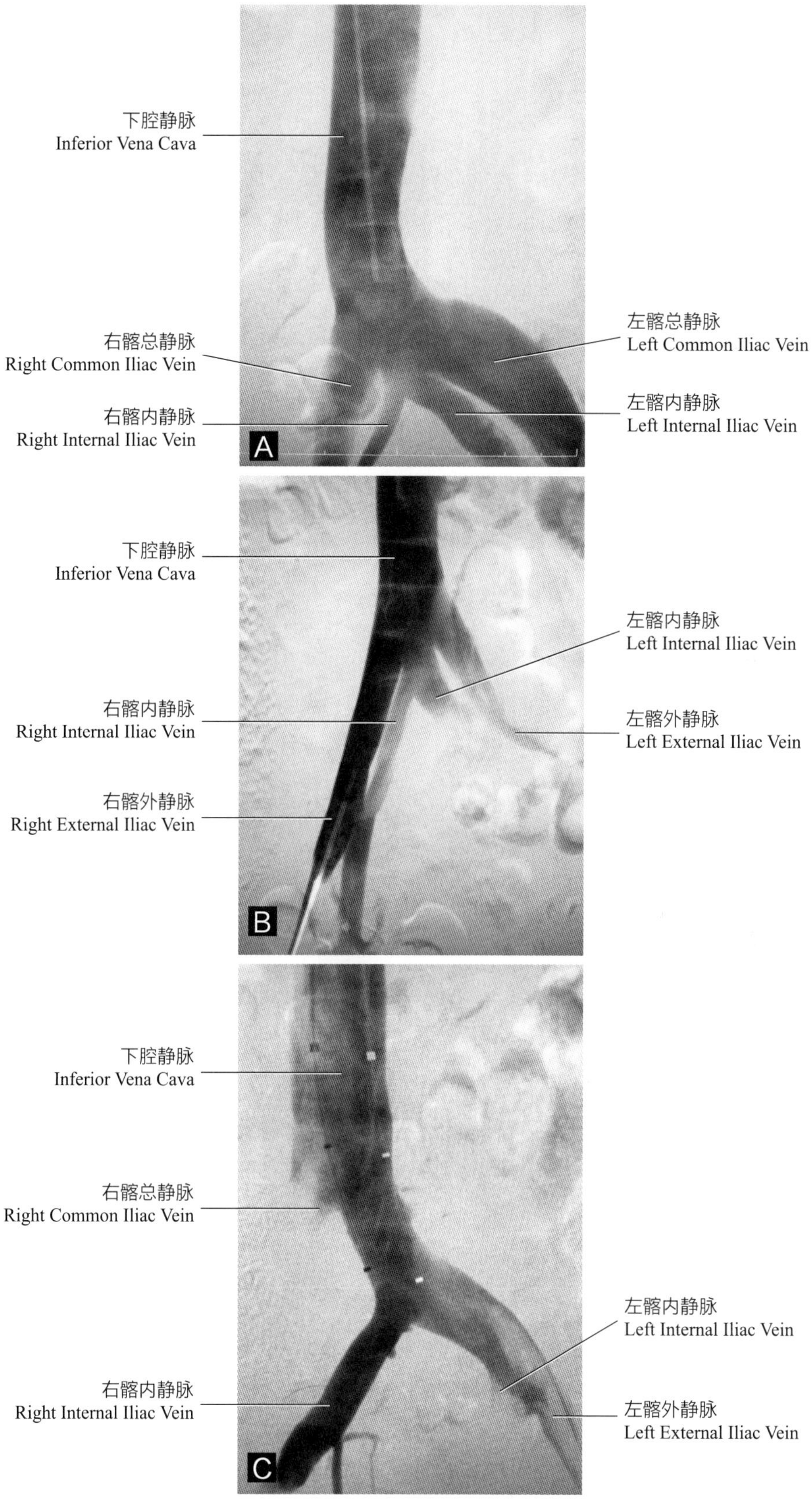

下腔静脉
Inferior Vena Cava
右髂总静脉
Right Common Iliac Vein
右髂内静脉
Right Internal Iliac Vein
左髂总静脉
Left Common Iliac Vein
左髂内静脉
Left Internal Iliac Vein
A

下腔静脉
Inferior Vena Cava
右髂内静脉
Right Internal Iliac Vein
右髂外静脉
Right External Iliac Vein
左髂内静脉
Left Internal Iliac Vein
左髂外静脉
Left External Iliac Vein
B

下腔静脉
Inferior Vena Cava
右髂总静脉
Right Common Iliac Vein
右髂内静脉
Right Internal Iliac Vein
左髂内静脉
Left Internal Iliac Vein
左髂外静脉
Left External Iliac Vein
C

图20.4 A、B. 下腔静脉血管造影。双侧髂内静脉共同汇入髂总静脉汇合处，形成下腔静脉。C. 髂静脉和下腔静脉血管造影。右髂内静脉汇入左髂总静脉

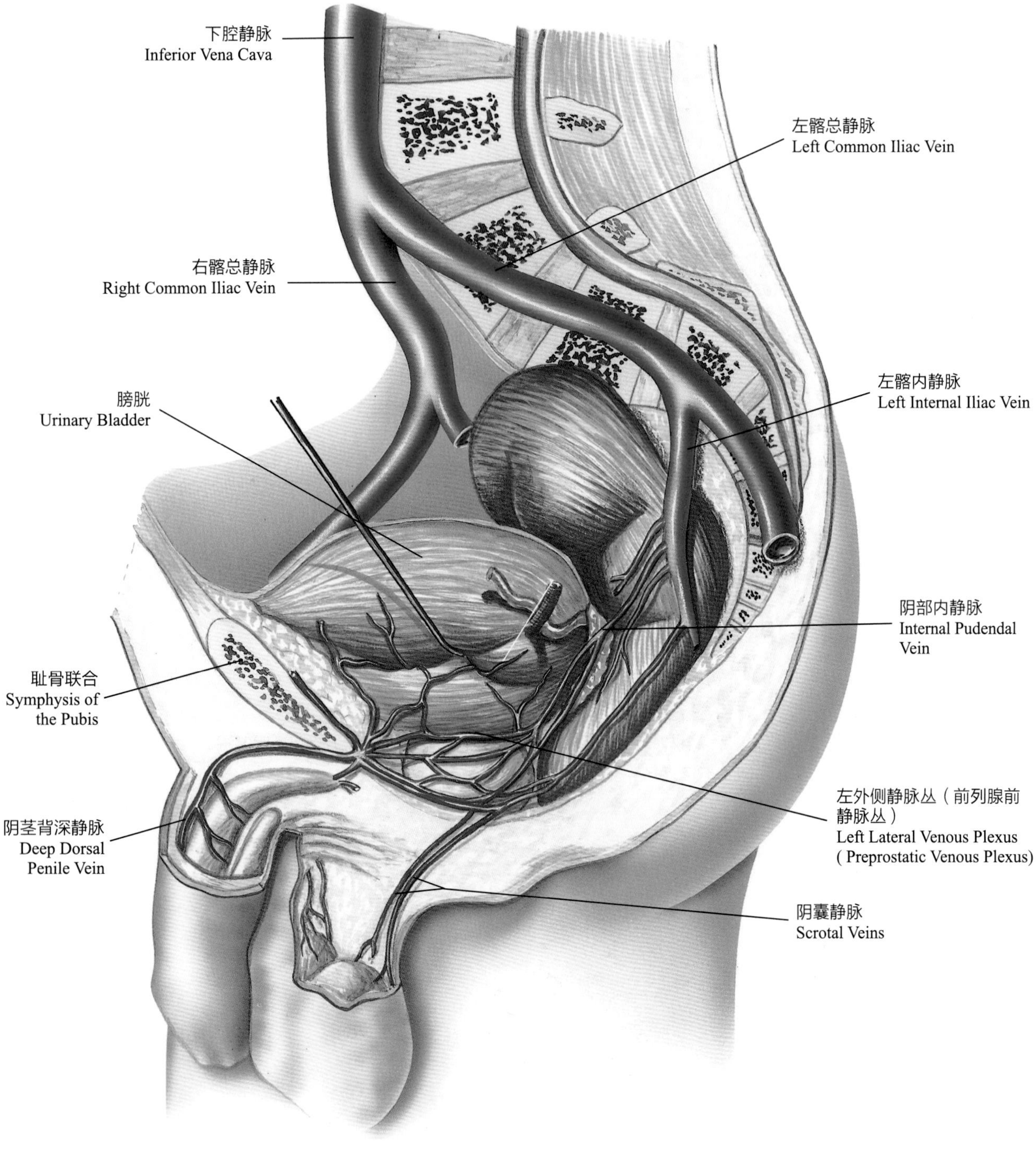

图20.5 男性盆腔侧位观示意图。可见阴茎背深静脉从耻骨联合下方进入盆腔，亦可见左外侧静脉丛

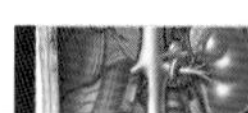

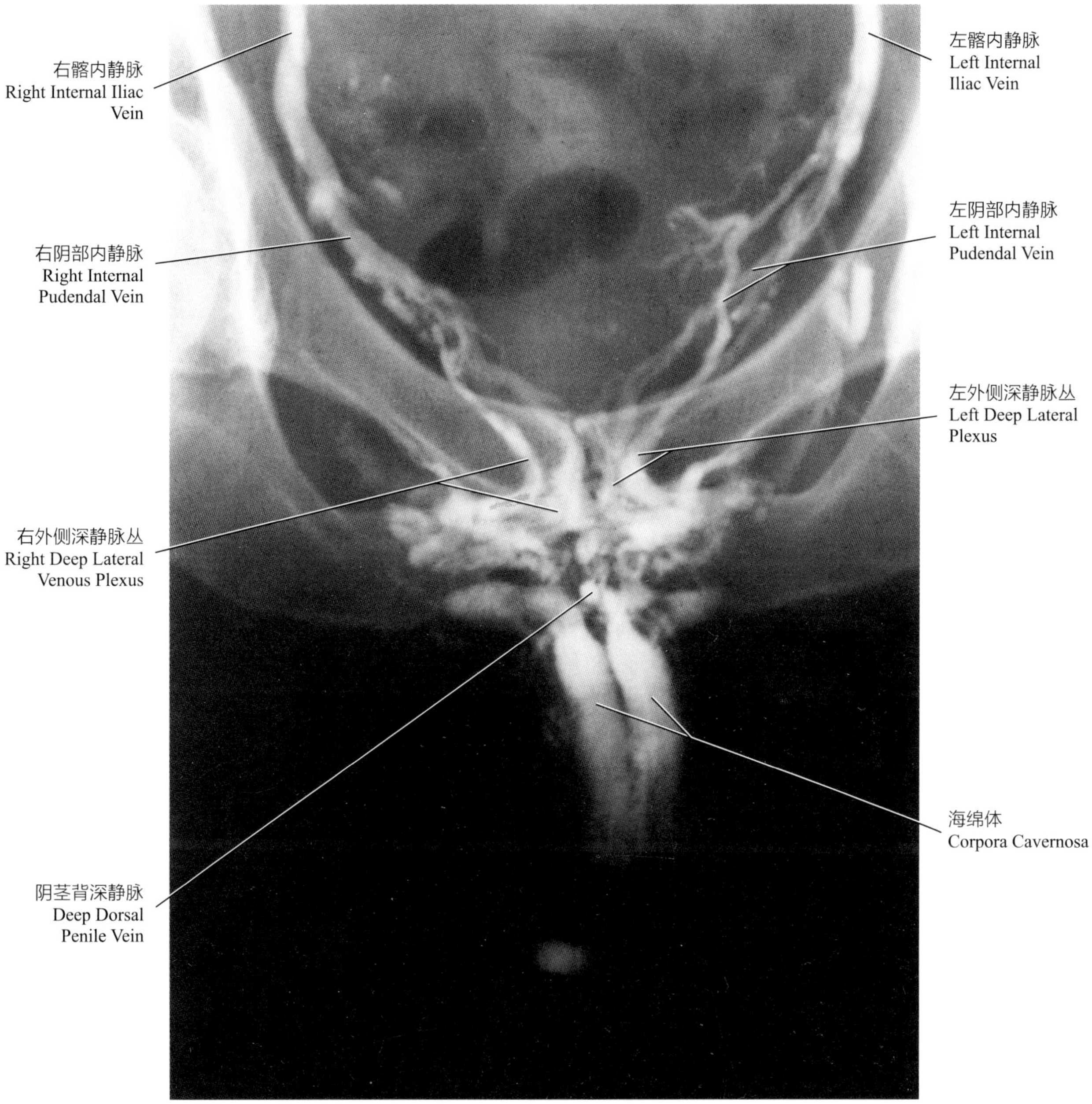

右髂内静脉
Right Internal Iliac Vein

左髂内静脉
Left Internal Iliac Vein

右阴部内静脉
Right Internal Pudendal Vein

左阴部内静脉
Left Internal Pudendal Vein

左外侧深静脉丛
Left Deep Lateral Plexus

右外侧深静脉丛
Right Deep Lateral Venous Plexus

海绵体
Corpora Cavernosa

阴茎背深静脉
Deep Dorsal Penile Vein

图20.6　经皮海绵体血管造影显示海绵体、前列腺静脉丛、阴部内静脉和髂内静脉

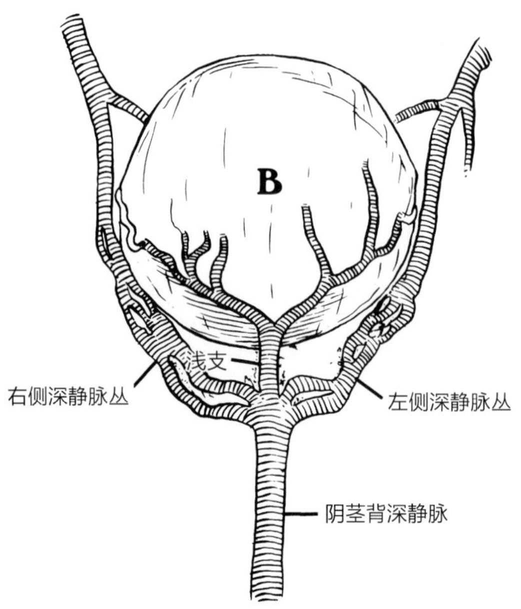

图20.7　阴茎背深静脉上位观示意图。可见阴茎背深静脉分成3条主要分支。B，膀胱

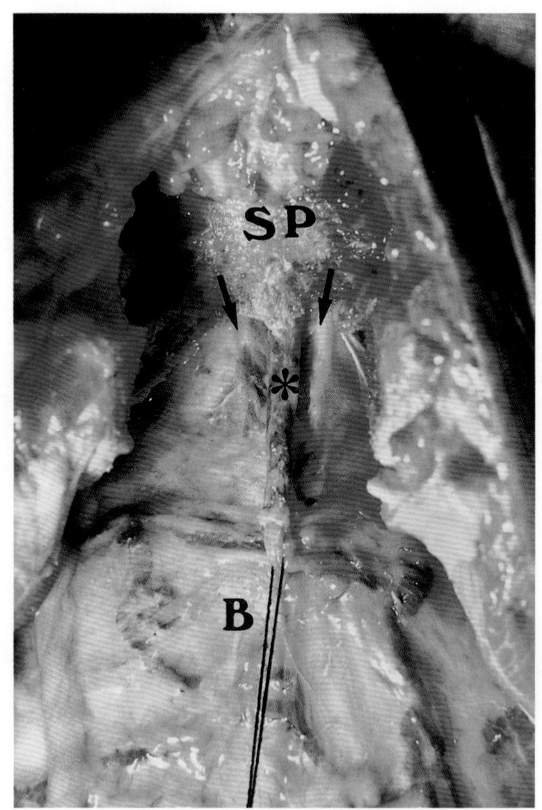

图20.8　经阴茎背深静脉注射蓝色乳胶的标本（耻骨后上面观）。可见左、右耻骨前列腺韧带（箭头所指）和耻骨前列腺韧带间盆内筋膜上方中央的前列腺周围静脉丛浅支（浅静脉丛）（星形）。亦可见膀胱表面的交通静脉。SP，耻骨联合；B，膀胱

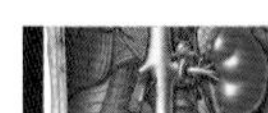

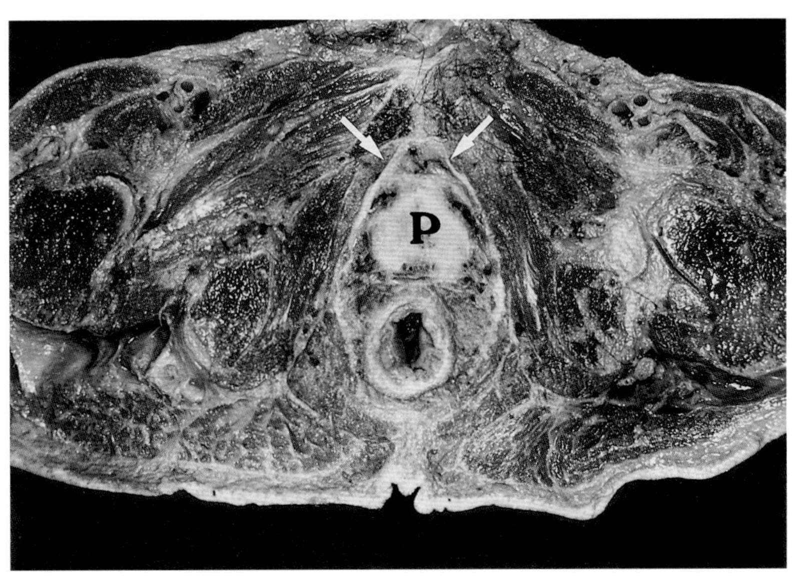

图20.9　男性骨盆标本（横断面）。可见由外侧深静脉丛包围的前列腺（P），白色的带状盆内筋膜包绕前列腺、静脉丛和直肠，箭头指向盆内筋膜根部连接耻骨联合后表面（耻骨前列腺韧带）的部位，注意位于耻骨前列腺韧带之间和耻骨后脂肪组织内的表浅静脉丛

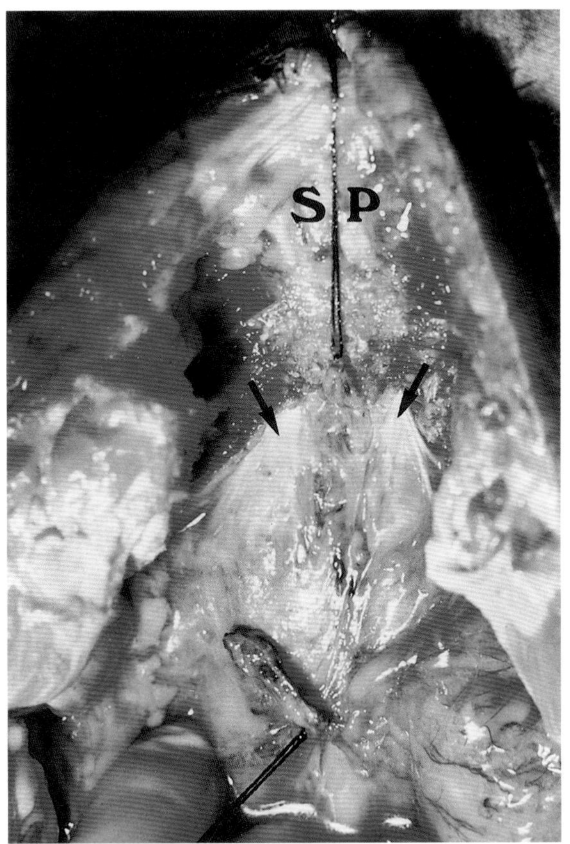

图20.10　与图20.8为同一标本。阴茎背深静脉的浅支（浅静脉丛）被分开，注意盆内筋膜和耻骨前列腺韧带（箭头所示）。外侧静脉丛（深静脉丛）位于两侧的盆内筋膜（前列腺前筋膜）下方。SP，耻骨联合

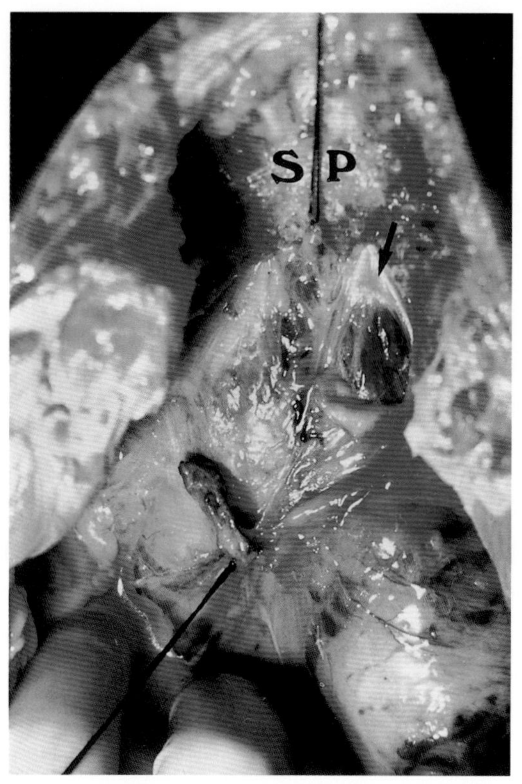

图20.11　与图20.10为同一标本。右耻骨前列腺韧带被分离（箭头所示），右侧盆内筋膜被打开。注意注射了蓝色乳胶的右外侧深静脉丛。SP，耻骨联合

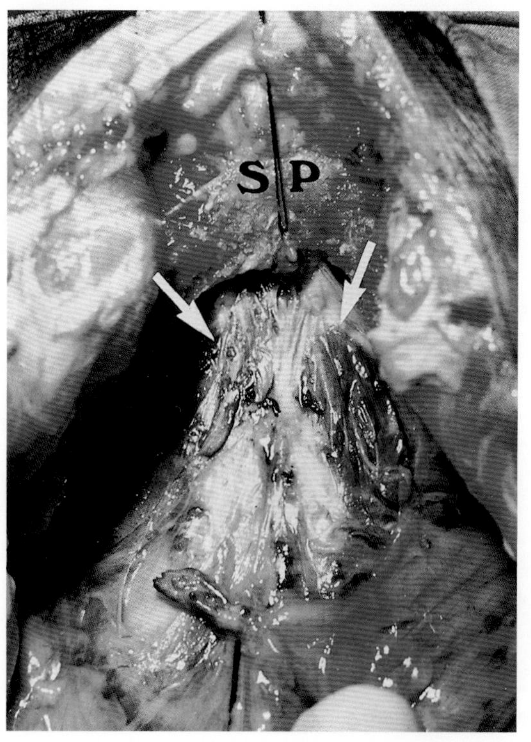

图20.12　与图20.11为同一标本。左耻骨前列腺韧带被分离，盆内筋膜被完全打开，双侧深静脉丛暴露（箭头所示）。SP，耻骨联合

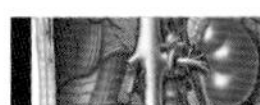

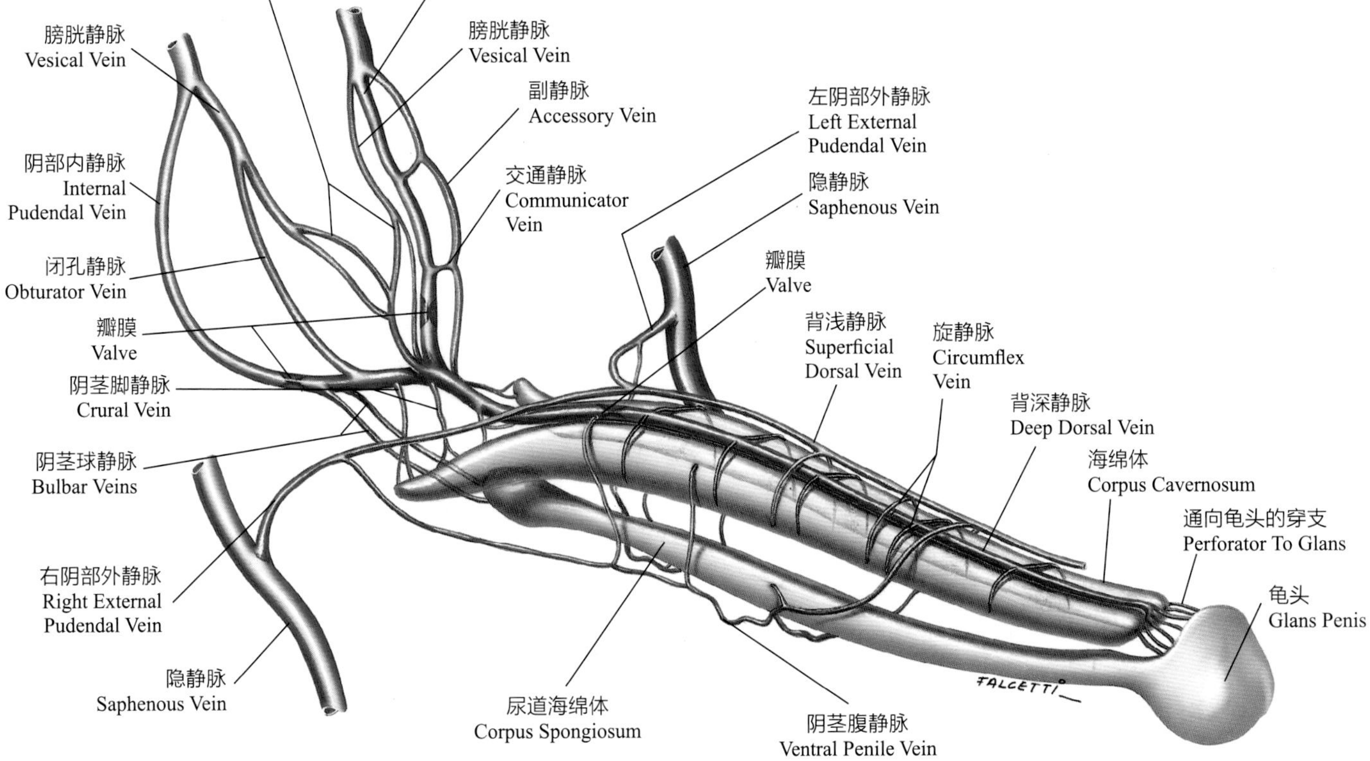

阴部内静脉丛（前列腺前静脉丛）
Pudendal Venous Plexus (Preprostatic Venous Plexus)

阴部内静脉
Internal Pudendal Vein

膀胱静脉
Vesical Vein

膀胱静脉
Vesical Vein

副静脉
Accessory Vein

左阴部外静脉
Left External Pudendal Vein

阴部内静脉
Internal Pudendal Vein

交通静脉
Communicator Vein

隐静脉
Saphenous Vein

闭孔静脉
Obturator Vein

瓣膜
Valve

瓣膜
Valve

背浅静脉
Superficial Dorsal Vein

旋静脉
Circumflex Vein

阴茎脚静脉
Crural Vein

背深静脉
Deep Dorsal Vein

阴茎球静脉
Bulbar Veins

海绵体
Corpus Cavernosum

通向龟头的穿支
Perforator To Glans

右阴部外静脉
Right External Pudendal Vein

龟头
Glans Penis

隐静脉
Saphenous Vein

FALCETTI

尿道海绵体
Corpus Spongiosum

阴茎腹静脉
Ventral Penile Vein

图20.13　引流海绵体的阴茎静脉解剖示意图（斜位观）。注意阴茎脚静脉注入阴部内静脉，阴茎球静脉由数个静脉支注入阴部内静脉。阴茎背深静脉和阴茎背浅静脉间交通很少或无交通。龟头血液的引流主要通过阴茎背深静脉，但龟头与海绵体之间有直接交通。来自海绵体的旋静脉既可注入背深静脉，也可注入背浅静脉。阴茎背深静脉的血液流向前列腺前静脉丛和阴部内静脉。阴茎背浅静脉的血液流向阴部外静脉，然后注入隐静脉

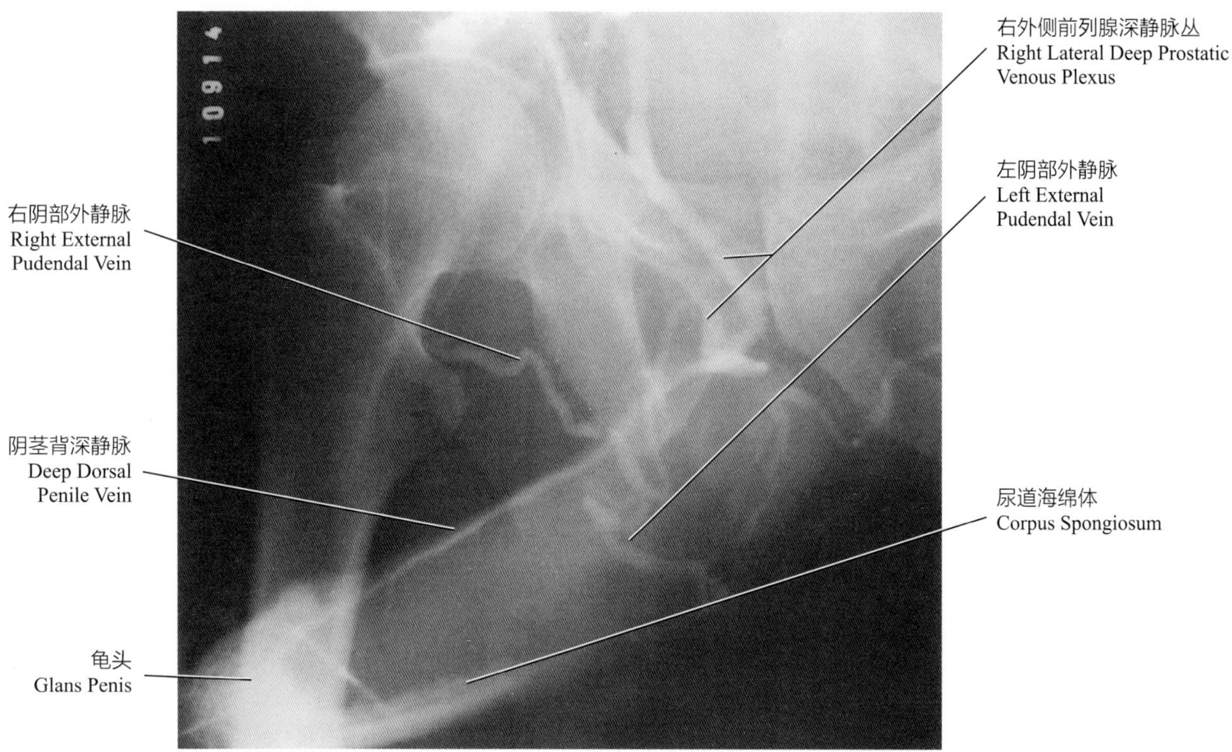

图20.14　将对比剂直接注入龟头进行造影。可见龟头、尿道海绵体和背深静脉。注意阴茎背深静脉与阴部静脉丛（前列腺前静脉丛）和阴部外静脉之间的交通

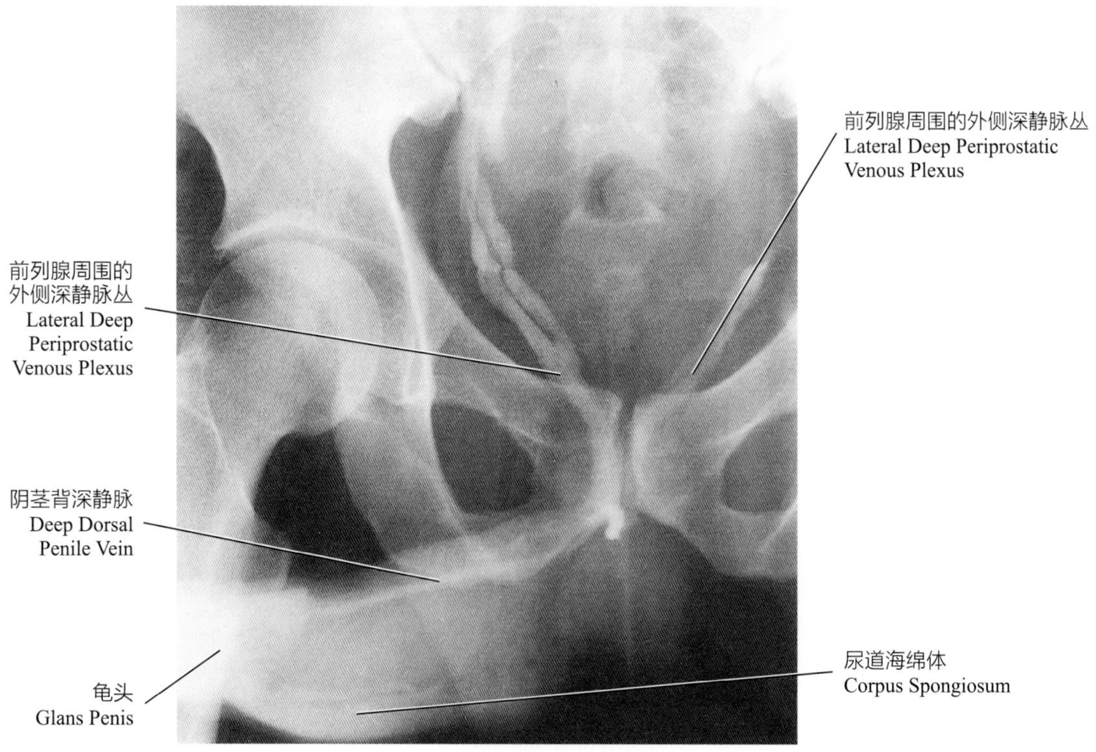

图20.15　将对比剂直接注入龟头进行造影。可见龟头、尿道海绵体和背深静脉，背深静脉注入前列腺周围静脉丛

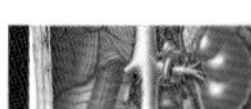

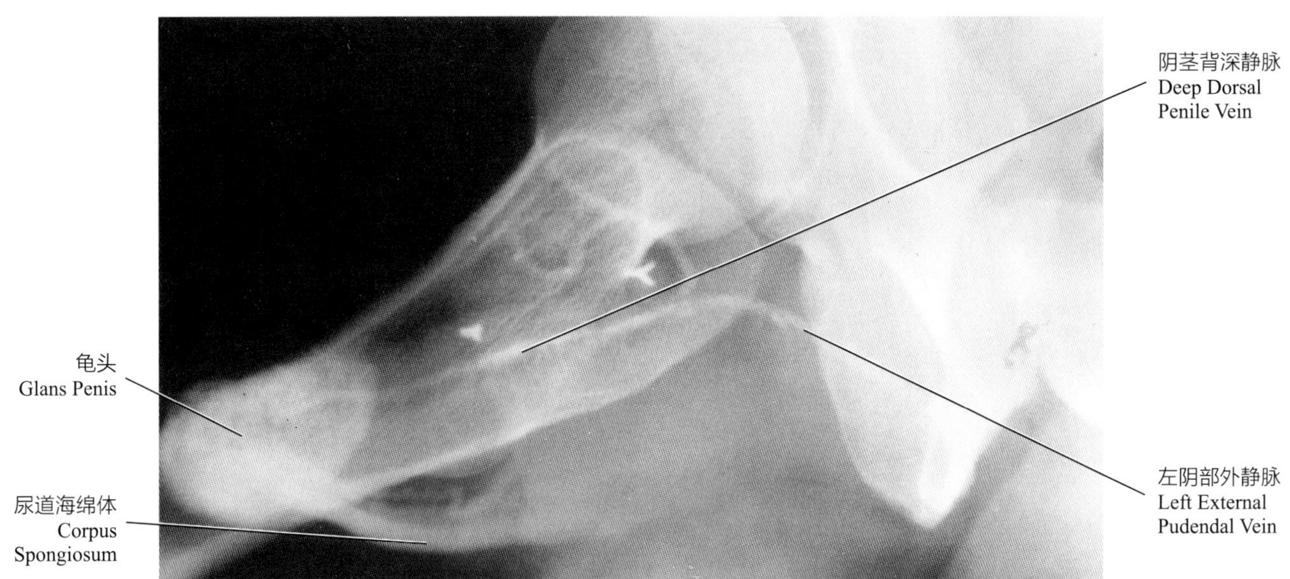

图20.16 将对比剂直接注入龟头进行造影。既可见龟头、海绵体和阴茎背深静脉，亦可见该静脉与左侧阴部外静脉之间有交通，未见与前列腺前静脉丛间交通

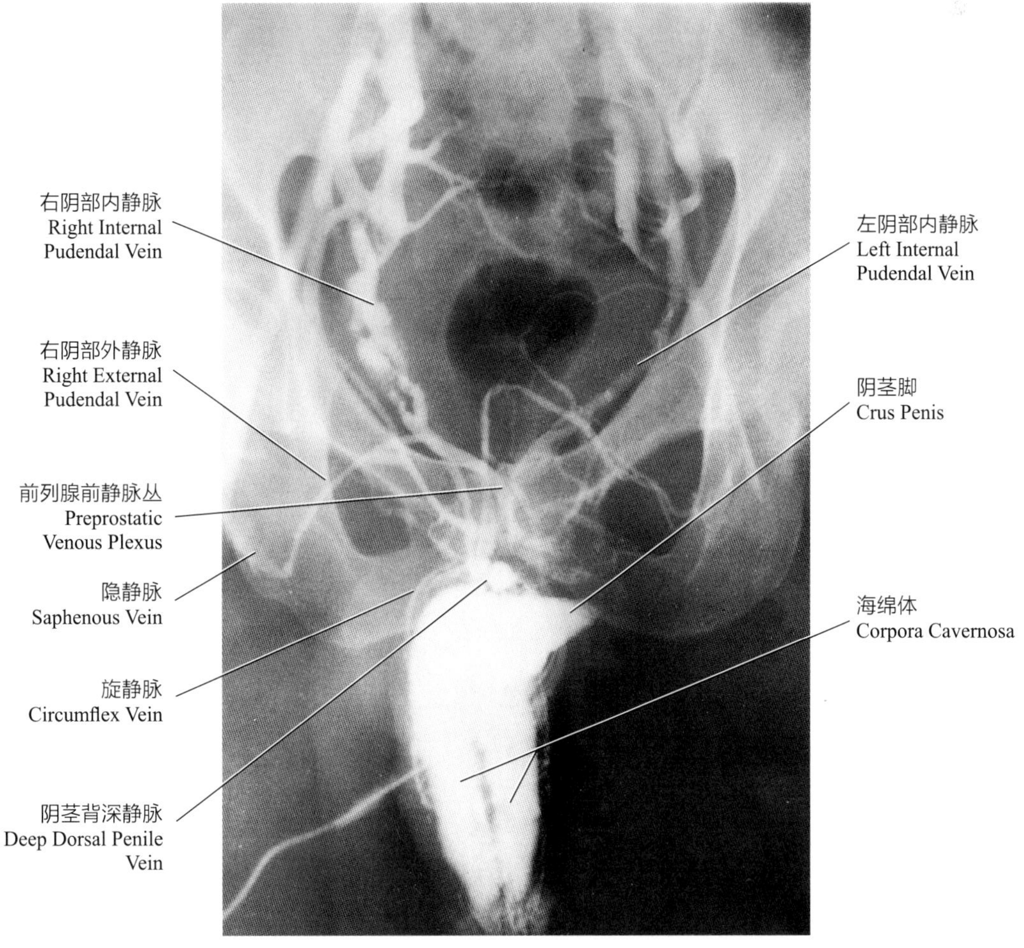

图20.17 海绵体造影。可见海绵体、背深静脉、旋静脉与阴部静脉丛和阴部外静脉间的沟通。亦可见股静脉

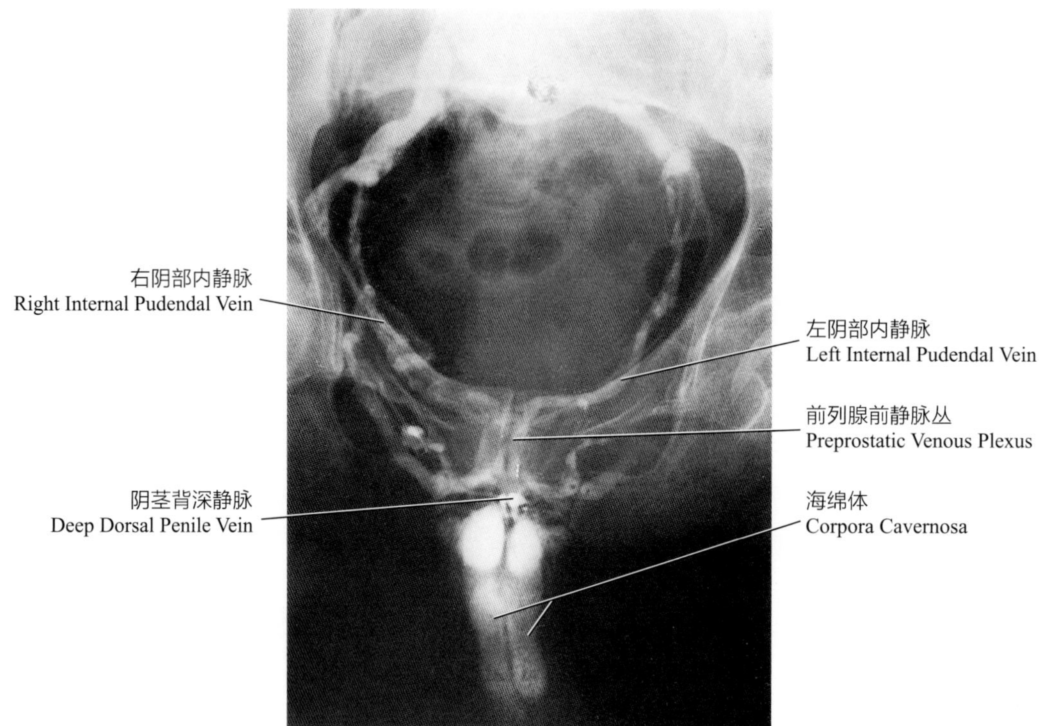

图20.18　海绵体造影显示海绵体、阴茎背深静脉及其与前列腺前静脉丛、阴部内静脉和髂内静脉间的沟通

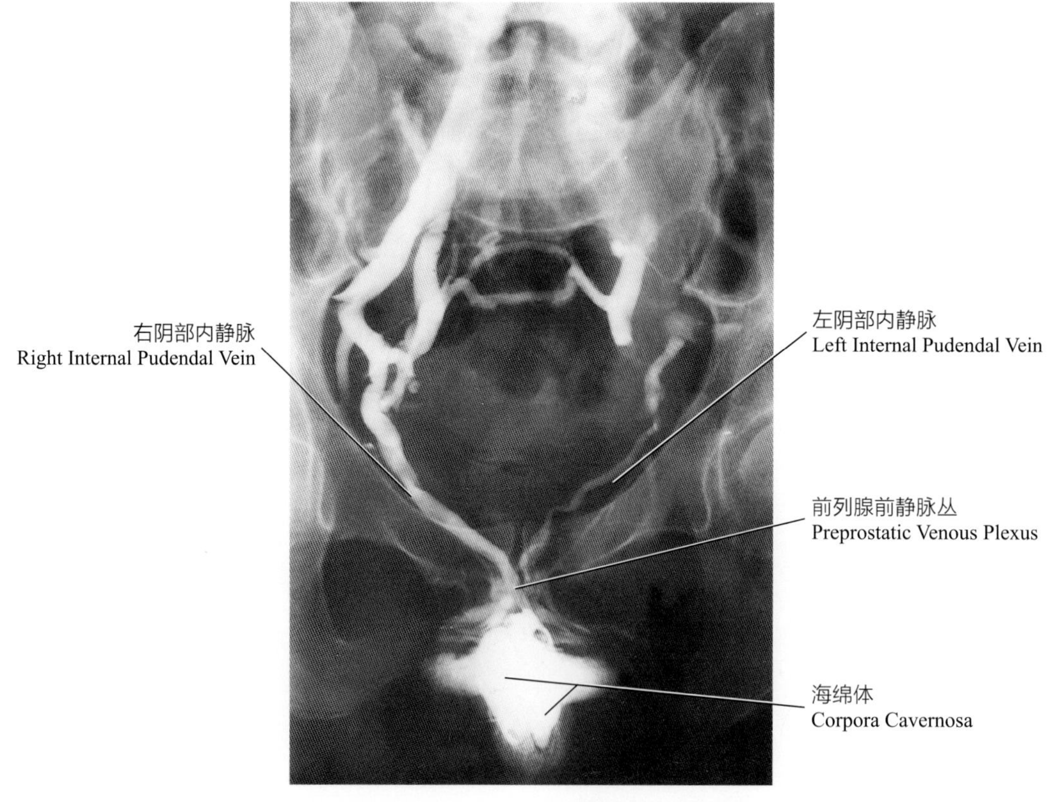

图20.19　海绵体造影。海绵体、阴茎背深静脉、海绵体脚和阴茎的血液通过左、右支静脉流向前列腺静脉丛，并与阴部内静脉和髂内静脉间的直接交通

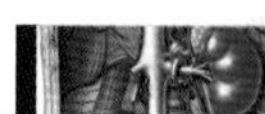

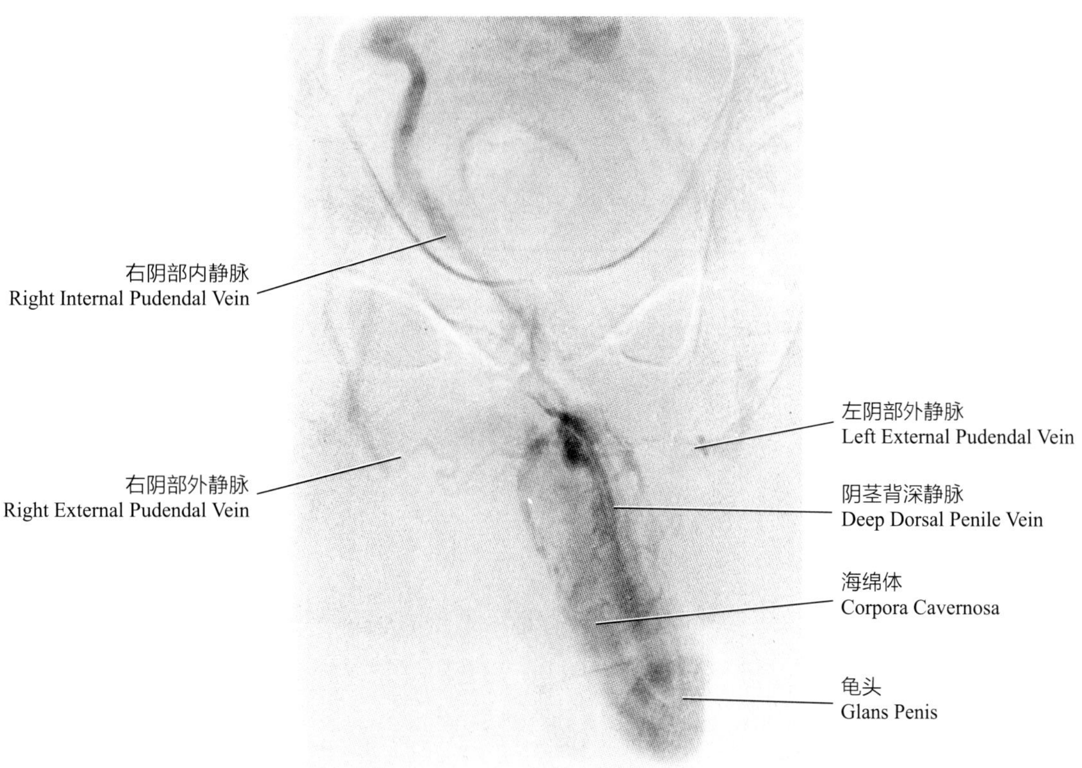

图20.20　海绵体造影的数字减影血管造影。阴茎海绵体、阴茎背深静脉和阴茎背浅静脉，以及右侧的血液引流至阴部内静脉

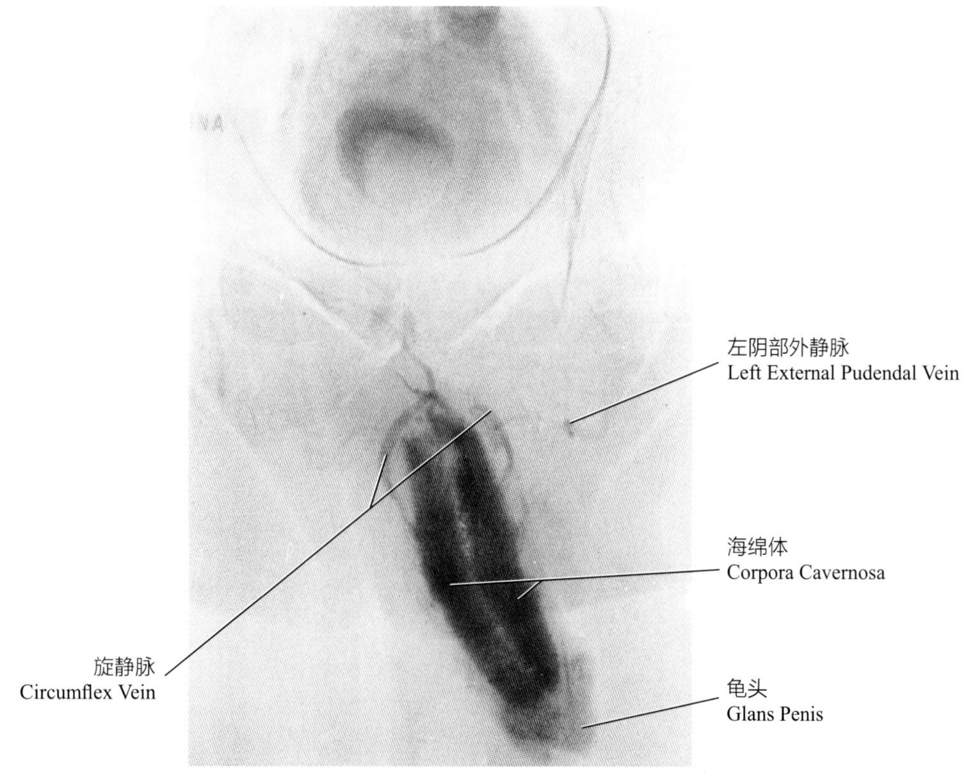

图20.21　海绵体造影。可见阴茎海绵体，血液经旋支静脉流向阴茎背深静脉。左阴部外静脉浅淡显影

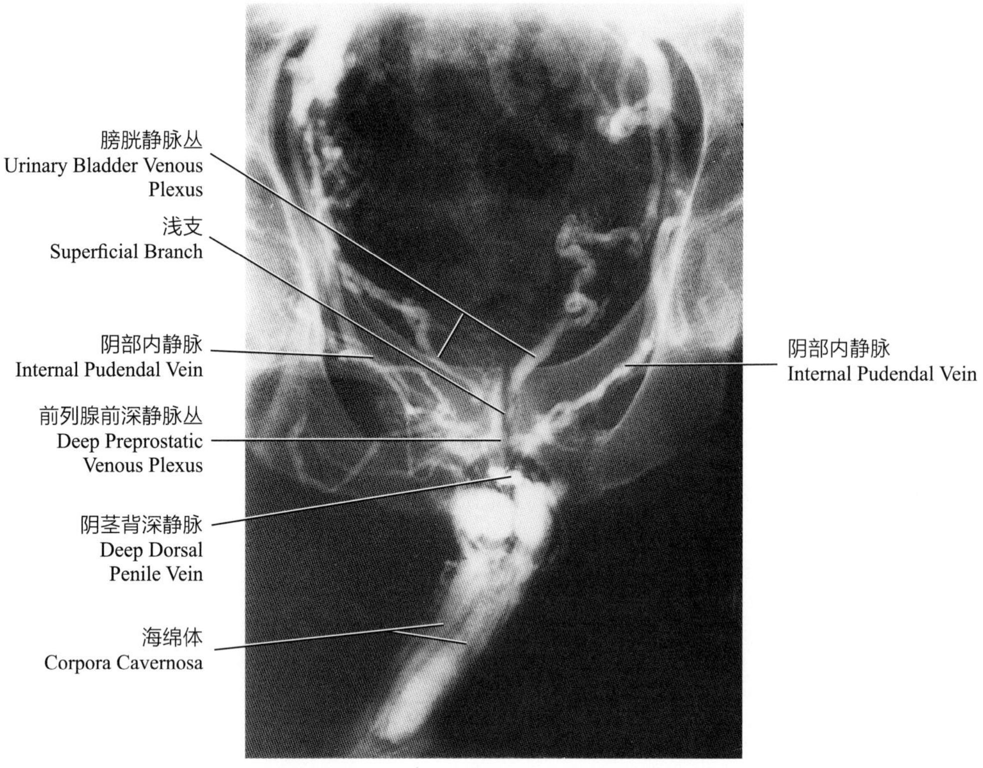

图20.22　海绵体造影。阴茎海绵体及经阴茎背深静脉进入前列腺前静脉丛的血液回流。前列腺静脉丛将血液引流入阴部内静脉和髂内静脉

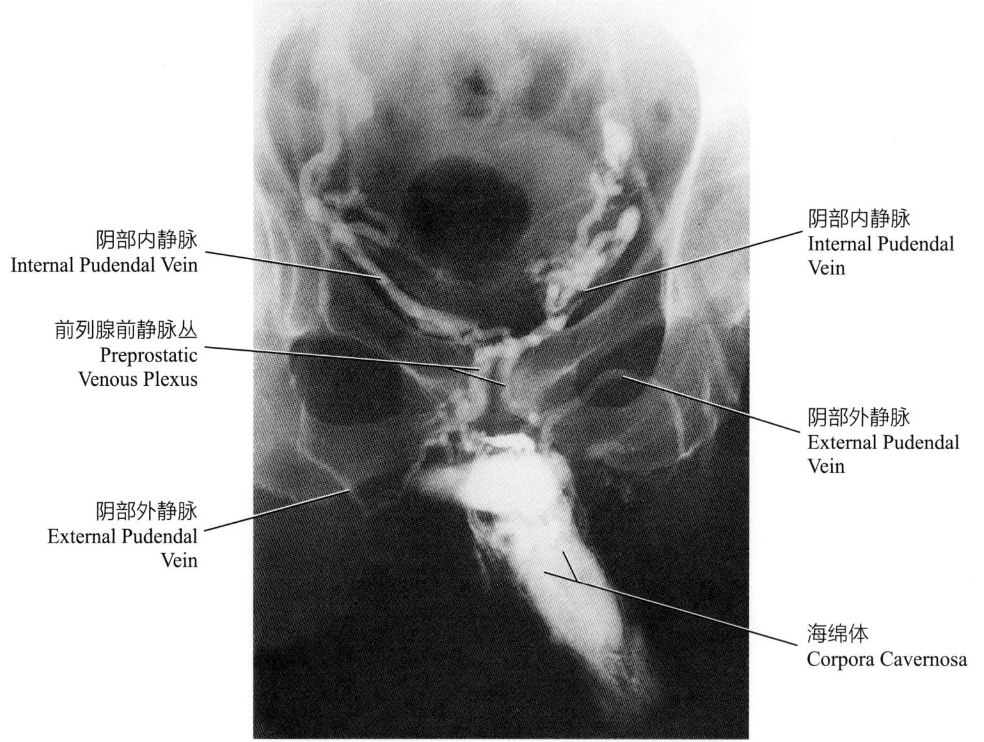

图20.23　海绵体造影。海绵体及经阴茎背深静脉进入前列腺前静脉丛的血液回流，深静脉丛分成左、右两个静脉丛。阴部外静脉亦显影

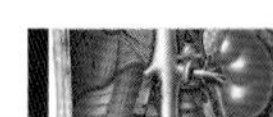

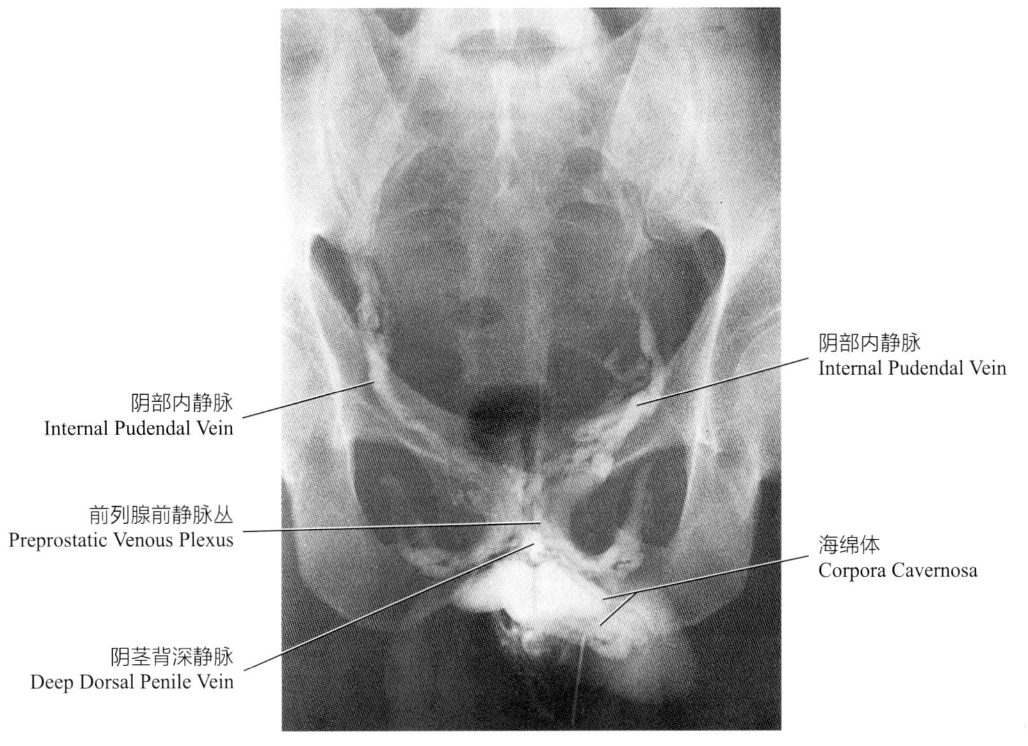

图20.24 海绵体造影显示外侧静脉丛（Santorini 深静脉丛）及其与盆腔其他静脉丛之间的交通。可见阴部内静脉的引流和阴茎背深静脉

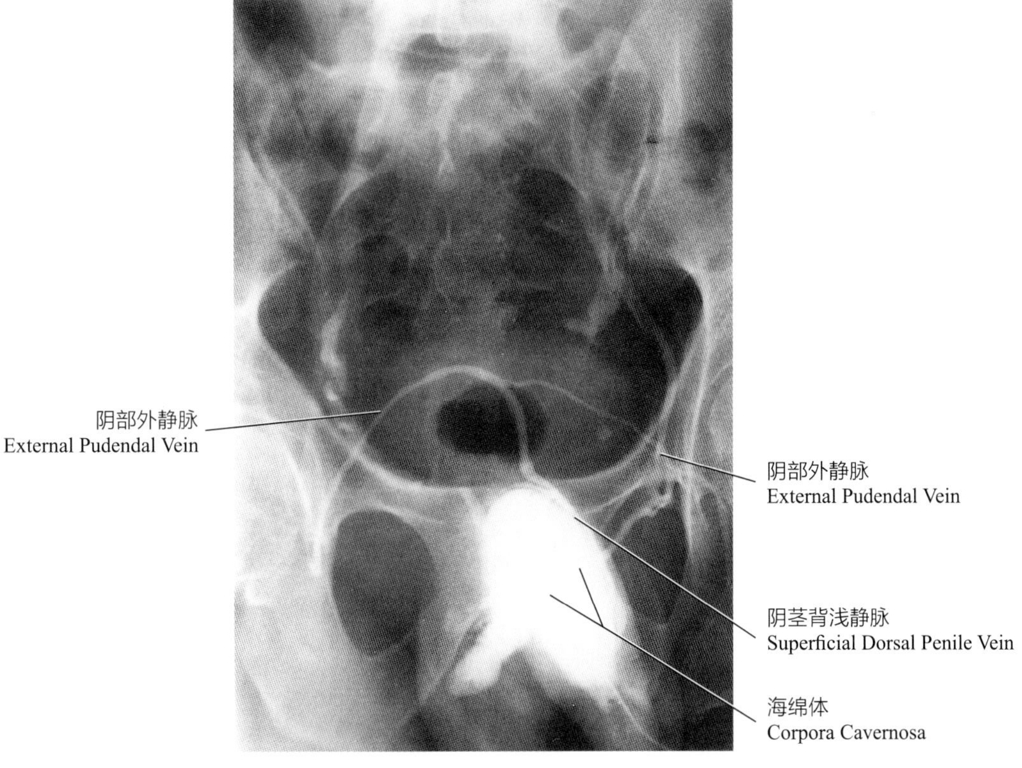

图20.25 海绵体造影显示海绵体和阴茎背浅静脉引流，阴部外静脉以及部分显影的隐静脉

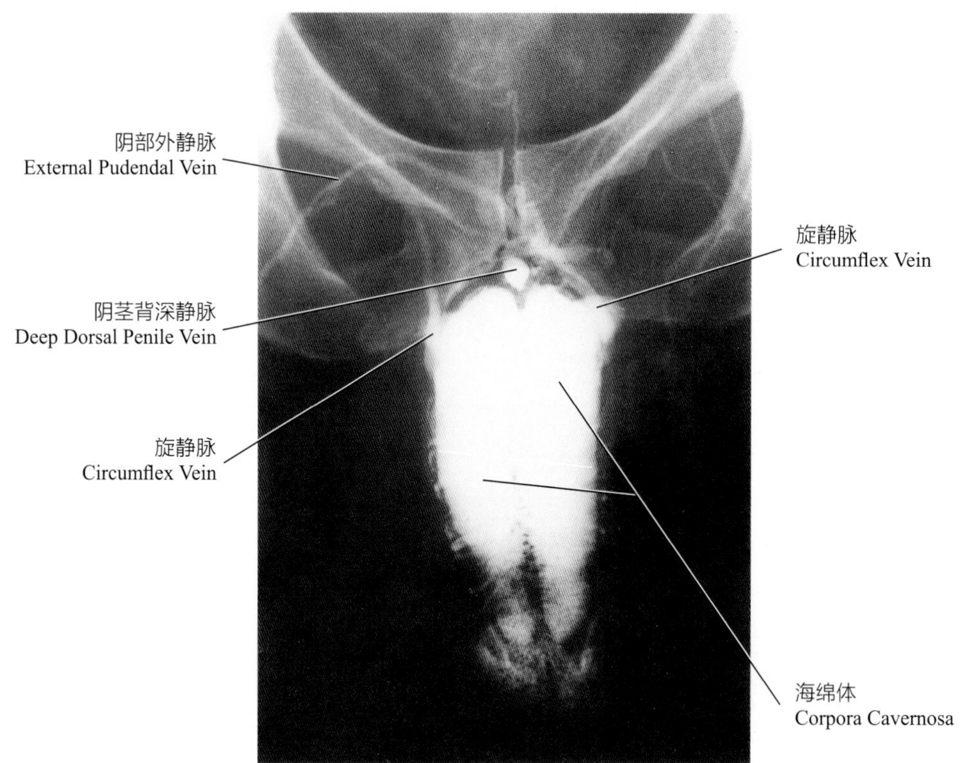

图20.26 海绵体造影显示海绵体和阴茎背深静脉部分引流入前列腺前静脉丛和浅静脉，可见旋静脉

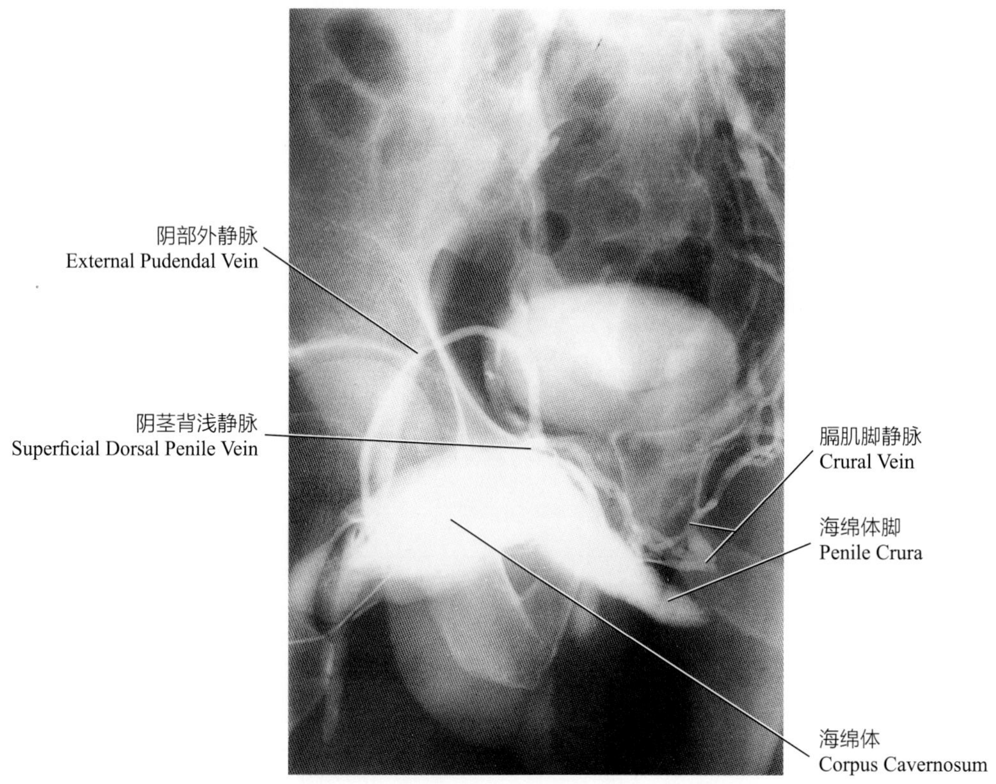

图20.27 海绵体造影（斜位观）显示海绵体及其经前列腺前静脉丛和膀胱静脉丛的引流情况。可见右侧的阴部外静脉

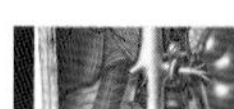

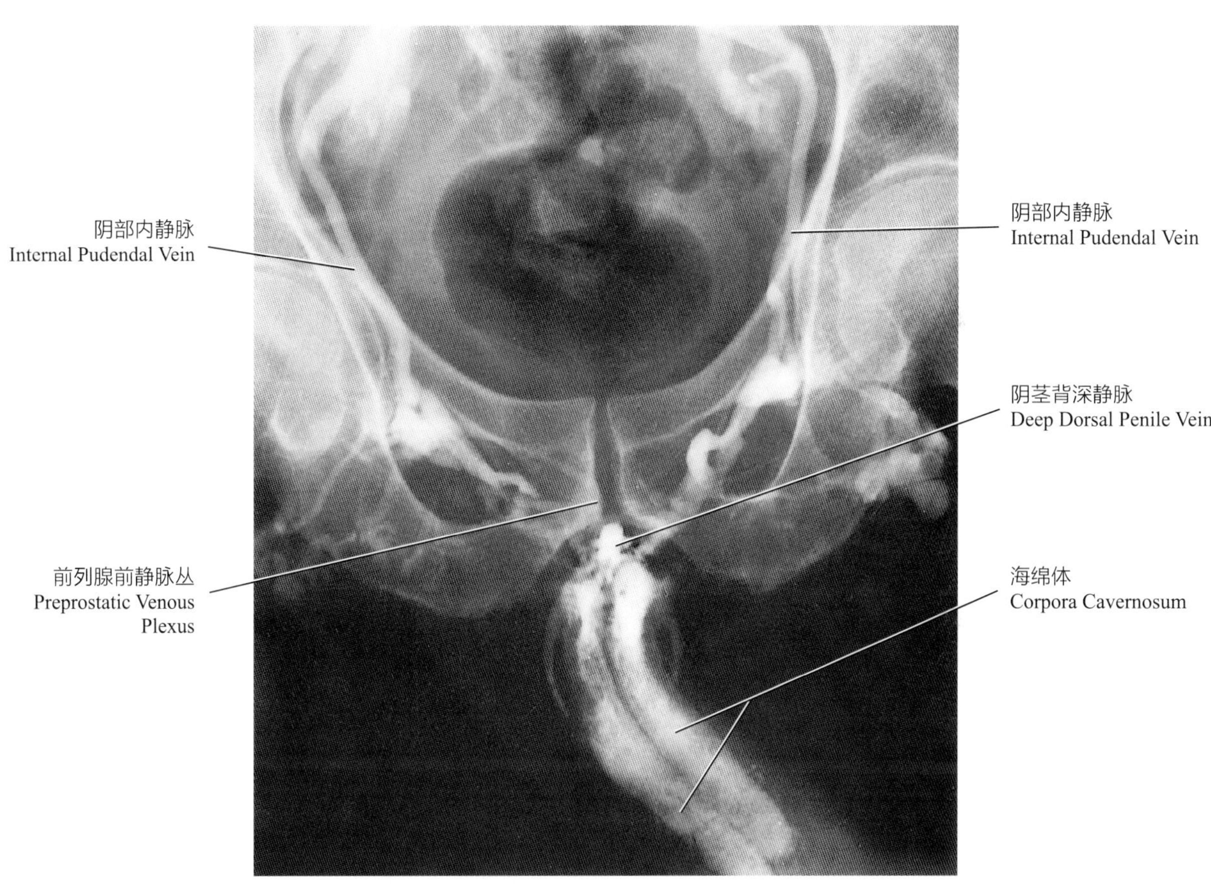

图20.28 海绵体造影显示海绵体及其经深静脉丛（前列腺前静脉丛）和阴部外静脉丛的引流情况

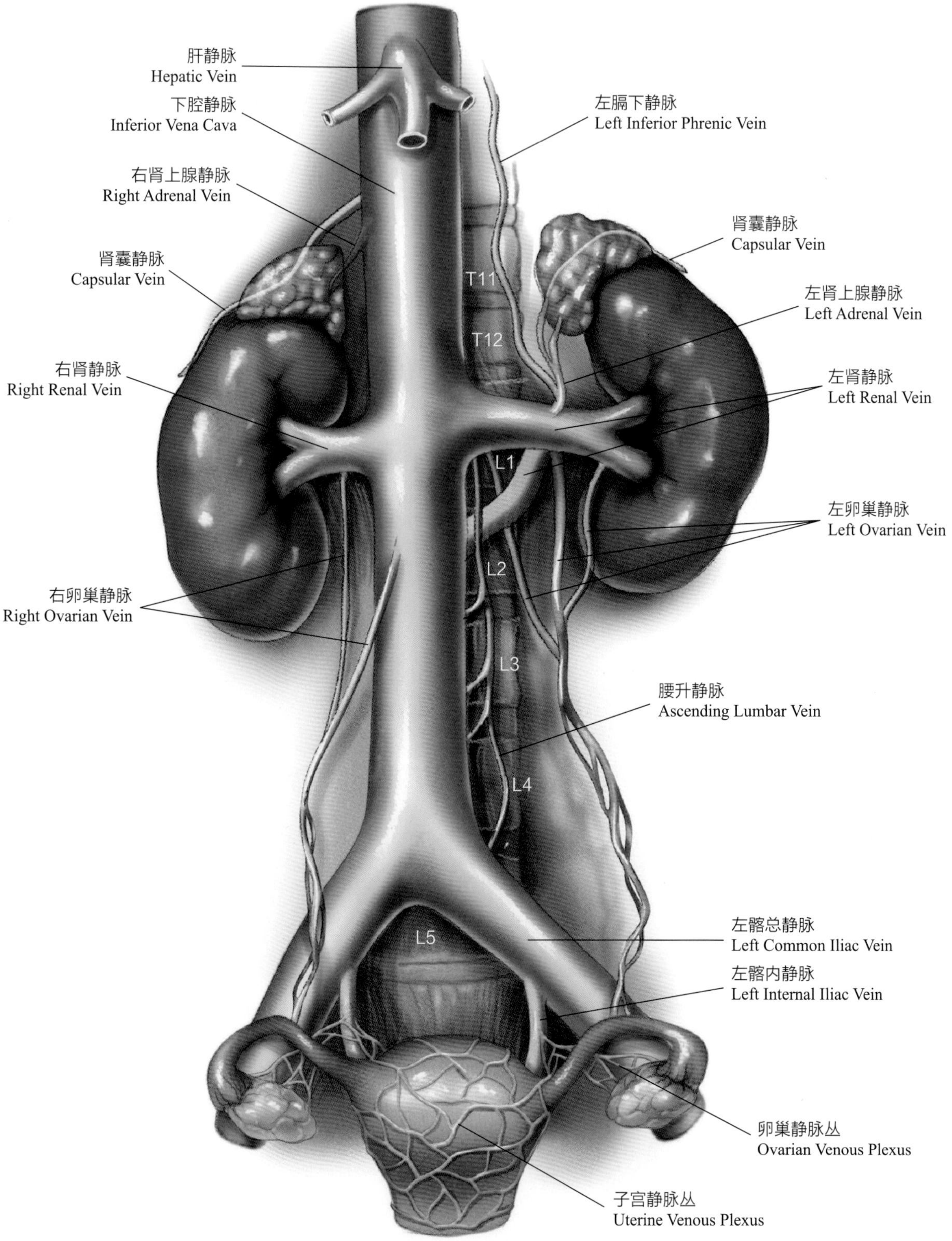

肝静脉
Hepatic Vein
下腔静脉
Inferior Vena Cava
右肾上腺静脉
Right Adrenal Vein
肾囊静脉
Capsular Vein
右肾静脉
Right Renal Vein
右卵巢静脉
Right Ovarian Vein
左膈下静脉
Left Inferior Phrenic Vein
肾囊静脉
Capsular Vein
左肾上腺静脉
Left Adrenal Vein
左肾静脉
Left Renal Vein
左卵巢静脉
Left Ovarian Vein
腰升静脉
Ascending Lumbar Vein
左髂总静脉
Left Common Iliac Vein
左髂内静脉
Left Internal Iliac Vein
卵巢静脉丛
Ovarian Venous Plexus
子宫静脉丛
Uterine Venous Plexus
T11
T12
L1
L2
L3
L4
L5

图20.29　子宫静脉丛、卵巢静脉丛和阴道静脉丛的示意图，亦可见卵巢静脉。注意卵巢静脉、肾静脉和肾上腺静脉在位置上的变异，以及它们之间的多种吻合与关系

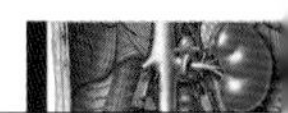

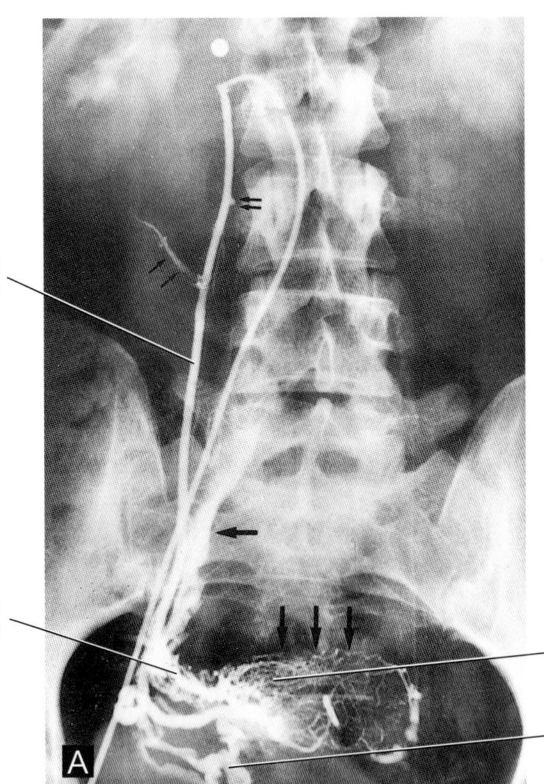

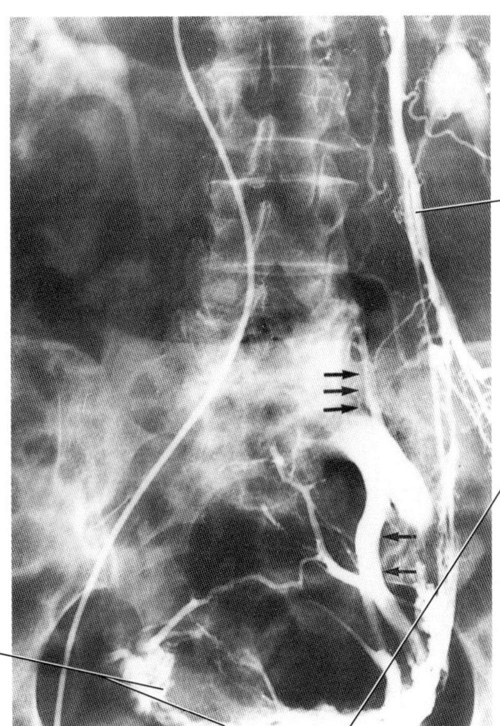

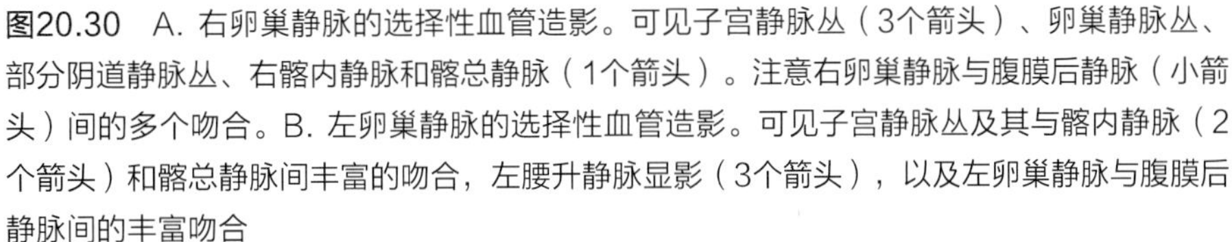
图20.30　A. 右卵巢静脉的选择性血管造影。可见子宫静脉丛（3个箭头）、卵巢静脉丛、部分阴道静脉丛、右髂内静脉和髂总静脉（1个箭头）。注意右卵巢静脉与腹膜后静脉（小箭头）间的多个吻合。B. 左卵巢静脉的选择性血管造影。可见子宫静脉丛及其与髂内静脉（2个箭头）和髂总静脉间丰富的吻合，左腰升静脉显影（3个箭头），以及左卵巢静脉与腹膜后静脉间的丰富吻合

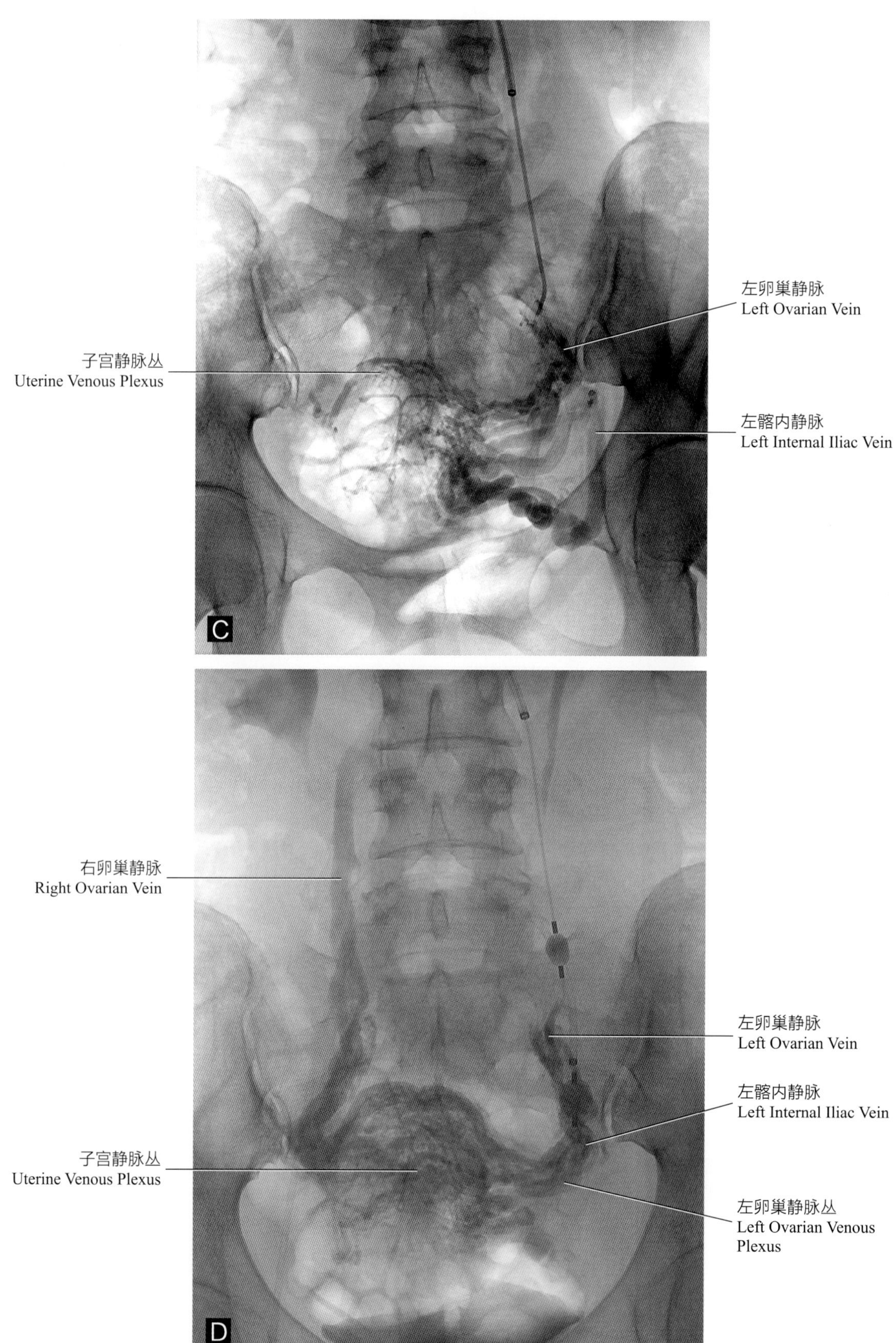

图20.30（续） C. 左性腺静脉选择性血管造影显示造影剂被引流至同侧髂内静脉，后经右子宫静脉丛进入右髂内静脉。D. 左髂内静脉球囊闭塞后行左性腺静脉血管造影显示，造影剂被引流至右性腺静脉和右髂内静脉

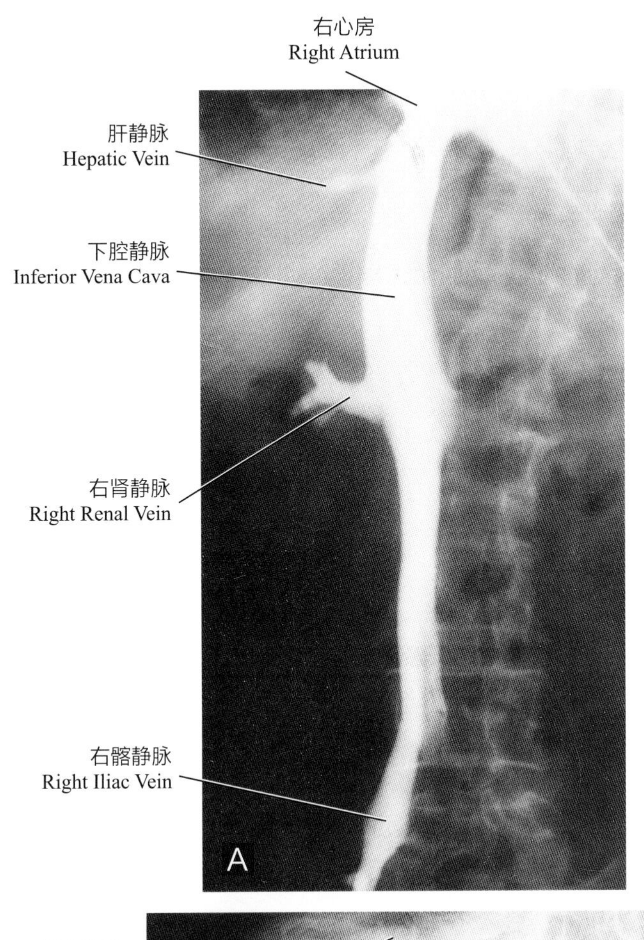

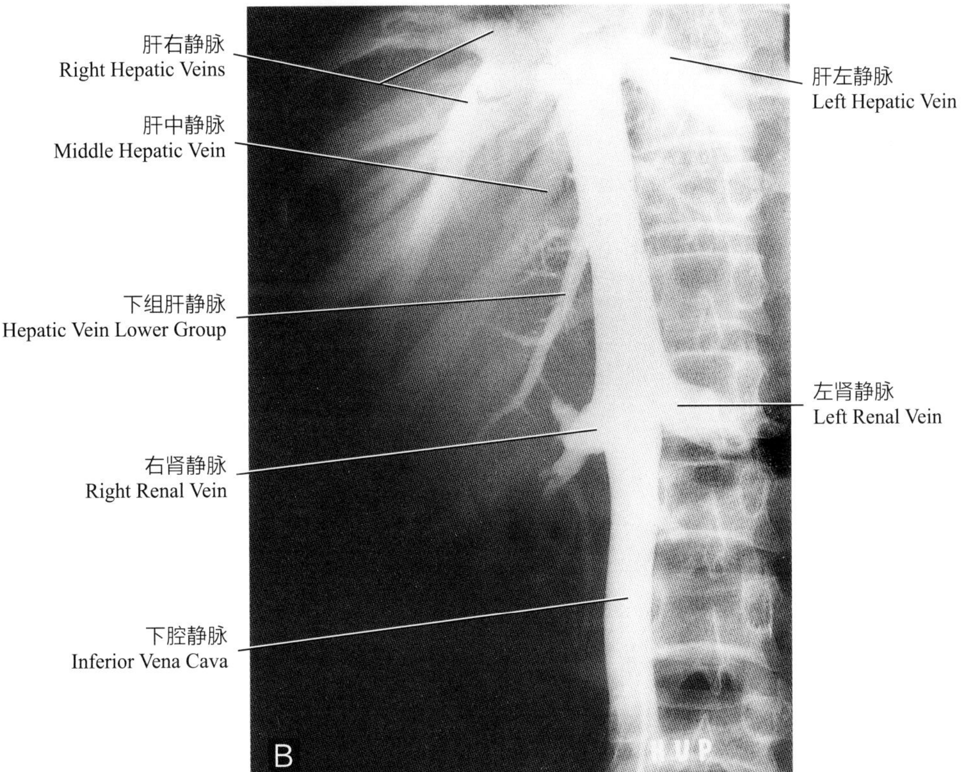

图20.31 A. 髂静脉和下腔静脉的血管造影。注意对比剂回流至肾静脉和肝静脉，右心房被对比剂充盈。B. 腔静脉血管造影。注意对比剂反流至肾静脉和肝静脉。肝静脉较大，下组肝静脉显示良好

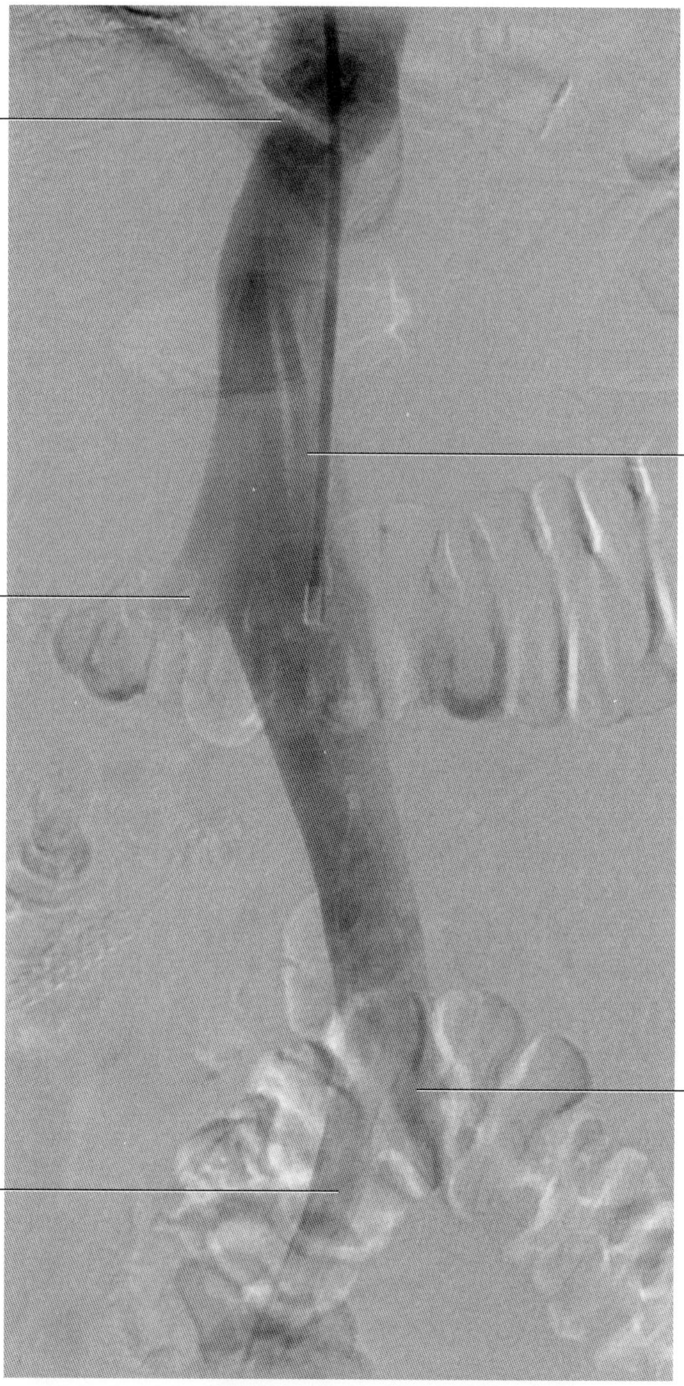

下腔静脉瓣
Eustachian Valve

下腔静脉
Inferior Vena Cava

右肾静脉
Right Renal Vein

左髂总静脉
Left Common Iliac Vein

右髂总静脉
Right Common Iliac Vein

图20.32　腔静脉血管造影显示髂静脉、右肾静脉和下腔静脉与右心房汇合处的下腔静脉瓣

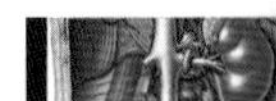

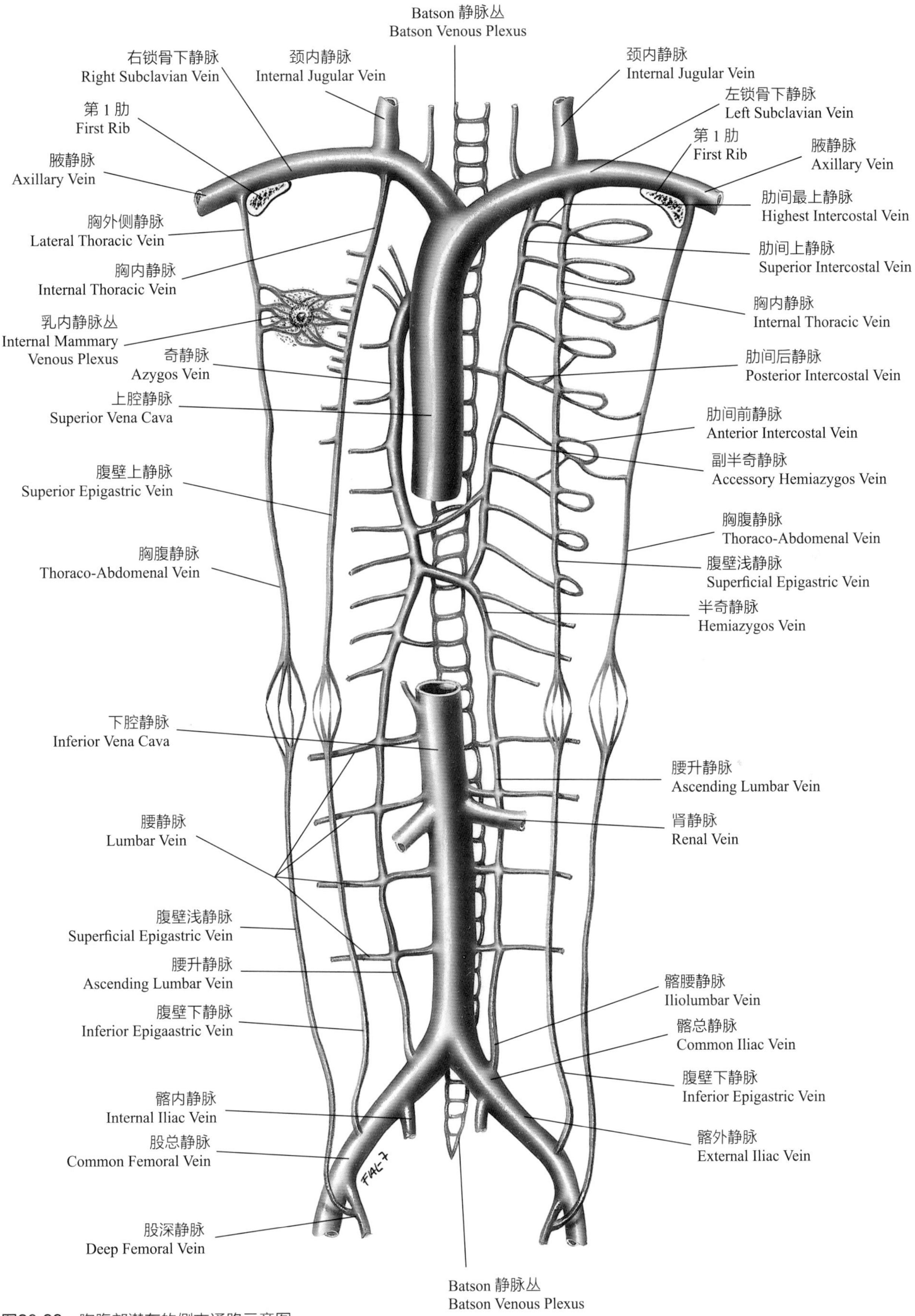

Batson 静脉丛
Batson Venous Plexus

右锁骨下静脉
Right Subclavian Vein

颈内静脉
Internal Jugular Vein

第 1 肋
First Rib

腋静脉
Axillary Vein

胸外侧静脉
Lateral Thoracic Vein

胸内静脉
Internal Thoracic Vein

乳内静脉丛
Internal Mammary Venous Plexus

奇静脉
Azygos Vein

上腔静脉
Superior Vena Cava

腹壁上静脉
Superior Epigastric Vein

胸腹静脉
Thoraco-Abdomenal Vein

下腔静脉
Inferior Vena Cava

腰静脉
Lumbar Vein

腹壁浅静脉
Superficial Epigastric Vein

腰升静脉
Ascending Lumbar Vein

腹壁下静脉
Inferior Epigaastric Vein

髂内静脉
Internal Iliac Vein

股总静脉
Common Femoral Vein

股深静脉
Deep Femoral Vein

颈内静脉
Internal Jugular Vein

左锁骨下静脉
Left Subclavian Vein

第 1 肋
First Rib

腋静脉
Axillary Vein

肋间最上静脉
Highest Intercostal Vein

肋间上静脉
Superior Intercostal Vein

胸内静脉
Internal Thoracic Vein

肋间后静脉
Posterior Intercostal Vein

肋间前静脉
Anterior Intercostal Vein

副半奇静脉
Accessory Hemiazygos Vein

胸腹静脉
Thoraco-Abdomenal Vein

腹壁浅静脉
Superficial Epigastric Vein

半奇静脉
Hemiazygos Vein

腰升静脉
Ascending Lumbar Vein

肾静脉
Renal Vein

髂腰静脉
Iliolumbar Vein

髂总静脉
Common Iliac Vein

腹壁下静脉
Inferior Epigastric Vein

髂外静脉
External Iliac Vein

Batson 静脉丛
Batson Venous Plexus

图20.33 胸腹部潜在的侧支通路示意图

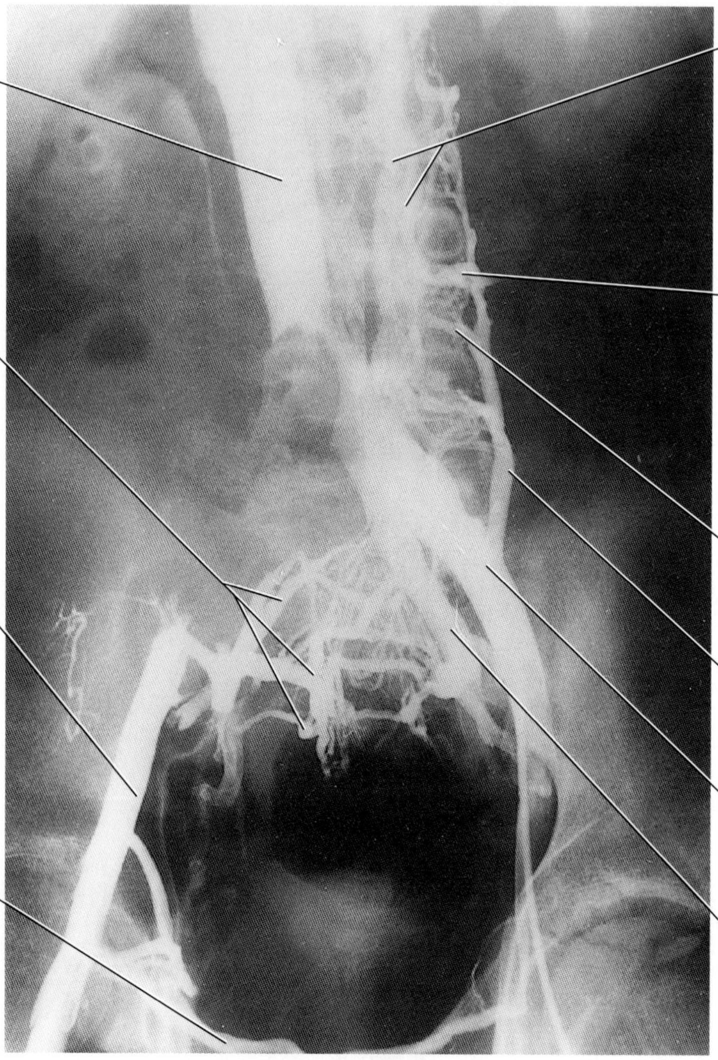

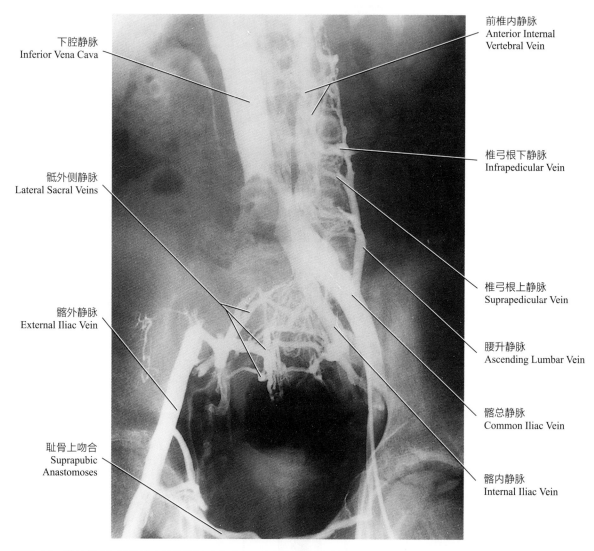

下腔静脉
Inferior Vena Cava

前椎内静脉
Anterior Internal
Vertebral Vein

椎弓根下静脉
Infrapedicular Vein

骶外侧静脉
Lateral Sacral Veins

椎弓根上静脉
Suprapedicular Vein

髂外静脉
External Iliac Vein

腰升静脉
Ascending Lumbar Vein

髂总静脉
Common Iliac Vein

耻骨上吻合
Suprapubic
Anastomoses

髂内静脉
Internal Iliac Vein

图20.34 髂静脉和下腔静脉血管造影显示盆腔内和腰椎周围静脉的侧支循环。右髂总静脉和下腔静脉的闭塞导致侧支循环形成，可见两支髂静脉经髂外静脉吻合，左腰升静脉清晰可见，并经椎弓根下静脉和椎弓根上静脉与硬膜外静脉丛吻合。外侧和内侧的椎内前静脉似乎也沿着髓腔形成静脉丛

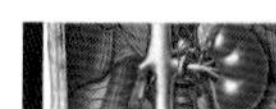

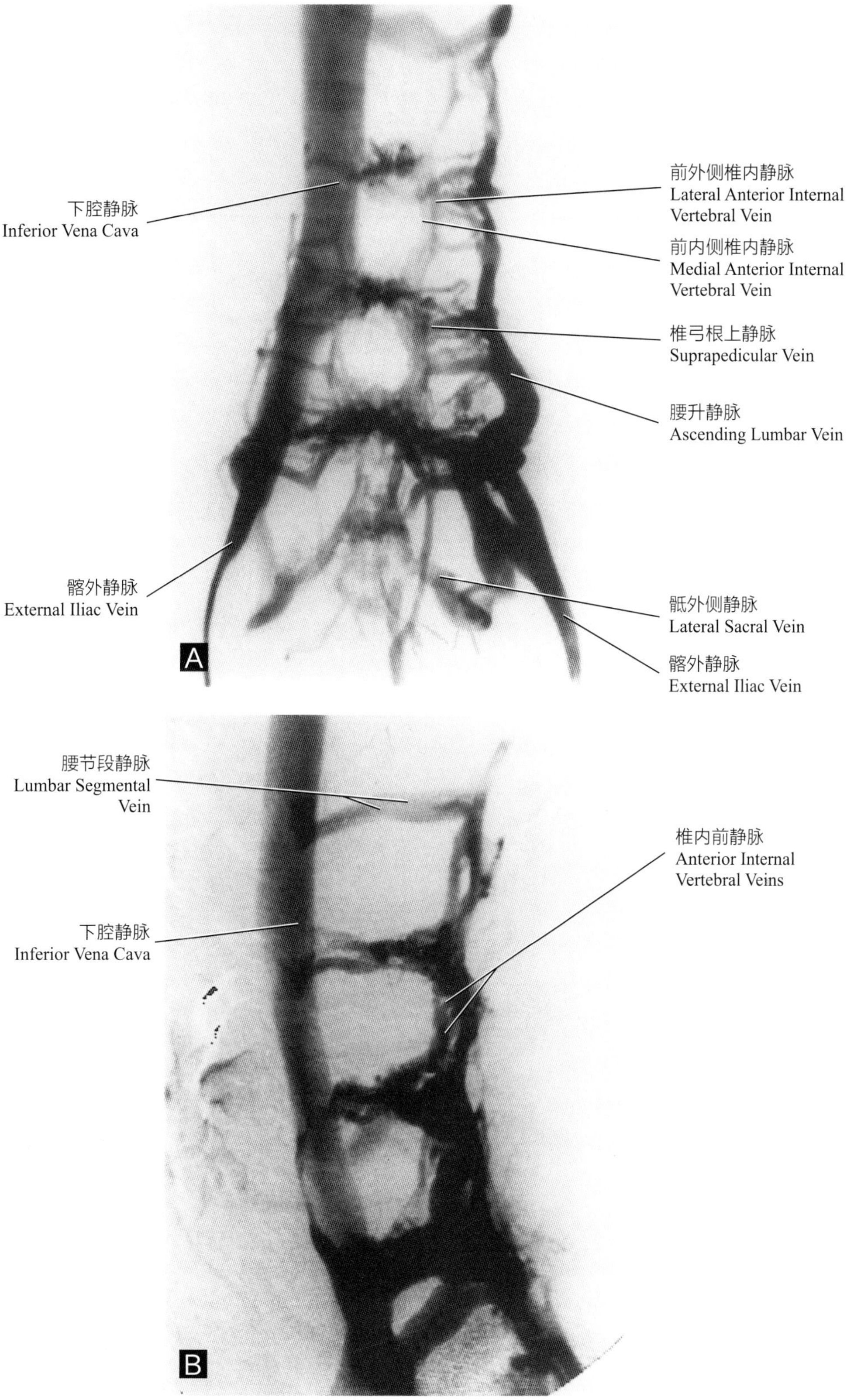

下腔静脉
Inferior Vena Cava

前外侧椎内静脉
Lateral Anterior Internal Vertebral Vein

前内侧椎内静脉
Medial Anterior Internal Vertebral Vein

椎弓根上静脉
Suprapedicular Vein

腰升静脉
Ascending Lumbar Vein

髂外静脉
External Iliac Vein

骶外侧静脉
Lateral Sacral Vein

髂外静脉
External Iliac Vein

A

腰节段静脉
Lumbar Segmental Vein

椎内前静脉
Anterior Internal Vertebral Veins

下腔静脉
Inferior Vena Cava

B

图20.35　A. 髂静脉和下腔静脉血管造影（正位观）显示椎静脉丛。B. 侧位观示下腔静脉通过腰节段静脉形成的交通支，后部的硬膜外静脉丛呈浓染征象

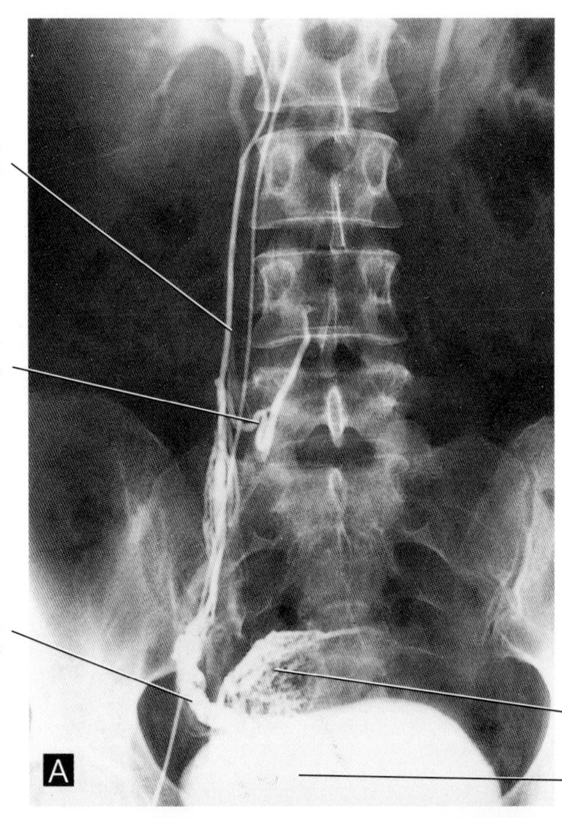

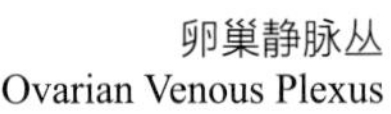

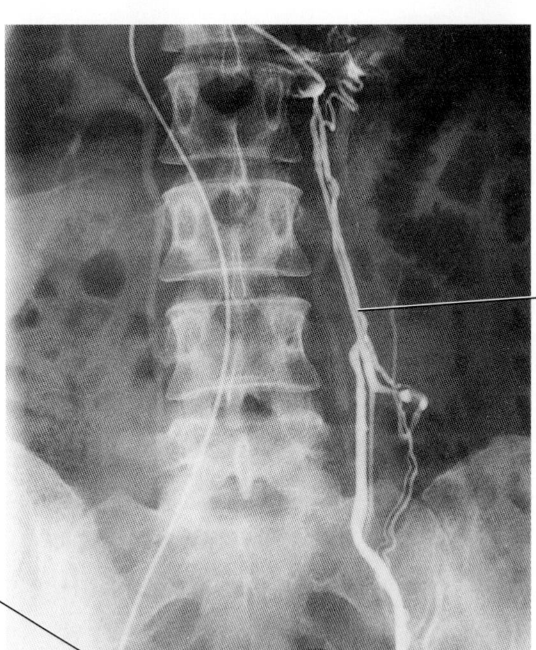

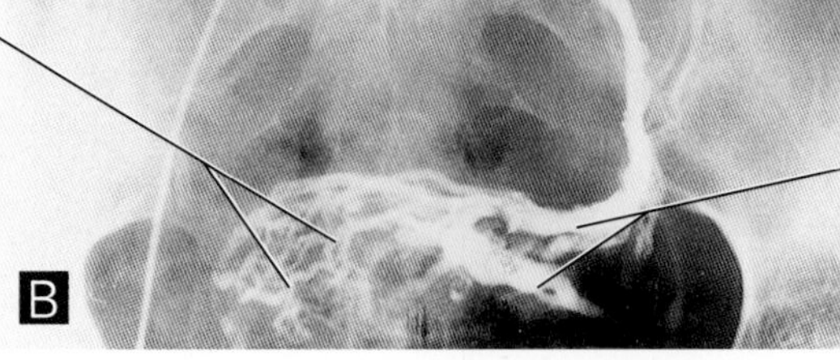

图20.36 A. 右卵巢静脉选择性血管造影。可见卵巢静脉丛和部分子宫静脉丛，及其与腹膜后静脉吻合的血管。B. 左卵巢静脉选择性血管造影显示左卵巢静脉及其与腹膜后静脉的吻合，也可见子宫静脉丛

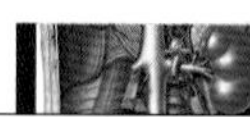

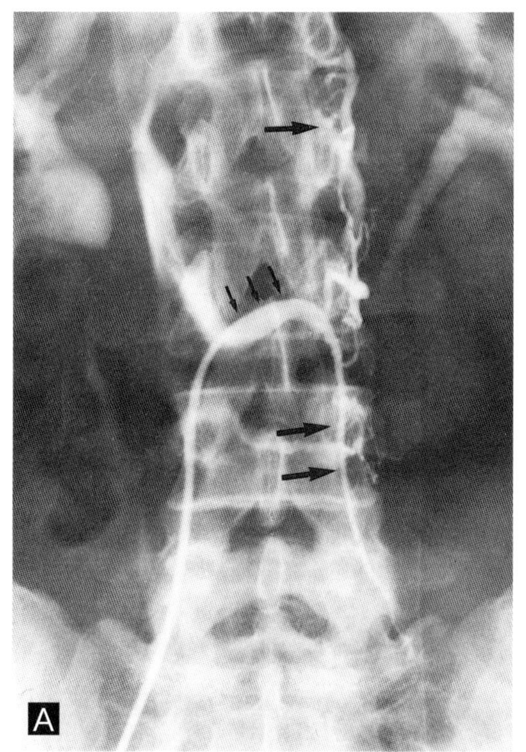

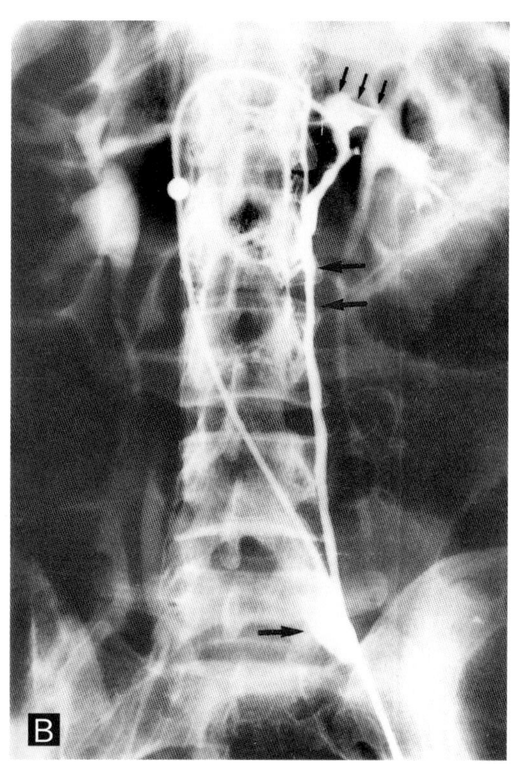

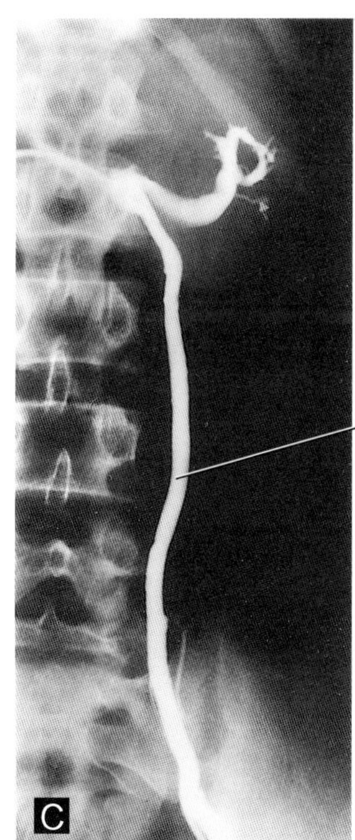

图20.37　A. 经腰节段静脉（3个小箭头）注射造影剂后可见左卵巢静脉（1个箭头）和部分腰升静脉（2个箭头）。B. 左卵巢静脉选择性血管造影（2个箭头）。左肾静脉部分显影（3个小箭头），也可见到左髂总静脉（1个箭头）。C. 左卵巢静脉选择性血管造影。左肾静脉部分显影

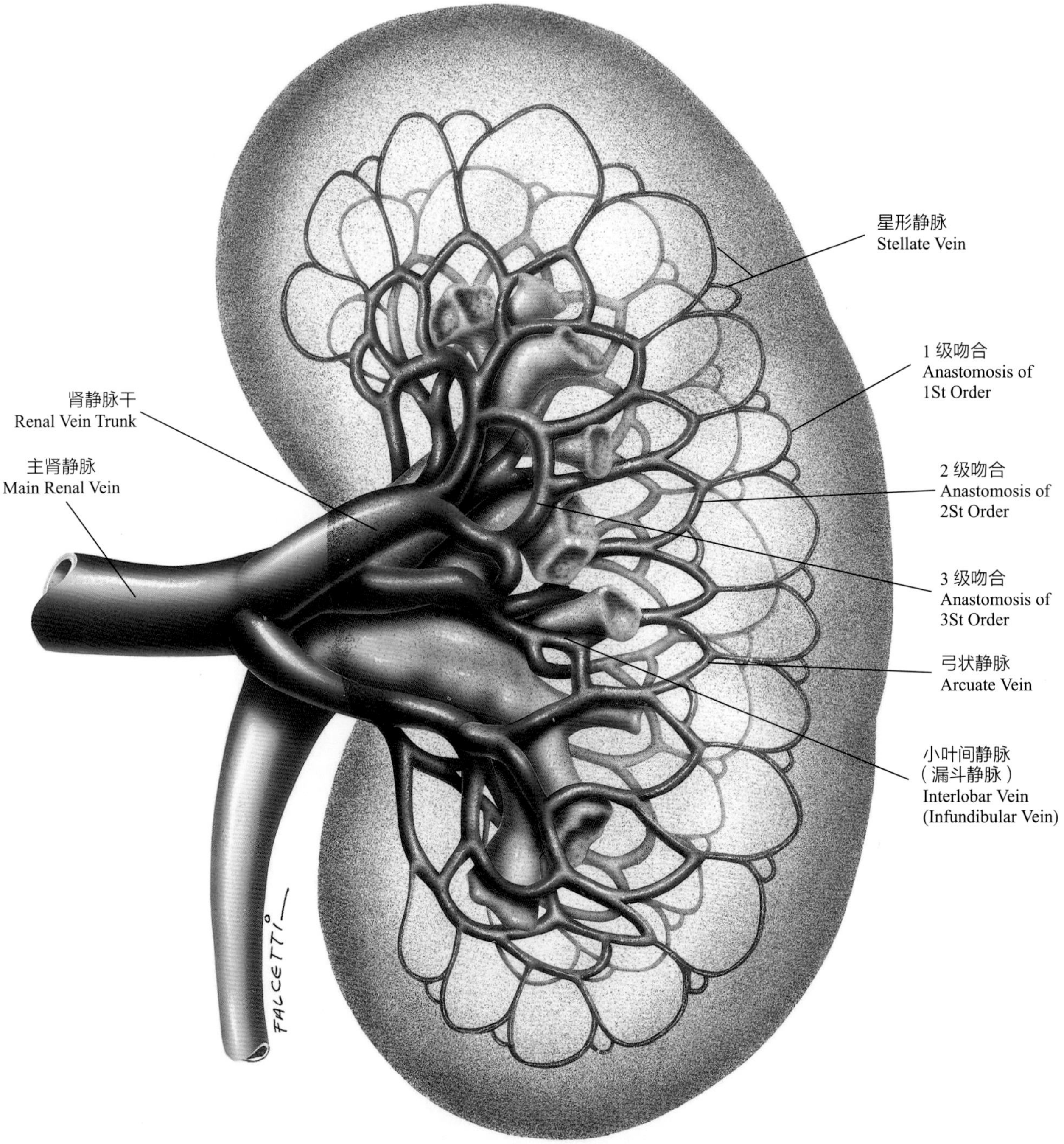

图20.38　三级静脉的弓形示意图。可见1级吻合、2级吻合和3级吻合

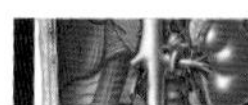

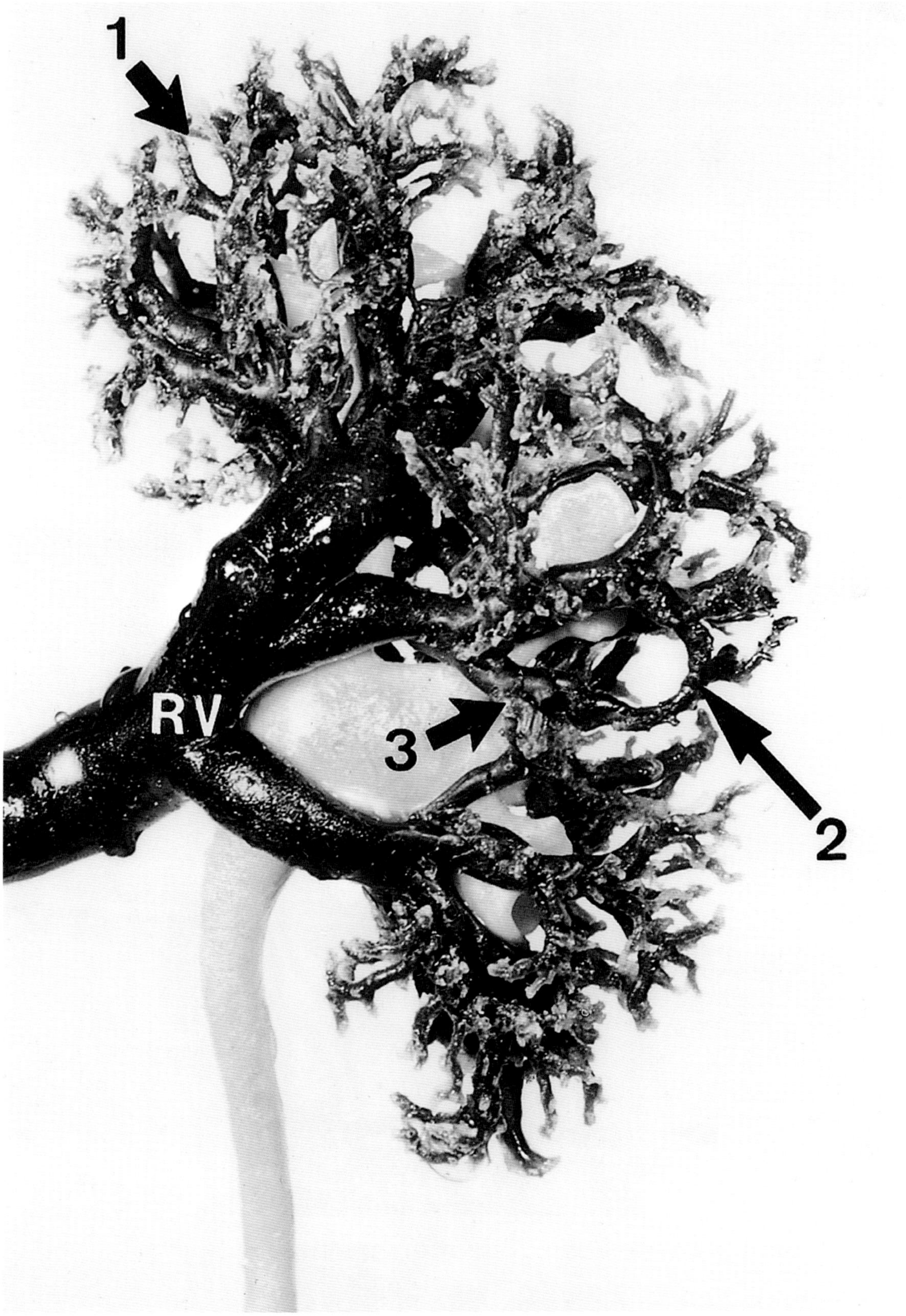

图20.39　左肾盂、肾盏和静脉血管树铸型的前位观。可见3级纵向吻合的弓形系统，从外（肾周）向内（肾门）依次为星形静脉（1）、弓状静脉（2）和小叶间静脉（3）。RV，肾静脉

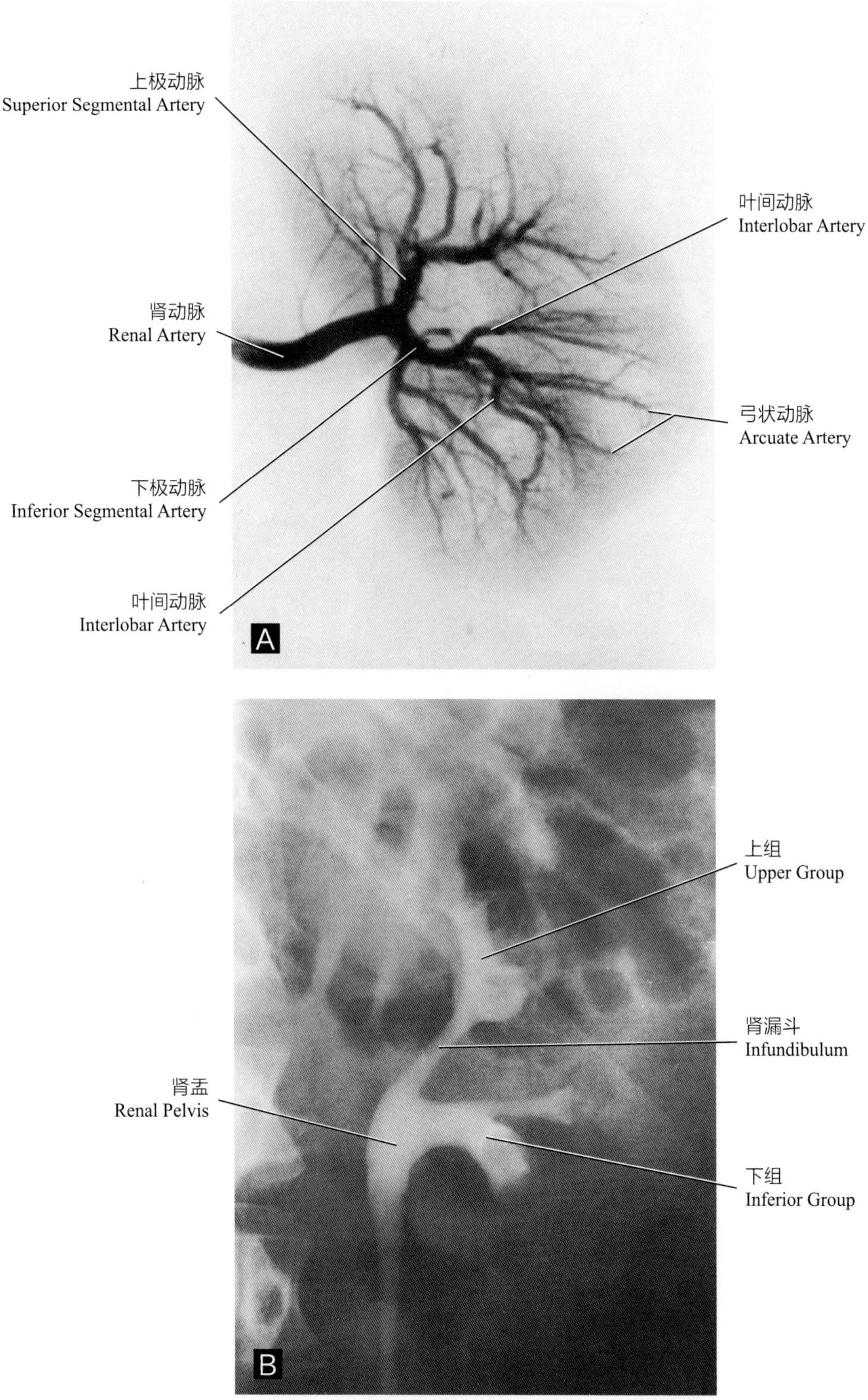

上极动脉
Superior Segmental Artery

叶间动脉
Interlobar Artery

肾动脉
Renal Artery

弓状动脉
Arcuate Artery

下极动脉
Inferior Segmental Artery

叶间动脉
Interlobar Artery

A

上组
Upper Group

肾漏斗
Infundibulum

肾盂
Renal Pelvis

下组
Inferior Group

B

图20.40　A. 肾血管造影动脉期。B. 同一肾脏静脉肾盂造影显示肾盏系统

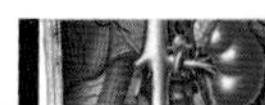

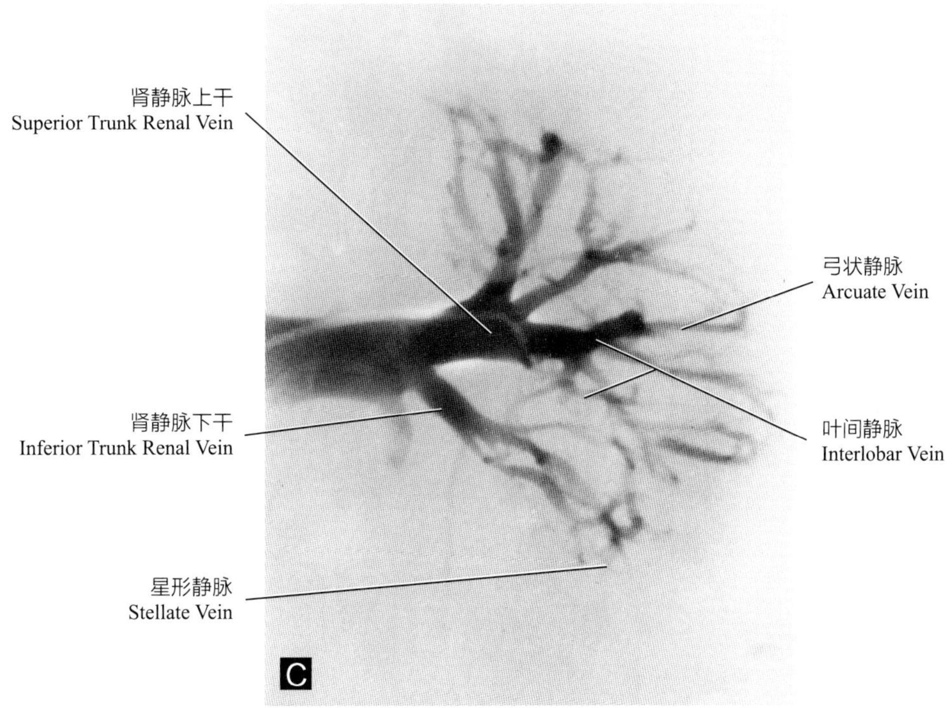

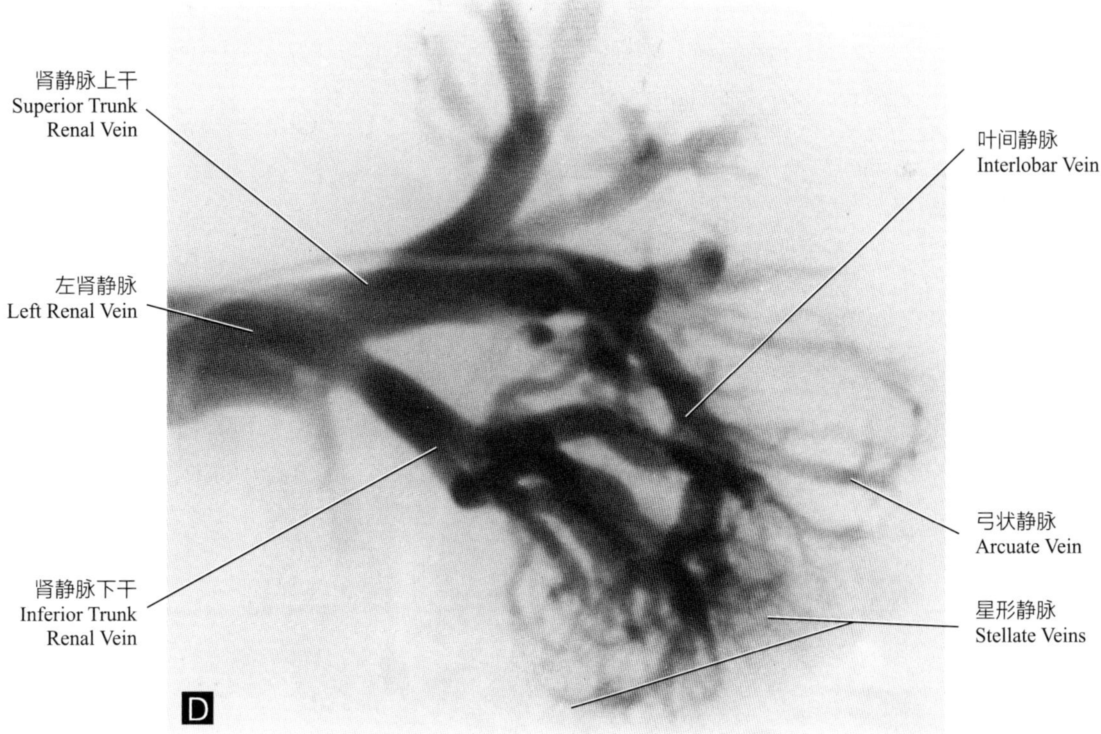

图20.40（续） C. 静脉血管造影显示肾内静脉和肾外静脉。D. 外周静脉血管造影显示叶间静脉、星形静脉和弓状静脉

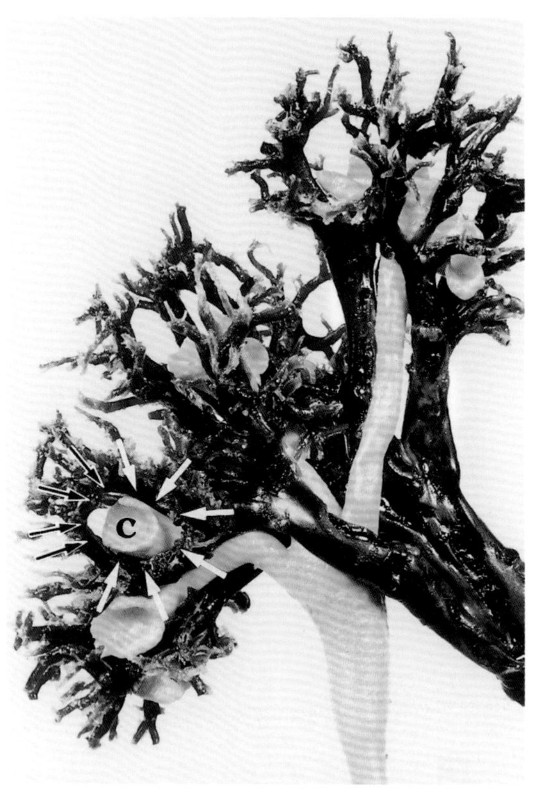

图20.41　左肾铸型（后位观）显示大的静脉吻合如衣领（箭头所示）样环绕肾盏颈部（C）

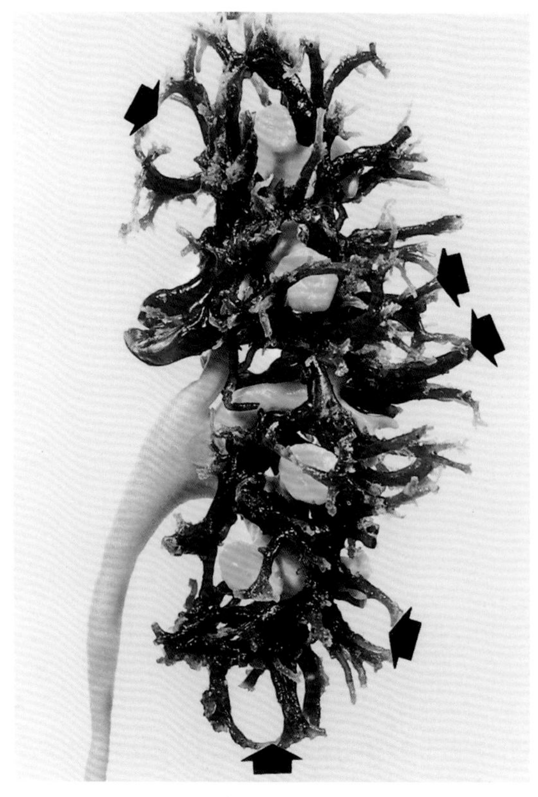

图20.42　右肾内铸型（后斜位观）显示连接前后静脉的水平弓及纵向弓形系统（箭头所示）

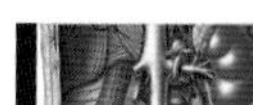

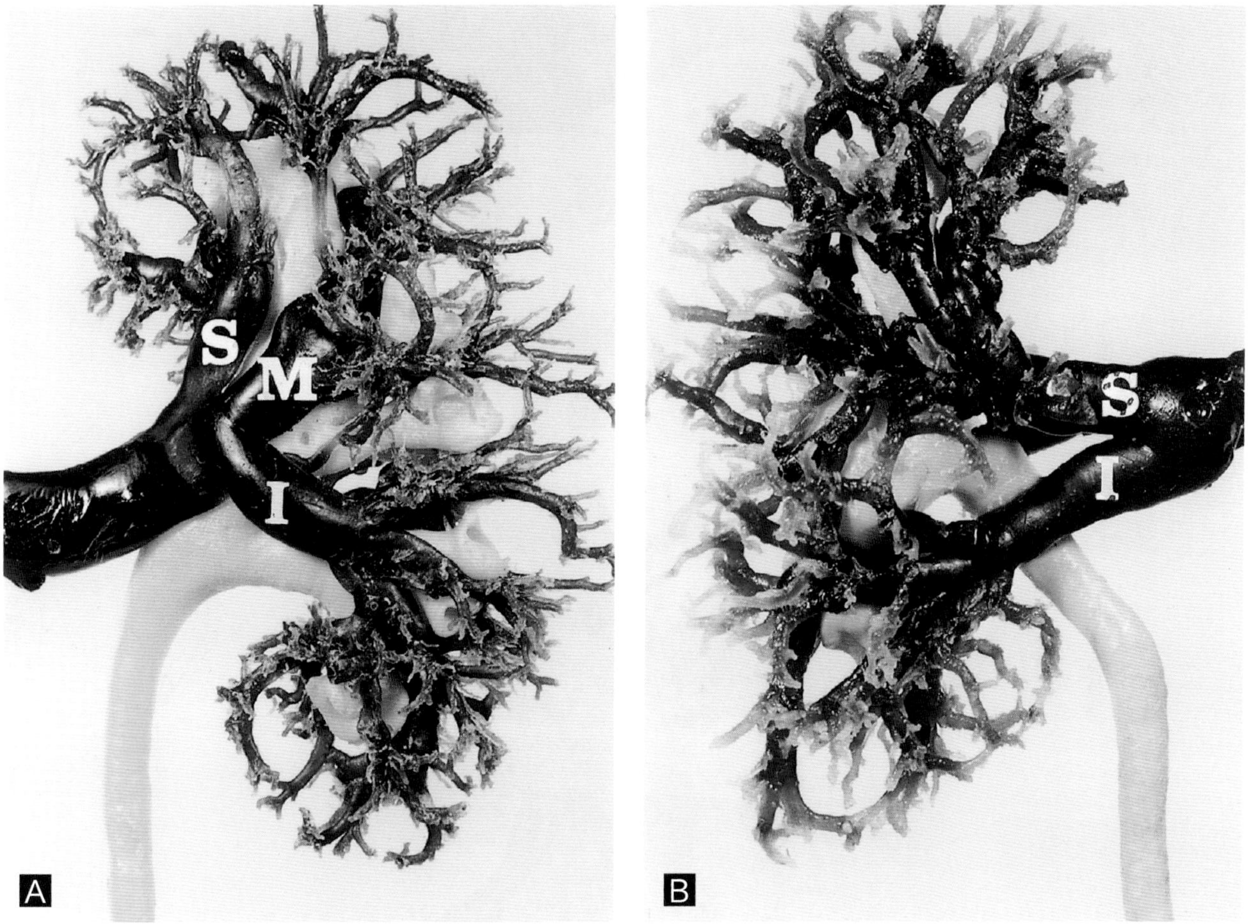

图20.43　A. 左肾内部铸型（前位观）显示左主肾静脉由3条主干（S，上；M，中；I，下）汇成。B. 右主肾静脉由2条主干（S，上；I，下）汇成

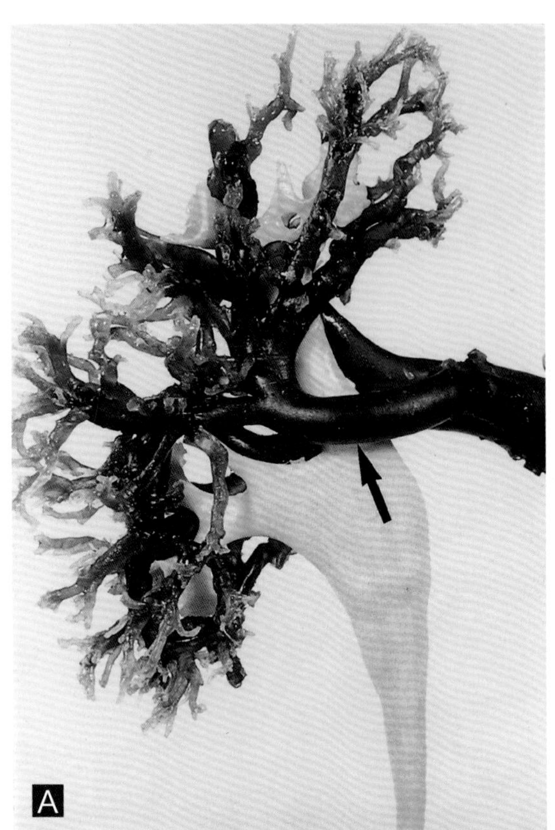

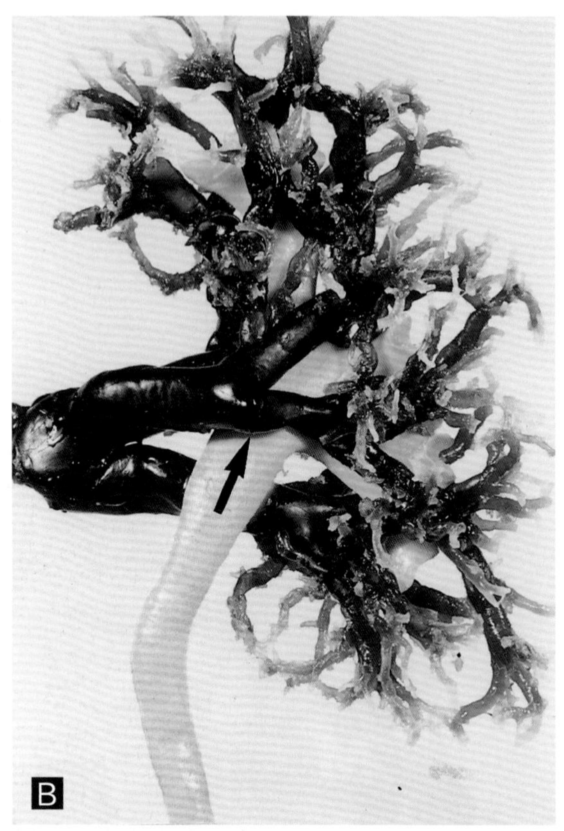

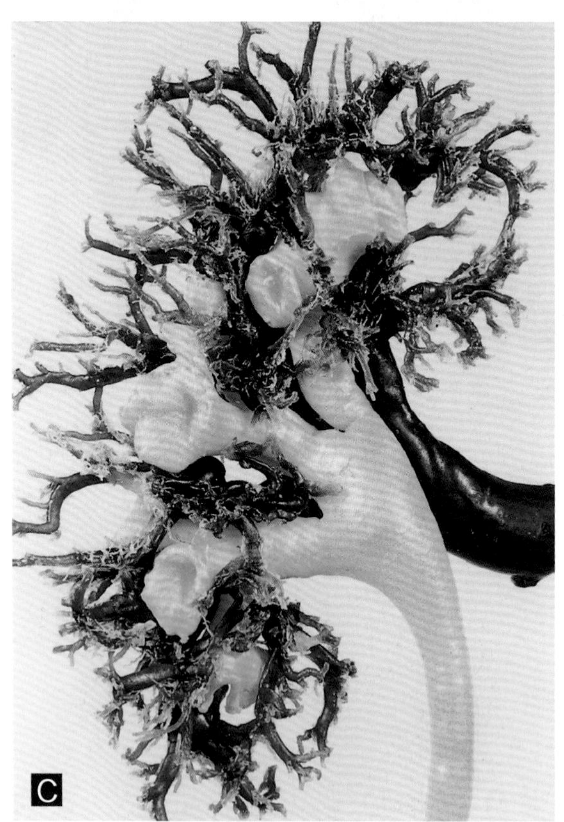

图20.44　A. 左肾内部铸型（后位观）。盂后静脉（箭头所示）紧贴肾盂与肾上盏的交界处。B.右肾内部铸型（后位观）。可见一条盂后静脉（箭头所示）在肾盂的后面走行。C. 左肾内部铸型（后位观）。肾盂的后面无肾静脉通过

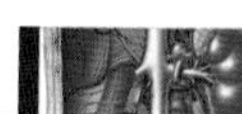

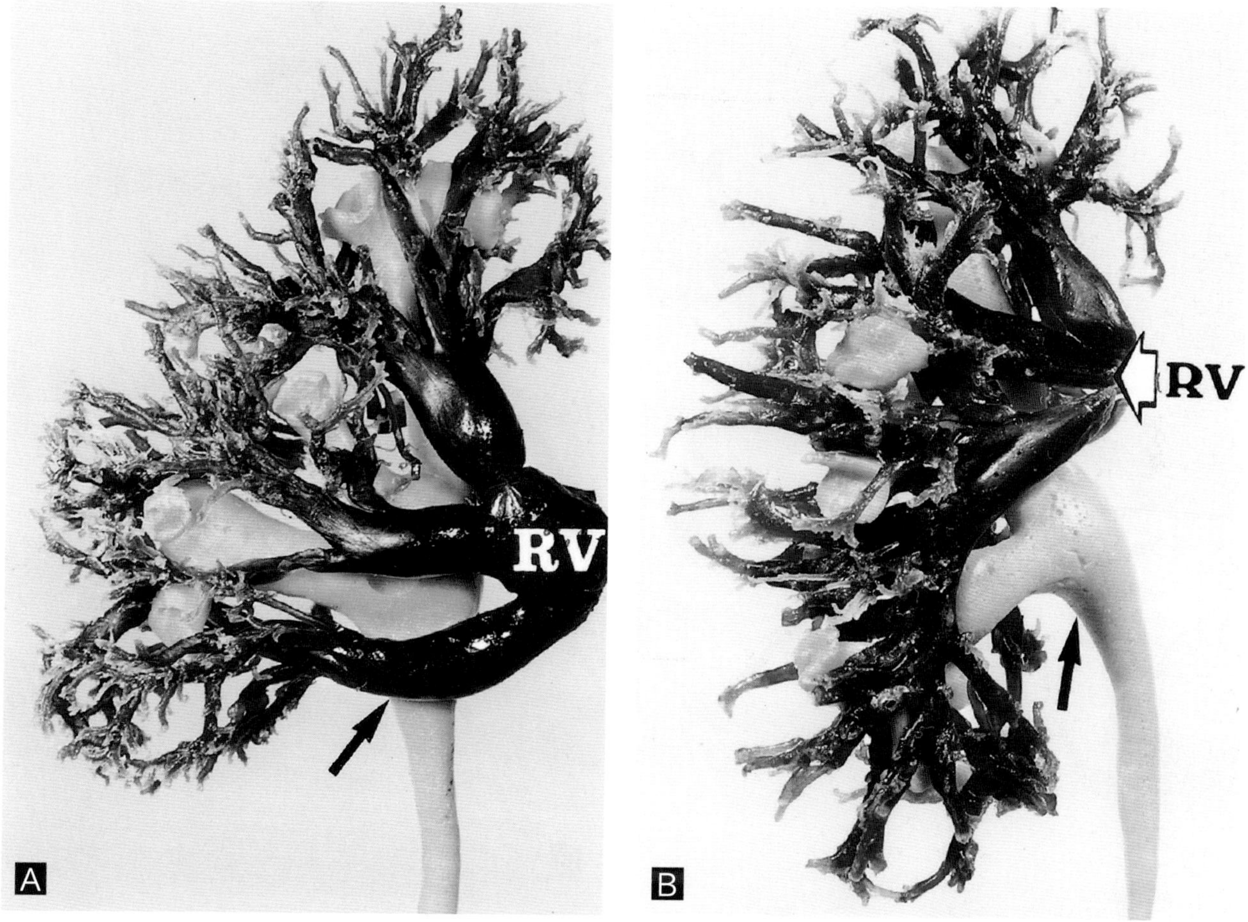

图20.45　肾盂输尿管移行处与肾静脉间的解剖关系。A. 右肾内部铸型（前位观）。肾静脉的下支紧贴肾盂输尿管移行处（箭头所示）的前面。B. 右肾内部铸型（前位观）。肾盂输尿管移行处（箭头所示）远离肾静脉（非血管区）。RV，肾静脉

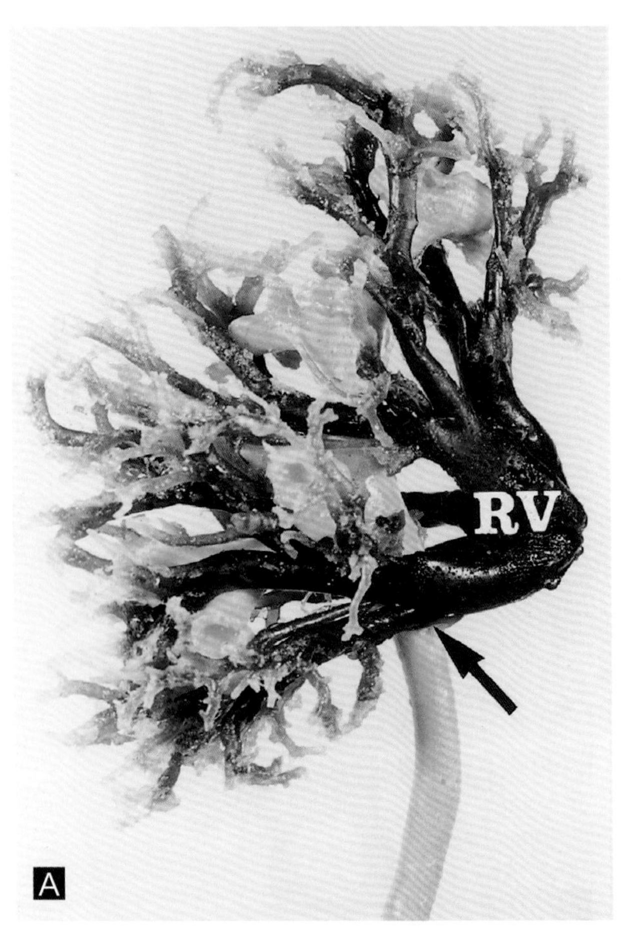

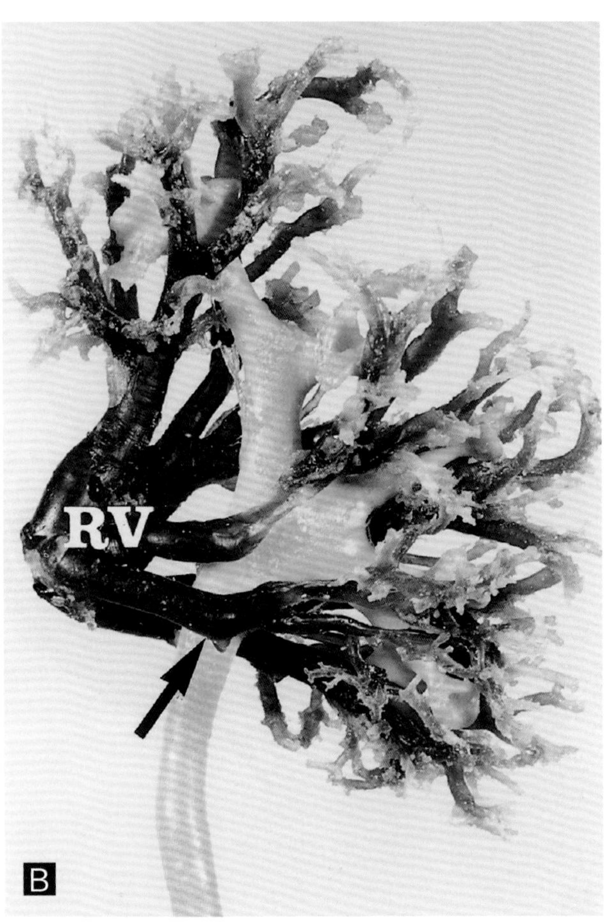

图20.46　肾盂输尿管移行处与肾静脉间的解剖关系。A. 右肾内部铸型（前位观）。肾静脉的前支（箭头所示）与肾盂输尿管移行处关系紧密。B. 同一患者的右肾内部铸型（后位观）。肾盂输尿管移行处与盂后静脉（箭头所示）关系紧密。RV，肾静脉

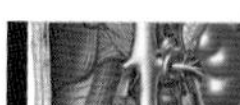

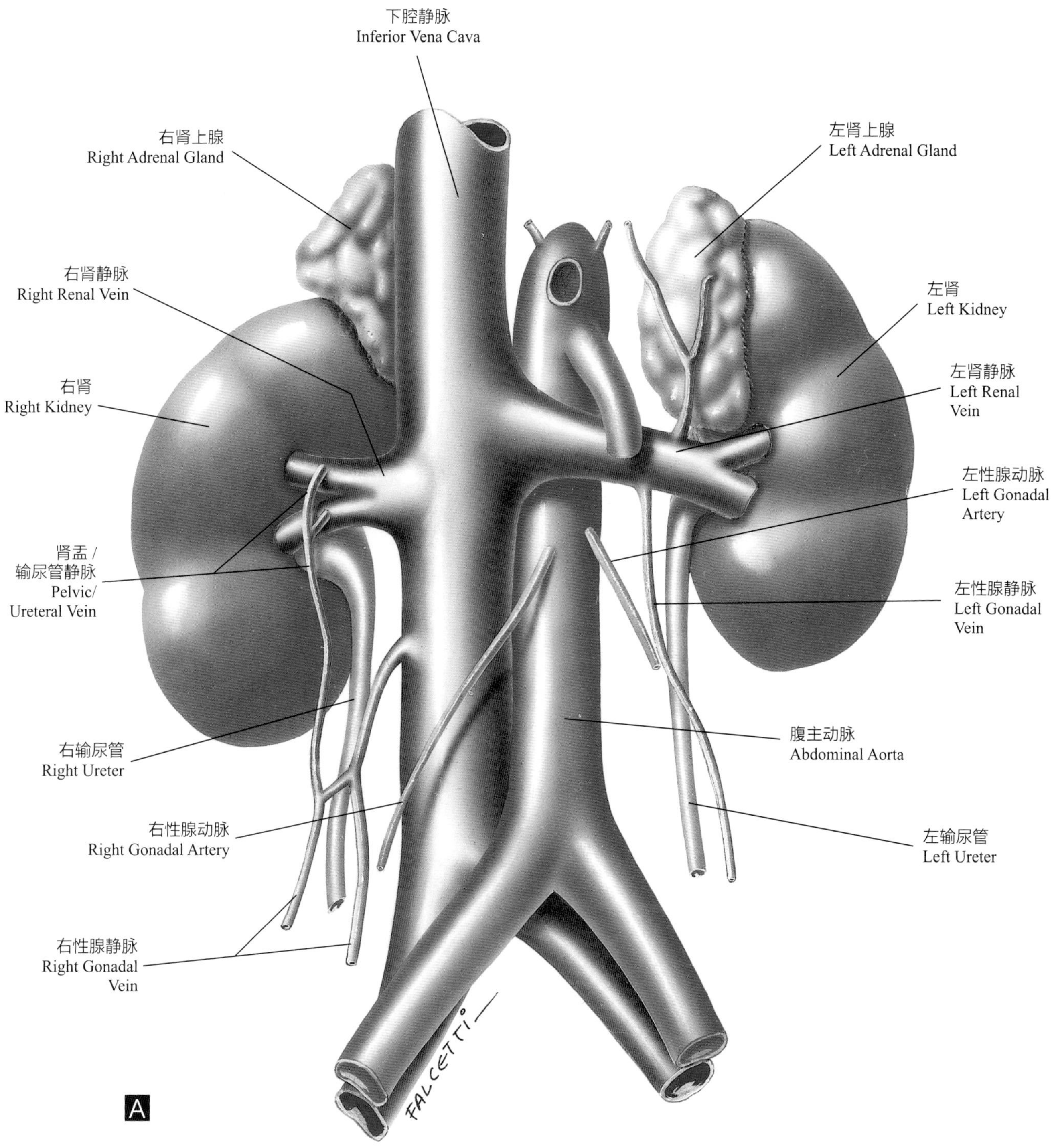

下腔静脉
Inferior Vena Cava
右肾上腺
Right Adrenal Gland
左肾上腺
Left Adrenal Gland
右肾静脉
Right Renal Vein
左肾
Left Kidney
右肾
Right Kidney
左肾静脉
Left Renal Vein
左性腺动脉
Left Gonadal Artery
肾盂 /
输尿管静脉
Pelvic/
Ureteral Vein
左性腺静脉
Left Gonadal Vein
腹主动脉
Abdominal Aorta
右输尿管
Right Ureter
右性腺动脉
Right Gonadal Artery
左输尿管
Left Ureter
右性腺静脉
Right Gonadal Vein
FALCETTI
A

图20.47 A. 左、右肾示意图。可见肾静脉与性腺静脉的关系及变异。肾静脉可部分或完全呈双支

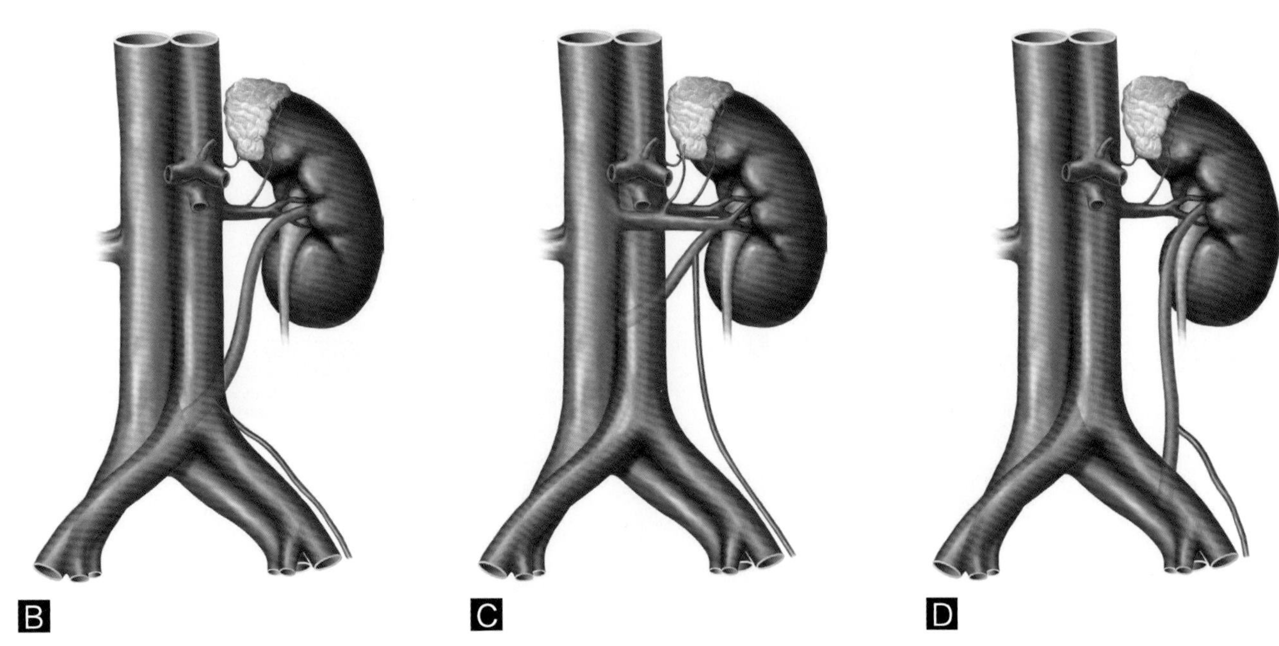

图20.47（续） B. 主动脉后位的肾静脉低位汇入下腔静脉。C. 肾静脉环绕主动脉。D. 左肾静脉汇入左髂静脉

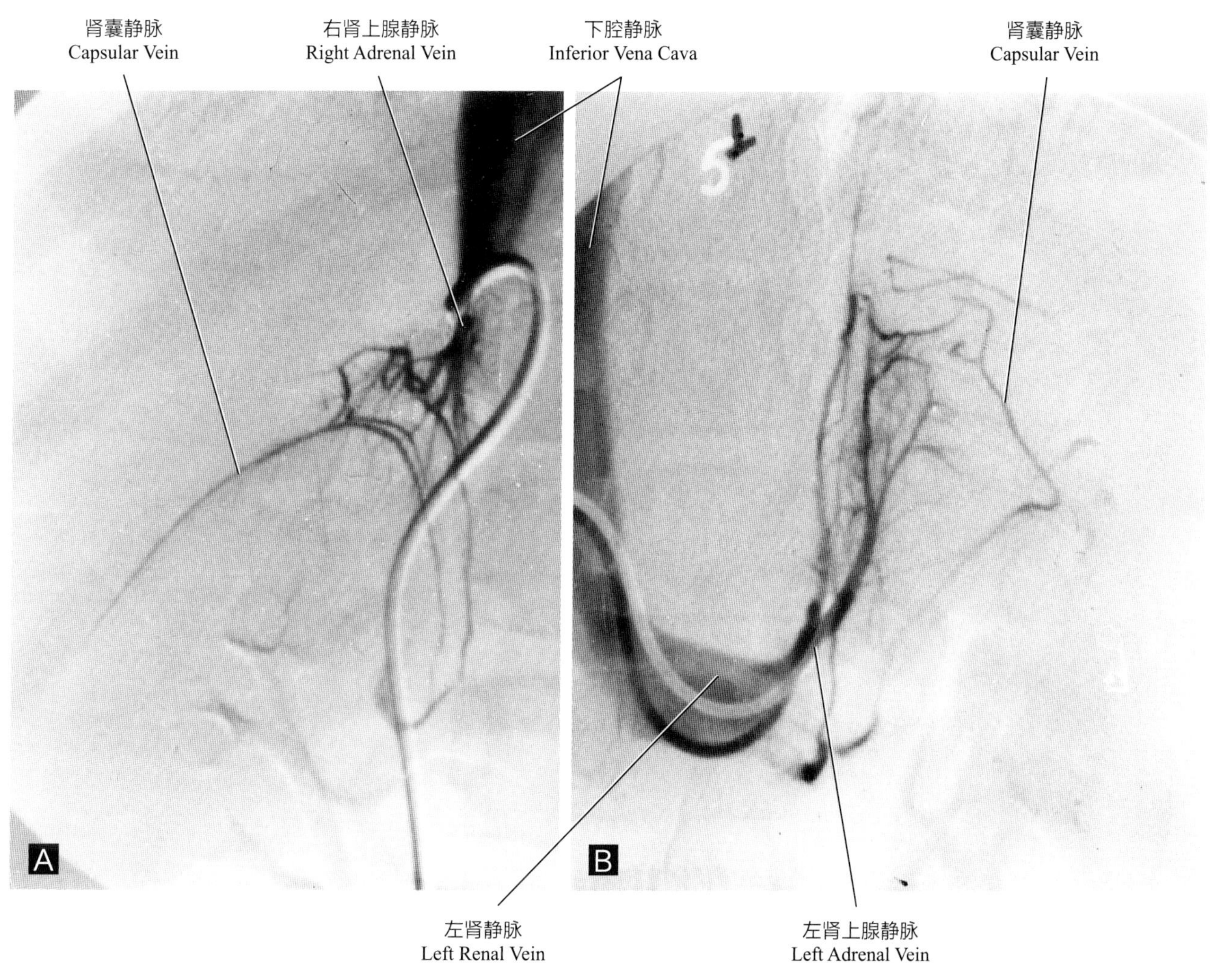

图20.48　双侧肾上腺静脉的选择性血管造影。A. 右肾上腺静脉开口于下腔静脉的后外侧，可见其与肾包膜静脉吻合，肾上腺较小，呈三角形。B. 左肾上腺静脉较长，开口于左肾静脉的上表面，可见其与肾包膜静脉和膈下静脉的吻合。左肾上腺较长，位于肾的内侧

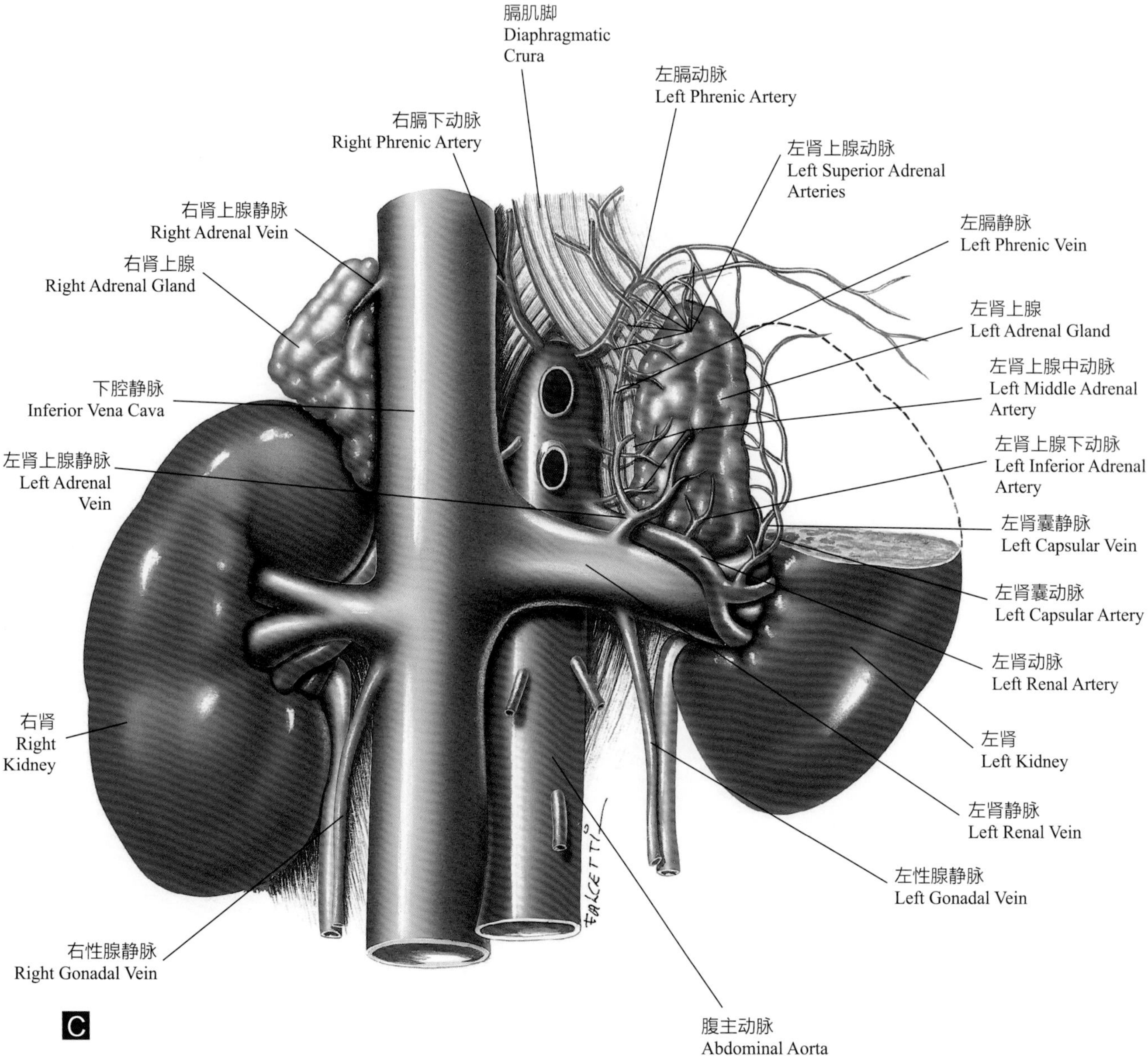

膈肌脚
Diaphragmatic Crura
左膈动脉
Left Phrenic Artery
右膈下动脉
Right Phrenic Artery
左肾上腺动脉
Left Superior Adrenal Arteries
右肾上腺静脉
Right Adrenal Vein
左膈静脉
Left Phrenic Vein
右肾上腺
Right Adrenal Gland
左肾上腺
Left Adrenal Gland
下腔静脉
Inferior Vena Cava
左肾上腺中动脉
Left Middle Adrenal Artery
左肾上腺静脉
Left Adrenal Vein
左肾上腺下动脉
Left Inferior Adrenal Artery
左肾囊静脉
Left Capsular Vein
左肾囊动脉
Left Capsular Artery
左肾动脉
Left Renal Artery
右肾
Right Kidney
左肾
Left Kidney
左肾静脉
Left Renal Vein
FALCETTI
左性腺静脉
Left Gonadal Vein
右性腺静脉
Right Gonadal Vein
C
腹主动脉
Abdominal Aorta

图20.48（续） C. 肾上腺静脉示意图

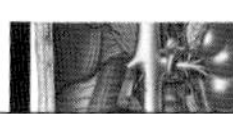

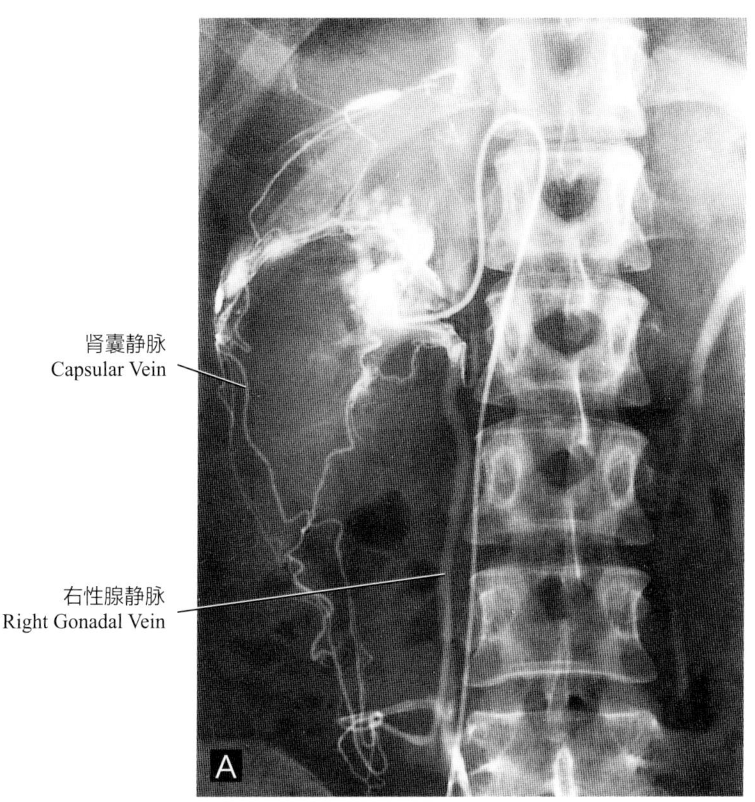

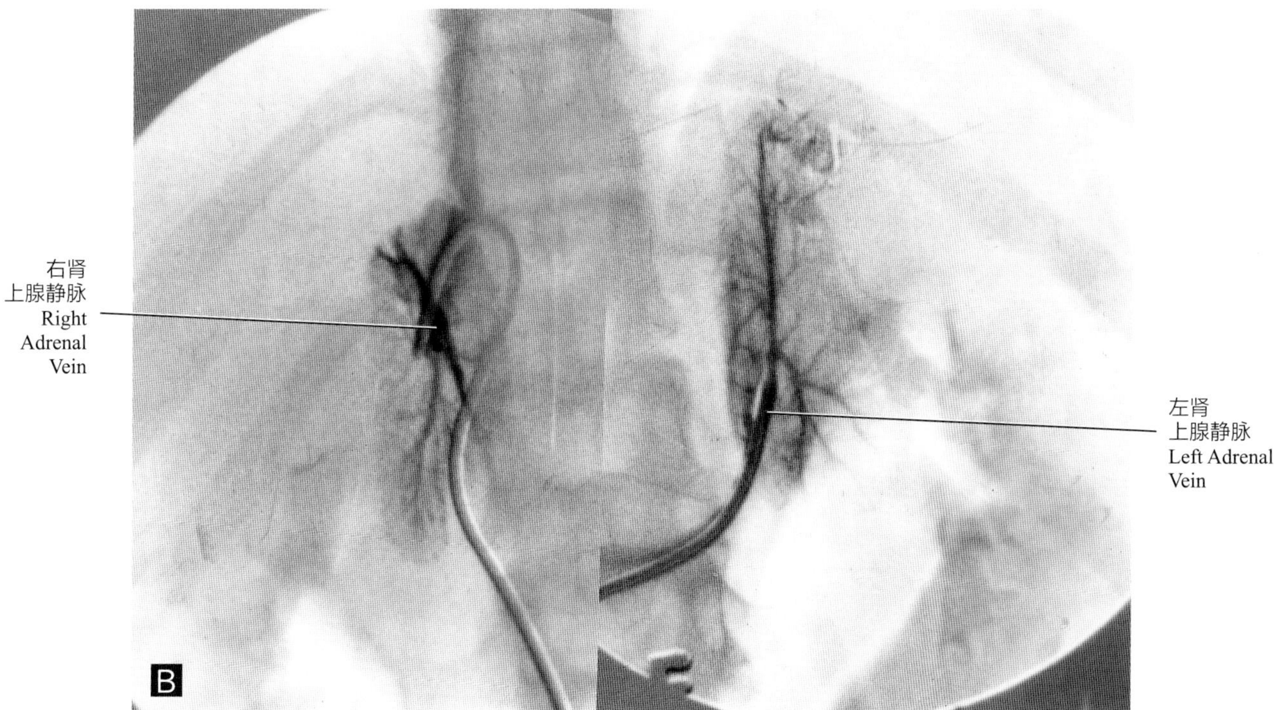

图20.49 A. 肾囊静脉选择性血管造影显示软组织的逆行染色及腹膜后静脉和性腺静脉显影。B. 双侧肾上腺静脉选择性血管造影显示增大的双侧肾上腺，右肾上腺静脉汇入下腔静脉，左肾上腺静脉汇入左肾静脉

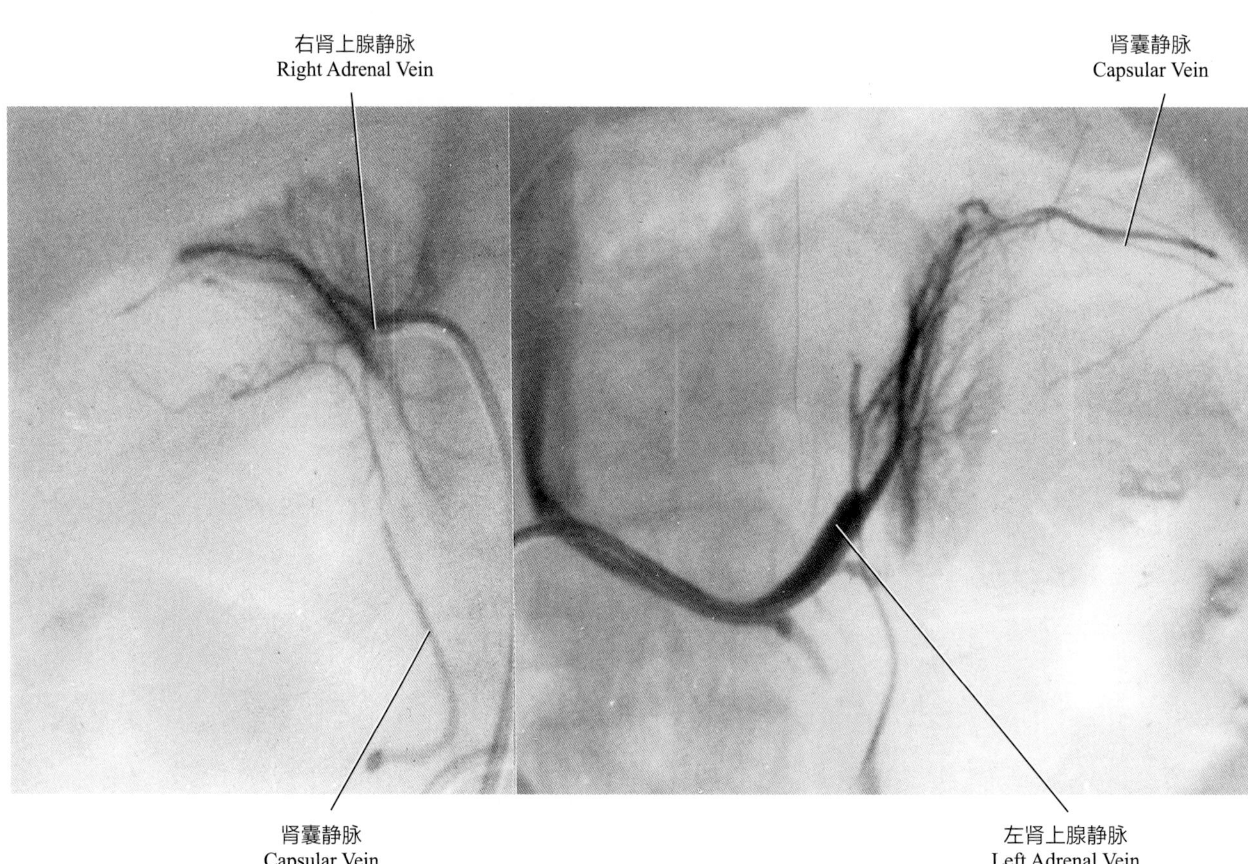

图20.50 双肾上腺静脉选择性血管造影。右肾上腺呈小三角形，骑跨于右肾上极。左肾上腺较长，位于左肾内侧，左肾上腺静脉汇入左肾静脉

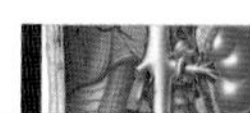

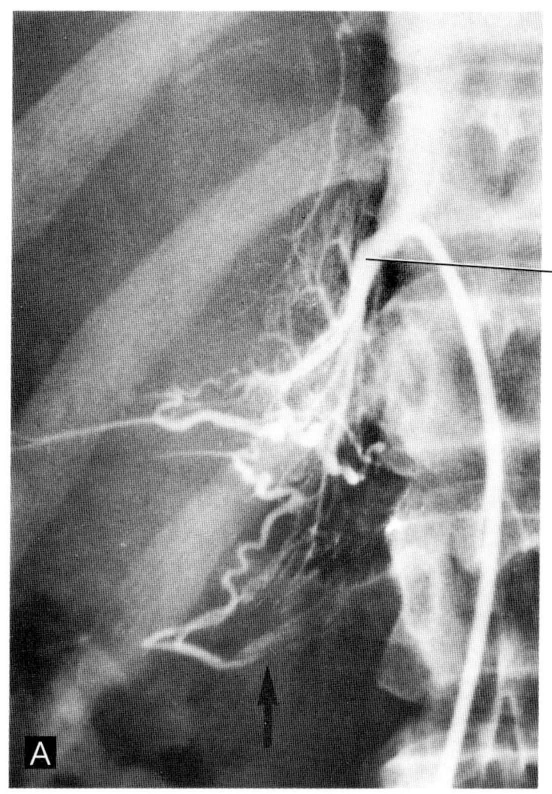

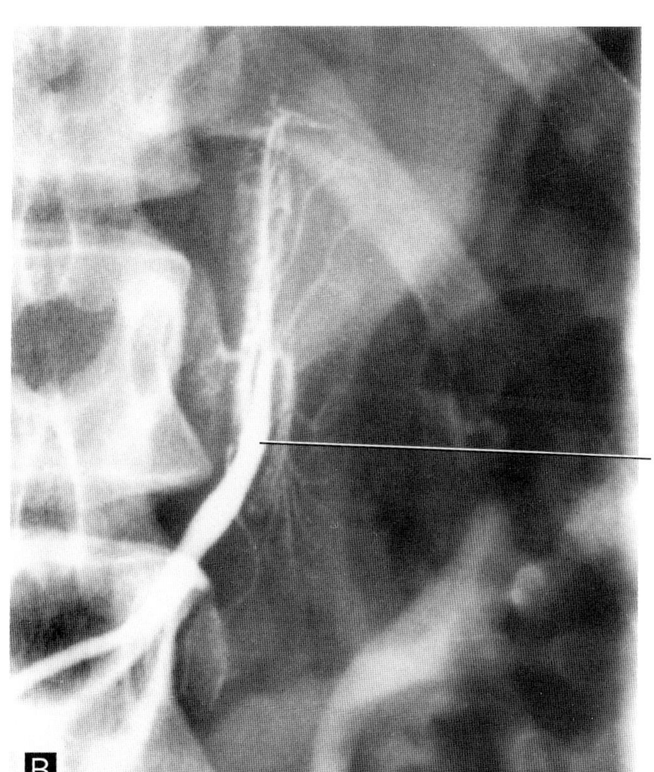

图20.51　A. 右肾上腺静脉选择性血管造影显示右肾上腺呈小三角形，其与肾囊静脉间的侧支吻合（箭头所示）。B. 左肾上腺静脉选择性血管造影显示较长的左肾上腺静脉和肾上腺，左肾上腺静脉注入左肾静脉

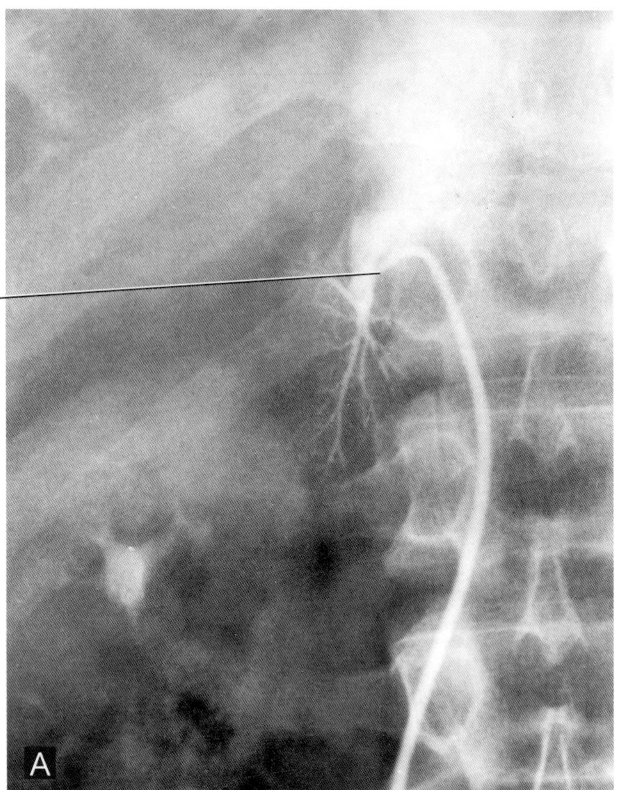

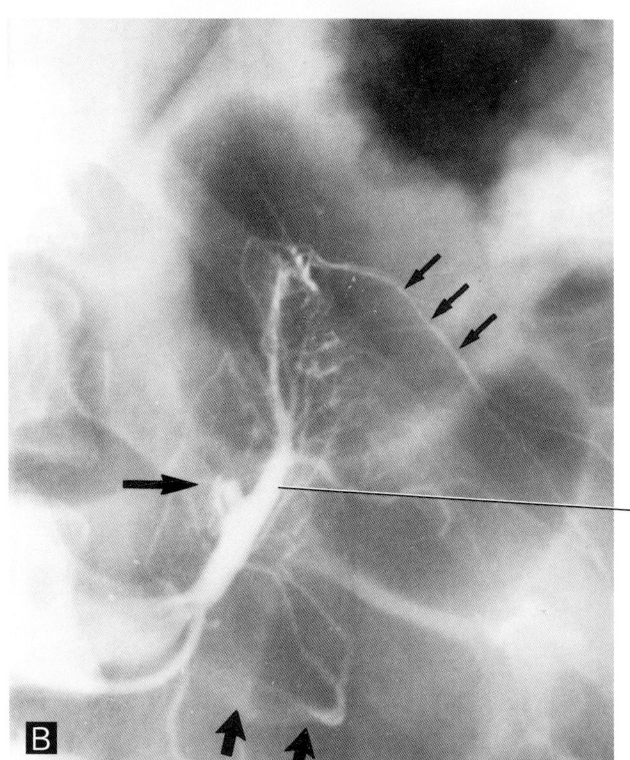

图20.52 A. 右肾上腺静脉选择性血管造影显示右肾上腺呈小三角形，右肾上腺静脉汇入下腔静脉的右外侧。B. 左肾上腺静脉选择性血管造影。粗箭头示左膈下静脉的根部，3个小箭头示肾囊静脉与肾上腺静脉之间的吻合。2个箭头示左肾上腺静脉与肾内静脉间的吻合

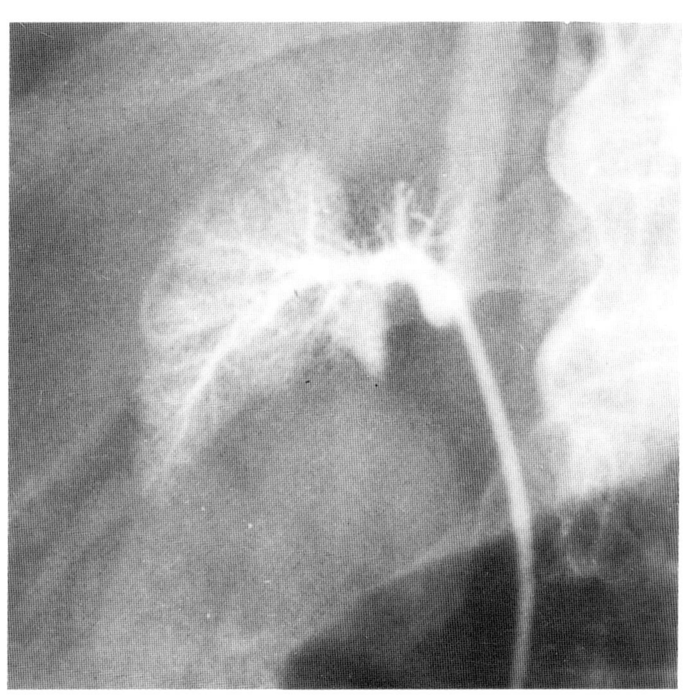

图20.53　下组肝静脉选择性血管造影。在行右肾上腺静脉选择性血管造影时，该静脉可能被误认为右肾上腺静脉

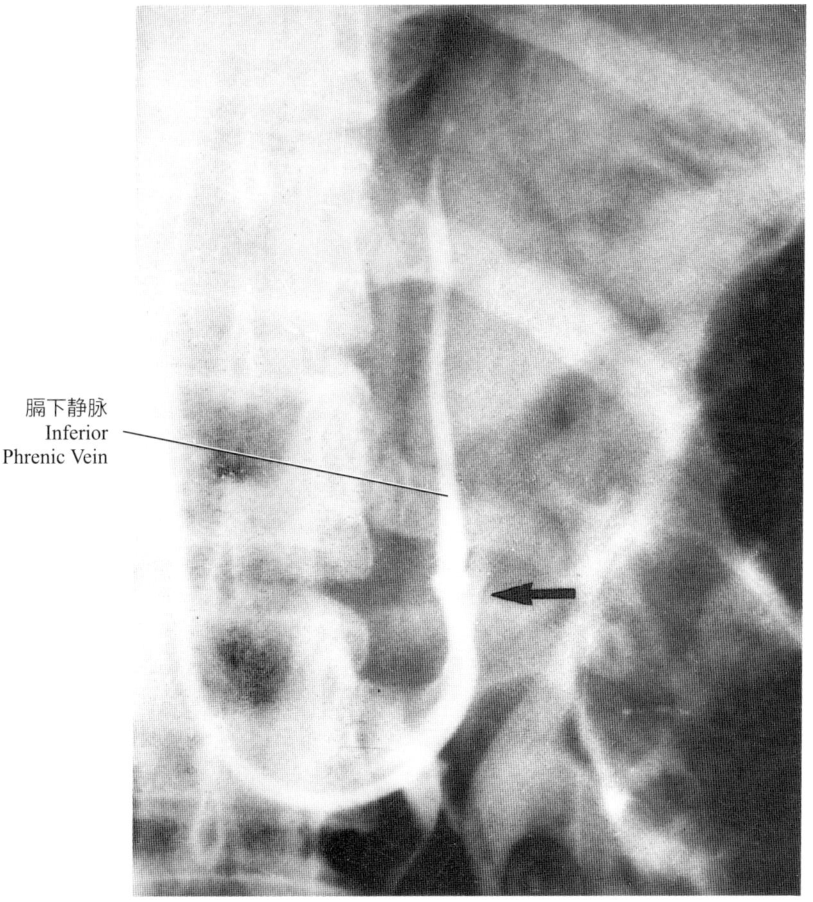

图20.54　左肾上腺静脉选择性血管造影仅显示左膈下静脉。箭头所示为真正的左肾上腺静脉

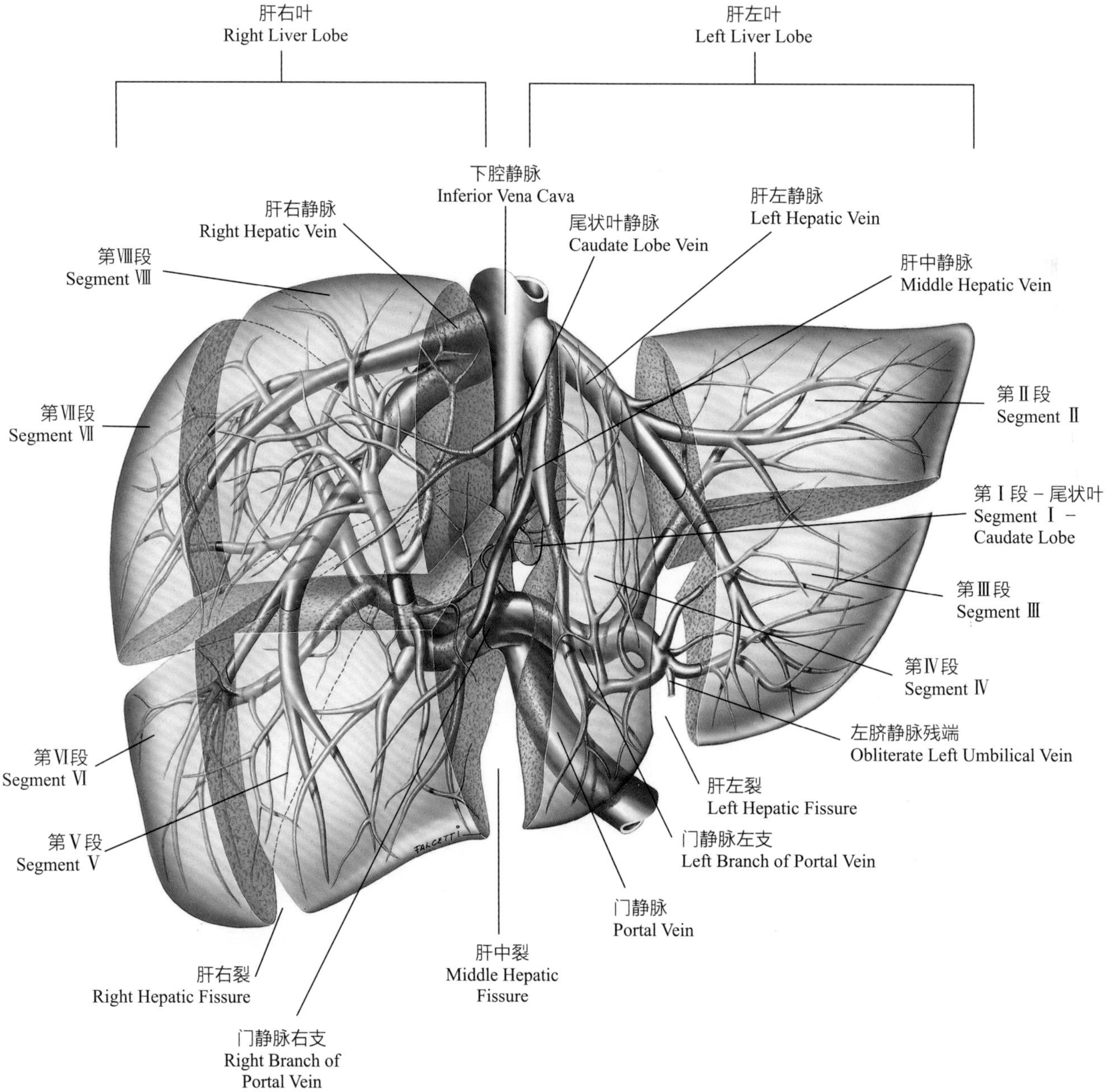

肝右叶
Right Liver Lobe

肝左叶
Left Liver Lobe

下腔静脉
Inferior Vena Cava

肝右静脉
Right Hepatic Vein

肝左静脉
Left Hepatic Vein

尾状叶静脉
Caudate Lobe Vein

第Ⅷ段
Segment Ⅷ

肝中静脉
Middle Hepatic Vein

第Ⅶ段
Segment Ⅶ

第Ⅱ段
Segment Ⅱ

第Ⅰ段－尾状叶
Segment Ⅰ－
Caudate Lobe

第Ⅲ段
Segment Ⅲ

第Ⅳ段
Segment Ⅳ

左脐静脉残端
Obliterate Left Umbilical Vein

第Ⅵ段
Segment Ⅵ

肝左裂
Left Hepatic Fissure

第Ⅴ段
Segment Ⅴ

门静脉左支
Left Branch of Portal Vein

门静脉
Portal Vein

肝中裂
Middle Hepatic
Fissure

肝右裂
Right Hepatic Fissure

门静脉右支
Right Branch of
Portal Vein

图20.55　肝静脉、门静脉和couinaud分段的解剖示意图。肝右静脉走行于肝右裂内，肝中静脉走行于肝中裂内。肝中静脉的右支引流部分肝右叶的血液

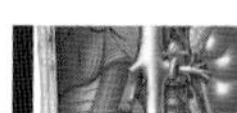

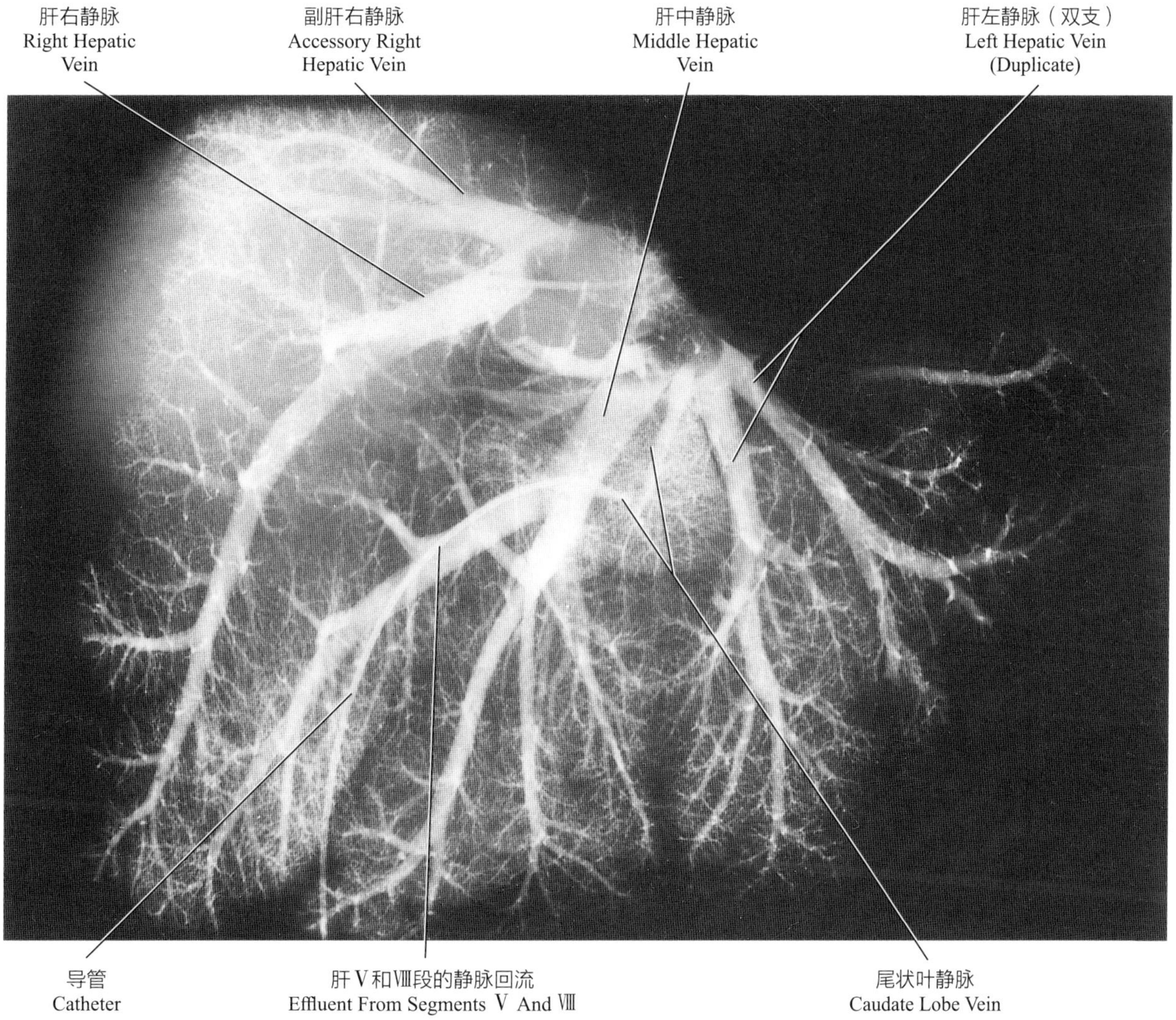

图20.56 肝标本的血管造影显示肝静脉的典型分布。注意导管进入肝尾状叶静脉

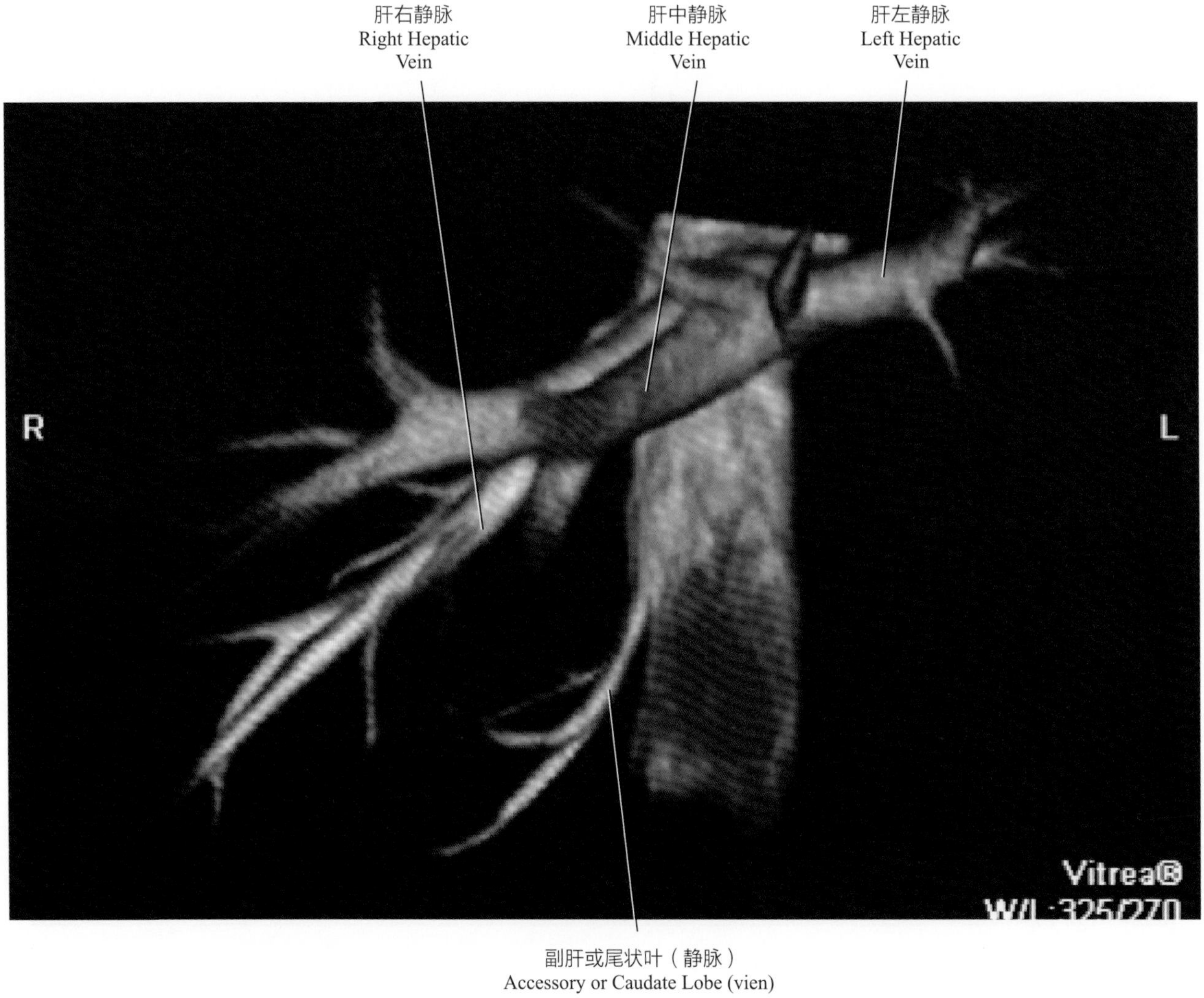

肝右静脉
Right Hepatic Vein

肝中静脉
Middle Hepatic Vein

肝左静脉
Left Hepatic Vein

R

L

Vitrea®
W/L:325/270

副肝或尾状叶（静脉）
Accessory or Caudate Lobe (vien)

图20.57　肝静脉和下腔静脉的三维CTA。注意副肝右静脉（尾状叶静脉）直接汇入下腔静脉

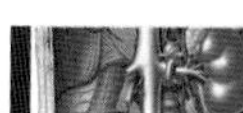

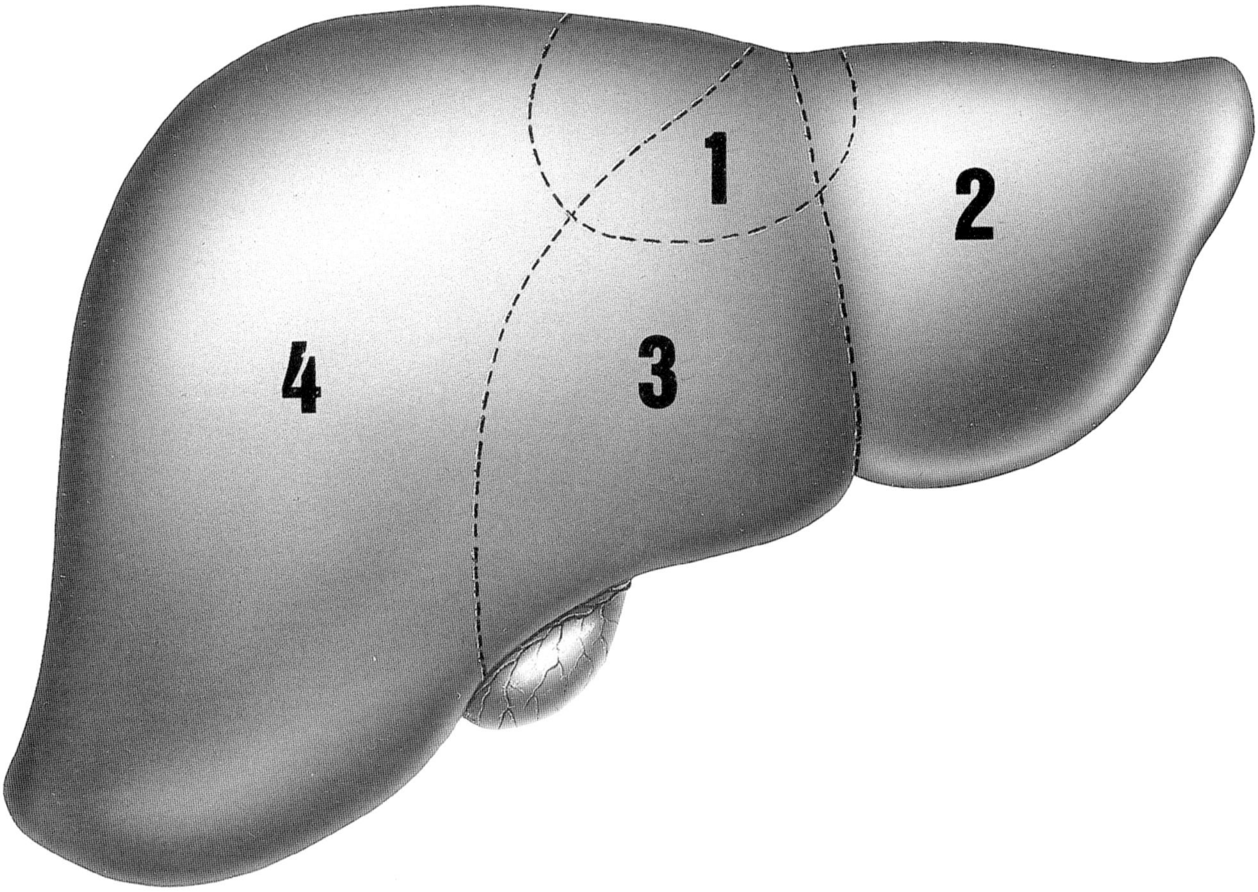

图20.58　4条肝静脉主干的引流区域。从上面看，引流区域呈顺时针分布。1，小尾状叶静脉；2，肝左静脉；3，肝中静脉；4，肝右静脉

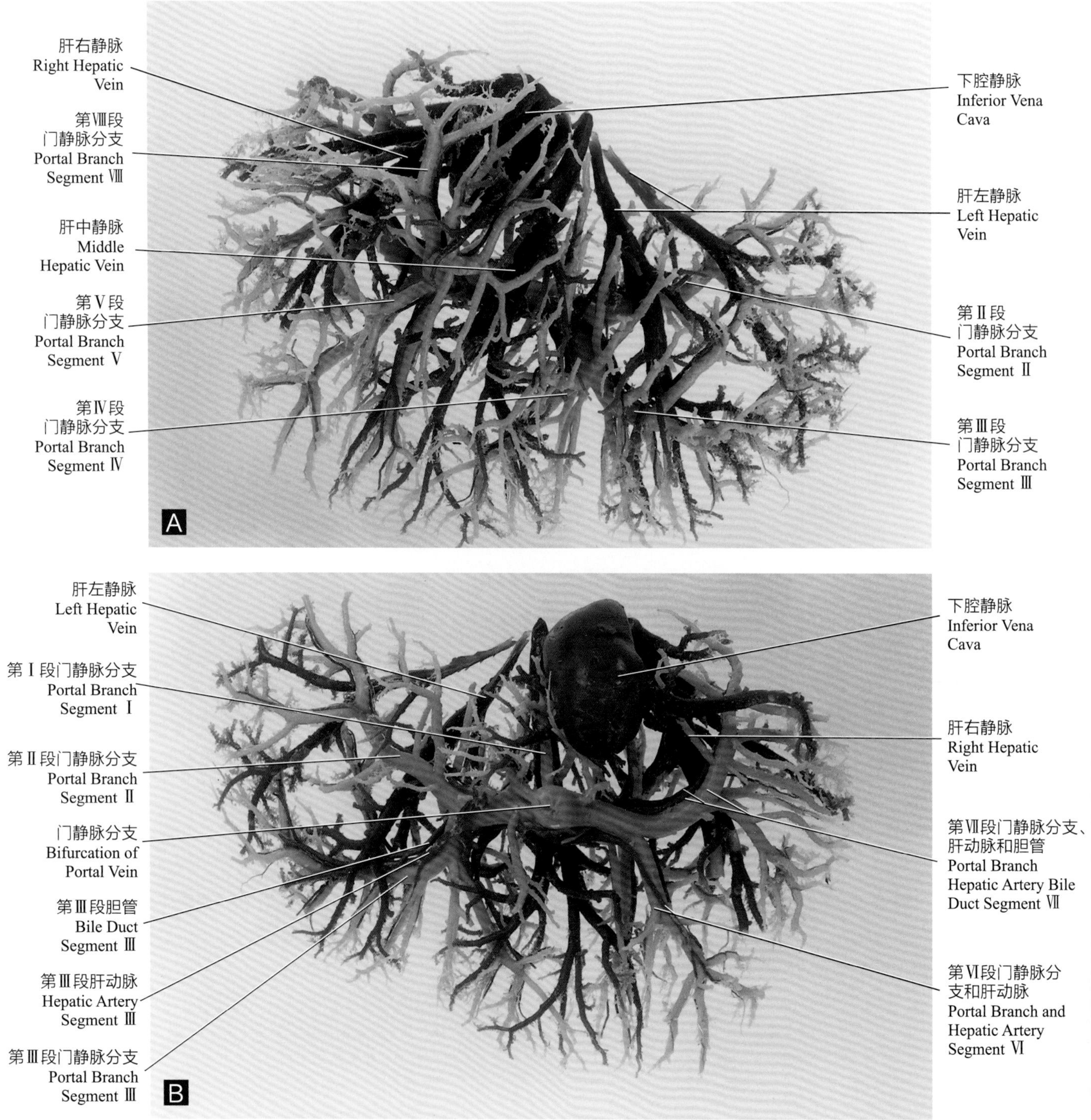

图20.59　A. 肝塑料铸型标本（前面观）。蓝色的为肝静脉和下腔静脉，黄色的为门静脉，红色的为肝动脉，绿色的为胆管。B. 同一肝铸型标本（后面观）显示肝右动脉、右胆管和门静脉的关系

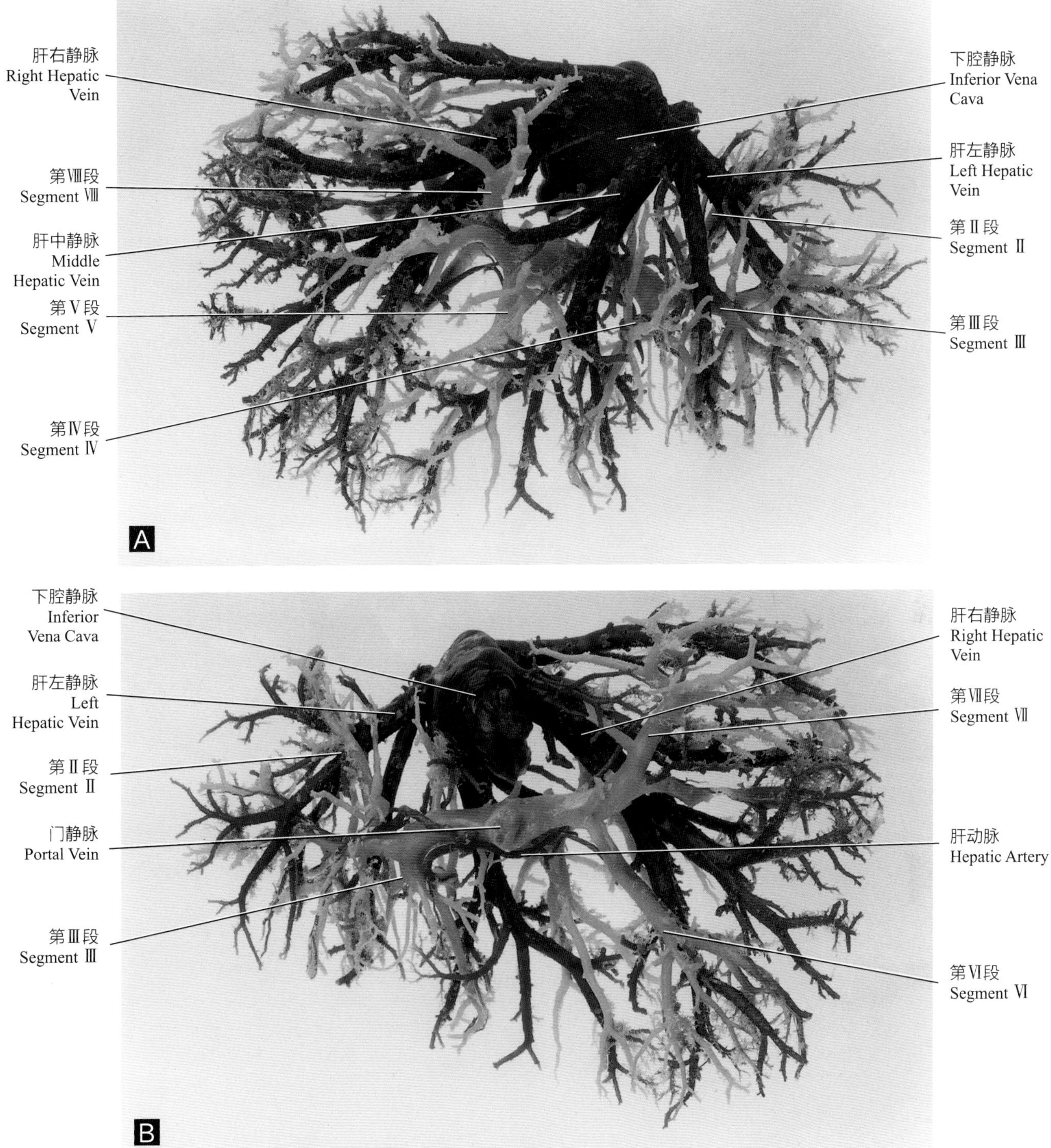

图20.60　A. 肝塑料铸型标本（前面观）。蓝色的为肝静脉和下腔静脉，黄色的为门静脉，红色的为肝动脉，绿色的为胆管。在肝右叶的外周，因外周门静脉闭塞，经肝动脉注入的红色染料进入门静脉而使该处门静脉显示出红色。B. 同一铸型标本（后面观）。注意肝动脉与门静脉之间的位置关系，未见胆管

第Ⅷ段
Segment Ⅷ

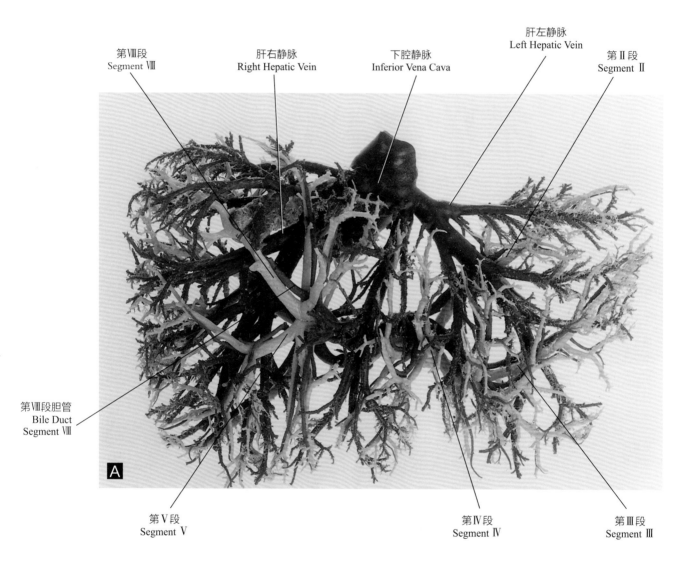

肝右静脉
Right Hepatic Vein

下腔静脉
Inferior Vena Cava

肝左静脉
Left Hepatic Vein

第Ⅱ段
Segment Ⅱ

第Ⅷ段胆管
Bile Duct
Segment Ⅷ

A

第Ⅴ段
Segment Ⅴ

第Ⅳ段
Segment Ⅳ

第Ⅲ段
Segment Ⅲ

图20.61　A. 肝塑料铸型标本（前面观）。蓝色的为肝静脉和下腔静脉，黄色的为门静脉，红色的为肝动脉，绿色的为胆管。注意胆管与门静脉之间的关系

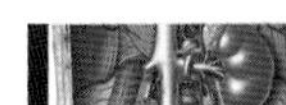

第Ⅱ段
Segment Ⅱ
肝左静脉
Left Hepatic Vein
下腔静脉
Inferior Vena Cava
肝右静脉
Right Hepatic Vein
B
第Ⅲ段
Segment Ⅲ
左胆管
Left Bile Duct
肝中静脉
Middle Hepatic Vein
胆总管
Common Bile Duct
门静脉分支
Portal Vein Bifurcation
右胆管
Right Bile Duct

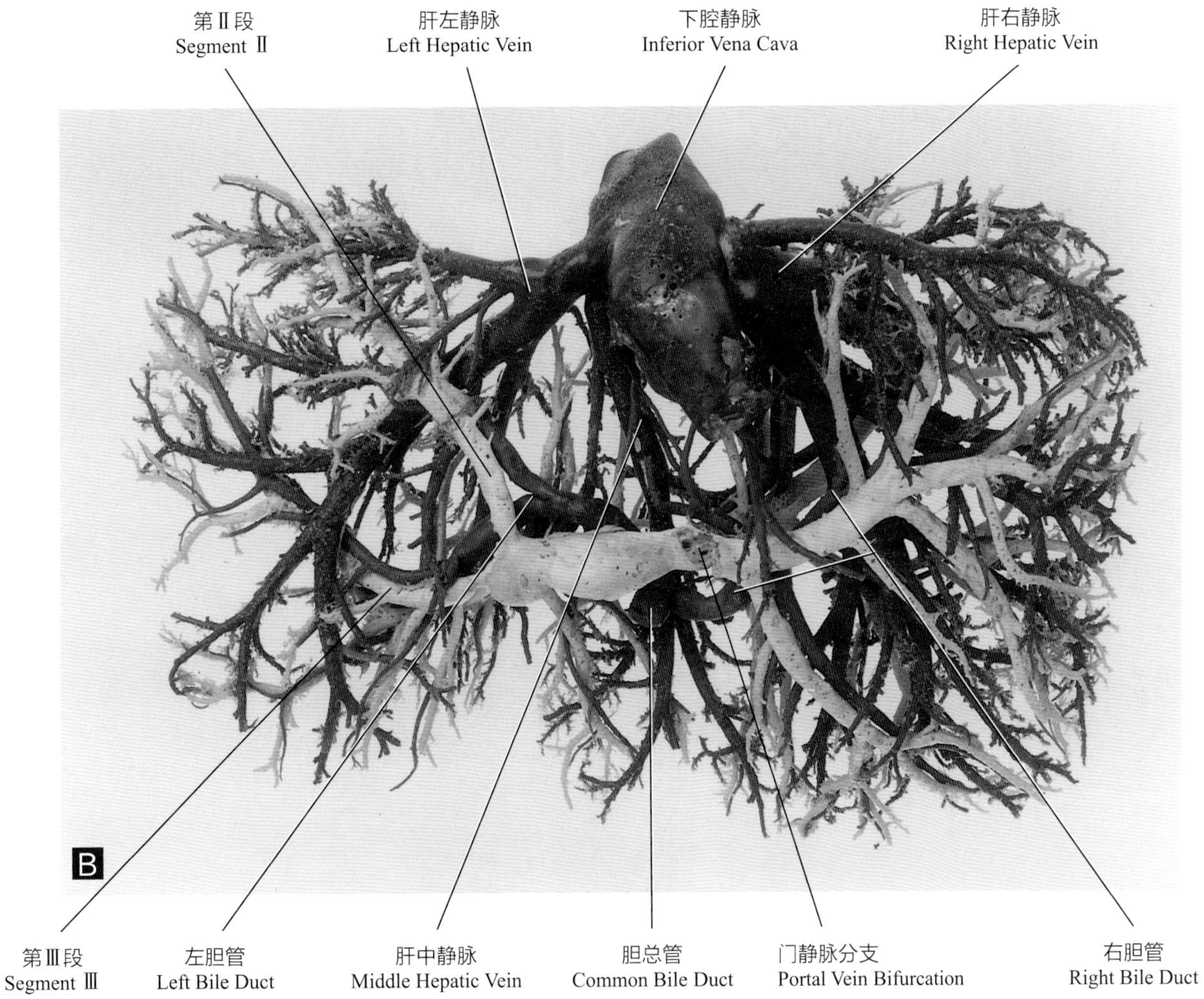

图20.61（续）　B. 同一铸型标本（后面观）。注意胆管与门静脉之间的关系

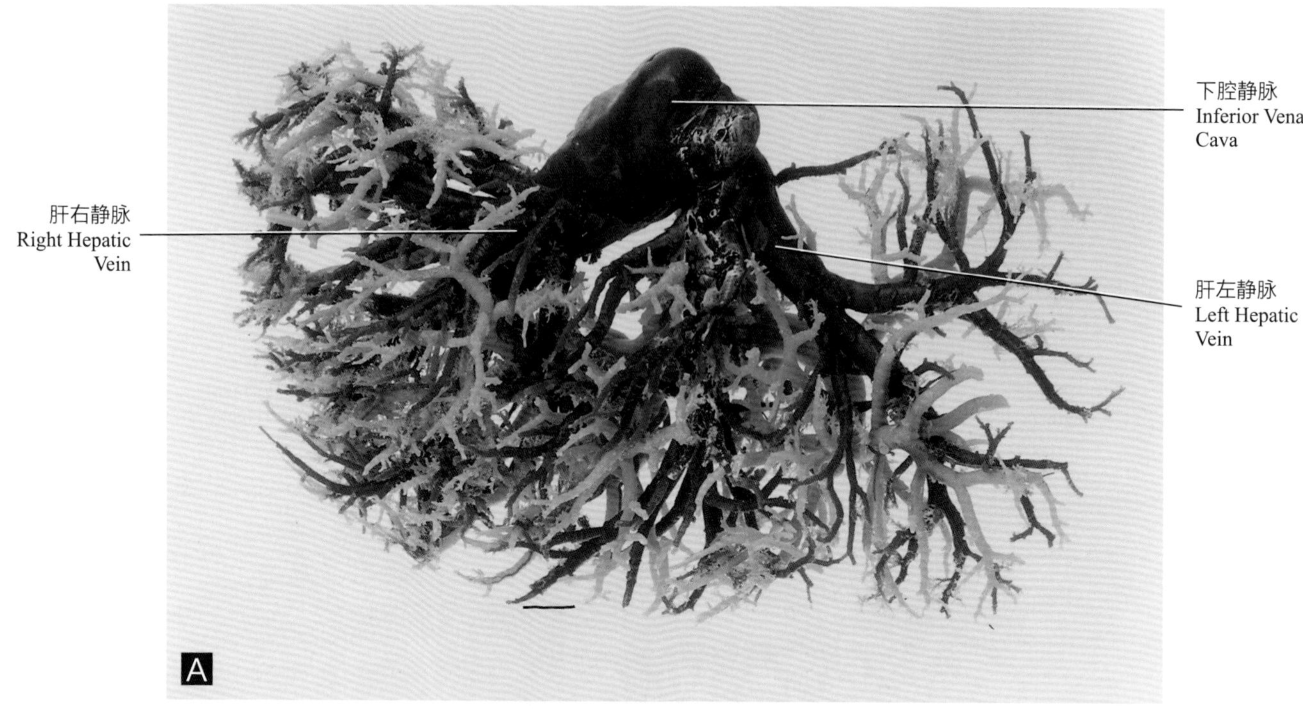

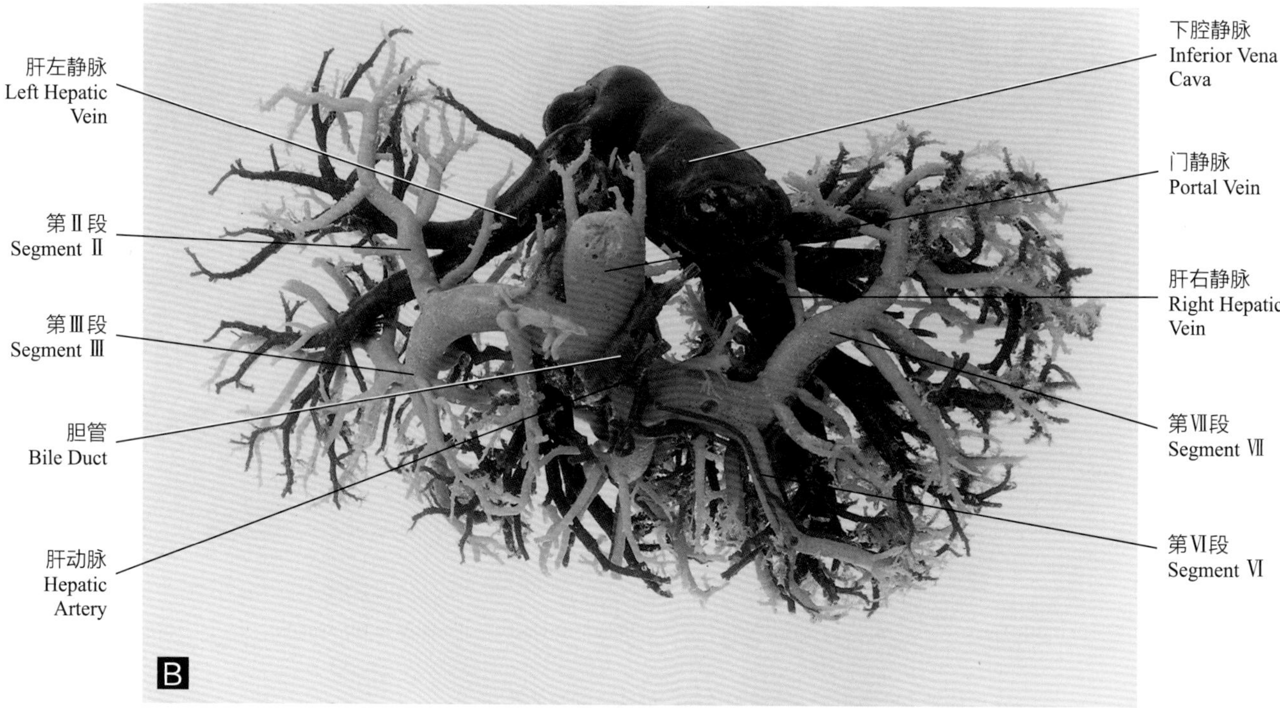
肝左静脉
Left Hepatic Vein
第Ⅱ段
Segment Ⅱ
第Ⅲ段
Segment Ⅲ
胆管
Bile Duct
肝动脉
Hepatic Artery
下腔静脉
Inferior Vena Cava
门静脉
Portal Vein
肝右静脉
Right Hepatic Vein
第Ⅶ段
Segment Ⅶ
第Ⅵ段
Segment Ⅵ
B

图20.62　A. 肝塑料铸型标本（前面观）。蓝色的为肝静脉和下腔静脉，黄色的为门静脉，红色的为肝动脉，绿色的为胆管。注意肝动脉、胆管与门静脉之间的关系。B. 同一铸型标本（后面观）。注意肝动脉、胆管与门静脉之间的关系

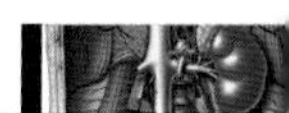

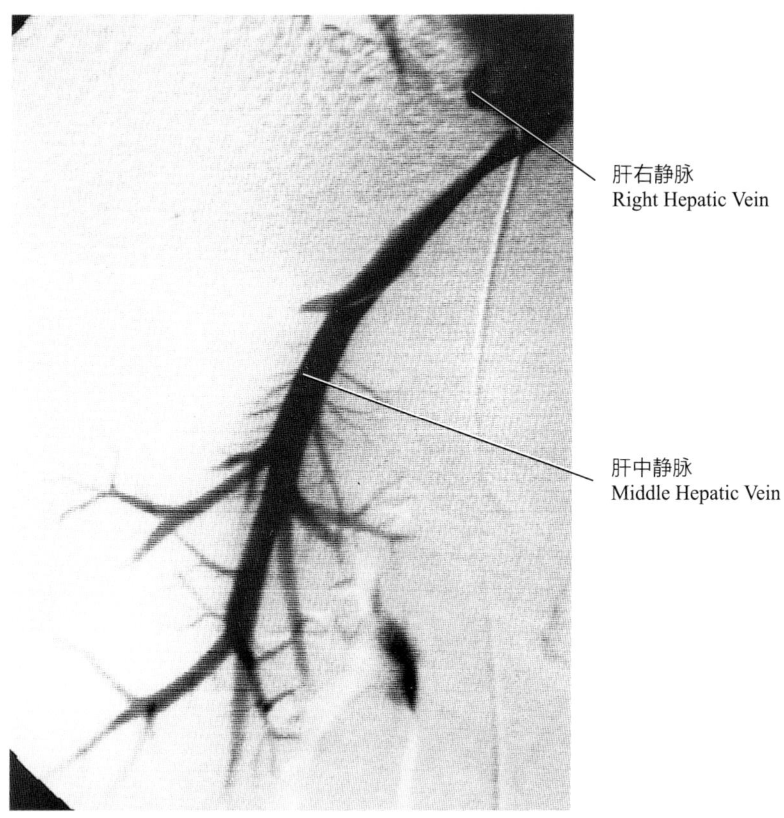

图20.63　肝中静脉血管造影

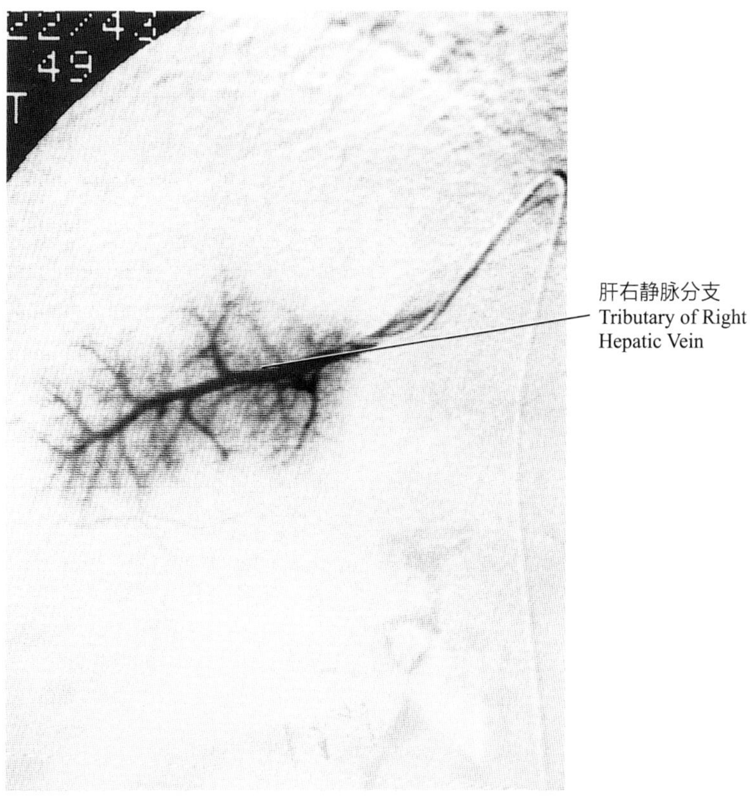

图20.64　肝右静脉血管造影

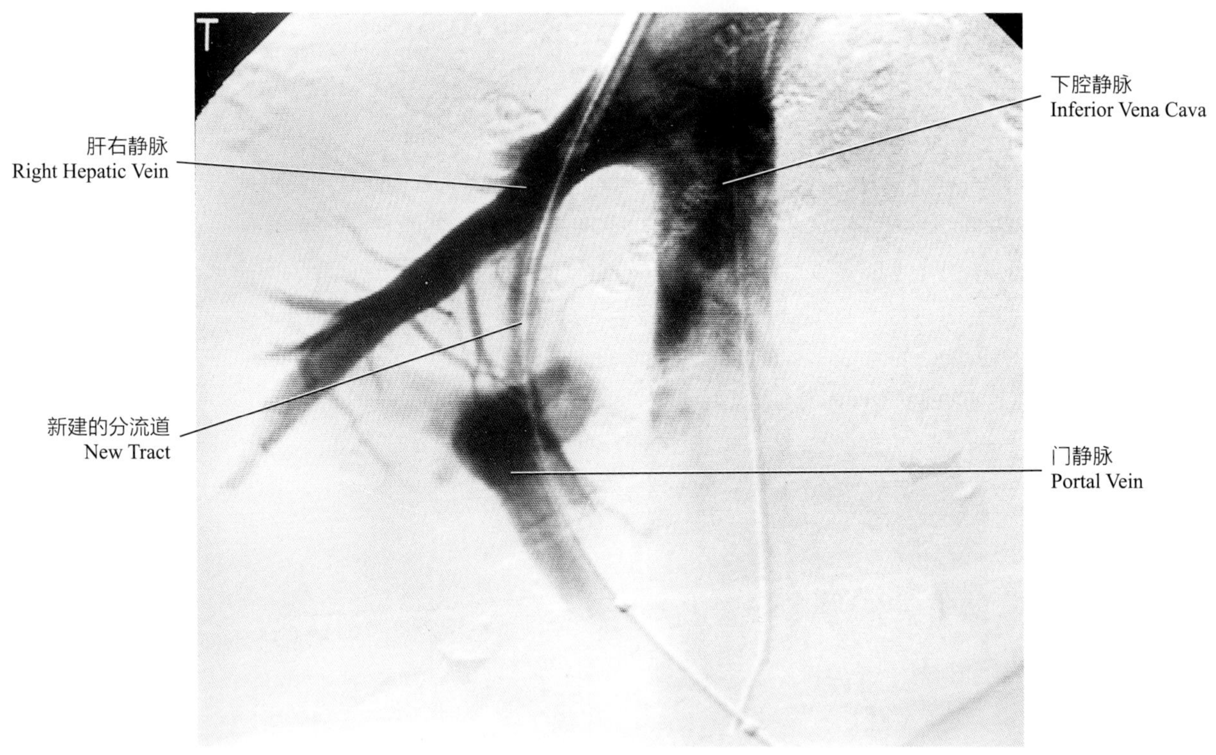

图20.65　经颈静脉肝内门体分流术中血管造影显示肝右静脉、门静脉和下腔静脉之间的关系，可见一条通过穿刺建立的分流道

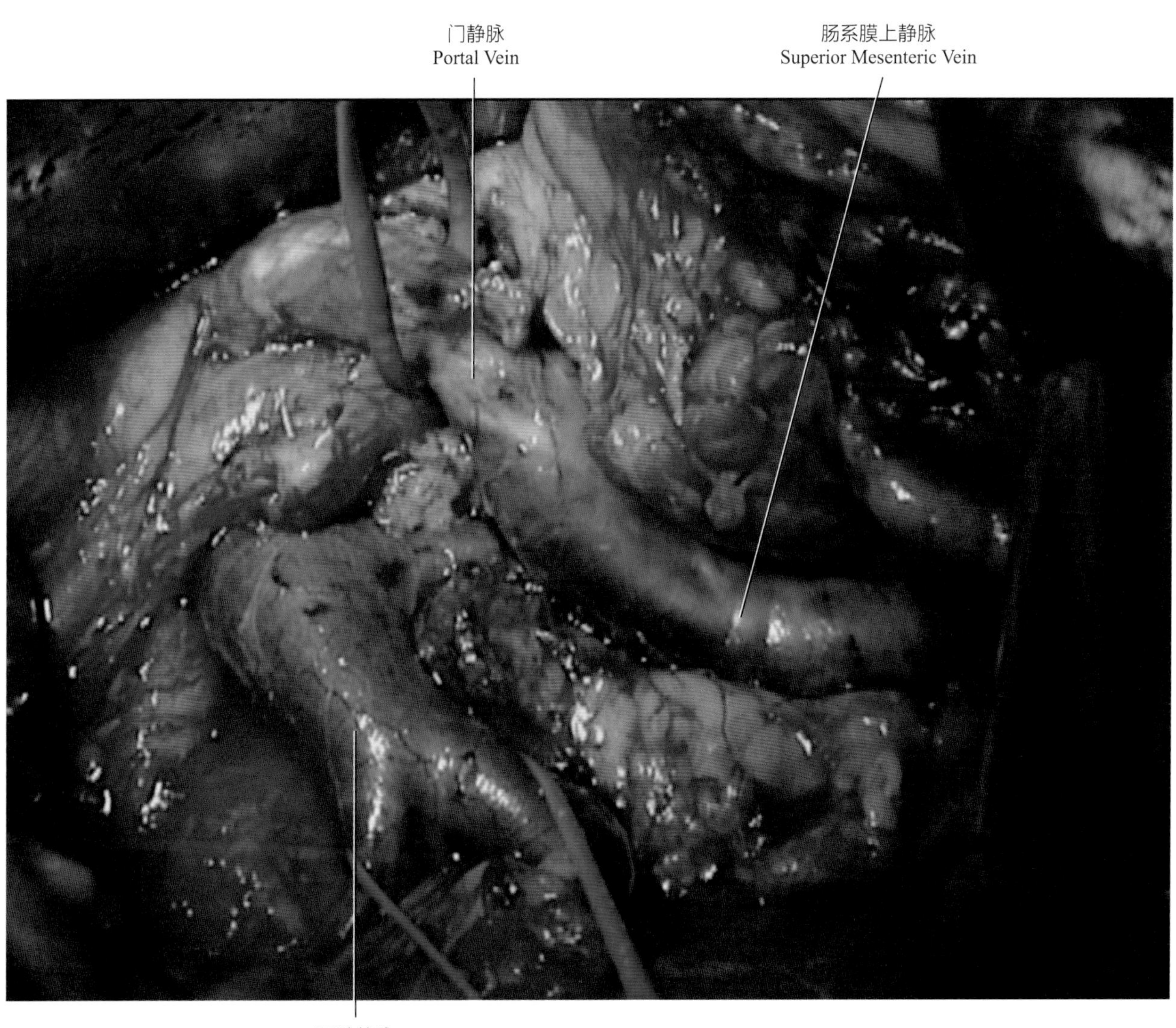

图20.66　门腔分流术前暴露下腔静脉及其属支、门静脉和肠系膜上静脉。上面的蓝色血管袢环绕着脾静脉（未显示）和与肠系膜上静脉交汇后的门静脉。下面的蓝色血管袢环绕着下腔静脉

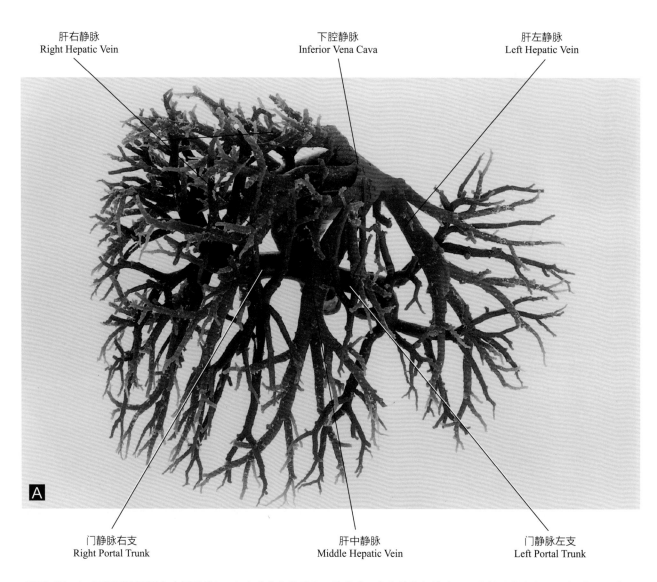

肝右静脉
Right Hepatic Vein

下腔静脉
Inferior Vena Cava

肝左静脉
Left Hepatic Vein

A

门静脉右支
Right Portal Trunk

肝中静脉
Middle Hepatic Vein

门静脉左支
Left Portal Trunk

图20.67　A. 肝塑料铸型标本（前面观）。红色的为肝静脉和下腔静脉，绿色的为门静脉。肝右静脉发生变异，有3条，最靠前的静脉位于门静脉右支的前方

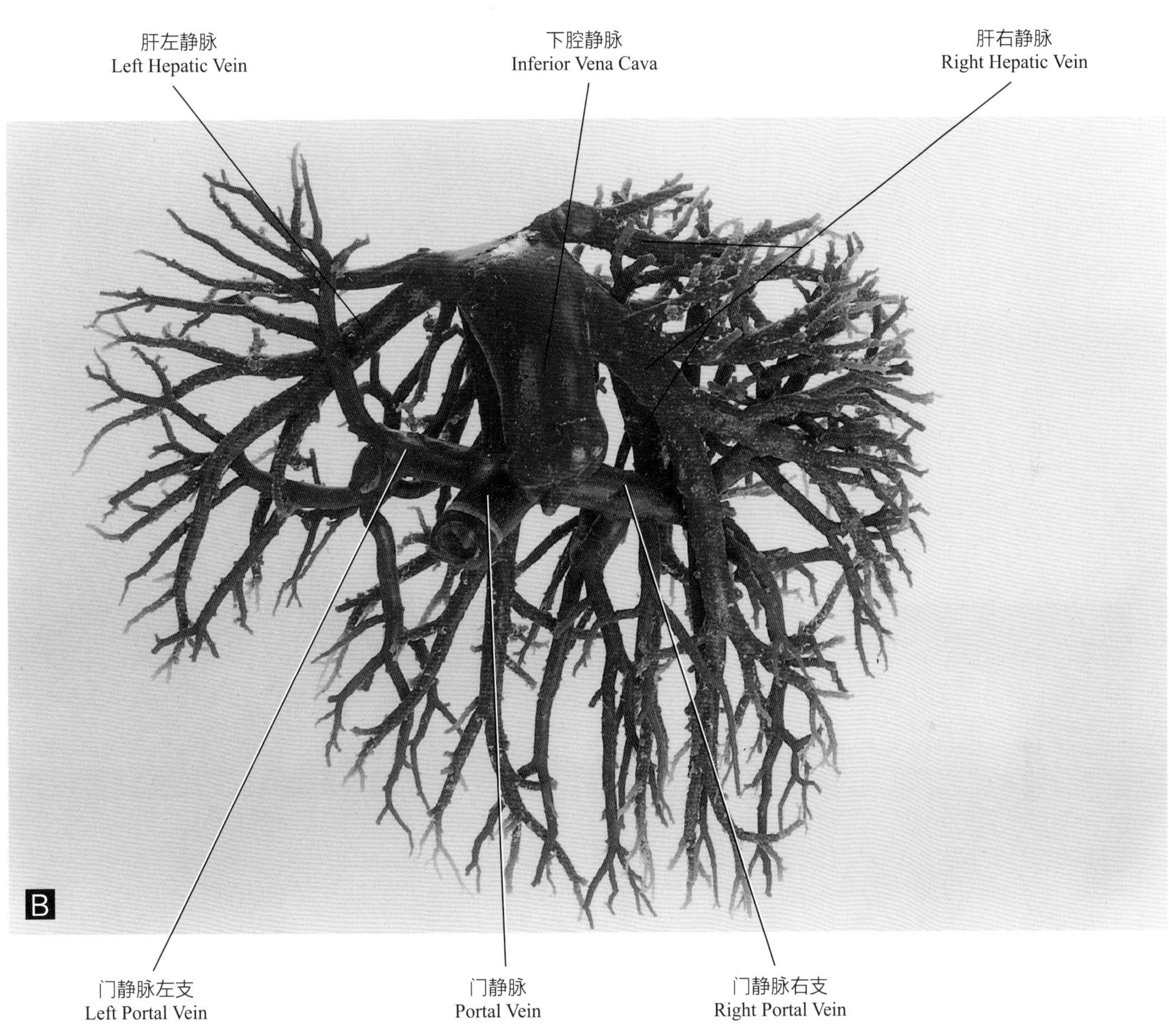
肝左静脉
Left Hepatic Vein
下腔静脉
Inferior Vena Cava
肝右静脉
Right Hepatic Vein
B
门静脉左支
Left Portal Vein
门静脉
Portal Vein
门静脉右支
Right Portal Vein

图20.67（续） B. 同一铸型标本（后面观）。注意肝静脉与门静脉的关系

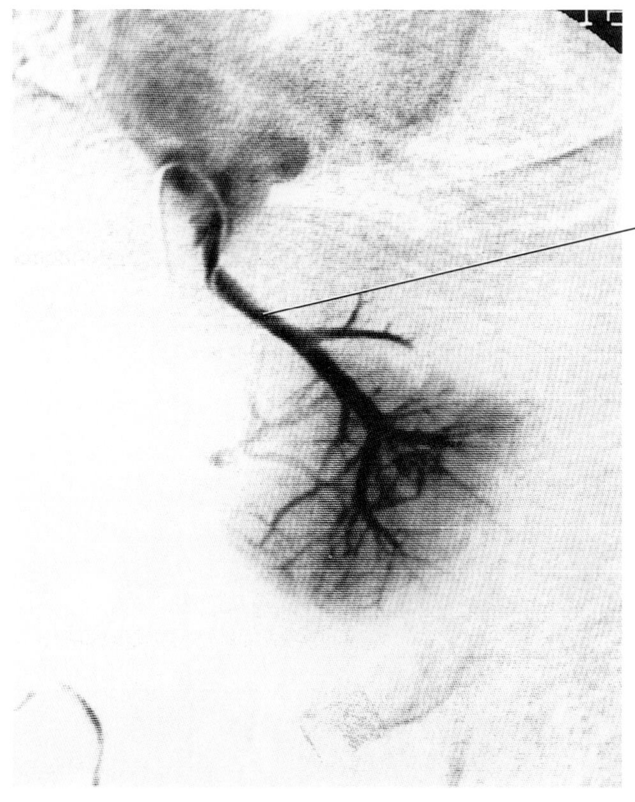

图20.68　肝左静脉的血管造影

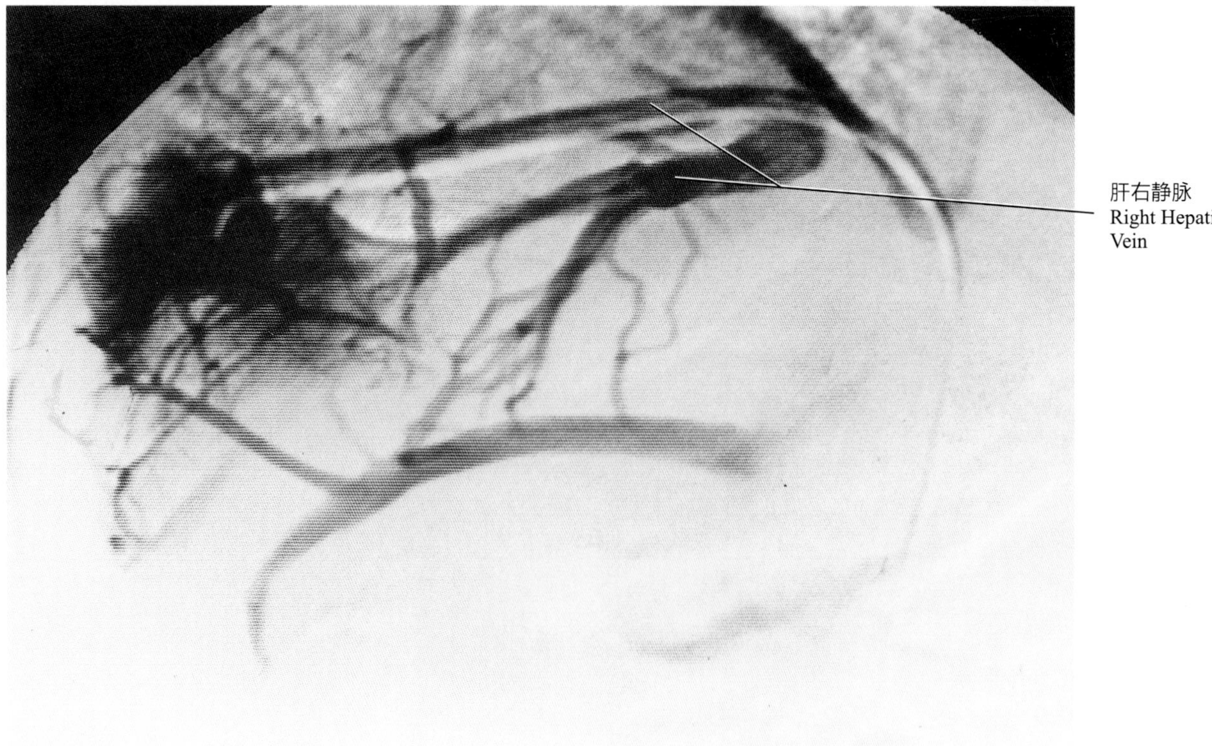

图20.69　肝右静脉的楔压造影，可见对比剂通过同一肝叶的小侧支逆流进入肝右静脉的其他分支

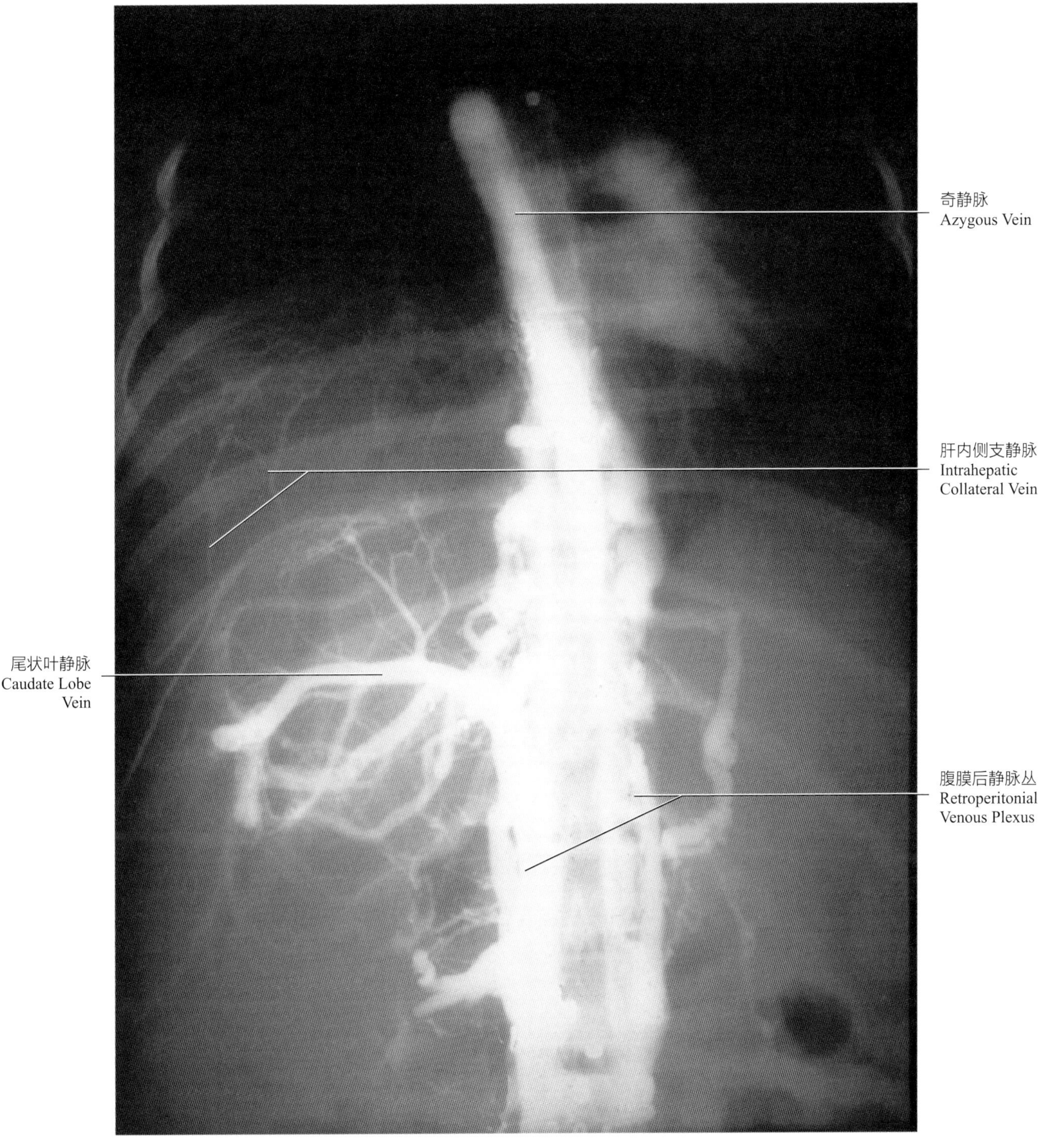

图20.70　肝外侧支循环。下腔静脉和肝静脉主干闭塞导致肝尾状叶静脉增粗，多个肝内侧支静脉通路形成，与肝周及腹膜后侧支循环一样引流至奇静脉系统。该患者为一名年轻女性，其肝巨大囊肿导致下腔静脉梗阻，进而形成巴德-基亚里综合征

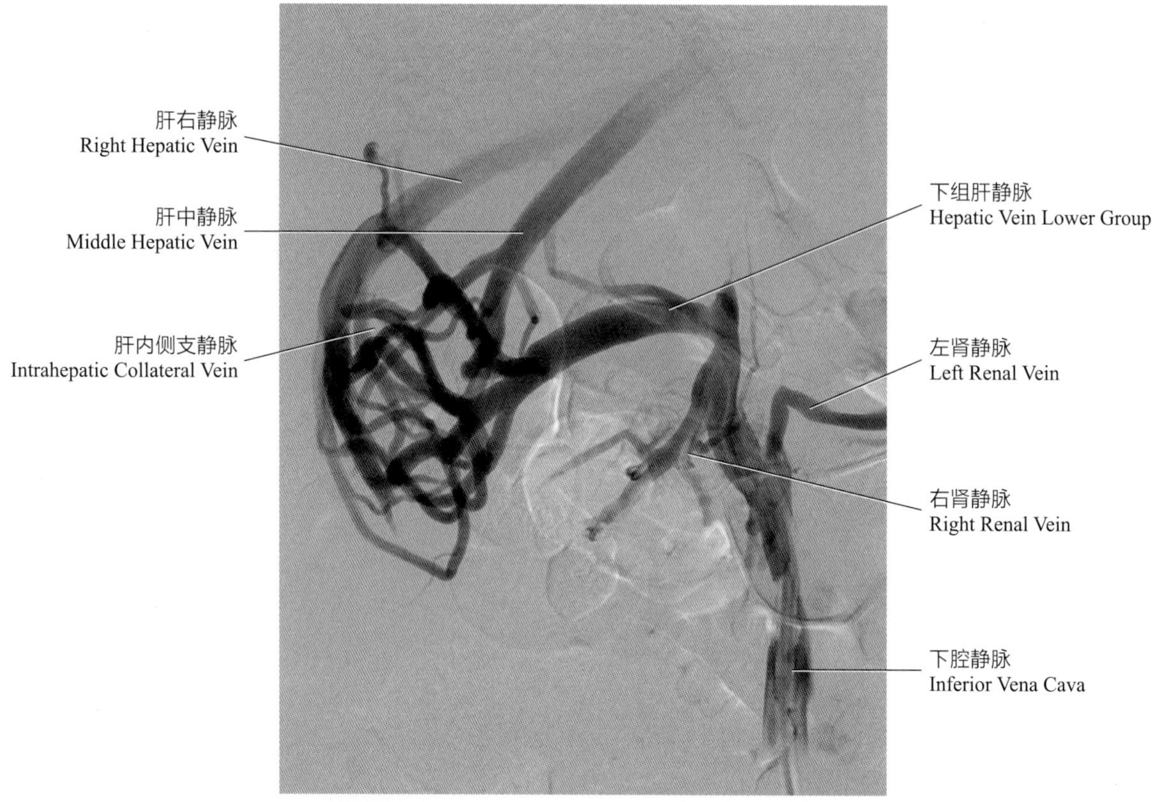

图20.71　肝内叶间侧支循环。下腔静脉肝内段慢性阻塞患者经左股静脉血透管行腔静脉血管造影。可见血液经下组肝静脉回流，其在肝内与肝右静脉和肝中静脉有粗大的吻合，亦可见左、右肾静脉

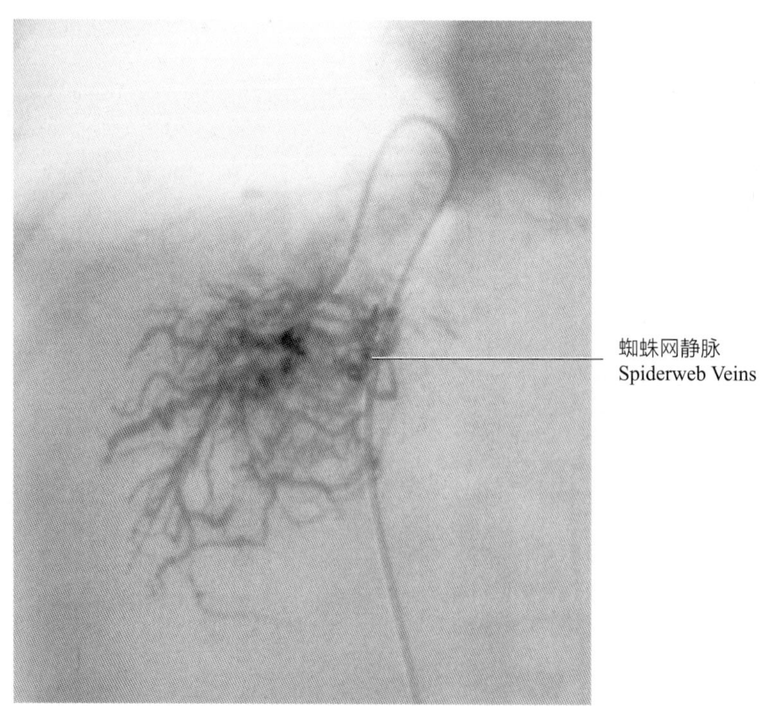

图20.72　不确定型（蜘蛛网征）。细小而杂乱的侧支血管网连接梗阻的肝静脉与远端的肝内末梢血管，为巴德-基亚里综合征中的蜘蛛网征

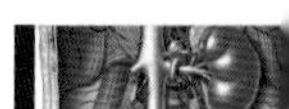

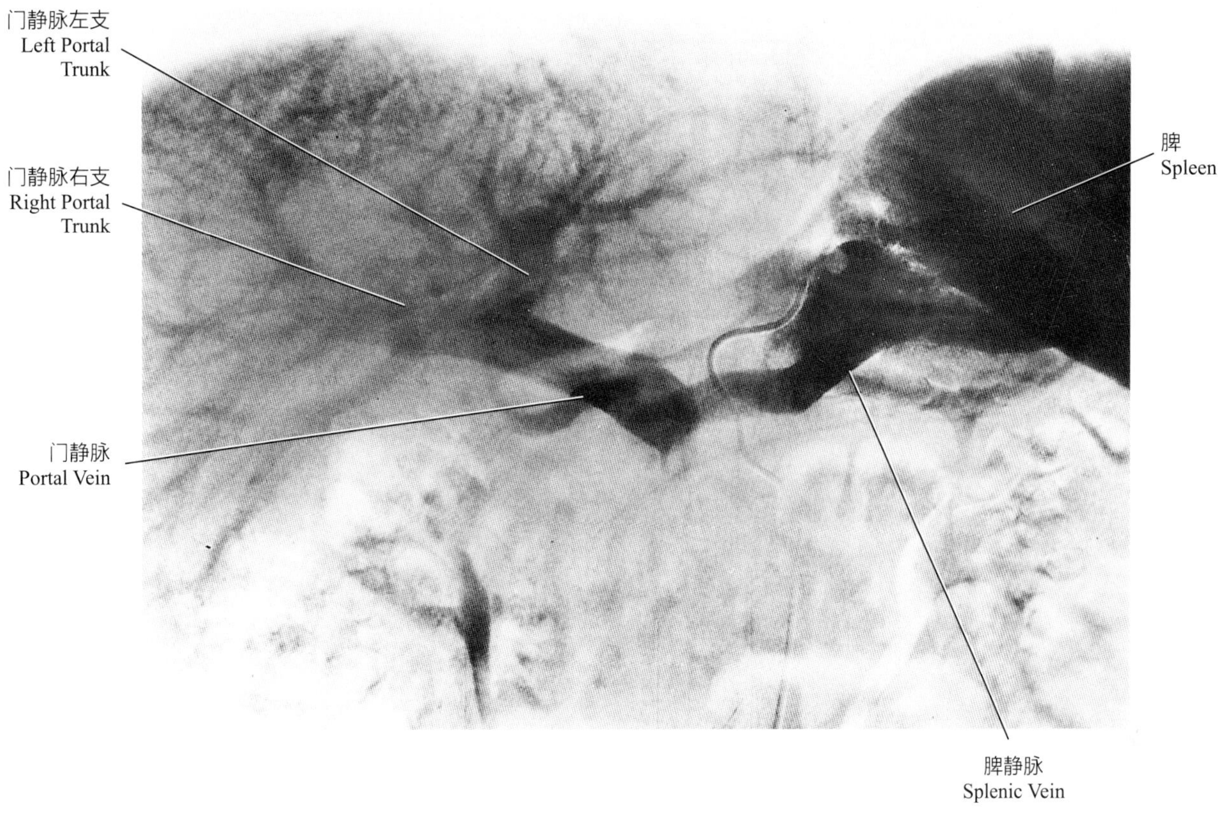

图20.73 经动脉造影显示脾静脉和门静脉，以及它们在肝内的分布情况

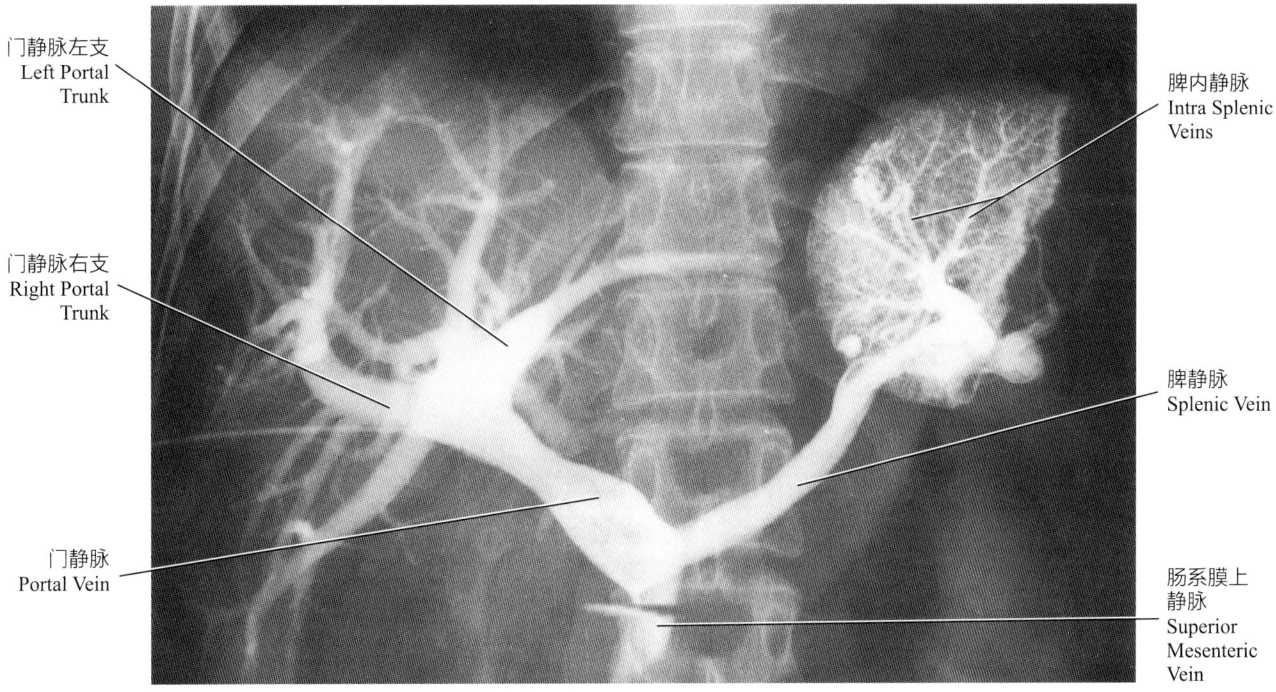

图20.74 经脾门静脉造影显示脾静脉与其脾内静脉支和门静脉及其肝内分支

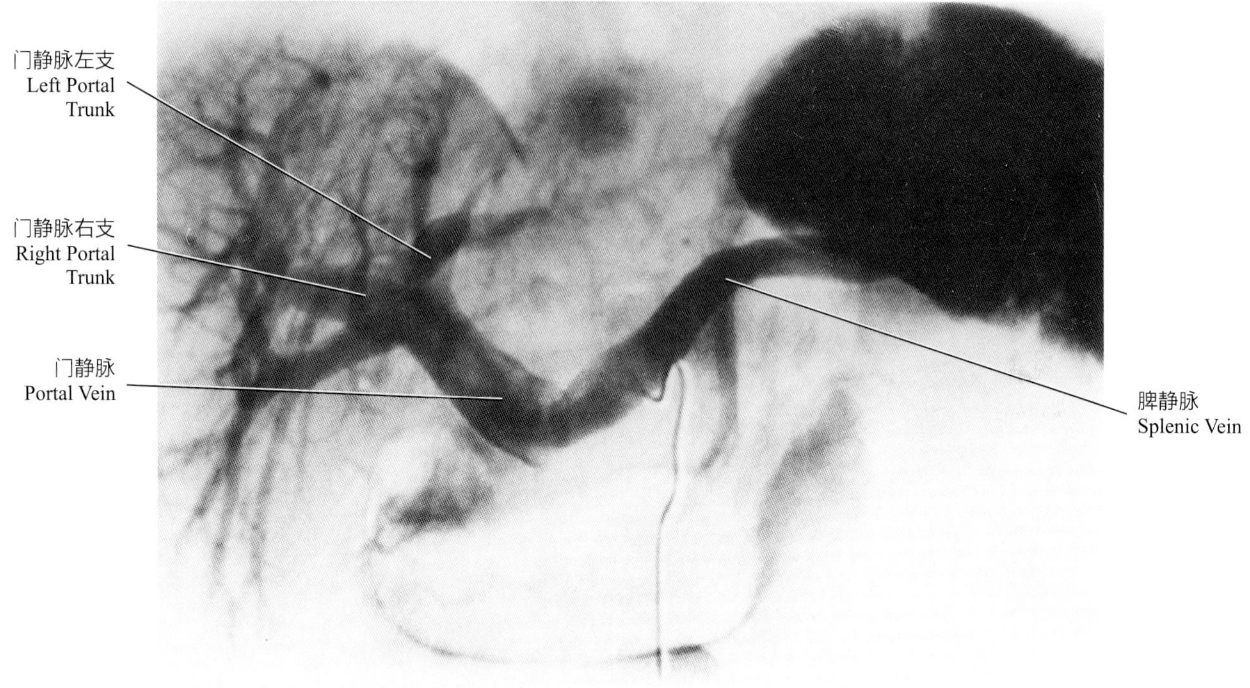

图20.75 经动脉造影显示脾浓染，脾静脉和门静脉显影

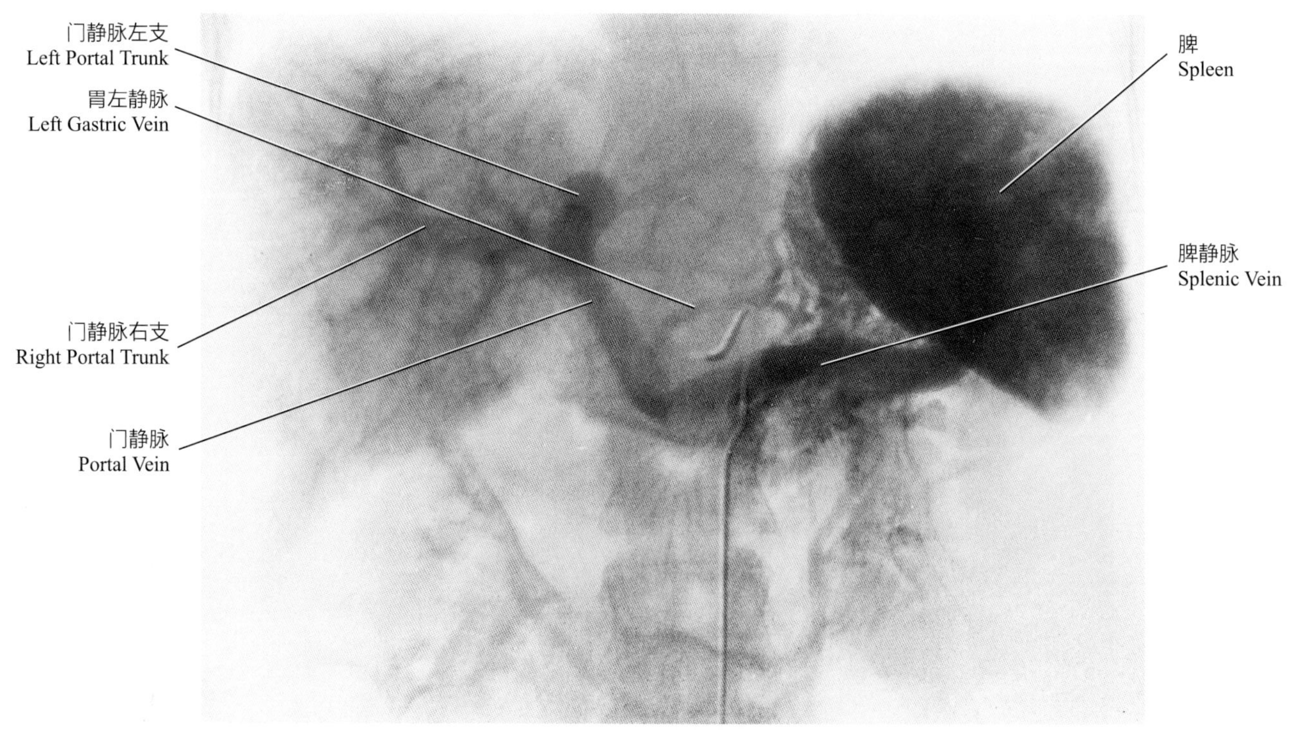

图20.76 经动脉造影显示脾浓染，脾静脉和门静脉显影

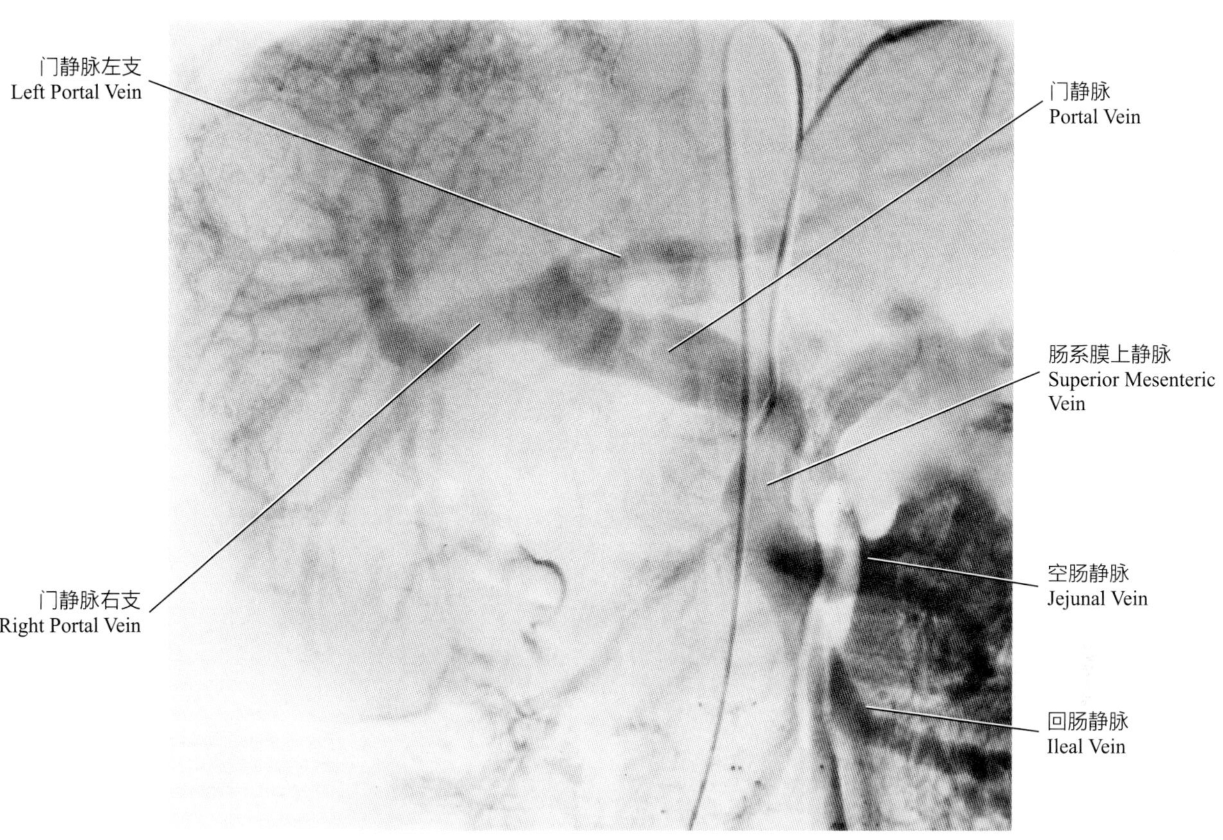

图20.77 经肠系膜上动脉的门静脉造影显示肠系膜上动脉和门静脉

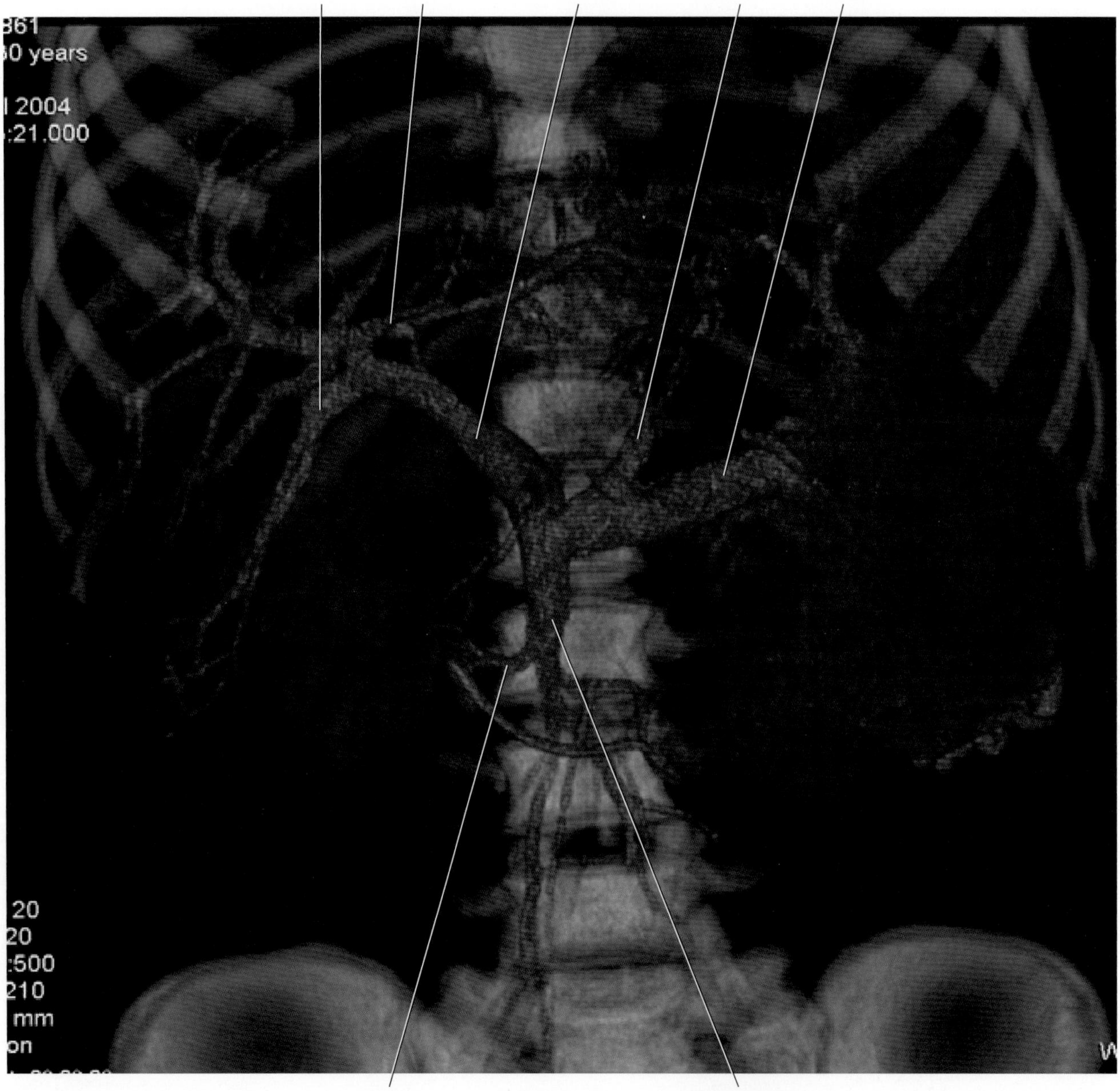

门静脉右支
Right Portal Vein
门静脉左支
Left Portal Vein
门静脉主干
Main Portal Vein
胃左静脉
Left Gastric Vein
脾静脉
Splenic Vein
胃结肠干
Gastrocolic Trunk
肠系膜上静脉
Superior Mesenteric Vein

图20.78　门静脉系统CTA三维重建。可见脾增大和源于脾静脉的静脉曲张，脾静脉和肠系膜上静脉的血流一样增粗，门静脉管径正常，肝内灌注无异常

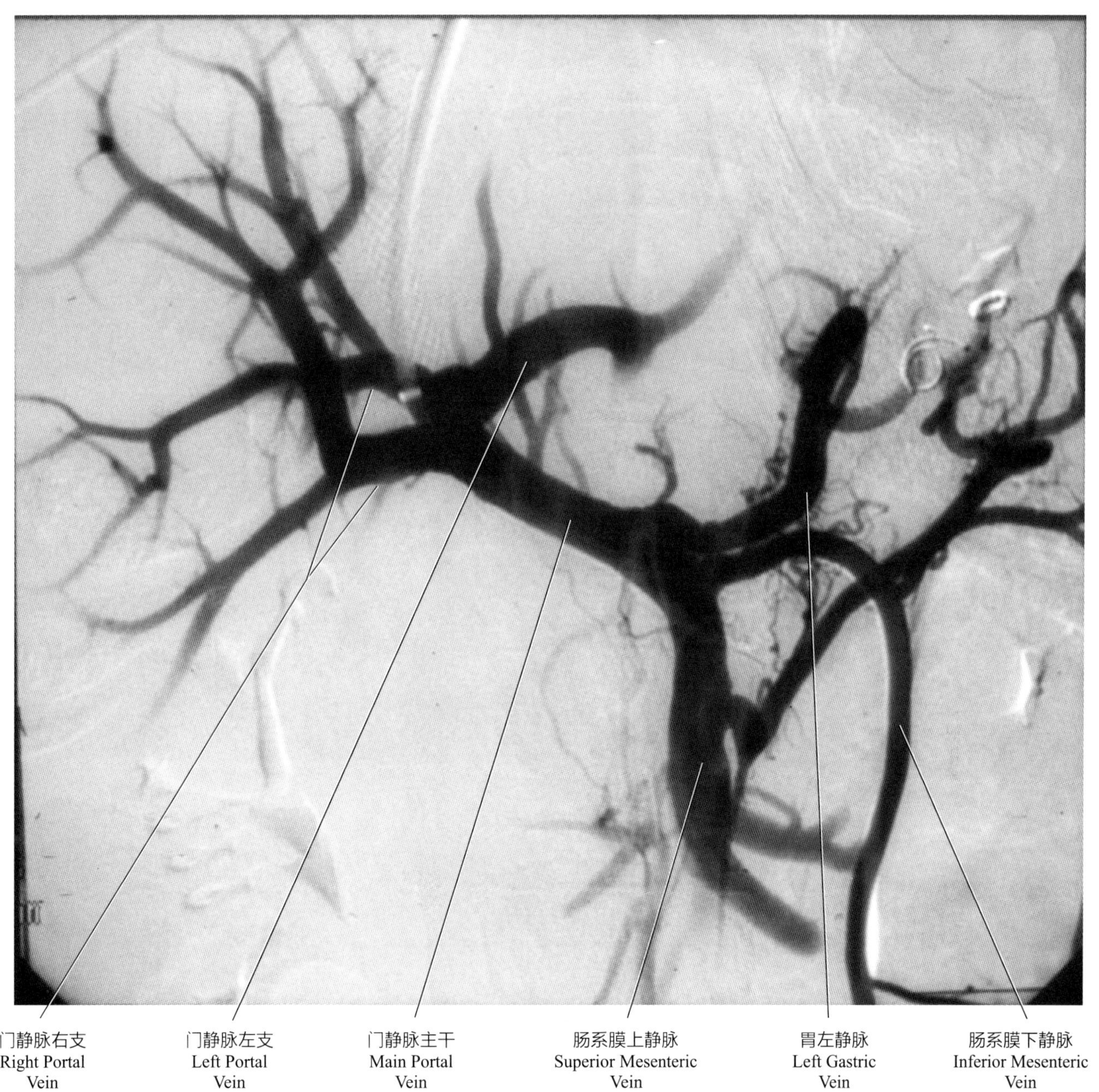

图20.79　对一名经颈静脉肝内门体分流术后分流道梗阻的患者行门静脉数字减影血管造影（支架隐约可见）。脾静脉缺如，可见一支粗大的胃左静脉，肠系膜下静脉发生逆流，肠系膜上静脉部分显影

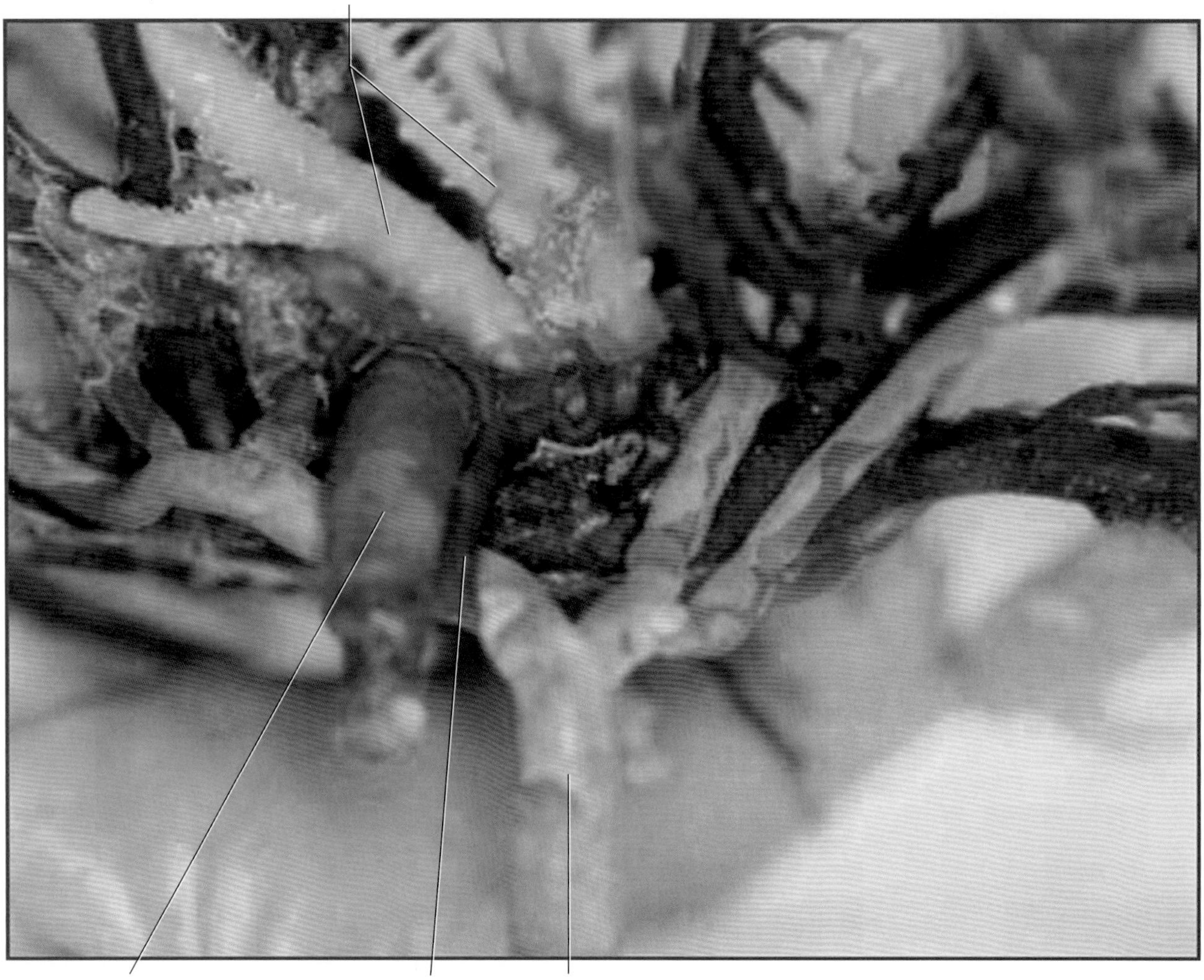

图20.80 肝门部门静脉、胆管和肝动脉间的解剖关系。门静脉位于小网膜囊，在肝门部位于胆管和肝动脉的后方，胆管（绿色）与门静脉平行并位于外侧，而肝动脉（蓝色）位于内侧，标本的门静脉（粉红色）较小，亦可见肝静脉（黄色）

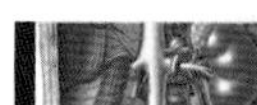

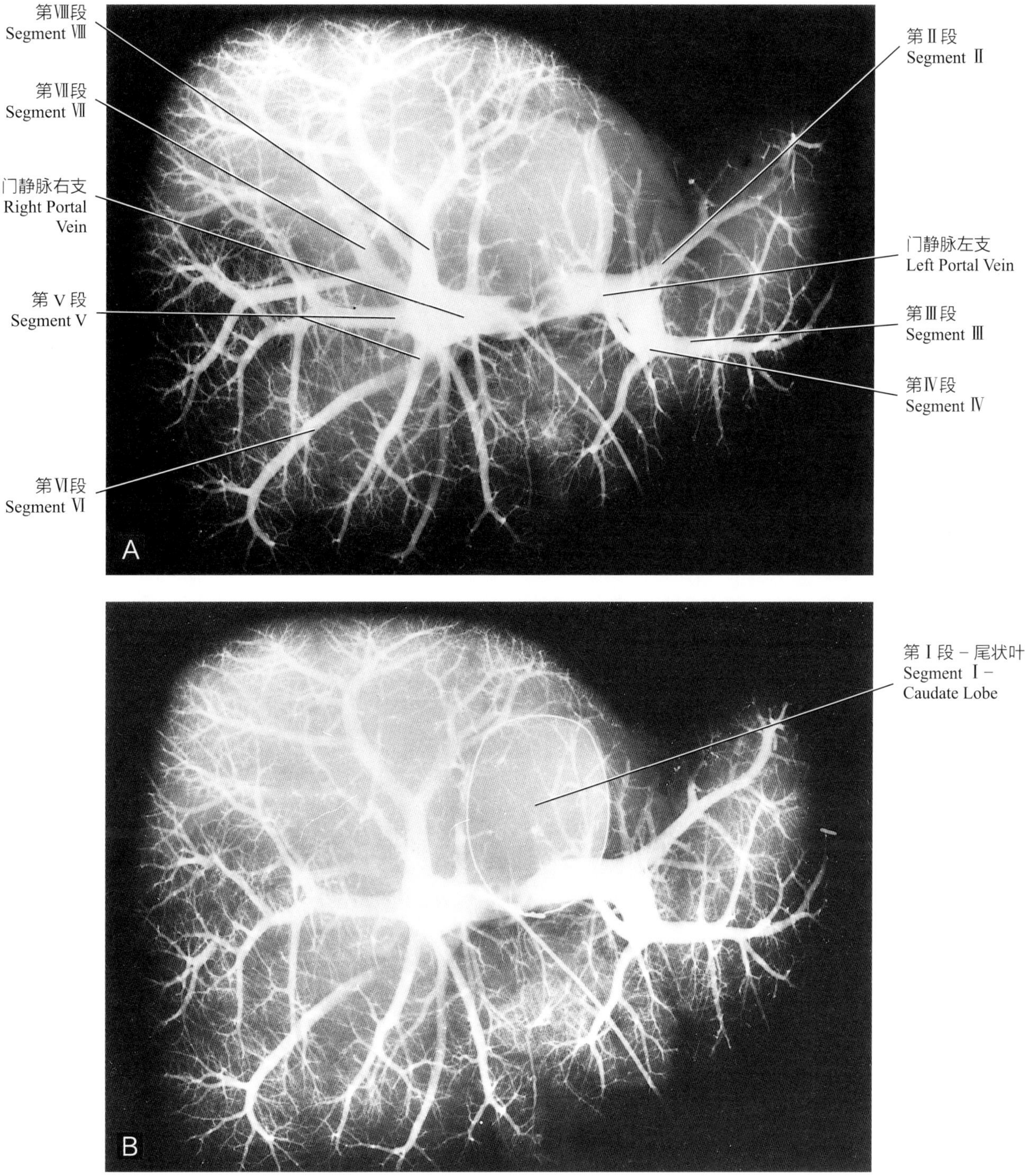

图20.81　A. 肝标本的门静脉造影。注意门静脉的节段性分布。B. 尾状叶用不透X光标记

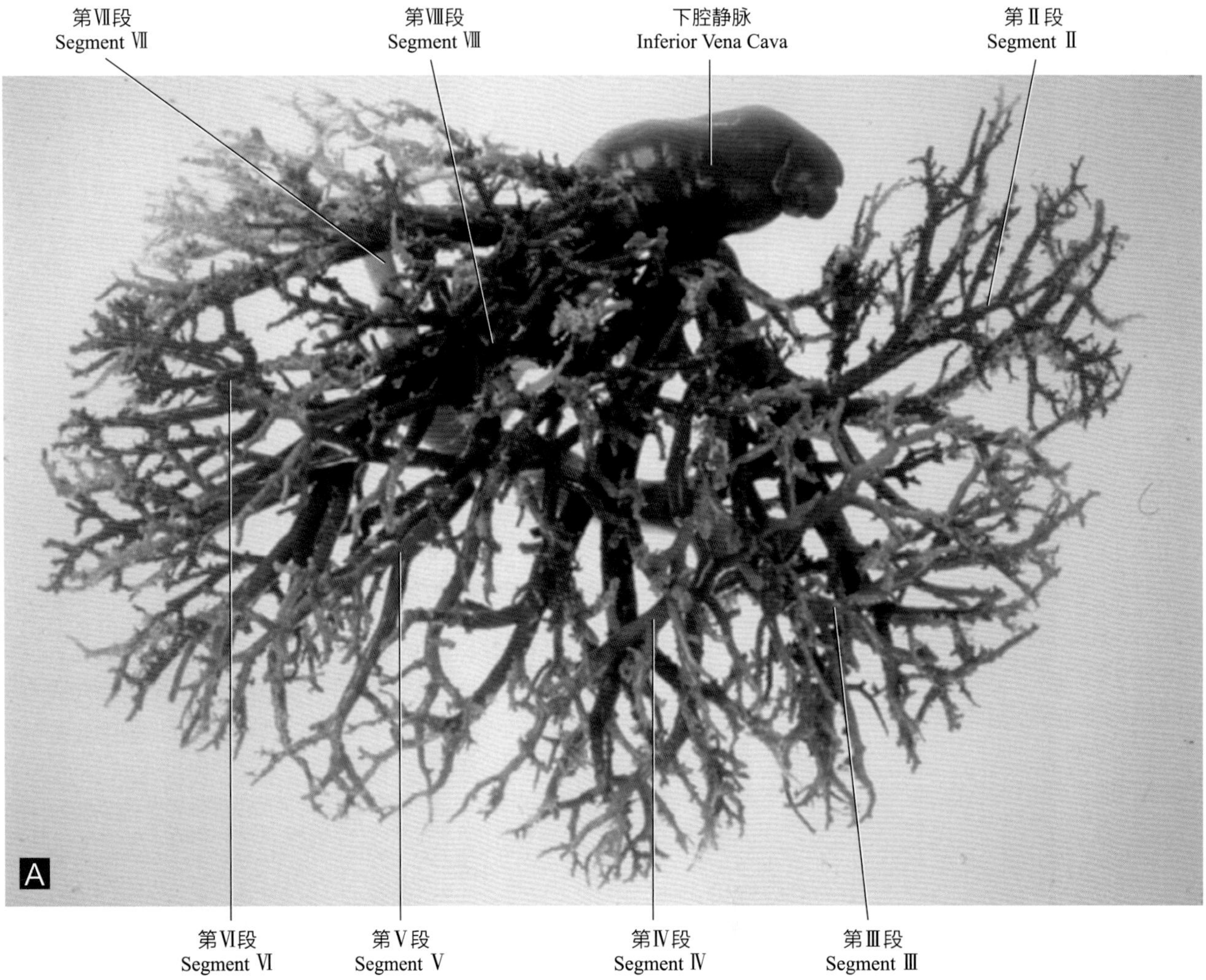

第Ⅶ段
Segment Ⅶ

第Ⅷ段
Segment Ⅷ

下腔静脉
Inferior Vena Cava

第Ⅱ段
Segment Ⅱ

A

第Ⅵ段
Segment Ⅵ

第Ⅴ段
Segment Ⅴ

第Ⅳ段
Segment Ⅳ

第Ⅲ段
Segment Ⅲ

图20.82　肝塑料铸型标本显示门静脉、下腔静脉和肝静脉（天蓝色）。第Ⅰ段（尾状叶）呈淡蓝色，第Ⅱ段呈红色，第Ⅲ段呈深蓝色，第Ⅳ段或左叶内侧段呈淡褐色，第Ⅴ段呈绿色，第Ⅵ段呈红色；第Ⅶ段呈白色；第Ⅷ段呈深褐色。A. 门静脉循环铸型的前面观显示不同颜色的肝段

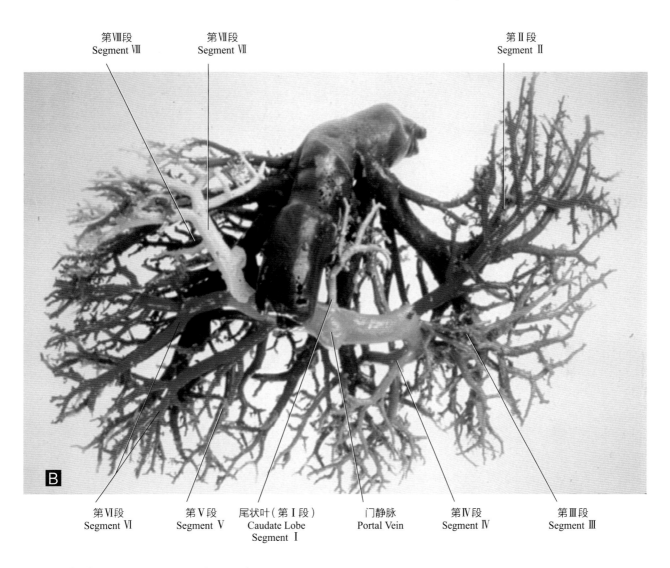

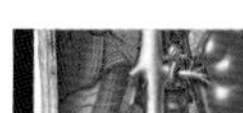

第Ⅷ段
Segment Ⅷ
第Ⅶ段
Segment Ⅶ
第Ⅱ段
Segment Ⅱ
B
第Ⅵ段
Segment Ⅵ
第Ⅴ段
Segment Ⅴ
尾状叶（第Ⅰ段）
Caudate Lobe
Segment Ⅰ
门静脉
Portal Vein
第Ⅳ段
Segment Ⅳ
第Ⅲ段
Segment Ⅲ

图20.82（续）　B. 门静脉循环铸型（后面观）显示不同颜色的肝段

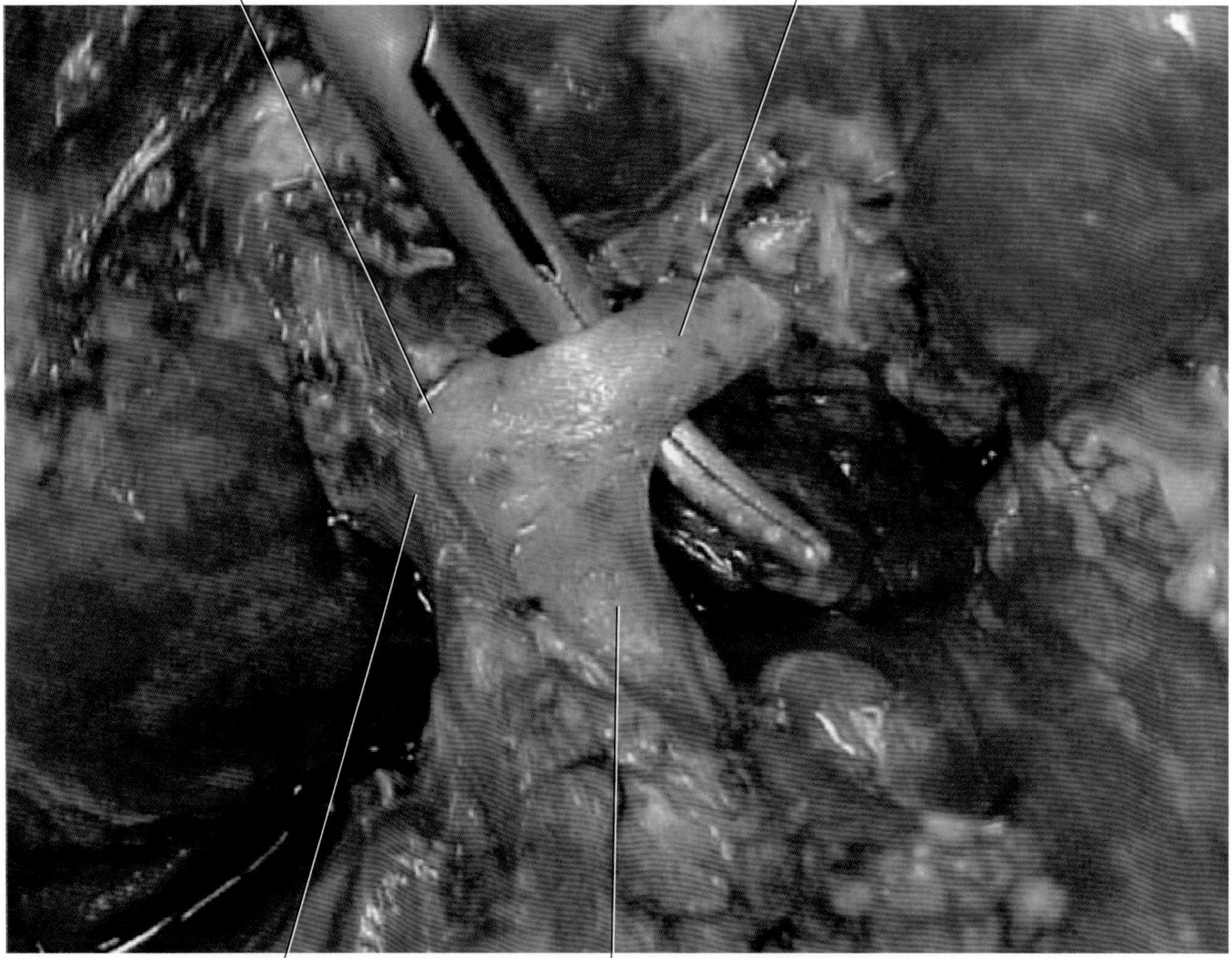

门静脉右支
Right Portal Vein

门静脉左支
Left Portal Vein

胆管
Bile Duct

门静脉主干
Main Portal Vein

图20.83 门静脉分叉。外科手术显示门静脉的肝外分叉，血管钳穿过分叉，位于门静脉左支后方。注意胆管位于门静脉的前外侧（患者的右侧），肝动脉因被结扎而未显示

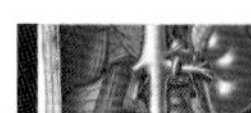

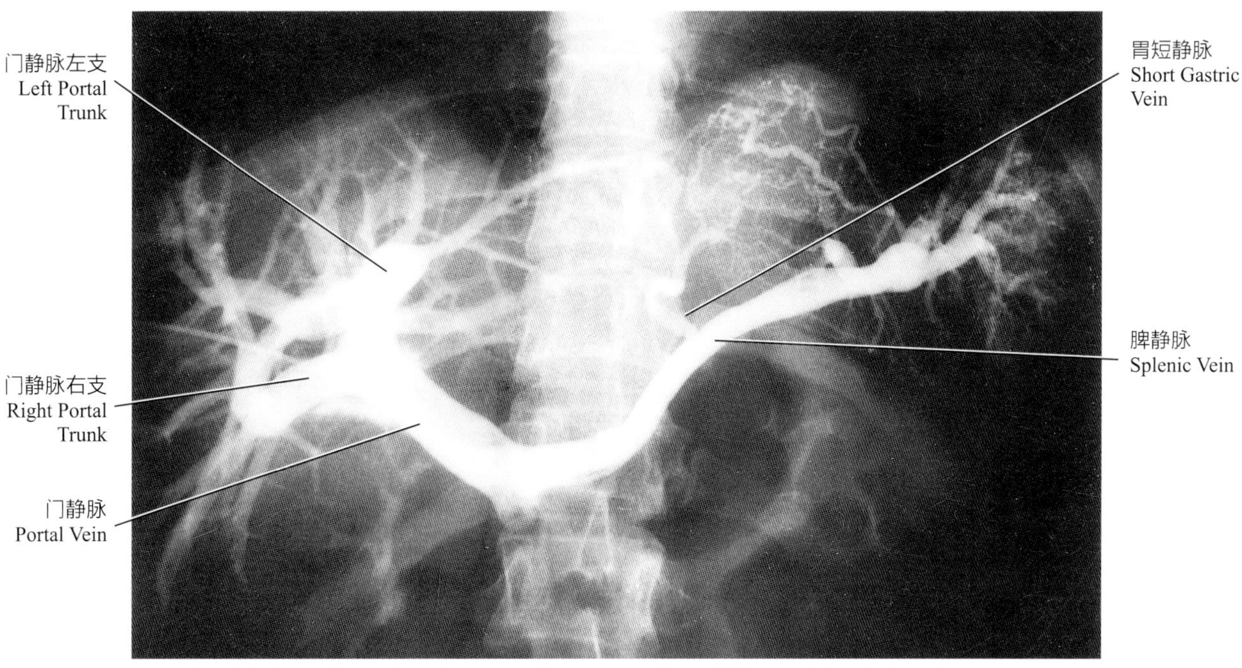

图20.84 肝内门静脉造影显示脾静脉和门静脉

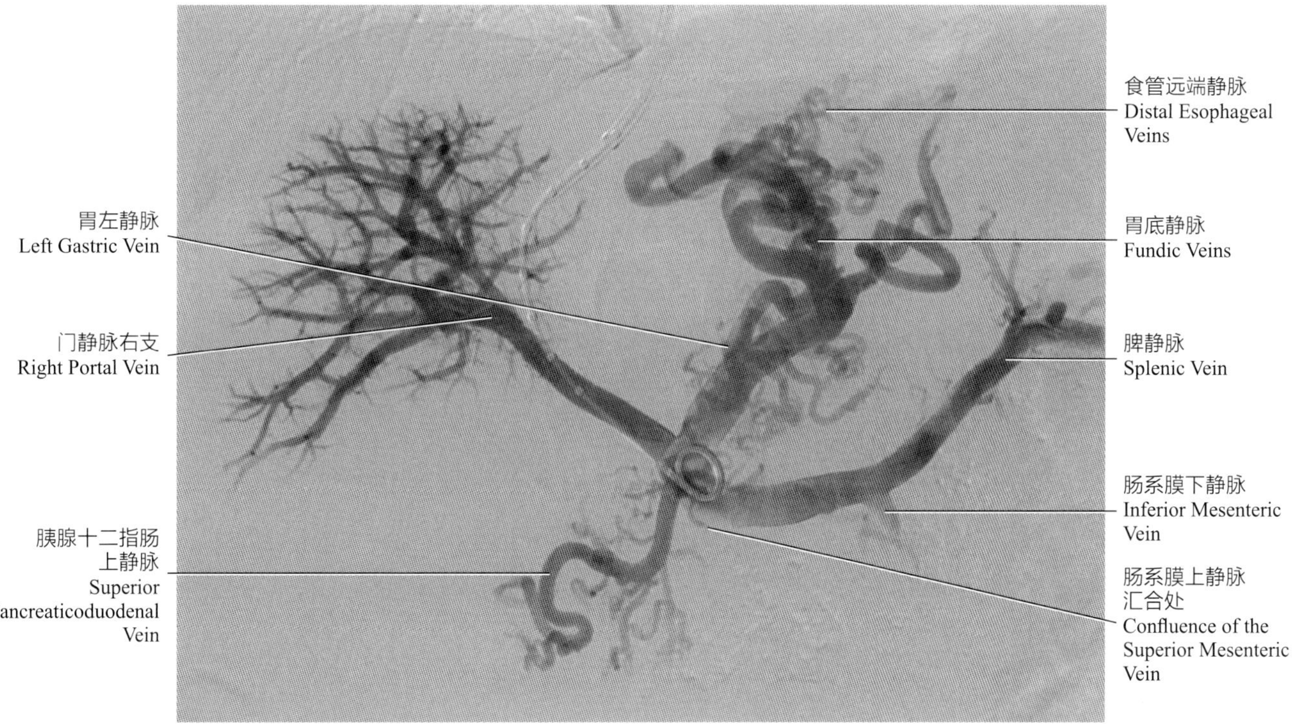

图20.85 经颈静脉选择性门静脉主干血管造影，显示增粗的胃左静脉、食管曲张静脉和胰十二指肠上静脉

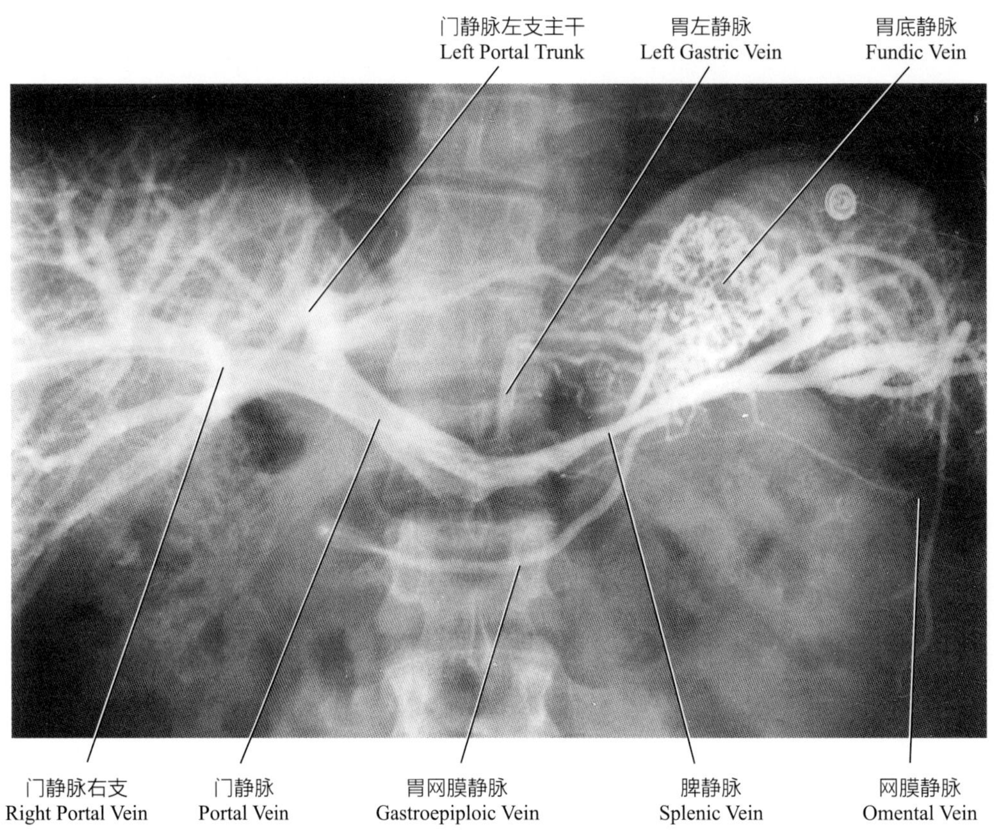

图20.86　经肝穿刺门静脉血管造影。可见胃左静脉、胃短静脉和胃网膜左静脉逆行显影

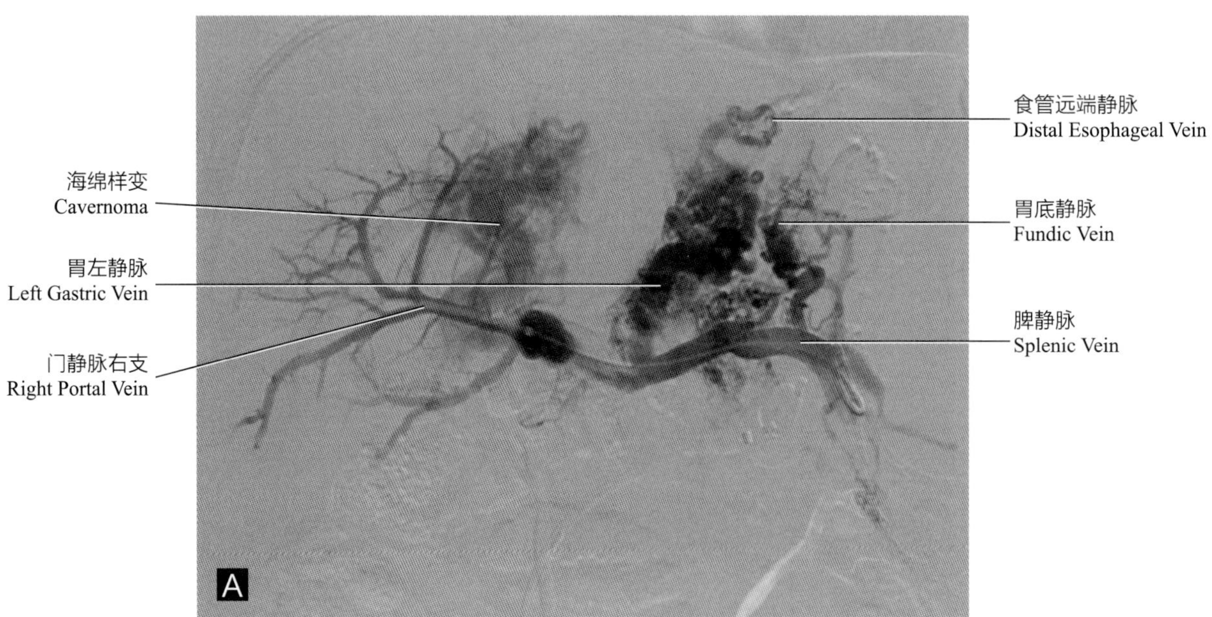

图20.87　A. 经肝穿刺门静脉血管造影显示门静脉主干闭塞，扩张的静脉起自肝门部，符合海绵样变，有时被称为“海绵状瘤”

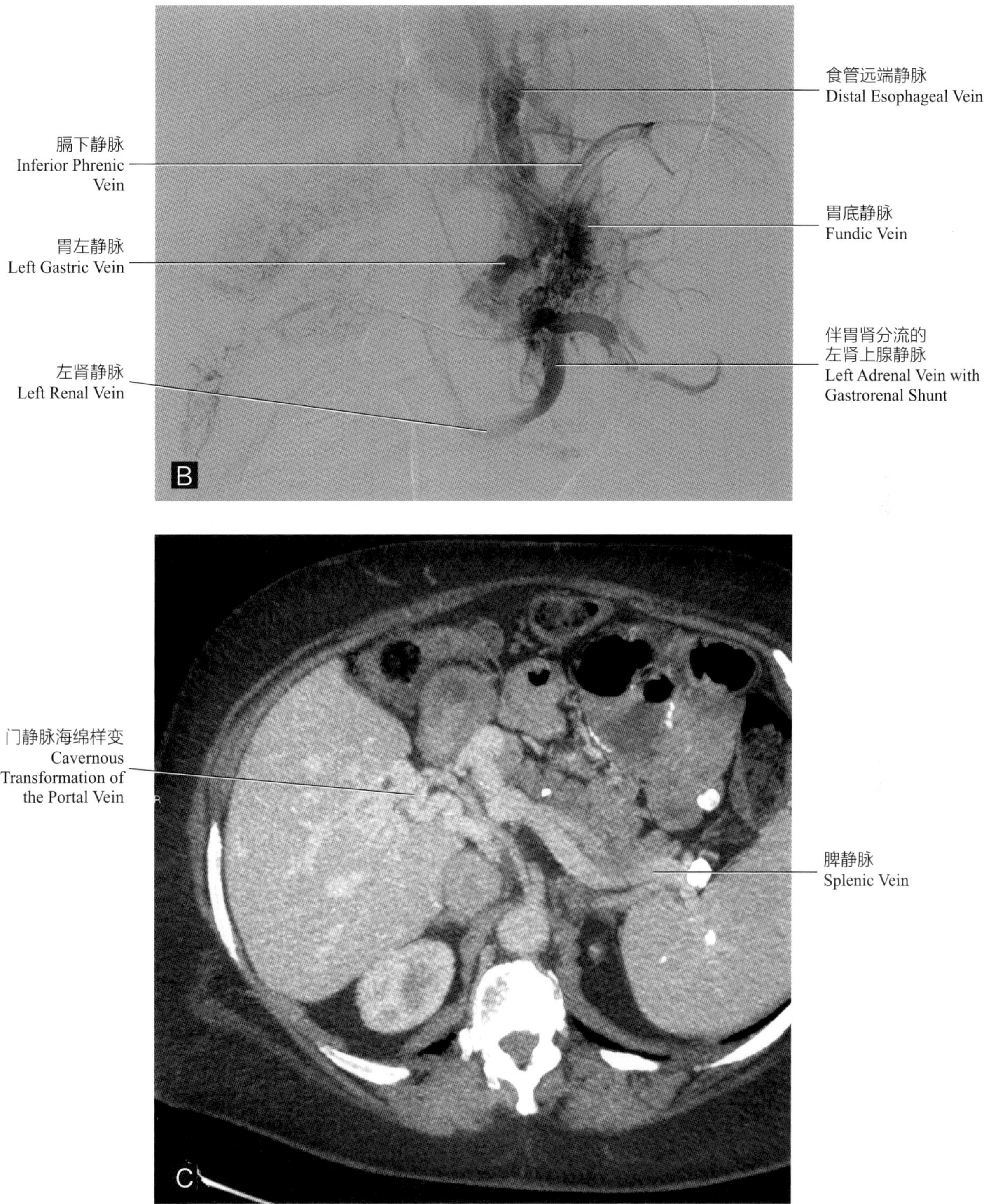

图20.87（续） B. 门静脉造影（晚期）显示食管静脉、胃静脉和胃肾分流。C. 轴位CT门静脉期的最大密度投影显示同一患者的门静脉海绵样变

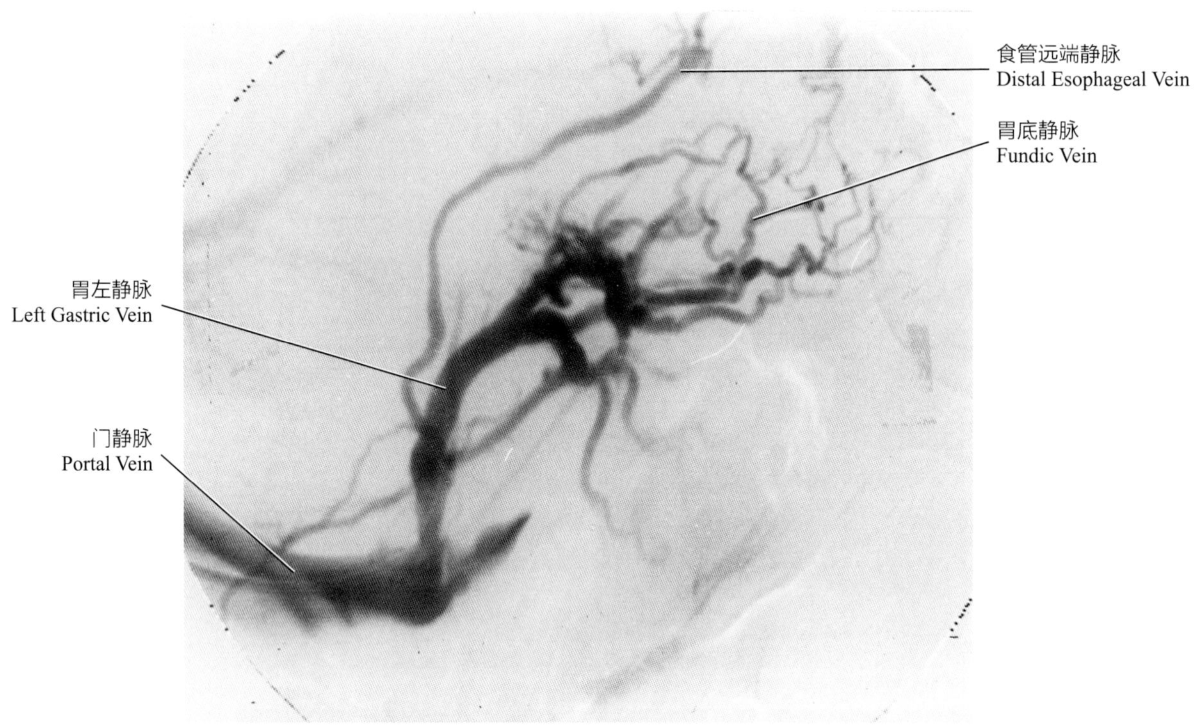

图20.88 胃左静脉选择性造影显示胃底静脉和末端食管静脉

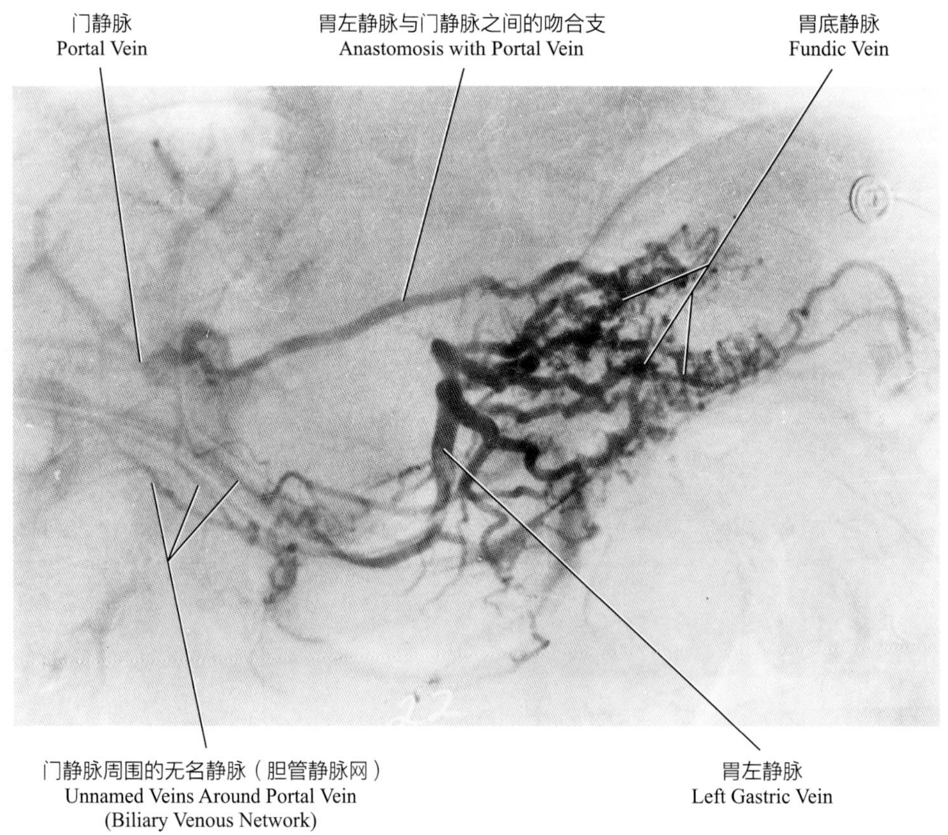

图20.89 胃左静脉选择性血管造影显示胃底静脉及胃壁内多个侧支和吻合，注意门静脉周围的无名静脉，胃左静脉与肝内门静脉间亦存在侧支吻合

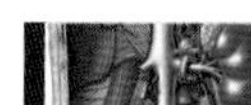

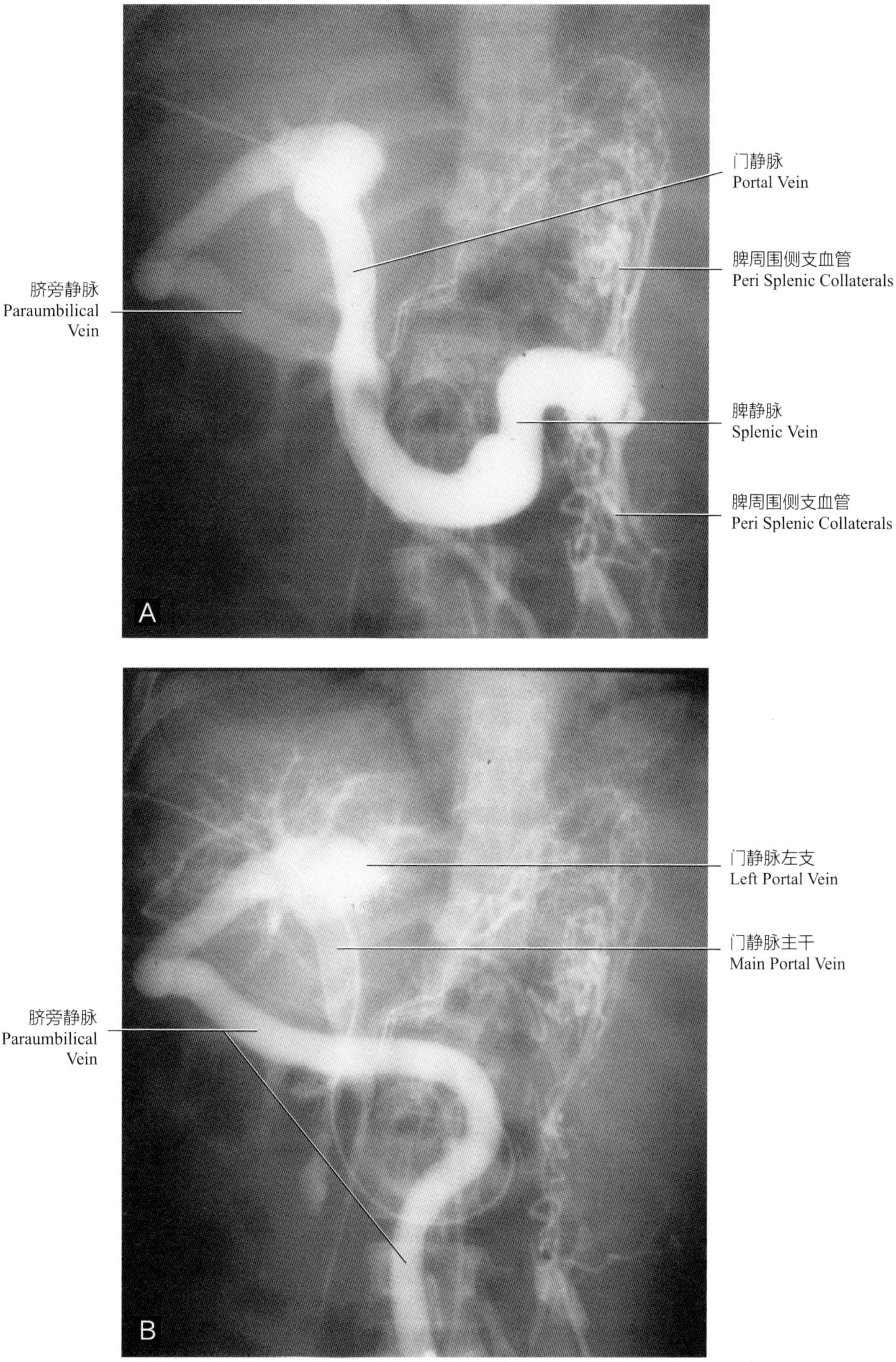

图20.90　脐旁静脉。经皮肝穿刺门静脉造影显示脾静脉粗大，门静脉相对较细，整个静脉系统经脐旁静脉引流。脐旁静脉起自胃左静脉，沿着脐带向前正中方向走行至前腹壁，后又沿着前腹壁向足侧走行至脐部，其位置变得表浅，导致“水母头样改变”。肝正常时通常难以在体表观察到脐旁静脉

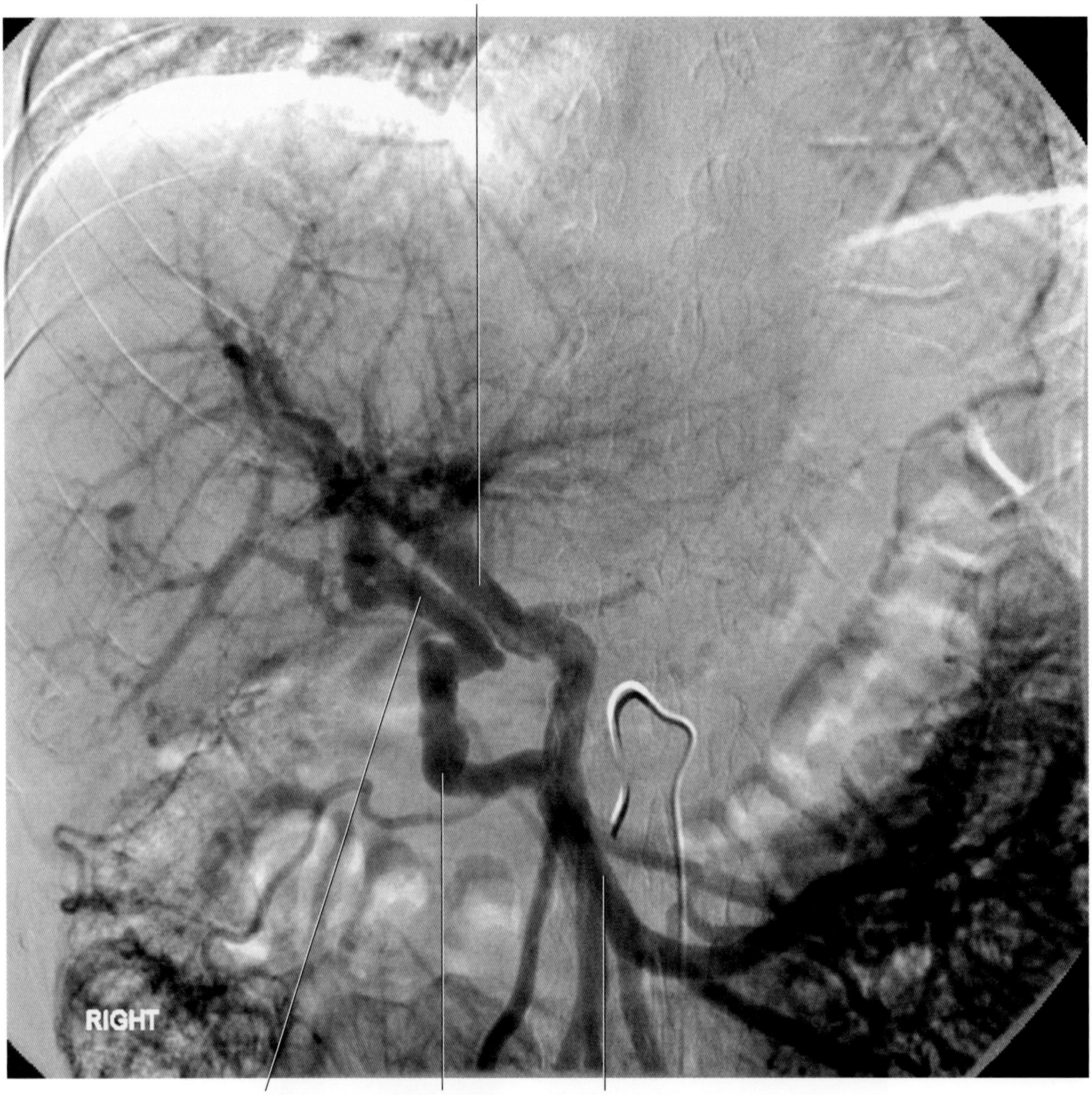

图20.91 门静脉的变异。血管扩张剂作用于下行的肠系膜上动脉造影显示肠系膜上静脉经双支门静脉引流，呈两支独立的通道进入肝。肠系膜静脉的主干引流入内侧门静脉主干，而外侧门静脉接受来自胃结肠干的侧支血流，可能为门静脉的伴行静脉，最后到达门静脉右支。该患者无门静脉栓塞或门静脉高压的病史，故可能为先天性双支门静脉

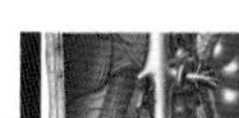

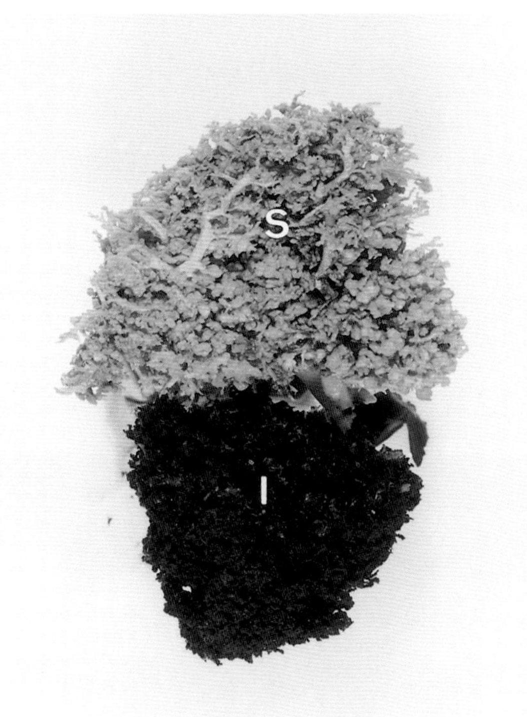

图20.92 脾静脉系统乙烯树脂铸型。从顶部可看到2个不同颜色的静脉性脾段。S，上静脉段；I，下静脉段

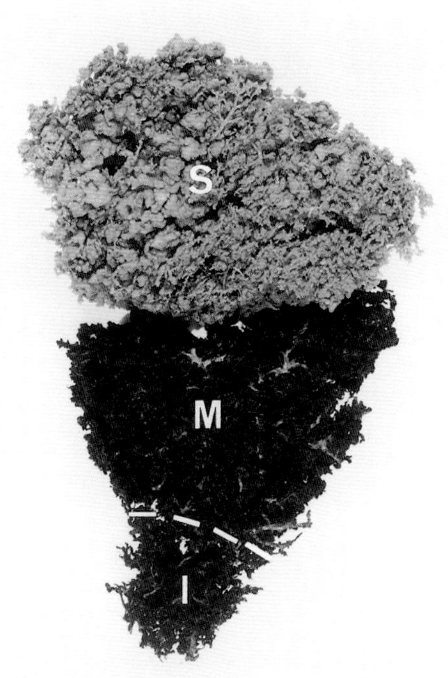

图20.93 脾静脉系统乙烯树脂铸型。从顶部可看到3个不同颜色的静脉性脾段。S，上静脉段；M，中静脉段；I，下静脉段

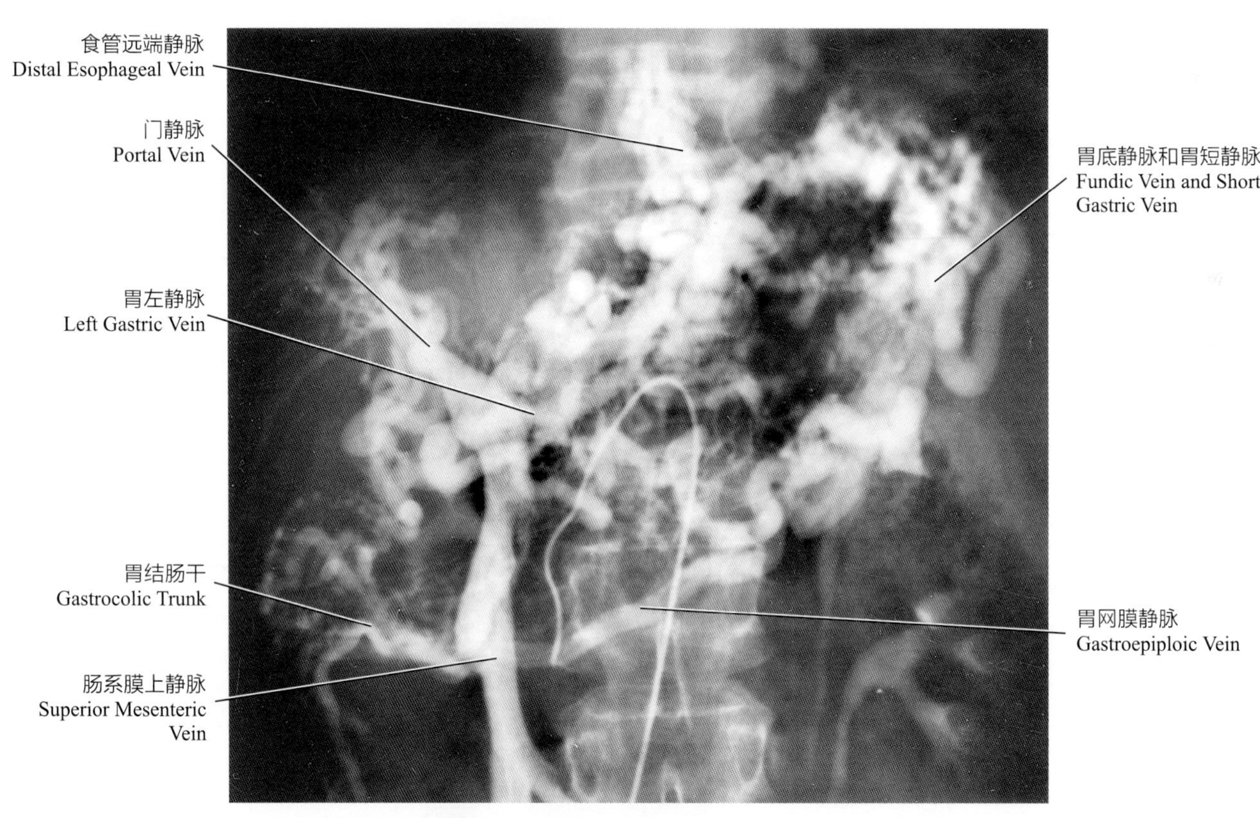

图20.94　肠系膜上动脉血管造影延迟相显示肠系膜上静脉、门静脉、胃短静脉、胃网膜左静脉和胃网膜右静脉

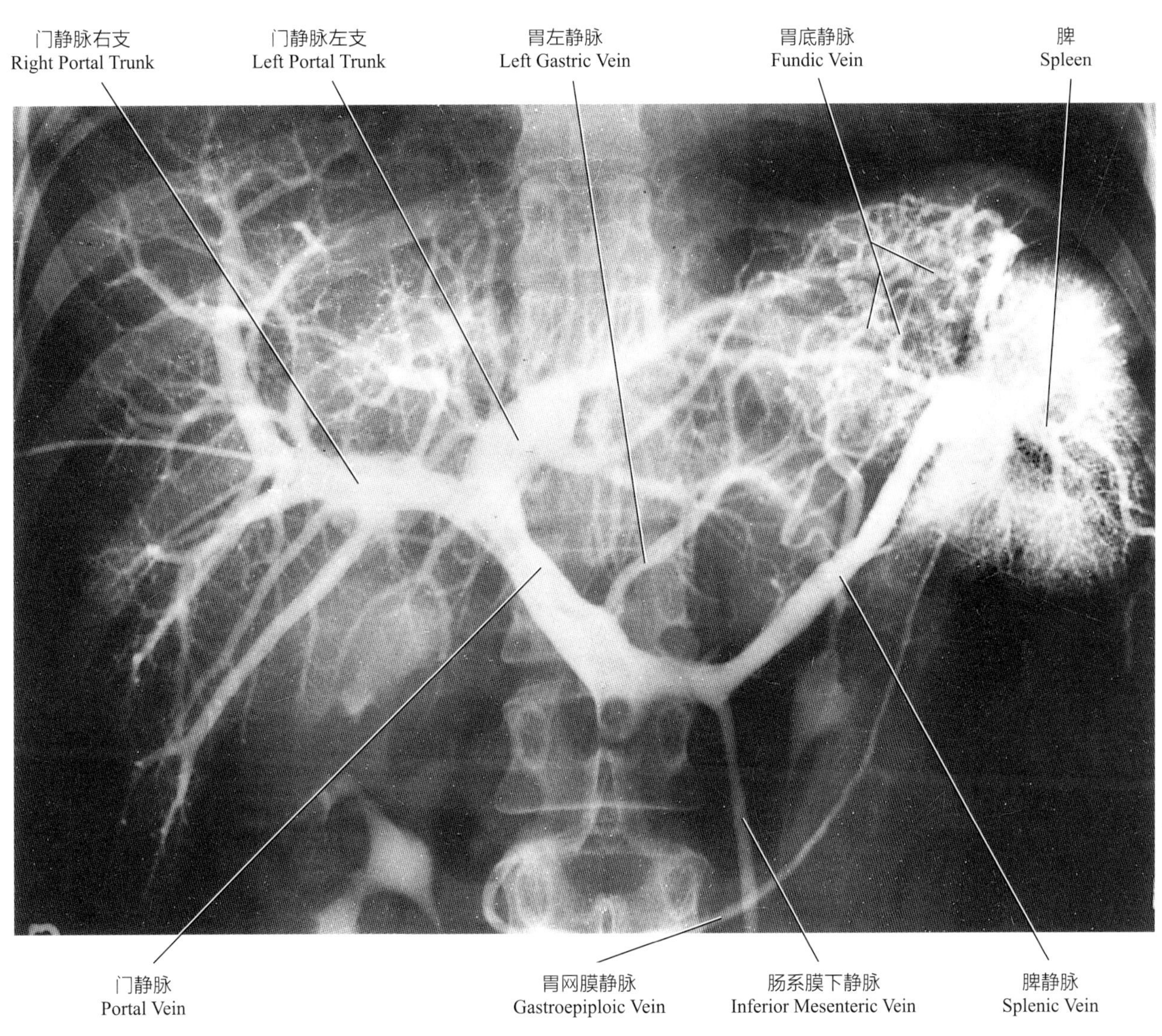

图20.95　经皮肝穿刺门静脉造影显示脾静脉、胃左静脉、胃短静脉、胃底静脉和门静脉

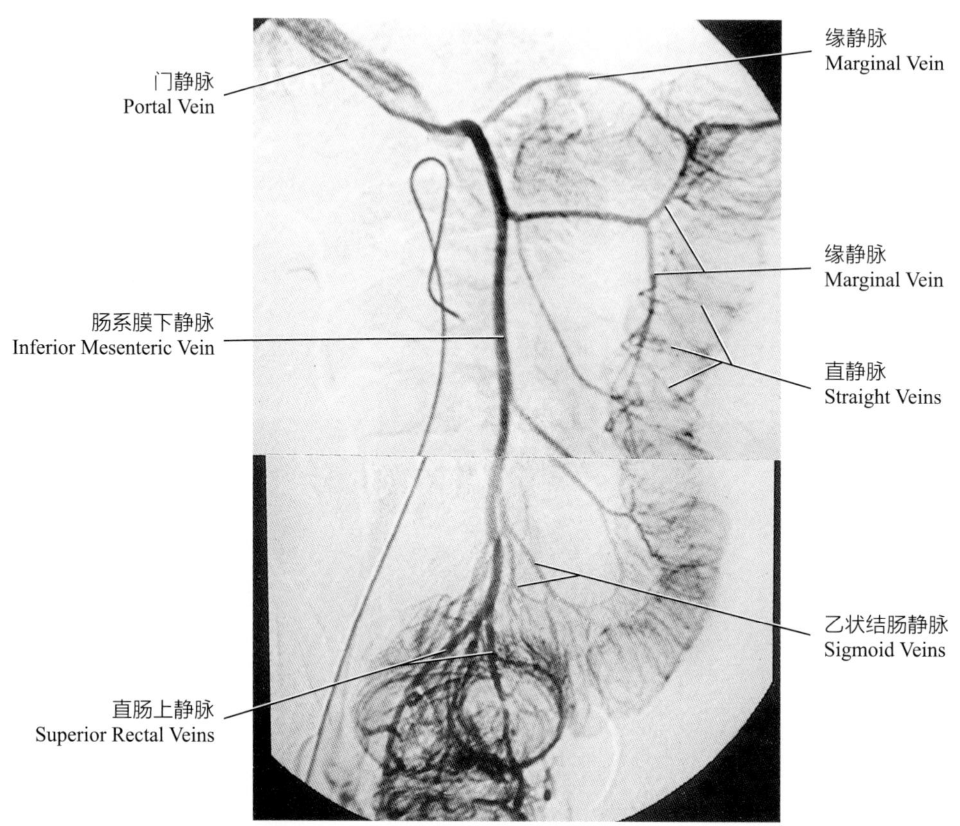

图20.96　肠系膜下动脉血管造影延迟相显示肠系膜下静脉和分支，注意充盈的门静脉

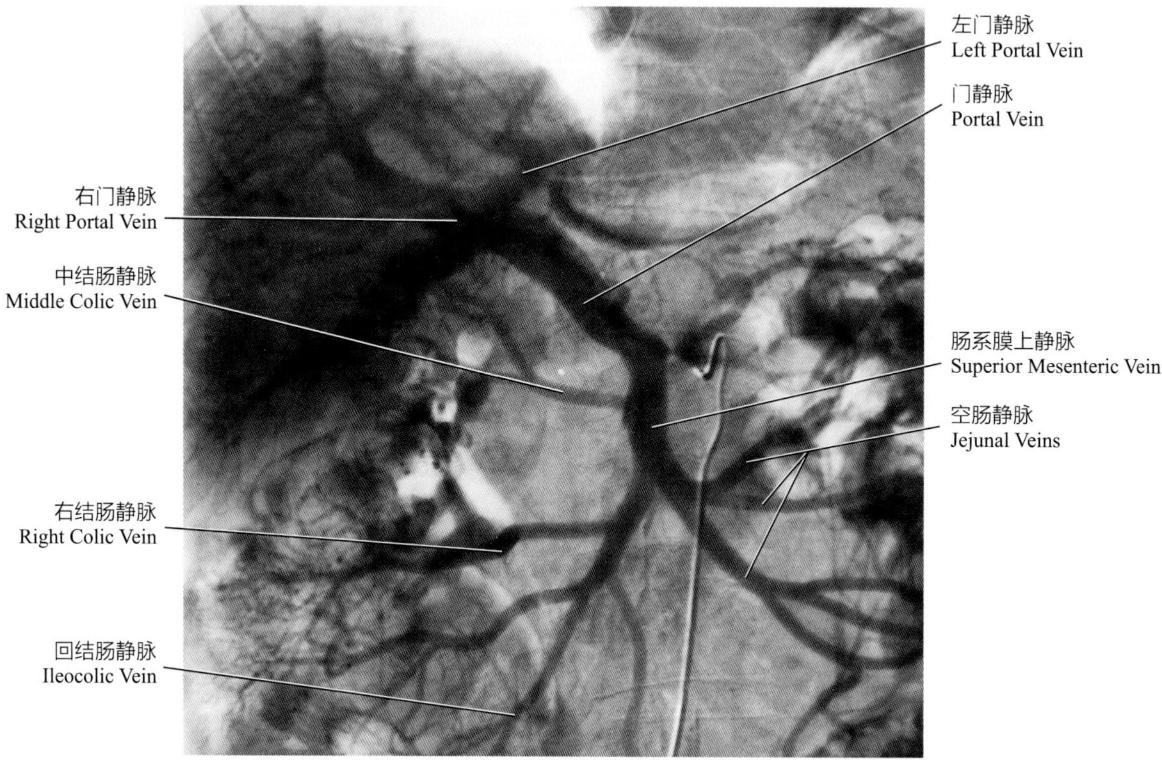

图20.97　肠系膜上动脉血管造影显示门静脉系统。门静脉和肠系膜上静脉及其属支均显影良好

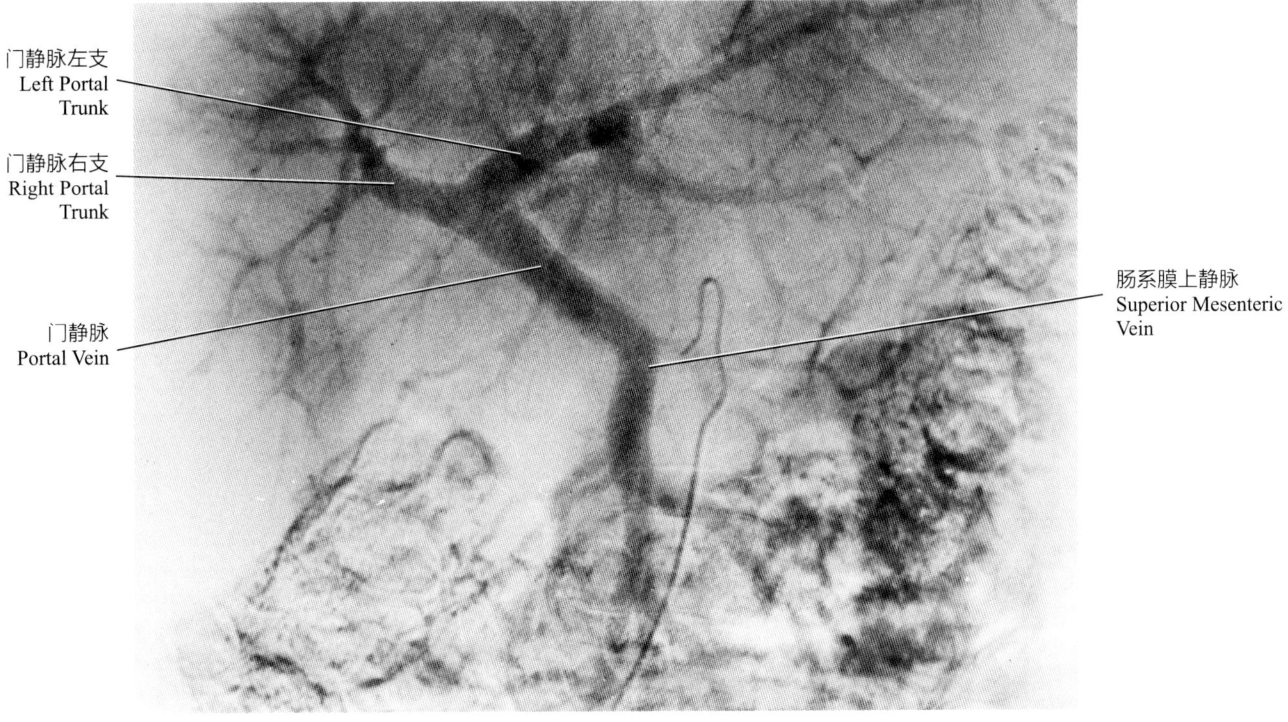

图20.98　肠系膜上动脉血管造影显示门静脉系统。门静脉和肠系膜上静脉及其属支显影良好

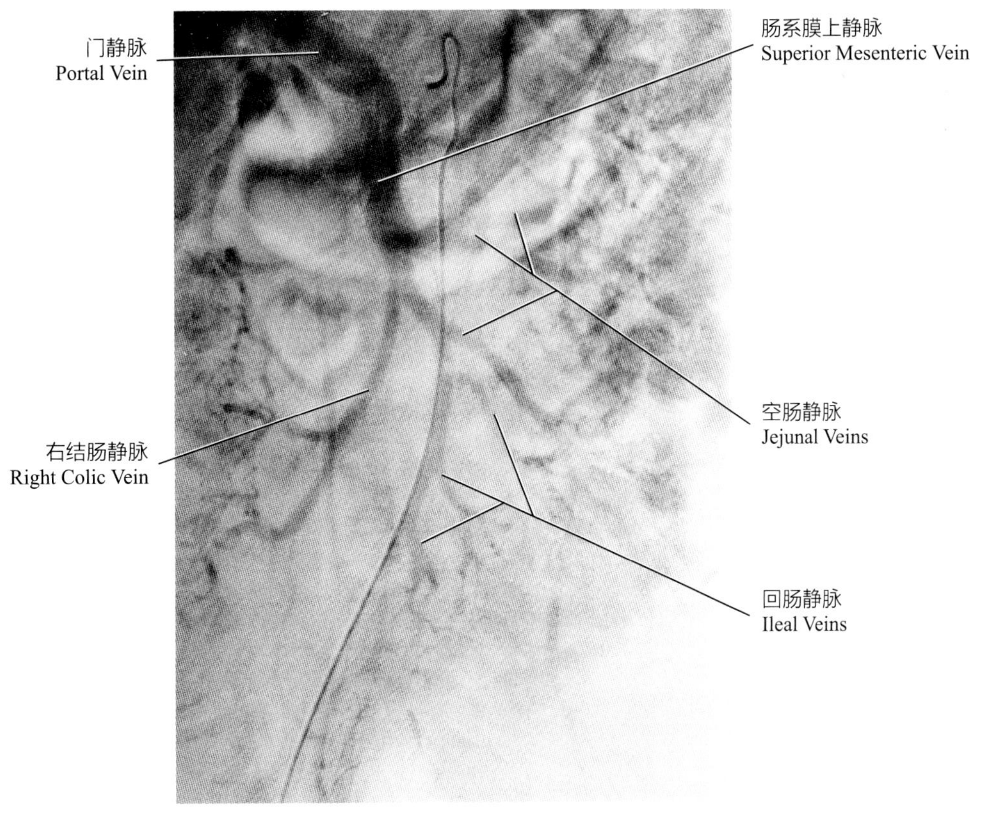

图20.99　动脉血管造影显示肠系膜上静脉

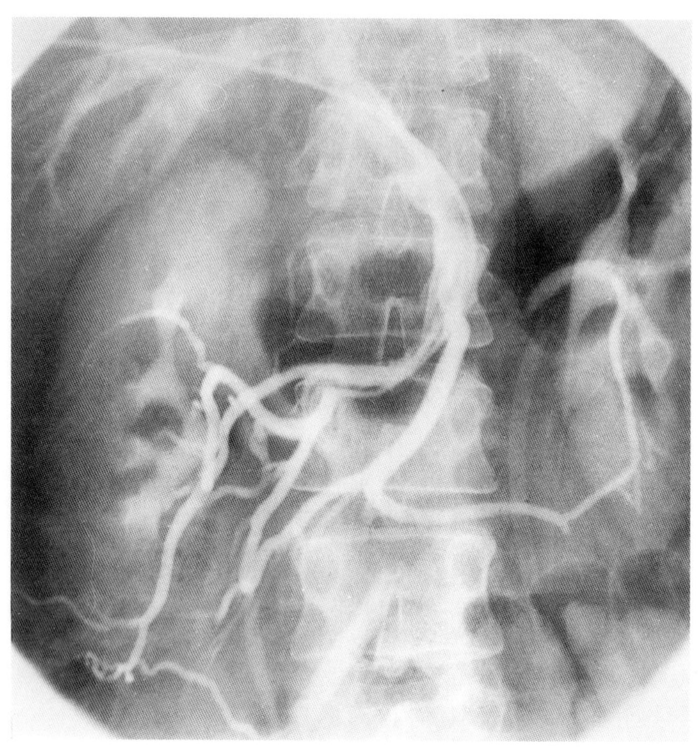

图20.100　右结肠静脉选择性血管造影，可见部分回肠静脉

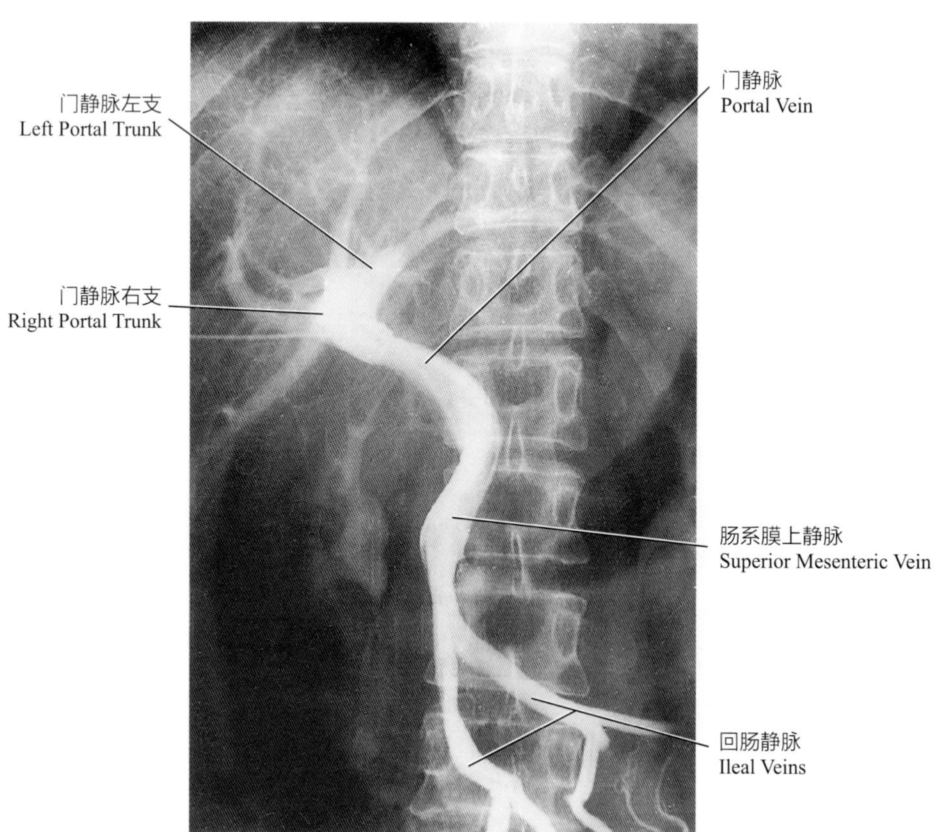

图20.101　回肠静脉选择性血管造影

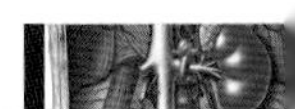

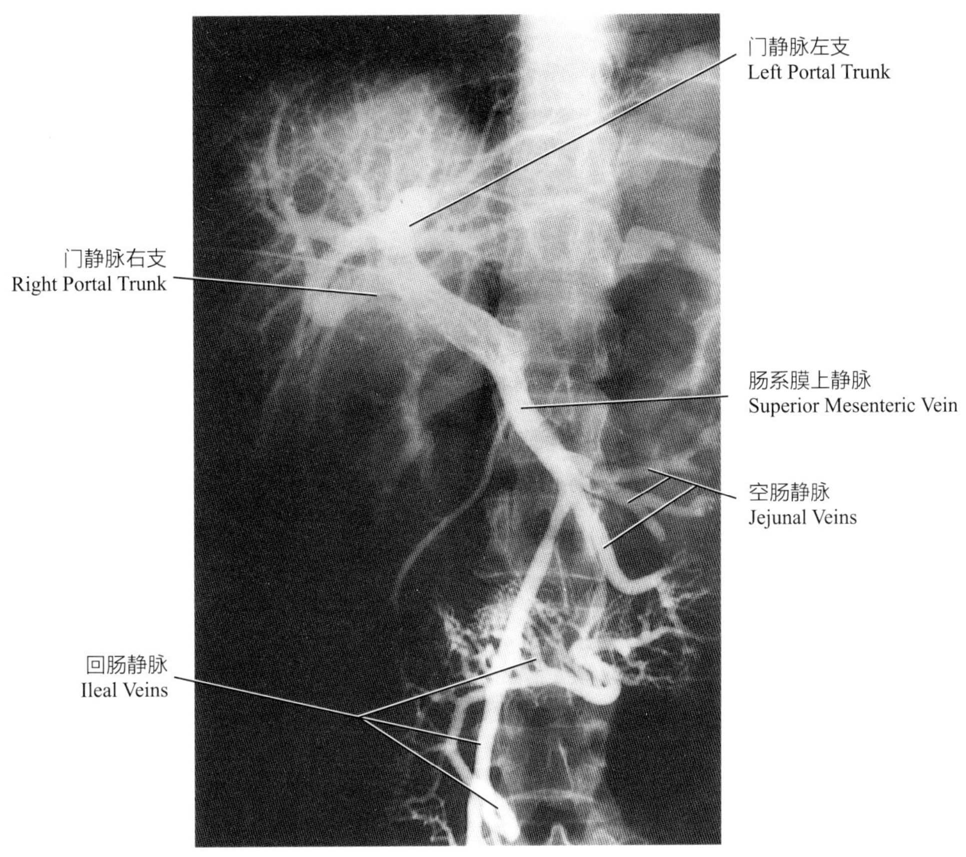

图20.102　空肠静脉和回肠静脉选择性血管造影

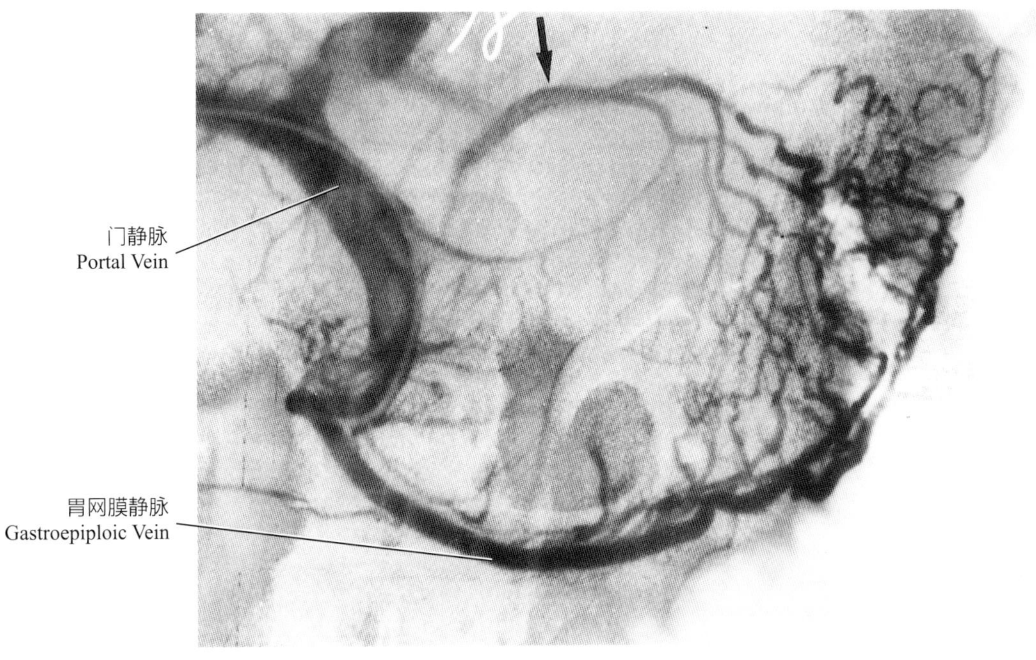

图20.103　胃网膜右静脉选择性血管造影，可见胃壁静脉、胃左静脉（箭头）和门静脉

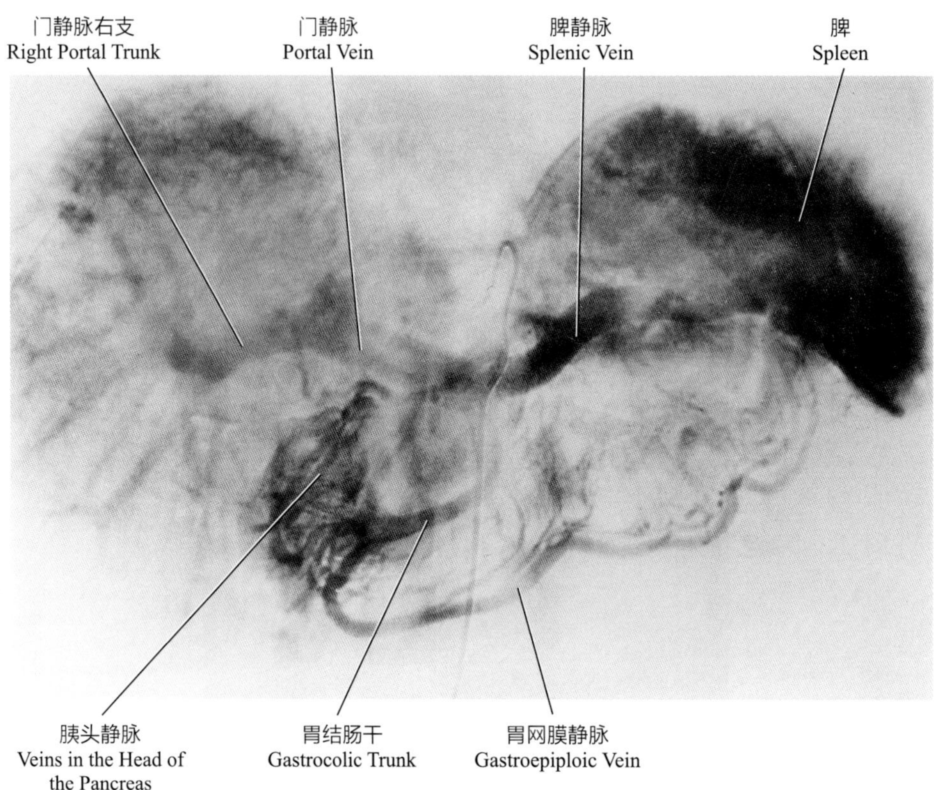

图20.104 腹腔干血管造影延迟相显示胃网膜静脉、胰头静脉、胃结肠干、门静脉和脾静脉

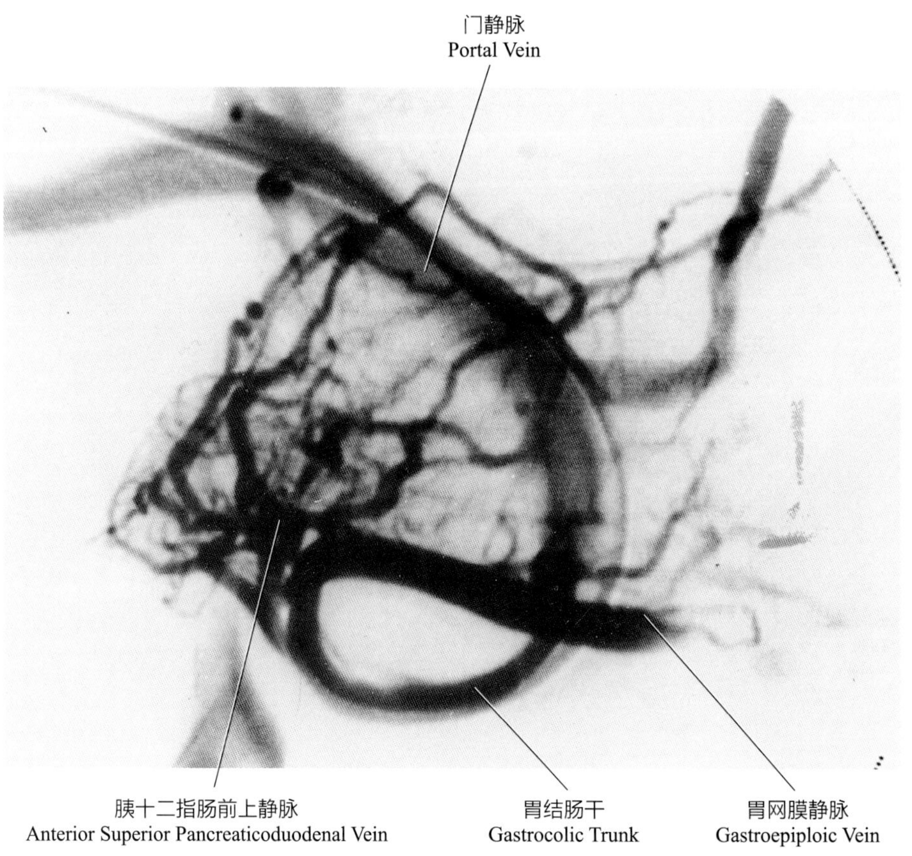

图20.105 胃结肠干选择性血管造影显示胰头静脉和胃网膜静脉

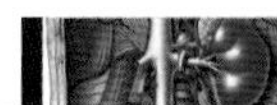

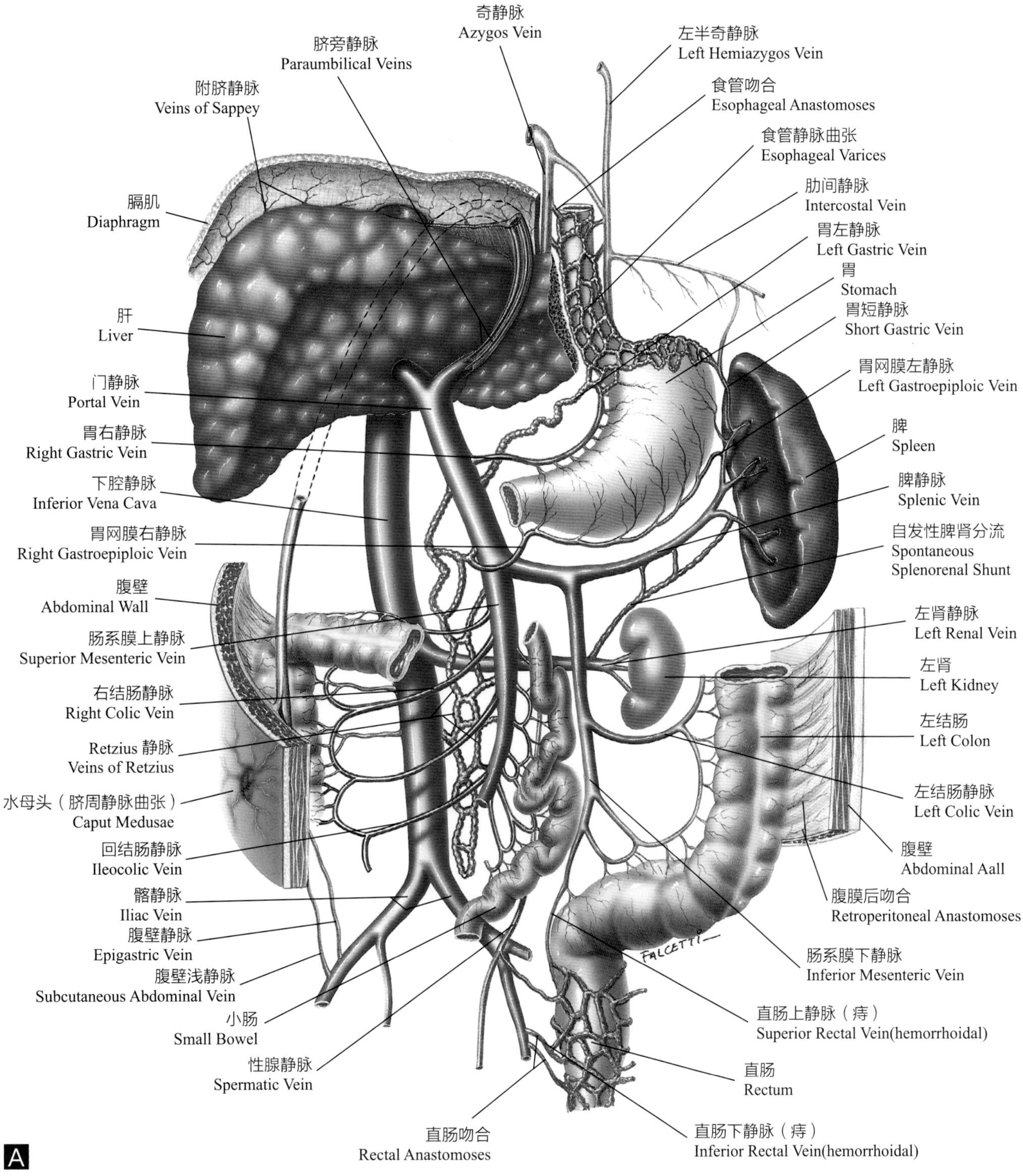

奇静脉
Azygos Vein
脐旁静脉
Paraumbilical Veins
左半奇静脉
Left Hemiazygos Vein
附脐静脉
Veins of Sappey
食管吻合
Esophageal Anastomoses
食管静脉曲张
Esophageal Varices
膈肌
Diaphragm
肋间静脉
Intercostal Vein
胃左静脉
Left Gastric Vein
胃
Stomach
肝
Liver
胃短静脉
Short Gastric Vein
门静脉
Portal Vein
胃网膜左静脉
Left Gastroepiploic Vein
胃右静脉
Right Gastric Vein
脾
Spleen
下腔静脉
Inferior Vena Cava
脾静脉
Splenic Vein
胃网膜右静脉
Right Gastroepiploic Vein
自发性脾肾分流
Spontaneous
Splenorenal Shunt
腹壁
Abdominal Wall
左肾静脉
Left Renal Vein
肠系膜上静脉
Superior Mesenteric Vein
左肾
Left Kidney
右结肠静脉
Right Colic Vein
左结肠
Left Colon
Retzius 静脉
Veins of Retzius
水母头（脐周静脉曲张）
Caput Medusae
左结肠静脉
Left Colic Vein
回结肠静脉
Ileocolic Vein
腹壁
Abdominal Aall
髂静脉
Iliac Vein
腹膜后吻合
Retroperitoneal Anastomoses
腹壁静脉
Epigastric Vein
FALCETTI
肠系膜下静脉
Inferior Mesenteric Vein
腹壁浅静脉
Subcutaneous Abdominal Vein
直肠上静脉（痔）
Superior Rectal Vein(hemorrhoidal)
小肠
Small Bowel
性腺静脉
Spermatic Vein
直肠
Rectum
直肠吻合
Rectal Anastomoses
直肠下静脉（痔）
Inferior Rectal Vein(hemorrhoidal)
A

图20.106 A. 门静脉系统的侧支和交通部位

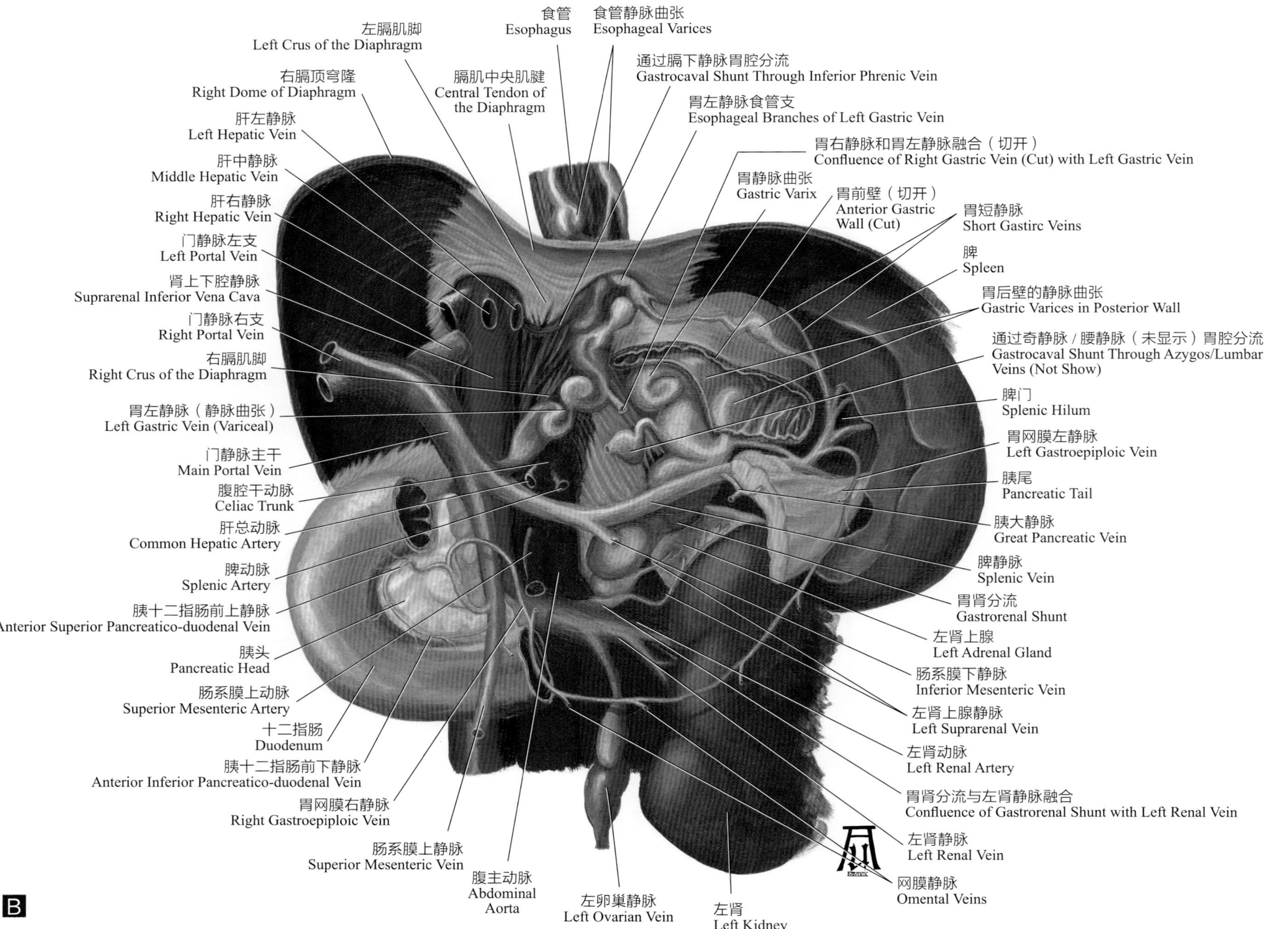

左膈肌脚
Left Crus of the Diaphragm
食管
Esophagus
食管静脉曲张
Esophageal Varices
通过膈下静脉胃腔分流
Gastrocaval Shunt Through Inferior Phrenic Vein
右膈顶穹隆
Right Dome of Diaphragm
膈肌中央肌腱
Central Tendon of the Diaphragm
胃左静脉食管支
Esophageal Branches of Left Gastric Vein
肝左静脉
Left Hepatic Vein
胃右静脉和胃左静脉融合（切开）
Confluence of Right Gastric Vein (Cut) with Left Gastric Vein
肝中静脉
Middle Hepatic Vein
胃静脉曲张
Gastric Varix
胃前壁（切开）
Anterior Gastric Wall (Cut)
肝右静脉
Right Hepatic Vein
胃短静脉
Short Gastirc Veins
门静脉左支
Left Portal Vein
脾
Spleen
肾上下腔静脉
Suprarenal Inferior Vena Cava
胃后壁的静脉曲张
Gastric Varices in Posterior Wall
门静脉右支
Right Portal Vein
通过奇静脉／腰静脉（未显示）胃腔分流
Gastrocaval Shunt Through Azygos/Lumbar Veins (Not Show)
右膈肌脚
Right Crus of the Diaphragm
脾门
Splenic Hilum
胃左静脉（静脉曲张）
Left Gastric Vein (Variceal)
胃网膜左静脉
Left Gastroepiploic Vein
门静脉主干
Main Portal Vein
胰尾
Pancreatic Tail
腹腔干动脉
Celiac Trunk
胰大静脉
Great Pancreatic Vein
肝总动脉
Common Hepatic Artery
脾静脉
Splenic Vein
脾动脉
Splenic Artery
胃肾分流
Gastrorenal Shunt
胰十二指肠前上静脉
Anterior Superior Pancreatico-duodenal Vein
左肾上腺
Left Adrenal Gland
胰头
Pancreatic Head
肠系膜下静脉
Inferior Mesenteric Vein
肠系膜上动脉
Superior Mesenteric Artery
左肾上腺静脉
Left Suprarenal Vein
十二指肠
Duodenum
左肾动脉
Left Renal Artery
胰十二指肠前下静脉
Anterior Inferior Pancreatico-duodenal Vein
胃肾分流与左肾静脉融合
Confluence of Gastrorenal Shunt with Left Renal Vein
胃网膜右静脉
Right Gastroepiploic Vein
左肾静脉
Left Renal Vein
肠系膜上静脉
Superior Mesenteric Vein
腹主动脉
Abdominal Aorta
左卵巢静脉
Left Ovarian Vein
左肾
Left Kidney
网膜静脉
Omental Veins

B

图20.106（续） B. 可能的胃肾和胃腔分流解剖示意图

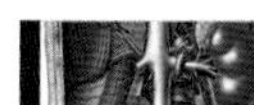

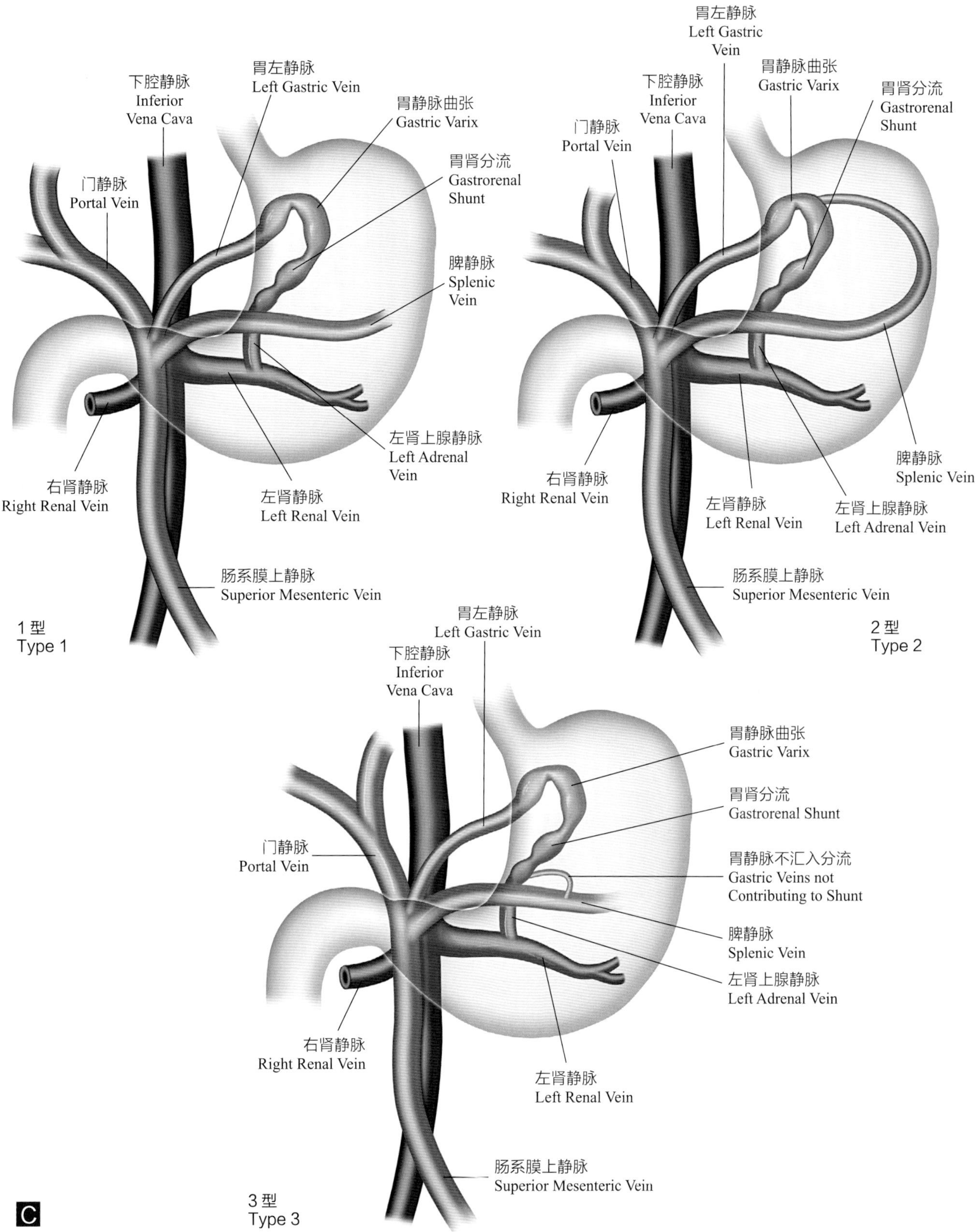

下腔静脉
Inferior
Vena Cava

胃左静脉
Left Gastric Vein

胃静脉曲张
Gastric Varix

门静脉
Portal Vein

胃肾分流
Gastrorenal
Shunt

脾静脉
Splenic
Vein

左肾上腺静脉
Left Adrenal
Vein

右肾静脉
Right Renal Vein

左肾静脉
Left Renal Vein

肠系膜上静脉
Superior Mesenteric Vein

1 型
Type 1

胃左静脉
Left Gastric
Vein

下腔静脉
Inferior
Vena Cava

胃静脉曲张
Gastric Varix

胃肾分流
Gastrorenal
Shunt

门静脉
Portal Vein

右肾静脉
Right Renal Vein

左肾静脉
Left Renal Vein

左肾上腺静脉
Left Adrenal Vein

脾静脉
Splenic Vein

肠系膜上静脉
Superior Mesenteric Vein

2 型
Type 2

胃左静脉
Left Gastric Vein

下腔静脉
Inferior
Vena Cava

胃静脉曲张
Gastric Varix

胃肾分流
Gastrorenal Shunt

门静脉
Portal Vein

胃静脉不汇入分流
Gastric Veins not
Contributing to Shunt

脾静脉
Splenic Vein

左肾上腺静脉
Left Adrenal Vein

右肾静脉
Right Renal Vein

左肾静脉
Left Renal Vein

肠系膜上静脉
Superior Mesenteric Vein

C

3 型
Type 3

图20.106（续）　C. 胃肾分流流入静脉的分类

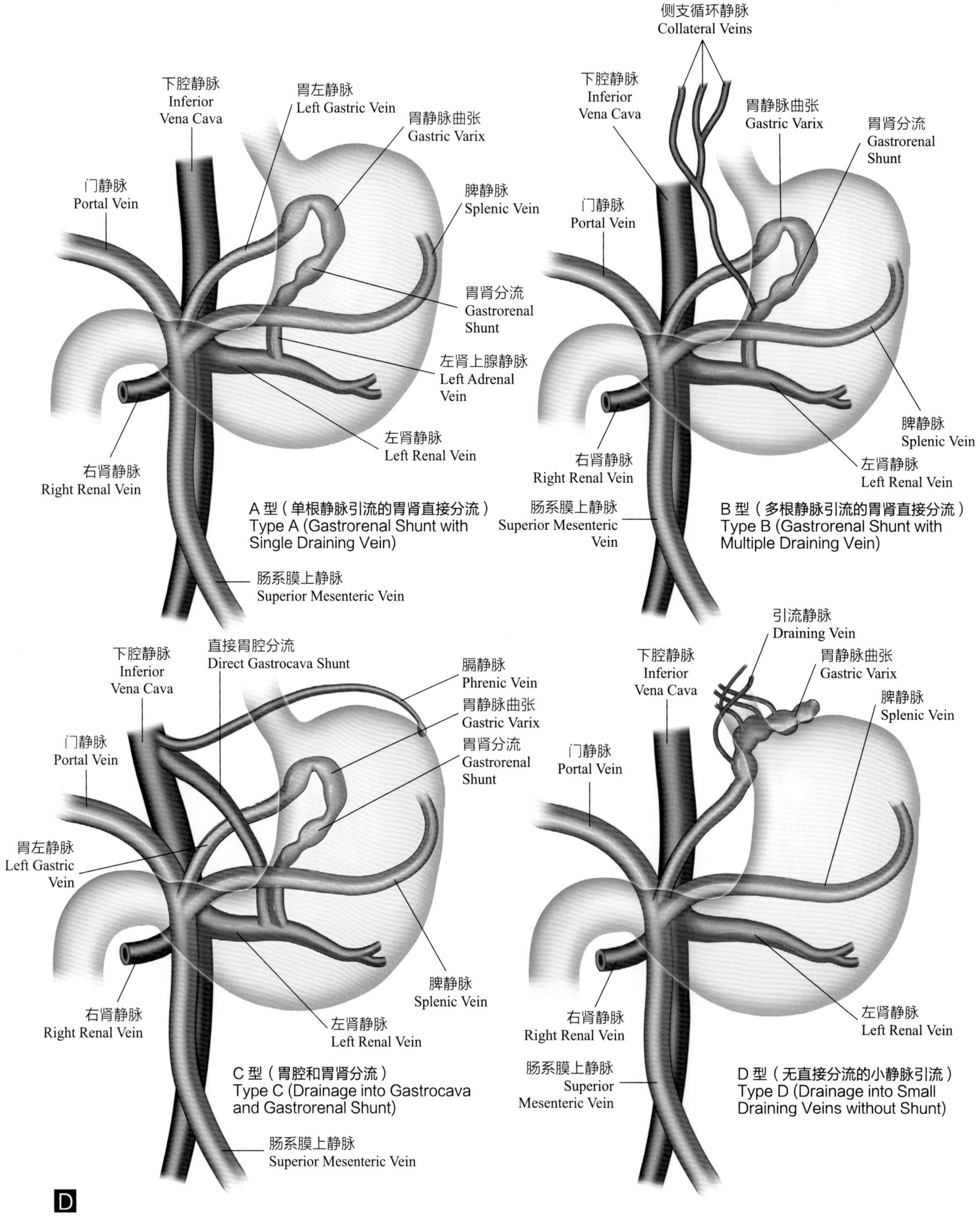

下腔静脉
Inferior
Vena Cava
胃左静脉
Left Gastric Vein
胃静脉曲张
Gastric Varix
门静脉
Portal Vein
脾静脉
Splenic Vein
胃肾分流
Gastrorenal
Shunt
左肾上腺静脉
Left Adrenal
Vein
左肾静脉
Left Renal Vein
右肾静脉
Right Renal Vein
肠系膜上静脉
Superior Mesenteric Vein

A 型（单根静脉引流的胃肾直接分流）
Type A (Gastrorenal Shunt with Single Draining Vein)

侧支循环静脉
Collateral Veins
下腔静脉
Inferior
Vena Cava
胃静脉曲张
Gastric Varix
胃肾分流
Gastrorenal
Shunt
门静脉
Portal Vein
脾静脉
Splenic Vein
左肾静脉
Left Renal Vein
右肾静脉
Right Renal Vein
肠系膜上静脉
Superior Mesenteric
Vein

B 型（多根静脉引流的胃肾直接分流）
Type B (Gastrorenal Shunt with Multiple Draining Vein)

下腔静脉
Inferior
Vena Cava
直接胃腔分流
Direct Gastrocava Shunt
膈静脉
Phrenic Vein
胃静脉曲张
Gastric Varix
胃肾分流
Gastrorenal
Shunt
门静脉
Portal Vein
胃左静脉
Left Gastric
Vein
脾静脉
Splenic Vein
右肾静脉
Right Renal Vein
左肾静脉
Left Renal Vein
肠系膜上静脉
Superior Mesenteric Vein

C 型（胃腔和胃肾分流）
Type C (Drainage into Gastrocava and Gastrorenal Shunt)

引流静脉
Draining Vein
胃静脉曲张
Gastric Varix
下腔静脉
Inferior
Vena Cava
脾静脉
Splenic Vein
门静脉
Portal Vein
右肾静脉
Right Renal Vein
左肾静脉
Left Renal Vein
肠系膜上静脉
Superior
Mesenteric Vein

D 型（无直接分流的小静脉引流）
Type D (Drainage into Small Draining Veins without Shunt)

D

图20.106（续） D. 胃肾分流流出静脉的分类

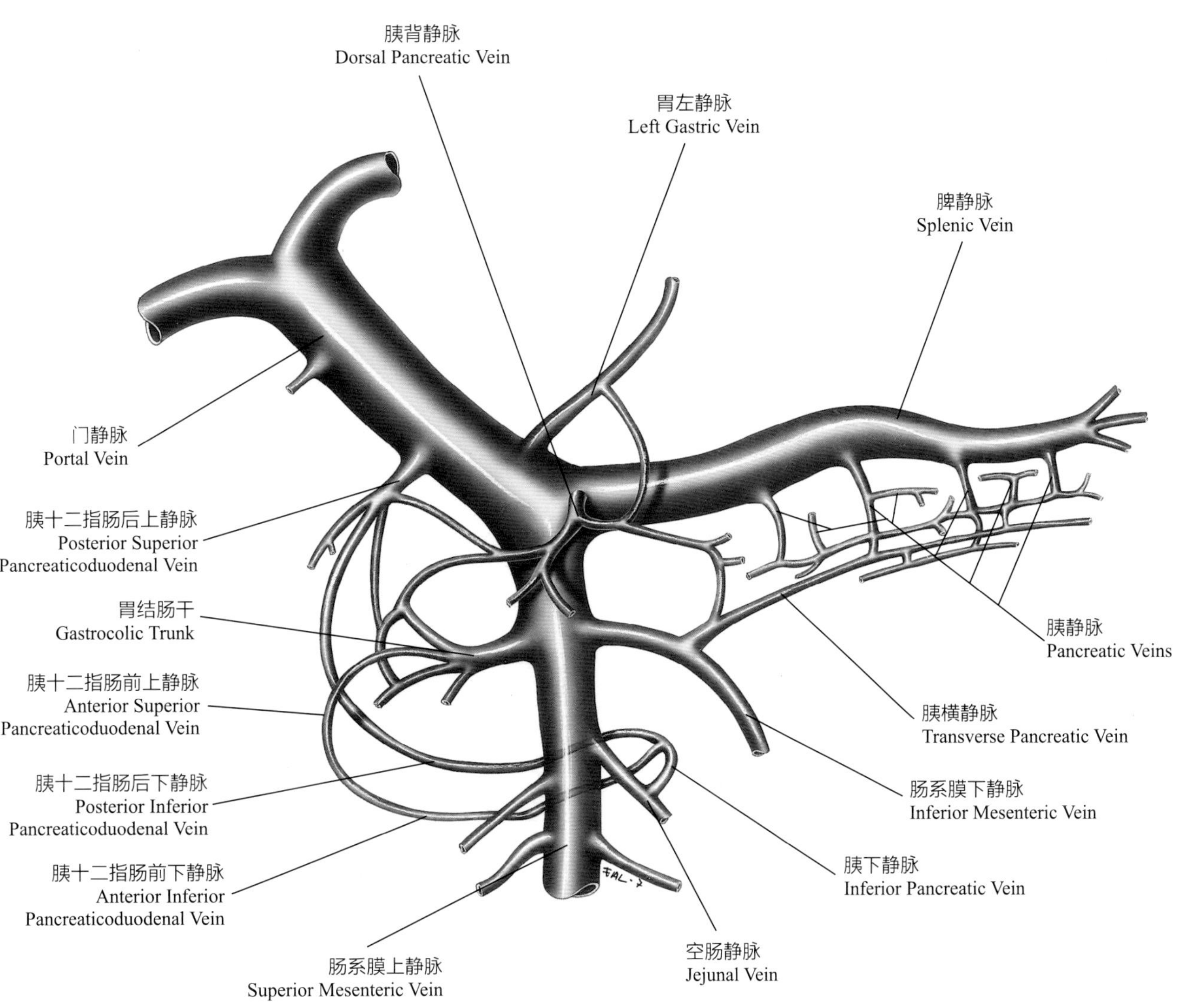
胰背静脉
Dorsal Pancreatic Vein
胃左静脉
Left Gastric Vein
脾静脉
Splenic Vein
门静脉
Portal Vein
胰十二指肠后上静脉
Posterior Superior Pancreaticoduodenal Vein
胃结肠干
Gastrocolic Trunk
胰十二指肠前上静脉
Anterior Superior Pancreaticoduodenal Vein
胰十二指肠后下静脉
Posterior Inferior Pancreaticoduodenal Vein
胰十二指肠前下静脉
Anterior Inferior Pancreaticoduodenal Vein
肠系膜上静脉
Superior Mesenteric Vein
空肠静脉
Jejunal Vein
胰下静脉
Inferior Pancreatic Vein
肠系膜下静脉
Inferior Mesenteric Vein
胰横静脉
Transverse Pancreatic Vein
胰静脉
Pancreatic Veins

图20.107　胰腺静脉引流示意图

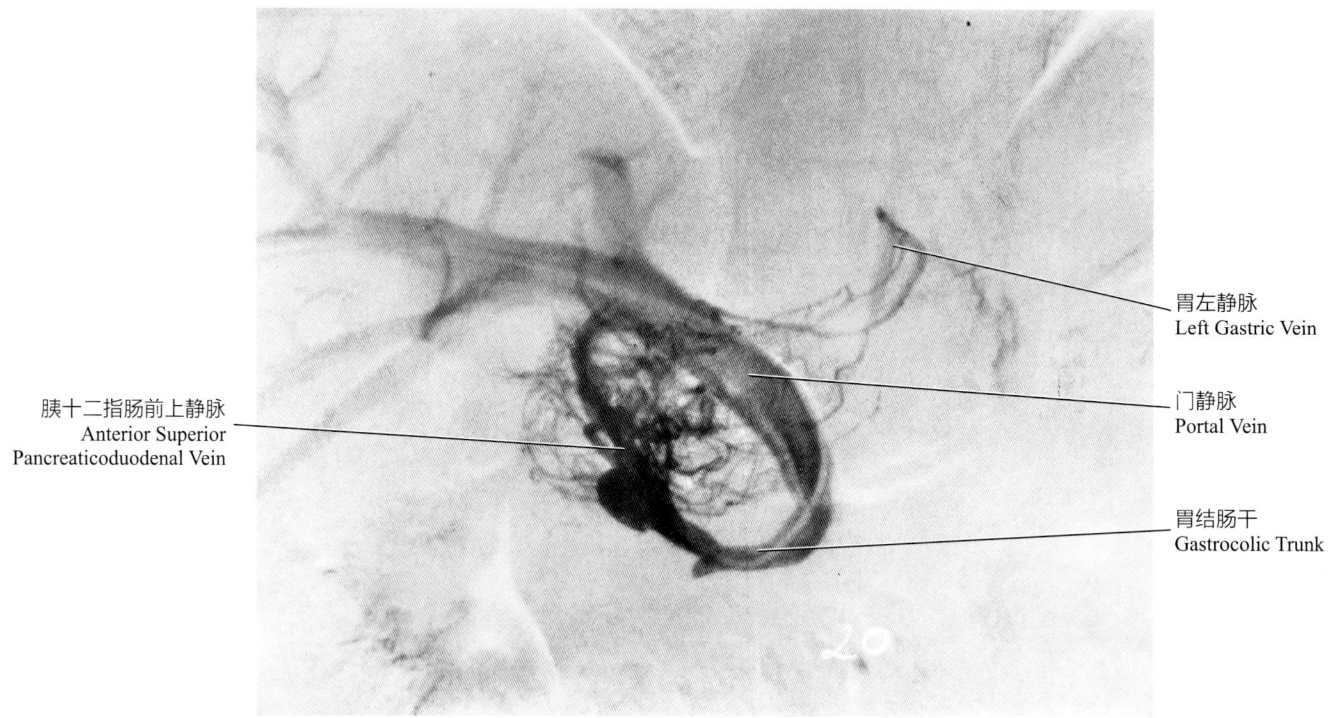

图20.108　胃结肠干选择性血管造影

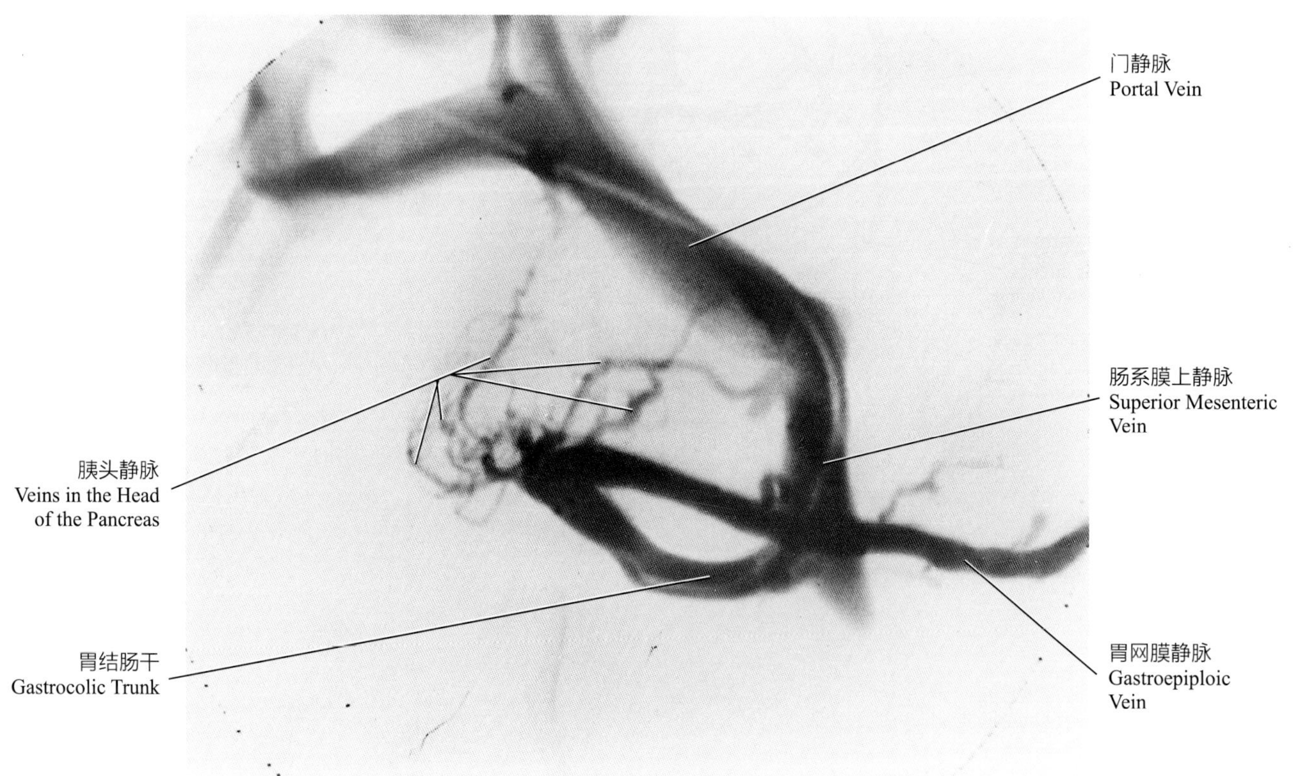

图20.109　胃结肠干选择性血管造影

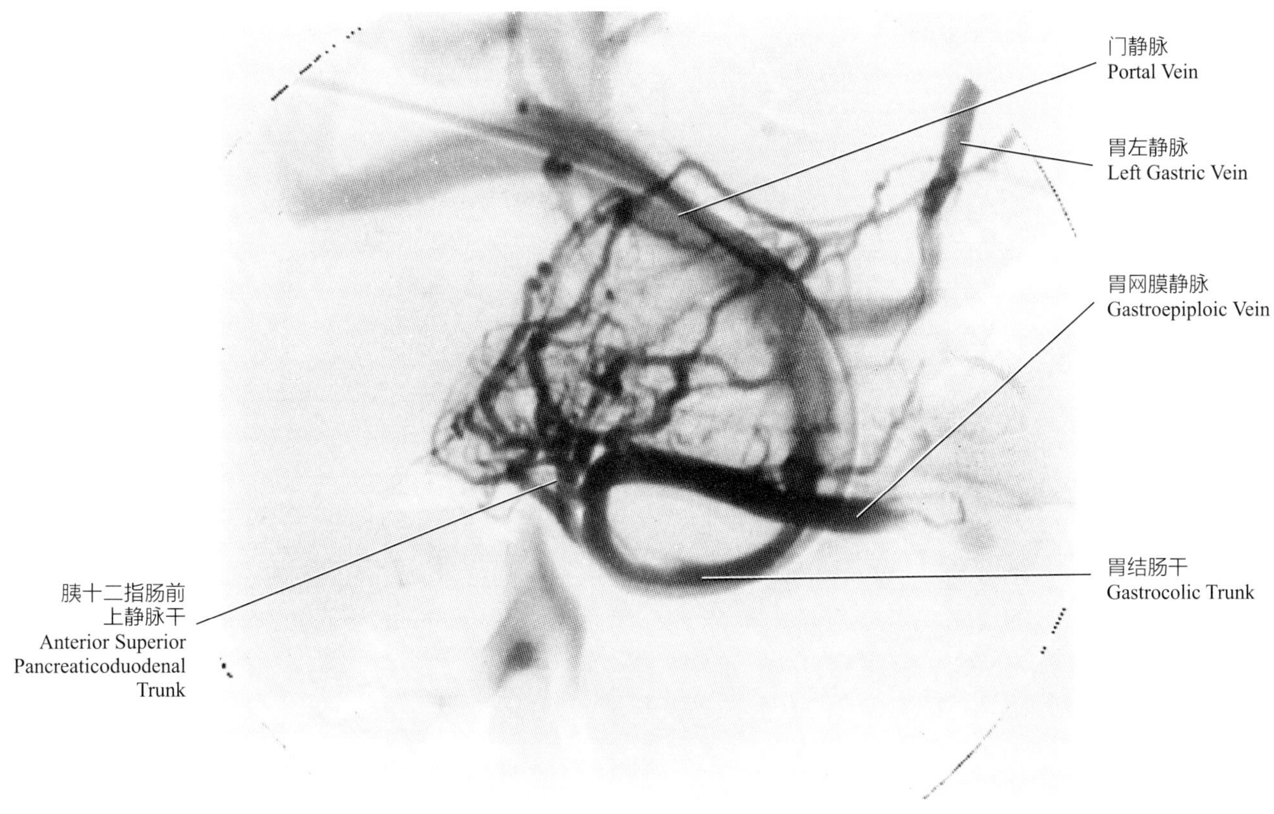

图20.110　胃结肠干选择性血管造影

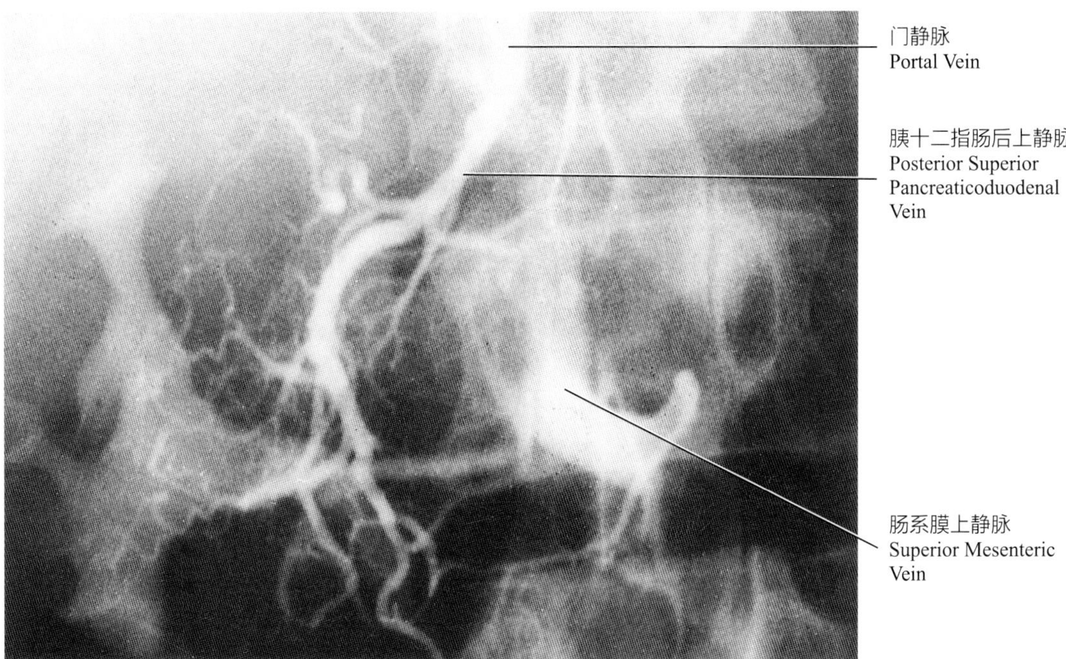

图20.111　胰十二指肠后上静脉选择性血管造影

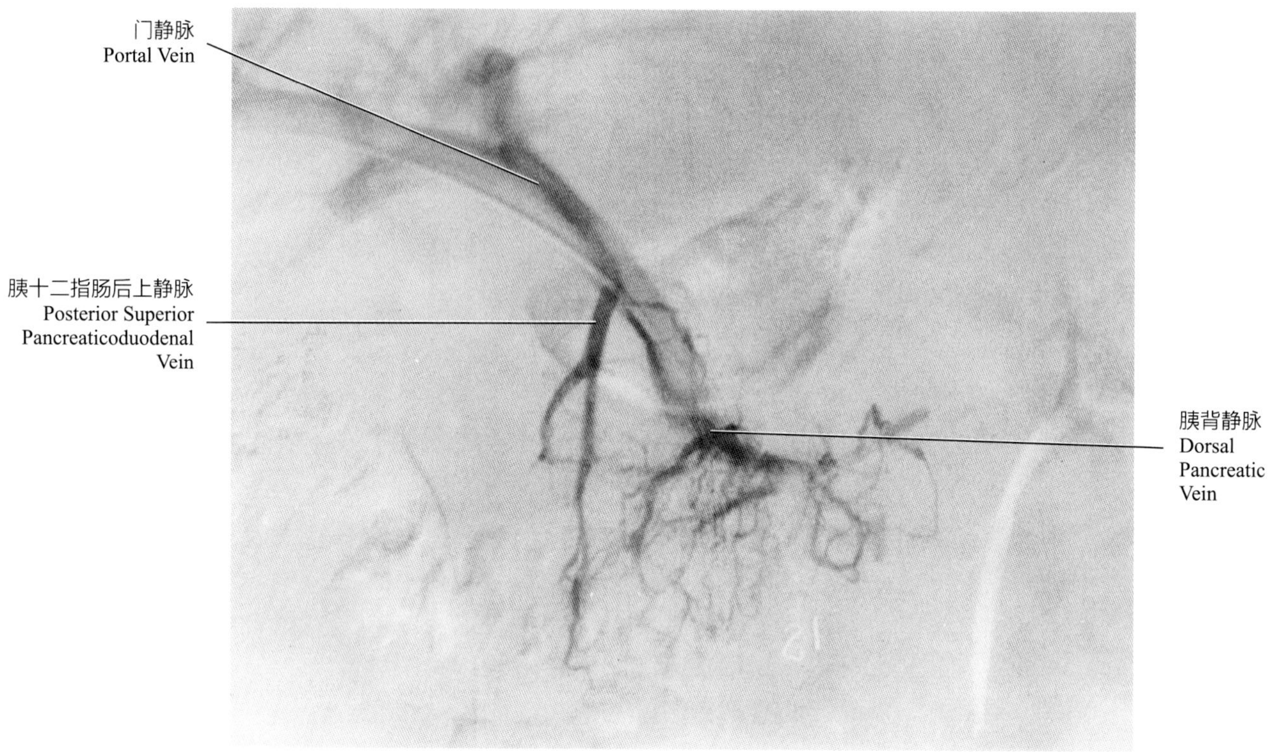

图20.112　胰背静脉选择性血管造影，可见胰十二指肠后上静脉

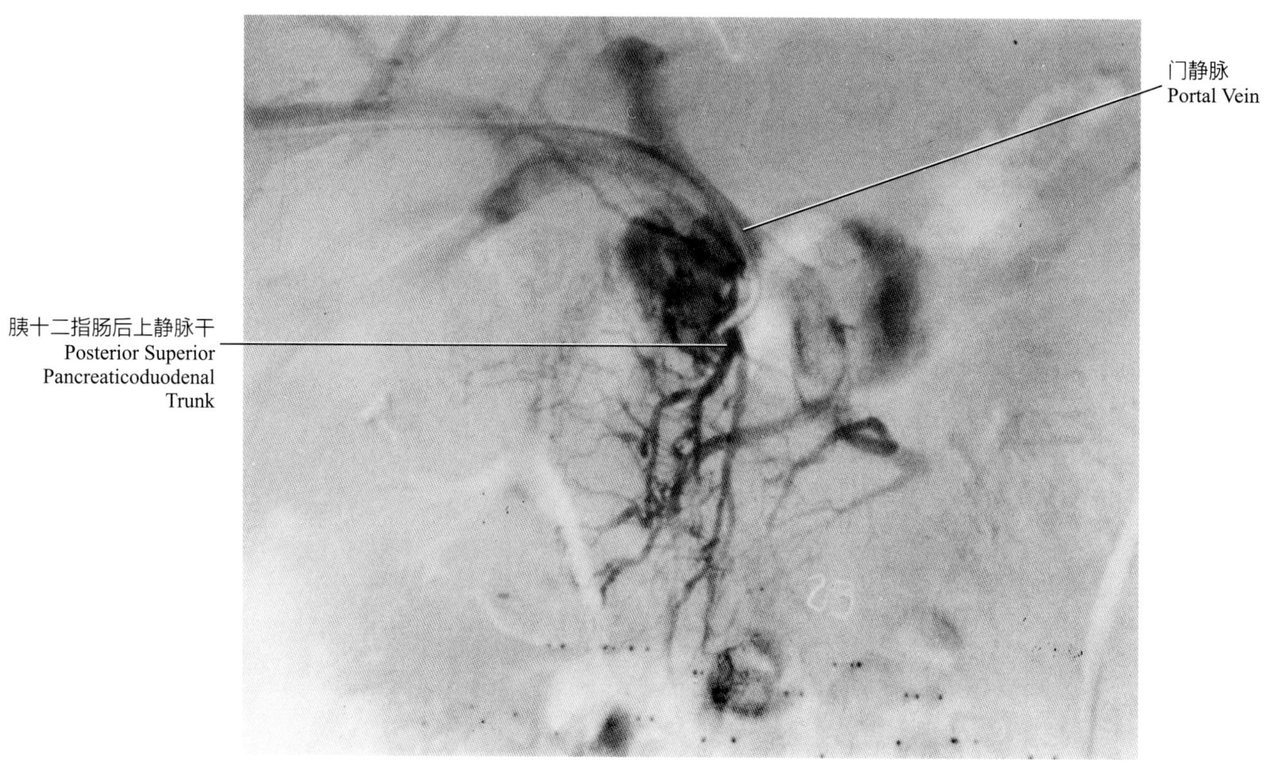

图20.113　胰十二指肠后上静脉选择性血管造影

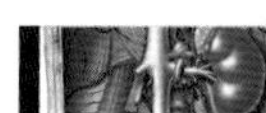

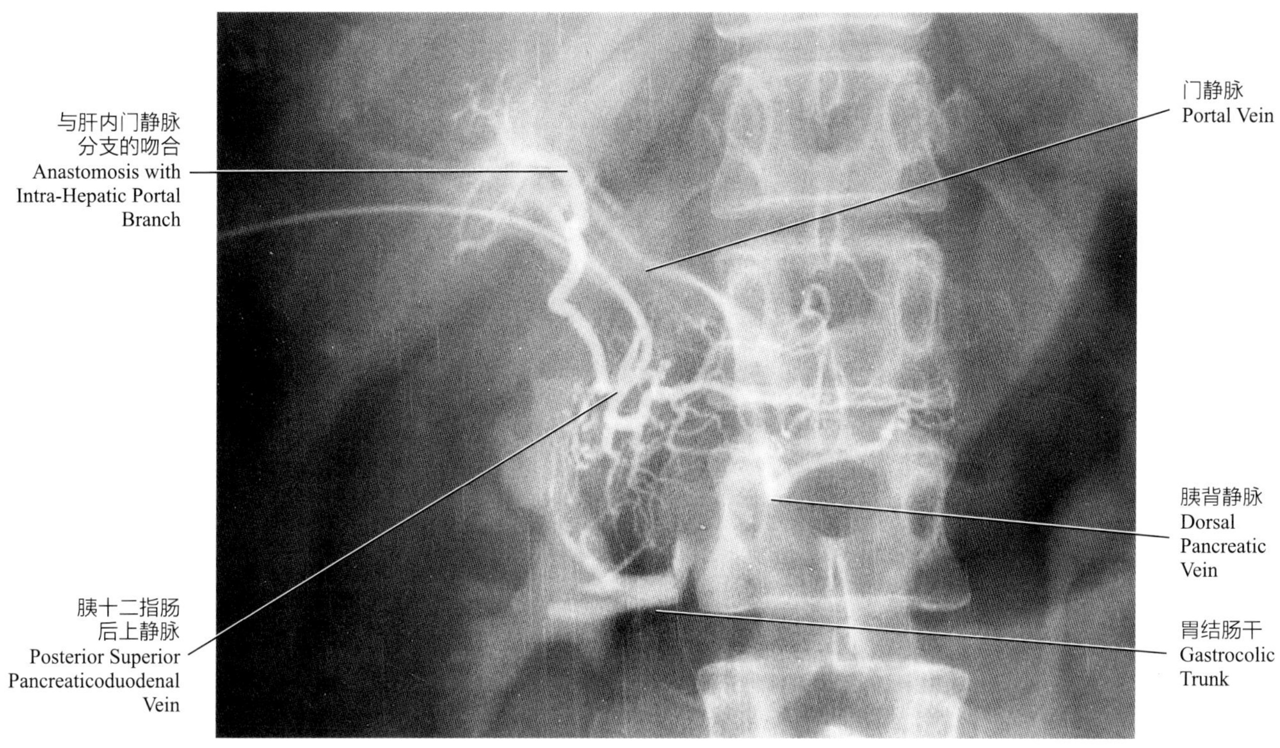

图20.114　胰十二指肠后上静脉选择性血管造影

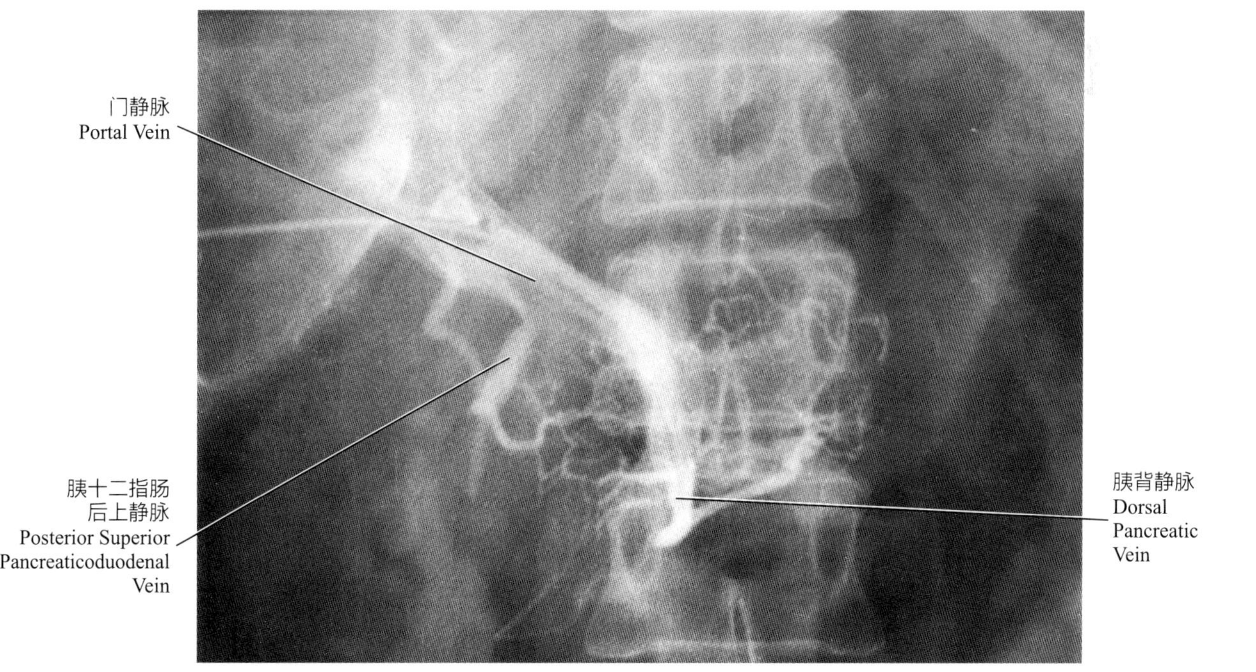

图20.115　胰背静脉选择性血管造影

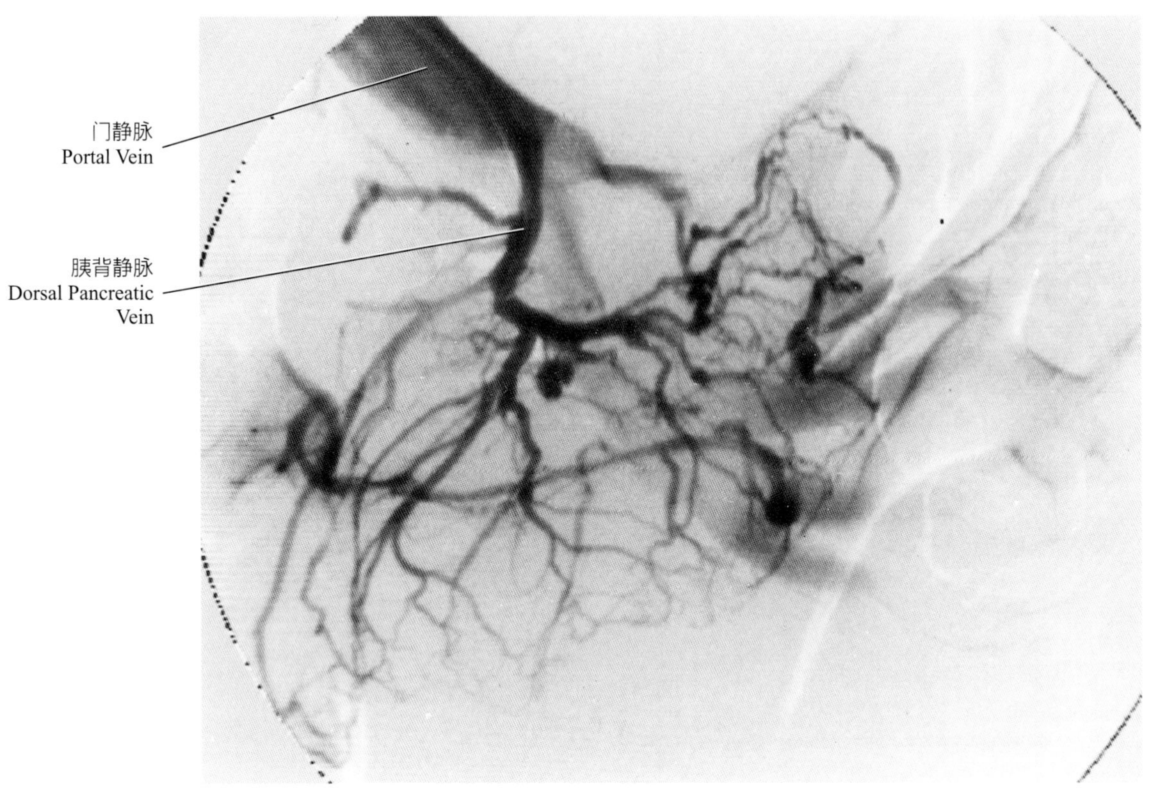

图20.116　胰背静脉选择性血管造影。该静脉较粗大，胰头和胰体的静脉间存在丰富的吻合，还可见数个静脉瘤

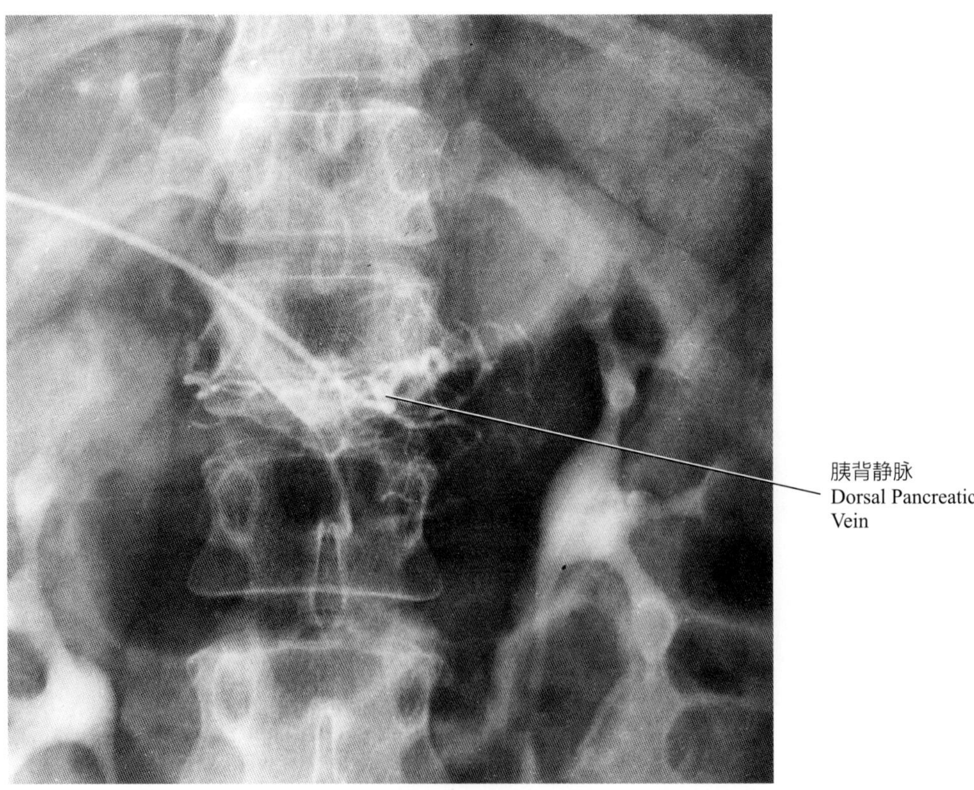

图20.117　胰背静脉选择性血管造影。该静脉较细小

胰背静脉
Dorsal Pancreatic Vein
门静脉
Portal Vein
24

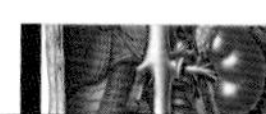

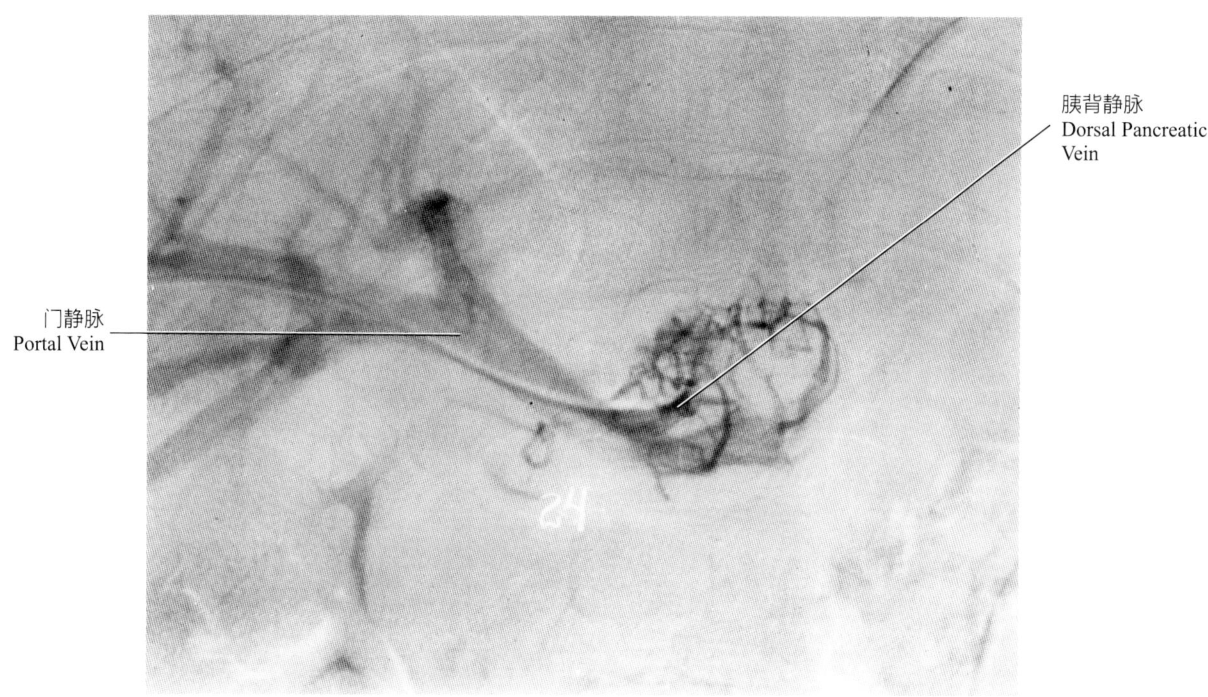

图20.118　胰背静脉选择性血管造影（非常规位）

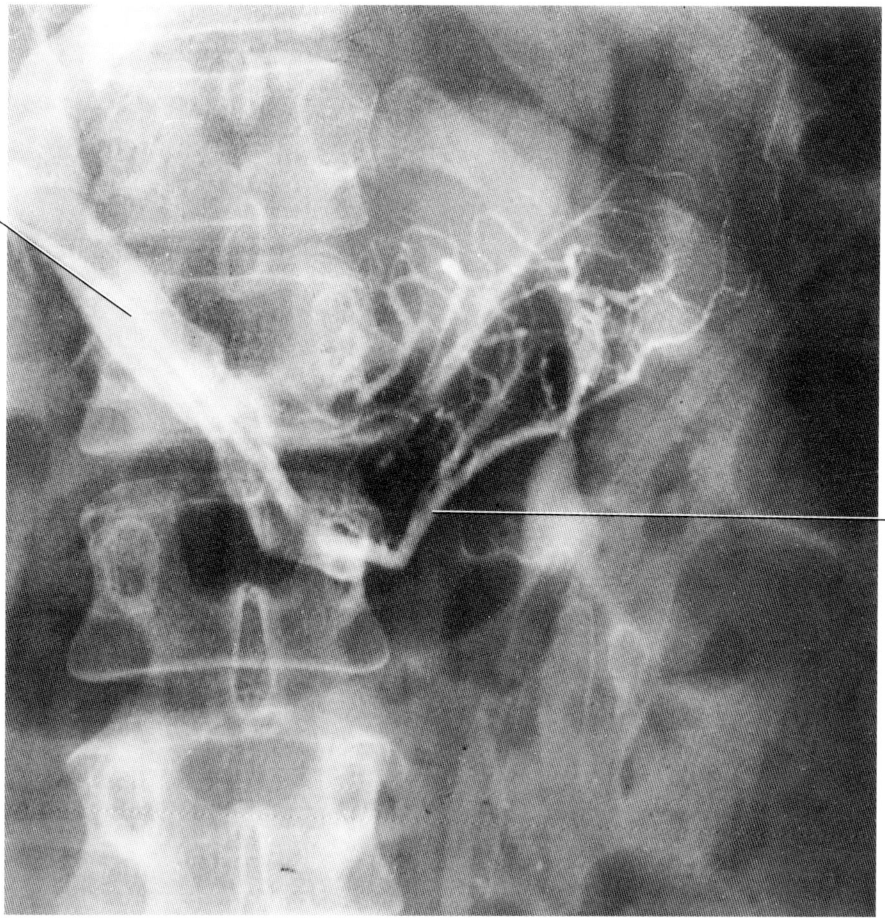

门静脉
Portal Vein
胰横静脉
Transverse Pancreatic Vein

图20.119　胰横静脉选择性血管造影（1）

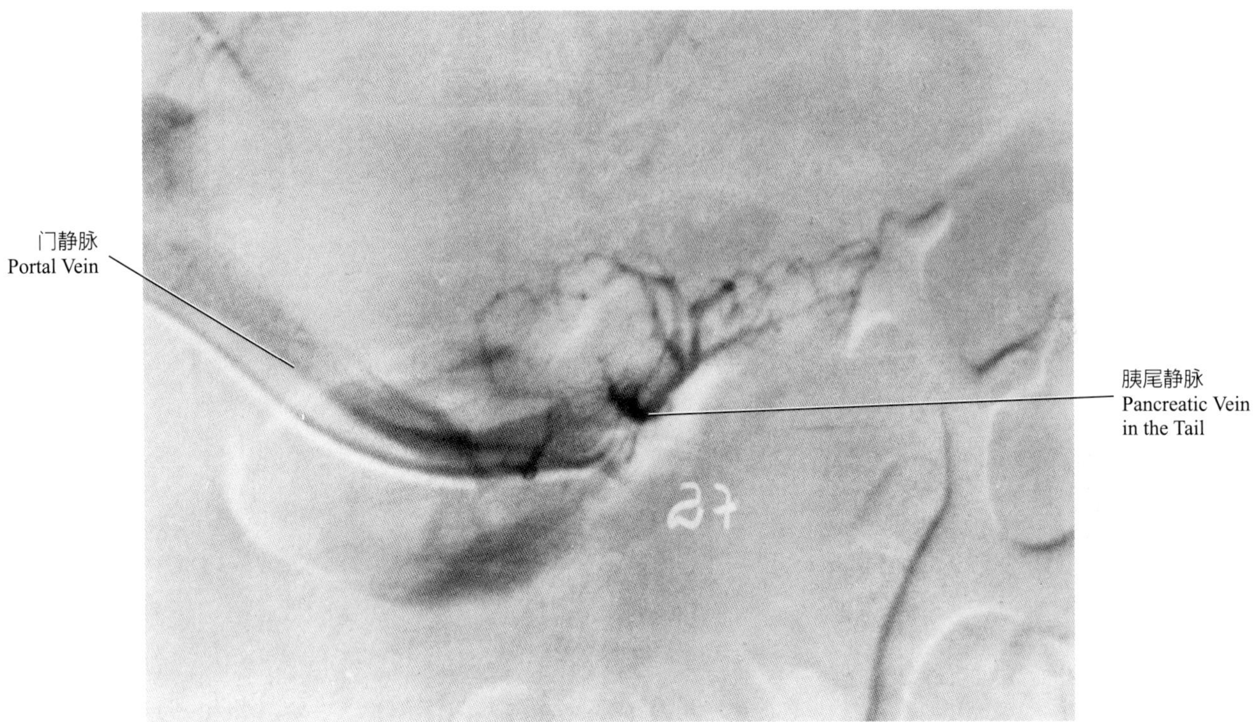

图20.120　胰横静脉选择性血管造影（2）

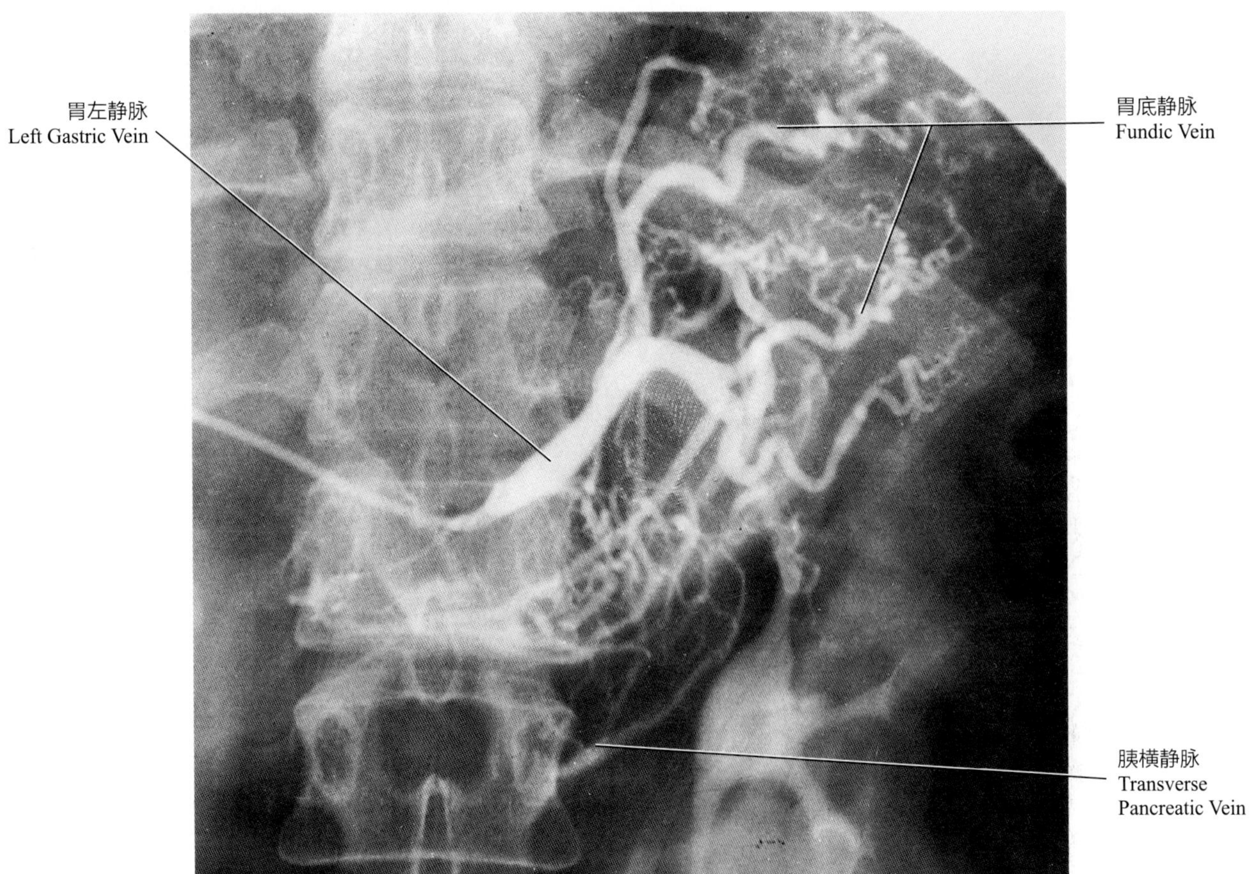

图20.121　胃左静脉选择性血管造影。注意胃静脉和胰静脉间的吻合

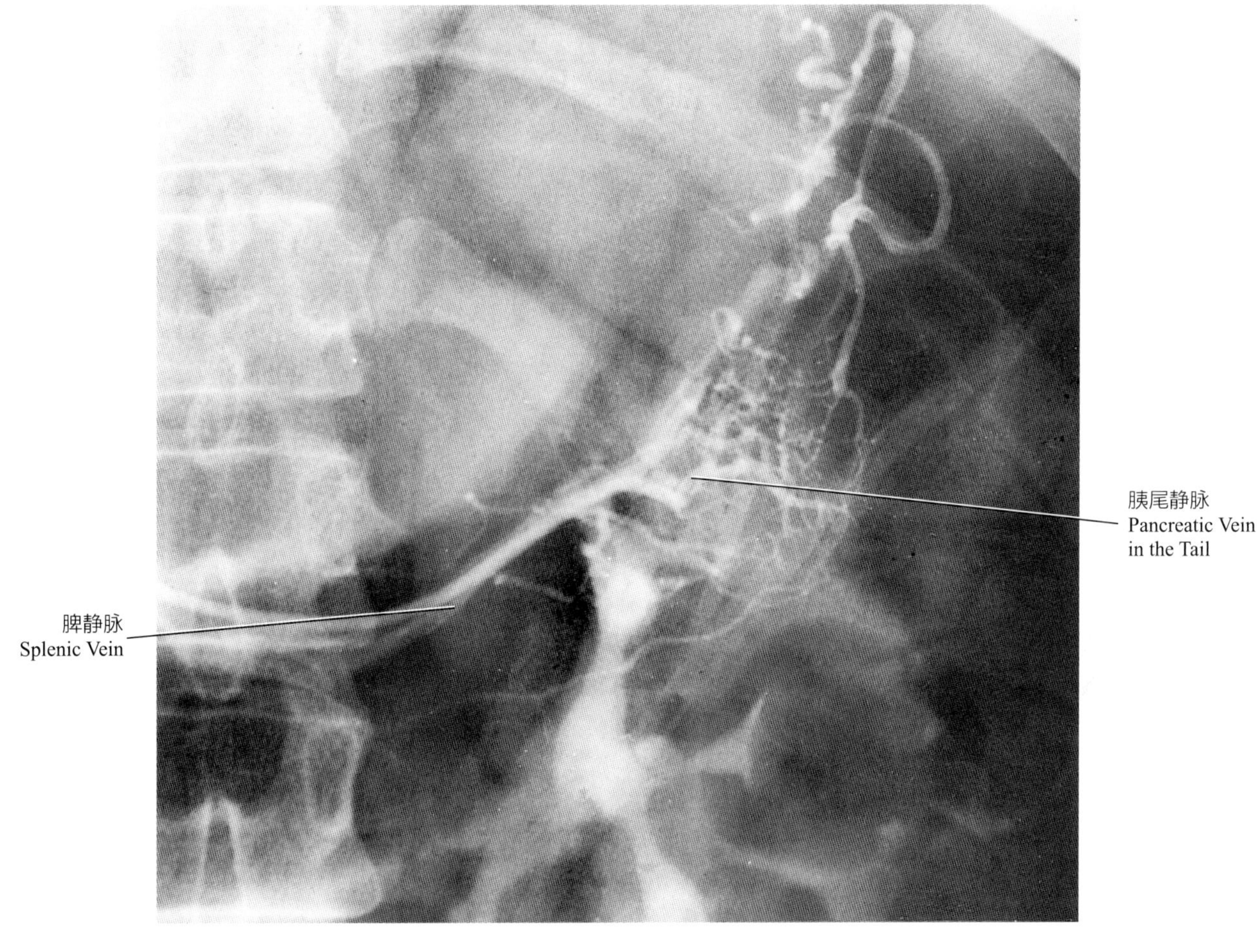

胰尾静脉
Pancreatic Vein
in the Tail
脾静脉
Splenic Vein

图20.122 胰尾静脉选择性血管造影（1）

门静脉
Portal Vein
胰尾静脉
Pancreatic Vein
in the Tail
脾静脉
Splenic Vein
26

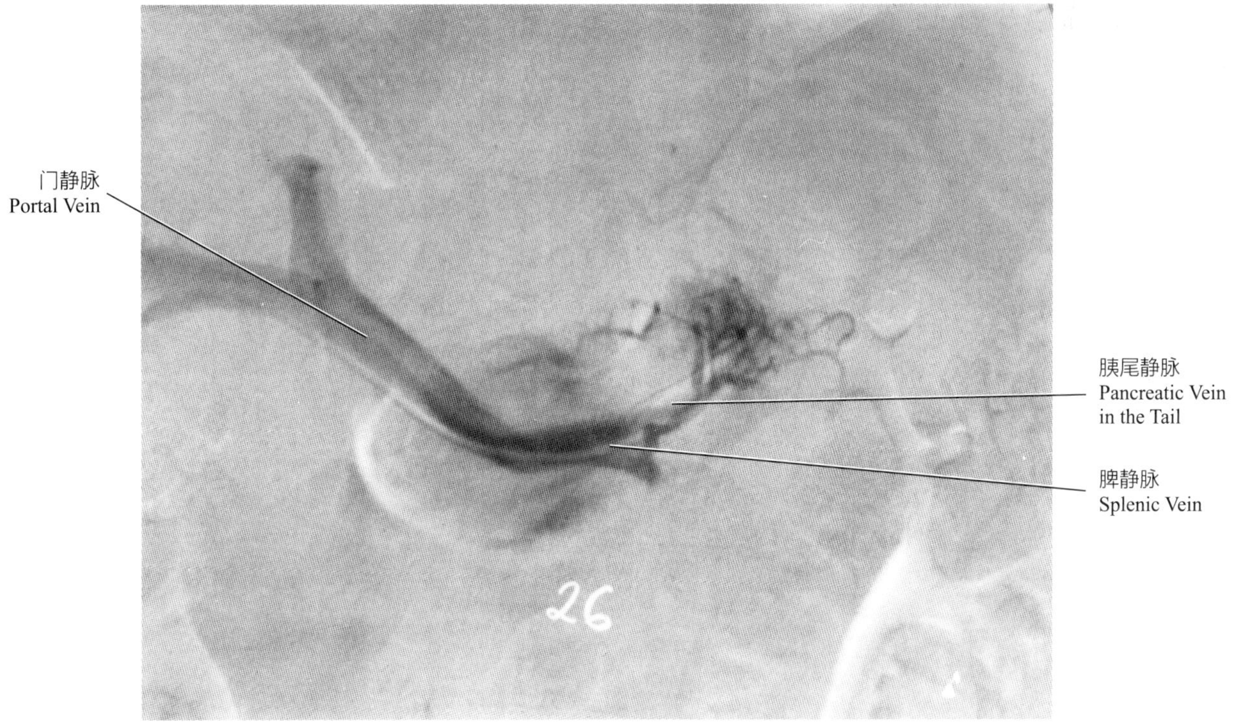

图20.123 胰尾静脉选择性血管造影（2）

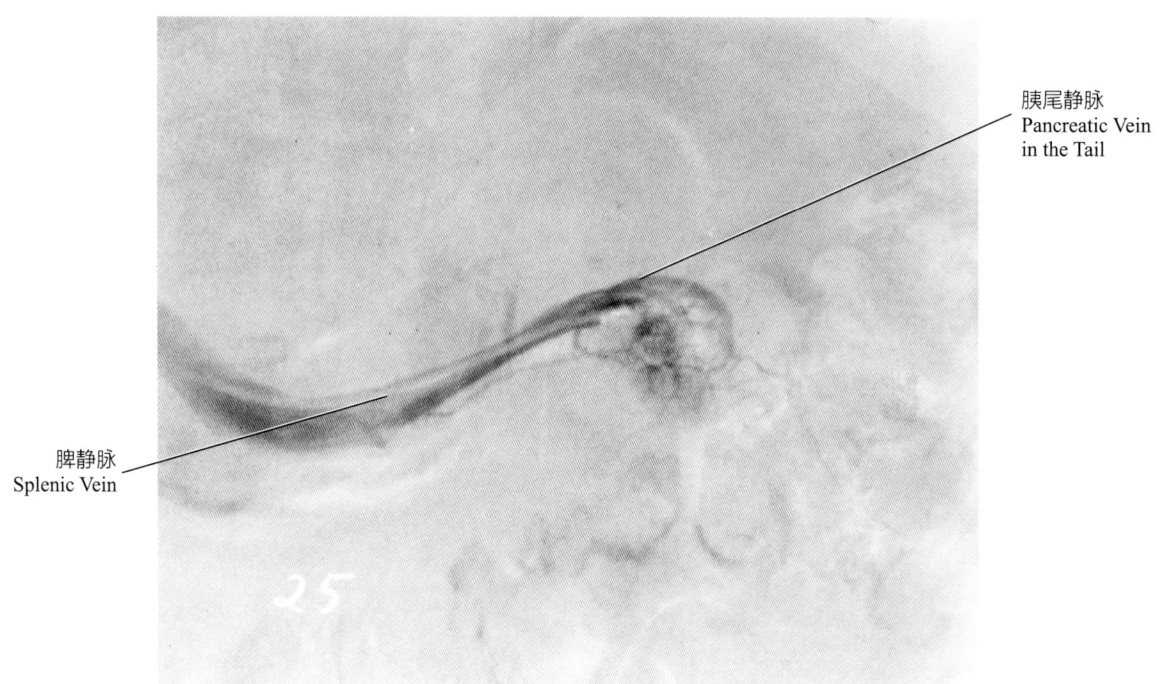

图20.124 胰尾静脉选择性血管造影（3）

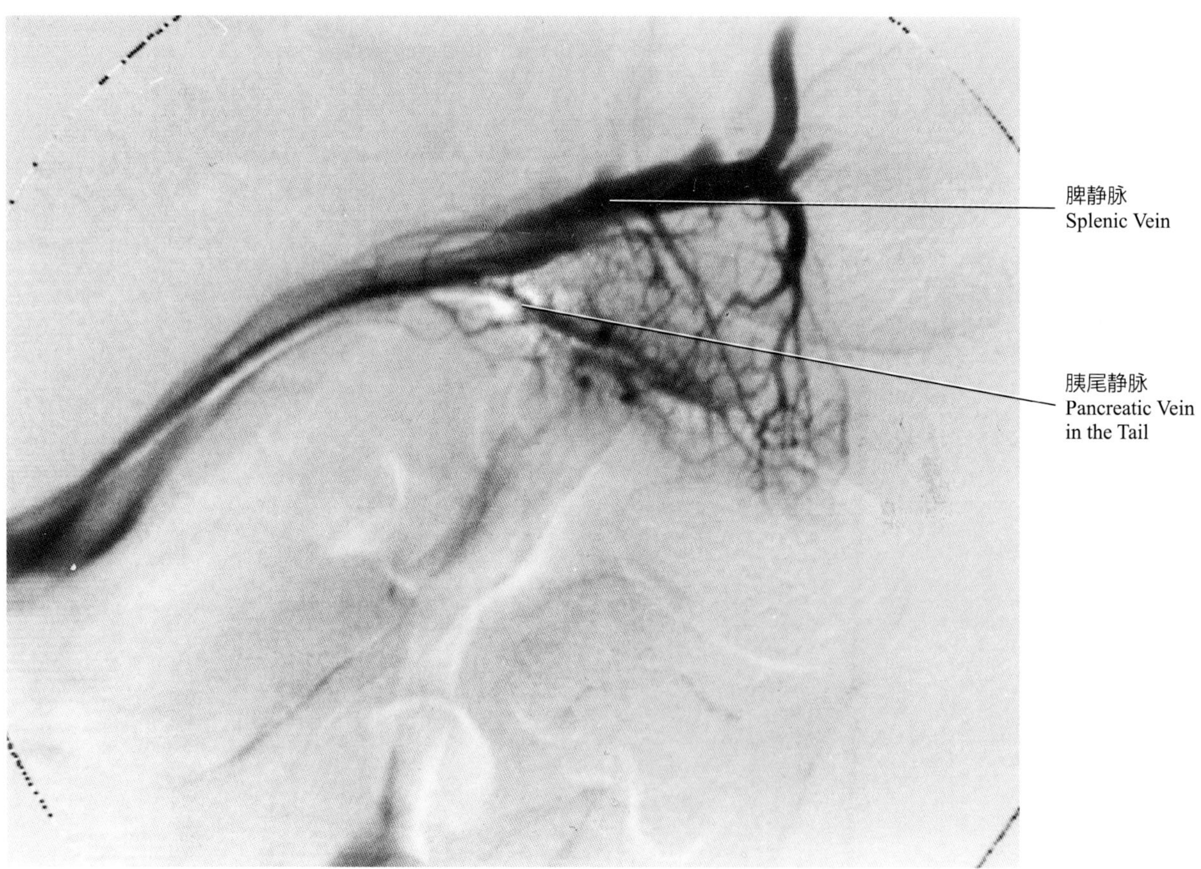

图20.125 胰尾静脉选择性血管造影（4）

（译者：孟小茜 江海林）

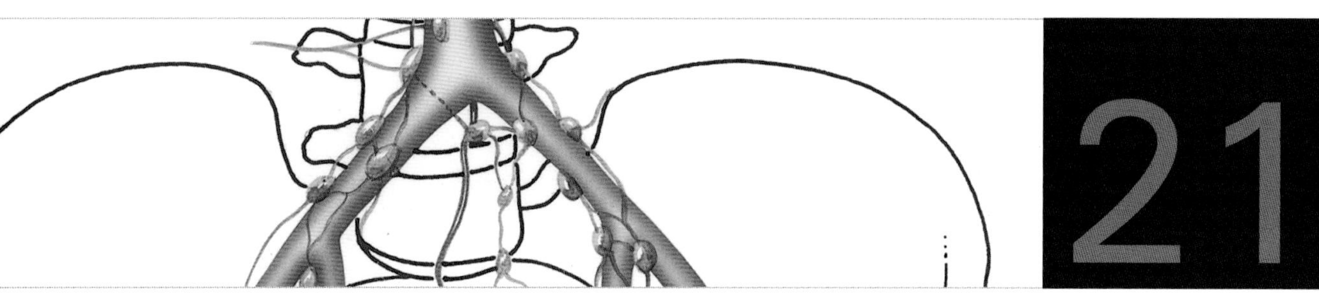

21

第21章 腹部和盆腔的淋巴系统

腹部大血管旁主要有 3 组淋巴结：主动脉前淋巴结、主动脉旁淋巴结（左、右两侧）和主动脉后淋巴结。主动脉前淋巴结主要接受腹侧脏器的淋巴引流；主动脉旁淋巴结主要接受外侧脏器及背外侧躯干的淋巴引流；而主动脉后淋巴结无特定的引流区域，主要起到与其他淋巴结的联系作用（图 21.1，21.2）。肠干与左、右腰干汇合，形成具有很大差异的腹腔干，其头侧末端在 54% 以下的人群中形成乳糜池，或直接形成胸导管。乳糜池的形态和大小差异较大，通常位于 L1 ~ L2 水平的主动脉右侧、右膈脚的后方（图 21.3）。乳糜池多呈房状或丛状，但常缺如。发育良好的乳糜池可呈正方形、金字塔状或管状（图 21.4）。

腰淋巴结

主动脉前淋巴结

这组淋巴结由位于腹主动脉前的淋巴结组构成，主要接收肠干的淋巴引流，根据其伴行的动脉，分别被命名为腹腔淋巴结、肠系膜上淋巴结和肠系膜下淋巴结。

腹腔淋巴结

共有 3 组淋巴结经腹腔干引流：胃淋巴管和淋巴结（胃左淋巴结、胃网膜右淋巴结和幽门淋巴结）（图 21.5）、肝脏淋巴管和淋巴结（位于胃、十二指肠、肝脏、胆囊、胆管和胰头）（图 21.6，21.7）、脾淋巴管和淋巴结（位于胃、脾和胰腺）（图 21.5）。

肠系膜上、下淋巴结

肠系膜上、下淋巴结位于相应的动脉根部，收集从十二指肠空肠曲到肛管上部（包括肠系膜、回肠、结肠和直肠）的淋巴回流，最终回流到腹腔淋巴结。在肠系膜区有数百个淋巴结。直肠和肛管的淋巴引流有 2 条通路：直肠上部淋巴引流向直肠旁淋巴结，继而至肠系膜上淋巴结；而直肠下部和肛管的淋巴向髂内淋巴结引流。皮肤黏膜交界处的淋巴管汇入腹股沟浅淋巴结（图 21.8）。

主动脉旁淋巴结

该组淋巴结位于腹主动脉和下腔静脉旁，肾脏、肾上腺、腹部输尿管、后腹壁、睾丸和卵巢处的淋巴液回流到该组淋巴结。盆腔器官的淋巴液经髂内淋巴结、髂外淋巴结和髂总淋巴结后汇入主动脉旁淋巴结（图 21.9）。髂内淋巴结接收臀深部的淋巴液，髂外淋巴结接收腹股沟区的淋巴液，髂总淋巴结围绕着髂总动脉分布，接收髂内淋巴结和髂外淋巴结的淋巴，并汇入主动脉旁淋巴结。

肝的淋巴引流

肝的淋巴液起源于肝窦，随后汇入与门静脉周围间隙（Mall 间隙）相通的窦周隙。肝的淋巴量约占胸导管流量的一半,在肝处于淤血状态时(右心衰或门静脉高压等)，肝的淋巴管引流量显著增加。肝淋巴分为浅表和深部两个系统（图 21.6）。深部淋巴系统沿门静脉及肝静脉分布，浅表淋巴系统主要负责肝包膜以下区域的引流并注入纵隔淋巴管。深部淋巴系统负责 70% ~ 80% 的肝淋巴管引流。在淤血状态时，深部淋巴管系统会明显扩张以适应引流量的显著增加，从而导致门静脉周围淋巴管的扩大，进一步引起门静脉周围水肿，这一变化可在横断面影像中显示（图 21.7）。

泌尿和生殖器官的淋巴引流

肾脏的淋巴引流

肾内的淋巴系统分为浅丛和深丛。浅丛位于肾包膜下,与肾皮质的淋巴管相通。病理情况下（如肾盂肾炎），该淋巴丛可与位于肾周脂肪囊内肾外的淋巴丛相沟通，将淋巴液引流至腰 – 腹主动脉淋巴结。

深丛位于皮质下方的血管周围，沿着弓形动脉、弓形静脉、叶间动脉和叶间静脉走行至肾锥体，最后汇于肾门，在肾门处形成淋巴管。若存在肾极动脉，则有 1 条淋巴管与之伴行。肾门发出 1 ~ 4 条淋巴管，位于肾静脉的前方或后方。淋巴系统间可相互吻合，形成丛状结构。淋巴系统常位于动脉周围，引流肾腹侧面者形成前丛，引流肾背侧面者形成后丛。在部分病例中,淋巴管可不沿动脉走行，而与淋巴结直接相连。左、右肾的淋巴管引流在某些方面存在差异。

右肾淋巴管可分为前、中、后 3 组。后组淋巴管沿右肾动脉走行，位于下腔静脉后方，汇入肾动脉根部下方的腰 – 腹主动脉淋巴结，随后到达腔静脉后淋巴结、L1 ~ L3 椎体间的腹主动脉下腔静脉间淋巴结和腔静脉外侧淋巴结，围绕肾动脉的表面，沿着右膈脚，到达右腹部淋巴管。前组淋巴管在血管上方走行，汇入后组淋巴管，或向内侧走行时汇入腔静脉前淋巴结。有时还跨过下腔静脉，汇入腹下主动脉腔静脉间淋巴结上群。中组淋巴管在肾动脉和肾静脉间走行，汇入前组和后组淋巴管（图 21.10，21.11）。

左肾淋巴管可分为前组、后组。后组淋巴管离开肾门后，在肾血管后方走行，汇入膈脚处的淋巴结。前组淋巴管在肾静脉前走行，汇入肾动脉起始部附近的淋巴结，分别引流肾上极和肾下极。部分起于肾下极的淋巴管可引流入位于主动脉外侧、精索动脉根部的淋巴结（图 21.10，21.12）。

两肾背侧的淋巴管都直接引流到膈肌脚淋巴结，紧靠主动脉裂孔，经膈肌引流至 T11 ~ L1（纵隔淋巴结）水平的主动脉后淋巴结（图 21.10）。在评估肾细胞癌的转移情况时，这些细节非常重要。

输尿管的淋巴引流

输尿管的淋巴引流起于黏膜下、肌内和外膜淋巴丛，相互之间有吻合。源于盆腔内输尿管的淋

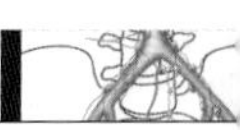

巴液引流到髂总、髂内和髂外淋巴结；输尿管下段的淋巴液引流至髂总淋巴结；而输尿管上段的淋巴引流至肾集合系统或直接汇入腹主动脉旁淋巴结。

膀胱的淋巴引流

膀胱的淋巴引流源于黏膜、肌内和肌外淋巴丛，引流淋巴管最终汇入髂外淋巴结（图 21.13）。

尿道的淋巴引流

男性尿道的淋巴源于前列腺和尿道膜部，而女性尿道的淋巴源于尿道膜部，汇入髂内淋巴结。男性前方的尿道淋巴引流入腹股沟深部淋巴结。

睾丸和卵巢的淋巴引流

睾丸淋巴系统包括深丛和浅丛。浅丛位于睾丸鞘膜下，深丛位于睾丸和附睾实质。共有 4 ~ 8 条淋巴干沿着睾丸血管上行，到达精索，引流至主动脉旁淋巴结及主动脉前淋巴结。卵巢的淋巴引流与睾丸的淋巴引流类似，淋巴干沿着卵巢血管上行至主动脉旁淋巴结和主动脉前淋巴结。

输精管、精囊和前列腺的淋巴引流

输精管的淋巴引流至髂外淋巴结；精囊的淋巴引流至髂内和髂外淋巴结；而前列腺的淋巴则引流至髂内淋巴结和骶淋巴结。

阴囊和阴茎的淋巴引流

淋巴引流至腹股沟浅淋巴结。

子宫和输卵管的淋巴引流

源于子宫颈的淋巴经外侧的子宫旁组织引流到髂外淋巴结、髂内淋巴结、直肠淋巴结和骶淋巴结。源于子宫体下部的淋巴沿着子宫颈淋巴管走行，大部分引流至髂外淋巴结。源于子宫体上部、子宫底和输卵管的淋巴管及卵巢淋巴管与卵巢血管伴行（图 21.13）。

阴道的淋巴引流

阴道的淋巴液汇入子宫颈、直肠和阴唇的淋巴系统（图 21.13）。

主动脉后淋巴结

主动脉后淋巴结无特定的引流区域，多被认为与后腹壁的淋巴引流相关，成为主动脉旁淋巴结的周围部分，参与周围各组淋巴结群的交通。

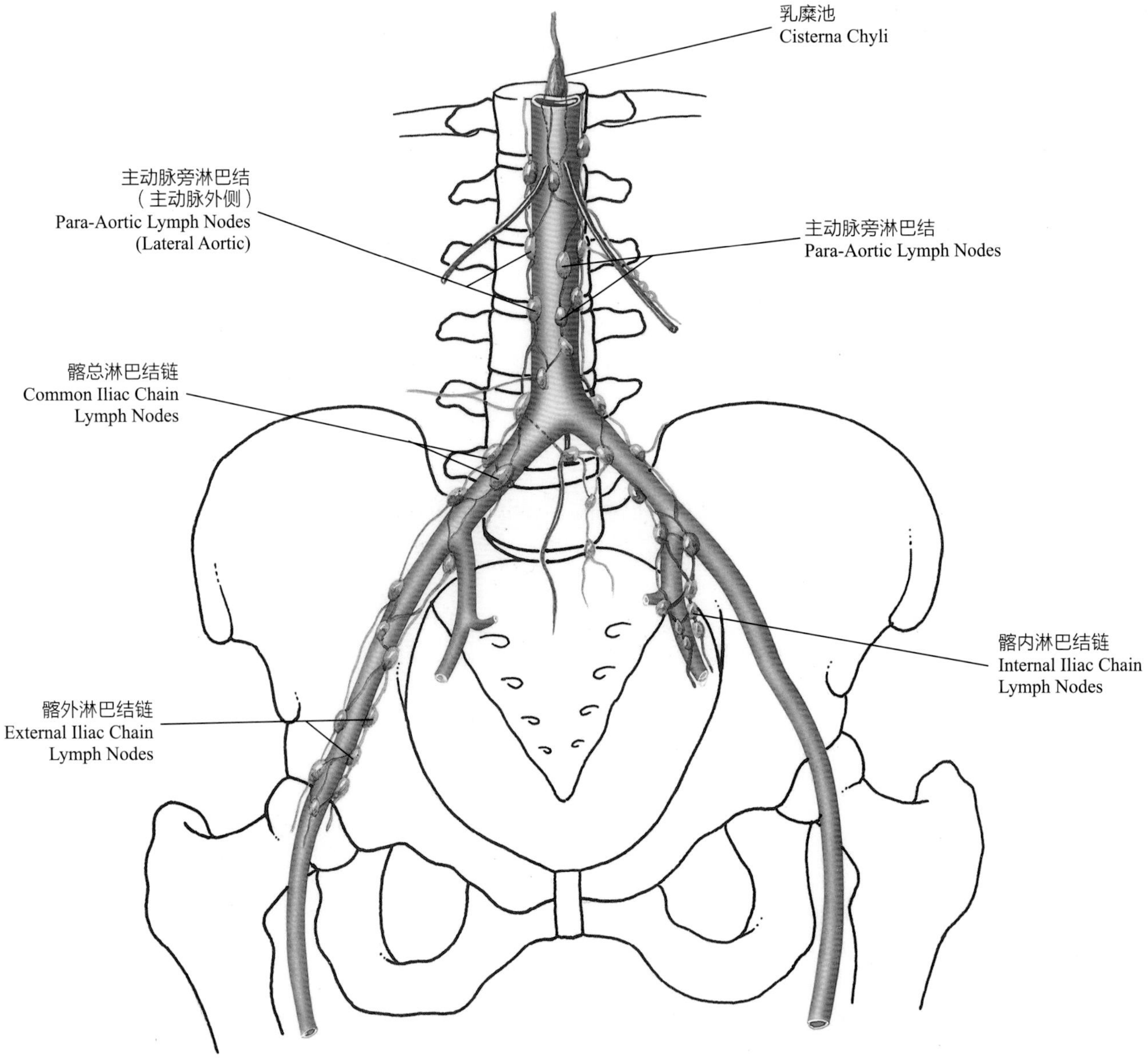

乳糜池
Cisterna Chyli

主动脉旁淋巴结
（主动脉外侧）
Para-Aortic Lymph Nodes
(Lateral Aortic)

主动脉旁淋巴结
Para-Aortic Lymph Nodes

髂总淋巴结链
Common Iliac Chain
Lymph Nodes

髂内淋巴结链
Internal Iliac Chain
Lymph Nodes

髂外淋巴结链
External Iliac Chain
Lymph Nodes

图21.1　盆腔和腹部的淋巴液经髂内、髂外和主动脉旁淋巴管及淋巴结引流的示意图，乳糜池位于主动脉后方

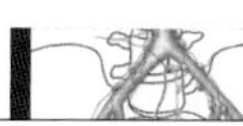

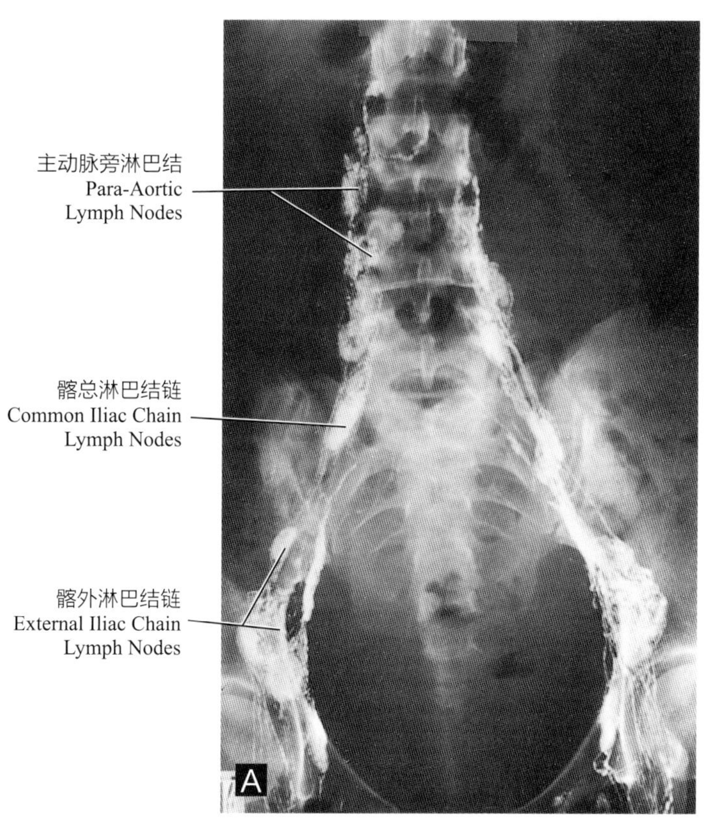

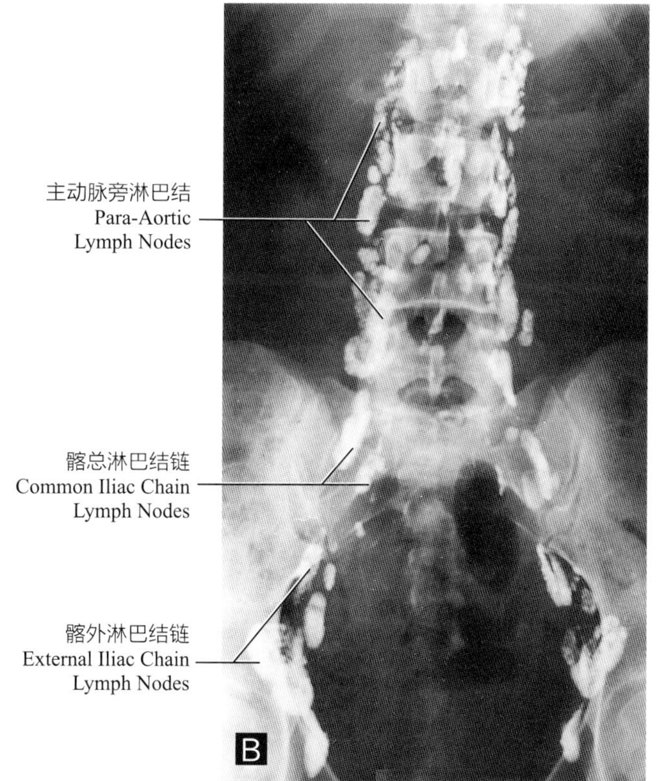

图21.2　A. 双侧淋巴管造影（早期）显示髂外淋巴结链和主动脉旁淋巴结。B. 双侧淋巴管造影（晚期）显示髂外淋巴结链和主动脉旁淋巴结

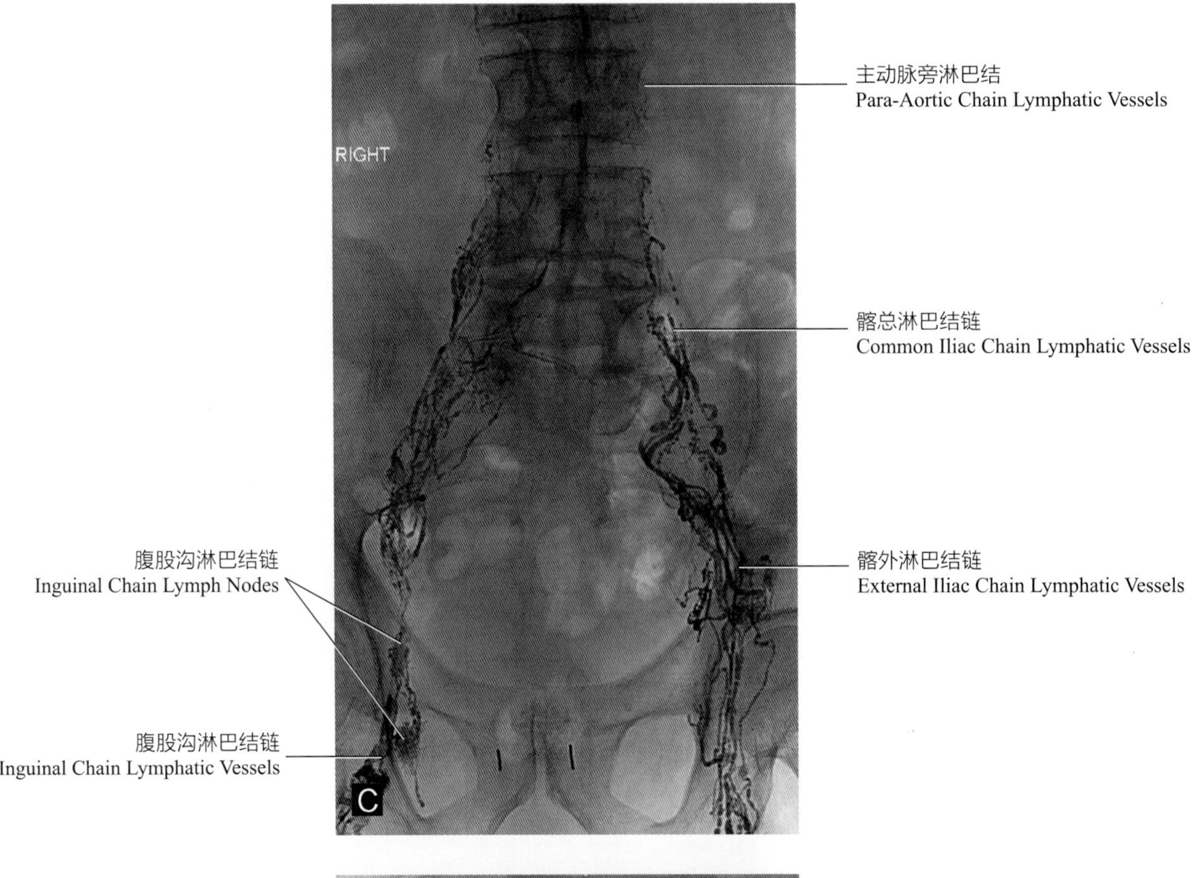

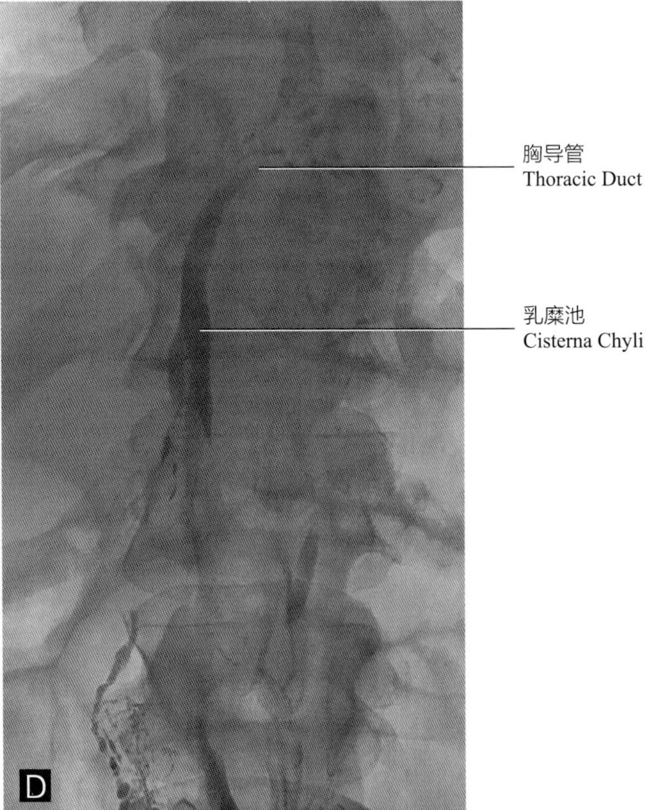

图21.2（续） C. 双侧淋巴造影（早期）显示髂外淋巴结链和髂总淋巴结链。D. 三角形的乳糜池显影（T11水平），碘油很快地在胸导管中显影

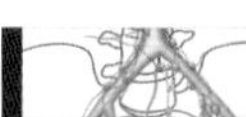

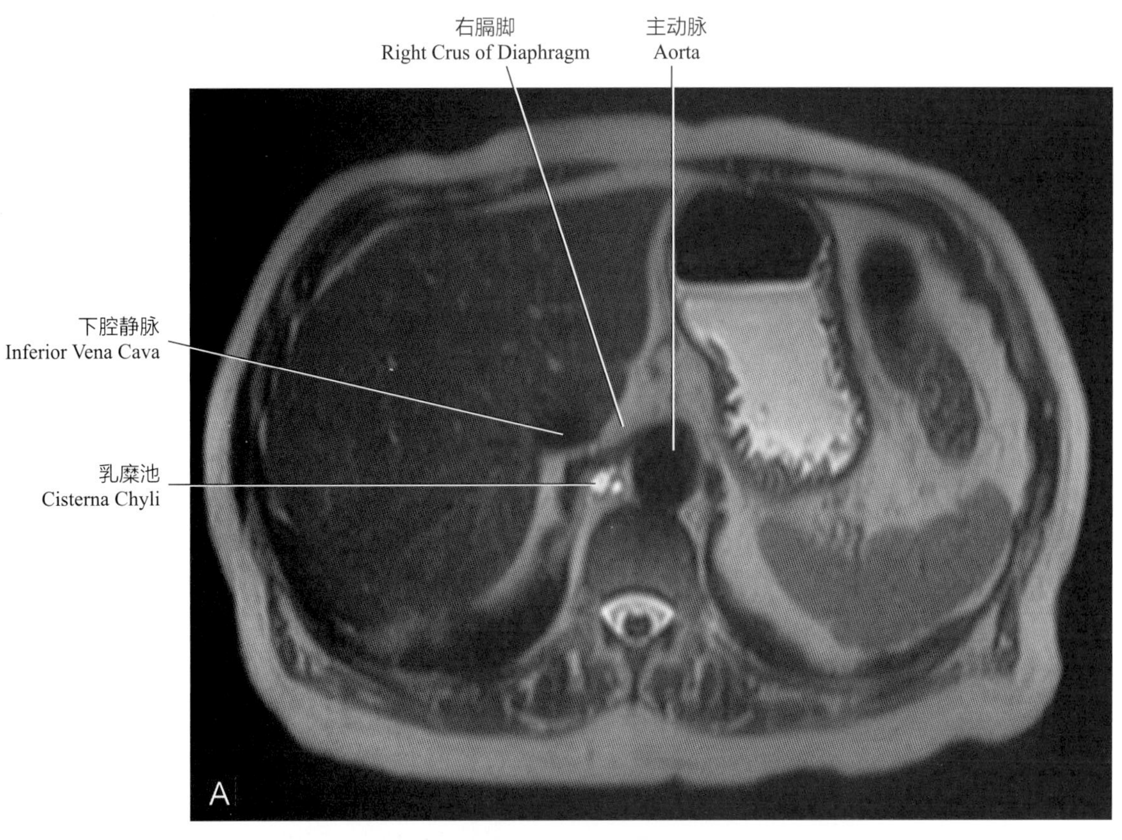

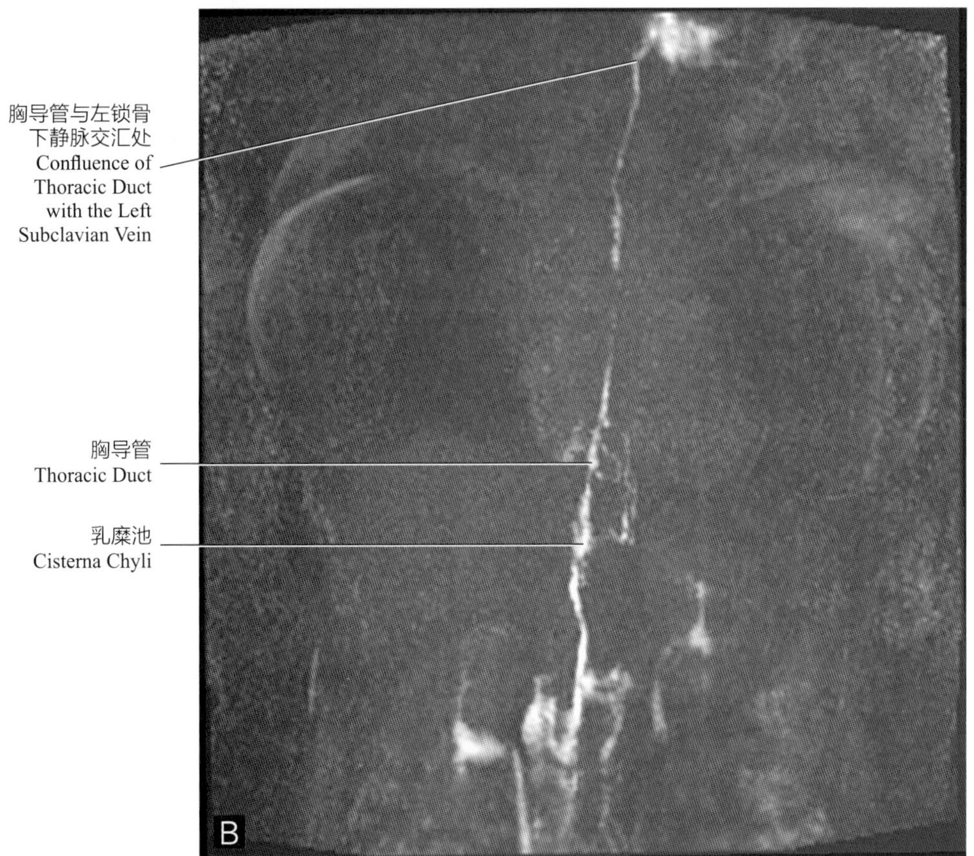

图21.3　A. MRI T_2加权像（横断面）。可见主动脉裂孔层面，位于主动脉右侧的乳糜池。B. 淋巴管造影显示正常的乳糜池和胸导管，以及胸导管与左锁骨下静脉交汇处

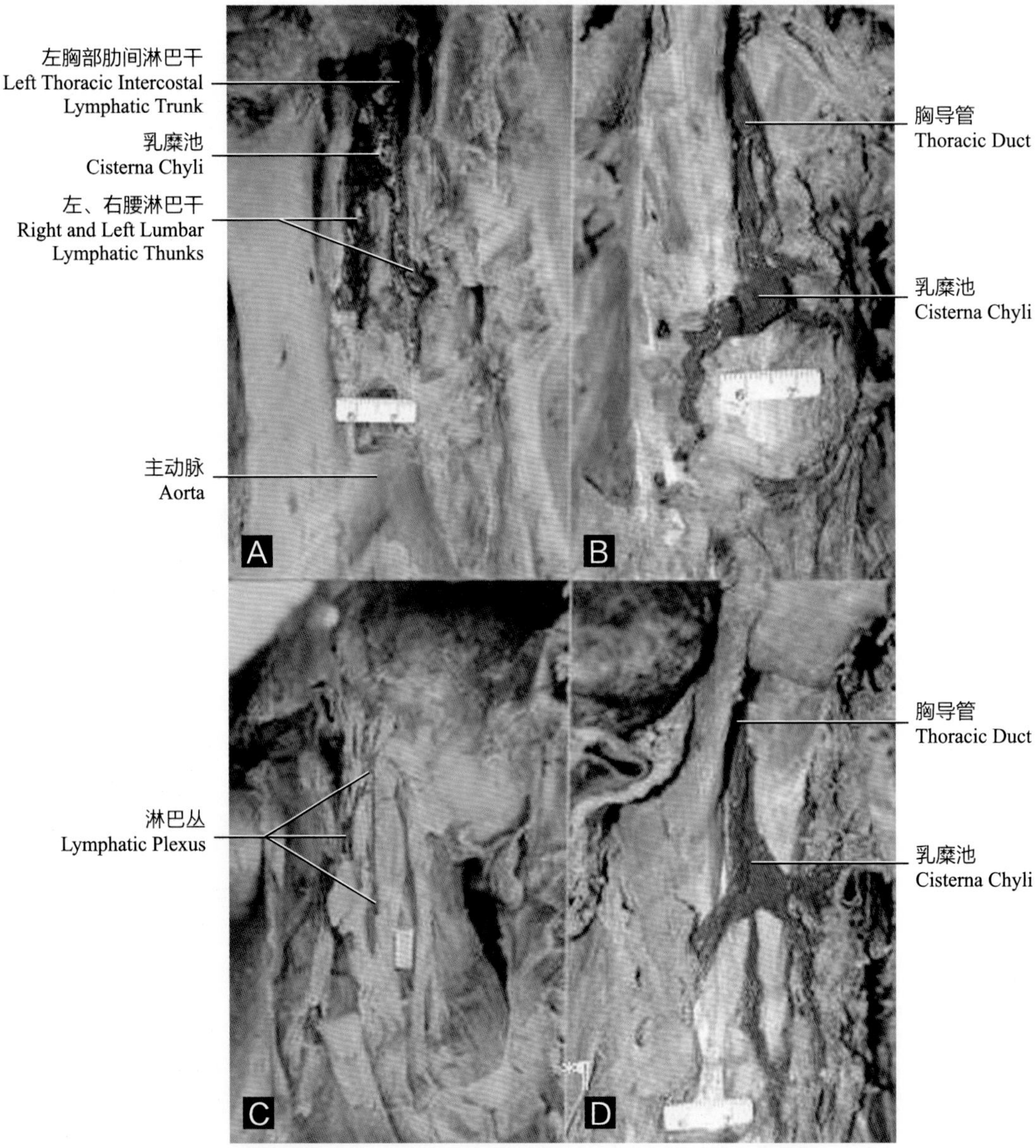

左胸部肋间淋巴干
Left Thoracic Intercostal
Lymphatic Trunk
乳糜池
Cisterna Chyli
左、右腰淋巴干
Right and Left Lumbar
Lymphatic Thunks
主动脉
Aorta
A
胸导管
Thoracic Duct
乳糜池
Cisterna Chyli
B
淋巴丛
Lymphatic Plexus
C
胸导管
Thoracic Duct
乳糜池
Cisterna Chyli
D

图21.4　人体标本去除腹主动脉后显示腰部淋巴管和乳糜池。乳糜池（绿色）可呈多种形态。A. 正方形结构，可见左胸部肋间淋巴干直接汇入乳糜池。B. S形结构。C. 乳糜池缺如，仅可见腹膜后淋巴丛。D. 乳糜池呈金字塔状

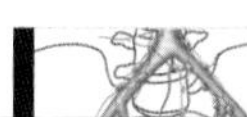

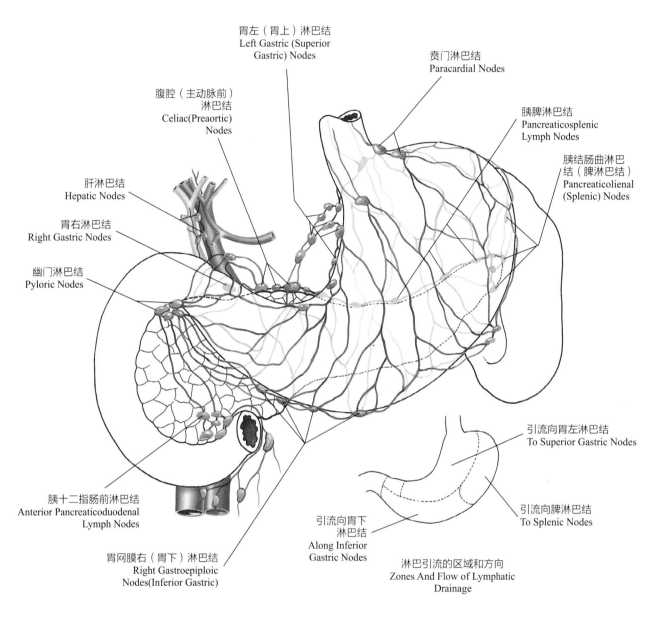

胃左（胃上）淋巴结
Left Gastric (Superior Gastric) Nodes

贲门淋巴结
Paracardial Nodes

腹腔（主动脉前）淋巴结
Celiac(Preaortic) Nodes

胰脾淋巴结
Pancreaticosplenic Lymph Nodes

胰结肠曲淋巴结（脾淋巴结）
Pancreaticolienal (Splenic) Nodes

肝淋巴结
Hepatic Nodes

胃右淋巴结
Right Gastric Nodes

幽门淋巴结
Pyloric Nodes

引流向胃左淋巴结
To Superior Gastric Nodes

胰十二指肠前淋巴结
Anterior Pancreaticoduodenal Lymph Nodes

引流向脾淋巴结
To Splenic Nodes

引流向胃下淋巴结
Along Inferior Gastric Nodes

胃网膜右（胃下）淋巴结
Right Gastroepiploic Nodes(Inferior Gastric)

淋巴引流的区域和方向
Zones And Flow of Lymphatic Drainage

图21.5　胃、胰腺、脾和十二指肠的淋巴引流示意图。注意图中胃淋巴引流的区域和方向

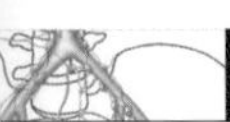

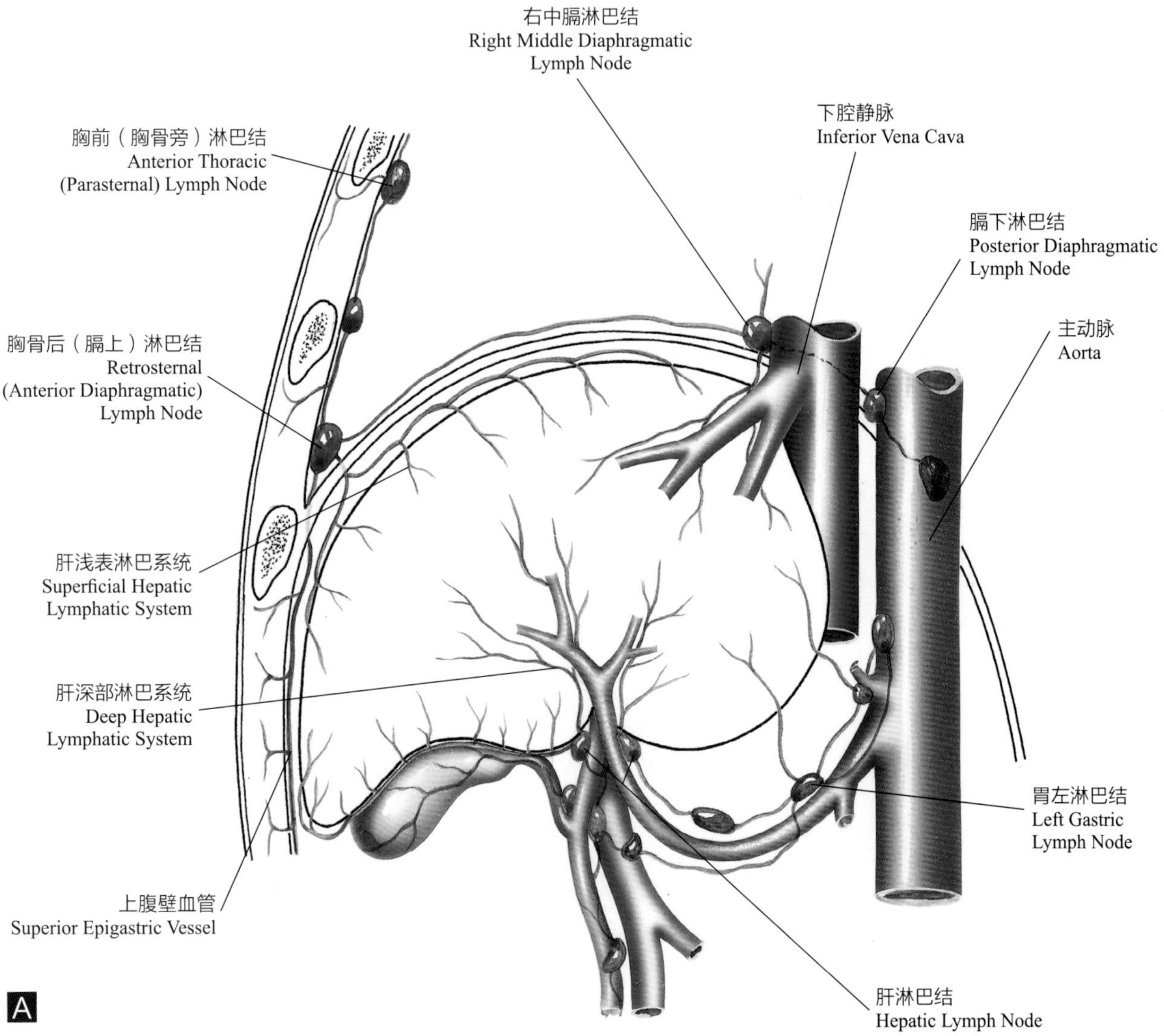

右中膈淋巴结
Right Middle Diaphragmatic Lymph Node
胸前（胸骨旁）淋巴结
Anterior Thoracic (Parasternal) Lymph Node
下腔静脉
Inferior Vena Cava
膈下淋巴结
Posterior Diaphragmatic Lymph Node
主动脉
Aorta
胸骨后（膈上）淋巴结
Retrosternal (Anterior Diaphragmatic) Lymph Node
肝浅表淋巴系统
Superficial Hepatic Lymphatic System
肝深部淋巴系统
Deep Hepatic Lymphatic System
胃左淋巴结
Left Gastric Lymph Node
上腹壁血管
Superior Epigastric Vessel
肝淋巴结
Hepatic Lymph Node
A

窦周隙
Perisinusoidal Space
动脉
Artery
淋巴液
Lymph Fluid
中央静脉
Central Vein
门静脉
Portal Vein
门脉周围间隙
Space of Wall
淋巴管
Lymph Vessels
胆管
Bile Duct
B

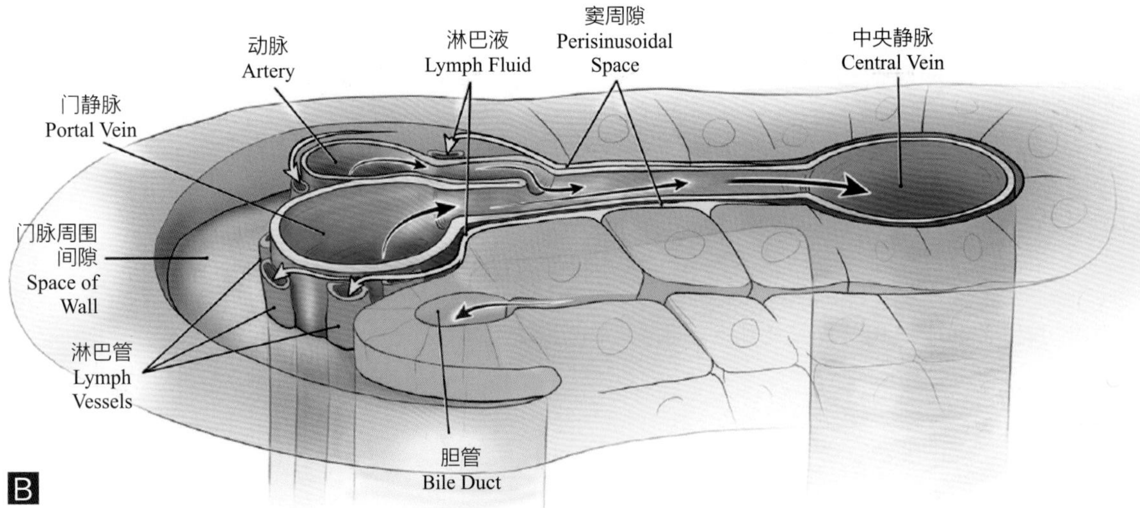

图21.6　A. 肝的淋巴液引流至腹腔淋巴结及纵隔淋巴结的示意图。肝浅表淋巴液回流至膈上淋巴结，肝深部淋巴液回流至腹腔淋巴结。B. 肝的淋巴系统示意图，淋巴液产生于肝窦和肝细胞间的窦周隙，回流至门静脉周围间隙（Mall间隙）的网状结构中（引自Springer Nature Itkin MG, Nadolski GJ. Modern techniques of lymphangiography and interventions: Current status and future development. Cardiovasc Intervent Radiol, 2017.）

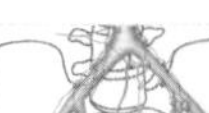

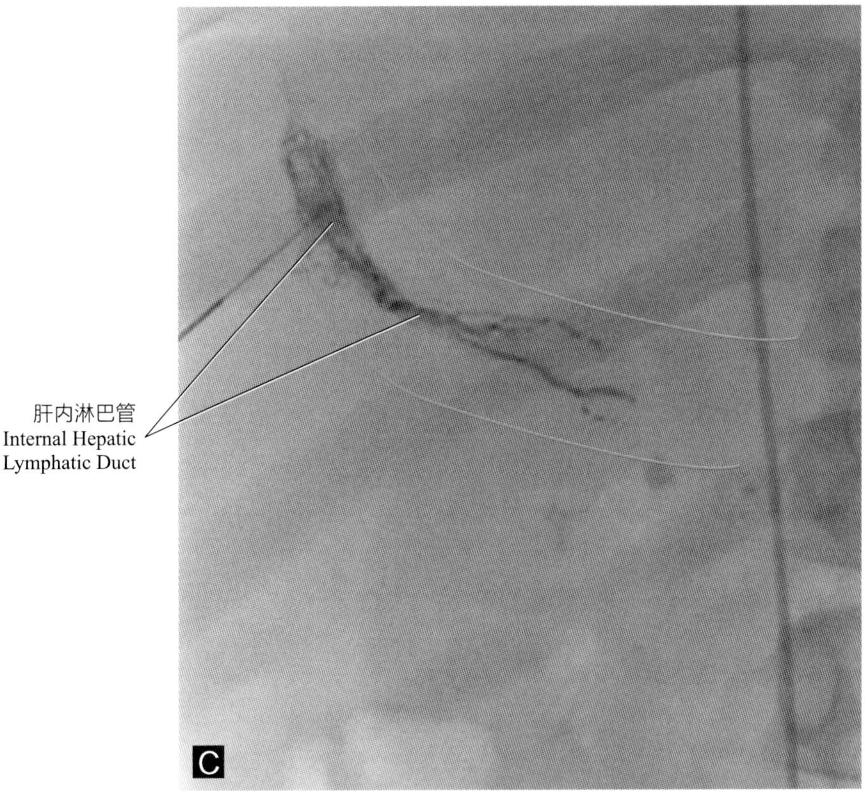

肝内淋巴管
Internal Hepatic
Lymphatic Duct

C

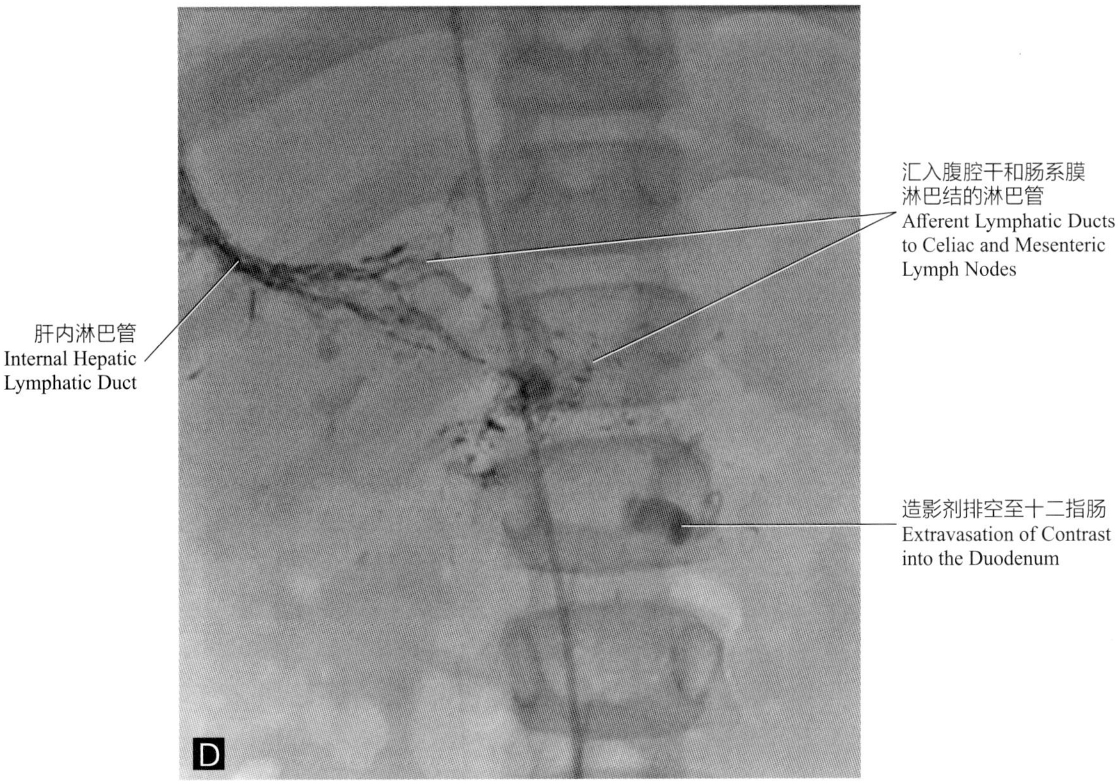

汇入腹腔干和肠系膜淋巴结的淋巴管
Afferent Lymphatic Ducts to Celiac and Mesenteric Lymph Nodes

肝内淋巴管
Internal Hepatic
Lymphatic Duct

造影剂排空至十二指肠
Extravasation of Contrast into the Duodenum

D

图21.6（续） C. 直接穿刺至肝内淋巴系统进行碘油造影。可见淋巴引流至肝门区域，门静脉走行于两条蓝线之间。D. 延迟显像示碘油溢入十二指肠（C和D由Maxim Itkin博士提供）

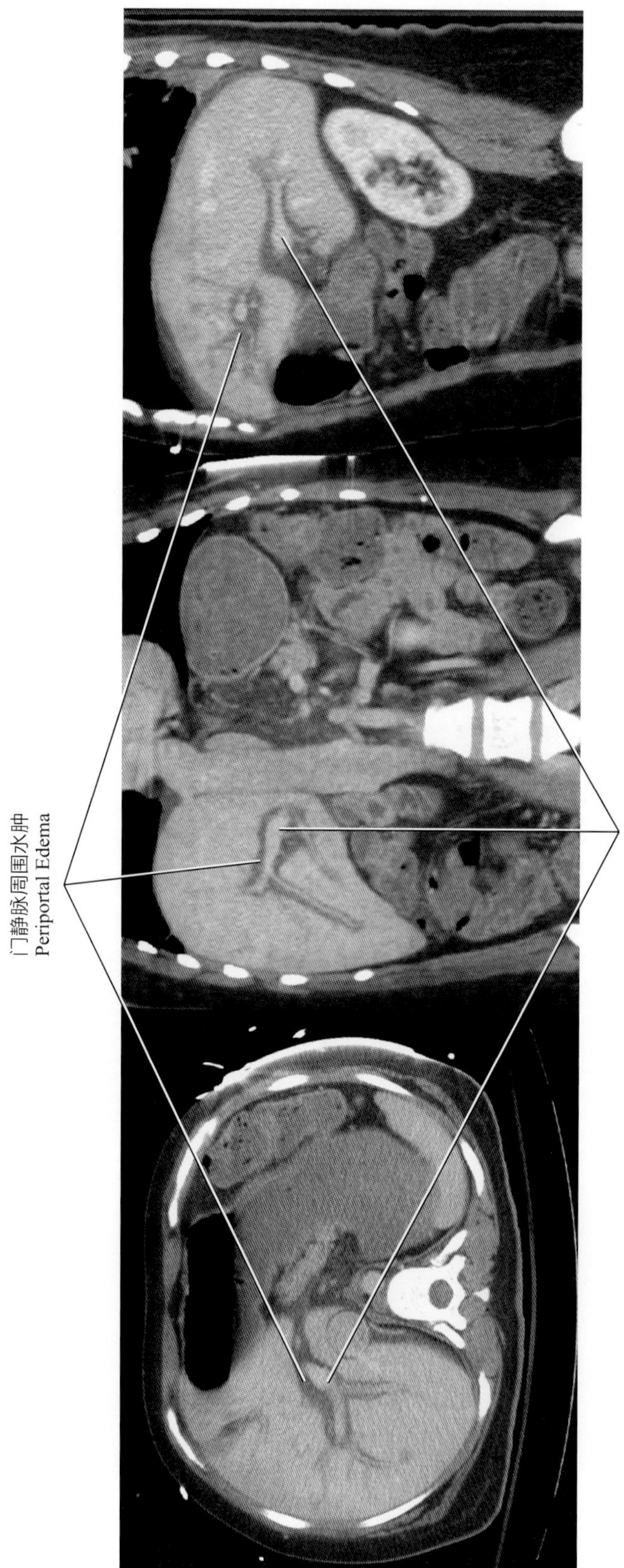

图21.7 轴位、冠状位和矢状位增强CT扫描图像（门脉相）。门静脉分支周围低密度水肿

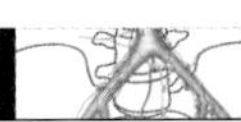

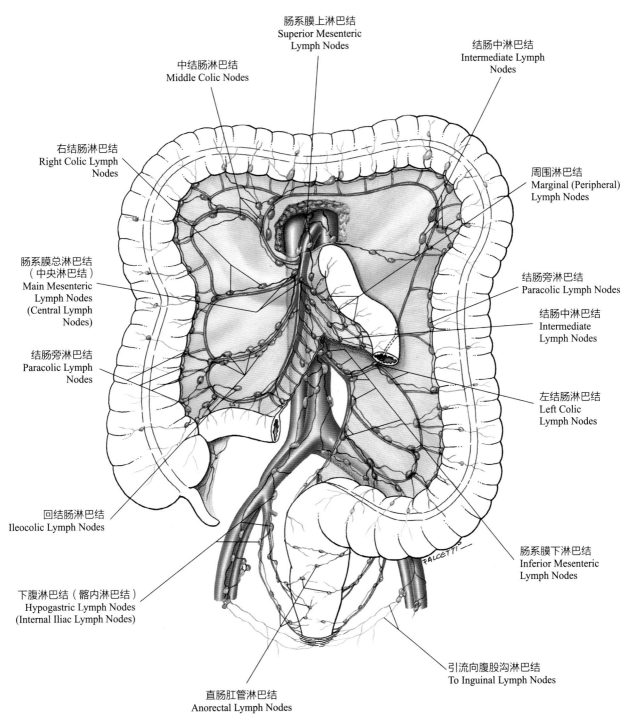

肠系膜上淋巴结
Superior Mesenteric Lymph Nodes

结肠中淋巴结
Intermediate Lymph Nodes

中结肠淋巴结
Middle Colic Nodes

右结肠淋巴结
Right Colic Lymph Nodes

周围淋巴结
Marginal (Peripheral) Lymph Nodes

肠系膜总淋巴结（中央淋巴结）
Main Mesenteric Lymph Nodes (Central Lymph Nodes)

结肠旁淋巴结
Paracolic Lymph Nodes

结肠中淋巴结
Intermediate Lymph Nodes

结肠旁淋巴结
Paracolic Lymph Nodes

左结肠淋巴结
Left Colic Lymph Nodes

回结肠淋巴结
Ileocolic Lymph Nodes

肠系膜下淋巴结
Inferior Mesenteric Lymph Nodes

FALCETTI

下腹淋巴结（髂内淋巴结）
Hypogastric Lymph Nodes (Internal Iliac Lymph Nodes)

引流向腹股沟淋巴结
To Inguinal Lymph Nodes

直肠肛管淋巴结
Anorectal Lymph Nodes

图21.8 肠系膜上、下淋巴引流的示意图，亦可见直肠的淋巴引流

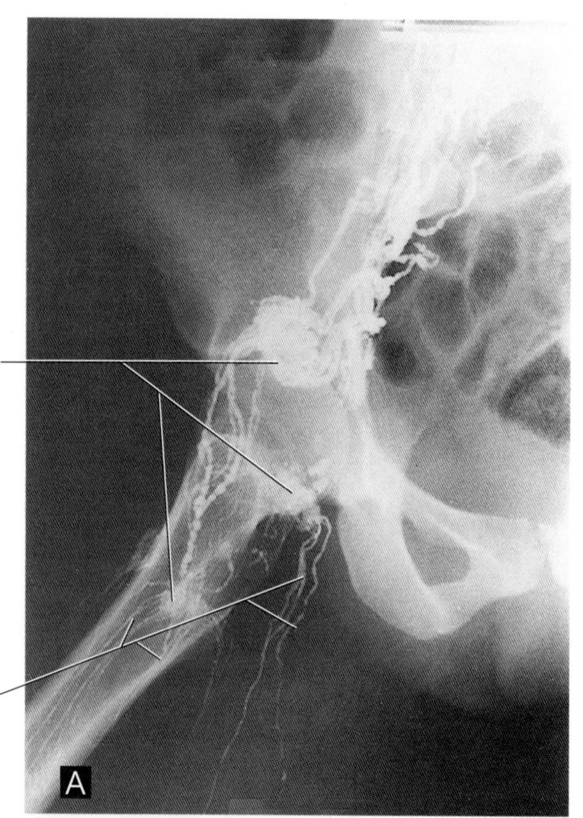

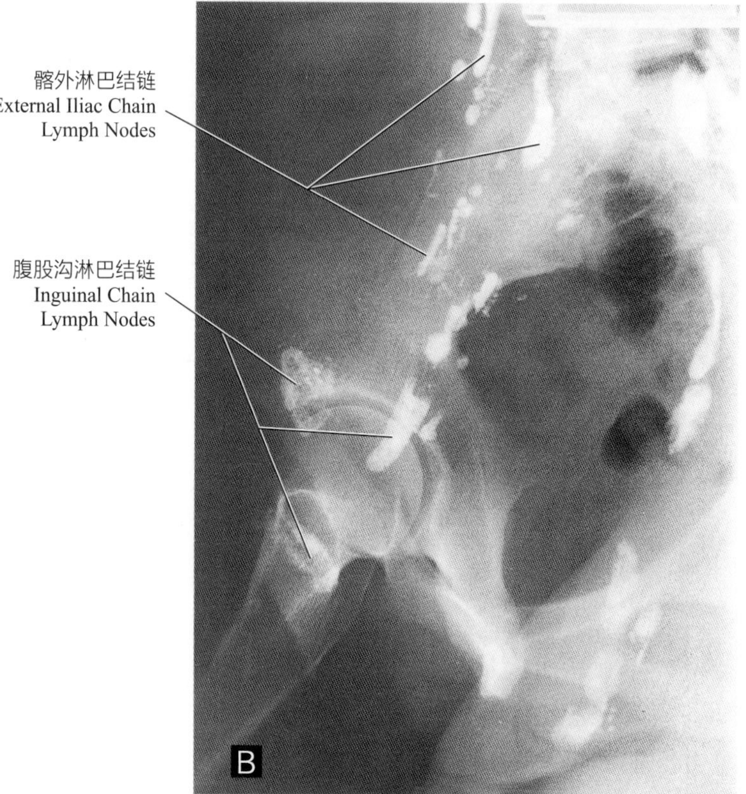

图21.9 A. 腹股沟区淋巴管及淋巴结造影显示引流至髂外淋巴结群。B. 右斜位淋巴管造影延迟相显示双侧髂外淋巴结

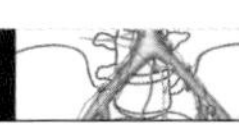

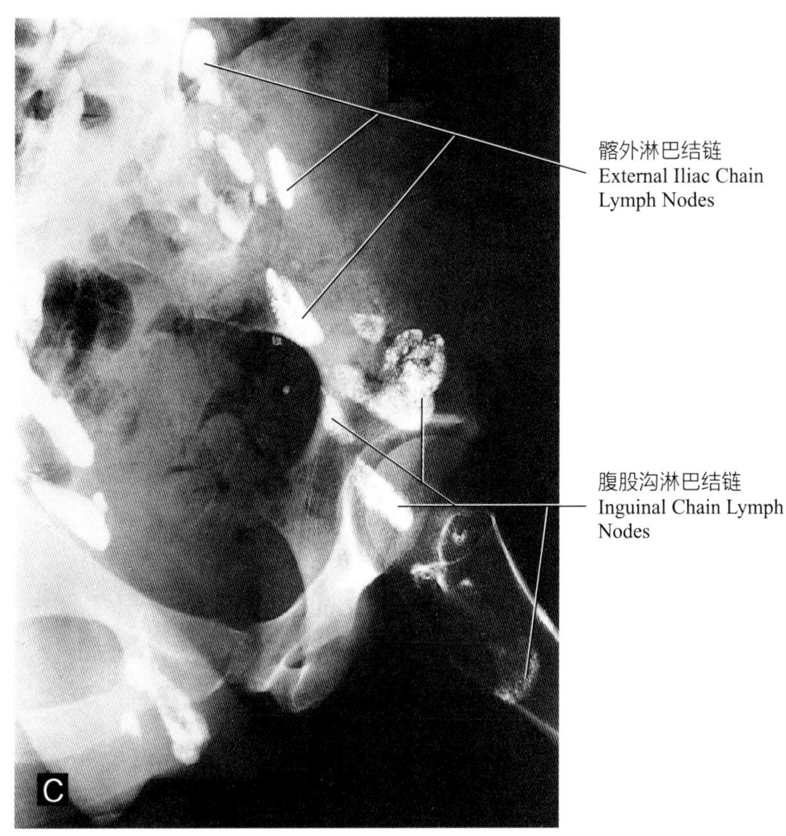

图21.9（续）　C. 左斜位淋巴管造影延迟相显示双侧髂外淋巴结

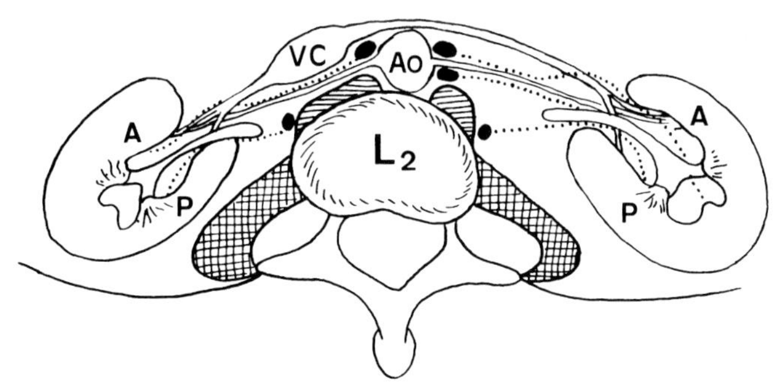

图21.10　腹膜后区的横断面示意图（从下方观察）。虚线所示为淋巴管引流路径，走行至肾动脉根部的主动脉旁淋巴结。注意后组的淋巴引流至膈肌脚，进而到达纵隔淋巴结。A，肾脏前部（腹侧面）；Ao，腹主动脉；L2，第2腰椎；P，肾脏的后部（背侧面）；VC，下腔静脉

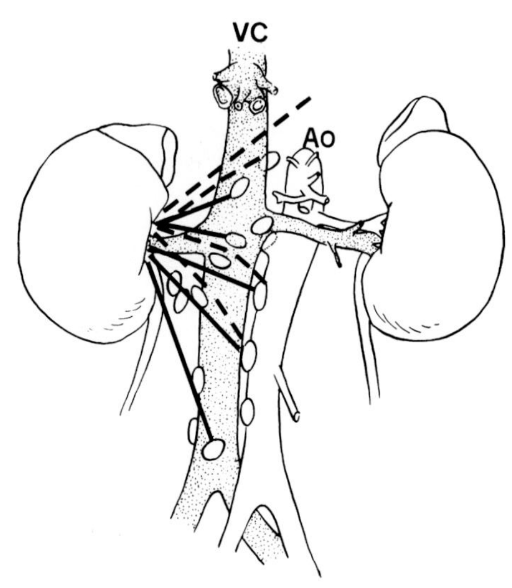

图21.11　右肾的淋巴引流。实线所示为前组淋巴管引流；虚线所示为后组淋巴管引流。Ao，腹主动脉；VC，下腔静脉

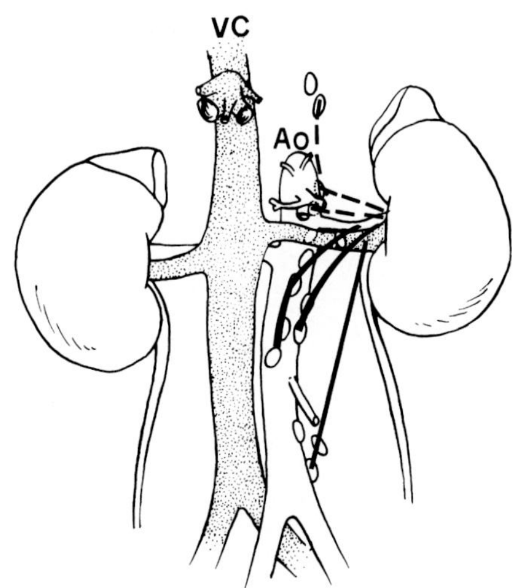

图21.12　左肾的淋巴引流。实线所示为前组淋巴管引流；虚线所示为后组淋巴管引流。Ao，腹主动脉；VC，下腔静脉

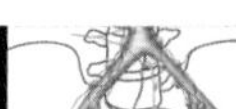

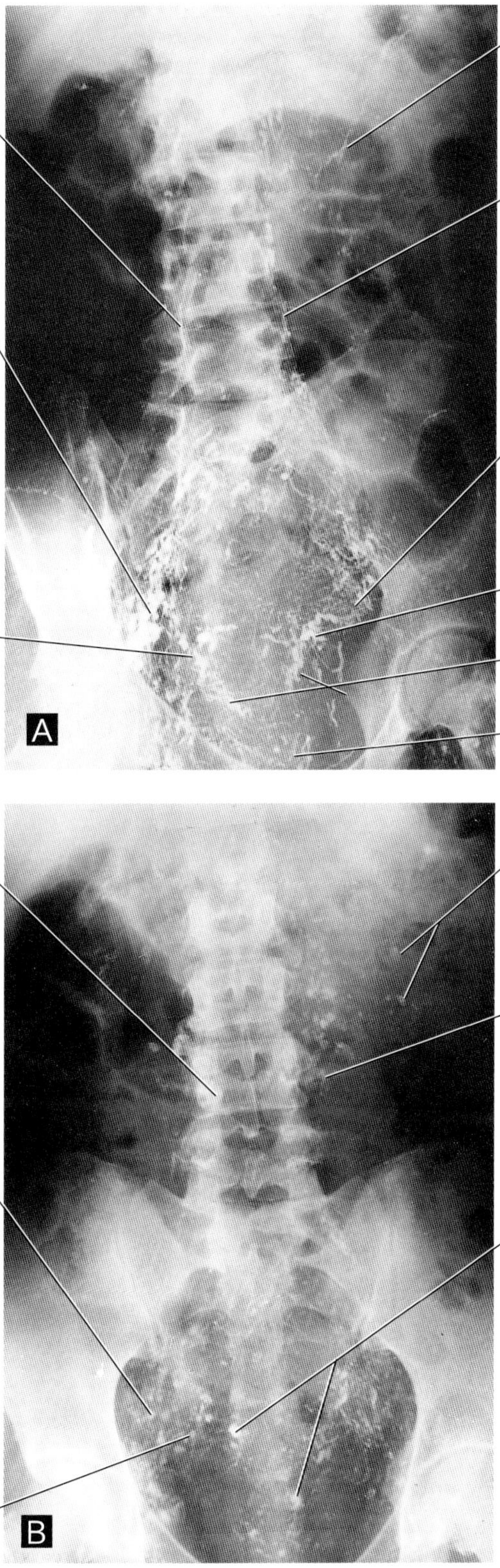

肾周淋巴管
Perirenal Lymphatic Vessels
主动脉旁淋巴管
Para-Aortic Lymph Vessels
主动脉旁淋巴管
Para-Aortic Lymph Vessels
髂外淋巴管
External Iliac Lymph Vessels
髂外淋巴管
External Iliac Lymph Vessels
髂内淋巴管
Internal Iliac Lymph Vessels
髂内淋巴管
Internal Iliac Lymph Vessels
直肠周围淋巴管
Perirectal Lymph Vessels
起自子宫、阴道和膀胱的淋巴管
Lymphatic Vessels From Uterus, Vagina and Bladder
A

主动脉旁淋巴结
Para-Aortic Lymph Nodes
肾周淋巴结
Perirenal Lymphatic Nodes
主动脉旁淋巴结
Para-Aortic Lymph Nodes
髂外淋巴结
External Iliac Lymph Nodes
直肠周围淋巴结
Perirectal Lymphatic Nodes
髂内淋巴结
Internal Iliac Lymph Nodes
B

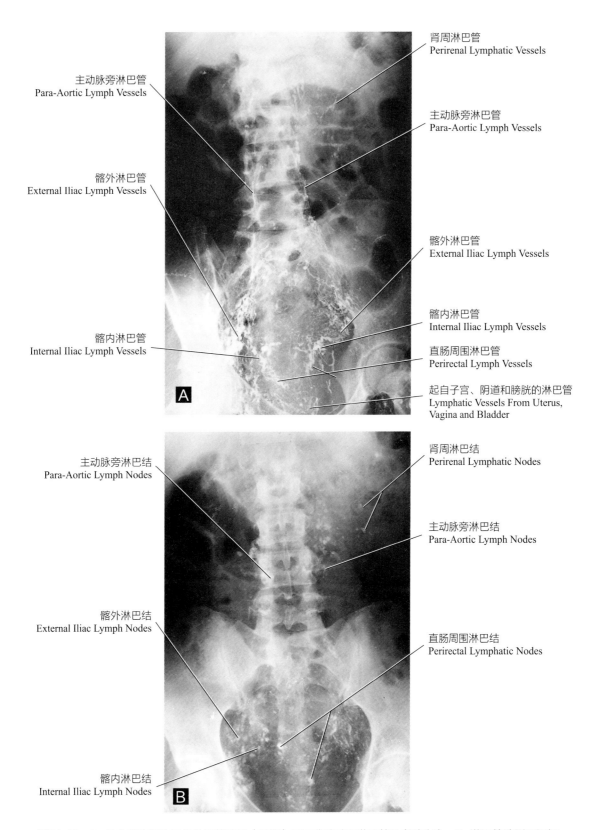

图21.13　A. 骨盆及腹部的异常淋巴管造影（早期）显示盆腔脏器淋巴管及多种吻合。B. 淋巴管造影延迟相显示盆腔的淋巴结

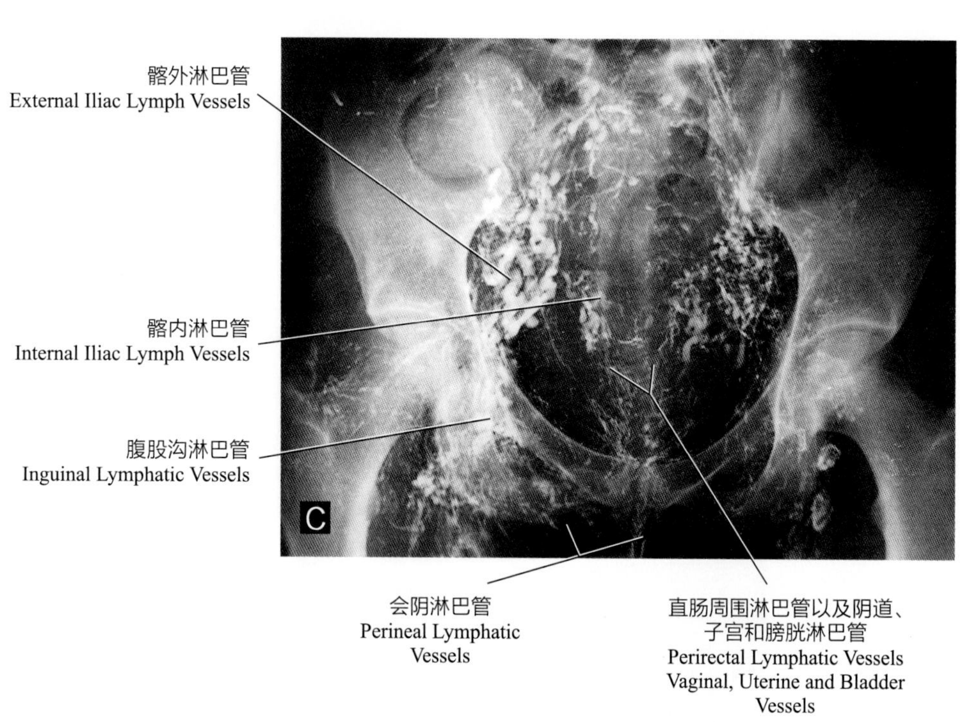

图21.13（续） C. 将骨盆区放大后可见髂内、髂外和肛门直肠的淋巴引流情况，以及子宫和阴道周围的淋巴管

（译者：廖华强　黄立宇）

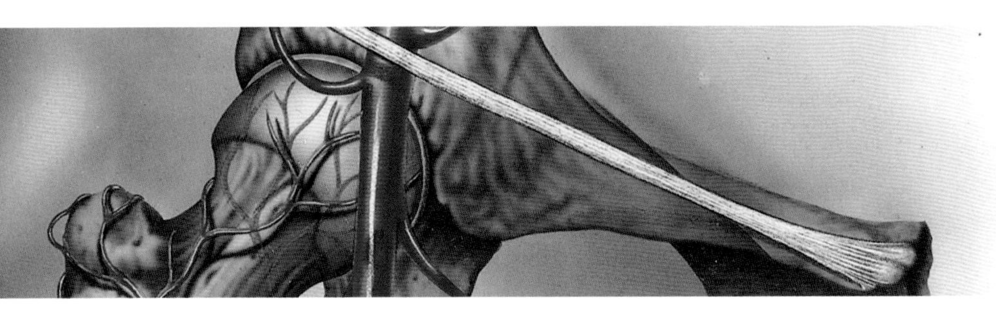

22

第22章 下肢动脉

股总动脉是髂外动脉的延续，始于腹股沟韧带水平，止于股深动脉起始部。股动脉延续为股浅动脉，股浅动脉沿下肢走行，经过收肌管后延续为腘动脉（图 22.1 ～ 22.3）。

股动脉是进入腹主动脉、胸主动脉及其分支的重要通路，了解腹股沟区的血管解剖及其与股神经的关系非常重要。股神经、股动脉和股静脉（通常按外、中、内侧排序）在腹股沟韧带下走行至腹股沟腔隙时位置关系相对固定，周围由肌肉环绕形成腹股沟管（图 22.2）。在腹股沟皱褶深凹处压迫很容易触摸到股动脉，这是一个固定的标志，因为腹股沟韧带的位置不会因患者的体重或体型而改变。

股动脉

股动脉的血管内超声

股动脉等大血管的血管内超声（IVUS）可清楚地显示动脉壁的 3 层结构：高回声的内膜层、低回声的中膜层和高回声的外膜层。与股动脉相邻的是股静脉，其直径粗大、血管壁层次欠清晰（图 22.4）。

分支

- 腹壁浅动脉
- 旋髂浅动脉
- 阴部外浅动脉
- 阴部外深动脉
- 股深动脉
- 股浅动脉
- 肌支
- 膝降动脉

腹壁浅动脉

该动脉在腹股沟韧带下方约 1 cm 处发出，与腹壁下动脉和对侧腹壁浅动脉分支吻合（图 19.1）。

旋髂浅动脉（图 22.1，22.5）

阴部外浅动脉（图 22.1，22.5）

阴部外深动脉（图 22.1, 22.5）

股深动脉（图 22.6）

股深动脉是股动脉的最大分支，起源于腹股沟韧带下方约 3.5 cm 处，从股动脉侧后方发出（图 22.7 ~ 22.14）。股深动脉是股骨头的重要供血来源，其发出的旋股内侧动脉、旋股外侧动脉与闭孔动脉发出的中央凹动脉一起供应股骨头。

分支

- 旋股外侧动脉
    - 升支
    - 降支
- 旋股内侧动脉
- 穿动脉通常有4支（图22.7）
    - 第一穿动脉
    - 第二穿动脉
    - 股骨头滋养动脉
    - 第三穿动脉

股深动脉末端被称为第四穿动脉，该水平有大量的肌肉分支。

吻合支

- 臀动脉与旋股内侧动脉终末分支
- 旋股动脉与第一穿动脉
- 穿动脉之间相互吻合
- 第四穿动脉与腘动脉上行肌肉分支吻合

股浅动脉（图 22.1, 22.3, 22.5, 22.6, 22.10, 22.12 ~ 22.14）

股总动脉发出股深动脉后延续为股浅动脉。有研究者提议将其改名为“股前动脉”，本章节仍用“股浅动脉”这一术语，股浅动脉始于股动脉发出的股深动脉后，止于内收肌孔，直径 2.5 ~ 9.0 mm（平均为 5 mm）。

股浅动脉经过由缝匠肌、股内侧肌和长收肌包绕的内收肌管，在内收肌孔的近端发出膝降动脉，再分为膝降动脉隐支和膝降动脉关节支。约一半的人群可见膝降动脉和隐动脉单独发出。

当膝关节弯曲时，由于股浅动脉承受较大的机械压力，会短缩、径向压缩、弯曲、扭转、轴向拉伸和轴向压缩。该方面的影响目前还不明确，有待进一步研究。一项研究表明，弯曲状态下股浅动脉约短缩 13%、扭转 60°，左侧股浅动脉通常逆时针方向扭转，右侧则通常顺时针方向扭转。

分支

- 膝降动脉（图22.1，22.15）
- 肌支

肌支

膝降动脉（图 22.1, 22.15）

膝降动脉是股浅动脉在进入内收肌管前发出的分支，与膝上内侧动脉分支吻合。

分支

- 隐支——与膝下内侧动脉分支吻合
- 肌支、关节支

腘动脉

腘动脉是股浅动脉经过内收肌管后的延续，

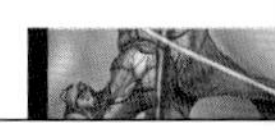

分出胫前动脉和胫后动脉（图 22.15 ~ 22.19）。

分支

- 皮支
- 上肌支
- 腓肠动脉
- 膝上动脉
- 膝中动脉
- 膝下动脉

皮支

上肌支（图 22.15, 22.18, 22.19）

上肌支有 2 或 3 支分支。

腓肠动脉（图 22.15，22.16, 22.20）

腓肠动脉通常有 2 支分支。

膝上动脉（图 22.15, 22.16, 22.18, 22.21）

分支

- 膝上内侧动脉
  - 与膝降动脉和膝下内侧动脉吻合
- 膝上外侧动脉
  - 与旋股外侧动脉降支、膝下外侧动脉、膝降动脉和膝上内侧动脉吻合

膝中动脉（图 22.15, 22.16, 22.18, 22.21）

膝中动脉细小，不易显示。

膝下动脉（图 22.15, 22.16, 22.18, 22.21, 22.22）

分支

- 膝下内侧动脉
  - 与膝下外侧动脉、膝上内侧动脉、胫前返动脉、膝降动脉隐支和膝降动脉吻合
- 膝下外侧动脉
  - 与膝下内侧动脉、膝上外侧动脉、胫前动脉、胫后动脉、胫前返动脉和腓动脉等吻合

膝关节吻合网（图 22.15, 22.22）

浅表吻合网

- 筋膜
- 皮肤
- 脂肪

深部吻合网

- 关节表面
- 骨
- 骨髓
- 关节囊
- 滑膜

涉及的血管

- 膝内侧动脉
- 膝外侧动脉
- 膝降动脉
- 旋股外侧动脉降支
- 旋腓动脉
- 胫前返动脉
- 胫后返动脉

腘动脉发出胫前动脉和胫腓干，俗称为腘动脉“三根毛”。胫腓干又分为胫后动脉和腓动脉（图 22.23，22.24）。腘动脉三分叉可有变异（图 22.25，22.26B）。

胫前动脉

胫前动脉为腘动脉的一终末分支。起源于小腿后部，向下走行于胫骨后肌肉中间，穿越小腿骨间骨膜上端到达小腿前部及腓骨颈内侧，沿踝关节下行至足背，更名为足背动脉。有时胫前动脉可从腘动脉中段高位发出。

分支（图 22.26, 22.27）

- 胫后返动脉
- 胫前返动脉
- 肌支
- 内踝前动脉
- 外踝前动脉

胫后返动脉（图 22.23）

胫后返动脉不恒定，常在胫前动脉穿越骨间骨膜前发出。

胫前返动脉（图 22.23, 22.24）

胫前返动脉在胫前动脉穿越骨间骨膜后起源于胫前动脉前壁。

肌支（图 22.24）

肌支数目多，并与胫后动脉和腓动脉吻合。

内踝前动脉（图 22.28, 22.29）

内踝前动脉与胫后动脉、足底内侧动脉吻合

外踝前动脉（图 22.29）

外踝前动脉与腓动脉的穿孔支及跗外侧动脉的上行分支吻合。

踝关节水平的吻合（图 22.29）

- 内踝血管网
  - 胫前动脉的内踝前支
  - 足背动脉的跗骨内侧支
  - 胫后动脉踝–跟骨支
  - 足底内侧动脉分支
- 外踝血管网
  - 胫前动脉外踝前支
  - 足背动脉跗骨外侧支
  - 腓动脉的穿支和跟骨支及足底内侧动脉分支

足背部动脉

足背部动脉是胫前动脉的远端分支。胫前动脉的供血区域参见图 22.28。

足的胫前动脉分支（图 22.30 ~ 22.34）

足背动脉

足背动脉是胫前动脉在足背的延伸。

分支

- 跗动脉
  - 外侧支
  - 内侧支——组成踝内侧血管网
- 弓状动脉
  - 与跗外侧动脉和足底外侧动脉吻合，发出第二、三、四跖背动脉
- 跖背动脉

跖背动脉通过足底动脉弓近远端穿支与足心动脉连接。跖背动脉远端分为两支趾背动脉分支，

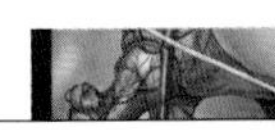

走行于邻近脚趾相对缘。第四跖背动脉发出外侧支供应第五趾。

足背动脉进入足底之前发出第一跖背动脉，后者的远端分支供应踇趾以及踇趾和第二趾的相对缘。

胫后动脉

腘动脉分出胫前动脉后延续为胫腓干，胫后动脉起源于胫腓干。胫后动脉沿小腿后部下行，到达足部后在内踝后侧穿行，分为足底外侧动脉和足底内侧动脉（图 22.24, 22.26 ~ 22.28，22.30，22.31）。

分支

- 旋腓动脉
- 胫骨滋养动脉
- 肌支
- 交通支
- 内踝支

旋腓动脉

旋腓动脉也可从胫前动脉发出。

胫骨滋养动脉

胫骨滋养动脉是人体最大的滋养动脉，发自胫后动脉近端。

肌支

肌支滋养小腿后肌肉。

交通支

胫骨后面的横向交通支，与腓动脉交通支相吻合。

内踝支

内踝支是踝部血管网的组成部分。

腓动脉（图 22.23 ~ 22.28, 22.35 ~ 22.38）

腓动脉位于胫腓骨之间，起源于胫腓干发出胫后动脉后几厘米处。腓动脉的供血区域参见图 22.28。

分支

- 肌支
- 滋养动脉
- 穿支（穿越骨间骨膜）
    - 从外踝上方约5 cm处发出，与外踝前动脉吻合，可替代足背动脉
    - 交通支（与胫后动脉交通支吻合）（图22.35～22.38）
- 跟骨（终末）分支（与胫后动脉跟骨支和外踝前动脉分支沟通）

足底部动脉

足底部动脉是胫后动脉的远端分支。胫后动脉的供血区域参见图 22.28。

胫后动脉足部分支（图 22.28, 22.30, 22.39 ~ 22.42）

跟骨分支

跟骨分支与踝内侧动脉及腓动脉跟骨支相吻合。

足底内侧动脉

足底内侧动脉是胫后动脉较小的足底终末分支，沿第一跖骨底部和踇趾内侧缘走行，与第一跖底动脉分支吻合。足底内侧动脉有时发出 3 支浅表趾背分支与第一、二、三跖底动脉吻合。

足底外侧动脉

足底外侧动脉是胫后动脉最大的足底终末分支，沿第五跖骨底部外侧缘走行，转向内侧分布于第一、二跖骨底部，与足背动脉的远端吻合，形成足底弓。

分支

- 肌支
- 浅支
- 吻合支——与外侧面跗骨和弓状动脉吻合
- 跟骨支——偶尔出现

足底弓

分支

- 3根穿支
  - 与足背动脉吻合
- 4根足心动脉
  - 每一支再分出两支趾足底动脉并通过远端穿支与跖背动脉相吻合；第一跖底动脉发自足底外侧动脉和足背动脉连接处；第五趾外侧的趾足底动脉发自足底外侧动脉

足底动脉的变异

足底动脉约有 6 种变异（图 22.43）：Ⅰa 型、Ⅰb 型、Ⅱa 型、Ⅱb 型、Ⅱc 型和Ⅲ型。

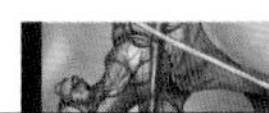

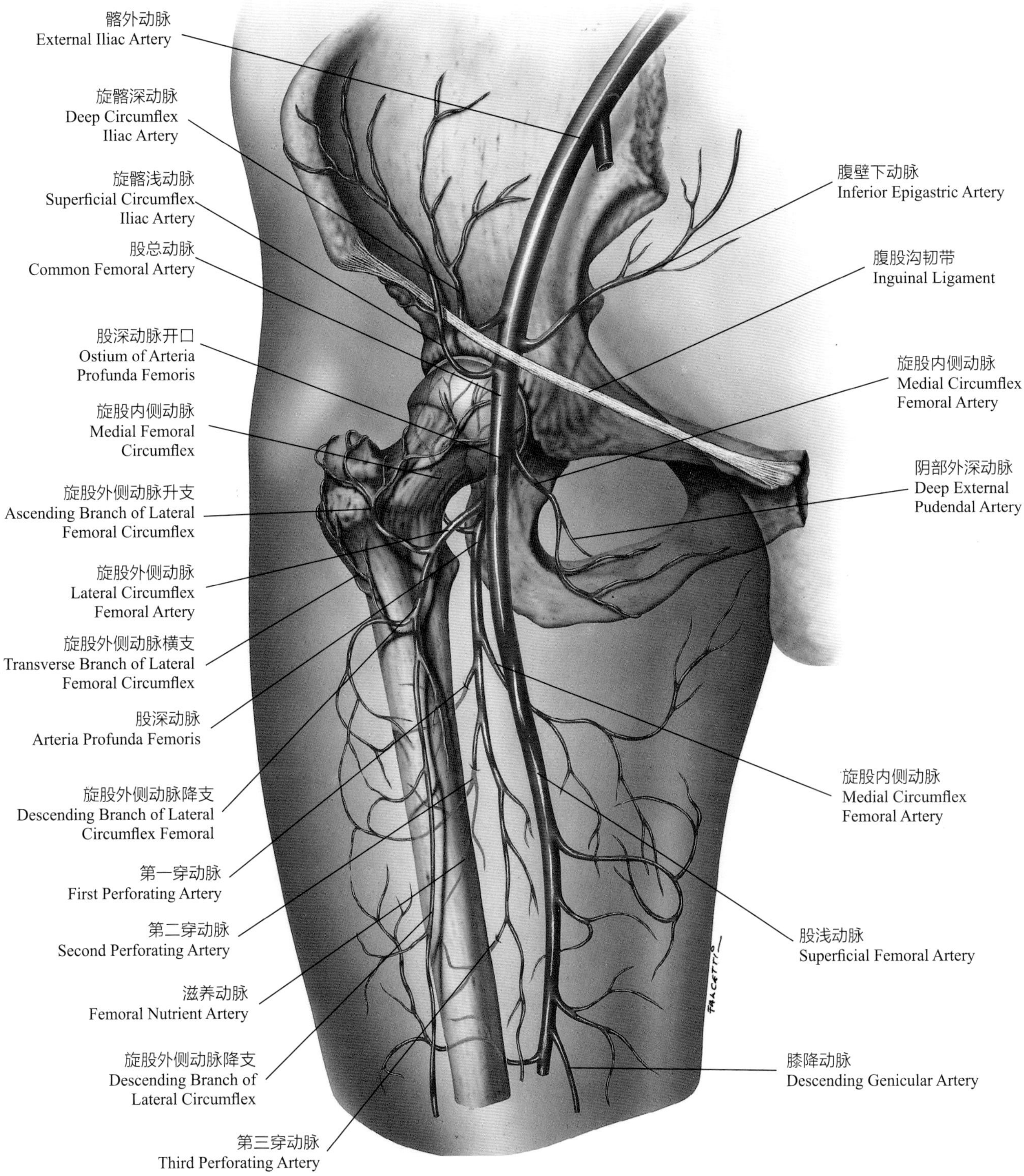

髂外动脉
External Iliac Artery

旋髂深动脉
Deep Circumflex Iliac Artery

旋髂浅动脉
Superficial Circumflex Iliac Artery

股总动脉
Common Femoral Artery

股深动脉开口
Ostium of Arteria Profunda Femoris

旋股内侧动脉
Medial Femoral Circumflex

旋股外侧动脉升支
Ascending Branch of Lateral Femoral Circumflex

旋股外侧动脉
Lateral Circumflex Femoral Artery

旋股外侧动脉横支
Transverse Branch of Lateral Femoral Circumflex

股深动脉
Arteria Profunda Femoris

旋股外侧动脉降支
Descending Branch of Lateral Circumflex Femoral

第一穿动脉
First Perforating Artery

第二穿动脉
Second Perforating Artery

滋养动脉
Femoral Nutrient Artery

旋股外侧动脉降支
Descending Branch of Lateral Circumflex

第三穿动脉
Third Perforating Artery

腹壁下动脉
Inferior Epigastric Artery

腹股沟韧带
Inguinal Ligament

旋股内侧动脉
Medial Circumflex Femoral Artery

阴部外深动脉
Deep External Pudendal Artery

旋股内侧动脉
Medial Circumflex Femoral Artery

股浅动脉
Superficial Femoral Artery

膝降动脉
Descending Genicular Artery

FALCETTI

图22.1 右股动脉及其主要分支示意图。注意股深动脉的穿动脉分支

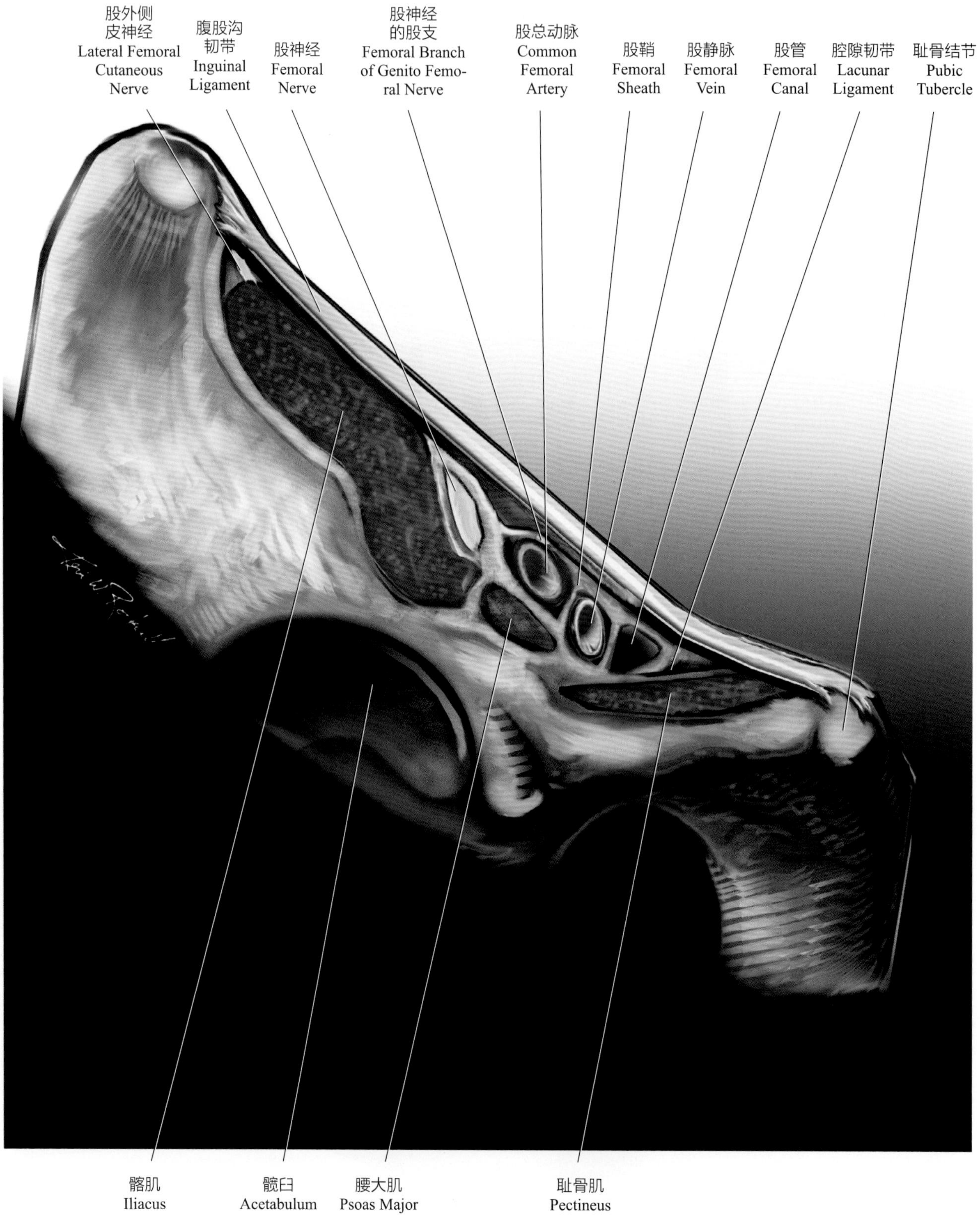

股外侧皮神经
Lateral Femoral Cutaneous Nerve
腹股沟韧带
Inguinal Ligament
股神经
Femoral Nerve
股神经的股支
Femoral Branch of Genito Femoral Nerve
股总动脉
Common Femoral Artery
股鞘
Femoral Sheath
股静脉
Femoral Vein
股管
Femoral Canal
腔隙韧带
Lacunar Ligament
耻骨结节
Pubic Tubercle
髂肌
Iliacus
髋臼
Acetabulum
腰大肌
Psoas Major
耻骨肌
Pectineus

图22.2　腹股沟韧带下方的血管与神经结构示意图（从下方观察）

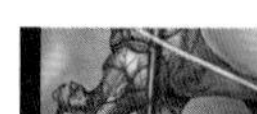

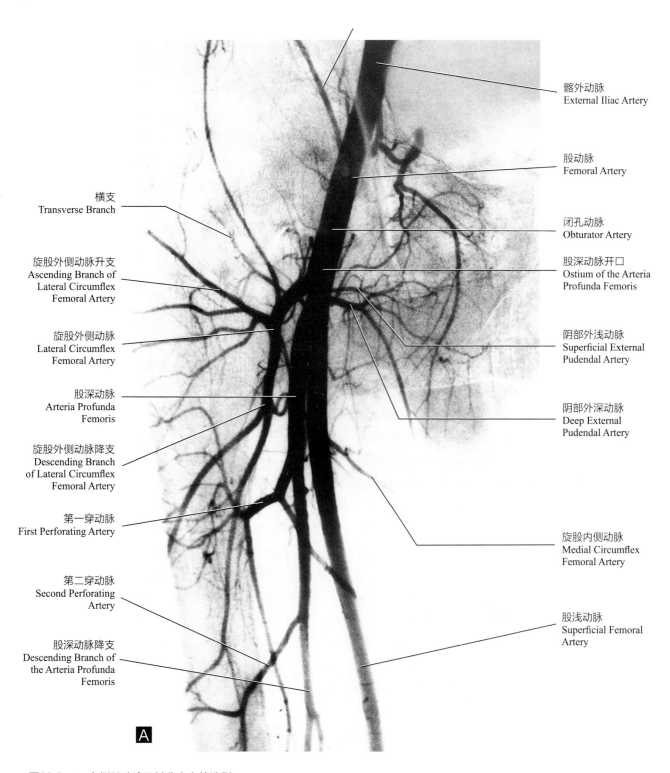

髂外动脉
External Iliac Artery

股动脉
Femoral Artery

横支
Transverse Branch

闭孔动脉
Obturator Artery

旋股外侧动脉升支
Ascending Branch of Lateral Circumflex Femoral Artery

股深动脉开口
Ostium of the Arteria Profunda Femoris

旋股外侧动脉
Lateral Circumflex Femoral Artery

阴部外浅动脉
Superficial External Pudendal Artery

股深动脉
Arteria Profunda Femoris

阴部外深动脉
Deep External Pudendal Artery

旋股外侧动脉降支
Descending Branch of Lateral Circumflex Femoral Artery

第一穿动脉
First Perforating Artery

旋股内侧动脉
Medial Circumflex Femoral Artery

第二穿动脉
Second Perforating Artery

股浅动脉
Superficial Femoral Artery

股深动脉降支
Descending Branch of the Arteria Profunda Femoris

A

图22.3　A. 右侧股动脉及其分支血管造影

髂外静脉
External Iliac Vein
旋股外侧静脉升支
Ascending Branches of Lateral Circumflex Femoral Veins
股静脉
Femoral Vein
旋股外侧静脉
Lateral Circumflex Femoral Veins
股深静脉
Vena Profunda Femoris
旋股外侧静脉降支
Descending Branches of Lateral Circumflex Femoral Veins
旋股内侧静脉
Medial Circumflex Femoral Veins
第一穿静脉
First Perforating Femoral Veins
股浅静脉
Superficial Femoral Vein
第二穿静脉
Second Perforating Femoral Veins
B

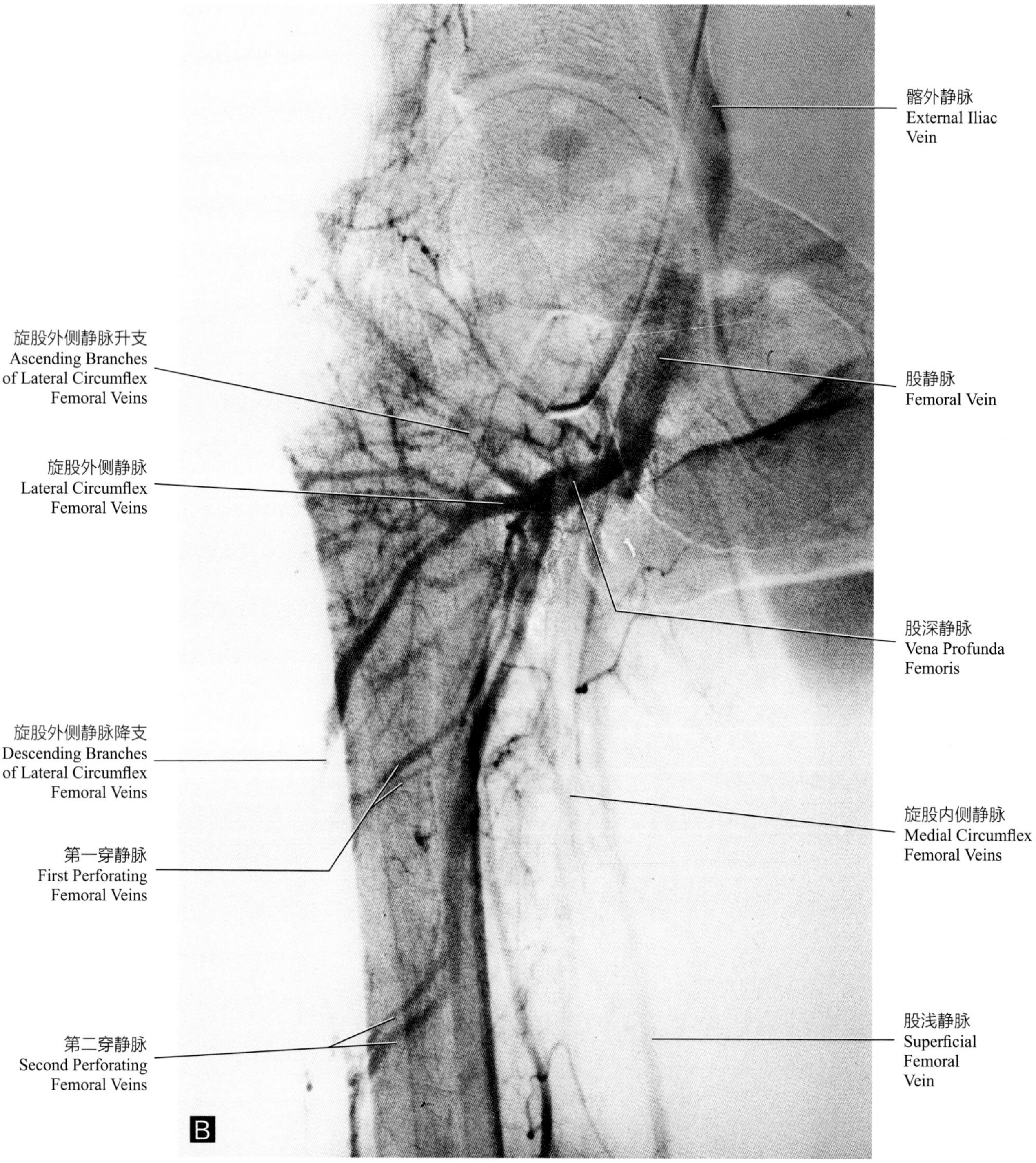

图22.3（续） B. 股动脉造影延迟相，显示股动脉及其分支的伴行静脉

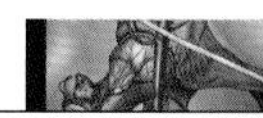

旋髂动脉
Circumflex Iliac Artery
股总动脉
Common Femoral Artery
旋股外侧动脉升支
Ascending Branch of Lateral Femoral Circumflex Artery
旋股外侧动脉横支
Transverse Branch of Lateral Femoral Circumflex Artery
旋股外侧动脉
Lateral Femoral Circumflex Artery
旋股外侧动脉降支
Descending Branch of Lateral Femoral Circumflex Artery
腹壁下动脉
Inferior Epigastric Artery
旋股内侧动脉
Medial Circumflex Femoral Artery
阴部外动脉
External Pudendal Artery
股深动脉
Deep Femoral Artery
股浅动脉
Superficial Femoral Artery
肌支
Muscular Branch
LEFT
C

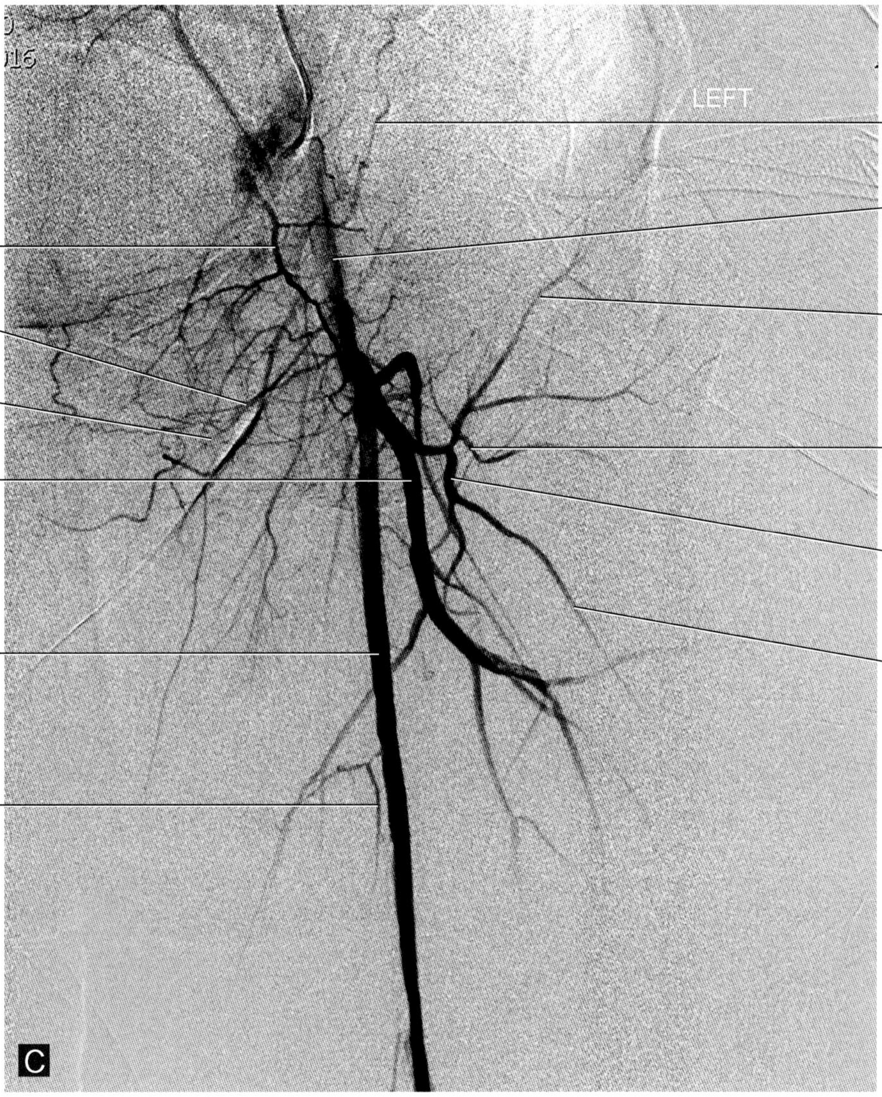

图22.3（续）　C. 左侧股动脉造影，显示所有分支通畅

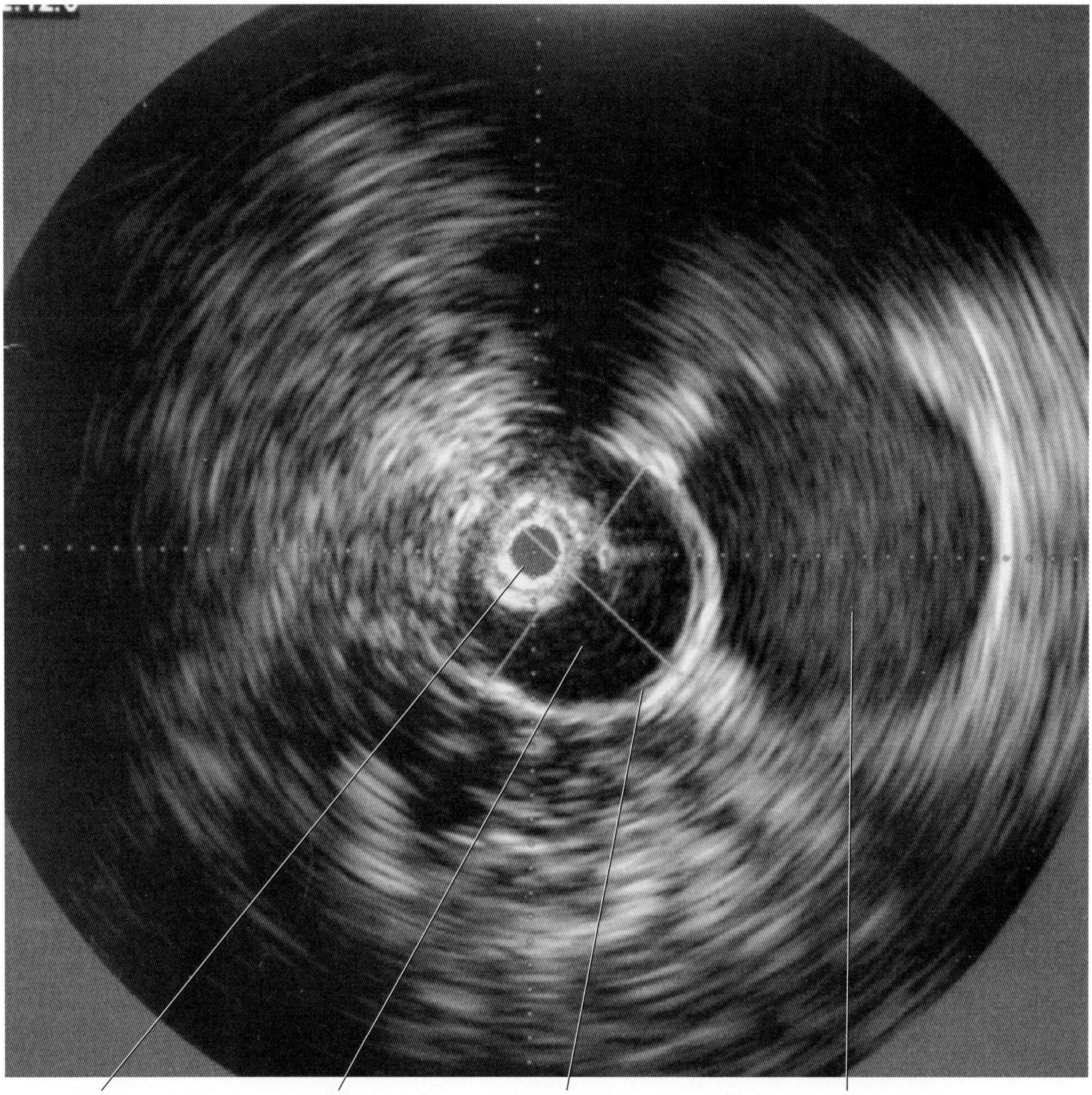

血管内超声探头
IVUS Probe

股动脉
Femoral Artery

3 层动脉壁
Arterial Wall
With 3 Layers

股静脉
Femoral Vein

图22.4 血管内超声显示股静脉和股动脉，可见动脉壁的3层结构：高回声的内膜层、低回声的中膜层和高回声的外膜层（外膜层高回声与周围组织融合）

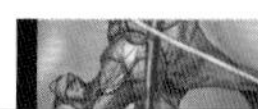

横支
Transverse
Branch

旋髂浅动脉
Superficial Circumflex
Iliac Artery

旋髂深动脉
Deep Circumflex
Iliac Artery

髂外动脉
External Iliac
Artery

腹壁浅动脉
Superficial
Epigastric Artery

旋股外侧
动脉升支
Ascending
Branches of
Lateral
Circumflex

股动脉
Femoral Artery

股深动脉
Aretria Profunda
Femoris

阴部外浅动脉
Superficial External
Pudendal Artery

旋股外侧动脉
Lateral Circumflex
Femoral Artery

阴部外深动脉
Deep External
Pudendal Artery

旋股外侧
动脉降支
Descending
Branch of Lateral
Circumflex

旋股内侧动脉
Medial Circumflex
Femoral Artery

股深动脉降支
Descending Branch
of the Arteria
Profunda Femoris

股浅动脉
Superficial Femoral
Artery

第一穿动脉
First Perforating
Artery

股骨滋养动脉
Femoral Nutrient Artery

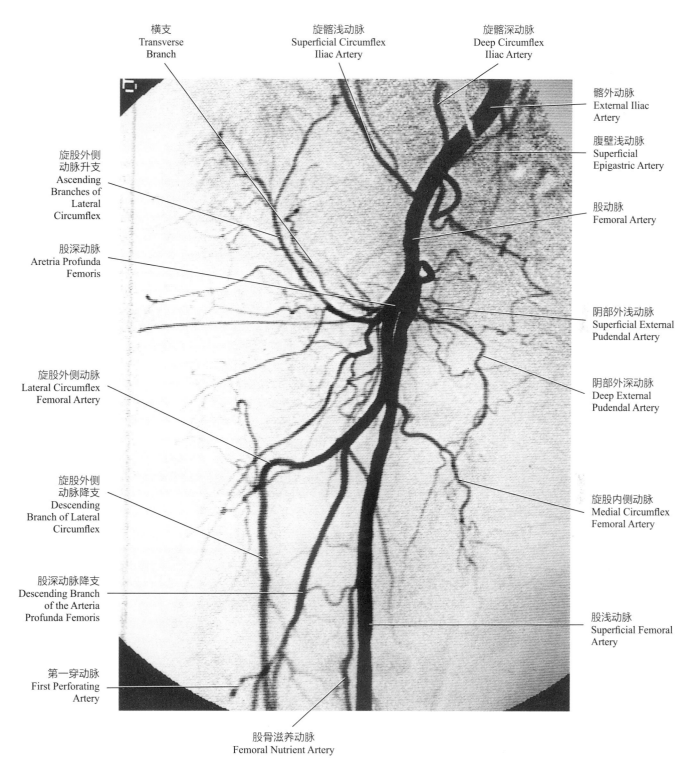

图22.5　右侧股动脉及其主要分支的血管造影（1）

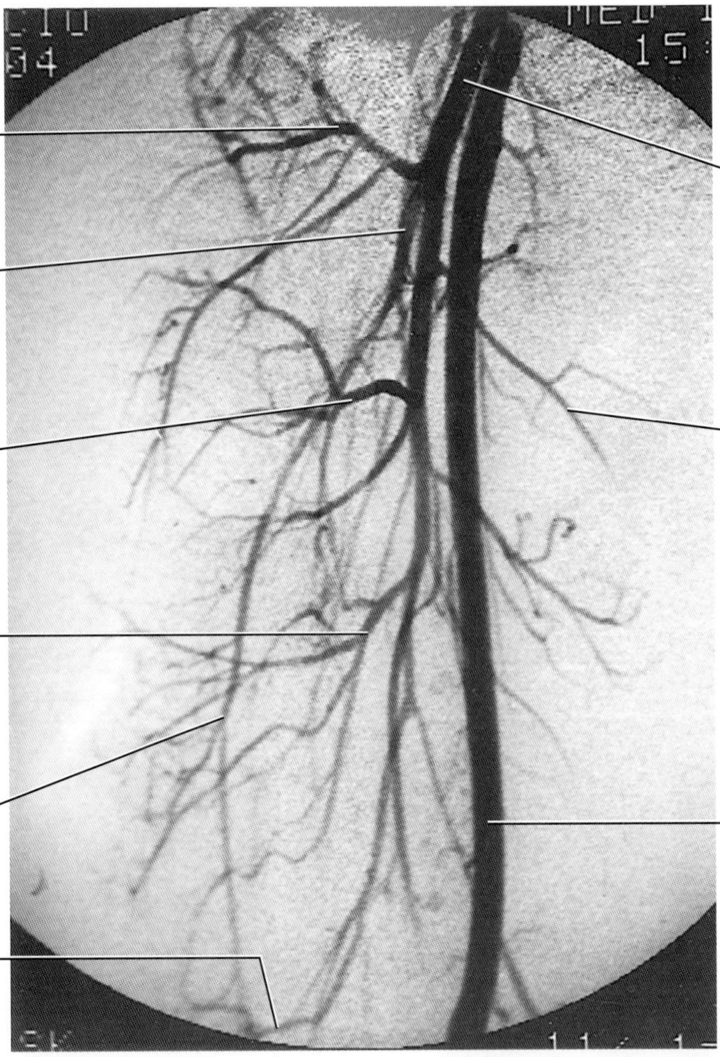

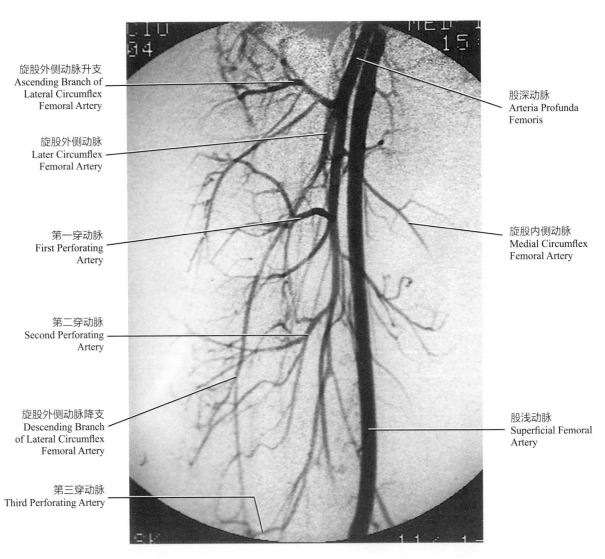

旋股外侧动脉升支
Ascending Branch of Lateral Circumflex Femoral Artery

旋股外侧动脉
Later Circumflex Femoral Artery

第一穿动脉
First Perforating Artery

第二穿动脉
Second Perforating Artery

旋股外侧动脉降支
Descending Branch of Lateral Circumflex Femoral Artery

第三穿动脉
Third Perforating Artery

股深动脉
Arteria Profunda Femoris

旋股内侧动脉
Medial Circumflex Femoral Artery

股浅动脉
Superficial Femoral Artery

图22.6　右侧股动脉及其主要分支的血管造影（2）

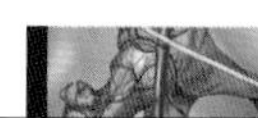

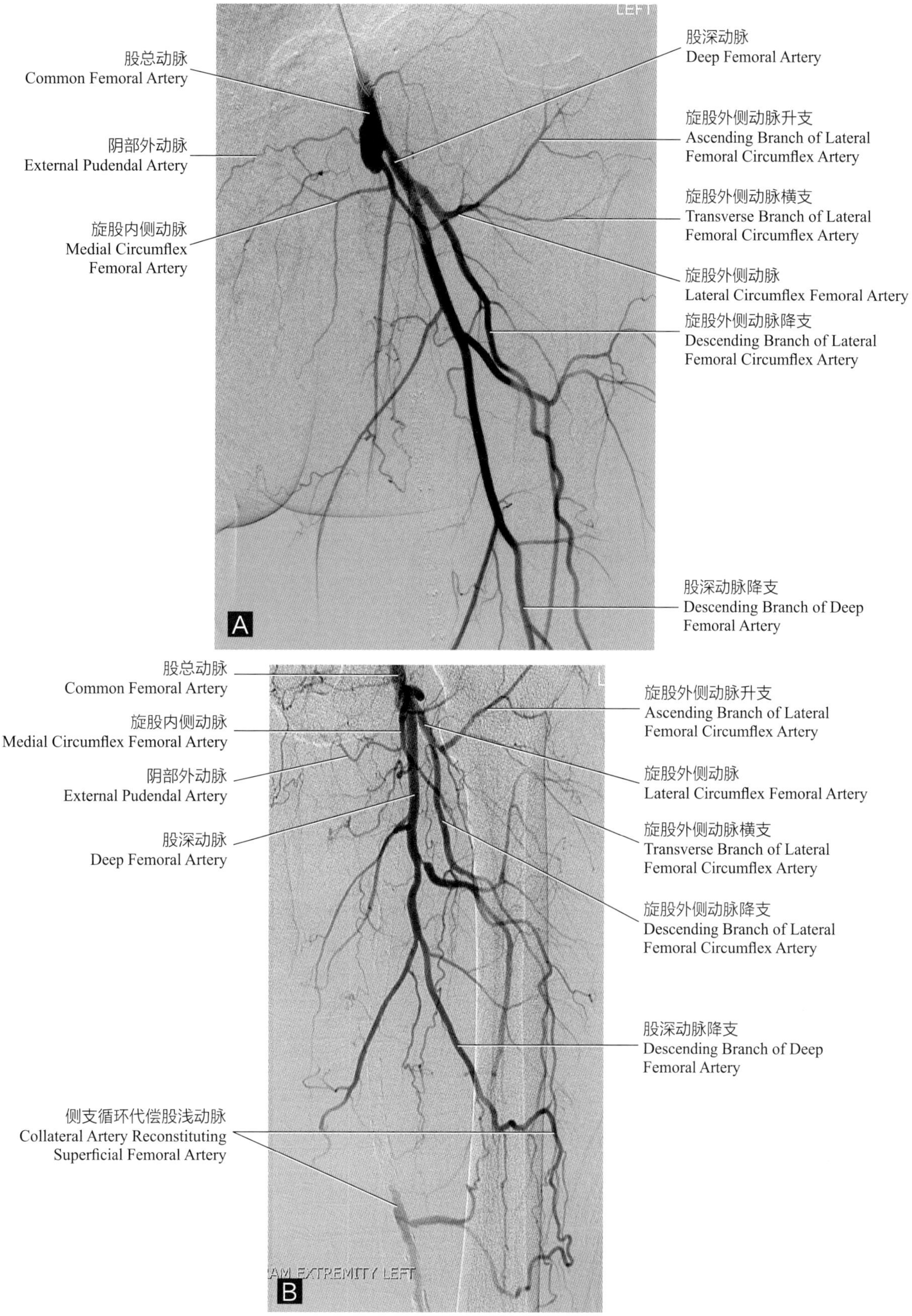

股总动脉
Common Femoral Artery

阴部外动脉
External Pudendal Artery

旋股内侧动脉
Medial Circumflex
Femoral Artery

股深动脉
Deep Femoral Artery

旋股外侧动脉升支
Ascending Branch of Lateral
Femoral Circumflex Artery

旋股外侧动脉横支
Transverse Branch of Lateral
Femoral Circumflex Artery

旋股外侧动脉
Lateral Circumflex Femoral Artery

旋股外侧动脉降支
Descending Branch of Lateral
Femoral Circumflex Artery

股深动脉降支
Descending Branch of Deep
Femoral Artery

A

股总动脉
Common Femoral Artery

旋股内侧动脉
Medial Circumflex Femoral Artery

阴部外动脉
External Pudendal Artery

股深动脉
Deep Femoral Artery

侧支循环代偿股浅动脉
Collateral Artery Reconstituting
Superficial Femoral Artery

旋股外侧动脉升支
Ascending Branch of Lateral
Femoral Circumflex Artery

旋股外侧动脉
Lateral Circumflex Femoral Artery

旋股外侧动脉横支
Transverse Branch of Lateral
Femoral Circumflex Artery

旋股外侧动脉降支
Descending Branch of Lateral
Femoral Circumflex Artery

股深动脉降支
Descending Branch of Deep
Femoral Artery

B

图22.7　左下肢大腿部血管造影。A. 左侧股深动脉及其分支通畅，股浅动脉起始部闭塞。B. 股浅动脉长段闭塞，注意股深动脉肌支和收肌管处的远端股浅动脉侧支循环的形成

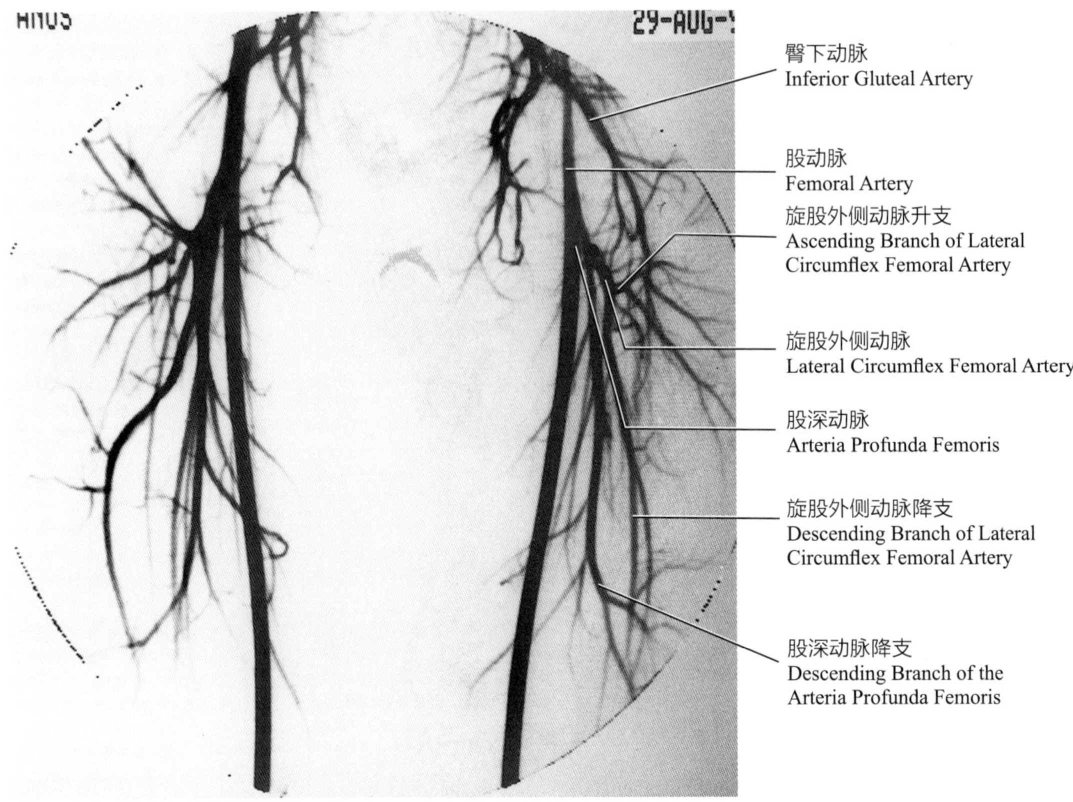
臀下动脉
Inferior Gluteal Artery
股动脉
Femoral Artery
旋股外侧动脉升支
Ascending Branch of Lateral Circumflex Femoral Artery
旋股外侧动脉
Lateral Circumflex Femoral Artery
股深动脉
Arteria Profunda Femoris
旋股外侧动脉降支
Descending Branch of Lateral Circumflex Femoral Artery
股深动脉降支
Descending Branch of the Arteria Profunda Femoris

图22.8　双侧股动脉造影图

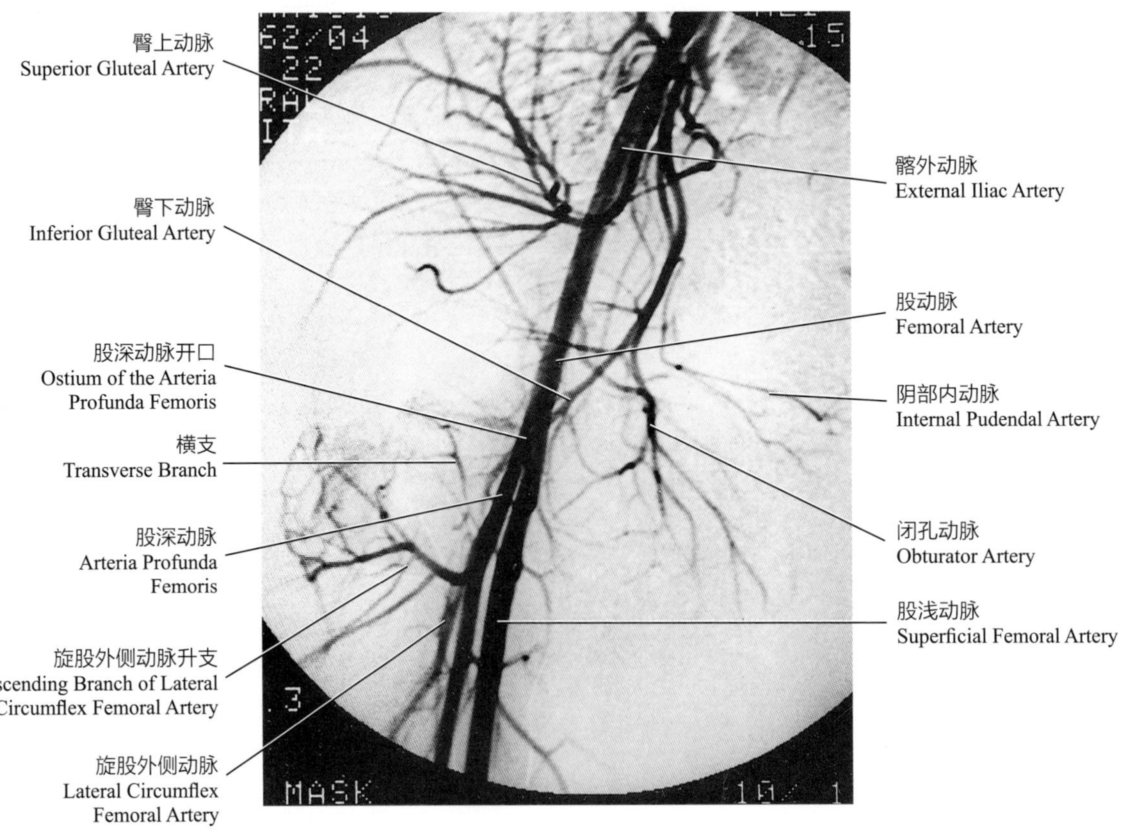
臀上动脉
Superior Gluteal Artery
臀下动脉
Inferior Gluteal Artery
股深动脉开口
Ostium of the Arteria Profunda Femoris
横支
Transverse Branch
股深动脉
Arteria Profunda Femoris
旋股外侧动脉升支
Ascending Branch of Lateral Circumflex Femoral Artery
旋股外侧动脉
Lateral Circumflex Femoral Artery
髂外动脉
External Iliac Artery
股动脉
Femoral Artery
阴部内动脉
Internal Pudendal Artery
闭孔动脉
Obturator Artery
股浅动脉
Superficial Femoral Artery

图22.9　右侧股动脉及分支造影

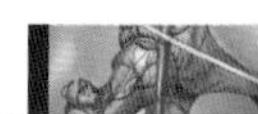

右髂总动脉
Right Common Iliac Artery
右髂内动脉
Right Internal Iliac Artery
右髂外动脉
Right External Iliac Artery
右腹壁下动脉
Right Inferior Epigastric Artery
右股总动脉
Right Common Femoral Artery
右股深动脉
Right Deep Femoral Artery
旋股外侧动脉升支
Ascending Branch of Lateral Femoral Circumflex Artery
旋股外侧动脉横支
Transverse Branch of Lateral Femoral Circumflex Artery
右旋股外侧动脉
Right Lateral Femoral Circumflex Artery
旋股外侧动脉降支
Descending Branch of Lateral Femoral Circumflex Artery
右股浅动脉
Right Superficial Femoral Artery
HAL
A

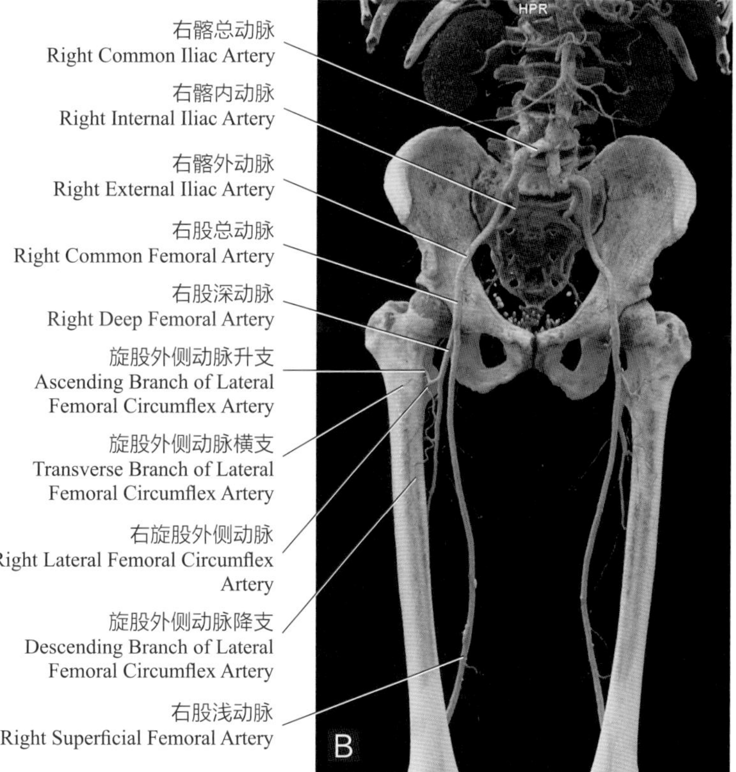

图22.10　A. 骨盆和近端下肢计算机断层血管造影的三维重建，可见两侧髂总动脉的钙化。B. 骨盆和近端下肢的前后位血管造影的三维重建

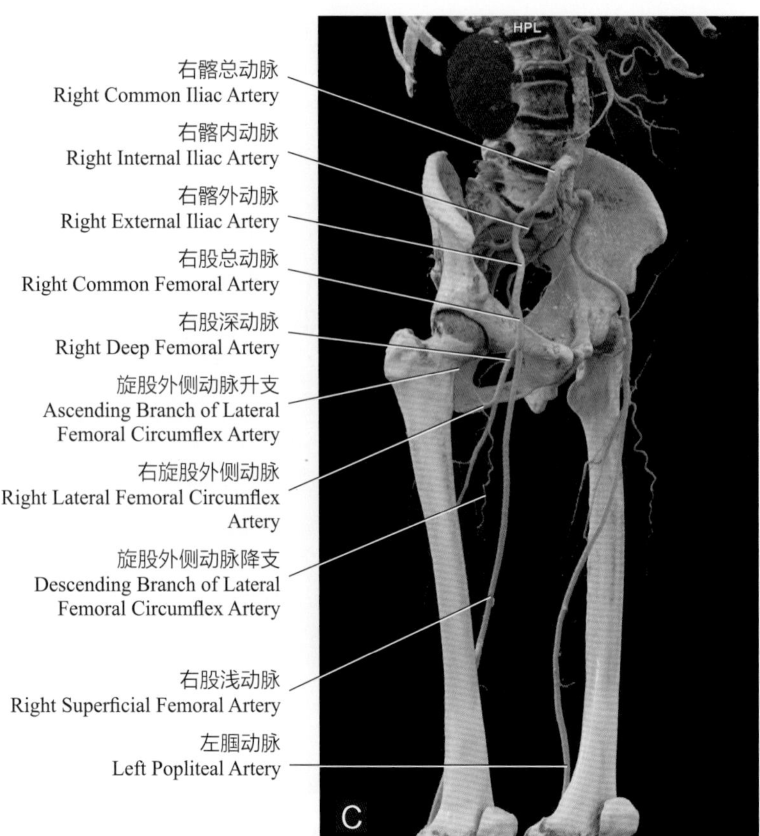
右髂总动脉
Right Common Iliac Artery
右髂内动脉
Right Internal Iliac Artery
右髂外动脉
Right External Iliac Artery
右股总动脉
Right Common Femoral Artery
右股深动脉
Right Deep Femoral Artery
旋股外侧动脉升支
Ascending Branch of Lateral Femoral Circumflex Artery
右旋股外侧动脉
Right Lateral Femoral Circumflex Artery
旋股外侧动脉降支
Descending Branch of Lateral Femoral Circumflex Artery
右股浅动脉
Right Superficial Femoral Artery
左腘动脉
Left Popliteal Artery
HPL
C

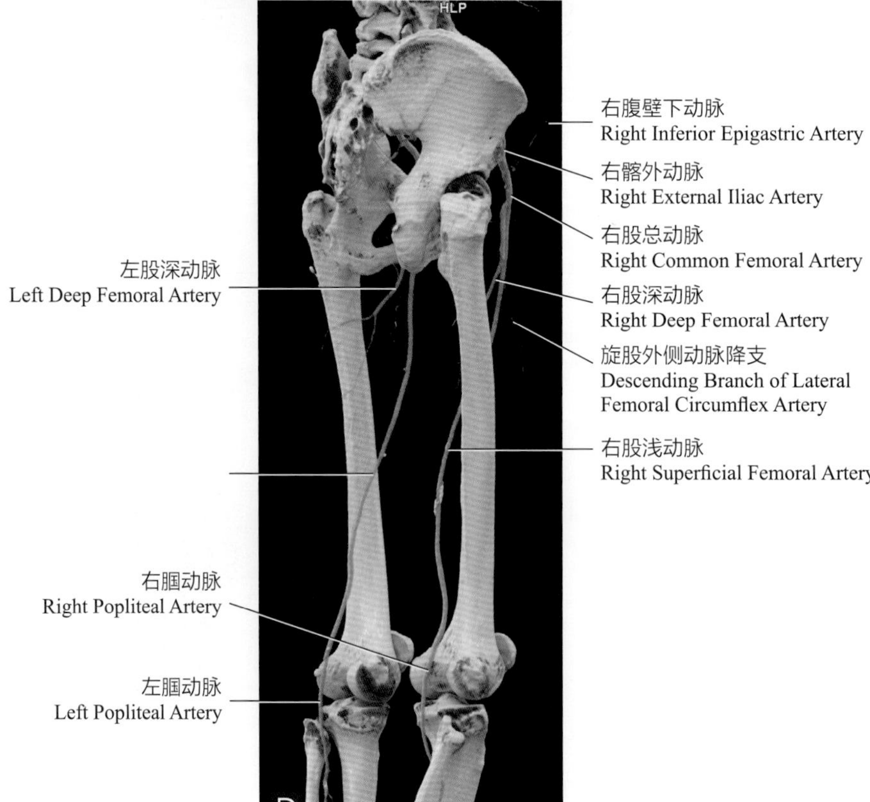
HLP
右腹壁下动脉
Right Inferior Epigastric Artery
右髂外动脉
Right External Iliac Artery
右股总动脉
Right Common Femoral Artery
右股深动脉
Right Deep Femoral Artery
旋股外侧动脉降支
Descending Branch of Lateral Femoral Circumflex Artery
右股浅动脉
Right Superficial Femoral Artery
左股深动脉
Left Deep Femoral Artery
右腘动脉
Right Popliteal Artery
左腘动脉
Left Popliteal Artery
D

图22.10（续） C. 骨盆和近端下肢的右前斜位血管三维重建。D. 骨盆和近端下肢的左前斜位血管三维重建

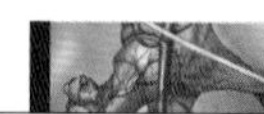

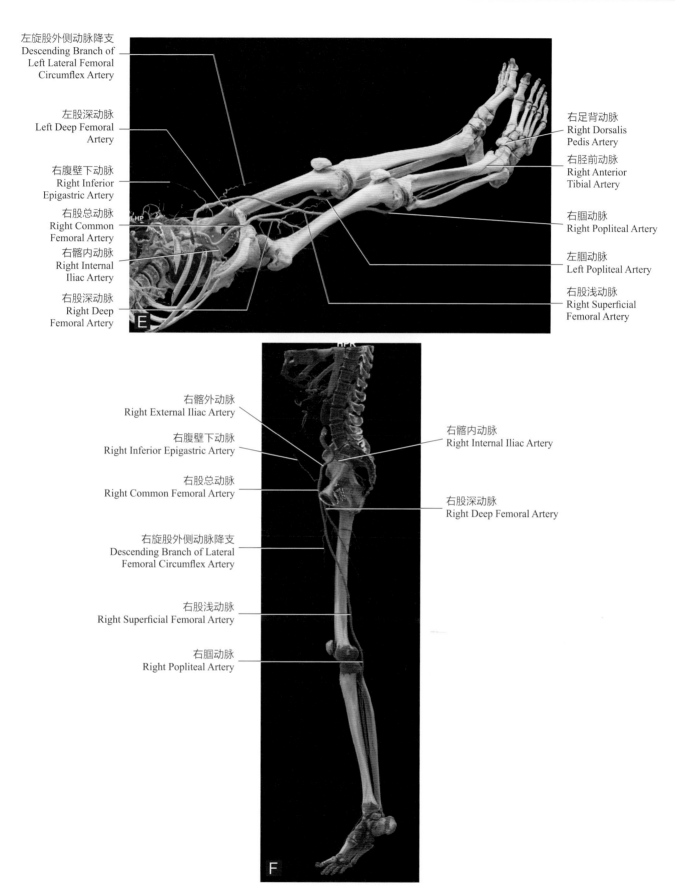

左旋股外侧动脉降支
Descending Branch of Left Lateral Femoral Circumflex Artery

左股深动脉
Left Deep Femoral Artery

右腹壁下动脉
Right Inferior Epigastric Artery

右股总动脉
Right Common Femoral Artery

右髂内动脉
Right Internal Iliac Artery

右股深动脉
Right Deep Femoral Artery

右足背动脉
Right Dorsalis Pedis Artery

右胫前动脉
Right Anterior Tibial Artery

右腘动脉
Right Popliteal Artery

左腘动脉
Left Popliteal Artery

右股浅动脉
Right Superficial Femoral Artery

LHP

E

HPK

右髂外动脉
Right External Iliac Artery

右腹壁下动脉
Right Inferior Epigastric Artery

右股总动脉
Right Common Femoral Artery

右旋股外侧动脉降支
Descending Branch of Lateral Femoral Circumflex Artery

右股浅动脉
Right Superficial Femoral Artery

右腘动脉
Right Popliteal Artery

右髂内动脉
Right Internal Iliac Artery

右股深动脉
Right Deep Femoral Artery

F

图22.10（续）　骨盆和近端下肢的侧斜位（E）、正侧位（F）血管三维重建，注意股浅动脉走行于股骨近心端前部逐渐转至后方腘窝，延续为腘动脉

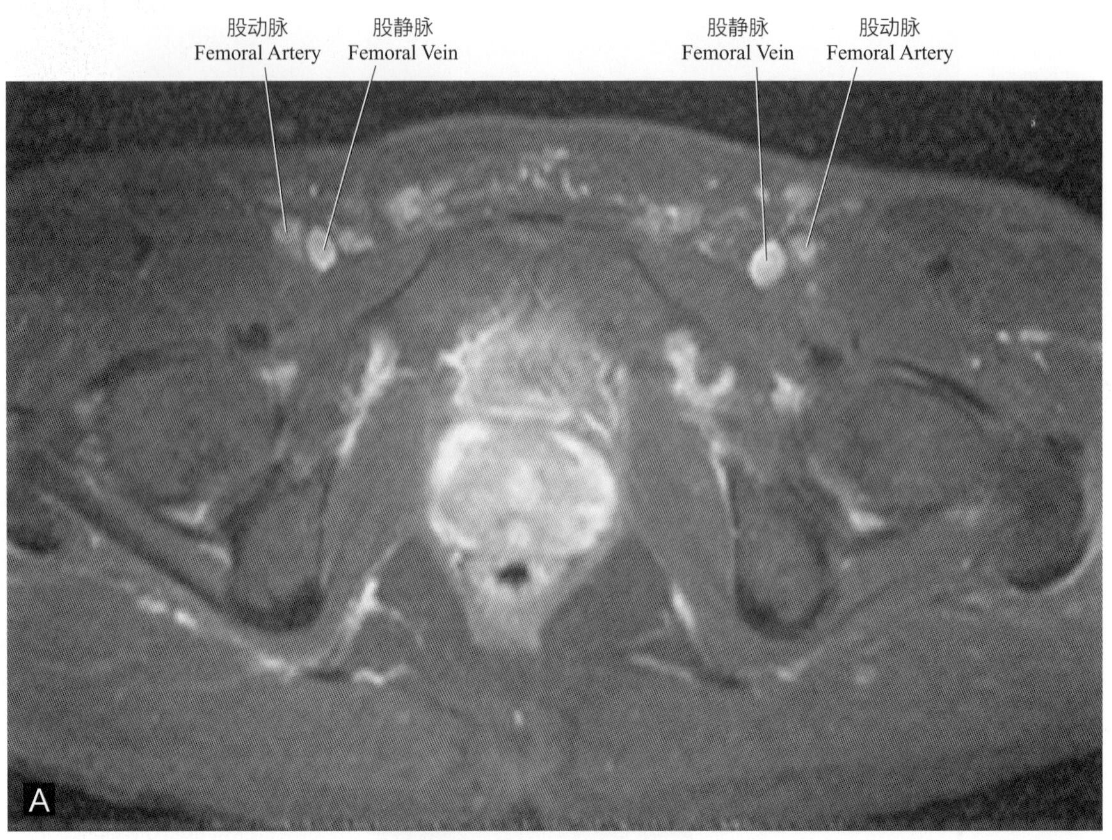

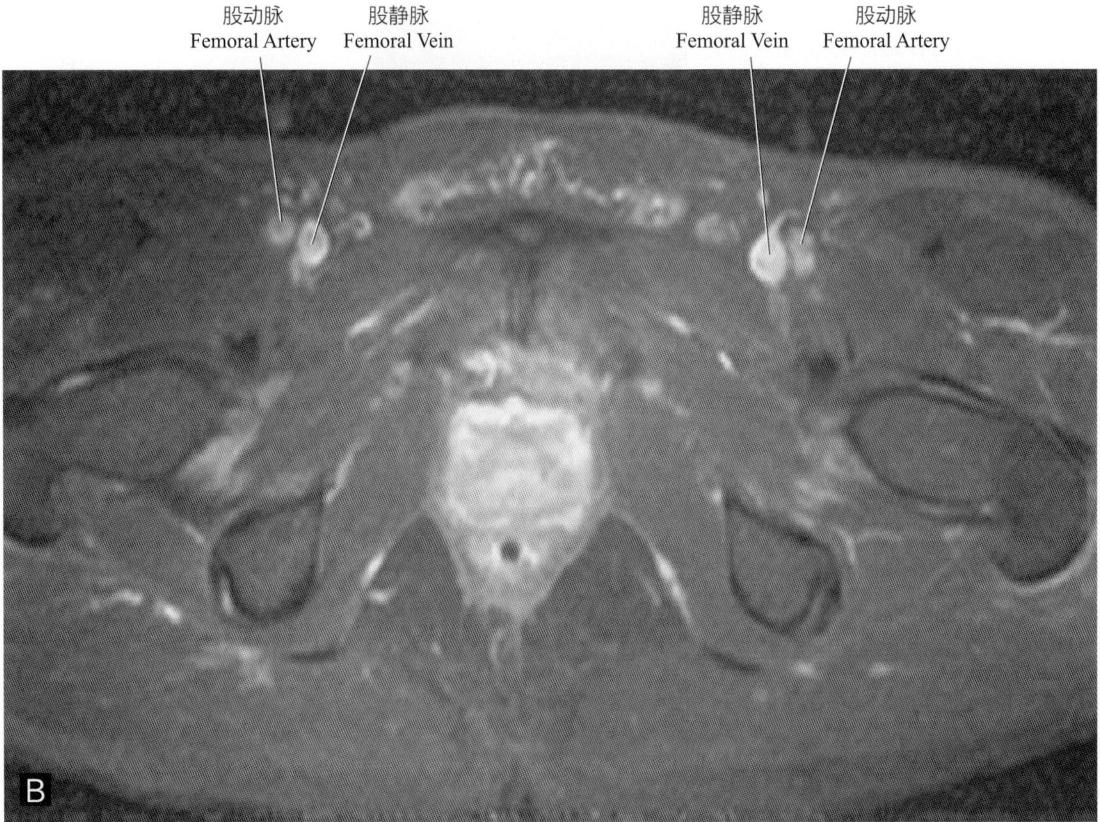

图22.11　腹股沟血管MRI，注意凸起的阴茎海绵体

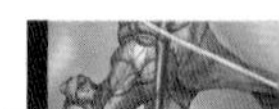

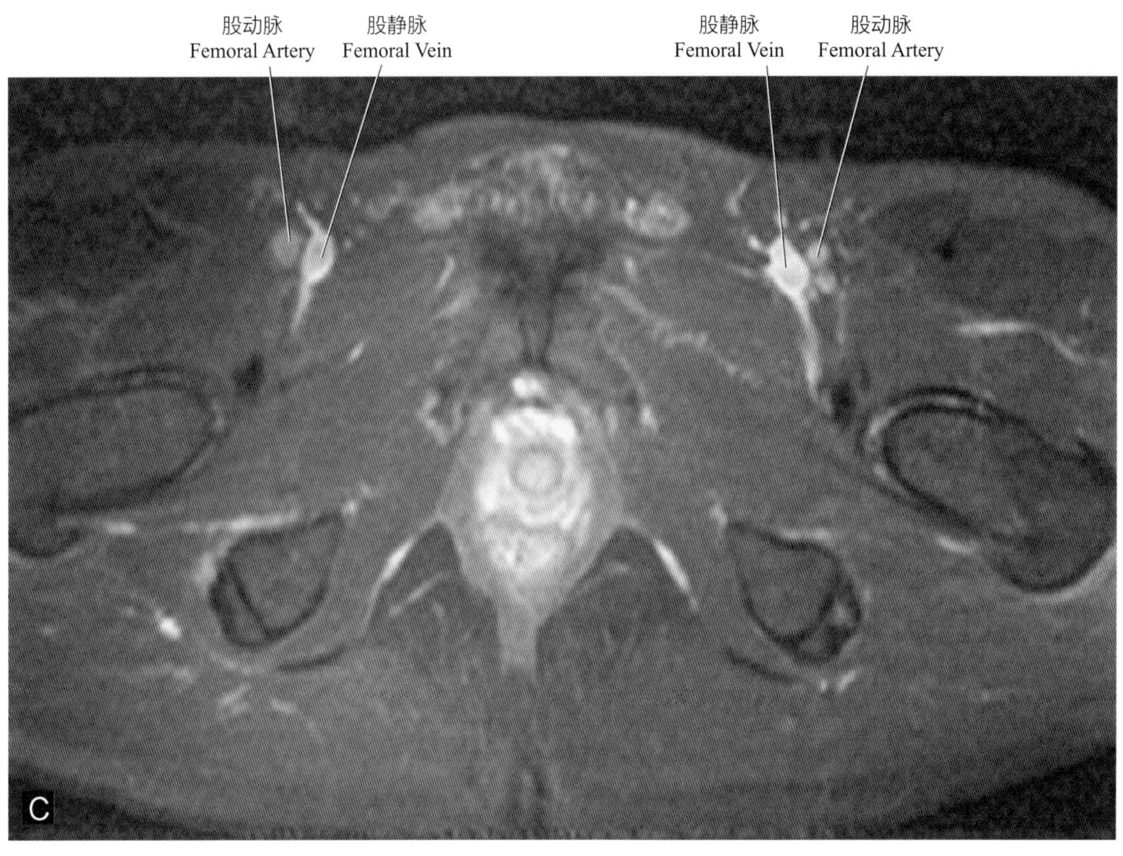
股动脉
Femoral Artery
股静脉
Femoral Vein
股静脉
Femoral Vein
股动脉
Femoral Artery
C

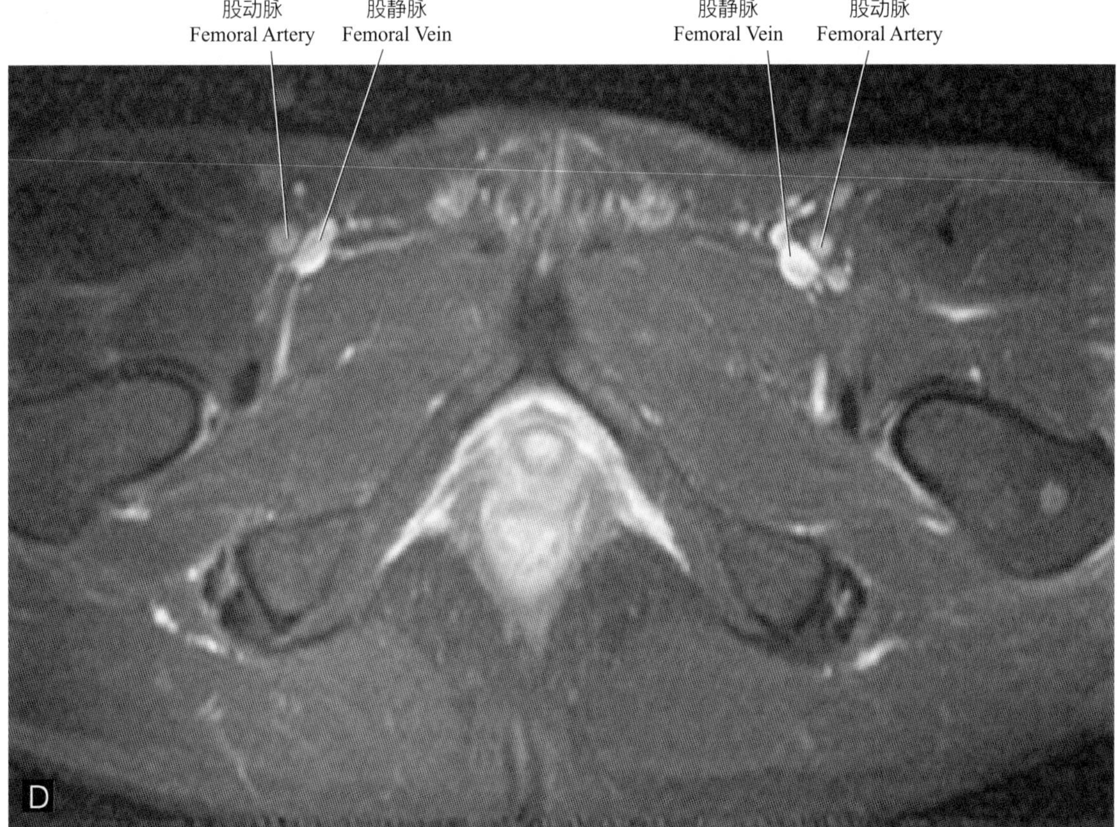
股动脉
Femoral Artery
股静脉
Femoral Vein
股静脉
Femoral Vein
股动脉
Femoral Artery
D

图22.11（续）

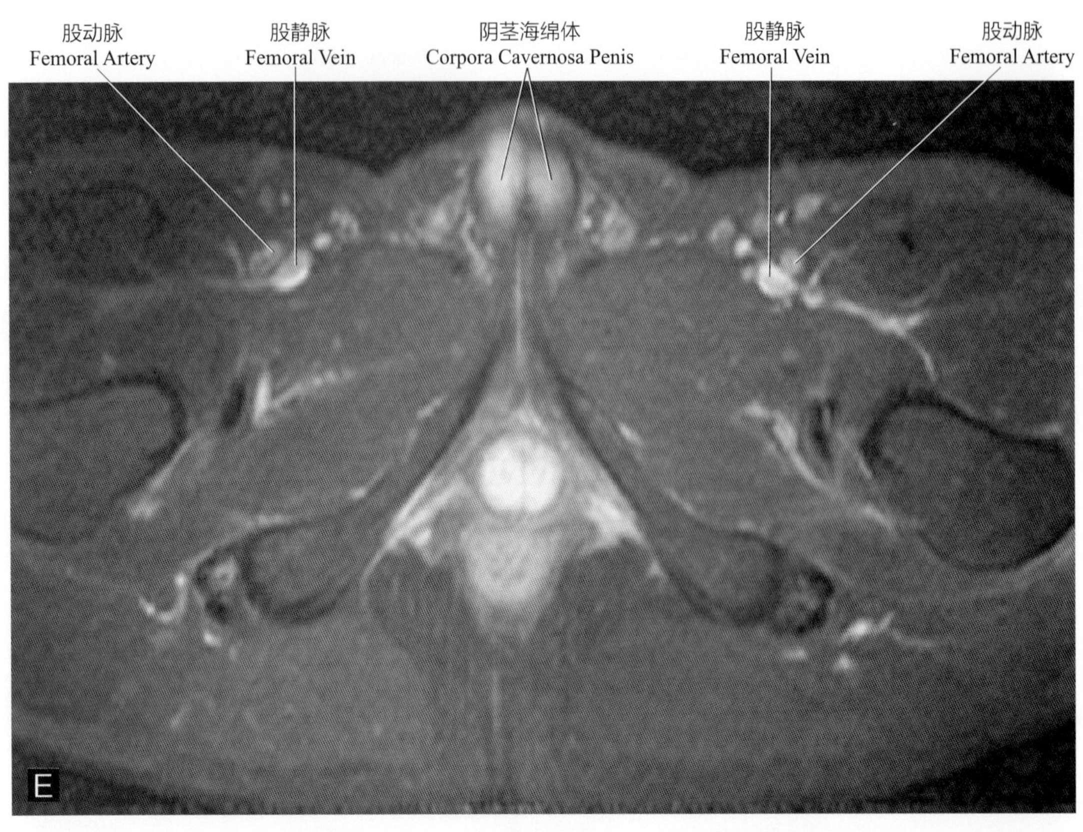
股动脉
Femoral Artery
股静脉
Femoral Vein
阴茎海绵体
Corpora Cavernosa Penis
股静脉
Femoral Vein
股动脉
Femoral Artery
E

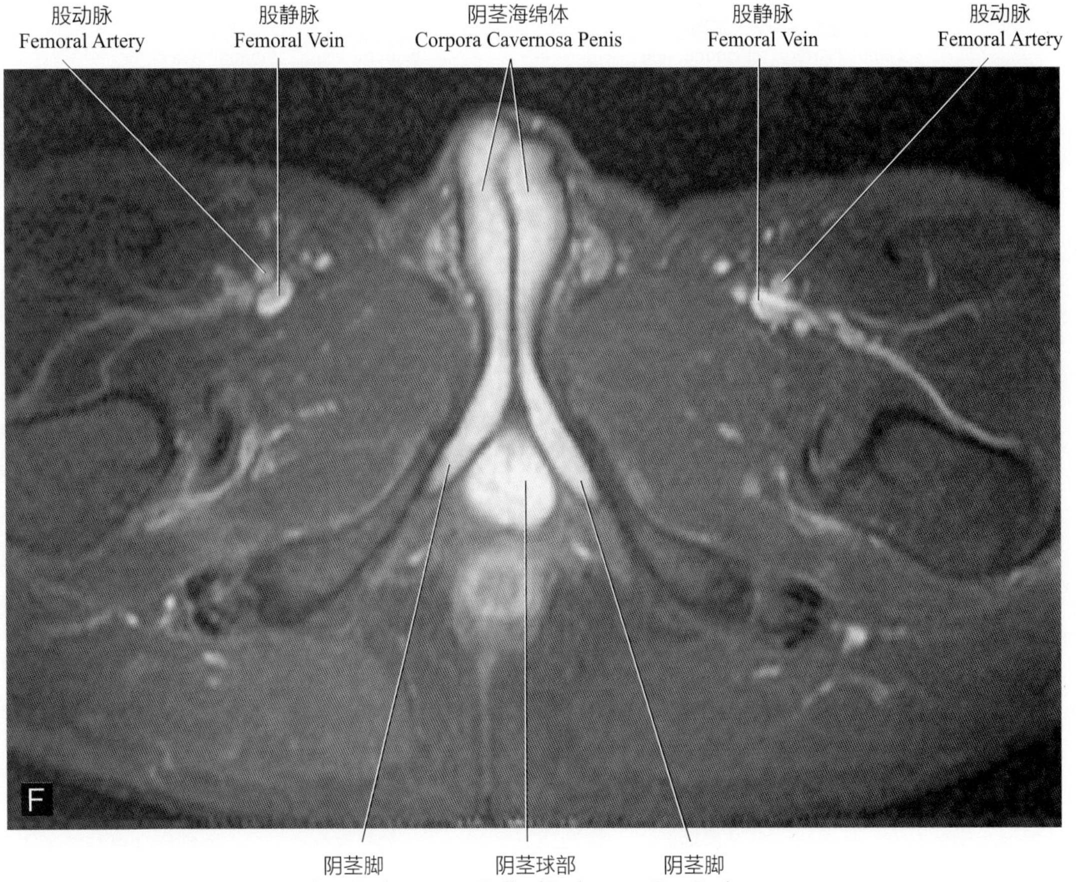
股动脉
Femoral Artery
股静脉
Femoral Vein
阴茎海绵体
Corpora Cavernosa Penis
股静脉
Femoral Vein
股动脉
Femoral Artery
F
阴茎脚
Crus Penis
阴茎球部
Bulb of Penis
阴茎脚
Crus Penis

图22.11（续）

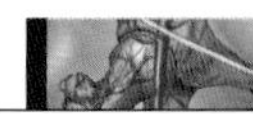

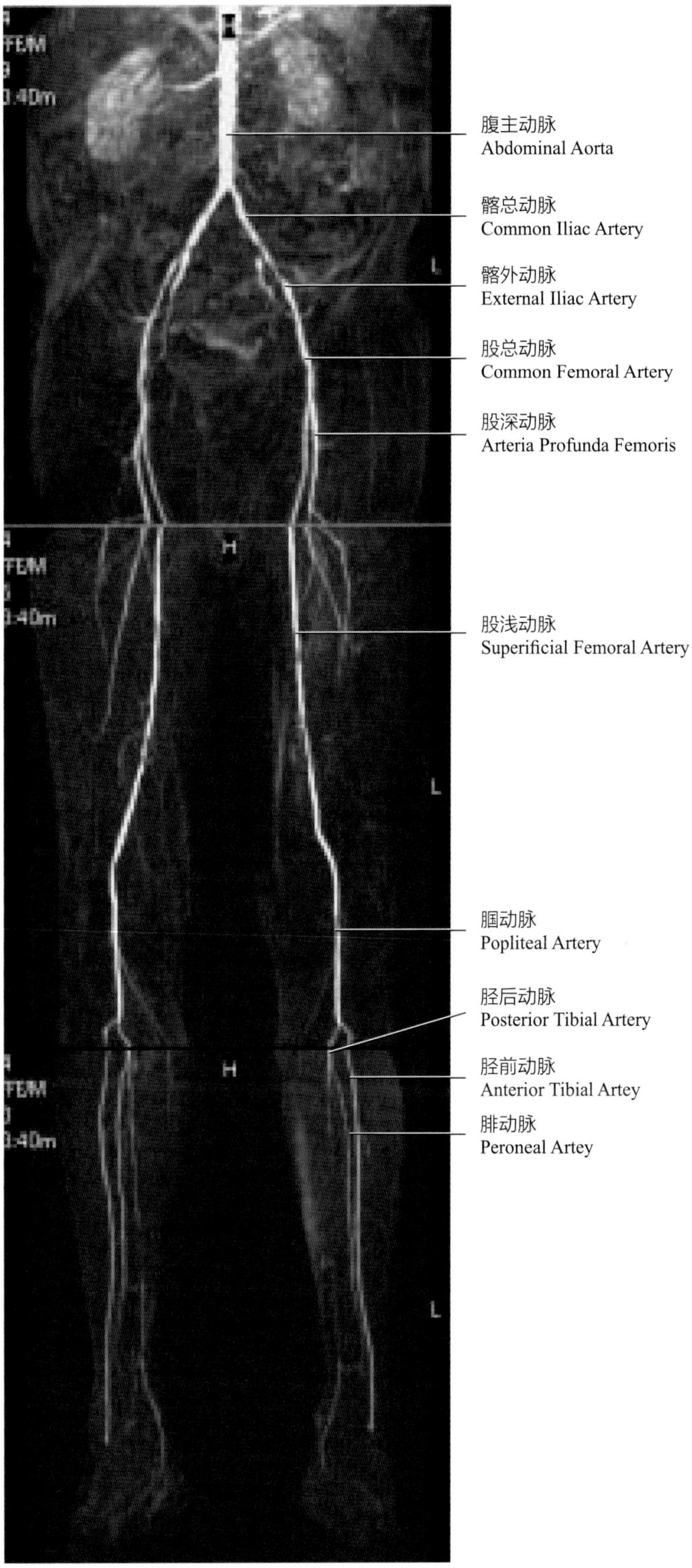

腹主动脉
Abdominal Aorta

髂总动脉
Common Iliac Artery

髂外动脉
External Iliac Artery

股总动脉
Common Femoral Artery

股深动脉
Arteria Profunda Femoris

股浅动脉
Superificial Femoral Artery

腘动脉
Popliteal Artery

胫后动脉
Posterior Tibial Artery

胫前动脉
Anterior Tibial Artey

腓动脉
Peroneal Artey

图22.12　下肢血管MRA，注意图像连接处的图像质量下降

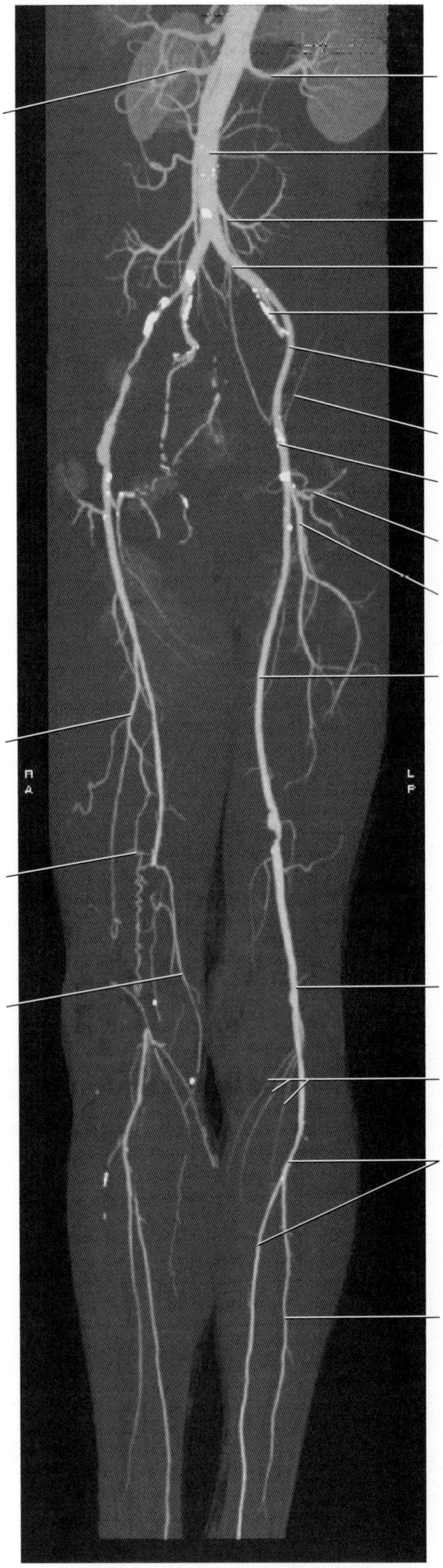

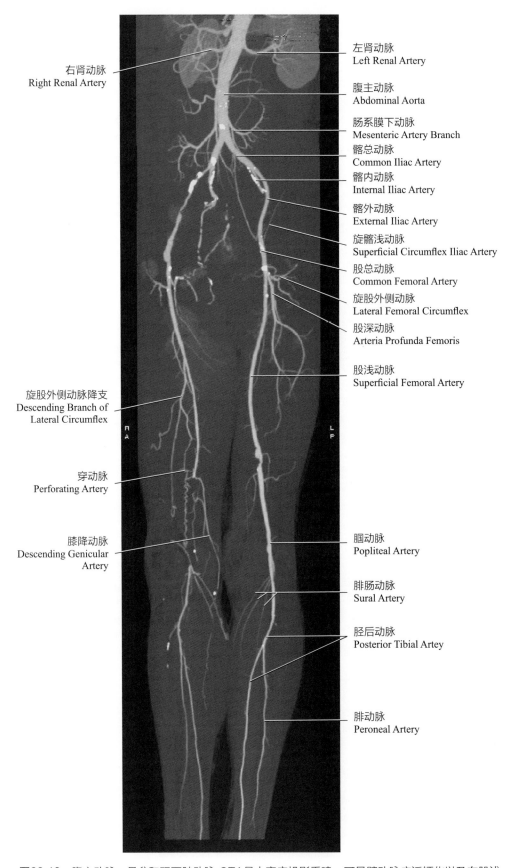

右肾动脉
Right Renal Artery

左肾动脉
Left Renal Artery

腹主动脉
Abdominal Aorta

肠系膜下动脉
Mesenteric Artery Branch

髂总动脉
Common Iliac Artery

髂内动脉
Internal Iliac Artery

髂外动脉
External Iliac Artery

旋髂浅动脉
Superficial Circumflex Iliac Artery

股总动脉
Common Femoral Artery

旋股外侧动脉
Lateral Femoral Circumflex

股深动脉
Arteria Profunda Femoris

股浅动脉
Superficial Femoral Artery

旋股外侧动脉降支
Descending Branch of
Lateral Circumflex

R
A

L
P

穿动脉
Perforating Artery

膝降动脉
Descending Genicular
Artery

腘动脉
Popliteal Artery

腓肠动脉
Sural Artery

胫后动脉
Posterior Tibial Artey

腓动脉
Peroneal Artery

图22.13　腹主动脉、骨盆和双下肢动脉 CTA最大密度投影重建，可见髂动脉广泛钙化以及右股浅动脉远端、腘动脉闭塞

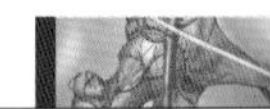

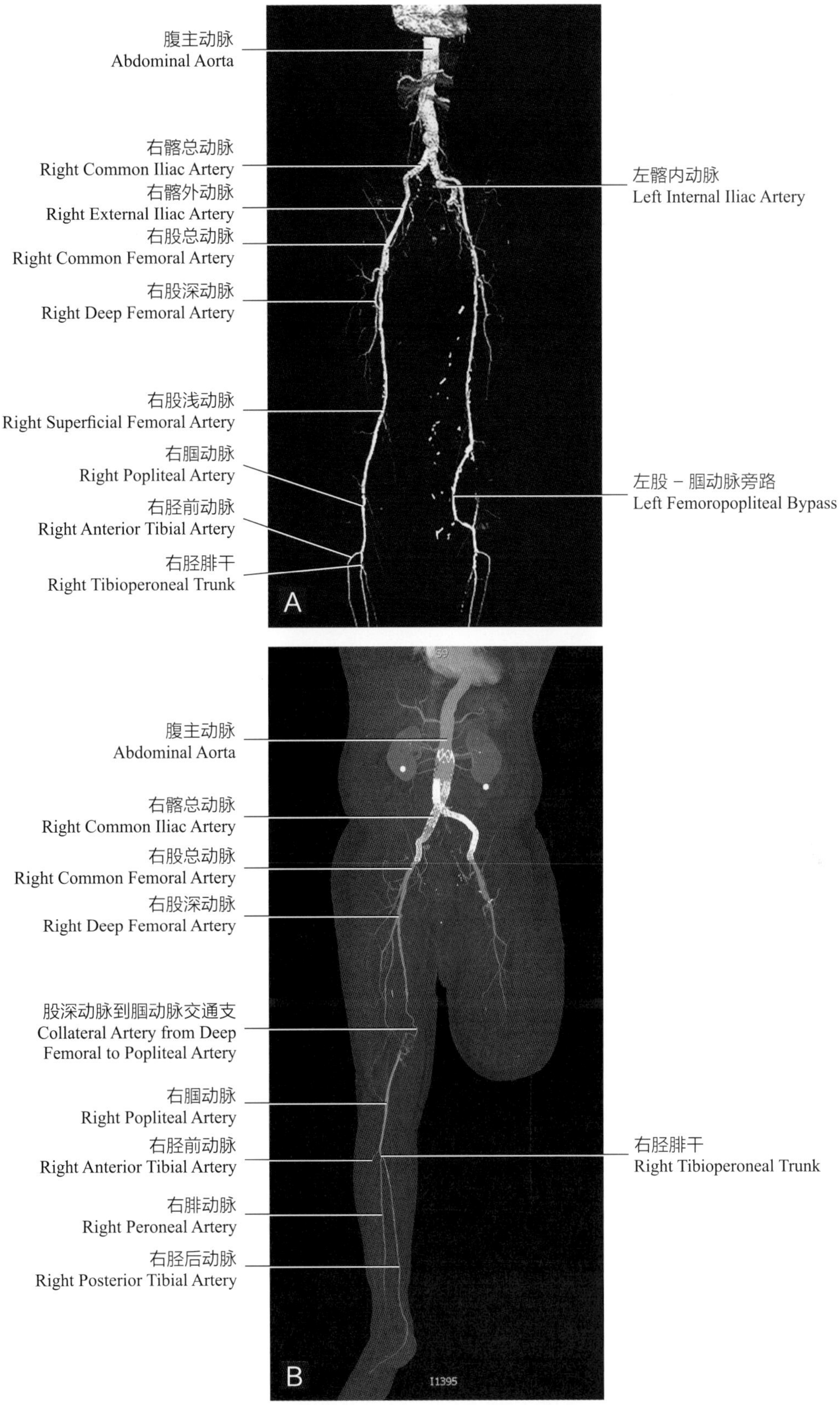

腹主动脉
Abdominal Aorta
右髂总动脉
Right Common Iliac Artery
右髂外动脉
Right External Iliac Artery
右股总动脉
Right Common Femoral Artery
右股深动脉
Right Deep Femoral Artery
右股浅动脉
Right Superficial Femoral Artery
右腘动脉
Right Popliteal Artery
右胫前动脉
Right Anterior Tibial Artery
右胫腓干
Right Tibioperoneal Trunk
左髂内动脉
Left Internal Iliac Artery
左股－腘动脉旁路
Left Femoropopliteal Bypass
A

腹主动脉
Abdominal Aorta
右髂总动脉
Right Common Iliac Artery
右股总动脉
Right Common Femoral Artery
右股深动脉
Right Deep Femoral Artery
股深动脉到腘动脉交通支
Collateral Artery from Deep
Femoral to Popliteal Artery
右腘动脉
Right Popliteal Artery
右胫前动脉
Right Anterior Tibial Artery
右腓动脉
Right Peroneal Artery
右胫后动脉
Right Posterior Tibial Artery
右胫腓干
Right Tibioperoneal Trunk
B
11395

图22.14　A. 腹主动脉和下肢动脉三维CTA重建，可见左侧腘动脉闭塞，远端的左股浅动脉与腘动脉旁路通畅。B. 腹主动脉和下肢动脉最大密度投影CTA重建，可见覆盖腹主动脉瘤的覆膜支架通畅，双侧股浅动脉闭塞，左膝以下截肢

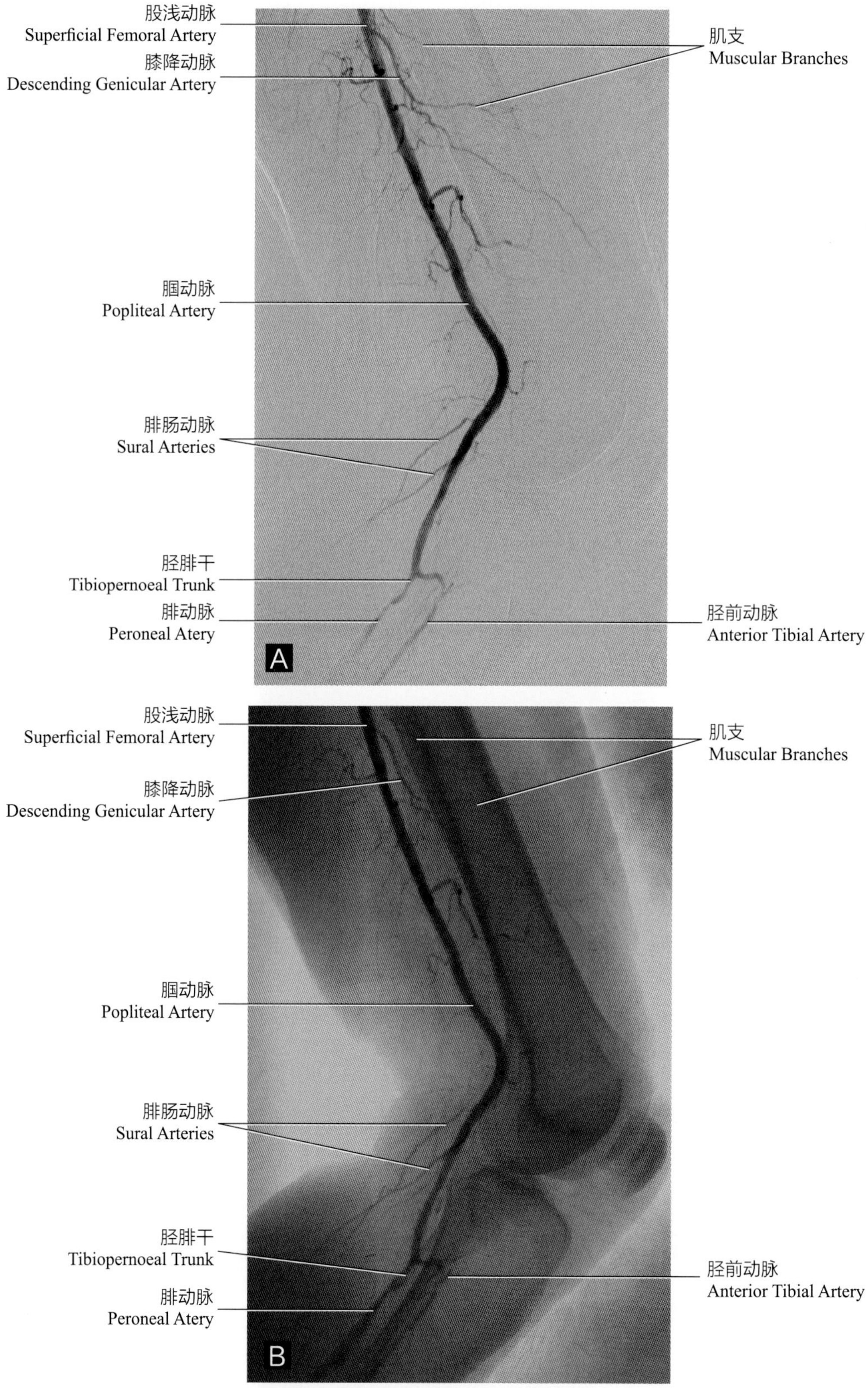

图22.15　左下肢血管造影的减影图（A）及不减影图（B），显示膝关节部分弯曲状态下的股浅动脉及腘动脉

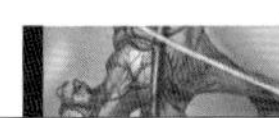

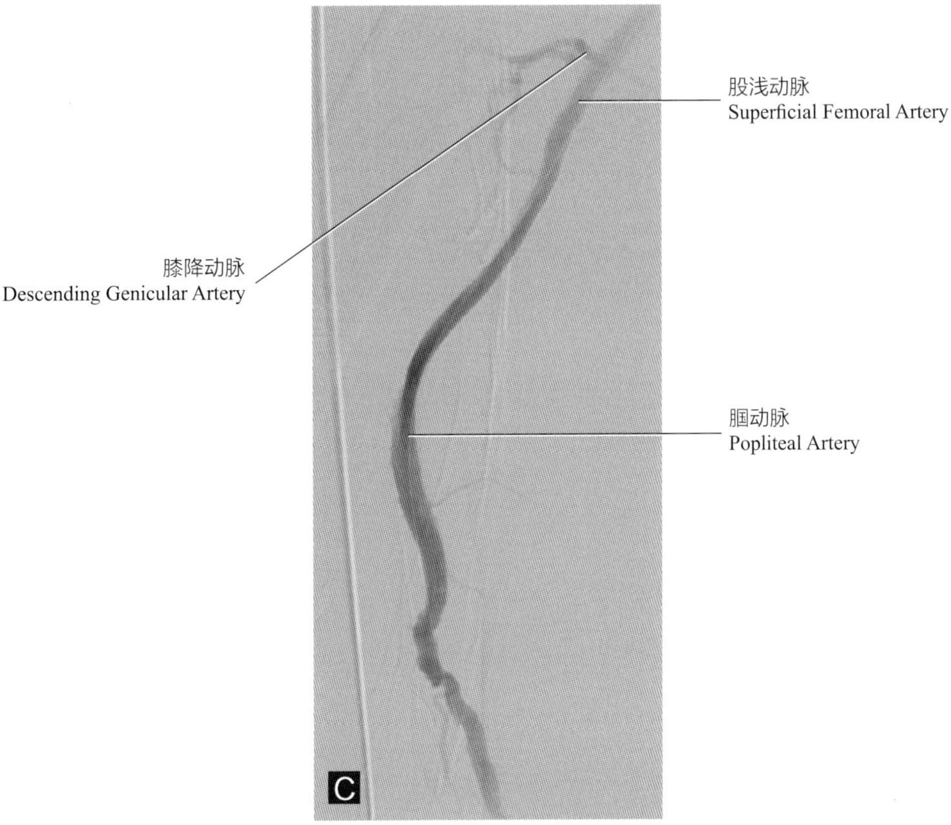

股浅动脉
Superficial Femoral Artery

膝降动脉
Descending Genicular Artery

腘动脉
Popliteal Artery

C

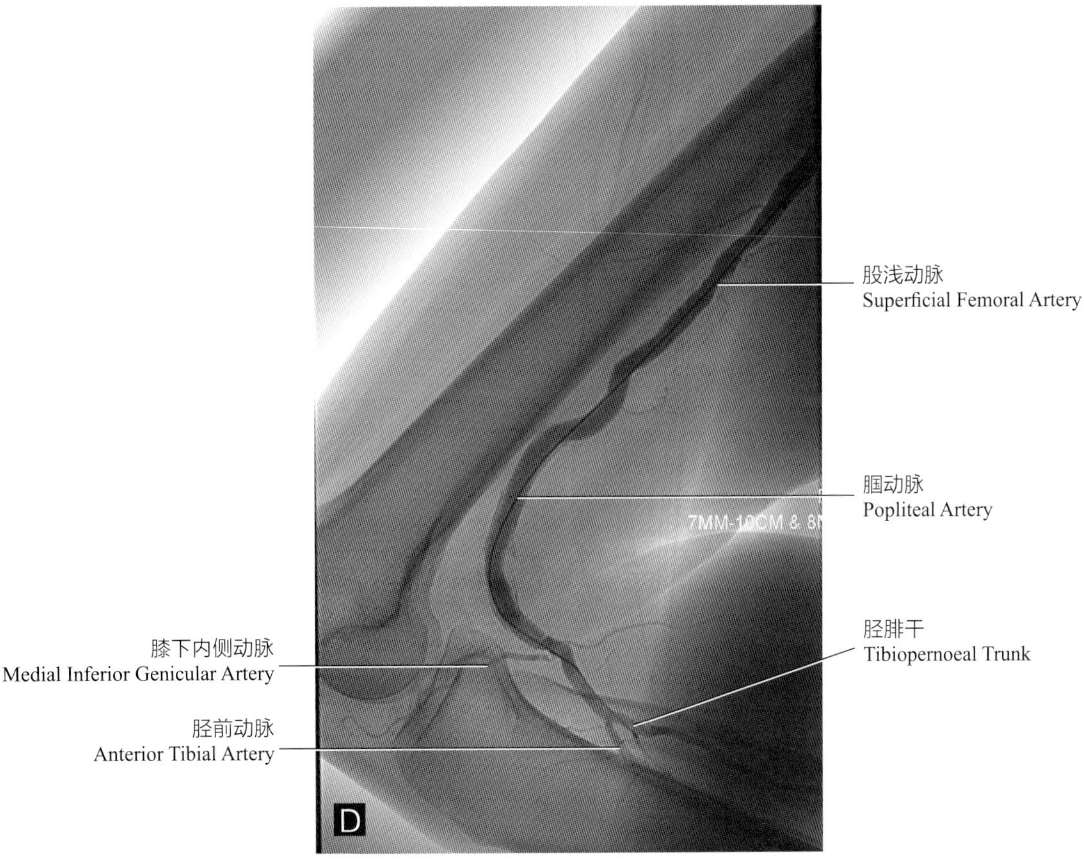

股浅动脉
Superficial Femoral Artery

腘动脉
Popliteal Artery

7MM-10CM & 8M

胫腓干
Tibiopernoeal Trunk

膝下内侧动脉
Medial Inferior Genicular Artery

胫前动脉
Anterior Tibial Artery

D

图22.15（续）　C. 膝关节部分弯曲下的右下肢血管造影的减影图。D. 膝关节完全弯曲下右下肢血管造影的减影图，注意股浅动脉–腘动脉移行处支架通畅及其对血管的相应影响（扭曲）

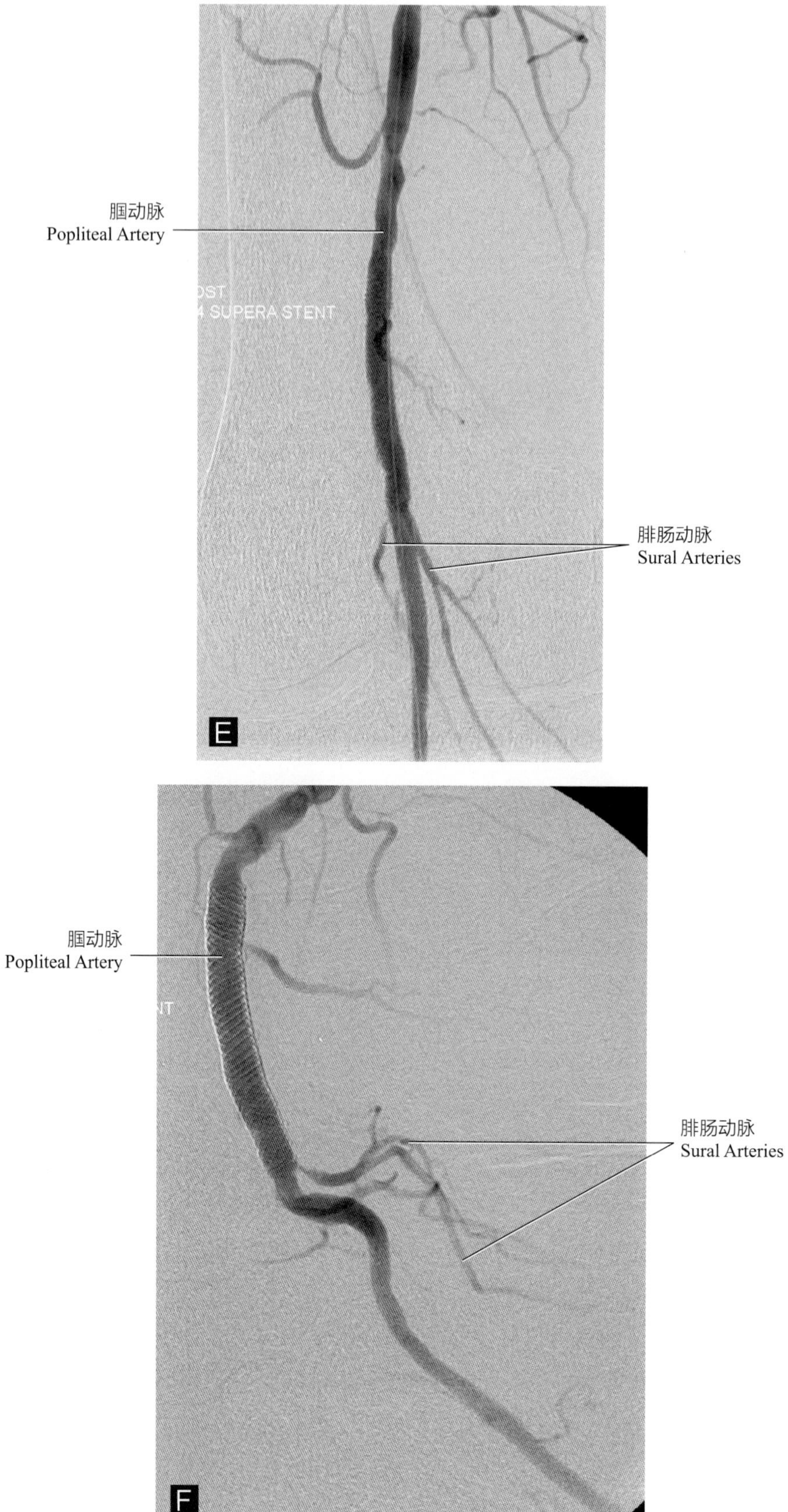

腘动脉
Popliteal Artery

腓肠动脉
Sural Arteries

E

腘动脉
Popliteal Artery

腓肠动脉
Sural Arteries

F

图22.15（续） 膝关节伸直（E）和弯曲（F）状态下右侧股浅动脉远端及腘动脉造影，注意腘动脉处支架通畅，血管随着膝关节弯曲发生扭曲和旋转

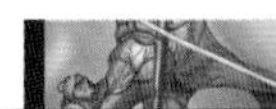

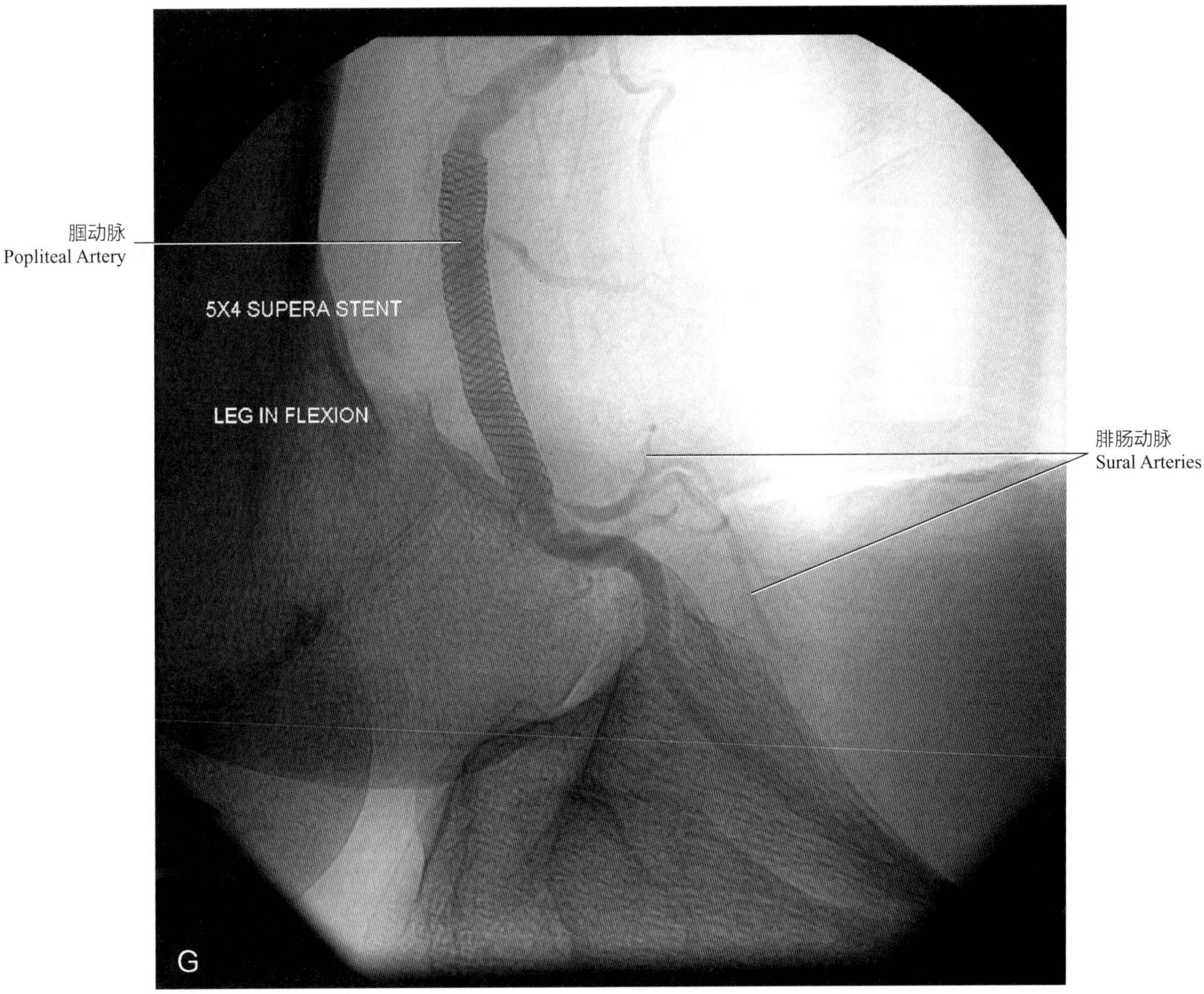

腘动脉
Popliteal Artery

5X4 SUPERA STENT

LEG IN FLEXION

腓肠动脉
Sural Arteries

G

图22.15（续） G. 膝关节弯曲状态下右侧股浅动脉远端及腘动脉造影，注意腘动脉处支架通畅，血管随着膝关节弯曲发生扭曲和旋转

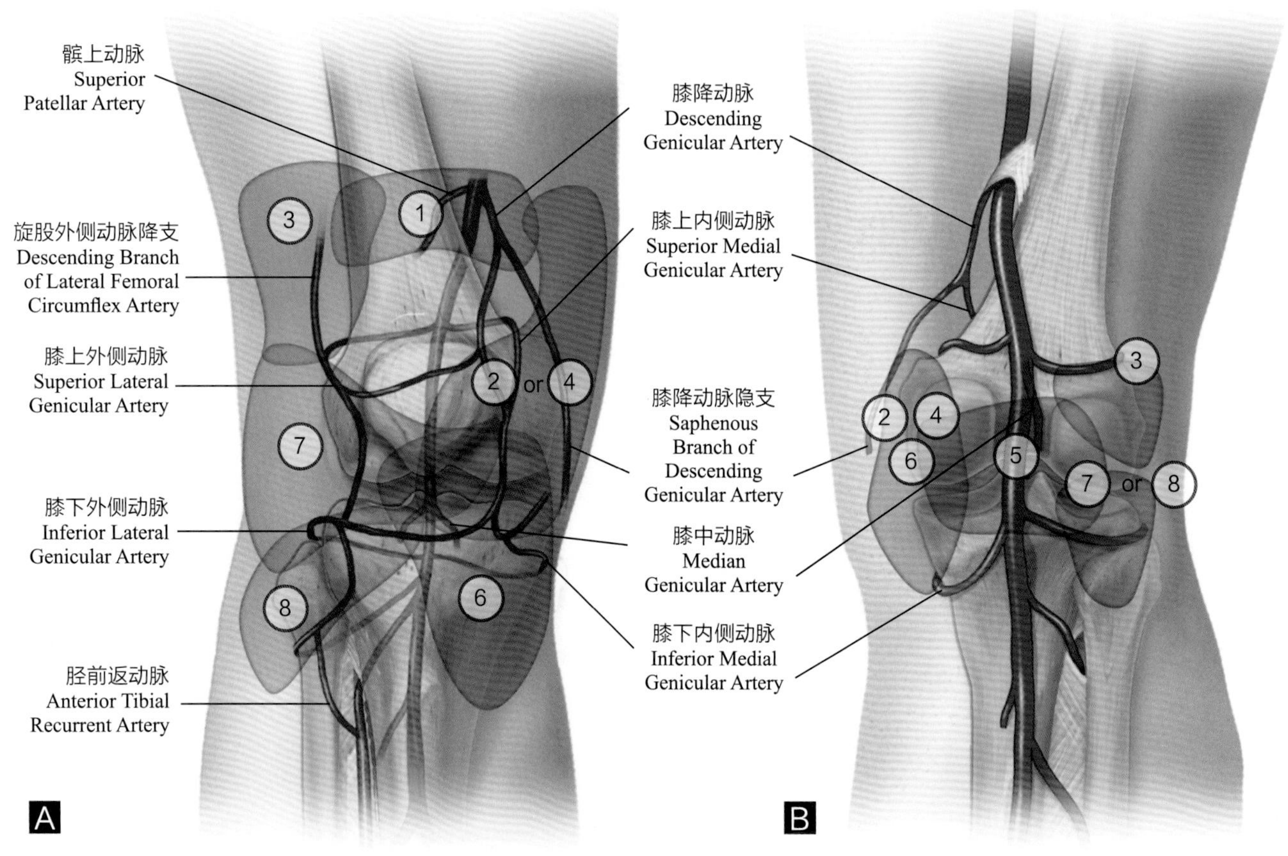

图22.16 膝关节处腘动脉分支及相应的膝动脉分布的示意图。A. 前视图。B. 后视图。1，髌上动脉；2，膝下动脉；3，膝上外侧动脉；4，膝上内侧动脉；5，膝中动脉；6，膝下内侧动脉；7，膝下外侧动脉；8，胫前返动脉

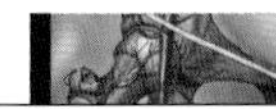

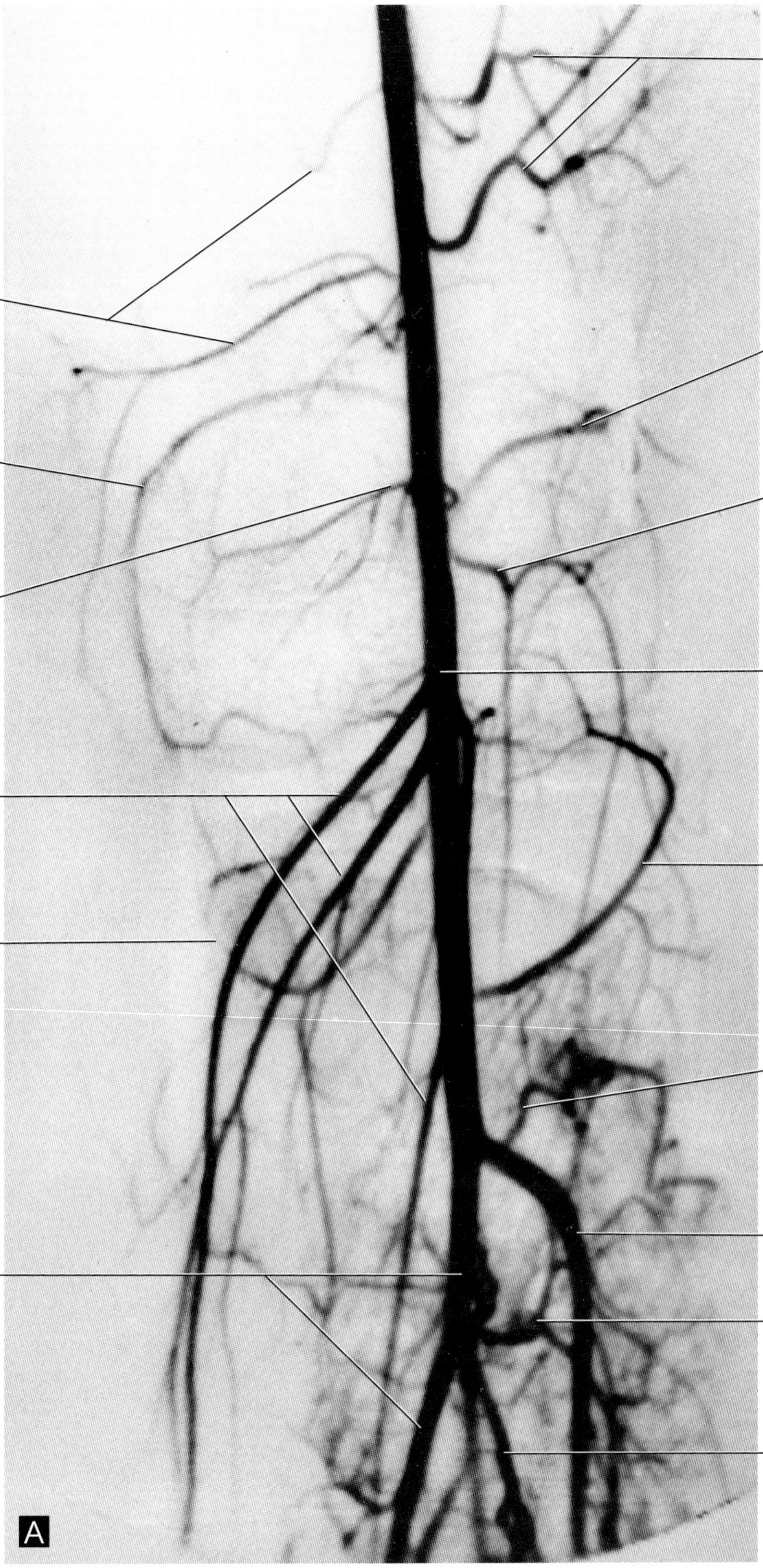

肌支
Muscular Branches

肌支
Muscular Branches

膝上外侧动脉
Lateral Superior Genicular Artery

膝上内侧动脉
Medial Superior Genicular Artery

膝中动脉
Median Genicular Artery

膝中动脉
Median Genicular Artery

腘动脉
Popliteal Artery

腓肠动脉
Sural Artery

膝下外侧动脉
Lateral Inferior Genicular Artery

膝下内侧动脉
Medial Inferior Genicular Artery

胫前返动脉
Anterior Tibial Recurrent Artery

胫前动脉
Anterior Tibial Artery

胫后动脉
Posterior Tibial Artery

腓动脉旋支
Circumflex Fibular Artery

腓动脉
Peroneal Artery

A

图22.17　A. 腘动脉及其分支正位血管造影

膝中动脉
Middle Genicular Artery
肌支
Muscular Branches
腘动脉
Popliteal Artery
肌支
Muscular Branches
膝上外侧动脉
Lateral Superior Genicular Artery
膝上内侧动脉
Medial Superior Genicular Artery
B
腓肠动脉
Sural Artery
腓动脉
Peroneal Artery
胫后动脉
Posterior Tibial Artery
胫前动脉
Anterior Tibial Artery
腓动脉旋支
Circumflex Fibular Artery
胫前返动脉
Anterior Tibial Recurrent Artery
膝下内侧动脉
Medial Inferior Genicular Artery
膝下外侧动脉
Lateral Inferior Genicular Artery
膝关节深部血管网
Deep Network of Genicular Anastomosis
膝关节浅部血管网
Superficial Network of Genicular Anastomosis

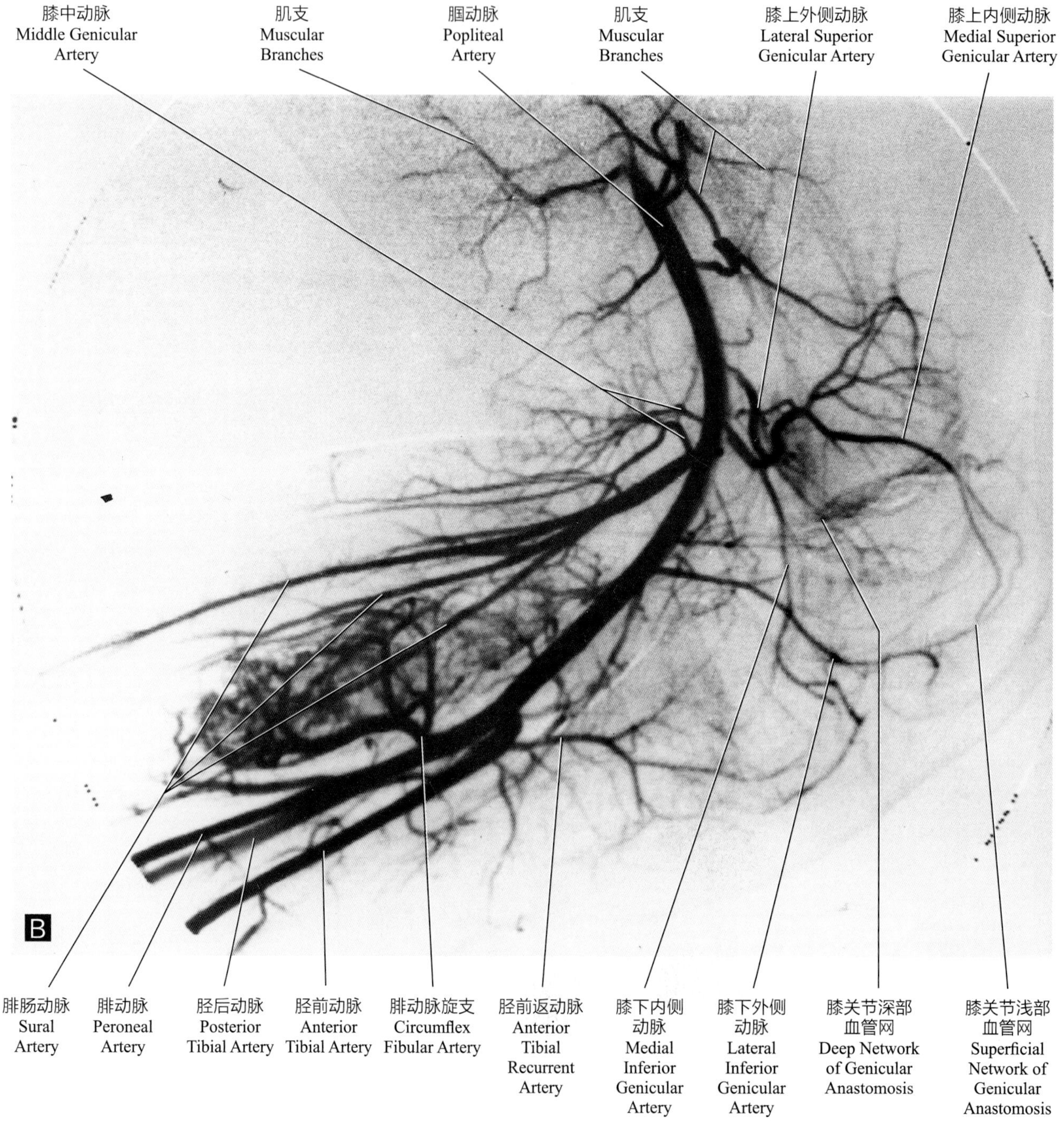

图22.17（续） B. 腘动脉侧位造影显示主要分支，可见富血供病灶由腘窝处腓动脉旋支供应

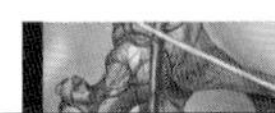

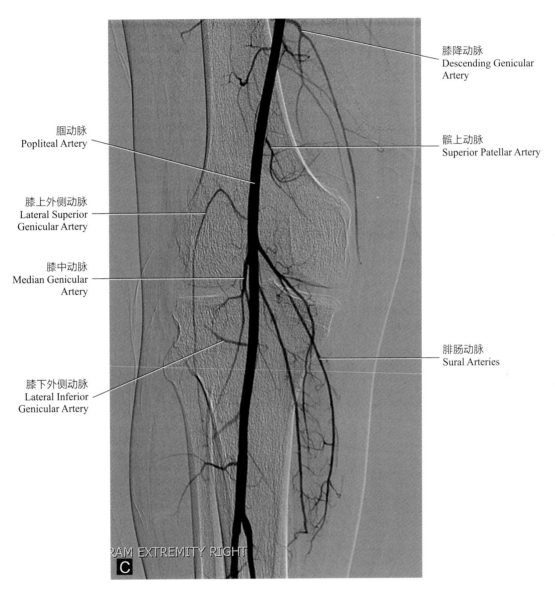

膝降动脉
Descending Genicular Artery

腘动脉
Popliteal Artery

髌上动脉
Superior Patellar Artery

膝上外侧动脉
Lateral Superior Genicular Artery

膝中动脉
Median Genicular Artery

腓肠动脉
Sural Arteries

膝下外侧动脉
Lateral Inferior Genicular Artery

RAM EXTREMITY RIGHT
C

图22.17（续） C. 正常左下肢膝部血管造影，可见长段的腘动脉及膝部分支（解剖变异）

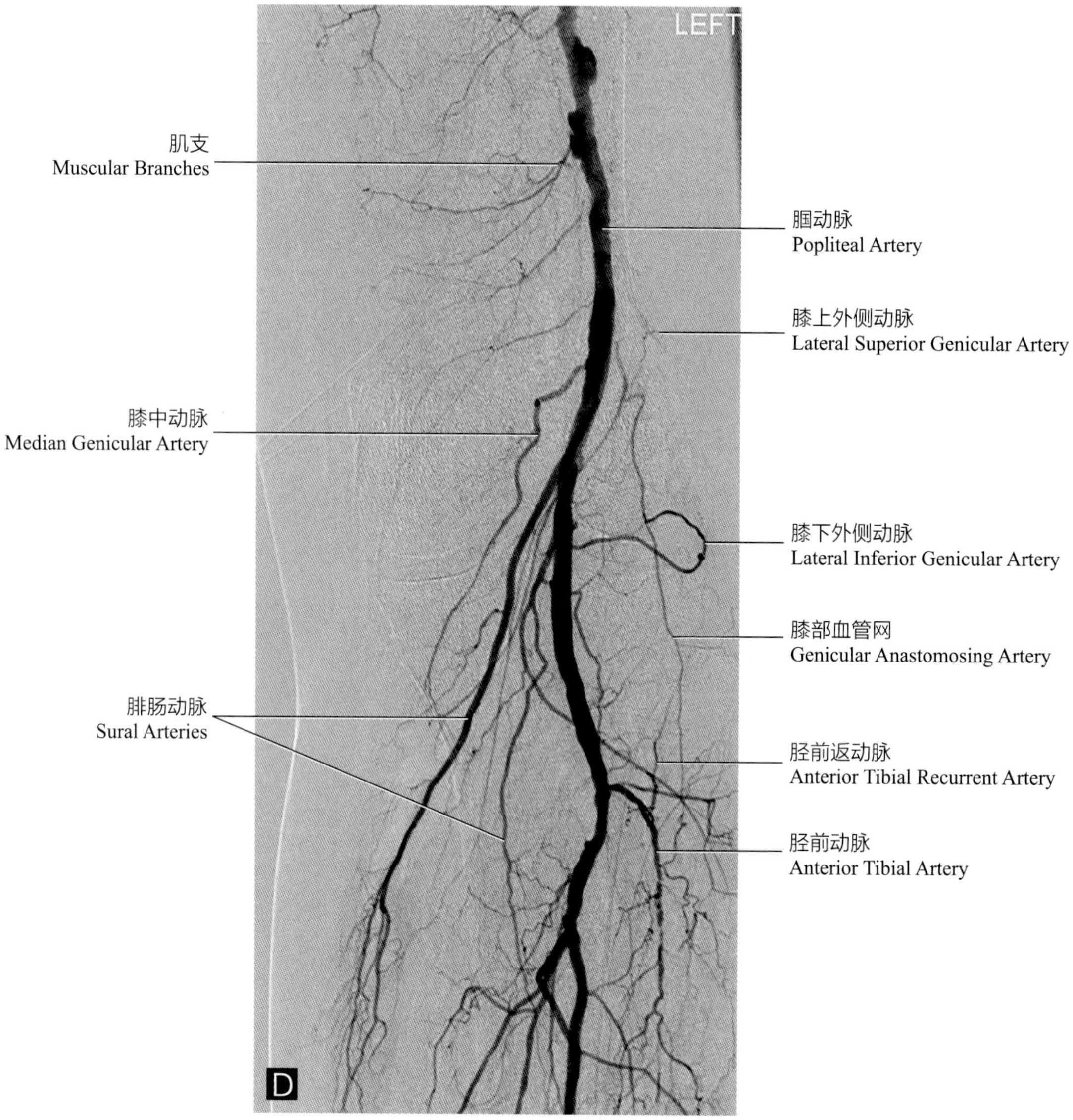

LEFT

肌支
Muscular Branches

腘动脉
Popliteal Artery

膝上外侧动脉
Lateral Superior Genicular Artery

膝中动脉
Median Genicular Artery

膝下外侧动脉
Lateral Inferior Genicular Artery

膝部血管网
Genicular Anastomosing Artery

腓肠动脉
Sural Arteries

胫前返动脉
Anterior Tibial Recurrent Artery

胫前动脉
Anterior Tibial Artery

D

图22.17（续） D. 左下肢膝部血管造影，注意膝部分支及腓肠动脉，胫前动脉和胫后动脉近端闭塞

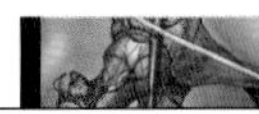

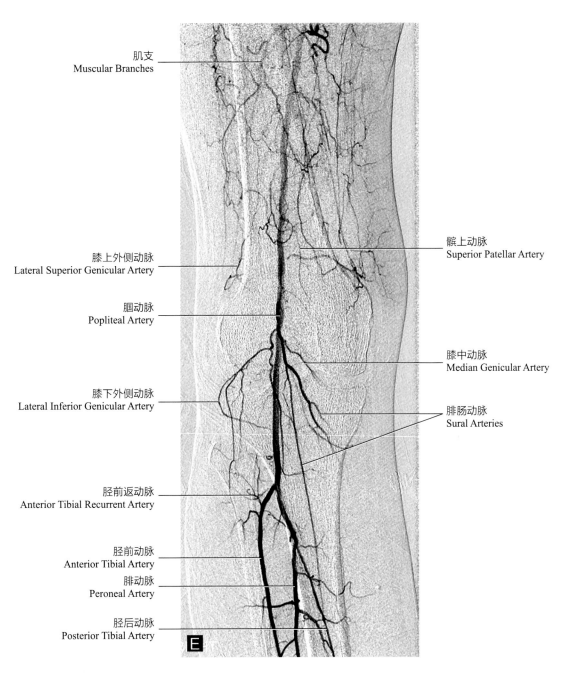

肌支
Muscular Branches

髌上动脉
Superior Patellar Artery

膝上外侧动脉
Lateral Superior Genicular Artery

腘动脉
Popliteal Artery

膝中动脉
Median Genicular Artery

膝下外侧动脉
Lateral Inferior Genicular Artery

腓肠动脉
Sural Arteries

胫前返动脉
Anterior Tibial Recurrent Artery

胫前动脉
Anterior Tibial Artery

腓动脉
Peroneal Artery

胫后动脉
Posterior Tibial Artery

E

图22.17（续）　E. 右下肢膝部及小腿近端造影图，注意膝动脉分布

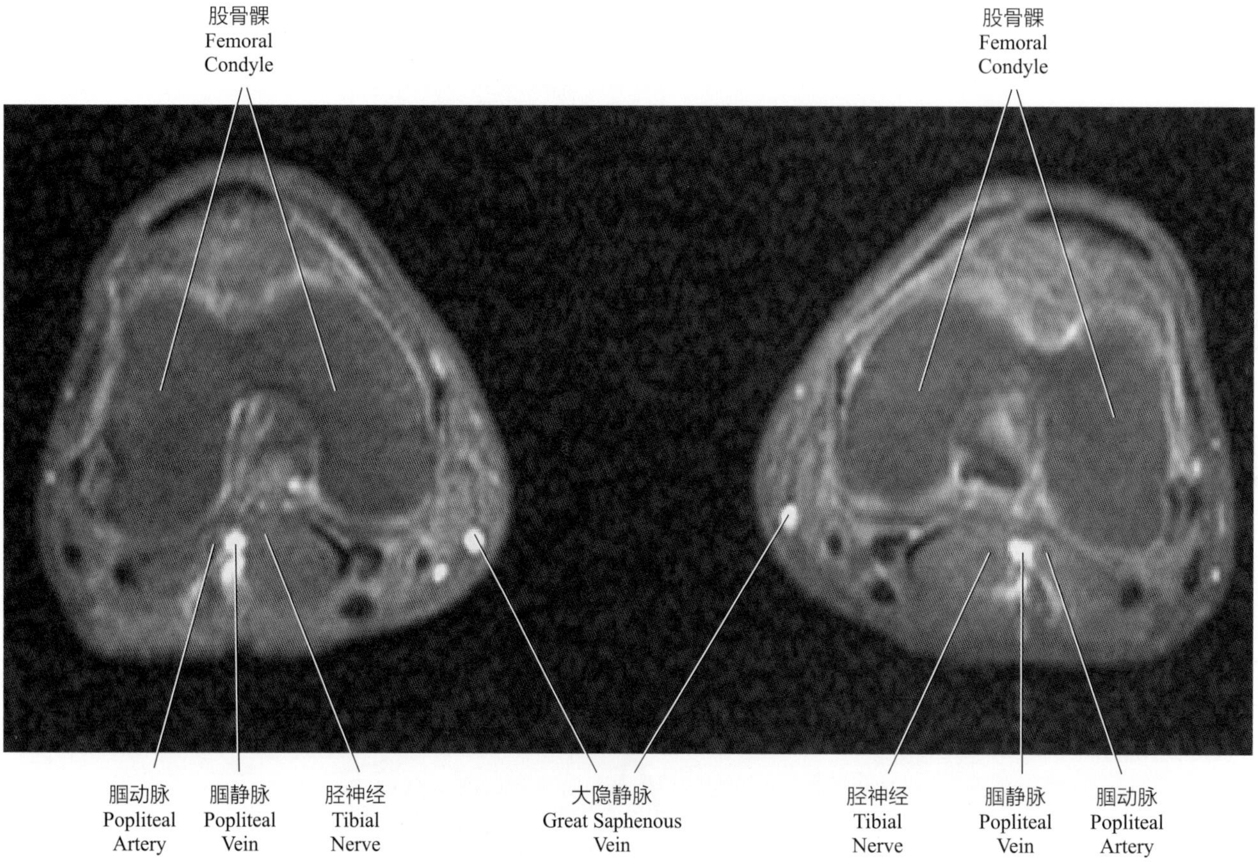

股骨髁 Femoral Condyle　　股骨髁 Femoral Condyle

腘动脉 Popliteal Artery　腘静脉 Popliteal Vein　胫神经 Tibial Nerve　大隐静脉 Great Saphenous Vein　胫神经 Tibial Nerve　腘静脉 Popliteal Vein　腘动脉 Popliteal Artery

图22.18　膝关节血管MRI横切面显示腘动脉和腘静脉及其关系

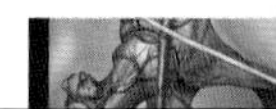

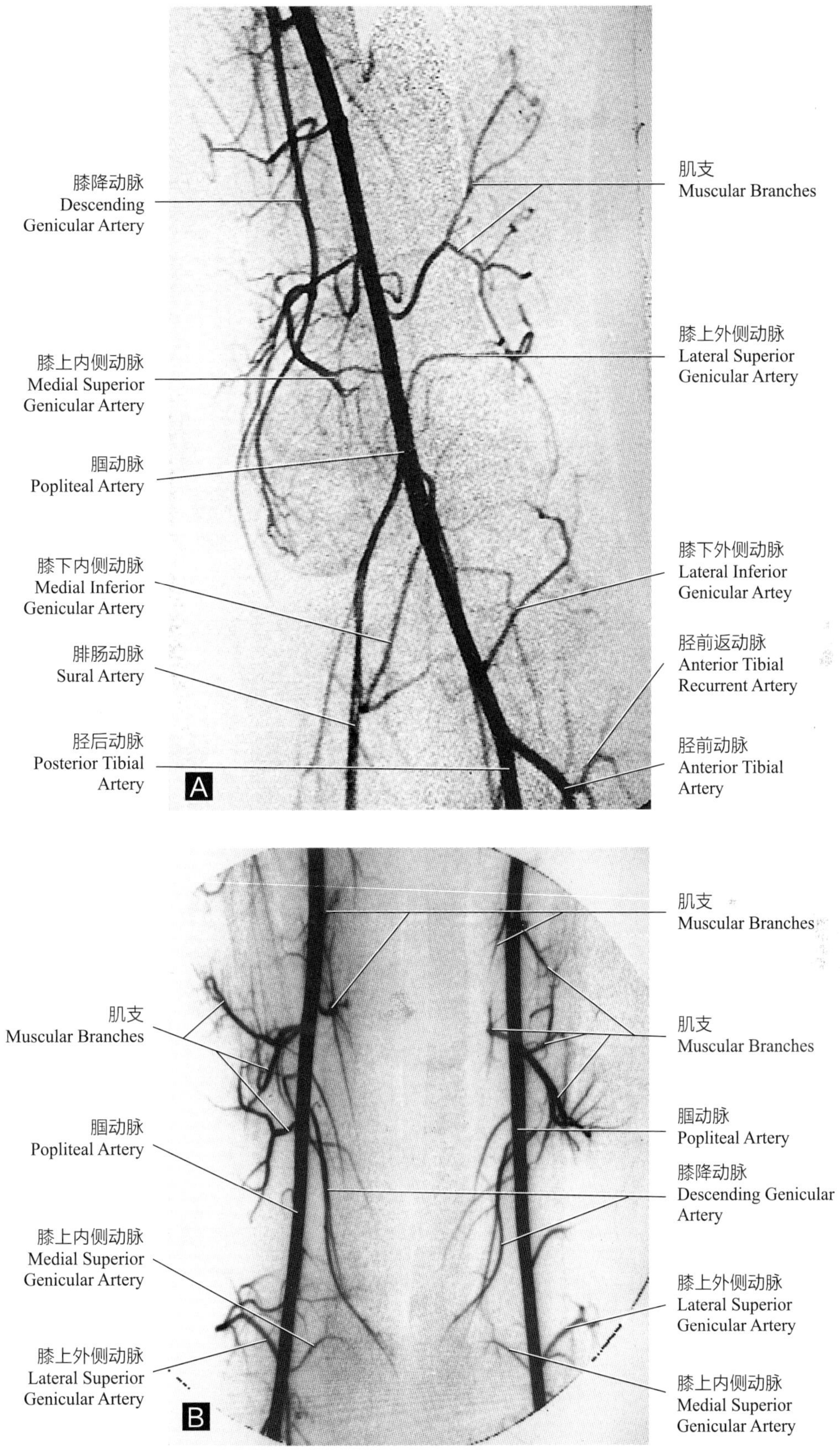

膝降动脉
Descending
Genicular Artery

肌支
Muscular Branches

膝上外侧动脉
Lateral Superior
Genicular Artery

膝上内侧动脉
Medial Superior
Genicular Artery

腘动脉
Popliteal Artery

膝下外侧动脉
Lateral Inferior
Genicular Artey

膝下内侧动脉
Medial Inferior
Genicular Artery

胫前返动脉
Anterior Tibial
Recurrent Artery

腓肠动脉
Sural Artery

胫前动脉
Anterior Tibial
Artery

胫后动脉
Posterior Tibial
Artery

A

肌支
Muscular Branches

肌支
Muscular Branches

肌支
Muscular Branches

腘动脉
Popliteal Artery

腘动脉
Popliteal Artery

膝降动脉
Descending Genicular
Artery

膝上内侧动脉
Medial Superior
Genicular Artery

膝上外侧动脉
Lateral Superior
Genicular Artery

膝上外侧动脉
Lateral Superior
Genicular Artery

膝上内侧动脉
Medial Superior
Genicular Artery

B

图22.19　A. 腘动脉及其主要分支正位血管造影。B. 双侧腘动脉及其主要分支正位血管造影

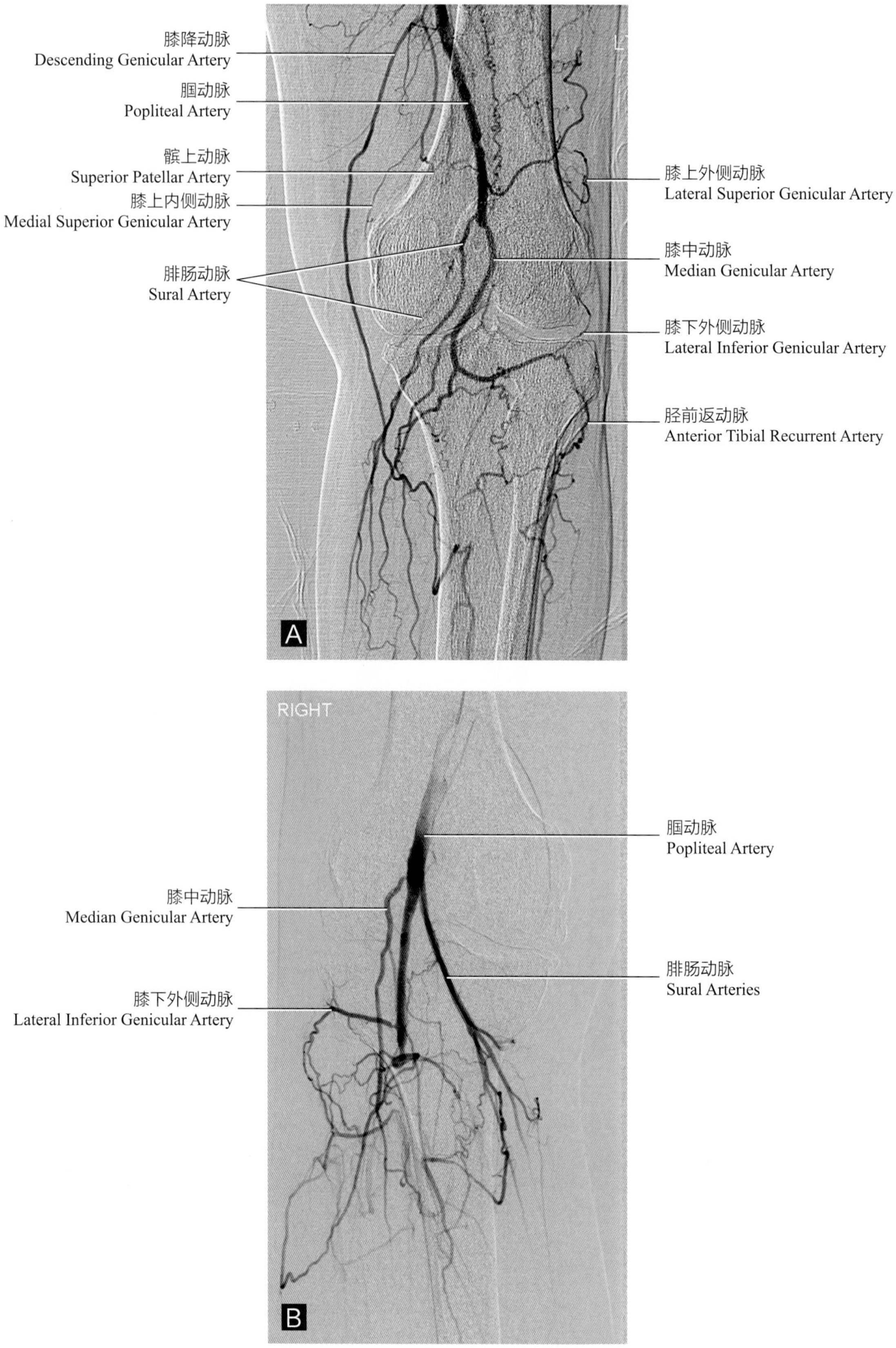

膝降动脉
Descending Genicular Artery
腘动脉
Popliteal Artery
髌上动脉
Superior Patellar Artery
膝上内侧动脉
Medial Superior Genicular Artery
腓肠动脉
Sural Artery
膝上外侧动脉
Lateral Superior Genicular Artery
膝中动脉
Median Genicular Artery
膝下外侧动脉
Lateral Inferior Genicular Artery
胫前返动脉
Anterior Tibial Recurrent Artery
A

RIGHT
腘动脉
Popliteal Artery
膝中动脉
Median Genicular Artery
膝下外侧动脉
Lateral Inferior Genicular Artery
腓肠动脉
Sural Arteries
B

图22.20 A. 右下肢膝部及小腿上部血管造影，注意胫腓干闭塞，通过肌支建立广泛侧支循环。B. 左下肢造影，注意腘动脉慢性闭塞伴侧支循环形成

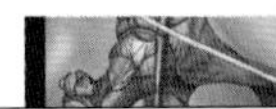

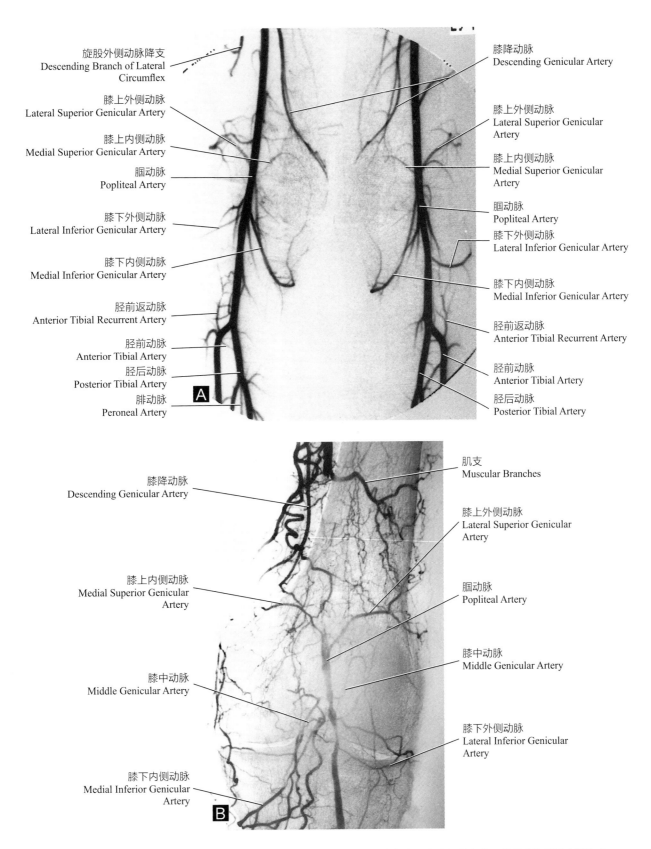

旋股外侧动脉降支
Descending Branch of Lateral Circumflex

膝上外侧动脉
Lateral Superior Genicular Artery

膝上内侧动脉
Medial Superior Genicular Artery

腘动脉
Popliteal Artery

膝下外侧动脉
Lateral Inferior Genicular Artery

膝下内侧动脉
Medial Inferior Genicular Artery

胫前返动脉
Anterior Tibial Recurrent Artery

胫前动脉
Anterior Tibial Artery

胫后动脉
Posterior Tibial Artery

腓动脉
Peroneal Artery

A

膝降动脉
Descending Genicular Artery

膝上外侧动脉
Lateral Superior Genicular Artery

膝上内侧动脉
Medial Superior Genicular Artery

腘动脉
Popliteal Artery

膝下外侧动脉
Lateral Inferior Genicular Artery

膝下内侧动脉
Medial Inferior Genicular Artery

胫前返动脉
Anterior Tibial Recurrent Artery

胫前动脉
Anterior Tibial Artery

胫后动脉
Posterior Tibial Artery

膝降动脉
Descending Genicular Artery

膝上内侧动脉
Medial Superior Genicular Artery

膝中动脉
Middle Genicular Artery

膝下内侧动脉
Medial Inferior Genicular Artery

B

肌支
Muscular Branches

膝上外侧动脉
Lateral Superior Genicular Artery

腘动脉
Popliteal Artery

膝中动脉
Middle Genicular Artery

膝下外侧动脉
Lateral Inferior Genicular Artery

图22.21　A. 腘动脉及其分支的正位血管造影。B. 股浅动脉及腘动脉交界处闭塞，肌支与膝上内、外侧动脉可见广泛吻合

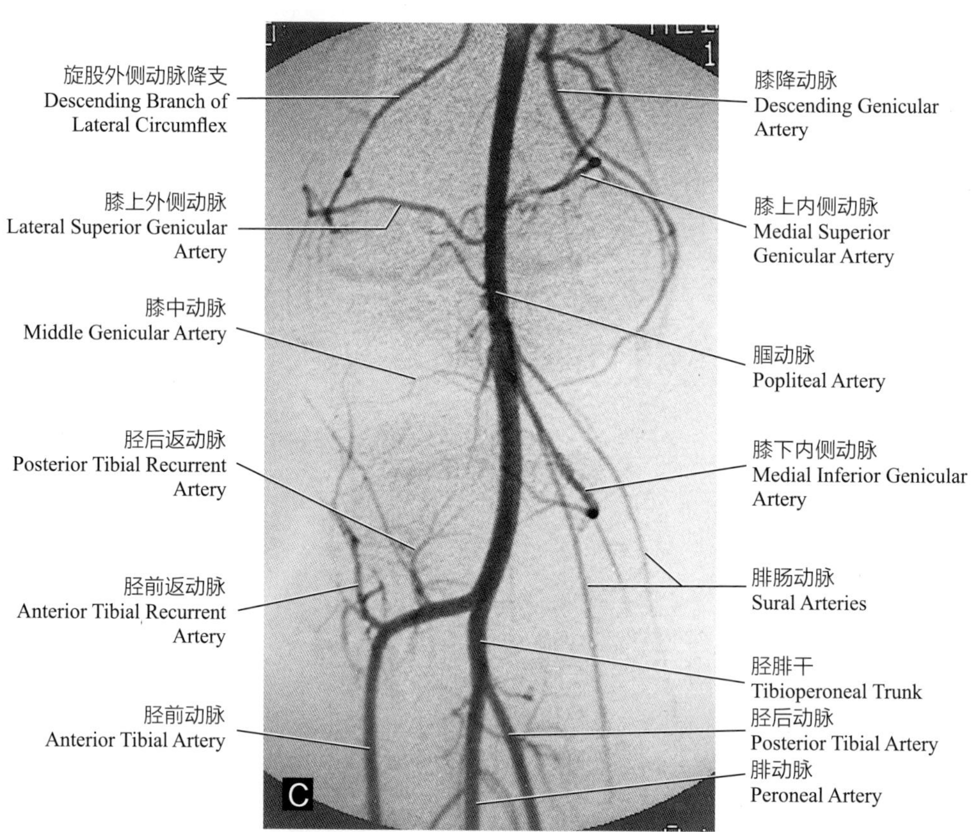
旋股外侧动脉降支
Descending Branch of
Lateral Circumflex
膝上外侧动脉
Lateral Superior Genicular
Artery
膝中动脉
Middle Genicular Artery
胫后返动脉
Posterior Tibial Recurrent
Artery
胫前返动脉
Anterior Tibial Recurrent
Artery
胫前动脉
Anterior Tibial Artery
膝降动脉
Descending Genicular
Artery
膝上内侧动脉
Medial Superior
Genicular Artery
腘动脉
Popliteal Artery
膝下内侧动脉
Medial Inferior Genicular
Artery
腓肠动脉
Sural Arteries
胫腓干
Tibioperoneal Trunk
胫后动脉
Posterior Tibial Artery
腓动脉
Peroneal Artery
C

图22.21（续） C. 腘动脉及其分支的正位血管造影，显示腘动脉分出胫前动脉、胫后动脉及腓动脉

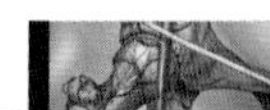

肌支
Muscular Branches
髌上动脉
Superior Patellar Artery
膝上外侧动脉
Lateral Superior Genicular Artery
膝下外侧动脉
Lateral Inferior Genicular Artery
胫前返动脉
Anterior Tibial Recurrent Artery
胫前动脉
Anterior Tibial Artery
腓动脉
Peroneal Artery
A
膝降动脉
Descending Genicular Artery
膝上内侧动脉
Medial Superior Genicular Artery
腘动脉
Popliteal Artery
腓肠动脉
Sural Arteries
膝下内侧动脉
Medial Inferior Genicular Artery
胫腓干
Tibioperoneal Trunk
胫后动脉
Posterior Tibial Artery

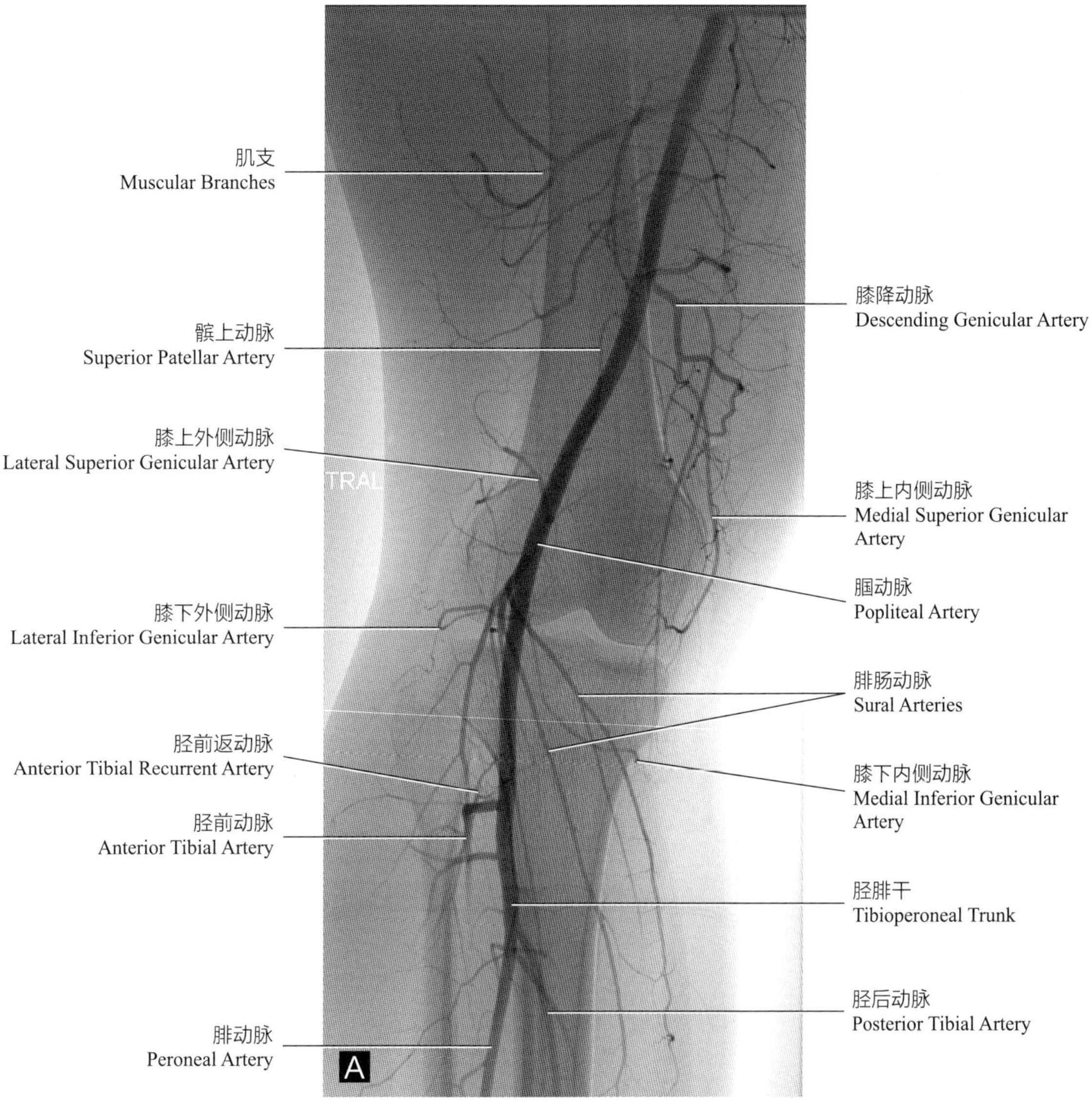

图22.22　右下肢膝部血管造影的减影和不减影图。注意观察腘动脉与膝上外侧动脉、膝上内侧动脉、膝下外侧动脉、膝下内侧动脉之间的关系，这些血管的吻合在慢性腘动脉闭塞中起重要作用

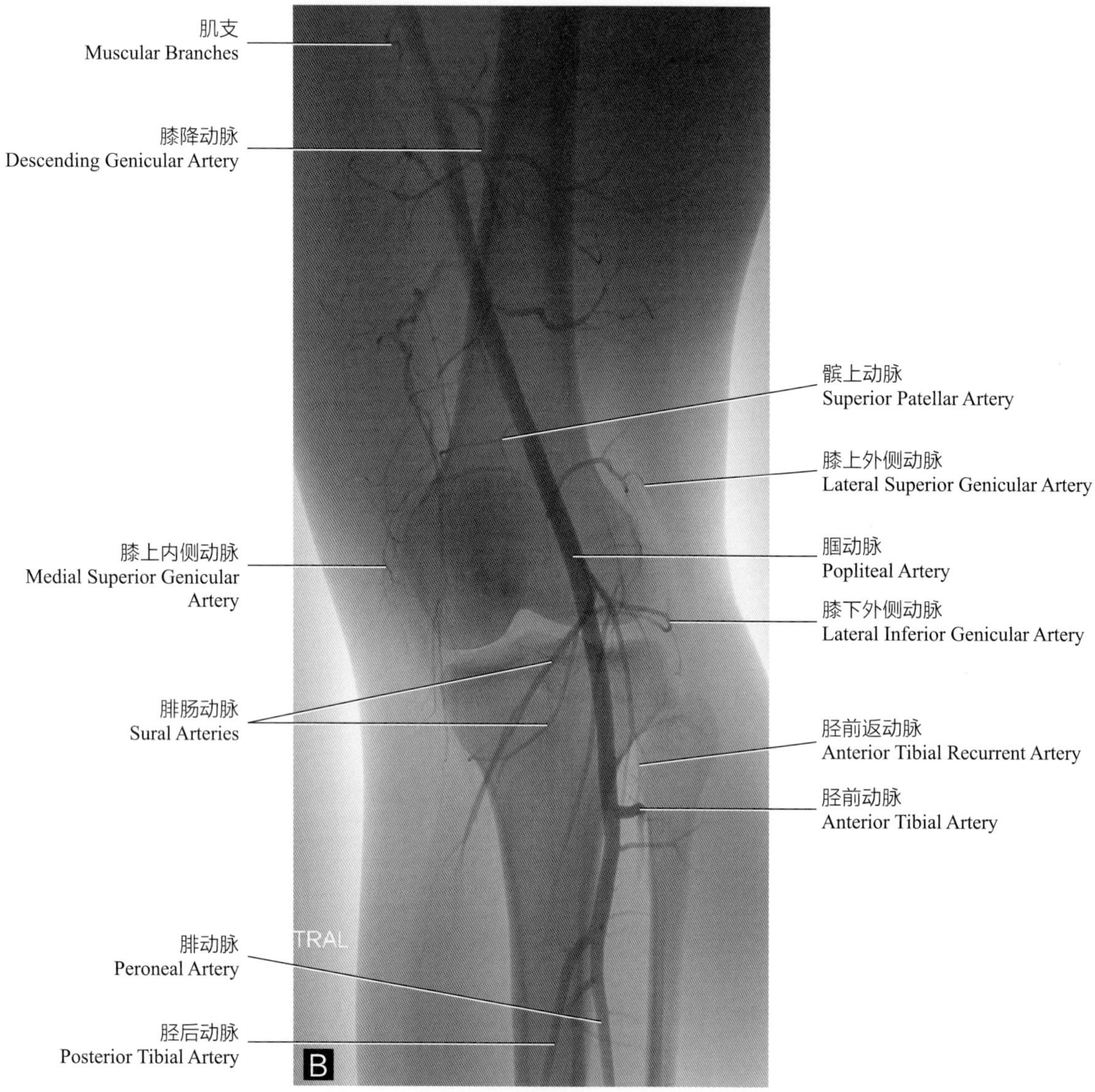

肌支
Muscular Branches
膝降动脉
Descending Genicular Artery
膝上内侧动脉
Medial Superior Genicular Artery
腓肠动脉
Sural Arteries
腓动脉
Peroneal Artery
胫后动脉
Posterior Tibial Artery
髌上动脉
Superior Patellar Artery
膝上外侧动脉
Lateral Superior Genicular Artery
腘动脉
Popliteal Artery
膝下外侧动脉
Lateral Inferior Genicular Artery
胫前返动脉
Anterior Tibial Recurrent Artery
胫前动脉
Anterior Tibial Artery
B

图22.22（续）

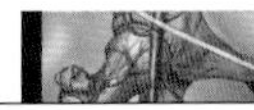

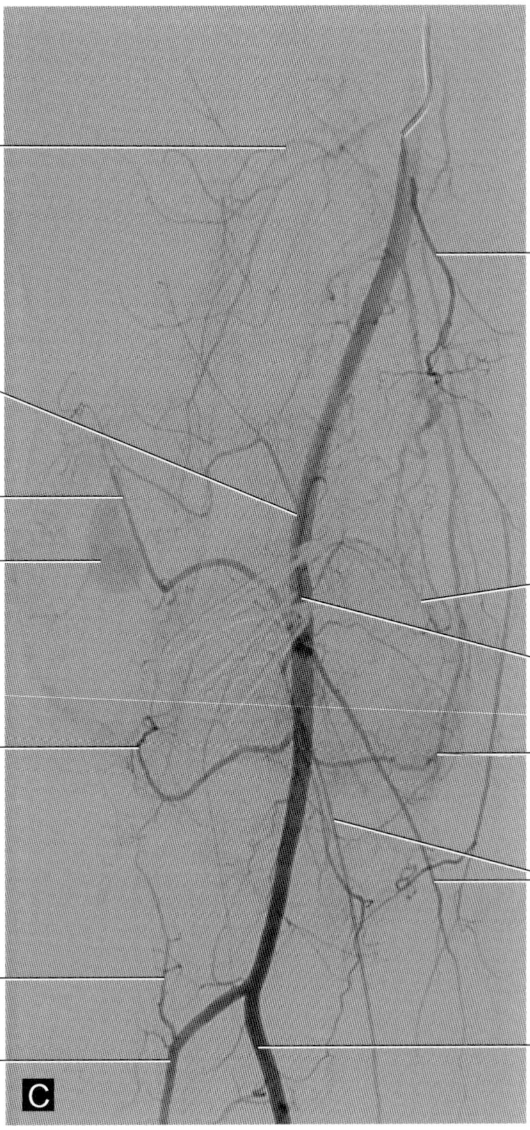

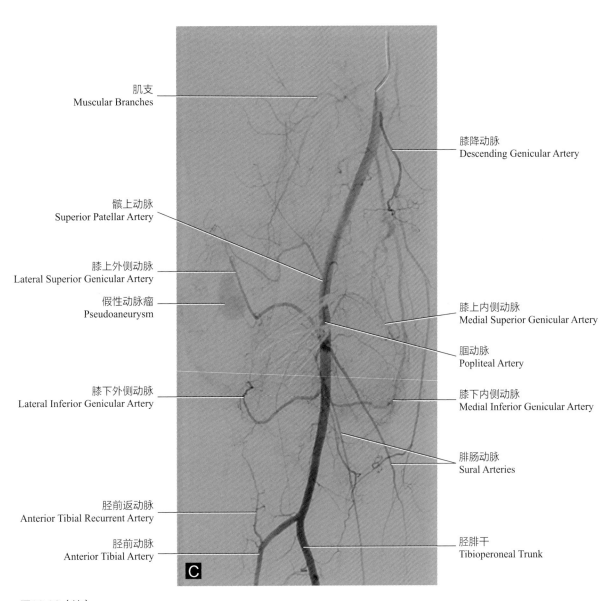

肌支
Muscular Branches

膝降动脉
Descending Genicular Artery

髌上动脉
Superior Patellar Artery

膝上外侧动脉
Lateral Superior Genicular Artery

假性动脉瘤
Pseudoaneurysm

膝上内侧动脉
Medial Superior Genicular Artery

腘动脉
Popliteal Artery

膝下外侧动脉
Lateral Inferior Genicular Artery

膝下内侧动脉
Medial Inferior Genicular Artery

腓肠动脉
Sural Arteries

胫前返动脉
Anterior Tibial Recurrent Artery

胫前动脉
Anterior Tibial Artery

胫腓干
Tibioperoneal Trunk

C

图22.22（续）

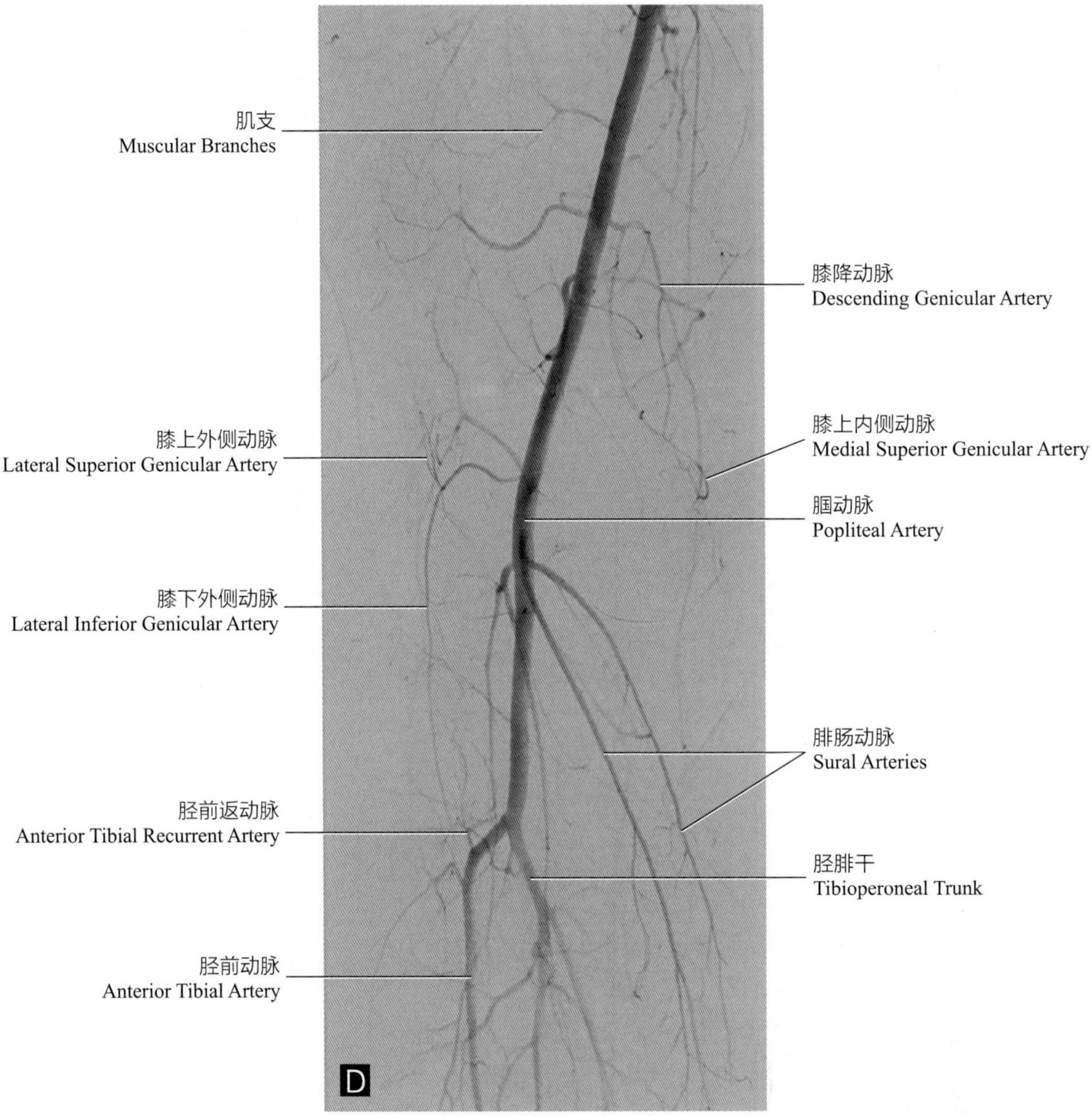

肌支
Muscular Branches
膝降动脉
Descending Genicular Artery
膝上外侧动脉
Lateral Superior Genicular Artery
膝上内侧动脉
Medial Superior Genicular Artery
腘动脉
Popliteal Artery
膝下外侧动脉
Lateral Inferior Genicular Artery
腓肠动脉
Sural Arteries
胫前返动脉
Anterior Tibial Recurrent Artery
胫腓干
Tibioperoneal Trunk
胫前动脉
Anterior Tibial Artery
D

图22.22（续）

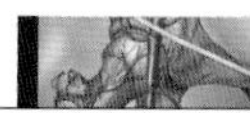

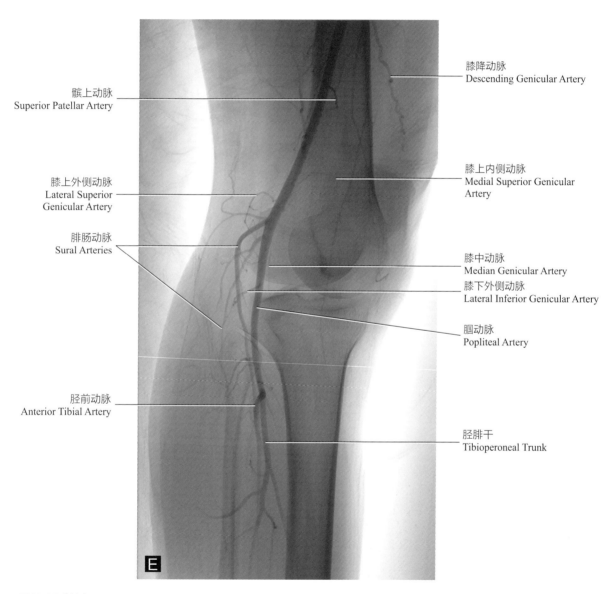

膝降动脉
Descending Genicular Artery

髌上动脉
Superior Patellar Artery

膝上内侧动脉
Medial Superior Genicular Artery

膝上外侧动脉
Lateral Superior Genicular Artery

腓肠动脉
Sural Arteries

膝中动脉
Median Genicular Artery

膝下外侧动脉
Lateral Inferior Genicular Artery

腘动脉
Popliteal Artery

胫前动脉
Anterior Tibial Artery

胫腓干
Tibioperoneal Trunk

E

图22.22（续）

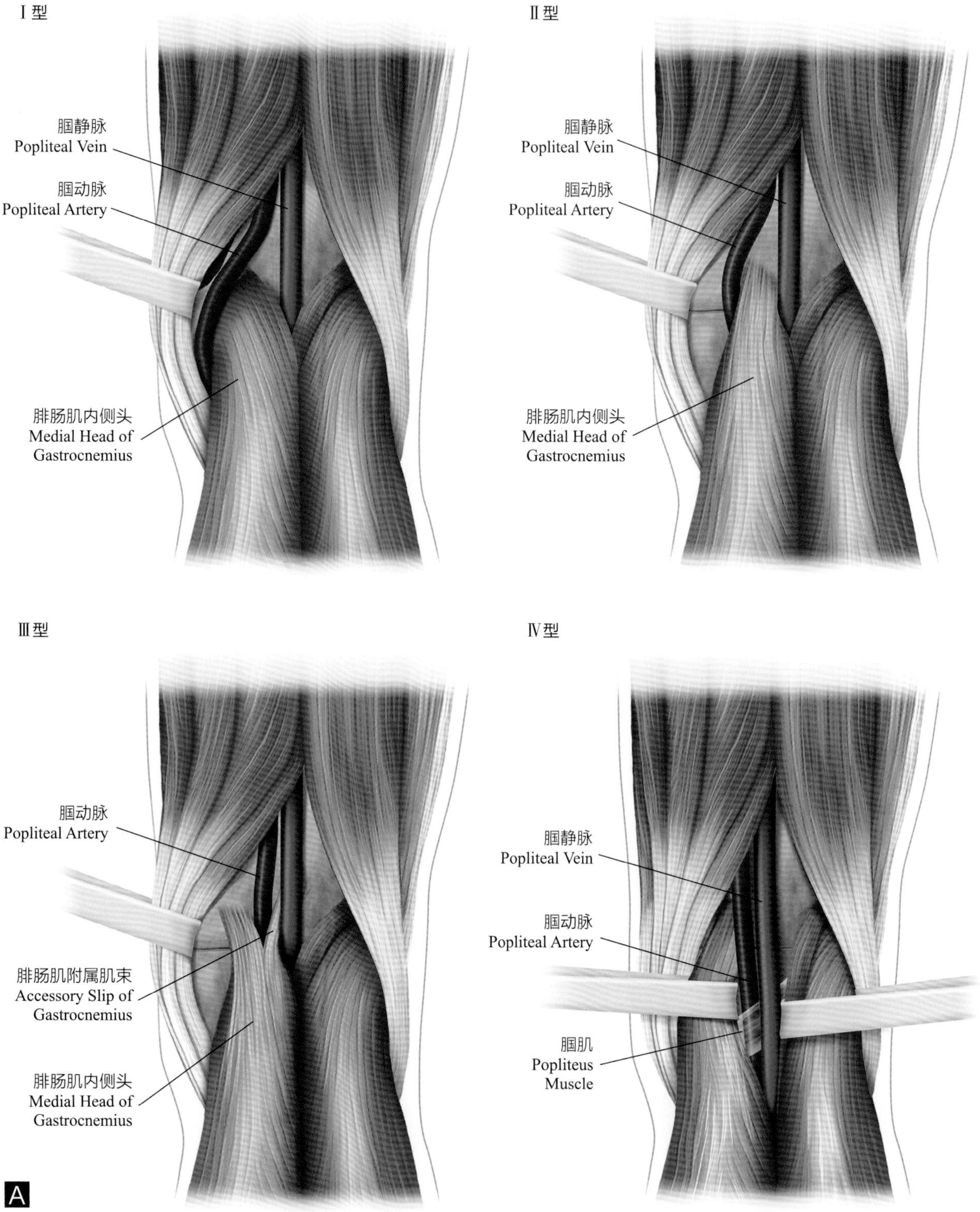

Ⅰ型

腘静脉
Popliteal Vein
腘动脉
Popliteal Artery
腓肠肌内侧头
Medial Head of Gastrocnemius

Ⅱ型

腘静脉
Popliteal Vein
腘动脉
Popliteal Artery
腓肠肌内侧头
Medial Head of Gastrocnemius

Ⅲ型

腘动脉
Popliteal Artery
腓肠肌附属肌束
Accessory Slip of Gastrocnemius
腓肠肌内侧头
Medial Head of Gastrocnemius

Ⅳ型

腘静脉
Popliteal Vein
腘动脉
Popliteal Artery
腘肌
Popliteus Muscle

A

图22.23 A. 腘窝后视图，注意腘动脉压迫综合征的4种类型：Ⅰ型，腓肠肌内侧头结构正常，腘动脉走行异常；Ⅱ型，腓肠肌内侧头位置偏外，腘动脉无偏移；Ⅲ型，腓肠肌内侧头发出异常的肌束包绕、挤压腘动脉；Ⅳ型，腘动脉被腘肌所包绕

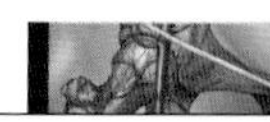

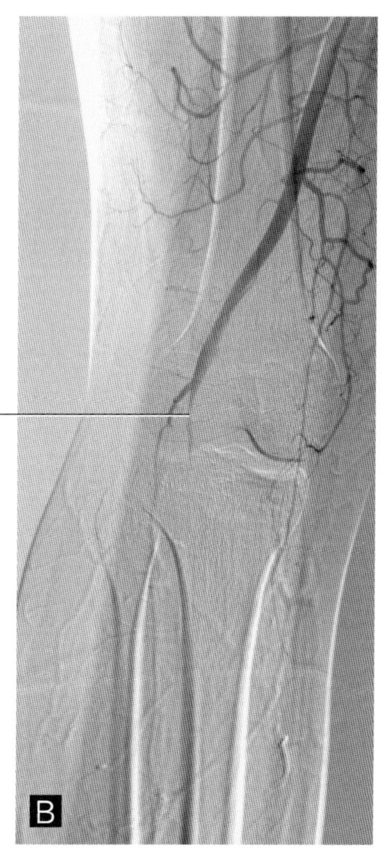

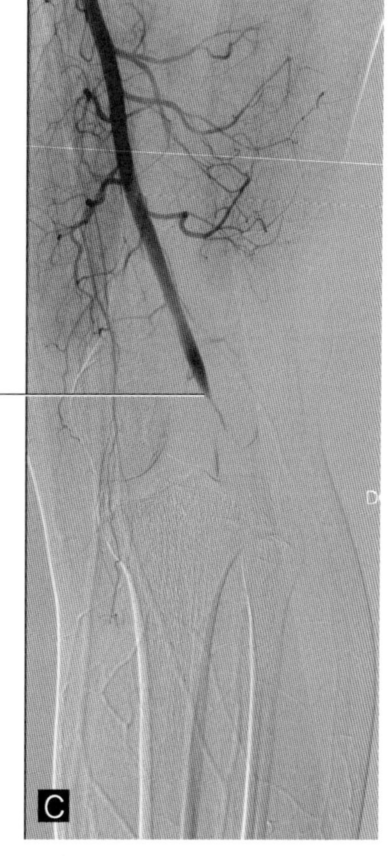

图22.23（续）　足跖屈状态下，左下肢膝部血管造影，显示右侧（B）和左侧（C）腘动脉暂时阻断

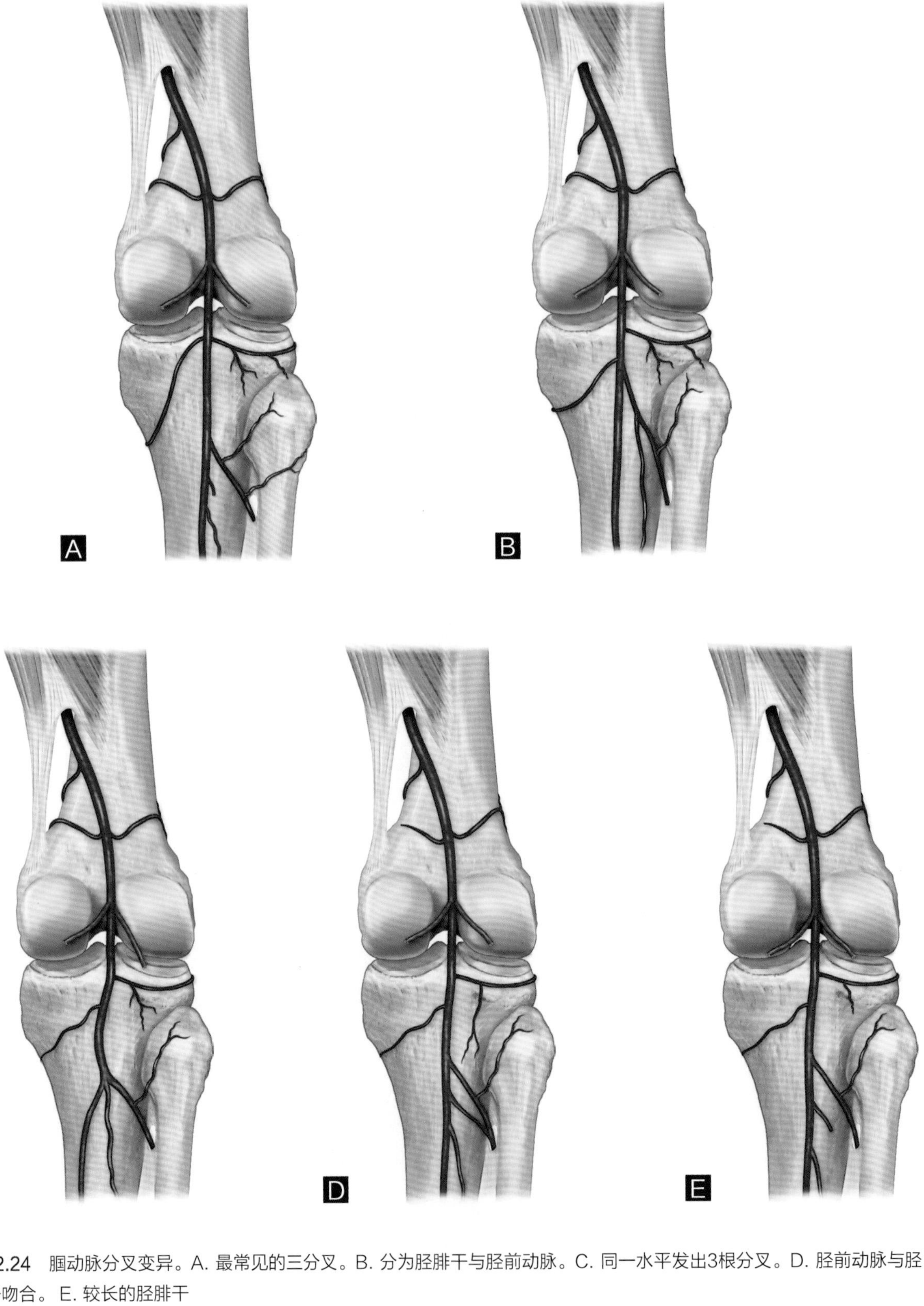

图22.24 腘动脉分叉变异。A. 最常见的三分叉。B. 分为胫腓干与胫前动脉。C. 同一水平发出3根分叉。D. 胫前动脉与胫腓干吻合。E. 较长的胫腓干

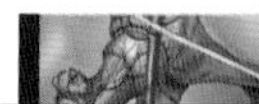

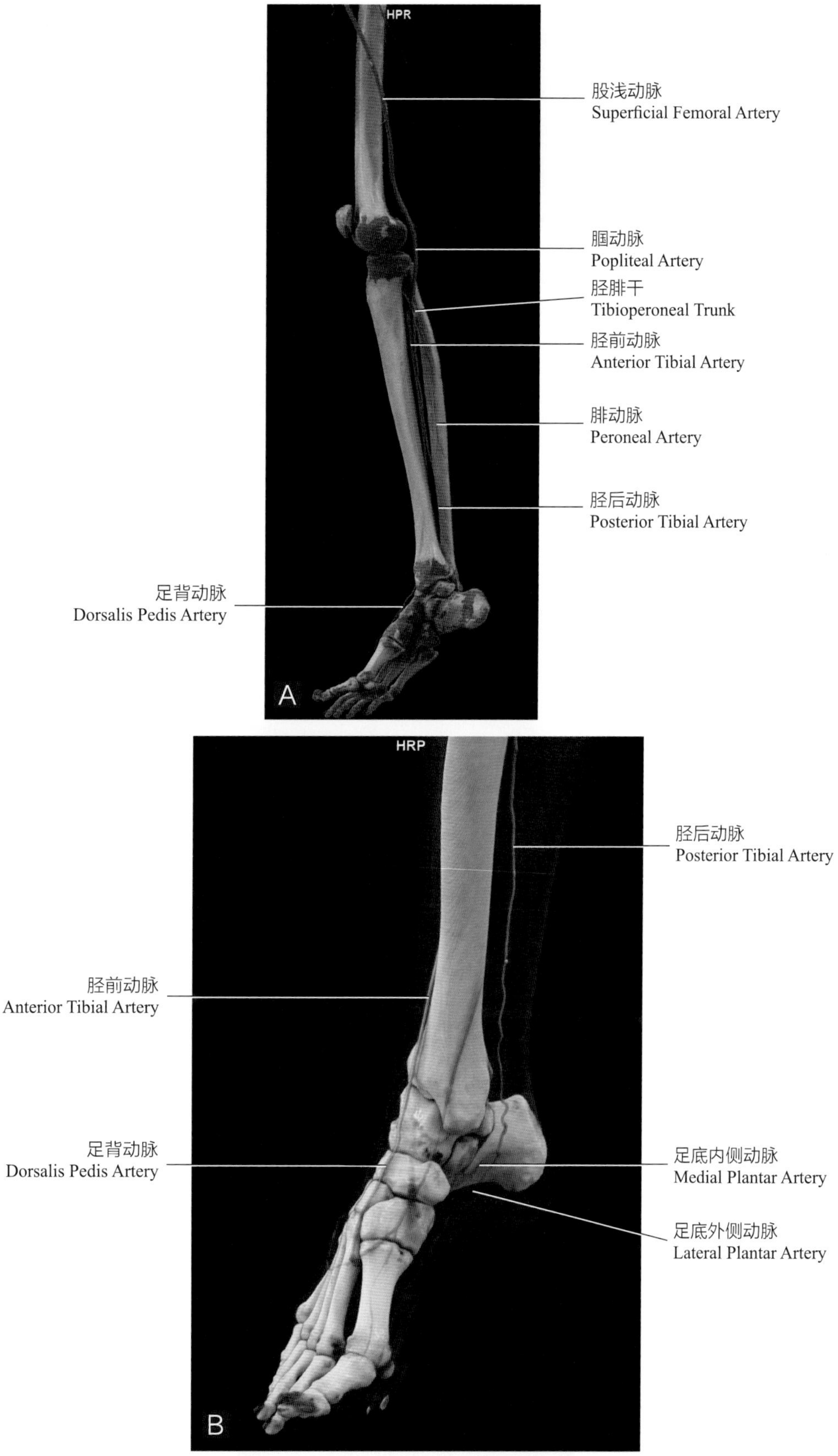

HPR

股浅动脉
Superficial Femoral Artery

腘动脉
Popliteal Artery

胫腓干
Tibioperoneal Trunk

胫前动脉
Anterior Tibial Artery

腓动脉
Peroneal Artery

胫后动脉
Posterior Tibial Artery

足背动脉
Dorsalis Pedis Artery

A

HRP

胫后动脉
Posterior Tibial Artery

胫前动脉
Anterior Tibial Artery

足背动脉
Dorsalis Pedis Artery

足底内侧动脉
Medial Plantar Artery

足底外侧动脉
Lateral Plantar Artery

B

图22.25　下肢远端的CTA三维重建。注意在踝部和足部位置胫前动脉、胫后动脉及其分支的关系

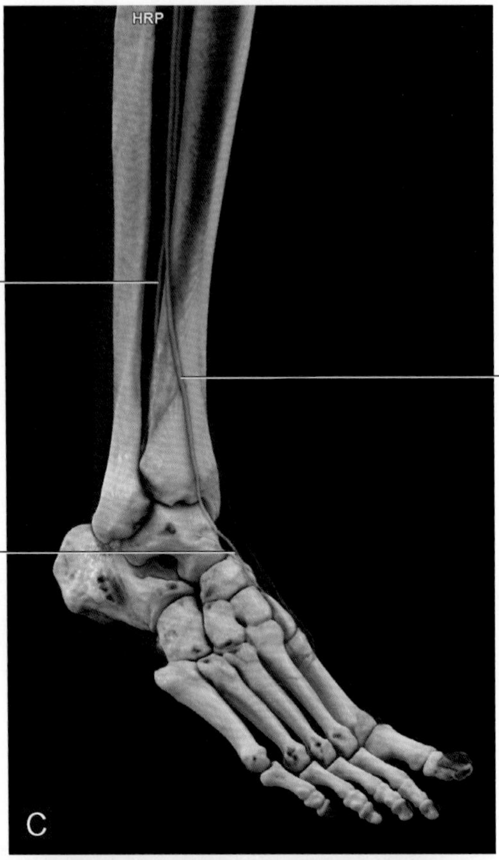

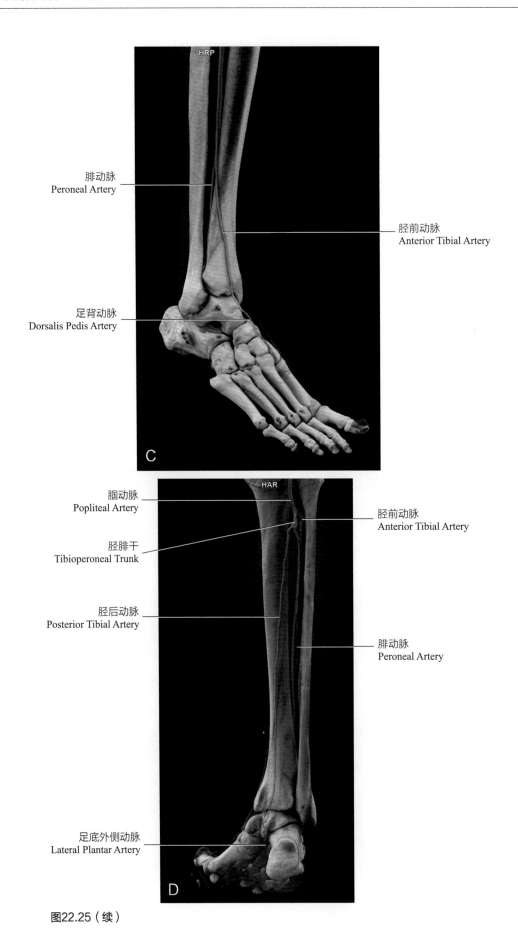

HRP

腓动脉
Peroneal Artery

胫前动脉
Anterior Tibial Artery

足背动脉
Dorsalis Pedis Artery

C

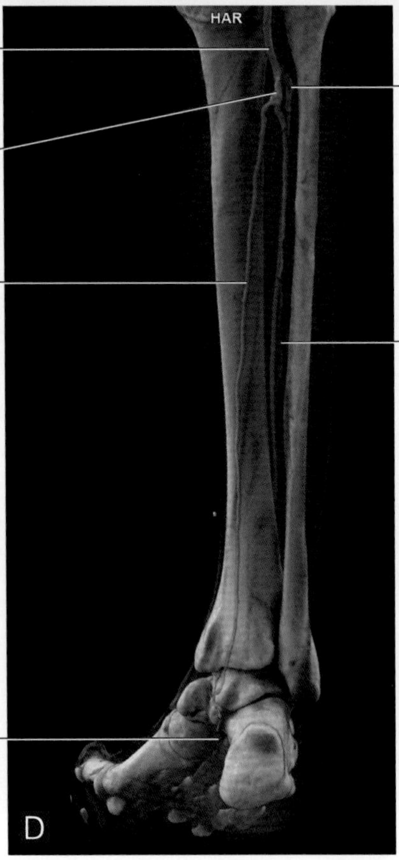

HAR

腘动脉
Popliteal Artery

胫前动脉
Anterior Tibial Artery

胫腓干
Tibioperoneal Trunk

胫后动脉
Posterior Tibial Artery

腓动脉
Peroneal Artery

足底外侧动脉
Lateral Plantar Artery

D

图22.25（续）

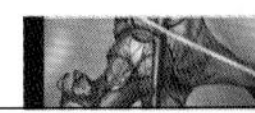

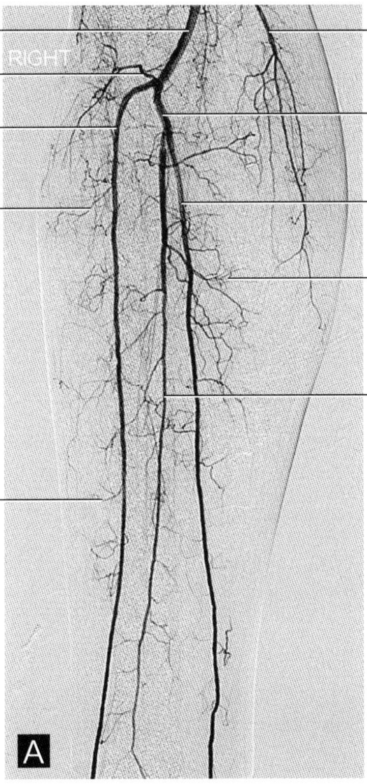

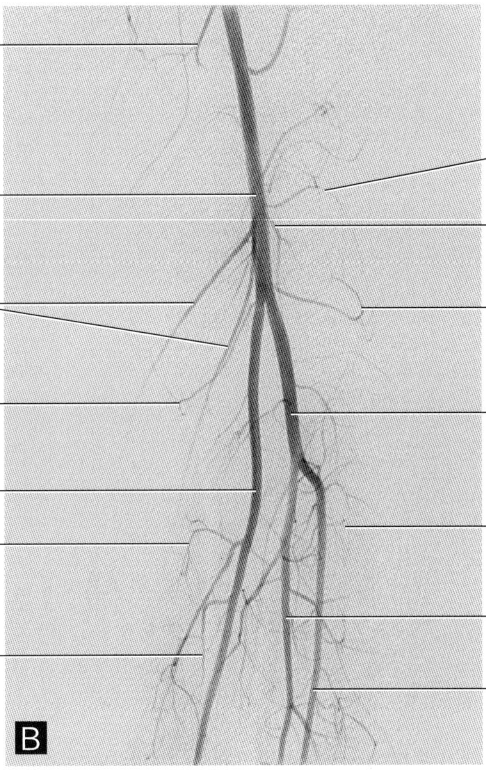

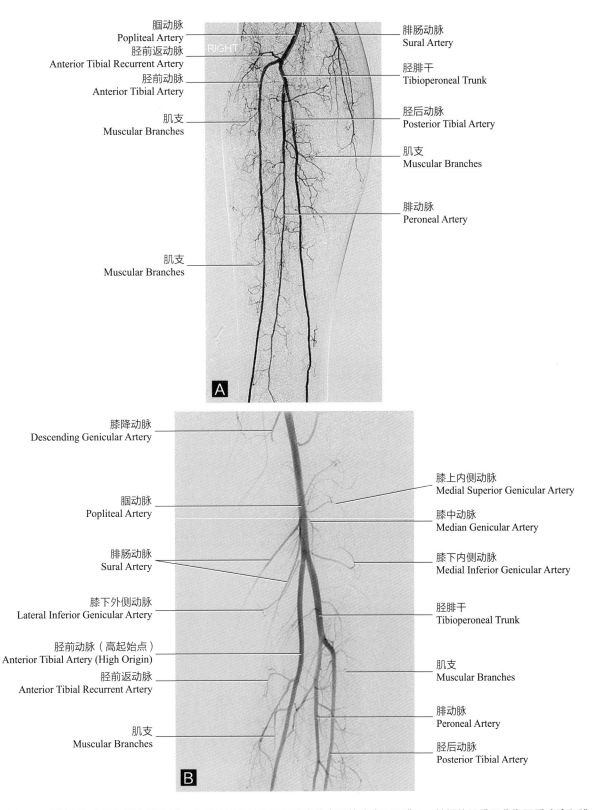

图22.26　A. 右膝部和小腿位置血管造影，典型的解剖结构是腘动脉分为胫前动脉和胫腓干，较短的胫腓干分为胫后动脉和腓动脉。B. 右膝部和小腿位置血管造影，可见胫前动脉在腘窝高位从腘动脉发出

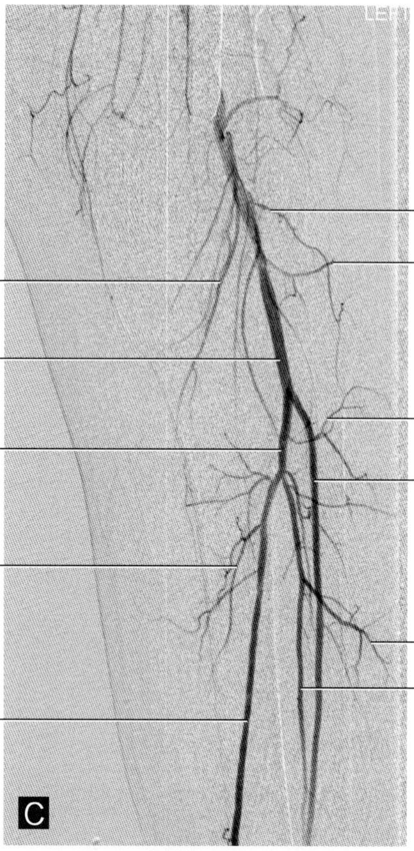

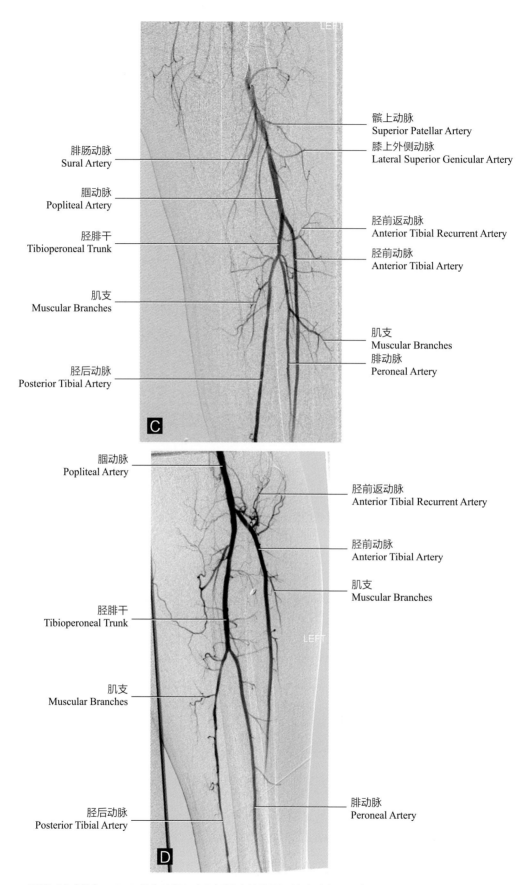

髌上动脉
Superior Patellar Artery
腓肠动脉
Sural Artery
膝上外侧动脉
Lateral Superior Genicular Artery
腘动脉
Popliteal Artery
胫前返动脉
Anterior Tibial Recurrent Artery
胫腓干
Tibioperoneal Trunk
胫前动脉
Anterior Tibial Artery
肌支
Muscular Branches
肌支
Muscular Branches
腓动脉
Peroneal Artery
胫后动脉
Posterior Tibial Artery
C

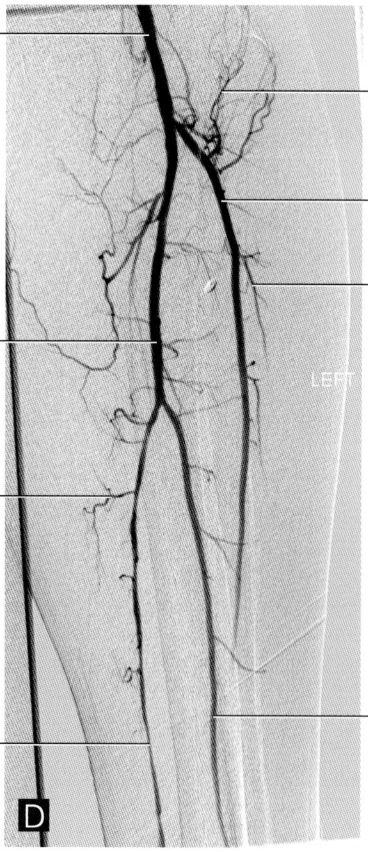

腘动脉
Popliteal Artery
胫前返动脉
Anterior Tibial Recurrent Artery
胫前动脉
Anterior Tibial Artery
肌支
Muscular Branches
胫腓干
Tibioperoneal Trunk
肌支
Muscular Branches
腓动脉
Peroneal Artery
胫后动脉
Posterior Tibial Artery
D

图22.26（续） C. 正常左膝部和小腿近端血管造影，注意膝支和肌支。D. 左下肢血管造影，注意较长的胫腓干（变异），以及胫后动脉多节段狭窄

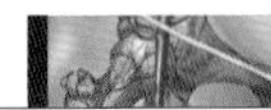

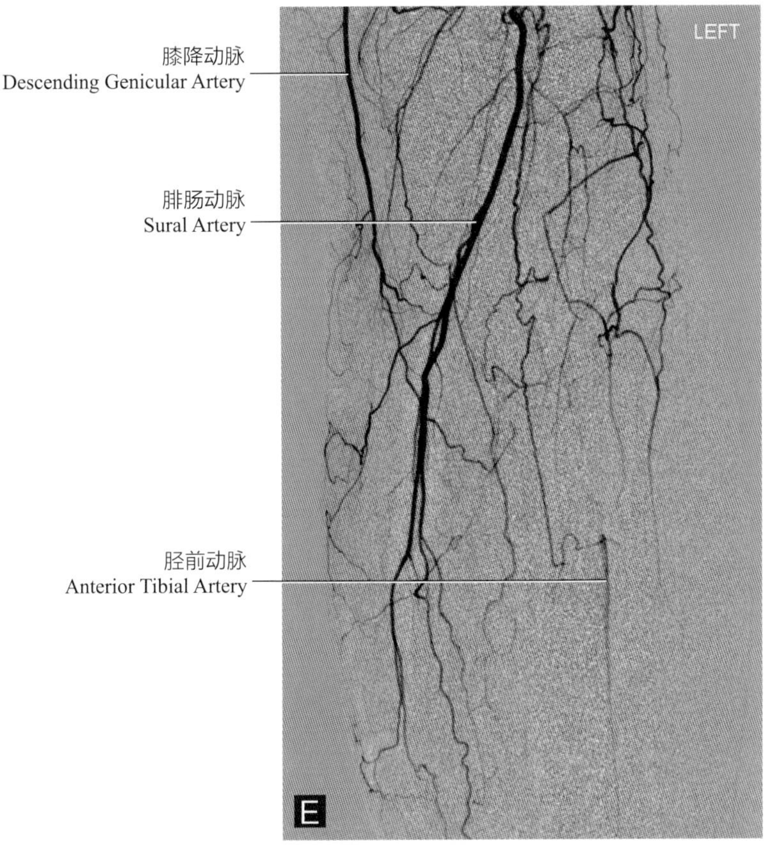

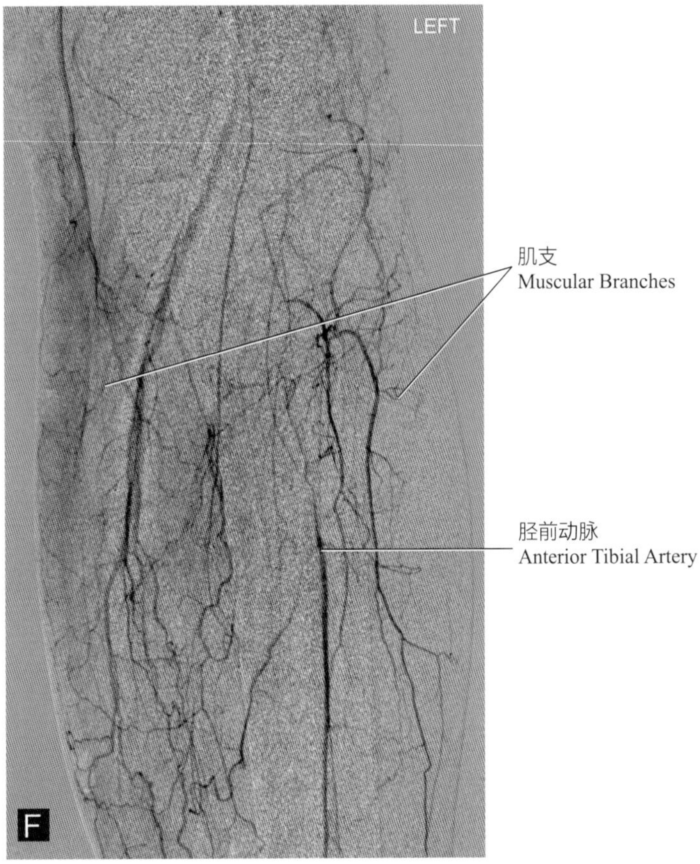

LEFT

膝降动脉
Descending Genicular Artery

腓肠动脉
Sural Artery

胫前动脉
Anterior Tibial Artery

E

LEFT

肌支
Muscular Branches

胫前动脉
Anterior Tibial Artery

F

图22.26（续）　E. 左下肢血管造影，胫前动脉近端通畅，腓动脉和胫后动脉近端闭塞，通过肌支形成侧支循环。F. 图E造影的延迟相

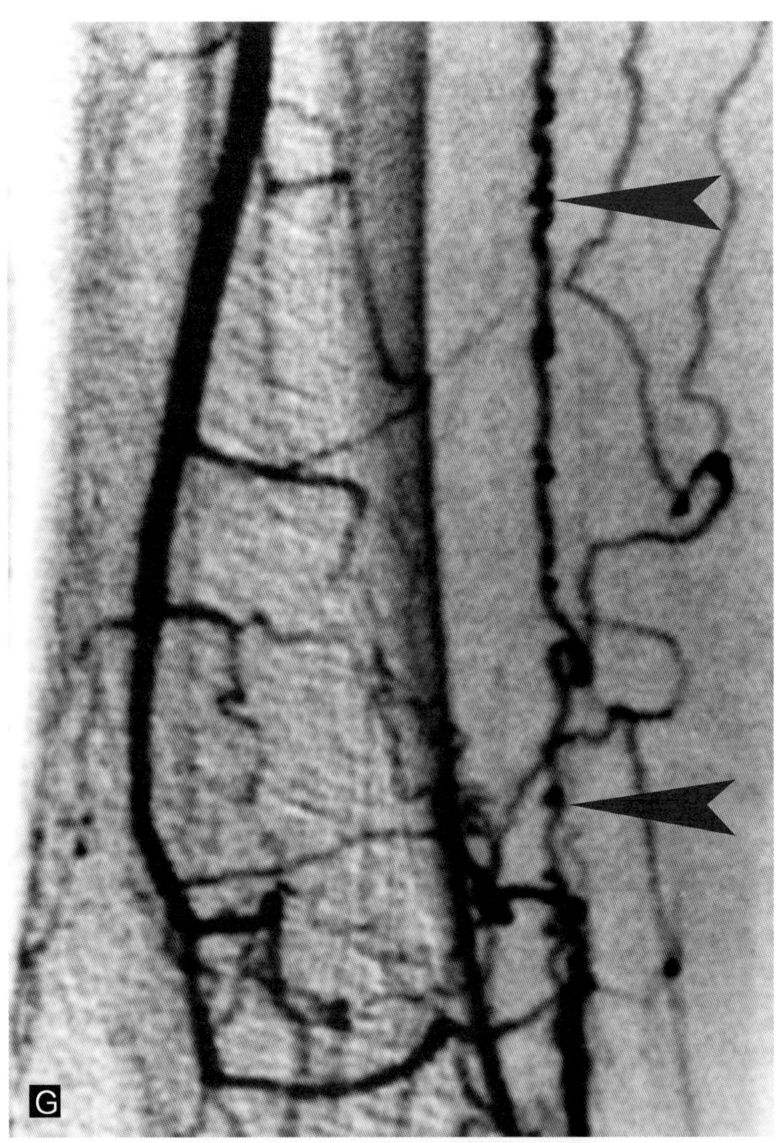

图22.26（续） G. 腓动脉（箭头）螺旋扭曲，是Buerger病的典型表现，也被称为血栓闭塞性脉管炎，反映了受累滋养血管肥大增厚

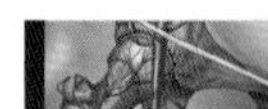

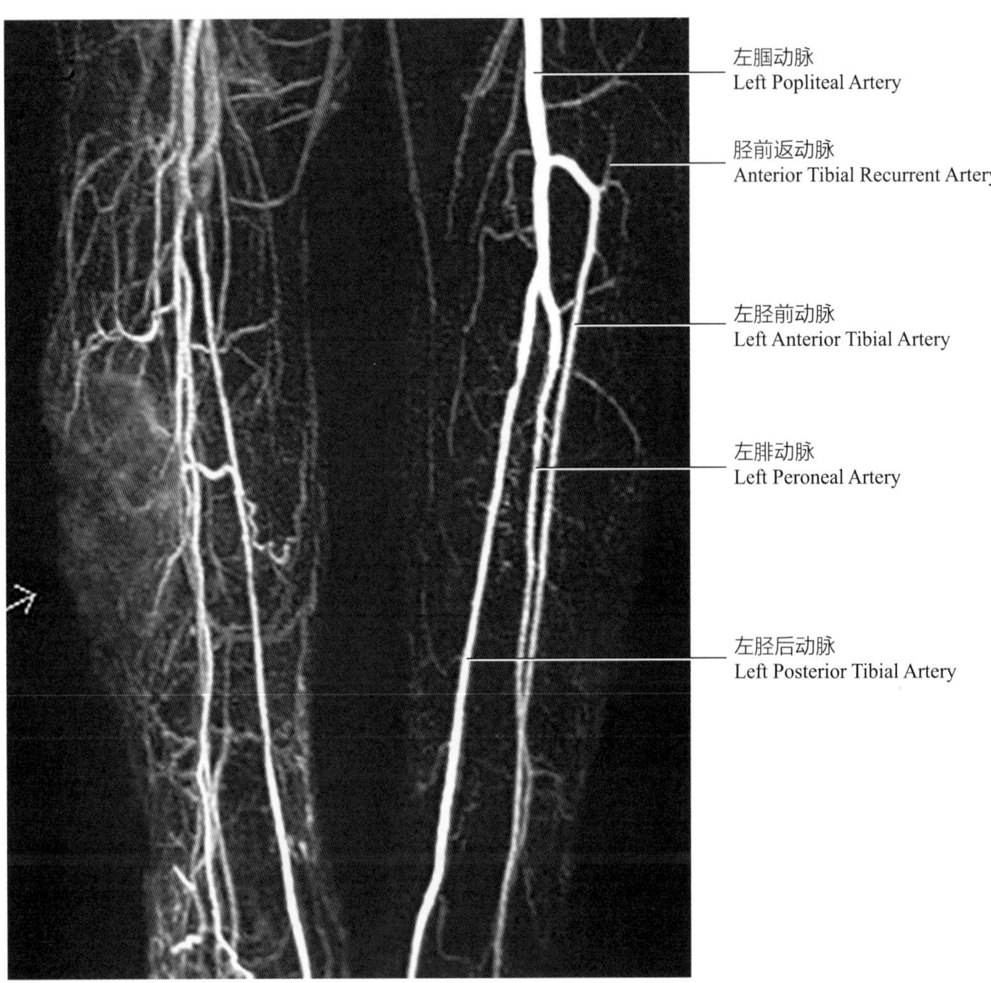

图22.27　双下肢磁共振血管造影。可见右小腿外侧的富血供团块，与左侧相比，静脉系统早期显影，提示右小腿动静脉畸形

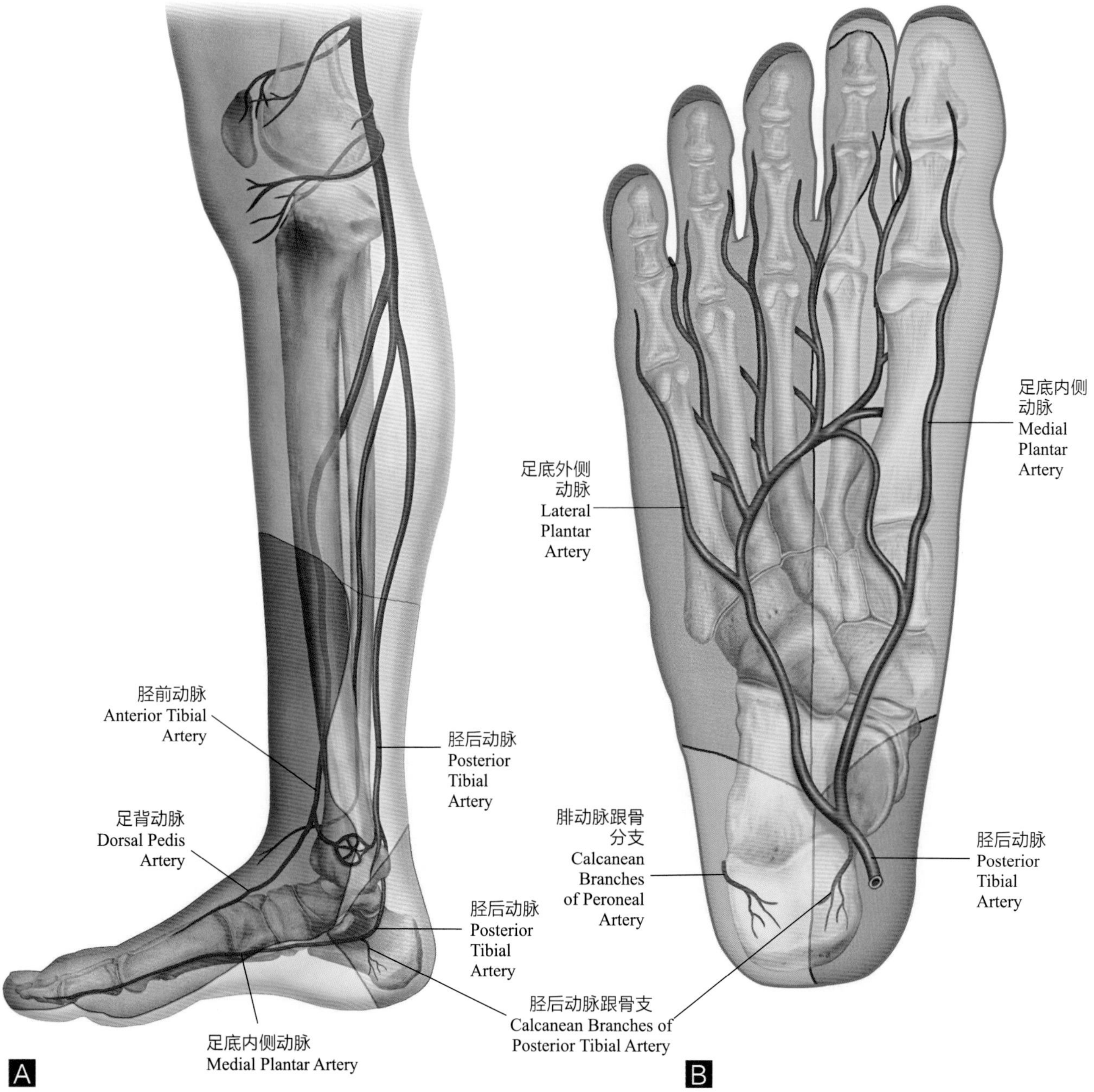

图22.28　A. 右踝和足部动脉血液循环侧位示意图。B. 5个供血区域及各自供血动脉的示意图

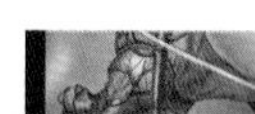

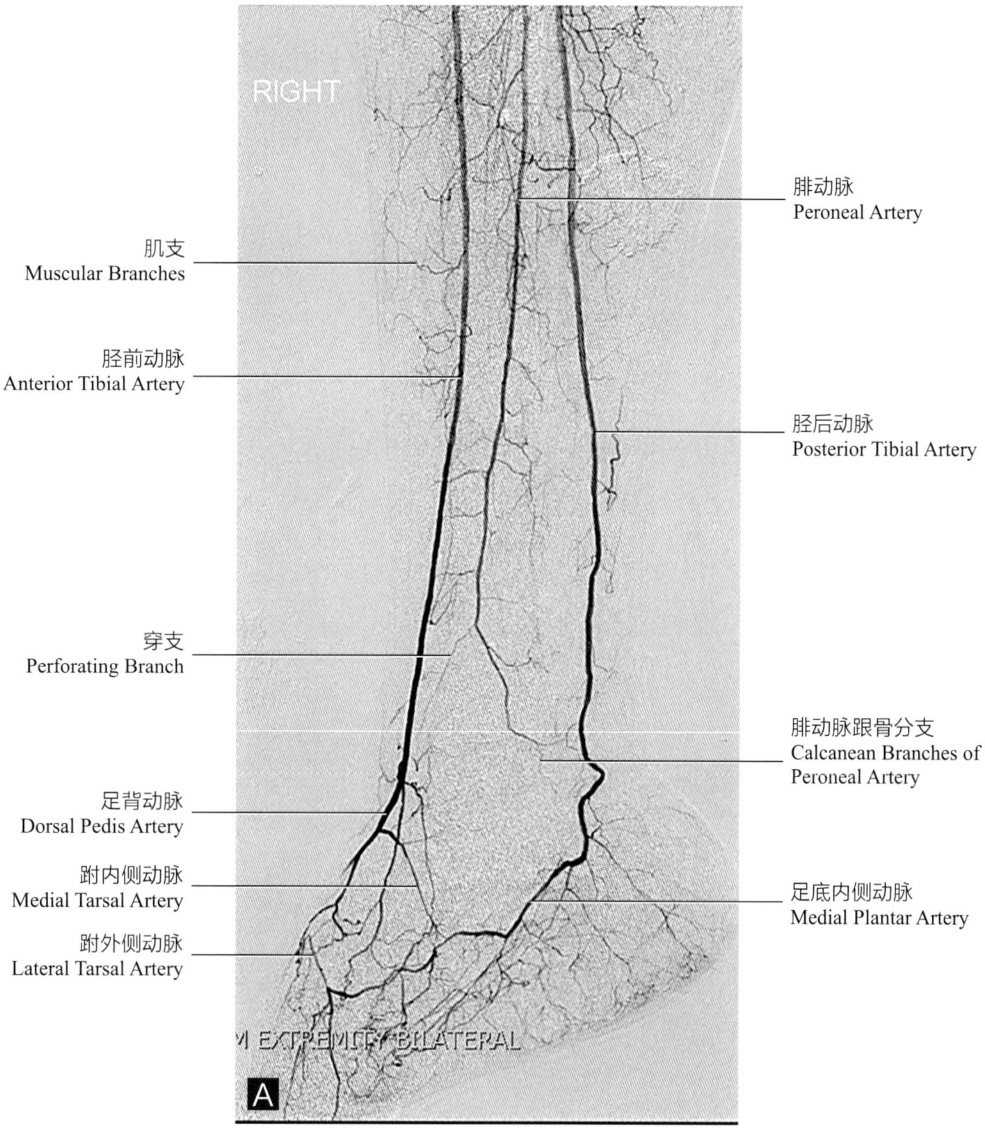

肌支
Muscular Branches

胫前动脉
Anterior Tibial Artery

穿支
Perforating Branch

足背动脉
Dorsal Pedis Artery

跗内侧动脉
Medial Tarsal Artery

跗外侧动脉
Lateral Tarsal Artery

腓动脉
Peroneal Artery

胫后动脉
Posterior Tibial Artery

腓动脉跟骨分支
Calcanean Branches of Peroneal Artery

足底内侧动脉
Medial Plantar Artery

图22.29　A. 右下肢小腿部血管造影。胫前动脉、胫后动脉、腓动脉通畅，足背动脉闭塞，足底外侧动脉通畅

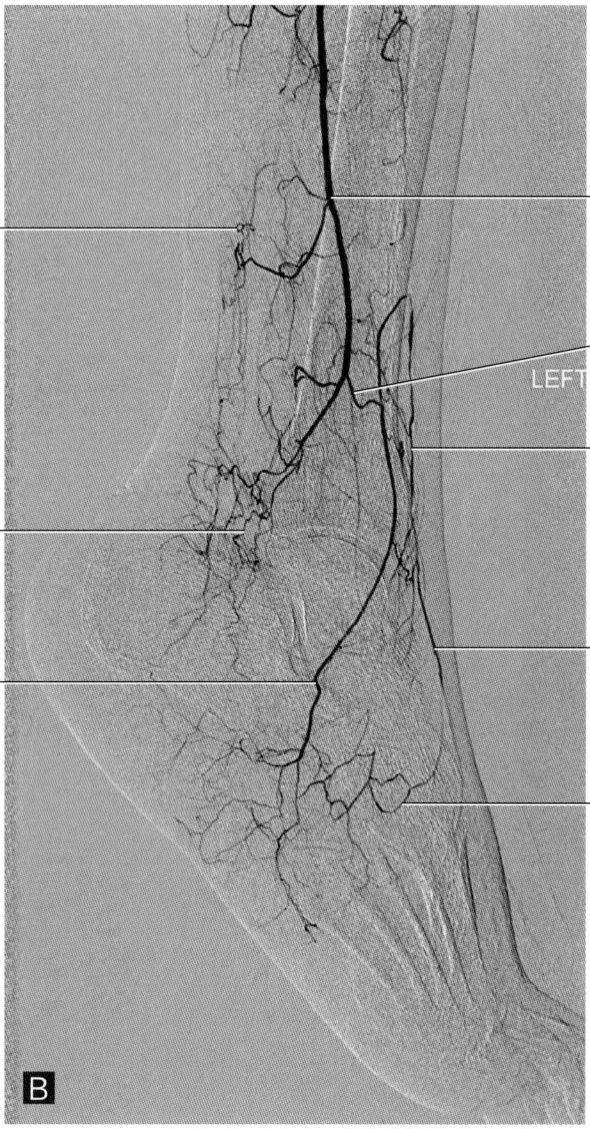

腓动脉
Peroneal Artery

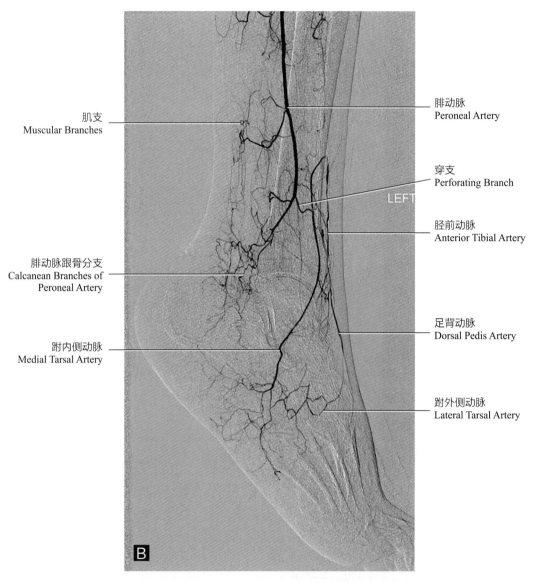

肌支
Muscular Branches

穿支
Perforating Branch

LEFT

胫前动脉
Anterior Tibial Artery

腓动脉跟骨分支
Calcanean Branches of Peroneal Artery

足背动脉
Dorsal Pedis Artery

跗内侧动脉
Medial Tarsal Artery

跗外侧动脉
Lateral Tarsal Artery

B

图22.29（续） B. 左下肢踝部血管造影，可见胫前动脉、胫后动脉慢性闭塞，腓动脉通畅，细小的吻合支形成，供应远端足背

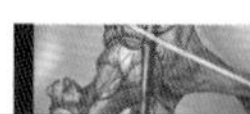

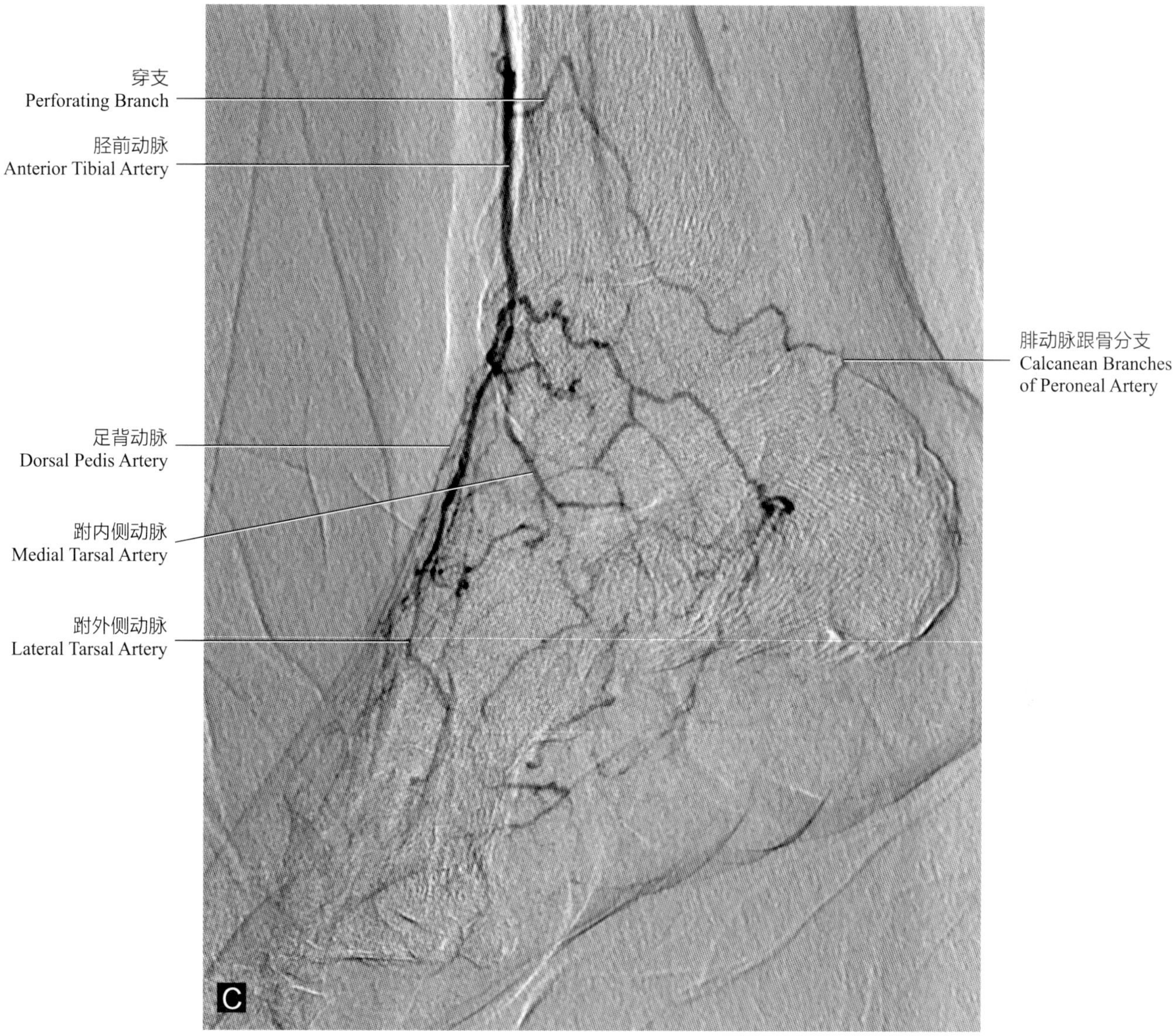

穿支
Perforating Branch
胫前动脉
Anterior Tibial Artery
足背动脉
Dorsal Pedis Artery
跗内侧动脉
Medial Tarsal Artery
跗外侧动脉
Lateral Tarsal Artery
腓动脉跟骨分支
Calcanean Branches of Peroneal Artery
C

图22.29（续）　C. 左下肢踝部血管造影，可见单支血管供血，胫前动脉通畅，一小段足背动脉显示足前部血流灌注不足

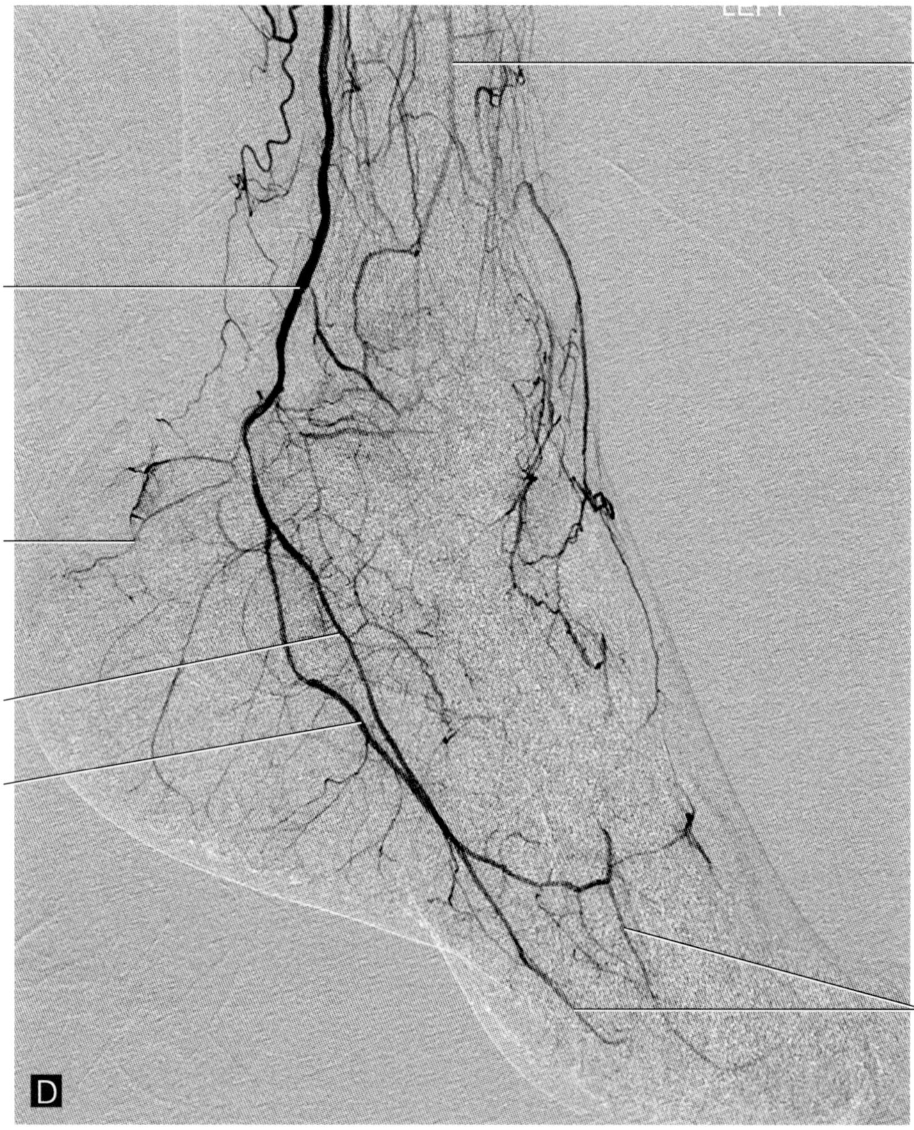

腓动脉
Peroneal Artery

胫后动脉
Posterior Tibial Artery

跟骨支
Calcanean Branches

足底内侧动脉
Medial Plantar Artery

足底外侧动脉
Lateral Plantar Artery

足心动脉
Plantar Metatarsal Arteries

D

图22.29（续） D. 左下肢足部血管造影，显示胫前动脉、胫后动脉慢性闭塞，腓动脉通畅，足底内侧动脉、足底外侧动脉通过吻合支供应远端足部

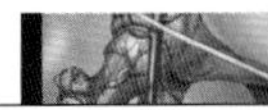

胫前动脉
Anterior Tibial Artery
肌支
Muscular Branches
腓动脉
Peroneal Artery
内踝支
Medial Malleolar Branches
穿支
Perforating Branch
胫前动脉
Anterior Tibial Artery
肌支
Muscular Branches
胫后动脉
Posterior Tibial Artery
交通支
Communicating Branch
外踝支
Lateral Malleolar Branches
胫后动脉
Posterior Tibial Artery
E

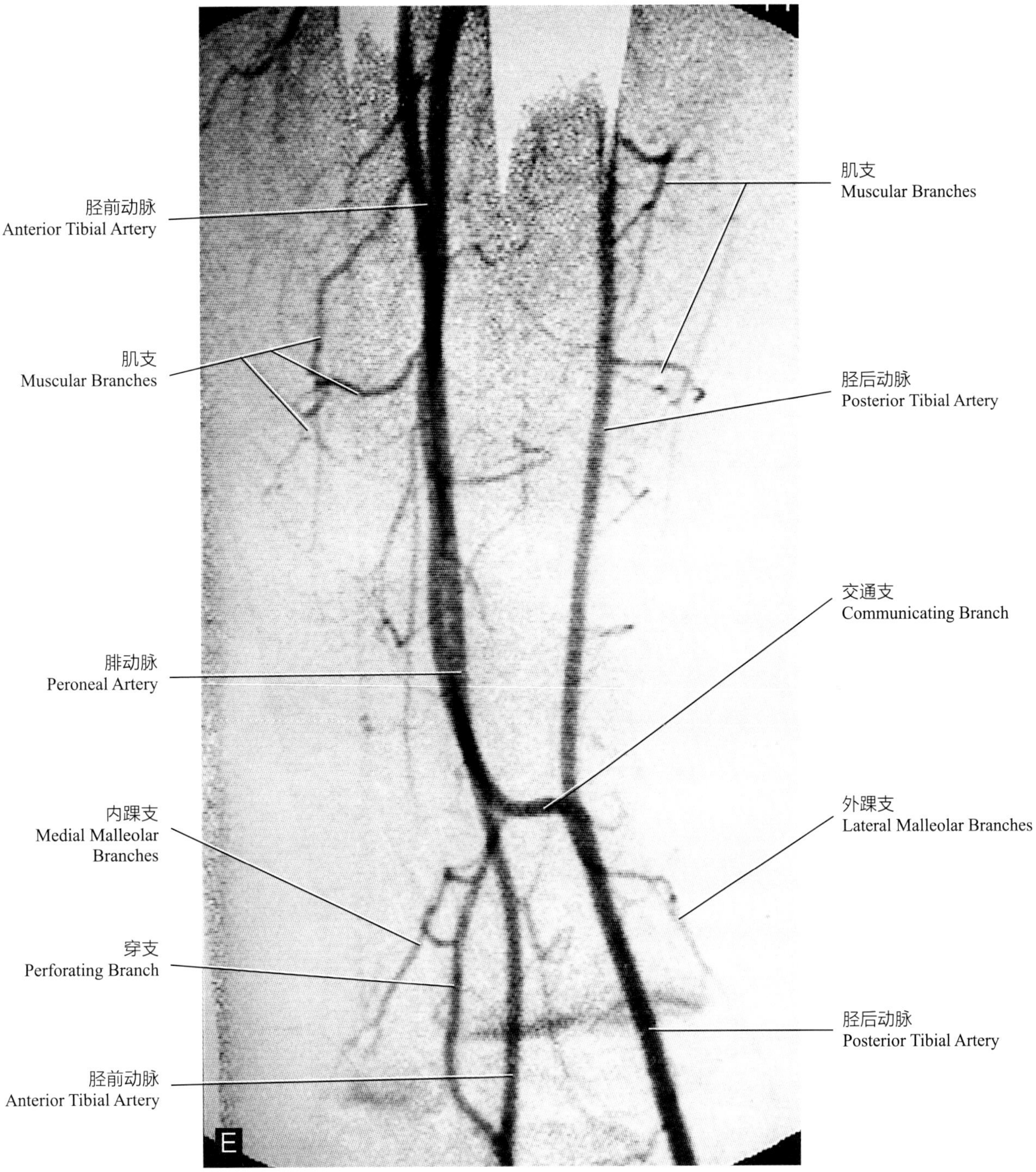

图22.29（续）　E. 右踝部正位血管造影

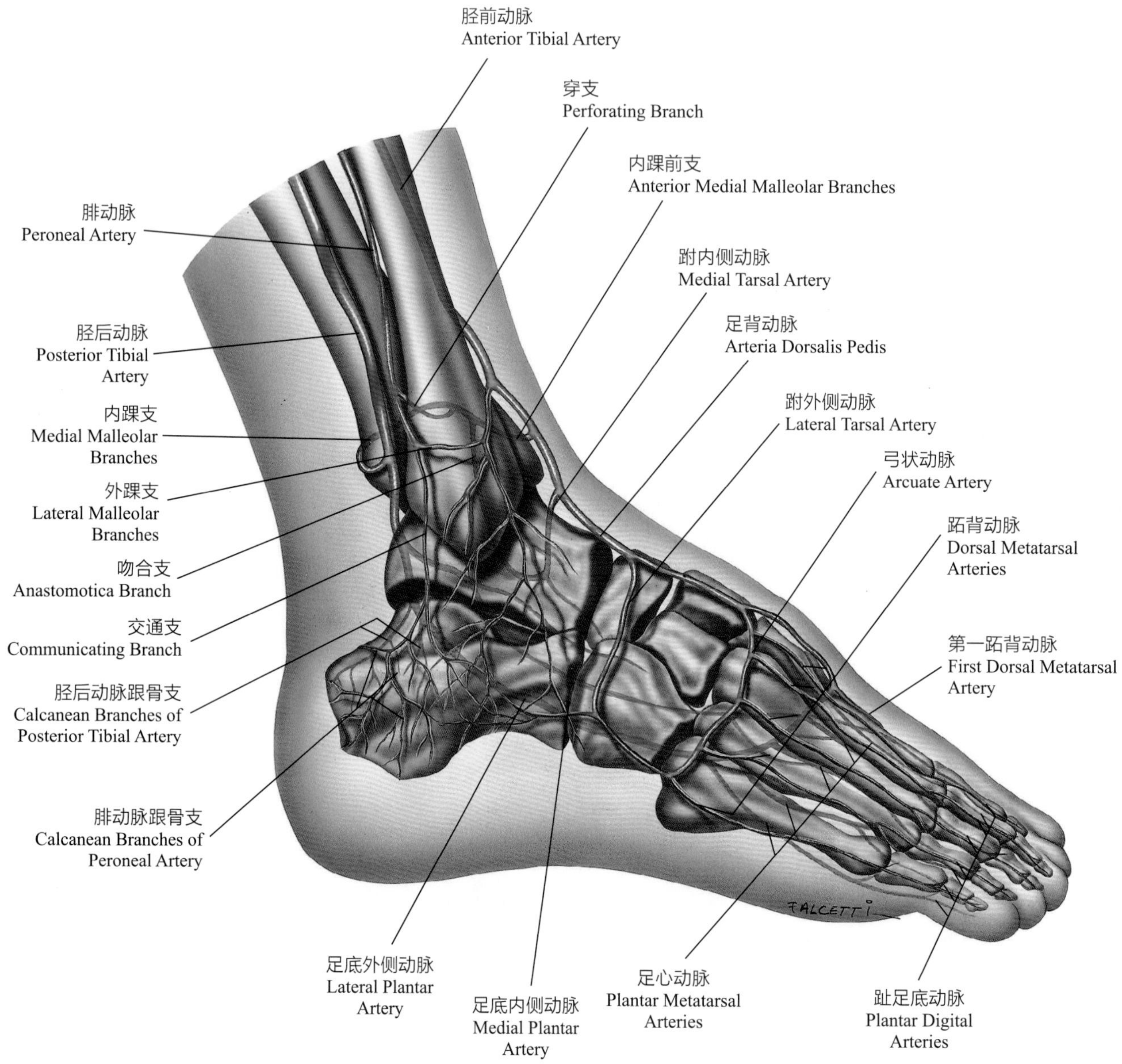

胫前动脉
Anterior Tibial Artery

穿支
Perforating Branch

内踝前支
Anterior Medial Malleolar Branches

腓动脉
Peroneal Artery

跗内侧动脉
Medial Tarsal Artery

足背动脉
Arteria Dorsalis Pedis

胫后动脉
Posterior Tibial Artery

跗外侧动脉
Lateral Tarsal Artery

内踝支
Medial Malleolar Branches

弓状动脉
Arcuate Artery

外踝支
Lateral Malleolar Branches

跖背动脉
Dorsal Metatarsal Arteries

吻合支
Anastomotica Branch

交通支
Communicating Branch

第一跖背动脉
First Dorsal Metatarsal Artery

胫后动脉跟骨支
Calcanean Branches of Posterior Tibial Artery

腓动脉跟骨支
Calcanean Branches of Peroneal Artery

FALCETTI

足底外侧动脉
Lateral Plantar Artery

足底内侧动脉
Medial Plantar Artery

足心动脉
Plantar Metatarsal Arteries

趾足底动脉
Plantar Digital Arteries

图22.30　右足动脉循环侧位示意图

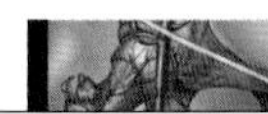

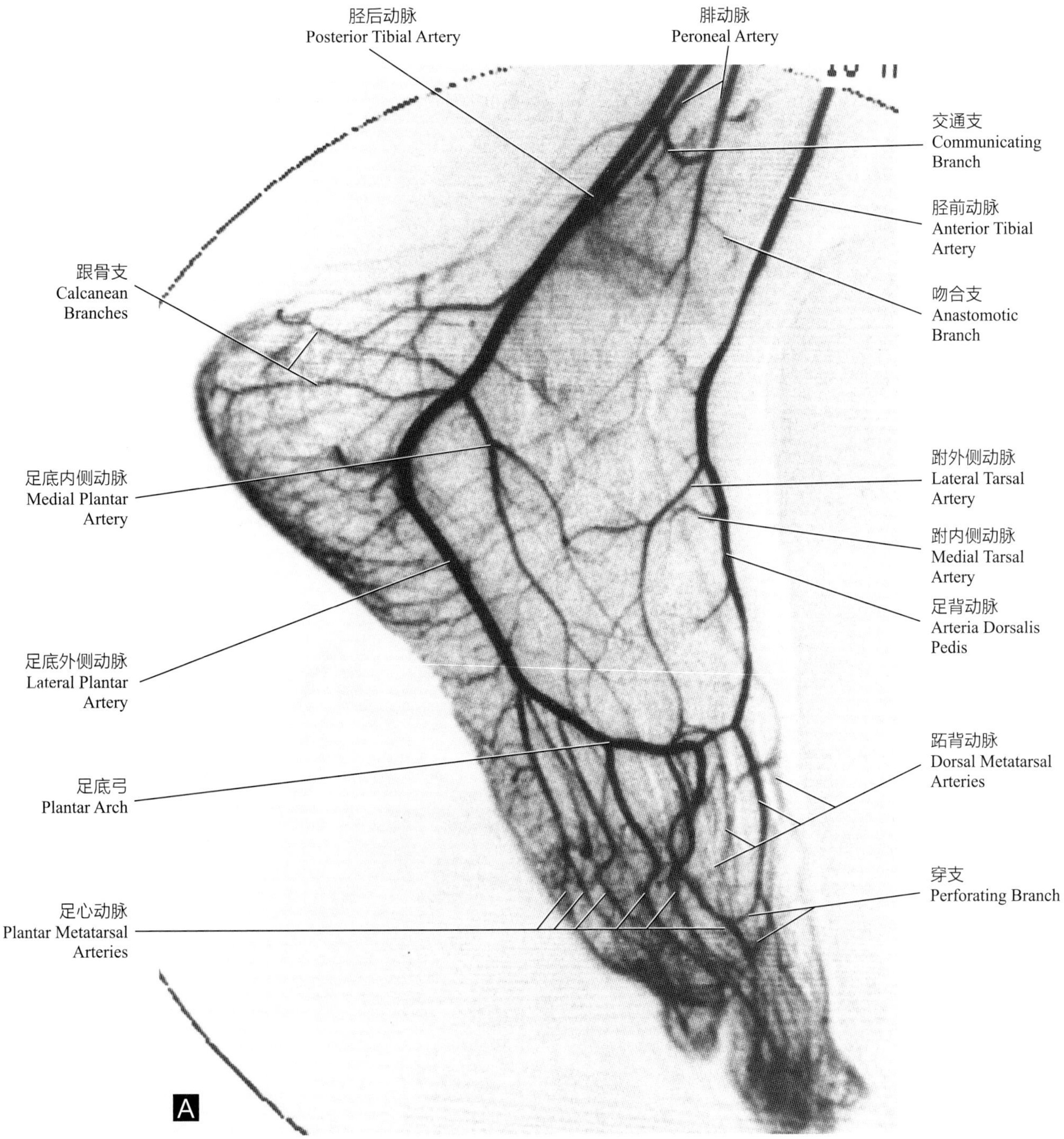

胫后动脉
Posterior Tibial Artery

腓动脉
Peroneal Artery

交通支
Communicating
Branch

胫前动脉
Anterior Tibial
Artery

吻合支
Anastomotic
Branch

跟骨支
Calcanean
Branches

足底内侧动脉
Medial Plantar
Artery

跗外侧动脉
Lateral Tarsal
Artery

跗内侧动脉
Medial Tarsal
Artery

足背动脉
Arteria Dorsalis
Pedis

足底外侧动脉
Lateral Plantar
Artery

跖背动脉
Dorsal Metatarsal
Arteries

足底弓
Plantar Arch

穿支
Perforating Branch

足心动脉
Plantar Metatarsal
Arteries

A

图22.31　A. 右足侧位血管造影早期

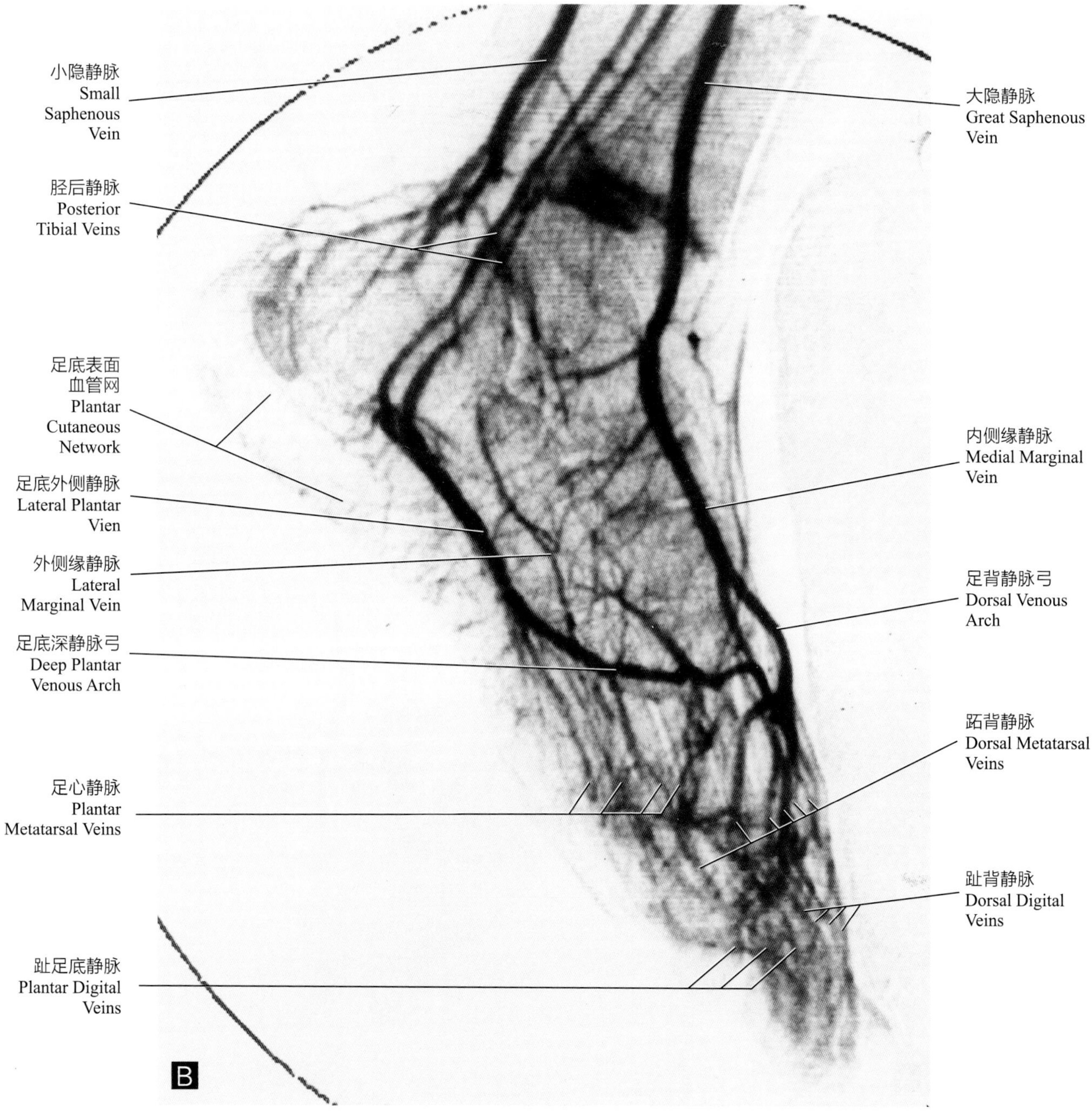

小隐静脉
Small Saphenous Vein
胫后静脉
Posterior Tibial Veins
足底表面血管网
Plantar Cutaneous Network
足底外侧静脉
Lateral Plantar Vien
外侧缘静脉
Lateral Marginal Vein
足底深静脉弓
Deep Plantar Venous Arch
足心静脉
Plantar Metatarsal Veins
趾足底静脉
Plantar Digital Veins
大隐静脉
Great Saphenous Vein
内侧缘静脉
Medial Marginal Vein
足背静脉弓
Dorsal Venous Arch
跖背静脉
Dorsal Metatarsal Veins
趾背静脉
Dorsal Digital Veins
B

图22.31（续） B. 右足侧位血管造影延迟相，显示足部静脉引流

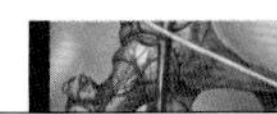

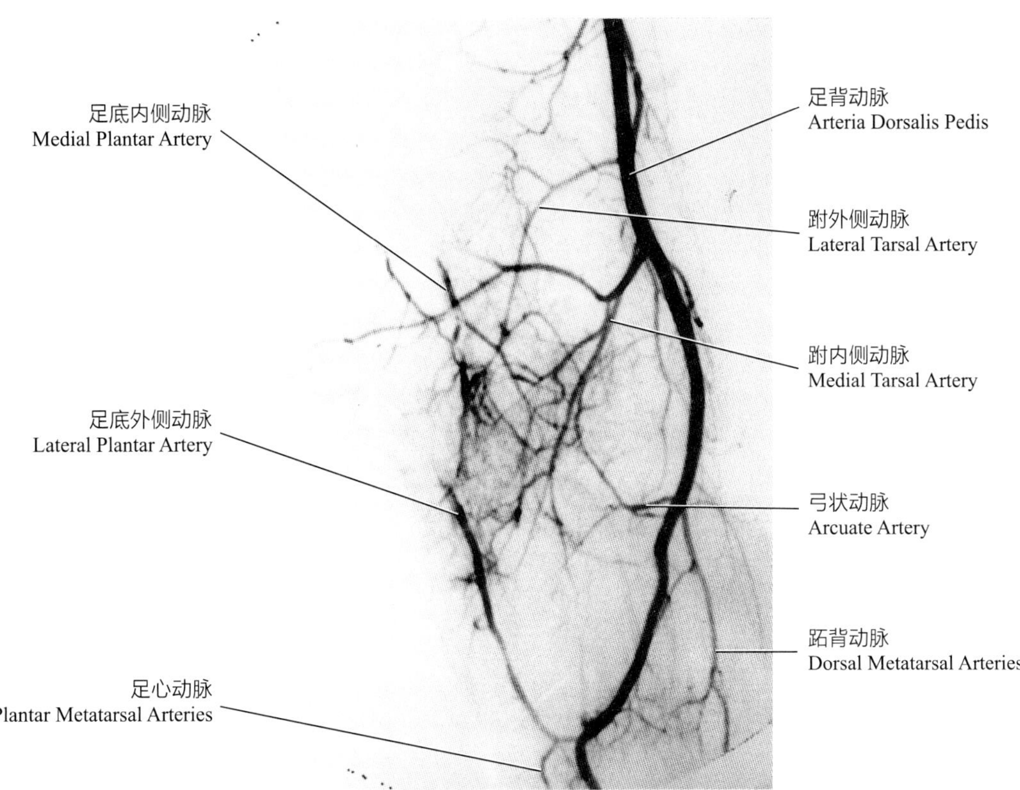

图22.32　超选择性血管造影侧面观，显示足背动脉及其分支

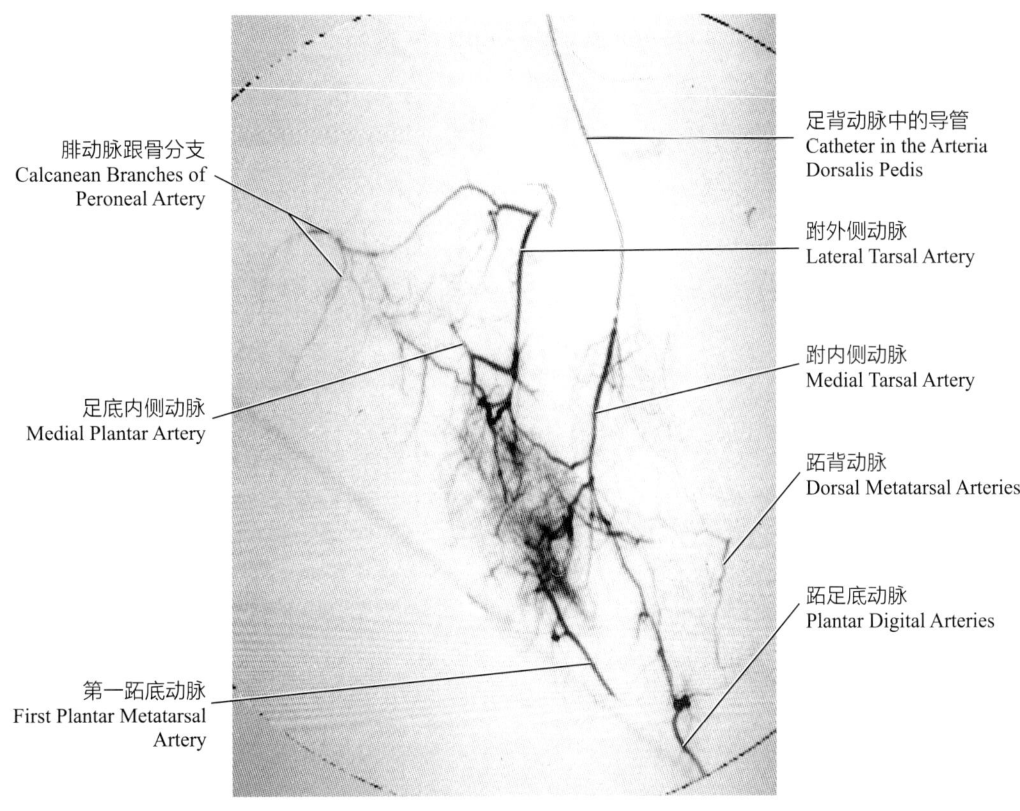

图22.33　超选择性血管造影侧面观，显示跗内侧动脉及足背动脉分支

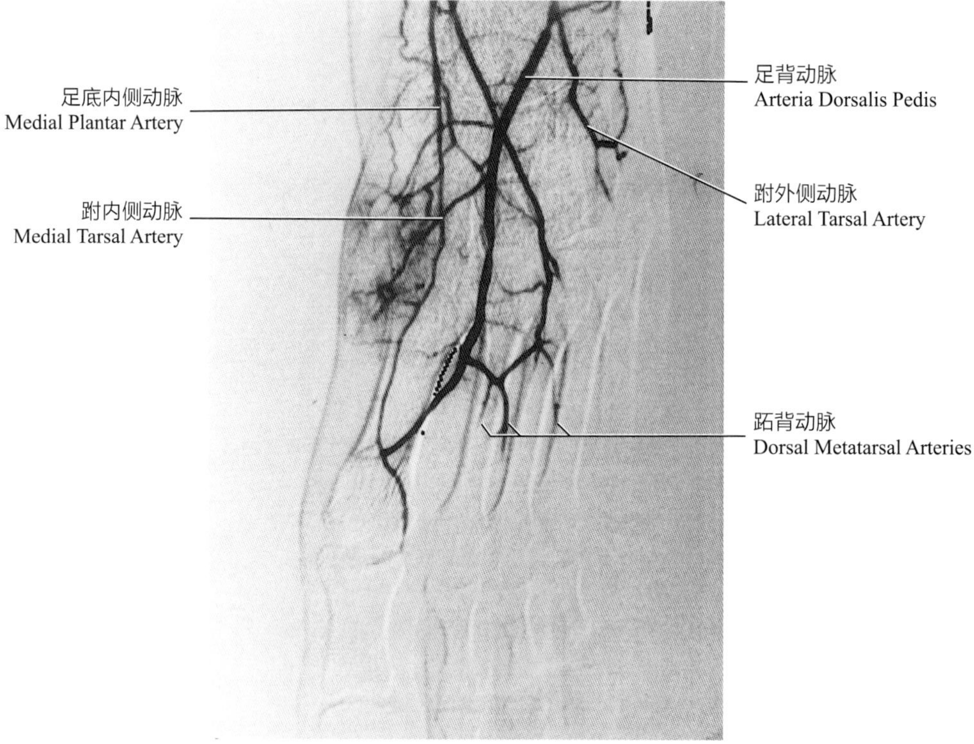

图22.34　左足超选择性血管造影正面观，显示足背动脉及其主要分支

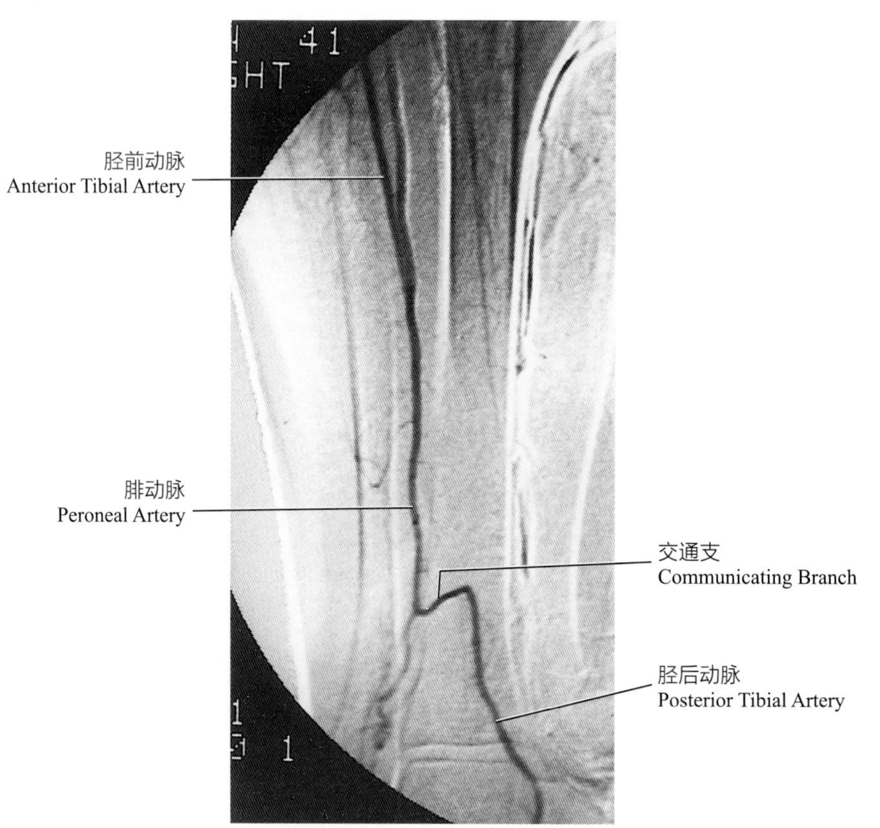

图22.35　右踝部正位血管造影，显示右踝血液循环

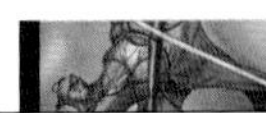

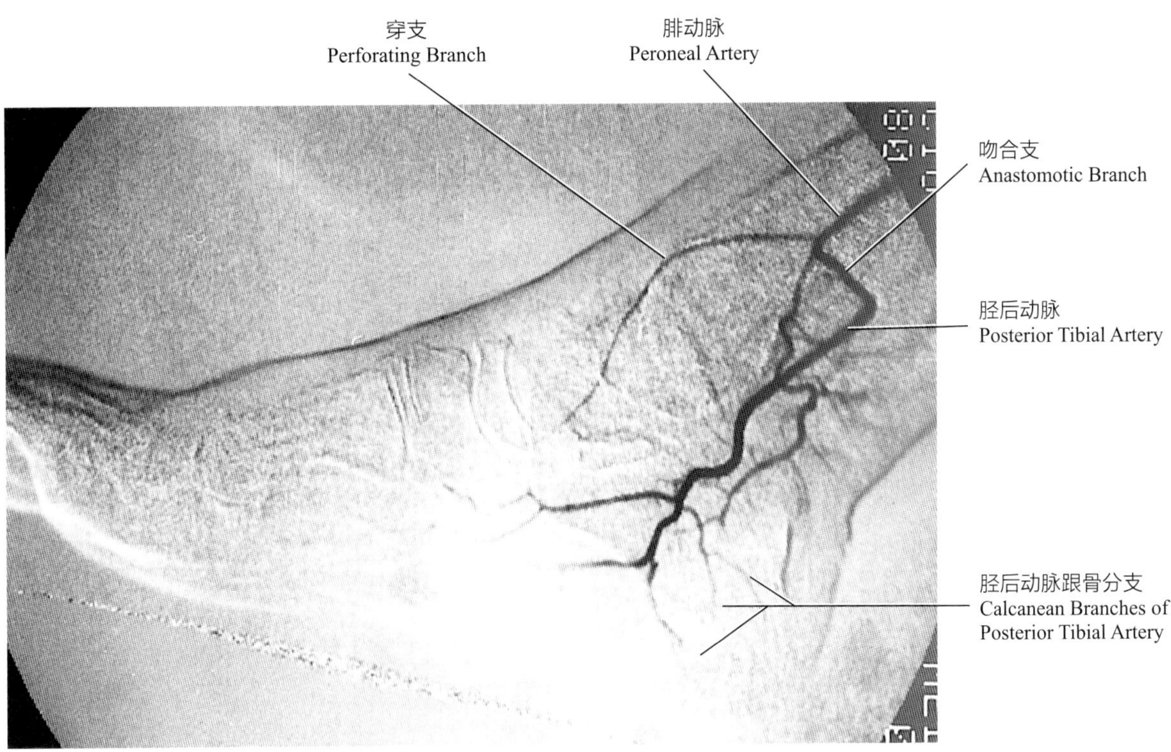

图22.36 侧位血管造影，显示胫后动脉及其与腓动脉的吻合

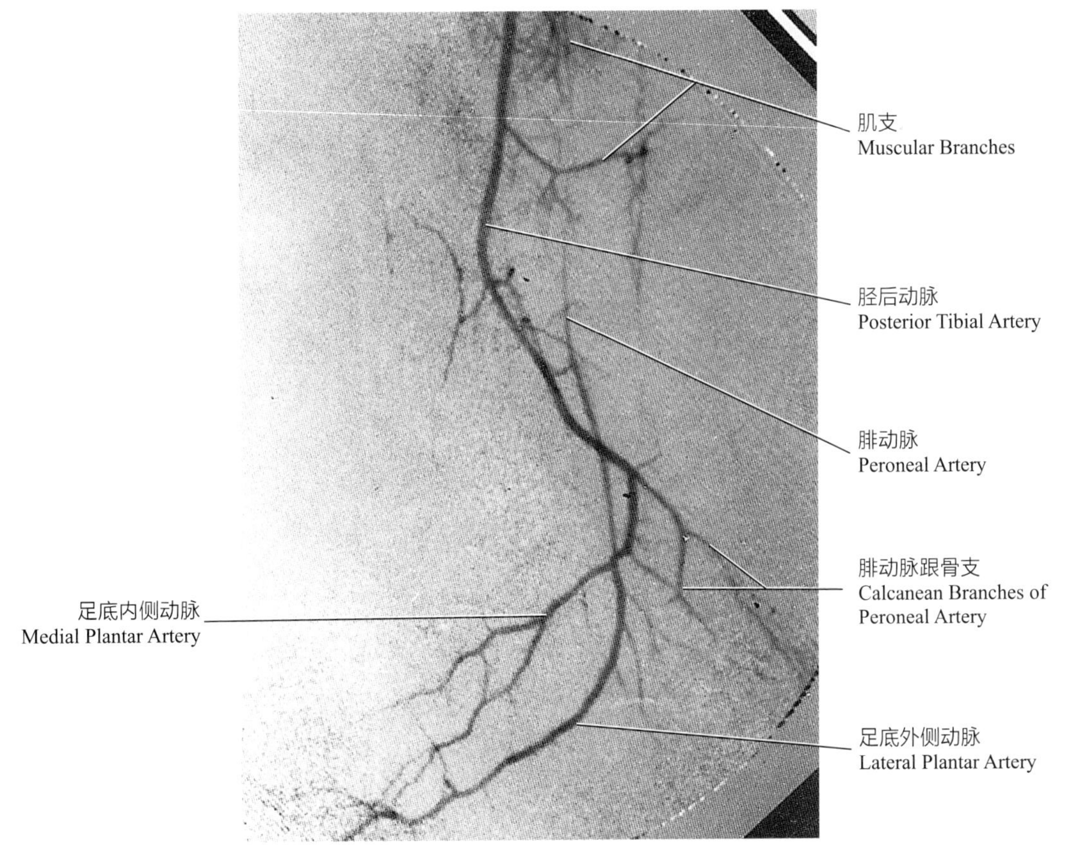

图22.37 侧位血管造影，显示胫后动脉及腓动脉跟骨支和足底动脉的血液循环

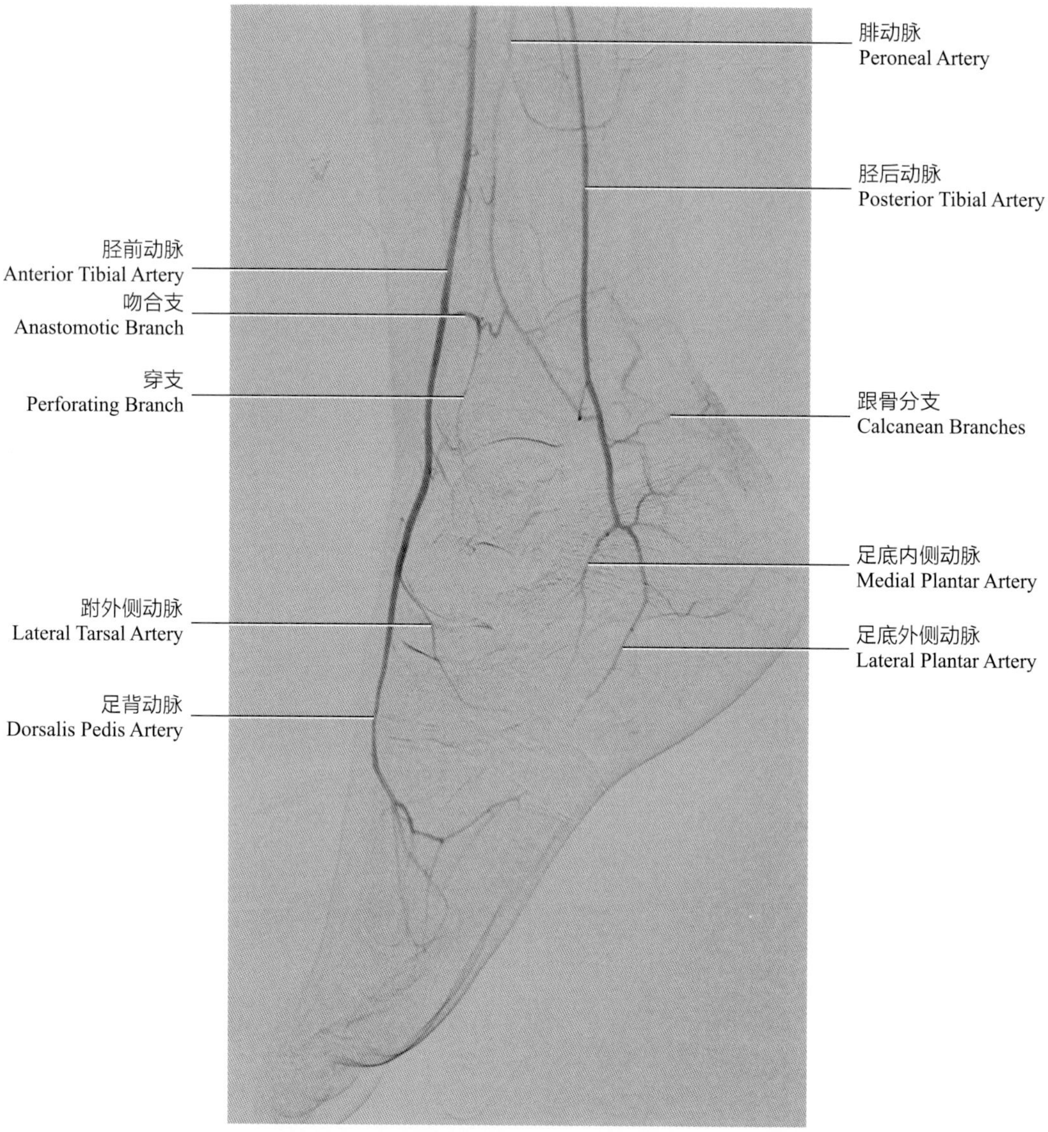

图22.38　右足侧位血管造影，显示胫后动脉血液循环，及其与胫前动脉、足背动脉的吻合支

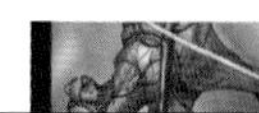

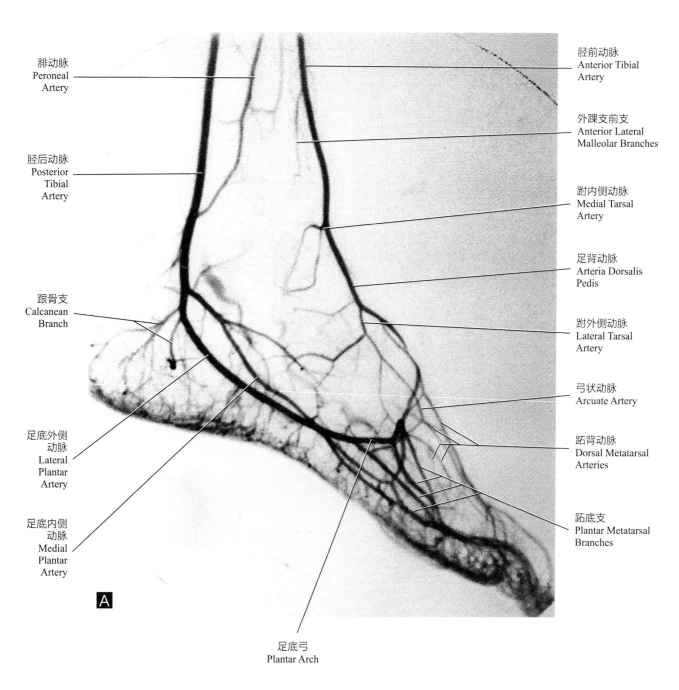

腓动脉
Peroneal Artery

胫后动脉
Posterior Tibial Artery

跟骨支
Calcanean Branch

足底外侧动脉
Lateral Plantar Artery

足底内侧动脉
Medial Plantar Artery

A

足底弓
Plantar Arch

胫前动脉
Anterior Tibial Artery

外踝支前支
Anterior Lateral Malleolar Branches

跗内侧动脉
Medial Tarsal Artery

足背动脉
Arteria Dorsalis Pedis

跗外侧动脉
Lateral Tarsal Artery

弓状动脉
Arcuate Artery

跖背动脉
Dorsal Metatarsal Arteries

跖底支
Plantar Metatarsal Branches

图22.39 A. 侧位血管造影，显示足部血液循环

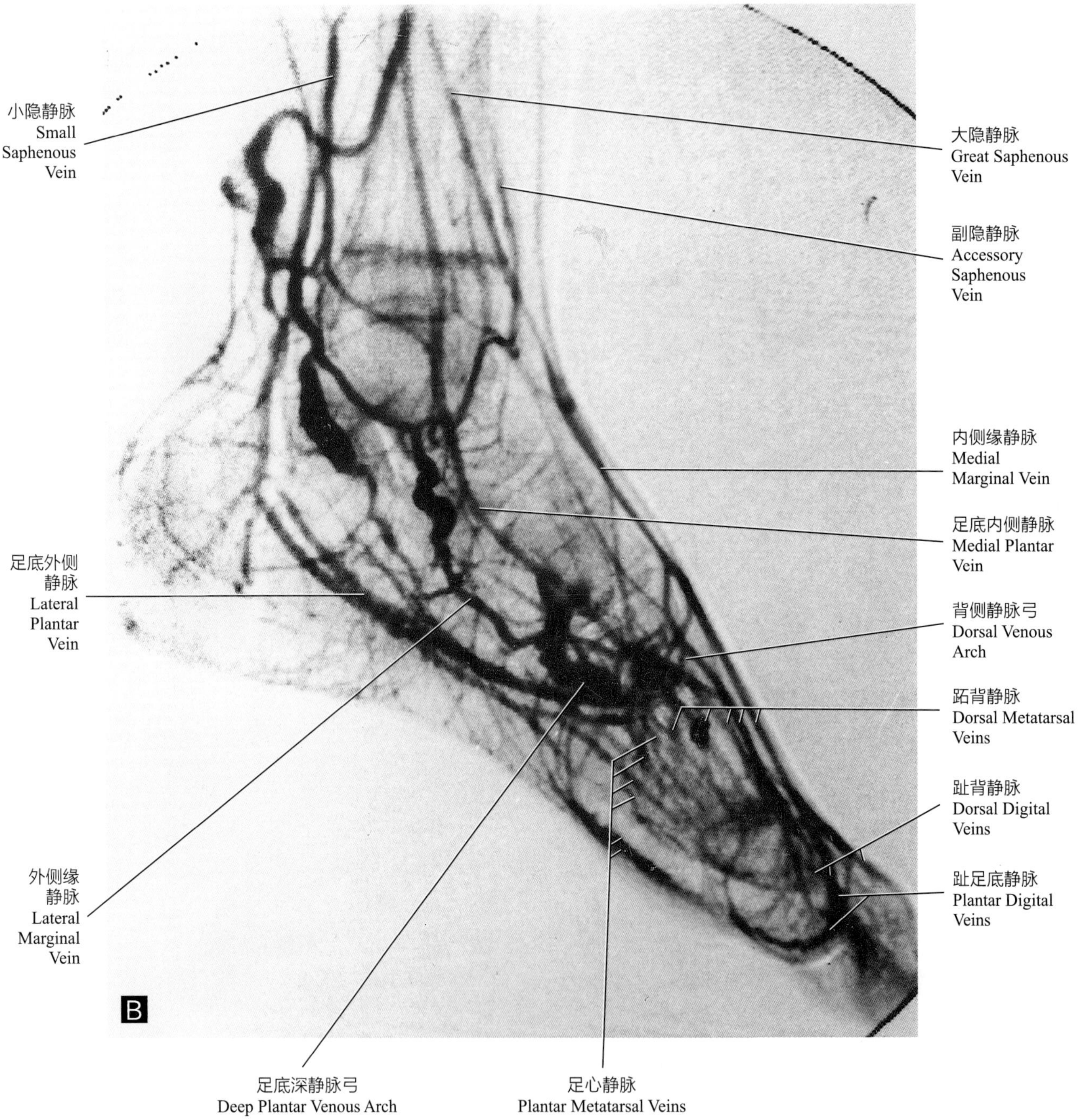

小隐静脉 Small Saphenous Vein
大隐静脉 Great Saphenous Vein
副隐静脉 Accessory Saphenous Vein
内侧缘静脉 Medial Marginal Vein
足底内侧静脉 Medial Plantar Vein
足底外侧静脉 Lateral Plantar Vein
背侧静脉弓 Dorsal Venous Arch
跖背静脉 Dorsal Metatarsal Veins
趾背静脉 Dorsal Digital Veins
外侧缘静脉 Lateral Marginal Vein
趾足底静脉 Plantar Digital Veins
B
足底深静脉弓 Deep Plantar Venous Arch
足心静脉 Plantar Metatarsal Veins

图22.39（续） B. 左足血管造影晚期，显示足部静脉引流，注意足部有一足心静脉畸形

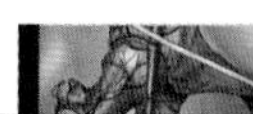

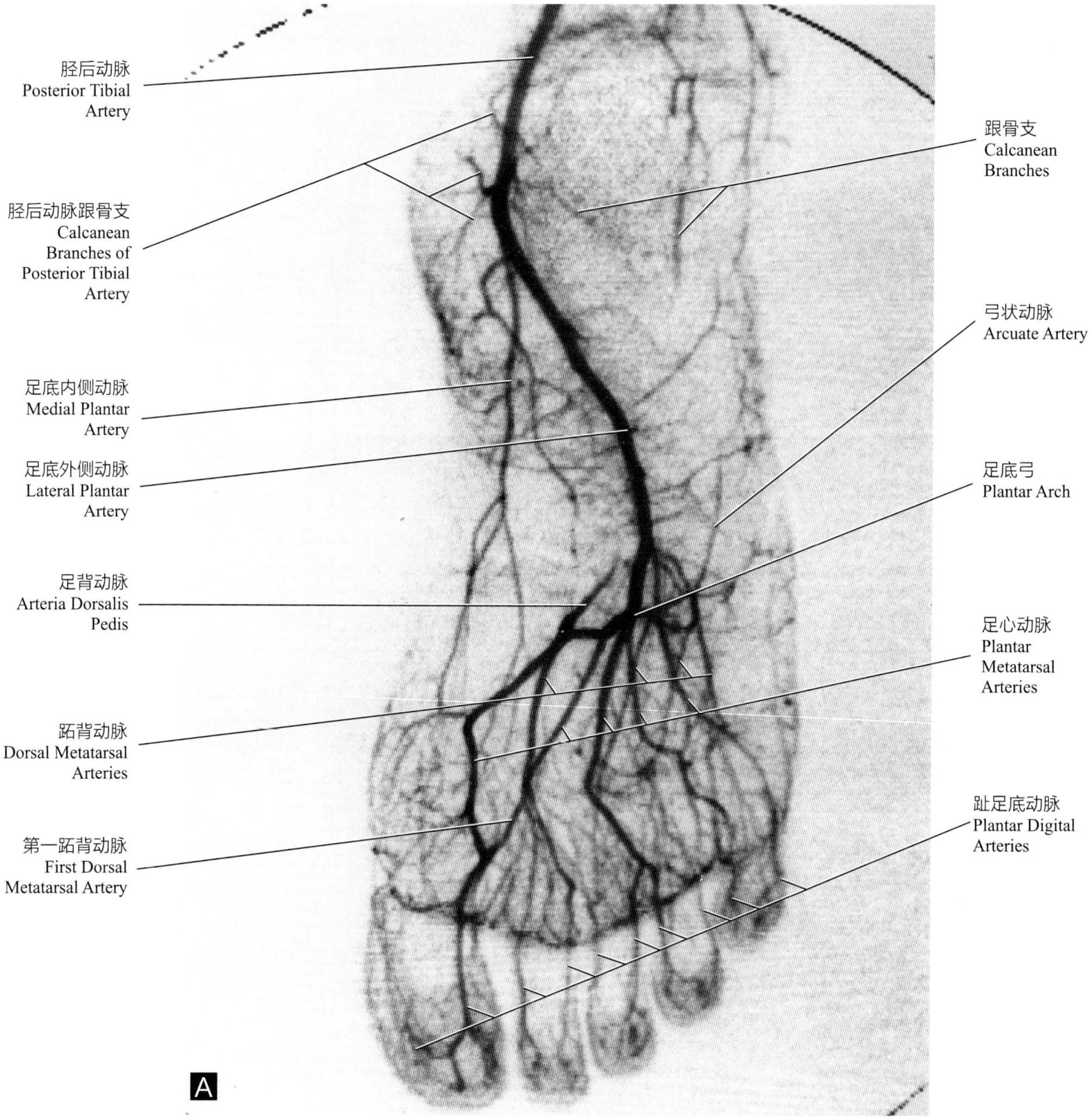

胫后动脉
Posterior Tibial Artery

胫后动脉跟骨支
Calcanean Branches of Posterior Tibial Artery

足底内侧动脉
Medial Plantar Artery

足底外侧动脉
Lateral Plantar Artery

足背动脉
Arteria Dorsalis Pedis

跖背动脉
Dorsal Metatarsal Arteries

第一跖背动脉
First Dorsal Metatarsal Artery

跟骨支
Calcanean Branches

弓状动脉
Arcuate Artery

足底弓
Plantar Arch

足心动脉
Plantar Metatarsal Arteries

趾足底动脉
Plantar Digital Arteries

A

图22.40　A. 左足正位胫后动脉超选择性造影，显示足底、跖骨动脉及足底弓

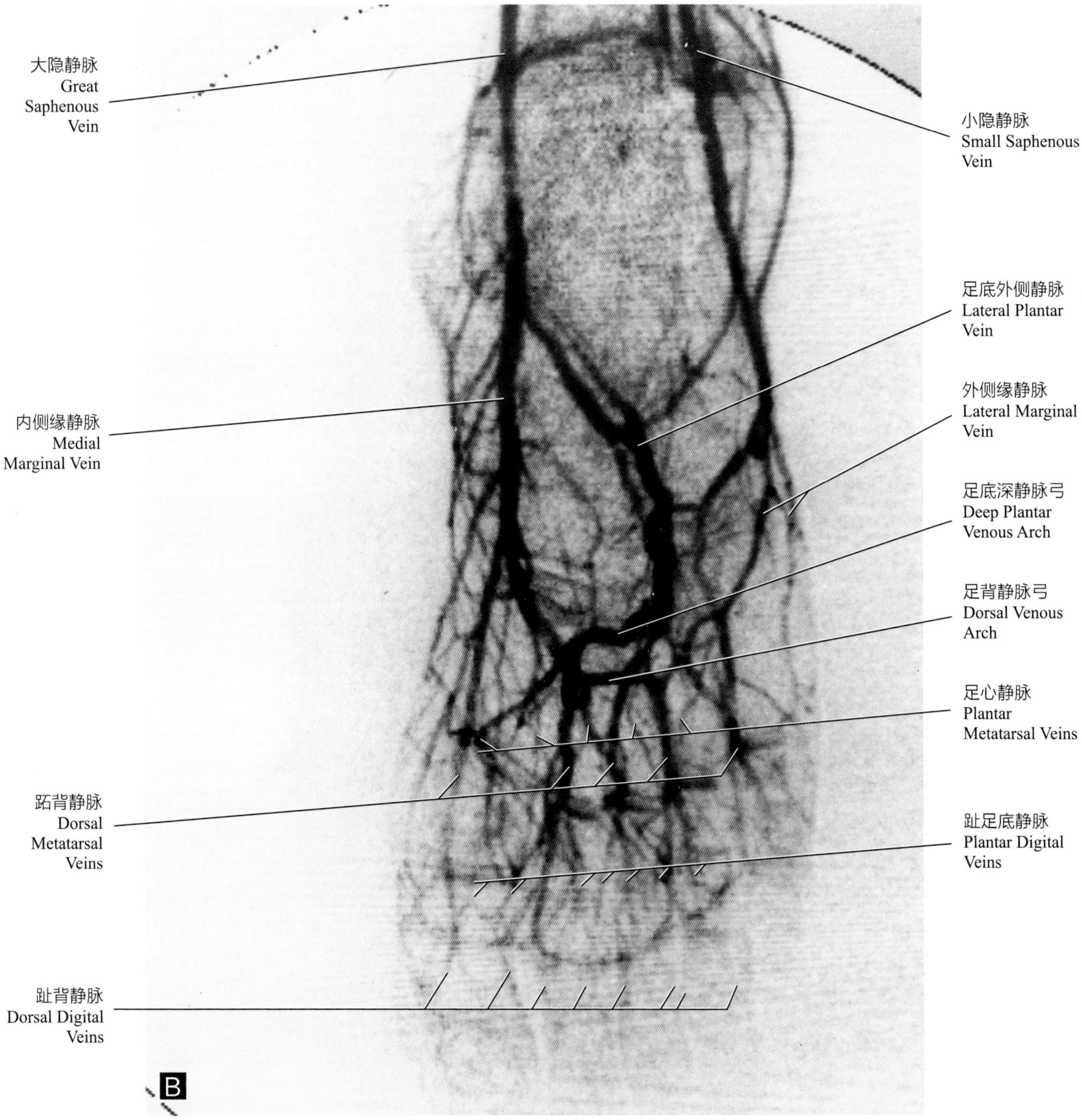

大隐静脉
Great
Saphenous
Vein

小隐静脉
Small Saphenous
Vein

足底外侧静脉
Lateral Plantar
Vein

外侧缘静脉
Lateral Marginal
Vein

内侧缘静脉
Medial
Marginal Vein

足底深静脉弓
Deep Plantar
Venous Arch

足背静脉弓
Dorsal Venous
Arch

足心静脉
Plantar
Metatarsal Veins

跖背静脉
Dorsal
Metatarsal
Veins

趾足底静脉
Plantar Digital
Veins

趾背静脉
Dorsal Digital
Veins

B

图22.40（续） B. 足部血管造影晚期，显示引流静脉和足底深静脉弓

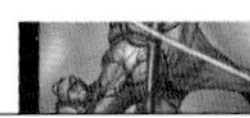

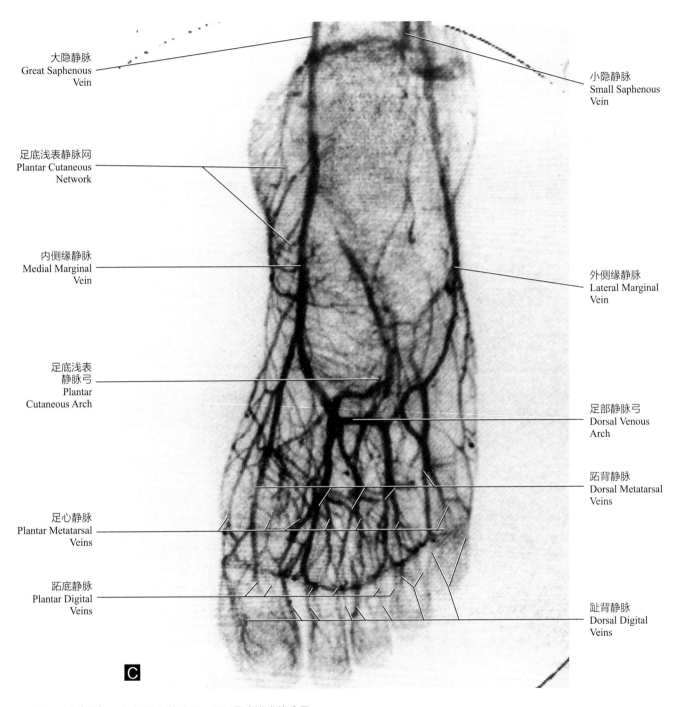

大隐静脉
Great Saphenous Vein

小隐静脉
Small Saphenous Vein

足底浅表静脉网
Plantar Cutaneous Network

内侧缘静脉
Medial Marginal Vein

外侧缘静脉
Lateral Marginal Vein

足底浅表静脉弓
Plantar Cutaneous Arch

足部静脉弓
Dorsal Venous Arch

跖背静脉
Dorsal Metatarsal Veins

足心静脉
Plantar Metatarsal Veins

跖底静脉
Plantar Digital Veins

趾背静脉
Dorsal Digital Veins

C

图22.40（续）　C. 侧位血管造影，显示足底浅表静脉弓

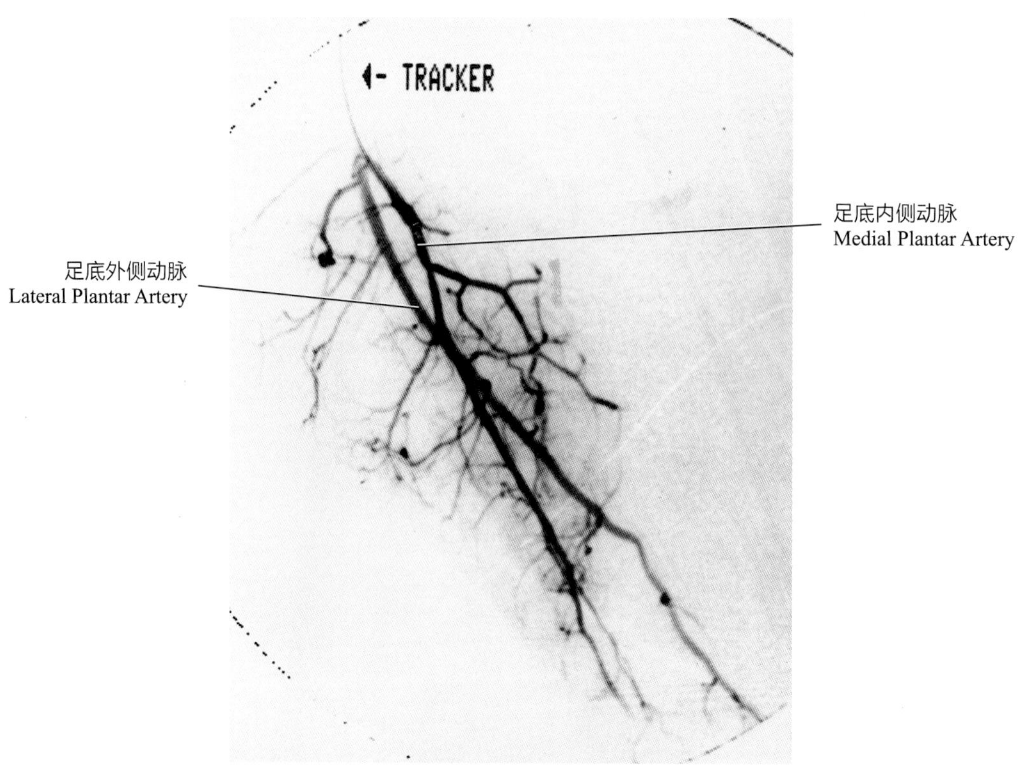

图22.41　超选择性血管造影，显示足底内侧和外侧动脉

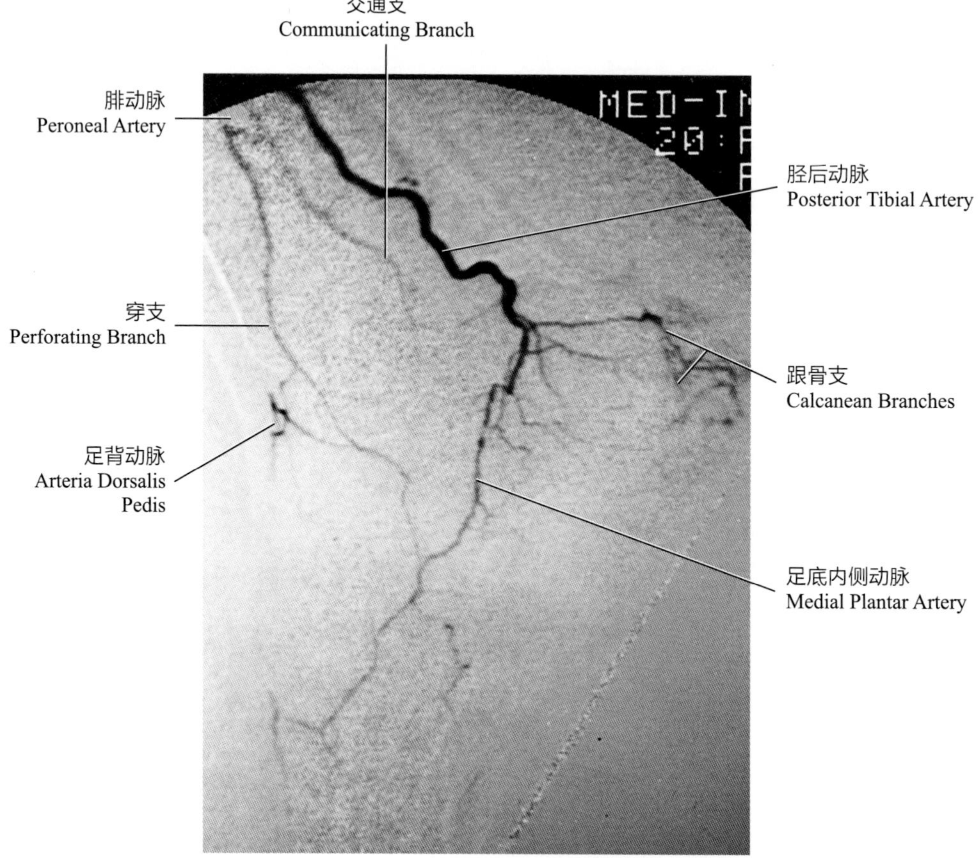

图22.42　侧位造影，显示胫前动脉闭塞及胫前、胫后动脉系统的吻合

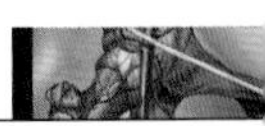

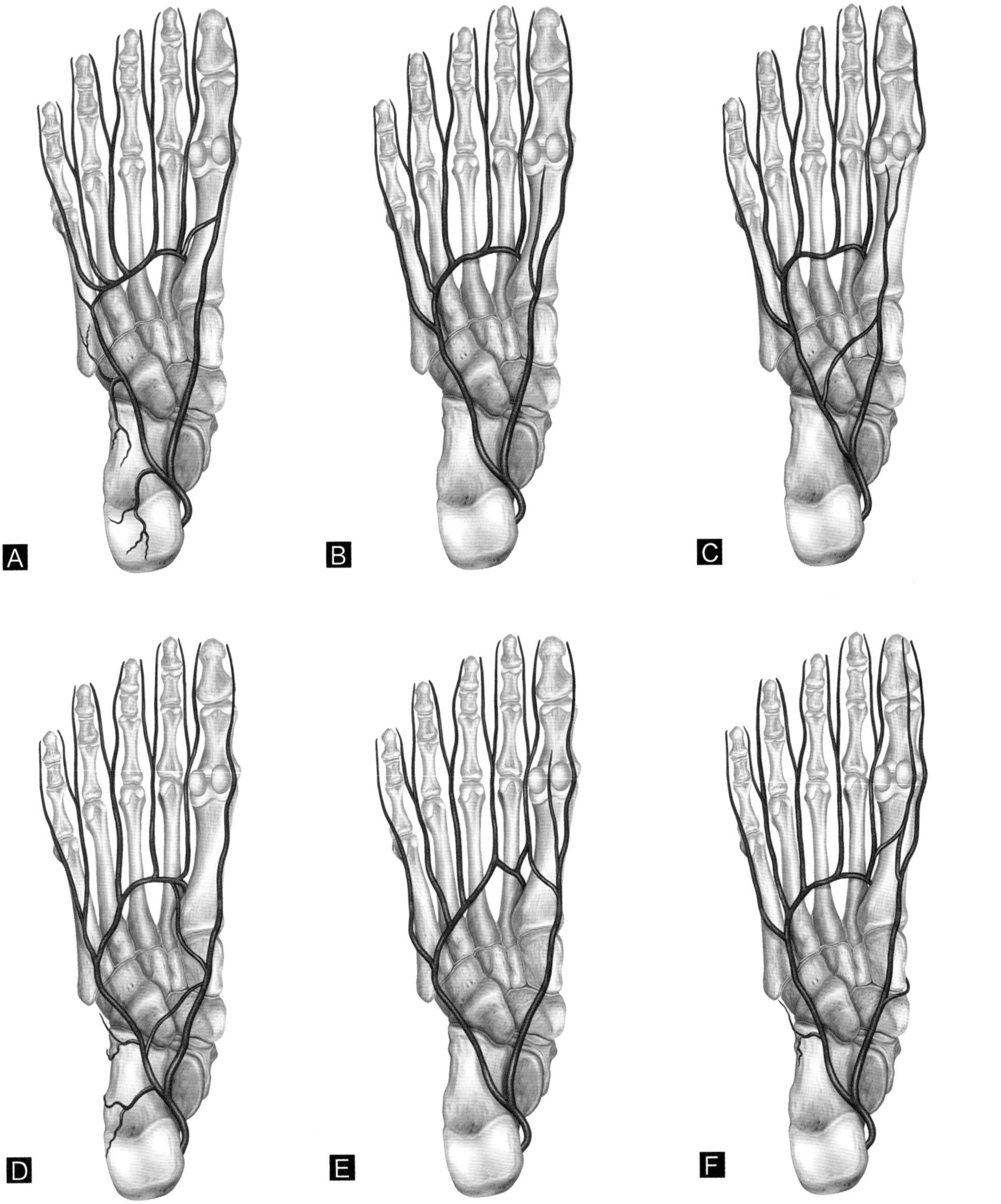

图22.43　足底动脉变异。A. Ⅰ型，足底深弓主要起源于足背动脉，然后发出所有的跖底动脉。B. Ⅰb 型，足背动脉和足底外侧动脉均参与足底深弓构成。C. Ⅱa 型，足底外侧动脉发出第四跖底动脉。D. Ⅱb 型，足底外侧动脉发出第三和第四跖底动脉。E. Ⅱc 型，足底外侧动脉发出第四、第三和第二跖底动脉。F. Ⅲ型，足底外侧动脉发出跖底动脉后走行至足背，与足背动脉相吻合

（译者：廖华强）

23

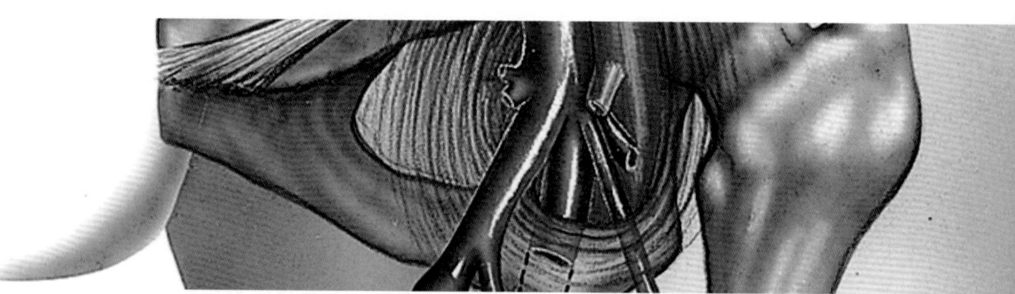

第23章 下肢静脉

下肢静脉可分为浅静脉和深静脉两组。浅静脉分布于皮肤和浅筋膜之间。深静脉在浅筋膜下与动脉伴行，分布于 4 个肌筋膜间隙。两组静脉均有瓣膜，但深静脉的更多（图 23.10）。

下肢浅静脉

浅静脉中被命名的主要是大隐静脉和小隐静脉，其余分支多数无明确的命名（图 23.1, 23.2）。

大隐静脉

大隐静脉为人体内最长的静脉，起于足部内侧缘静脉，最终在腹股沟韧带下方穿过卵圆窝汇入股静脉（图 23.2 ～ 23.4）。大隐静脉在膝以下多为 2 支，常通过 1 支较长的浅表隐间静脉与小隐静脉相通（图 23.1）。大隐静脉自内踝前方上行，在胫骨远端 1/3 斜行至胫骨内侧缘，然后再上行至膝关节后内侧，经大腿内侧缘继续上行，最后穿越卵圆窝汇入股静脉。

分支（图 23.7）

踝部——内侧缘静脉

小腿部——与小隐静脉和深静脉、穿静脉、前静脉及胫踝静脉充分吻合

大腿部——来自内侧或后面的分支，也可来自副隐静脉

腹壁浅静脉

旋髂浅静脉

阴部外静脉

腹壁浅静脉

小隐静脉

为足外侧缘静脉的延续，位于小腿的后部，止于腘静脉（图 23.9），接收许多皮肤分支回流并与大隐静脉沟通。

穿静脉

大隐静脉和小隐静脉通过穿静脉与深静脉相通。穿静脉有瓣膜，可防止血液从深静脉反流入浅

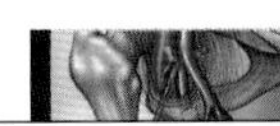

静脉（图 23.2，23.3）。穿静脉在足部、小腿和大腿均有分布。

足部——通常有 4 条穿静脉

- 1条位于内踝下方2.5 cm处
- 1条位于内踝前下方3.5 cm处
- 2条位于外踝前下方3.0 cm处

小腿——通常有 16 条穿静脉（图 23.8A）

- 8条汇入胫后静脉（Cockett静脉和Boyd静脉）
- 4条汇入腓静脉
- 4 条汇入 soleal静脉和gemelar静脉

大腿——通常有 2 条穿静脉（Dodd 静脉或 Hunter 静脉）（图 23.3C）

下肢深静脉

下肢深静脉与相应的动脉及其分支伴行。

足部（图 23.1, 23.9）

趾足底静脉从趾表面的静脉丛发出，并与趾背静脉吻合，形成 4 条足心静脉。

足心静脉通过穿支与足背侧静脉吻合，形成足底深静脉弓，与足底动脉弓伴行。

内侧和外侧的足底静脉自足底深静脉弓发出后向后走行，与相应的动脉伴行，与大隐静脉和小隐静脉沟通后，在内踝后方汇合形成胫后静脉。

小腿

胫后静脉（图 23.8B、C, 23.9）

胫后静脉与胫后动脉伴行，主要流入腓静脉（与腓动脉伴行）及与浅静脉沟通的穿静脉。

胫前静脉（图 23.8B、C，23.9）

胫前静脉与胫后动脉和足背动脉伴行，穿越小腿骨间膜与胫后静脉汇合形成腘静脉。

腘静脉（图 23.6B, 23.8B、C, 23.11）

腘静脉向上通过腘窝和内收肌管后更名为股静脉，分支主要包括小隐静脉、腓肠静脉和其他肌静脉。

大腿

股静脉（股浅静脉）（图 23.5A ~ C, 23.6A, 23.11F）

股静脉的分支有腘静脉、肌静脉，可存在 2 支股静脉，一支较长，一支较短（图 23.5C，23.11F）。

股深静脉（图 23.7，23.8D）

股深静脉位于股深动脉前方，接收肌静脉分支和穿支的血流，与腘静脉（位于其下方）和臀下静脉吻合。

股总静脉（图 23.1 ~ 23.3A, 23.5C）

股总静脉较短，与股总动脉伴行，为腘静脉和股静脉（股浅静脉）的延续，在腹股沟韧带水平移行为髂外静脉。旋股内侧静脉、旋股外侧静脉、腹壁浅静脉是其常见的分支。

在腹股沟韧带水平，该静脉走行于股总动脉内侧，位于股鞘内侧部。大隐静脉穿越卵圆窝后汇入股总静脉。

下腔静脉
Inferior Vena Cava
右侧髂总静脉
Right Common Iliac Vein
腹股沟韧带
Inguinal Ligament
大隐静脉弓
Arch of the Great Saphenous Vein
右侧股总静脉
Right Common Femoral Vein
大隐静脉
Great Saphenous Vein
右侧股深静脉
Right Deep Femoral Vein
Dodd 静脉
Perforating Vein of Dodd
右侧股浅静脉
Right Superficial Femoral Vein
隐间静脉
Giacomini Vein
腘静脉
Popliteal Vein
小隐静脉弓
Arch of the Small Saphenous Vein
Boyd 静脉
Boyd Perforating Veins
小隐静脉
Small Saphenous Vein
深静脉吻合支
Deep Veins and Anastomoses
Cockett 静脉
Cockett Perforating Veins
小腿穿静脉
Calf Perforating Veins
足底静脉弓
Venous Plantar Arch

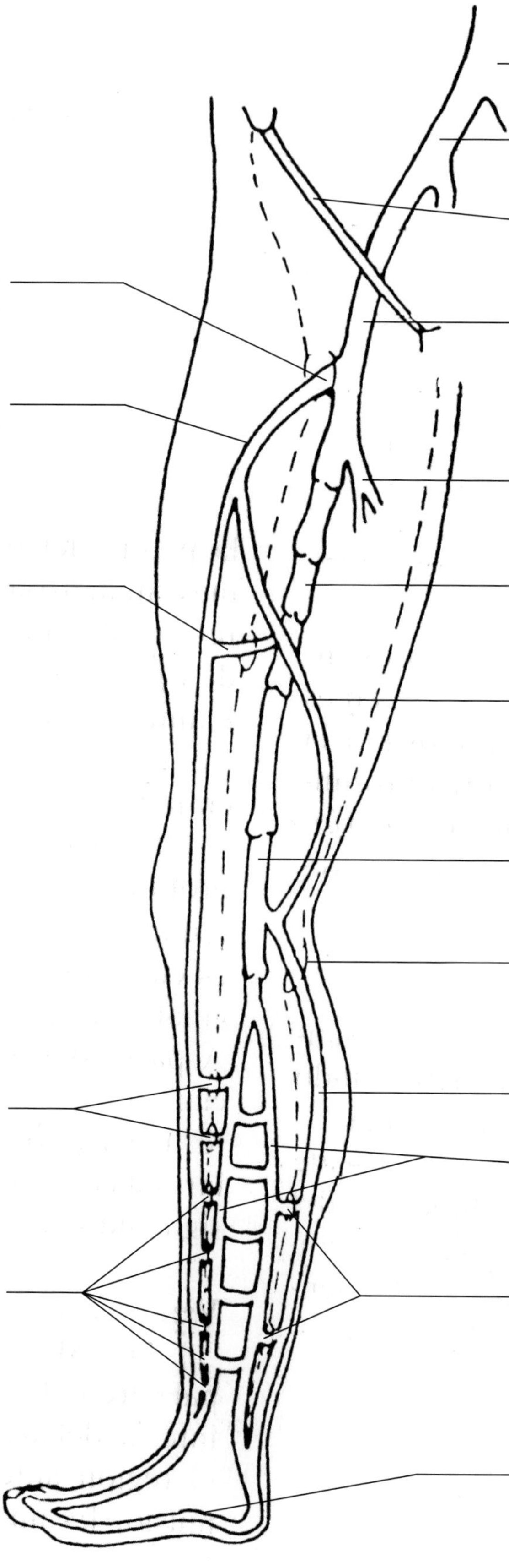

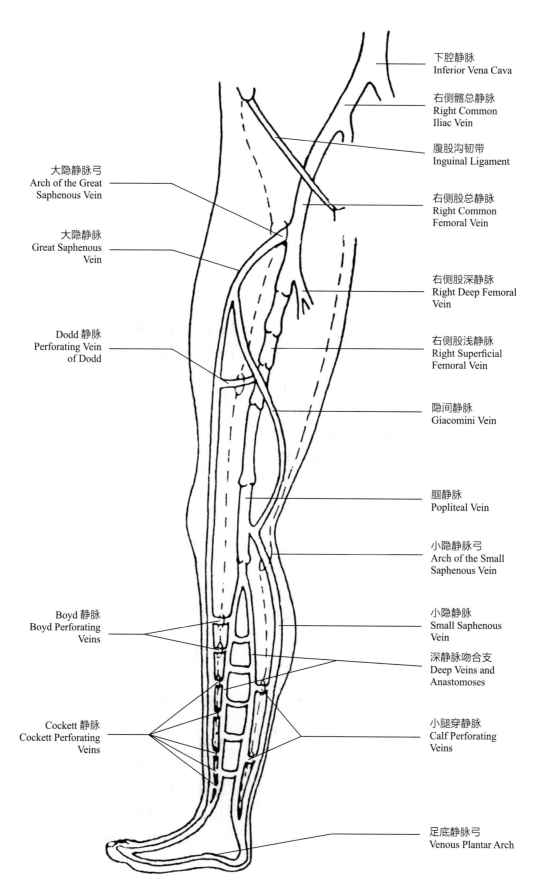

图23.1 下肢深静脉和浅静脉系统示意图，注意穿支和交通支

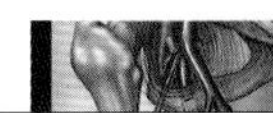

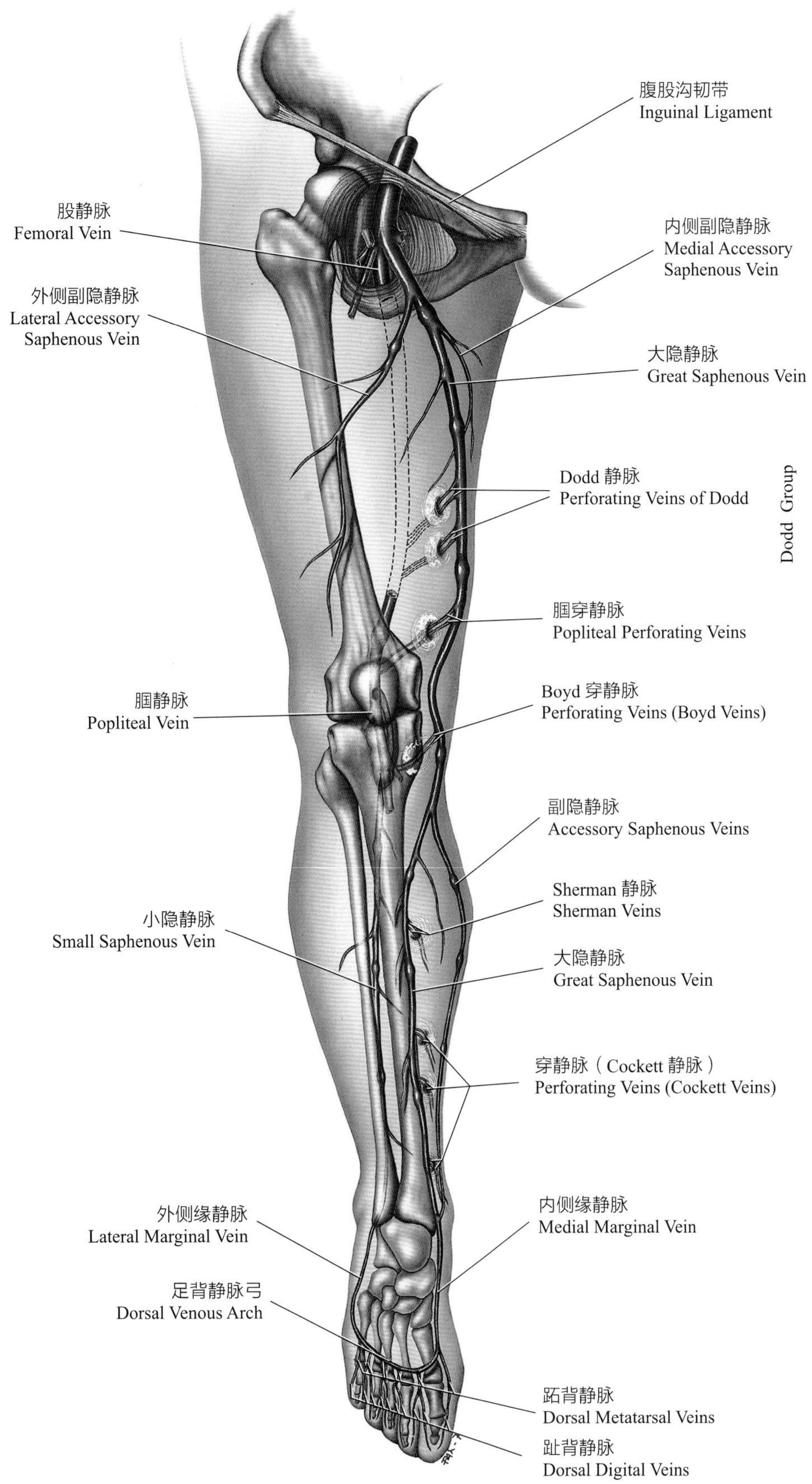

腹股沟韧带
Inguinal Ligament

股静脉
Femoral Vein

内侧副隐静脉
Medial Accessory
Saphenous Vein

外侧副隐静脉
Lateral Accessory
Saphenous Vein

大隐静脉
Great Saphenous Vein

Dodd 静脉
Perforating Veins of Dodd

Dodd Group

腘穿静脉
Popliteal Perforating Veins

腘静脉
Popliteal Vein

Boyd 穿静脉
Perforating Veins (Boyd Veins)

副隐静脉
Accessory Saphenous Veins

Sherman 静脉
Sherman Veins

小隐静脉
Small Saphenous Vein

大隐静脉
Great Saphenous Vein

穿静脉（Cockett 静脉）
Perforating Veins (Cockett Veins)

外侧缘静脉
Lateral Marginal Vein

内侧缘静脉
Medial Marginal Vein

足背静脉弓
Dorsal Venous Arch

跖背静脉
Dorsal Metatarsal Veins

趾背静脉
Dorsal Digital Veins

图23.2　右下肢浅静脉系统示意图

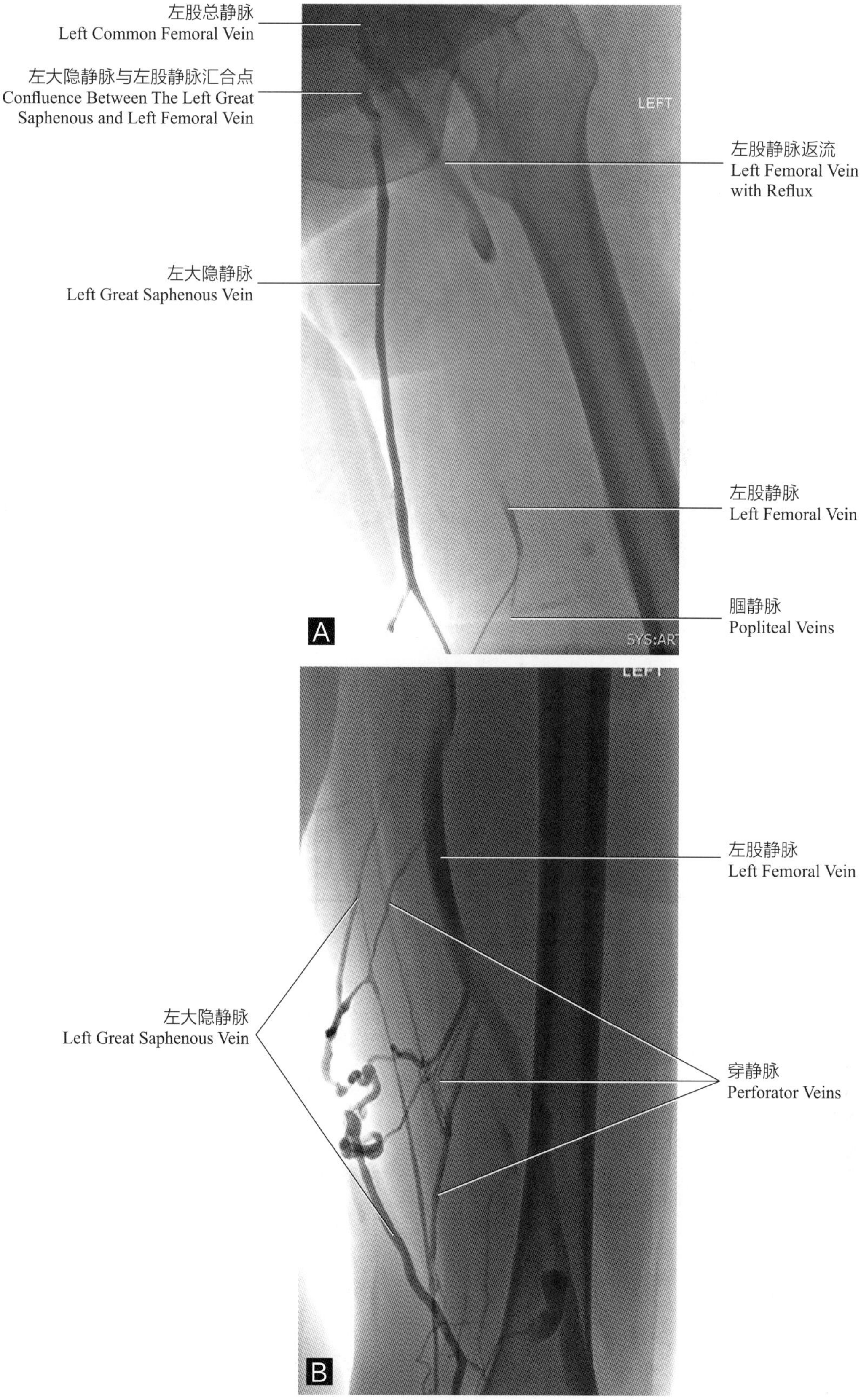

图23.3　A. 左下肢大隐静脉和股静脉通畅，汇合形成股总静脉。B. 左下肢大隐静脉和穿静脉通畅

 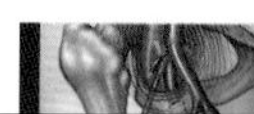

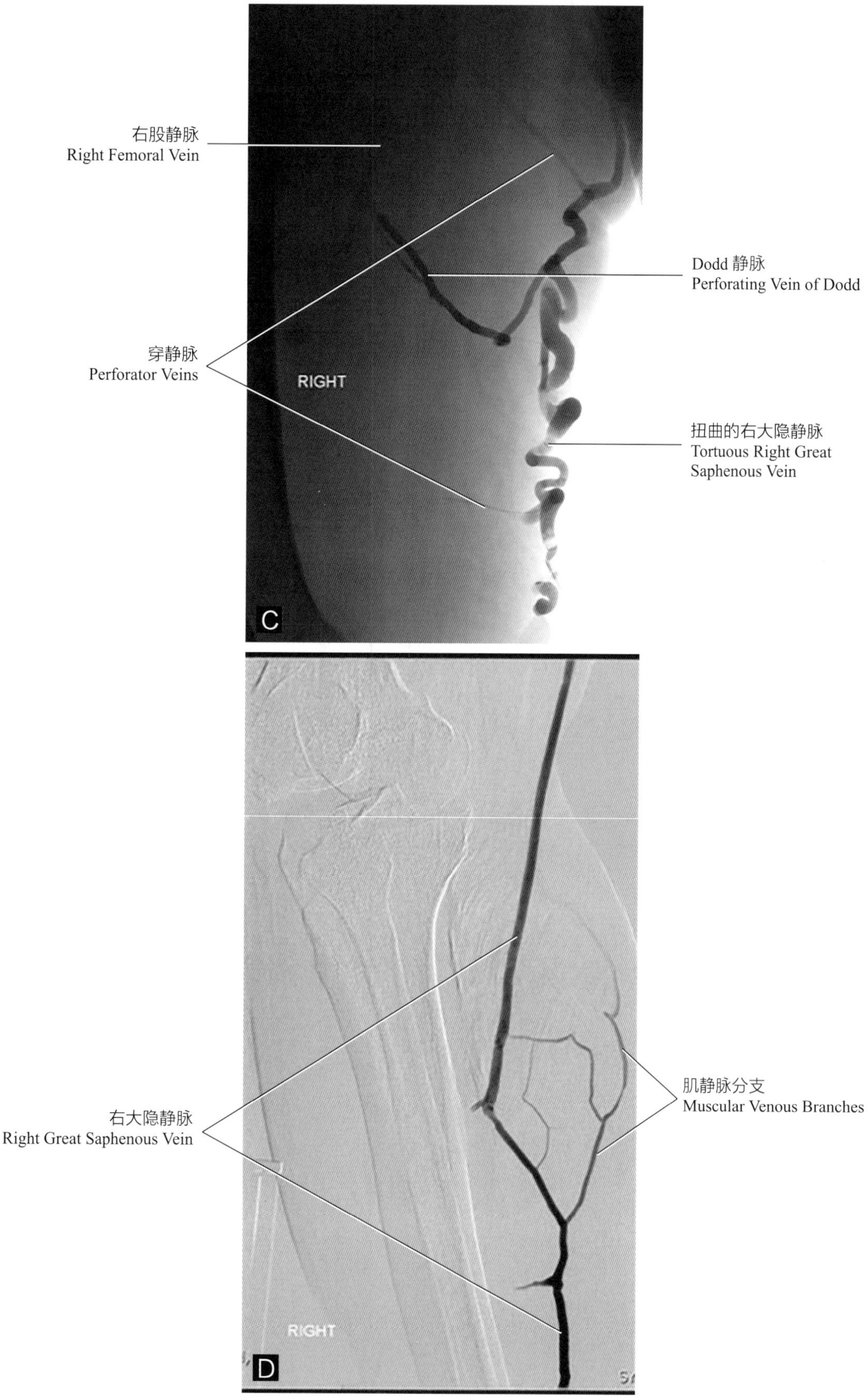

图23.3（续） C. 大隐静脉扭曲但通畅。D. 小腿部大隐静脉通畅

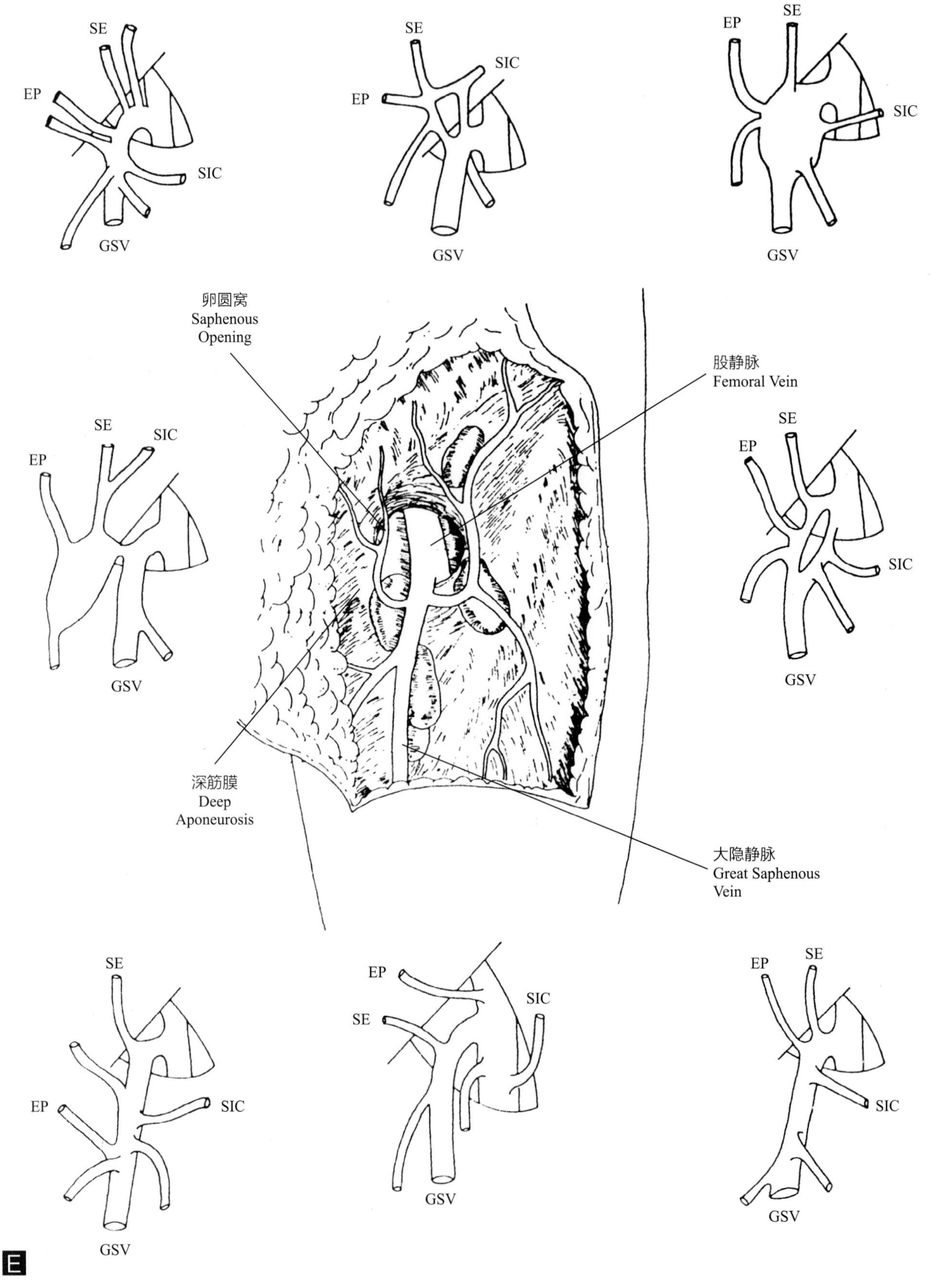

SE
EP
SIC
GSV

SE
SIC
EP
GSV

EP
SE
SIC
GSV

卵圆窝
Saphenous
Opening

股静脉
Femoral Vein

SE
SIC
EP
GSV

SE
EP
SIC
GSV

深筋膜
Deep
Aponeurosis

大隐静脉
Great Saphenous
Vein

SE
EP
SIC
GSV

EP
SE
SIC
GSV

EP
SE
SIC
GSV

E

图23.3（续） E. 大隐静脉汇合处解剖变异及大隐静脉在卵圆窝水平与各支流的关系。EP，阴部外浅静脉；GSV，大隐静脉；SE，腹壁浅静脉；SIC，旋髂浅静脉

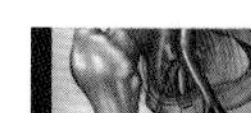

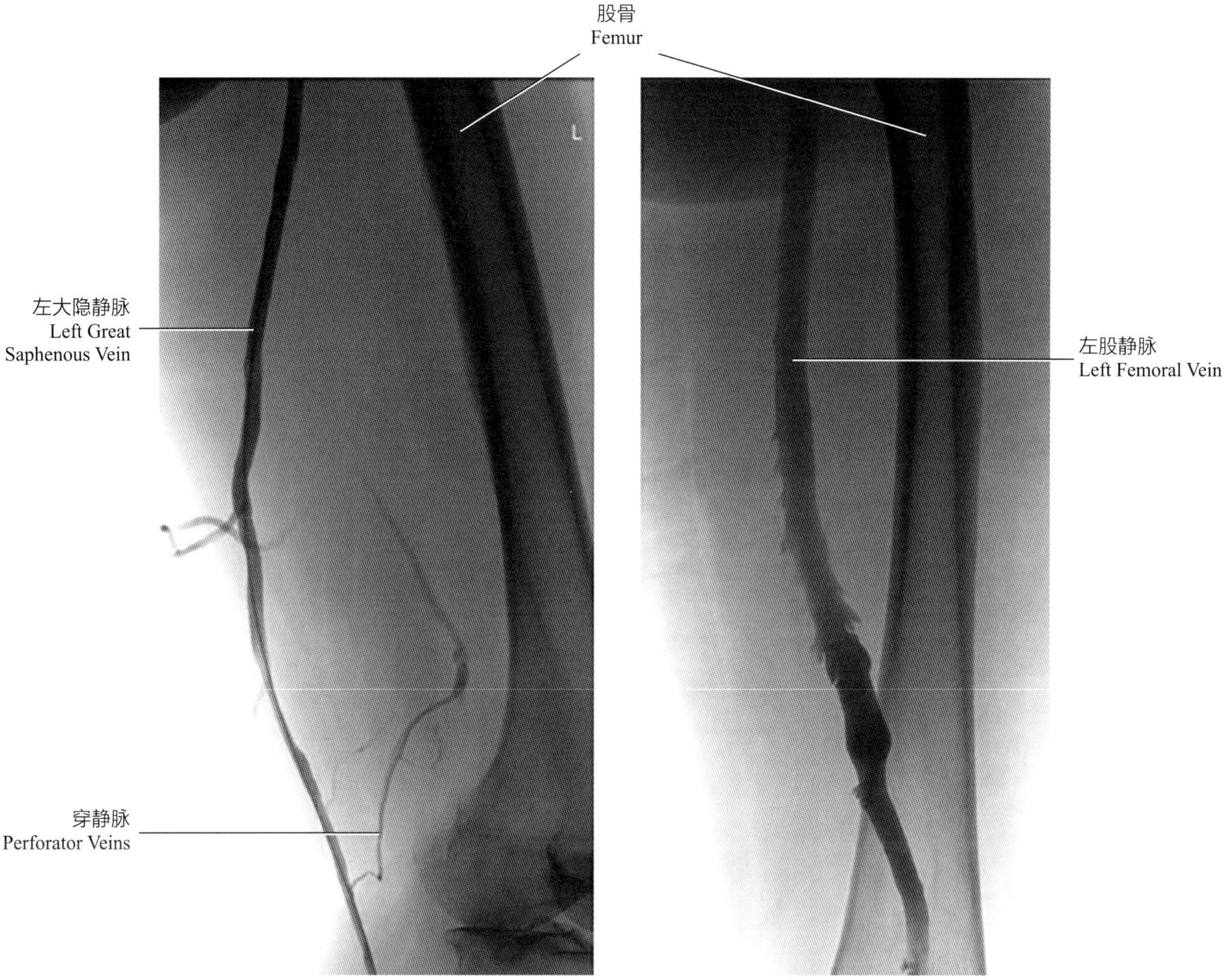

股骨
Femur

左大隐静脉
Left Great Saphenous Vein

左股静脉
Left Femoral Vein

穿静脉
Perforator Veins

图23.4　左下肢静脉造影。注意浅静脉（左大隐静脉）系统和深静脉（左股静脉）系统相对于股骨的距离与走向的区别，以及两条静脉粗细的不同

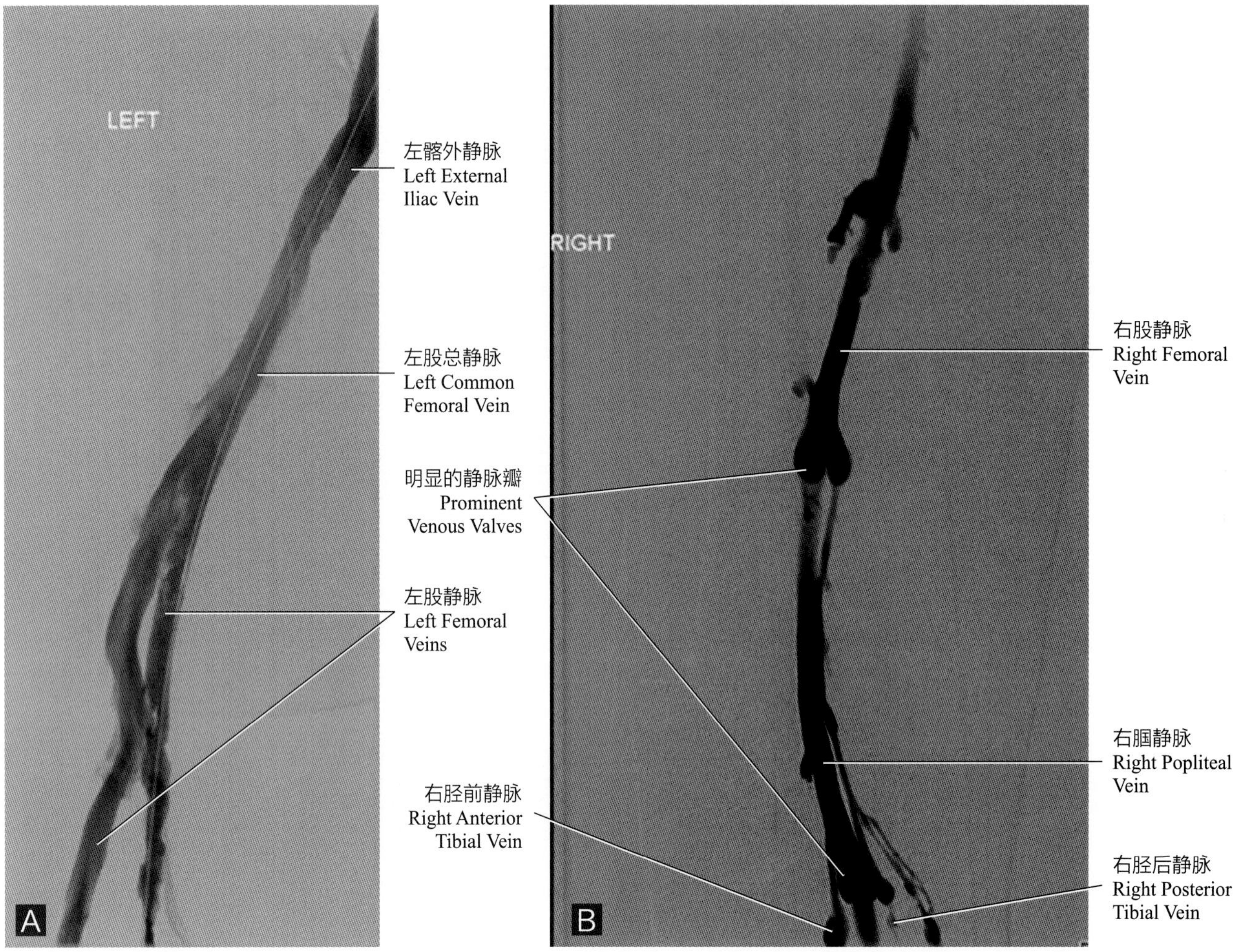

LEFT

左髂外静脉
Left External
Iliac Vein

左股总静脉
Left Common
Femoral Vein

明显的静脉瓣
Prominent
Venous Valves

左股静脉
Left Femoral
Veins

右胫前静脉
Right Anterior
Tibial Vein

A

RIGHT

右股静脉
Right Femoral
Vein

右腘静脉
Right Popliteal
Vein

右胫后静脉
Right Posterior
Tibial Vein

B

图23.5　下肢深静脉系统血管造影。A. 左髂外静脉及左股总静脉通畅。B. 右股静脉通畅，注意静脉瓣

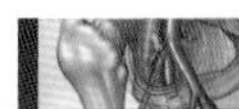

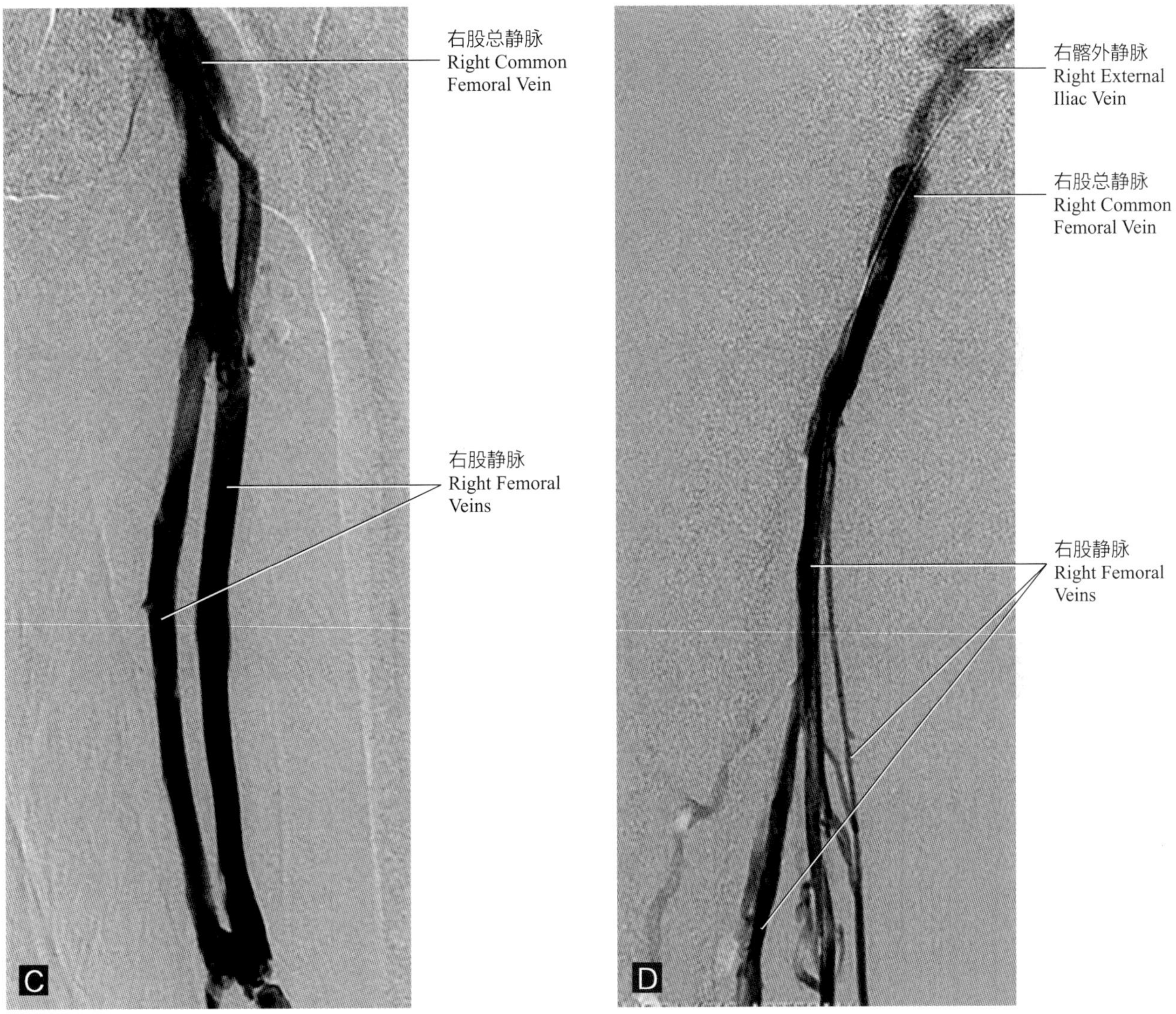

右股总静脉
Right Common
Femoral Vein

右股静脉
Right Femoral
Veins

C

右髂外静脉
Right External
Iliac Vein

右股总静脉
Right Common
Femoral Vein

右股静脉
Right Femoral
Veins

D

图23.5（续）　C. 俯卧位静脉血管造影，显示右侧2支股静脉通畅。D. 注意多支股静脉通畅

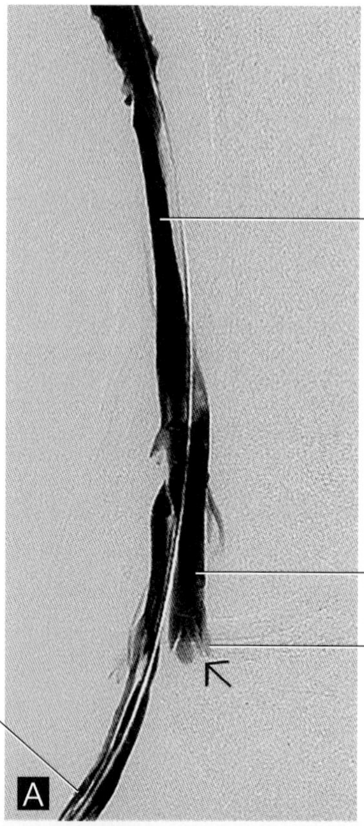

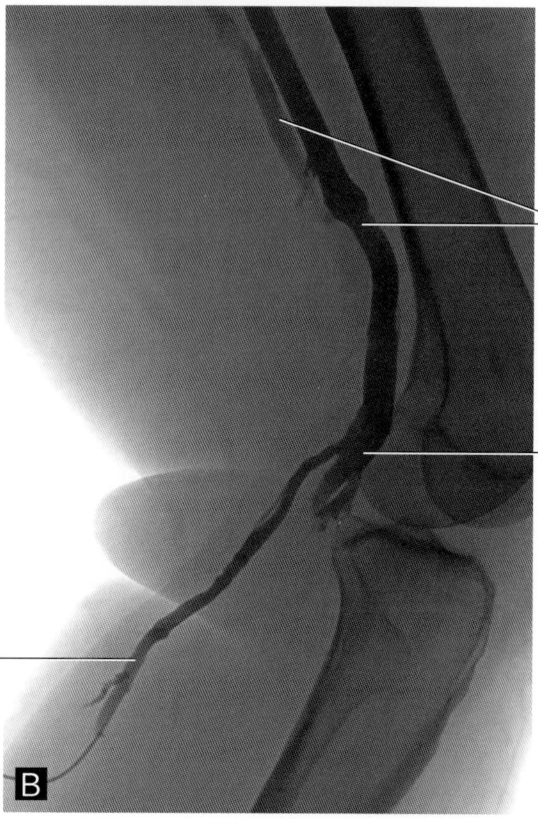

图23.6 A. 腘静脉瓣（箭头）关闭时经左小隐静脉造影，患者采用“蛙腿”仰卧位，经左小隐静脉通路可直接进入腘静脉进行溶栓治疗；药物溶栓治疗急性深静脉血栓后腘静脉、股静脉血流通畅；治疗结束时，在小隐静脉而不是腘静脉处压迫止血。B. 小隐静脉汇入腘静脉

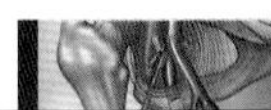

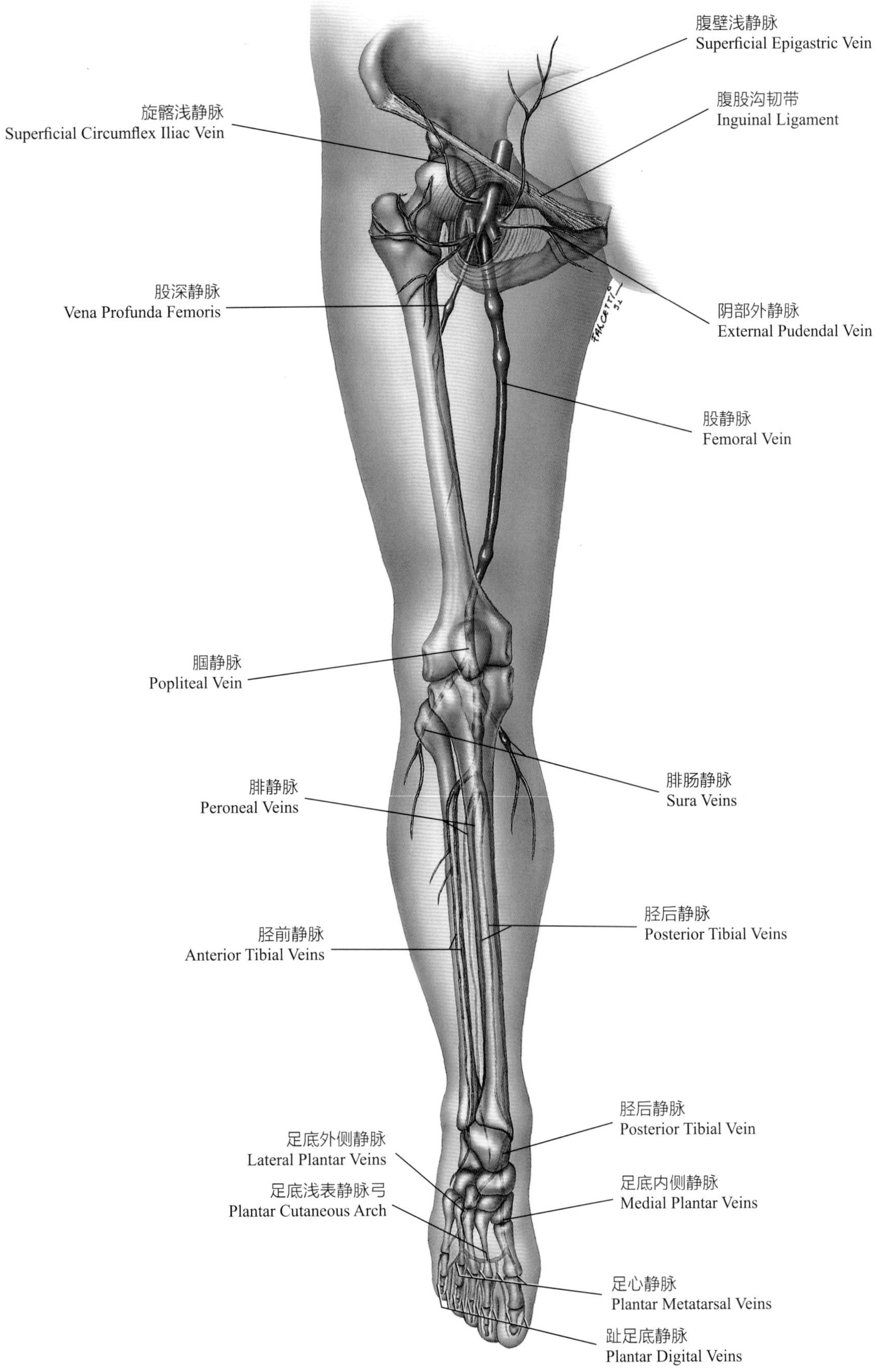

腹壁浅静脉
Superficial Epigastric Vein

旋髂浅静脉
Superficial Circumflex Iliac Vein

腹股沟韧带
Inguinal Ligament

股深静脉
Vena Profunda Femoris

阴部外静脉
External Pudendal Vein

股静脉
Femoral Vein

腘静脉
Popliteal Vein

腓肠静脉
Sura Veins

腓静脉
Peroneal Veins

胫后静脉
Posterior Tibial Veins

胫前静脉
Anterior Tibial Veins

胫后静脉
Posterior Tibial Vein

足底外侧静脉
Lateral Plantar Veins

足底浅表静脉弓
Plantar Cutaneous Arch

足底内侧静脉
Medial Plantar Veins

足心静脉
Plantar Metatarsal Veins

趾足底静脉
Plantar Digital Veins

图23.7　右下肢浅表静脉分支示意图

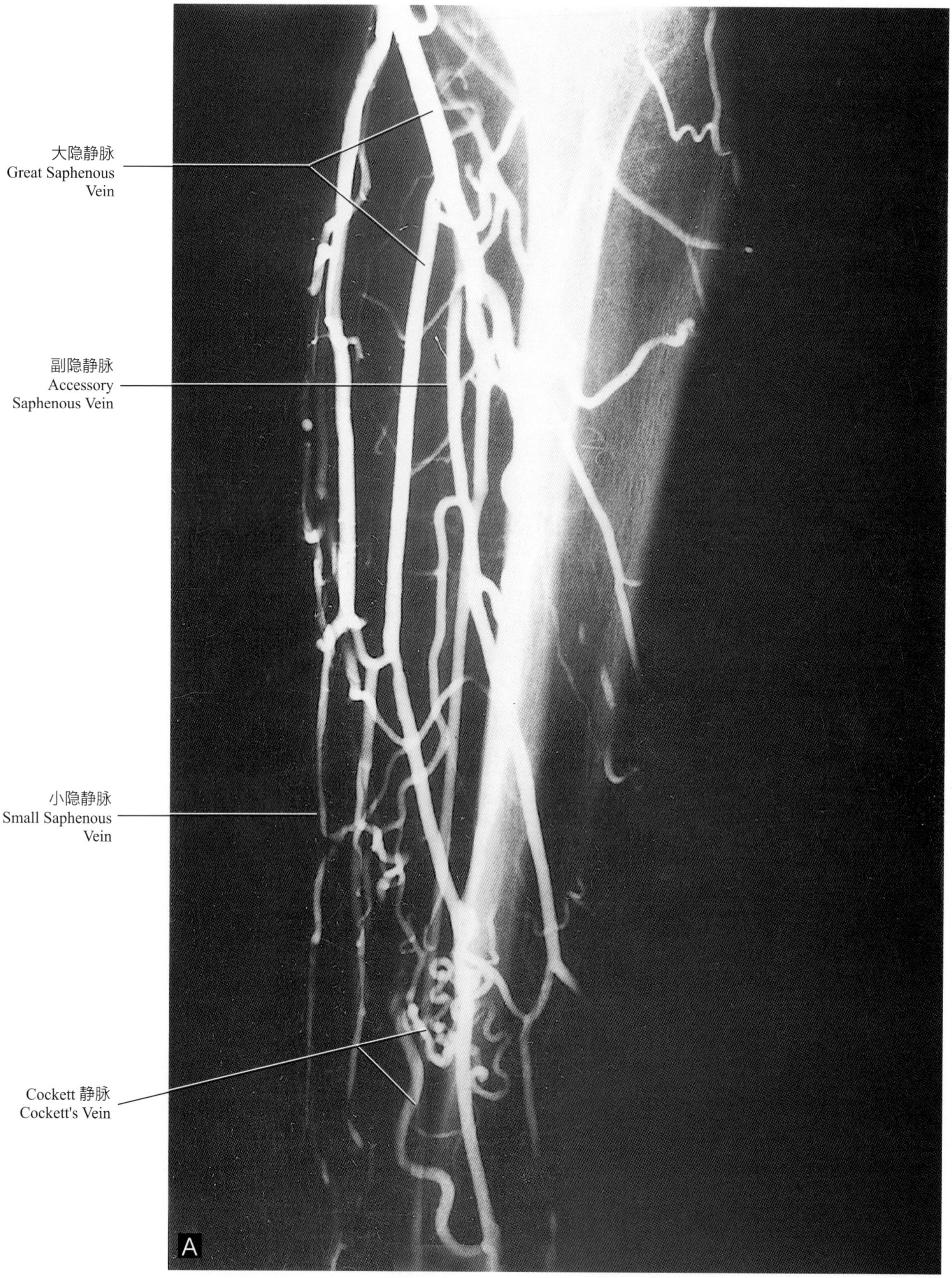

大隐静脉
Great Saphenous Vein

副隐静脉
Accessory Saphenous Vein

小隐静脉
Small Saphenous Vein

Cockett 静脉
Cockett's Vein

A

图23.8 下肢静脉造影。A. 小腿部浅静脉系统

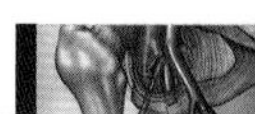

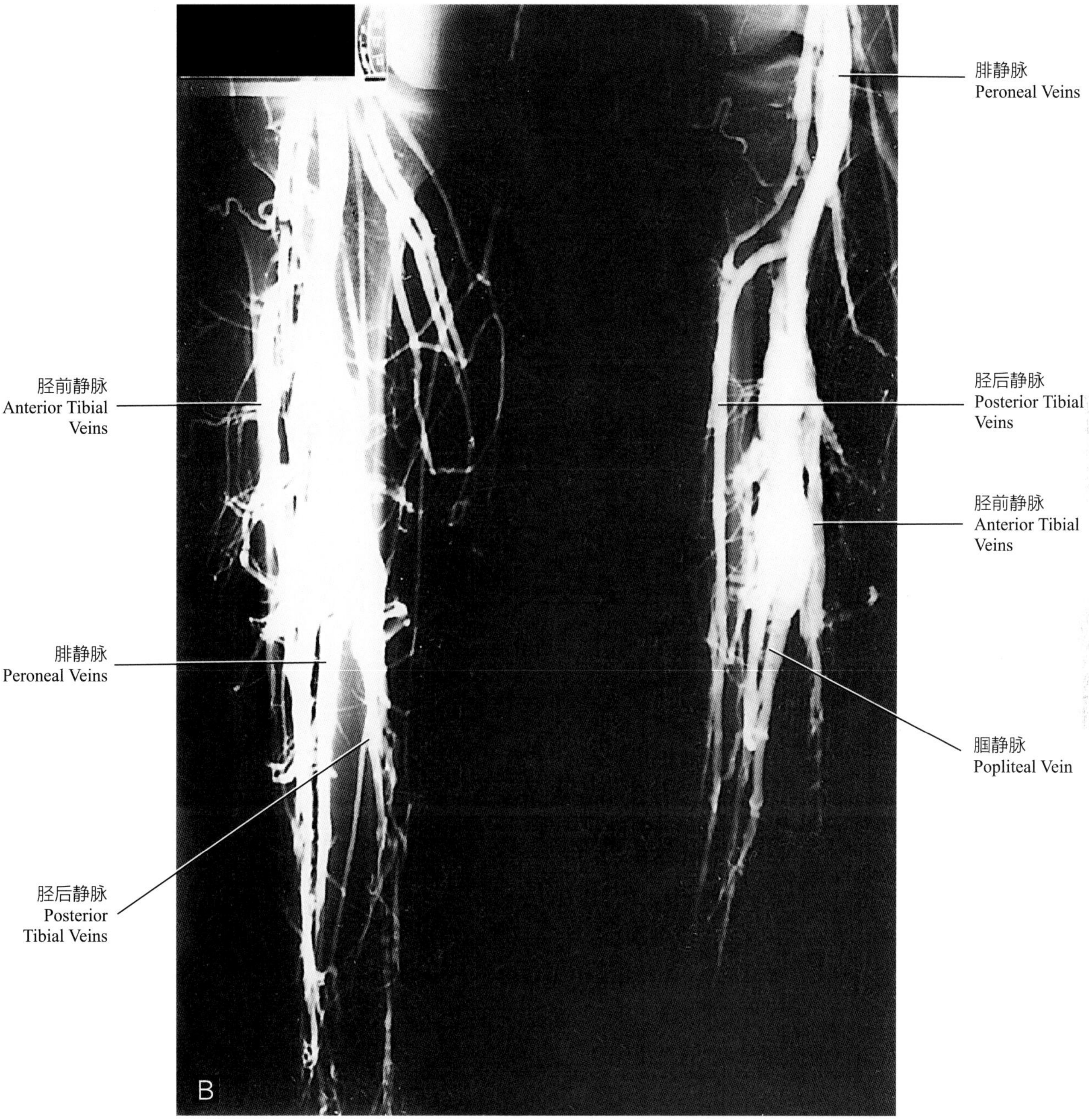

腓静脉
Peroneal Veins

胫前静脉
Anterior Tibial
Veins

胫后静脉
Posterior Tibial
Veins

胫前静脉
Anterior Tibial
Veins

腓静脉
Peroneal Veins

腘静脉
Popliteal Vein

胫后静脉
Posterior
Tibial Veins

B

图23.8（续）　B. 小腿部深静脉系统

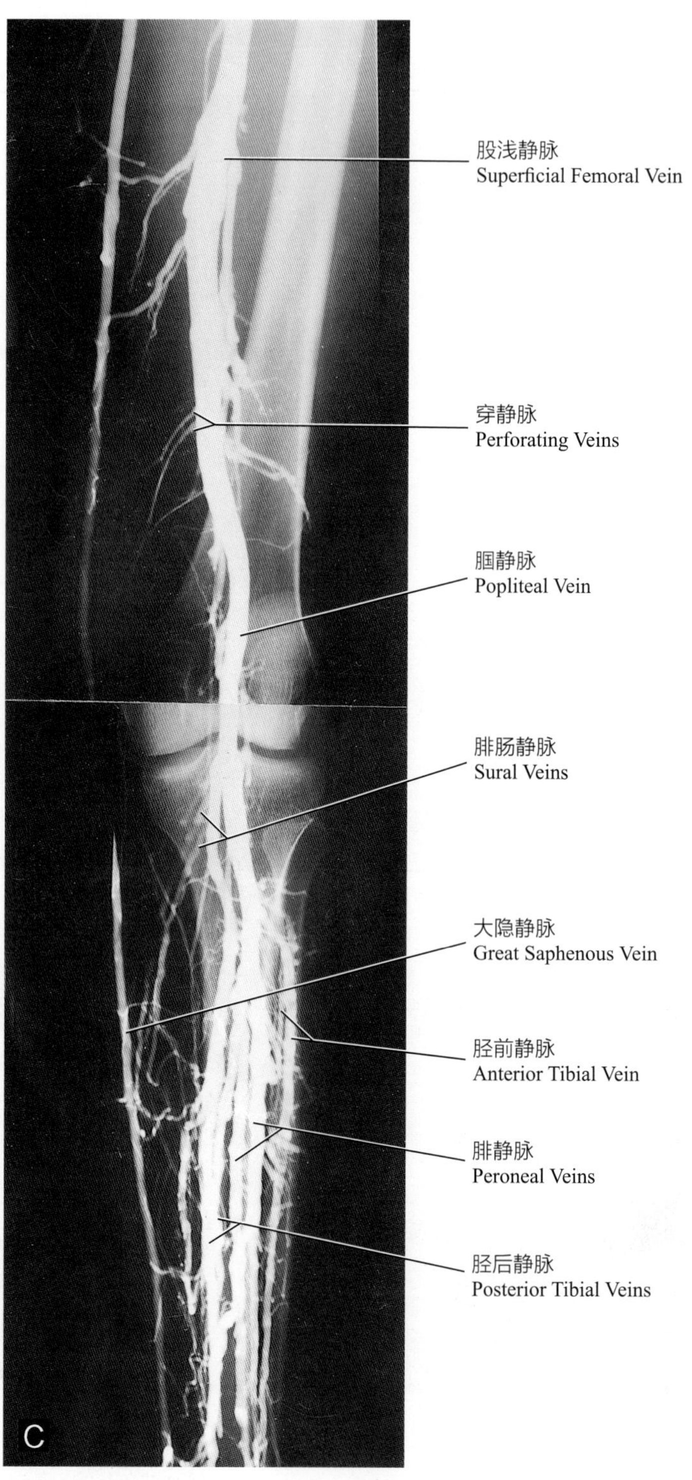

图23.8（续） C. 左侧小腿和大腿部浅表及深静脉系统

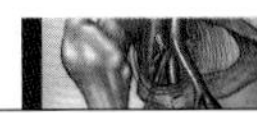

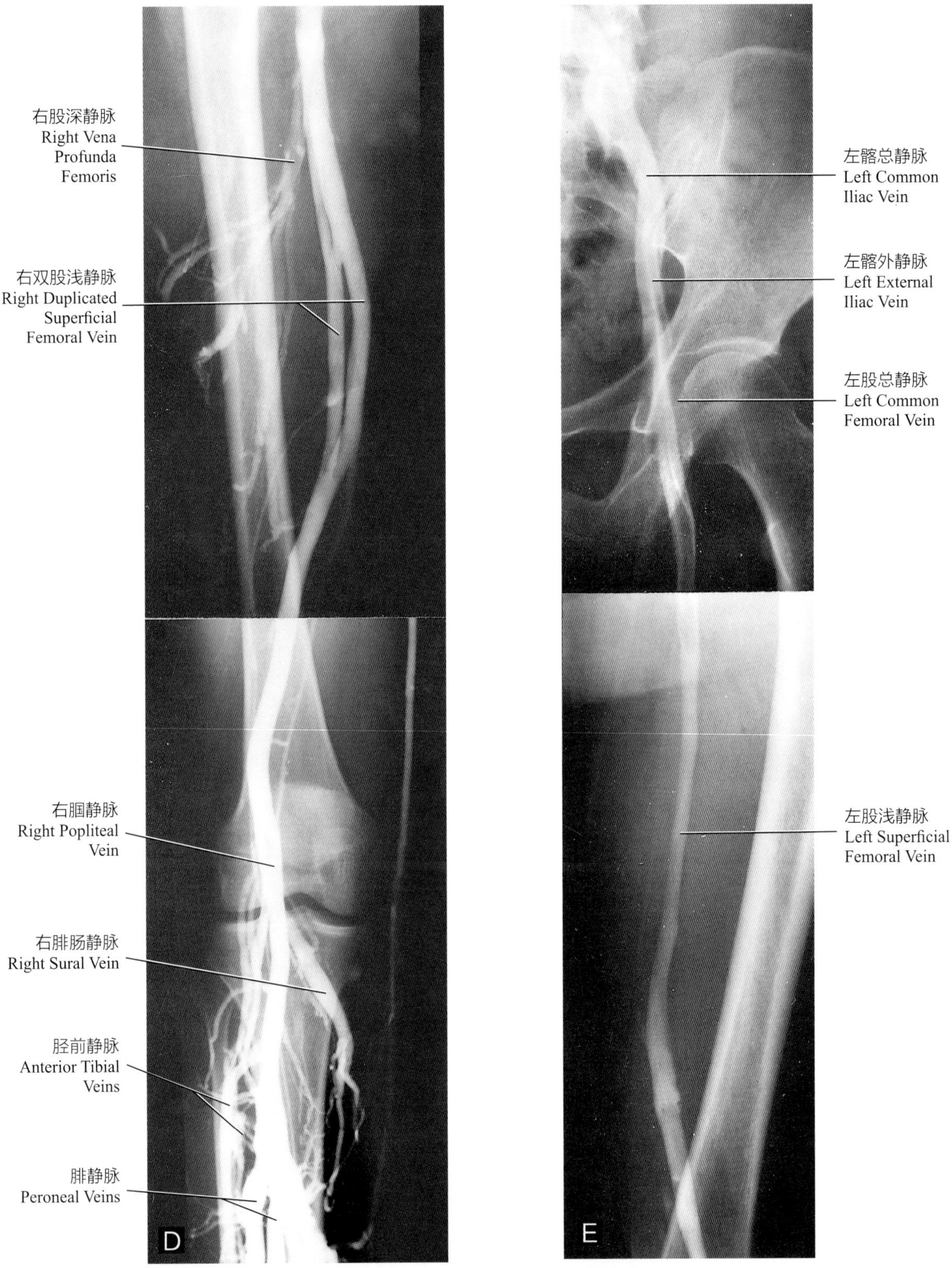

右股深静脉
Right Vena Profunda Femoris

右双股浅静脉
Right Duplicated Superficial Femoral Vein

右腘静脉
Right Popliteal Vein

右腓肠静脉
Right Sural Vein

胫前静脉
Anterior Tibial Veins

腓静脉
Peroneal Veins

D

左髂总静脉
Left Common Iliac Vein

左髂外静脉
Left External Iliac Vein

左股总静脉
Left Common Femoral Vein

左股浅静脉
Left Superficial Femoral Vein

E

图23.8（续）　D. 右侧大腿及近端小腿深静脉系统。E. 左侧骨盆和大腿深静脉系统

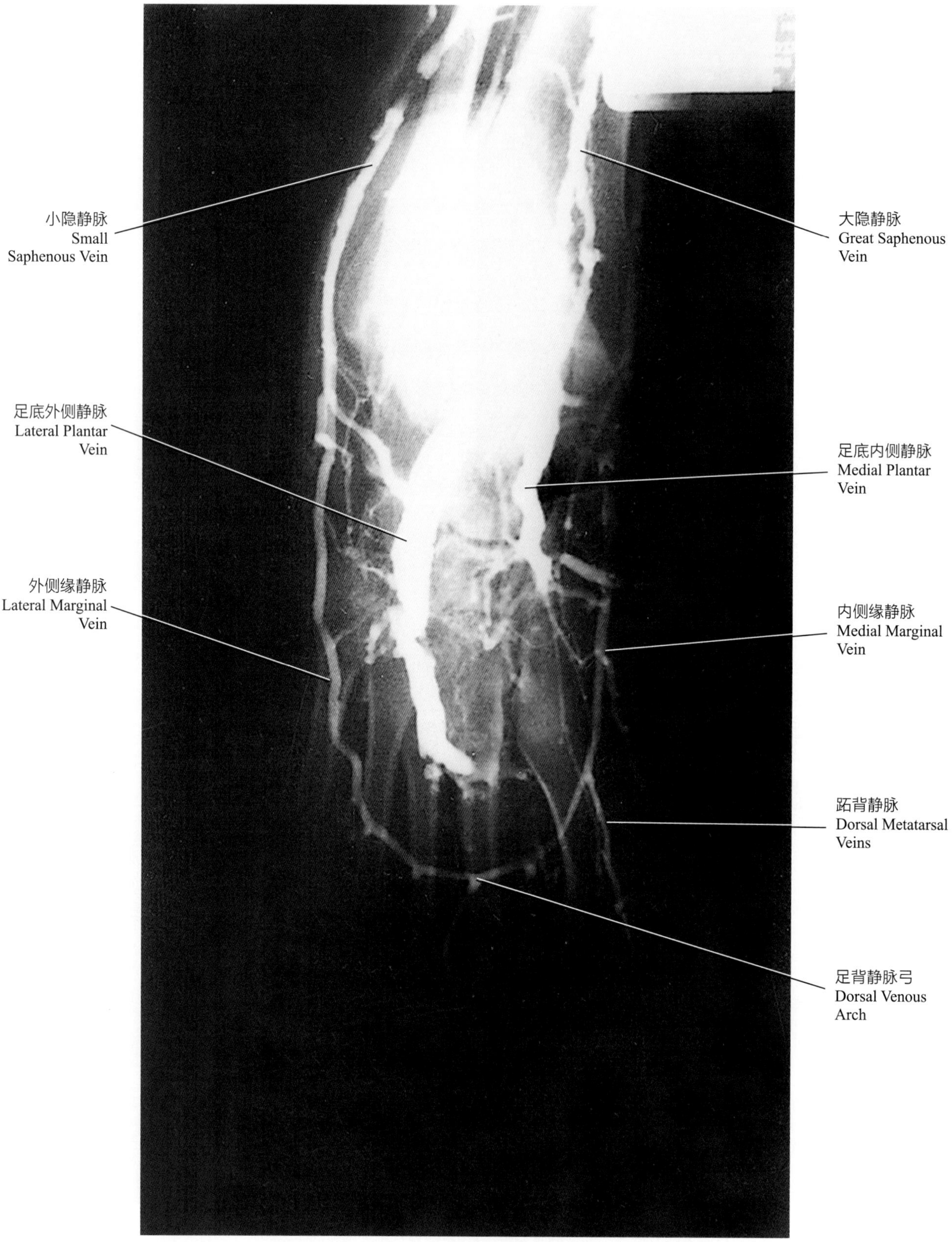

小隐静脉
Small
Saphenous Vein

大隐静脉
Great Saphenous
Vein

足底外侧静脉
Lateral Plantar
Vein

足底内侧静脉
Medial Plantar
Vein

外侧缘静脉
Lateral Marginal
Vein

内侧缘静脉
Medial Marginal
Vein

跖背静脉
Dorsal Metatarsal
Veins

足背静脉弓
Dorsal Venous
Arch

图23.9　右侧足部的血管造影

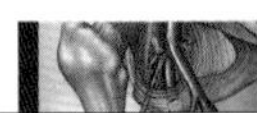

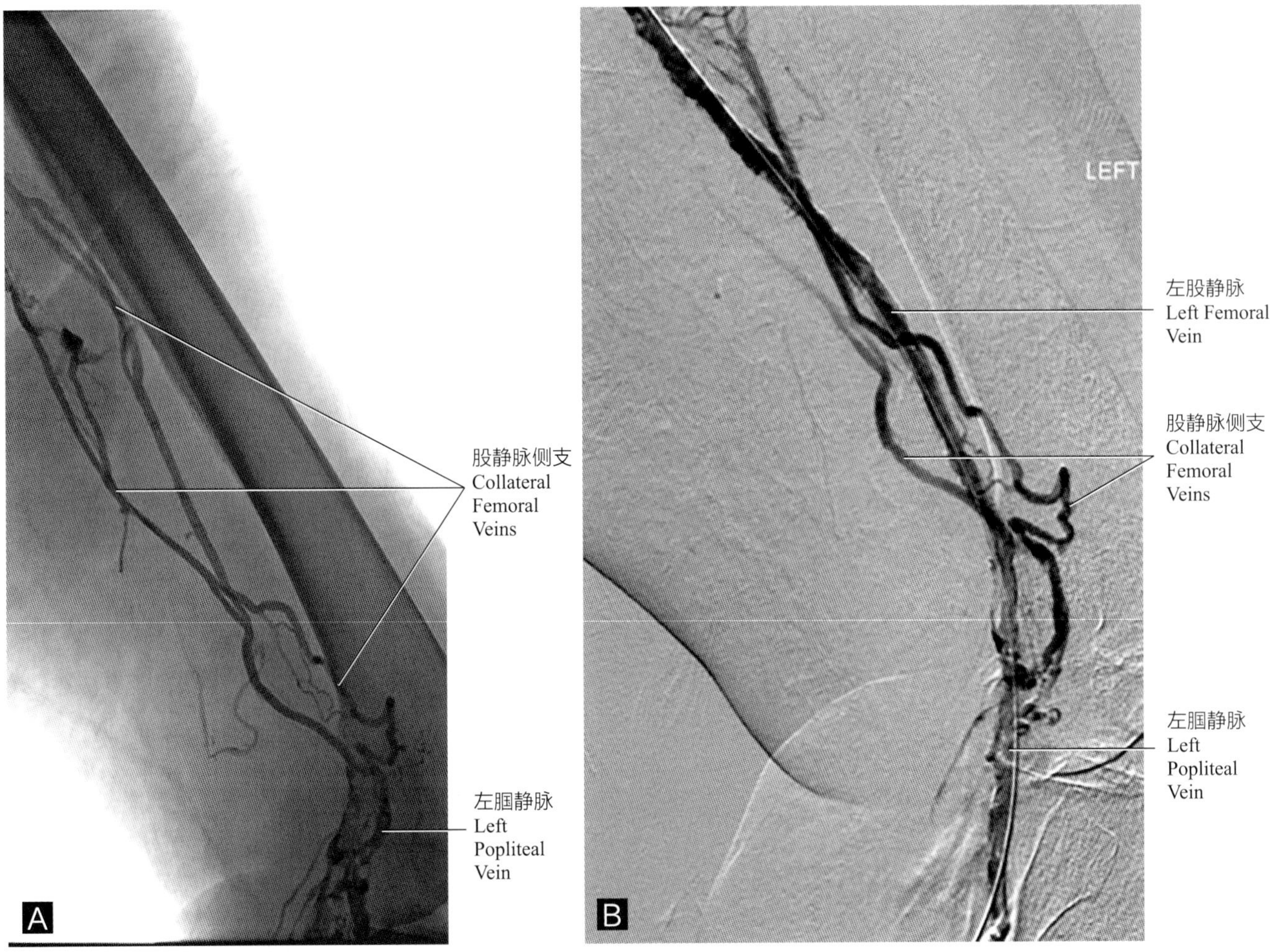

股静脉侧支
Collateral
Femoral
Veins

左腘静脉
Left
Popliteal
Vein

A

LEFT

左股静脉
Left Femoral
Vein

股静脉侧支
Collateral
Femoral
Veins

左腘静脉
Left
Popliteal
Vein

B

图23.10 左侧下肢深静脉系统血管造影。急性深静脉血栓形成，注意药物溶栓治疗前（A）后（B）的侧支变化

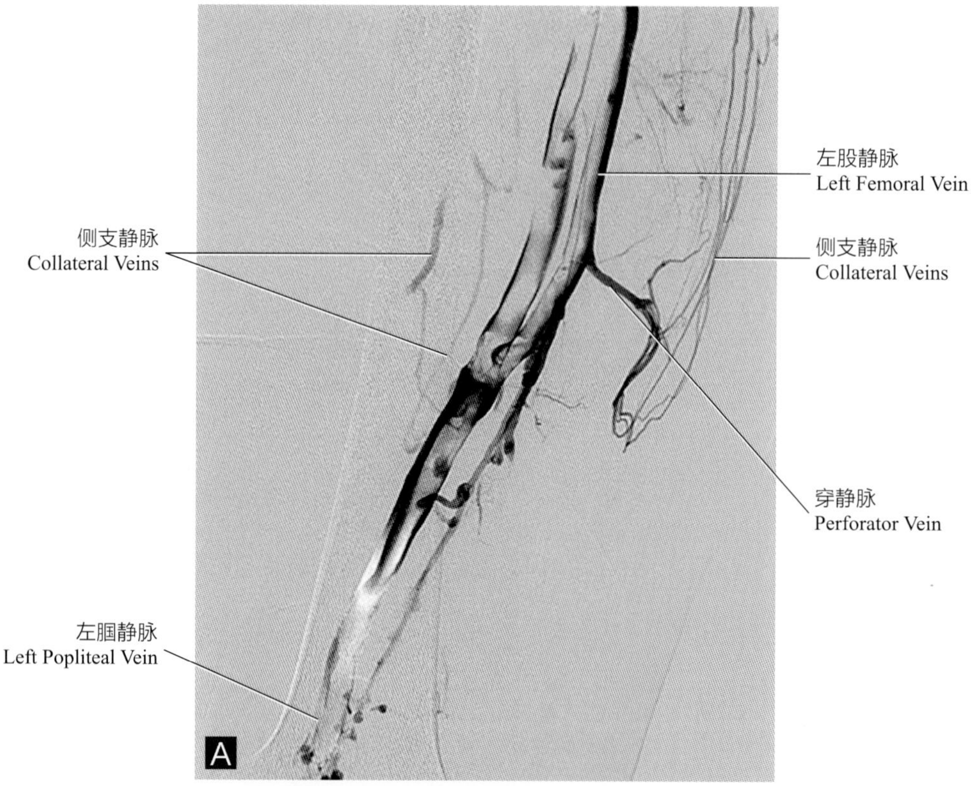

左股静脉
Left Femoral Vein

侧支静脉
Collateral Veins

侧支静脉
Collateral Veins

穿静脉
Perforator Vein

左腘静脉
Left Popliteal Vein

A

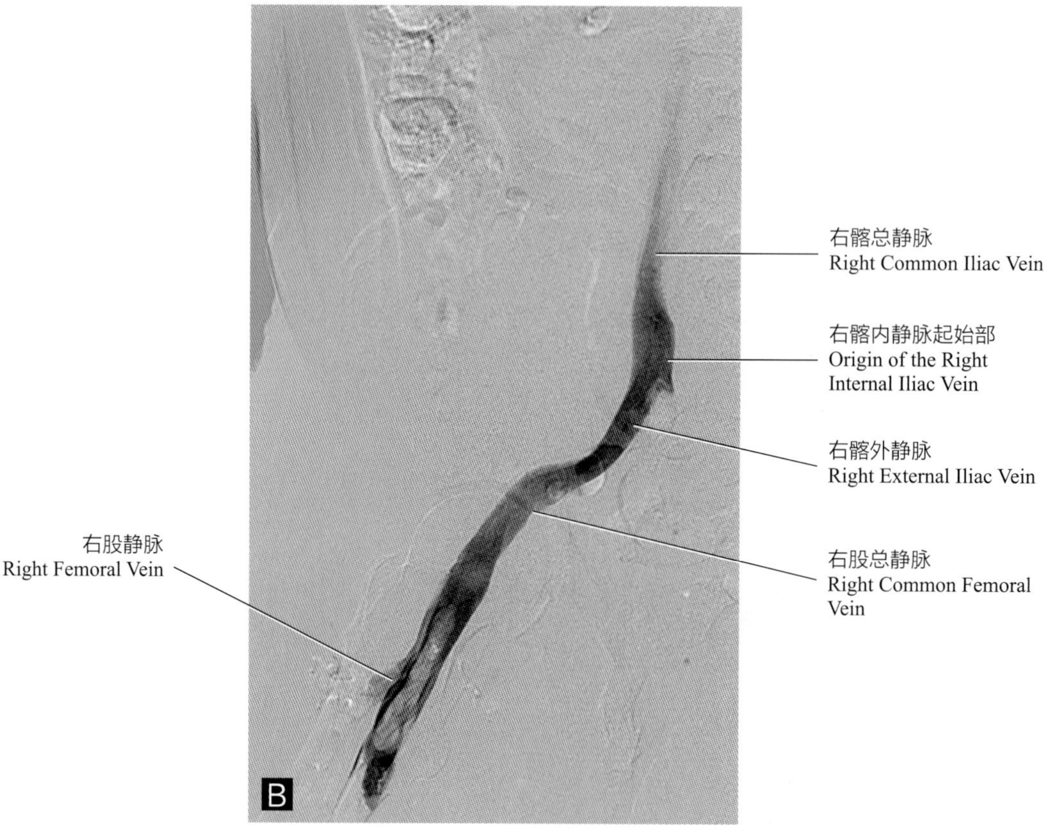

右髂总静脉
Right Common Iliac Vein

右髂内静脉起始部
Origin of the Right Internal Iliac Vein

右髂外静脉
Right External Iliac Vein

右股静脉
Right Femoral Vein

右股总静脉
Right Common Femoral Vein

B

图23.11 深静脉血栓患者下肢静脉血管造影。A. 俯卧位血管造影，显示左股静脉广泛血栓形成。B. 仰卧位血管造影，显示右股静脉有“漂浮”血栓

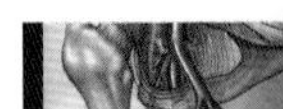

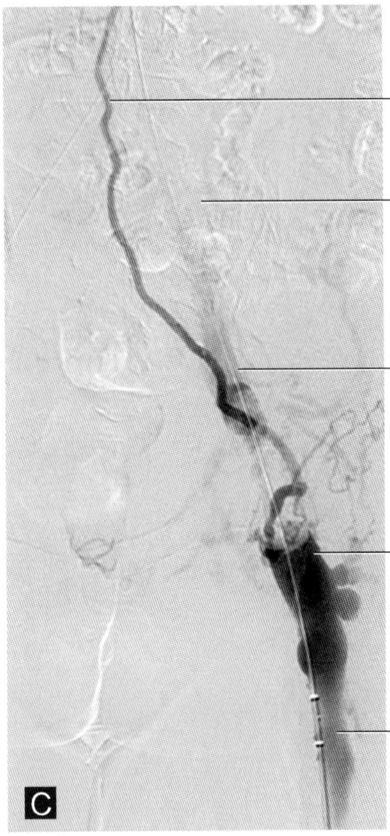

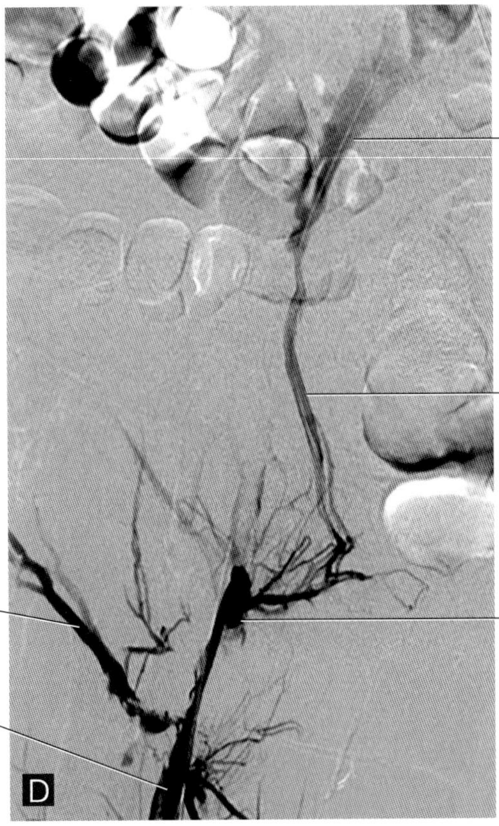

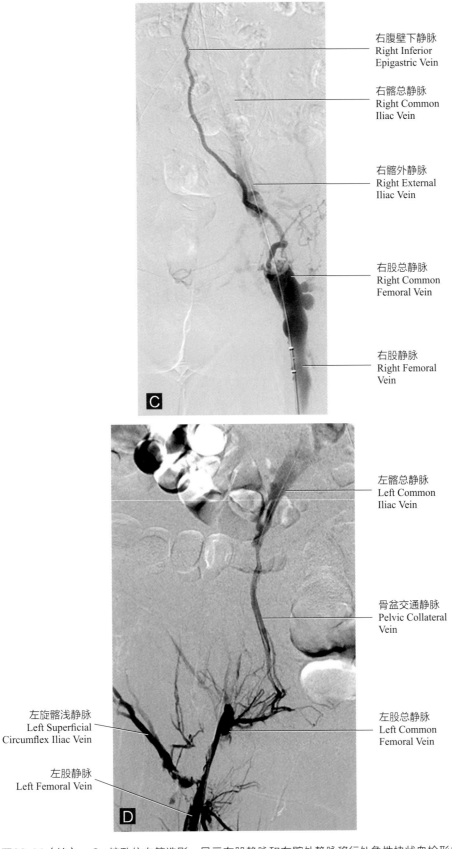

图23.11（续）　C. 俯卧位血管造影，显示右股静脉和右髂外静脉移行处急性块状血栓形成，可见血流经腹壁下静脉侧支回流。D. 俯卧位血管造影，显示左股总静脉和左髂外静脉慢性血栓，可见多支交通支形成

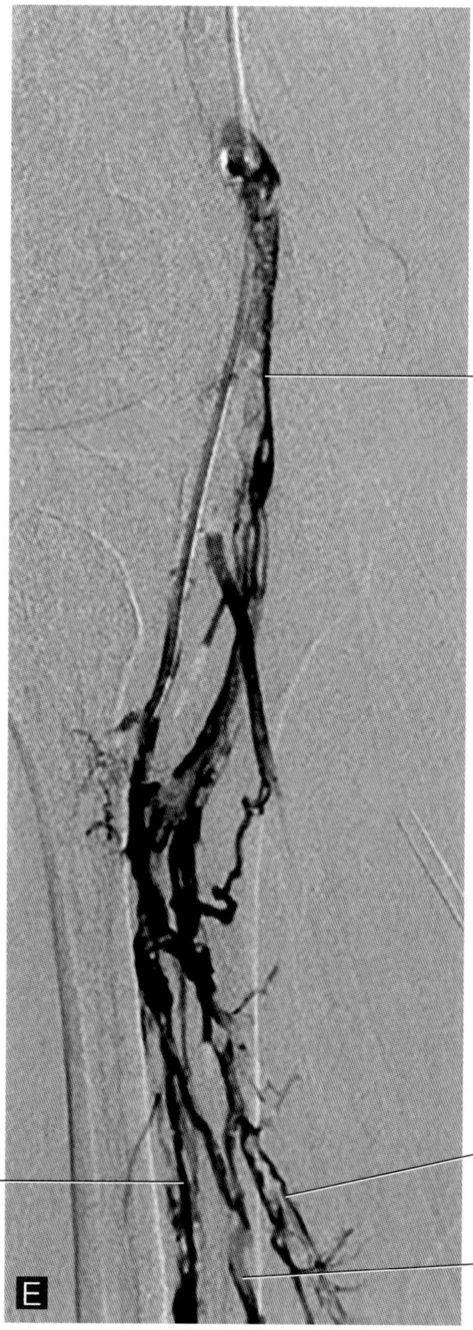

右腘静脉
Right
Popliteal
Veins

右胫前静脉
Right Anterior
Tibial Veins

右胫后静脉
Right
Posterior
Tibial Veins

右腓静脉
Right
Peroneal
Vein

E

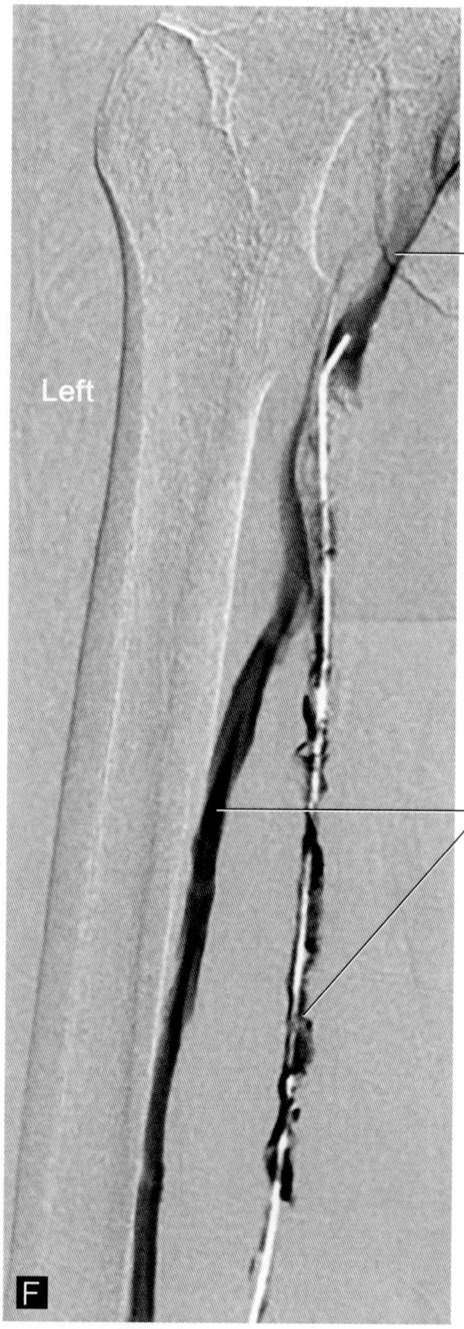

Left

左股总静脉
Left
Common
Femoral
Vein

左股静脉
Left
Femoral
Veins

F

图23.11（续） E. 胫前静脉、胫后静脉、腘静脉、腓静脉急性血栓形成。F. 俯卧位血管造影，显示左股静脉急性血栓形成，注意图中2支股静脉，外侧通畅，内侧血栓形成

（译者：廖华强）

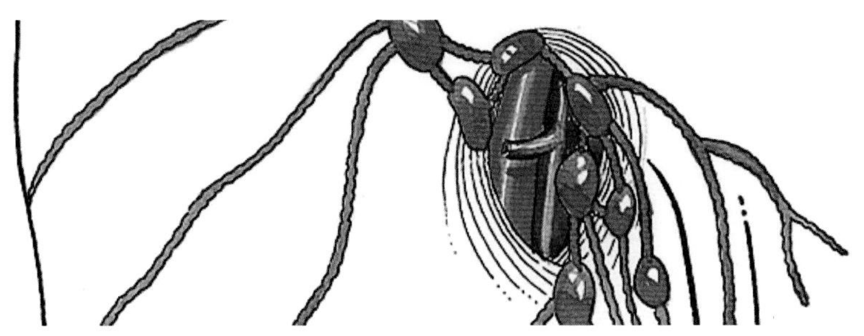

24

第24章 下肢淋巴系统

浅表淋巴引流

皮肤下浅表组织的淋巴丛引流至浅表淋巴管。足部淋巴通过 1 组较大的伴行大隐静脉的内侧组淋巴管及 1 组较小的伴行小隐静脉的外侧组淋巴管引流（图 24.1）。

内侧组淋巴管沿大隐静脉向上走行至腹股沟，止于腹股沟浅表淋巴结下组（图 24.2）。外侧组淋巴管沿小隐静脉走行，止于腘淋巴结。有些外侧组淋巴管会交叉到腿的前部，汇入内侧淋巴组。臀部淋巴引流至腹股沟浅表淋巴结上组。

深部淋巴引流

深部淋巴管沿主要的血管走行分布，分为几个组，并根据相关动脉和静脉命名，如胫前淋巴管、胫后淋巴管、腓淋巴管、腘淋巴管和股淋巴管。足和小腿的深部淋巴管汇入腘淋巴结，大腿的淋巴管汇入腹股沟深部淋巴结。臀部和坐骨区域的深部淋巴引流沿该区域血管走行，并根据相应血管命名。臀上淋巴管引流至坐骨大孔处的淋巴结；臀下淋巴引流先汇入 1 组靠近梨状肌的小淋巴结，然后汇入髂内淋巴结。

腘淋巴结

腘淋巴结位于腘窝，通常由 6 ~ 7 个小的淋巴结组成，接收小隐静脉区、膝关节、膝动脉区域及胫部血管区域的淋巴引流（图 24.1）。

腹股沟深部淋巴结

腹股沟深部淋巴结有 2 ~ 3 组，位于股静脉内侧，接收来自股血管群、阴茎或阴蒂的深部淋巴引流，也接收来自腹股沟浅表淋巴结的引流，汇入髂外淋巴结。

腹股沟浅表淋巴结

腹股沟浅表淋巴结有上、下两组（图 24.3，24.4）。上组在腹股沟韧带下方形成一条链，外侧接收来自臀部和腹壁的淋巴引流，内侧接收来自外生殖器、肛管、会阴区、子宫血管和腹壁的浅表淋巴引流。下组淋巴结在大隐静脉入口处形成链，接收除小腿后侧和外侧以外的下肢浅表淋巴引流（图 24.1）。腹股沟浅表淋巴结直接引流入髂外淋巴结系统。

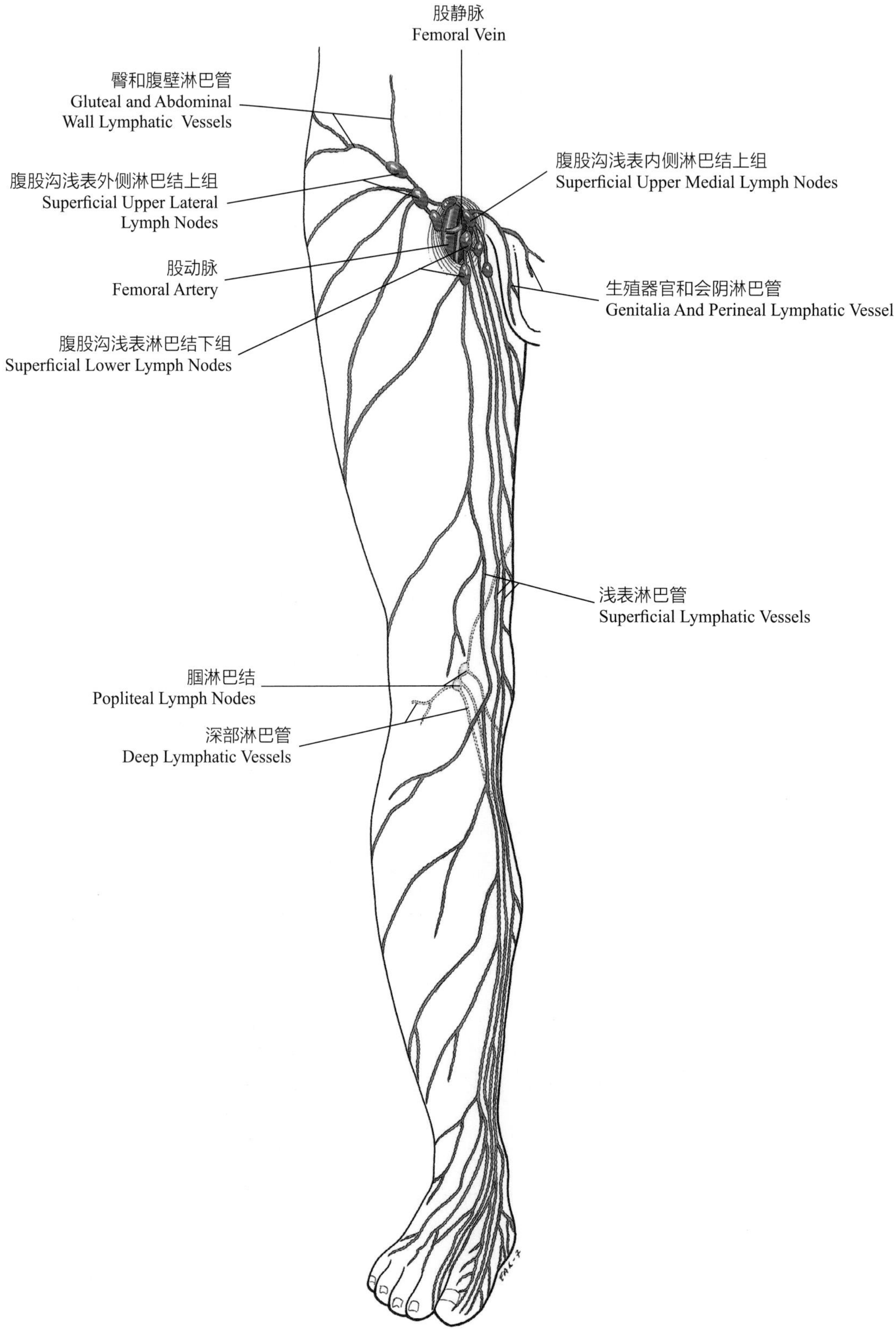

图24.1　下肢淋巴引流示意图

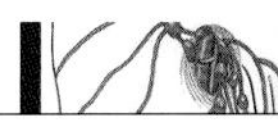

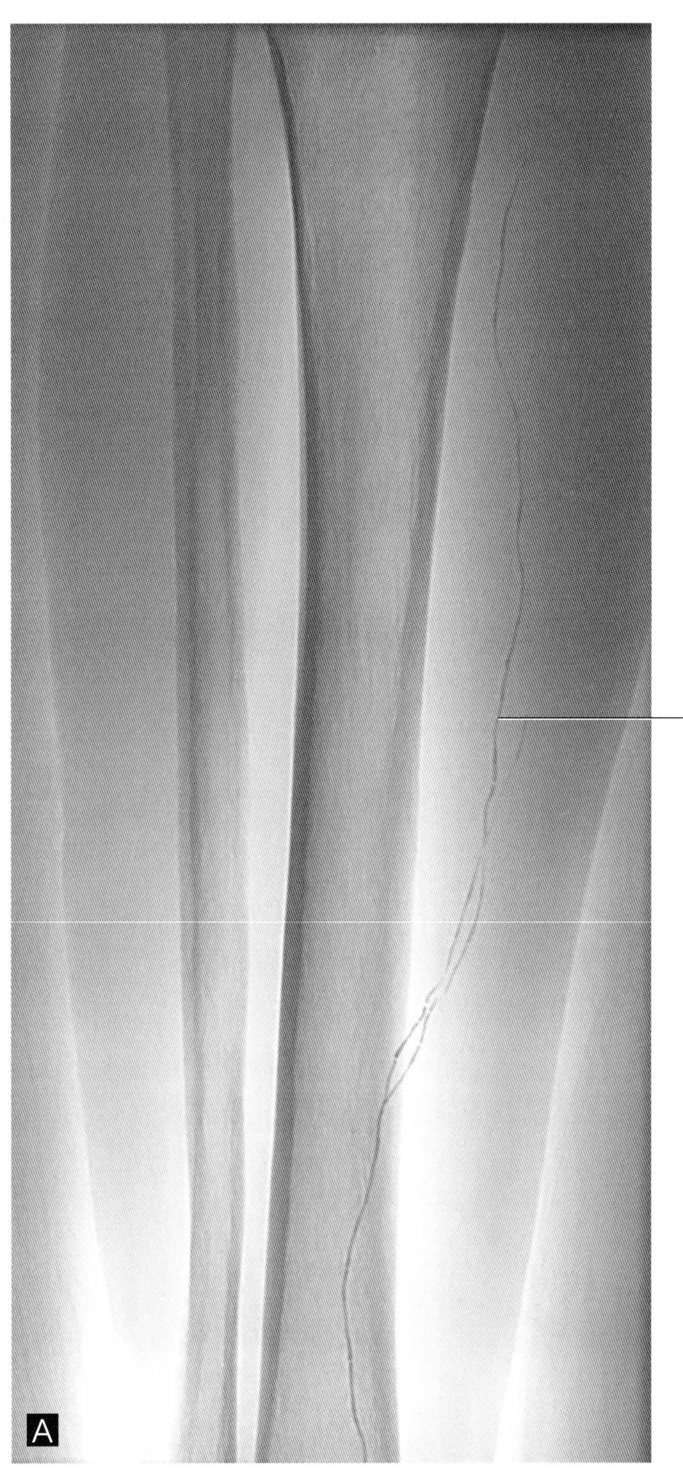

图24.2　A. 右侧小腿淋巴管

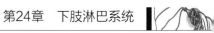

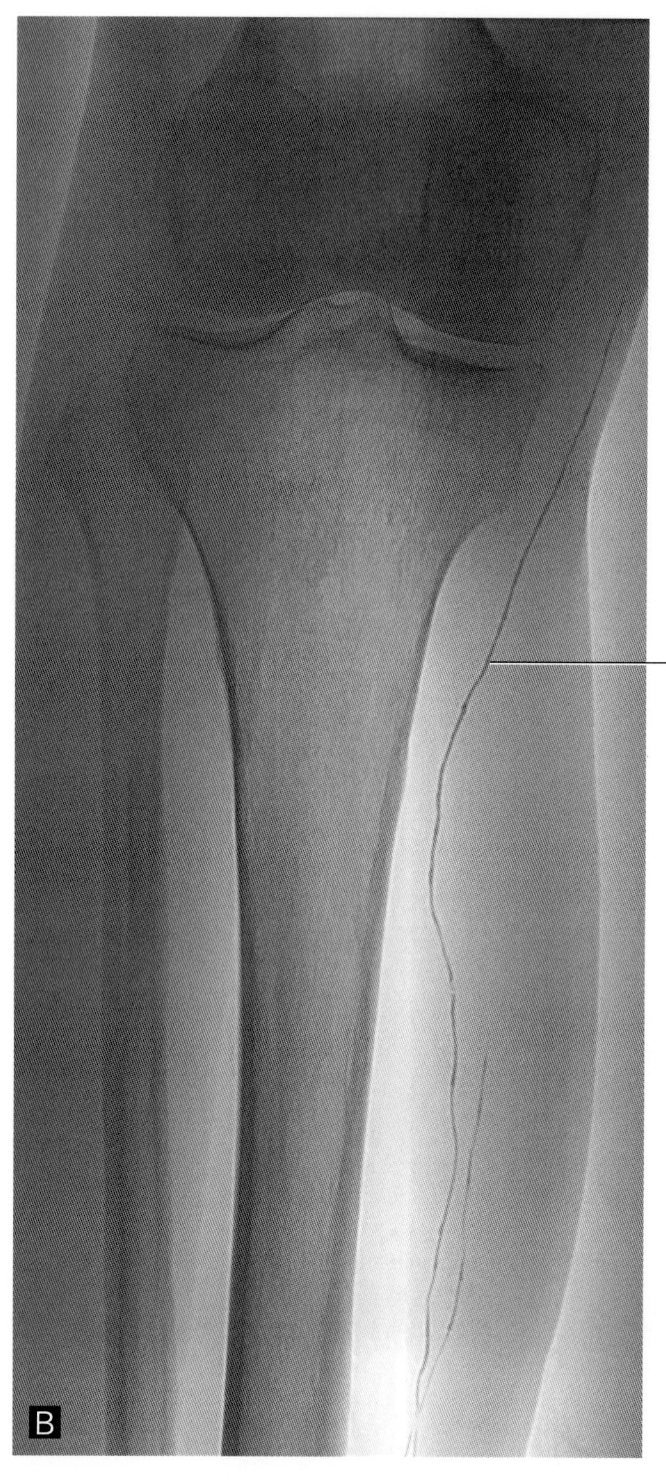

图24.2（续） B. 膝关节水平的右侧小腿淋巴管，内侧组淋巴管全程沿大隐静脉从踝关节走行至腹股沟区；正常的淋巴系统直径很小，淋巴管造影很难清楚显示

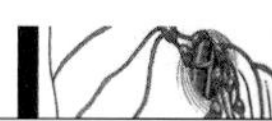

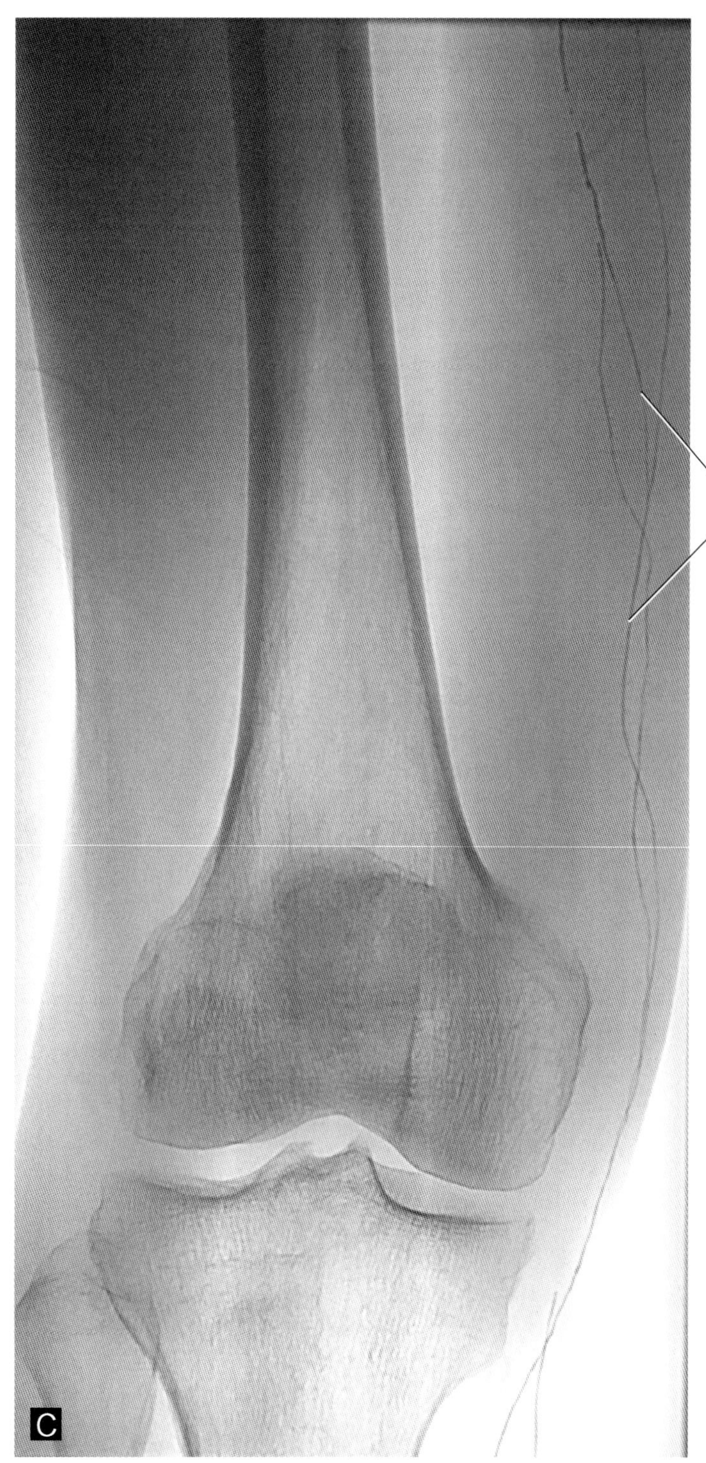

图24.2（续）　C. 右侧大腿内侧组淋巴管沿大隐静脉走行

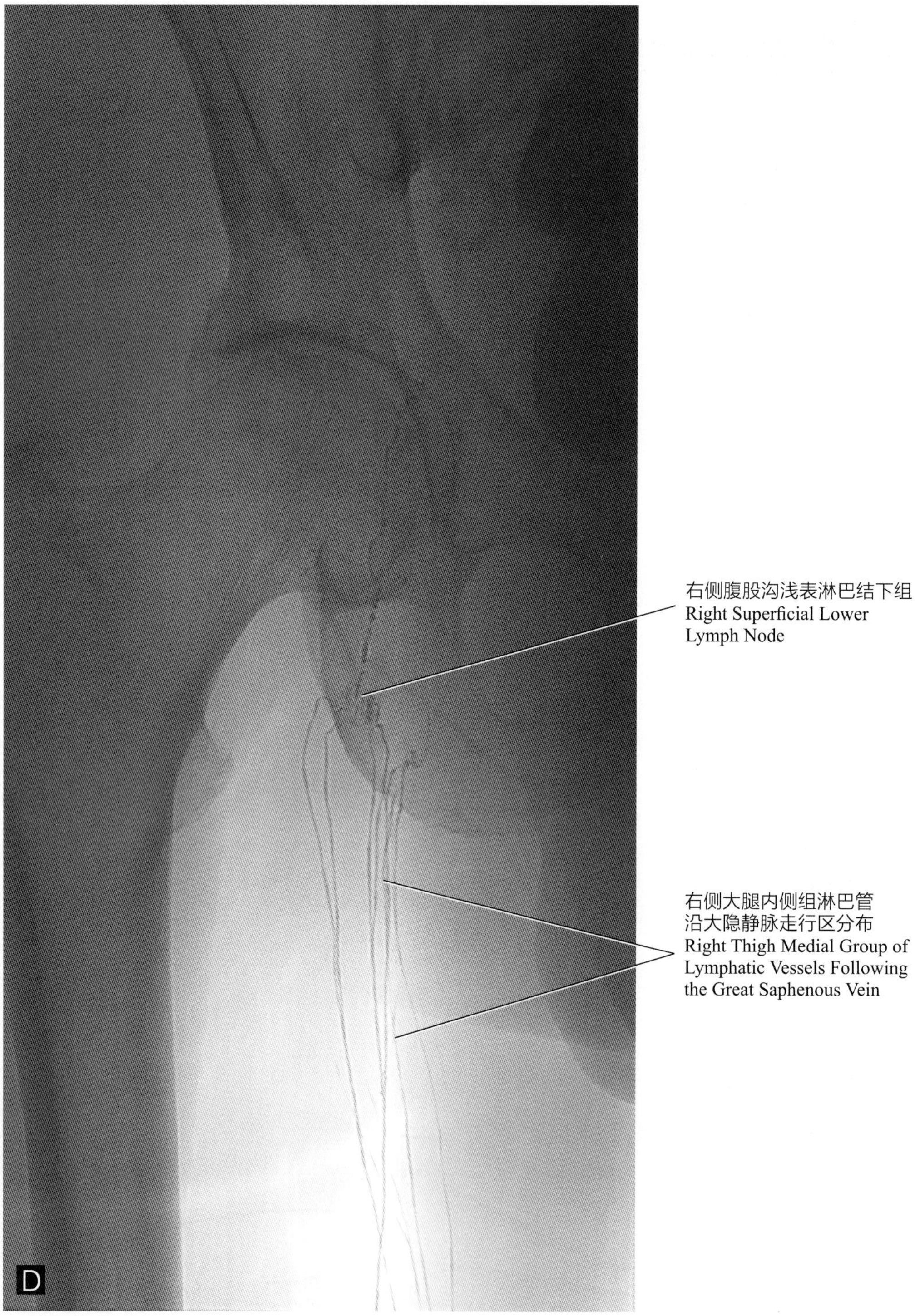

图24.2（续） D. 右侧大腿内侧组淋巴管均汇入右腹股沟浅表淋巴结下组

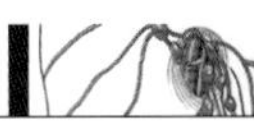

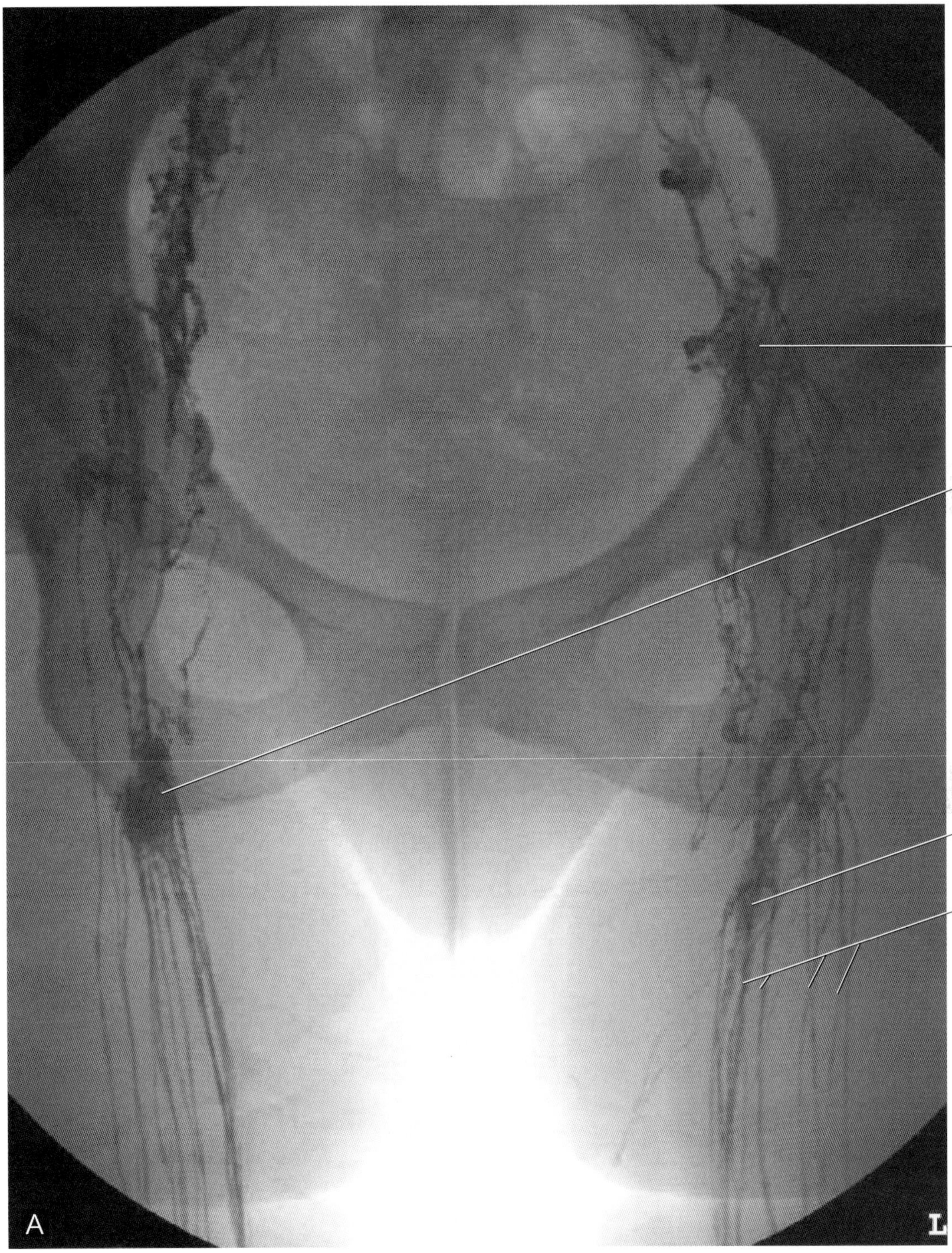

左侧髂外淋巴结
Left External Iliac
Lymph Node

右侧下组浅表
淋巴结
Right Superficial
Lower Lymph
Node

左侧下组浅表
淋巴结
Left Superficial
Lower Lymph Node

左侧浅表淋巴管
Left Superficial
Lymphatic Vessels

A

L

图24.3　A. 双侧腹股沟淋巴管造影淋巴管期，显示双侧腹股沟区淋巴管引流向腹股沟浅表淋巴结，腹股沟淋巴结与髂外淋巴结及淋巴管相连

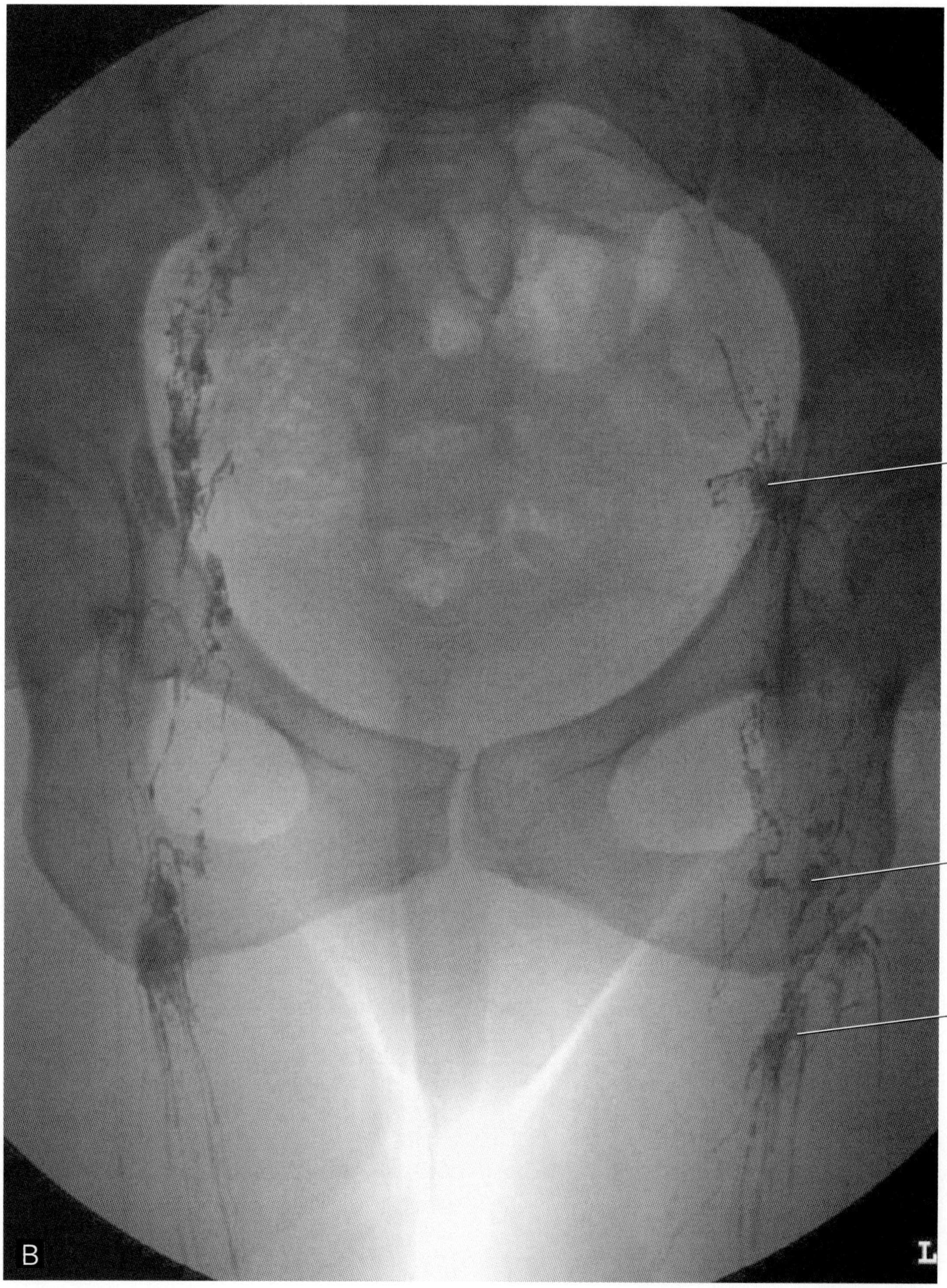

左侧髂外
淋巴结链
Left External
Iliac Chain
Lymph Node

左侧上组
浅表淋巴结
Left Superficial
Upper Lymph
Node

左侧下组
浅表淋巴结
Left Superficial
Lower Lymph
Node

B

L

图24.3（续） B. 淋巴管造影延迟期（存储相），显示腹股沟区和髂骨引流区以淋巴结为主，伴有少量淋巴管

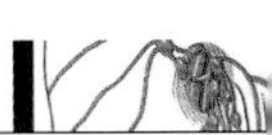

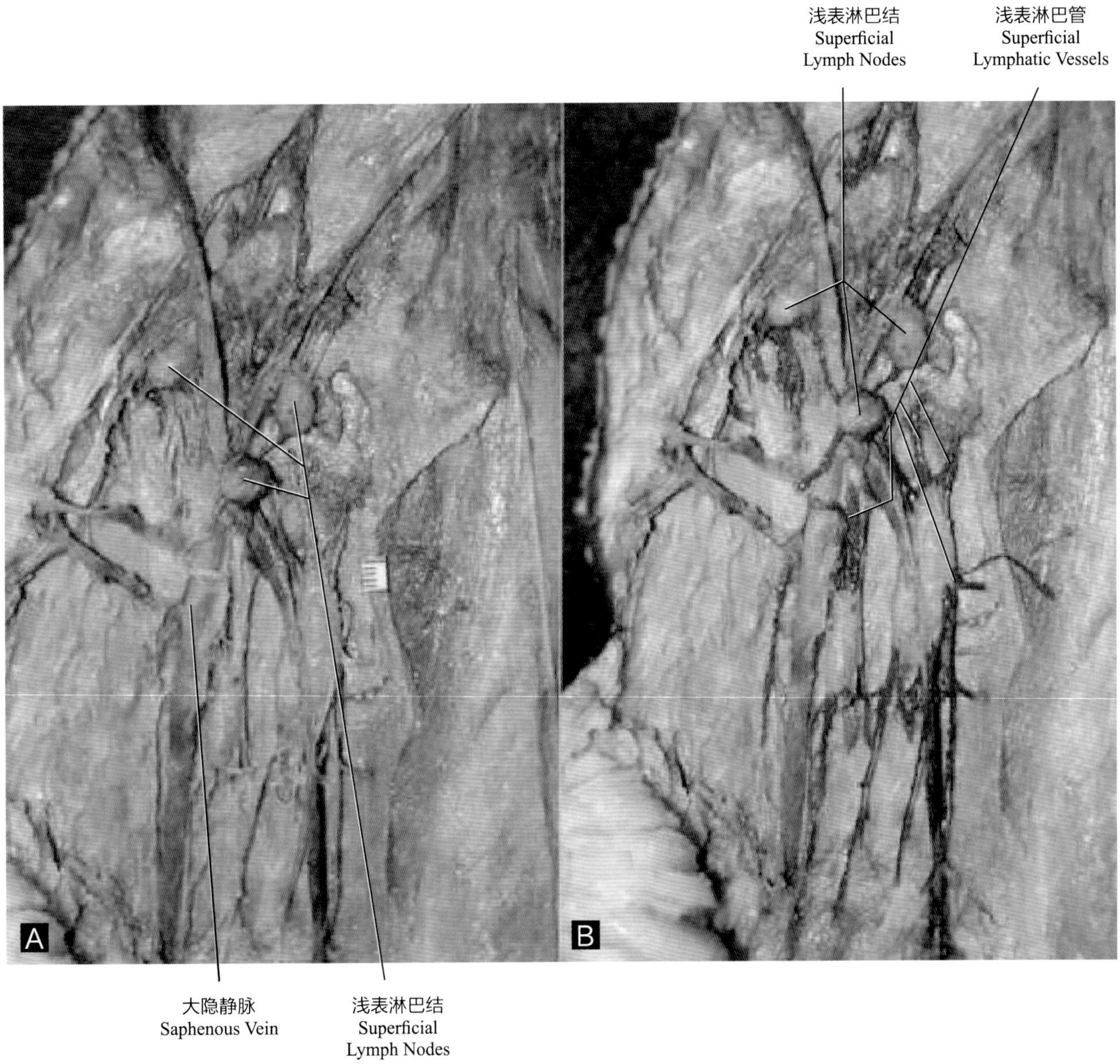

浅表淋巴结
Superficial
Lymph Nodes

浅表淋巴管
Superficial
Lymphatic Vessels

A

B

大隐静脉
Saphenous Vein

浅表淋巴结
Superficial
Lymph Nodes

图24.4　1例去除部分皮肤的人体标本，显示左侧腹股沟区淋巴管和浅表淋巴结。A. 未染色的左侧腹股沟解剖照片，显示大隐静脉及其分支，可见浅表淋巴结，但淋巴管难以见到。B. 腹股沟淋巴管被染成绿色，浅表淋巴管汇入上下组浅表淋巴结，浅表的外侧淋巴管亦见显示（摘自Souza—Rodrigues CF）

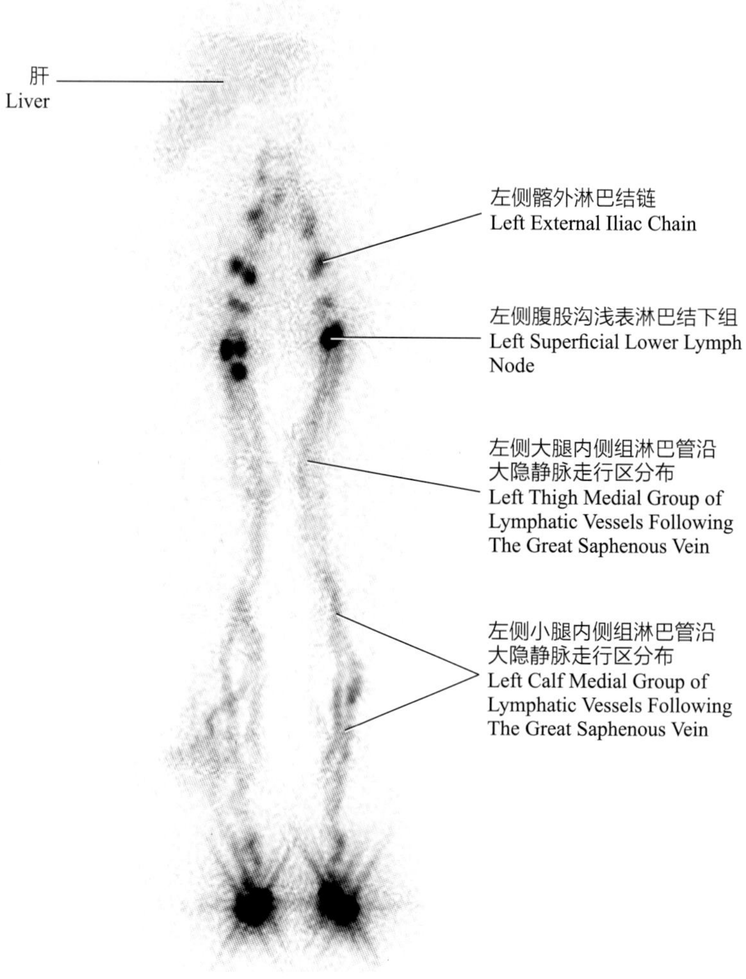

图24.5 淋巴闪烁造影，显示双下肢淋巴管、腘窝淋巴结和腹股沟淋巴结

（译者：廖华强）

索引

B

C

D

E

F

G

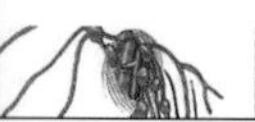

H

J

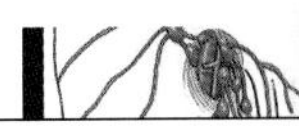

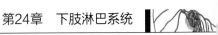

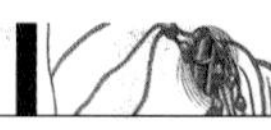

Y

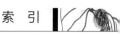